MATERNAL-FETAL MEDICINE

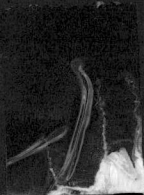

国家科学技术学术著作出版基金资助出版

母胎医学

Maternal-Fetal Medicine

主　审　余艳红

主　编　杨慧霞　郑勤田

副主编　王雁玲　陈敦金　刘兴会　漆洪波
孙　瑜　王谢桐　胡娅莉

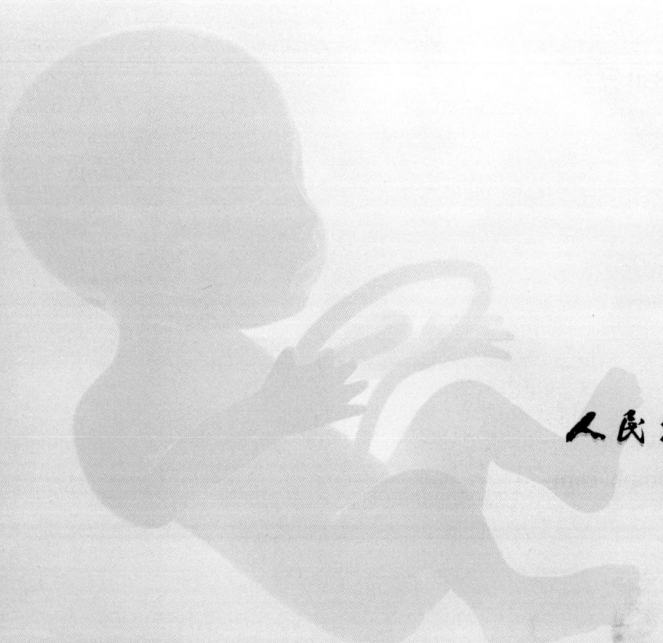

人民卫生出版社
·北　京·

图书在版编目（CIP）数据

母胎医学/杨慧霞，郑勤田主编．—北京：人民卫生出版社，2021.11

ISBN 978-7-117-31965-2

Ⅰ.①母… Ⅱ.①杨…②郑… Ⅲ.①胎儿疾病-诊疗 Ⅳ.①R714.5

中国版本图书馆CIP数据核字(2021)第168862号

人卫智网	**www.ipmph.com**	**医学教育、学术、考试、健康，购书智慧智能综合服务平台**
人卫官网	**www.pmph.com**	**人卫官方资讯发布平台**

母 胎 医 学

Mutai Yixue

主　　编：杨慧霞　郑勤田
出版发行：人民卫生出版社（中继线 010-59780011）
地　　址：北京市朝阳区潘家园南里19号
邮　　编：100021
E - mail：pmph @ pmph.com
购书热线：010-59787592　010-59787584　010-65264830
印　　刷：北京盛通印刷股份有限公司
经　　销：新华书店
开　　本：889×1194　1/16　　**印张**：40.5
字　　数：1620千字
版　　次：2021年11月第1版
印　　次：2021年12月第1次印刷
标准书号：ISBN 978-7-117-31965-2
定　　价：268.00元
打击盗版举报电话：010-59787491　E-mail：WQ @ pmph.com
质量问题联系电话：010-59787234　E-mail：zhiliang @ pmph.com

张志涛　中国医科大学附属盛京医院
张春芳　广州医科大学附属第三医院，广州重症孕产妇救治中心
张晓红　北京大学人民医院
张琰敏　中国人民解放军海军军医大学基础医学院
张惠丽　中国医学科学院阜外医院
张潇潇　北京大学第一医院
张慧婧　北京大学第一医院
张鑫悦　解放军总医院
陈　倩　北京大学第一医院
陈　敏　广州医科大学附属第三医院
陈　锰　四川大学华西第二医院
陈　璐　浙江大学医学院附属妇产科医院
陈自喜　上海市普陀区中心医院
陈俊雅　北京大学第一医院
陈琼华　厦门大学医学院
陈敦金　广州医科大学附属第三医院
邵　璇　中国科学院动物研究所，中国科学院大学
林文欣　大连市妇幼保健院
林胜谋　香港大学深圳医院
罗国阳　霍华德大学医学院
罗金英　福建省妇幼保健院
周　玮　重庆医科大学附属第一医院
周　祎　中山大学附属第一医院
周　艳　郑州大学第一附属医院
郑明明　南京医科大学附属鼓楼医院
郑勤田　石家庄市妇产医院，亚利桑那大学医学院
孟金来　山东第一医科大学附属省立医院
孟海霞　内蒙古医科大学附属医院
孟新璐　北京大学第三医院
赵　茵　华中科技大学同济医学院附属协和医院
赵　勇　中国科学院动物研究所，中国科学院大学
赵扬玉　北京大学第三医院
赵先兰　郑州大学第一附属医院
赵荣伟　内蒙古医科大学附属医院
胡灵群　俄亥俄州立大学韦克斯纳医学中心
胡娅莉　南京大学医学院附属鼓楼医院
俞　钢　广州医科大学附属第三医院
姚　强　四川大学华西第二医院
贺　晶　浙江大学医学院附属妇产科医院
顾珣可　北京大学第三医院
倪　鑫　中国人民解放军海军军医大学基础医学院
徐　晨　复旦大学上海医学院
徐先明　上海市第一人民医院
高　飞　中国科学院动物研究所，中国科学院大学
高　娜　山东大学齐鲁医院
高婉丽　首都医科大学附属北京天坛医院
郭晓玥　北京大学第三医院
黄林环　中山大学附属第一医院
盛　晴　北京大学第三医院
崔世红　郑州医科大学第三附属医院
梁占锋　中国科学院动物研究所，中国科学院大学
梁竹巍　首都医科大学附属北京天坛医院
梁梅英　北京大学人民医院
彭　文　山东第一医科大学附属省立医院
彭　冰　四川大学华西第二医院
董艳玲　重庆医科大学附属第一医院
蒋宇林　中国医学科学院北京协和医院
游艳琴　解放军总医院
虞　晴　上海交通大学医学院附属苏州九龙医院
赫英东　北京大学第一医院
蔡　纯　广州医科大学附属第三医院
裴秋艳　北京大学人民医院
漆洪波　重庆医科大学附属第一医院
熊　钰　复旦大学附属妇产科医院
樊尚荣　北京大学深圳医院
颜建英　福建省妇幼保健院
魏　俊　北京大学人民医院
魏　瑗　北京大学第三医院
魏玉梅　北京大学第一医院

编写秘书

冯　慧　北京大学第一医院

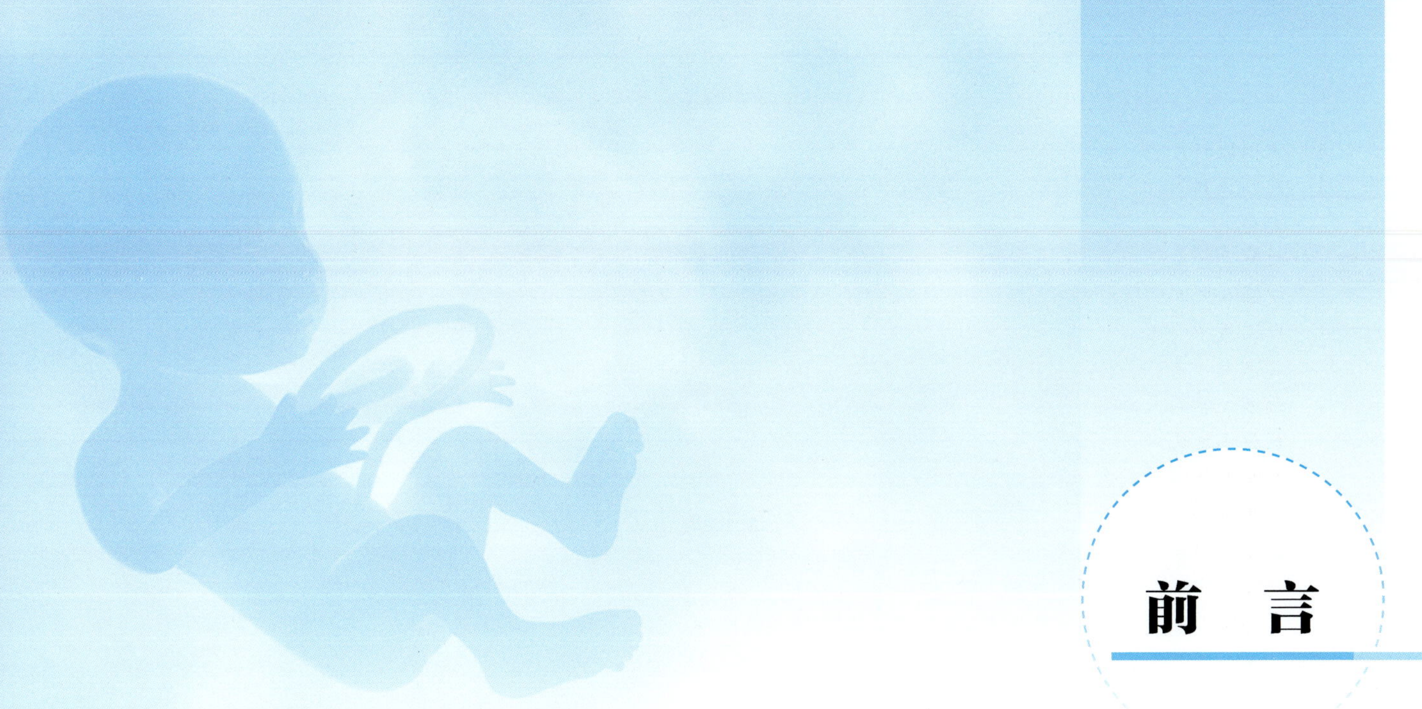

前 言

随着分子生物学和影像学的迅速发展，围产医学在既往三十年内发生了巨大的变化。产科不再仅围绕分娩，胎儿管理在产前保健中的比重日益增加，母胎医学已成为一个独具特色的学科。在过去几年里，我国全面建立了住院医师培训体系，妇产科住院医师培训渐趋成熟。然而，我国尚未开展母胎医学亚专科医师培训，母胎医学专科发展与发达国家相比有一定差距，尤其是胎儿疾病的管理在我国还未普及。《母胎医学》专著正是应我国围产医学的发展而诞生。

顾名思义，母胎医学的范畴既包括母体，也包括胎儿，胎儿医学部分占本书内容的三分之一。超声是围产医学的重要工具，胎儿疾病的诊断与处理均需要一系列的超声检查，因此，影像学方面占据了本书很多篇幅，其中收录了许多超声图像，以帮助读者掌握胎儿疾病的诊疗方法。在母体医学方面，我们邀请了国内外多个学科的专家参与编写，使母体合并症的诊疗与各个专业的最新进展保持一致。作为前沿学科，母胎医学的创新与发展必须有基础研究的支持。我们在组建团队时，邀请了我国在母胎医学基础研究领域耕耘多年的专家，他们从免疫、遗传、胚胎发育和分娩机制等各方面为本书增加了色彩。另外，本书还包括产科手术学和现代麻醉学内容，内容更全面、实用、新颖，将为母胎医学亚专科培训奠定基础。

从 2016 年开始酝酿这一专著，我们用了五年多的时间才完成全书的编写。我们深深理解肩负的重任，在确定大纲之后，甄选编者，所吸纳的每位编者在其领域都有丰富的临床经验和影响力。编写队伍包括 150 余位专家，其中国外专家有 23 位。在编写过程中，大家字斟句酌、反复推敲，力求不仅反映国内外的最新进展，更要结合国内实情，使这一专著能真正为我国围产医学工作者服务。

本书获得了国家科学技术学术著作出版基金的资助，这也充分显示了国家对母胎医学领域的重视。在此，向每一位提供帮助的领导和同事表示深深的谢意。我们相信，本书的出版发行只是一个起点，而不是终点。恳请读者多提宝贵意见，以期再版时进一步完善。

于晓兰 郑勤田

2021 年 5 月

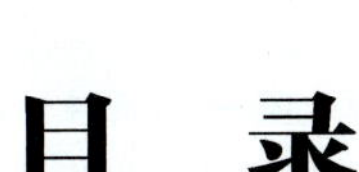

目　录

第一篇　母胎医学基础

第二篇 母体医学

第三篇 胎 儿 医 学

第四篇　手术及操作

第一篇

母胎医学基础

第一章 胎儿生命早期发育与生理

第一节 围植入期胚胎发育

人类早期胚胎发育过程中，高度特化的精子和卵子经过受精作用形成全能性的受精卵，又称为合子(zygote)，自此开启生命历程。在接下来的两周内，受精卵经历植入前胚胎发育(preimplantation development)和胚胎植入(implantation)等阶段建立与母体的联系。该过程为胚前期发育，是哺乳动物特有的发育过程。第3周进入胚胎期，经过原肠作用(gastrulation)胚胎形成三胚层，这是成功妊娠的关键。据估计人群中高达50%～70%的胚胎因不能植入而自发流产；此外，成功植入的胚胎中多达16%发育异常，是造成早期流产和出生后重大缺陷的重要原因(Sadler，2017)。因此，人类早期胚胎发育研究不仅可以加深对生命起始的认识，还对生殖疾病的诊断和治疗至关重要。

一、植入前胚胎发育

植入前胚胎发育发生在输卵管中，受精卵经过表观修饰、合子基因组启动、卵裂和细胞命运分化等一系列过程。对小鼠等模式动物的植入前胚胎发育研究大大提高了对人类植入前胚胎发育的认识，促进了现代辅助生殖技术的产生。

(一) 受精作用和受精卵形成

受精作用(fertilization)是单倍体的精子和卵子相互结合和融合形成二倍体合子的过程，是有性生殖生物个体发育的起点(图1-1-1)。哺乳动物的受精作用发生在输卵管的壶腹

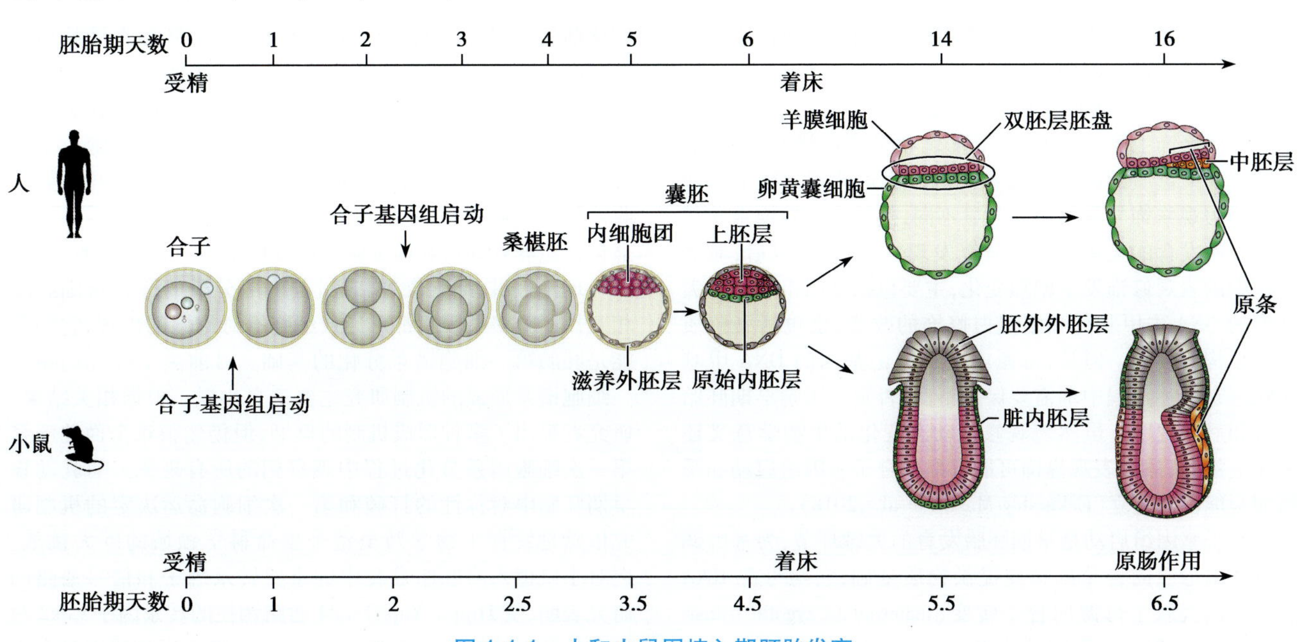

图1-1-1 人和小鼠围植入期胚胎发育

部，主要包括精子获能、精卵接触与识别、卵子的激活和雌雄原核形成等一系列过程（杨增明　等，2019）。

精卵结合形成合子标志着哺乳动物发育的起始。合子经过卵裂形成 2 细胞、4 细胞、8 细胞、桑葚胚及囊胚，并分化形成内细胞团和滋养外胚层两种不同细胞群，即第一次细胞谱系的分化。植入后（人在 1 周左右，小鼠在胚胎期 4.5 日左右），胚胎细胞快速增殖分化，出现第二次细胞分化，形成上胚层和下胚层。人类胚胎中，上胚层和下胚层组成盘状结构，称为双胚层胚盘。第二次细胞分化后，胚胎进一步通过原肠作用（人起始于 15 日左右，小鼠起始于胚胎期 6.5 日左右）形成内、中、外三个胚层，并最终发育成各种组织器官（张卫红，2018）。

哺乳动物精子获能是指射出的精子在雌性生殖道中获能因子的作用下，精子膜发生一系列变化（如吸附于精子膜表面精清蛋白的去除、膜表面蛋白的重构等），进而发生生化和运动方式等的改变。获能后的精子穿越卵丘细胞和透明带的能力提高。精子获能现象由美籍华人科学家张明觉和奥地利学者 Austin 先后发现，为现代生殖医学中体外受精技术的发展奠定了基础（Chang，1951；Austin，1952）。

获能的精子穿过卵丘细胞后，首先与卵子周围的透明带识别并结合，触发其自身发生顶体反应，释放水解酶，促进精子穿过透明带。穿过透明带的精子到达卵周隙，其头部赤道段质膜与卵质膜发生融合，精子头部进入并激活卵子恢复减数分裂，排出第二极体，同时触发卵子发生皮质反应。皮质反应可以改变透明带和卵质膜的结构，是阻止多精受精的重要环节。随着精卵质膜融合，精子核直接与卵胞质作用，精子的核膜破裂，染色质去浓缩；与此同时，精子核中的鱼精蛋白逐渐被卵子中的组蛋白替代。此后，雌雄原核形成，完成受精作用。

受精过程高度复杂，分子生物学、细胞生物学和遗传学研究已经发现了很多该过程中的重要调控因子，而且通过小鼠遗传学技术证明这些关键因子的缺失可导致雌性小鼠不孕不育。例如：早在 20 多年前研究人员就已经证明透明带基因的缺失导致卵子不能形成透明带，进而导致雌性小鼠不育（Bianchi et al.，2016）。

（二）表观修饰和合子基因组启动

表观修饰主要包括 DNA 甲基化和组蛋白修饰等，它们通过改变染色质的高级结构参与基因表达调控。精子和卵子中的表观修饰与早期胚胎明显不同，提示表观修饰重塑是早期胚胎发育的关键事件。研究发现，受精完成以后，雌雄原核中的表观修饰发生剧烈变化，主要包括基因组水平上大规模的 DNA 去甲基化和组蛋白修饰的改变，也包括染色质高级结构的改变。但是，母源或父源印记基因的 DNA 甲基化状态在上述过程中却需要保持不变，否则会影响早期胚胎发育和后代健康。虽然表观修饰动态变化的生物学意义还未完全清楚，但是表观修饰可能有助于合子基因组启动和受精卵全能性的建立（Eckersley-Maslin et al.，2018）。

合子基因组启动是早期胚胎发育的关键环节，为基因调控方式由母源向合子的转变提供物质基础，它与母源 RNA 降解共同偶联于母源向合子转变（maternal to zygotic transition，MZT）过程中。不同的物种中，合子基因组启动的时间并不相同。小鼠的合子基因组启动主要发生在 2 细胞到 4 细胞阶段，而人类合子基因组启动主要发生在 4 细胞到 8 细胞阶段（图 1-1-1）。阻止合子基因组启动往往导致胚胎发育停止。实际上，在体外培养过程中，小鼠胚胎经常发生 2 细胞阶段阻滞，而人类胚胎则经常发生 4 细胞到 8 细胞阶段阻滞，可能与合子基因组启动失败有关（Li et al.，2013）。

卵母细胞成熟到合子基因组启动之前，基因转录处于沉默状态。研究表明，除了提供遗传物质，精子在早期的胚胎发育中作用有限。因此，哺乳动物早期胚胎发育调控主要依赖母源效应基因。最近，在哺乳动物中发现了一个由多种母源效应蛋白组成的复合体——皮质下母源复合体（subcortical maternal complex，SCMC）（Li et al.，2008）。在小鼠中，该复合体功能异常导致早期胚胎致死或发育延迟，并最终导致雌性不育或生育力下降；在人类中，SCMC 组分基因突变则可能与不明原因的早期胚胎丢失和双亲源性葡萄胎（familial biparental hydatidiform moles）等女性生殖疾病有关，也可能与贝-维综合征（Beckwith-Wiedemann 综合征）和拉塞尔-西尔弗征（Russell-Silver 综合征）等疾病的发生相关（Lu et al.，2017）。

（三）卵裂期胚胎发育和第一次细胞谱系分化

胚胎发育早期，细胞分裂称为卵裂，每一个胚胎细胞称为卵裂球。经过多次卵裂，胚胎开始进行第一次细胞分化。胚胎卵裂过程中，体积不变，细胞数目逐渐增加，细胞体积越来越小。目前认为受精卵和开始几次卵裂形成的每一个卵裂球都具有全能性，它们能够分化形成包括滋养外胚层在内的所有细胞。在桑葚胚时期，胚胎发生致密化（compaction），细胞命运逐渐被决定，出现第一次细胞谱系分化，此后形成具有空腔的囊胚。

小鼠第一次卵裂发生在受精后 24 小时左右，之后每隔 12 小时分裂一次；此后，卵裂球在分裂时间上开始出现细微差异，但目前还不清楚这些差异是否具有生理学意义；8 细胞阶段胚胎发生致密化形成桑葚胚；2 细胞中的一个卵裂球被破坏后仍可产生健康后代，表明它们都具有全能性，此外致密化前的卵裂球可能都具有全能性。人类胚胎在受精后大约 30 小时开始第一次卵裂。第 2 日产生 4 细胞胚胎，第 3 日发育到 6 细胞～8 细胞阶段。从 8 细胞阶段开始，胚胎出现极性；同时一些细胞开始进入胚胎内部，而其他细胞位于胚胎表层；而且胚胎发生致密化。32 细胞阶段，桑葚胚开始吸收液体形成囊胚腔，胚胎发育到囊胚。囊胚形成后，胚胎明显包括滋养外胚层和内细胞团两种细胞（Johnson，2009）。

理论上讲，细胞位置和极性、内部分子的分布及细胞间相互作用等多种因素都可导致细胞不对称性的出现，它们可能是胚胎第一细胞谱系分化的基础。目前关于哺乳动物第一细胞谱系形成的机制研究主要来自小鼠。根据相关结果，研究者提出了多种形成机制的模型，但仍然很难全面地解释第一次细胞谱系分化过程中观察到的所有现象。哺乳动物早期胚胎中对称性的打破和第一次细胞命运决定的机制研究依然是发育生物学乃至整个生命科学领域的巨大挑战。但对小鼠植入前胚胎发育中的重要转录因子和信号通路的研究表明，受 Hippo/Yap/Tead4 通路调控的转录因子 Cdx2 对滋养外胚层维持至关重要，在第一次细胞命运分化中具有重要作用(聂晓庆 等,2017)。

二、双胚层胚盘和胚胎腔室的形成

人类植入前胚胎在输卵管中经过1周的发育,进入子宫并形成晚期囊胚,然后从透明带中孵化出来,与母体子宫进行接触发生胚胎植入。此后1周的时间内,胚胎形成双胚层胚盘(bilaminar germ disc)和各种腔室结构。植入期胚胎发育高度动态,而且不同物种差异很大。例如:人类胚胎形成双胚层胚盘结构,而小鼠胚胎则形成"杯状"卵圆筒(egg cylinder)结构(图1-1-1)。因此,模式动物的研究结果不一定适合解释人类胚胎发育的相关过程(Tang et al.,2016)。

人类胚胎植入发生在妊娠后的第7日左右,滋养层细胞分泌透明质酸酶,侵入子宫内皮开始胚胎植入过程。第8日,囊胚的一部分已经被包埋在子宫内膜基质。滋养层细胞分化为内外两层细胞,内层是能够进行细胞分裂的单核细胞,称为细胞滋养层;外层无明显细胞边界的多核细胞,称为合胞体滋养层。同时,胚胎的内细胞团进行第二次细胞谱系分化,形成两种细胞,其中与囊胚腔相邻的立方形细胞为下胚层(hypoblast),也称为原始内胚层;下胚层进一步形成卵黄囊内胚层(yolk sac endoderm)。另一层与羊膜腔相邻的柱状细胞为上胚层(epiblast),上胚层最终发育形成胚胎所有类型细胞。上胚层和下胚层形成扁平的盘状结构,称为双胚层胚盘(图1-1-1)。同时,上胚层和羊膜外胚层(由上胚层发育而来)之间形成羊膜腔,腔内充满羊水(amniotic fluid)。羊水不仅可以防止胚胎失水,还可保护胚胎免受外界影响。

随着胚胎逐渐被包埋在子宫内膜中,滋养层也进一步发育,合胞体滋养层中开始出现空泡,且空泡发生融合形成大的腔隙。经过11~12日的发育,胚胎被完全包埋在子宫内膜基质中。同时,合胞体滋养层细胞进一步向子宫基质渗透侵入母体的微血管循环系统形成血窦(sinusoids),血窦再与合胞体腔融合,建立子宫胎盘循环(uteroplacental circulation)。此外,在细胞滋养层的内表面和胚外体腔的外表面形成胚外中胚层(extraembryonic mesoderm)。然后,胚外中胚层内部开始形成大的腔,这些腔隙逐渐融合形成包裹着卵黄囊腔和羊膜腔的胚外体腔(extraembryonic cavity),又称绒毛膜腔(chorionic cavity)。

与滋养层细胞的快速增殖相比,双胚层胚盘的增长要滞后很多,双胚层胚盘在妊娠第2周只有0.1~0.2mm。在胚胎发育的同时,母体子宫内膜细胞发生蜕膜反应(decidua reaction),即细胞内合成大量糖原和脂质,细胞间隙充满渗出液,发生组织水肿等。蜕膜反应最初只发生在植入位点,但很快蔓延到整个子宫内膜。母体的蜕膜反应对妊娠的建立和维持至关重要。

三、原肠作用和三胚层胚盘的形成

人类妊娠的第3周,通过原肠作用建立胚胎的三胚层和胚胎轴系,即三胚层胚盘的形成。原肠作用的起始以上胚层表面原条(primitive streak)的形成为标志。上胚层细胞逐渐向原条迁移,到达原条部位后细胞形态发生改变并与原条脱离,整个过程称为内陷(invagination)。在细胞内陷过程中,一些细胞掺入到下胚层中,替代原来下胚层的细胞分化成定形内胚层(definitive endoderm),它们将发育成消化管、肝、胰、胸腺和甲状腺等器官的主要功能细胞;在上胚层和新形成的内胚层之间细胞分化成中胚层(mesoderm),是将来躯体的真皮、肌肉、骨骼、循环和泌尿生殖系统等组织的主要来源;而上胚层中没有发生迁移的细胞则分化成外胚层(ectoderm),它们最终分化成神经系统和表皮等。

原肠作用的同时,胚胎的体轴开始建立,包括前后轴(anteroposterior axis)、背腹轴(dorsoventral axis)和左右轴(left-right axis)。至此,上胚层细胞通过原肠作用分化成三胚层,同时建立胚胎的各种轴系,胚胎发育成三胚层胚盘(trilaminar germ disc),为胚胎继续发育和胎儿各种组织器官形成奠定基础。

四、最新研究进展与挑战

小鼠作为模式动物最常用于哺乳动物植入前早期胚胎发育研究,促进了人类体外受精(in vitro fertilization,IVF)和植入前遗传学诊断等生殖医学技术的发展。近年来,随着基因敲除小鼠在哺乳动物早期胚胎发育研究中的展开,以及单细胞或微量高通量基因检测技术的发展,对于哺乳动物围植入期早期胚胎发育有了更加全面和深入的认识,但是基础研究和临床应用依然面临诸多挑战。

首先,由于研究材料的限制,目前对于哺乳动物早期胚胎发育分子机制的认识还非常有限。例如:尽管在基因表达和表观修饰方面进展迅速,但是全基因组水平的表观修饰与早期胚胎基因表达之间的关系,以及这些表观修饰变化在早期胚胎发育中的作用仍不清楚。此外,虽然小鼠的早期胚胎分子调控方面取得重要进展,但是由于小鼠与人类胚胎发育存在明显差异,小鼠中得到的成果有待进一步在人类胚胎中验证(Tang et al.,2016)。胚胎干细胞自主在体外形成各种类器官或胚胎可能为人类早期胚胎发育提供重要线索(Shahbazi et al.,2019)。总之,如何在材料受限的哺乳动物早期胚胎体系中进行分子机制研究面临巨大挑战。

人类早期胚胎研究还涉及如何定义人类生命起始等哲学和宗教问题。世界首例试管婴儿路易丝-布朗(Louise Brown)的诞生,激起了社会关于人类胚胎体外操作的广泛讨论,并逐渐形成了目前各界都能接受的人类胚胎体外培养"14日"的伦理限制。最近研究人员成功在体外将人类胚胎培养至早期原肠胚期,使得该限制需要重新考虑(Hurlbut et al.,2017)。此外,*CRISPR/Cas9* 基因编辑技术为特定遗传性疾病的治疗带来了希望,但是该技术存在的脱靶效应和编辑效率等问题,以及人们对"定制婴儿"的担忧,使该技术的临床应用依然存在争议。因此,如何正确引导和有效监管人类早期胚胎的基础和临床研究将是全世界面临的重大挑战。

(李　磊)

第二节　性别决定与胎儿生殖系统发育

一、原始生殖细胞的特化与定向迁移

哺乳动物的性腺是由生殖细胞和体细胞共同组成的。

生殖细胞的前体细胞是原始生殖细胞（primordial germ cells），它们是在个体发育的早期由上胚层细胞特化形成的。小鼠的原始生殖细胞在胚胎期第6日左右靠近胚外外胚层的上胚层中形成。人胚胎的原始生殖细胞是在胚胎第16日左右形成。最初形成的原始生殖细胞只有几十个，它们比周围的细胞体积大，而且碱性磷酸酶为阳性（Gomperts et al.，1994）。

在模式动物的研究中发现，原始生殖细胞特化过程中，胚外外胚层细胞分泌的骨形态发生蛋白质（bone morphogenetic protein，BMP）是重要的外源诱导因子。*Bmp4*基因敲除的小鼠中，生殖细胞不能形成。随后的研究证明，*Bmp2*和*Bmp8b*基因在原始生殖细胞特化过程中也发挥重要作用（Ying et al.，2001）。敲除这些基因，原始生殖细胞的特化会受到明显影响，且数量减少（Ying et al.，2000）。Blimp1是一个核转录因子，它是原始生殖细胞形成过程中的一个重要的内源因子，缺失*Blimp1*这个基因，则不能形成原始生殖细胞（Ohinata et al.，2015）。原始生殖细胞具有典型的干细胞特征，高表达*Oct4*、*Sox2*、*Nanog*等多能性基因。近年来的研究表明，人的原始生殖细胞特异表达*SOX17*，该基因在人原始生殖细胞特化过程中发挥重要作用（Irie et al.，2015）。

性腺中的体细胞来源于生殖嵴（genital ridge），生殖嵴是由中胚层发育形成，位于体腔的背侧。因此，原始生殖细胞形成以后要经过长距离的定向迁移才能到达生殖嵴，与生殖嵴体细胞共同发育为性腺。人胚胎在受精后第4周左右，原始生殖细胞出现在靠近卵黄囊壁的内胚层中，呈圆形，体积较大，嗜碱性。它们从这里开始以阿米巴运动，沿背肠系膜向生殖嵴所在的部位迁移。胚胎第6周时，约有1 000个原始生殖细胞进入生殖嵴。原始生殖细胞在迁移过程中，一直保持快速增殖的状态，数目快速增加，到性别分化时约有25 000个（Ginsburg et al.，1990）。

原始生殖细胞定向迁移到生殖嵴的过程的调控机制目前尚无明确结论。但是多项研究表明，许多生长因子参与了这一过程，如干细胞因子（stem cell factor，SCF）、白血病抑制因子（leukemia inhibitory factor，LIF）、肿瘤坏死因子α（tumor necrosis factor α，TNFα）、碱性成纤维细胞生长因子（basic fibroblast growth factor，bFGF）、白介素4（interleukin-4，IL-4）和转化生长因子β（transforming growth factor β，TGFβ）等。这些生长因子是由原始生殖细胞迁移路径周围的体细胞所产生，它们不仅可以促进原始生殖细胞的增殖，而且对原始生殖细胞的分化有调节作用。此外，原始生殖细胞在向生殖嵴的迁移过程中，也受到正在发育的生殖腺产生的一些物质吸引，主要指一些趋化因子及其受体，它们可能形成浓度梯度，从而诱导原始生殖细胞的定向迁移。

二、性别决定

性别分化是生物界最普遍的一种现象。人类在几千年前就开始关注性别分化的现象。但是直到1900年孟德尔定律被发现，人们才逐渐认识到哺乳动物个体性别是由其染色体组成决定的。人类有23对染色体（2n＝46），其中22对为常染色体，1对为性染色体，即女性的染色体为44+XX；男性的染色体为44+XY，属于XY型性别决定。X染色体和Y染色体在形态上有很大差异，Y染色体很小，只有X染色体的1/3左右，而且编码的基因也非常有限。雄性个体是异配子性别（heterogametic sex），可产生含有X染色体或Y染色体的两种雄配子，而雌性个体是同配子性别（homogametic sex），只产生含有X染色体的一种配子。受精时，X染色体与X染色体结合为XX，发育成雌性；X染色体与Y染色体结合为XY，发育成雄性，性比为1∶1。

自从1959年发现Y染色体与雄性性别决定有关之后，人们一直在寻找和分离决定性别的基因，并推测Y染色体上可能存在指导睾丸分化的基因，这种基因在人类被命名为睾丸决定因子（testis-determining factor，TDF）。1990年，Sinclair等利用染色体步移法，在Y染色体短臂上找到了一个足以引起雄性化的更小区段。根据它在染色体上的位置，将其命名为Y-染色体性别决定区（sex-determining region of Y chromosome），即*SRY*基因（Eggers et al.，2014）。同年，在小鼠中也发现了类似的同源序列，称为*Sry*基因。Peter Koopman利用转基因的方法证明含有*Sry*基因的14kb Y染色体片段能够使XX小鼠发育为雄性，实现了雌性小鼠向雄性的性逆转。此外，当Y染色体上缺失包括*Sry*基因在内的长11kb的片段时，XY小鼠表型为雌性，并具有正常的繁殖能力。这些研究表明，*Sry*基因是哺乳动物性别决定的主控基因，它决定了雄性的发育方向（Koopman，1995）。

人的*SRY*基因则位于距假常染色体区界35kb的区段内，两侧无倒置重复序列。由于人的*SRY*基因紧靠X染色体和Y染色体发生配对与交换的假常染色体配对区，因此人比小鼠更易发生由于染色体的异常互换而造成的性逆转现象。*SRY*基因无内含子结构，转录单位全长约11kb，编码一个有204个氨基酸的蛋白。其中高移动性DNA结合区编码79个氨基酸。不同动物的高移动性DNA结合区具有很高的同源性，但其他区域的氨基酸序列没有同源性。

哺乳动物的性腺由生殖嵴发育形成。原始生殖细胞定向迁移到达生殖嵴后，生殖嵴在发育过程中有两种选择，在不同的性染色体构成的情况下，既可以发育为卵巢（ovary），也可以发育为睾丸（testis）。人类胚胎的生殖嵴在妊娠第5周左右形成，位于胚胎背壁中线两侧，即背肠系膜的两侧。生殖嵴形成过程中与中肾相连，其外侧分化为中肾，内侧部分的间质不断增殖，向腹膜腔突出，形成两条生殖嵴，也称性腺原基。胚胎第6周末，男性和女性的生殖系统在外形上仍无差别，但是在细胞和分子水平的微小差异可能已经产生。从第7周开始，男性和女性的生殖系统在外形上开始出现分化。在哺乳动物中，性别决定是由未分化性腺中体细胞的分化决定的。

在性别决定过程中，XY个体的性腺体细胞开始表达*SRY*基因，在*SRY*基因的作用下开始表达*SOX9*基因，体细胞分化成支持细胞（sertoli cells）。*SRY*基因的表达是暂时的，性别决定完成后停止表达，人类胚胎在妊娠41~44日的生殖嵴中检测到*SRY*表达，44日时达到峰值，直到妊娠18周的睾丸索中仍可检测到。而*SOX9*基因持续表达，直到成年，睾丸一直表达。支持细胞形成后就会快速聚集，形成管状结构，并包裹生殖细胞，形成睾丸索或精索结构(Koopman，1995)。在青春期，这些与生殖细胞相连的睾丸索变得空心化，分化形成生精小管(seminiferous tubules)结构。雌性个体中没有*SRY*基因，未分化性腺中的体细胞就分化为卵巢的颗粒细胞，从而表达颗粒细胞特异基因*FOXL2*(Sinclair et al.，2009)。分化的颗粒细胞与生殖细胞形成卵泡结构，从而未分化性腺发育为卵巢。

以前的研究一直认为雄性性别决定是一个主动的过程，而雌性的发育是一个被动的过程。但是越来越多的研究比表明，同样也存在雌性性别决定基因。Wnt/β-catenin信号通路在卵巢发育过程中有重要作用。*Wnt4*基因敲除的雌性小鼠表现为卵巢发育缺陷，同时出现附睾和输精管等结构，表现为部分雌性向雄性性别逆转。如果同时敲除*Wnt4*和*Foxl2*基因，雌性向雄性性别逆转的现象更为明显，出现了睾丸索样的结构，同时表达雄性特异基因*Sox9*和*Amh*。另外，在雄性小鼠生殖嵴体细胞中激活β-catenin会导致小鼠的性腺发育为卵巢样结构，性腺体细胞表达雌性特异的基因*Foxl2*，同时出现子宫和输卵管等雌性生殖系统的结构(Maatouk，2008)。

*R-spondin 1*是在临床遗传筛查过程中发现的一个雌性性别决定基因。通过对发生性别逆转的XX男性患者进行遗传筛查时发现，*R-spondin 1*基因突变是致病原因。进一步利用基因敲除的小鼠模型证实，*R-spondin 1*敲除的XX小鼠性腺中出现睾丸索的结构，同时出现输精管和储精囊等雄性生殖系统的结构(Tomizuka et al.，2008)。如图1-2-1所示。

在性别决定过程中，除了睾丸支持细胞和卵巢颗粒细胞外，还会产生另外一类体细胞，称为激素合成细胞，分别为睾丸中的间质细胞(leydig cell)和卵巢的膜间质细胞(theca-interstitium)。这类细胞的主要功能是合成雄激素和雌激素，它们是生殖细胞的发育和第二性征维持所必需的。这类细胞在性腺发育过程中是如何分化的，目前还存在争议。最新的研究表明，支持类体细胞与激素合成类细胞可能来源于共同的前体细胞，它们之间的分化受*WT1*基因调控。当*WT1*基因存在时，在性别决定基因的作用下发育为睾丸支持细胞和卵巢颗粒细胞，从而完成性别分化过程；如果缺失*WT1*基因，未分化的前体细胞就发育为激素合成细胞，无法完成性别分化过程(Chen et al.，2017)。

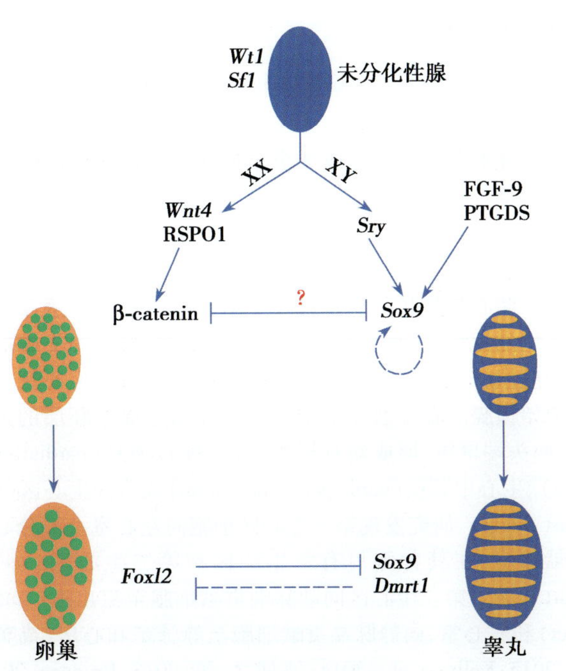

图1-2-1　性别分化调控

FGF-9. 成纤维细胞生长因子-9；PTGDS. 前列腺素D合成酶。

三、附属生殖器官的发育调控

在哺乳动物的性别分化过程中，除了形成睾丸和卵巢，同时会形成与性别相关的一些附属结构，如子宫、输卵管、附睾、输精管等。哺乳动物胚胎发育过程中会形成中肾的结构，但是它没有肾脏的泌尿功能，而是在胚胎发育的后期退化。伴随中肾的发育，出现两套管状结构，分别为米勒管(Müllerian duct)和沃尔夫管(Wolffian duct)(Ilias et al.，2002)。但是在性别分化完成后，不同性别的个体只保留了其中一种结构，另外一种退化(图1-2-2)。在雄性个体中，性别分化完成后形成的睾丸支持细胞分泌抗米勒管激素(anti-Müllerian hormone，AMH)，AMH通过与诱导米勒管上皮的特异受体结合后诱导其退化。同时，胚胎期睾丸间质细胞合成的少量雄激素能够诱导沃尔夫管进一步发育为附睾、输精管

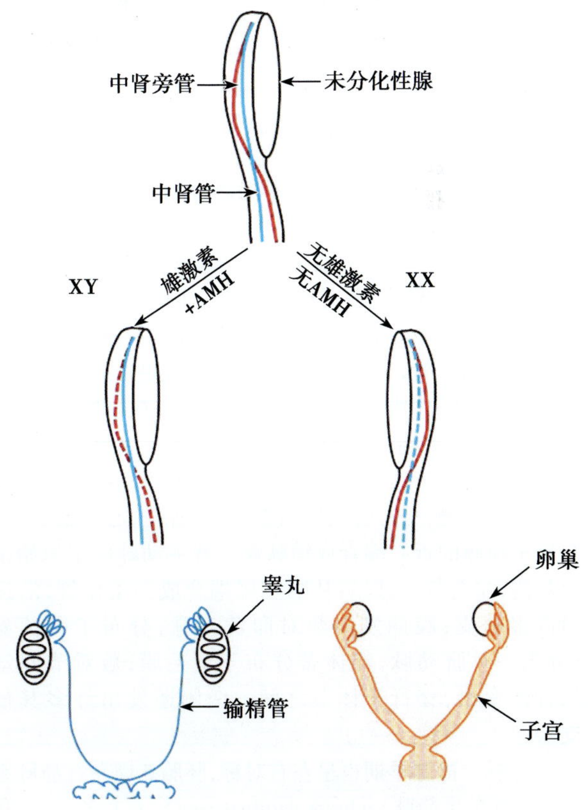

图1-2-2　附属生殖器官分化示意图

AMH. 抗米勒管激素。

和储精囊等结构。在雌性个体中，性腺的体细胞分化为颗粒细胞，它们不能合成 AMH，因此米勒管不会发生退化（Hattori et al.，2012）。米勒管进一步发育为输卵管、子宫、子宫颈及阴道上部。此外，由于胚胎期的卵巢不能合成 AMH，因此，沃尔夫管不能进一步发育，从而在发育后期发生退化（Behringer et al.，1994）。

（高　飞）

第三节　胎儿心血管系统发育与生理

一、原始血管系统建立

在胚胎发育约 15 日，卵黄囊、体蒂和绒毛膜处的胚外中胚层间充质细胞增生成为细胞团，形成血岛（blood island）（图 1-3-1）。由成纤维细胞生长因子-2（fibroblast growth factor 2，FGF-2）诱导形成的造血成血管细胞，是血细胞和血管细胞的前体细胞。血岛中央细胞分化成为原始血细胞，即造血干细胞，周边细胞变扁成为成血管细胞（angioblast），在血管内皮生长因子（vascular endothelial growth factor，VEGF）诱导下增殖形成内皮细胞，相邻内皮细胞在 VEGF、血小板源性生长因子（platelet-derived growth factor，PDGF）和转化生长因子 β（transforming growth factor β，TGF-β）等的作用下，围成内皮细管，形成原始血管。原始血管以出芽形式相互连通，逐渐形成胚外毛细血管网。人胚胎第 18～20 日，胚体内间充质出现许多裂隙，裂隙表面细胞分化成为内皮细胞，融合形成胚内毛细血管网（图 1-3-1）。胚胎第 3 周末，胚内胚外毛细血管网相互连通，改建形成原始血管通路，即原始心血管系统，胚胎第 4 周末，心脏开始跳动，出现定向的功能性血液循环（Brand，2003；Cai et al.，2003；Harvey，2002）。

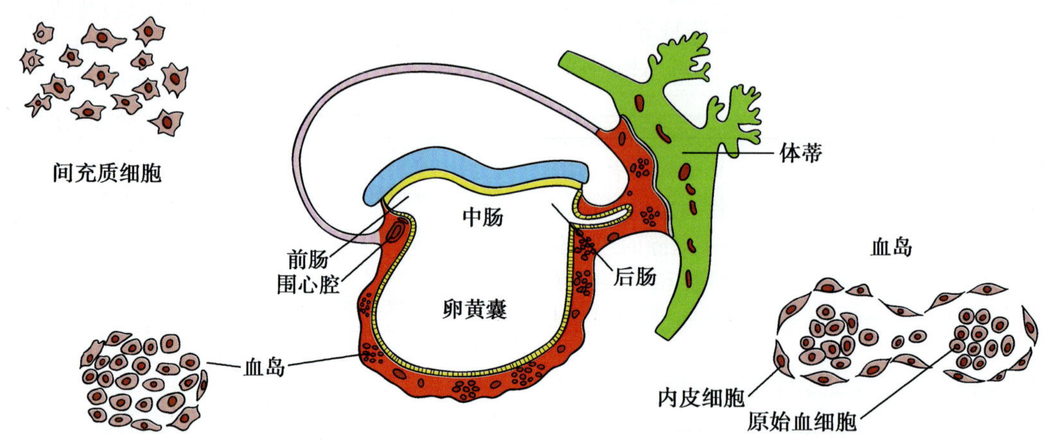

图 1-3-1　胚内毛细血管网的形成

胚体早期的血管在结构上不能区分动、静脉，随着内皮细管周围间充质分化形成血管中膜和外膜而逐渐形成动脉和静脉特征结构。

原始心血管系统左右对称，由心管、动脉、静脉组成。

1. 心管　原始心血管系统的心管位于前肠腹侧，开始为 1 对，称为左右心管，于第 4 周合并成一根线性心管。

2. 动脉　胚体内最早出现的动脉为左右原始主动脉，位于脊索两侧，头端分别与左右心管相连。原始动脉根据所处位置不同可分为腹主动脉、背主动脉、弓动脉。腹主动脉位于前肠腹侧，与心管头端相连，左右各一，心管融合时，左右腹主动脉的近心端合成动脉囊。背主动脉位于原始消化管背侧，左右各一，以后从咽至尾端合成一条血管，沿途发出许多分支；腹侧发出数对卵黄动脉，分布于卵黄囊壁；分出一对脐动脉，经体蒂分布于绒毛膜；数对节间动脉从背侧发出，穿行于体节之间。两侧还发出许多其他分支。

3. 静脉　静脉早期也呈左右对称，胚胎 5 周左右静脉系统主要包括前主静脉（anterior cardinal vein），左右各一，收集上半身血液；后主静脉（posterior cardinal vein），左右各一，收集下半身血液；两侧的前、后主静脉分别合成左右总主静脉，分别开口于心管尾端静脉窦左右角；卵黄静脉和脐静脉各一对，分别来自卵黄囊和绒毛膜，均与静脉窦相连。

上述原始心血管形成 3 个早期循环通路，即胚体循环、卵黄囊循环和脐循环。

二、心脏的发生

胚胎心脏是胚胎成熟过程中第一个出现生命迹象并发挥作用的器官，心脏发育起自于胚胎头侧，口咽膜头端的脏壁中胚层，该区域称生心区（cardiogenic area）。生心区前方为原始横膈。心脏前体细胞从原条迁移形成中胚层的过程中，向头端聚集，形成新月形生心区，称心半月（cardial crescent）、生心中胚层（cardiogenic mesodrem）或第一生心区（first heart field）。研究发现第一生心区细胞向左心室及部分心房贡献细胞；在其背侧另有一生心区称第二生心区（second heart field），第二生心区向动脉端贡献细胞至流出道（outflow tract）和右心室，向静脉端贡献细胞至静脉窦和心房（高英茂 等，2015；Kelly et al.，2014；邹仲之 等，2013；Bruneau，2013；刘厚奇 等，2012；Kelly et al.，2002）。

（一）原始心脏的形成

人胚胎发育到第 18、19 日时，位于口咽膜头端的生心区开始出现腔隙，称围心腔(pericardial coelom)(图 1-3-2)。围心腔腹侧中胚层细胞聚集成前后纵行，左右排列的一对细胞索，称生心板或生心索(cardiogenic cord)。由于神经系统向头侧迅速生长，超过生心区，出现头褶，随着头褶的发生，胚体头端向腹侧卷曲，原位于口咽膜头端的围心腔、生心板逐渐转向前肠(foregut)腹侧，原位于围心腔腹侧的心管转向背侧。与此同时，生心板出现空腔，逐渐形成左右心管。原始横膈从生心区头端转至尾端。

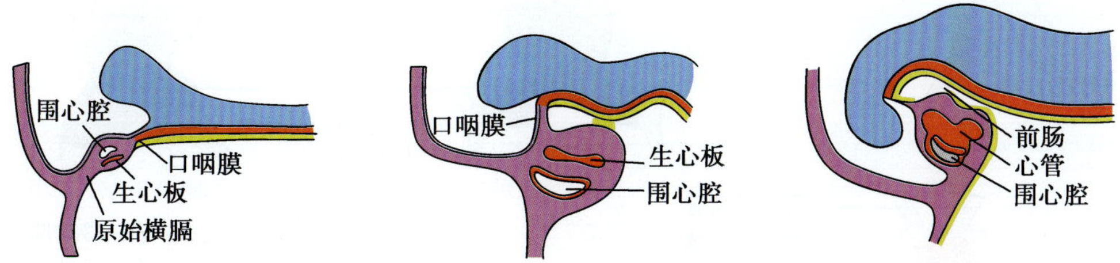

图 1-3-2　围心腔的形成

随着侧褶的发生，胚胎 22 日时，左右心管逐渐向中线靠近，融合成一条线性心管(linear cardiac tube)，而其头端未发生融合，呈分支状(图 1-3-3)。同时，围心腔不断扩大，向心管背侧扩展，使心管背侧与前肠之间的间充质逐渐变窄，形成心背系膜(dorsal mesocardium)，将心管悬于围心腔背侧壁。随后系膜中部逐渐退化消失，心管中段与围心腔背侧壁分开，形成左右互通的孔道称心包横窦(transverse sinus)，而头端和尾端仍留有心背系膜。当左右心管融合时，血管内皮成为心内膜的内皮层，心管周围中胚层增厚，发育成为心肌外套层(myoepicardial mantle)，将来分化成为心肌膜和心外膜。这一时期的心管由内皮细胞和原始心肌膜及二者之间的心胶质(cardiac jelly)构成，心胶质后来分化为内皮下层、内膜下结缔组织及心肌膜。此时围心腔发育成心包腔，原始横膈发育成膈肌。

(二) 心脏外形的形成

心管头端与动脉相连，尾端与静脉相连，两端固定于心包腔上。由于心管各段增殖速度不同，原始心管先后出现 4 个膨大，从头端到尾端依次为心球(bulbus cordis)、心室(ventricle)、心房(atrium)、静脉窦(sinus venosus)(图 1-3-4)。心球头端与动脉干(truncus arteriosus)相连，动脉干又与弓动脉

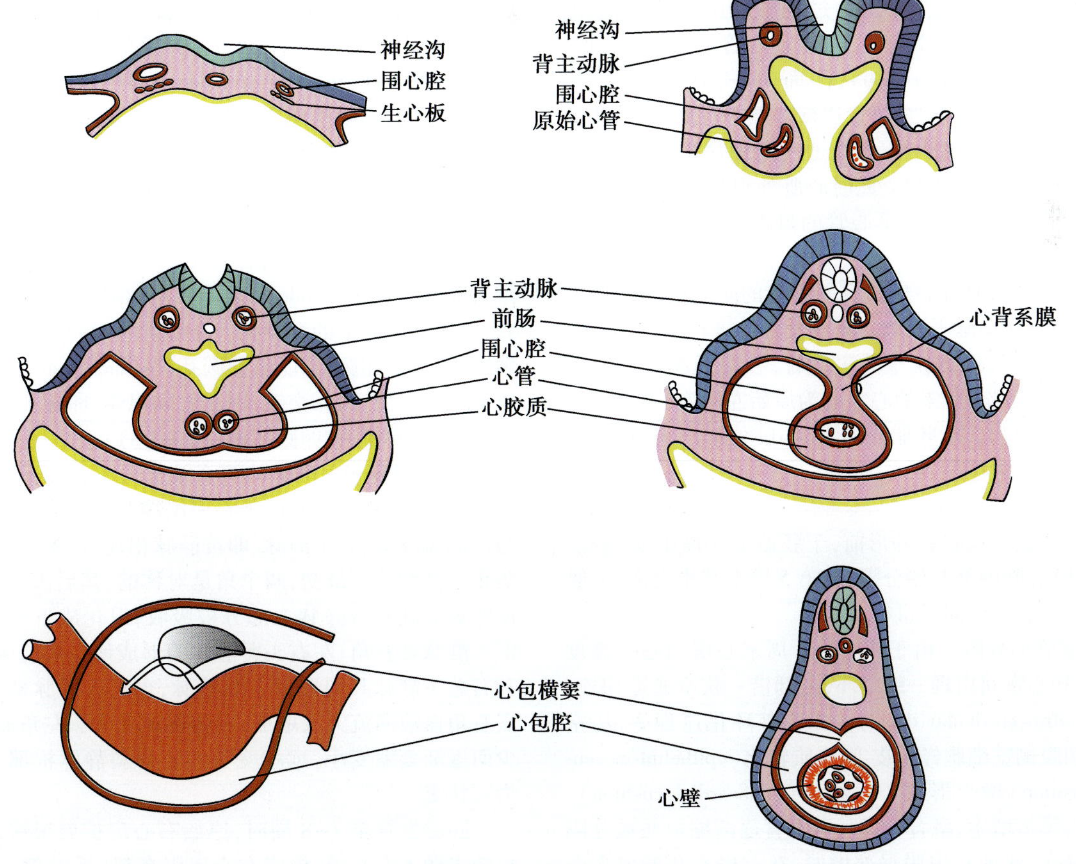

图 1-3-3　分支状线性心管

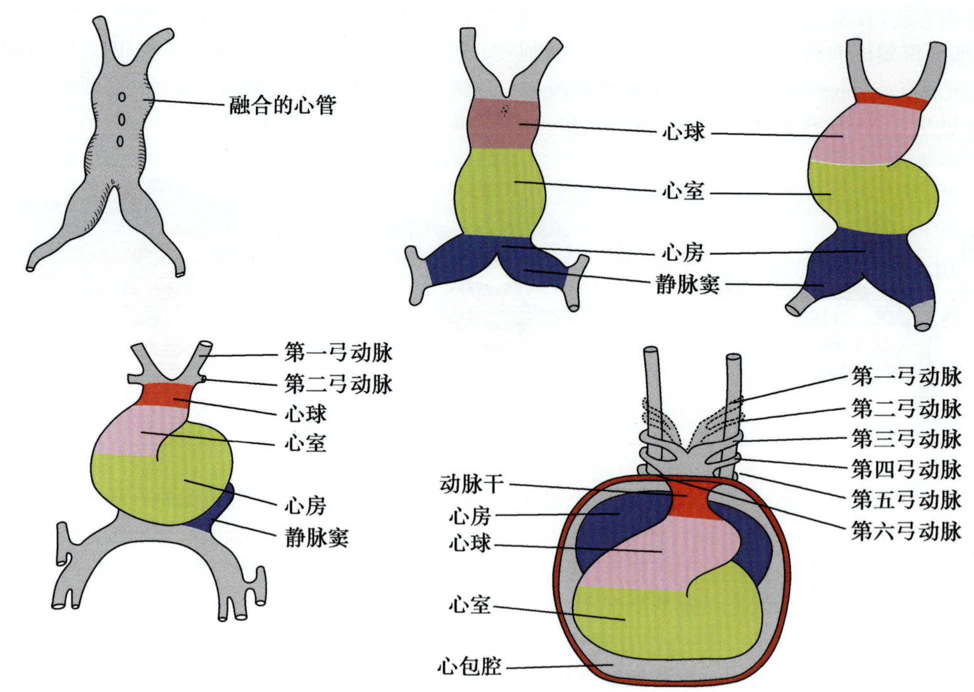

图 1-3-4　原始心管的构成

(aortic arch)相连。静脉窦分为左右两个角,分别连接同侧脐静脉(umbilical vein)、总主静脉(common cardinal vein)和卵黄静脉(vitelline vein)。

在原始心管发育成为心脏的过程中,由于心管两端固定,其游离段生长速度远快于心包腔,使心管弯曲成"U"形,称球室袢(bulboventricular loop),凸面向右、前和尾侧。不久,心房渐渐离开原始横膈,位置逐渐移至心背侧头端,稍偏左。静脉窦也随之游离出来,位于心房背面尾端,经窦房口(sinuatrial orifice)连通心房。此时心脏外观呈"S"形。原始心房由线性心管转变为"S"形心管的过程称心脏环化(heart looping)或心脏成袢。

心房由于受到前方心球和后方食管的限制而向两侧发育,膨出于心球和动脉干两侧。随着发育的进行,心房、心室扩大,房室沟加深,形成狭窄的房室管,心球近端向心室融合,成为原始右心室,原来的心室成为原始左心室,在左右心室之间出现室间沟。至胚胎 4 周末,心脏外形已初具雏形,但内部分隔仍在进行。

(三) 心脏内部分隔

在心脏环化形成心脏外形前,于胚胎第 4 周中期(胚胎第 26、27 日)心脏内部开始分隔,至第 5 周末基本完成,心脏各部分隔与心脏环化同时进行。

1. 房室管的分隔　由于胚胎第 4 周末心房和心室高度扩大,心房和心室间出现一缩窄环,内部借一狭窄通道相连,称房室管(atrioventricular canal)。在心脏环化过程中,房室管背侧壁和腹侧壁细胞经上皮-间充质转化(epithelial-mesenchymal transition)增生形成心内膜垫(endocardial cushion)。经两侧心内膜垫增生、融合、重塑,房室管逐渐缩短并被分隔为左右房室孔,此处心内膜局部增厚,在左房室孔形成 2 个隆起,右房室孔形成 3 个隆起,将来发育成二尖瓣(mitral valve)和三尖瓣(tricuspid valve)(图 1-3-5)。

2. 原始心房分隔　于人胚第 4 周末,在心内膜垫发生的同时,原始心房顶部背侧壁中央出现一镰状薄膜,称原发隔(septum primum)或第一房间隔,原发隔沿原始心房背侧和腹侧壁向心内膜垫方向生长,至游离缘接近心内膜垫时留下一孔道,称原发孔(foramen primum)或第一房间孔,此孔逐渐变小,最后由心内膜垫向上生长,封闭原发孔。

在原发孔封闭前,位于原发隔上部中央变薄出现若干小孔,小孔融合成一大孔,称继发孔(foramen secundum)或第二房间孔。

第 5 周末,于原发隔右侧又生长出一镰状较厚隔膜,称继发隔(septum secundum)或第二房间隔,向心内膜垫方向生长,遮盖原发隔上的继发孔。在继发隔前后缘与心内膜垫接触时,留下一卵圆形孔,称卵圆孔(foramen ovale)。卵圆孔位置较继发孔低,两孔交错,因原发隔很薄,卵圆孔左侧被其遮盖,形成单向瓣,称卵圆孔瓣(图 1-3-5)。

3. 静脉窦相关静脉的演变及永久左右心房的形成　胚胎第 4 周初,静脉窦开口于心房尾端背面,分左右两角,分别与同侧脐静脉、总主静脉、卵黄静脉相连,在窦口处有静脉瓣防止血液倒流。最初,两个角是对称的,其后由于肝的发生,使卵黄静脉和脐静脉大部分被吸收,退化成下腔静脉头端,汇入静脉窦右角;左右头臂静脉的形成使左右前主静脉尾段和右总主静脉共同形成上腔静脉,也汇入静脉窦右角,静脉窦右角血液回流大大增加,右角逐渐变大。左角血液回流减少而逐渐萎缩变小,远端变为左心房斜静脉根部,近端演变为冠状窦。

胚胎发育至 7~8 周时,原始右心房扩展很快,静脉窦右角随之融入右心房,构成右心房固有部(平滑部),而原始右心房则变成右心耳(粗糙部)。

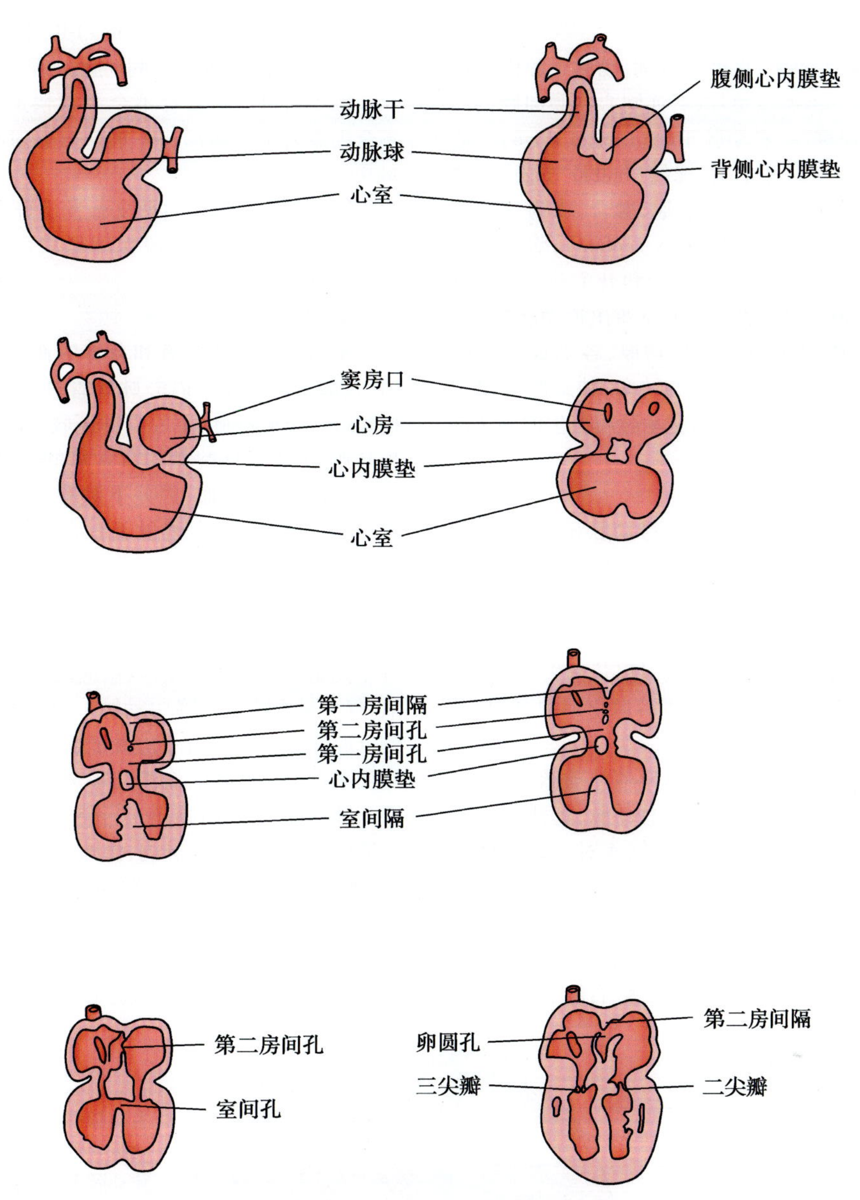

图 1-3-5　房室管的分隔

原始左心房最初只有两条肺静脉汇入，这两条肺静脉根部又分出左右两条属支，后来随着原始左心房扩展，肺静脉根部及其左右属支被并入左心房，形成左心房固有部（平滑部），这样即出现 4 条静脉汇入左心房，原始左心房则演变为左心耳（粗糙部）。

卵黄静脉起自于卵黄囊，穿过原始横膈进入静脉窦，左右各一，卵黄静脉的发生和演变均与肝的发生相关，当肝在原始横膈内迅速生长时，原卵黄静脉被分成 3 段：入肝前的远心段，发出分支并吻合形成门静脉；肝周围的部分卵黄静脉被并入肝内，形成肝血窦；出肝后的近心段左侧支退化消失，右侧支发育形成肝静脉和下腔静脉近心段。

脐静脉起自于胎盘，经脐带进入胚体，沿腹壁两侧穿过原始横膈进入肝内，与肝血窦相连。由于从胎盘来的血液主要从左脐静脉入肝，右脐静脉和左脐静脉近心段萎缩消失，左脐静脉远心段增粗并通过肝内静脉导管汇入下腔静脉。胎儿出生后肝内静脉导管闭锁，形成静脉韧带，左脐静脉远心段形成肝圆韧带。

胚胎早期有一对前主静脉位于胚胎头端，在胚体尾端有一对后主静脉，两侧前、后主静脉分别汇合成左、右总主静脉，分别汇入静脉窦左、右角，几对主静脉经复杂的演变，成为上、下腔静脉。

4. 原始心室的分隔　胚胎第 4 周末，于心室底壁向内凸起，形成一条较厚的半月形肌性嵴，称室间隔肌部（muscular interventricular septum）（图 1-3-5），室间隔肌部向心内膜垫方向生长，其游离缘凹陷，于心内膜垫留下一半月形孔，称室间孔（interventricular foramen），使左右心室相通，这一状态持续到胚胎第 7 周末。与此同时，心球内部形成一对球嵴，对向生长融合，同时向下延伸，分别与室间隔肌部前缘和后缘融合，心内膜垫向下延伸，室间隔肌部向上生长，相互融合，形成室间隔膜部（membranous ventricular septum），成为一完整室间隔。

5. 动脉干与心球的分隔　胚胎第 5 周，动脉干腔内的内膜下心脏神经嵴来源的细胞增殖加剧，连同心内膜向腔内凸起形成一对纵嵴，分别称左、右动脉干嵴（truncal ridge）。心球内也出现一对纵嵴，分别称左、右球嵴（bulbar ridge）。之后，动脉干嵴和球嵴螺旋生长，相互连通、融合，成为一螺旋状隔板，称主肺动脉隔（aortico-pulmonary septum），将动脉干分隔成相互缠绕的两根管道，即肺动脉干和升主动脉。心球被分隔为右心室流出道动脉圆锥和左心室流出道动脉前庭。

主肺动脉起始处内膜下组织局部增厚，各形成 3 个隆起，并逐渐发育为主肺动脉瓣。由于心转向，肺动脉瓣出生前为 1 前 2 后，出生后变为 2 前 1 后；主动脉瓣出生前为 2 前 1 后，出生后为 1 前 2 后。

（四）弓动脉的发生和演变

胚胎第 4 周，随着鳃弓的发生，6 对弓动脉相继发生，起自于主动脉囊（aortic sac），在鳃弓内走向背侧，绕过前肠外侧，与同侧背主动脉（dorsal aorta）相连，于第 6~8 周时，相继演变成为成体动脉布局。

第 1 对弓动脉在第 3 对弓动脉出现时退化消失。

第 2 对弓动脉在第 4 对弓动脉形成后退化消失，但与其相连的背主动脉不消失。

第 3 对弓动脉形成后发出分支，成为颈外动脉，以分叉处为界，近侧段与主动脉囊共同形成颈总动脉，远侧段与其相连的背主动脉形成颈内动脉，第 3 对、第 4 对弓动脉间的背主动脉萎缩消失。

第 4 对弓动脉左右变化不同，左侧支形成主动脉弓的一段，主动脉弓近侧段来自主动脉囊左侧半，远侧段来自左侧背主动脉。右侧第 4 对弓动脉与右侧背主动脉、右侧第 7 节间动脉（right 7th intersegmental artery）共同形成右锁骨下动脉，左锁骨下动脉来自左侧第 7 节间动脉，动脉囊右侧半形成头臂干。

第 5 对弓动脉发育不全并很快退化，功能不明，若退化不全则成为罕见畸形——永存第五对弓动脉（persistent fifth aortic arch）。

第 6 对弓动脉左右两支各发出分支到肺芽，近侧段形成肺动脉基部，左侧远侧段保留形成动脉导管（ductus arteriosus），右侧远侧段退化消失。

（五）胎儿血液循环

来自胎盘的富含氧和营养的血液经脐静脉进入胎儿体内，大部分血液经肝内静脉导管进入下腔静脉，小部分经肝血窦进入下腔静脉，下腔静脉还收集来自下肢、盆腔、腹腔的静脉血，由于来自胎盘的富含氧的血液量远大于来自下肢、盆腔、腹腔的静脉血，因此下腔静脉回流的血液仍为氧含量很高的动脉血。下腔静脉于右心室开口正对卵圆孔，所以回流血液大部分直接经卵圆孔进入左心房，与肺静脉回流的血液汇合，少量回流血液进入右心室。左心房血液经房室口进入左心室，并由左心室泵入升主动脉，大部分血液经三大分支分布到胎儿上肢、头、颈，以供应胎儿上半身发育所需营养和氧，仅少量血液流入降主动脉。胎儿上肢、头、颈静脉血回流到上腔静脉，注入右心房，由于上腔静脉开口正对右房室口，因而来自上腔静脉的血液几乎全部经右房室口流入右心室，泵入肺动脉干，因胎肺还未行使功能，血流阻力较大，仅少量血液（5%~10%）进入肺内，供肺的生长发育，大部分肺动脉血液（90%）经动脉导管进入降主动脉，其中小部分供应给腹腔、盆腔及下肢，其余大部分血液经脐静脉注入胎盘，与母体血液进行交换后再进入胎儿体内。右心室在胎儿期不仅要克服体循环阻力，同时要承担远较左心室大的容量负荷（图 1-3-6）。

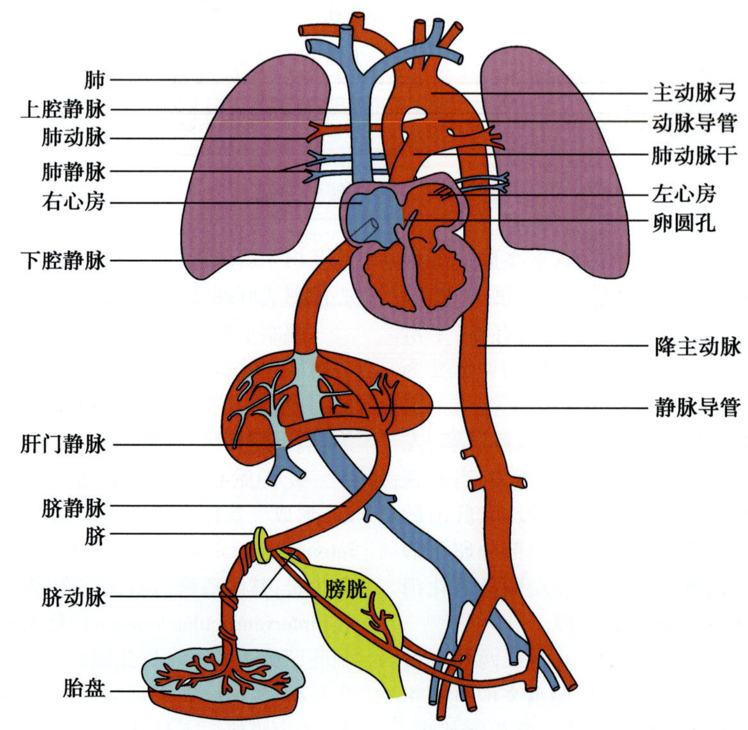

图 1-3-6　胎儿血液循环

（六）胎儿出生后血液循环变化

胎儿出生后，胎盘供血中断，脐静脉和静脉导管废用。呼吸运动开始进行，肺泡扩张，肺小动脉肌层退化，管壁变薄、扩张，肺循环压力下降，动脉导管废用。血液循环发生一系列变化。

脐静脉闭锁，胎儿出生第6~8周后形成肝圆韧带。

脐动脉大部分闭锁，仅靠近膀胱段演变为膀胱上动脉，其余于胎儿出生第6~8周后形成脐侧韧带。

静脉导管形成静脉韧带。

动脉导管由于肺动脉打开，大量血液经肺动脉进入肺循环，流经动脉导管血液减少，平滑肌收缩而呈关闭状态，多在出生后10~15小时达到功能关闭，80%胎儿出生后3个月动脉导管解剖关闭，成为动脉韧带。

脐静脉闭锁，下腔静脉回流血液减少，右心房压力降低，肺开始呼吸，大量血液经肺静脉回流至左心房，左心房压力远高于右心房，使卵圆孔瓣紧贴继发隔，卵圆孔呈功能关闭，出生后1年内与继发隔完全融合，达到解剖关闭，左、右心房完全分隔。

三、常见先天性心脏病概述

先天性心脏病（congenital heart disease，CHD）是胎儿期心脏及大血管发育异常所致的先天性畸形，是小儿最常见的心脏疾病。CHD中，以室间隔缺损最多见，其次为房间隔缺损、动脉导管未闭、肺动脉狭窄、法洛四联症等。

1. 室间隔缺损（ventricular septal defect，VSD）　是胚胎时期室间隔发育不全所致，是最常见的CHD，约占我国CHD的50%，其中40%伴其他类型心脏病，可分为室间隔膜部缺损和室间隔肌部缺损，以膜部缺损为多见，占60%~70%，为心内膜增生和伸延不良而不能与主肺动脉隔及室间隔肌部愈合所致。肌部缺损较为少见，常为肌部形成时，组织过度吸收所致，分为窦部肌肉缺损，漏斗部肌肉缺损及肌部小梁部缺损。

2. 房间隔缺损（atrial septal defect，ASD）　主要由于卵圆孔未闭，可由以下原因导致：①卵圆孔瓣上出现穿孔；②卵圆孔瓣过小，不能遮盖卵圆孔；③继发隔发育异常，形成过大卵圆孔，不能被正常卵圆孔瓣遮盖；④原发隔吸收过多，继发隔，卵圆孔过大同时发生，形成较大缺损；⑤心内膜垫发育不全；⑥原发隔未能与继发隔融合。

3. 动脉导管未闭（patent ductus arterious，PDA）　是常见的CHD之一。胎儿时期动脉导管是血液循环重要通道，出生后15小时功能关闭，80%婴儿出生后3个月解剖关闭，出生后1年内应达到完全解剖关闭，若持续开放，致病理、生理改变，称PDA。PDA可分为管型、漏斗型（最多见）、窗型（少见）。由于动脉导管未闭，主动脉压力高于肺动脉，主动脉血液灌入肺动脉，肺循环、左心房、左心室、升主动脉血流量持续增多，左心负荷加重，左心房左心室扩大、肥厚，长期大量血流进入肺循环，肺小动脉反应性痉挛，致动力性肺动脉高压，管壁增厚、钙化，致梗阻性肺动脉高压，右心室后负荷增加，右心肥厚、衰竭。当肺动脉压力超过主动脉压时，分流减少或停止，大量肺动脉血进入体循环，出现典型的差异性发绀（differential cyanosis），即下半身青紫，左上肢轻度青紫，右上肢正常。

4. 肺动脉狭窄（pulmonary stenosis，PS）　是一种常见CHD，常因动脉干分隔不均或分割后肺动脉发育异常所致。

5. 法洛四联症（tetralogy of Fallot，TOF）　是最常见的青紫型CHD，约占所有CHD的12%。1888年，Etienne Fallot详细描述了该病的病理改变及临床表现。TOF主要表现为：①肺动脉狭窄；②主动脉骑跨；③房间隔缺损；④右心室肥厚。故名为TOF。

6. 其他CHD　还包括异位心（ectopia cordis）、法洛三联症（trilogy of Fallot）、艾森门格综合征（Eisenmenger syndrome）、埃布斯坦综合征（Ebstein anomaly）、心脏隔膜缺如（absence of cardiac septa）、大血管易位（transposition of great vessels）、主动脉狭窄（coarctation of the aorta）、双主动脉弓（double aortic arch）及右心室双流出道（double outlet right ventricle）等（Conway et al.，2003；Chen et al.，2010；Bruneau，2008）。

（李杰　杨中州）

第四节　胚胎期免疫系统发育与生理

一、免疫器官发育

（一）胸腺发育

在胚胎发育中，胸腺发生于胚胎的咽囊区。咽囊区是由前肠内胚管特化形成的带状结构，胸腺和甲状旁腺都衍生于此。在之后的发育中，胸腺和甲状旁腺共同起源于第三咽囊的内胚层。在小鼠胚胎发育的第10日（E10），第三咽囊的细胞开始增殖形成双向原基，每个原基都被间充质细胞包围。至E12.5，胸腺原基和甲状旁腺原基开始分离，并分别向胸部和颈部迁移，同时胸腺出现皮质和髓质的分化。在E15.5之前，胸腺上皮细胞的发育不依赖于胸腺T细胞。胸腺上皮细胞在E13.5开始表达主要组织相容性复合体（major histocompatibility complex，MHC）Ⅱ类分子，在E16开始表达MHCⅠ类分子。造血细胞最早于E11.5迁入胸腺，由于此时血管形成还没有发生，最早的造血细胞通过胸腺周围的基质进入胸腺，而大规模造血细胞的迁入则发生在血管形成以后。MHCⅡ类分子和MHCⅠ类分子表达后，在E15.5和E17.5分别出现了CD4单阳性细胞和CD8单阳性细胞。新生小鼠的胸腺已经具有一定的功能，在小鼠出生2~3周后胸腺的基质细胞成熟，成为功能完整的胸腺（Nowell et al.，2007）。

在胸腺中，95%以上的细胞为处于不同发育阶段的T细胞，其余细胞统称为基质细胞，胸腺基质细胞根据其来源分为造血来源的$CD45^+$细胞和非造血来源的$CD45^-$细胞，$CD45^-$细胞包括角蛋白阴性的细胞及角蛋白阳性的胸腺上皮细胞（thymic epithelial cell，TEC）。TEC被认为是支持胸腺细胞发育分化成熟最重要的基质细胞，根据其解剖学结构和功能，TEC又分为皮质TEC（cortical TEC，cTEC）和髓质TEC (medullary TEC, mTEC)。目前,研究认为 cTEC 和 mTEC 来源于共同的前体细胞,MTS24 曾被认为是胸腺上皮前体细胞的标志,但后续研究发现 MTS24 阴性 TEC 同样能发育为完整的胸腺结构(Gill et al., 2002)。近年来的研究发现,$CD205^{+}$ TEC 前体细胞可以发育为功能完整的胸腺,因此也被认为是 cTEC 和 mTEC 共同的前体细胞。

转录因子 FOXN1 的表达被认为是胚胎发育过程中 TEC 定向分化起始的一个标志性事件,因此 *Foxn1*^{Egfp} 小鼠 E11.5 胚胎胸腺中的 $EGFP^{+}$细胞常被认为是 TEC 的前体细胞。这群细胞表达 K5 而不表达 K8。在 E12~13 时,胚胎胸腺中出现一群 $K5^{+}K8^{+}$的细胞,一般认为成熟的 cTEC 和 mTEC 由这群双阳性细胞发育而来(Klug et al., 1998)。*Foxn1* 在 TEC 的发育分化中处于核心地位,该基因缺失、突变会导致 TEC 发育阻滞,使 T 细胞前体不能进入胸腺原基,产生裸鼠表型。*Foxn1* 表达开始于 E11.5 的胚胎,几乎所有的 TEC 均来源于 $FOXN1^{+}$的前体细胞。

目前普遍接受的观点是,人胸腺原基起源于第 3 咽囊的内胚层及其对应的鳃沟外胚层。内胚层细胞分化为胸腺皮质上皮细胞,外胚层细胞分化为被膜下上皮和髓质上皮细胞,而 T 细胞来源于造血干细胞。人胸腺的发生约始于妊娠第 5 周末,此时,第 3 咽囊内胚层分为一个腹侧份的胸腺裂片和背侧份的下甲状旁腺原基,两者已经从结构上分开。胸腺和甲状旁腺都被来源于神经嵴细胞的间质囊所包围,它们支持原基的生长发育并可能影响胸腺上皮细胞的分化(Van Dyke, 1952)。

妊娠 6~8 周时,胸腺还没有形成实质,也没有皮质和髓质之分。胸腺原基最初呈中空管状,之后胸腺上皮细胞迅速增殖,官腔被堵塞成为实心细胞索。细胞索在其周围的间充质内分支生长,上皮索间的间充质形成不完整的小隔,每一旁支即为一个胸腺小叶的原基。此时,索样胸腺上皮基质中逐渐出现分泌性滤泡,上皮细胞内及细胞间开始出现胸腺素。

妊娠 8~9 周时,胸腺基质进一步发育分化并分泌多种激素样物质和趋化因子,吸引造血干细胞迁入,淋巴细胞开始在胸腺内定居。造血干细胞进入胸腺,与胸腺上皮细胞作用并迅速增殖分化,成为胸腺细胞。

妊娠 10~12 周时,胸腺的小叶状结构及皮质和髓质的分界已经逐渐明显,皮质分内外二区,外皮质色浅,内皮质色深,相邻的胸腺小叶在髓质深处相互连接,血管和神经已经到达分化中的髓质。

妊娠 12~15 周时,胸腺淋巴细胞数量达到高峰,细胞有丝分裂活跃,此时,T 细胞开始迁移至外周淋巴器官。

妊娠 16 周时,几乎所有的外周淋巴器官都出现 T 细胞(Lobach et al., 1987)。

妊娠 20 周时,胎儿胸腺发育成熟,此后逐渐增大,一直延续至青春期,然后开始退化。

(二) 脾脏发育

小鼠脾脏发生开始于 E10.5,此时,邻近胃和背侧胰腺的脾脏前体细胞在胃背系膜增殖,脾脏基质开始密集成群,紧邻左侧的内脏中胚层(splanchnic mesodermal plate, SMP)。SMP 是位于前肠左右两侧的上皮样细胞,包裹着脾-胰腺基质的外层细胞来源于侧板中胚层。SMP 细胞的形态与下部的基质细胞有明显的区别(Hecksher-Sorensen et al., 2004)。在 E10.5 时,SMP 的右侧逐渐变薄,同时 SMP 下侧的基质细胞向左突出生长,获得脾脏细胞命运。这些细胞开始表达 *Pbx1*、*Sox1*、*Bapx1*、*Barx1*、*Nkx2.5*、*Tcf21*、*Tlx19* 及 *Wt1* 等基因,这些基因在脾脏基质细胞的表达一直持续到 E11.5,与此同时,脾脏原基基本形成,位于胃的左侧(Brendolan et al., 2007)。此时胰腺原基位于脾脏的前侧仍然与脾脏相连。在 E12.5~13 脾脏发育的早期,脾脏原基和背侧胰腺基质距离很近,难以区分。目前,造血干细胞最初进入脾脏的具体机制还不完全清楚。E12.5~13.5 时期,脾脏中就已经出现淋巴前体细胞,大量的红细胞在 E15 时开始进入脾脏。

许多转录因子在脾脏的发生中发挥重要作用。研究显示 *Tlx1* 敲除小鼠脾脏缺失,但并无其他异常。E13.5 之前 *Tlx1* 缺失的胚胎脾脏原基发育正常,之后便不能进一步生长。*Wt1* 缺失的胚胎由于脾脏基质细胞的凋亡,脾脏几乎是完全缺失的(Herzer et al., 1999)。在脾脏形成中 *Bapx1* 和 *Pbx1* 也是必需的,而且它们的表达早于 *Tlx1*,已有证据表明 *Bapx1* 和 *Pbx1* 调控 *Tlx1* 的表达。*Bapx1* 对于脾脏的发育及其与胰腺的分离发挥重要的作用,当 *Bapx1* 缺失时,脾脏原基不能与胰腺分离,脾脏基质会形成松散的结构(Asayesh et al., 2006)。转录因子 *Tcf21* 和 *Nkx2.5* 同样在脾脏的发育中发挥重要作用。

人的脾脏发生始于胚胎第 5 周,此时胃背系膜内的间充质细胞密集成群,并突入腹腔,未被腹膜所覆盖,因此脾脏的表面有间皮。胃背系膜发育成的网膜囊向左突出,脾也被牵向胃的左背侧,并参与构成小网膜的边缘。胚胎第 6 周时,脾脏仅为一群密集的间充质细胞团,血管进入其中并分支形成血窦。第 8 周时可以分辨出原始脾索和脾窦,第 9 周卵黄囊血岛的多能造血干细胞(multipotent hemopoietic stem cell, MHSC)通过肝经血循环进入脾脏,在血窦周围的网状组织内增殖分化为各种类型的造血祖细胞和前体细胞。第 9~12 周时,脾脏内小动脉周围出现少量 T 细胞和 B 细胞,呈小集落状。随着胎龄的增长,B 细胞的集落逐渐增大,逐渐形成脾小结。

妊娠 16~20 周时,脾脏的造血功能活跃,可生成红细胞、粒细胞、淋巴细胞和血小板等,在血窦内外可见造血集落;同时,血窦内皮细胞由扁平状变为杆状。此后,密集的淋巴细胞形成白髓,脾索内的淋巴细胞也增多。妊娠 20 周以后,脾脏生成红细胞和粒细胞的功能逐渐被骨髓所替代,生成淋巴细胞的功能则保持终生。至妊娠 24 周时,胎儿脾脏的红髓和白髓已经很分明,淋巴组织逐渐增多,脾脏由造血器官逐渐转变为淋巴器官,许多 T 细胞进入小动脉周围的结缔组织内,形成动脉周围淋巴鞘,淋巴鞘内还可见到许多树突状细胞。妊娠 32 周时,胎儿的脾小体外围出现边缘区。随着胎龄的增长,脾脏的结缔组织逐渐增多,被膜增厚,至妊娠 28~32 周时,脾小梁已经非常清楚。

(三) 淋巴结发育

对于小鼠淋巴结的发生,目前普遍接受的观点是由 Sabin提出的。在E9~9.5时前主静脉的内皮细胞开始表达LYVE1,LYVE1的表达受VEGFR-3信号的调控,LYVE1促进透明质酸穿过淋巴管,使得静脉内皮细胞能够应答特定的淋巴管诱导信号(Blum et al.,2006)。随后,前主静脉一侧的细胞开始表达PROX1,PROX1的表达大概在E9~10.5,在LYVE1开始表达后几小时,PROX1只在前主静脉一侧的一群细胞表达,这群细胞随后从静脉管出芽生长。PROX1的表达不仅能维持内皮细胞的出芽生长,还能促使PROX1阳性的淋巴管内皮细胞具有向淋巴管分化的倾向,从而成为淋巴管生成的起始(Wigle et al.,2002)。E10.5~11.5时进入淋巴管特化阶段,此时细胞从静脉血管长出并且表达CCL21和VEGFR-3,这些细胞的迁移受VEGFR-3的配体VEGF-C的介导(Karkkainen et al.,2004)。在E11.5~12.5时,淋巴囊开始形成,此时淋巴管和淋巴结各自独立发育不再相互依存。淋巴管在淋巴内皮细胞的发育中需要多种分子的调控。淋巴管从淋巴内皮细胞出芽生长,直至E14.5~15.5发育完成。通过对淋巴诱导细胞及组织细胞的招募和相互作用,淋巴结进一步发育直至E17.5~18完成。淋巴组织细胞通过分泌淋巴毒素作用于淋巴结间叶原基细胞,促进淋巴结的进一步发育,这种相互作用激活一系列的信号通路,最终使淋巴结开始表达黏附分子和造血细胞趋化因子。

对于人类胎儿,全身毛细淋巴管网在胚胎第7~8周时基本形成,同时,局部间充质腔隙也互相融合扩大,形成许多淋巴囊,各淋巴囊均与引流一定区域的淋巴管相连接。环绕淋巴囊和大淋巴管周围的细胞逐渐聚集成堆而形成细胞群,淋巴细胞随小血管一起迁入,并在此增殖,形成淋巴结群。妊娠10周时,除乳糜池上部以外,其他淋巴囊均已发育成早期淋巴结群。淋巴结的淋巴细胞由淋巴祖细胞在肝、骨髓及胸腺内分化后迁移而来。毛细血管后微静脉在妊娠12周形成。一般认为,胎儿期淋巴结没有免疫反应功能,妊娠38周时只有少数聚集于皮质的淋巴细胞能与抗人的抗体呈阳性反应。新生儿2周时,肠系膜淋巴结内出现浆细胞,1个月时可辨认出淋巴小结和生发中心。

二、免疫细胞发育

所有的白细胞都来源于造血干细胞。所有脊椎动物中,造血干细胞有两个来源:卵黄囊来源和胚胎内来源。小鼠的造血作用开始于E7.5,在卵黄囊的中胚层间隔。卵黄囊的造血作用被认为是原始造血,在E7.5时只有原始红细胞生成的存在。在高等脊椎动物中,卵黄囊中的血岛是最早的造血组织及早期造血干细胞产生的部位。至E12.5,造血干细胞迁移至胎肝,随后进入骨髓和脾脏,使得造血作用转移到胎肝和骨髓,维持成体造血发生。

小鼠胚胎中,造血作用发生在主动脉、生殖腺、中肾及背主动脉、脐带、后肠、横膈等区域。E10.5时,中肾区域约有100个造血干细胞的前体细胞,这些细胞具有长期再生能力(Morrison et al.,1995)。E12.5时,这个区域的前体细胞开始减少,表明中肾区域并不是整个胚胎发育过程中的造血部位。研究表明,抑癌蛋白M在中肾区域造血干细胞的发生中发挥重要作用。这些多能造血干细胞具有分化能力,50%~70%表达MAC-1、Gr-1、TH1.2、B220、TER119及c-Kit,这种表型表明这些细胞具有向髓系和淋巴系共同前体分化的潜能(Mukouyama et al.,1998)。

人类胚胎发育中,在血液循环开始2日前即胚胎发育第19日时,卵黄囊中就能检测到造血干细胞的前体细胞,但是这些前体细胞只能产生髓系和NK细胞,而淋巴细胞的前体细胞是胚胎内部来源的。研究表明,在低等和高等生物中,造血干细胞都是来源于原肠胚形成之后的中胚层多能造血细胞(Ogawa et al.,2001)。受体酪氨酸激酶FLK1和TGF-β受体超家族一些成员的受体如CD105,是多能造血细胞的标志。在多能造血细胞向造血干细胞的分化过程中转录因子GATA-2是必需的。

造血干细胞最终分化为成熟的免疫细胞需要经历多个过程和谱系。造血干细胞先分化为不同谱系的前体细胞,这些前体细胞一般具有多重分化潜能,它们向成熟免疫细胞的分化需要多种转录因子的参与。造血干细胞具有多重分化和自我更新的能力,从而保证整个生命过程中都能产生白细胞和红细胞。造血干细胞分化过程中产生的中间细胞谱系并没有十分明确的表型。但是分化过程中每一步都需要不同的生长因子和细胞因子,以及多种转录因子和信号通路的参与。

(一)天然免疫细胞发生

髓系细胞生成即造血干细胞向粒系和单核细胞系的发育。在胚胎发育中,多能造血干细胞从卵黄囊和中肾区域迁移至胎肝,胎肝成为胚胎发育中主要的造血器官。而成年个体的髓系细胞生成在骨髓。

1. 中性粒细胞发生 小鼠胎肝中的造血干细胞产生单核-粒系前体细胞,这些细胞的表型为$CD34^+Kit^+Lin^-IL7R^-$。类似地,人胎肝中的造血干细胞也能产生单核-粒系前体细胞,这些细胞表达CD34、FcγRⅡ和FcγRⅢ。粒细胞前体细胞的分化受多种细胞因子的调控,包括IL-3、粒细胞-巨噬细胞集落刺激因子(granulocyte-macrophage colony-stimulating factor,GM-CSF)及粒细胞集落刺激因子(granulocyte colony-stimulating factor,G-CSF),其中G-CSF是粒细胞生长主要的生长因子。G-CSF通过与G-CSF受体的结合与相互作用引起下游相关蛋白的磷酸化,从而促进细胞的生长(Ward et al.,2000)。粒细胞前体迁移到骨髓后发育为成熟的粒细胞,这种分化过程包括细胞学的改变、早期髓系基因的激活及一些特异转录因子的表达。

中性粒细胞的成熟过程为髓系前体细胞、成髓细胞、前髓细胞、后髓细胞、中性粒细胞。成熟过程中的每一步都涉及相关基因的激活。早期髓系基因的激活对于G-CSF受体及表面标志CD33和CD13的表达至关重要。在粒细胞成熟的过程中其他活化的基因包括*MIM1*、过氧化物酶、中性粒细胞弹性蛋白酶、成髓细胞素及溶菌酶等。

由髓系前体向中性粒细胞的分化被多种转录因子调控。C/EBPα在人的$CD33^+$、$CD34^+$髓系前体细胞中能够检测到,在髓系前体细胞的发育及向中性粒细胞的成熟中C/EBPα的表达逐渐升高,缺失C/EBPα的小鼠粒细胞的发育被阻滞在早期阶段。转录因子PU.1能够在多个丝氨酸位点被

ERK1 和 JNK1 磷酸化，PU. 1 在小鼠的髓系前体细胞中具有高表达，而且在向粒细胞的分化中逐渐升高。在早期粒细胞发育中 PU. 1 调控过氧化物酶、弹性蛋白酶、溶菌酶及 *c-Fes* 基因的表达（Nagamura-Inoue et al. ,2001）。

转录因子髓系锌指结构 1 在髓系前体细胞中特异表达，其表达降低阻止粒细胞集落形成单位（granulocyte-colony-forming unit，G-CFU）的形成，这个转录因子激活 CD34 的启动子。Notch 信号通路通过 RBP-J Jak3 促进髓系细胞的分化，增加粒细胞中 FcγⅡ、FcγⅢ和 Gr-1 的表达。髓系细胞向中性粒细胞的分化是一个多步骤的过程，在这个过程中表达特异的转录因子、相应的受体及特异的标志。

2. 嗜酸性粒细胞发育　胎肝和骨髓中的造血干细胞发育为共同髓系前体细胞。在骨髓中，表达 GM-CSF 受体和 G-CSF 受体的共同髓系前体细胞分化为单核细胞和粒细胞的前体，以及 $CD34^+$的嗜酸性粒细胞和嗜碱性粒细胞的前体。在人的脐带血中也能发现嗜酸性粒细胞的前体。共同髓系前体细胞向嗜酸性粒细胞分化的具体过程尚不清楚，目前还未发现嗜酸性粒细胞生长因子及相应的受体。一般认为，细胞因子和转录因子在嗜酸性粒细胞前体的成熟过程中发挥重要作用。从脐带血分离的 $CD45^+$共同髓系前体细胞，在加入 IL-3、GM-CSF 和 IL-5 培养的条件下，能够分化为表达 FcεR1 的嗜酸性粒细胞，这些细胞表达嗜酸性过氧化物酶等嗜酸性颗粒。$CD45^+$共同髓系前体细胞向嗜酸性粒细胞的分化与 β7-整合素及补体受体的上调相关。转录因子 GATA-1 和 GATA-2 可能在嗜酸性粒细胞的成熟中发挥重要作用。因此，一些细胞因子和转录因子在嗜酸性粒细胞的前体向嗜酸性粒细胞的分化中发挥重要作用。

3. 嗜碱性粒细胞和肥大细胞发生　嗜碱性粒细胞和肥大细胞来源于 $CD34^+$共同髓系前体细胞。嗜碱性粒细胞从前体的分化不依赖于特定的谱系特异生长因子。因此，有人提出嗜碱性粒细胞和肥大细胞从前体细胞的发育是由于缺少生长因子而进入了一种“默认”的途径。这就提示环境中的其他因子，尤其是细胞因子，在嗜碱性粒细胞和肥大细胞的发育中发挥重要作用（Arock et al. ,2002）。

一些已知的细胞因子促进骨髓和人脐带血中 $CD45^+$的髓系前体细胞向嗜碱性粒细胞的发育。单独 IL-3 或 IL-3 与 TGF-β 混合能够诱导共同髓系前体分化为嗜碱性粒细胞；IL-5 和嗜酸性粒细胞趋化因子促进嗜酸性粒细胞和嗜碱性粒细胞从前体的分化；GM-CSF 在嗜碱性粒细胞的分化中也发挥一定的作用。

4. 单核吞噬细胞系统发生　单核吞噬细胞系统在进化上相对保守。无脊椎动物和脊椎动物中的单核巨噬细胞都来源于中胚层。小鼠的胚胎巨噬细胞来源于卵黄囊，单核吞噬细胞系统来源于中胚层。E9 时，巨噬细胞前体位于卵黄囊；E10 时，这些前体成熟为巨噬细胞，并离开血岛，进入间质，通过血液循环迁移到多个组织。胚胎期卵黄囊来源的巨噬细胞表达 F4/80，但是没有过氧化物酶活性（Shepard et al. ,2000）。

来源于胚胎血胚细胞的单核巨噬细胞表达 Flk-1 和 CD105。这些血胚细胞分化为造血干细胞，然后迁移到胎肝，产生共同髓系前体细胞。共同髓系前体细胞向单核细胞前体的分化同时伴随着向粒细胞的分化，因为具有双向分化功能的 GM-CFU 表达 GM-CSF 受体，因而既能产生 G-CFU 又能产生 M-CFU。在胎肝或随后在骨髓中，M-CFU 前体在 G-CSF 和其他细胞因子共同作用下分化为原始单核细胞。在骨髓中原始单核细胞能够表达 M-CSF 受体、溶菌酶、FcRγⅡ和 FcRγⅢ，之后分化为前单核细胞，这些前单核细胞进入血液分化为单核细胞。

血液中成熟的单核细胞表达巨噬细胞黏蛋白、CD14、CD11b、CD18，具有很强的吞噬能力。共同髓系前体（common myeloid precursor，CMP）向单核细胞的最终分化与 FES 蛋白的活化相关。许多转录因子调控单核细胞成熟的各个阶段相关基因的表达。Egr-1 调控具有双向分化潜能的骨髓细胞向巨噬细胞分化，Egr-1 能够促进髓系前体细胞中 M-CFU 受体的表达（Krishnaraju et al. ,2001）。在原始单核细胞中，C/EBP、PU. 1、c-Jun 能够促进 GM-CSF 受体和溶菌酶基因的表达。血液单核细胞迁移到组织中发育成熟为巨噬细胞。尽管组织巨噬细胞具有多种不同的细胞生物学特性，但它们表达一些共同的分子标志，包括 CD11b、IL-1β、FcγR、清道夫受体、CD14、CD18 等。目前，生长因子、细胞因子及转录因子在单核细胞向各个类型巨噬细胞分化中的作用还不完全清楚，需要进行更深入的研究。

5. 树突状细胞（dendritic cell，DC）发生　在血液、淋巴结、胸腺、皮肤等组织器官中都有 DC 的存在。在胎儿中鉴定 DC 谱系发生比较困难的原因为：①并没有发现 DC 特异的生长因子及其对应的受体；②共同单核前体细胞会发育为中间态的单核细胞，这些细胞并不能与 DC 区分开；③一些成熟 DC 的标志（DEC10、LAMP）并不在原始 DC 前体中表达。

来源于 E10 的造血干细胞（hematopoietic stem cells，HSCs）在体外培养的条件下可以分化为表达 MHCⅡ、CD11c、CD80 及 CD86 的 DC。研究骨髓来源的 DC 分化可以证明 DC 具有 CMP 和 CLP 两种来源。转录因子 NF-κB/Rel 和 PU. 1 在髓系来源的 DC 分化中发挥重要作用（Wu et al. ,2001）。

胸腺和脾脏中一些 DC 表达淋巴细胞的标志，证实了 DC 的淋巴系来源。小鼠的骨髓中存在 $CD8\alpha^+$浆细胞样 DC 的前体，这些前体在 Flc-3 配体的刺激下能够分化成熟。人类 DC 中与 $CD8\alpha^+$浆细胞样 DC 对应的细胞表达 IL-3R 和 CD68，这些细胞具有很强的产生干扰素的能力。人类胎肝来源、脐带血来源或骨髓来源的 $CD34^+$前体细胞在 Flt-3 配体的刺激下能够分化为浆细胞样 DC（Briere et al. ,2002）。

人类能够分化为 DC 的 $CD34^+$造血干细胞在妊娠 20 周前的胎肝中可检测到，之后主要在骨髓中检测到。在 $CD34^+$、$CD45RA^-$的前体细胞向前体 DC 分化的过程中，CD34 的表达逐渐消失，取而代之为开始表达 CD4、CD45RA、IL3-R 和 MHC Ⅱ。不成熟的 DC 在刺激之后发育为成熟的 DC。CpG 和 CD40 配体能诱导前类浆状 DC 的成熟，进而能够诱导产生 IFN-γ 的 Th1 细胞的分化；病毒能够诱导类浆状 DC 的成熟，进而激活能够产生 IFN-γ 和 IL-10 的调节性 T 细胞。IL-3 的刺激能够诱导类浆状 DC 的成熟，进而诱导能够分泌

IL-4、IL-5 和 IL-10 的 Th2 细胞(Liu,2002)。

6. NK 细胞发生 胚胎期的 NK 细胞由共同淋巴前体细胞发育而来。胚胎期成熟的 NK 细胞具有胎肝和胸腺两种来源,胎肝中 NK 细胞的前体细胞仅能分化为成熟的 NK 细胞,而胸腺中 NK 细胞的前体细胞能分化为成熟的 NK 细胞和 T 细胞。成年期 NK 细胞的前体细胞存在于骨髓中。

基质细胞分泌的 IL-15 是促进 NK 细胞前体向 NK 细胞分化的主要生长因子。在小鼠中,E14 的胎肝中就有 NK 前体细胞的存在。这些前体细胞表达 NK1.1 和 CD94,随后表达 Ly49E 受体,Ly49E 受体识别非经典的 MHC 抗原。大部分胚胎 NK 细胞结合 Qa1 四聚体。出生后,Ly49E 受体的表达明显降低。Ly49 受体的其他家族成员(Ly49A、C1D、G2 和 H)主要在胚胎期和出生后 1 周表达。

胚胎胸腺中的 NK 细胞源于具有双向分化潜能的 T/NK 前体细胞(Leclercq et al.,1996)。在体外 IL-15 刺激的条件下,这些双向前体细胞能够发育为成熟的 NK 细胞。分析 E14 胚胎胸腺来源的 NK 前体细胞发现,CD94 和 NKG2 的表达早于 Ly49E。小鼠骨髓中的 NK 细胞来源于两群不同的造血干细胞,其中一群的表型为 $Scal1^{+}c\text{-}Kit^{+}CD34^{high}Ftl3^{high}$,这群细胞同时具有向淋巴系和髓系分化的能力。另一群细胞的表型为 $Scal2^{+}c\text{-}Kit^{+}CD44^{high}HSA^{int}$,这群细胞占全部骨髓细胞的 1%,而且这群细胞不表达 Ly49、CD2、B220、Gr1、CD11b、NK1.1、CD4、CD8 和 CD3。

人类 $CD56^{+}$ NK 细胞来自胎肝、脐带血和成年个体的骨髓。$CD34^{+}$ $Ftl3^{+}$ $c\text{-}Kit^{+}$ NK 前体细胞向 $CD34b^{right}IL\text{-}2R^{+}$ $IL\text{-}15R^{+}$细胞发育需要 Ftl-3 和 KL 配体。这些前体细胞在骨髓基质细胞存在,或在 IL-2 和 IL-15 的刺激下能够发育为 $CD56^{+}IL\text{-}2R^{+}IL\text{-}15R^{+}NKR^{+}$的成熟 NK 细胞(Fehniger et al.,2001)。

(二) 淋巴细胞发生

多能造血干细胞首先发育为共同淋巴前体细胞,之后发育为成熟的淋巴细胞。造血干细胞向 T 细胞、B 细胞发育是一个步骤清晰不可逆转的分化过程。造血干细胞向特定谱系分化伴随着基因表达谱系的改变。然而,这种遗传改变的具体机制尚不完全清楚,因为这依赖于多种因素的作用。这些因素包括:黏附分子和趋化因子受体所形成的细胞微环境;对于前体细胞自我更新和分化所需的生长因子;提供活化或抑制信号的细胞因子。

1. B 细胞发生 小鼠 B 细胞来源于卵黄囊和胚胎的造血干细胞。在 E12 时,造血干细胞迁移到胎肝,这些细胞中包含 1 600~2 000 个抗体产生细胞的前体。在 E15 时,这些前体细胞迁移到骨髓,然后在骨髓分化成熟。这些 B 细胞表达细胞分化抗原,包括细胞表面的免疫球蛋白(immunoglobulin,Ig)M 和 IgD,以及编码特异性 B 细胞受体(B cell recepter,BCR)的 *V* 基因的重排。早期骨髓中的一部分 B 细胞前体细胞并不表达 Ig 受体,而是表达 μ 基因的重链,这些细胞的 *V* 基因并没有重排,这种细胞叫作前 B 细胞(pre-B),代表 B 细胞由前体向成熟分化的一个阶段。大量研究表明,B 细胞的发生是一个逐步进行的过程,每一步都表达许多细胞标志、Ig 基因及特异的转录因子。B 细胞的发育包括以下几个阶段:来自淋巴前体细胞的 pro-B 细胞,发育为分化能力很强的、体积较大的 pre-B-1 细胞,进一步发育为体积较小的 pre-B-2 细胞,pre-B-2 细胞接着分化为不成熟的 B 细胞,最终发育为成熟的 B 细胞。小鼠成熟的 B 细胞可以分为两群:表达 CD5 的 B-1 细胞,主要产生多反应性 IgM 抗体;$CD5^{-}$的 B-2 细胞,主要产生针对外来抗原和病原体的特异性抗体,这两群细胞都来源于共同淋巴前体细胞。

小鼠 E12 时,多能造血干细胞从胚脏壁迁移到胎肝。从胚胎期直到出生后 1 周胎肝和脾脏是 B 细胞发生的主要器官。B 细胞来源于 $Scal^{low}c\text{-}Kit^{low}IL\text{-}7R\alpha^{+}$的共同淋巴前体细胞,在 E14 时,可以在胎肝中发现这群细胞,这群细胞能够产生所有淋巴系来源的细胞(Mebius et al.,2001)。

B 细胞从多能前体细胞的分化是一个分步进行的过程,每一步会表达特定的抗原及重排 *V* 基因。pro-B 细胞表型为 $B220^{+}c\text{-}Ki^{+}CD43^{-}TdT^{-}$,而且表达 V pro-B 受体,它们来源于向 B 细胞命运决定的前体细胞。V pro-B 受体对于 B 细胞的进一步分化发挥重要作用。pro-B 细胞分化为 pre-B-1 细胞,pre-B-1 细胞表型为 $CD43^{+}B220^{+}c\text{-}Kit^{+}VpreB^{+}$,并且 *V* 基因的 D 和 J 片段重排。介导 *V* 基因重排的 *RAG1* 和 *RAG2* 基因在 pro-B 细胞表达。与胎肝中的 pre-B-1 细胞不同的是,骨髓中的 pre-B-1 细胞不表达 TdT。pre-B-1 细胞进一步分化为 pre-B-2 细胞,pre-B-2 细胞是体积大持续分裂的细胞,已经完成了 *V(D)J* 基因的重排,并且表达 μ 重链。在 pre-B-1 阶段 RAG 的活性显著降低,pre-B-2 细胞开始重排编码 κ 和 λ 轻链的基因,使得 IgM 开始表达。在这个阶段 RAG 的活性重新升高,CD43 不再表达。这些细胞分化为不成熟的 B 细胞,表型为 $B220^{+}sIgM^{+}$。关于 $CD5^{+}$ B1 细胞的发育目前了解较少。$CD5^{+}$ B1 细胞可能来源于 B2 细胞自身抗原介导的 CD5 的上调。

人类免疫系统在出生时已经充分发育。妊娠期胎肝和脾脏中超过 90% 的 B 细胞是 $CD5^{+}$。胚胎 $CD5^{+}$的 B 细胞前体被认为来源于卵黄囊、网膜和胎肝。产生 B 细胞的造血干细胞在胎肝、脐带血和随后的骨髓中存在。与小鼠类似,人类 B 细胞的发育也是一个受基因调控的步骤分明的过程,表现为调控基因的表达、特定膜表面抗原的出现与消失、Ig 受体基因的重排、BCR 相关信号分子的表达。关于人类 B 细胞的分化一般认为,$CD38^{+}$ B 细胞前体来源于 $CD35^{+}$多能造血干细胞(Ghia et al.,1996)。从这些前体细胞产生表达 CD10 和 CD19 的 pro-B 细胞。pro-B 细胞表达由两个同源基因 *VpreB* 和 λ5 编码的轻链受体代偿蛋白。pro-B 细胞的 V_H 和 V_L 基因还没有重排,但是已经开始表达介导 *V* 基因重排的酶,如 RAG1 和 RAG2。pro-B 细胞向 pre-B-1 细胞的分化伴随着 V_H *D-J* 基因的重排和 CD29 及 mb-1 的表达。下一个发育阶段,pre-B-1 细胞产生很多 *V(D)J* 的 μ 链,并且表达 CD10 和 CD19,此时,pre-B-1 细胞下调 CD34、RAG 和 TdT 的表达。pre-B-2 小细胞中,CD34 不再表达,V_L 基因的重排完成,IgM-CD79 复合体开始在表面表达。

一些转录因子(如 Ikaros、E47、E12、EBF、BSAP、PAX-5 和 PU.1)的表达对于共同淋巴前体细胞的存活和 B 细胞的分化是必需的。

Ikaros 基因编码一个锌指结构的转录因子，是B细胞谱系发育的一个主要调控因子。但是 *Ikaros* 敲除不仅造成B细胞缺失，还会引起T细胞、NK细胞和DC发育缺陷。*Ikaros* 突变小鼠缺乏胚胎期的B1细胞和成年期的B2细胞，B细胞的发育被阻滞在胚胎和出生后的造血干细胞阶段（Georgopoulos et al.，1994）。在B细胞分化的很多阶段，*Ikaros* 基因对许多基因具有调控作用。*Ikaros* 能够结合到TdT和 *λ5* 基因的启动子区域，*Ikaros* 还能结合到 *pre-VB1* 和 *pre-VB2* 基因的5′调控区域。

转录因子E2A和EBF在B细胞发育的早期阶段同样发挥非常重要的作用。由于可变剪切的作用，E2A编码E12和E17两个蛋白。E2A不是B细胞特异的转录因子，但是由于缺乏RAG1、RAG2和pre-B-2受体的表达，E2A敲除小鼠B细胞的发育被完全阻滞在pro-B阶段。EBF是B细胞的发育中另一个重要的调控因子。EBF突变，小鼠B细胞的发育被阻滞在pro-B阶段。

EBF是B细胞特异的转录因子，以同源二聚体的形式发挥作用。在λ5、V-pre-B-1、V-pre-B-2、B29和mb1的启动子区域都有EBF的结合序列。人类V-pre-B的启动子区域有三个EBF结合位点。

人类B细胞中，E47调控 *MB-1* 和 *B29* 基因的表达。

B细胞特异的转录因子BSAP调控B细胞很多发育阶段膜抗原的表达。CD19启动子区域有BSAP的结合位点，因此BSAP可能调控CD19的表达。类似地，*CD72* 基因的启动子区域有BSAP和PU.1的结合位点。与BCR相关的CD22启动子区域有BSAP和NF-κB的结合位点。

PAX5是向B细胞谱系发育的另一个必需的转录因子。缺失PAX5导致B细胞的发育阻滞在pre-B和不成熟B细胞阶段。在PAX5缺失的小鼠中，pro-B细胞能够表达CD43、c-Kit、HAS和IL-7受体，但是不能表达CD25和BP-1。而且，这些细胞还没有进行 *V*(*D*)*J* 重排。在胚胎期PAX5敲除导致胎肝B细胞的发育阻滞在pro-B阶段。而PAX-5敲除小鼠的造血干细胞保持了一定的淋巴细胞分化的潜能。在B细胞成熟的晚期阶段，PAX-5与CD19的表达及细胞膜表面IgM向IgE的转化有关。在CD19和IgE的启动子区有PAX5的结合序列（Nutt et al.，1999）。由于这些转录因子的DNA结合序列在B细胞分化中表达的许多基因的启动子区域都存在，因此这些转录因子可能存在一定的冗余。

2. T细胞发生　所有脊椎动物的T细胞都来源于共同淋巴前体细胞（common lymphoid progenitor，CLP）。*Ikaros* 基因家族在CLPs的分化中发挥重要作用。*Ikaros* 基因敲除小鼠缺失T细胞及其他CLPs来源的细胞。CLPs迁移到胸腺发育分化为成熟的T细胞，T细胞的产生严格受到非淋巴细胞的调控。高等脊椎动物中，胸腺的发生可分为5个阶段：①胸腺原基的形成；②CLPs迁移到胸腺；③胸腺细胞的增殖；④胸腺细胞在胸腺不同区域的迁移；⑤阴性选择造成的胸腺细胞的凋亡及成熟T细胞迁移到外周淋巴器官。

小鼠胚胎胸腺中，E11～15之间T细胞有一个大量的扩增期。在这个时期，未分化的T细胞位于皮质区，不表达CD3、CD4和CD8分子。随后，它们开始表达Pgp-1、Thy1、CD5和CD25分子。在E13时，在RAG的作用下 $CD4^-CD8^-$ 细胞（双阴性细胞）开始重排编码T细胞受体（T cell recepter，TCR）的基因。小鼠E14时，Vγ和Vδ基因完成重排，CD3基因开始表达。包含有Vγ/δ和CD3的TCR异源二聚体在E14～15的胸腺皮质区开始表达。*Vβ* 和 *Vα* 基因分别开始在E16～17开始表达（Snodgrass et al.，1985）。E17～18时，双阴性细胞在皮质区进行阳性选择。从E18至小鼠出生，这些阳性选择的细胞在髓质区进行阴性选择，发育为成熟的 $TCR^{high}CD4^+CD8^-$ 或 $TCR^{high}CD4^-CD8^+$ T细胞，这些细胞迁出胸腺进入外周淋巴器官。

人类胸腺在妊娠第6周发生于第三咽囊。最初的T细胞前体高表达CD34和CD45RA，不表达CD38、CD2和CD5分子。早期的 $CD34^+CD38^-$ 的胎肝细胞分化为 $CD4^+CD3^-CD7^-$ 和 $CD4^-CD3^-CD7^-$ 两个亚群。接下来，这些细胞开始表达CD2和CD1a，此时，TCR基因开始重排。$CD34^+CD1a^+$T细胞分化为表达CD4和CD8α的双阳性细胞，这些双阳性细胞进入阳性选择过程，经过阳性选择的T细胞表达活化标志（CD69和CD27），接下来 $CD34^+CD1a^-$T细胞进行TCRVβ的重排（Plum et al.，2000）。

3. γ/δ T细胞发生　淋巴组织中一小部分T细胞表达Vγ和Vδ，这群细胞在很多物种中存在，称为γ/δ T细胞。γ/δ T细胞行使多方面的功能，包括与α/β T细胞共同介导超敏反应、分泌细胞因子、Ig类别转换、非MHC限制的细胞毒作用、抗病菌反应等。

小鼠E14时胸腺中就能检测到γ/δ TCR的转录产物。小鼠胚胎胸腺中γ/δ T细胞不同的亚群是按照一定的顺序出现的。γ/δ T细胞在小鼠的皮肤、肠道、肺脏及雌性生殖器官中存在（Heilig et al.，1986）。胚胎期不成熟的胸腺 $V\gamma3^{low}HSA^{high}$ T细胞发育为成熟的 $V\gamma3^{high}HSA^{low}$ T细胞。这些细胞在胚胎胸腺和成年鼠的皮肤中存在，表达NK细胞的Ly49E和CD94/NKG2抑制性受体。因为α/β T细胞并不表达NK细胞的抑制性受体，且在α/β TCR和β2敲除的小鼠中γ/δ T细胞能够正常发育，表明γ/δ T细胞并不是来源于与α/β T细胞共同的前体。γ/δ T细胞在胸腺外也能产生，因为在裸鼠的肠道中有大量γ/δ T细胞的存在。

人类胚胎6～8周，即胸腺原基出现之前，就有表达γ/δ TCR和CD3的细胞出现（McVay et al.，1998）。妊娠6～9周原肠中有 *V* 基因的表达，随后在胚胎胸腺中有 *V* 基因的表达，这说明人类一些γ/δ T细胞是胸腺外来源的。

4. NKT细胞发生　小鼠体内有一群表达α/β TCR和NK1.1的细胞，被称为NKT细胞。NKT细胞表达由Vα14和Jα28构成的Vα恒定链。Vα可以与Vβ8、Vβ7或Vβ2组合。尽管大部分α/β T细胞来源于E15的胸腺，NKT细胞来源于胸腺之外。E9.5的胚胎和E11.5～13.5的卵黄囊和胎肝中有Vα14的表达，这些细胞表达Vα14、Vβ8及CD3。NKT细胞来源于E8.5～9的主动脉-性腺-中肾区（aorta-gonad-mesonephros，AGM），随后迁移到胎肝，至E15迁移到胸腺（Makino et al.，1996）。

（梁占锋　赵勇）

第五节　胎儿肺脏发育与生理

胎儿肺脏是影响胎儿生存的关键器官。近些年，随着人们对肺发育过程、损伤、修复影响因素、胎肺发育及病理的不断了解，产前评估与临床治疗措施的持续改进，降低了人为因素对肺脏的损伤。本节将从肺的结构发育、肺发育不良相关危险因素、胎儿肺发育的评估及胎儿肺发育的生理和病理4个方面来介绍胎儿肺脏发育。

一、肺的结构发育

胎肺的发育从妊娠第4周开始，从肺芽到形成一个有功能的肺，历经了胚胎期、假腺期、小管期、终末囊泡期和肺泡期五5个阶段(Caughey，2009)。

（一）胚胎期

胚胎期为胚胎第4~7周，是形成主呼吸道的时期（图1-5-1）。胚胎第4周初，原始咽的尾端形成一个浅沟，称喉气管沟，是喉、气管、支气管的始基。随后喉气管沟拉伸成管，与食管分开。管的头端发育成喉，中段发育成气管，末端膨大分为左右两支，称肺芽。肺芽在间质中拉伸构成肺主支气管，不断分支形成支气管树。胚胎第37日、第42日及第48日分别形成肺的叶支气管、段支气管及次段支气管。早期肺发育过程中受到TTF-1、Shh、Gli、FGFs等调控因子的作用，它们的遗传性沉默可造成各种肺发育问题（图1-5-2），如气管食管瘘、食管闭锁、高位气道阻塞（喉、气管闭锁/梗阻）、重度肺发育不全，或者肺完全不发育。

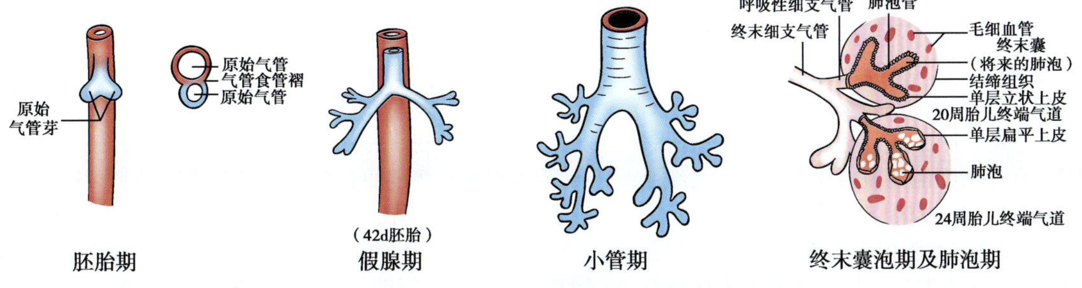

图1-5-1　胚胎主呼吸道的形成

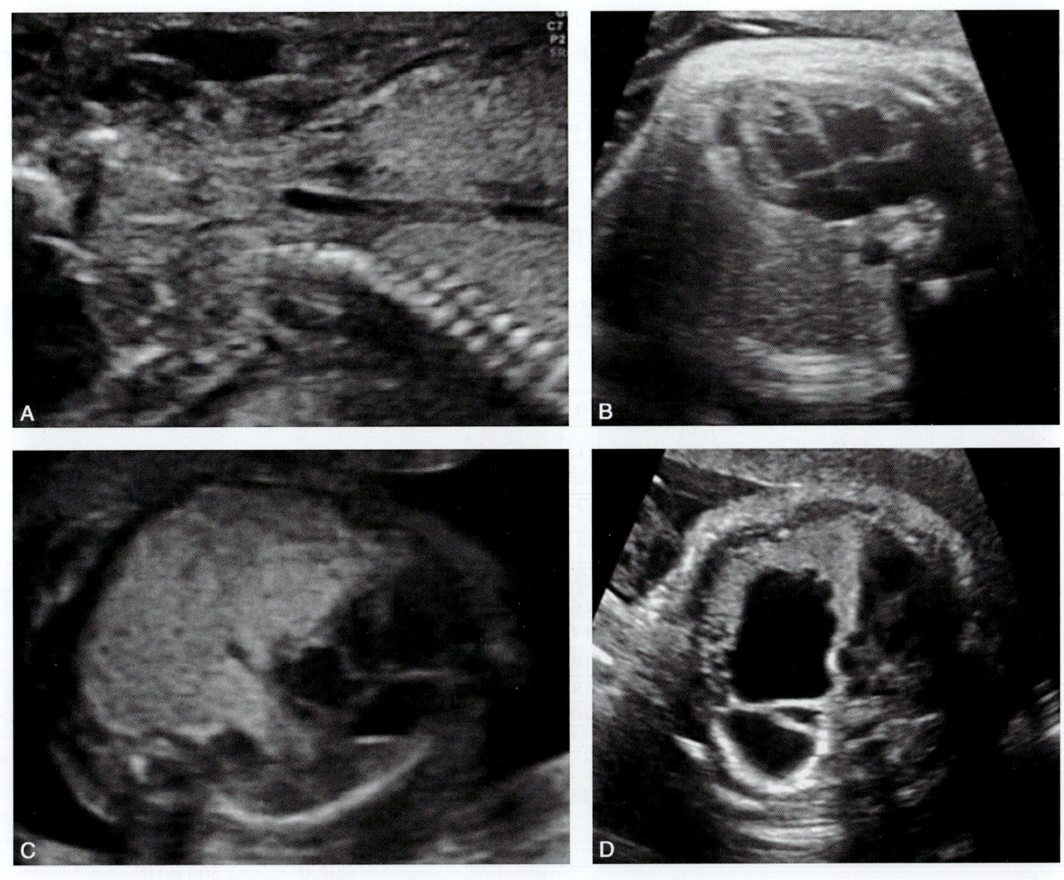

图1-5-2　胚胎期肺发育异常超声图

A. 高位气道阻塞；B. 右侧肺缺如，心轴右偏；C. 肺隔离症；D. 先天性肺囊腺瘤样畸形。

（二）假腺期

假腺期为胚胎第 7～16 周，是主呼吸道到终末细支气管的发育期（图 1-5-1），包括形成 15～20 级呼吸道分支。这些气管仍为盲管，不能进行气体交换。同时，胚胎第 14 周时主要的肺血管出现。肺动脉的生长模式是与呼吸道相伴生长，首先形成近端血管；肺静脉分为肺段和次段发育。横膈膜在假腺期早期闭合，将胸腔和腹腔分隔。如果横膈膜或末梢支气管发育异常，可导致先天性膈疝、肺隔离症、肺囊腺瘤样畸形等。

（三）小管期

小管期为胚胎第 16～26 周，是肺组织从不具有气体交换能力到出现潜在交换能力的过渡期（图 1-5-1）。其特点是腺泡发育，潜在气-血屏障形成，Ⅰ型和Ⅱ型上皮细胞分化并逐渐开始分泌肺表面活性物质（pulmonary surfactant，PS）。腺泡是终末细支气管及其远端所属的肺组织，是原始肺泡的基础。其周围的间质进一步血管化，构成毛细血管网，与腺泡上皮基底膜紧密贴合，组成气-血屏障，构成肺的气体交换区。如果毛细血管网与上皮基底膜不能贴合，会引起严重的低氧血症和肺泡-毛细管发育不良。上皮分化是指气道内立方细胞转变成扁平细胞（Ⅰ型肺泡细胞），这样可以使毛细血管更好地接近充满液体的气腔，有利于气体交换。

胚胎 20 周开始，Ⅱ型肺泡细胞中出现板层小体，它标志着 PS 的出现，到 34 周时 PS 才大量产生。肺表面活性物质的主要作用包括降低肺表面张力、稳定肺泡容积、加速清除肺液、降低肺毛细血管前血管张力等。PS 是肺发挥呼吸功能的必需物质，早产儿常因 PS 缺乏而发生呼吸窘迫综合征。

（四）终末囊泡期

终末囊泡期为胚胎第 26～36 周，是肺的潜在气体容量和表面积呈指数递增的时期（图 1-5-1）。终末囊泡在完全肺泡化前一直在延伸、分支及加宽。在肺泡隔及毛细血管、弹力纤维和胶原纤维出现后，大量终末囊泡发育成原始肺泡。围绕在肺泡周围间质内的毛细血管网迅速增生，气体交换面积增加，为胎儿的出生后生存提供了解剖学基础。

（五）肺泡期

肺泡期为胚胎 36 周～8 岁，是肺泡发育成熟的时期（图 1-5-1）。从胎儿晚期到新生儿早期肺泡形成速率最快。肺泡表面上皮细胞分化，并构成很薄的气-血屏障被认为是肺发育成熟的形态学标志。肺在出生后发育已基本成熟，出生时已经形成 20～70 亿个肺泡。儿童期肺泡数目继续增长，可以达到 300 亿～400 亿（图 1-5-3）。值得注意的是，由于肺泡快速积累发生在妊娠晚期，如果肺泡发育被干扰，新生儿的肺功能将受到短期和长期的影响。

二、肺发育不良相关危险因素

支气管肺发育不良是先天与后天多因素作用的最终结果。胎儿其他结构异常、早产、炎症介质、出生后不适当的临床干预等都可以对肺的发育造成影响。

（一）影响肺生长的因素

正常胎儿肺发育与肺体积显著相关（Rypens et al.，2001）。因此，当胎儿胸廓容积变小，如先天性膈疝、肺隔离症、胸腔积液及严重的骨骼异常导致胸廓畸形，肺生长受限时易出现肺发育不良。

长期羊水过少可引起肺发育不良（Aspillaga et al.，1995），在泌尿系统畸形胎儿中肺发育不良更常见，如多囊肾、双肾不发育。其原因除了羊水过少导致胸廓受压以外，还与长期羊水过少导致胎儿呼吸运动减少，胎膜早破时容易合并感染炎症有关。出现羊水过少的孕周越早，持续时间越长，肺发育不良越严重。

胚胎期肺动脉是肺组织发育的血供来源。以肺动脉血流减少为主的 CHD 可导致肺发育不良，常见的有肺动脉闭锁、法洛四联症及伴有肺动脉狭窄的其他复杂畸形。由于肺血管发育畸形，肺动脉阻力增高，肺组织血流灌注不足，进而

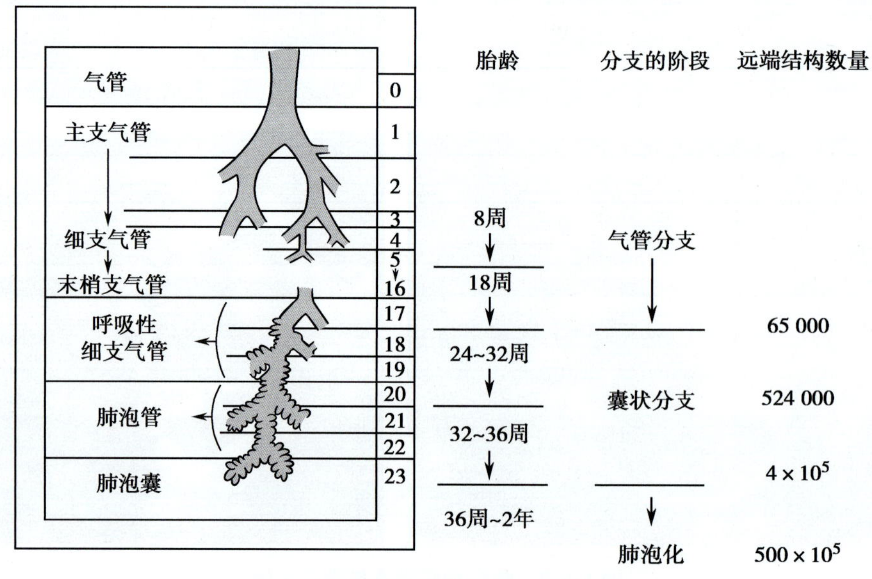

图 1-5-3　从胚胎期到出生后 2 年肺泡数目的变化

影响肺的生长。

（二）影响肺成熟的因素

影响肺成熟的危险因素较多，主要分为产前危险因素及产后危险因素。前者包括产前感染、羊膜炎及胎儿生长受限；后者包括产后院内感染、氧中毒、机械通气造成的肺泡损伤、营养不良、补液与输血等（Collins et al.，2017）。多种危险因素影响可引起肺周期性损伤与修复，造成肺泡发育和肺血管形成受阻。

（三）肺发育不良的遗传易感性

遗传因素是目前研究的方向，如利用双胎研究当双胎之一发生肺发育不良时，能否对另一新生儿具有预测作用；发现基因遗传变异是环境因素作用下导致肺发育不良发生的基础（Parker et al.，1996）。但与肺发育不良相关的基因位点尚未明确，*SPOCK2* 基因可能代表一个候选易感性基因，并且是一个重要的肺泡调节因子（Hadchouel et al.，2011）。随着基因组学和蛋白质组学的快速发展，相信该领域的研究会有很大发展。

三、胎儿肺发育的评估

胎儿肺成熟保证了出生后的呼吸功能，是临床医生围产期比较关注的问题。对于肺发育异常患儿，产前应用超声、磁共振成像（magnetic resonance imaging，MRI），简单、可信度高、可重复性好。

（一）胎儿肺成熟度检查

胎儿期肺内充满肺的分泌物，随胎儿的呼吸运动排入羊水，其中包含 PS，因此通过检测羊水可以评估胎儿肺成熟度（Grenache et al.，2006）。胎儿肺成熟度检查（fetal lung maturation testing，FLM testing）主要包括羊水卵磷脂与鞘磷脂比值（lecithin/sphingomyelin ratio，L/S）、磷脂酰甘油（phosphatidylglycerol，PG）定性试验、羊水板层小体计数（lamellar boby count，LBC）等，这些检查在诊断胎儿肺成熟度中灵敏度和特异度较高，但需要羊膜腔穿刺，属于有创检查，且不能反映胎儿其他器官发育情况。对由于胎儿/母体因素终止妊娠的情况，美国妇产科医师学会（American College of Obstetricians and Gynecologists，ACOG）不建议以胎儿肺成熟度检查决定分娩时机（ACOG，2013）。目前临床更多通过超声、MRI 来评估胎儿肺发育程度。

（二）超声及磁共振成像对胎儿肺发育的评估

1. 胎儿肺头比值（lung-to-head ratio，LHR）及 O/E LHR 用于先天性膈疝（congenital diaphragmatic hernia，CDH）肺发育超声评估。LHR 的测量方法是在四腔心平面，用手工描迹法测量健侧肺面积，除以头围。在妊娠 24～26 周时，LHR>1.4 提示预后良好，LHR<1.0 提示预后较差；而 LHR<0.6 病死率为 100%。为消除孕周影响，用超声测得的 LHR 除以该孕周正常胎儿 LHR，算得的值为其相对值，即 LHR 实测值与预测值的比值（observed/expected LHR，O/E LHR）。O/E LHR<15% 为极重度肺发育不良，胎儿死亡率为 100%；O/E LHR 15%～25% 为重度肺发育不良，胎儿存活率约为 15%；O/E LHR 26%～45% 为中度肺发育不良，胎儿存活率为 30%～60%；O/E LHR>45% 时，为轻度肺发育不良，胎儿存活率较高（Jani et al.，2009）。O/E LHR 比 LHR 评价预后准确率更高（夏波 等，2014）。

2. 胎儿瘤头比（congenital cystic adenomatoid malformation volume ratio，CVR） CVR 用于肺隔离症、先天性肺囊腺瘤样畸形胎儿肺发育超声评价（尚宁 等，2015）。CVR＝肿块的长度×高度×宽度×0.523/头围（单位：cm），在四腔心平面测量肺肿块的高度和宽度，矢状面测量肿块的长度（图 1-5-4）。CVR<1.0 的胎儿预后良好，无须干预；CVR≤1.6 的胎儿均成活；CVR>1.6 的胎儿有 75% 水肿，需临床干预治疗（Crombleholme et al.，2002）。CVR 不受孕周影响，可以对整个孕期进行评估。CVR 越大，胎儿发生水肿及出生后出现呼吸道疾病的概率越大（胡永铭 等，2015）。

3. 胎儿肺容积（fetal lung volume，FLV）及其相对值 用于先天性膈疝胎儿肺发育 MRI 评估。MRI 采取 T_2 加权 SS-FSE 序列无间距扫描，在横断面图像上每层肺面积相加，乘以层厚即为每侧 FLV。MRI 所得的 FLV 实测值与预测值的比值（observed/expected FLV，O/E FLV）（原丽科 等，2016）即为相对值。当 O/E FLV≤25%，胎儿存活率约为 13%；25%

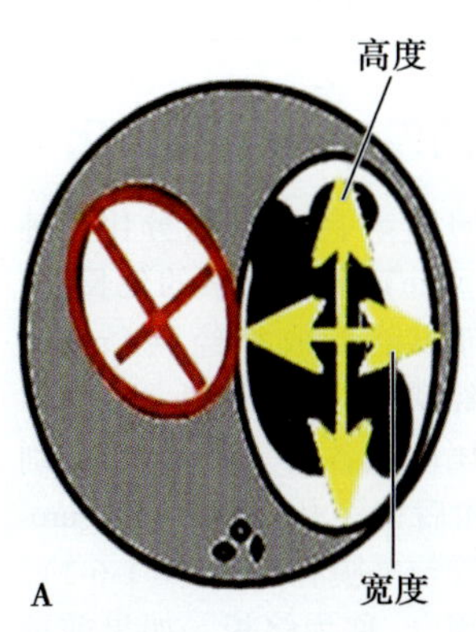

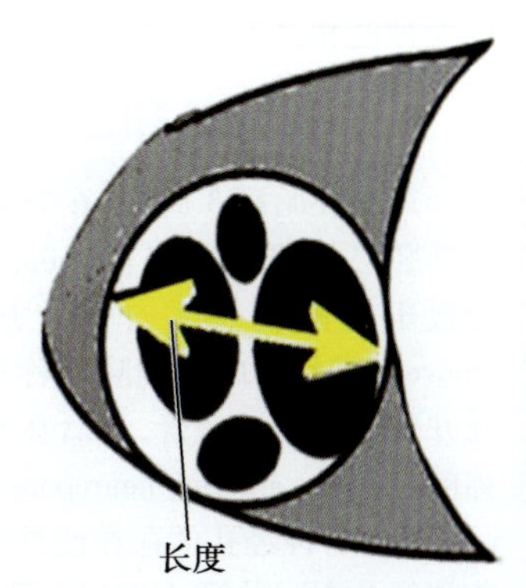

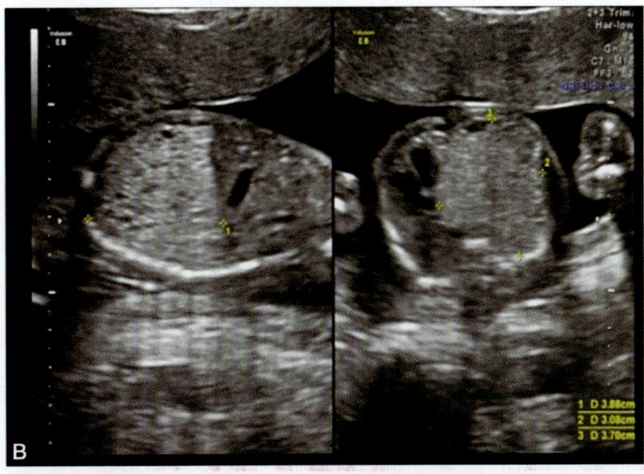

图 1-5-4 胎儿瘤头比测量方法

A. 示意图；B. 超声测量图。

<O/E FLV≤35%，胎儿存活率达 69%；当 O/E FLV>35%，胎儿存活率约为 83%（Victoria et al.，2013）。此外，第一次及产前最后一次 O/E FLV 是预测 CDH 患儿生存率和体外膜氧合（extracorporeal membrane oxygenation，ECMO）治疗效果的重要指标（Hagelstein et al.，2013）。

（三）促进胎肺成熟的措施

产前常用糖皮质激素促胎肺成熟。糖皮质激素可以刺激 PS 生成，降低新生儿呼吸窘迫综合征（respiratory distress syndrome，RDS）的发病率及死亡率，同时还可以降低新生儿坏死性小肠结肠炎、颅内出血的风险。对妊娠 24~34 周前先兆早产的孕妇均应行糖皮质激素治疗，如果在首个疗程结束后 1 周仍存在早产高风险，可重复治疗一次（ACOG，2016）。但由于重复治疗的收益和风险还不明确，因此不做常规使用。同时，由于产前应用糖皮质激素，新生儿期可应用无创呼吸支持，胎儿期无须预防性使用 PS，但是对有 RDS 风险新生儿应尽早使用 PS，以减少机械通气的使用或时长（Sweet et al.，2016）。

（四）展望

提高影像学胎儿肺面积、体积测量的自动化、信息化水平，增加肺动脉内径等血流动力学参数，提高预测模型的准确性。

四、胎肺发育的生理和病理

（一）胎肺发育的生理

胚胎第 14 周开始出现呼吸运动，从妊娠早期孤立的、短促的呼吸，中晚期不规则抽泣样呼吸，到 36 周以后呼吸运动的规律与新生儿呼吸相似。呼吸运动的节律提示胎儿肺成熟的程度。呼吸运动的发生是受延髓、大脑皮质及外周呼吸感受器调控，受低氧、高碳酸血症等刺激原刺激膈神经控制膈肌升降而完成。当出现高碳酸血症、高血糖时呼吸运动频率增加，而低氧血症、低血糖、感染时则减弱或消失。胎儿呼吸运动不仅锻炼了呼吸肌，为出生后呼吸做好准备；还促使表面活性物质（PS）的生成，加速胎肺成熟。在分娩过程中，当胎儿通过产道时，由于胸廓受到剧烈挤压，约 1/3 的肺内液体从口、鼻排出，剩下的 2/3 被肺的间质组织吸收。如果肺液吸收不充分，就会阻碍气体交换，出现 RDS。胎儿在娩出后，脐带结扎引起的短暂缺氧及低温等外源性刺激原刺激呼吸发生。出生后为维持正常的功能残气量，通过 PS 减少肺泡表面张力来阻止液体回流，从而维持肺功能残气量，此为气体交换的必要条件。

（二）胎肺发育的病理

胎肺发育异常的主要病理变化包括肺发育不全、顽固性肺动脉高压和肺表面活性物质减少。由于肺部肿块占位引起胸腔容积减少，迫使支气管管径变小。长期的压迫使支气管分支减少，肺泡变小，肺泡数量及肺泡周围的毛细血管减少，肺泡总面积减少，肺泡 PS 减少，肺动脉分支也减少，肺小动脉肌层增厚，肺小血管阻力增加，肺动脉高压形成。由于血流灌注减少进一步导致局部组织缺氧，阻碍肺的生长和修复。

（三）胎儿水肿与肺发育

先天性肺囊腺瘤样畸形、肺隔离症等是引起胸腔积液的最常见原因，胸腔积液发生越早，对肺发育影响越大。在胎儿肺泡期前发生者，可导致不可避免的肺损害。其损害主要是由压迫肺组织、抑制肺生长所致。胸膜腔内压的升高还可以进一步导致上腔静脉和淋巴回流受阻，压迫心脏致心力衰竭，最终导致胎儿水肿。

（四）胎儿常见的肺发育疾病

1. 肺囊腺瘤样畸形　肺囊腺瘤样畸形是一种错构或发育不良的良性肿瘤，以终末细支气管的过度增生伴随肺泡数量的减少为特点。肿块由肺动脉供血。由于胎儿末端支气管过度生长，在肺实质内形成有明显界限的病变，常累及单侧肺叶一部分或整个肺叶。根据解剖特征分为 3 型，分别为大囊型、中囊型和小囊型。

2. 肺隔离症　肺隔离症是额外发育的气管和支气管胚芽接收体循环血供而形成的无功能肺组织，肿块由主动脉供血。病理多为实性肿块。根据发生部位分为叶内型和叶外型。胎儿叶外型多见，与正常的气管和支气管不相通，多位于左肺底，位于左肺与膈肌之间，也可见于膈下、纵隔等。肺隔离症预后较好，约 75%的病灶随孕周逐渐缩小。

3. 先天性大叶性肺气肿　先天性大叶性肺气肿为一肺叶或多肺叶的肺泡过度充气扩张，其中 50%的病例无法找到病因，另 50%病例的主要原因为支气管软骨发育不良导致气体滞留，黏膜增殖和反折导致支气管阻塞、外界压迫、感染等。好发部位依次为左肺上叶、右肺上叶及中叶、右肺下叶。

4. 支气管囊肿　支气管囊肿是胚胎前肠的异常分裂，在胚胎期呼吸道上皮与气管支气管树分离，从支气管发育部位移行到其他部位，并逐渐增大，内部为黏液。常见肺内型和纵隔型。其特征性病理改变是在气管旁薄壁的单发囊肿。

（俞钢　蔡纯）

第六节　胎儿神经系统发育与生理

神经系统发育始于胚胎形成的囊胚阶段，起源于神经外胚层。神经外胚层先形成神经管和神经嵴，前者演变为脑、脊髓、神经垂体、松果体和视网膜等，后者则分化为神经节、周围神经和肾上腺髓质等。

一、神经管和神经嵴的发生和早期分化

人类胚胎第 3 周初，在脊索的诱导下，外胚层分化为神经外胚层，并形成神经板（neural plate），随着脊索的延长，神经板也逐渐增长并向脊索方向凹陷形成神经沟（neural groove），神经沟的两侧隆起称神经褶，两侧神经褶向中间靠拢并融合形成神经管，最后在头尾两端各有一个开口，分别称前神经孔（anterior neuropore）和后神经孔（posterior neuropore），前后神经孔的存在使神经管与羊膜腔连通（图 1-6-1）。前神经孔在胚胎第 4 周（25 日）闭合，称为终板。如果前神经孔未闭，会形成无脑畸形（anencephaly）。后神经孔在胚胎第 4 周（27 日）闭合。如果后神经孔未闭，会形成脊髓裂（my-

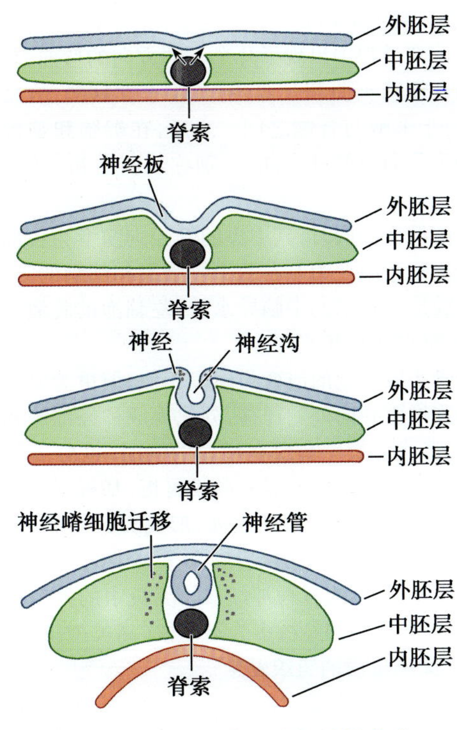

图 1-6-1　神经管和神经嵴的发生

eloschisis）。神经管的头段膨大，发育为脑，尾段较细，发育为脊髓。神经管的管腔发育为脑室和脊髓中央管（邹仲之，2013）。

在神经管闭合的过程中，神经板外侧缘的细胞也随之进入神经管壁的背侧，并很快从管壁迁移至表面外胚层下方神经管背外侧部，并在此形成左右两条平行于神经管的细胞索，称神经嵴（neural crest）。神经嵴将分化为周围神经系统的神经节和神经胶质细胞、肾上腺髓质的嗜铬细胞、黑色素细胞、滤泡旁细胞等。

随着神经管的闭合，神经板的假复层柱状上皮称神经上皮（neuroepithelium）。神经上皮基底侧的基膜称外界膜（external limiting membrance）；神经上皮不断分裂增殖，部分细胞迁移至外界膜的外周，并分化为成神经细胞（neuroblast）和成神经胶质细胞（glioblasts），形成一个新的细胞层，称套层（mantle layer）。之后神经上皮停止分化，称室管膜层（ependymal layer）（图 1-6-2）。套层内的成神经细胞分化为各种神经元。神经元的突起，延伸至套层外周，形成边缘层（marginal layer）。套层中的成神经胶质细胞也分化为星形胶质细胞和少突胶质细胞，并有部分细胞迁入边缘层（Schoenwolf et al.，2015）。

在神经元的发生过程中，未能与靶细胞、靶组织建立连接的神经元将随着个体的发育在一定时间内死亡。神经元的发育和存活受靶细胞、靶组织的调节，例如近年研究发现维持神经元发育和存活的各种神经营养因子，如神经生长因子（nerve growth factor，NGF）、成纤维细胞生长因子（fibroblast growth factor，FGF）、胰岛素样生长因子（insulin-like growth factor，IGF）等。在神经胶质细胞的发生过程中，先由成神经胶质细胞分化为胶质细胞的前体细胞，即成星形胶质细胞和成少突胶质细胞，再由前者分化为原浆性和纤维性星形胶质细胞，后者分化为少突胶质细胞。小胶质细胞的形成较晚，来源于血液单核细胞（邹仲之，2013）。

二、脊髓的发生

神经管的尾段分化为脊髓，其中管腔演化为中央管，套层分化为灰质，边缘层分化为白质。

套层：神经管的两侧壁由于套层中成神经细胞和成神经胶质细胞的增生而迅速增厚，腹侧部增厚形成左、右两个基板，背侧部增厚形成左、右两个翼板。神经管的顶壁和底壁则相对薄而窄，分别形成顶板和底板。由于基板和翼板的增厚，两者在神经管的内表面出现了左右相对的两条纵沟，称界沟（sulcus limitans）。由于成神经细胞和成神经胶质细胞的增多，左、右两基板向腹侧突出，致使在两者之间形成一条纵行的深沟，位于脊髓的腹侧正中部，称前正中裂。同样，左、右两翼板也增大，但主要向内侧推移并在中线融合形成

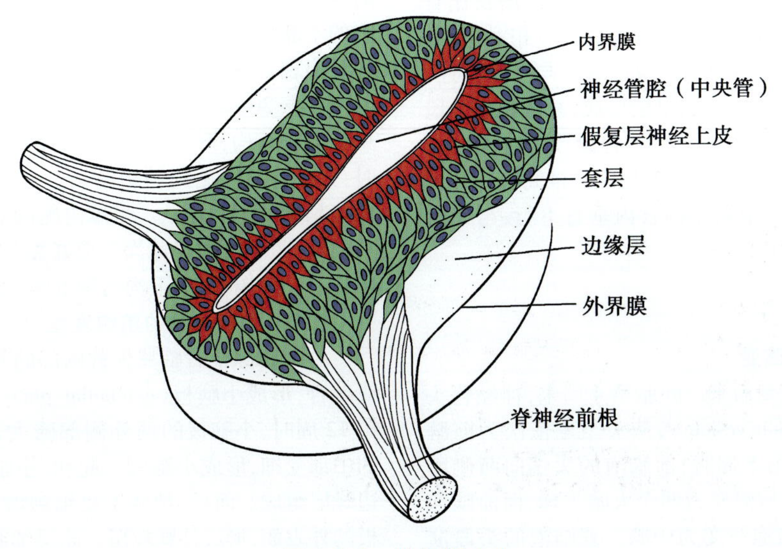

图 1-6-2　神经管上皮

一隔膜,称后正中隔。基板形成脊髓灰质的前角(或前柱),其中的成神经细胞主要分化为躯体运动神经元。翼板形成脊髓灰质后角(或后柱),其中的成神经细胞分化为中间神经元(图 1-6-3)。若干成神经细胞聚集于基板和翼板之间,形成脊髓侧角(或侧柱),其内的成神经细胞分化为内脏传出神经元(Sadler,2019)。

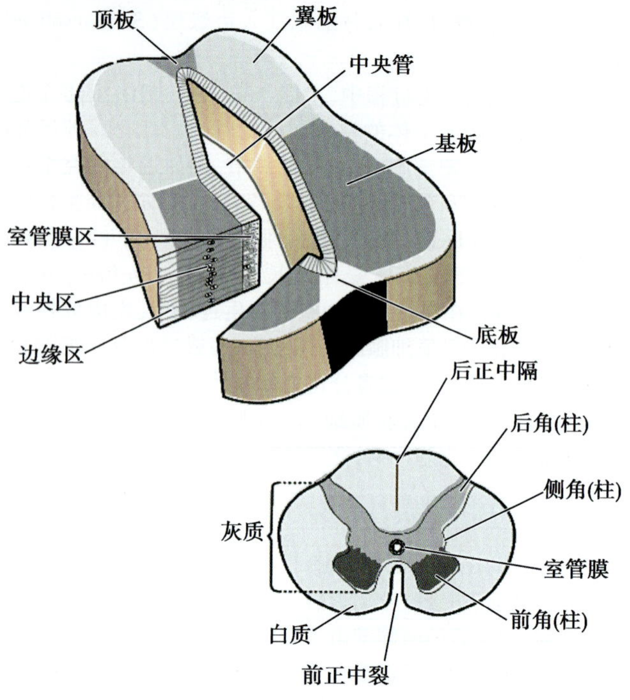

图 1-6-3　脊髓的形态发生

边缘层:边缘层由于灰质内神经细胞突起的伸入和神经胶质细胞的产生而增厚,发育为白质。至此,神经管的尾段分化成脊髓,神经管周围的间充质则分化成脊膜。

胚胎 3 个月之前,脊髓与脊柱等长,其下端可达脊柱的尾骨。此时,所有脊神经的起始处与它们相对应的椎间孔处于同一平面。胚胎 3 个月后,由于脊柱和硬脊膜的增长比脊髓快,脊柱逐渐超越脊髓向尾端延伸,脊髓的位置相对上移。至出生前,脊髓下端与第 3 腰椎平齐,仅以终丝与尾骨相连。由于呈节段分布的脊神经均在胚胎早期形成,并从相应节段的椎间孔穿出,当脊髓位置相对上移后,脊髓颈段以下的脊神经根便越来越向尾侧斜行,再穿过其相应的椎间孔离开椎管。腰、骶和尾段的脊神经根则在椎管内垂直下行,与终丝共同组成马尾(Cochard,2012)。

三、脑的发生

(一) 脑泡的形成与演变

脑由神经管的头段演变而来。胚胎第 4 周末,神经管头段膨大形成 3 个脑泡(brain vesicle),从头至尾依次为前脑泡、中脑泡和菱脑泡。至第 5 周时,前脑泡的头端向两侧膨大,形成左右两个端脑,以后演变为两个大脑半球,而前脑泡的尾端则形成间脑。中脑泡演变为中脑。菱脑泡的头段演变为后脑,尾段演变为末脑,后脑再演变为脑桥和小脑,末脑演变为延髓(图 1-6-4A)。

脑泡演变过程中出现了几个不同方向的弯曲,首先出现的是凸向背侧的头曲和颈曲,前者位于中脑部,故又称中脑曲,后者位于末脑与脊髓之间。之后,在端脑和脑桥之间又出现了两个凸向腹侧的弯曲,分别称端脑曲和脑桥曲(图 1-6-4B)。

在脑泡演变的同时,其中央的管腔则演变为各部位的脑室。前脑泡的腔演变为左右两个侧脑室和间脑的第三脑室;中脑泡的腔形成狭窄的中脑导水管;菱脑泡的腔演变为宽大的第四脑室(图 1-6-4C)。

神经管头段管壁的演变与尾段相似,但更为复杂。其神经上皮细胞增殖并向外侧迁移,分化为成神经细胞和成神经胶质细胞,形成套层。套层在增厚的同时,也分成翼板和基板。端脑和间脑的套层大部分形成翼板,基板甚小。端脑套层中的大部分细胞都迁至外表面,形成大脑皮质,少部分聚集成团,形成神经核。中脑、后脑和末脑中的套层细胞多聚集成细胞团或柱,形成各种神经核。翼板中的神经核多为感觉中继核,基板中的神经核多为运动核(高英茂,2001)。

(二) 大脑皮质的组织发生

大脑皮质由端脑套层的成神经细胞迁移和分化而成。大脑皮质的发生分 3 个阶段,依次为古皮质、旧皮质和新皮质。人类大脑皮质的发生过程重演了脑皮质的种系发生过程。海马和齿状回是最早出现的皮质结构,相当于古皮质(archicortex)。胚胎第 7 周时,在纹状体的外侧,大量成神经细胞聚集并分化,形成梨状皮质,相当于旧皮质(paleocortex)。旧皮质出现不久,神经上皮细胞增殖,分期、分批地迁移至表层并分化为神经细胞,形成新皮质(neocortex),这是大脑皮质中出现最晚、面积最大的部分。

由于端脑套层产生的成神经细胞是分期、分批地进行迁移,因而皮质中的神经细胞呈层状分布。越早产生和迁移的细胞,其位置越深;越晚产生和迁移的细胞,其位置越表浅,即越靠近皮质表层。胎儿出生时,新皮质已形成 6 层结构(高英茂,2001)。古皮质和旧皮质的分层无一定规律性,有的分层不明显,有的分为 3 层。在大脑皮质内,随着神经细胞的不断形成,突触也随之形成。早在胚胎第 8 周,皮质内即已出现突触。海马结构至 18 周时出现突触。

妊娠 20~21 周时,大脑半球已有原始脑沟。皮质内已能见到突触结构,海马锥体细胞的树突棘形成。妊娠 26~27 周时,大脑内已能见到髓鞘结构。之后,神经系统中细胞间的连接趋于精细和复杂。半球内侧的海马沟首先出现,接着是顶枕沟、距状沟和嗅球沟。至妊娠 24 周时,外侧沟与中央沟出现;第 28 周末,额下沟与额上沟出现(Carlson,2019)。

(三) 小脑皮质的组织发生

小脑起源于后脑翼板背侧部的菱唇。左、右两菱唇在中线融合,形成小脑板(cerebellar plate),为小脑的原基。妊娠第 12 周时,小脑板的两外侧部膨大,形成小脑半球;小脑板的中部变细,形成小脑蚓。起初,小脑板由神经上皮、套层和边缘层组成。而后,神经上皮细胞增殖并通过套层迁至小脑板的外表面,形成外颗粒层。此层细胞仍然保持分裂能力,在小脑表面形成一个细胞增殖区,使小脑表面迅速扩大并产生

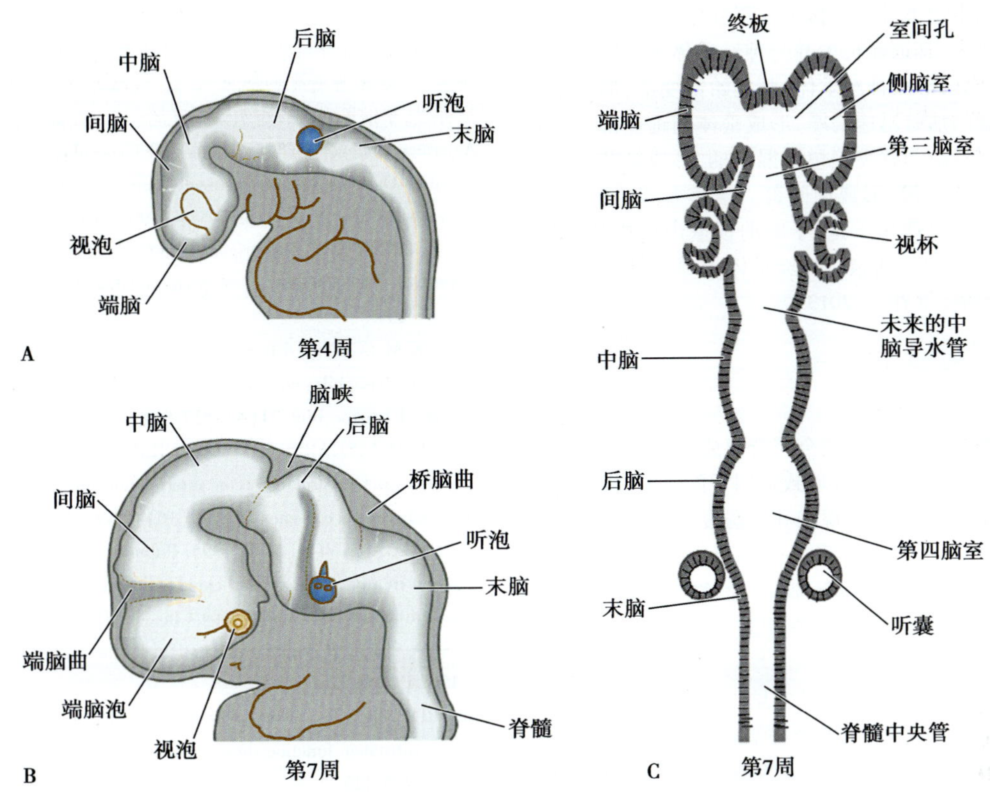

图 1-6-4　脑泡的发生和演变

A. 第 4 周侧面；B. 第 7 周侧面；C. 第 7 周冠状面。

皱褶，形成小脑叶片。至第 24 周，套层的外层成神经细胞分化为浦肯野细胞和高尔基细胞，构成浦肯野细胞层；套层的内层成神经细胞则聚集成团，分化为小脑白质中的核团，如齿状核。外颗粒层大部分细胞向内迁移，分化为颗粒细胞，位于浦肯野细胞层深面，构成内颗粒层。外颗粒层细胞因大量迁出而变得较少，存留的细胞分化为篮状细胞和星形细胞，浦肯野细胞的树突和内颗粒层细胞的轴突也伸入其间，共同形成分子层。原内颗粒层则改称颗粒层（Schoenwolf et al.，2015）。

四、神经节和周围神经的发生

（一）神经节的发生

神经节起源于神经嵴。神经嵴细胞向两侧迁移，分列于神经管背外侧，并聚集成细胞团，分化为脑神经节和脊神经节。这些神经节均属感觉神经节。神经嵴细胞首先分化为成神经细胞和卫星细胞，成神经细胞再分化为感觉神经元，卫星细胞包绕在神经元胞体的周围。神经节周围的间充质分化为结缔组织被膜。

胸段神经嵴的部分细胞迁至主动脉的背外侧，形成两列节段性排列的神经节，即交感神经节。这些神经节借纵行的交感神经纤维彼此相连，形成左右两条纵行的交感链。节内的部分细胞迁至主动脉腹侧，形成主动脉前的交感神经节或椎前神经节。节中的神经嵴细胞分别分化为交感神经节细胞和卫星细胞，节外也有间充质分化为结缔组织被膜。另外，还有部分神经嵴细胞迁入由脏壁中胚层细胞增生形成的肾上腺原基，分化为髓质的嗜铬细胞及少量交感神经节细胞（李继承 等，2018）。

副交感神经节的起源问题尚有争议，有人认为节中的神经细胞来源于神经管，也有人认为来源于脑神经节中的成神经细胞。

（二）周围神经的发生

周围神经由感觉神经纤维和运动神经纤维构成，构成神经纤维的是神经细胞的突起和施万细胞。感觉神经纤维中的突起是感觉神经节细胞的周围突，躯体运动神经纤维中的突起是脑干及脊髓灰质前角运动神经元的轴突；内脏运动神经节前纤维中的突起是脑干内脏运动核和脊髓灰质侧角中神经元的轴突，节后纤维则是自主神经节内节细胞的轴突。施万细胞也由神经嵴细胞分化而成，并随神经元的轴突延长而同步增殖和迁移。在有髓神经纤维的形成过程中，施万细胞与轴突相贴处凹陷成一条纵沟，轴突陷入沟内，沟两侧的细胞膜贴合形成轴突系膜。轴突系膜不断增长并旋转包绕轴突，于是在轴突外周形成了由多层施万细胞胞膜包绕而成的髓鞘。在无髓神经纤维，一个施万细胞可与多条轴突相贴，并形成多条深沟包裹轴突，但不形成髓鞘。

五、垂体的发生

垂体包括腺垂体和神经垂体，分别来源于胚胎时期口凹的表面外胚层和脑泡的神经外胚层。胚胎第 4 周，口凹背侧顶部的外胚层上皮向深部凹陷，形成一囊状突起，叫拉特克囊（Rathke pouch）。稍后，间脑底部的神经外胚层向腹侧朝拉特克囊方向形成一漏斗状突起，即神经垂体芽。拉特克囊和神经垂体芽逐渐增大并相互接近。至胚胎8周末，拉特克囊的根部退化消失，其远端长大并与神经垂体芽相贴。神经垂体芽的远端膨大，形成神经垂体，其起始部变细，形成漏斗柄。而拉特克囊的前壁迅速增厚，形成垂体的远侧部。由远侧部再向上长出一结节状突起包绕漏斗柄，形成结节部。拉特克囊的后壁生长缓慢，形成中间部。囊腔大部消失，只残留小的裂隙。此裂隙偶尔下延，于咽的顶壁内形成咽垂体。腺垂体中分化出多种腺细胞。神经垂体主要由神经纤维和神经胶质细胞构成(邹仲之，2013)。

六、主要畸形

(一) 神经管缺陷

胚胎第4周末，神经沟应完全闭合形成神经管。如果因失去脊索的诱导作用或受到环境致畸因子的影响，神经沟两端的神经孔未能闭合，就会出现脑和脊髓发育的异常。如果前神经孔未闭，会形成无脑畸形(anencephaly)；如果后神经孔未闭，会形成脊髓裂(myeloschisis)。无脑畸形常伴有颅顶骨发育不全，称露脑；脊髓裂常伴有相应节段的脊柱裂(spina bifida)。

脊柱裂可发生于脊柱各段，最常见于腰骶部。脊柱裂的发生程度可有不同。其中，中度脊柱裂比较多见，在患处常形成一个大小不等的皮肤囊袋。如果囊袋中只有脊膜和脑脊液，称脊膜膨出；如果囊袋中既有脊膜和脑脊液，又有脊髓和神经根，则称脊髓脊膜膨出。由于颅骨发育不全，也可出现脑膜膨出和脑膜脑膨出，多发生于枕部。如果脑室也随之膨出，称积水性脑膜脑膨出。

(二) 脑积水

脑积水(hydrocephalus)比较多见，是一种颅内脑脊液异常增多的先天畸形，多由脑室系统发育障碍、脑脊液生成和吸收平衡失调所致，以中脑导水管和室间孔狭窄或闭锁最常见。由于脑脊液不能正常循环，致使阻塞处以上的脑室或蛛网膜下隙中积存大量液体，前者称脑内脑积水，后者称脑外脑积水。其主要表现为脑颅明显扩大，颅骨和脑组织变薄，颅缝变宽。

(张　琳)

参考文献

高英茂，2001. 组织学与胚胎学. 北京：人民卫生出版社.

高英茂，李和，李继承，2015. 组织学与胚胎学. 3版. 北京：人民卫生出版社.

胡永铭，陈新，俞钢，等，2015. 产前超声对胎儿肺部肿块的诊断及监测. 海南医学，26(21)：3157-3159.

李继承，曾园山，2018. 组织学与胚胎学. 9版. 北京：人民卫生出版社.

刘厚奇，蔡文琴，2012. 医学发育生物学. 3版. 北京：科学出版社.

聂晓庆，卢绪坤，李磊，2017. 哺乳动物早期胚胎第一次细胞谱系形成. 科学通报，62(15)：1569-1577.

尚宁，俞钢，麦明琴，等，2015. 胎儿肺脏肿块的产前超声诊断及病理对照. 中国产前诊断杂志(电子版)，7(2)：35-39.

夏波，俞钢，陈福雄，2014. 产前超声和MRI评估先天性膈疝的价值. 中华围产医学杂志，17(12)：845-848.

杨增明，孙青原，夏国良，2019. 生殖生物学. 北京：科学出版社.

原丽科，唐晶，俞钢，2016. 产前MRI在评估胎儿膈疝的应用及研究进展. 临床小儿外科杂志，15(3)：292-294.

张卫红，2018. 发育生物学. 4版. 北京：高等教育出版社.

邹仲之，李继承，2013. 组织学与胚胎学. 8版. 北京：人民卫生出版社.

American College of Obstetricians and Gynecologists，2013. ACOG Committee Opinion No. 560：medically indicated late-preterm and early-term deliveries. Obstet Gynecol，121(4)：908-910.

American College of Obstetricians and Gynecologists，2016. Practice Bulletin No. 171：management of preterm labor. Obstet Gynecol，128(4)：e155-164.

AROCK M，SCHNEIDER E，BOISSAN M，et al.，2002. Differentiation of human basophils：an overview of recent advances and pending questions. J Leukoc Biol，71(4)：557-564.

ASAYESH A，SHARPE J，WATSON R P，et al.，2006. Spleen versus pancreas：strict control of organ interrelationship revealed by analyses of Bapx1-/- mice. Genes Dev，20(16)：2208-2213.

ASPILLAGA C，VIAL M T，1995. Pulmonary hypoplasia of the newborn infant in a pregnancy complicated with ovular premature rupture and oligohydramnios. Rev Chil Obstet Ginecol，60(2)：131-134.

AUSTIN C R，1952. The capacitation of the mammalian sperm. Nature，170(4321)：326.

BEHRINGER R R，FINEGOLD M J，CATER L，1994. Mullerian-inhibiting substance function during mammalian sexual development. Cell，79(3)：415-425.

BIANCHI E，WRIGHT G J，2016. Sperm meets egg：the genetics of mammalian fertilization. Annu Rev Genet，50：93-111.

BLUM K S，PABST R，2006. Keystones in lymph node development. J Anat，209(5)：585-595.

BRAND T，2003. Heart development：molecular insights into cardiac specification and early morphogenesis. Dev Biol，258(1)：1-19.

BRENDOLAN A，ROSADO M M，CARSETTI R，et al.，2007. Development and function of the mammalian spleen. Bioessays，29(2)：166-177.

BRIERE F，BENDRISS-VERMARE N，DELALE T，et al.，2002. Origin and filiation of human plasmacytoid dendritic cells. Hum Immunol，63(12)：1081-1093.

BRUNEAU B，2013. Signaling and transcriptional networks in heart development and regeneration. Cold Spring Harb Perspect Biol，5(3)：a008292.

BRUNEAU B G. 2008. The developmental genetics of congenital heart disease. Nature. 451(7181)：943-948.

CAI C L，LIANG X，SHI Y，et al.，2003. Isl1 identifies a cardiac progenitor population that proliferates prior to differentiation and contributes a majority of cells to the heart. Dev Cell，5(6)：877-889.

CARLSON B M，2019. Human embryology and developmental biology. 6th. Philadelphia：Elsevier Inc.

CAUGHEY A B，2009. Creasy and Resnik's Maternal-Fetal Medicine：Principles and Practice. JAMA The Journal of the American Medical Association，302(19)：2156-2157.

CHANG M C，1951. Fertilizing capacity of spermatozoa deposited into the fallopian tubes. Nature，168(4277)：697-698.

CHEN M，ZHANG L，CUI X，et al.，2017. Wt1 directs the lineage specification of sertoli and granulosa cells by repressing Sf1 expression. Development，144(1)：44-53.

CHEN Y,MAO J,SUN Y,et al. ,2010. A novel mutation of GATA4 in a familial atrial septal defect. Clin Chim Acta,411(21-22):1741-1745.

CONWAY S J, KRUZYNSKA-FREJTAG A, KNEER P L, et al. , 2003. What cardiovascular defect does my prenatal mouse mutant have, and why? Genesis,35(1):1-21.

CROMBLEHOLME T M,COLEMAN B,HEDRICK H,et al. ,2002. Cystic adenomatoid malformation volume ratio predicts outcome in prenatally diagnosed cystic adenomatoid malformation of the lung. J Pediatr Surg, 37(3):331-338.

ECKERSLEY-MASLIN M A, ALDA-CATALINAS C, REIK W, 2018. Dynamics of the epigenetic landscape during the maternal-to-zygotic transition. Nat Rev Mol Cell Biol,19(7):436-450.

EGGERS S, OHNESORG T, SINCLAIR A, 2014. Genetic regulation of mammalian gonad development. Nat Rev Endocrinol,10(11):673-683.

FEHNIGER T A,and CALIGIURI M A,2001. Ontogeny and expansion of human natural killer cells: clinical implications. Int Rev Immunol, 20 (3-4):503-534.

GEORGOPOULOS K, BIGBY M, WANG J H, et al. , 1994. The Ikaros gene is required for the development of all lymphoid lineages. Cell, 79 (1):143-156.

GHIA P,TEN BOEKEL E,SANZ E,et al. ,1996. Ordering of human bone marrow B lymphocyte precursors by single-cell polymerase chain reaction analyses of the rearrangement status of the immunoglobulin H and L chain gene loci. J Exp Med,184(6):2217-2229.

GILL J,MALIN M,HOLLANDER G A,et al. ,2002. Generation of a complete thymic microenvironment by MTS24(+) thymic epithelial cells. Nat Immunol,3(7):635-642.

GINSBURG M,SNOW M H,MCLAREN A,1990. Primordial germ cells in the mouse embryo during gastrulation. Development,110(2):521-528.

GOMPERTS M, GARCIA-CASTRO M, WYLIE C, et al. , 1994. Interactions between primordial germ cells play a role in their migration in mouse embryos. Development,120(1):135-141.

GRENACHE D G, GRONOWSKI A M, 2006. Fetal lung maturity. Clin Biochem,39(1):1-10.

HADCHOUEL A,DURRMEYER X,BOUZIGON E,et al. ,2011. Identification of SPOCK2 as a susceptibility gene for bronchopulmonary dysplasia. Am J Respirat Critical Care Medicine,184(10):1164-1170.

HAGELSTEIN C, WEIDNER M, KILIAN A K, et al. , 2013. Repetitive MR measurements of lung volume in fetuses with congenital diaphragmatic hernia: individual development of pulmonary hypoplasia during pregnancy and calculation of weekly lung growth rates. Eur Radiol, 24 (2):312-319.

HARVEY R P, 2002. Patterning the vertebrate heart. Nat Rev Genet, 3 (7):544-556.

HATTORI R S,MURAI Y,OURA M,et al. ,2012. A Y-linked anti-Mullerian hormone duplication takes over a critical role in sex determination. Proc Natl Acad Sci U S A,109(8):2955-2959.

HECKSHER-SORENSEN J,WATSON R P,LETTICE L A,et al. ,2004. The splanchnic mesodermal plate directs spleen and pancreatic laterality, and is regulated by Bapx1/Nkx3. 2. Development, 131 (19): 4665-4675.

HEILIG J S,TONEGAWA S,1986. Diversity of murine gamma genes and expression in fetal and adult T lymphocytes. Nature, 322 (6082): 836-840.

HERZER U,CROCOLL A,BARTON D,et al. ,1999. The Wilms tumor suppressor gene wt1 is required for development of the spleen. Curr Biol,9(15):837-840.

HURLBUT J,HYUN I,LEVINE A,et al. ,2017. Revisiting the Warnock rule. Nat Biotechnol,35(11):1029-1042.

ILIAS I,KALLIPOLITIS G K,SOTIROPOULOU M,et al. ,2002. An XY female with Mullerian duct development and persistent Wolffian duct structures. Clin Exp Obstet Gynecol,29(2):103-104.

IRIE N,WEINBERGER L,TANG W W,et al. ,2015. SOX17 is a critical specifier of human primordial germ cell fate. Cell,160(1-2):253-268.

JANI J C,BENACHI A,NICOLAIDES K H,et al. ,2009. Prenatal prediction of neonatal morbidity in survivors with congenital diaphragmatic hernia: a multicenter study. Ultrasound Obstet Gynecol,33(1):64-69.

JOHNSON M H,2009. From mouse egg to mouse embryo: polarities, axes, and tissues. Annu Rev Cell Dev Biol,25:483-512.

KARKKAINEN M J, HAIKO P, SAINIO K, et al. , 2004. Vascular endothelial growth factor C is required for sprouting of the first lymphatic vessels from embryonic veins. Nat Immunol,5(1):74-80.

KELLY R G,BUCKINGHAM M E,2002. The anterior heart-forming field: voyage to the arterial pole of the heart. Trends Genet,18(4):210-216.

KELLY R G, BUCKINGHAM M E, MOORMAN A F,2014. Heart fields and cardiac morphogenesis. Cold Spring Harb Perspect Med, 4 (10):a015750.

KLUG D B, CARTER C, CROUCH E, et al. , 1998. Interdependence of cortical thymic epithelial cell differentiation and T-lineage commitment. Proc Natl Acad Sci U S A,95(20):11822-11827.

KOOPMAN P,1995. The molecular biology of SRY and its role in sex determination in mammals. Reprod Fertil Dev,7(4):713-722.

KRISHNARAJU K, HOFFMAN B, LIEBERMANN D A, 2001. Early growth response gene 1 stimulates development of hematopoietic progenitor cells along the macrophage lineage at the expense of the granulocyte and erythroid lineages. Blood,97(5):1298-1305.

LECLERCQ G,DEBACKER V,DE SMEDT M,et al. ,1996. Differential effects of interleukin-15 and interleukin-2 on differentiation of bipotential T/natural killer progenitor cells. J Exp Med,184(2):325-336.

LI L,BAIBAKOV B,DEAN J,2008. A subcortical maternal complex essential for pre-implantation mouse embryogenesis. Developmental Cell, 15(3):416-425.

LIU Y J,2002. Uncover the mystery of plasmacytoid dendritic cell precursors or type 1 interferon producing cells by serendipity. Hum Immunol, 63(12):1067-1071.

LOBACH D F,HAYNES B F,1987. Ontogeny of the human thymus during fetal development. J Clin Immunol,7(2):81-97.

LU X,GAO Z,QIN D,et al. ,2017. A maternal functional module in the mammalian oocyte-to-embryo transition. Trends Mol Med, 23 (11): 1014-1023.

MAATOUK D M,DINAPOLI L,ALVERS A,et al. ,2008. Stabilization of beta-catenin in XY gonads causes male-to-female sex-reversal. Hum Mol Genet,17(19):2949-2955.

MAKINO Y,KANNO R,KOSEKI H,et al. ,1996. Development of Valpha4+ NK T cells in the early stages of embryogenesis. Proc Natl Acad Sci USA,93(13):6516-6520.

MCVAY L D,JASWAL S S,KENNEDY C,et al. ,1998. The generation of human gammadelta T cell repertoires during fetal development. J Immunol,160(12):5851-5860.

MEBIUS R E, MIYAMOTO T, CHRISTENSEN J, et al. , 2001. The fetal liver counterpart of adult common lymphoid progenitors gives rise to all lymphoid lineages, CD45+CD4+CD3− cells, as well as macrophages. J Immunol, 166(11):6593-6601.

MORRISON S J, UCHIDA N, and WEISSMAN I L, 1995. The biology of hematopoietic stem cells. Annu Rev Cell Dev Biol, 11:35-71.

MUKOUYAMA Y, HARA T, XU M, et al. , 1998. In vitro expansion of murine multipotential hematopoietic progenitors from the embryonic aorta-gonad-mesonephros region. Immunity, 8(1):105-114.

NAGAMURA-INOUE T, TAMURA T, OZATO K, 2001. Transcription factors that regulate growth and differentiation of myeloid cells. Int Rev Immunol, 20(1):83-105.

NOWELL C S, FARLEY A M, LACKBURN C C, 2007. Thymus organogenesis and development of the thymic stroma. Methods Mol Biol, 380: 125-162.

NUTT S L, HEAVEY B, ROLINK A G, et al. , 1999. Commitment to the B-lymphoid lineage depends on the transcription factor Pax5. Nature, 401(6753):556-562.

OGAWA M, FRASER S, FUJIMOTO T, et al. , 2001. Origin of hematopoietic progenitors during embryogenesis. Int Rev Immunol, 20(1):21-44.

OHINATA Y, PAYER B, O'CARROLL D, et al. , 2005. Blimp1 is a critical determinant of the germ cell lineage in mice. Nature, 436(7048): 207-213.

PARKER R A, LINDSTROM D P, COTTON R B, 1996. Evidence from twin study implies possible genetic susceptibility to bronchopulmonary dysplasia. Semin Perinatol, 20(3):206-209.

PLUM J, DE SMEDT M, VERHASSELT B, et al. , 2000. Human T lymphopoiesis. In vitro and in vivo study models. Ann N Y Acad Sci, 917: 724-731.

RYPENS F, METENS T, ROCOURT N, et al. , 2001. Fetal lung volume: estimation at MR imaging—initial results. Radiology, 219(1):236-241.

SADLER T W, 2019. Langman's medical embryology. 14th. New York: Wolters Kluwer Health.

SCHOENWOLF G C, BLEYL S B, BRAUER P, 2015. Larsen's human embryology. 5th. Philadelphia: Elsevier Inc.

SHAHBAZI M, SIGGIA E, ZERNICKA-GOETZ M, 2019. Self-organization of stem cells into embryos: a window on early mammalian development. Science, 364(6444):948-951.

SHEPARD J L, ZON L I, 2000. Developmental derivation of embryonic and adult macrophages. Curr Opin Hematol, 7(1):3-8.

SINCLAIR A, SMITH C, 2009. Females battle to suppress their inner male. Cell, 139(6):1051-1053.

SNODGRASS H R, DEMBIC Z, STEINMETZ M, et al. , 1985. Expression of T-cell antigen receptor genes during fetal development in the thymus. Nature, 315(6016):232-233.

SWEET D G, CARNIELLI V, GREISEN G, et al. , 2016. European Consensus Guidelines on the management of respiratory distress syndrome—2016 update. Neonatology, 111(2):107-125.

TANG W W, KOBAYASHI T, IRIE N et al. , 2016. Specification and epigenetic programming of the human germ line. Nat Rev Genet, 17(10): 585-600.

TOMIZUKA K, HORIKOSHI K, KITADA R, et al. , 2008. R-spondin1 plays an essential role in ovarian development through positively regulating Wnt-4 signaling. Hum Mol Genet, 17(9):1278-1291.

VAN DYKE J H, 1952. Origin of accessory thyroid tissue from thymus IV in adult baboon. AMA Arch Pathol, 54(3):248-258.

VICTORIA T, DANZER E, ADZICK N S, 2013. Use of ultrasound and MRI for evaluation of lung volumes in fetuses with isolated left congenital diaphragmatic hernia. Seminars in pediatric surgery. Semin Pediatr Surg, 22(1):30-36.

WARD A C, LOEB D M, SOEDE-BOBOK A A, et al. , 2000. Regulation of granulopoiesis by transcription factors and cytokine signals. Leukemia, 14(6):973-990.

WIGLE J T, HARVEY N, DETMAR M, et al. , 2002. An essential role for Prox1 in the induction of the lymphatic endothelial cell phenotype. EMBO J, 21(7):1505-1513.

WU L, VANDENABEELE S, GEORGOPOULOS K, 2001. Derivation of dendritic cells from myeloid and lymphoid precursors. Int Rev Immunol, 20(1):117-135.

YING Y, LIU X M, MARBLE A, et al. , 2000. Requirement of Bmp8b for the generation of primordial germ cells in the mouse. Mol Endocrinol, 14 (7):1053-1063.

YING Y, ZHAO G Q, 2001. Cooperation of endoderm-derived BMP2 and extraembryonic ectoderm-derived BMP4 in primordial germ cell generation in the mouse. Dev Biol, 232(2):484-492.

第二章

胚胎植入和胎盘发育

在哺乳动物中，新生命起始于精子和卵子结合形成受精卵。受精之后，受精卵经过多次有丝分裂和形态建成形成囊胚，即具有两个明显细胞谱系的胚胎阶段，分别是外层特化的滋养外胚层和腔内的内细胞团。在生理情况下，早期胚胎的发育场所位于输卵管，胚胎分裂发育的同时伴随着胚胎在输卵管中的转运，输卵管的环境为早期胚胎发育和运输提供了营养和动力。

在人类和啮齿类等哺乳动物中，胚胎发育到囊胚阶段进入子宫腔，随后囊胚必须在子宫植入，并与母体建立功能性联系——形成胎盘，才能继续发育。囊胚到达子宫腔后首先要与子宫内膜分子“对话”，使囊胚获得植入的能力，同时子宫内膜进入容受态，二者之间发生同步相互作用，胚胎才能正确地与子宫上皮发生黏附、侵入等作用。胚胎的植入在小鼠等啮齿类动物中诱导了子宫内膜的蜕膜分化过程。

在人类子宫准备进入容受态的过程中已经发生了初步的蜕膜分化，但蜕膜的进一步分化还需要胚胎植入的诱导。蜕膜分化主要是指子宫基质细胞在胚胎植入后发生的一系列细胞分化行为。基质细胞蜕膜分化后在形态和生化性质上都有明显改变，具有为植入后胚胎发育提供免疫豁免、营养供应等重要作用；并可调节血管发生和重塑，为胎盘的形成做准备。胚胎植入是囊胚与子宫细胞相互作用的过程，也是胎盘发育分化的起始。成熟胎盘中的主要细胞类型是滋养层细胞，来源于囊胚最外层的滋养外胚层细胞。滋养外胚层细胞作为有干细胞性质的细胞类型，伴随着妊娠的进程，可发生增殖和分化，执行胚胎植入过程中与上皮的“对话”和对内膜的侵入等功能，随后干细胞/前体细胞在子宫内膜中进一步分化，产生了各类具有不同空间定位和功能的滋养层细胞亚型，如执行营养、气体交换和分泌功能的合滋养层细胞，对子宫螺旋动脉改造的血管内滋养层细胞(enEVT)等。因此，整个胎盘发育的过程主要是滋养层干细胞/前体细胞自我更新和分化的过程。

正常可育女性在一个月经周期内妊娠成功率仅为30%，其主要原因是胚胎植入异常或失败。辅助生殖技术因不孕不育率的升高应运而生，并已有了很快的发展，但目前其成功率仍维持在较低水平，主要原因是胚胎植入异常或失败。

妊娠建立和维持的整个过程包括胚胎植入、子宫内膜-蜕膜分化和胎盘发育等，它们看似独立，但实际上是有密切生理联系的核心级联事件，前一事件的正确发生往往决定了后续妊娠事件是否能够发生及发生的质量。前期来自模式动物的研究结果证实，胚胎植入质量决定了后续蜕膜分化和胎盘发生的正常与否。近期研究也发现，人子痫前期疾病的发生与子宫内膜的蜕膜分化异常相关。这也是近年来领域内比较前沿的观点：胚胎植入的质量程序性地决定了后续的妊娠事件。这就提示我们在认识和研究妊娠时要有系统性和整体性的视野，针对各个生物学事件开展深入研究，但要把握和理解相互之间的关联性。本章将按照生理事件发生的顺序，分别介绍囊胚激活、子宫内膜容受性建立、胚胎植入、子宫内膜-蜕膜转化、滋养层细胞合体化、滋养层细胞浸润途径分化和子宫螺旋动脉改建。

第一节　囊 胚 激 活

胚胎植入的过程涉及囊胚和子宫内膜两部分，其中囊胚获得植入能力即囊胚激活是成功植入的先决条件。在啮齿类动物中，囊胚激活的概念源于胚胎延迟植入现象的发现。在小鼠和大鼠中，哺乳期的母鼠可以发生交配，但如果继续哺乳幼仔，其妊娠分娩时间比正常妊娠明显延长。这一现象主要是由于胚胎进入子宫腔后未立即发生植入反应，而是游离在子宫腔中，称为胚胎延迟植入。在胚胎延迟植入的过程中，游离在子宫腔中的囊胚处于一种代谢等活动比较低的生理状态，称为囊胚休眠。在这期间，囊胚代谢进入休眠状态，不能起始与子宫的黏附反应。对休眠囊胚滋养层细胞亚显微结构的观察揭示出其形态学结构发生的细微变化，如核糖体以单体形式存在、内质网轮廓不明显、高尔基体发育不完全。囊胚这种休眠状态可在子宫腔内维持数天甚至数周，其中细胞自噬在维持囊胚休眠中发挥了一定作用。但在适宜的条件下，囊胚可以迅速被激活，重新进行发育并发生黏附和侵入。

目前已知的具有囊胚休眠现象的哺乳动物有100多种。有些在外界因素诱导下发生，如哺乳诱导的小鼠胚胎延迟植入；有些由物种本身的特性决定，每次妊娠都会出现胚胎延迟的现象。囊胚休眠的现象对于物种适应季节变化和食物供应等具有重要的意义，使雌性动物在合适的时间段起始植入和后续的妊娠事件（Zhang et al.，2013）。

后来研究发现，诱导小鼠胚胎进入休眠的关键因素是胚胎植入前的雌激素缺失，哺乳的刺激抑制了卵巢卵泡的发育和雌激素的合成分泌。如果在胚胎植入前给予小鼠低剂量雌激素，即可在哺乳的孕鼠中起始植入反应。正常妊娠过程中，妊娠第4日上午胚胎植入窗口前有一个小的雌激素分泌峰，对诱导子宫进入容受态和囊胚的激活具有关键的作用。此时如果摘除卵巢，去除雌激素的分泌会导致正常的胚胎植入不能发生。如果从妊娠第5日给卵巢摘除的孕鼠补充孕激素，则会使子宫处于中性态并维持胚胎在子宫中的休眠。如果再给予少量的外源性雌激素，则能够重新诱发植入反应。这种模型的建立为认识和研究囊胚激活提供了重要的工具。

胚胎移植模型在胚胎植入研究领域中发挥了重要作用。雌性小鼠与结扎公鼠交配后，其内分泌激素与正常妊娠一致，但生殖道中没有胚胎的存在，称为假孕小鼠。假孕小鼠的子宫容受性建立正常（详见本章第二节），但如果为其移植胚胎，胚胎在此类小鼠中也可以完成植入和后续的发育过程。这种模型为分析胚胎植入过程中子宫或胚胎因素提供很大的便利。

囊胚激活对于胚胎植入关键作用的确凿证据来自SK. Dey实验室于20世纪90年代初开展的一个经典实验：向雌激素处理后的假孕延迟植入小鼠（子宫处于容受态）子宫中移植处于休眠或激活状态的囊胚，发现处于激活状态的囊胚比休眠的囊胚具有更高的植入能力。该结果表明，胚胎植入过程中囊胚获得植入能力是一个独立的过程，胚胎植入的发生不仅仅是子宫获得容受性，囊胚也需要在功能上分化获得植入的能力。

延迟植入小鼠中的休眠囊胚在注射雌激素后能够起始胚胎植入，说明雌激素在介导子宫容受性建立和囊胚激活过程中有重要作用。由于雌激素受体（estrogen receptor，ER）存在于植入前的小鼠胚胎中，人们曾经认为雌激素能够引发囊胚激活并进行植入。然而，ER的特异性拮抗剂不能阻止囊胚进入激活状态，而且雌激素不能激活体外培养的休眠囊胚，提示存在一种区别于经典核内ER信号的通路参与体内囊胚激活。进一步研究显示，内源雌激素的儿茶酚类代谢物4-羟基雌二醇（4-hydroxy-estradiol，4-OH-E_2）能够通过刺激前列腺素合成来有效地启动囊胚激活。处于容受性的子宫在胚胎植入前表达可以将天然雌激素转化成为儿茶酚胺类雌激素的代谢酶，表明在生理情况下子宫局部产生的儿茶酚类雌激素可指导囊胚激活，进而植入。

除雌激素相关的信号外，其他几种信号分子也被证实参与囊胚的激活过程，主要包括内源大麻素信号和Wnt信号。致精神兴奋的大麻素是大麻中的主要成分，可通过激活G蛋白偶联的细胞表面受体发挥主要效应，这类受体包括大麻素受体1（cannabinoid receptor 1，CB1）和大麻素受体2（cannabinoid receptor 2，CB2）。内源性大麻素配体主要是花生四烯酸乙醇胺（anandamide）和2-花生四烯酸甘油，妊娠早期的子宫也能合成这些配体。

在围植入期，子宫花生四烯酸乙醇胺配体和囊胚CB1受体的水平受到精确地调控。非容受性子宫中的配体和休眠囊胚中的CB1受体维持较高水平，但随着子宫进入容受态及囊胚激活，它们同时被下调。进一步研究发现，配体花生四烯酸乙醇胺以浓度依赖性的方式，通过CB1受体激活丝裂原活化蛋白激酶（mitogen-activated protein kinase，MAPK）信号或Ca^{2+}通道活性，从而调控囊胚植入的功能。例如：低浓度的花生四烯酸乙醇胺诱导MAPK信号通路激活，并促进囊胚获得植入能力；但是较高浓度的花生四烯酸乙醇胺会通过抑制Ca^{2+}的流动减弱这一效应。因此，子宫内产生的适当水平的内源性大麻素可促使囊胚激活并使子宫进入容受态达到同步化，从而实现胚胎植入。子宫内源性大麻素或囊胚CB1受体水平的异常会干扰植入期胚胎-子宫的正常“对话”，从而导致早期妊娠失败。值得注意的是，女性自发流产与花生四烯酸乙醇胺水平升高存在联系，这进一步巩固了内源性大麻素信号是植入期胚胎命运的一个重要决定因素。

在研究Wnt信号对胚胎植入影响的过程中发现，过表达经典Wnt信号的抑制因子DKK会造成胚胎植入的失败，进一步的胚胎移植实验证实Wnt信号的阻断主要影响囊胚获得植入能力的过程，而对于子宫容受性的建立没有影响。研究还发现，经典Wnt信号和前列腺素信号通路可以协同促进囊胚获得植入能力。这与早期的发现是一致的，即前列腺素生物合成的限速酶环氧化酶2（cyclooxygenase-2，COX-2）的表达在经儿茶酚类雌激素处理的激活囊胚中被大幅上调。

组学技术手段的发展对于全面鉴定囊胚激活过程中差异表达的分子和分泌因子起到了重要的推动作用。利用延迟植入模型收集雌激素诱导前的休眠囊胚或诱导后的激活囊胚，结合芯片技术分析发现，在休眠和激活囊胚中大量差异表达的基因，使我们能够在分子水平上整体区分和认识这两种生理状态不同的囊胚。根据功能分类可以将表达变化的基因分为细胞周期、细胞信号及能量代谢通路等相关通路。通过蛋白组学的技术，在蛋白整体表达水平证实了葡萄糖的有氧糖酵解、溶酶体激活等胞内事件参与囊胚激活的过程。

在人类的妊娠过程中是否有囊胚休眠现象目前还不确定，但是有临床线索提示胚胎发育存在潜能的差异。因此，根据小鼠等模式动物中囊胚激活现象开展分子水平的研究，深入理解囊胚在获得植入能力的过程中关键的调控因子和差异标记分子，至少能够为辅助生殖实践中胚胎体外培养体系的优化、高质量移植胚胎的评价和选择提供一定的指导和借鉴。同时，近期对于 mTOR 相关信号参与调节囊胚进入和维持休眠的研究，使胚胎干细胞的保存可以不依赖低温冻存，只需加入相关抑制剂，使细胞进入一种类似休眠的状态，去除抑制剂后细胞可重新激活并且干细胞的性质不会受到影响。这也提示，在临床辅助生殖的操作中有可能通过对胚胎的处理使胚胎进入类似休眠的状态，在合适的时间重新激活，以克服子宫内膜容受性与胚胎发育不同步造成的移植难题等。

（王海滨　陈琼华）

第二节　子宫内膜容受性建立

胚胎植入要求两个基本条件：有植入能力的胚胎和处于容受态的子宫。因此，对于子宫本身来说，其必须处于能够接受胚胎植入的状态。顾名思义，子宫在月经周期中不是一直处于接受胚胎植入的状态，只有在激素诱导后的特定时间段内才能接纳胚胎发生植入反应，所以，将能够接受胚胎并有利于其植入的子宫定义为容受性子宫，这段有限的时间被称为“植入窗口期(the window of implantation)”。

子宫是哺乳动物特有的器官，其主要功能之一是在植入窗口期接受有植入能力的胚胎。20 世纪 60 年代，Dickmann 等在进行胚胎移植技术的研究中首次提出了“植入窗口期”这一概念，发现子宫只在特定的时间内接纳移植胚胎的植入，这一现象首先在大鼠中被发现，并在小鼠中得到了进一步验证。子宫容受性可划分为容受态前期、容受态期和不应期 3 个阶段。在容受态前期，子宫有利于胚胎发育但不能起始胚胎植入；在容受态期，如果有具有植入能力的胚胎存在，子宫就可以起始胚胎植入；在不应期，子宫不利于胚胎的存活和发育。

小鼠妊娠第 1~3 日(见阴道栓为妊娠第 1 日)的子宫处于容受态前期；妊娠第 4 日，在卵巢孕激素和植入前雌激素峰的刺激下，子宫进入容受态；但从第 5 日末开始，子宫就失去了起始胚胎植入的能力。同样，人月经周期中分泌期的前 7 日是容受态前期；分泌期第 7~10 日子宫进入容受态期；分泌期的其他时间被认为是不应期。子宫容受态是决定妊娠成败的关键因素，因为具有植入能力的胚胎只能在处于容受态的子宫中才能发生植入反应。影响容受态的任何因素都会影响妊娠结局，如胚胎发育阻滞和妊娠丢失(Plant et al.，2015)。

一、容受态子宫在形态和功能上的改变

子宫组织主要包括 3 层：外层为肌肉层，中间为基质层及其中的腺体，内层为子宫腔上皮层。月经期和妊娠期子宫的变化受来自卵巢的类固醇激素的调控，是一个激素主导的过程。从本质上来说，来自卵巢的两种主要类固醇激素——雌激素和孕激素，协同作用使子宫进入容受态，在此过程中上皮细胞和基质细胞会呈现出形态和功能上的改变。

（一）容受态子宫在形态上的改变

1. 微绒毛和胞饮突　子宫腔内衬极化的上皮。子宫从容受前状态进入容受态的一个标志是腔上皮细胞表面微绒毛的回缩。这些微绒毛在卵巢激素的影响下会发生动态改变。当雌激素和孕激素同时作用使子宫进入容受态时，子宫腔上皮的规则微绒毛由突出变扁平，是许多物种子宫容受态的形态学标志。上皮细胞微绒毛扁平化异常的子宫不能接受胚胎植入。另外，有研究表明子宫容受态过后的短时间内，子宫腔上皮很快恢复规则的突出微绒毛，进一步表明子宫容受态和子宫腔上皮微绒毛变化之间的紧密关系。

子宫进入容受态时，子宫腔上皮的另一个形态学标志是大的胞饮突出现，标志着子宫从容受前状态进入了容受态。通过传统的扫描电子显微镜技术，这种结构最早在大鼠和小鼠中被发现，由于其胞饮作用而被命名为胞饮突。研究发现，大鼠胞饮突的变化和子宫容受态的建立是同步的，因为妊娠第 4 日胞饮突数目增加，在妊娠第 5 日子宫进入容受态时胞饮突数目进一步增加，但在植入后其数目快速下降。

胞饮突是子宫腔上皮顶部表面的球状胞质突起，只在子宫处于容受态时出现。进一步的研究发现，子宫中胞饮突的动态变化也受到卵巢类固醇激素的调控。然而，人类胞饮突能否作为子宫容受态的标志仍存在争议，因为胞饮突在月经周期的整个黄体期都存在。但有证据表明，胞饮突在子宫植入窗口期最明显，表明胞饮突至少有助于判断人类子宫容受态。

2. 子宫腔闭合　子宫腔闭合是子宫腔上皮和胚胎紧密接触及胚胎正确附着必需的，是子宫容受态的另一个形态学标志。已有研究证明，孕酮是子宫腔闭合必需的，因为缺失孕酮受体的伴侣分子 FKBP52 的小鼠对孕激素信号不敏感，不能发生子宫腔闭合。但胚胎对子宫腔闭合不是必需的，因为假孕小鼠子宫也可以子宫腔闭合。另外，有证据表明子宫腔液体的分泌和重吸收对子宫腔闭合非常重要，而这些过程至少受两种重要因子的调控：囊性纤维化跨膜转导调节因子和上皮 Na^{+} 通道(其具体作用机制见本章第三节)。

（二）容受态子宫在功能上的改变

在子宫容受态建立的过程中，子宫除形态的改变外，功能也发生了改变，而这些改变是由黏附分子、细胞因子和同源框蛋白等因子共同介导，其中一些因子已经作为子宫容受态的鉴定标志分子。例如，子宫腔上皮表达的部分糖蛋白被认为是抑制子宫腔上皮和胚胎相互作用的屏障；植入位点这类糖蛋白的消失和胚胎黏附到子宫的过程一致。糖蛋白中的黏液蛋白-1(muc-1)在植入前定位在子宫腔上皮顶部质膜，其表达随着子宫容受态的获得而降低，这与糖蛋白是抑制胚胎植入的子宫屏障的观点一致。然而，muc-1 在人植入窗口期的子宫中表达很高，研究人员认为人的胚胎能够特异地在植入位点下调 muc-1，而非植入位点依然高表达 muc-1，这种现象在兔子中也有发生。因此，人和小鼠的胚胎植入都需要在植入位点移除 muc-1。

二、子宫容受态的激素调控

妊娠是一个激素主导的过程，包括子宫容受态的建立。调控子宫容受态建立的激素主要是卵巢的雌激素和孕激素。小鼠妊娠第 1 日，在排卵前卵巢雌激素的作用下，子宫上皮细胞大量增殖直到妊娠第 2 日。从妊娠第 3 日开始，来自新形成黄体的孕激素分泌增多，启动子宫基质细胞增殖。妊娠

第 4 日早上，少量雌激素协同孕激素进一步诱导基质细胞大量增殖和上皮细胞的分化，此时子宫上皮细胞逐渐失去极性。第 4 日早上的少量雌激素对子宫容受性的真正建立和囊胚激活都有重要作用，这也是小鼠延迟植入模型的重要理论基础。同样，基于植入前的激素调控网络，可通过给予外源性雌激素和孕激素使卵巢摘除小鼠的子宫进入容受态。

子宫中，雌激素和孕激素主要通过其各自的核受体［雌激素受体（ER）和孕激素受体（progesterone receptor，PR）］发挥作用。ER 和 PR 各有两种主要的亚型：ERα 和 ERβ 及 PRA 和 PRB。药理学和遗传学的证据发现 ER 和 PR 对子宫容受态的建立是必须的。例如，在植入前注射 ER 或 PR 的拮抗剂能有效抑制子宫容受态的建立。另外，敲除 ERα 或 PRA 的小鼠模型研究也证明 ERα 或 PRA 在子宫的胚胎植入过程中起重要作用。缺失 *Esr1*（编码 ERα）的小鼠子宫发育不全，不能支持胚胎植入，但缺失 *Esr2*（编码 ERβ）的子宫能发生正常的胚胎植入反应；缺失 *Pgr*（从不同的启动子编码 PRA 和 PRB）的小鼠是不育的，但缺失 PRB 的小鼠具有正常的卵巢和子宫反应性，是可育的。

如前所述，雌激素和孕激素的协同作用指导子宫进入容受态，伴随着子宫上皮细胞明显的形态学和功能改变。子宫上皮细胞增殖和分化过程中卵巢雌激素和孕激素的相互作用见图 2-2-1。利用缺失 ER 或 PR 的小鼠模型进行上皮和基质重构实验证实，雌激素通过子宫基质中的受体 ERα 促进子宫上皮细胞增殖，主要依赖于基质产生的 IGF1 等旁分泌因子；而子宫上皮细胞的分化需要上皮和基质细胞中 ERα 共同作用。孕激素通过子宫上皮和基质细胞中的 PR 拮抗雌激素诱导的上皮细胞增殖，同时促进基质细胞增殖。通过雌激素和孕激素主导的上皮基质相互作用及复杂调控网络，子宫逐步获得了接受胚胎植入的能力。

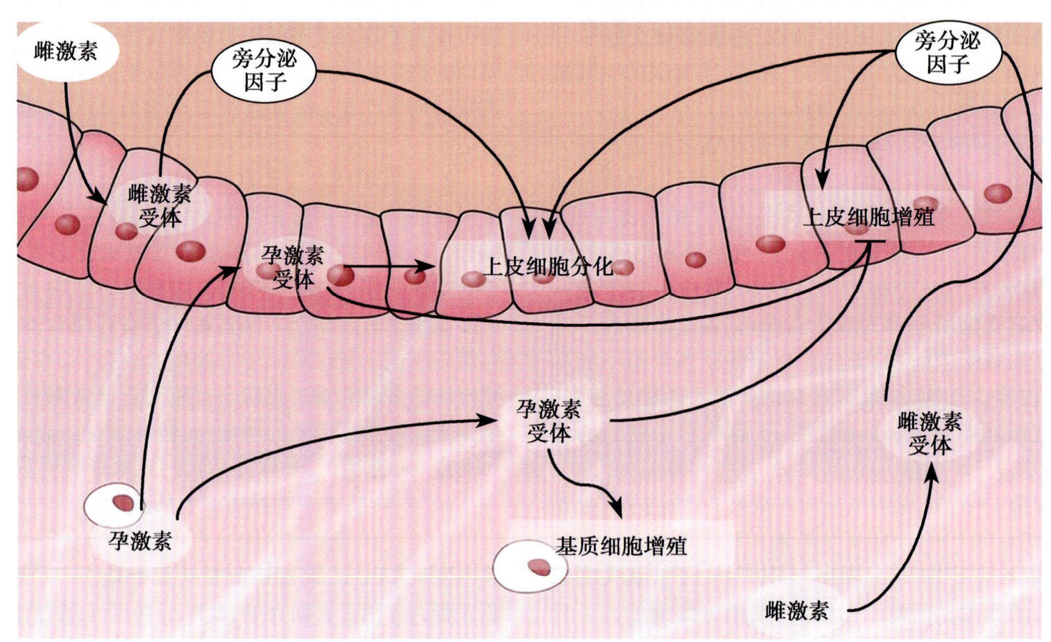

图 2-2-1　卵巢雌激素和孕激素对子宫容受态的调控模式图

三、植入窗口期的伸缩性

1. 雌激素在子宫容受态窗口期的长短中起关键作用　在正常妊娠和延迟植入模型中，植入前雌激素对子宫容受态的建立和植入窗口的开放发挥重要作用。通过小鼠延迟植入模型，可以研究不同剂量雌激素对子宫植入窗口期长短的影响。研究发现，在生理范围内，低剂量雌激素可以延长植入窗口期，但高水平的雌激素会快速关闭植入窗口，使子宫进入不应期。在辅助生殖的促排卵操作中发现，取卵周期中子宫胞饮突会比自然周期提前 1~2 日出现，胞饮突提前出现表明植入窗口期可能前移。在这一发现的基础上可以推测，促排卵周期尤其是卵巢过度刺激综合征中，胚胎植入率的下降可能是由于过量雌激素暴露而导致子宫容受态和囊胚之间的不同步。

2. 孕激素补充可以延长子宫植入窗口期　小鼠囊胚可以在正常的植入窗口期之外起始胚胎植入反应。例如，移植到妊娠第 5 日假孕小鼠子宫的正常囊胚可以起始胚胎植入过程，但当正常囊胚被移植到妊娠第 6 日的假孕子宫后则不能发生植入。然而，补充外源性的孕激素可以把植入窗口期延长到妊娠第 6 日。尽管如此，在这种异常窗口期植入的小鼠胚胎会在出生前有较高的死亡率，与人类中发现的异常植入窗口植入的胚胎在后期发育中有较高的流产率一致。

尽管对模式动物的子宫内膜容受性建立的分子调控有了一定认识，部分研究结果也在人类的子宫内膜中得到了验证。但在临床实践中，目前还没有可有效评价内膜容受性的标记分子。国外有研究组总结以往发表的转录组芯片等数据，综合获得子宫内膜容受性建立过程中的标记分子群，利用这些分子建立了内膜容受性芯片（endometrium receptivity array，ERA），但该芯片是否能很好地用于国内辅助生殖实践还需要实践检验。同时，利用新的微量组学等手段开展人子宫内膜容受性的深入研究，可能是开发新的内膜容受性检测和评价等应用工具的重要途径之一。

（王海滨　陈琼华）

第三节　胚胎植入

胚胎植入是一个动态的过程，涉及囊胚滋养外胚层和多种子宫内膜细胞之间的一系列物理和生理相互作用，这些子宫内膜细胞包括腔上皮细胞、腺上皮细胞和基质细胞。胚胎植入过程可以分为定位期、黏附期和侵入期3个阶段。在定位期，滋养外胚层靠近腔上皮。随着子宫腔的闭合，滋养外胚层和腔上皮之间开始进行紧密黏附。小鼠中，黏附反应发生于妊娠第4日午夜（植入的起始发生在第4日晚22：00～23：00）。同时，子宫内膜局部血管通透性增加，故经静脉注射大分子染料芝加哥蓝可以清楚标记子宫上的囊胚植入位点。黏附反应之后，植入的胚胎开始侵入子宫腔上皮并最终到达基质床（Cha et al.，2012）。

一、定位期

在啮齿类动物中，子宫腔的闭合和胚胎的运动引起囊胚滋养外胚层和子宫上皮之间的相互作用，并最终分布在子宫中的特定位置，即定位过程。如前所述，子宫腔的闭合在妊娠子宫或假孕子宫中都可以发生，孕酮在该过程中发挥着关键作用。虽然孕酮通过其受体对子宫腔闭合及胚泡定位有重要作用，但胚泡黏附反应的启动必须在孕酮的基础上加入雌激素后才可发生。胚胎在子宫中定位是胚胎进入宫腔后与子宫细胞“对话”的起始，该过程受子宫收缩等因素的影响。

作为胚泡-子宫信息交流过程中的一个早期信号分子，肝素结合性表皮生长因子（HB-EGF）所引发的信号通路在胚泡定位及黏附反应中的作用已被广泛地研究。对具有不同植入能力的胚胎进行全基因组分析发现，HB-EGF在囊胚激活的过程中表达升高，表明该分子在胚胎植入中有重要作用。在与囊胚一样大小的琼脂糖珠子吸附HB-EGF后，将其移植到假孕小鼠子宫中能诱导珠子周围的子宫细胞表达HB-EGF，增加血管的通透性，这些变化与正常胚胎诱导的变化相一致。

此外，之前的研究证明胚胎附着位点的子宫腔上皮在植入前6小时也表达HB-EGF，同时伴具有植入能力的囊胚中HB-EGF受体表达的增加及配体和受体结合活性的增强。同时，HB-EGF介导的信号又返回到胚胎中激活黏附所必需的胚胎分化过程。这些发现表明，HB-EGF信号通过旁分泌和近分泌的方式在胚胎和子宫之间形成了一个自我诱导的回路。另外，HB-EGF在人容受态的子宫中高表达，其受体ErbB4位于植入前囊胚的滋养外胚层表面，表明HB-EGF-ErbB4信号在人胚胎植入过程中也介导滋养外胚层和子宫上皮的相互作用。

二、黏附期

在胚胎植入的黏附期需要有相应黏附信号系统参与。事实上，有大量的糖蛋白、糖类配体及其受体表达于围植入期的子宫上皮和囊胚滋养层表面。到目前为止，发现的与植入过程相关的黏附分子包括整合素（integrins）、选择素（selectins）、半乳凝素（galectins）、硫酸类肝素蛋白多糖（HSPGs）、黏蛋白1（mucin-1）、钙黏合素（cadherins）及trophinin-tastin-bystin复合体等。

由于整合素和选择素的独特功能，使其在研究中备受关注。在人类子宫中，整合素αvβ3的表达局限于容受态期的子宫内膜上皮，其表达紊乱与反复流产和女性不育有关。研究发现，L选择素信号通路在人类胚胎植入过程中也有重要的作用。L选择素的寡糖配体表达于接受期子宫上皮时，L选择素分子则同时表达于囊胚滋养层细胞的表面。另外，表面含有L选择素配体的包被颗粒可以附着于囊胚滋养层细胞，经分离的滋养层细胞也能优先与容受态期的子宫上皮表面结合。这些发现均表明L选择素黏附信号系统在人类胚泡植入的起始阶段有重要的作用。

三、侵入期

囊胚黏附及侵入位点处出现的子宫内膜血管通透性增加是植入过程中的一个典型标志，该过程中涉及各种前列腺素（prostaglandins，PG）的参与。*PTGS1*和*PTGS2*编码的Cox-1和Cox-2蛋白是调控PG生成的关键酶。*PTGS2*特异表达于囊胚黏附位点处的子宫内膜上皮及下方的基质细胞中。经Cox-2生成的前列环素（prostacyclin，prostaglandin I_2，PGI_2）是植入位点合成的主要PG。*Cox-2*基因缺失小鼠的植入障碍可以通过补充PG得到改善。有证据表明，PGI_2在植入过程中通过激活过氧化物酶体增生物激活受体δ起作用。除小鼠外，*Cox-2*在其他多种物种（包括灵长类动物）的子宫和/或囊胚中都有表达，提示*Cox-2*在植入过程中的作用具有进化上的保守性。

胞质型磷脂酶A2（cytoplasm phospholipase A_2，$cPLA_2$）是生成PG前体的重要酶，缺乏该酶的小鼠生殖能力明显下降。这一发现进一步证明PG在植入中的重要作用。此外，属于溶血磷脂家族的溶血磷脂酸（lysophosphatidic acid，LPA）也能通过激活G蛋白偶联的LPA3受体影响小鼠胚泡的黏附反应。

在胚胎向内膜的侵入过程中，主要是滋养层细胞与子宫上皮细胞发生相互作用。小鼠中已经发现植入过程中分化的滋养层细胞会通过entosis的细胞吞噬方式去除上皮细胞，同时也诱导部分上皮细胞凋亡，最终使胚胎侵入到子宫基质。而在人类，这一过程的发生伴随初级合体滋养层细胞的分化，但受限于伦理等限制，在体内开展相关研究还不现实。目前已经有体外囊胚培养的技术，并观察到初级合体滋养层细胞的分化，结合子宫细胞共培养有可能成为研究该过程的一个重要体外模型。

（王海滨）

第四节　子宫内膜-蜕膜转化

胚胎植入子宫会诱导子宫内膜的基质细胞发生分化，成为蜕膜细胞。“蜕膜”的概念最早来自拉丁文，意思是退化消失。蜕膜作为子宫组织的一部分，其在妊娠结束后会伴随胎盘一起娩出。在啮齿类等物种中，子宫内膜的蜕膜分化需要胚胎植入的诱导或模拟胚胎植入过程的其他外界刺激（如通过向容受态子宫腔中注射芝麻油诱导假孕小鼠子宫内膜的蜕膜分化），而在人类和部分灵长类动物中，蜕膜分化的起始不需要胚胎植入的诱导。

在人类，每个月经周期都伴随子宫内膜的蜕膜分化，但蜕膜的进一步分化需要有胚胎植入的诱导。胚胎植入后产生人绒毛膜促性腺激素（human chorionic gonadotropin，hCG）等维持黄体孕激素合成，使孕激素维持在较高水平，使内膜基质细胞的蜕膜分化得以持续进行；而在非妊娠的月经周期中，由于孕激素的急速下降，分泌期起始分化的蜕膜就会从子宫中脱落，形成月经（Birgit et al.，2014）。内膜-蜕膜转化的过程伴随基质细胞形态、生化和分泌因子等特征的明显变化。基质细胞作为经典的成纤维细胞类型，在蜕膜分化中转变成类似上皮样的细胞，同时具有分泌多种因子的功能，对调节血管发生和母胎界面的免疫豁免等起着重要的作用。

蜕膜分化的过程受内分泌、旁分泌和自分泌的多重调控。其中内分泌来源的孕激素是最为关键的因素之一。孕激素发挥作用主要是通过经典的核受体 PR，PR 主要有 PRA 和 PRB 两种亚型。已有遗传学证据显示，小鼠中 PRA 主要在蜕膜分化中发挥作用，而在人的基质细胞体外蜕膜分化中，PRA 和 PRB 都发挥重要的作用。同时，证实孕激素发挥作用所需要的辅助因子 SRC 等在基质细胞的蜕膜分化中发挥重要作用。在蜕膜分化的过程中，来自子宫上皮和胚胎的信号对蜕膜的分化也起到一定的调节作用。在小鼠中，人为去除上皮细胞后蜕膜分化则不能被诱导，而且外源刺激与胚胎本身诱导的蜕膜分化也表现出差异。以上发现均提示在蜕膜分化的过程中，基质细胞受子宫上皮和胚胎等来源的旁分泌因素的影响。

孕激素作用于基质细胞后会诱导基质细胞产生一些因子，通过转录组和蛋白组手段在转录和蛋白等水平已经发现很多蜕膜分化中产生的细胞因子、信号转导分子等差异表达的基因。其中一些分泌因子作用于自身，协同 PR 一起调控蜕膜的分化过程，如蜕膜分化中产生的 IL-11、BMP2 和 Wnt4，都已被证实通过基质细胞本身表达的受体调控蜕膜分化。还有一些因子可以调控子宫血管发生、母胎界面免疫豁免和滋养层细胞行为，例如，趋化因子等对特定免疫细胞如自然杀伤（natural killer，NK）细胞的募集，NK 细胞对螺旋动脉改造和胎盘发育起很重要的作用；细胞因子类可以调控内膜中免疫细胞的分化。最近研究发现，在蜕膜分化过程中募集杀伤性 T 细胞的趋化因子被特异地沉默表达，而这种基因表达的下调与基因启动子区域组蛋白修饰 H3K27 的三甲基化有关。蜕膜细胞所参与的免疫调控除分泌特定的因子调节免疫细胞的募集和分化外，本身还可以表达免疫调节的辅助因子，如蜕膜细胞上表达的 PDL-1 和 Gal1，均可通过与免疫细胞表面的受体直接作用调节免疫豁免。

小鼠中蜕膜分化的过程伴随着细胞周期的转变，细胞进入一个多倍体分化的过程。细胞的 DNA 进行复制，但细胞核不分裂，最终形成多倍体的蜕膜细胞，细胞核体积较大（Wang et al.，2006）。特殊的周期相关蛋白细胞周期素 CyclinD3 等调控该过程的发生。在人类的蜕膜细胞分化中是否存在类似现象还有待确认。在母胎界面，这种特殊类型的细胞周期还出现在滋养层细胞的一个亚类——滋养层巨细胞。这两类细胞都需要合成、分泌大量因子，因此推测这种特殊的细胞周期可能与该类细胞需要短期内合成大量的蛋白有关，基因组的多倍化可以提供更多的转录模板，满足蛋白产生的需求。

当前在研究蜕膜分化的过程中，小鼠体内研究主要依赖蜕膜细胞增殖和分化的程度及检测标记分子 Prl8a2 等的表达水平，体外研究主要通过检测标记分子的表达。在人类相关的研究中，目前主要依靠的是子宫内膜原代基质细胞和内膜基质细胞系诱导蜕膜分化的模型，通过检测标记分子 PRL 和 IGFBP-1 的表达水平来评价蜕膜分化的程度。这种经典的体外模型在很大程度上推动了该领域的研究，但不足以模拟体内复杂的蜕膜分化过程。

从免疫学的角度讲，体内蜕膜分化早期是一个诱导急性炎症的过程，随后是抗炎的过程，再到正常月经周期中退化或妊娠后胚胎诱导的蜕膜消亡的过程，而体外细胞模型中单独检测标记分子的方式不能用来研究这些事件，因此需要有新的研究体系和检测指标来模拟和研究体内蜕膜分化过程，以便更深入地认识内膜-蜕膜转化过程。

另外，体内研究结果显示，子宫的内膜-蜕膜转化过程在螺旋动脉周围的基质细胞中起始较早，但在人类蜕膜分化中这种现象的调控因素尚不清楚。这种蜕膜分化的时空顺序在小鼠中已有相关研究：蜕膜分化主要是从植入胚胎周围的基质细胞开始，并逐步向外扩展。在人类的内膜-蜕膜转化中，目前的细胞体外诱导分化模型还不能很好地满足这方面研究的需求，需要有新的模型来开展空间位置相关的蜕膜分化调控机制研究。同时，子宫蜕膜消亡后子宫内膜再生作为一种无瘢痕修复，对鉴定和研究子宫内膜干细胞/前体细胞提供了很好的模型，这也是深入认识在体蜕膜细胞来源的一个重要方面。

（王海滨）

第五节　滋养层细胞合体化

妊娠过程中，合体滋养层（syncytiotrophoblast，STB）起着重要的作用，其在母体与胎儿间传递离子，交换营养物质，合成胎儿生长发育所需的激素、类固醇和多肽等。STB 由细胞合体化（细胞融合）形成，合体化分为初级合体化和次级合体化。早期胚胎发育时，滋养外胚层细胞是最早表现出高分化潜能的细胞，可以通过两条路径发生分化：浸润型分化与合体化。合体化即单核的细胞滋养层细胞融合形成多核的 STB；之后的胎盘 STB 则是由单核的细胞滋养层细胞融合到已有的 STB 而形成。目前,人们在体外构建了多种针对 STB 形成机制的研究模型:①分别在早期、中期、晚期及唐氏综合征的胎盘绒毛中分离原代细胞滋养细胞(cytotrophoblast, CTB)模型;②体外诱导 BeWo 等细胞合体化模型;③体外培养早期胎盘绒毛 STB 重生模型。

一、滋养层细胞合体化

(一)初级合体化

人类生命起源于受精卵。排卵后 24~48 小时,精子和卵子在输卵管壶腹部结合成受精卵,受精卵经历多次卵裂后发育至囊胚。囊胚由两类细胞组成:内细胞团和滋养外胚层。内细胞团继续发育形成胎儿,滋养外胚层细胞将继续分化为胚外组织,最终形成胎盘(Cockburn et al.,2010)。受精后第 6~7 日,囊胚从透明带中孵化出来并黏附到子宫内膜,即胚胎植入。人类胚胎植入是成功妊娠的关键,胚胎植入异常将引起妊娠失败。在植入过程中,胚胎主要通过胚胎外侧的一层多核细胞与母体建立联系(图 2-5-1),这种多核细胞是由胚胎的滋养外胚层细胞通过合体化途径形成的 STB。STB 是胎儿与母体首次接触的细胞,在胚胎植入时发挥重要作用。

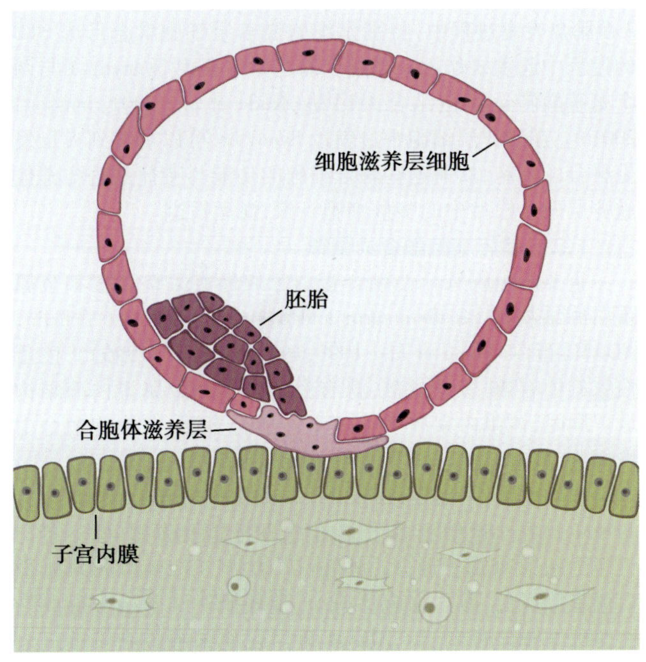

图 2-5-1 胚胎植入时,滋养外胚层形成合体滋养层浸润母体过程示意图

初级 STB 在胚胎植入时形成,尽管是最早与母体接触并建立母胎联系的胎儿组织,但基于伦理问题和实验方法的限制,对人类初级合体化的形态发生和功能研究十分有限,基本上停留于形态学观察阶段。对初级合体化最初的观察是受精后第 7 日胚胎植入到子宫内膜的组织学切片(图 2-5-2)(Hertig et al.,1956),所以,在今后的工作中对初级合体化发生机制的研究尤为重要。

日趋成熟的人类胚胎体外培养技术已经使离体培养突破了 10 日以上,培养皿中胚胎经历的变化与在母体内发育

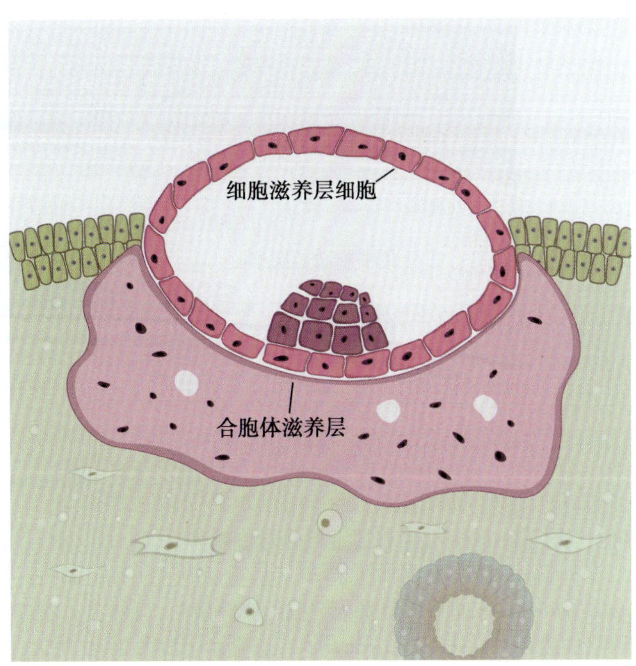

图 2-5-2 受精后第 7 日胚胎植入到子宫组织切片

的胚胎并无显著差异(Deglincerti et al.,2016;Shahbazi et al.,2016)。同时,胚胎子宫内膜三维共培养模型已用于对胚胎植入机制的研究,应用这个模型能够在体外条件下观察到合胞体的形成,是研究初级合体化的理想模型。

(二)次级合体化

STB 的形成最早是在胚胎植入时发生,约在受精后第 11 日胚泡完全植入,胚胎完全被合体滋养层细胞覆盖,这时细胞融合(即初级合体化)停止。次级合体化发生在细胞滋养层细胞的顶端区和 STB 的基底膜间。一直到足月分娩,胎盘绒毛细胞滋养层细胞中都有一类具有增殖分化能力的细胞,这类细胞可分裂为两个细胞,其中一个与外围的 STB 发生融合,而另一个细胞继续保持有丝分裂特性。滋养层细胞的这种特性使 STB 的表面积增大,同时新融合的细胞可以取代老化的 STB,并将这部分老化细胞代谢到母体血液循环中(Redman et al.,2007)(图 2-5-3)。STB 的代谢过程对其结构维持、功能建立及通过脱落产物对母体的信号传递都十分重要。

初级 STB 与胎盘绒毛的合胞体功能也不尽相同。在围植入期,STB 不仅是母胎屏障,而且具有浸润特性。妊娠 3 周后,主要具有浸润特性的绒毛外滋养层细胞突破 STB 的包围,逐渐侵入到母体血管。人类滋养层细胞的次级合体化可持续整个妊娠过程,形成的 STB 覆盖在胎盘绒毛表面,主要负责妊娠相关激素(hCG 和孕酮等)的分泌,以及母胎间营养物质和代谢废物的交换。

二、融合分子

(一)内源性逆转录病毒膜糖蛋白

滋养层细胞的融合是一个受到精细调控的过程,多种转录因子、膜蛋白、细胞因子、生长因子及细胞骨架等均参与调节。其中,Syncytin 是迄今发现的促进胎盘滋养层合体化的

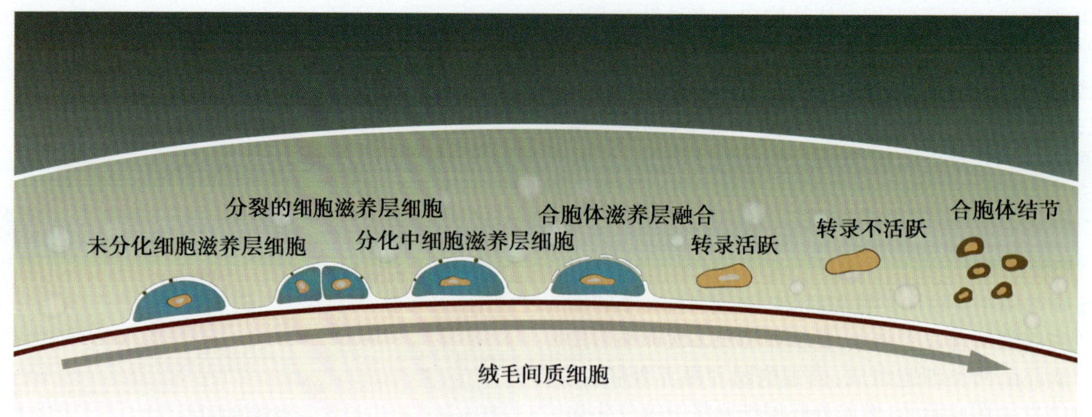

图 2-5-3　细胞滋养层细胞分化过程模式

融合分子(fusogen),其表达直接介导细胞融合。

Syncytin 是人类内源性逆转录病毒家族(human endogenous retroviruses,HERVs)基因编码的膜糖蛋白,目前在人类基因组中发现 *syncytin-1* 和 *syncytin-2*,分别由 *HERV-W* 和 *HERV-FRD* 编码(Mi et al.,2000)。据报道,在 2 500 万~4 000 万年前,不同种系的逆转录病毒侵入灵长类动物的生殖细胞并整合到宿主基因组。在漫长的进化过程中,HERVs 经历反复扩增、转座等事件后,在基因组产生多拷贝和单拷贝的原病毒。

另外,HERVs 与目前的外源性逆转录病毒具有相似的基因结构,如人类免疫缺陷病毒(human immunodeficiency virus,HIV)、人 T 细胞白血病病毒(human T cell leukemia virus,HTLV),均由两个长末端重复序列(long terminal repeats,LTRs)间的 gag、pol 和 env 区域组成(Renard et al.,2005)。已知 HERVs 构成了人类基因组的 8%,并且已经鉴定了超过 20 个 HERVs 成员,尽管在编码序列中有突变、缺失和提前出现编码终止信号等缺陷,小部分 HERVs 还是有生产病毒产物和病毒类颗粒的能力。

逆转录病毒包膜蛋白锚定于宿主病毒膜中,这些蛋白由两个亚基组成,一个是跨膜(transmembrane,TM)亚基,另一个是细胞表面(surface,SU)亚基。TM 亚基主要负责膜融合,包含一个疏水肽段,在介导病毒与细胞膜融合时,能穿透靶细胞的细胞膜,而 SU 亚基主要对靶细胞的细胞膜受体识别和黏附发挥作用。

在已检测的 23 种人体组织中,*syncytin-1* 在胎盘组织特异性高表达。妊娠早期的绒毛及绒毛外组织中均发现 *syncytin-1* 的转录产物,且妊娠早、中期的绒毛滋养层细胞也检测到 Syncytin-1 蛋白,在原代培养的细胞滋养层细胞自发融合过程中,Syncytin-1 表达上升,同时用腺苷酸环化酶(cyclic-adenosine monophosphate,cAMP)类似物 forskolin 处理细胞也可使其表达升高(Mi et al.,2000)。通过 RNA 干扰降低原代培养滋养层细胞中 *syncytin-1* 的表达可显著抑制细胞自发融合,说明 *syncytin-1* 在滋养层细胞融合中发挥重要作用(Frendo et al.,2003b)。因此,*syncytin-1* 可视作人类滋养层细胞融合的标志分子。

Syncytin-2 蛋白仅表达于部分绒毛滋养层细胞(Vargas et al.,2009)。在早期绒毛中,Syncytin-2 定位于细胞滋养层细胞。与 Syncytin-1 不同的是,Syncytin-2 在合体滋养层(STB)和绒毛外滋养层细胞中并不表达,说明两种蛋白的调控机制可能不同。Syncytin-2 的受体是 MFSD2,属于跨膜碳水化合物转运蛋白超家族,原位杂交结果显示该受体表达仅限于 STB。体外实验表明,Syncytin-1、Syncytin-2 都能够诱导多种细胞发生融合形成巨大的合胞体。目前,Syncytin-1、Syncytin-2 在胎盘发育过程中,特别是细胞滋养层细胞融合形成 STB 的过程中起重要作用。膜融合的起始需要由 Syncytin-1 与两个氨基酸转运蛋白结合来启动(Kudo et al.,2002;Jansson,2001)。在滋养层细胞中过表达 Syncytin,可以观察到大量发生融合的细胞,然而这些融合细胞的功能与特征是否与其他滋养层融合模型中的多核细胞一致,尚无报道。

(二) 参与细胞融合的蛋白

重要的组织特异性融合蛋白家族还有去整合素和金属蛋白酶结构域(a disintegrin and a metalloproteinase domain,ADAM)蛋白(Stone et al.,1999;Huovila et al.,1996)。该蛋白家族中有 30 多个成员,含有去整合素和金属蛋白酶结构域。同时,该蛋白家族多含疏水性融合多肽,在细胞融合中发挥关键作用。

ADAM 蛋白家族中 Fertilin α 和 Fertilin β(ADAM-1 和 ADAM-2)在小鼠精子-卵子融合中发挥重要作用,但不参与人类的精子和卵子融合。Meltrin(ADAM-12)也是 ADAM 蛋白的家族成员,参与合胞体融合,促使肌原细胞融合形成骨骼肌纤维和破骨细胞。ADAM 蛋白促使细胞膜脂质重组来完成磷脂酰丝氨酸外翻,Fertilin 融合肽与脂质膜的结合力,最终导致细胞间相互融合。静电吸引在这个融合过程中起至关重要的作用,磷脂酰丝氨酸带负电荷,它的外翻为细胞表面融合蛋白发挥功能,提供负电荷环境。

研究结果表明,ADAM 蛋白可能是多种细胞发生融合的候选分子。人类胎盘中发现 ADAM-12 的 mRNA 证实了这一假设。

(三) 其他相关分子

丝裂原激活蛋白激酶(mitogen-activated protein kinases,MAPKs)胞外信号调节激酶 1/2(extracellular regulated kinase 1/2,ERK1/2)和 p38 在细胞分化和融合过程中发挥重要作用。特异的 ERK1/2 和 p38 抑制剂可以抑制原代滋养层细胞

自发融合(Daoud et al.,2005)。

另一个可能参与滋养层细胞融合的调控因子是蛋白激酶A(protein kinase A,PKA)。瞬时表达PKA的催化亚基可以促进BeWo细胞(绒毛膜癌滋养层细胞系)融合。经PKA的激活剂forskolin处理的BeWo细胞可以使胶质细胞缺失同源基因1(glial cells missing homolog 1,*GCM1*)的表达上升(Knerr et al.,2005)。*GCM1*是第一个被发现参与滋养层细胞融合的转录因子,在人胎盘中*GCM1*可以激活*syncytin-1*和*syncytin-2*的转录(Lin et al.,2005)。

氨基酸转运蛋白CD98对滋养层细胞融合也有重要作用(Kudo et al.,2003)。在BeWo细胞中干扰CD98的表达,可显著抑制细胞融合(Kudo et al.,2004)。当CD98与其配体*galectin 3*结合受抑制后,BeWo细胞融合程度也会下降(Dalton et al.,2007)。

除上述分子外,connexin家族成员也在滋养层细胞融合过程中发挥重要作用,connexin 43被干扰后,BeWo细胞融合被抑制(Frendo et al.,2003a)。细胞融合时,细胞骨架发生改变,细胞间黏附分子被降解。Caspases家族成员能特异地参与细胞骨架和细胞间黏附分子的降解,该家族成员在细胞凋亡中发挥重要作用。这些蛋白参与细胞融合的过程如图2-5-4所示。此外,一些细胞间的连接分子,如connexin 43、ZO-1等也参与了滋养层细胞融合。

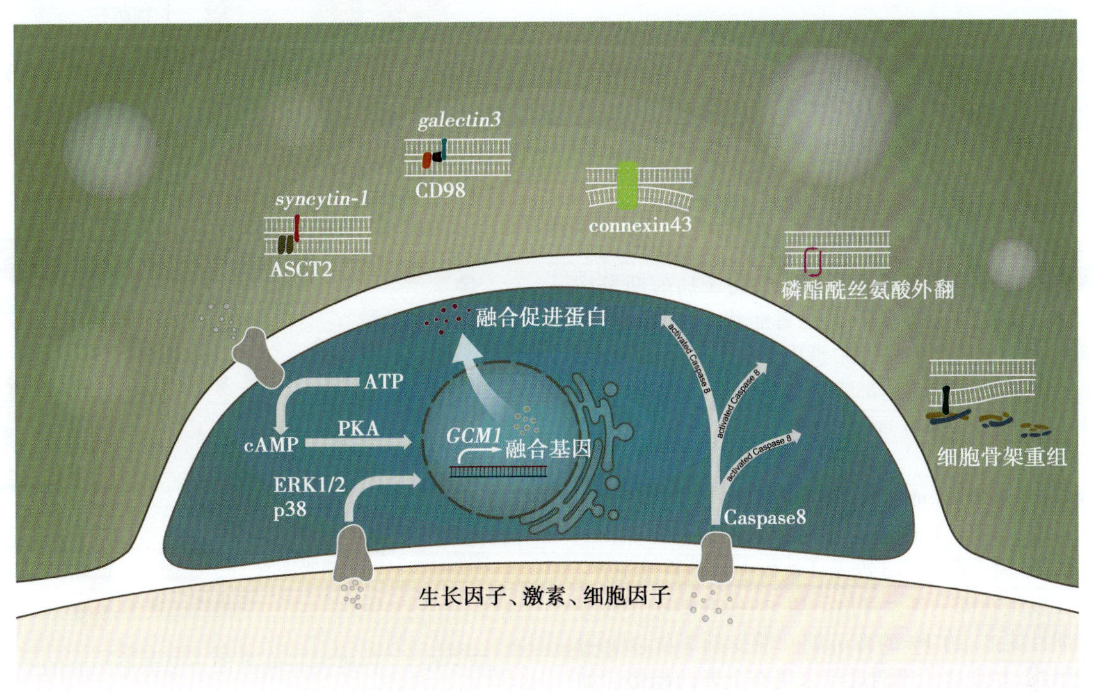

图2-5-4 滋养层细胞融合的调控

ERK1/2. 胞外信号调节激酶1/2;*GCM1*. 胶质细胞缺失同源基因1;PKA. 蛋白激酶A;cAMP. 腺苷酸环化酶;ATP. 腺苷三磷酸;ASCT2. 氨基酸转运蛋白2。

三、滋养层细胞合体化与细胞周期

胎盘绒毛中只有细胞滋养层细胞具有DNA合成能力,例如,在妊娠第6~9周绒毛中,1.5%~2.9%的细胞具有有丝分裂活性,而合体滋养层(STB)中未检测到有丝分裂活性,因此细胞周期调控对于滋养层细胞的功能意义重大(Kar et al.,2007)。细胞滋养层细胞具有增殖能力,在保证自我更新的基础上提供分化所需的细胞库,而STB不能增殖,在其中也未观察到具有分裂象的细胞核。基于此,一般认为细胞滋养层细胞需要退出细胞周期才能发生融合,在这一过程中需合成更多细胞器增加代谢活动。

四、细胞融合中的早期凋亡事件及磷脂酰丝氨酸外翻

近年来,人们通过对细胞凋亡级联反应的研究,对STB的产生有了新的认识。合胞体在母胎界面经历一个动态平衡的过程,即细胞融合形成合胞体,老化的合胞体脱落形成合胞体结节,这样维持了合胞体的稳态。在此过程中发生一系列早期凋亡事件,在部分分化的细胞滋养层中能够检测到活性形式的Caspase 8和Caspase 10。人早期胎盘绒毛外植体培养实验发现,Caspase 8的抑制剂或干扰片段能够显著抑制细胞融合(Black et al.,2004)。同时,最近研究发现,forskolin可诱导滋养层细胞中Caspase 14表达升高,提示该分子也可能参与滋养层细胞融合(White et al.,2007)。Caspase可介导磷脂酰丝氨酸(phosphatidylserine,PS)外翻,导致细胞膜外侧积累大量负电荷。

合胞体中的细胞凋亡不会立刻介导细胞死亡,相反,即将融合的滋养层细胞会高表达凋亡抑制因子(Mcl1、Bcl-2),阻碍其细胞凋亡的生物学进程,增强绒毛合胞体的代谢能力和运输能力。在此之后,细胞凋亡级联反应重新开始直至最

后完成，凋亡的合胞体（即合胞体结节）脱落，进入母体血液循环。

PS外翻是细胞融合的先决条件，在细胞滋养层细胞原代培养和绒毛外植体中都得到了证实。采用forskolin使绒毛膜癌细胞发生融合时，加入与细胞外膜的磷脂酰丝氨酸蛋白辅酶因子结合的单克隆抗体，可阻滞细胞融合的发生。

五、滋养层细胞合体化异常与相关疾病

目前，研究表明，胎盘滋养层合体化异常与子痫前期的发生相关（Huppertz et al.，2013）。胎盘合体化异常可能引起如子痫前期、习惯性流产等妊娠相关疾病（Roberts et al.，2005）。

子痫前期是一种严重的妊娠疾病，影响着5%～8%妊娠女性的健康并危及孕妇和围产期婴儿的生命。子痫是我国引起孕产妇死亡的主要原因之一，其死亡率高达2%～5%，在初产妇、有高血压及血管疾病的孕妇中更为常见，约每200例子痫前期患者中就有1例发生子痫。目前认为子痫前期是一种由多因素和多基因突变导致的复杂疾病。已知凝血、胎盘发生、血管发生、免疫调节、氧化应激调节、脂代谢调节等相关基因的表达变化和单核苷酸多态性与子痫前期发病密切相关，其中，胎盘因素尤为重要，患者症状在移除胎盘后可快速得到改善。子痫前期患者胎盘中*syncytin-1*、*syncytin-2*和*GCM1*的mRNA和蛋白表达都降低，说明子痫前期胎盘细胞融合能力可能变弱（Chen et al.，2008；Chen et al.，2006；Chen et al.，2004）。

习惯性流产（habitual abortion）又称反复自然流产（recurrent pregnancy loss，RPL）或复发性流产（recurrent miscarriage），指妊娠20周之前连续3次及3次以上发生自然流产，每次流产往往发生在同一妊娠月份。约5%的育龄期女性有两次以上习惯性流产，约1%的育龄期女性受到3次以上习惯性流产的困扰，并且这一比例近年来仍有上升的趋势。如前所述，STB分泌妊娠建立和维持及胎盘发育所必需的最关键激素hCG和孕酮。胚胎植入后，胎盘绒毛合体滋养层分泌的hCG刺激黄体分泌孕酮，之后孕酮由STB合成。由此可见，胎盘合体化的异常将导致hCG和孕酮分泌异常，极可能是引发习惯性流产的原因。目前尚无*syncytin-2*在习惯性流产绒毛中表达水平的报道。

若*HERV-W*和*HERV-FRD*基因发生突变，则会导致Syncytin-1、Syncytin-2功能异常，从而影响滋养层细胞的融合及胎盘绒毛的发育并引发多种妊娠疾病，如子痫前期、胎儿生长受限、习惯性流产等。

（王红梅　中国科学院动物研究所）

第六节　滋养层细胞浸润途径分化

人类胚胎植入后14日左右，细胞滋养层迅速生长，突破合体滋养层（STB），形成滋养层细胞柱，进入绒毛外分化途径。滋养层细胞柱中的细胞滋养层细胞逐渐分化为具有强浸润能力的绒毛外细胞滋养层细胞，并进一步分化为血管内滋养层细胞（endovascular extravillous cytotrophoblasts，enEVT）与间质滋养层细胞（interstitial extravillous cytotrophoblasts，iEVT）。iEVT浸润进入母体蜕膜，至子宫肌层的上1/3，与子宫的不同细胞相互作用，将胎盘锚定于子宫壁。enEVT进入母体蜕膜螺旋动脉，取代血管内皮细胞，改建母体子宫螺旋动脉，从而增加胎盘血流供应，为胎儿发育提供充足的营养（图2-6-1）（Ji et al.，2013）。本节主要介绍绒毛外滋养层的浸润功能。

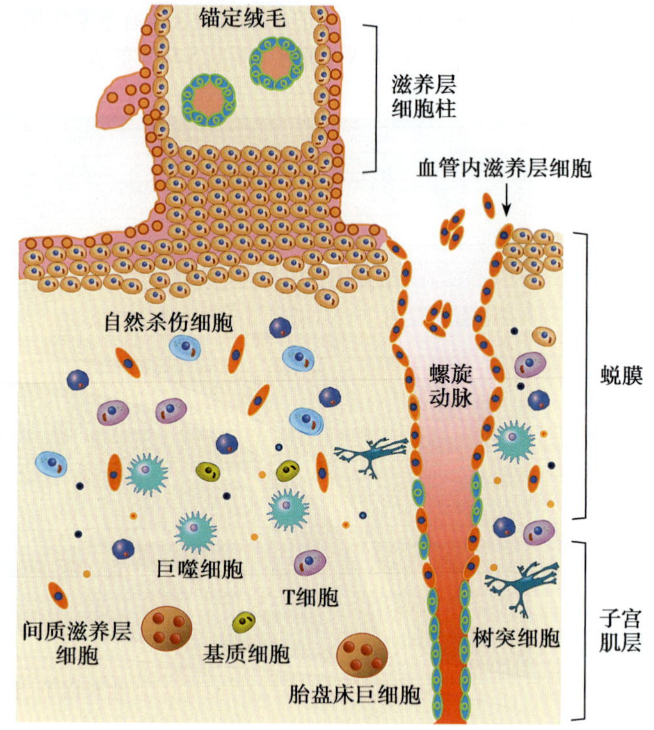

图2-6-1　妊娠期母胎界面上滋养层细胞的浸润及对血管的改建

一、具有浸润特性的滋养层细胞特征

绒毛外滋养层细胞构成胎盘滋养层细胞柱，从其近端到远端，细胞的表型逐渐发生改变。绒毛基底膜近端的数层细胞为活跃增殖的极性化上皮细胞，与绒毛滋养层细胞的形态相似；至滋养层细胞柱远端，细胞不再发生分裂，且形态发生改变，成为较大的多角形浸润性间质样细胞。这些细胞或浸润进入蜕膜化的子宫内膜与子宫肌层的上1/3，称为iEVT；或浸润进入子宫螺旋动脉，模拟血管内皮细胞的表型，称为enEVT（图2-6-1）。与细胞滋养层细胞相比，分化后的绒毛外滋养层细胞表达不同的分子标记，如细胞黏附分子、整合素、生长因子、人类白细胞抗原（human leucocyte antigen，HLA）分子。例如，细胞滋养层特征性地表达整合素α6β4，而iEVT表达整合素α1β1与α5β1。此外，iEVT表达多种蛋白酶，如二肽基肽酶Ⅳ、羧肽酶M、基质金属蛋白酶（matrix metalloproteinase，MMP）和尿激酶型纤溶酶原激活物（urokinase-type plasminogen activator，u-PA）等。滋养层细胞柱中的细胞分化过程尚未完全阐明，但体外研究表明该过程可能是以内源性

因素为主，涉及相关黏附分子的变化和多种蛋白酶的表达调控。

iEVT 的浸润涉及细胞增殖、基质降解、迁移与分化等过程，这些过程受多种因素的严格调控。现已发现，iEVT 应答多种自分泌与旁分泌因子，包括细胞因子、生长因子、蛋白酶等；促进性因子与抑制性因子的平衡调节 iEVT 的浸润。子宫肌层中 MMP-2、MMP-9 和 u-PA 的表达水平低于蜕膜，可能控制 iEVT 向子宫肌层浸润的深度。许多激素对 EVT 浸润具有调节作用，包括 hCG、甲状腺激素、胎盘生长因子（placental growth factor，PlGF）、促肾上腺皮质激素释放激素、促性腺激素释放激素等。免疫细胞产生的多种细胞因子也对 iEVT 浸润起调节作用，其中 IL-1b、IL-8、IL-15 等细胞因子促进浸润，而 IL-10、IL-12、IL-24 等细胞因子抑制浸润。上述内分泌、自分泌和旁分泌因子的时空精细调节，保证了滋养层细胞的浸润限制在整个子宫内膜与子宫肌层的上 1/3 处。

iEVT 最终分化为胎盘床巨细胞。与合体滋养层（STB）细胞相似，胎盘床巨细胞可以分泌人胎盘催乳素和 hCG，这说明，胎盘床巨细胞能在正常妊娠维持中发挥作用。此外，这些巨细胞还产生蛋白酶抑制剂，可以防止绒毛外滋养层细胞过度浸润至子宫肌层深部。

妊娠前 3 个月，iEVT 浸润进入母体蜕膜组织，但并不引发母体的免疫反应。这种免疫豁免的具体执行机制是一个研究的热点问题。目前最受关注的焦点在于 iEVT 与特异性蜕膜自然杀伤（decidual natural killer，dNK）细胞间的相互作用。在胚胎植入位点附近，dNK 细胞占据淋巴细胞总量的大部分。此类细胞的表面受体可与 iEVT 所表达的 3 种人类白细胞抗原（HLA）结合，后者有助于母胎界面的免疫耐受。有研究表明，HLA-E 可以与 dNK 细胞表面的抑制性受体以高亲和力相结合，从而抑制 dNK 细胞的细胞毒性（Moffett-King，2002）。关于 dNK 细胞与 iEVT 相互作用的讨论详见本篇第三章。

二、氧分压对滋养层细胞向浸润方向分化的影响

氧分压被认为是滋养层细胞增殖与分化平衡中的一个关键因素，某些特定的转录因子作为氧感受器发挥作用，如缺氧诱导因子（hypoxia-induced factor，HIF）。缺氧或高氧可在大多数动物组织中诱导异常反应，因此适宜氧浓度对机体的健康十分重要。妊娠期间，绒毛内氧分压随母胎循环的逐步建立而发生改变。据估计，妊娠 8 周和 10 周时，绒毛内的平均氧分压分别为 17.9±6.9mmHg 和 39.6±12.3mmHg。随着血管改建，母胎间的气体交换能力增强，氧分压水平随之增至 80~100mmHg。氧分压在妊娠阶段的变化不仅依赖于母胎界面血管发育，也对调节滋养层细胞行为、维持正常的胎盘发育起关键作用。

有研究利用从妊娠 5~8 周绒毛中分离得到的细胞滋养层细胞与锚定绒毛外植体，发现较低的氧浓度（2% 氧气或 14mmHg）可以刺激细胞滋养层细胞进入细胞周期、开始活跃增殖，从而阻止其向浸润途径分化，证明氧分压可调节滋养层细胞的增殖行为（Genbacev et al.，1997）。这一观点随后被来自多个滋养层细胞系和胎盘外植体的研究证据所支持。低氧也可抑制 EVT 向母体螺旋动脉的浸润。与 17% 氧气条件相比，在 3% 氧气条件下与子宫肌层螺旋动脉共培养，iEVT 的浸润受到抑制。

然而，另一些结果表明，低氧可能抑制滋养层细胞的增殖。这些结果指出，处于不同妊娠周龄的滋养层细胞分化能力可能存在差异。以 HTR8/SVneo 细胞为模型探讨氧分压对细胞浸润的影响时，不同研究得到的结果并不一致。Graham 等的报道支持低氧（1%）对浸润的促进作用，该促进作用通过诱导 HTR8/SVneo 细胞中细胞表面 uPAR 的上调而实现。他们同时认为，应答低氧而浸润能力增强是滋养层细胞、癌细胞等浸润性细胞的普遍特性。另有报道则证明低氧下的 HTR8/SVneo 细胞浸润性有所降低。

上述明显相反的结果提出了两个问题，即哪些变量影响了体外实验；体外的低氧环境能否真实反映体内的生理与病理氧气浓度。Burton 等提出，体外氧分压相关研究必须克服 3 个主要障碍：①体外缺乏血红蛋白作为氧载体；②特定妊娠周龄下，体内真实氧分压的精确测量；③样品采集与培养期间因疏忽所致的氧化应激。例如，外植体样本应当被修剪至 5mm 厚，以降低出现组织缺氧的可能性（Burton et al.，2006）。

三、研究新进展与挑战：滋养层细胞向浸润方向分化相关信号通路

至今为止，已有多条信号通路被发现参与调控滋养层细胞浸润，其中包括 MAPK 信号通路、JAK-STAT、Wnt、FAK 和 Rho/ROCK、TGF-β 超家族信号通路等。

MAPK 信号通路参与滋养层细胞的浸润与分化过程，是许多促浸润性因子的下游通路。IGF-Ⅱ、IGFBP-1、内皮素和前列腺素 E_2 均可在人类滋养层来源的永生化细胞系 HTR8/SVneo 中激活 ERK1/2，促进细胞的浸润与迁移。表皮生长因子（EGF）通过激活 MAPK 与 PI3K，在 HTR8/SVneo 细胞中诱导 MMP-9 的生成，从而促进细胞迁移。HGF 在绒毛外滋养层细胞系 SGHPL-4 中通过 p42/p44 激活 MAPK 通路。LIF 则通过激活 ERK1/2 和 STAT3 以诱导 JEG-3 细胞浸润。ERK 和 AKT 信号通路也能够提高 MMP-2 水平，从而参与 hCG 介导的 SGHPL-4 细胞浸润和迁移。在子痫前期胎盘的浸润性滋养层细胞中，ERK1/2 的磷酸化形式较正常胎盘显著升高。

JAK-STAT 信号通路的多个成员都被发现与滋养层细胞浸润有关，包括 STAT1、STAT3 与 STAT5。STAT1 和 STAT3 的激活参与 LIF 对 HTR/SVneo 和 JEG-3 细胞浸润的诱导；ERK1/2 和 JAK-STAT 介导的 STAT3 磷酸化（丝氨酸 727）参与 LIF 介导的 JEG-3 浸润，也与 mucin1、Fos 和 Jun 等浸润相关分子有关。人类胎盘生长因子（human PlGH，hPlGH）通过 JAK2 激活 STAT5，并促进原代 EVT 浸润；EGF 也通过 STAT5 诱导 HTR/SVneo 和 JAR 的增殖和浸润。值得注意的是，STAT3 存在于早孕绒毛分离的原代滋养层细胞中，但难以在足月胎盘分离的滋养层细胞中检测到，说明 JAK-STAT 信号通路可能在人类胎盘发育早期的滋养层细胞浸润过程中发挥作用。

经典的 Wnt 信号通路在 EVT 分化过程中上调促迁移基因的表达而促进滋养层细胞迁移和浸润。在妊娠早期滋养层细胞中，Wnt3a 通过诱导 β-catenin/TCF 转录因子复合体与靶基因 *cyclinD1* 表达而促进滋养层细胞增殖。早孕绒毛外植体与 SGHPL-5 细胞中，经典的 Wnt 信号和 PI3K/Akt 信号分别独立参与介导 Wnt3a 刺激的滋养层细胞迁移和 MMP-2 产生。子痫前期胎盘中 Dkk1 和 sFRP4（Wnt 信号抑制剂）表达上升，β-catenin 和 Wnt-2 表达下降。

FAK 信号接受整合素、生长因子和 G 蛋白偶联受体的刺激，激活下游的激酶级联反应；并能磷酸化 Rho、Rac、Cdc-42 等 Rho 家族 GTP 酶的正向调节因子 GEF 与负向调节因子 GAP。Rho、Rac 和 Cdc-42 随后激活下游效应分子，如 ROCK 和 PAK，调节细胞骨架蛋白等多种基因的转录。FAK-Src 信号参与环胞多肽 A 诱导的滋养层迁移与浸润，在人类原代滋养层细胞与 JEG-3 中上调 MMP-2 和 MMP-9 活性，并抑制 E-cadherin 表达。IGF-Ⅰ和 IGF-Ⅱ可通过 RhoA、RhoC 与 ROCK 促进人类滋养层细胞的迁移。此外，FAK 活性的降低可抑制 MMP-2 的活性和细胞迁移能力，而选择性抑制 Rho-ROCK 信号可抑制原代滋养层细胞的迁移。

TGF-β 超家族包括 40 余个成员，通过Ⅰ型和Ⅱ型丝/苏氨酸受体酪氨酸激酶［激活素受体样激酶（activin receptor-like kinases，ALK）传导信号。该家族的每一个成员都结合特定的Ⅰ型和Ⅱ型受体，自身磷酸化并随后激活 Smad，入核进行基因转录。TGF-β 超家族对滋养层细胞的浸润具有负向调节作用。利用 HTR8/SVneo 作为细胞模型，TGF-β1、Nodal、Nodal 受体与组成性激活的 ALK7 均可抑制细胞迁移和浸润。TGF-β 信号通过 Smad2 降调细胞-细胞黏附分子 VE-cadherin 表达。胎盘外植体中，Nodal 处理可提高 TIMP-1 表达水平，并降调 MMP-2 和 MMP-9，抑制外植体的扩张和 EVT 的迁移；反之，抑制 TGF-β Ⅰ型受体的表达，可增强 HTR8/SVneo 细胞的迁移与浸润能力。

（王雁玲）

第七节　子宫螺旋动脉改建

正常的胎儿宫内发育需要足够的营养和物质供应。母体与胎儿的物质交换发生在胎盘绒毛中母体与胎儿的毛细血管之间，通过浸没在母体血窦中的合体滋养层（STB）细胞进行。妊娠期间，胎儿发育形成绒毛内的毛细血管系统，而母体通过血管扩张和血管新生增加胎盘的血流量，以适应胎儿日益增长的需求。蜕膜血管发育与螺旋动脉的改建是胎盘发育过程中的重要环节。

一、子宫螺旋动脉改建的研究历史

子宫胎盘动脉是子宫肌层动脉的分支。在子宫内膜或蜕膜内，这些血管呈螺旋状，因此也被称为螺旋动脉或螺旋小动脉。一些作者将螺旋动脉的术语限制于子宫内膜的非妊娠时期，并在胎盘形成后重新命名血管。在大多数出版物中，这些术语被同义使用。

母体子宫内膜血管和绒毛间腔隙系统的第一次接触发生在妊娠 11~12 日，此时母体血液进入绒毛间隙，但在此期间人类母胎间是否产生有效的子宫胎盘循环还存在疑问。妊娠 28~29 日，研究者未在样本中发现螺旋动脉开口于绒毛间隙，最早能发现螺旋动脉开口的样本为 30 日。

Schaaps 和 Hustin 等运用多普勒超声检查及活检方法对胎儿胎盘循环进行检测。他们发现妊娠早期绒毛膜绒毛的抽样活检通常无血，也并未发现妊娠 13 周前的绒毛间有血流回声。组织学方法未能在妊娠早期绒毛间隙发现母血痕迹。此外，他们在妊娠前 12 周对胎盘进行体内造影观察，发现胎盘苍白，钡元素不能进入绒毛间隙。然而，Meekins 等利用妊娠早期行子宫切除术的患者标本，在妊娠早期阶段均发现绒毛间隙存在母血。根据这些数据，他们认为子宫胎盘动脉在妊娠早期全部堵塞的现象非常罕见，且子宫胎盘循环在妊娠前 12 周并不中断。

在 1977 年秋的欧洲胎盘组（European Placenta Group）会议上，研究者们讨论了在人类妊娠过程中得到的数据。本次研讨会的成员达成一致意见，认为妊娠前期母体循环可以因为部分动脉的堵塞而减少，但是不会完全中断。与该共识相一致的是，在整个妊娠早期测得的胎盘氧分压均偏低，直到妊娠 13 周才开始上升（Genbacev et al.，1997）。这些数据同样提示低氧是调控滋养层细胞增殖与浸润平衡的主要因素。

螺旋动脉在妊娠第 8 周时几乎垂直穿过子宫壁。随着妊娠的进行，胎盘逐渐增大，外周动脉变得更加倾斜，至第 10 周时其远端近乎平行于基底膜。滋养细胞浸润进入后破坏这些血管的水平段，形成通向绒毛间隙的新开口。这些新的动脉开口造成了血流的改变。该现象在妊娠 8~14 周的胎盘周围很常见。

妊娠期间，螺旋动脉的螺旋数量变少。螺旋形直接在子宫基底膜下方形成大环，可能会导致在同一根螺旋动脉上连续形成多达 7 个开口。在接近足月时，这些开口和分支的大部分会被血块阻塞，导致每个动脉最终只剩一个开口。

二、滋养层细胞改建母体血管的特征与进程

正常胎盘发育期间，母体子宫螺旋动脉经历广泛的改建，是母体对妊娠的重要适应过程。改建过程中，enEVT 替代螺旋动脉的内皮细胞与平滑肌细胞，将高阻力低流量的螺旋动脉改建为低阻力、高流量、收缩能力降低的血管。这种替代是一个血管拟态的过程，由于侵入的滋养层细胞的黏附分子表达发生改变，细胞由上皮特性转化为内皮特性，因此该过程也称为血管内转换或假性血管发生。螺旋动脉改建过程的形态学特征包括血管平滑肌细胞脱离、内皮细胞肿胀、血管扩张、绒毛外滋养层细胞浸润、内皮细胞丢失、血管平滑肌细胞丢失、纤维蛋白沉积、血管内部出现 EVT、内皮更新等。

母体子宫螺旋动脉的改建持续至妊娠第二阶段的中期。其深度与 iEVT 的浸润类似，可以深达子宫肌层的上 1/3 处。子宫螺旋动脉改建的发生并不均匀，主要发生在胎盘的中央部位，边缘区域相对较少。改建完成后，螺旋动脉在长度上

有所增加，管腔直径增加数倍，且对促进血管紧张的药物不再敏感。改建后的低阻力、高流速螺旋动脉可以向绒毛间隙中提供足够的母体血液，为妊娠过程中维持胎儿生长发育所必需。有研究者将螺旋动脉改建分为四个阶段（Smith et al.，2009）。第一阶段时，小动脉完整，血管周围具有完整的平滑肌层，内部覆盖完整的血管内皮层。第二阶段时，平滑肌层开始瓦解，但动脉内并不出现血管滋养层细胞。第三阶段时，平滑肌细胞和血管内皮细胞大量瓦解，血管周围出现间质绒毛外滋养层细胞，血管内出现 enEVT。至第四阶段，螺旋动脉完全改建，不再存在残余的平滑肌层，enEVT 嵌入血管完全替代内皮细胞。

三、血管内滋养层细胞的起源

enEVT 可能具有两种起源，分别为 iEVT 和 enEVT 栓。妊娠早期，蜕膜浅表的子宫螺旋动脉被 iEVT 包围。这些 iEVT 沿螺旋动脉分布，并开始打乱血管平滑肌细胞的正常分布。当其浸润进入动脉腔后，将转变为血管内皮细胞样的表型，即转变为 enEVT。然而，已有研究证明，这种由 iEVT 起源的转变过程仅发生于蜕膜浅表的螺旋动脉区，深部螺旋动脉的改建则涉及 enEVT 的另外一种起源，即 enEVT 栓，指 enEVT 沿血管腔逆行、迁入螺旋动脉后形成的栓样结构。EVT 脱离其周围的细胞外基质，并沿着血管进行迁移；与此同时，母体的血管内皮发生凋亡（图 2-7-1），被 enEVT 继续取代。该过程与假性血管发生相类似。enEVT 可以在母体血管内模拟血管内皮细胞的性状，这种能力可能是由 enEVT 的表面黏附分子从上皮细胞型转化为内皮细胞型所致。enEVT 下调了上皮细胞的标志物 E-cadherin 和 α6β4，上调了内皮细胞标志物 VE-cadherin、PECAM、NCAM（CD56）及整合素 α5β1、α1β1 和 αVβ3 的表达。近来，基于小鼠模型的研究证实母体血管可以被修复。这个修复过程涉及再内皮化和内皮增生（发生在内皮细胞和 enEVT 包围的纤维蛋白间）。

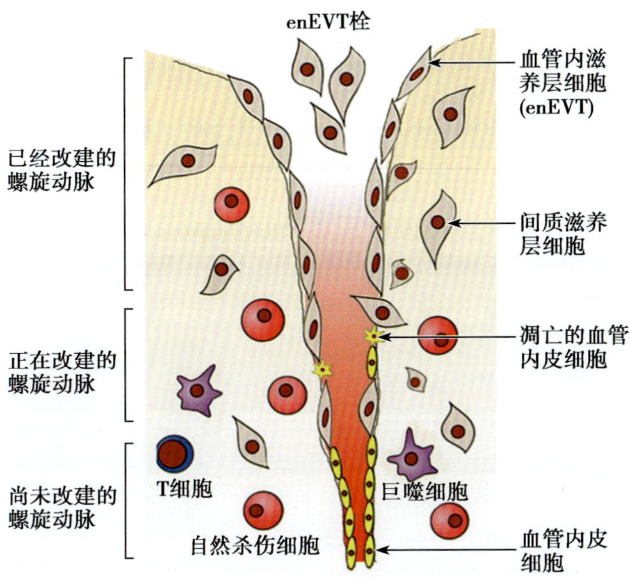

图 2-7-1 滋养层细胞对螺旋动脉的改建

四、蜕膜自然杀伤细胞在母体子宫螺旋动脉改建中的作用

螺旋动脉的改建过程受到多种类型的局部细胞与因子的调节作用。蜕膜自然杀伤（dNK）细胞与浸润性的绒毛外滋养层细胞均参与改建过程的调控。妊娠早期，蜕膜基质细胞的 30%～40% 为淋巴细胞，而 dNK 细胞占淋巴细胞总数的 70%（Moffett-King，2002）。人类的 dNK 细胞与外周血 NK 细胞具有不同的表型与细胞特性，外周血 NK 细胞的表面分子标志主要为 $CD56^{dim}CD16^{+}$，而 dNK 是 $CD56^{bright}CD16^{-}$ 的淋巴细胞。与外周血 NK 细胞相比，dNK 的细胞杀伤能力较低，但产生大量细胞因子与促血管生长因子，具有促血管生成和血管改建能力。

螺旋动脉改建的起始过程主要由 dNK 细胞执行，无须滋养层细胞参与。妊娠早期，dNK 细胞激活并聚集在螺旋动脉周围，可能参与螺旋动脉平滑肌细胞与内皮细胞的降解与清除。血管发育接近尾声时，dNK 细胞数量开始降低，至足月时下降至很低的水平。有研究者分离子宫肌层螺旋动脉并进行体外研究，发现妊娠早期（8～10 周）分离的 dNK 细胞的条件培养基能够破坏螺旋动脉的血管平滑肌层，导致平滑肌层分离，并使平滑肌细胞形态变圆。这一现象说明 dNK 细胞可能通过分泌相关因子，改变平滑肌细胞的形态，进而破坏血管肌层结构，导致血管平滑肌层的组织结构紊乱，使血管平滑肌细胞远离血管腔并向蜕膜基质迁移（Bulmer et al.，2012）。人类 dNK 细胞分泌多种促血管生成因子与细胞因子，如血管生成素-1、血管生成素-2、VEGF-C、MMP 等，均可能诱导螺旋动脉的改建。

（王雁玲）

参考文献

BIRGIT G，BROSENS J J，2014. Cyclic decidualization of the human endometrium in reproductive health and failure. Endocr Rev，35（6）：851-905.

BLACK S，KADYROV M，KAUFMANN P，et al.，2004. Syncytial fusion of human trophoblast depends on caspase 8. Cell Death Differ，11（1）：90-98.

BULMER J N，INNES B A，LEVEY J，et al.，2012. The role of vascular smooth muscle cell apoptosis and migration during uterine spiral artery remodeling in normal human pregnancy. FASEB J，26（7）：2975-2985.

BURTON G J，CHARNOCK-JONES D S，JAUNIAUX E，2006. Working with oxygen and oxidative stress in vitro. Methods Mol Med，122：413-425.

CHA J，SUN X，DEY S K，2012. Mechanisms of implantation：strategies for successful pregnancy. Nat Med，18（12）：1754-1767.

CHEN C P，CHEN C Y，YANG Y C，et al.，2004. Decreased placental GCM1（glial cells missing）gene expression in pre-eclampsia. Placenta，25（5）：413-421.

CHEN C P，CHEN L F，YANG S R，et al.，2008. Functional characterization of the human placental fusogenic membrane protein syncytin 2. Biol Reprod，79（5）：815-823.

CHEN C P，WANG K G，CHEN C Y，et al.，2006. Altered placental syncytin and its receptor ASCT2 expression in placental development and pre-eclampsia. BJOG, 113(2):152-158.

COCKBURN K, ROSSANT J, 2010. Making the blastocyst: lessons from the mouse. J Clin Invest, 120(4):995-1003.

DALTON P, CHRISTIAN H C, REDMAN C W, et al., 2007. Membrane trafficking of CD98 and its ligand galectin 3 in BeWo cells—implication for placental cell fusion. FEBS J, 274(11):2715-2727.

DAOUD G, AMYOT M, RASSART E, et al., 2005. ERK1/2 and p38 regulate trophoblasts differentiation in human term placenta. J Physiol, 566 (Pt 2):409-423.

DEGLINCERTI A, CROFT G F, PIETILA L N, et al., 2016. Self-organization of the in vitro attached human embryo. Nature, 533 (7602): 251-254.

FRENDO J L, CRONIER L, BERTIN G, et al., 2003a. Involvement of connexin 43 in human trophoblast cell fusion and differentiation. J Cell Sci, 116(Pt 16):3413-3421.

FRENDO J L, OLIVIER D, CHEYNET V, et al., 2003b. Direct involvement of HERV-W Env glycoprotein in human trophoblast cell fusion and differentiation. Mol Cell Biol, 23(10):3566-3574.

GENBACEV O, ZHOU Y, Ludlow J W, et al., 1997. Regulation of human placental development by oxygen tension. Science, 277 (5332): 1669-1672.

HERTIG A T, ROCK J, ADAMS E C, 1956. A description of 34 human ova within the first 17 days of development. Am J Anat, 98 (3): 435-493.

HUOVILA A P, ALMEIDA E A, WHITE J M, 1996. ADAMs and cell fusion. Curr Opin Cell Biol, 8(5):692-699.

HUPPERTZ B, MEIRI H, GIZURARSON S, et al., 2013. Placental protein 13(PP13): a new biological target shifting individualized risk assessment to personalized drug design combating pre-eclampsia. Hum Reprod Update, 19(4):391-405.

JANSSON T, 2001. Amino acid transporters in the human placenta. Pediatr Res, 49(2):141-147.

JI L, BRKIC J, WANG Y L, et al., 2013. Placental trophoblast cell differentiation: physiological regulation and pathological relevance to preeclampsia. Mol Aspects Med, 34(5):981-1023.

KAR M, GHOSH D, SENGUPTA J, 2007. Histochemical and morphological examination of proliferation and apoptosis in human first trimester villous trophoblast. Hum Reprod, 22(11):2814-2823.

KNERR I, SCHUBERT S W, WICH C, et al., 2005. Stimulation of GCMa and syncytin via cAMP mediated PKA signaling in human trophoblastic cells under normoxic and hypoxic conditions. FEBS Lett, 579 (18): 3991-3998.

KUDO Y, BOYD C A R, 2002. Human placental amino acid transporter genes: expression and function. Reproduction, 124(5):593-600.

KUDO Y, BOYD C A R, 2004. RNA interference-induced reduction in CD98 expression suppresses cell fusion during syncytialization of human placental BeWo cells. Febs Letters, 577(3):473-477.

KUDO Y, BOYD C A R, MILLO J, et al., 2003. Manipulation of CD98 expression affects both trophoblast cell fusion and amino acid transport activity during syncytialization of human placental BeWo cells. J Physiol, 550(Pt 1):3-9.

LIN C, LIN M, CHEN H, 2005. Biochemical characterization of the human placental transcription factor GCMa/1. Biochem Cell Biol, 83 (2): 188-195.

MI S, LEE X, LI X P, et al., 2000. Syncytin is a captive retroviral envelope protein involved in human placental morphogenesis. Nature, 403 (6771):785-789.

MOFFETT-KING A, 2002. Natural killer cells and pregnancy. Nat Rev Immunol, 2(9):656-663.

PLANT T M, ZELEZNIK A J, et al., 2015. knobil and neill's physiology of reproduction. 4th ed. Philadelphia: Elsevier Inc.

REDMAN C W G, LINTON E A, SARGENT I L, 2007. Circulating microparticles and immunomodulation in pregnancy and preeclampsia. Placenta, 28(8-9):A6.

RENARD M, VARELA P F, LETZELTER C, et al., 2005. Crystal structure of a pivotal domain of human syncytin-2, A 40 million years old endogenous retrovirus fusogenic envelope gene captured by primates. J Mol Biol, 352(5):1029-1034.

ROBERTS J M, GAMMILL H S, 2005. Preeclampsia: recent insights. Hypertension, 46(6):1243-1249.

SHAHBAZI M N, JEDRUSIK A, VUORISTO S, et al., 2016. Self-organization of the human embryo in the absence of maternal tissues. Nat Cell Biol, 18(6):700-708.

SMITH S D, DUNK C E, APLIN J D, et al., 2009. Evidence for immune cell involvement in decidual spiral arteriole remodeling in early human pregnancy. Am J Pathol, 174(5):1959-1971.

STONE A L, KROEGER M, SANG Q X, 1999. Structure-function analysis of the ADAM family of disintegrin-like and metalloproteinase-containing proteins(review). J Protein Chem, 18(4):447-465.

VARGAS A, MOREAU J, LANDRY S, et al., 2009. Syncytin-2 plays an important role in the fusion of human trophoblast cells. J Mol Biol, 392 (2):301-318.

WANG H, DEY S K, 2006. Roadmap to embryo implantation: clues from mouse models. Nat Rev Genet, 7(3):185-199.

WHITE L, DHARMARAJAN A, CHARLES A, 2007. Caspase-14: a new player in cytotrophoblast differentiation. Reprod Biomed Online, 14(3): 300-307.

ZHANG S, LIN H Y, KONG S B, et al., 2013. Physiological and molecular determinants of embryo implantation. Mol Aspects Med, 34 (5): 939-980.

第三章

母胎免疫

第一节　母胎界面免疫豁免概述

免疫豁免（immune privilege）又称免疫耐受（immune tolerance），是指在特定部位或特定条件下，机体的免疫系统对外来抗原不产生免疫应答的现象。免疫豁免的作用在于保护机体自身组织尤其是重要器官不会因局部免疫应答反应而损伤，是一种重要的生理性自我保护机制。

母胎免疫豁免最早由英国免疫学家 Peter Medawar 于 1953 年提出，受到自己早期关于皮肤移植中的抗原识别和免疫排斥研究的启发，Medawar 意识到妊娠过程中存在一个重大的免疫学问题，即携带外来抗原的半同种异源胎儿如何在母体中长期生存而不遭受母体免疫排斥。随后，Medawar 率先提出 3 个观点解答这一难题：①母体和胎儿在解剖位置上相互隔离；②胎儿抗原处于未成熟状态；③妊娠过程中母体免疫系统失活。然而，随后的诸多研究证实这 3 种观点并不完全正确。例如，在灵长类和啮齿类动物的胎盘中，滋养层细胞可浸润到富含母体免疫细胞的蜕膜组织，直接将胎儿抗原暴露于母体免疫微环境。

胎儿组织表面表达主要组织相容性复合体（major histocompatibility complex，MHC），其可作为抗原被母体识别，进而引发机体免疫反应。而关于母体血清中检测出胎儿抗原的特异性抗体的研究，进一步证实妊娠过程中母体免疫系统并未失活。尽管如此，Medawar 提出的理论和观点为妊娠过程中的免疫学研究开辟了全新的道路，而母胎免疫豁免机制的探讨也自此成为生殖免疫研究领域的热点和难点。充分揭示妊娠过程中的免疫耐受机制不仅有助于更好地理解妊娠的建立和维持这一重大生理学事件，而且可以为妊娠过程中因免疫紊乱引发的多种妊娠疾病如子痫前期、复发性流产和早产等提供新的治疗策略，同时对于器官移植和肿瘤治疗也具有很高的参考价值。

经过数十年的探索，该领域的研究取得了长足进展，尽管其精确的细胞相互作用和分子调控机制尚未完全阐明，但目前普遍的观点认为，母胎免疫豁免是由胎儿诱发，母体和胎儿共同调节适应实现的，而母胎界面是这一免疫耐受过程的核心部位。母体来源的多种细胞，包括蜕膜基质细胞和多种免疫细胞、胚胎来源的滋养层细胞及这些细胞产生的各种细胞因子、生长因子和激素等共同构成母胎界面特殊的免疫微环境，共同参与正常妊娠的维持。本节将对已证实参与妊娠过程中免疫耐受的细胞和分子机制进行概述。

一、母体免疫环境与免疫豁免

母胎界面是指妊娠期间由母体子宫蜕膜和胎儿的胚外组织（主要为滋养层细胞构成的胎盘）构成的母胎相互作用微环境。由于此时胎盘中胎儿免疫细胞含量很少，母胎界面的免疫细胞大多位于母体蜕膜。流式细胞分析和组织免疫染色研究证实，妊娠早期蜕膜中含量最丰富的免疫细胞类群为自然杀伤（NK）细胞（约 70%），其次为巨噬细胞（约 20%），T 细胞比例变化较大（10%～20%），树突状细胞（dendritic cell，DC）、B 细胞和 NKT 细胞的含量极少。其中，T 细胞尤其是辅助性 T（helper T，Th）细胞在母胎界面的免疫豁免和妊娠维持中发挥至关重要的作用（Erlebacher，2013）。

（一）辅助性 T 细胞与免疫豁免

1. Th1/Th2 细胞平衡与免疫豁免　Th 细胞是妊娠期间一类重要的免疫细胞类群，可以通过分泌多种细胞因子影响其他免疫细胞的功能和活性。根据分泌细胞因子的不同，可将其分为 Th1 细胞和 Th2 细胞。Th1 细胞主要分泌肿瘤坏死因子（tumor necrosis factor，TNF）-α、干扰素（interferon，IFN）-γ 和白细胞介素（interleukin，IL）-2 等诱发细胞免疫的细胞因子，而 Th2 细胞则大量分泌 IL-4、IL-5、IL-9、IL-10 和 IL-13 等促进体液免疫的细胞因子。众多研究表明，Th1 细胞介导的细胞免疫反应严重影响胎儿生长，会引发流产等不良妊娠结局；而 Th2 细胞介导的体液免疫在很大程度上可以促进胎儿的生存和发育，维持妊娠正常进行（Chen et al.，2012）。因而在妊娠过程中，母体的免疫反应偏向 Th2 细胞主导的体液免疫，相对减少因细胞免疫造成的胎儿免疫排斥，进而实现母体免疫豁免。这种 Th2 型细胞优势也在一定程度上解释了妊娠期间母体的体液型自身免疫疾病通常大大加重，而细胞型自身免疫疾病则相对缓解的原因。

2. Th17/Treg 细胞与免疫豁免　Th17 细胞是一类新发现的 $CD4^+$ Th 细胞亚群，可选择性分泌 IL-17A、IL-17F、IL-6 和 TNF-α 等炎性细胞因子，进一步动员、募集和活化中性粒细胞，同时活化补体反应，从而防止病原微生物的入侵。此外，机体 Th17 细胞的过激活也会导致嗜中性粒细胞介导自身免疫疾病。由此可见，Th17 细胞是具有与 Th1 细胞相似功能的细胞类群，其过度增殖将激活母体的细胞免疫反应，不利于妊娠的维持。

调节性 T（Treg）细胞是一类控制体内自身免疫反应性的特殊 $CD4^+$ T 细胞亚群，高表达 CD25、CTL4 和 Foxp3，可选择性分泌 IL-10 和 TGF-β 等免疫调节因子。Treg 细胞具有抑制抗原呈递、T 细胞活化、促炎细胞因子产生和抗体分泌等重要免疫抑制功能，在母胎免疫耐受的维持中起着关键性作用。事实上，Treg 细胞在胚胎植入前就已经在子宫中大量聚集，其中携带父本特异性抗原的 Treg 细胞可通过抑制母体的免疫反应介导免疫耐受的发生。这类父源抗原特异性 Treg 细胞来源于过往妊娠过程中的记忆性 Treg 细胞，并且可通过母胎屏障进入胎儿，形成微嵌合细胞，从而保证雌性后代在妊娠过程中具备同样的免疫耐受机制。

综上所述，Th17 细胞与 Treg 细胞的免疫平衡也是母体免疫豁免和正常妊娠所必需的，并且有研究证实，这种免疫平衡是通过子宫内膜间质干细胞调控二者的分化而实现的。

（二）母胎界面其他免疫细胞与免疫豁免

母胎界面的其他免疫细胞大多都是通过作用于 T 细胞来实现其免疫调节功能。例如，$CD14^+$ 的蜕膜巨噬细胞和 DC 可以通过吲哚胺-2,3-加双氧酶（IDO）和 TGF-β 诱导免疫耐受型 Treg 细胞分化，同时抑制细胞毒性 T 细胞的增殖。而蜕膜自然杀伤（dNK）细胞则可以通过自身分泌的 IFN-γ 进一步加强上述两种 $CD14^+$ 单核细胞对 T 细胞的免疫调节作用，帮助母胎界面免疫豁免稳态的正常实现。

二、胎盘细胞介导的免疫豁免

（一）主要组织相容性复合体分子与免疫豁免

主要组织相容性复合体（MHC）是介导细胞间免疫识别和向 T 细胞提呈抗原，进而引发机体免疫反应的重要抗原分子，人类 MHC 分子又称人类白细胞抗原（HLA），也称移植抗原，是区分“自己”和“异己”的主要抗原。在人类胎盘发育过程中，由于胎儿滋养层细胞可以浸润到子宫蜕膜及子宫肌层的上 1/3 处，同时改建的子宫螺旋动脉使母体血液灌注到胎儿绒毛间隙，因此胎儿绒毛外滋养层（EVT）细胞和绒毛合体滋养层（STB）细胞直接接触母体免疫系统，可能诱发母体的免疫排斥。

有趣的是，STB 细胞表面不表达任何 MHC 分子，这可能是胎盘绒毛逃逸母体外周免疫细胞杀伤的重要原因。然而与 STB 细胞不同的是，浸润型 EVT 细胞表面虽然不表达引发同种异体移植物排斥的 HLA-A 和 HLA-B 分子，却表达 HLA-C、HLA-E、HLA-F 和 HLA-G 4 种 MHC 分子。

HLA-C 分子是唯一的经典 MHC Ⅰ型分子，呈高度多态性，可被蜕膜自然杀伤（dNK）细胞表面受体杀伤细胞免疫球蛋白样受体（killer cell immunoglobulin-like receptors，KIR）识别。但众多研究表明，KIR/HLA-C 介导的 dNK 细胞和 EVT 细胞相互作用并不引发前者对后者的杀伤，反而会促进滋养层细胞的分化及其向子宫螺旋动脉浸润，进一步参与血管改建。

EVT 细胞表达的 HLA-E 和 HLA-G 与其受体的识别则被证实是抑制母体免疫反应的重要途径。HLA-G 一方面可识别并结合 dNK 细胞的白细胞免疫球蛋白样受体（leukocyte immunoglobulin-like receptor B，LILRB），从而直接抑制 EVT 细胞对自身的杀伤活性，另一方面也可与蜕膜髓系单核细胞表面的 LILRB 结合，抑制其向 T 细胞提呈抗原及由此引发的免疫反应。HLA-E 可以结合 dNK 细胞表面的抑制型受体 CD94/NKG2A，稳定并提呈 HLA-G 的核心肽段，间接抑制 dNK 的杀伤活性（Moffett-King，2006）。事实上，HLA-G 还可以特异性识别一种核内受体 KIR，即 CD158b/KIR2DL4，进而激活下游可诱导 dNK 衰老的信号通路，免除 dNK 对滋养层细胞的杀伤，保证胎儿免疫豁免（Apps et al.，2008）。

（二）胎盘源其他分子与免疫豁免

胎盘作为妊娠期重要的内分泌器官，可分泌大量激素、生长因子和趋化因子，以维持母胎界面微环境的稳态及胎儿的生长发育，保证妊娠的正常进行。事实上，胎盘还可分泌多种免疫抑制因子，作用于母体免疫细胞，实现母胎界面的免疫豁免。

1. 孕激素　妊娠期间，持续稳定的高孕激素水平是维持妊娠的重要保证，也是妊娠极为典型的特征，并且此时的孕激素主要由胎盘产生。孕激素对母体免疫反应的抑制作用已得到广泛认可，主要可以通过两方面实现。

（1）孕激素可以通过与其受体结合抑制免疫细胞的活性，而且重要的是，妊娠过程中母体淋巴细胞大多高表达孕激素受体，这更促进了孕激素免疫抑制功能的发挥。

（2）孕激素还可通过孕激素诱导的封闭因子（progesterone induced blocking factor，PIBF）进一步加强其在免疫豁免中的作用。PIBF 的表达在妊娠期间逐渐升高，直至 37 周开始缓慢下降。研究表明，PIBF 主要通过激活 JAK/STAT 信号通路改变母胎界面细胞因子的类型，促进其向 Th2 型转变，同时在多种细胞因子的协同下，抑制 NK 细胞的杀伤性。

最近的研究发现，孕激素可能具有诱导 Treg 细胞产生的潜能，但不同研究得出的结论并不一致，有待更多的研究证实。

2. 磷酸胆碱化蛋白　磷酸胆碱化蛋白的免疫抑制作用最早在线虫等寄生虫中被发现。通过向宿主分泌富含磷酸胆碱的蛋白，丝虫可以有效抑制宿主 T 细胞和 B 细胞的增殖，降低机体的免疫反应，保证自身存活。近些年的研究发现，胎盘也可分泌多种磷酸胆碱化蛋白如神经激肽 B、促肾上腺皮质激素释放激素（corticotropin releasing hormone，CRH）的前体、促肾上腺皮质激素、血红素激肽和卵泡抑制素等，这些被磷酸胆碱修饰的小肽或蛋白可能通过抑制母体对半同种异源胎儿的免疫反应，从而参与妊娠过程中的免疫豁免。

3. 程序性死亡分子　程序性死亡分子（programmed cell death protein 1，PD-1）是T细胞信号通路中重要的负调节共刺激分子，属于CD28免疫球蛋白家族，当与其配体PD-L1/2结合后，可通过抑制T细胞增殖和分泌细胞因子及诱导抗原激活的T细胞凋亡等途径，抑制T细胞介导的免疫反应。有趣的是，妊娠早期胎盘绒毛上的合体滋养层细胞表达PD-L2，而妊娠过程中几乎所有的滋养层细胞都表达PD-L1。相关的研究也证实，母胎界面的滋养层细胞确实可通过PD-1/PD-L1抑制T细胞的增殖，削弱机体的免疫反应，实现母胎界面的免疫豁免。

4. 吲哚胺-2,3-加双氧酶　吲哚胺-2,3-加双氧酶（IDO）是将色氨酸分解为犬尿氨酸的代谢酶，色氨酸的分解代谢一方面可抑制T细胞的增殖从而抑制机体的免疫反应，另一方面还可诱导原始T细胞向FOXP3$^+$的Treg细胞分化，加强机体的免疫抑制效应。正常健康状态下，机体大多数组织不表达IDO，只有近侧附睾和妊娠状态下的母胎界面持续高表达IDO，而胎盘是IDO的重要产生器官。随后的研究也表明，胎盘中干扰素-γ诱导表达的IDO可通过分解色氨酸抑制T细胞的增殖。尽管如此，IDO在母体免疫耐受中的作用仍存在很大争议，因为其在复发性流产患者和正常妊娠妇女中的表达水平并无显著差异，而且IDO敲除小鼠也未出现异常妊娠。基于此，IDO在母胎免疫豁免中的作用有待深入探究。

5. 促肾上腺皮质激素释放激素　促肾上腺皮质激素释放激素（CRH）是调控下丘脑-垂体-肾上腺轴的重要肽类激素，主要由下丘脑室旁核合成分泌。妊娠过程中，胎盘也可分泌一定量的CRH，并且对滋养层细胞的生长和浸润、螺旋动脉的改建及内分泌稳态的维持均具有重要调节作用。不仅如此，近些年来，CRH在免疫反应调节中的作用也逐步被揭示。在胚胎植入期，子宫内高水平的CRH可参与诱导急性炎症反应，保证囊胚正常植入。而在随后的妊娠过程中，胎盘分泌的CRH则可通过诱导绒毛外滋养层细胞高表达FasL作用于携带受体Fas的蜕膜免疫细胞，引发Fas/FasL介导的免疫细胞凋亡，从而使胎儿逃逸母体免疫系统杀伤。但和IDO和PD-L1相同，该途径也被证实并非妊娠维持所必需。

6. 胎盘内源性逆转录病毒包膜蛋白　在多种生物中，逆转录病毒感染都伴随机体免疫功能下降，这主要由于逆转录病毒包膜蛋白具有一段高度保守的氨基酸序列，称为免疫抑制区（immunosuppressive domain，ISD），可导致宿主的免疫系统失活。事实上，机体中存在大量的遗传缺陷的人类内源性逆转录病毒，胎盘是其表达丰度最高的组织之一，与滋养层细胞合体化密切相关的蛋白Syncytin-1、Syncytin-2就属于胎盘内源性逆转录病毒包膜蛋白（placental endogenous retroviral envelope proteins）家族。

更为有趣的是，Syncytin-1和Syncytin-2也都包含ISD。众多的研究也发现，ISD的合成肽段CDS-17可抑制小鼠细胞毒性T细胞的增殖，同时可诱导机体从Th1型细胞免疫反应向Th2型体液免疫反应转变，这也是妊娠维持必需的保障条件，提示Syncytin-1、Syncytin-2可能在免疫豁免中发挥重要作用。然而值得注意的是，Syncytin-1和Syncytin-2的免疫抑制作用并不一致，后者具有更强的免疫抑制功能，但却表达于绒毛细胞滋养层细胞，并不与母体血液直接接触，且表达量显著低于前者。这种矛盾也提示Syncytin-1、Syncytin-2在母胎界面免疫豁免中的作用可能很有限。

总之，胎盘作为妊娠过程中重要的内分泌器官，不仅承载着营养传输和气体交换的功能，而且可能是母胎免疫耐受的重要调节器官，其在免疫调节中的作用亟待进一步深入研究。

（王雁玲）

第二节　母胎界面T细胞分化及其功能

妊娠早期蜕膜局部聚集着丰富的免疫细胞群，参与母胎耐受和抗感染免疫。蜕膜免疫细胞的构成极为特殊，主要由特殊类型的NK细胞（CD56^{bright}CD16$^-$）、T细胞和单核巨噬细胞组成，它们通过表达特殊活化标志和产生大量的细胞因子，在母胎界面局部发挥着不同于外周的免疫调控作用，并通过旁分泌作用调控滋养细胞的生长、分化和迁移，从而对妊娠的维持起重要调节作用（Arck et al.，2013，Erlebacher 2013）。其中正常妊娠早期母胎界面胚胎特异性CD8$^+$ T细胞广泛存在并发挥作用，而CD4$^+$ T细胞亚群出现了不平衡分化，相对于Th1、Th17细胞而言，Th2、Treg细胞数量与功能显著上调，呈妊娠期特有的Th2型优势与Treg扩增。母胎界面独特的免疫微环境在蜕膜T细胞的发育与功能调节中发挥至关重要的作用（图3-2-1）。

一、T细胞分化发育

T细胞是免疫系统中重要的效应性细胞。初始T细胞在DC及其他抗原提呈细胞的作用下识别相关抗原，并发生级联性扩增，激发抗原特异性的细胞免疫及体液免疫，从而在抗御病原体感染中发挥重要作用。T细胞介导的细胞免疫应答依赖于T细胞中枢发育和外周分化的正常进行。T细胞的中枢发育在胸腺，需经历T细胞受体（T cell receptor，TCR）重排、阳性选择和阴性选择。T细胞的外周分化则在外周免疫器官完成，包括T细胞识别抗原后活化、增殖、生成效应细胞的过程。其中，CD8$^+$ T细胞是机体细胞免疫的主要效应细胞。CD8$^+$细胞毒性T细胞（cytotoxic T lymphocyte，CTL）是具有免疫杀伤效应的细胞亚群，可以特异性识别抗原，在MHC Ⅰ类分子限制的条件下直接、连续、特异性地杀伤靶细胞。但是在免疫应答中，效应性CD8$^+$ T细胞无限制地扩增必定会引发如自身免疫疾病等不良后果。因此，针对CD8$^+$ T细胞的免疫负向调控方面的研究就显得尤为重要。

初始CD4$^+$ T细胞接受抗原刺激后，首先分化为Th0细胞，在不同的细胞因子作用下，可分化为Th1、Th2、Th17及

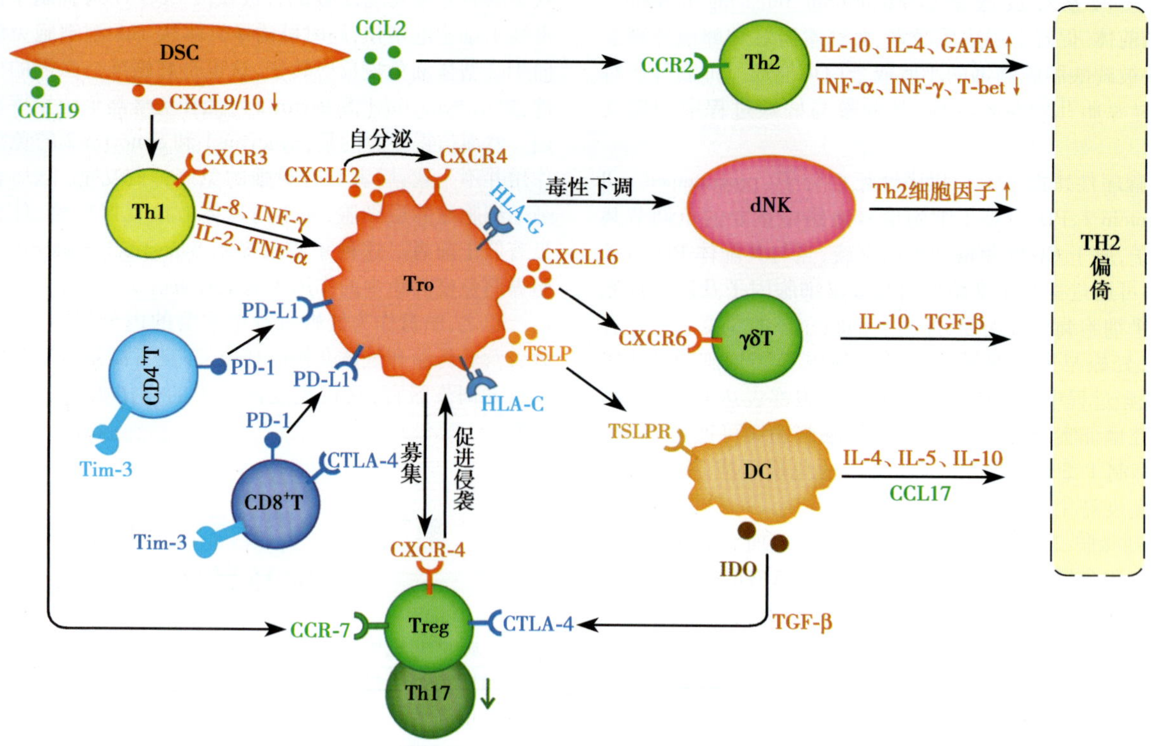

图 3-2-1　妊娠早期母胎界面 T 细胞分化与功能

Th. 辅助性 T 细胞；Treg. 调节性 T 细胞；CD8⁺ T. CD8⁺ T 细胞；CD4⁺ T. CD4⁺ T 细胞；Tro. 滋养细胞；DSC. 蜕膜基质细胞；dNK. 蜕膜自然杀伤细胞；γσT. γσT 细胞；DC. 树突状细胞；CCR. CC 型趋化因子受体；CTLA-4. 细胞毒性 T 细胞抗原-4；CXCR. CXC 型趋化因子受体；Tim-3. T 细胞免疫球蛋白黏蛋白 3；PD-1. 程序性细胞死亡受体-1；PD-L1. 程序性细胞死亡配体-1；HLA-C. 人白细胞抗原-C；IL. 白细胞介素；TNF-α. 肿瘤坏死因子-α；TGF-β. 转化生长因子-β；IFN-γ. 干扰素-γ；CXCL. CXC 型趋化因子配体；CCL. CC 型趋化因子配体；TSLP. 胸腺基质淋巴细胞生成素；TSLPR. 胸腺基质淋巴细胞生成素受体；IDO. 2，3-双加氧酶吲哚胺。

Treg 细胞，进而发挥不同的生物学作用。在白细胞介素(IL)-12 和干扰素(IFN)-γ 作用下，CD4⁺ T 细胞分化为 Thl 细胞，Thl 细胞产生 IFN-γ、IL-2、IL-3、肿瘤坏死因子(TNF)，通过活化巨噬细胞清除胞内病原微生物并介导迟发型变态反应；在 IL-4 作用下，CD4⁺ T 细胞分化为 Th2 细胞，Th2 细胞分泌 IL-4、IL-5、IL-6、IL-10、IL-13，介导由嗜酸性粒细胞引起的炎性反应，清除细胞外病原微生物并参与变态反应。IFN-γ 和 IL-4 相互拮抗，调控 Th1 和 Th2 细胞的扩增和功能。T-bet 与 GATA3 分别是 Th1 与 Th2 型细胞分化的关键转录因子。最近研究发现一类不同于 Th1 和 Th2 的细胞亚群，此亚群细胞产生 Th17、IL-6 和 TNF-α，而不产生 IFN-γ 和 IL-4，被称为 Th17 细胞亚群。Th17 细胞介导炎性反应(防御胞外病原菌的感染)、自身免疫性疾病、肿瘤和移植排斥等的发生和发展。Th17 细胞亚群的分化和功能均受 Th1 和 Th2 细胞因子的调控，其中 TGF-β 与 IL-6、IL-23 共同促进了 Th17 细胞的分化，孤儿核受体(retinoic receptor-related orphan receptor，ROR-γt)是控制 Th17 细胞分化的转录因子。Treg 细胞是由 CD4⁺ T 细胞在 TGF-β1 与 IL-2 的作用下分化而来。

Treg 细胞是 CD4⁺ T 细胞的重要亚群之一，包括来源于胸腺的天然型调节 T 细胞(naturally occurring Treg，nTreg)和在外周诱导(TGF-β1、IL-2)Th0 细胞分化的诱导型调节 T (induced Treg，iTreg)细胞。Treg 细胞高表达 CD25、GITR、CTLA-4 及 CD44 等分子。叉状/翼状螺旋转录因子(fork-head/wingedhelix transcription factor，Foxp3)是 Treg 细胞的特异性转录因子。Treg 细胞具有免疫抑制作用，主要功能是维持免疫耐受和免疫稳态。T 细胞亚群及其功能特征一直是免疫学的研究热点。其分化与功能异常是临床多种自身免疫性疾病与肿瘤发病的关键所在。生育期妇女的胸腺萎缩，妊娠后由于激素的作用进一步受抑制，因此 T 细胞的局部发育机制显得尤为重要。母胎界面这一独特的生理解剖结构是否成为这一特殊时期免疫细胞分化发育的重要场所，将是需要探索的重要问题。

二、母胎界面 CD4⁺ T 细胞的募集

绒毛外滋养层(EVT)细胞及蜕膜基质细胞(DSC)表达的趋化因子依然是募集 T 细胞到达母胎界面的主要因素。胚胎抗原特异性的效应性 T 细胞在母胎界面的聚积将导致胚胎排斥。尽管 DSC 表达 CXCR3 的配体 CXCL9 和 CX-CL10，与外周相比，母胎界面 CXCR3⁺效应性 T 细胞数量明显减少。研究表明，妊娠时 DSC 中编码 CXCL9 和 CXCL10 的基因发生甲基化，进一步减少了母胎界面对 Th1 细胞的募集。与此同时，EVT 细胞和蜕膜腺上皮细胞高表达 Th2 型趋

化因子 CCL17，进而募集表达 CCR4 的 Th2 细胞到母胎界面；此外，EVT 细胞可以训导蜕膜 DC 表达 CCL17，进一步募集 Th2 细胞。除对外周 Th2 细胞的直接募集外，DSC 通过分泌 CCL2，降低母胎界面 Th1 型细胞因子，同时增加 Th2 型细胞因子的产生；Th2 型细胞因子又促进 DSC 分泌 CCL2，从而形成正反馈，进一步促进母胎界面 Th2 型免疫偏移。

雌激素、孕激素及 hCG 通过提高 CCL2/CCR2 轴的表达而促进母胎界面 Th2 型免疫优势。妊娠期，蜕膜免疫细胞群中 $CD4^+CD25^+$Treg 细胞比例明显高于外周，形成母胎界面 Treg 细胞扩增优势。主要表达于腺上皮的 CCL19 通过识别外周 Treg 细胞上 CCR7，趋化外周 Treg 细胞到达蜕膜局部；子宫局部表达的 CCL2、CCL4、CCL17、CCL20、CCL22 也参与了对外周 Treg 细胞的募集；EVT 细胞表达的 CXCL12 可以进一步促进 Treg 细胞的迁移。DSC 通过分泌 CCL2 趋化外周 Th17 细胞到达母胎界面。

三、母胎界面辅助性 T 细胞免疫平衡

1993 年 Wegmann 首次提出，母胎界面是 Th2 型占优势的免疫微环境。尽管在妊娠早期，子宫局部炎性微环境有利于胚泡的种植，如 IFN-γ、IL-8 等在胎盘发育、螺旋血管重塑中发挥重要作用；Th1 型免疫应答及其相关细胞因子，如 IL-2、IFN-γ 和 TNF-α 等对胚胎具有细胞毒作用，不利于妊娠维持；而 Th2 型免疫应答及其相关细胞因子，如 IL-4、IL-10、TGF-β1 等对妊娠具有免疫营养和保护作用。正常妊娠模型小鼠母胎界面呈典型的 Th2 型免疫应答优势，一旦这种 Th2 型免疫应答优势被打破，自然流产的发病率将显著增加。给予孕鼠 Th2 型细胞因子 IL-10 或 Th1 型细胞因子 TNF-α 的拮抗剂可以抑制脂多糖（lipopolysaccharide，LPS）引起的妊娠失败。以上研究提示母胎界面 Th2 型免疫应答优势是成功妊娠的关键。

EVT 表达的 CXCL16 可以识别 γδ T 细胞上的 CXCR6 并促进其分泌 IL-10；滋养细胞可以直接分泌 Th2 型细胞因子，同时还可以促进 $CD4^+$ T 细胞中 Th2 型细胞相关转录因子 GATA-3、STAT-6 的表达，抑制 Th1 型细胞相关转录因子 STAT-4 及 Th1 型细胞因子 IFN-γ、TNF 的表达。

滋养细胞分泌 CXCL12 通过与蜕膜基质细胞及蜕膜免疫细胞的 CXCR4 相互作用，促进共培养体系（滋养细胞、蜕膜基质细胞及蜕膜免疫细胞共培养）的 Th2 型优势。此外，滋养细胞还可以通过分泌 TSLP 训导蜕膜 DC，促进其分泌 Th2 型趋化因子 CCL17 和 IL-10，进一步诱导蜕膜 $CD4^+$ T 细胞向 Th2 型细胞优势分化。孕激素可以减少母胎界面促炎细胞因子的产生，促进 Th2 型免疫应答。

由此可见，妊娠期多方面因素共同作用形成了母胎界面 Th2 型免疫偏移，维持母胎免疫耐受。

2004 年证实了 Treg 细胞参与介导了母胎免疫耐受。Treg 细胞主要通过两种机制发挥免疫调节功能：通过分泌多种抑制性细胞因子如 IL-10、TGF-β 等，间接发挥免疫调节功能；通过细胞与细胞之间的直接接触发挥免疫调节作用，这种调节作用需要通过 TCR 的刺激，分泌 CTLA-4 后，与其他细胞直接接触发挥免疫调节作用。近年研究发现，妊娠期母体外周血、蜕膜及胎儿的脐带血中都有 $CD4^+CD25^+$Treg 细胞的扩增，在母胎免疫调节中发挥重要的作用。有趣的是，Treg 细胞在正常妊娠组显著高于自然流产模型组，且过继转输 Treg 细胞至流产模型小鼠可改善妊娠预后。妊娠前或妊娠早期删除 Treg 细胞可导致孕鼠胚胎吸收率增高，提示 $CD4^+CD25^+$Treg 细胞不但参与了母胎免疫耐受机制的形成，而且对其维持有重要作用。

除通过趋化因子配体和受体的相互作用募集 Treg 细胞之外，妊娠早期 EVT 可以通过分泌 TSLP 训导蜕膜 DC 分泌 TGF-β1，促进 $CD4^+CD25^-$ T 细胞向 $CD4^+CD25^+$Treg 细胞分化，进一步形成母胎界面 Treg 细胞扩增优势。这种扩增的 Treg 细胞反作用于滋养细胞，上调 HLA-G 表达并提高其侵袭能力，经 Treg 细胞训导的滋养细胞同时能够更强地抑制 dNK 细胞杀伤活性，并诱导其产生 Th2 型细胞因子，发挥免疫调节作用。

Th17 细胞通常被认为是介导炎症性疾病及自身免疫性疾病的“罪魁祸首”，应该处于母胎免疫耐受的对立面。现已证实，妊娠期母胎界面存在 Th17 细胞，Th17 细胞通过分泌 IL-17 促进 EVT 细胞的侵袭并抑制其凋亡，IL-17 还可以增加人滋养细胞系 JEG-3 细胞侵袭性及孕激素的分泌，因此 Th17 细胞参与了妊娠的维持过程。然而，Th17 细胞的过度激活及数量增多可以导致复发性自然流产和子痫前期等妊娠并发症。在正常妊娠时，$CD4^+CD25^+$Treg 细胞可以通过细胞与细胞之间的直接接触抑制 Th17 细胞的活化，并减少 Th17 细胞 IL-17 的分泌，而这种调节平衡在复发性自然流产患者中被打破，表明适当的 Th17 细胞免疫应答在妊娠维持中至关重要。

除 TCR 识别抗原传递的第一信号外，T 细胞的活化还需要协同刺激信号。母胎界面 Th 细胞功能的平衡还与协同共刺激分子、抑制性分子的作用相关（Xu et al.，2017）。协同刺激信号 CD80/CD86-CD28/CTLA-4 在 T 细胞活化、增殖及 Th 细胞的分化中起重要调节作用。自然流产患者蜕膜 CD86 转录水平明显高于正常妊娠早期蜕膜；而 CTLA-4 转录水平则低于正常妊娠早期蜕膜。在着床期阻断 CD86 协同刺激信号，能够恢复母体对胚胎抗原的免疫活化与免疫抑制间的生理平衡，促进 Th2 型免疫偏移和 Treg 细胞扩增优势，诱导母体对胚胎的免疫耐受，最终改善妊娠预后。

蜕膜 Treg 细胞可以表达糖皮质激素诱导的 TNF 受体相关蛋白-OX40 及抑制性受体 CTLA-4，Treg 细胞上 CTLA-4 的存在可以促进蜕膜 DC 和单核细胞表达吲哚胺-2，3-双加氧酶（IDO）。IDO 是肝脏以外唯一可催化色氨酸沿犬尿氨酸途径分解代谢的限速酶，在哺乳动物的组织细胞，尤其是淋巴组织和胎盘中广泛表达，其活化后导致组织细胞局部“色氨酸饥饿”，从而启动相应靶细胞的凋亡。母胎界面较高水平表达 IDO，是母胎界面局部抑制母体针对胚胎抗原毒性 T 细胞效应的重要分子，抑制 IDO 活性将导致流产。

妊娠期 $CD4^+$ T 细胞通过增加协同抑制信号分子 Tim-3/PD-1 的表达，促进 Th2 型细胞因子的产生。阻断 Tim-3/PD-1 信号，将导致 Th2 型细胞因子表达下降和胚胎丢失增加。而 $CD4^+$ T 细胞上 Tim-3/PD-1 表达下降还将导致流产结局。

此外，母胎界面还表达 L-精氨酸酶、PDL-1、CD95L 等抑制母体 T 细胞的过度活化，避免母体对胚胎的排斥，促进母胎免疫耐受。

四、母胎界面 $CD8^+$ T 细胞免疫平衡

与 $CD4^+$ T 细胞相比，目前对 $CD8^+$ T 细胞在妊娠期间的作用仍然知之甚少。多种小鼠妊娠模型的研究表明，$CD8^+$ T 细胞存在于母胎界面。$CD8^+$ T 细胞可以直接识别异体主要 MHC Ⅰ类分子，在防御病毒感染中起重要作用。正常妊娠时，EVT 表达胚胎父系抗原。EVT 不表达可以介导 $CD8^+$ T 细胞排斥反应的 MHC Ⅰ类分子人类白细胞抗原（HLA）-A 与 HLA-B。但在造血干细胞和异体器官移植中介导 $CD8^+$ T 细胞排斥反应的主要分子 HLA-C 和 HLA-G 却在 EVT 中高表达。因此，妊娠早期携带有父系抗原的 EVT 侵袭入蜕膜组织可以引起 $CD8^+$ T 细胞的毒性反应。

有研究表明母胎界面存在调节性或抑制性 $CD8^+$ T 细胞有助于母体对胎儿的耐受。删除 $CD8^+$ T 细胞可以削弱孕激素的保胎作用，这一效应通过改变 Th1/Th2 型细胞因子比例实现。而正常妊娠时蜕膜局部 $CD4^+CD25^+$ T 细胞和 $CD8^+CD28^-$ T 细胞（调节性 $CD8^+$ T 细胞）的数量都增加，EVT 的存在也进一步促进了调节性 $CD8^+$ T 细胞的活化，此外调节性或抑制性 $CD8^+$ T 细胞可能影响 B 细胞产生抗体。除 $CD4^+$ T 细胞的 Th2 型免疫偏移外，$Tim\text{-}3^+PD\text{-}1^+CD8^+$ T 细胞也参与了母胎界面 Th2 型免疫偏移的形成。

综上所述，调节性或抑制性 $CD8^+$ T 细胞在母胎免疫耐受的建立和维持中发挥重要作用（van der Zwan et al.，2018）。

（杜美蓉）

第三节　子宫蜕膜自然杀伤细胞的功能

自然杀伤（NK）细胞是机体一类重要的天然免疫细胞，在清除病原体、杀伤病毒感染的宿主细胞及抑制癌症发生发展中具有重要作用。在某些特殊情况下，NK 细胞也可引发超敏反应和自身免疫性疾病。自 1975 年被发现以后，NK 细胞一直被认为只具有免疫防御功能，直到子宫蜕膜中 NK 细胞被发现和鉴定。

在人类妊娠的早期阶段，子宫蜕膜中存在大量免疫细胞，其中含量最高的即是 NK 细胞。这群 NK 细胞从妊娠第 6 周开始大量增殖，到第 12 周数量达到顶峰，约占蜕膜淋巴细胞的 70%，妊娠第 20 周数量开始下降，至足月时消失。与传统 NK 细胞的 $CD56^{dim}CD16^+$ NK 细胞（pNK）不同，子宫蜕膜 NK（dNK）细胞不表达杀伤性受体 CD16，表现为 $CD56^{bright}CD16^-$，是一种强分泌低杀伤类型的细胞，对胎盘发育和妊娠维持至关重要。在妊娠过程中，dNK 细胞一方面可直接作用于胎盘滋养层细胞，调控其分化和浸润活性，促进子宫螺旋动脉改建；另一方面，dNK 细胞也可以产生一系列细胞因子和趋化因子调节母胎界面免疫微环境，确保胎儿生长发育和妊娠正常维持。

一、蜕膜自然杀伤细胞的特性及来源

（一）蜕膜自然杀伤细胞的特性

与传统的 NK 细胞相比，除 CD56 和 CD16 两个抗原分子表达模式不同外，人类 dNK 细胞表面还特异性高表达众多其他抗原标记和黏附分子，如 CD9、CD151、CD69、Galactin-1 和 CD49a（ITGα1）。不仅如此，激活性和抑制性受体的表达在两种 NK 细胞中也存在广泛差异。相比传统外周血 NK（peripheral blood NK，pNK）细胞，dNK 细胞可表达 CD94/NKG2、KIR2DL4 和 CD313 等抑制性受体。另外，在趋化因子受体的表达模式上，dNK 细胞呈现与 pNK 相似的特性，不同的是，CXCR3 和 CXCR4 在 dNK 细胞中分别高表达和中表达，但在 pNK 中则相反。

细胞表面标志分子表达模式的独特性决定了 dNK 细胞功能的特殊性。不同于强杀伤、低分泌的 pNK 细胞，dNK 细胞呈现极为显著的高分泌、低杀伤特性。众多研究表明，dNK 细胞可高表达并分泌 IFN-γ、TNF-α、GM-CSF 和 IL-10 等细胞因子及 IL-8、VEGF、PlGF、IP-10 和 SDF-1 等参与血管发生、螺旋动脉改建和滋养层细胞浸润的趋化因子。然而，有趣的是，低杀伤的 dNK 仍可以与传统 NK 一样大量表达并分泌颗粒酶和穿孔素。有学者认为，这可能是 dNK 细胞在子宫螺旋动脉改建过程中发挥功能的重要途径，即通过分泌颗粒酶和穿孔素特异性杀伤血管平滑肌细胞和血管内皮细胞或诱导其转分化。另一方面，该特性可能也反映了在外来病原体入侵的条件下，dNK 细胞具有清除病原菌和病变细胞等免疫保护的潜能。

（二）蜕膜自然杀伤细胞的来源

目前关于 dNK 细胞的起源仍存在争议，主要有 3 种观点：①骨髓等其他器官募集而来；②子宫中的干细胞或前体细胞分化而来；③子宫内膜 NK 细胞增殖转化而来（Yagel et al.，2009）。

1. 骨髓和外周血募集　相比于非孕状态下的 pNK 细胞，妊娠期 pNK 具有更强的迁移能力。母胎界面滋养层细胞表达的趋化因子 CXCL12 通过识别 pNK 细胞表面的趋化因子受体 CXCR4，诱导 pNK 细胞向母胎界面聚集。更重要的是，蜕膜细胞产生的 TGF-β 和 IL-15 可诱导 $CD56^{dim}CD16^+$ pNK 细胞转变为 $CD56^{bright}CD16^-$ 的 dNK 细胞，并表现出与 dNK 细胞相似的功能。此外，还有研究表明，孕激素和雌激素可也以诱导 $CD56^{bright}CD16^-$ pNK 细胞向子宫内膜迁移，并在 IL-15 的作用下转变为 dNK 细胞。尽管这些研究都是基于体外细胞模型，但在一定程度证实了骨髓和外周血的 NK 细胞是 dNK 的来源之一。

2. 子宫中的干细胞或前体细胞分化　$CD34^+$ 造血干细胞是淋巴细胞的祖细胞，可以分化为包括 T 细胞、B 细胞和 NK 细胞在内的所有淋巴细胞，而骨髓是贮存 $CD34^+$ 造血干细胞的主要场所。事实上，外周淋巴器官（胸腺、淋巴结、扁桃体）、外周血和脐血中均存在 $CD34^+$ 细胞，且可以诱导分化为组织特异性的 NK 细胞。近期的研究发现，蜕膜中也同样存在一群 $CD34^+$ 细胞（$dCD34^+$），但与脐血和外周血 $CD34^+$ 细胞不同的是，$dCD34^+$ 细胞表达 CD45，但不表达 VEGFR2。不

仅如此，dCD34$^+$细胞表面表达CD122（IL-15/IL-2受体β链）和CD127（IL-7受体α链），但不表达干细胞标记分子CD133，证明其不是典型的干细胞。然而dCD34$^+$细胞高表达E4BP4（Vacca et al.，2011）。

3. 子宫dNK细胞增殖转化 在转化生长因子（transforming growth factor，TGF）-β或其他因子的影响下，dNK细胞可能在子宫内膜内进行增殖转化。蜕膜基质细胞产生的TGF-β能将CD56^{dim}CD16$^-$ NK细胞转化为CD56^{bright}CD16$^-$ NK细胞，表明dNK细胞存在组织特异性的终末分化。此外，孕酮（progesterone）、人绒毛膜促性腺激素（human chorionic gonadotropin）和催乳素（prolactin）可能通过作用于蜕膜基质细胞而间接影响dNK细胞，也可能通过糖皮质激素（glucocorticoid）受体和膜钾离子通道（membrane potassium channels）等促进CD56^{bright}CD16$^-$ NK细胞的增殖。

二、蜕膜自然杀伤细胞的功能

（一）调控滋养层细胞

妊娠早期，dNK细胞与滋养层细胞尤其是浸润型滋养层细胞的相互作用是保证胎盘和胎儿生长发育、维持母体妊娠所必需的关键事件。dNK细胞可以促进滋养层细胞的生长分化和浸润迁移，保障功能性滋养层细胞参与螺旋动脉的改建等重要生理过程，这一点在人类胎盘发育过程中已被广泛证实（Erlebacher et al.，2013）。二者的相互作用可分为受体和配体介导的直接作用和分泌因子介导的间接作用两种方式。

1. 直接相互作用 分化成熟的dNK细胞表面表达多种激活型和抑制型受体，滋养层细胞通过自身表达的相应配体激活或抑制dNK细胞的活性，调控dNK细胞的功能。杀伤细胞免疫球蛋白样受体（killer cell immunoglobulin-like receptor，KIR）家族是dNK细胞表达的一类重要膜受体，呈高度多态性，根据激活型受体基因的存在与否可分为KIR A和KIR B两种单倍型（Moffett-King，2002），KIR A主要表达抑制型受体，KIR B除表达抑制型受体外还表达激活型受体。

作为KIR的唯一配体，Ⅰ型主要组织相容性复合体（MHC-Ⅰ）可以分为具多态性的经典MHC-Ⅰ和不具多态性的非经典MHC-Ⅰ。作为绒毛外滋养层细胞表面表达的唯一一种经典MHC-Ⅰ分子，HLA-C可以特异性识别多种KIR受体，直接介导母体dNK与胎儿滋养层细胞之间的相互作用，调控二者的生理功能。当dNK细胞表达抑制型受体如KIR2DL1时，滋养层细胞表达的HLA-C2可以特异性与之结合抑制dNK的活性，而当dNK细胞表达激活型受体如KIR2DS1时，滋养层细胞表达的HLA-C2可以激活dNK细胞，促使其分泌GM-CSF等细胞因子，促进滋养层细胞的浸润。而基于白种人和黑种人的遗传学研究发现，母体KIR和胎儿HLA-C的基因型组合与子痫前期和复发性流产等妊娠疾病之间具有明显相关性，表明KIR/HLA-C介导的母胎界面dNK和滋养层细胞相互作用是维持正常妊娠的关键环节（Parham et al.，2013）。

除HLA-C，滋养层细胞还表达两类非经典的MHC-Ⅰ分子HLA-E和HLA-G，二者主要通过识别dNK细胞表面受体抑制其杀伤活性，保证母胎界面免疫豁免。相关内容详见第一节。

2. 间接相互作用 除了受体-配体介导的直接相互作用，细胞因子和趋化因子介导的的间接相互作用也是滋养层细胞与dNK细胞在母胎界面发挥功能的重要方式。

母胎界面的dNK细胞具有很强的分泌功能，可以通过分泌一系列细胞因子调控绒毛外滋养层细胞的浸润活性。例如，在IL-15的刺激下，dNK细胞可分泌IL-8和IL-10，二者可以通过识别其受体CXCR1和CXCR3诱导滋养层细胞向螺旋动脉浸润。

IL-8还可以促进蜕膜中基质金属蛋白酶（MMP）-2和MMP-9水平的升高，二者可通过水解细胞外基质大大增强绒毛外滋养层（EVT）的浸润能力。在恒河猴中，dNK细胞还可产生促进滋养层细胞迁移的细胞因子TANTES，这一过程同时需要T细胞的参与。此外，LIF激活Stat3也是dNK细胞调节滋养层细胞浸润能力的一种方式。

母胎界面dNK对滋养层细胞分化的调控也是通过分泌细胞因子实现的。最近有研究表明，dNK细胞一方面可以通过分泌HGF和IL-8促使人类滋养层细胞向间质绒毛外滋养层（iEVT）细胞分化，促进其向子宫内膜浸润；另一方面还可通过产生HGF和VEGF-C促使其向血管内绒毛外滋养层（enEVT）细胞分化，促进其替代血管内皮细胞形成血管状结构。HGF和VEGF-C对滋养层细胞的运动力和成管能力的影响也得到广泛证实。有趣的是，IL-8还可以增加EVT表面的黏附分子integrin α1（ITα1）和ITβ5的表达水平，这也是浸润型滋养层细胞的分化特征。

与此同时，滋养层细胞也可以通过分泌趋化因子作用于dNK细胞，调控其活性和功能。正如前文所述，滋养层细胞可以通过分泌趋化因子CXCL12诱导CXCR4$^+$ dNK细胞向螺旋动脉周围迁移。事实上，MIP-1α和GnRH诱导EVT分泌的其他CXCL趋化因子也被证实可以趋化dNK细胞募集至子宫螺旋动脉周围，帮助其改建。

更有趣的是，EVT除了表达细胞表面抗原HLA-G直接作用于dNK细胞外，还可以产生一种可溶性的HLA-G（sHLA-G），通过结合dNK表面受体KIR2DL4增强IL-6、IL-8和IFN-γ的转录。此外，还有研究者提出EVT可能通过影响螺旋动脉组分细胞的趋化因子分泌能力调控dNK的募集。例如，血管平滑肌细胞和EVT分泌的MMP-12可能通过剪切和失活淋巴细胞趋化蛋白抑制dNK的募集，但还缺乏足够的证据。

（二）参与子宫螺旋动脉改建

子宫螺旋动脉改建是妊娠早期发生的重要事件，是保证母体血灌注到胎盘绒毛间隙从而充分满足胎儿生长发育的所需营养物质的关键。而众多研究表明，dNK细胞是母胎界面调控子宫螺旋动脉改建最重要的免疫细胞，可在血管改建如平滑肌细胞隆起、血管内皮发生空泡化、绒毛外滋养层细胞侵入并取代血管内皮等阶段发挥调节作用。

1. 调控血管平滑肌细胞的丢失 妊娠早期，dNK细胞在血管改建前就大量聚集于子宫螺旋动脉周围，预示了其潜在的血管改建功能。近些年有研究利用人类 dNK 细胞的条件培养基处理体外分离的非妊娠期子宫螺旋动脉,发现螺旋动脉周围的细胞外基质和平滑肌细胞被破坏,而当抗体封闭 Ang1、Ang2、IFN-γ 和 VEGF-C 等细胞因子后,发现螺旋动脉不能被改建,证实 dNK 可以通过分泌这些细胞因子参与螺旋动脉的改建(Robson et al.,2012)。更为直接的证据是,dNK 细胞条件培养基处理后的子宫肌层动脉血管平滑肌细胞的标志分子 αSMA 表达降低,细胞分布散乱,形状变圆,表明其发生了去分化。不仅如此,dNK 细胞还可以通过分泌某些细胞因子诱导螺旋动脉的血管平滑肌细胞发生 FasL 途径凋亡。最近还有研究表明,dNK 细胞可以通过调控长链非编码 RNA 的表达影响血管平滑肌细胞的特性,从而参与螺旋动脉改建。

2. 调控螺旋动脉血管内皮的完整性　血管内皮的空泡化是子宫螺旋动脉改建过程中的重要事件。近期的研究表明,dNK 细胞在此过程中可能发挥重要作用。

研究者利用子宫动脉多普勒超声技术对妊娠早期子宫螺旋动脉改建状况进行分析判定,并进一步分离不同改建程度下蜕膜中的 dNK 细胞。最终发现螺旋动脉改建不足的蜕膜中,dNK 细胞分泌细胞因子的能力及与其他蜕膜细胞相相互作用的能力出现异常,而改建充分的蜕膜中,dNK 细胞分泌的细胞因子则可促使血管内皮细胞丧失成管能力。尽管如此,关于 dNK 影响血管内皮完整性的具体机制仍未得到很好阐释,有待进一步深入研究。

3. 调控滋养层细胞向螺旋动脉浸润　胎盘绒毛外滋养层细胞向螺旋动脉浸润并替代血管内皮细胞是螺旋动脉改建的最后一个重要阶段,dNK 细胞也可从多个层次调控这一生理过程,具体调节机制在前文已详述。

(三) 蜕膜自然杀伤细胞的免疫调节功能

在母胎界面的微环境中,免疫细胞是保证调控胎盘胎儿发育、胎儿免疫耐受的重要细胞类群。除了 dNK 细胞外,蜕膜中还存在巨噬细胞、DC 和 T 细胞等多种免疫细胞,而 dNK 和它们之间的相互作用是维持妊娠的重要条件。

1. dNK 细胞与蜕膜 DC 相互作用　近几年,DC 与 NK 细胞在抵抗病原体和抑制肿瘤生长中的相相互作用用得到广泛证实。NK 细胞可以通过分泌 IFN-γ 和 TNF-α 诱导未成熟 DC(immature DC,iDC)的分化成熟,同时也可以通过表面的激活型受体 NKp30 和 TRAIL 及抑制型受体 CD94/NKG2A 调控 DC 的裂解死亡(Hanna et al.,2007)。相反的,DC 一方面可以通过分泌 IL-15 或 IL-12 和 IL-18 调节 NK 细胞的生存和增殖能力,另一方面也可以在病原体的刺激下激活 NK 细胞的杀伤活性,清除病原菌,这一过程可以由受体-配体介导(如 NKG2D 及其配体、LFA1-ICAM1 和 CLRB-NKP-P1B 或 P1D 等),也可以通过 DC 分泌的 IFN-α、IFN-β、IL2、IL12、IL15 和 IL-18 等细胞因子完成。

妊娠早期的蜕膜中,DC 大多处在未成熟状态(iDC),且与 dNK 细胞有相邻的解剖学定位。蜕膜中 CD1a^{+}的 iDC 细胞比 CD83^{+}的成熟 DC(mature DC,mDC)产生更多的 IL-15、IFN-γ 和 TNF-α,并且可以由此促进 dNK 细胞的增殖及穿孔素、FasL 和 TRAIL 蛋白的表达,实现对 dNK 细胞的调控。

相反,dNK 细胞也可以调控 DC 在母胎界面的功能。dNK 细胞分泌的 IL-10 是调控 DC 表型和功能,增强 dNK 和 DC 相互作用,促进血管新生和胎盘发育,维持妊娠必不可少的细胞因子。此外,在妊娠过程中,dNK 细胞还可通过分泌 MIC-1 调节 DC 的过度增殖和激活,使 DC 维持在致耐受性状态,防止 DC 过度激活引发的妊娠丢失。值得注意的是,dNK 细胞和 DC 之间的相互作用也受到蜕膜基质细胞和滋养层细胞分泌的细胞因子等的调控。

2. dNK 细胞对蜕膜 T 细胞的调控　dNK 细胞对于 T 细胞的调控主要由 DC 和其他髓系单核细胞介导。dNK 细胞可以在自身分泌的 IFN-γ 的辅助下,上调 DC 和其他髓系单核细胞的吲哚胺-2,3-双加氧酶(IDO)表达水平,后者可以催化单核细胞内的色氨酸转化为 L-犬尿素,L-犬尿素一方面可以协同 TGF-β 诱导 T 细胞向 FOXP3^{+}的 T 细胞分化,另一方面也可以抑制 T 细胞的增殖,保护胎儿免受 T 细胞杀伤(Arck et al.,2013)。

3. dNK 细胞对蜕膜巨噬细胞的调控　目前关于 dNK 细胞与巨噬细胞相互作用的研究还非常有限。有研究者通过体外分离 dNK 细胞和蜕膜巨噬细胞(decidual macrophage,dMac),证实 dMac 可以通过分泌 TGF-β 抑制 dNK 对滋养层细胞(trophoblast cell)的杀伤,并由此提出 dMac 对 dNK 细胞的杀伤抑制功能消失可能是早产和子痫前期等妊娠疾病诱因之一(Co et al.,2013)。此外,另有研究表明,dMac 可以调控 dNK 细胞分泌毒性细胞因子如穿孔素、TRAIL 和 FasL,这些毒性细胞因子可能介导 dNK 细胞调控血管内皮细胞凋亡,帮助螺旋动脉改建。

(四) 蜕膜自然杀伤细胞的杀伤功能

尽管强分泌低杀伤是 CD56^{bright}CD16^{-} dNK 细胞的典型特征。但在病原体或其他因子的刺激下,dNK 细胞可以重新表现出杀伤活性。如 KIR2DS1^{+} dNK 细胞在接触人巨细胞病毒(human cytomegalovirus,HCMV)感染的 HLA-C2^{+}蜕膜基质细胞后会具有更强的细胞毒性,但对 HCMV 感染的 HLA-C2^{+}滋养层细胞却不具备杀伤性。这可能是前述胎儿免疫豁免导致的结果,同时也是治疗胎儿病毒感染性疾病的巨大挑战。

三、蜕膜自然杀伤细胞的研究潜力

虽然 dNK 细胞的特性和功能及其在妊娠维持中的作用已被广泛揭示和证实,但在妊娠维持中的具体分子机制仍未得到很好阐明。在不同妊娠状态下,dNK 细胞特性转变的分子基础也亟待进一步探讨,构建合适的人源化动物模型将有助于人类 dNK 细胞功能及其作用机制的研究。关于 dNK 细胞的特性,强分泌特性的 dNK 细胞和强杀伤性的 dNK 细胞都可以通过共同的激活型受体发挥功能,因而 dNK 细胞同一受体如何在不同状态下激活不同的下游信号通路、行使不同的功能也是值得关注的问题。

此外,是否存在特殊的 dNK 细胞亚群在子痫前期和复发性流产等妊娠疾病中表现出不同的生理功能也是未来需要研究的方向。寻找控制 dNK 细胞特性转变和 dNK 细胞亚群之间转分化的关键分子将有助于多种妊娠疾病的预防和治疗，相信 dNK 细胞介导的细胞治疗将会在未来拥有广阔的应用前景。

（王雁玲）

第四节　母胎界面巨噬细胞分化及其功能

蜕膜巨噬细胞（macrophage，dMac）是妊娠早期母胎界面主要的免疫细胞之一，也是最重要的抗原提呈细胞，且其数量在整个妊娠期保持稳定。不同组织和免疫微环境中的 dMac 具有异质性，如在骨、脑、肺、肝、腹腔、胃肠道等组织中，在感染、肿瘤、变态反应性及自身免疫性疾病等情况下，dMac 可有相对不同的表型、发挥不同的功能。作为母胎界面不可忽视的免疫细胞群体，dMac 在胎盘发育、血管重塑、母胎免疫耐受及抵御病原体感染等方面发挥重要作用（图 3-4-1）。

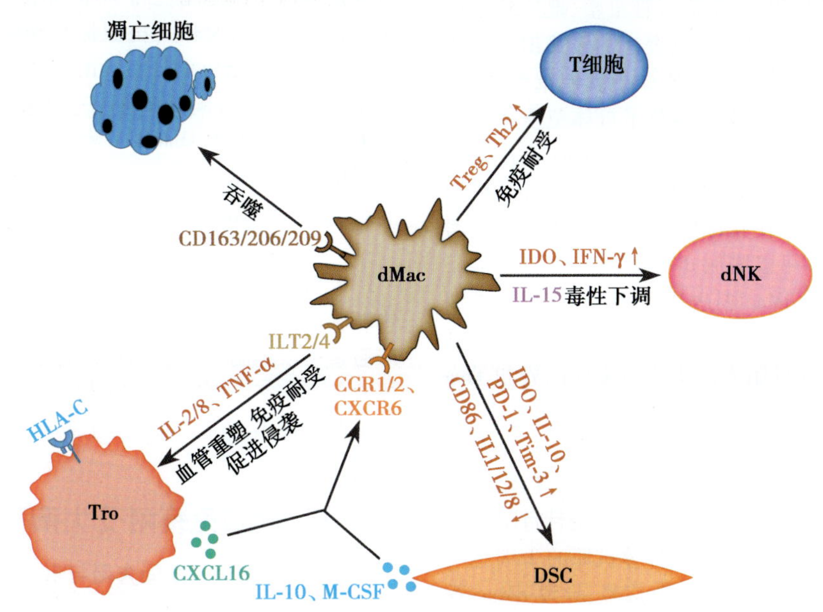

图 3-4-1　妊娠早期母胎界面巨噬细胞分化与功能

dMac. 蜕膜巨噬细胞；CD. 分化抗原簇；Treg. 调节性 T 细胞；Th. 辅助性 T 细胞；Tro. 滋养细胞；HLA-C. 人白细胞抗原-C；IL. 白细胞介素；TNF-α. 肿瘤坏死因子-α；ILT. 免疫球蛋白样转录因子；CCR. CC 型趋化因子受体；CXCR. CXC 型趋化因子受体；CXCL. CXC 型趋化因子配体；IDO. 2，3-双加氧酶吲哚胺；IFN-γ. 干扰素-γ；dNK. 蜕膜自然杀伤细胞；PD-1. 程序性细胞死亡受体-1；DSC. 蜕膜基质细胞；M-CSF. 巨噬细胞集落刺激因子；Tim-3. T 细胞免疫球蛋白黏蛋白 3。

一、巨噬细胞分化发育

外周单核巨噬细胞起源于骨髓中的造血干细胞，经历粒细胞/巨噬细胞集落形成单位、单核细胞集落形成单位、成单核细胞、幼稚单核细胞、单核细胞等阶段。单核细胞在向组织迁移后，分化形成 M1 型或 M2 型巨噬细胞（Gordon et al.，2005）。母胎界面的单核细胞也通过滋养细胞表达的趋化因子募集。$CD14^{+}$dMac 可以表达 dNK 细胞上不表达的 CXCR6，与滋养细胞表达的 CXCL16 相互作用趋化到母胎界面局部。CCR1 和 CCR2 也介导 dMac 在母胎界面的富集。

类似于 Th1/Th2 细胞，dMac 按诱导条件、表型及功能的不同可分为 M1/M2。在粒细胞/巨噬细胞集落刺激因子（granulocyte-macrophage colony-stimulating factor，GM-CSF）和/或 IFN-γ 及脂多糖（LPS）诱导刺激下，巨噬细胞向 M1 分化。M1 高表达 CD80，可以产生更多的 IL-12、IL-23、一氧化氮（nitric oxide，NO）等，促进 Th1 型免疫反应；而巨噬细胞集落刺激因子（macrophage colony-stimulating factor，M-CSF）和/或 IL-1β 及 IL-4 或 IL-13 则可以诱导 M2 分化，M2 高表达 CD163、CD209 等，可以产生更多的 IL-10，促进 Th2 型免疫反应而发挥免疫调节功能。dMac 与侵入蜕膜的 EVT 密切接触，在母胎界面独特的微环境中形成了独特的表型，其可塑性强且难以归入传统的 M1 型或 M2 型 dMac 分类。

dMac 表型倾向于调节性的 M2，高表达 IL-10 等免疫调节性分子，低表达 CD86 等。妊娠早期蜕膜细胞、胎盘组织可以产生 M-CSF、IL-10，诱导 dMac 向 M2 型分化。近年来研究发现，dMac 不能简单地认为是 M2 型，其可以被 IL-10 和 M-CSF 而不是 IL-4 诱导分化，同时可以产生促炎性细胞因子 IL-6 和 TNF-α 等。2011 年，Houser 等发现在蜕膜局部存在着 $CD11c^{hi}$dMac（约占 dMac 总数的 33%）和 $CD11c^{lo}$dMac（约占 dMac 总数的 66%）两群细胞，这两群 dMac 都可以产生促炎性及抗炎性细胞因子，吞噬能力也相当。$CD11c^{hi}$dMac 低表达 CD206 和 CD209，在脂质代谢、炎症反应及抗原提呈过程中发挥重要作用；而 $CD11c^{lo}$dMac 高表达 CD206 和 CD209，在调节平滑肌细胞功能、细胞外基质(extracellular matrix, ECM)和组织生长修复中发挥重要作用。类似地,蜕膜局部 $CD209^{+}$dMac 和 $CD209^{-}$dMac 在脂多糖(LPS)刺激下,可以产生相当水平的 IL-6 和 TNF-α,但 $CD209^{+}$dMac 低表达 CD11c,高表达 CD163、CD206 等 M2 型表面分子;$CD209^{-}$dMac 则为 $CD11c^{hi}CD163^{-}CD206^{-}$(Houser et al. ,2011)。

二、母胎界面巨噬细胞功能

dMac 在诱导母胎免疫耐受、胎盘血管重塑、抵抗外来病原体侵袭中发挥重要作用。dMac 上高表达的模式识别受体如 CD163、CD206、CD209 等在清除病原体中发挥重要作用。对凋亡滋养细胞碎片的及时吞噬也避免了母体免疫系统对滋养细胞的攻击。dMac 可以产生大量 IL-10、IDO 直接发挥免疫调节功能;分泌的 IL-15 可以直接诱导内膜驻留 NK 细胞向 dNK 细胞表型分化,促使其毒性降低、分泌大量细胞因子。值得注意的是,dMac 可以增加 dNK 细胞分泌的 IFN-γ,而 IFN-γ 可以反过来促进 dMac 表达 IDO,IDO 可以抑制 T 细胞活化,诱导 Treg 细胞的产生,进而促进母胎免疫耐受;还可以通过协调刺激信号诱导母胎界面 Th2 型免疫优势和 Treg 细胞扩增。也有研究推测 dMac 高表达炎性细胞因子、协同抑制分子 PD-1 及免疫抑制分子 IDO,而 IL-1、IL-12、IL-8 等促炎性细胞因子、MHC Ⅱ类分子、协同刺激分子、趋化因子和黏附分子等的表达则被抑制,故在这种缺乏炎性危险信号和协同刺激信号的微环境下,识别同种异体抗原的 T 细胞产生了耐受。妊娠期拮抗协同抑制 Tim-3 信号,导致 dMac 吞噬功能和对凋亡细胞的交叉抗原提呈能力下降,母胎界面凋亡细胞堆积增加引发局部免疫应答,胚胎吸收增加。异常活化的 dMac 可以诱导滋养细胞凋亡,抑制滋养细胞侵袭,打破母胎界面耐受状态,与复发性自然流产、子痫前期及早产密切相关(Ning et al. ,2016)。

在滋养细胞侵入蜕膜的部位,聚积的大量 dMac 可以诱导细胞外基质(ECM)降解,吞噬凋亡的血管平滑肌细胞,分泌多种细胞因子(IL-2、IL-8、TNF-α 等)、蛋白酶(MMP-9 等)、促血管生成因子(血管生成素、血管内皮生长因子等)促进胎盘血管重塑。$MMP\text{-}9^{+}$dMac 具有吞噬功能,可以侵入螺旋动脉并清除凋亡细胞,这一过程对滋养细胞侵袭及胎盘血管重塑十分重要。dMac 表达的免疫球蛋白样转录因子(ILT)-2、ILT-4,可与 EVT 上的 HLA-G 结合,进而促进滋养细胞侵袭,同时产生调节性细胞因子,诱导对携带有父系抗原的滋养细胞的耐受(Smith et al. ,2009,Lash et al. ,2016)。

妊娠晚期 dMac 产生的可促进宫颈成熟的 NO 和诱导性一氧化氮合酶(inducible NO synthase,iNOS)活性增强。分娩前巨噬细胞迅速在宫颈处聚积,并产生大量促炎性细胞因子,如 IL-1β 和 TNF-α 等。NO 和 iNOS 活性增强都与 M1 相关,因此认为分娩期间,dMac 倾向于促炎性的 M1。而在产后小鼠模型中发现宫颈局部 dMac 倾向于 M2,推测与产后组织修复相关(Wynn et al. ,2013)。

(杜美蓉)

第五节　其　　他

一、蜕膜树突状细胞的功能

单核细胞可以分化成为树突状细胞(DC),CCR1～7 参与了 DC 的募集,其中 CCR1 和 CCR2 也介导 dMac 在母胎界面的富集。DC 在母胎界面局部具有双重作用,一方面,通过诱导效应性 T 细胞凋亡和 Treg 细胞扩增进而促进母胎免疫耐受;另一方面,又作为抗原提呈细胞活化引流淋巴结的 T 细胞促进 T 细胞免疫应答。正常妊娠时,母胎界面 DC 抗原提呈效力减弱,协同共刺激分子表达减少,IL-12 产生减低,而 IL-10 表达增加,从而形成耐受表型,利于母体耐受作为同种移植物的胎儿。

二、蜕膜 B 细胞的功能

B 细胞在母胎界面含量极少,并且有文献报道孕鼠骨髓中胚胎抗原特异性的 B 细胞被自身删除,同时妊娠期增加的雌激素可以抑制 B 细胞增殖。含量极少的 B 细胞可以减少体液免疫应答对胚胎抗原的清除,促进母胎耐受。最近研究显示调节性 B 细胞可能参与母胎界面免疫耐受的建立和维持。

三、母胎免疫耐受失衡与妊娠相关疾病

(一)母胎免疫耐受失衡与自然流产

自然流产是妊娠最常见的并发症,除少数患者可查明病因如染色体异常、生殖道畸形等,大部分病因不明。研究显示自然流产患者蜕膜局部与外周 Th1、Th2、Th17 及 Treg 细胞亚群平衡失调,表现为促炎性 Th1、Th17 细胞比例增高,耐受性 Th2、Treg 细胞比例下降和功能缺陷;母胎界面细胞因子格局也发生改变,表现为 IFN-γ/IL-4、TNF-α/IL-4、TNF-α/IL-10 比例升高;TGF-β1、IDO、Tim-3、PD-1 等免疫抑制性分子降低,经典的协同刺激分子表达上升,提示这些分子可能参与自发性流产的发生。某些关键抗炎性细胞因子如 IL-10 基因敲除小鼠妊娠失败率明显增加;过继转输 Treg 细胞可挽救濒临死亡的小鼠胚胎;滋养细胞表面 HLA 分子或 NK 细胞表面的抑制性受体表达异常,NK 细胞即可发挥毒性作用,引发自然流产。蜕膜局部 DC 数量减少、dMac 异常活化也与自发性流产有关。至此可以认为母胎免疫失衡与自发性流产密切相关,但仍然需要更深入研究,探讨免疫耐受失衡是导致自发性流产的直接因素还是引起自发性流产各种生理失衡的表现之一。

(二)母胎免疫耐受失衡与子痫前期

子痫前期(pre-eclampsia,PE)发病率高达 5%～7%,是全球范围内导致孕妇死亡的首要原因。尽管 PE 发生的确切机制不明,但通常认为慢性炎症、滋养细胞侵蚀不全、胎盘血管重塑障碍是导致 PE 的重要原因。滋养细胞表达的 HLA-C1、C2、G、E 与 NK 细胞表面的抑制性受体 KIR2DL1、KIR2DL2 结合,抑制 NK 细胞杀伤活性,一旦这种识别发生异常,NK 细胞即可对滋养细胞进行攻击,发生 PE。最近研究显示,PE

患者局部与外周血 NK 细胞异常活化，引起促炎性的 Th1 型和 Th2 型免疫应答。PE 患者蜕膜局部与外周 Th 细胞亚群平衡失调，表现为促炎性 Th1、Th17 转录因子升高，Treg 转录因子降低。同时，PE 患者 M2 数量减少，M1 数量及其产生的促炎性细胞因子增多。表明 PE 患者以 Th1、Th17 和 M1 型免疫应答为主，同时 Treg 和 M2 数量及功能下降（Arck et al.，2013）。

（杜美蓉）

参考文献

APPS R，GARDNER L，MOFFETT-KING A，2008. A critical look at HLA-G. Trends Immunol，29（7）：313-321.

ARCK P C，HECHER K，2013. Fetomaternal immune cross-talk and its consequences for maternal and offspring's health. Nat Med，5（19）：548-556.

CHEN S J，LIU Y L，SYTWU H K，2012. Immunologic regulation in pregnancy：from mechanism to therapeutic strategy for immunomodulation. Clin Dev Immunol，2012：258391.

CO E C，GORMLEY M，KAPIDZIC M，et al.，2013. Maternal decidual macrophages inhibit NK cell killing of invasive cytotrophoblasts during human pregnancy. Biol Reprod，88（6）：155.

ERLEBACHER A，2013. Immunology of the maternal-fetal interface. Annu Rev Immunol，31：387-411.

GORDON S，TAYLOR P R，2005. Monocyte and macrophage heterogeneity. Nat Rev Immunol，5（12）：953-964.

HANNA J，MANDELBOIM O，2007. When killers become helpers. Trends Immunol，28（5）：201-206.

HOUSER B L，TILBURGS T，HILL J，et al.，2011. Two unique human decidual macrophage populations. J Immunol，186（4）：2633-2642.

LASH G E，PITMAN H，MORGAN H L，et al.，2016. Decidual macrophages：key regulators of vascular remodeling in human pregnancy. J Leukoc Biol，100（2）：315-325.

MOFFETT-KING A，2002. Natural killer cells and pregnancy. Nat Rev Immunol，2（9）：656-663.

MOFFETT-KING A，LOKE C，2006. Immunology of placentation in eutherian mammals. Nat Rev Immunol，6（8）：584-594.

NING F，LIU H，LASH G E，2016. The role of decidual macrophages during normal and pathological pregnancy. Am J Reprod Immunol，75（3）：298-309.

PARHAM P，MOFFETT A，2013. Variable NK cell receptors and their MHC class I ligands in immunity，reproduction and human evolution. Nat Rev Immunol，13（2）：133-144.

ROBSON A，HARRIS L K，INNES B A，et al.，2012. Uterine natural killer cells initiate spiral artery remodeling in human pregnancy. FASEB J，26（12）：4876-4885.

SMITH S D，DUNK C E，APLIN J D，et al.，2009. Evidence for immune cell involvement in decidual spiral arteriole remodeling in early human pregnancy. Am J Pathol，174（5）：1959-1971.

VACCA P，MORETTA L，MORETTA A，et al.，2011. Origin，phenotype and function of human natural killer cells in pregnancy. Trends Immunol，32（11）：517-523.

VAN DER ZWAN A，BI K，NORWITZ E R，et al.，2018. Mixed signature of activation and dysfunction allows human decidual $CD8^+$ T cells to provide both tolerance and immunity. Proc Natl Acad Sci U S A，115（2）：385-390.

WYNN T A，CHAWLA A，POLLARD J W，2013. Macrophage biology in development，homeostasis and disease. Nature，496（7446）：445-455.

XU Y Y，WANG S C，LI D J，et al.，2017. Co-signaling molecules in maternal-fetal immunity. Trends Mol Med，23（1）：46-58.

YAGEL S，2009. The developmental role of natural killer cells at the fetal-maternal interface. Am J Obstet Gynecol，201（4）：344-350.

第四章

妊娠期母体适应性调节

第一节　妊娠期母体心血管系统的适应性变化

妊娠期间，母体心血管系统发生着巨大的、动态的适应性变化。这些变化使得母体和胎儿代谢增加的需求得以满足，同时还可确保子宫-胎盘循环的正常，以满足胎儿的生长和发育。血流动力学异常将会导致母体和胎儿发病率的增加，如子痫前期和胎儿生长受限。本章将介绍妊娠期母体心血管系统的适应性变化。

一、母体血流动力学的变化

妊娠与全身血管舒张和肾脏有着密切的关系。

血管舒张在妊娠第5周就已发生，显然早于胎盘形成及子宫-胎盘循环彻底建立。正常妊娠早期就能观察到血管舒张性增强。在妊娠早期，外周血管阻力极大地降低，在妊娠中期降到最低，随后处于平稳状态或仅有微小增加（Mahendru et al.，2014）。妊娠期外周血管阻力的降低程度为基础值的35%～40%。

在妊娠早期后段和妊娠中期前段，肾脏的血管舒张使肾血流量及肾小球滤过率增加（50%），使血清肌酐、尿素和尿酸的水平降低。

产后全身血管阻力增加至妊娠前水平，到产后2周，外周循环的血流动力学情况完全恢复到非孕状态。

二、心排血量

整个妊娠过程中，心排血量增加。侵入性的测量技术在妊娠过程中很少被用到，超声心动图常被用来评价妊娠过程中的血流动力学情况。心排血量的检测常通过母亲左侧卧位来检测。在妊娠早期开始心排血量已经急剧上升，在妊娠中期持续上升。单胎妊娠第24周，心排血量较非妊娠期高45%（Hunter et al.，1992）。但在妊娠晚期心排血量的变化，尚存在争议。

超声心动图和心脏磁共振成像（MRI）在评估妊娠过程中心排血量的趋势方面结果一致。采集34例孕妇在妊娠晚期和产后至少3个月的超声心动图和心脏MRI图像，并进行比较，证实妊娠过程中心排血量增加。双胎妊娠的心排血量较单胎妊娠高15%，左心房直径显著增大，这与血容量负荷相一致（Hunter et al.，1992）。在妊娠早期通常认为是每搏输出量的增加调控心脏的排血量，但妊娠后期则归因于心率的变化。妊娠过程中，心脏每搏输出量逐渐增加直至妊娠中期末，之后保持平稳或下降。

妊娠期心脏最大输出发生在分娩过程中和产后，较分娩前增加60%～80%，这与多种因素相关，包括心率增加，循环中儿茶酚胺增加，子宫收缩所致的子宫到外周循环的血液输出（300～500ml）的增加。

三、心率

在正常妊娠过程中，心率增加。与其他参数在妊娠中期达到最高值不同，心率在整个妊娠期逐渐增加，在妊娠后期达到最高。在整个妊娠期，心率比妊娠前增加20%～25%（Hunter et al.，1992）。

四、心肌收缩性

妊娠过程中尽管多种心血管参数发生变化，心肌收缩性和左右心室的射血分数都没有明显变化。

五、血压

正常妊娠过程中，动脉血压是下降的，血压在妊娠12周达到最低值，具体表现为收缩压降低0～9mmHg，舒张压降低12～17mmHg；在妊娠中期后段，血压恢复到妊娠前水平（图4-1-1）。肺动脉压同样维持恒定的水平。中央静脉和臂静脉

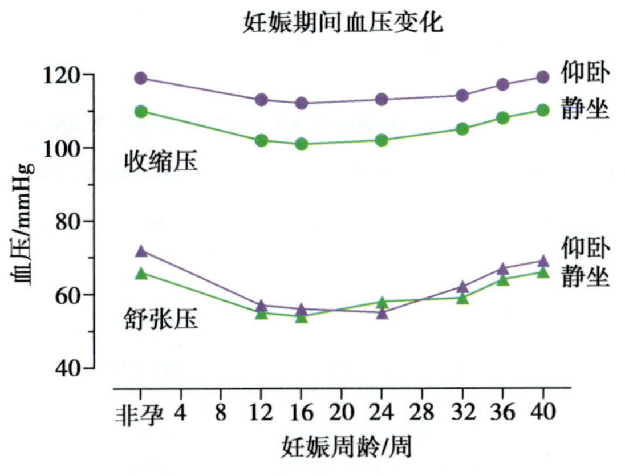

图 4-1-1　妊娠过程中血压变化

血压在人妊娠过程中无明显变化，但股静脉血压会逐渐升高。

六、交感神经活动和压力感受器

在正常妊娠中，交感神经活性增加导致血管收缩，且在妊娠很早期就已经发生。妊娠期交感神经过度活跃将会导致妊娠期高血压和子痫前期的发生。

正常妊娠时，母体压力感受器的敏感性增加，对 α-肾上腺素的应答减弱。在妊娠大鼠中已经证实，机体对血管紧张素Ⅱ、去甲肾上腺素、抗利尿激素的响应能力降低。在孕妇中，发现早在妊娠第 10 周，机体就对血管紧张素Ⅱ的敏感性产生抵抗。

七、妊娠激素变化与血压

妊娠期间，雌激素和孕酮大幅度增加，二者的水平与血管紧张有一定的关系（Walters et al.，1969）。松弛素是黄体产生的一种多肽类激素，在卵巢黄体期时可检测到。妊娠早期血清松弛素浓度上升到峰值，之后保持中间值水平。妊娠期间，松弛素具有内皮依赖的血管舒张作用，可影响小阻力血管的功能（Fisher et al.，2002）。妊娠中血清高浓度的松弛素和孕酮与妊娠中后期低收缩压有关。

尽管一氧化氮在生殖生理中起重要的作用，但其在介导妊娠全身血管舒张方面的作用还不确定，因为妊娠期手部血管舒张，血流增加，而前臂血流无明显变化。妊娠动物中，产生足够多的环前列腺素可起到血管舒张的作用，其对妊娠期全身血管舒张的影响是占主要地位的。

八、肾素-血管紧张素-醛固酮系统

在妊娠过程中，肾素-血管紧张素-醛固酮系统（renin-angiotensin-aldosterone system，RAAS）被显著激活。妊娠早期，血浆体积从 6~8 周开始增加，之后逐步上升直到 28~30 周，在此期间肾素-血管紧张素和醛固酮系统都被激活。妊娠过程中，肾素底物（血管紧张素原）产生增加，因此全妊娠期血管紧张素的水平都在增加。由于妊娠期母体全身动脉的扩张造成血容量相对不足，为此肾素-血管紧张素和醛固酮系统激活有利于维持血压和妊娠期的盐水平衡。更重要的是，妊娠期松弛肽刺激抗利尿激素分泌增加，使机体的保水能力增强。妊娠期可交换的钠增多，但由于血浆渗透压降低，血钠还是相对不足。

孕酮是潜在的醛固酮拮抗剂，能够作用于盐皮质激素受体，阻止钠的滞留，保护机体免受低血钾的危害。子痫前期患者中血浆容量及醛固酮浓度降低。同时，母体醛固酮激活盐皮质激素受体有利于滋养层细胞的生长和正常胎儿胎盘的功能。

九、血浆容量和红细胞数量变化

妊娠过程中，红细胞数量、血浆容量和总血容量显著增加。

孕妇有足够的铁和维生素供给时，妊娠期红细胞数量增加，通过红细胞生成途径红细胞产生量增加 40%。胎盘乳糖能够增强红细胞生成素对红细胞的影响。妊娠期红细胞生成素的分泌增加，红细胞的寿命降低，这是对红细胞生成素水平升高应答进行“急性造血”的结果。血浆容量增加与胎儿的生长有直接关系，在子痫前期和其他一些病理情况下血浆容量减小。妊娠期血浆容量增加比例大于红细胞数量，使血液相对妊娠前处于被稀释的状态（血红蛋白水平低至 110g/L），从而导致“生理性贫血”。

在妊娠的前几周总血容量显著增加，在整个妊娠期也呈逐步增加的趋势。妊娠期的总血容量较妊娠前增加 20%~100%，平均为 45%。

十、心血管系统的临时性重建

与妊娠前相比，妊娠期左心室壁增厚 28%，左心室重量增加 52%。心脏 MRI 技术测量获得的数据显示，右心室重量也增加 40%。通过对妊娠期小鼠的研究发现，心脏会因过度负荷而导致心室增大。这些心脏发生的临时性重建都伴随着血管内皮生长因子的上调和心肌血管生成的增加，但并不会发生心肌纤维化。

妊娠期血管舒张能力也增强。主动脉增强指数作为主动脉僵硬度的指标，在妊娠早期显著下降，妊娠中期时达最低，妊娠晚期又逐渐增加，分娩后的 4 个月该指标依然很高。

十一、小结

妊娠过程中，心血管系统经历了重大的变化。心排血量增加，母体全身血管阻力降低；肾素-血管紧张素-醛固酮系统（RAAS）的活性显著增加；心血管系统发生临时性重建；这些变化都与胎儿生长和发育的需求相适应，否则将会带来胎儿发病率的增加。了解妊娠过程中正常的心血管变化有助于妊娠中心血管系统病变患者的治疗。

（邵璇　王雁玲）

第二节　妊娠期母体呼吸系统的适应性变化

在妊娠进程中，呼吸道会产生一系列的生理学改变来适应妊娠。呼吸系统的这些妊娠适应性改变首先是由于妊娠期内分泌变化而被动起始的，之后则是为了适应逐渐扩张的子宫，满足母体代谢和胎儿发育所需的耗氧量而进行变化。这些变化的结果就是降低孕妇到胎儿的二氧化碳分压（PCO_2），从而促进更有效的气体交换。

一、力学改变

随着妊娠的进行，子宫体积逐渐变大，导致呼吸末腹压升高，横膈上移，挤压胸腔，引起胸腔形态改变。此外，孕酮会诱导韧带松弛导致底部肋骨外扩，也会引起胸腔体积变化。所以在妊娠期，孕妇胸围增大约8%，胸腔的左右径和前后径均增大约2cm，使胸腔上移，最终导致横膈上移约5cm。以上变化带来两个直接后果：①负性胸膜腔压力增加，导致小气道早期关闭，功能残气量（functional residual capacity，FRC）和补呼气量（expiratory reserve volume，ERV）降低；②胸部高度变小，但其他胸部尺寸增加，以保持肺总容量（total lung capacity，TLC）不变（Contreras et al.，1991）。

二、生理学改变

与心血管系统在妊娠过程中巨大的改变不同，呼吸系统的妊娠适应性改变十分有限，所以呼吸系统需要作出较大的功能性改变才能更好地保证妊娠进行。孕妇的耗氧量增加了30~50ml/min（Gazioglu et al.，1970），其中2/3供应母体代谢需求（主要是肾脏），另外1/3满足胎儿发育需求。仰卧位时孕妇的PCO_2通常比较低，因此适宜在坐位时检测血氧。因妊娠期碳水化合物和脂肪代谢增加，故耗氧量增加伴随着二氧化碳的产量也增加。

耗氧量增加与通气量增加（40%）和潮气量（基础量为200ml）的持续升高（总量达500~700ml）相关，但并不是由于呼吸频率加快引起的（孕产妇的呼吸频率始终维持在14~15次/min）。孕妇每分通气量增加约40%，同时潮气量也从7.5L/min增加到10.5L/min。母体的高通气量会增加动脉血氧分压（PO_2），同时降低动脉血二氧化碳分压（PCO_2），伴随血清碳酸氢盐浓度降至18~22mmol/L（表4-2-1）。因此，轻度呼吸性碱中毒在妊娠期间是正常的（动脉pH 7.44）。功能残气量［包括残气量和呼气储备容量（两者都下降）］减少约500ml，即与非妊娠时相比减少了20%，可以进一步增加肺泡通气。

表 4-2-1　妊娠期呼吸功能正常值

指标	正常孕妇	正常非孕女性
pH	7.40~7.47	7.35~7.45
PCO_2/mmHg（kPa）	≤30（3.6~4.3）	35~40（4.7~6.0）
PO_2/mmHg（kPa）	100~104（12.6~14.0）	90~100（10.6~14.0）
碱剩余	+2~2	+2~2
碳酸氢盐/（mmol·L^{-1}）	18~22	20~28

注：PO_2，动脉血氧分压；PCO_2，动脉血二氧化碳分压。

肺活量为一次最大吸气后再尽最大能力所呼出的气体量。妊娠晚期的膈肌抬高导致功能残气量下降，但膈肌偏移，因此肺活量在整个妊娠期基本不变。妊娠早期由于潮气量增加，吸入储备量减少，但由于功能残气量降低，妊娠晚期会增加（图4-2-1）。呼气流量峰值（peak expiratory flow，PEF）和第1秒用力呼气容积（forced expiratory volume in one second，FEV_1）是间接评价气道阻力的两个指标，两者均不受妊娠影响，这可能是因为前列腺素（PGE和PGF2α）和孕酮介导的支气管舒张和收缩叠加，以及总肺容量减少的结果，见图4-2-2。

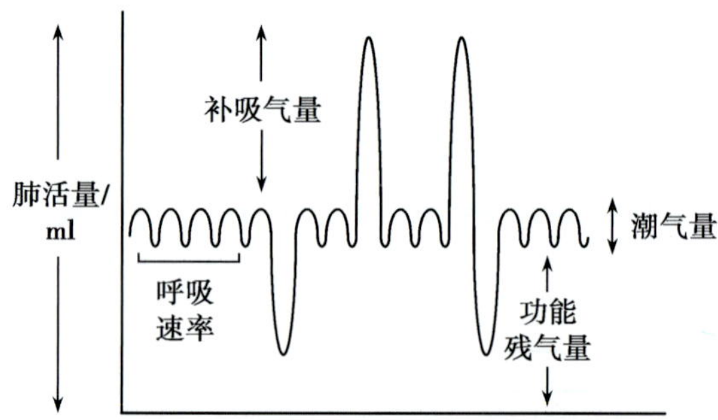

图 4-2-1　妊娠期呼吸功能的生理性变化

妊娠期通气量增加的机制目前尚不明确。传统的观点认为妊娠期升高的孕酮促使通气，但是也有另一种假设认为

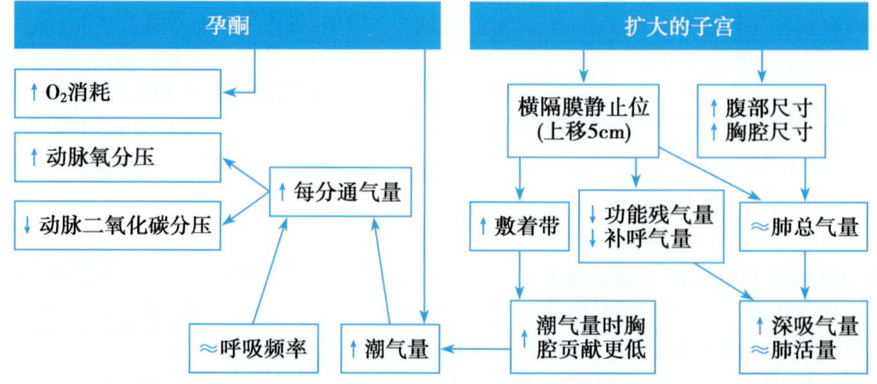

图 4-2-2　妊娠对肺功能通气模式和气体交换的影响，包括生化（左）改变和机械（右）改变

是妊娠期升高的代谢率促使通气量增加（Bayliss et al.，1992）。孕酮可能降低通气阈值和/或增加呼吸中心对二氧化碳的敏感性，或独立地作为这两种机制的主要兴奋剂。除传统观点认为的孕酮因素外，可能还有很多其他因素（如炎症因子等）也参与通气量的改变，有待更多的研究探索。

三、肺容量和气道功能

妊娠期间呼吸阻力增加而呼吸驱动力下降。由于激素诱导气管支气管树平滑肌松弛，妊娠晚期肺和气道阻力总体趋于下降。妊娠期肺静态和动态顺应性，扩散能力和肺静态压力不变（Contreras et al.，1991）。单胎和双胎妊娠孕妇的呼吸功能无显著差异。

四、静息状态下的呼吸模式

妊娠期高潮气量和不变的呼吸频率导致每分通气量从妊娠早期开始就显著增加约48%。这种通气模式会持续整个妊娠期。妊娠期间每分通气量/吸气时间比和口腔闭塞压力均增加，这分别提示通气和吸气驱动增加。妊娠期增加的每分通气量主要通过改善胸腔的位移实现（Contreras et al.，1991）。

五、呼吸困难

妊娠期可能伴未缺氧的主观呼吸困难感。这种现象在妊娠晚期最为常见，但也可能发生在妊娠期的任何时间。一般来说，孕妇在休息时或谈话期间可能出现呼吸困难，但也有可能在轻度活动期间有所改善。

通常约70%的健康孕妇会在妊娠前3个月时开始出现呼吸困难的症状。这种早期发作的症状不是妊娠所致，可能的原因主要有：①对妊娠相关的过度通气感觉增强；②随着每分通气量增加，孕妇呼吸不适感增强；③以上两者的组合。

现已证明，妊娠引起的过度换气是化学反射驱动变化、酸碱平衡、代谢率和脑血流量之间相互作用的结果。因此，医护人员难以区分呼吸困难的生理和病理起因。

总之，在正常妊娠过程中，母体会随着耗氧量的增加而作出一系列相应的改变，并伴随潮气量的增加以减低 PCO_2。这一系列的变化是由妊娠期高水平的孕酮介导，并由减低的残气量所致。表4-2-2总结了妊娠过程中呼吸系统的一系列适应性改变。

表 4-2-2　妊娠正常呼吸生理变化

指标	生理变化
胸壁/肺力学	
胸壁顺应性	降低
胸腔径	增加
膈肌	提升
肺顺应性	不变
肺容量	
总肺容量	不变或略有下降
肺活量	不变或稍微增加
吸气量	略有增加
功能残气量	减少
呼气储备量	下降
肺量计	
第1秒用力呼气容积（FEV_1）	不变
最大肺活量（FVC）	不变
FEV_1/FVC	不变
气体交换	
一氧化碳弥散力	不变或稍有下降
通气量	
每分通气量	增加
潮气量	增加
呼吸频率	不变
血气	
pH	正常（7.39~7.42）
PO_2	稍有升高（100~105mmHg）
PCO_2	稍有下降（32~34mmHg）
碳酸氢盐	稍有降低（15~20mEq/L）

注：PO_2，动脉血氧分压；PCO_2，动脉血二氧化碳分压；Eq，当量。

六、妊娠相关的呼吸疾病

除了生物化学和机械因素外，许多呼吸系统疾病对母体呼吸道和胎儿的生长发育，甚至从胎儿生后到儿童期、成年期的健康产生显著影响。妊娠相关的呼吸系统疾病有很多种，主要有哮喘、肺水肿、子痫前期、急性呼吸窘迫综合征、严重的限制性肺部疾病等。临床上控制孕产妇病情的诊疗方法也根据情况进行相应变化。

现以哮喘为例，简单介绍母体呼吸系统的妊娠适应性对妊娠结局的重要作用。3%~14%的孕妇伴哮喘。妊娠期伴哮喘的诊断标准一般比较直接，因为大部分患者在妊娠前就已经有哮喘。但是，也有一部分患者在妊娠前无哮喘史或患有不典型的哮喘。不论是成年人还是儿童，甚至是孕产妇，呼吸道病毒感染是导致哮喘加剧的主要原因。最近的研究显示，哮喘可能导致一系列不良妊娠结局：①低体重儿的发病率在患有中重度哮喘的孕妇中更高，并且在妊娠过程中孕妇本身的哮喘会加剧；②患有哮喘的孕妇，尤其是口服激素干预的孕妇更容易早产；③哮喘会导致新生儿先天畸形，容易发生唇裂或腭裂；④新生儿死亡的风险有所增加；⑤孕妇并发子痫前期的风险升高。目前用于临床控制哮喘的方法主要是妊娠早期给予高剂量可吸入糖皮质激素（inhaled corticosteroids，ICS）或长期给予 $β_2$ 受体激动剂联合给予低剂量ICS。就两种诊疗方法的安全性，目前尚无定论。

妊娠相关的呼吸疾病种类较多，而且每一种疾病都或轻或重地对妊娠结局造成影响，甚至威胁到母亲及子代的健康。由于目前对呼吸系统生理性改变的观察研究还只停留在表象上，其中的机制尚不十分清楚，故导致临床上对妊娠相关呼吸疾病的治疗效果较差。所以，对妊娠过程中呼吸系统生理性改变的机制研究显得尤为重要。

（邵璇　王雁玲）

第三节　妊娠期母体泌尿系统的适应性变化

胎儿的生长和发育使母体内环境发生了明显改变，而母体泌尿系统解剖和功能的适应性改变，又为胎儿发育提供了良好的环境。妊娠期母体泌尿系统的变化包括肾脏体积增大、肾血流动力学的变化、肾集合系统的解剖学变化及循环血浆中激素水平的差异。认识妊娠导致的这些生理变化，是正确理解妊娠合并泌尿系统并发症的基础。

一、肾脏解剖学结构和功能的变化

妊娠过程中，由于肾血管舒张，肾血浆流量和肾小球滤过率（glomerular filtration rate，GFR）水平分别比非妊娠期增加了40%~65%和50%~85%。另外，血浆容量的增加引起肾小球渗透性降低，随后GFR升高（Cheung et al.，2013）。尽管肾血浆流量显著增加，但是肾入球小动脉和出球小动脉的血管阻力都降低，因此肾小球静水压保持恒定，从而避免了肾性高血压的发生。随着GFR的升高，血清肌酐和尿素浓度平均分别降低至约44.2μmol/L和3.2mmol/L。

肾血流量的增加会使肾脏增大1~1.5cm，并于妊娠中期达到最大。肾脏、骨盆和肾盏系统扩张所产生的机械压力作用于输尿管。孕酮通过降低输尿管张力、蠕动和收缩压来介导这一系列解剖学变化（Cheung et al.，2013）。肾脏体积的增加与肾血管增多，肾间质体积增加及尿液淤滞增加有关。输尿管、肾盂和肾盏扩张导致超过80%的孕妇出现生理性肾积水。右侧肾积水的情况更为常见，原因在于右侧输尿管在进入骨盆之前以一定角度穿过髂骨和卵巢血管。这些变化可在妊娠中期的超声检查中发现，并在产后6~12周恢复至妊娠前水平。扩张的集合系统中尿液淤滞易使孕妇产生无症状性菌尿，甚至肾盂肾炎。

代谢废物和营养物质的滤过处理也有改变。如在非妊娠状态下，葡萄糖在肾小球中自由滤过。妊娠期间，近端小管和集合管中的葡萄糖重吸收效果不佳，并出现一定量排泄。约90%血糖水平正常的孕妇每日排出1~10g葡萄糖。由于GFR和肾小球毛细血管对白蛋白的通透性增加，其部分排泄可能增加到300mg/d。此外，其他蛋白质排泄量也增加。正常孕妇尿中总蛋白浓度不会高过正常上限水平。由于GFR增加和/或肾小管重吸收减少，尿酸排泄量也增加（Cheung et al.，2013）。

二、肾脏血流动力学的变化

妊娠第6周全身血管阻力（systemic vascular resistance，SVR）显著降低。如果SVR下降40%，则会影响肾血管。尽管妊娠期间血浆容量大幅增加，SVR的大幅降低还是会造成动脉充盈不足，原因在于85%的血浆留滞在静脉循环中。这种动脉充盈不足状态是在妊娠过程中特有的。SVR降低往往与肾血流量增加密切相关，并且与其他类型（如肝硬化、败血症或动静脉瘘）动脉充盈不足显著不同。

松弛素是由黄体、蜕膜和胎盘产生的一种肽类激素，在调控妊娠期间的血流动力学和水分代谢方面起重要作用。血清中松弛素浓度在月经周期的黄体期已升高，在妊娠后还会继续升高并在妊娠早期末达到高峰，然后在妊娠中期和晚期下降到适中水平。松弛素能够刺激内皮素的生成，内皮素通过一氧化氮（NO）合成途径介导肾动脉血管舒张。

尽管肾素-血管紧张素-醛固酮系统（RAAS）在妊娠早期被激活，但同时抑制了血管紧张素Ⅱ的产生，减弱了血管收缩作用，从而加强了血管扩张（Gant et al.，1980）。此外，妊娠期靶器官对血管紧张素Ⅱ不敏感，可能与促黄体素和血管内皮生长因子介导的前列环素的产生，以及妊娠期血管紧张素Ⅰ受体被修饰有关。其他血管收缩因子可能也发生类似变化，如肾上腺素受体激动剂和精氨酸升压素（arginine vasopressin，AVP）。妊娠后半程，胎盘血管扩张剂在维持血管舒张过程中可能发挥了更重要的作用。

正常妊娠的特征之一在于广泛的血管舒张，动脉顺应性增加和SVR降低。这些全身性的血流动力学变化伴随着肾脏灌注和肾小球滤过率（GFR）的增加。在妊娠晚期，左侧卧位与GFR和钠排泄量的增加有关。

GFR在妊娠期间显著上升，主要是由于心排血量和肾血流量升高。啮齿类动物和人类研究表明，GFR的增加是因肾小球血浆流量增加，而不是肾小球内毛细血管压力增加。受孕后1个月内GFR升高，妊娠早中期峰值高于基准水平的40%~50%，然后逐渐下降。肾血流量比非妊娠期水平高80%。妊娠期间GFR的生理性增加导致血清肌酐浓度降低，平均下降0.4mg/dl（35μmol/L），正常范围是0.4~0.8mg/L（35~70μmol/L）。因此，若孕妇血清肌酐大于1.0mg/dl（88μmol/L），而在非妊娠时却正常，则提示孕妇可能出现了肾损伤。此外，血尿素氮（blood urea nitrogen，BUN）水平降至8~10mg/dl（2.9~3.9mmol/L）。

妊娠期间血管阻力降低和肾血浆流量增加的机制尚未完全明确。有文献表明，妊娠期间对血管紧张素类激素（如血管紧张素Ⅱ、去甲肾上腺素和血管升压素）的血管反应性降低。正常妊娠期间NO合成增加，可能有助于全身和肾血管舒张和血压下降。

卵巢激素和血管扩张剂松弛素可能是妊娠期增强NO信号转导的关键上游调节因子。松弛素是胰岛素家族中的一种肽激素，通常在黄体中产生，并且在妊娠期间由胎盘和蜕膜大量分泌。松弛素增加肾循环中的内皮素和NO产生，导致全身肾血管扩张，降低肾传入和传出小动脉阻力，使肾血流量和GFR增加。

对清醒雄性和阉割雌性大鼠缓用松弛素可以模拟妊娠期肾血流动力学变化（GFR和肾血浆流量均增加了20%~40%）。这些改变可以通过给予一氧化氮合酶抑制剂来消除。在妊娠大鼠中，通过使用抗松弛素抗体或通过卵巢切除术也可以消除 GFR 和肾血浆流量的增加。

在子痫前期或预先存在肾脏疾病的孕妇监护中，需要了解 GFR 是否变化或稳定，而通常不需要知道 GFR 的绝对值。确定 GFR 变化最好的方法是监测血清肌酐浓度。血清肌酐浓度升高提示 GFR 降低。

三、尿路系统适应性改变

（一）输尿管

输尿管起自肾盂末端，下达膀胱底的外上角，长 26~28cm。走行于腹膜后，输尿管全长中有 3 处生理狭窄部位，其一在肾盂与输尿管相移行处，称上峡部；其二位于输尿管越过骨盆入口缘处，称下峡部；其三（壁内段）位于输尿管终端，穿经膀胱壁处。妊娠时，前两个狭窄受到压迫而使输尿管扩张，其横径可达 6~10mm。

输尿管在妊娠期突出的解剖学改变是输尿管增粗、变长、屈曲、平滑肌张力降低，蠕动迟缓，往往形成输尿管扩张、迂曲、尿流淤滞，增大的子宫在骨盆入口处对输尿管的压迫使尿液积聚增多，可致生理性肾盂积水。因妊娠期子宫右旋，故右侧肾盂积水更明显。自妊娠 10 周开始出现输尿管扩张，妊娠 20 周后表现较明显，以后随妊娠周数增加而逐渐加重。

扩张的集合管系统可以容纳 200~300ml 尿液，由此产生的尿潴留常成为细菌滋生的温床，这可能增加罹患妊娠期肾盂肾炎的风险。妊娠期输尿管和肾盂积水归因于激素效应、外来压迫及输尿管壁的内在变化（Beydoun et al.，1985）。其原因主要有：①高浓度的孕激素降低输尿管紧张度及其蠕动。②右输尿管的突出可能归因于乙状结肠引起的子宫形态改变，输尿管穿过右髂动脉和/或靠近右卵巢静脉时扭曲。③卵巢悬韧带中的血管扩张压迫骨盆边缘的输尿管。④子宫增大可能导致输尿管伸长、曲折，并且随妊娠期横向移位。只有在极少数情况下，输尿管压迫才导致疼痛和真正的尿路梗阻，此时可以通过置入支架和/或分娩来解决。⑤Waldeyer 鞘（包围真骨盆内输尿管周围的结缔组织）的肥厚可能会预防激素引起的盆腔下缘扩张。

病理性阻塞（即肾结石或狭窄）也会导致输尿管扩张。它经常导致腹部疼痛，并且通常可以通过影像学方法将生理性肾积水与阻塞的原因相区分。膀胱黏膜在妊娠期间水肿和充血。虽然孕激素诱导的膀胱壁松弛可能导致其容积增加，但是增大的子宫可以将膀胱上下移位，并使其平坦化，缩小其容积。可见，关于妊娠期间膀胱容量的研究结果相互矛盾。膀胱壁肌肉松弛可能导致的膀胱输尿管瓣无力，再加上增加的膀胱灌注和降低的输尿管内压，可能共同导致了间歇性膀胱输尿管反流。

（二）膀胱

妊娠早期膀胱受到增大子宫的压迫，其容量减小，排尿次数增多，即尿频。妊娠中期、妊娠晚期盆腔内肌肉和结缔组织增生充血，膀胱向前向上移位，上升至腹腔。膀胱底部扩大加宽。受激素影响膀胱表面血管增粗，黏膜充血、水肿，在分娩过程中易出现损伤和感染。约 3%的孕妇在排尿时因膀胱收缩、内压增高，部分尿液逆流入输尿管，易引起上行性泌尿道感染。妊娠期由于膀胱松弛，常出现张力性尿失禁，同时膀胱张力降低，容量逐渐增加（可达 1 500ml），但排尿后无残留尿。

（三）尿道

女性尿道长 2.5~5.25cm，起自膀胱颈（尿道内口），在耻骨联合后方向下前呈弯曲状走行，开口于耻骨联合下界的下后方。后方紧贴阴道前壁，尤其在下 1/3 处，与阴道前壁合为一体，构成阴道尿道隆嵴。尿道壁的伸缩性很大，由黏膜和黏膜下层覆盖富含海绵状静脉的海绵状肌纤维组织构成。

妊娠期尿道无明显改变。妊娠晚期膀胱向上移位，使尿道随之拉长。在雌激素的影响下，尿道黏膜可有充血、水肿。尿道周围菌群也会发生改变，发生感染的机会增多。

四、激素水平的改变影响水分代谢

妊娠期动脉灌注不足刺激动脉压力感受器，从而激活 RAA 和交感神经系统。导致下丘脑非渗透性释放 AVP。这些变化将导致钠和水分滞留于肾脏，并出现血容量减少和低渗透压特征。妊娠期细胞外体积和血浆体积将分别增加 30%~50%和 30%~40%。母血体积增加 45%（超出非妊娠期的 1 200~1 600ml）。到妊娠晚期末，血浆容量增加超过 50%~60%，并伴随着红细胞总量缓慢增加，进而血浆渗透压下降 10mOsm/kg。血浆体积增加在维持循环血量、血压和子宫胎盘灌注方面发挥重要作用（Lumbers et al.，2014）。

RAA 系统的激活将导致血浆中醛固酮水平升高，随后盐离子和水分将潴留在肾远端小管和集合管。在妊娠早期，除了由肾脏产生的肾素水平升高外，卵巢和子宫胎盘单位会产生一种无活性的肾素前体蛋白。胎盘也会分泌雌激素，刺激肝脏中血管紧张素原的合成，导致醛固酮水平按比例增加。妊娠期间血浆醛固酮与雌激素密切相关，其水平的增加是由血浆量增加引起的（Lumbers et al.，2014）。孕酮是一种有效的醛固酮拮抗剂，故尽管醛固酮具有保钠作用，但还是会发生尿钠排泄。GFR 的升高也在增加远端钠输送，允许排出过量的钠。孕酮具有抗利尿作用，妊娠期由于肾小管重吸收发生改变，因此钾排泄保持不变，但是全身钾浓度增高。

妊娠早期由于松弛素水平升高，下丘脑 AVP 释放增加。AVP 通过集合管中的水通道蛋白 2 介导增强对水的重吸收。该 AVP 的下丘脑分泌阈值和口渴阈值被重新设置为较低的血浆渗透压水平，形成妊娠的低渗透状态。这些变化由人绒毛膜促性腺激素（hCG）和松弛素介导（Cheung et al.，2013）。

在妊娠中后期，血管升压素酶的表达量增加 4 倍，该酶是一种由胎盘产生的氨基肽酶。这些改变增强了升压素的代谢清除并调节活化的 AVP 水平。在胎盘增加血管升压素表达水平的条件下，如子痫前期或双胎妊娠，可能发生短暂性尿崩症（Davison et al.，1989）。由于这种体积扩张，妊娠后期心房钠尿肽的分泌量将增加 40%，并在产后 1 周内继续增加。心房钠尿肽在伴有慢性高血压和子痫前期的孕妇体内表达更高。

五、泌尿系统症状

（一）多尿和尿失禁

尿频、夜尿增多、排尿困难、尿急和压力性尿失禁在妊娠期间很常见。尿频（每日排尿>7次）和夜尿症（夜间排尿≥2次）是最常见的妊娠相关症状，影响了80%~95%的孕妇。尿频似乎是受多因素影响的，部分是由于膀胱功能的变化，部分是由于尿量的小幅增加。尿频通常在妊娠前期开始，因此，增大的子宫对膀胱的机械压迫可能不是主要原因。

夜尿增多是一种常见的并且随着妊娠进展而增加的症状。通过对256例妊娠妇女的调查，发现86%妊娠晚期的夜尿症中，20%的孕妇表示夜尿次数达到3次或更多。夜尿症的主要原因可能为孕妇比非孕妇女在夜间排泄更大量的钠和水。在妊娠后期，夜尿增多可能部分归因于侧卧位睡眠的坠积性水肿。

多项研究已发现妊娠期间发生尿急和尿失禁的概率增加，这可能是由施加于膀胱的子宫压力，对尿道悬韧带的激素作用和/或尿道外括约肌的神经肌肉功能改变所致。妊娠期间的尿失禁与产后6个月持续性尿失禁的风险增加有关。

膀胱和尿道在分娩期间不可避免地会出现一些创伤。创伤性变化包括黏膜充血和黏膜下出血，且在膀胱三角区最为明显，故膀胱敏感度/感觉也不同程度降低。因此，在分娩后的前几日，产妇经常出现逼尿肌停滞，膀胱残余尿增多，膀胱过度停滞和尿潴留。这些症状通常是轻度的、短暂的，且完全可逆。

（二）低钠血症

低钠血症是指正常妊娠血浆渗透压下降到约270mOsm/kg，血浆钠浓度比非妊娠水平低4~5mEq/L。血浆渗透压降低是因血流动力学的变化刺激抗利尿激素（antidiuretic hormone，ADH）释放和口渴阈值重置，由此导致血管舒张和动脉灌注不足。然而，增加孕妇的血容量不是正确避免孕妇低渗透性的方法。

有证据表明，妊娠期的低钠血症由激素介导。妊娠期间血浆钠浓度的下降与hCG产生增加密切相关。此外，在月经周期的黄体期非孕妇女使用hCG可以诱导ADH释放和口渴阈值的重置（Davison et al.，1988）。hCG可能通过释放松弛素来产生这些变化，例如，妊娠大鼠的低钠血症可通过卵巢切除术进行矫正。如上所述，松弛素在妊娠期增加的GFR中也起重要作用。

纠正妊娠生理性低钠血症的尝试是不必要的（变化是轻度和无症状的）和无效的。重新设定渗透压稳态意味着尽管水分或钠摄入量有所变化，但血浆钠浓度仍将维持在新的水平。

血浆钠浓度在分娩后1~2个月内自发上升至妊娠期水平。

（三）蛋白尿

尿蛋白排泄量在妊娠晚期为100~200mg/d，高于非妊娠期水平。当检查浓缩的尿样时，可能导致阳性测试结果。与仅GFR增加的孕妇比较，妊娠早期存在蛋白尿的孕妇预后更差。

（四）慢性呼吸性碱中毒

妊娠早期每分通气量上升，直至术后持续升高，导致PCO_2（27~32mmHg）略有下降，出现轻度呼吸性碱中毒。这些变化是由孕酮直接刺激呼吸中枢而导致的。即使在妊娠期间氧耗量增加了20%~33%，每分通气量的增加也可维持正常的PO_2。

（五）低尿酸血症

由于GFR升高，早期妊娠血清尿酸下降。到妊娠22~24周，血清尿酸水平降至2.0~3.0mg/dl（119~178μmol/L）。此后，尿酸水平开始上升，达到非妊娠期水平。妊娠晚期尿酸上升归因于肾小管吸收尿酸盐增加。

（六）血清阴离子间隙减少

孕妇血清阴离子间隙会因某些不明原因而减少。在125例正常孕妇（妊娠早期6例，妊娠中期47例，妊娠晚期59例，产后13例）的横向研究中显示：妊娠期间血清阴离子间隙适度但明显低于产后（8.5 *vs*. 10.7）。

（七）受损的肾小管功能

妊娠期间肾小管功能受损，葡萄糖、氨基酸、β微球蛋白的肾小管重吸收减少，导致尿排泄率更高。因此，孕妇在无高血糖症或肾脏疾病的情况下可能出现糖尿病和氨基酸尿症。

（八）尿崩症

妊娠期尿崩症是一种罕见但重要的病理性多尿症，通常伴有高钠血症，其中饮水摄入受限。这种疾病与抗利尿激素（ADH）的代谢增加有关。

1. 妊娠期短暂尿崩症　ADH会增加肾脏水分的再吸收，并减少尿量。这种作用是通过肾集合管中V2受体的激活介导的，导致肾脏水的重吸收增强并形成浓缩的尿液。从妊娠第8周至妊娠中期，由于胎盘产生的血管升压素增加，ADH的代谢清除率增加了4~6倍。血管升压素酶活性继续增加，妊娠中期达高峰，并在分娩期间保持高水平，然后在产后2~4周内下降至无法检测到。对于大多数孕妇而言，尽管ADH代谢清除率增加，但因为腺垂体ADH的产生量有所增加，所以其血浆浓度仍保持在正常范围。

然而，少数孕妇发展为短暂尿崩症，由于多尿在妊娠期间通常被认为是正常的，因此对短暂尿崩症的诊断不足（Durr et al.，1996）。在妊娠中期口渴和多尿的妇女应考虑这种疾病的可能性。高于正常的血浆钠浓度（正常妊娠中的血浆钠浓度通常低于非妊娠妇女，约为5mEq/L）和异常的低渗透压可支持短暂尿崩症的诊断（Durr et al.，1987）。如在围产期限制饮水，就可能发生高钠血症。如果无法识别和未经治疗，高钠血症可导致母亲和胎儿的严重神经系统异常（Hanson et al.，1997）。

与妊娠相关的短暂尿崩症的妇女ADH的水平或活性有可能高于正常孕妇。由于胎盘体积较大，多胎妊娠妇女血管升压素水平较高，因此更容易发生多尿。妊娠期尿崩症相关的血管升压素活性增加可以在产后自行缓解，通常不会在随后的妊娠中复发。

妊娠期短暂尿崩症可以用去氨加压素进行有效治疗（Durr et al.，1987）。去氨加压素是一种加压素类似物，其能使血管升压素酶不被降解(Durr et al.,1996)。据报道,妊娠期间使用去氨加压素不会对母体或胎儿产生不良的影响。建议在去氨加压素治疗期间每日限制水摄入 1 000ml,以避免医源性低钠血症的发展。

对于少数发生高血钠症的患者,需要同时口服或静脉注射生理盐水来纠正全身缺水。应密切监测血清钠浓度,校正率限制在每日不超过 12mEq/L,以免血清渗透压快速下降引起脑水肿。

2. 亚临床中枢性或肾源性尿崩症　一些具有尿崩症症状和体征的孕妇具有亚临床中枢性或肾源性尿崩症(Durr et al.,1987)。在询问病史后,通常会发现在妊娠前多尿和多饮,妊娠期症状短暂恶化。在这些情况下,每次妊娠都会复发多尿。

3. 尿崩症与肝功能障碍相关　尿崩症可以在具有正常功能的下丘脑-垂体轴且以前无水平衡紊乱的孕妇中发生。此类孕妇血管升压素的水平升高通常与子痫前期、HELLP 综合征(以溶血、转氨酶升高、血小板减少为特点)或妊娠期急性脂肪肝相关(Hadi et al.,1985)。该机制是由于肝功能障碍引起的加压素降解降低。

去氨加压素是对血管升压素酶不敏感的 ADH 类似物,是妊娠期短暂尿崩症优选的治疗方法,应以等于或略高于用于治疗非妊娠患者神经源性尿崩症的剂量给予。妊娠期短暂尿崩症时,由神经垂体分泌的精氨酸血管升压素也可被高水平的血管升压素酶降解,因此其也是无效的。

六、小结

在妊娠期间,输尿管扩张(肾盂积水和输尿管积水)很常见,由激素作用、外部压迫和输尿管壁内在变化引起。肾脏大小也有所增加。尿频和夜尿症是妊娠最常见的症状之一,但通常不需要特别地治疗。尿失禁也可能发生在妊娠期。孕妇肾小球滤过率(GFR)和肾血流量明显升高,导致血清肌酐浓度降低。孕妇血清肌酐大于 1.0mg/dl(88μmol/L)可能反映肾功能不全。多数孕妇,包括子痫前期和轻度肾功能不全的孕妇,不需要对 GFR 有精确的测量。GFR 是否正在变化或稳定,最好通过监测血清肌酐浓度的变化来确定。

孕妇的其他变化包括慢性呼吸性碱中毒和轻度低钠血症。葡萄糖、氨基酸和 β 微球蛋白的局部吸收减少,可能导致轻度糖尿病和高氨基酸尿症。妊娠期蛋白质排泄增加。胎盘释放血管升压素可导致 ADH 分解代谢增加约 4 倍,但 ADH 水平保持正常,因为腺垂体 ADH 分泌增多。具有高于正常血管升压素水平或血管升压素储备降低的妇女可能会发展为妊娠期尿崩症,这种疾病可以采用去氨加压素治疗。

(邵璇　王雁玲)

第四节　妊娠期母体内分泌系统的适应性变化

胎盘是妊娠期特有的内分泌器官,具有强大的产生多种激素、神经肽、神经递质、生长因子的功能,如产生的促性腺激素释放激素(GnRH)、人绒毛膜促性腺激素(hCG)(与 LH 共用受体,功能类似于 LH)、类固醇激素(孕酮、雌激素、雄激素等),形成了类似于下丘脑-垂体-性腺轴的内分泌调控途径。胎盘分泌的激素在妊娠期均发挥着不可替代的重要作用,包括胚胎着床、妊娠维持、胎儿发育和最终的分娩等。胎盘分泌激素的主要来源是合体滋养层细胞(syncytiotrophoblasts),后者能够表达多种激素合成酶和其他分泌激素所需的蛋白。除合体滋养层细胞外的其他滋养层细胞,也能够在一定程度上合成胎盘激素并对妊娠过程造成影响。例如,绒毛外滋养层细胞(EVT)分泌的激素能够对螺旋动脉和子宫肌层改建,以及 EVT 迁移和浸润造成影响。

一、妊娠期母体孕酮变化情况

孕酮和雌激素的水平随着妊娠的进行而逐渐增加,并在妊娠后期达到峰值,妊娠晚期妊娠妇女血浆中孕酮水平可达 130ng/ml(1ng/ml = 1μg/L)。受 hCG 刺激,黄体是妊娠第 1 周孕酮分泌的主要器官。从妊娠第 6~8 周直到分娩,随着黄体退化,hCG 浓度逐渐降低;而合体滋养层细胞逐渐增多,胎盘逐渐成为孕酮合成的主要器官(Tuckey,2005)。既往报道表明,妊娠期胎盘中的孕激素水平高达 6 069pmol/g,显著地高于脑(660pmol/g)、肺(912pmol/g)和肾(1 609pmol/g)等其他器官。

母体的胆固醇能够被线粒体内膜上的细胞色素 P450 转化为孕烯醇酮。后者通过 3β-羟类固醇脱氢酶(3β-hydroxysteroid dehydrogenase/Δ5-Δ4-isomerase,3β-HSD)代谢成孕酮,其中 NAD^+ 是必需的辅因子(Tuckey,2005)。第一步反应为总反应的限速步骤,主要限速分子为运输胆固醇至线粒体的转脂蛋白。性腺中主要转脂蛋白为 StAR,而胎盘中则为组成型表达的 MLN64。StAR 纯合突变的胎儿并未表现为流产率显著增高,且其羊水中孕酮和孕烯醇酮水平较正常妊娠者并无显著改变;CYP11A1 纯合突变的胎儿则十分少见,其母亲常伴有复发性流产,说明 StAR 在胎盘孕激素合成过程中并非必需。另一方面,人类性腺及肾上腺中主要为 2 型 3β-HSD(HSD3B2),而胎盘中为与孕烯醇酮结合能力更强的 1 型(HSD3B1),说明人类胎盘可以在胆固醇水平较低的情况下合成孕激素,保证妊娠正常进行。

孕酮能够通过基因组和非基因组两种方式产生作用。经典的孕酮核受体(NPR)、PRα 和 PRβ 在女性生殖道和胎盘中广泛表达,并且在孕酮刺激之后能发生受体二聚体化,通过结合基因组上目标基因启动子上的特定 DNA 区域来发挥其调控基因表达的作用。另外,孕酮可以通过其受体介导细胞质内的信号通路。

作为典型的“免疫甾体激素(immunosteroid)”,妊娠期分泌的孕酮主要对胎儿的免疫耐受起着积极作用,相关内容请参见本章第五节。孕酮还能够抑制子宫肌层收缩,进而保持子宫的静息状态,促进妊娠的维持。孕酮抑制子宫肌层的自发收缩是通过激活 mPR 实现的。后者可以调控细胞内 cAMP 和 Ca^{2+} 的水平及转录激活 nPRβ,这些均可以导致编码肌细胞收缩的基因表达水平降低。

二、妊娠期母体雌激素变化情况

胎盘雌激素是四类甾体类激素的统称,包括雌酮(estrone，E_1）、雌二醇（17β-estradiol，E_2）、雌三醇（estriol，E_3）和雌四醇（estetrol，E_4）。妊娠第1周时，雌激素主要通过黄体产生。随后，胎盘逐渐成为雌激素的主要合成器管。母体血浆中的雌激素随着妊娠的进行逐渐增加，在分娩前达到峰值，妊娠晚期可达100～120mg/24h。E_2是最主要的雌激素（Loriaux et al.，1972）。妊娠期间的雌激素主要由胎盘利用来自胎儿及母体的雄激素合成。胎儿肾上腺可合成大量脱氢表雄酮（dehydroepiandrosterone，DHEA）及其硫酸盐（S-DHEA），DHEA可在胎肝中经CYP3A7催化生成16羟-DHEA，胎盘利用胎儿和母体肾上腺产生的S-DHEA作为前体，经HSD3B1、HSD17B1等的作用生成雄烯二酮（androstenedione）和睾酮（testosterone），并进一步在芳香化酶（CYP19A1，aromatase）作用下生成雌激素。

胎儿血液中的DHEA也可在胎盘滋养层细胞通过相同的途径先后生成睾酮和E_2。胎儿肾上腺来源的DHEA是胎盘雌、雄激素合成的主要底物，在胎儿肾上腺缺失的病例中，母体雌激素水平显著降低。值得注意的是，胎肝中缺乏HSD3B和HSD17B1，无法利用DHEA合成雌激素；而胎盘滋养层细胞缺乏P450c17α-羟化酶/17，20裂解酶（CYP17A1），无法直接利用孕激素合成雄激素，而胎盘合体滋养层细胞则将母体肾上腺来源的睾酮及胎儿肾上腺来源的DHEA转化为E_2。

雌激素能够通过其受体ERα和ERβ，在妊娠期间发挥多种重要作用。类似于孕酮受体，雌激素受体激活后也会发生二聚体化，并调控目标基因的表达。雌激素还能够激活膜结合受体，继而介导非基因组信号通路。在胎盘中，ERα主要表达在细胞滋养层细胞，而ERβ则主要表达在合体滋养层细胞。

雌激素和孕酮是潜在的子宫动脉舒张剂。雌激素是调控母体心血管系统妊娠适应性的最主要激素之一。不同形式的雌激素，如E_2、E_1和E_3等均有舒张血管、促进子宫血管内血液流通的作用。ER激活会导致子宫动脉中内皮型一氧化氮合酶（endothelial nitric oxide synthase，eNOS）的表达升高。ER膜受体和胞质内受体均可介导eNOS的表达升高。这表明，ER膜受体介导的快速血管舒张和ER胞质内受体介导的长期的、转录激活相关基因表达的作用方式是同时存在的（Chen et al.，2004）。

三、妊娠期母体雄激素变化情况

雄激素和雄激素受体（androgen receptor，AR）不仅对雄性生物的繁殖功能有重要意义，对雌性生物也具有重要功能。妊娠过程中，血液循环中总睾酮水平随着妊娠的进行而逐渐升高（Makieva et al.，2014）。母体卵巢黄体细胞、肾上腺，胎儿肾上腺和胎盘是雄激素产生的主要来源。妊娠早期时，虽然母体肾上腺也会产生雄激素，但雄激素主要由卵巢黄体产生。胎盘能够产生孕烯醇酮并表达多种必需的酶，如CYP17、3β-HSD和17β-HSD等，从而能够将胆固醇转化为雄激素。雄激素，主要是雄烯二酮和睾酮，能够通过芳香酶的作用转变为雌激素，如前所述。雄烯二酮能够通过17β-HSD3的作用转变为睾酮（Makieva et al.，2014）。据估计，妊娠期间约有50%的睾酮主要是由胎盘合成的（Makieva et al.，2014）。

雄激素通过结合AR发挥基因调控作用。目前关于雄激素对女性生殖系统作用的最经典的观点是：雄激素可以促进子宫的生长和发育。AR敲除的小鼠子宫变薄，并且严重不育（66%不育）。另外，雄激素还能够促进卵巢囊泡的发育和促进正常排卵（Walters et al.，2016）。

但目前关于雄激素在胎盘中发挥的作用仍不很明确。但AR在胎盘和滋养层细胞中广泛表达，提示雄激素在胎盘中的生理功能不能忽视。Khatri等在妊娠80日直到分娩前的牛胎盘滋养层巨细胞（trophoblast giant cells，TGC）中发现AR的核定位信号。妊娠早期到中期成熟的TGC、不成熟的TGC、单核滋养层细胞和绒毛膜基质细胞中，AR的信号异常微弱，但妊娠晚期AR信号显著增强，直至分娩前达到峰值。在体外培养的牛胎盘滋养层细胞中表达有雄激素合成的关键酶P450C17，在无血清条件下培养时，该酶的表达水平显著升高。Zhu等（1997）揭示，睾酮能够刺激体外培养的胎盘滋养层细胞中低密度脂蛋白氧化，产生细胞毒性，表明滋养层细胞可对雄激素产生反应。

四、小结

关于妊娠期间激素的变化情况见图4-4-1。总之，胎盘不仅是妊娠期间雌激素、孕激素和雄激素的主要来源，还可以调节母体和胎儿循环系统中的雌雄激素平衡。

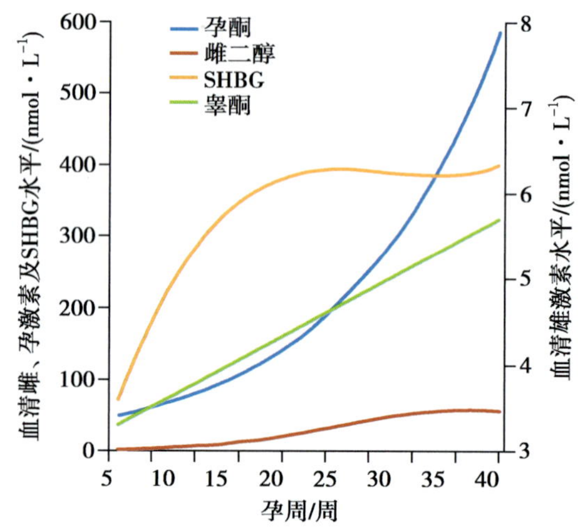

图4-4-1　妊娠过程中孕妇外周血类固醇激素水平变化模式示意图

SHBG. 性激素结合球蛋白。

（邵璇　王雁玲）

第五节　妊娠期母体免疫系统的适应性变化

在进化过程中，母体免疫系统形成了多种妊娠适应性的生理变化，如免疫平衡向促炎方向的轻微改变、经典主要组织相容性复合体（MHC）Ⅰ类抗原的缺乏与非经典人类白细胞抗原(HLA)表面分子的表达等。妊娠期母体免疫系统的上述生理变化是为了适应妊娠压力和维持妊娠(王雁玲，2017)。

一、妊娠期母体免疫系统适应性变化与特点

对于妊娠期母体来说胎儿是半同源半异质体，含有父源的遗传物质所决定的各种抗原对母体而言是外源性的，胎儿会表达一些异源性的抗原，因此母体需要对自身的免疫系统做一些适时改变以接纳胎儿，使之不受母体的免疫排斥。

妊娠过程中有两个独特的免疫界面。第一界面是存在于蜕膜中的母体免疫细胞与胎儿滋养层细胞的界面，该界面在早期妊娠中尤其重要。蜕膜滋养层不表达会诱导 T 细胞移植排斥反应的 HLA-A、HLA-B 或 HLA-D 抗原。而表达特异性的 HLA-C、HLA-E 和 HLA-G 抗原，从而与子宫 NK 细胞相互作用。第一界面在间质细胞和螺旋动脉之间主要存在的免疫细胞包括子宫 NK 细胞、T 细胞、巨噬细胞、树突细胞和入侵的滋养层细胞(Hiby et al.，2004)。在妊娠晚期伴随着入侵滋养层细胞和相关蜕膜淋巴细胞的退化，第一界面基本消失。

第二免疫界面包括循环系统的母体免疫细胞，包括 T 细胞、NK 细胞、单核细胞、树突细胞和构成胎盘绒毛膜表面的合胞体滋养层细胞。在人的胎盘中，合胞体滋养层表面不表达主要组织相容性复合体(MHC)分子，因而不会诱发母体 T 细胞的抗原刺激反应。第二界面在妊娠第 8~9 周伴随着子宫-胎盘循环而开始出现，并随着胎盘生长逐渐成为主要的母胎界面，直到妊娠终结。作为对母胎界面的补充，合胞体滋养层也会分泌合胞体滋养层微粒到母体循环系统，继续与母体免疫细胞和上皮细胞相互作用(Sargent et al.，2006)。尤其需要注意的是，人母胎免疫耐受主要由大量存在的 NK 细胞介导，而不是 T 细胞。

妊娠期母体通过复杂的激素-免疫细胞-细胞因子网络对妊娠的各个生理过程进行免疫调节，而母胎之间的特异性免疫耐受和非特异性免疫抑制是维持成功妊娠的关键，如果特异性免疫耐受和非特异性免疫抑制受到破坏，妊娠将受到影响，出现胎儿生长受限，甚至流产。

为了维持妊娠，妊娠期母体免疫系统发生明显的适应性改变，而带有父方抗原的胎儿细胞能不被母体免疫系统识别和免疫应答，是因为母胎之间有特殊的免疫特点：①母体和胎儿之间存在胎盘滋养层屏障。②滋养层细胞具有复杂的内分泌功能，能分泌多种细胞因子和激素类物质，还可合成和分泌多种胎盘蛋白，如妊娠特异性 β 糖蛋白，这些激素和细胞因子使孕妇处于免疫抑制状态。③子宫-胎盘滋养层是人体内一个重要的免疫豁免部位。④孕妇对胚胎组织抗原的免疫耐受性。所有滋养细胞亚群均不表达经典的 MHC Ⅰ类和Ⅱ类分子，不被母体免疫系统识别和免疫应答，以保护胎儿免受母体免疫活性细胞的攻击。⑤母胎界面存在大量免疫活性细胞和细胞因子，这些细胞可以通过受体或分泌细胞因子影响 MHC 途径或 Th1/Th2 平衡来诱导免疫耐受(刘淮　等，2010)。

二、胚胎耐受的免疫学机制

妊娠是一种同种异体移植现象，胎儿对于母体是一种半自己半非己的移植物，含有父系的遗传物质所决定的各种抗原对母体而言是外源性的，可被看作同种异体移植物而被排斥；另一方面，随着胎儿的生长发育，其自身的免疫系统也逐渐建立，具有对母体产生免疫排斥的潜能。因此，为了维持妊娠的进行，母体免疫功能发生了明显变化：妊娠期间免疫功能由 Th1 型向 Th2 转变，细胞免疫功能受抑制而体液免疫功能占优势。

(一) 妊娠期间辅助性 T 细胞细胞因子 Th1/Th2 平衡

在妊娠期间 T 细胞在免疫调节和免疫激活中起着至关重要作用。$CD4^+$辅助性 T 细胞(Th)可分为 Th1 和 Th2 细胞亚群，分别分泌不同的细胞因子。Th1 细胞主要分泌 IL-2、TNF-β、IFN-γ 等介导细胞免疫、炎症反应、迟发型超敏反应，与细胞免疫有关；Th2 细胞主要分泌细胞因子 IL-4、IL-5、IL-6、IL-9，介导 B 细胞增殖、抗体产生和同种排斥反应的免疫耐受。妊娠期间免疫功能由 Th1 型向 Th2 转变，细胞免疫功能受抑制而体液免疫功能占优势。Th1 和 Th2 细胞因子相互调节、相互制约，处于动态平衡状态，以保持机体正常细胞免疫和体液免疫功能。若妊娠时 Th1/Th2 的平衡被打破，则可能造成不良的妊娠后果。同时其他一些因素如孕酮、雌激素、糖皮质激素、抗原呈递细胞、前列腺素等也影响 Th1/Th2 之间的平衡。

目前普遍观点认为妊娠是 Th2 型免疫偏离现象。妊娠时母体 Th1 细胞因子处于抑制状态，主要表达 Th2 细胞因子。有文献报道，习惯性自发流产患者体内常见 Th1 型倾向。而正常妊娠妇女妊娠晚期 Th1 细胞因子的分泌与正常未孕、妊娠早期相比明显下降，Th2 型细胞因子随着妊娠的进展分泌增多，到了妊娠晚期达到高峰。表明在妊娠晚期发生的 Th2 型细胞因子的缺乏将导致病理性妊娠的发生。Th1 型细胞因子能抑制蜕膜蛋白的合成和 hCG 的分泌，诱导滋养层细胞凋亡，直接或间接损害胎盘组织及胎儿，促进同种异体移植排斥反应，不利于妊娠。

已证实，IFN-γ、TNF-α 能干扰胎盘生长和滋养细胞功能，导致流产、胚胎死亡。IL-2 能诱导活化的 T 细胞和 B 细胞增殖分化，产生细胞因子，从而增强 NK 细胞和单核细胞、吞噬细胞的杀伤活性，并主要参与子宫黏膜免疫排斥反应，不利于妊娠的维持。IL-2 和 TNF-α 的共同作用可使 NK 细胞转化为细胞毒性亚型。有报道称妊娠早期 Th1 型细胞因子表达并不一定有害，少量的 Th1 型细胞因子在抵抗宫内感染方面发挥重要的作用(朱华静　等，2007)。

(二) 经典主要组织相容性复合体Ⅰ类抗原的缺乏与非经典人类白细胞抗原表面分子的表达

主要组织相容性复合体(MHC)是人体内 T 细胞系统用以作为“自我识别”标志的细胞表面抗原，与移植排斥反应和免疫应答调节相关。MHC 分为经典Ⅰa 型、经典Ⅱ型和非经典Ⅰb 型 3 种类型。非典型 MHC-Ⅰb 型基因在母胎界面的滋养细胞上有高水平的表达，而 MHC-Ⅱ型抗原及除人类白细胞抗原(HLA)-C 外，HLA-A、HLA-B 等经典 MHC-Ⅰa 型抗

原均无表达(Hviid,2006)。经典 MHC-Ⅰa 型抗原可呈递抗原给 Tc 淋巴细胞,并经由杀伤细胞抑制受体(KIR)和杀伤细胞活化受体(KAR)来抑制和活化 NK 细胞。外来细胞表达异源性的 MHC-Ⅰa 会被 Tc 淋巴细胞识别和杀灭。胎儿细胞相对于母体是一种半异体抗原,所表达的表面标志可被母体免疫细胞识别并攻击,然而由于其表面缺乏经典 MHC-Ⅰa 型抗原,胎儿细胞将不会受到母体免疫系统的直接攻击。MHC-Ⅱ型分子同样与免疫识别有关,由 B 细胞、抗原呈递细胞和一些上皮细胞表达,它们呈递外来抗原给 Th 细胞,具有强抗原性,在异体组织或器官移植排斥反应中起作用。MHC-Ⅰb 型抗原表达在绒毛外滋养细胞中,在母胎免疫耐受中有重要的作用。

HLA-G 是一种非经典 MHC-Ⅰ型分子,其蛋白质结构的局限性和保守性等特征使 HLA-G 可提供一种免疫保护及调节作用,使母体对胎儿产生免疫耐受的有利条件,使母胎界面保持为免疫耐受区,有利于滋养细胞生长发育,胎盘的形成及胎儿的发育。HLA-G 对免疫耐受的调节主要是通过抑制 NK 细胞和 T 细胞的作用实现的(Hviid,2006)。

HLA-G 表达下降时,滋养细胞侵蚀分化过程受阻,难以侵入子宫蜕膜并改建螺旋动脉,绒毛着床过浅,血管发育欠佳,不能有效供应胎盘营养,导致胎盘生长发育受限或胎儿生长受限、先兆子痫、流产等。

如果 HLA-G 表达过高,滋养细胞侵蚀力过强,则有发生滋养细胞肿瘤的可能。HLA-G 主要通过以下几方面实现对免疫耐受的调节(刘淮　等,2010):

(1) HLA-G 通过影响蜕膜及外周血单个核细胞和蜕膜的细胞因子分泌发挥免疫调节的作用。HLA-G 可与单核巨噬细胞和蜕膜单核细胞 ILT-2、ILT-4 受体结合从而抑制其活化,并诱导产生 Th2 型细胞因子,使 Th1/Th2 型平衡向有利于妊娠的 Th2 型方向偏移。

(2) HLA-G 可以抑制外周血 NK 细胞的细胞毒作用。HLA-G 通过与 NK 细胞上的某些 KIR 结合,从而抑制蜕膜 NK 细胞活性,保护滋养层细胞免受蜕膜 NK 细胞杀伤,造成母体对胚胎抗原的免疫耐受并控制滋养细胞的迁移。

(3) 通过诱导凋亡清除同种异型母体 $CD8^+$ T 细胞,以及抑制母体 $CD8^+$ T 细胞对胚胎细胞的反应性来介导 T 细胞对胎儿的耐受,维持正常妊娠过程。而有研究认为溶解型 HLA-G 并没有诱导 T 细胞死亡的作用,而是通过降低细胞周期调节蛋白 D2、E、A 的含量而抑制 $CD4^+$ T 细胞和 $CD8^+$ T 细胞的增殖。

(4) HLA-G 还可与 PIR-B 作用,抑制树突细胞的分化成熟,降低树突细胞抗原呈递的功能,从而诱导免疫耐受。

另外,甾醇类激素在妊娠过程中起到非常重要的作用。他们能够直接或间接参与免疫系统的调控,影响妊娠结局。有研究表明,妊娠过程中孕酮的降低可以降低胎盘中一类 $CD8^+CD122^+$ T 细胞的免疫耐受活性,增加 T 细胞的杀伤性,进而影响胎儿发育(Solano et al.,2015)。孕激素主要参与以下两个途径介导母胎免疫耐受的形成:①孕酮诱导的封闭因子(progesterone-induced blocking factor,PIBF)介导的妊娠免疫耐受;②HLA-G 介导的妊娠免疫耐受。

PIBF 介导的妊娠免疫耐受是孕激素维持适宜的母胎免疫耐受的重要途径之一。母体对胚胎抗原的识别激活 $\gamma\delta^+$T 细胞,使之表达 PR,在孕酮存在的情况下,$\gamma\delta^+$T 细胞合成调节蛋白 PIBF,PIBF 通过影响花生四烯酸代谢、诱导 TH_2 偏移、降低 NK 细胞活性,保证妊娠过程的顺利发展。

糖皮质激素在诸多生理学过程包括代谢、发育和炎症发生中发挥重要的作用。糖皮质激素的免疫抑制作用机制已进行深入研究,并且研究结果一致认为糖皮质激素对免疫系统具有多重作用。例如,糖皮质激素优先抑制 TH1 和 Th17 细胞功能;糖皮质激素可以促进 Treg 细胞的分化和活性;糖皮质激素可以增加 Treg 细胞在血液循环和炎症部位的细胞数量,这种作用可能得益于该激素通过上调 Treg 细胞内 *FOXP3* 基因的表达(Lee et al.,2005)。

妊娠期母体通过复杂的激素-免疫细胞-细胞因子网络对妊娠的各个生理过程进行免疫调节,母胎之间的特异性免疫耐受和非特异性免疫抑制是维持妊娠成功的主要因素,这种耐受和抑制机制如果受到破坏,妊娠将受到影响。尽管已有很多研究数据,但仍有很多问题未解决,如母胎界面耐受和抑制具体机制至今还不清楚。

(邵璇　王雁玲)

参考文献

刘淮,黄淑晖,2010. 妊娠期免疫系统的变化和免疫耐受机制. 中国实用妇科与产科杂志,26(6):465-468.

王雁玲,2017. 胎盘发育与母胎健康. 生命科学,29(1):21-30.

朱华静,陈诵芬,2007. 细胞因子与妊娠免疫调节. 现代妇产科进展,16(9):697-699.

BAYLISS D A,MILLHORN D E,1992. Central neural mechanisms of progesterone action:application to the respiratory system. J Appl Physiol (1985),73(2):393-404.

BEYDOUN S N,1985. Morphologic changes in the renal tract in pregnancy. Clin Obstet Gynecol,28(2):249-256.

CHEN D B,BIRD I M,ZHENG J,et al.,2004. Membrane estrogen receptor-dependent extracellular signal-regulated kinase pathway mediates acute activation of endothelial nitric oxide synthase by estrogen in uterine artery endothelial cells. Endocrinology,145(1):113-125.

CHEUNG KL,LAFAYETTE RA,2013. Renal physiology of pregnancy. Adv Chronic Kidney Dis,20(3):209-214.

CONTRERAS G,GUTIÉRREZ M,BEROÍZA T,et al.,1991. Ventilatory drive and respiratory muscle function in pregnancy. Am Rev Respir Dis,144(4):837-841.

DAVISON J M,SHEILLS E A,BARRON W M,et al.,1989. Changes in the metabolic clearance of vasopressin and in plasma vasopressinase throughout human pregnancy. J Clin Invest,83(4):1313-1318.

DAVISON J M,SHIELLS E A,PHILIPS P R,et al.,1988. Serial evaluation of vasopressin release and thirst in human pregnancy. Role of human chorionic gonadotrophin in the osmoregulatory changes of gestation. J Clin Invest,81(3):798-806.

DURR J A,HOGGARD J G,HUNT J M,et al.,1987. Diabetes-insipidus in pregnancy associated with abnormally high circulating vasopressinase activity. New Engl J Med,316(17):1070-1074.

DURR J A,LINDHEIMER M D,1996. Diagnosis and management of diabetes insipidus during pregnancy. Endocr Pract, 2(5):353-361.

FISHER C, MACLEAN M, MORECROFT I, et al., 2002. Is the pregnancy hormone relaxin also a vasodilator peptide secreted by the heart? Circulation, 106(3):292-295.

GANT N F, WORLEY R J, EVERETT R B, et al., 1980. Control of vascular responsiveness during human pregnancy. Kidney Int, 18(2):253-258.

GAZIOGLU K, KALTREIDER NL, ROSEN M, et al., 1970. Pulmonary function during pregnancy in normal women andin patients with cardiopulmonary disease. Thorax, 25(4):445-450.

HADI H A, MASHINI I S, DEVOE L D, 1985. Diabetes-insipidus during pregnancy complicated by preeclampsia—a case-report. J Reprod Med, 30(3):206-208.

HANSON R S, POWRIE R O, LARSON L, 1997. Diabetes insipidus in pregnancy: a treatable cause of oligohydramnios. Obstet Gynecol, 89(5 Pt 2):816-817.

HIBY S E, WALKER J J, O' Shaughnessy K M, et al., 2004. Combinations of maternal KIR and fetal HLA-C genes influence the risk of preeclampsia and reproductive success. J Exp Med, 200(8):957-965.

HUNTER S, ROBSON S C, 1992. Adaptation of the maternal heart in pregnancy. Heart, 68(12):540-543.

HVIID T V F, 2006. HLA-G in human reproduction: aspects of genetics, function and pregnancy complications. Hum Reprod Update, 12(3):209-232.

LEE F T, MOUNTAIN A J, KELLY M P, et al., 2005. Enhanced efficacy of radioimmunotherapy with 90Y-CHX-A″-DTPA-hu3S193 by inhibition of epidermal growth factor receptor (EGFR) signaling with EGFR tyrosine kinase inhibitor AG1478. Clin Cancer Res, 11(19 Pt 2):s7080-7086.

LORIAUX D L, RUDER H J, KNAB D R, et al., 1972. Estrone sulfate, estrone, estradiol and estriol plasma levels in human pregnancy. J Clin Endocrinol Metab, 35(6):887-891.

LUMBERS E R, PRINGLE K G, 2014. Roles of the circulating renin-angiotensin-aldosterone system in human pregnancy. Am J Physiol Regul Integr Comp Physiol, 306(2):r91-101.

MAHENDRU A, EVERETT T R, WILKINSON I B, et al., 2014. A longitudinal study of maternal cardiovascular function from preconception to the postpartum period. J Hypertens, 32(4):849-856.

MAKIEVA S, SAUNDERS P T K, NORMAN J E, 2014. Androgens in pregnancy: roles in parturition. Hum Reprod Update, 20(4):542-559.

SARGENT I L, BORZYCHOWSKI A M, REDMAN C W G, 2006. NK cells and human pregnancy—an inflammatory view. Trends Immunol, 27(9):399-404.

SOLANO M E, KOWAL M K, O' ROURKE G E, et al., 2015. Progesterone and HMOX-1 promote fetal growth by $CD8^{+}$ T cell modulation. J Clin Invest, 125(4):1726-1738.

TUCKEY R C, 2005. Progesterone synthesis by the human placenta. Placenta, 26(4):273-281.

WALTERS K A, SIMANAINENU, GIBSON D A, 2016. Androgen action in female reproductive physiology. Curr Opin Endocrinol Diabetes Obes, 23(3):291-296.

WALTERS W A, LIM Y L, 1969. Cardiovascular dynamics in women receiving oral contraceptive therapy. Lancet, 294(7626):879-881.

ZHU X D, BONET B, KNOPP R H, 1997. 17beta-estradiol, progesterone, and testosterone inversely modulate low-density lipoprotein oxidation and cytotoxicity in cultured placental trophoblast and macrophages. Am J Obstet Gynecol, 177(1):196-209.

第五章

分娩的生理机制

分娩(delivery)是指妊娠满28周(196日)及以后的胎儿及其附属物从临产开始至从母体全部娩出的过程。妊娠满28周至不满37足周(196~258日)期间分娩称为早产(premature delivery);妊娠满37周至不满42足周(259~293日)期间分娩称为足月产(term delivery);妊娠满42周及其后(≥294日)期间分娩称为过期产(post term delivery)。

第一节 决定胎儿正常娩出的因素

决定胎儿正常娩出的因素是产力、产道和胎儿。若各因素均正常并能相互适应,胎儿顺利经阴道自然娩出,称为正常分娩。产力是分娩的动力,受胎儿大小、胎位及其与产道关系的影响;胎儿大小及胎位是决定分娩的核心要素,在产力推动下,与胎儿大小及胎位相适应的骨产道和能相应充分扩张的软产道是胎儿下降并娩出的首要条件(庄依亮,2009;丰有吉 等,2011)。

除上述因素外,也不可忽视产妇的精神心理因素对分娩过程的影响。

一、产力

将胎儿及其附属物从子宫内逼出的力量称为产力,包括子宫收缩力(简称"宫缩")、腹肌及膈肌收缩力(即腹压)、肛提肌收缩力。产力是胎头下降通过骨盆各平面的动力,与胎头下降程度和分娩阻力相适应、与头盆关系相适应、与母胎分娩负荷耐受相适应。与上述因素相适应的协调产力是完成分娩的基本保障,不相适应的不协调产力可导致异常分娩。

(一)子宫收缩力

贯穿于整个分娩过程中,是临产后的主要产力。临产后的宫缩能使宫颈管消退、宫口扩张、胎先露部下降、胎儿和胎盘娩出。临产后正常宫缩特点如下。

1. 节律性　正常宫缩是子宫体部平滑肌不随意、阵发性、有规律的收缩并伴有疼痛,故有阵痛之称。出现节律性宫缩是临产的重要标志。每次宫缩由弱渐强(进行期),维持一定时间(极期),随后由强渐弱(退行期),直至消失(间歇期)(图5-1-1)。间歇期子宫平滑肌松弛。宫缩如此反复,直到分娩结束。正常分娩从破水到胎儿娩出,初产妇的宫缩次数为150~200次,经产妇为100~195次。

临产开始时,宫缩持续约30秒,间歇期5~6分钟。随着产程进展宫缩持续时间逐渐延长,间歇期逐渐缩短。当宫口开全时,宫缩持续时间可长达60秒,间歇期则缩短至1~2分钟。宫缩强度也随着产程进展逐渐增强,阵痛加重,宫腔内压力于临产初期升至3.3~4.0kPa(25~30mmHg),于第一产程末可增至5.3~8.0kPa(40~60mmHg),于第二产程期间可高达13.3~20.0kPa(100~150mmHg),而间歇期宫腔内压仅

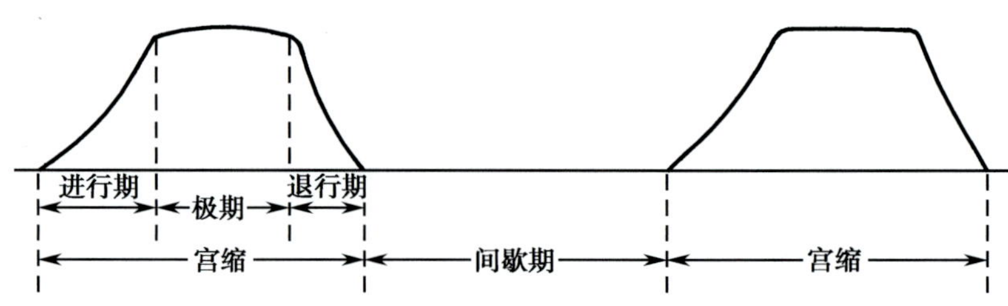

图5-1-1　临产后正常宫缩节律性示意图

为0.8~1.6kPa(6~12mmHg)。宫缩时,子宫肌壁血管及胎盘受压,子宫血流量减少;宫缩间歇期时子宫血流量又恢复到原来水平。宫缩的这一特点不仅可使宫颈缩短,宫口开大,先露下降,还可以避免胎儿胎盘血流的持续障碍,对胎儿有利。

2. 对称性和极性　正常宫缩起自两侧宫角部(即输卵管子宫附着部),以微波形式迅速向宫底中线集中,左右对称,再以2cm/s的速度向子宫下段扩散,约15秒内均匀协调地扩展至整个子宫,此为宫缩的对称性。宫缩以宫底部最强最持久,向下逐渐减弱,宫底部收缩力的强度约为子宫下段的2倍,此为子宫收缩力的极性(图5-1-2)。宫缩的对称性和极性确保了产力的传导方向。

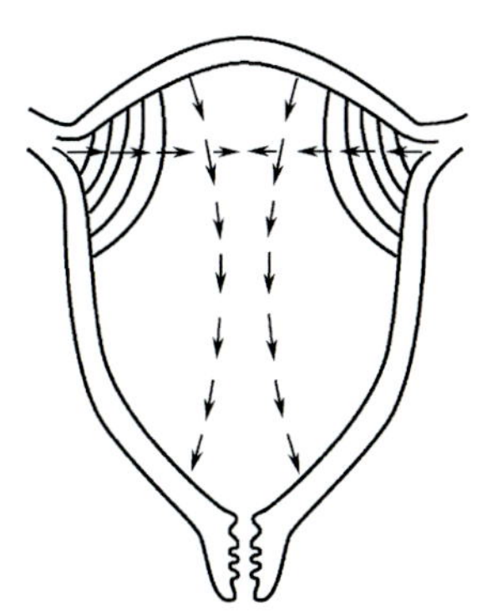

图5-1-2　子宫收缩力的对称性与极性

3. 缩复　子宫体部平滑肌为收缩段。宫缩时宫体部肌纤维缩短变宽,间歇期时肌纤维松弛变长变细,但是不能恢复到原来的长度(与身体其他部位平滑肌不同),经过反复收缩,肌纤维越来越短,这种现象称为缩复(retraction)。子宫体部肌纤维的缩复作用能使宫体逐渐变厚变短,宫腔容积逐渐减小,迫使先露部下降,宫颈管消失及宫口扩张。

(二) 腹肌和膈肌收缩力

腹压是第二产程时胎儿娩出的重要辅助力量。当宫口开全后胎先露部将至盆底,每当宫缩时,前羊膜囊或胎先露部压迫骨盆底组织及直肠,反射性引起排便动作。产妇屏气并向下用力,腹壁肌和膈肌强有力的收缩使腹压增高,促使胎儿娩出。第二产程末期配以宫缩极期时运用腹压最为有效,过早使用腹压易使产妇疲劳和宫颈水肿,致使产程延长。第三产程使用腹压可促使已剥离的胎盘娩出。

(三) 肛提肌收缩力

骨盆底部的肛提肌及其筋膜在胎儿抵达骨盆底时收缩,沿盆底弧度将直肠和阴道牵向上前方,使会阴体变薄,可协助胎先露部在骨盆腔内完成内旋转;当胎头枕部位于耻骨弓下时,可协助胎头仰伸及娩出;当胎盘降至阴道时,可协助胎盘娩出。

二、产道

产道是胎儿娩出的通道,分为骨产道和软产道两部分。

(一) 骨产道

骨产道是指真骨盆,有入口、出口及骨盆腔,呈前浅后深形态,其大小、形态、轴线与分娩密切相关。骨盆上口由耻骨联合上缘、髂耻线及骶岬上缘组成;骨盆腔前壁为耻骨联合,后壁为骶骨及尾骨,两侧壁为坐骨、坐骨棘、坐骨切迹及其韧带;骨盆下口(出口)由耻骨联合下缘、耻骨降支、骶结节韧带及骶尾关节组成。为方便分析胎儿经过骨产道的过程,通常将骨产道划分为3个假想平面,通过分析各平面的横径、斜径和前后径是否合适胎头径线通过来判断难产的可能性。

1. 骨盆入口平面(plane of pelvic inlet)　即骨产道入口平面,为骨盆腔上口,呈横椭圆形,其前方为耻骨联合上缘,两侧为髂耻缘,后方为骶岬上缘。有4条径线,横径>斜径>前后径(图5-1-3)。

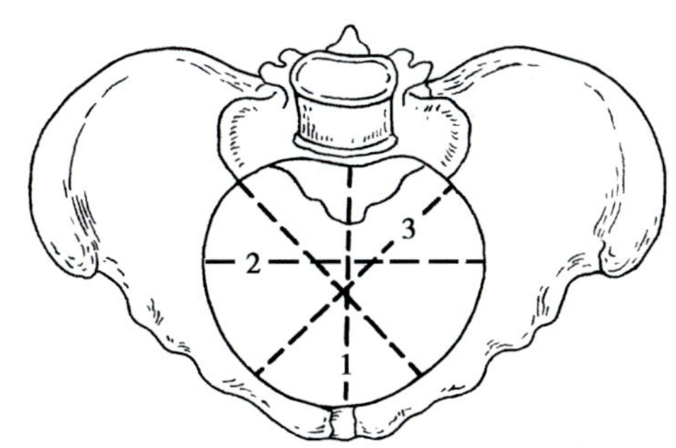

1—前后径11cm;2—横径13cm;3—斜径12.75cm。

图5-1-3　骨盆入口平面各径线

(1) 入口前后径:又称真结合径,指耻骨联合上缘中点至骶岬上缘正中的距离,正常均值约为11cm。是胎先露部进入骨盆入口的重要径线,其长短与分娩机制密切相关。临床上常用骶耻内径测量值减去1.5~2cm来计算入口前后径的大小。亦可测定骶耻外径来估计入口前后径是否正常。

(2) 入口横径:左右两侧髂耻缘间的最大距离,正常均值约为13cm。

(3) 入口斜径:左右各一条斜径。左斜径是指左骶髂关节到右髂耻粗隆间的距离;右斜径则为右骶髂关节到左髂耻粗隆间的距离。正常均值约为12.75cm。

2. 中骨盆平面(plane of pelvic mid)　呈纵椭圆形,其前方为耻骨联合下缘,左右两侧为坐骨棘,后方为骶骨下端,是骨盆腔最小、最狭窄的平面,在产科临床有重要意义,正常分娩胎头完成内旋转后应以双顶径通过中骨盆横径。有2条径线,前后径>横径(图5-1-4)。

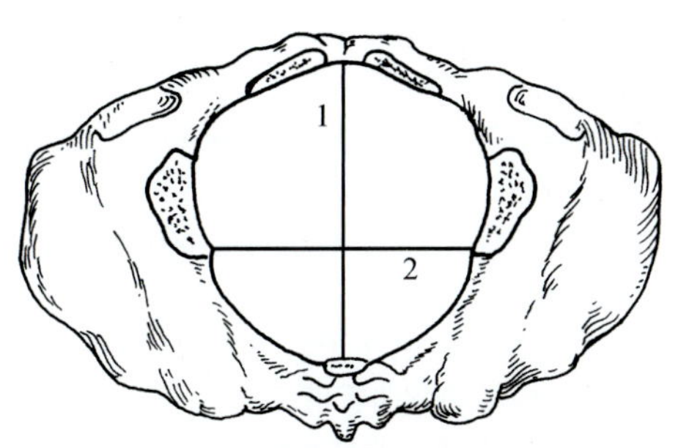

1—前后径11.5cm;2—横径10cm。

图5-1-4　中骨盆平面各径线

（1）中骨盆前后径：指耻骨联合下缘中点通过两侧坐骨棘连线中点至骶骨下端间的距离，正常均值约为 11.5cm。

（2）中骨盆横径：也称为坐骨棘间径，为两侧坐骨棘间的距离，正常均值约为 10cm。临床常测定此径线了解中骨盆平面有无狭窄。

3. 骨盆出口平面（plane of pelvic outlet）　即骨产道出口，并非真正的平面，而是由两个在不同平面的三角形组成。前三角平面顶端为耻骨联合下缘，两侧为耻骨降支；后三角的顶端为骶尾关节，两侧为骶结节韧带。有 4 条径线，出口平面前后径>横径（图 5-1-5）。

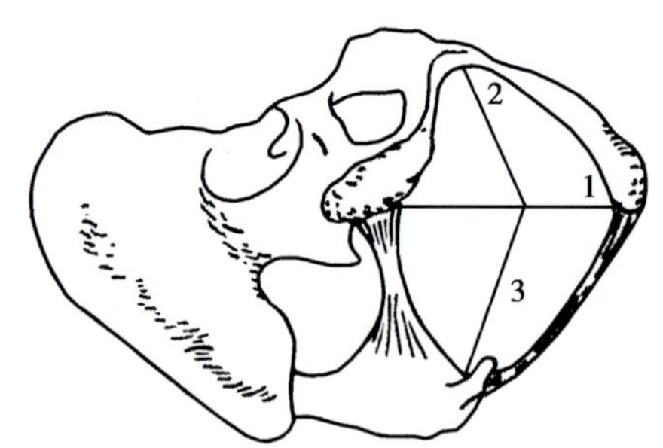

1—出口横径 9cm；2—出口前矢状径 6cm；3—出口后矢状径 8.5cm。

图 5-1-5　骨盆出口平面各径线（斜面观）

（1）出口前后径：指耻骨联合下缘至骶尾关节间的距离，正常均值约为 11.5cm。

（2）出口横径（transverse of outlet）：也称坐骨结节间径，指两侧坐骨结节之间的距离，正常均值约为 9cm。此径线与分娩关系密切，是胎先露部通过骨盆出口的径线，临床通过测定此径线了解出口有无狭窄。

（3）出口前矢状径：指耻骨联合下缘至坐骨结节间径中点间的距离，正常均值约为 6cm。

（4）出口后矢状径（posterior sagittal diameter of outlet）：指骶尾关节至坐骨结节间径中点间的距离，正常均值约为 8.5cm。若出口横径稍短，而出口横径与后矢状径之和>15cm 时，一般正常大小的胎儿可以借出口平面的后三角区经阴道娩出。

4. 骨盆轴与骨盆倾斜度

（1）骨盆轴（pelvic axis）：为通过骨盆各假想平面中点的连接线，此轴上段向下向后，中段向下，下段向下向前（图 5-1-6）。分娩时，胎儿沿此轴方向按分娩机制娩出，助产时也应按照骨盆轴方向协助胎儿娩出。

（2）骨盆倾斜度（inclination of pelvic）：指女性直立时，骨盆入口平面与地平面所形成的角度，一般为 60°（图 5-1-7）。若骨盆倾斜度过大，常影响胎头衔接和娩出。

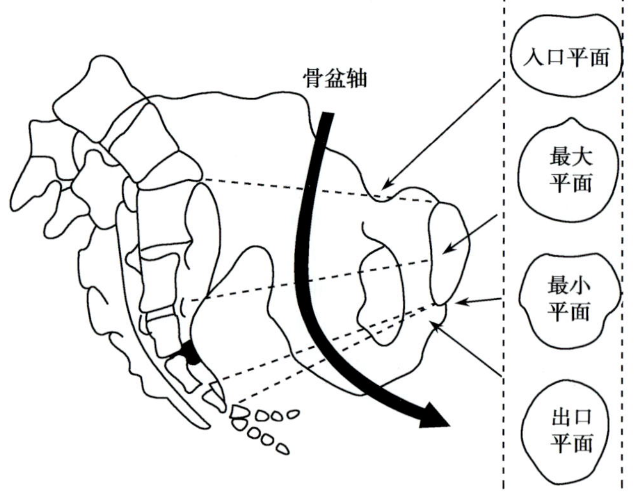

图 5-1-6　骨盆轴

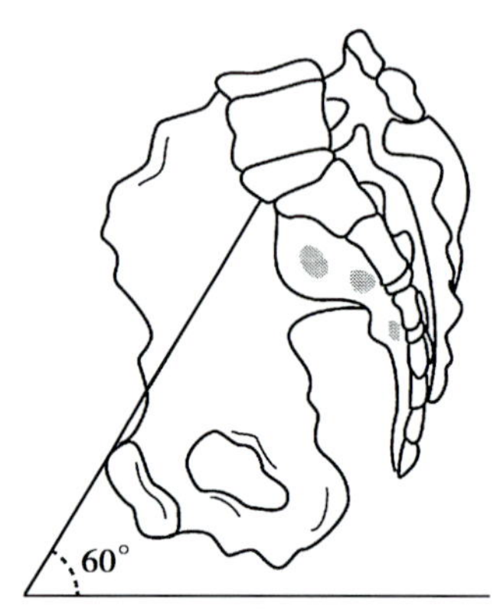

图 5-1-7　骨盆倾斜度

（二）软产道

软产道位于骨产道内，由子宫下段、宫颈、阴道、外阴，以及骨盆底软组织构成的弯曲管道。

1. 子宫下段的形成　非妊娠时，宫颈组织学内口与解剖学内口之间长约 1cm 的区域被称为子宫峡部；妊娠 12 周后，由子宫峡部逐渐伸展成为子宫腔的一部分；至妊娠晚期，逐渐拉长即形成子宫下段。临产后的规律宫缩可进一步拉长子宫下段达 7~10cm，且肌壁变薄，成为软产道的一部分（图 5-1-8）。

由于子宫体部肌纤维的缩复作用，子宫体上段的肌壁逐渐变厚，而子宫下段肌壁则被牵拉得越来越薄，在上下段之间的子宫内面形成一个环状隆起，称为生理性缩复环（physiologic retraction ring），一般情况下位于耻骨联合后方（图 5-1-9）。正常情况下，子宫体外见不到此环，在观察产程中若发现有病理性缩复环且逐渐上移，则提示子宫破裂的可能性增大。

2. 宫颈的变化　临产后宫颈伴随规律宫缩发生相适应变化，即宫颈软化成熟、宫颈管消退和宫口扩张，才可能使胎儿经阴道分娩成功。

（1）宫颈软化成熟：临产后，在雌激素、前列腺素、缩宫素等激素及一系列细胞因子作用下，宫颈间质的胶原蛋白分解、胶原纤维重新排列，透明质酸增加，含水量增加，硫酸表皮素减少，促使宫颈软化成熟，为宫口扩张做准备。

（2）宫颈管消退（effacement of cervix）：临产前宫颈管长 2~3cm，初产妇较经产妇稍长。当临产后的子宫出现规律性收缩，可牵拉宫颈内口的子宫肌及周围韧带的纤维，加之胎先露部支撑前羊水囊呈楔状，迫使宫颈内口向上向外

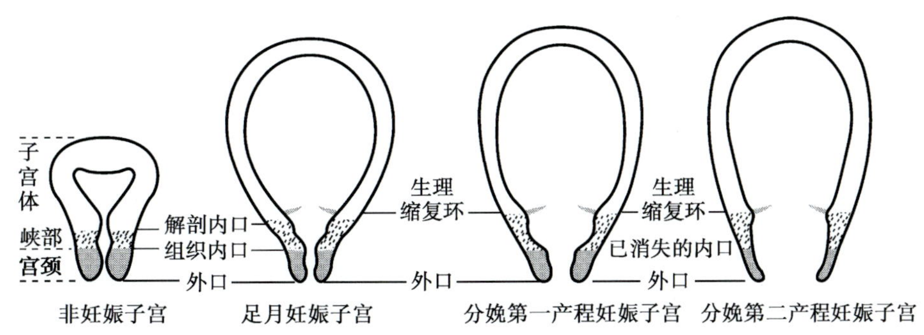

图 5-1-8　子宫下段形成及宫颈变化

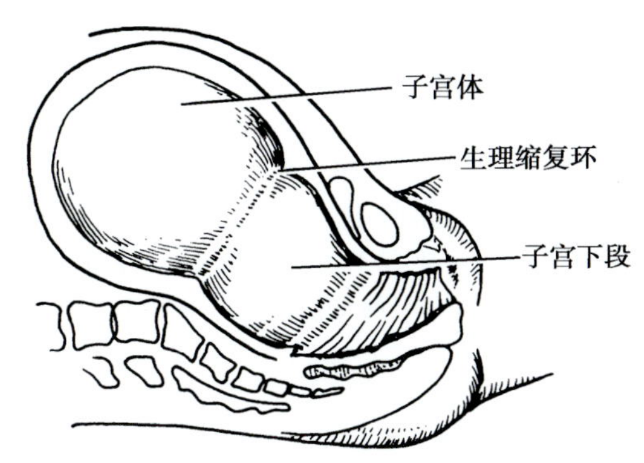

图 5-1-9　软产道在临产后的变化——生理缩复环

扩张，宫颈管呈漏斗形，此时宫颈外口变化不大。由于上段子宫肌纤维的缩复作用使下段肌纤维越拉越长，带动宫颈也随之被牵拉，宫颈管逐渐变短直至消失，成为软产道的一部分（图 5-1-10）。初产妇多数先有宫颈管的消失，后有宫口开大；经产妇大多是宫颈管消失与宫口开大同时进行。

（3）宫口扩张（dilatation of cervix）：临产前，产妇宫口可容一指。临产后，宫口扩张主要是子宫收缩及缩复作用向上牵拉的结果。胎先露部的衔接使前羊水在宫缩时不能回流，而由于子宫下段的蜕膜发育不良，胎膜容易与该处的蜕膜分离而向宫颈突出，形成楔状前羊水囊（图 5-1-11），可协助宫颈口扩张。胎膜多在宫口接近开全时自然破裂。破膜后，胎先露部直接压迫宫颈，扩张宫口的作用更加明显，宫口可逐渐扩张至宫颈外口边缘及阴道穹窿消失，即宫口开全（约 10cm），足月胎头可通过，再进入第二产程。

3. 阴道、会阴及骨盆底软组织的伸展扩张　前羊膜囊及胎先露部先将阴道上部扩张撑开，阴道黏膜皱襞展平充分扩张，腔道增大；破膜后胎先露部下降直接压迫骨盆底，阴道自上而下逐渐扩张，盆底软组织及会阴受压逐渐变薄膨隆，使软产道下段形成一个向前弯的长筒，因阴道前壁短后壁长，阴道外口开向前上方。肛提肌向下及向两侧扩展，肌束分开，肌纤维拉长，使会阴体由较厚的 5cm 变成较薄的 2～4mm，当胎头拨露时会阴体由于被撑大变薄而血运减少，敏感度降低，以利于胎儿通过。阴道及骨盆底的结缔组织和肌纤维于妊娠期增生肥厚，血管变粗，血运丰富。会阴体虽有一定韧性，能承受一定压力，但分娩时若不能掌握助产要领，易造成会阴部不同程度的裂伤。

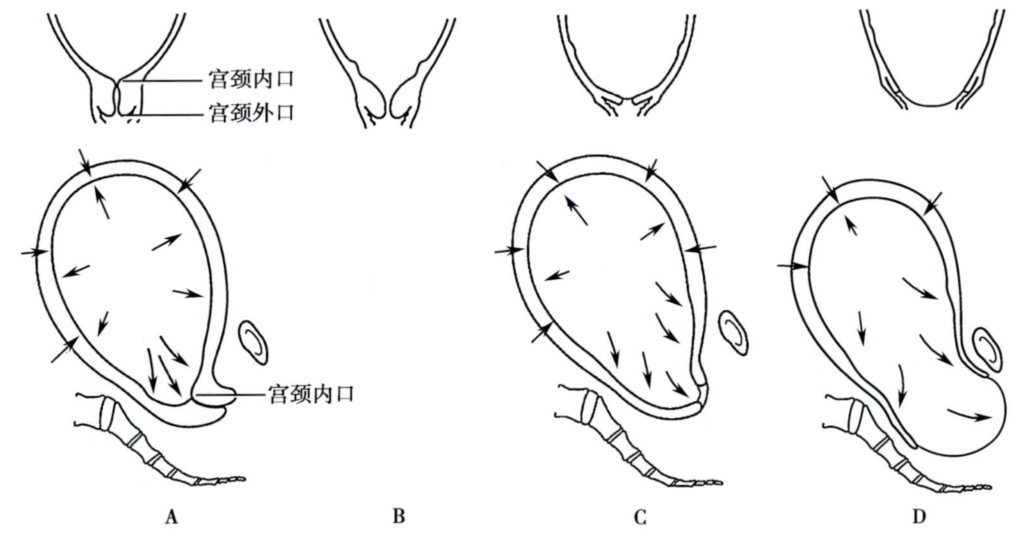

图 5-1-10　宫颈管消退与宫口扩张

A. 分娩前；B. 分娩刚开始；C. 宫颈管全部消失；D. 宫口全开。

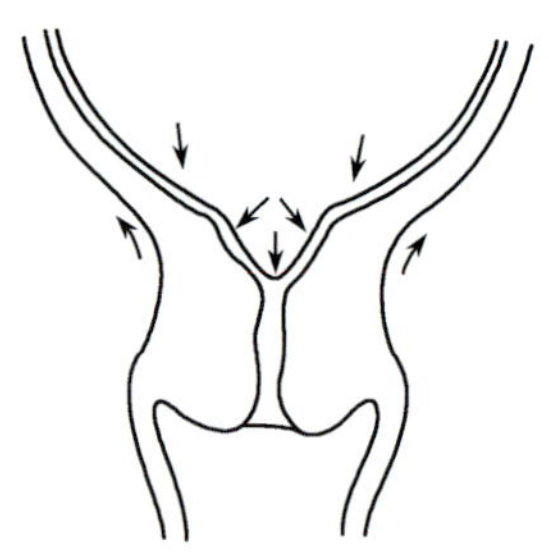

图 5-1-11　前羊水囊的楔样作用

三、胎儿

胎儿大小、胎位及有无胎儿畸形也是其能否顺利通过产道的重要因素。胎儿大小及胎位是影响分娩结果的核心要素。

（一）胎儿大小

在分娩过程中，胎儿大小是决定分娩难易程度的重要因素之一。胎头是胎体的最大部分，也是胎儿最难通过产道的部分。胎儿过大所致胎头径线过长或者胎儿过熟等，即使骨盆大小正常，也可因胎头过大、颅骨较硬、胎头不易变形而引起相对头盆不对称，造成难产。

1. 胎儿颅骨　由左右对称的两块顶骨、额骨、颞骨，以及一块枕骨构成。颅骨间隙称为颅缝，两颅缝交界处空隙较大，称为囟门（图 5-1-12）。骨缝和囟门的存在使胎儿颅骨具有一定可塑性，颅缝轻度重叠可缩小颅骨体积，以便胎头娩出。

（1）颅缝：①额缝，居于左右额骨之间。②矢状缝，左右顶骨之间的骨缝，前后走向，颅顶以此分为左右两部分，前后端分别连接前、后囟门；通过前囟与额缝相连，通过后囟与人字缝连接。③冠状缝，顶骨与额骨之间的骨缝，横行于前囟两侧。④人字缝，位于左右顶骨与枕骨之间，自后囟向左右延伸。

（2）囟门：①前囟，位于胎儿颅顶前部，为矢状缝、额缝及冠状缝交会处，呈棱形，约 2cm×3cm 大小；临产时可用以了解胎儿枕骨在骨盆中的位置。前囟分娩后可持续开放 18 个月后骨化，以利脑的发育。②后囟，也称小囟门，位于矢状缝与人字缝交会处，呈三角形，比前囟小，产后 8~12 周内骨化。

2. 胎头径线　主要有 4 条（图 5-1-13），在分娩过程中，胎儿头颅受挤压使有些径线变短而另一些则延长。

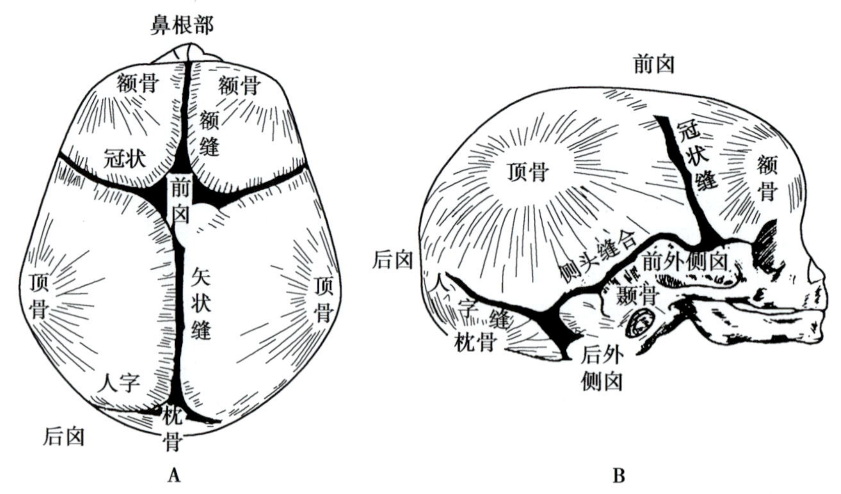

图 5-1-12　胎头颅骨骨缝及囟门

A 上面观；B 侧面观。

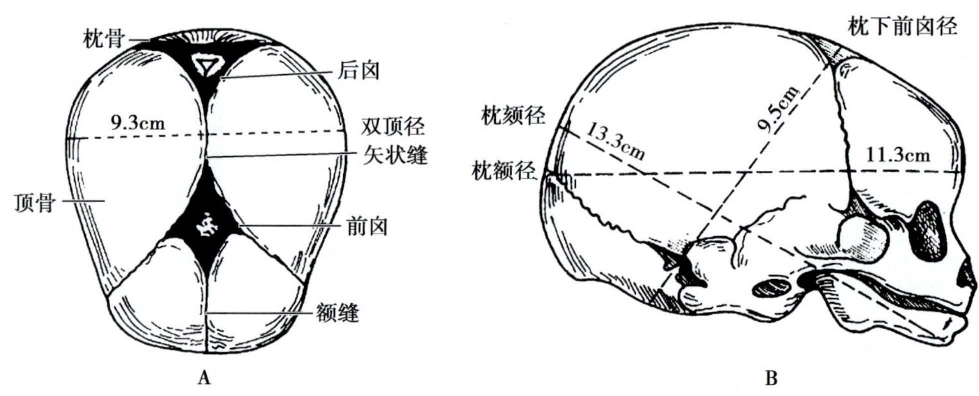

图 5-1-13　胎头径线

A. 上面观；B. 侧面观。

（1）双顶径（biparietal diameter，BPD）：指两顶骨隆突间的距离，为胎头的最大横径，足月后平均值约为 9. 3cm。临床上通过超声测定双顶径大小可推算孕周及胎儿大小。

（2）枕额径（occipito-frontal diameter）：指鼻根至枕骨隆突间的距离，妊娠足月时平均值约为 11. 3cm。胎头常以此径线衔接。

（3）枕下前囟径（suboccipito bregmatic diameter）：又称小斜径，指前囟中央至枕骨隆突下方间的距离。妊娠足月时平均值约为 9. 5cm。胎头俯屈后由枕额径变为枕下前囟径通过产道。

（4）枕颏径（occipito-metal diameter）：又称大斜径，指颏骨下方中央至后囟顶部间的距离，妊娠足月时平均值约为 13. 3cm。

（5）颏下前囟径：指胎儿下颌骨中点至前囟中点间的距离，平均值约为 10cm。胎儿颜面前位时以此径线通过产道，但临床少见。

3. 胎儿体重　足月胎儿体重正常为 2 500～4 000g，>4 000g 为巨大胎儿，<2 500g 为小于胎龄儿（small for gestational age，SGA）。SGA 经阴道分娩多无困难，但其发病率及病死率均高。巨大胎儿容易发生难产，临床许多医院已将其列入剖宫产指征之一。

（二）胎位

胎儿出生前在母体子宫内的位置直接关系到胎儿能否从产道顺利娩出。

1. 胎产式　胎产式（fetal lie）是指胎儿纵轴与母体纵轴的关系。①纵产式：胎儿与母体纵轴一致，占足月分娩总数的 99. 75%，容易通过产道；②横产式：与母体纵轴垂直，占 0. 25%，是难产的征兆，对母儿威胁极大（图 5-1-14）。

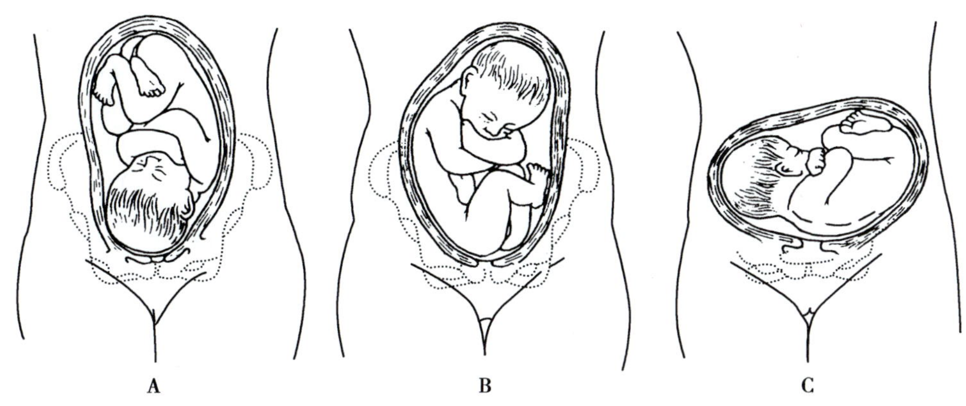

图 5-1-14　胎产式

A. 纵产式（头先露）；B. 纵产式（臀先露）；C. 横产式（肩先露）。

2. 胎先露　胎先露（fetal presentation）是指最先进入骨盆入口的胎儿部分。纵产式有头先露和臀先露，横产式有肩先露。

（1）头先露：按胎头俯屈程度又分为枕先露、前囟先露、额先露及面先露（图 5-1-15）。枕先露最为常见，胎头俯屈位，胎头以最小径（枕下前囟径）及其周径通过产道；前囟先露，胎头部分俯屈，胎头矢状缝与骨盆入口的前后径一致，前囟靠近耻骨或骶骨（高直位），分娩多受阻；额先露时胎头略仰伸，足月活胎很难从阴道分娩；面先露为胎头极度仰伸，胎儿枕部与胎儿背部接触，以颏为指示点，颏前位在产力、产道均适宜的情况下可自然分娩，但持续性颏后位不能自然分娩。若胎头与胎手同时入盆者称为复合先露（图 5-1-16）。

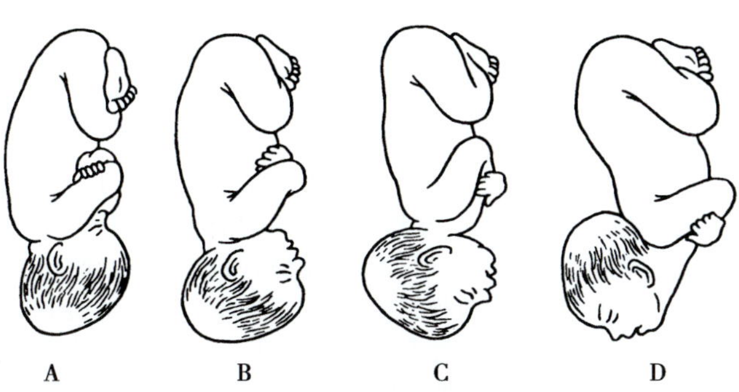

图 5-1-15　头先露的种类

A. 枕先露；B. 前囟先露；C. 额先露；D. 面先露。

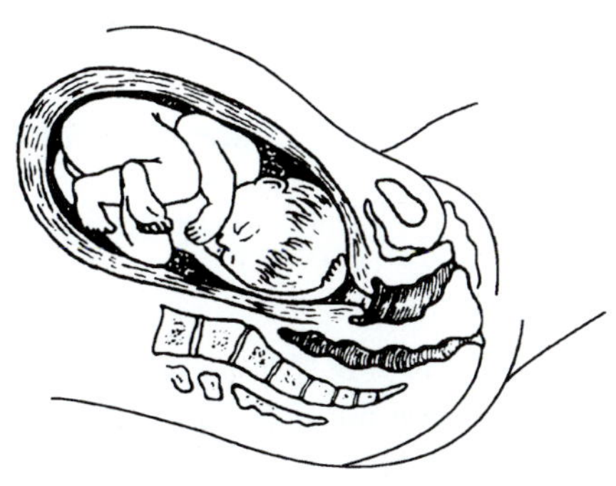

图 5-1-16　复合先露

多数学者认为，前囟先露及额先露是分娩过程中的一个过渡性表现，不能认为是一种肯定的先露。在分娩过程中，胎头俯屈就形成前囟先露，胎头仰伸则形成面先露。但实际上的确有前囟先露和额先露的存在，故额先露也应作为头先露的一种。

（2）臀先露：分为混合臀先露、单臀先露、不完全臀先露（图 5-1-17）。

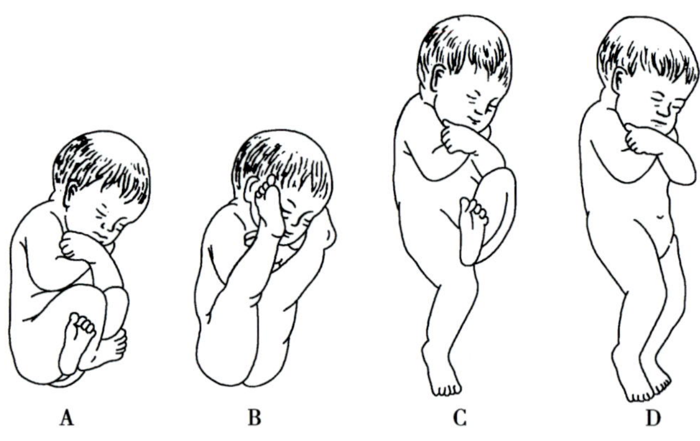

图 5-1-17　臀先露的种类

A. 混合臀先露；B. 单臀先露；C. 单足先露；D. 双足先露。

1）混合臀先露：又称完全臀先露，髋关节和膝关节皆屈曲，胎儿大腿蜷缩于胎儿腹部，小腿肚贴于大腿背侧，阴道检查可触及臀部及双足。

2）单臀先露：胎儿髋关节屈曲，膝关节伸直，仅臀部先露。

3）不完全臀先露：较少见，胎儿以一足或双足、一膝或双膝、或一足一膝为先露。其中，足先露表现为胎儿髋关节伸直，一个膝关节伸直（单足先露）或者两个膝关节（双足先露）伸直；膝先露表现为胎儿髋关节伸直而膝关节屈曲，临床少见，一般是暂时的，产程开始后常转为足先露。因臀位经阴道分娩易致母儿产伤或死产，可被列为临床剖宫产指征。

（3）肩先露：胎儿横躺于子宫内，胎儿纵轴与母体纵轴垂直。临产后一只手先脱出，胎肩及胸廓一部分挤在盆腔中，而胎头及胎臀被骨盆入口上方阻碍，形成忽略性横位，易致胎儿死亡和母体子宫破裂（图 5-1-18）。

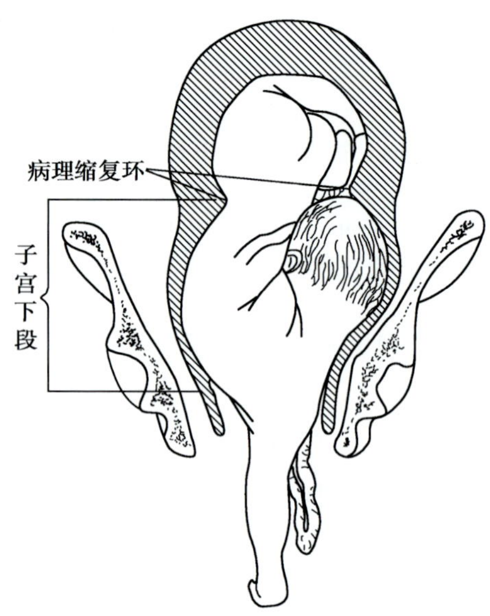

图 5-1-18　忽略性肩先露

3. 胎方位（fetal position）　胎先露部的指示点于母体骨盆间的关系称为胎方位。枕先露以枕骨、面先露以颏骨、臀先露以骶骨、肩先露以肩胛骨为指示点。根据指示点与母体骨盆左右、前后、横向的关系，共有 22 种不同的胎方位（图 5-1-19）。例如枕先露时，枕骨位于骨盆左前方为枕左前位。

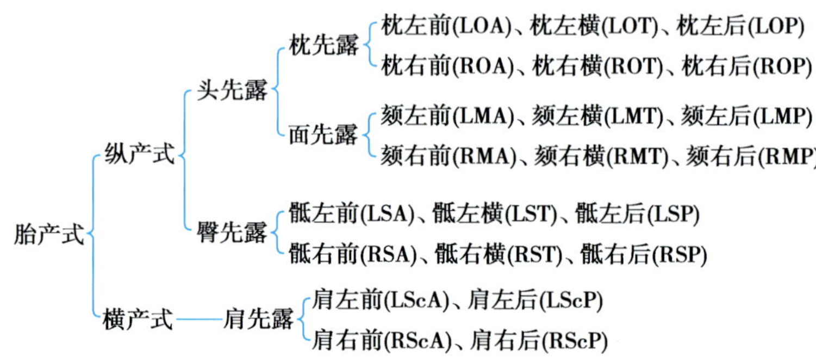
胎产式
纵产式
头先露
枕先露
枕左前(LOA)、枕左横(LOT)、枕左后(LOP)
枕右前(ROA)、枕右横(ROT)、枕右后(ROP)
面先露
颏左前(LMA)、颏左横(LMT)、颏左后(LMP)
颏右前(RMA)、颏右横(RMT)、颏右后(RMP)
臀先露
骶左前(LSA)、骶左横(LST)、骶左后(LSP)
骶右前(RSA)、骶右横(RST)、骶右后(RSP)
横产式
肩先露
肩左前(LScA)、肩左后(LScP)
肩右前(RScA)、肩右后(RScP)

图 5-1-19　胎产式、胎先露、胎方位的关系及种类

（三）胎儿畸形

若胎儿出现某一部分发育异常，如脑积水（hydrocephalus）及联体儿（conjoined twins）等，则会因胎头或胎体过大而无法通过阴道顺利分娩。

（张琰敏　倪鑫）

第二节　子宫肌收缩的生理过程

一、平滑肌收缩的原理

1. 平滑肌细胞的结构特点　平滑肌属于非随意肌，其舒缩活动受到自主神经的调控。平滑肌的紧张性收缩可对抗重力或外加负荷，保持器官的正常形态，并借助于平滑肌收缩而实现其运动功能。

平滑肌细胞呈细长纺锤形，长 20~500μm，直径 1~5μm。与横纹肌有以下不同：①平滑肌细胞内的细肌丝数量远多于粗肌丝，其比值为（10~15）∶1（横纹肌为 2∶1）；平滑肌细胞内没有肌原纤维和肌节样结构，故不显横纹。②平滑肌细胞没有 Z 盘，作为细肌丝附着点和传递张力的结构是致密体（dense body）和附着于细胞膜的致密斑（图 5-2-1）。③平滑肌内的粗、细肌丝斜向走行，呈对角分布，可使平滑肌细胞收缩时呈螺旋扭曲式缩短。④平滑肌细胞的粗肌丝以相反的

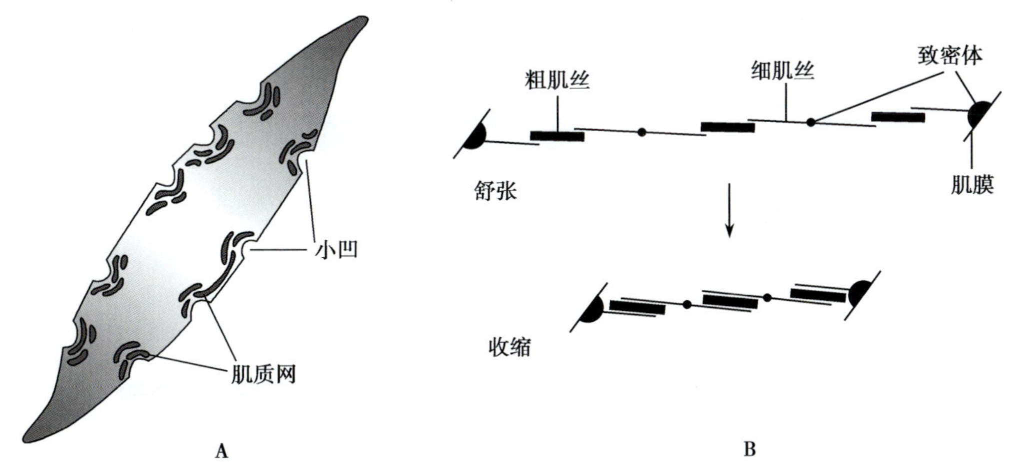

图 5-2-1　平滑肌的结构和肌丝滑行示意图

A. 平滑肌细胞膜上的小凹及与其对应的肌质网；B. 平滑肌细胞内的粗、细肌丝排列和收缩时的肌丝滑行示意图。

方向在不同方位上伸出横桥，可使不同方位的细肌丝相向滑行，使粗肌丝和细肌丝之间的滑行范围延伸到细肌丝全长，平滑肌缩短程度达 80%（横纹肌不足 30%）。⑤平滑肌细胞没有横管，但肌膜上有相应的小凹（caveola），小凹内的细胞外液含有较多 Ca^{2+}，小凹的膜上有钙通道。平滑肌细胞的肌浆网位于与小凹对应的胞质内，这是平滑肌细胞实现兴奋收缩偶联的基础。平滑肌的肌浆网不及横纹肌发达，但其膜上存在两种钙释放通道：对三磷酸肌醇（inositol triphosphate，IP_3）敏感的 IP_3 受体（IP_3 receptor，IP_3R）和对 Ca^{2+} 敏感的雷诺丁受体（ryanodine receptor，RyR）。另外，平滑肌细胞没有内陷的 T 管结构，因此平滑肌细胞膜上产生的动作电位无法迅速到达深部，这可能是平滑肌收缩缓慢的因素之一。

2. 平滑肌细胞的生物电现象　平滑肌细胞的静息电位在-50~60mV，主要是由于平滑肌细胞膜对 Na^+ 通透性较高所致。平滑肌细胞动作电位的形成主要与钙通道激活有关，由于钙通道的激活和失活都较慢，因此其动作电位的时程较长，一般为 10~50 毫秒，为骨骼肌的 5~10 倍。

3. 平滑肌细胞的收缩机制　Ca^{2+} 是触发平滑肌细胞收缩的关键因子（Wray et al.，2019）。如图 5-2-2 所示，一方面平滑肌细胞可以通过兴奋收缩偶联途径升高胞内 Ca^{2+} 浓度，即平滑肌细胞在化学信号或牵拉刺激的作用下产生的动作电位可传导至小凹的膜上，进而激活电压门控钙通道，升高胞内 Ca^{2+} 浓度（主要途径）；进入胞内的 Ca^{2+} 通过与肌浆网上 RyR 结合引起肌浆网中 Ca^{2+} 也释放到胞内，只有少量 Ca^{2+} 是由肌浆网释放的。另一方面，平滑肌细胞还可以在不产生动作电位的情况下接受化学信号而诱发胞内 Ca^{2+} 浓度升高，即激动剂收缩偶联（agonist-contraction coupling）途径。如前所述，除了 RyR 外，平滑肌细胞肌浆网上还存在 IP_3R。体内很多化学信使，包括兴奋性神经递质、激素或药物等，经细胞膜上 G 蛋白偶联受体-磷脂酶 C 途径，可使胞内第二信使 IP_3 水平升高，进而作用于 IP_3R，导致肌浆网释放 Ca^{2+}，是胞质内游离 Ca^{2+} 浓度升高。在通过肌浆网释放 Ca^{2+} 活动中，IP_3R 参与的作用更为重要。

与横纹肌收缩机制相似的是，平滑肌收缩也是肌球蛋白和肌动蛋白相互作用下发生的肌丝滑行，由胞质内 Ca^{2+} 水平增高触发，依赖于 ATP 供能。但不同的是，Ca^{2+} 调控平滑肌收缩的靶点在其粗肌丝上，而不是细肌丝（横纹肌收缩时 Ca^{2+} 调控靶点位于细肌丝的肌钙蛋白）。平滑肌细胞内不含肌钙蛋白，但有钙调蛋白（calmodulin，CaM），当平滑肌细胞胞质内 Ca^{2+} 水平升高时，4 个 Ca^{2+} 与胞质内一个 CaM 结合形成钙-钙调蛋白复合物（Ca^{2+}-CaM）。平滑肌细胞的粗肌丝也是由肌球蛋白构成，但其横桥部的 ATP 酶活性很低，需依赖胞质内的肌球蛋白轻链激酶（myosin light chain kinase，MLCK）来提高其活性。当平滑肌细胞内 Ca^{2+} 浓度升高时，Ca^{2+} 与 CaM 形成复合物，后者结合并激活胞质内 MLCK，活化的 MLCK 可使肌球蛋白横桥中的调节轻链发生磷酸化，进而引起横桥构象改变及 ATP 酶活性升高。激活后的横桥与肌动蛋白发生结合、扭动、解离、复位、再结合，进入横桥周期，引起平滑肌收缩。反之，当胞质内 Ca^{2+} 浓度降低时，MLCK 失活，肌球蛋白轻链在肌球蛋白轻链磷酸酶（myosin light chain phosphatase，MLCP）的作用下脱去磷酸，从而使横桥 ATP 酶活性降低至静息水平并与肌动蛋白解离，平滑肌舒张。

如前所述，静息时平滑肌横桥的 ATP 酶活性较低，Ca^{2+} 与 CaM 结合并激活胞质中的 MLCK 后才能提高横桥 ATP 酶活性，作用于粗肌丝上的收缩调控靶点，因此平滑肌的收缩过程较为缓慢。此外，平滑肌横桥上的 ADP 释放较慢，故横桥周期中横桥扭动频率远低于横纹肌。横桥周期长的特点使平滑肌收缩时 ATP 的消耗很少，这对于平滑肌维持长时间的紧张性收缩来十分有利。

二、子宫肌同步收缩的原理

根据肌细胞之间的相互关系和功能活动特征，可将平滑肌分为单个单位平滑肌和多个单位平滑肌（图 5-2-3）。前者又称为内脏平滑肌，子宫平滑肌属于此类。

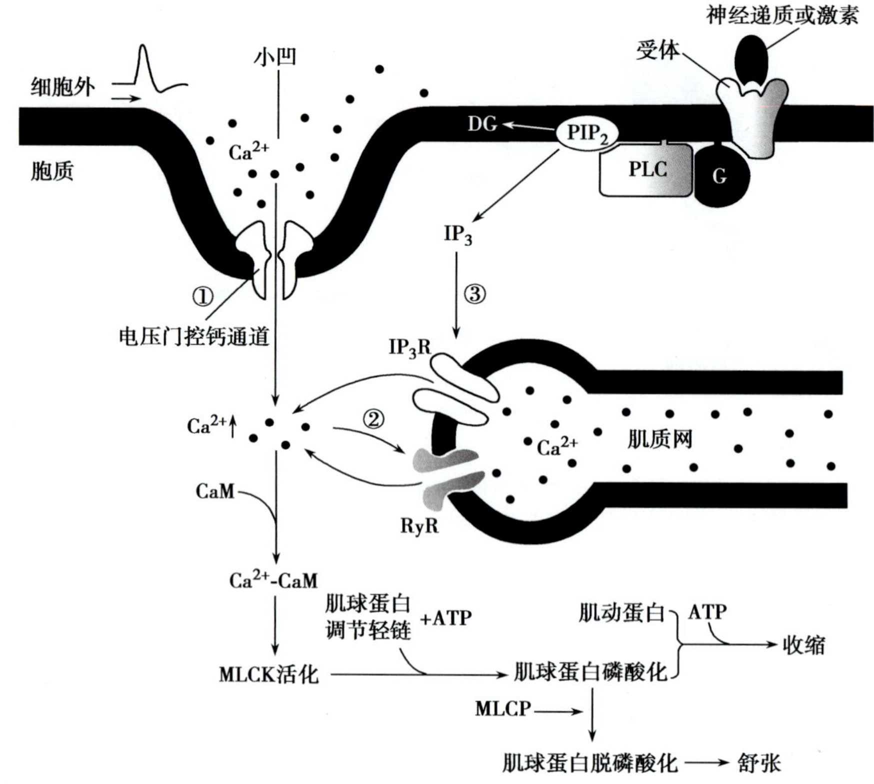

图 5-2-2　平滑肌细胞胞质内 Ca^{2+} 浓度升高与收缩蛋白激活途径

兴奋收缩偶联由细胞膜上电压门控钙通道引起，激动剂收缩偶联经细胞膜上 G 蛋白偶联受体引起。①兴奋收缩偶联由细胞膜上电压门控钙通道引起；②钙诱导肌浆网钙释放引起的收缩；③激动剂-收缩偶联经细胞膜上 G 蛋白偶联受体引起。

G. G 蛋白；PLC. 磷脂酶 C；PIP_2. 二磷酸磷脂酰肌醇；DG. 二酰甘油；IP_3. 三磷酸肌醇；IP_3R. 三磷酸肌醇受体；RyR. 雷诺丁受体；CaM. 钙调蛋白；Ca^{2+}-CaM. 钙-钙调蛋白复合物；MLCK. 肌球蛋白轻链激酶；MLCP. 肌球蛋白轻链磷酸酶。

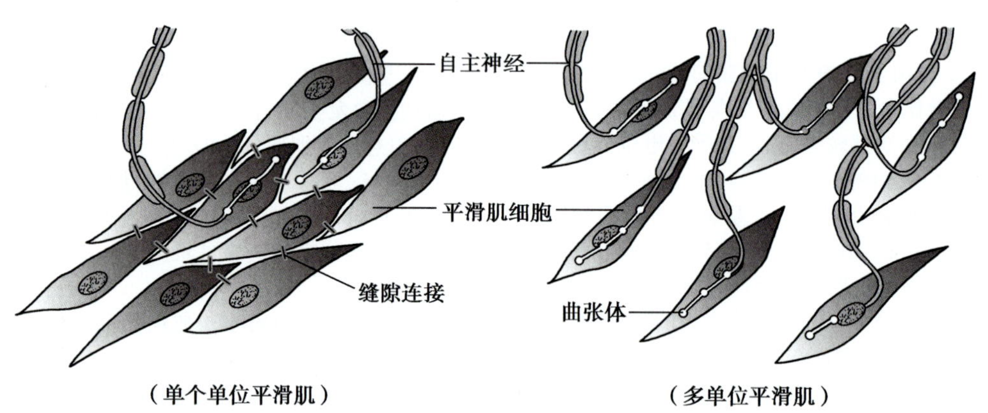

图 5-2-3　单个单位平滑肌和多个单位平滑肌示意图

子宫平滑肌细胞间存在大量缝隙连接（gap junction），尤其是妊娠晚期，这是足月或早产分娩发动机子宫同步收缩的先决条件。缝隙连接（图 5-2-4）是广泛存在于除血细胞和骨骼肌细胞外的一种组织细胞间连接方式，呈斑点状分散局部连接。电镜下可见细胞间隙仅 2~3nm，冷冻蚀刻电镜可观察到相邻细胞膜上有许多规律排布的柱状颗粒，称为连接小体（connexon），每个连接小体由 6 个杆状的连接蛋白（connexin，CX）构成，中央围成直径约 2nm 的亲水小管，称中央小管（central canaliculum）。相邻细胞膜两侧的连接小体彼此对接，两侧中央小管连通而形成细胞间直接交通的孔道。这种连接方式构成了相邻细胞间直接进行物质交换的通道，离子和小分子物质（如氨基酸、葡萄糖、激素、信号分子 cAMP 等）可通过中央小管相互交换，传递化学信息，协调细胞代谢；另一方面，缝隙连接处的电阻低，带电荷的离子可自由通过，有利于动作电位迅速而精确地从一个子宫平滑肌细胞迅速传递给其他平滑肌细胞，实现子宫肌功能和代谢的同步性。这样，子宫的全部平滑肌细胞就能作为一个整体，在化学因素或者机械性因素的调节下产生兴奋性的改变进而进行同步舒缩活动，形成所谓的功能合胞体样活动。与心肌类似，缝隙连接孔道数量越多，其传导性越好。

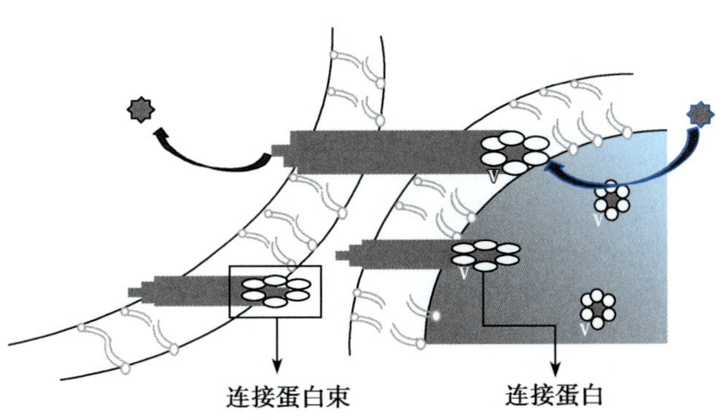

图 5-2-4　缝隙连接示意图

缝隙连接是一种动态性结构，其形成机制复杂，膜电位、pH、离子浓度、激素、机械牵拉和细胞黏附分子等可以调节连接蛋白的转录和翻译过程，并可调节其向细胞膜运输、组装形成功能性连接小体的全过程。另一方面，缝隙连接也可以通过变小甚至关闭来保护细胞或是整个组织的损伤。

研究表明，人类子宫肌连接蛋白 43（CX_{43}）mRNA 水平和蛋白水平在分娩启动时显著升高，与机械牵拉和激素水平改变有关。缝隙连接的半衰期为 1～2 小时，因此在分娩过程中，连接小体处于持续合成状态。CX_{43} 胞内段的丝氨酸和酪氨酸位点被磷酸化后可易化缝隙连接的通透性，利于子宫肌的同步收缩。而当子宫肌细胞内 Ca^{2+} 浓度和 cAMP 水平升高时，缝隙连接的数量就会减少。

与神经肌肉接头间特化的终板样结构不同的是，支配内脏平滑肌的神经纤维在进入平滑肌组织后多次分支，分支上形成许多念珠样的曲张体（varicosity），内含大量囊泡，是递质储存的场所和释放的来源（图 5-2-5）。曲张体和内脏平滑肌细胞之间的距离较大，可达 100nm，肌细胞膜上的受体散在分布在整个细胞膜表面。因此，神经和内脏平滑肌之间的兴奋传递耗时较长。值得注意的是，外源性神经冲动可以调节内脏平滑肌的兴奋性并影响平滑肌收缩的强度和频率，但是各种体液因子才是调节平滑肌舒缩功能活动的主要因素。如前所述，一些体液因素可以在平滑肌细胞不产生动作电位的情况下，通过影响肌膜上的钙通道或者肌质网上的 IP_3R 发挥作用。

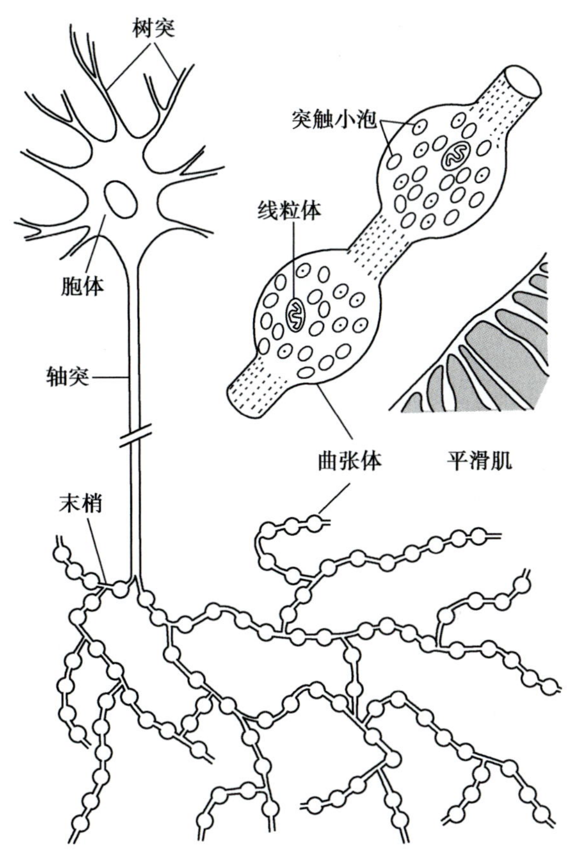

图 5-2-5　曲张体和平滑肌结构模式图

第三节　妊娠期子宫的功能性改变

一、妊娠不同时期子宫的功能分期

自妊娠至分娩结束的生理过程中，子宫功能状态发生显著改变，可分为妊娠期、临产前、分娩及分娩后，共 4 个阶段（图 5-3-1）。每个阶段分别对应妊娠及分娩中的子宫肌层与宫颈的不同生理变化（Challis et al.，2000；Petraglia et al.，

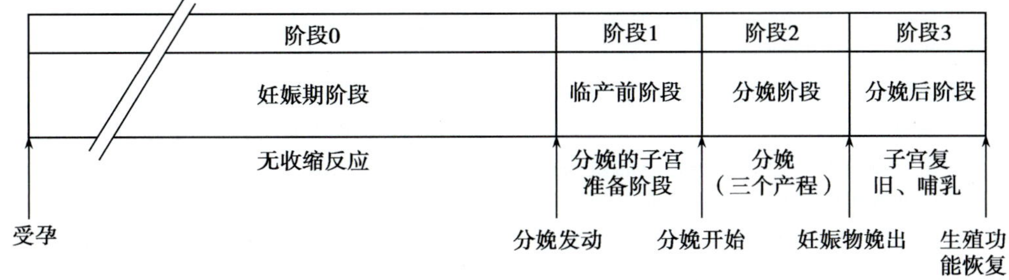

图 5-3-1　子宫功能四个阶段变化

2010）。

1. 妊娠期阶段　子宫平滑肌处于静息状态，收缩相关蛋白，如缩宫素、前列腺素（prostaglandin，PG）受体、离子通道、CX_{43}，以及 PG 合成酶［如环氧合酶Ⅱ（COX-2）］等表达尚未明显增加，子宫可耐受胎儿及附属物的负荷，宫颈解剖结构稳定且坚硬。妊娠期间子宫可保持稳定静息功能状态直至妊娠足月。在此期间如果子宫静息状态被激活就会发生早产。

2. 临产前阶段　子宫肌层和宫颈的形态、结构和功能发生明显变化，表现为子宫平滑肌收缩相关蛋白如缩宫素和 PG 受体、COX-2 及离子通道等的表达大幅增加或者降低；子宫平滑肌细胞间缝隙连接增加；胞内钙离子浓度升高；子宫肌层内有白细胞聚集；宫颈软化成熟及子宫下段形成良好。这些都意味着子宫平滑肌静息状态就此结束。

3. 分娩阶段　分娩发动，子宫肌层的缩宫素和前列腺素受体进一步增加；子宫局部前列腺素，如前列腺素 $F_{2\alpha}$（prostaglandin $F_{2\alpha}$，$PGF_{2\alpha}$）等含量升高；子宫出现规律性宫缩，宫颈消退扩张，直至胎儿娩出。

4. 分娩后阶段　为产褥期子宫肌层、宫颈和子宫下段的恢复过程。

二、子宫功能性变化的影响因素

子宫功能性改变是分娩发动的必要条件之一，子宫从维持静息态到分娩发动是一个极其复杂的生理过程，可能与以下因素有关（Challis et al.，2000；Smith，2007）。

（一）母体内分泌调节

1. 前列腺素　PGs 能增加子宫敏感性，诱发宫缩，促进宫颈成熟，对分娩发动起主导作用。妊娠期子宫蜕膜、子宫肌层、宫颈黏膜、羊膜、绒毛膜、脐带、血管、胎盘均能合成和释放 PGs；胎儿下丘脑-垂体-肾上腺系统也能产生 PGs。但是，PGs 进入血液循环后会迅速灭活，即其只能在合成组织中及其附近发挥作用。$PGF_{2\alpha}$ 主要由蜕膜合成，刺激子宫肌收缩；羊膜主要合成前列腺素 E_2（prostaglandin E_2，PGE_2），促进宫颈成熟。此外，子宫肌细胞内含有丰富的 PGs 受体，维持了子宫肌对 PGs 的敏感性，PGs 还能促进肌细胞间缝隙连接蛋白合成，使胞内 Ca^{2+} 浓度升高，引起子宫肌收缩。

2. 雌激素　人类妊娠期间，孕妇体内雌激素一直维持在高水平，并随着妊娠进展持续升高。雌激素有如下作用：①增加人子宫肌收缩相关蛋白合成，如 CX_{43} 和缩宫素受体等，促进肌细胞能源储备，使之含有大量的 ATP 和肌酐磷酸盐，促进子宫肌功能转变；②激活蜕膜产生大量细胞因子，刺激蜕膜和羊膜生成并释放 PGs，进而促进宫缩及宫颈成熟；③促进 Ca^{2+} 向细胞内转移，刺激子宫肌收缩，但不能导致分娩的启动。正常人类妊娠足月时，胎盘雌激素的前体 90% 来源于胎儿，10% 来源于其他组织。

3. 孕激素　孕激素是维持妊娠及子宫静息态的重要激素。孕酮可以阻断子宫平滑肌的动作电位的形成或者引起平滑肌细胞质内 Ca^{2+} 浓度降低，抑制子宫平滑肌，使其处于松弛状态。包括绵羊、山羊、大鼠和小鼠在内的大多数物种的分娩均是由母体"孕激素撤退"而触发，即孕激素水平急剧下降从而触发子宫平滑肌收缩，进而启动分娩过程。与之截然不同的是，人类在整个妊娠及分娩过程中，孕妇的孕激素水平始终维持在较高水平，仅在胎盘娩出后，孕激素水平才出现下降。孕激素受体拮抗剂可以增强孕妇子宫肌收缩，诱导子宫由静息态转向激活态，从而启动分娩过程。有学者提出，人类分娩启动是由"功能性孕激素撤退"触发。

4. 缩宫素　足月孕妇应用缩宫素成功引产已有很长历史，但是内源性缩宫素并不是人类分娩启动的决定因素。妊娠期，母血缩宫素水平不上升，而临产前阶段及分娩阶段缩宫素水平急剧增加。分娩过程中，胎儿刺激宫颈产生的机械刺激可反射性引起神经垂体释放缩宫素，以正反馈的方式促使子宫肌收缩力度增加，即表现为"催产"作用。缩宫素可促使蜕膜合成 PGs 并释放，增加子宫肌缝隙连接蛋白的合成，促进子宫下段形成和宫颈成熟；还可与 PGs、5-羟色胺、组胺、血小板活性因子及血管紧张素Ⅱ共同作用增加子宫平滑肌细胞内 Ca^{2+} 水平。另外，缩宫素对子宫肌收缩的作用也与雌孕激素有关。孕激素可降低子宫肌对缩宫素的敏感性，而雌激素则对缩宫素表现为允许作用，促进缩宫素与其受体结合。

5. 内皮素　内皮素（endothelin，ET）是子宫平滑肌的强诱导剂。妊娠晚期，羊膜、胎膜、蜕膜，以及子宫平滑肌含有大量内皮素，可通过自分泌或旁分泌途径作用于子宫肌的内皮素受体，促进 PGs 合成，提高肌细胞内 Ca^{2+} 浓度，诱发宫缩。另有研究证实，内皮素可刺激妊娠子宫、胎儿胎盘单位，以及其他组织的血管内皮合成并释放 PGs，从而间接诱导子宫肌收缩，促进分娩。

6. 松弛素　妊娠期时，孕妇循环血中的松弛素（relaxin）由黄体产生。而胎盘和蜕膜分泌的松弛素通过旁分泌的途径在局部组织发挥作用。分娩前期，松弛素具有松弛骨盆韧带、重塑结构，以及软化宫颈的作用。松弛素还可以通过刺激前胶原素、前基质溶素（prostromelysin）、基质金属蛋白酶（matrix metalloproteinase，MMP）前体（proMMP-1 和 proMMP-2）表达，同时抑制组织金属蛋白酶抑制物-1（tissue inhibitor of metalloproteinase-1，TIMP-1）的表达进而促进宫颈成熟。值得注意的是，松弛素虽然会抑制人的非孕子宫肌收缩，但是不会抑制人妊娠子宫肌收缩，这可能跟其余孕激素的竞争性作用有关。

7. 促肾上腺皮质激素释放激素　灵长类动物妊娠期间，促肾上腺皮质激素释放激素（corticotrophin releasing hormone，CRH）可以由胎盘分泌，这也是人类妊娠区别于其他物种妊娠的标志性特征之一。随着妊娠进展，母体血浆中 CRH 水平呈指数升高，分娩时达到其峰值，在胎儿娩出后 24 小时内，CRH 水平又恢复到妊娠前水平。与同时期妊娠的非早产孕妇相比，早产孕妇体内的 CRH 水平显著升高。因此，有学者提出假说，即 CRH 在人类妊娠过程中起着"胎盘钟"的作用，可决定妊娠期的长短及分娩启动的发生。胎盘分泌的 CRH 水平受胎儿分泌的糖皮质激素水平的正反馈调节影响。

（二）子宫平滑肌细胞缝隙连接

如前所述，缝隙连接是子宫平滑肌细胞间的连接方式，一定数量的缝隙连接是肌细胞同步兴奋和收缩的基础。缝隙连接的主要膜蛋白是 CX_{43}。妊娠期间，肌细胞缝隙连接数量少，且体积小；分娩发动前，缝隙连接数量及体积大量增加，并持续增加至整个分娩过程，产后则急剧下降。PGs 和雌激素可促进缝隙连接蛋白的合成，使肌细胞之间的兴奋性迅速传导，是子宫平滑肌发生协调收缩的必备条件。而孕激素则减少 CX_{43} 的合成，并降低缝隙连接的通透性。

（三）子宫下段及宫颈状态

宫颈在妊娠期并非静止。正常宫颈中含有大量弹性纤维组织，由胶原蛋白、氨基葡萄糖聚多糖，以及弹性硬蛋白组成，随着妊娠进展，宫颈含水量逐渐增加，宫颈开始变软。在雌激素、前列腺素、缩宫素、松弛素、内皮素及细胞因子的调节作用和胎儿成熟的机械作用下，可促进子宫下段形成、宫颈成熟和宫颈功能转变。宫颈间质中胶原蛋白分解、胶原蛋白纤维重新排列，透明质酸含量增加、含水量增加，同时硫酸表皮素水平下降，使宫颈软化成熟。宫颈成熟度与临产时间、产程长短密切相关，足月前过度成熟可引起流产或早产；足月时仍不成熟者，可导致过期妊娠及产程延长。

（徐晨　倪鑫）

第四节　分娩启动的动因——胎儿因素

Sir Graham（Mont）Liggins 和 Geoffrey Throburn 在对绵羊和山羊的研究中发现，胎羊可能通过其下丘脑-垂体-肾上腺轴（hypothalamic-pituitary-adrenal axis，HPA axis，HPA 轴）的发育、成熟，使得肾上腺产生足量的糖皮质激素，后者导致孕酮水平的撤退进而启动分娩的发生。在这个神经内分泌网络中，促肾上腺皮质激素释放激素（CRH）是始动者，其经垂体门脉血管作用于垂体，刺激垂体分泌促肾上腺皮质激素（adrenocorticotropic hormone，ACTH），刺激肾上腺分泌糖皮质激素，后者作用于胎盘促使孕酮转化为雌激素，从而导致孕酮的水平降低。不同种类的动物分娩都与胎儿下丘脑-垂体-肾上腺轴的发育成熟有关。近来年的研究表明，人类分娩启动也与下丘脑-垂体-肾上腺轴的发育成熟密切相关。母体胎盘分泌的 CRH 可少量透过胎盘进入胎儿血液循环，联合胎儿下丘脑合成分泌的 CRH 共同作用于胎儿腺垂体，引起 ACTH 的释放，而 ACTH 可以促进胎儿肾上腺的发育和分泌功能（孙刚，2001）。

近年来，有关妊娠期间胎儿肾上腺发育的研究有了较大的进展。胎儿肾上腺的体积较大，主要为皮质，髓质部分不明显。皮质从外向内分为永久带（definitive zone）、过渡带（transitional zone）和胎儿带（fetal zone）（Ishimoto et al.，2011），其中以胎儿带为主，且胎儿带的内分泌功能最强。

胎儿肾上腺皮质分泌的激素与成年期有所不同，在妊娠早/中期，胎儿肾上腺皮质主要分泌一种雄激素——脱氢表雄酮硫酸酯（dehydroepiandrosterone sulfate，DHEAS），也可分泌少量的糖皮质激素等。而 DHEAS 是人类胎盘雌激素合成的前体，它通过脐带血转运到胎盘，是胎盘雌激素前体的重要来源，因此胎儿肾上腺通过提供雌激素合成的前体而参与了妊娠的维持。在妊娠晚期，胎儿肾上腺合成和分泌糖皮质激素的量逐渐增加，糖皮质激素一方面参与了胎儿肺、胃肠道、肝等脏器的成熟；另一方面，糖皮质激素通过脐带血转运到胎盘，调节胎盘的内分泌功能，进而参与分娩启动过程。

从肾上腺的结构发育来看，在妊娠早期，胎儿肾上腺细胞已具备内分泌细胞的特征。胎儿肾上腺可提供胎盘雌激素合成的前体（DHEAS），而胎盘雌三醇合成前体的 90% 来源于胎儿，因此，母体血雌三醇的水平可判断胎儿肾上腺的功能发育情况。研究发现，妊娠第 8 周时，母体血中就可检测到雌三醇，提示此时胎儿肾上腺已经具有合成脱氢表雄酮的功能。12 周时，母体血中雌三醇的水平增加了近 100 倍，根据母体雌三醇的水平，推算出在妊娠中期时，胎儿肾上腺每日分泌的 DHEAS 约 100mg，在足月时每日的分泌量可达到 200mg，由此可见，胎儿肾上腺具有极强的 DHEAS 合成能力。

除了可产生 DHEAS，在胎儿发育的不同时期，肾上腺是否还具备产生其他的类固醇激素（如糖皮质激素）的能力呢？对胎儿脐带血中各种类固醇分析结果表明，在妊娠 10～20 周，胎儿脐带动脉血中的皮质醇、皮质酮和醛固酮均高于静脉血，提示这些类固醇来源于胎儿本身。给妊娠 16 周的胎儿肾上腺灌流孕酮，孕酮可被转化为皮质醇，但仅灌流胆固醇时，在灌流液中不能检测到皮质醇，提示此时的胎儿肾上腺可利用孕酮合成皮质醇，但不能利用胆固醇合成皮质醇。妊娠 20 周的胎儿肾上腺灌流皮质酮，皮质酮可被转化为醛固酮，这说明在妊娠早/中期胎儿肾上腺具有利用孕酮等合成糖皮质激素和盐皮质激素的能力。到妊娠晚期（28 周以后）胎儿肾上腺的永久带和过渡带开始表达 3β-羟类固醇脱氢酶，此时，胎儿肾上腺可用胆固醇合成糖皮质激素和盐皮质激素。由于肾上腺的进一步发育，妊娠晚期时，胎儿肾上腺合成糖皮质激素的能力也随着妊娠而逐步增强。妊娠不同阶段，胎儿肾上腺结构和功能发育所表现的合成各种甾体激素能力的差别具有重要的生理意义。众所周知，糖皮质激素是胎儿器官发育与成熟的关键激素，但若胎儿过早地暴露于高浓度的糖皮质激素，却可抑制其组织生长。

妊娠早/中期胎儿肾上腺产生少量的糖皮质激素对垂体产生负反馈抑制作用，使胎儿肾上腺增生和分泌雄激素的功能控制在适当的水平。而妊娠晚期，胎儿肾上腺所产生糖皮质激素的逐渐增多则有以下作用：①可促进胎儿肺、胃肠等器官的成熟，使胎儿适应宫外生存环境；②糖皮质激素通过调节胎盘内分泌功能，从而促进分娩启动。妊娠期间，胎儿肾上腺所产生的雄激素（DHEAS），是胎盘雌激素合成的前体，随着妊娠的进展，胎儿产生 DHEAS 的能力逐步增强，使得胎盘雌激素的和合成量也逐渐增加，而雌激素既是维持妊娠的关键激素，也是激活子宫、启动分娩的关键激素。由此可见，胎儿肾上腺发育在妊娠维持、胎儿生长发育中起到重要作用（Ishimoto et al.，2011）。

如前文所述，糖皮质激素作为 HPA 轴重要的效应激素在妊娠分娩的过程中发挥着极其重要的作用。妊娠期母体应激刺激胎盘分泌 CRH，进而造成母体中血皮质醇浓度（啮齿类动物是皮质酮）比胎儿体内要高很多，但其不能通过胎盘到达胎儿。妊娠期间胎盘中糖皮质激素代谢酶 11β-羟类固醇脱氢酶（11β-hydroxysteroid dehydrogenase，11β-HSD）作为胎盘屏障，可阻止胎儿免受母体大量的皮质醇影响。11β-HSD 的两种形式 11β-HSD_1 和 11β-HSD_2，分别表现为还原和氧化作用，促进皮质醇与其无活性代谢产物可的松之间的相互转化。11β-HSD_2 是保护胎儿免受母体皮质醇影响的重要屏障。妊娠晚期，胎儿循环和羊水中皮质醇浓度增加，已被证实大都来源于胎儿的肾上腺。

胎儿肾上腺类固醇的生物合成率非常高，母体胎盘分泌的孕酮进入胎儿后，经肾上腺的羟化反应处理即可产生多种皮质类固醇，包括去氧皮质醇、皮质酮、皮质醇和醛固酮等。妊娠中期胎盘 11β-HSD_1 使母体皮质醇形成并通过胎盘进入胎儿体内，这种胎盘衍生的皮质醇可抑制胎儿垂体的 ACTH 释放。足月时，胎盘雌激素升高，刺激 11β-HSD_2 活性使母体通过胎盘产生的皮质醇转变为无活性的皮质素，使胎儿体内皮质醇下降，胎儿 ACTH 释放增加，促使肾上腺成熟进而合成皮质醇。在山羊妊娠过程中，胎羊皮质醇影响和胎盘的类固醇激素的生成，导致孕酮水平下降，雌激素水平升高，这一改变依赖于胎盘 17α-羟化酶的活性。这也是人类妊娠和山羊妊娠最大的差异性，人类胎盘中该酶的活性在妊娠晚期并未被激活。

正常妊娠晚期，胎儿皮质醇分泌增多，可促进胎盘分泌 CRH，使其在临产前达到高峰，进而启动分娩。研究统计发现，足月临产胎儿脐动脉血皮质醇水平明显高于足月未临产胎儿，早产儿更甚，由此说明胎儿肾上腺分泌的皮质醇在早产和足月分娩中起到重要的调控作用。研究表明临产时，皮质醇的含量增加可通过其胞内受体发挥配体激活转录因子的作用，进而影响羊膜绒毛膜滋养层细胞中的孕酮、COX-2 等相关因子的表达，促进前列腺素（PG）合成。皮质醇也能减少绒毛膜滋养层细胞中 15-羟基前列腺素脱氢酶（15-hydroxy-prostaglandin dehydrogenase，15-PGDH）的表达。妊娠晚期，前列腺素的合成增加、代谢减少令前列腺素的释放增加，使得胎膜中羟化类固醇脱氢酶（11β-HSD）活性增强，引起局部皮质酮转化为皮质醇，进而通过自分泌或旁分泌的方式刺激前列腺素的释放。因此不断增高的 PGE_2 水平可能介导了胎儿 HPA 轴的调控功能，同时进一步正反馈扩大 ACTH 对胎儿肾上腺的刺激作用。早产时胎儿对母体内不良环境（炎症、缺氧等）产生应激反应，激活 HPA 轴，使胎儿肾上腺分泌大量皮质醇，其还参与下调了 15-PGDH 的水平，并通过与孕酮竞争作用结合位点参与了孕酮功能性撤退的调控，进而刺激子宫收缩使分娩提前发动（Petraglia et al.，2010；Vannucci-ni et al.，2016）。

在人类妊娠过程中，胎血中皮质醇不仅能刺激胎儿器官发育成熟，也有利于产后各器官的发育成熟。然而，无论是母源性类固醇激素合成增加，还是胎儿源性皮质醇表达增加，胎儿-胎盘中糖皮质激素水平过高均可能引起胎儿宫内发育障碍。妊娠晚期暴露于倍他米松的胎羊，生后 6~12 个月会出现胰岛素抵抗，并且出现肾上腺对 HPA 轴刺激反应过度。因此，胎儿 HPA 轴不仅在维持妊娠时程中起关键作用，还对远期生存事件有影响。

（徐晨　倪鑫）

第五节　分娩启动的动因——胎盘和胎膜的因素

一、雌激素和孕激素

妊娠初期，雌激素主要来源于卵巢黄体。随着妊娠周期的增加，胎盘类固醇激素合成功能逐步成熟，母体循环中胎盘来源的雌激素逐渐增加，到了妊娠晚期，胎盘成为雌激素的首要来源。胎盘分泌的雌激素主要为雌三醇，此外还有雌酮和 17-β 雌二醇。雌酮和 17-β 雌二醇主要由母体中含 19 个碳原子的雄性激素——脱氢表雄酮和雄烯二酮（C19 雄激素）合成，而雌三醇主要由胎儿 C19 雌激素前体（16α-羟基-C19 雄激素）产生。人类胎盘缺乏雌二醇合成所需要的重要酶为 17α-羟化酶，因此，胎盘主要依赖于胎儿-母体 HPA 轴所产生的 DHEAS 促进雌激素前体的合成。胎儿肾上腺轴首先产生 DHEAS，在肝脏 DHEAS 羟基化成为 16α-羟基脱氢表雄酮硫酸酯（16α-OH-DHEAS），后者随脐带血进入胎盘，最后被胎盘硫酸酯酶、芳香化酶转化为雌三醇。

妊娠期间，雌激素参与维持子宫肌的静息状态，而妊娠晚期的雌激素高峰可以通过多种机制协助分娩的启动：①诱导子宫肌层上缝隙连接蛋白 CX_{43} 的形成，协调子宫的同步收缩；②增加缩宫素受体的数量，加强缩宫素收缩子宫的作用；③增加前列腺素受体表达，促进胎膜、蜕膜前列腺素 PGE_2 和 $PGF_2\alpha$ 合成，加强前列腺素的缩宫作用；④上调肌肉收缩相关蛋白酶（肌凝蛋白轻链激酶、钙调素）增强子宫肌的收缩力；⑤通过重新排列和重组胶原蛋白以促进宫颈成熟。

妊娠初期，母体循环血液中孕激素可由妊娠黄体持续分泌。妊娠第 8 周以后，孕激素可由胎盘合体滋养层细胞分泌，随着胎盘合成类固醇激素的功能增强，于妊娠第 10 周左右，胎盘完全取代黄体合成孕激素的功能，成为孕激素的主要合成场所。不同于其他合成类固醇激素的组织（卵巢、肾上腺等），胎盘不能利用醋酸盐从头合成胆固醇，只能从血液的低密度脂蛋白（LDL）中摄取胆固醇。胎盘富含大量高活性的胆固醇侧链裂解酶（P450scc）和 3β-羟基类固醇脱氢酶（3β-HSD），胎盘细胞由 LDL 摄取的胆固醇首先在线粒体内由 P450scc 将其转化为孕烯醇酮，再由 3β-HSD 将孕烯醇酮催化转化为孕激素。

孕激素是妊娠期间维持子宫静息状态的重要激素。“功能性孕激素撤退”是人类分娩启动区别于其他物种分娩发动的关键特征之一。在人类的分娩中，孕激素循环水平或宫内局部水平在分娩前以及分娩中均未出现降低。在妊娠各阶段给予孕激素受体（progesterone receptor，PR）拮抗剂（如米非司酮），可以增强孕妇子宫肌收缩并诱发分娩，即阻断孕激素受体可诱导子宫由静息态转向激活态，从而启动分娩过程，该现象提示孕激素受体介导的信号通路对人类妊娠的维持至关重要。人类孕激素存在两种受体亚型：PR-A（86kDa）和 PR-B（116kDa），PR 转录活性的改变在子宫肌层由静止状态转向活跃状态时发挥重要作用。PR 是核内受体（特异的对转录起调节作用的蛋白）超家族成员之一，拥有核内受体超家族共有的功能结构域，包含 DNA 结合结构域、激素结合结构域、可变 N-末端结构域（即转录增强结构域）。PR-B 在基因转录水平调节孕激素的作用，PR-B 数量降低或 PR-A 数量增加致使 PR-A/PR-B 比值增高有助于功能性孕激素撤退。另外，功能性孕激素撤退还与 PR 共激活因子表达水平、孕激素在局部组织的代谢水平，孕激素-孕激素受体复合物转录活性等因素有关（Patel et al.，2015）。

二、促肾上腺皮质激素释放激素

如前文所述，CRH 由下丘脑产生、分泌，可调节 HPA 轴功能并且在应激过程发挥重要作用。这个由 41 个氨基酸组成的多肽最早从羊的下丘脑分离获得，由于其具有促进 ACTH 释放的作用而得名。然而，这种神经内分泌肽除存在于中枢神经系统外，还存在于肾上腺、胃肠道、肺等外周组织。1998 年有学者报道，胎盘亦可产生并分泌出大量的 CRH，胎盘分泌的 CRH 主要进入母体血液，只有少量可以通过胎盘进入胎儿体内。胎盘 CRH 的分泌量随妊娠的进行而迅速增加，母体血浆 CRH 在妊娠早期接近正常水平，从妊娠中期开始明显升高，而妊娠后期呈指数增加，分娩时达到高峰，分泌量几乎是非妊娠期妇女血浆中 CRH 浓度的 1 000 倍，分娩后 24 小时恢复正常。虽然妊娠中胎盘能分泌大量的 CRH，但母体血浆中存在 CRH 结合蛋白（CRH-BP），CRH-BP 与 CRH 结合后，CRH 的生物活性丧失，从而保护母体使其免受妊娠期显著增加的 CRH 的影响。直到分娩前 4~6 周，CRH-BP 开始下降，有利于 CRH 在分娩时发挥作用。

这些在妊娠晚期及分娩过程中显著升高的 CRH 虽然对于母体 HPA 轴的激活并无影响，但其可刺激胎儿 ACTH 和皮质醇的分泌。成熟的胎儿肾上腺可以分泌大量糖皮质激素，促进胎盘中 CRH 的表达、分泌，而部分胎盘源性 CRH 进入胎儿血液又能进一步激活胎儿 HPA 轴，促进糖皮质激素的合成。早产孕妇血液中游离的 CRH 的含量较同孕周未临产孕妇显著增加。因此目前认为 CRH 可能是调节孕周长短和分娩启动的“胎盘钟”（Smith，2007）。

CRH 受体在人类羊膜、合体滋养层细胞及临产子宫肌细胞中都表达。CRH 及其家族相关肽：Urocotin Ⅰ、Ⅱ、Ⅲ，通过两种受体 $CRHR_1$ 和 $CRHR_2$ 激活不同的下游信号通路，进而对胎盘激素的合成和分泌起到重要调节作用。有研究表明，CRH 能够促进胎盘胎膜前列腺素的表达，亦参与抑制孕激素的生成；还有研究发现，不同 CRH 受体在胎盘通过对 COX-2 的不同调节，以及在绒毛膜通过对 PGDH 的不同调节，能精细调控组织局部的前列腺素浓度。

$CRHR_1$/$CRHR_2$ 比例的失衡，可能改变宫内组织前列腺素合成和代谢的特性，这又表明 CRH 促进子宫由静息态向收缩态转变。有研究报道 CRH 能够以旁分泌和自分泌方式促进胎盘雌激素的合成，抑制胎盘孕激素的合成。CRH 能调节胎盘激活素 A 的分泌，从而调节胎盘的免疫和内分泌功能。CRH 诱导妊娠晚期子宫肌中炎性因子的产生，趋化因子和促炎性细胞因子的增多可帮助单核细胞的招募，进而导致局部炎性微环境的建立，有利于分娩的诱发。同时 CRH 通过刺激 NO 合成酶的活性从而诱导胎儿-胎盘循环系统的血管舒张，调控胎儿肾上腺 DHEAS 的合成，刺激胎儿 HPA 轴，促进肾上腺皮质激素的分泌，进而利于胎儿肺部成熟。此外，$CRHR_1$ 和 $CRHR_2$ 还介导了妊娠期不同阶段 CRH 对子宫肌的双重效应：①$CRHR_1$ 主要通过激活 AC/cAMP 通路，维持了妊娠期间子宫肌的舒张状态；②而在妊娠晚期，$CRHR_2$ 受体的磷酸化激活了 PKC/IP_3、ERK1/2 及 RhoA/ROCK 通路，增加了肌球蛋白轻链 MLC20 的磷酸化，进而促进了子宫肌的收缩（Vannuccini et al.，2016）。

三、胎膜前列腺素

胎膜包含外层的绒毛膜和内层的羊膜。羊膜由单层梭形内皮细胞构成，厚 50~500μm，它包绕新发育的胚胎，内衬于宫腔内。外层的绒毛膜细胞相对厚些，由来源于卵黄囊和尿囊的滋养细胞构成，卵黄囊和尿囊后期发展成绒毛小叶。滋养层紧贴母体的蜕膜层，被富含Ⅳ型胶原蛋白的子宫内膜包埋。羊水不断冲刷羊膜以保证其湿润，同时可保护生长发育中的胎儿免受机械振动带来的损伤。绒毛膜作为调节中枢，调节胎儿营养供给，通过母胎界面实现代谢物交换的交换，以达到提供免疫保护，维持结构稳定和产生激素的目的（Challis et al.，2000；Menon et al.，2016）。

胎膜富含两种主要的甘油磷脂——磷脂酰肌醇和磷脂酰乙醇胺（phosphatidylinositol and phosphatidylethanolamine）。随着妊娠的发展，迅速增加的雌激素水平增加了胎盘中富含花生四烯酸的甘油磷脂的存储。胎膜中甘油磷脂在一系列胎膜脂酶（磷脂酶 A_2 和磷脂酶 C）的作用下释放花生四烯酸，游离花生四烯酸在 COX 的作用下转化成 PGH_2，后者在一些特殊合酶的作用下进一步转变成 PGE_2、$PGF_{2\alpha}$、PGI_2、PGD_2 和血栓素等一系列前列腺类物质。前列腺素（PGs）在分娩中发挥重要作用，在子宫开始收缩、宫颈口打开过程中也发挥重要作用。

许多因素参与 PGs 的表达。如前文所述的孕激素可降低 PG 的浓度，雌激素、炎性因子和 CRH 均可升高 PG 的浓度，因此分娩前和分娩过程中子宫肌和胎膜中的 PG 的含量均增加。妊娠晚期胎盘来源的缩宫素可直接诱发子宫肌收缩，并直接上调 PG 的产生，尤其是蜕膜中 $PGF_{2\alpha}$ 的产生。反过来，$PGF_{2\alpha}$ 主要是在母体蜕膜中产生，并上调子宫肌中缩宫素受体缝隙连接的表达，它们可相互作用并最终促进子宫的收缩。PGE_2 和 $PGF_{2\alpha}$ 也可由其他的子宫组织产生，足月和分娩时，PGE_2 和 $PGF_{2\alpha}$ 在羊水中的含量均增加。以从足月妊娠的胎膜组织为研究对象的研究显示：PGE_2 的释放显著增加，COX-2 的表达增加。PG 的代谢在维持子宫肌局部有活性的 PG 水平中发挥重要作用。PGE_2 和 $PGF_{2\alpha}$ 在 PGDH 的作用下代谢为 PGI_2 和血栓素，两者均无活性，PGDH 受子宫组织的调控。在子宫内组织中，COX-2 的 mRNA 和蛋白水平在足月妊娠和分娩过程中均升高，羊膜来源的因子通过刺激和维持 COX-2 的转录，导致 COX-2 mRNA 的累积，并增加分娩启动、维持直至分娩结束过程中的酶活性一系列过程，从而参与分娩相关的 COX-2 的上调。促炎性细胞因子也可诱发羊膜、绒-蜕膜、子宫肌细胞中 COX-2 的表达。PG 水平的增加被认为是人类分娩的重要一步，是足月分娩和早产分娩的终末点。

四、胎膜老化

胎膜的生长伴随着胚胎及胎儿的生长发育。羊膜包绕着胚胎存在，并在妊娠14~16周与绒毛膜融合。这一结构通过MMPs和组织特异性抑制物的介导，重塑羊膜的细胞外基质（ECM），使胚胎外腔消失，并最终实现与绒毛膜的融合。在妊娠过程中，虽然胎膜细胞的有丝分裂速率降低，但是胎膜细胞的持续分化能力依然存在。胎膜具有多功能性，可在妊娠期通过调节母胎间交换，以多方面调节胎儿的健康。随着妊娠晚期胎儿接近成熟，胎膜细胞会启动生理性老化，功能降低。胎膜的这种变化就像生命的终末期，这种功能的降低可被看成是最终分娩的准备阶段。

胎膜细胞的持续分化通过促进细胞衰老相关分泌表型（SASP）形成，导致端粒依赖细胞的衰老。复制性衰老是一种端粒依赖进程，是衰老相关的一种机制，参与由各种内、外源性因素引发的细胞周期阻滞。端粒是存在于真核细胞线状染色体末端的一小段富含鸟嘌呤的DNA-蛋白质复合体，它与端粒结合蛋白一起构成了特殊的“帽子”结构，作用是保持染色体的完整性和控制细胞分裂周期。妊娠早期端粒长度的精确调节和端粒酶的作用机制尚不明朗，有研究人员发现，19周以后端粒缩短的速度增加，随着孕周的增加，从妊娠22周到妊娠41周，端粒的长度从18kb缩短至7kb。

有研究表明，与未临产相比，临产组胎膜样本会出现一些标志物升高。①圆形线粒体和内质网（ER）的肿胀；②染色质固缩；③p38-促分裂原活化的蛋白激酶（MAPK）的表达及活性可受到高迁移率族蛋白B_1（$HMGB_1$）重组体的调节而增强；④细胞中衰老相关β-半乳糖苷酶（SA-β-Gal）表达增加。除此之外，SASP的特征是促炎性细胞因子、趋化因子、生长因子及MMPs参与的无菌性炎症反应。跟足月未临产组相比，足月分娩组的羊水中含有更高浓度的促炎性细胞因子和趋化因子。相反，足月分娩时，羊水中跟促细胞生长相关的SASP标志物表达减少。还有研究报道通过体外培养来源于足月未分娩的胎膜块和原始的羊膜上皮细胞，他们发现氧化应激加速端粒变短和衰老。与足月未分娩组相比，足月分娩组羊水中端粒消耗体的含量明显增加。氧化应激可使羊膜细胞中的端粒变短，这些游离的DNA碎片被称之为损害相关细胞分子标志物，可诱发促炎性细胞因子的释放（Menon et al.，2016）。

老化的胎膜细胞促进胎膜最终信使功能的发挥，启动并参与分娩的整个过程。如激活蜕膜，导致功能性孕激素的撤退，最终导致子宫肌炎性通路的形成，诱发分娩启动，进一步促进子宫的收缩和宫颈口的打开，最终使得胎儿娩出。

（陈自喜　倪鑫）

第六节　分娩启动的免疫动因

人类分娩启动无疑与内分泌系统的变化密切相关，但是免疫系统介导的炎症反应在分娩启动中起到了更为重要的作用。妊娠过程中母体子宫内的免疫变化表现为对天然炎症性免疫反应的调节，防止对胎儿这一同种异体移植物的排斥。一旦炎症或其他因素使母胎界面细胞因子的精细平衡被打破，促炎性细胞因子增加，即可诱发分娩（林其德，2006）。

一、炎症与分娩

人类分娩启动的确切机制尚未得到全面而确切的阐明。越来越多的研究发现，人类分娩与母胎组织中白细胞侵入、核因子κB（NF-κB）激活，以及促炎性细胞因子表达增加有关，即人类分娩是一个炎症反应过程。人类分娩启动时或是分娩启动后的极短时间内，母胎局部组织内表达增加的趋化因子和细胞黏附分子可以诱导外周血中的白细胞（主要是中性粒细胞、巨噬细胞，以及T细胞）侵入并浸润子宫肌层、宫颈，以及胎膜等组织，并使这些组织中的促炎性细胞因子，如部分白细胞介素（IL）（IL-1β、IL-6、IL-8）和肿瘤坏死因子-α（TNF-α）等产生增加。后者通过自分泌、旁分泌及少数内分泌的作用，通过多种机制刺激子宫肌的收缩和重构、宫颈软化和成熟。同时，促炎性细胞因子还能通过正反馈调节机制招募更多的白细胞向子宫肌迁移，以扩大子宫肌的收缩效应并促进分娩。转录因子NF-κB参与众多细胞功能的调节活动，也是参与炎症反应的因子之一。分娩时，NF-κB有关的信号转导系统可通过正反馈调节促炎性细胞因子的产生。但是，有研究发现，早产的发生也与炎症反应有关，并可伴随胎儿发育异常。因此，在人类分娩过程中，炎症反应发生的确切机制还需要深入研究。

二、母胎界面的免疫调节

正常妊娠过程中，细胞因子是胎盘-母体间功能调节网络的一个整体部分。母胎界面细胞因子水平的精细调节是维持胎儿在子宫内免疫豁免（immunological privilege）的可能机制之一。妊娠期间的母胎免疫豁免在分娩时宣告无效。母胎界面的一些促炎性因子与胎盘和蜕膜的生长有关，如IL-1β、TNF-α和干扰素-γ（IFN-γ）等，但是过度或异常分泌的促炎性因子则对妊娠有害。具有抑炎效应的细胞因子IL-10也在母胎界面产生，能抑制其他细胞产生促炎性细胞因子，但是妊娠并不依赖于IL-10。

孕酮是一种具有抗炎症反应的激素，也是参与母胎界面免疫调节的因子之一。研究表明，孕酮能阻止有丝分裂原刺激的淋巴细胞增殖，延长同种异体移植物的存活时间，调节抗体的产生，降低单核细胞的氧化代谢，使巨噬细胞对细菌产物发生反应而减少促炎性细胞因子的产生，改变T细胞克隆的细胞因子分泌，有利于IL-10的产生。孕酮本身能抑制胎儿-胎盘IL-6的生成；孕激素类药物（醋酸甲羟孕酮，又称安宫黄体酮）能抑制人子宫肌组织中促炎性细胞因子和趋化因子的生成。分娩时，胎膜内NF-κB表达水平升高。研究发现，当孕激素受体被激活时，NF-κB的表达则被抑制；相反，激活人子宫肌组织中的NF-κB可以使孕激素受体C亚单位表达增加，这是一种抑制性亚单位，可以阻断孕激素发挥作用。因此也有学者认为分娩前的“功能性孕激素撤退”与炎性反应和NF-κB的激活有关（图5-6-1）。

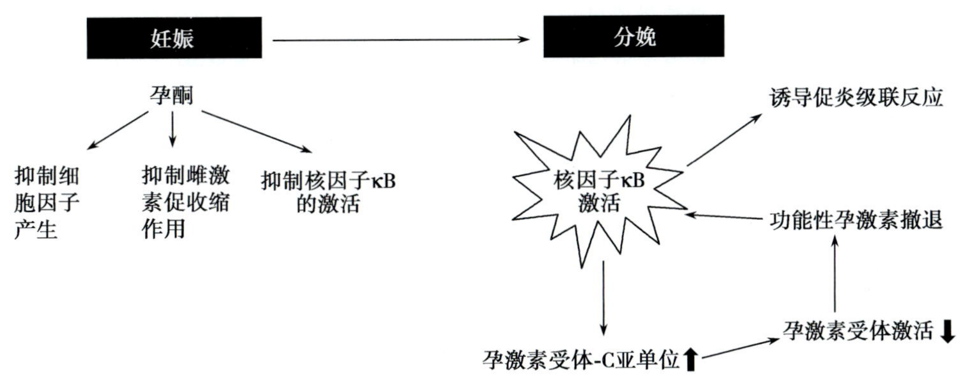

图 5-6-1　孕激素作用示意图

孕酮可能通过其他类型的受体，如糖皮质激素受体，直接和/或间接调节免疫细胞的功能。反刍动物子宫内膜和人类白细胞在孕酮作用下可产生具有免疫抑制活性的蛋白质，后者可能改变母胎界面免疫细胞的增殖、活化和效应，这可能是孕酮介导的免疫抑制的另一间接机制。

人类妊娠过程中，孕妇体内的孕激素一直处于较高水平并维持子宫肌处于静息态。分娩启动时，NF-κB 表达增加且孕激素受体被抑制，进而孕激素的抗炎效应减弱，NF-κB 介导的炎症反应则呈现级联放大效应（Golightly et al.，2011）。

三、分娩的免疫调节

分娩过程包括三个互相依存的生理过程：①宫颈重塑，伸展扩张达到生殖道的宽度；②宫颈上方区域的胎膜弱化直至破裂；③节律性宫缩逐渐增强，最终导致胎儿及胎盘娩出。促炎性细胞因子介导了上述的某些过程。

（一）分娩过程中宫颈的免疫学改变

宫颈成熟是一个生理性炎性过程。随着孕激素撤退的影响，人类分娩过程中，白细胞侵入宫颈组织，主要为中性粒细胞和巨噬细胞数量增加，但是 T 细胞或 B 细胞数量不变。由白细胞、腺上皮细胞、表皮细胞和基质细胞等产生的 IL-1β、IL-6、IL-8 和 TNF-α 表达水平升高。促炎性细胞因子可以通过多种方式导致宫颈成熟：IL-1β 和 TNF-α 可以增加 MMP-1、MMP-3、MMP-9 和组织蛋白酶 S 的产生，可以消化宫颈细胞外基质内的胶原纤维和弹性蛋白纤维，增加宫颈容受性。

IL-1β 可以使诱导宫颈扩张最有效的化学物质环氧合酶-2（cyclooxygenase-2，COX-2）和 PGE_2 产生增加。PGE_2 进一步通过增加蛋白酶刺激分娩，或者是通过增加流通白细胞的血管通透性起到间接作用。妊娠足月时，增加的一氧化氮也作为炎症介质参与血管舒张，增加白细胞流通。

IL-8 刺激中性粒细胞从外周血迁移至宫颈，并能刺激宫颈组织释放 MMP-8 和中性粒细胞弹性蛋白酶，参与消化宫颈细胞外基质。

IL-6 作用于花生四烯酸代谢途径的多个环节，能促进子宫及合成 PGs，可被视为有效的预测分娩的标志物，高水平的宫颈 IL-6 和 IL-8 水平可预测羊膜腔内感染和早产。

综上所述，IL-8 是引起宫颈成熟的关键因素之一，在启动分娩的准备或激活阶段起主导作用，而 IL-6 则可能参与分娩的维持和加速。

（二）胎盘-胎膜-胎儿的免疫学改变

胎盘和胎膜产生的细胞因子与胚胎着床和胎盘发育有关，并且是妊娠中、晚期旁分泌/自分泌调节网络的一部分。细胞因子与妊娠后期胎盘生长有关，并保护胎儿免受病原体侵害。

分娩过程中，胎膜内也会发生与宫颈相似的炎症反应，即 IL-1β、IL-6、IL-8 和 TNF-α 等产生增加，MMP-9 含量增加，TIMPs 水平下降等。*MMP-9* 基因启动子的多态性与该酶的产生增加有关，在非洲和美洲人种中被认为是胎膜早破的高危因素。促炎性细胞因子也能增加胎膜内 PGs 的产生。IL-1β 和 TNF-α 对羊膜和绒毛膜细胞的作用可通过 COX-2 增加 PGE_2 的产生，后者促进 MMP-9 的生成，从而促进宫颈成熟和/或诱发子宫收缩。TNF-α 和 TGF-β 在足月妊娠时由胎膜产生，参与妊娠维持和分娩启动。但是在宫内感染的环境中，上述因子由胎盘、蜕膜和胎膜合成并增加，可导致早产的发生。

妊娠过程中胎盘的生理变化对局部免疫影响较大，起免疫调节作用。研究发现，胎盘内 IL-10 的表达与孕周相关。正常妊娠早/中期，胎盘组织中 IL-10 表达水平较高，足月分娩启动前 IL-10 表达明显下降，可能与分娩有关。而胎盘组织中 IL-1β 和 TNF-α 的水平在临产时则显著增加。人类胎盘组织特异性表达的人类白细胞抗原 G（human leukocyte antigen G，HLA-G），可通过抑制自然杀伤细胞（natural killer cell，NK cell，又称 NK 细胞）活性，减少由 NK 细胞引起的免疫损害而诱发的母体对胎儿的特异免疫耐受。在妊娠早/中期，HLA-G 的表达随着孕周而逐渐增加，以维持母胎之间的免疫平衡。妊娠晚期和分娩前，HLA-G 的表达下降，可能与分娩启动有关。针对胎盘组织热激蛋白（heat shock protein，HSP）及其抗体滴度的研究发现，胎盘组织内出现 HSP_{60} 和 HSP_{70} 抗体可诱导早产，对这些抗体敏感的孕妇，不良妊娠结局的风险较高。另外，子宫及其动脉异常的滋养细胞侵入与早产有关。人类滋养细胞的入侵由细胞黏附分子介导，如整合素和免疫球蛋白超家族成员。早产胎盘的绒毛外滋养细胞的黏附分子的表达类型与足月妊娠胎盘组织相比存在明显差异。

胎儿也通过一些免疫机制为分娩启动提供信号。早产的发生与胎儿免疫系统的激活有关，可表现为胎儿单核细胞-中性粒细胞的活化。研究发现，胎儿单核细胞来源的IL-6水平升高与正常足月妊娠分娩机制有关，但与早产无关，提示足月妊娠分娩发动和早产的机制可能不完全相同。另有研究发现，胎儿通过分泌肺泡表面活性蛋白（pulmonary surfactant protein）中的SP-A（surfactant protein A）到羊水中，引起"无菌"炎症反应，进而使子宫组织中的NF-κB被激活，促炎性细胞因子表达增加，孕激素作用减退，刺激子宫肌收缩从而启动分娩。

（三）分娩过程中子宫肌层的免疫学改变

子宫肌层组织中促性因子、IL-1β、IL-6和TNF-α被局限在白细胞内，其表达水平在分娩时显著增加。同时，分娩过程中，单核细胞趋化蛋白-1（monocyte chemoattractant protein-1，MCP-1）和IL-8水平升高并招募巨噬细胞和中性粒细胞侵入子宫肌层。因此，子宫肌层内白细胞的数量随着促性细胞因子浓度的增加而增加。IL-1β和TNF-α可增加子宫肌层PGs的产生。IL-1β可激活NF-κB信号转导通路，增加COX-2和PGE_2在子宫肌层的表达。PGE_2能增加子宫平滑肌细胞内Ca^{2+}浓度，与缩宫素作用相似。IL-1β和TNF-α可以增加子宫肌层MMP-9的表达水平，后者对胎盘的娩出十分关键。IL-6虽然不能刺激子宫肌层PGs的产生，也不能引起子宫肌收缩，但是IL-6可以上调子宫肌细胞上缩宫素受体的表达，进而增加子宫肌对缩宫素的反应性。IL-1β和IL-6还可增加子宫肌细胞分泌缩宫素。

（四）淋巴细胞的成分及比例改变在分娩启动中的作用

Th1细胞主要分泌IL-2、IFN等细胞因子；Th2细胞主要分泌IL-4、IL-5、IL-6、IL-10等细胞因子。妊娠期Th1/Th2比例下降是维持母胎免疫耐受的重要因素之一；尽管分娩后Th1/Th2比例升高，但是在分娩前两者的量以及比值并无明显变化，因此Th1/Th2比例与分娩发动无关。早产患者可出现外周血单核细胞向Th1型细胞因子偏移。分娩发动时，孕妇外周血T细胞亚群和NK细胞也发生改变，如外周血白细胞总数显著增加，中性粒细胞绝对数和百分数均增加，淋巴细胞绝对数和百分数均显著减少，单核细胞百分数减少；NK细胞绝对数和百分数均显著增加等。但其变化机制复杂，有待进一步研究。

（五）羊水的免疫改变

研究发现，早产患者羊水中IL-1α、IL-1β、IL-6、IL-8、IL-12和TNF-α等细胞因子水平均有改变，这些细胞因子水平升高可能与宫内感染有关。MCP-1是参与招募单核细胞/巨噬细胞至炎症部位（如子宫肌和蜕膜）的一种趋化因子，与分娩过程有关。羊膜腔内感染和早产患者羊水中可检出MCP-1水平显著升高。

（孙倩倩　倪鑫）

参考文献

丰有吉，沈铿，2011. 妇产科学. 北京：人民卫生出版社.

林其德，2006. 现代生殖免疫学. 北京：人民卫生出版社.

孙刚，2001. 胎盘内分泌的基础和临床. 上海：第二军医大学出版社.

庄依亮，2009. 现代产科学. 北京：北京科学技术出版社.

CHALLIS J R G，MATTHEWS S G，GIBB W，et al.，2000. Endocrine and paracrine regulation of birth at term and preterm. Endocr Rev，21（5）：514-550.

GOLIGHTLY E，JABBOUR H N，NORMAN J E，2011. Endocrine immune interactions in human parturition. Mol Cell Endocrinol，335（1）：52-59.

ISHIMOTO H，JAFFE R B，2011. Development and function of the human fetal adrenal cortex：a key component in the feto-placental unit. Endocr Rev，32（3）：317-355.

MENON R，BONNEY E A，CONDON J，et al.，2016. Novel concepts on pregnancy clocks and alarms：redundancy and synergy in human parturition. Hum Reprod Update，22（5）：535-560.

PATEL B，ELGUERO S，THAKORE S，et al.，2015. Role of nuclear progesterone receptor isoforms in uterine pathophysiology. Hum Reprod Update，21（2）：155-73.

PETRAGLIA F，IMPERATORE A，CHALLIS J R，2010. Neuroendocrine mechanisms in pregnancy and parturition. Endocr Rev，31（6）：783-788.

SMITH R，2007. Parturition. N Engl J Med，356（3）：271-283.

VANNUCCINI S，BOCCHI C，SEVERI F M，et al.，2016. Endocrinology of human parturition. Ann Endocrinol（Paris），77（2）：105-113.

WRAY S，PRENDERGAST C，2019. The myometrium：From excitation to contractions and labour. Adv Exp Med Biol，1124：233-263.

第六章

围产期营养

第一节　围产期营养在生命早期营养健康中的意义

目前,生命早期所处的生理和营养环境、生长发育状态对成年期慢性病发生风险的影响,受到极大的关注。生命早期营养对母子双方的近、远期健康均会产生显著影响。孕前营养状况是确保良好妊娠期营养的基础,同时孕前营养状况对卵子和受精卵早期发育也会产生影响,并进一步影响子代健康。孕前良好营养状况,不仅是预防先天性畸形的关键,而且能影响子代认知和社会行为发展,降低子代远期慢性病风险。世界卫生组织(WHO)提出的至 2025 年全面改善母亲、婴幼儿和儿童、青少年营养状况的 6 项目标,其中前 3 条均是针对育龄女性,(WHO,2019)。妊娠期营养不良,如铁缺乏、钙和碘摄入不足、维生素 D 缺乏等,可导致孕母贫血、低蛋白血症和骨质疏松症,还会增加流产、早产、产后出血和产后感染的风险。母亲妊娠前低体重或者妊娠期营养不良容易发生胎儿生长受限、低出生体重儿和小于胎龄儿。微量营养素摄入不足会导致胎儿组织、器官在结构、功能或代谢方面的异常。

妊娠期营养不良也就意味着子代经历子宫内“饥荒”,可增加子代成年期发生心血管疾病、原发性高血压、糖代谢异常、中心性肥胖和血脂异常的风险。另一方面,若妊娠期饮食过度、能量摄入与营养素摄入不均衡,也会导致妊娠期糖尿病和代谢紊乱,增加子代慢性疾病风险(Yajnik C S, 2008)。

婴儿出生后早期的喂养状况,不仅影响婴幼儿的早期体格发育、免疫功能发展、脑神经认知功能和智力发展,影响婴幼儿的存活和生长发育,而且对成年期各种慢性病的发生有重要影响。大量研究显示,母乳喂养具有双向优势,既可以确保婴幼儿的良好生长发育,又可以很好地保障免疫功能的发展,增强儿童感染性疾病的抵抗力,降低自身免疫性疾病风险,同时也有利于促进智力的发展。也是基于此理论基础,WHO 特别强调,要努力保证给予每一个婴儿出生后 6 月龄内的纯母乳喂养,并在此后及时添加辅食,持续母乳喂养至出生后 2 岁。

围产期营养是生命早期营养的重要构成,对生命全程健康的影响可能是通过多个方面的机制实现的,包括母婴物质环境对胚胎的表观遗传学作用、妊娠期母体膳食和营养对母体和子代肠道菌群影响等。Barker 于 1986 年提出的成人疾病的胎儿起源学说,以及在此基础上更为完善的健康与疾病的发育起源(developmental origins of health and disease, DOHaD)学说,围产期营养都是最为重要的环境因素(Barker,2007)。

第二节　备孕期和妊娠早期妇女营养

一、育龄期妇女的营养需要和膳食营养素参考摄入量

母体的营养状况是成功妊娠的重要前提条件,孕前母体营养储备也是维持妊娠早期母体正常生理功能的基础。在各营养素中,铁、碘和叶酸相对较为容易出现缺乏,而且缺乏造成的危害更为明显,与胚胎畸形、流产、早产及胎儿脑和神经系统发育不良密切相关。

1. 铁　除参与合成血红蛋白外,铁还是体内多种代谢酶的辅酶成分。早期铁缺乏可致早产和低出生体重,并对新生儿智力产生不可逆的影响。育龄期的铁缺乏不利于成功妊娠,育龄期充足铁储备对于降低妊娠期缺铁性贫血风险具有积极意义。

2. 碘　碘缺乏是我国较为常见的地方性疾病,主要出现在内陆地区及偏僻的农村、山区,由土壤和饮水中缺碘所致。

碘缺乏可引起甲状腺素合成减少、机体蛋白质合成障碍，对神经系统和体格发育产生不可逆损伤，严重的可导致克汀病。育龄期良好的碘营养状况有助于预防克汀病。

3. 叶酸　参与细胞增殖、分化和迁移过程，对组织、器官形成有重要作用。叶酸缺乏可导致神经管畸形，引起死胎、流产。在妊娠早期（即神经管分化期）补充叶酸可有效减少胎儿神经管畸形的发生。由于神经管分化多在受精后2~4周，即妊娠4~6周，当确认妊娠时往往已错过了补充叶酸的关键期，故建议妊娠前3个月即开始每日400μg小剂量补充叶酸，一直持续到妊娠3个月，乃至整个妊娠期（杨月欣　等，2016a）。

《中国居民膳食营养素参考摄入量（2013版）》（中国营养学会，2014）对成年女性各营养素摄入量建议适用于育龄期妇女。其中基础能量消耗为21.4kcal/kg，按照参考体重56kg计，轻、中、重体力活动水平的能量需要量（EER）分别为1 800kcal/d、2 100kcal/d和2 400kcal/d；蛋白质的平均需要量（EAR）为0.9g/（kg·d），推荐摄入量（RNI）为1g/（kg·d），按照参考体重56kg计，每日蛋白质的RNI为55g/d；脂肪的宏量营养素可接受范围（AMDR）占总能量的20%~30%，其中饱和脂肪的供能比例小于10%E，n-6多不饱和脂肪酸（n-6 PUFA）的适宜摄入量（AI）为4% E，n-3多不饱和脂肪酸（n-3 PUFA）的AI为0.60% E。以女性轻体力劳动1 800kcal/d能量计为1.2g/d，二十碳五烯酸（EPA）+二十二碳六烯酸（DHA）的AMDR为0.25~2g/d，其余膳食脂肪供能由单不饱和脂肪酸（MUFA）提供。碳水化合物的平均需要量为120g，占总能量百分比的AMDR为50% E~65% E，不制订可耐受最高摄入量（UL）值。此外，育龄期妇女主要维生素和矿物质的每日参考摄入量见表6-2-1。

表6-2-1　育龄期妇女维生素和矿物质每日参考摄入量

钙/mg		磷/mg		钾/mg		钠/mg		镁/mg	铬/μg	锰/mg	
RNI	UL	RNI	UL	AI	PI	AI	PI	RNI	AI	AI	UL
800	2 000	720	3 500	2 000	3 600	1 500	2 000	330	30	4.5	11

铁/mg		碘/μg		锌/mg		硒/μg		铜/mg		氟/mg	
RNI	UL	RNI	UL	RNI	UL	RNI	UL	RNI	UL	AI	UL
20	42	120	600	7.5	40	60	400	0.8	8	1.5	3.5

维生素A/μg RAE		维生素D/μg		维生素E/mg α-TE		维生素K/μg	维生素B_1/mg	维生素B_2/mg	维生素B_6/mg		维生素B_{12}/μg
RNI	UL	RNI	UL	AI	UL	AI	RNI	RNI	RNI	UL	RNI
700	3 000	10	50	14	700	80	1.2	1.2	1.4	60	2.4

泛酸/mg	叶酸/μg DFE		烟酸/mg		胆碱/mg		生物素/μg	维生素C/mg		钼/μg	
AI	RNI	UL	RNI	UL	AI	UL	AI	RNI	UL	RNI	UL
5.0	400	1 000	12	35	400	3 000	40	100	2 000	100	900

注：RNI，推荐摄入量；UL，可耐受最高摄入量；AI，适宜摄入量；RAE，视黄醇活性当量；α-TE，α-生育酚当量；DFE，膳食叶酸当量。

二、备孕期需要重点关注营养素

备孕期保证合理均衡的营养素摄入是成功妊娠、提高生育质量、预防不良妊娠结局的关键。备孕期妇女应重点关注铁、碘、叶酸这三种微量营养素摄入。

妊娠期铁缺乏既有膳食摄入不足、消化吸收利用差等方面的原因，也有需要量增加的因素，妊娠期纠正铁缺乏和缺铁性贫血往往会面临错综复杂的局面，若妊娠之前就存在铁缺乏甚至缺铁性贫血，还会使妊娠期铁营养调节的形势更加复杂。孕前纠正可能存在的铁缺乏，是保证妊娠期良好铁营养的重要举措。因此，备孕妇女应经常摄入含铁丰富、利用率高的动物性食物，铁缺乏或缺铁性贫血者应纠正贫血后再妊娠。除了对铁营养的密切关注外，碘和叶酸的营养状况、膳食摄入状况也是重要关注点。①备孕妇女除选用碘盐外，还应每周摄入1次富含碘的海产品；②应从准备妊娠前3个月开始每日补充400μg叶酸，并持续整个妊娠期（杨月欣等，2016a）。

三、备孕期妇女膳食原则

备孕期妇女膳食原则是在满足一般人群膳食需求的基础上，额外增加三条原则（共九条）。

1. 食物多样，谷类为主　每日的膳食应包括谷薯类、蔬菜水果类、畜禽鱼蛋奶类、大豆坚果类等共计12种以上食物，每周25种以上；食物多样、谷类为主是平衡膳食模式的重要特征。

2. 吃动平衡，健康体重　每日运动、保持健康体重，避免久坐；食不过量，控制总能量摄入，保持能量平衡。

3. 多吃蔬果、奶类、大豆　餐餐有蔬菜，天天吃水果，吃各种各样的奶制品，经常吃豆制品，适量吃坚果。

4. 适量吃鱼、禽、蛋、瘦肉　鱼、禽、蛋和瘦肉摄入要适量；优先选择鱼和禽；吃鸡蛋不弃蛋黄；少吃肥肉、烟熏和腌制肉制品。

5. 少盐少油，控糖限酒　培养清淡饮食习惯，少吃高盐和油炸食品；控制添加糖的摄入量；足量饮水。

6. 杜绝浪费，兴新食尚。

7. 调整孕前体重至适宜水平　备孕妇女宜通过平衡膳食和适量运动来调整体重，尽量使体重指数控制在 18.5~23.9kg/m² 的理想范围。

8. 常吃含铁丰富的食物，选用碘盐，孕前 3 个月开始补充叶酸。

9. 禁烟酒，保持健康生活方式。

备孕期妇女平衡膳食宝塔见图 6-2-1。

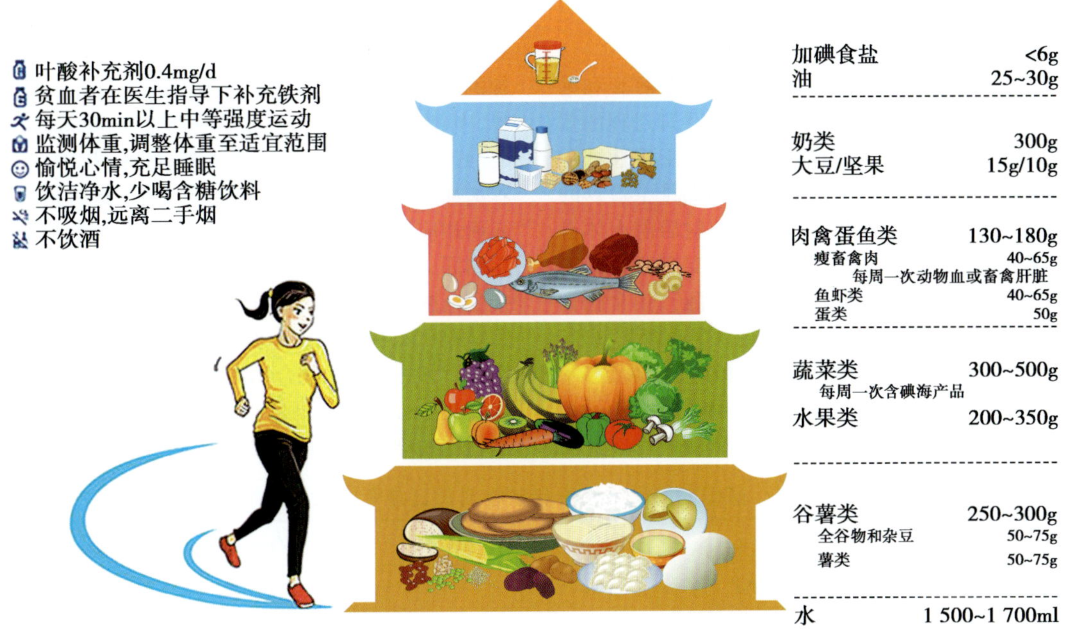
叶酸补充剂0.4mg/d
贫血者在医生指导下补充铁剂
每天30min以上中等强度运动
监测体重,调整体重至适宜范围
愉悦心情,充足睡眠
饮洁净水,少喝含糖饮料
不吸烟,远离二手烟
不饮酒
加碘食盐 <6g
油 25~30g
奶类 300g
大豆/坚果 15g/10g
肉禽蛋鱼类 130~180g
瘦畜禽肉 40~65g
每周一次动物血或畜禽肝脏
鱼虾类 40~65g
蛋类 50g
蔬菜类 300~500g
每周一次含碘海产品
水果类 200~350g
谷薯类 250~300g
全谷物和杂豆 50~75g
薯类 50~75g
水 1 500~1 700ml

图 6-2-1　备孕期妇女平衡膳食宝塔

第三节　妊娠期妇女营养

一、妊娠期妇女的营养需要和膳食营养素参考摄入量

为了满足胎儿生长发育，并为后续泌乳储备，妊娠期妇女各种营养素的需要量比非妊娠时均有所增加。妊娠早、中晚期胎儿生长发育速度不均衡，所需营养量也不相同，尤其是在能量和蛋白质方面。

1. 非能量营养素　妊娠期妇女非能量营养素需要量增加幅度高于能量营养素，若只是简单地增加食物摄入量，在满足了非能量微量营养素需求后，往往会造成体重过度增长。最佳的策略是改进膳食质量，同时增加体力活动或配合适当的运动，并密切关注妊娠期每周的增重情况。由于我国居民传统膳食以谷类为主，蛋白质利用率较低，故妊娠期应增加优质蛋白质的摄入。膳食脂肪除供能外，提供的必需脂肪酸对胚胎的脑和视网膜发育有重要影响。膳食脂肪中的磷脂是脑发育的重要营养物质，长链多不饱和脂肪酸［如花生四烯酸（AA）和 DHA］也是脑磷脂合成所必需的。胎儿大脑中 DHA 含量随胎龄增加而增加，妊娠晚期是母体供给胎儿 DHA 的高峰阶段，因此建议妊娠期妇女应特别注意 DHA 的补充（杨月欣 等，2016c）。

2. 钙　胚胎生长所需要的大量钙质都需要由母体提供，这使得母体妊娠期钙需要量大大增加，但由于妊娠期体内激素水平和状态变化，妊娠期妇女对膳食钙的吸收率也明显增加。研究显示，妊娠期对钙需要量的增加，基本可以靠提高吸收效率得到满足，因此对妊娠期妇女膳食钙摄入量的建议值并不需要明显提升。但是需要注意的一个事实是，在缺少足量乳制品的情况下，日常膳食并不能提供推荐水平的钙摄入量，也就是说我国妊娠期妇女膳食钙的实际摄入量一般都较低，尽管在膳食摄入量推荐数值方面并不强调特别增加，但妊娠期妇女仍然需要特别注意摄入充足的钙。

3. 铁　由于妊娠期血容量的增加，血红蛋白合成也相应增加。为了满足这个需要，妊娠妇女铁的 RNI 比非妊娠妇女应显著增加。尽管体内激素变化也会增加铁的吸收效率，但是中国居民膳食中比较突出的非血红素来源铁的吸收率总体是非常低的，因此妊娠期妇女需要特别注意增加一些优质铁营养来源食物的摄入，应多选择富含血红素铁的动物性食物。

4. 碘　妊娠期妇女膳食碘的推荐量几乎是非妊娠时的 2 倍，如果海藻类食物不充足的话，一般膳食难以满足推荐量水平，因此妊娠期妇女是碘强化食盐的最必需人群。由于膳食碘盐策略的存在，结合目前推广的碘盐中强化碘的水平，以食盐中加碘量 25mg/kg、每日摄入盐 6g、烹调损失率按 WHO 推荐的 20% 计算，每日从碘盐中可摄入碘 120μg，仅能满足普通人群碘的需要。妊娠期碘的推荐摄入量为 230μg/d

（比非妊娠时增加近 1 倍），食用碘盐仅可获得推荐量的 50% 左右。因此，妊娠期妇女在食用碘盐以外，还需要常吃富含碘的海产食品。

5. 锌　也是易于缺乏的营养素，在膳食来源和吸收利用效率方面，锌类似于铁，优质来源也是动物性食物。植物性食物中锌的吸收容易受植酸、草酸、膳食纤维的阻碍。锌作为体内广泛存在的辅酶成分，也是妊娠期妇女营养中需要多给予关注的营养素。

6. 维生素　包括脂溶性维生素和水溶性维生素。

（1）脂溶性维生素：维生素 A、维生素 D、维生素 E 和维生素 K 都是可以通过细胞核受体途径参与机体生理过程的营养素，对妊娠期妇女其重要性不言而喻。这四种脂溶性维生素中，只有维生素 A 和维生素 E 是依赖膳食获取；维生素 D 的主要来源不是食物，而是在皮肤接受紫外线照射后由人体自身合成，因此保持健康的生活方式，保证每日充足日晒是必要的；绿叶蔬菜中广泛存在丰富的维生素 K（叶绿醌），正常膳食条件下一般不容易出现缺乏，此外正常肠道微生态情况下，肠道细菌合成的维生素 K 对机体也是一个非常重要的来源。

（2）水溶性维生素：来源也比较广泛，强调平衡膳食可显著帮助孕妇获得充足的水溶性维生素。单纯依赖植物性食物获得水溶性维生素是比较困难的，例如谷类食物的精细加工会损失其中的维生素 B_1，历史上发生的维生素 B_1 缺乏（脚气病）被认为是食用过分精细的稻米所致，但是加工粗糙的粮谷类食物（粗粮）会存留大量阻碍矿物性营养素吸收利用的成分（植酸、草酸等）。因此矿物性营养素的来源也需要在一定程度上着眼于动物性食物。这也是强调平衡膳食的诸多理由之一。

7. 能量营养素　《中国居民膳食营养素参考摄入量（2013 版）》（中国营养学会，2014）建议，妊娠期妇女在非妊娠需要量基础上应额外增加一定能量，用于妊娠各期组织增加的能量储存和体重增加导致的能量消耗。据此推算，妊娠早、中、晚期能量推荐增加量分别为 0、300kcal/d 和 450kcal/d。妊娠期应增加蛋白质摄入量，妊娠早、中、晚期蛋白质推荐增加量分别为 0g/d、15g/d、30g/d。脂肪摄入量随能量摄入而相应增加，但脂肪供能比不变，膳食脂肪 AMDR 与育龄期相同，为 20% E～30% E，血清叶酸（SFA）的宏量营养素可接受范围的上限（U-AMDR）为 <10% E，丙氨酸（ALA）的 AI 为 0.6% E，EPA+DHA 的 AI 为 250mg/d，其中 200mg/d 为 DHA。妊娠期碳水化合物需要量通常在非妊娠基础上（100g）加胎儿生长发育需要量，推算 EAR 为 130g/d。妊娠期妇女矿物质和维生素的每日参考摄入量增加量见表 6-3-1。

表 6-3-1　妊娠期妇女维生素和矿物质每日参考摄入量增加量

妊娠期	钙/mg	磷/mg	钾/mg	钠/mg	镁/mg	锰/mg	钼/μg
	RNI	RNI	AI	AI	RNI	AI	RNI
妊娠早期	+0	+0	+0	+0	+40	+0.4	+10
妊娠中期	+200	+0	+0	+0	+40	+0.4	+10
妊娠晚期	+200	+0	+0	+0	+40	+0.4	+10
妊娠期	铁/mg	碘/μg	锌/mg	硒/μg	铜/mg	氟/mg	铬/μg
	RNI	RNI	RNI	RNI	RNI	AI	AI
妊娠早期	+0	+110	+2.0	+5	+0.1	+0	+1.0
妊娠中期	+4	+110	+2.0	+5	+0.1	+0	+4.0
妊娠晚期	+9	+110	+2.0	+5	+0.1	+0	+6.0
妊娠期	维生素 A/μg RAE	维生素 D/μg	维生素 E/mg α-TE	维生素 K/μg	维生素 B_1/mg	维生素 B_2/mg	维生素 B_6/mg
	RNI	RNI	AI	AI	RNI	RNI	RNI
妊娠早期	+0	+0	+0	+0	+0	+0	+0.8
妊娠中期	+70	+0	+0	+0	+0.2	+0.2	+0.8
妊娠晚期	+70	+0	+0	+0	+0.3	+0.3	+0.8
妊娠期	维生素 B_{12}/μg	泛酸/mg	叶酸/μg DFE	烟酸/mg	胆碱/mg	生物素/μg	维生素 C/mg
	RNI	AI	RNI	RNI	AI	AI	RNI
妊娠早期	+0.5	+1.0	+200	+0	+20	+0	+0
妊娠中期	+0.5	+1.0	+200	+0	+20	+0	+15
妊娠晚期	+0.5	+1.0	+200	+0	+20	+0	+15

注：RNI，推荐摄入量；AI，适宜摄入量；RAE，视黄醇活性当量；α-TE，α-生育酚当量；DFE，膳食叶酸当量。“+”表示在非育龄期妇女推荐量基础上的增加量。

二、妊娠期妇女主要营养问题

妊娠期合理营养是维持孕妇自身健康和胎儿正常生长发育的重要保证，妊娠期营养不足或过剩都将对母婴的健康产生不利的影响。妊娠期妇女主要的营养问题如下。

（一）微量营养素缺乏

妊娠期妇女对微量营养素需要量的增加幅度显著高于能量需要量增加的幅度，这意味着妊娠期如果不能进一步改善膳食结构，增加高营养素密度食物在膳食中的比重，则很容易出现微量营养素缺乏。铁缺乏、缺铁性贫血、维生素A边缘缺乏和临床缺乏、叶酸摄入不足、维生素D缺乏，以及锌、钙、碘、硒缺乏等，在妊娠妇女群体中比例较高（杨月欣等，2016c）。

（二）能量摄入过多

随着生活条件的改善，加之对围产保健还存在诸多误区，例如以为孕妇吃得多、体重增加越多对胎儿越好，活动越少越安全。常会出现孕妇过度饮食，能量摄入过多，身体活动量少，从而造成能量摄入与消耗失衡，妊娠期过度增重的现象。2013年全国调查数据显示，妊娠期增重过多的检出率高达36.6%，妊娠期糖尿病、巨大胎儿等发病率较过去显著增加。

三、妊娠期妇女膳食原则

中国营养学会（2016）编著的《中国居民膳食指南（2016）》中，包含了“妊娠期妇女膳食指南”。其中建议妊娠期妇女膳食原则应在一般人群膳食指南的基础上补充以下5条内容。

（一）补充叶酸，常吃含铁丰富的食物，选用碘盐

叶酸对于预防神经管畸形、高同型半胱氨酸血症，以及促进红细胞成熟和血红蛋白合成极为重要。妊娠期叶酸的摄入应达到600μg DFE/d，除常吃富含叶酸的动物肝、蛋类、绿叶蔬菜、水果类食物外，整个妊娠期应口服叶酸补充剂400μg DFE/d。妊娠期应常吃富含铁的食物，以满足妊娠期血红蛋白合成增加和胎儿铁储备的需要，建议在妊娠中、晚期每日增加20~50g红肉，每周食用1~2次动物血或内脏。因为动物血、肝脏及红肉中含铁较为丰富，且所含铁为血红素铁，生物利用率较高。碘是合成甲状腺素的主要原料，其在调节新陈代谢、促进蛋白质合成中发挥着重要的作用。由于多数食物中碘含量较少，孕妇除选用碘盐外，每周还应摄入1~2次含碘丰富的海产食物，如海带、紫菜等。

（二）孕吐严重者少量多餐，保证摄入含必要量碳水化合物的食物

妊娠早期胎儿生长相对缓慢，对能量和营养素的需要量无明显增加，只要保证基本的能量供应即可，不必过分强调平衡膳食或额外增加食物摄入量，以免妊娠早期体重增长过多。孕吐较明显或食欲不佳的孕妇可根据个人的饮食嗜好和口味选择容易消化的食物，少食多餐。孕吐严重影响到进食时，为满足脑组织对葡萄糖的需要，预防酮症酸中毒对胎儿的危害，每日必须摄取至少130g碳水化合物。首选富含碳水化合物、易消化的粮谷类食物，如米、面、烤面包、饼干等，其次是各种糕点、薯类、根茎类蔬菜和一些富含碳水化合物的水果。进食困难或孕吐严重者，应寻求医师帮助，通过静脉补液的方式补充必要量的碳水化合物。

（三）妊娠中、晚期适量增加奶、鱼、禽、蛋、瘦肉的摄入

妊娠中期胎儿生长速度加快，应在孕前膳食的基础上，增加奶、鱼、禽、蛋、瘦肉的摄入。胎儿骨骼和牙齿钙化自18周开始，钙的总需求量约为30g，全部由母体供给。虽然妊娠期钙的吸收率明显增加，但仍需额外增加200mg/d膳食钙摄入，才能达到1 000mg/d的需求量。钙的最好食物来源是奶类，妊娠中、晚期每日应增加200g奶，达到500g/d以满足该期对钙的需求。

妊娠中、晚期蛋白质需要量增加，推荐每日摄入量分别增加15g和30g。在妊娠中、晚期每日额外增加200g液体奶，提供5~6g优质蛋白质的基础上，再通过增加鱼、禽、蛋、瘦肉共计50g（妊娠中期）、125g（妊娠晚期）以补足妊娠中、晚期优质蛋白质的需要量。而与禽畜类食物相比，同样重量的鱼类提供的优质蛋白质含量相差无几，但所含的脂肪和能量明显减少，且深海鱼类还含有较多的n-3 PUFA，对胎儿脑和视网膜发育有益，因此每周最好食用2~3次深海鱼类。

（四）适量身体活动，维持妊娠期适宜增重

体重增长是反映孕妇营养状况最直观的指标，妊娠期适宜增重有助于获得良好的妊娠结局，因此应重视体重监测和管理。妊娠早期胎儿生长速度较慢，孕妇体重变化不大，体重增加量以0.5~2kg为宜，可每个月测量1次；妊娠中、晚期增重则以0.4kg/周为宜，应每周监测1次，根据体重增长速率调整能量摄入和体力活动水平。

能量摄入和体力活动是控制妊娠期体重增长的两个关键要素。如果妊娠期膳食能量摄入增加过多，体力活动水平又比孕前明显下降，则容易导致能量过剩，增重过多，从而危害母婴两代人的健康。因此，在妊娠期平衡膳食的基础上，每日应进行不少于30分钟中等强度的身体活动。常见的中等强度运动包括快走、游泳、打球、跳舞、孕妇瑜伽、各种家务劳动等，可根据自身情况结合主观感觉选择活动类型，量力而行，循序渐进。

（五）禁烟酒，愉快孕育新生命，积极准备母乳喂养

烟酒对胚胎发育的各个时期都有明显的毒性作用，容易引起流产、早产和胎儿畸形。女性在妊娠期必须戒烟禁酒，注意避免被动吸烟和通风不良的环境对胎儿的影响。

孕妇情绪波动时应多与家人、朋友沟通，向专业人员咨询，也可适当进行户外活动和运动以释放压力，愉悦心情，使胎儿发育更好，促进顺利分娩。

成功的母乳喂养不仅需要健康的身体准备，还需要积极的心理准备。孕妇应尽早了解母乳喂养的益处、增强母乳喂养的意愿、学习母乳喂养的方法和技巧，为产后开奶和成功母乳喂养做好各项准备。

妊娠期妇女平衡膳食宝塔见图6-3-1。

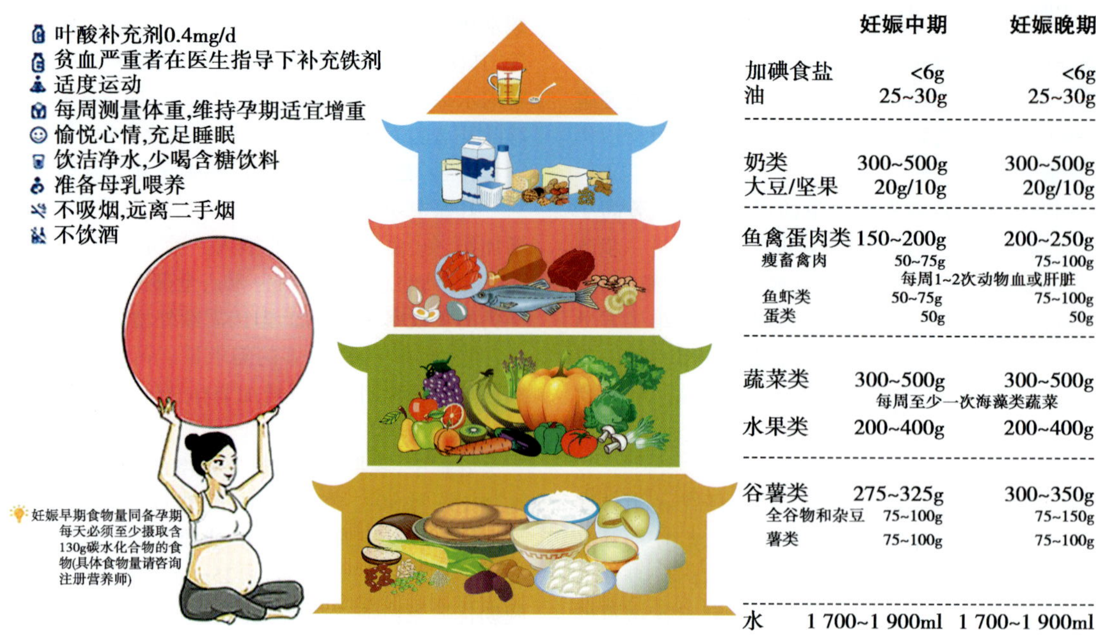

叶酸补充剂0.4mg/d
贫血严重者在医生指导下补充铁剂
适度运动
每周测量体重,维持孕期适宜增重
愉悦心情,充足睡眠
饮洁净水,少喝含糖饮料
准备母乳喂养
不吸烟,远离二手烟
不饮酒
妊娠早期食物量同备孕期
每天必须至少摄取含
130g碳水化合物的食
物(具体食物量请咨询
注册营养师)
妊娠中期 妊娠晚期
加碘食盐 <6g <6g
油 25~30g 25~30g
奶类 300~500g 300~500g
大豆/坚果 20g/10g 20g/10g
鱼禽蛋肉类 150~200g 200~250g
瘦畜禽肉 50~75g 75~100g
每周1~2次动物血或肝脏
鱼虾类 50~75g 75~100g
蛋类 50g 50g
蔬菜类 300~500g 300~500g
每周至少一次海藻类蔬菜
水果类 200~400g 200~400g
谷薯类 275~325g 300~350g
全谷物和杂豆 75~100g 75~150g
薯类 75~100g 75~100g
水 1 700~1 900ml 1 700~1 900ml

图 6-3-1　妊娠期妇女平衡膳食宝塔

第四节　产褥期和哺乳期妇女营养

一、哺乳期妇女的营养需要和膳食营养素参考摄入量

哺乳期妇女均衡膳食营养是乳汁正常分泌并维持质量相对恒定的重要保证。哺乳期妇女的蛋白质营养状况对乳汁分泌能力的影响很大,乳汁中脂肪含量也与乳母膳食脂肪的摄入量有关。脂类,尤其是其中的长链多不饱和脂肪酸与婴儿的脑发育有密切关系。

人乳中钙含量比较稳定,如果母亲膳食钙的摄入量不足,母体会动员骨骼钙来维持乳汁中钙水平的稳定,其结果可使乳母因缺钙而患骨质软化症,故应注意膳食钙的摄入,并补充维生素 D。铁不能通过乳腺输送到乳汁,乳汁中铁含量低,故哺乳期妇女用于泌乳的额外铁消耗并不多,在膳食铁的措施方面已与妊娠期不同,按照一般非妊娠妇女的膳食原则安排即可。资料显示,乳汁中锌和碘的含量可能受乳母膳食摄入量的影响。

初乳富含维生素 A,随后含量逐渐下降。乳母膳食中维生素 A 的含量影响乳汁中维生素 A 的量,因此乳母应多选用富含维生素 A 的食物。维生素 D 几乎不能通过乳腺,因此母乳中维生素 D 含量很低。膳食不是维生素 D 的主要来源途径,日常膳食中富含维生素 D 的食物也很少,应通过多晒太阳来改善维生素 D 的营养状况,必要时可采用补充维生素 D 制剂。维生素 E 有促进乳汁分泌的作用,植物性烹调油富含维生素 E。母乳中水溶性维生素含量主要由乳母体内水溶性维生素水平决定,哺乳期妇女膳食中充足的水溶性维生素摄入是乳汁中水溶性维生素含量的保障。为保证乳汁的分泌量,乳母每日还应通过喝水或流质食物的方式补充水分(杨月欣 等,2016b)。

哺乳期妇女基础代谢、体力活动水平与妊娠前差别不大,《中国居民膳食营养素参考摄入量(2013 版)》(中国营养学会,2014)建议,其额外能量需要量主要由分泌母乳所含能量及体重变化来决定,产后 6 个月额外能量需要量为 500kcal/d。产后 6 个月之后由于泌乳量减少、体重恢复到位,应适当降低额外增加的能量值,而断乳的妇女则无须考虑额外能量需要量。哺乳期妇女需要增加蛋白质的摄入以满足泌乳需要,在前 6 个月的纯母乳喂养阶段,根据平均泌乳量及我国膳食蛋白质质量较差的现状,推算蛋白质 EAR 增加 20g/d,RNI 增加 25g/d。膳食各类脂肪的推荐量与妊娠期妇女相同,脂肪 AMDR 为 20% E~30% E,SFA 的 U-AMDR 为<10% E,ALA 的 AI 为 0.6% E,EPA+DHA 的 AI 为 250mg/d,其中 200mg/d 为 DHA;乳母碳水化合物 EAR 为 160g/d,总碳水化合物和精制糖的供能比,与对非孕、非哺乳妇女的推荐数据一致。哺乳期妇女各矿物质和维生素的参考摄入量是在育龄期妇女推荐量的基础上相应增加,详细增加量见表 6-4-1。

二、哺乳期妇女主要营养问题

哺乳期妇女在产褥期要逐步补偿妊娠、分娩时的营养素损耗,促进器官、系统功能恢复,又要持续不断分泌乳汁、哺育婴儿,因此保证整个哺乳期的营养充足均衡非常必要。目前中国城乡妇女中存在两方面的误区(杨月欣 等,2019;汪之顼 等,2020)。

1. 过分重视“坐月子”食补,同时又遵循诸多食物禁忌。产褥期妇女在“坐月子”期间,往往过量摄入肉、禽、鱼、蛋等

表 6-4-1　哺乳期妇女维生素和矿物质每日参考摄入量增加量

钙/mg	磷/mg	钾/mg	钠/mg	镁/mg	锰/mg	钼/μg
RNI	RNI	AI	AI	RNI	AI	RNI
+200	+0	+400	+0	+0	+0.3	+3
铁/mg	碘/μg	锌/mg	硒/μg	铜/mg	氟/mg	铬/μg
RNI	RNI	RNI	RNI	RNI	AI	AI
+4	+120	+4.5	+18	+0.6	+0	+7.0
维生素 A/μgRAE	维生素 D/μg	维生素 E/mg α-TE	维生素 K/μg	维生素 B_1/mg	维生素 B_2/mg	维生素 B_6/mg
RNI	RNI	AI	AI	RNI	RNI	RNI
+600	+0	+3	+5	+0.3	+0.3	+0.3
维生素 B_{12}/μg	泛酸/mg	叶酸/μg DFE	烟酸/mg	胆碱/mg	生物素/μg	维生素 C/mg
RNI	AI	RNI	RNI	AI	AI	RNI
+0.8	+2.0	+150	+3	+120	+10	+50

注：RNI，推荐摄入量；AI，适宜摄入量；RAE，视黄醇活性当量；α-TE，α-生育酚当量；DFE 膳食叶酸当量。“+”表示在（非孕非哺乳）育龄期妇女推荐量基础上的增加量。

动物性食物，使能量和蛋白质、脂肪等摄入过剩，加重消化系统和肾脏负担，造成能量过剩，导致产后体重滞留和肥胖，增加后期糖尿病、心血管疾病等慢性非传染性疾病风险。还错误地认为应不吃或少吃蔬菜和水果，减少维生素、矿物质和膳食纤维摄入量，以免影响乳汁质量，增加乳母便秘、痔疮、骨质疏松等疾病风险。

2. “月子”后哺乳阶段营养往往不够重视，在此期间许多产妇的动物性食物摄入量明显减少，恢复至孕前一般饮食，能量和蛋白质等营养素摄入量显著减少，会影响乳汁质与量，影响母乳喂养。

三、产褥期和哺乳期妇女膳食原则

1. 全面认识哺乳期膳食的健康作用，克服“月子”饮食误区的干扰。整个哺乳期，无论对于产妇身体康复，还是用于支持分泌乳汁，膳食营养都极为重要。膳食安排在营养方面应遵循专业建议，与专业建议不符的各种说法、做法，可能是来自地方风俗习惯甚至误解，应予以适当改正。

2. 产褥期食物多样不过量，重视整个哺乳期营养。产褥期膳食应是由多样化食物构成的平衡膳食，无特殊食物禁忌。产后头几日膳食宜清淡、易消化。每日膳食应包括平衡膳食宝塔中的各类食物，如粮谷类、鱼禽蛋类、蔬菜和水果类、豆类及其制品、奶类及其制品等，但不应过量。

3. 适当增加富含优质蛋白质及维生素 A 的动物性食物和海产品，选用碘盐。每日比孕前增加 80～100g 的鱼、禽、蛋、瘦肉（每日总量为 220g），必要时可部分用大豆及其制品替代。每日比孕前增饮 200ml 的牛奶，使饮奶总量达到每日 400～500ml。每周食用 1～2 次动物肝脏（总量达 85g 猪肝，或总量 40g 鸡肝）。每周至少摄入 1 次海鱼、海带、紫菜、贝类等海产品。采用加碘盐烹调食物。

4. 注意粗细粮搭配，重视新鲜蔬菜水果的摄入。注意粗细粮搭配，经常吃一些粗粮、杂粮（如小米、燕麦、红豆、绿豆等）和全谷类食物。重视新鲜蔬菜水果的摄入，每日应保证摄入蔬菜水果 500g 以上（其中绿叶蔬菜和红黄色等有色蔬菜占 2/3）。传统观念认为蔬菜水果是凉性食物，会影响身体恢复及乳汁分泌，这并无科学依据，因此无须禁忌，但可以灵活调整烹调食用方法。

5. 足量饮水，多喝汤汁。应注意补充水分，膳食应注意干稀搭配，多食用易消化的带汤炖菜，如鸡汤、鱼汤、排骨汤、猪蹄汤、豆腐汤等。但汤水整体营养密度不高，过量喝汤有可能影响乳母对其他食物的摄入。因此，在增加汤水饮用的同时要吃肉，也应注意喝汤的时间，避免在餐前饮汤过多，同时忌喝过油、过浓的肉汤。

6. 合理使用营养补充剂。必要时可适当补充钙制剂（每日 500～1 000mg）。为增加钙的吸收和利用，还应注意补充适量维生素 D（每日 400～800IU）或适当户外活动。可以选用适当的营养素补充剂，补充 DHA（每日 200mg）、维生素 A（每日维生素 A 500～1 000μg）。

7. 忌烟酒，避免浓茶和咖啡。乳母忌吸烟饮酒，且应防止母亲及婴儿吸入二手烟。乳母应避免饮用浓茶和大量咖啡，以免摄入过多咖啡因。

8. 保持个人饮食习惯，尊重当地无害的特色饮食风俗（食物烹调和食用方法）。除了获取营养素，饮食还承载了饮食愉悦、饮食文化、家庭生活及家庭伦理等诸多内涵的生活因素，特别是“月子”膳食往往体现着地区民俗文化。无论从个人饮食习惯的角度看，还是从家庭生活、当地社会文化角度，哺乳期膳食的食材、加工烹调方式及食用方法，只要不与其他合理膳食原则相冲突，在营养、食品安全等方面不对妇女身心产生不利影响，均可依从个人饮食爱好和当地习俗予以安排。

9. 尽早“开奶”，坚持母乳喂养。尽早“开奶”是母乳喂养成功的必需环节，为促进母婴健康，产妇产后应尽快“开奶”。WHO 建议产后 1 小时内开始母乳喂养。

10. 愉悦心情，充足睡眠，促进乳汁分泌。应重视产后乳母心理变化，提高家庭亲密度，加倍关心产妇，及时消除不良情绪，帮助乳母树立信心。乳母应生活规律，每日保证 8 小时以上睡眠时间，提高其睡眠质量，以促进乳汁分泌及产妇健康。

11. 充分休息，避免过早负重劳动。充分休息可以消除疲劳、促进组织修复、增强体力。应结合产褥期妇女的生理特点，注意劳逸结合。建议每日卧床不少于 12 小时。过早负重和疲劳过度会引起腰背和关节酸痛，甚至因盆底肌肉托力恢复欠佳而致子宫脱垂，建议产妇休养 2 周后才可开始做轻便的家务劳动。

12. 适度运动，逐步恢复适宜体重。产后适当运动，帮助恢复腹壁、盆底肌肉，并加速血液循环、组织代谢，防止静脉栓塞、子宫后倾、子宫脱垂、改善便秘等。正常分娩 2 日后可开始做产褥期保健操。产后 6 周开始可做规律有氧运动如散步、慢跑等。有氧运动从每日 15 分钟逐渐增加至每日 45 分钟，每周坚持 4~5 次。这样可促使产妇机体复原，保持健康体重，同时减少产后并发症的发生。

哺乳期妇女平衡膳食宝塔见图 6-4-1。

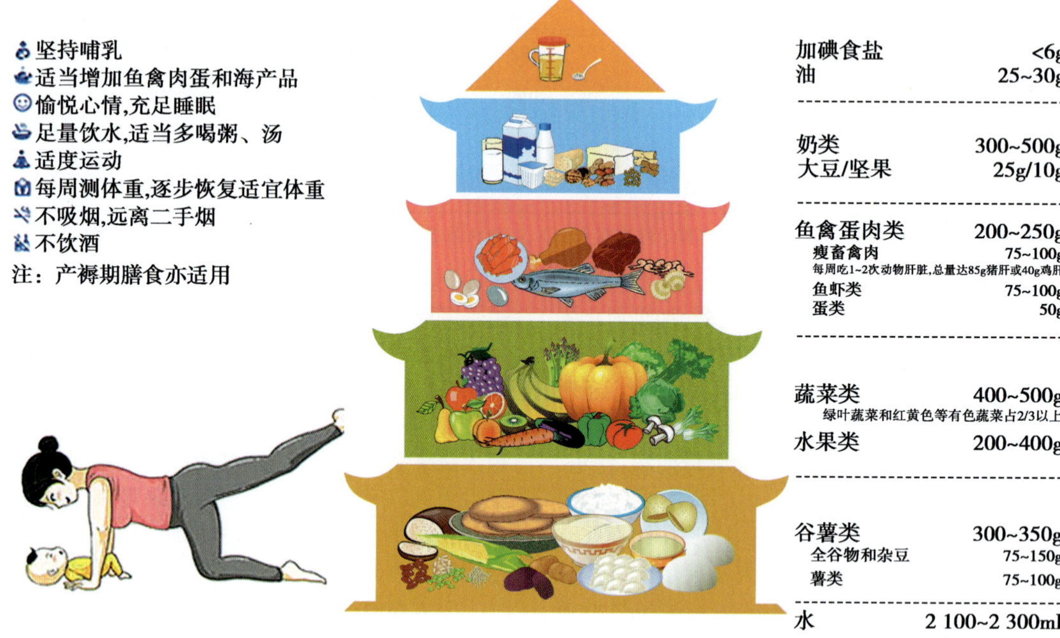
坚持哺乳
适当增加鱼禽肉蛋和海产品
愉悦心情,充足睡眠
足量饮水,适当多喝粥、汤
适度运动
每周测体重,逐步恢复适宜体重
不吸烟,远离二手烟
不饮酒
注：产褥期膳食亦适用
加碘食盐 <6g
油 25~30g
奶类 300~500g
大豆/坚果 25g/10g
鱼禽蛋肉类 200~250g
瘦畜禽肉 75~100g
每周吃1~2次动物肝脏,总量达85g猪肝或40g鸡肝
鱼虾类 75~100g
蛋类 50g
蔬菜类 400~500g
绿叶蔬菜和红黄色等有色蔬菜占2/3以上
水果类 200~400g
谷薯类 300~350g
全谷物和杂豆 75~150g
薯类 75~100g
水 2 100~2 300ml

图 6-4-1　哺乳期妇女平衡膳食宝塔

（汪之项）

参考文献

汪之项，赖建强，毛丽梅，等，2020. 中国产褥期（月子）妇女膳食建议. 营养学报，42（1）：3-6.

杨月欣，苏宜香，汪之项，等，2016a. 备孕妇女膳食指南. 中华围产医学杂志，19（8）：561-564.

杨月欣，苏宜香，汪之项，等，2016b. 哺乳期妇女膳食指南. 中华围产医学杂志，19（10）：721-726.

杨月欣，苏宜香，汪之项，等，2016c. 妊娠期妇女膳食指南. 中华围产医学杂志，19（5）：641-648.

杨月欣，葛可佑，2019. 中国营养科学全书. 2 版. 北京：人民卫生出版社，1042-1056.

中国营养学会，2014. 中国居民膳食营养素参考摄入量（2013 版）. 北京：科学出版社.

中国营养学会，2016. 中国居民膳食指南（2016）. 北京：人民卫生出版社.

BARKER D J，2007. The origins of the developmental origins theory. J Intern Med，261（5）：412-417.

WHO，2019. Essential nutrition actions：mainstreaming nutrition through the life-course［EB/OL］.［2021-01-24］https：//www. who. int/publications/i/item/9789241515856.

YAJNIK C S，DESHMUKH U S，2008. Maternal nutrition，intrauterine programming and consequential risks in the offspring. Rev Endocr Metab Disord，9（3）：203-211.

第七章

成人健康与疾病的发育起源

近年来，随着我国经济发展、生活方式迅速转型和饮食结构西方化，肥胖及与其相关的糖尿病（diabetes mellitus，DM）、高血压等一系列代谢综合征（metabolic syndrome，MS）在我国人群中的发病率逐年上升，且呈现出年轻化的特点。涵盖我国14个省市、46 239名成年人（年龄在20岁以上）的最新流行病学资料（Yang et al.，2010）显示：DM总发病率达9.7%，糖耐量减低发病率为15.5%，DM发病率呈现城市高于农村（11.4%和8.2%）、男性高于女性（10.6%和8.8%）、随年龄增加而增加的特点。日益增加的成年期慢性疾病已经成为我国面临的严重公共卫生问题，成年期DM、心血管疾病、骨质疏松、精神行为异常等统称为慢性非传染性疾病（non-communicable chronic disease，NCD）。导致我国成年人NCD发病率增加的因素复杂，除遗传学因素、人口老龄化外，目前研究显示，宫内环境和出生后早期生长发育特点，即生命早期的经历，在成年人NCD的发生中起着重要的作用，即“健康与疾病的生命早期发育起源学说”。

第一节　健康与疾病的发育起源学说研究进展

“非遗传因素”能够影响代谢性疾病的发生，来源于双胞胎的研究提供了强有力证据。例如，双胎妊娠中，双胎之中发展为2型糖尿病（T2DM）者，其出生体重明显低于血糖正常者，因而推断出远期表型改变归因于宫内环境（Poulsen et al.，2001）。

早在1962年，Neel（1962）提出“节俭基因假说”用于解释肥胖和DM的流行趋势。随后，20世纪90年代英国David Barker教授根据“低出生体重（low birth weight，LBW）和成年后2型糖尿病”危险性增加的相关性现象，引入“节约表型”这一概念，即胎儿暴露于宫内营养不良环境，将对这种不良环境作出调节或适应，通过优化其能量供给，选择合适的生长轨迹，以保证重要脏器的发育，使机体得以存活，但这样的个体成年后对生活方式的改变更加敏感，进而引发成年代谢相关疾病。

根据一系列的研究（Smeijer et al.，2019；Ligi et al.，2010；Dietz et al.，2003；Jaquet et al.，2003）发现，妊娠期营养缺乏、胎儿LBW对其成年期心血管疾病、高血压、糖代谢异常、中心性肥胖和血脂异常等一系列疾病的发生存在重要影响，David Barker（1990）在此基础上提出了“成人疾病胎儿起源（fetal origins for adult disease）”的假说。随后在世界范围内，不同种族人群流行病学研究证实了这一理论。

特别是LBW伴生后早期快速体重增长个体，有研究（Martin et al.，2017）总结人群研究资料发现，出生后追赶生长与成年后血压正相关。动物研究（Jimenez-Chillaron et al.，2007）也显示，出生后1~3周存在追赶生长的LBW小鼠，6月龄时出现肥胖和糖耐量减低，而追赶生长发生在3周后的小鼠成年后并未引出上述表型。提示只有发生在发育关键时期的追赶生长才可能引发成年疾病的发生。对于人类，出生后0~3岁为追赶生长远期影响的关键时期。

与此同时，研究者注意到营养过剩的宫内环境问题，妊娠期糖尿病（GDM）在妊娠妇女中的发病率高达2.3%~14.2%，其对子代远期糖代谢等的影响成为新的健康隐患。针对荷兰（Roseboom et al.，2011）、马耳他、皮马印第安人（Lemley，2008）、非洲裔美国人（Maskarinec et al.，2018）的人群流行病学研究都发现，出生体重与DM的发生呈“U”形相关，DM妊娠子代远期心血管疾病等风险亦明显增高。宫内高糖环境的代谢编程可以传递给下一代，形成了DM发生的恶性循环。

近年来，研究证明人类在“生命早期”发育过程中，包括胎儿、婴儿、儿童时期，经历不利因素（如宫内营养缺乏、营养过剩、激素暴露等），均能影响发育编程和印迹（early life programming and imprinting），不仅会影响胎儿期的生长发育，且能使个体产生持续的结构和功能改变，同时，出生后生长方式也对成年期发病存在重要影响。子代组织器官在结构和功能上发生的永久性或程序性改变，会影响成年期 NCD 的发生发展。胎儿在宫内时及出生后，作为发育可塑期，个体生长特点也对将来疾病的发生产生一定的影响。国际上正式提出(Gluckman et al.，2008)健康与疾病的发育起源(developmental origins of health and disease，DOHaD)学说并在英国南安普顿成立国际 DOHaD 学会(https://dohadsoc.org)，定期组织召开该领域的国际学术会议。该领域研究日益受到全球学者的关注，医学界对胎儿的营养、代谢及发育方面的研究更加重视。

以往有关宫内环境对成年期 NCD 的研究报道主要集中于 DM、高血压等代谢综合征，而近期宫内环境对肿瘤发生的影响也引起了关注。瑞典卡罗林斯卡研究院流行病学研究报道(Sharma et al.，2019)，针对绝经前乳腺癌发生情况的统计资料结果显示，绝经前乳腺癌的发生与个体出生体重有相关性，当出生体重≥2 500g 时，每增加 500g 其风险就增加 1.62 倍，且这种规律在双胞胎之间也存在，提示这种影响不受成年后环境因素的影响。英国剑桥大学代谢研究所也有类似发现(Fernandez-Twinn et al.，2007)，应用大鼠模型研究出生体重、出生后追赶生长与肿瘤发生的关系，发现在宫内暴露于低热量饮食而出生后接受高脂饮食的大鼠，在乳腺癌诱导剂作用下乳腺癌的发病率最高，提示宫内环境与生后早期营养不匹配现象对于乳腺发生有重要影响，并可影响成年后对肿瘤的易感性。

此外，还有大量流行病学证据(Dahlhaus et al.，2017)提示，高出生体重与某些肿瘤，如乳腺癌、儿童期白血病、儿童期脑肿瘤、睾丸癌和前列腺癌的发生相关，然而，这种关联仅呈现较弱的相关性，机制也有待更多研究加以揭示。

第二节　健康与疾病的发育起源领域表观遗传学研究进展

在对 DOHaD 机制的深入探讨中，宫内环境通过表观遗传学改变发挥效应机制逐渐受到重视。大量的动物实验结果提示，生命早期的环境很可能是通过表观遗传学改变而影响成年期的健康，进而传代，产生深远影响(Lillycrop et al.，2007)。由于表观遗传学同时受到遗传学差异的影响，表观遗传调控具有组织特异性，而且疾病的进展本身也影响表观遗传的调控，因此，研究环境诱导的表观遗传学变化与疾病的易感性关系，目前仍存在很大难度。

目前开展的“美国国立卫生研究院表观遗传基因组研究计划”(http://www.roadmapepigenomics.org)令人期待，同时表观遗传学研究方法的不断进步，必将有助于潜在机制的深入探讨。有研究发现，出生时脐带组织 DNA 多个位点甲基化的水平与儿童 7~10 岁时的发育情况呈现相关性，而与出生体重无关，妊娠期低营养状态也可能改变胎儿肝脏糖皮质激素受体、瘦素等的甲基化状态(Agha et al.，2016)。这些研究表明，某些表观遗传学的改变对于远期肥胖发生的预测价值优于出生体重，提示表观遗传学的指标可以作为预测儿童期肥胖的标记物，仍需要大样本研究进一步验证，并在此基础上探讨针对上述机制在生命早期干预的可能。

第三节　健康与疾病的发育起源研究结果对围产医学临床实践的影响

随着社会经济发展，感染性疾病所导致的死亡数量逐渐下降，NCD 的比例正逐渐上升。流行病学的研究发现，NCD 还会导致多代的远期影响。世界卫生组织也在密切关注 NCD 的发生并进行有效干预。对 DOHaD 的研究正在成为全球范围内的应对 NCD 挑战的主要战略之一，尤其是包括中国在内的转型中国家。研究表明在生命早期的及时干预，较成年后的干预能更为有效地降低 NCD 发生的危险。因此，在 2010 年 5 月，联合国大会通过了一项 2008—2012 年预防和控制 NCD 发生的全球战略行动计划。

对于产科医师们，应从 DOHaD 理念出发，妊娠期保健时要特别重视妊娠期健康饮食指导，摒弃过度不健康的西式食品；及时检出血糖异常并积极控制；提倡妊娠期亦保持足够运动量，控制妊娠期体重合理增长。对于胎儿和新生儿，产科医师应该关注的不仅仅是目前的健康状况，还要考虑到其成年以后的健康状况。如果在宫内或新生儿期受到一些不良因素的影响，如营养缺乏或营养过剩，即便胎儿没有任何解剖结构缺陷，短期内也不会出现健康问题，但是进入成年期以后 NCD 的发生将会增加。

我国研究资料也进一步证实了上述研究结果。研究以我国三年困难时期(1959—1961 年)出生的人群作为研究对象，追踪成年 NCD 风险，结果显示胎儿生命早期如遭受严重营养不良，成年后肥胖的风险会增加。来自中国安徽和广西的人群随访研究(Li et al.，2017)发现，于 1959—1961 年困难时期出生者，其成年后精神分裂症发病风险增加 2 倍，提示妊娠期母体饥饿使得胎儿宫内营养不良，早期发育受到影响，进而导致以后精神分裂症发生危险增加。

由于胎儿出生体重与成年期 2 型糖尿病的危险性之间呈“U”形关系，即胎儿宫内能量供给过度，胎儿高血糖暴露等导致胎儿高出生体重同样不容忽视。目前，我国妊娠期营养缺乏已减少，但是妊娠期营养过剩、胎儿高血糖的暴露对其健康的影响仍值得关注。我国学者采用宫内高血糖动物模型研究(Zhang et al.，2019)进一步提示，加强妊娠期糖尿病的筛查和管理，以减少宫内高血糖对胎儿的近、远期影响，为临床干预奠定了理论基础。

同时，为进一步推进 DOHaD 领域的国际合作与交流，实现 NCD 发生的一级预防，“中国 DOHaD 联盟”于 2009 年 1 月正式成立，并积极组织国内相关领域学者开展基础和临床研究。

中国 DOHaD 联盟和国际 DOHaD 学会 2010 年在北京举办了“国际 DOHaD 专题研讨会”，旨在将 DOHaD 的概念和最新的前沿信息及时传达给每位中国医生。大会会集 9 位国内、外该领域的顶级专家，包括国际 DOHaD 学会主席 Mark Hanson 教授、国际 DOHaD 学会顾问 Peter Gluckman 教授、中国 DOHaD 联盟创始人暨共同主席北京大学第一医院杨慧霞教授和上海市第一妇婴保健院院长段涛教授、澳大利亚西澳大学妇儿学院院长 John P. Newnham 教授、国际 DOHaD 杂志主编 Michael G. Ross 教授等。研讨会从宏观到微观、从基础到临床、从理论到实践、从中国到世界，多视角多层次地展示了 DOHaD 的最新相关知识。

这次研讨会成为我国 DOHaD 学术发展的重要里程碑，极大地推动了 DOHaD 学说的深入研究，寄望于近、远期提高我国国民健康水平。DOHaD 学说引入后在临床实践中仍然有很多问题值得进一步思考，例如：①孕前不同体质中国人群妊娠期的合理体重增长范围；②中国人群胎儿最适宜出生体重；③妊娠合并糖尿病患者在控制其血糖情况下，如何保证母体、胎儿均衡营养；④早产儿和巨大胎儿出生后早期营养和合理的生长趋势等。

上述问题的解决有待于大样本多中心的研究结果。目前我国妊娠期营养不合理、妊娠期糖代谢异常发生增加等导致巨大胎儿发病率明显升高，与之伴随的成年期肥胖、2 型糖尿病的发生也会明显增加。

由此可见，生命早期的影响范围包括肥胖、心血管疾病、糖尿病、癌症，乃至认知障碍、学习能力、精神健康等方方面面。对不良因素的暴露时间范围，也从生殖到发育脏器关键期，甚至早在孕前即开始，至青少年时期。表观遗传学能够通过饮食、化学物质暴露、压力乃至贫困等因素产生巨大影响。因此，在 DOHaD 理论中，对环境的感知，表观遗传学效应超过遗传易感性。但如何将科学理论应用于临床实际并产生一级预防效应，将其视为可能影响几代人健康的公共事业，而不仅仅限于个体的好恶。呼吁国内产科及相关领域的工作者应关注妊娠期合理营养的指导，给胎儿提供一个理想的宫内环境，同时重视出生后早期生长监测，并通过政府、学术团体、非营利组织、企业间的通力合作，在预防和控制危害我国成年人健康的 NCD 的发生发展方面发挥积极作用。同时，DOHaD 学说的提出也让我们更加深刻地意识到围产工作的重要性，围产工作的质量会影响到几代人的健康。

为进一步加强规范这项工作，2015 年，杨慧霞教授联合其他五位发起人向中华预防医学会呈递“生命早期发育与疾病防控专委会”成立申请书，经过两年的审核答辩、学会会议审议和会议复议等过程，最终于 2017 年 8 月 17 日中华预防医学会同意成立“生命早期发育与疾病防控专委会”（以下简称“专委会”）。随即完成召开筹备会、制定提名委员原则等前期工作。专委会办公地点设在北京大学第一医院妇产科。

专委会成立后将致力于建立一支强有力的生命早期发育与疾病防控队伍，搭建跨学科、地区平台，集思广益，努力从全生命周期角度，为人类疾病“早发现、早诊断、早治疗”作出卓越贡献。

（马京梅　杨慧霞）

参考文献

AGHA G, HAJJ H, RIFAS-SHIMAN S L, et al. , 2016. Birth weight-for-gestational age is associated with DNA methylation at birth and in childhood. Clin Epigenetics, 16(8): 118.

BARKER D J, 1990. The fetal and infant origins of adult disease. BMJ, 301(6761): 1111.

DAHLHAUS A, PRENGEL P, SPECTOR L, et al. , 2017. Birth weight and subsequent risk of childhood primary brain tumors: An updated meta-analysis. Pediatr Blood Cancer, 64(5): e26299.

DIETZ P M, KUKLINA E V, BATEMAN B T, et al. , 2013. Assessing cardiovascular disease risk among young women with a history of delivering a low-birth-weight infant. Am J Perinatol, 30(4): 267-273.

FERNANDEZ-TWINN D S, EKIZOGLOU S, GUSTERSON B A, et al. , 2007. Compensatory mammary growth following protein restriction during pregnancy and lactation increases early-onset mammary tumor incidence in rats. Carcinogenesis, 28(3): 545-552.

GLUCKMAN P D, HANSON M A, COOPER C, et al. , 2008. Effect of in utero and early-life conditions on adult health and disease. N Engl J Med, 359(1): 61-73.

JAQUET D, LÉGER J, LÉVY-MARCHAL C, et al. , 2003. Low birth weight: effect on insulin sensitivity and lipid metabolism. Horm Res, 59(1): 1-6.

JIMENEZ-CHILLARON J C, PATTI M E, 2007. To catch up or not to catch up: is this the question? Lessons from animal models. Curr Opin Endocrinol Diabetes Obes, 14(1): 23-29.

LEMLEY K V, 2008. Diabetes and chronic kidney disease: lessons from the Pima Indians. Pediatr Nephrol, 23(11): 1933-1940.

LI C, LUMEY L H, 2017. Exposure to the Chinese famine of 1959-61 in early life and long-term health conditions: a systematic review and meta-analysis. Int J Epidemiol, 46(4): 1157-1170.

LIGI I, GRANDVUILLEMIN I, ANDRES V, et al. , 2010. Low birth weight infants and the developmental programming of hypertension: a focus on vascular factors. Semin Perinatol, 34(3): 188-192.

LILLYCROP K A, SLATER-JEFFERIES J L, HANSON M A, et al. , 2007. Induction of altered epigenetic regulation of the hepatic glucocorticoid receptor in the offspring of rats fed a protein-restricted diet during pregnancy suggests that reduced DNA methyltransferase-1 expression is involved in impaired DNA methylation and changes in histone modifications. Br J Nutr, 97(6): 1064-1073.

MARTIN A, CONNELLY A, BLAND R M, et al. , 2017. Health impact of catch-up growth in low-birth weight infants: systematic review, evidence appraisal, and meta-analysis. Matern Child Nutr, 13(1): 10.1111/mcn.12297.

MASKARINEC G, FONTAINE A, TORFADOTTIR J E, et al. , 2018. The relation of type 2 Diabetes and breast cancer incidence in Asian, Hispanic and African American populations-a review. Can J Diabetes, 42(1): 100-105.

NEEL J V, 1962. Diabetes mellitus: a ‘thrifty’ genotype rendered detrimental by ‘progress’? Am J Hum Genetics, 14(8): 352-353.

POULSEN P, VAAG A, 2001. Glucose and insulin metabolism in twins: influence of zygosity and birth weight. Twin Res, 4(5):350-355.

ROSEBOOM T J, PAINTER R C, VAN ABEELEN A F, et al., 2011. Hungry in the womb: what are the consequences? Lessons from the Dutch famine. Maturitas, 70(2):141-145.

SHARMA S, KOHLI C, JOHNSON L, et al., 2019. Birth size and cancer prognosis: a systematic review and meta-analysis. J Dev Orig Health Dis, 24:1-8.

SMEIJER K, DE VRIES A P, MOOK-KANAMORI D O, et al., 2019. Low birth weight and kidney function in middle-aged men and women: the Netherlands epidemiology of obesity study. Am J Kidney Dis, 74(6):751-760.

YANG W, LU J, WENG J, 2010. Prevalence of diabetes among men and women in China. N Engl J Med, 362(12):1090-1101.

ZHANG W, SU R, FENG H, et al., 2019. Transgenerational obesity and alteration of ARHGEF11 in the rat liver induced by intrauterine hyperglycemia. J Diabetes Res:6320839.

第八章

人类遗传学基础和遗传方式

在过去50年，遗传学和基因组学研究取得了巨大进展，遗传学在医学实践中越发重要。早在18世纪以前，遗传因素在人类疾病发生发展中的作用就有记载。20世纪初孟德尔遗传定律被重新发现后，医学上开始运用遗传学规律进一步研究遗传因素在疾病发生中的作用机制。1953年，Watson和Crick发现了DNA的结构，提出了双螺旋结构模型；1956年，蒋有兴和Levan发现，人类体细胞染色体数目为46条，为人类细胞遗传学的发展奠定了基础。20世纪90年代，国际杰出的科学家们提出并启动了“人类基因组计划（human genome project，HGP）”，计划获得人类基因组的完整DNA序列。2004年10月，国际人类基因组测序协作组公布了人类全基因组高精度序列图，表明人类基因数量为2万~2.5万个。现代遗传学和分子生物学的知识、工具和技术对生物医学研究产生了深远的影响，并将继续革新未来十年我们对人类疾病风险管理、诊断和治疗的方法。

遗传学在妇产科的日常实践中起着非常重要的作用。在妇科，遗传学在性功能发育异常和妇科恶性肿瘤中尤为重要。在产科，遗传学对妊娠期间发现胎儿异常发挥重要作用。例如夫妻双方进行孕前遗传咨询；妊娠期通过产前诊断或其他筛查方法可以检测胎儿是否存在染色体异常，以及特殊遗传性疾病；新生儿娩出后进行出生缺陷筛查。现代遗传学学科的发展，可以降低遗传性疾病的发病率，提高人群遗传素质和人口质量。本章就人类遗传学基础及遗传方式进行概述。

第一节　DNA分子结构与组成

1910年Morgan通过果蝇实验将基因定位在染色体上。染色体是遗传信息的载体，构成染色体的主要化学成分是脱氧核糖核酸（deoxyribonucleic acid，DNA）。1944年，Avery、MacLeod和McCarty等通过肺炎球菌转化实验证实，真正的遗传物质并非蛋白质，而是DNA。1953年，Watson和Crick提出DNA分子双螺旋结构模型，证实绝大多数遗传信息都蕴藏在DNA分子的核苷酸序列中（陈竺，2010）。

一、DNA双螺旋结构

DNA是两条多核苷酸链平行反向缠绕形成的双螺旋大分子，其基本组成单位为核苷酸。经完全水解后，每个核苷酸分子都由三部分组成：一个磷酸分子、一个脱氧核糖分子（戊糖）和含氮碱基。碱基包括嘌呤碱基和嘧啶碱基，前者为腺嘌呤（adenine，A）和鸟嘌呤（guanine，G）；后者为胞嘧啶（cytosine，C）和胸腺嘧啶（thymine，T）。即组成DNA的碱基为：A、G、C、T。Watson和Crick根据DNA分子X线衍射照片及相关数据，提出了DNA右手双螺旋结构模型，主要内容如下。

（1）DNA分子是由两条并列的多核苷酸链围绕一个假设的共同轴心形成右手螺旋结构，两条链反向平行，一条链方向为5′→3′，另一条链方向为3′→5′。双螺旋的螺距为3.4nm，直径为2.0nm。

（2）双链的骨架由亲水性脱氧核糖和磷酸构成，位于双螺旋的外侧，脱氧核糖平面与螺旋轴平行。

（3）疏水性碱基位于双螺旋的内侧，两条多核苷酸链上对应的嘌呤和嘧啶通过氢键相互相连接成互补碱基对（base pair，bp），A与T互补配对形成两个氢键（A═T），G与C互补配对形成三个氢键（G≡C）。

（4）双链在空间上构成一条深沟（major groove）和一条浅沟（minor groove）。两条沟对于特定功能的蛋白质（酶）识别DNA双螺旋结构上的遗传信息十分重要。

二、DNA存在的形式

在人体的每个体细胞内含有两个核基因组（genome），核基因组是指每个个体细胞核中的父源或母源整套DNA，每个核基因组的 DNA 约长 3.2×10^{9}bp。人类基因组中 DNA 序列不同，决定了其具有不同的功能（邬玲仟 等，2016）。

（一）基因序列和非基因序列

人类基因组序列中约 1.5%为编码蛋白质的基因序列，约 5%为非编码蛋白质的调控基因序列和 RNA 基因，75%为基因外的非编码 DNA 序列（其中 55%为重复序列）。基因序列由起始密码子开始，到终止密码子结束。起始密码子和终止密码子之间的 DNA 序列称为可读框（open reading frame，ORF）。非基因序列是指基因组中除基因序列以外的全部 DNA 序列。

（二）编码序列和非编码序列

编码序列是指真正编码蛋白质的 DNA 序列，也就是外显子（exon）。其余基因组的非编码序列主要包括基因中的内含子序列、基因间的间隔序列及调控序列。

（三）单一序列和重复序列

单一序列（unique sequence）是指在基因组中只出现一次的 DNA 序列，又称单拷贝 DNA 序列。大部分基因序列为单一序列；非基因序列中也存在单一序列。重复序列（repeated sequence）是指在基因组中重复出现的 DNA 序列。在人类基因组中约 45%为单一序列，55%为中、高度重复序列。根据重复序列在基因组中的重复频率可分为串联重复序列（10%）和散在重复序列（占 45%）。

1. 串联重复序列（tandem repeated sequence）　是指一定长度的核苷酸序列串联在一起形成的高度重复序列。一般重复单位长度为 2～200bp。包括卫星 DNA、小卫星 DNA 及微卫星 DNA。卫星 DNA（satellite DNA）重复单位长度一般为 2～10bp，高度串联重复，重复次数为 10^{6}～10^{8} 次，如 $(GC)_n$ 和 $(CA)_n$。人类染色体的着丝粒、端粒和 Y 染色体的异染色质区都由卫星 DNA 组成。DNA 经氯化铯密度梯度离心时，由于卫星 DNA 中 GC 含量低于主带，可以和总基因组 DNA 分开，形成 DNA 主带之外的小卫星带。卫星 DNA 的确切功能尚不清楚。小卫星 DNA（minisatellite DNA）由重复单位为 6～64bp 的串联重复序列组成，位于染色体的端粒，绝大多数不转录。染色体的端粒 DNA 是小卫星 DNA 序列的主要家族，其大小与特异的端粒酶活性有关。微卫星 DNA（microsatellite DNA）又称短串联重复序列（short tandem repeat，STR），由 2～6bp 的串联重复序列组成。一般构成染色体着丝粒、端粒和 Y 染色体长臂的染色质区。某些位于基因编码区的微卫星 DNA 常为突变热点，与家族性疾病相关，如 $(CAG)_n$ 三核苷酸重复的动态突变是亨廷顿病（Huntington disease）等某些神经肌肉系统疾病的病因。

2. 散在重复序列（interspersed repeated sequence）　是指以散在形式存在于基因组内的重复序列。根据其重复序列的长短可分为短散在核元件（short interspersed nuclear elements，SINEs）和长散在核元件（long interspersed nuclear elements，LINEs）。SINEs 的长度为 100～400bp，拷贝数高达 10 万以上，但是无编码作用。Alu 序列是 SINEs 的典型代表，存在于人和某些灵长类的基因组中，具有种族特异性。LINEs 长度为 5 000～7 000bp，拷贝数在 102～104。例如，Kpan I 家族可由限制性核酸内切酶 Kpn I 切割，散在分布于基因组中，其功能尚不清楚。

三、线粒体 DNA

线粒体 DNA（mitochondrial DNA，mtDNA）是独立于细胞核基因组之外的遗传物质，被称为“人类第 25 号染色体”，位于线粒体细胞器中。大部分体细胞含有 500～10 000 个 mtDNA。mtDNA 是一个长 16 596bp 的双链闭合环状 DNA 分子，外环为重链（H 链），内环为轻链（L 链），两条链的转录物在氯化铯中的密度各不相同。其共有 37 个基因：13 个编码氧化磷酸化酶亚基多肽链的基因、2 个编码线粒体核糖体的核糖体 RNA（rRNA）基因、22 个编码线粒体转运 RNA（tRNA）的基因。mtDNA 没有内含子，也不含重复序列。目前已发现人类多种中枢神经系统和肌肉组织病变与 mtDNA 突变相关。线粒体具有母系遗传的特点，可导致不同表型的遗传性疾病。

第二节　基因的结构与功能

基因（gene）是遗传的基本单位。遗传学家认为，基因是 DNA 分子中具有特定功能的核苷酸序列。人类基因组约有 2 万个蛋白质编码基因，6 000 多个 RNA 基因和 1.2 万个假基因。根据其产物类别可分为蛋白质基因和 RNA 基因。RNA 基因是非编码蛋白质基因，多数位于蛋白质编码基因之间，其 DNA 双链均可转录为非编码 RNA。目前已知的非编码 RNA 基因至少有 1 500 多个，其中包括了 1 000 多个微 RNA 基因（邬玲仟 等，2016）。

一、基因的结构

真核生物结构基因的 DNA 序列包括编码序列与非编码序列。编码序列在 DNA 分子中是不连续的，被非编码序列隔开，因此称为断裂基因（spit gene）。编码序列称为外显子，非编码序列称为内含子（intron）。每个断裂基因中第一个外显子的上游和最末一个外显子的下游，存在一段不被转录的非编码区，称为侧翼序列（flanking sequence）。所以，人类的编码基因主要由外显子、内含子和侧翼序列组成（Jorde et al.，2005）。

（一）外显子和内含子

外显子在剪接后会被保留下来，而内含子在转录生成成熟信使 RNA（mRNA）前被剪切掉，所以 mRNA 中没有内含子序列。断裂基因中外显子与内含子的连接处是高度保守的共有序列，称为外显子-内含子接头。为剪接识别信号，每个内含子 5′-端的两个碱基都是 GT，3′-端的两个碱基都是 AC，通常把这种连接形式称为 GT-AC 法则，是真核生物基因表达时剪切内含子和拼接外显子的共有机制。基因一般由若干个外显子和内含子相间形成，两者长度变化很大。

（二）侧翼序列

侧翼序列对基因的转录及表达具有重要的调控作用，包括启动子、增强子及终止子。

1. 启动子　启动子（promoter）是一段特异的核苷酸序列，通常位于基因转录点上游的 100bp 范围内，是 DNA 聚合酶的结合部位，促进基因转录。它包括了以下多个顺式作用元件。

（1）TATA 框（TATA box）：位于转录起始位点上游 19~32bp 处，是高度保守的一段序列，由 7 个碱基组成，即 TATAA(T)AA(T)，其中只有两个碱基可以变化。TATA 框能与转录因子 TBP（TATA-binding protein）结合，再与 RNA 聚合酶Ⅱ形成复合物，从而准确地识别转录的起始位置。

（2）CAAT 框（CAAT box）：位于转录起始点上游 70~80bp 处，也是一段保守序列，由 9 个碱基组成，即 GGC(T)CAATCA，其中只有一个碱基可以变化。转录因子 CTF 能够识别 CAAT 框并与之结合，其 C 端有激活转录的功能，促进基因转录。

（3）GC 框（GC box）：位于 CAAT 框的两侧，由 GGCGGG 组成。GC 框能够与转录因子 SP1 结合，而后者有锌指区可以与 DNA 结合，其 N 端有激活转录的作用，所以 GC 框有促进转录的作用。

2. 增强子（enhancer）　包括启动子上游或下游的一段短 DNA 序列元件，能够与特异的转录因子结合，显著增强基因的转录活性。无论在转录基因的上游或是下游，增强子均可以发生作用，无明显的方向性，可以是 5′→3′方向，也可以是 3′→5′方向。例如 β-珠蛋白基因的增强子是由串联重复的两个 72bp 长的相同序列组成，可以位于转录起点上游 1 400bp 或下游 3 300bp，均可以增强转录活性 200 倍。另外，增强子具有组织特异性，如免疫球蛋白基因的增强子在 B 细胞中活性最高。

3. 终止子（terminator）　由一段特定序列 AATAAA 和回文序列组成，AATAAA 为多聚腺苷酸（poly A）的附加信号，回文序列为转录终止信号，转录后形成发夹式结构，阻碍 RNA 聚合酶继续移动，终止转录。

二、基因表达

基因通过基因表达（gene expression）来实现其功能。基因表达是指蕴含在基因 DNA 序列中的遗传信息通过转录（transcription）生成 mRNA，再通过翻译（translation）最终生成蛋白质的过程。转录和翻译是基因表达的两个主要阶段，基因是否表达及表达水平均受表达调控的影响。遗传信息从 DNA 传递到 DNA，即完成 DNA 的复制过程；从 DNA 传递给 RNA，再从 RNA 传递给蛋白质，即完成遗传信息的转录和翻译的过程，这就是所有生物共同遵循的中心法则（central dogma）。众多研究发现，某些病毒的 RNA 可以自我复制；某些病毒甚至能以 RNA 为模板逆转录为 DNA，这些都是对中心法则的补充（邬玲仟 等，2016）。

（一）复制

DNA 复制是合成 DNA 的过程，以原来的 DNA 为模板合成新的相同的 DNA 分子，亲代 DNA 通过复制把储存的遗传信息随着细胞的分裂传递给子代或子细胞，保持物种的延续及遗传的稳定性。基因复制的基本特征为双向复制、半不连续复制和半保留复制。

1. 双向复制和复制子　真核生物 DNA 分子复制属于双向复制，DNA 复制从特定位置开始，称为复制起始点（origin of replication，ori）。在每个 DNA 分子中含有多个复制起始点，同时进行复制；在一个复制起始点上进行的 DNA 复制区片段称为一个复制单元或复制子（replicon）。复制子在复制起始后双向同时展开，在两侧形成复制叉（replication fork），相邻复制叉逐渐汇合相连，复制终止。

2. 半不连续复制　DNA 复制过程中，以脱氧核苷三磷酸[dNTP，脱氧腺苷三磷酸（dATP）、脱氧鸟苷三磷酸（dGTP）、脱氧胞苷三磷酸（dCTP）和脱氧胸腺苷三磷酸（dTTP），统称为 dNTP]作为原材料，在 DNA 聚合酶的催化下合成新链。因为 dNTP 只能连接在多核苷酸链的 3′端碳原子的羟基上，所以 DNA 复制是按照 5′→3′方向进行的。复制过程从特定的起始点开始，形成"Y"形复制叉，双链同时进行双向复制：一条新链以 3′→5′DNA 链为模板，按 5′→3′方向连续复制，速度较快，复制完成早，称为前导链；而另一条新链以 5′→3′链为模板，无法按照 3′→5′方向连续复制，需先合成 100~1 000bp 的 DNA 片段，称为冈崎片段（Okazaki fragment），通过 DNA 连接酶连接起来，形成完整单链，复制完成较晚，称为后随链。只有前导链是连续复制的，后随链是不连续复制，因此 DNA 复制呈半不连续复制。

3. 半保留复制（semi-conservative replication）　是指复制过程中，DNA 双链被解旋酶分为两条单链，每一条 DNA 单链指导合成一条互补链，形成两个子代 DNA 双链。每个子代 DNA 双链的一条来自亲代 DNA，另一条为新合成的 DNA，因此复制过程为半保留。

（二）转录

转录是指基因在启动子和调控序列与转录因子的相互作用下，从转录起始点开始，以 DNA 双链中的一条链为模板，以腺苷三磷酸（ATP）、胞苷三磷酸（CTP）、鸟苷三磷酸（GTP）、尿苷三磷酸（UTP）为原料，按照碱基互补的方式，由 RNA 聚合酶催化合成 RNA 单链的过程。转录过程发生在细胞核中，转录时模板 DNA 的方向为 3′→5′，转录产物 RNA 的碱基序列与 DNA 模板链互补，与非模板链相同，只是将胸腺嘧啶 T 换成尿嘧啶 U。因此通常把非模板 DNA 链称为有义链，模板 DNA 链称为反义链。

转录产物包括编码 RNA 和非编码 RNA。编码 RNA 即信使 RNA（messenger RNA，mRNA），由 RNA 聚合酶Ⅱ催化合成。非编码 RNA 包括：核糖体 RNA（ribosomal RNA，rRNA），由 RNA 聚合酶Ⅰ催化合成；转运 RNA（transfer RNA，tRNA），由 RNA 聚合酶Ⅲ催化合成；核内小 RNA（small nuclear RNA，snRNA），由 RNA 聚合酶Ⅱ或Ⅲ催化合成；微 RNA（micro RNA，miRNA）由 RNA 聚合酶Ⅱ催化合成。只有 mRNA 指导翻译成蛋白质，其他 RNA 不能翻译成蛋白质，而是在 RNA 水平行使各自的生物学功能。原始转录产物经过一系列加工可以形成成熟的 mRNA。加工过程包括剪接、加帽和加尾。

1. 剪接（splice）　原始的 mRNA 转录产物又称核内异质 RNA（heterogenous nuclear RNA，hnRNA），由基因的外显子和内含子转录生成。在酶的作用下，将 hnRNA 中的非编码内含子序列切除，各个外显子序列按照特定的顺序连接起来，这就是 RNA 剪接。剪接发生在外显子与内含子交接处的 GT 和 AG。内含子末端 AG 上游约 40 个核苷酸处，有一段保守序列构成剪接信号，被细胞核内小核糖核蛋白（small nuclear ribonucleoprotein，snRNP）识别并结合于此处，形成剪接体（splicesome），切除内含子。snRNP 由 snRNA 与特定的蛋白质组成，通过 RNA-RNA 碱基配对识别原始 RNA 转录物，从而实现剪接反应的特异性。

2. 加帽（capping） 转录时在 mRNA 转录物的 5′端连接上一个甲基化帽，这种帽结构是 7 位甲基鸟嘌呤核苷酸。加帽封闭了 mRNA 的 5′端，使该处不能再添加其他核苷酸；增加 mRNA 的稳定性，保护 mRNA 免受 5′外切核酸酶的攻击发生降解；除此之外，加帽还有利于 mRNA 从细胞核运输到细胞质，有助于 mRNA 被细胞质中的核糖体小亚基识别，用以 mRNA 有效的翻译。

3. 加尾（tailing） 指在加帽的同时，mRNA 转录物的 3′端在腺苷酸聚合酶催化下附加大约 200 个腺苷酸的长链，即多聚腺苷酸（poly A）尾。mRNA 转录物 3′端非编码区有一段 6 核苷酸序列 AAUAAA，为加尾信号。poly A 加在这段序列的下游 15~30bp 处。poly A 的功能包括促进 mRNA 从细胞核向细胞质转运，避免 mRNA 被核酸酶降解，增强 mRNA 分子的稳定性，帮助核糖体识别 mRNA。

（三）翻译

翻译是指 mRNA 将转录到的遗传信息翻译为多肽链的氨基酸序列，最终生成蛋白质的过程。翻译发生于细胞质核糖体，故成熟的 mRNA 需要从细胞核转运到细胞质，指导合成蛋白质多肽链。成熟的 mRNA 中间序列被翻译成氨基酸，而 5′端和 3′端多为第一个和最后一个外显子的序列，其中包括加帽和加尾序列，不能被翻译成氨基酸，称为 5′非翻译区（5′-untranslated region，5′-UTR）和 3′非翻译区（3′-untranslated region，3′-UTR）

翻译是在 mRNA、tRNA 和核糖体三者的协同作用下合成多肽链的过程。核糖体是 rRNA 和蛋白质组成的复合物，由 60S 大亚基和 40S 小亚基构成。40S 小亚基识别 mRNA 5′端的“帽子”结构，移动起始密码子 AUG；60S 大亚基结合 40S 小亚基，mRNA 链横穿于大小亚基之间。tRNA 携带特异的氨基酸，根据反密码子依次识别 mRNA 上的互补密码子，将对应的氨基酸添加到不断延长的多肽链上。整个过程依照进位、转肽、移位和脱落等步骤不断重复进行，直至识别到终止密码子（UAA、UAG 或 UGA），多肽链从核糖体上脱离，翻译结束。

1. 遗传密码 mRNA 所携带的遗传信息就是 mRNA 分子中的碱基顺序及其组成的遗传密码。在 mRNA 分子中，每三个相连续的核苷酸组成一个三联体（triplet），决定一个氨基酸或者提供终止信号，这个三联体称为密码子（codon）。核酸分子中有 4 种碱基，可以组合形成 64 个密码子。但氨基酸只有 20 种，因而同一种氨基酸可能由不同密码子编码，这种特性称为遗传密码的简并性（degeneracy）。mRNA 的密码子共有 64 个，但细胞质中 tRNA 的反密码子只有 30 个，线粒体中的 tRNA 只有 22 个。因此提出了摆动假说（wobble hypothesis），即反密码子前两个碱基遵循互补配对规律，但第 3 个碱基可以发生“摆动”出现 G-U 配对。这样一种 tRNA 可以识别多种密码子。

2. 翻译后修饰 翻译后生成的原始多肽链需要进一步加工修饰，才能形成具有一定空间结构和生物活性的蛋白质，即翻译后修饰。mRNA 只能决定多肽链中的氨基酸顺序，而蛋白质分子的空间结构是由翻译后修饰所决定的。主要包括氨基端脱甲酰基、氨基端乙酰化、多肽链磷酸化、糖基化及多肽链切割等，还包括两条以上多肽链之间的连接和进一步折叠，形成特定的空间结构。例如，血浆蛋白、胃蛋白酶、多肽激素等都需要进行多肽链切割，之后才能形成有生物活性的产物。

三、基因突变

所有生物体的基因组既要维持遗传学相对稳定性，又要有所变化。通过基因组的 DNA 的改变，进而发生进化。基因突变（gene mutation）是指在 DNA 分子水平上发生遗传物质改变。自然界中 DNA 受到物理、化学及生物学因素的作用发生损伤，修复过程中出现错误导致自发突变（spontaneous mutation）；在人为干涉下可引起诱发突变（induced mutation）。基因突变在生物界普遍存在，但突变的频率一般很低，高等生物的自发突变率为每代每位点（1×10^{-10}~1×10^{-5}）/配子，即每 10 万~100 亿个配子中可能发生一次突变。人类的突变频率约为每代每位点 1×10^{-6}/配子。突变不仅发生于生殖细胞，也可发生于体细胞。

基因突变是生物遗传变异的主要来源，突变产生的性状是进化过程中自然选择的对象，可以说突变是进化的原材料，选择是进化的动力。大多数基因突变是有害且不利于生存的，造成了群体的遗传负荷，也是导致各种遗传病和常见病的病因。

基因突变是发生在分子水平上的 DNA 碱基对组成与序列的变化，其可发生在编码序列，也可发生在启动子、内含子和剪切位点等非编码序列（邬玲仟 等，2016）。

（一）点突变

点突变（point mutation）是 DNA 单个碱基或碱基对的改变，是最常见的突变。如果在基因外 DNA 序列中发生碱基替换，通常不会造成异常；如果发生于基因调控区转录因子的顺式作用元件中，可能引起基因表达水平的改变；如果发生在基因的编码区，则可能改变转录和翻译的产物。包括以下几种突变。

1. 同义突变（same-sense mutation） 由于遗传密码子存在简并性，碱基替换后密码子虽然发生改变，但所编码的氨基酸没有改变。同义突变常发生在三联密码子的第 3 个碱基。

2. 错义突变（missense mutation） 碱基替换后编码某个氨基酸的密码子变成另一种氨基酸的密码子，从而改变多肽链的氨基酸序列，影响蛋白质的功能。错义突变常发生在三联密码子的第 1 和第 2 个碱基，因而导致许多分子病和代谢病。

3. 无义突变（non-sense mutation） 碱基替换后使原本氨基酸的密码子变成不编码任何氨基酸的终止密码子（UAG、UAA 或 UGA），使得多肽链的合成提前终止，肽链长度变短而成为无活性的蛋白。例如，β-珠蛋白基因第 145 个密码子 TAT 突变为 TAA，使 mRNA 密码子变成 UAA 终止密码，翻译提前终止，生成缩短的 β-珠蛋白链，构成异常血红蛋白 Hb Mckees Rocks。

4. 终止密码子突变（terminator codon mutation） 与无义突变相反，碱基替换后使某一终止密码子变成具有氨基酸编码功能的遗传密码子，使本应终止延伸的多肽链合成异常地持续进行。终止密码子突变会使多肽链长度延长，其结果也必然形成功能异常的蛋白质结构分子。

（二）移码突变

移码突变（frame-shift mutation）是由于编码序列中插入或缺失一个或几个碱基，使得下游的三联密码子组合发生改变，造成突变点以后的全部氨基酸序列发生改变。移码突变引起蛋白质多肽链中的氨基酸组成和顺序发生多种变化，且都没有生物学活性。

（三）动态突变

某些单基因遗传性状的异常或疾病的发生，是由于 DNA 分子中某些短串联重复序列，尤其是基因编码序列或侧翼序列的三核苷酸重复扩增所引起。三核苷酸重复的次数可随着世代的传递而呈现逐代递增的累加突变效应，因而被称为动态突变（dynamic mutation）。例如脆性 X 综合征、脊髓小脑共济失调、强直性肌营养不良、亨廷顿病等。

第三节 遗传方式

孟德尔通过一系列豌豆杂交及测交实验，于 1865 年提出了生物性状由遗传因子（hereditary factor）决定。1909 年，Johannsen 提出用基因代替遗传因子。染色体上成对的基因所占的特定位置称为基因座（locus），位于同源染色体上同一基因座的一对基因称为等位基因（allele），某一特定基因座上的一对等位基因的组合类型称为基因型（genotype），基因型在一定环境作用下形成的生物体可以观察到的性状，称为表型（phenotype）。如果一个体同源染色体上同一基因座的等位基因彼此相同，称为纯合子（homozygote）；如果等位基因彼此不同，称为杂合子（heterozygote）。如果同源染色体上同一基因座的两个等位基因分别发生不同的突变，称为复合杂合子（compound heterozygote）；而两个不同基因座的等位基因各有一个发生突变，称为双重杂合子（double heterozygote）。在杂合状态下表现出来的性状，称为显性性状（dominant character），决定显性性状的等位基因称为显性基因（dominant gene）；在杂合状态下未表现出来的性状称为隐性性状（recessive character），决定隐性性状的等位基因称为隐性基因（recessive gene）。

基因的遗传方式是多种多样的，主要包括单基因遗传（孟德尔遗传）、多基因遗传、线粒体基因遗传等。不同的遗传方式具有不同的遗传特征（陆国辉 等，2007）。

一、单基因遗传（孟德尔遗传）

由一对等位基因单独决定遗传性状或遗传病的遗传方式称为单基因遗传，所引起的遗传病称为单基因遗传病（single-gene disorder），其遵循孟德尔遗传定律，又称孟德尔遗传病。根据致病基因所位于的染色体，以及基因的“显性”或“隐性”性质，将单基因遗传方式分为 5 种：①常染色显性（autosomal dominant，AD）；②常染色体隐性（autosomal recessive，AR）；③X 连锁显性（X-linked dominant，XD）；④X 连锁隐性（X-linked recessive，XR）；⑤Y 连锁遗传（Y-linked inheritance）。

（一）常染色体显性遗传

与常染色体显性遗传相关的致病基因都位于 1~22 号常染色体上，其突变基因呈显性。人类许多性状都是常染色体显性遗传，如人耳形态，长耳壳对短耳壳为显性，宽耳壳对狭耳壳为显性，有耳垂对无耳垂为显性。人类许多疾病也呈常染色体显性遗传，如多发性结肠息肉、神经纤维瘤、软骨发育不全等。

典型的常染色体显性遗传方式有以下特点：①垂直传递，代代相传。即每代都可能出现患者，患者的父母之一必为患者。②致病基因位于常染色体上，致病基因的遗传与性别无关，男女患病概率均等。③双亲均正常时，子女一般不会患病，除非发生新的基因突变。④患者的任何一个子代的患病概率都为 1/2。

（二）常染色体隐性遗传

常染色体隐性遗传是指一对常染色体上的隐性等位基因表达遗传性状的遗传方式。患者为突变基因的纯合子；杂合子为携带者（carrier），即携带有一个突变等位基因和一个正常等位基因，其表型正常。人类常见的常染色体隐性遗传病包括先天性聋哑、苯丙酮尿症、白化病等。

典型的常染色体隐性遗传方式有以下特点：①致病基因位于常染色体上，致病基因的遗传与性别无关，男女患病概率均等；②患者在系谱里呈散发或隔代出现，但同胞中可有多人患病；③患者的双亲一般不患病，但都是致病基因的携带者；④患者的同胞有 1/4 的风险患病，患者表型正常的同胞中有 2/3 的概率为携带者；⑤患者的后代一般不发病，但一定是携带者；⑥近亲婚配时子女的发病风险显著提高。

（三）X 连锁显性遗传

如果遗传病或性状的控制基因位于 X 染色体上，其突变基因呈显性，这种方式称为 X 连锁显性遗传。人类常见的 X 连锁显性遗传病有抗维生素 D 佝偻病、口面指综合征 Ⅰ 型、色素失调症等。

典型的 X 连锁显性遗传方式有以下特点：①群体中女性患者数目多于男性患者，但女性患者病情通常较男性轻；②患者双亲中必有一方患病；如果双亲均为正常，则致病基因为新发突变；③男性患者的女儿全部患病，儿子全部正常；女性患者（杂合子）的子女中各有 1/2 的风险患病；④系谱中常见疾病连续传递，但绝无父子传递。

（四）X 连锁隐性遗传

如果遗传病或性状的控制基因位于 X 染色体上，其突变基因呈隐性，这种方式称为 X 连锁隐性遗传。人类 X 连锁隐性遗传病较多，如红绿色盲、血友病、葡萄糖-6-磷酸脱氢酶缺乏症等。X 连锁隐性遗传时半合子男性只有一个等位基因，发生突变即可表现出形状或疾病；而女性只有当致病基因纯合时才表现出形状或疾病，杂合状态下表型正常，作为携带者将突变传递给后代。

典型的X连锁隐性遗传方式有以下特点：①群体中男性患者数目远远多于女性患者；②男性患者的致病基因由携带者母亲传递而来；③男性患者的致病基因只能通过女儿往下代传递；④携带者母亲生育时，其儿子有1/2的风险患病，其女儿有1/2的概率是携带者；⑤如果出现女性患者，可能是由于X染色体失活，或父亲是患者同时母亲是携带者，或遗传异质性。

（五）Y连锁遗传

如果一种遗传病或性状的致病基因位于Y染色体上，则其遗传方式称为Y连锁遗传。致病基因随着Y染色体的传递而传递，由父传子，由子传孙。人类Y连锁遗传病和基因较少，目前已知的有外耳道多毛症、H-Y抗原基因、Y染色体性别决定区*SPY*基因及无精子因子*AZF*基因等。Y连锁遗传病的遗传特点：①患者仅为男性，女性不患病；②全男性遗传。"父-子"相传是唯一的遗传方式。

二、非典型孟德尔遗传

大多数的遗传性疾病都遵循孟德尔遗传定律。但随着研究进展，许多研究结果表明，除了孟德尔遗传定律外，还存在其他遗传机制，其中比较明确的就是非经典孟德尔遗传（王培林 等，2011）。

（一）基因组印记

基因组印记（genomic imprinting）指的是致病基因亲源性（即父源或母源）的不同导致不同的临床表型的发生，又称遗传印记或亲代印记。某些基因只有来自父亲时才有转录活性，相反某些基因只有来自母亲时才有转录活性。因为存在基因组印记，人类一些单基因遗传病的表现会因突变基因的亲代来源不同而不同。其中最典型病例是普拉德-威利综合征（Prader-Willi syndrome，PWS）和安格尔曼综合征（Angelman syndrome，AS），两者均由15q11-13印记基因区域发生缺失导致，但临床表型却不相同。PWS表现为肥胖、肌张力低、身材矮小、轻度智力障碍，AS表现为无诱因发笑、严重语言和智力发育障碍。这是因为PWS多是由父源性缺失或母源性单亲二倍体引起，而AS是母源性缺失或父源性单亲二倍体所致。基因组印记的存在使得突变基因的表型不符合孟德尔遗传定律（陆国辉 等，2007）。

（二）遗传异质性与多效性

遗传异质性（genetic heterogeneity）是指同一种遗传性状或疾病可以由不同的基因控制，分为基因座异质性（locus heterogeneity）和等位基因异质性（allelic heterogeneity）。前者是指同一种性状或疾病由不同基因座的突变引起。如耳聋、白化病可由不同染色体上不同的基因突变引起，表现为不同的遗传方式。等位基因异质性是指同一种性状或疾病由同一基因座上的不同基因突变引起。如*DMD*（Duchenne muscular dystrophy，迪谢内肌营养不良）基因发生不同的突变可引起不同的临床表现。

基因的多效性（pleiotropy）是指一个基因可以控制或影响多个性状，其原因并不是基因本身具有多重效应，而是基因编码产物参与机体复杂代谢的结果。如马方综合征（Marfan syndrome），是由于*FBN1*基因突变引起原纤维素的合成障碍，可导致骨骼系统异常、晶状体易位及心血管畸形的表现。

（三）遗传早现和延迟显性

某些遗传病（通常为显性遗传病）在连续几代的传递过程中，发病年龄逐代提前并且病情逐代加重的现象称为早现（anticipation）。强直性肌营养不良是典型的遗传早现疾病。致病基因为*DMPK*基因，其3′非翻译区存在$(CTG)_n$三核苷酸重复序列，在正常个体群中重复次数为5~35次，但患者重复次数高达50~1 000次。在患病家系的世代传递中，拷贝数逐代增加，强制性肌营养不良的发病年龄随之提早，病情加重。

延迟显性（delayed dominance）是指某些显性遗传病的杂合子在早期，因致病基因不表达或表达后引起的效应尚不足出现明显的临床表现，只在延迟到一定年龄后才发病。多囊肾病、亨廷顿病、脊髓小脑共济失调病都属于延迟显性遗传病。

（四）从性遗传和限性遗传

从性遗传（sex-influenced inheritance）是指某些常染色体显性遗传病，虽然基因位于常染色体上，但杂合子表型受性别的影响，男女患病比例或患病程度有差异。例如，雄激素性秃发呈常染色体显性遗传，男性杂合子表现为秃顶，而女性杂合子则表现为头发稀疏，但无秃顶。这种性别差异与男女体内雄激素水平差异相关。

限性遗传（sex-limited inheritance）是指某些基因虽然位于常染色体上，但基因的表达明显受到性别限制，只在一种性别表现性状。这主要是因为男女解剖结构上的差异。例如，男性的家族性睾丸中毒症、女性的子宫阴道积水症都属于典型限性遗传病。

（杨芳 余艳红）

参考文献

陆国辉，徐湘民，2007. 临床遗传咨询. 北京：北京大学医学出版社.

王培林，傅松滨，2011. 医学遗传学. 北京：科学出版社.

邬玲仟，张学，2016. 医学遗传学. 北京：人民卫生出版社.

JORDE L B，CAREY J C，BAMSHAD M J，et al.，2005. Medical genetics. St Louis：Mosby.

第二篇

母 体 医 学

第九章

孕前筛查与孕期保健

第一节　孕前咨询

目前,在世界范围内,非计划妊娠的数量占妊娠总数一半以上,而发展中国家的这一比例可能更高。既往文献报道(Mason et al.,2014),在一些发达国家,超过半数的孕妇死亡原因是孕前疾病,尤其是心脏、神经和精神疾病,以及日益突出的肥胖问题,孕前咨询对于这些女性的综合管理非常重要。已有前瞻性病例对照研究证明,孕前咨询可改善妊娠结局。计划生育是孕前咨询的一个重要组成部分,为促进健康和预防保健提供了最佳时机,临床医生应鼓励所有女性和男性有计划地妊娠,在计划生育前进行孕前咨询,指导患者选择合适的避孕方法,并给有特殊需求的妇女提供安全的避孕措施建议(ASRM & ACOG,2019)。

一、个人生育计划及生育间隔

孕前咨询的核心是指导育龄夫妇有准备、有计划地妊娠。从事保健的医务人员应根据最佳的生育间隔、女性的年龄和生育力来决定生育孩子的数量和间隔时间,并提出专业的建议,不断优化其生育计划。两次妊娠间隔时间与母体并发症及不良妊娠结局相关,短的生育间隔也与剖宫产后阴道试产减少相关。指南建议两次妊娠间隔时间不少于6个月,妊娠间隔小于18个月的女性也应进行风险和益处评估(ACOG & SMFM,2019)。

二、孕妇年龄

(一)高龄孕妇

近年来,越来越多的妇女首次妊娠或计划再次妊娠时的年龄已经超过40岁,尤其是在西方国家,约占5%以上。高龄妊娠是导致胎儿染色体异常和妊娠早期并发症、流产及异位妊娠的已知独立危险因素。有研究报道,孕妇年龄≥40岁,自然流产、子痫前期、妊娠期糖尿病(gestational diabetes mellitus,GDM)、小于胎龄儿(SGA)风险增加,剖宫产率也更高;但死产、自发性早产及大于胎龄儿(LGA)风险并无增加(Londero et al.,2019)。

(二)青少年妊娠

青少年妊娠往往属于意外妊娠,这对其行为、情感、教育和经济状况都会产生负面影响,特别对女性造成一系列不良结局,包括心理健康问题(如抑郁)、药物滥用、创伤后应激障碍(PTSD)等(Azevedo et al.,2015)。基于以上原因,青少年应接受良好的性教育,计划生育机构可向青少年提供咨询和避孕服务,包括避孕药和避孕工具。

三、体重指数

(一)超重与肥胖

近年来,我国育龄妇女的超重率和肥胖率不断增加,孕前超重[体重指数(BMI)25~29kg/m^2]或肥胖(BMI>30kg/m^2)是发生母胎并发症的独立危险因素,可增加子代成年后的患病风险(Voerman et al.,2019)。主要的相关并发症包括妊娠期高血压疾病、妊娠期糖尿病、巨大胎儿及分娩并发症(器械助产、肩难产、紧急剖宫产、产后出血、静脉血栓形成、麻醉并发症和伤口感染)等。干预孕期饮食和生活方式可减少体重增加,改善母婴结局。在各种干预措施中,基于饮食的营养指导最有效,可减少孕期体重增加,改善妊娠结局。

(二)低体重

孕前低体重或孕期体重增加不足是流产、早产、胎儿生长受限等的独立危险因素。最新的研究显示,饮食失调患者,更多需要辅助生殖技术助孕,继发双胎妊娠概率也因此增高。神经性厌食症的患者意外妊娠的风险增加(Goldstein et al.,2017)。孕前低体重或正常体重的女性,若在两次妊娠间隔期间减重超过1BMI单位,再次妊娠发生巨大胎儿的风险减半,但发生低出生体重(low birth weight,LBW)的风险增加2倍。

四、慢性疾病

(一) 糖尿病

糖尿病是最常见的影响母胎健康的疾病之一。全部妊娠中有1%~2%合并孕前糖尿病,而在妊娠合并的糖尿病中,孕前糖尿病占13%~21%。妊娠前未控制的糖尿病会增加自然流产、胎儿先天畸形和围产儿死亡的风险。先天性胎儿畸形的发病率与妊娠早期的血糖控制有直接关系。器官形成过程中良好的血糖控制降低了先天畸形的发病率。妊娠前糖化血红蛋白应控制在6.5%或更低(ADA,2020)。孕前咨询应包括教育育龄妇女糖尿病对妊娠结局的影响,优化血糖控制及糖尿病血管并发症的筛查,评估药物的使用,并鼓励有效的家庭妊娠计划。

(二) 高血压

高血压影响3%的育龄妇女。妊娠期高血压与早产、胎盘早剥、胎儿生长受限、子痫前期和胎儿死亡有关。患有高血压的妇女有并发恶性高血压和终末期器官损害的危险,25%的高血压妇女在妊娠期间并发子痫前期,高血压程度与妊娠结局直接相关(Nzelu et al.,2018)。对高血压患者的孕前咨询应包括告知妊娠期高血压的母胎风险,并建议改变用药方案。计划妊娠的高血压患者应评估是否存在视网膜病变、肾脏疾病和心室肥大等并发症。

(三) 甲状腺疾病

甲状腺疾病可显著影响妊娠结局。约2.5%的育龄妇女伴有甲状腺功能减退症,亚临床疾病的发病率更高,而许多甲状腺功能减退症患者没有得到充分治疗。妊娠期甲状腺功能减退症(临床和亚临床甲减)可增加早产、低出生体重、胎盘早剥和胎儿死亡的风险;妊娠早期甲状腺功能减退症与儿童认知功能损害有关(Alexander et al.,2017)。妊娠结局与疾病控制相关,在妊娠前得到充分治疗以及在妊娠早期诊断、治疗的妇女,围产期发病率的风险未见增加。指南推荐,妊娠前甲状腺功能应调整至正常水平,妊娠期间应每月检测促甲状腺素,相应调整药物剂量。妊娠期间甲状腺素替代治疗的剂量通常需要增加30%或更多。

五、感染性疾病

母体感染对胎儿有严重影响,可在围产期发生并产生长期后遗症的病毒感染,应在妊娠前咨询潜在的相关风险及治疗措施。计划妊娠女性每年应评估百日咳、麻疹、腮腺炎、风疹、乙型肝炎和水痘等疫苗既往免疫接种情况。在流感高发季节,所有妊娠或计划妊娠的女性都应接种流感疫苗(ACOG,2018a)。

1. 乙型肝炎　孕前咨询应包括乙型肝炎病毒风险评估。高风险的妇女应该在孕前接种乙型肝炎疫苗。乙肝病毒检测阳性的妇女必须了解新生儿的危险性和慢性乙型肝炎携带者患肝细胞癌的相关风险(Shao et al.,2017)。

2. 人类免疫缺陷病毒　妊娠前,应评估父母人类免疫缺陷病毒(human immunodeficiency virus,HIV)感染的风险并进行相应的筛查。已知HIV感染者必须咨询传播风险,并接受适当治疗,并鼓励在妊娠期间继续密切随访和治疗。如果在妊娠期间治疗适当,从母体到胎儿的HIV传播风险最多可减少75%(Chou et al.,2019)。

3. 百白破　世界卫生组织建议所有育龄妇女应免受破伤风的侵害。感染破伤风确诊后,死亡率高达10%。高危妇女应在妊娠前接种疫苗。在妊娠期间接种破伤风疫苗是安全的。美国疾病预防控制中心建议,不管最后接种疫苗是什么时候,孕妇最好在每次妊娠的27~36周,再次接种百白破疫苗(ACOG,2018b)。

4. 麻腮风和水痘　孕前咨询应包括疫苗接种史,包括麻疹、腮腺炎、风疹和水痘。这些疾病的病原体可在妊娠期间对胎儿产生中度或严重的影响,或增加流产的风险。建议没有接种疫苗的女性,可以在妊娠前接种。已经接种过疫苗的女性,建议检测是否已经免疫,如果没有免疫,建议在妊娠前补种疫苗。风疹和水痘疫苗应在妊娠前28日或在产后进行。水痘疫苗因需要分两剂接种,且间隔时间为4~8周,因此水痘疫苗接种后的1个月内应避免妊娠或在计划妊娠前的2个月完成接种。

六、遗传性疾病

在全球范围内,约有5%的儿童患有先天性或遗传性疾病。常见的常染色体隐性遗传病是地中海贫血、苯丙酮尿症、镰状细胞病、囊性纤维化和Tay-Sach病,这些疾病的致病基因在特定的人群中携带率很高。对具有遗传病风险的夫妇在妊娠前进行筛查和咨询,使他们能够了解下一代的患病风险并作出完全知情的生育决定,在很大程度上可以改变妊娠结局。美国妇产科医师学会(ACOG,2017a)建议,对遗传病风险高的个体提供筛查,确定是否为携带者,让他们对生育和产前诊断作出知情选择。

七、个人生活方式

孕前咨询也包括营养和生活方式的指导,所有育龄妇女应该在孕前补充叶酸(0.4mg/d),有神经管畸形高风险的女性(包括曾生育过神经管畸形患儿的孕妇或患有癫痫的孕妇)叶酸服用量应增加至4mg/d(ACOG,2017b)。

吸烟及饮酒:在发达国家,15%~25%的妇女在妊娠期间吸烟。吸烟与不良的妊娠结局有关,包括散发的自然流产、发育迟缓、死产、低出生体重、早产、新生儿和婴儿死亡,以及儿童期疾病。酒精摄入量增加会影响男性和女性的生育能力,并对胎儿产生不良影响。

综上所述,孕前给予育龄妇女全面咨询和检查、并向其提出建议和帮助,是有效预防出生缺陷、改善产妇生殖健康水平、提高人口素质的最经济有效的策略。

(董艳玲　漆洪波)

第二节 孕期保健

著名的产科学家 Eastman 曾经指出，在当今时代，进行孕期保健来拯救孕产妇生命，是其他任何手段都无法比拟的。孕期保健是降低孕产妇和围产儿并发症发病率及死亡率、减少出生缺陷的重要措施。通过规范的产前检查和孕期保健，能够及早防治妊娠期并发症或合并症，及时发现胎儿异常，评估孕妇及胎儿的安危，确定分娩时机和分娩方式，保障母儿安全（中华医学会妇产科学分会产科学组，2018；漆洪波等，2011）。

孕期保健的要求是在特定的时间，系统地提供有证可循的产前检查项目。产前检查的时间安排要根据产前检查的目的来决定。

一、产前检查的次数及孕周

合理的产前检查次数及孕周不仅能保证孕期保健的质量，也节省医疗卫生资源。WHO（2016）发布的孕期保健指南，将产前检查次数增加到 8 次，分别为：妊娠<12 周、20 周、26 周、30 周、34 周、36 周、38 周和 40 周。根据目前我国孕期保健的现状和产前检查项目的需要，本指南推荐的产前检查孕周分别是：妊娠 6～13^{+6} 周，14～19^{+6} 周，20～24 周，25～28 周，29～32 周，33～36 周，37～41 周。一共 7～11 次。有高危因素者，酌情增加次数。

二、产前检查的内容

（一）首次产前检查（妊娠 6～13^{+6} 周）

1. 健康教育及指导 ①流产的认识和预防。②营养和生活方式的指导（卫生、性生活、运动锻炼、旅行、工作）。③继续补充叶酸 0.4～0.8mg/d 至妊娠 3 个月，有条件者可继续服用含叶酸的复合维生素（USPSTF，2017）。④避免接触有毒有害物质（如放射线、高温、铅、汞、苯、砷、农药等），避免密切接触宠物。⑤慎用药物，避免使用可能影响胎儿正常发育的药物。⑥改变不良的生活习惯（如吸烟、酗酒、吸毒等）及生活方式；避免高强度的工作、高噪声环境和家庭暴力。⑦保持心理健康，解除精神压力，预防孕期及产后心理问题的发生。

2. 常规保健 ①建立孕期保健手册。②仔细询问月经情况，确定孕周，推算预产期。③评估孕期高危因素。详细询问孕产史，特别是不良孕产史如流产、早产、死胎、死产史，生殖道手术史，有无胎儿的畸形或幼儿智力低下，孕前准备情况，本人及配偶家族史和遗传病史。注意有无妊娠合并症，如高血压、心脏病、糖尿病、肝肾疾病、系统性红斑狼疮、血液病、神经和精神疾病等，及时请相关学科会诊，不宜继续妊娠者应告知并及时终止妊娠；高危妊娠继续妊娠者，评估是否转诊。本次妊娠有无阴道出血，有无可能致畸的因素。④全面体格检查，包括心肺听诊，测量血压、体重，计算 BMI；常规妇科检查（妊娠前 3 个月未做者）；胎心率测定（多普勒听诊，妊娠 12 周左右）。

3. 必查项目 ①血常规；②尿常规；③血型（ABO 和 Rh）；④肝功能；⑤肾功能；⑥空腹血糖；⑦乙型肝炎表面抗原（HBsAg）；⑧梅毒血清抗体筛查；⑨HIV 筛查；⑩地中海贫血筛查（广东、广西、海南、湖南、湖北、四川、重庆等地）；⑪超声检查。在妊娠早期（通常在妊娠 6～8 周）行超声检查，以确定是否为宫内妊娠及孕周，胎儿是否存活，胎儿数目，子宫附件情况。

4. 备查项目 ①丙型肝炎筛查（SMFM，2016；SOGC，2014）。②抗 D 抗体滴度检查（Rh 阴性者）。③75g 口服葡萄糖耐量试验（高危孕妇）。④甲状腺功能检测。⑤血清铁蛋白（血红蛋白<110g/L 者）。⑥结核菌素试验（高危孕妇）。⑦宫颈细胞学检查（妊娠前 12 个月未检查者）。⑧宫颈分泌物淋球菌和沙眼衣原体检测（高危孕妇或有症状者）。⑨细菌性阴道病的检测（有症状或早产史者）。⑩胎儿染色体非整倍体异常的妊娠早期母体血清学筛查[妊娠相关血浆蛋白 A（PAPP-A）和游离人绒毛膜促性腺激素 β 亚单位（β-hCG）]（妊娠 10～13^{+6} 周。注意事项：空腹；超声检查确定孕周；确定抽血当日的体重）。⑪超声检查：妊娠 11～13^{+6} 周测量胎儿颈后透明层厚度（nuchal translucency，NT）；核定孕周；双胎妊娠还需确定绒毛膜性质。NT 测量按照英国胎儿医学基金会标准进行，对超声医生进行严格的训练及质量控制（ACOG，2016a；Salomon et al.，2013）；高危者，可考虑绒毛活检或羊膜腔穿刺检查（RCOG，2010）。⑫绒毛活检（妊娠 10～13^{+6} 周，主要针对高危孕妇）。⑬心电图检查。

（二）妊娠 14～19^{+6} 周产前检查

1. 健康教育及指导 ①流产的认识和预防。②妊娠生理知识。③营养和生活方式的指导。④妊娠中期胎儿染色体非整倍体异常筛查的意义。⑤非贫血孕妇，如血清铁蛋白<30μg/L，应补充元素铁 60mg/d；诊断明确的缺铁性贫血孕妇，应补充元素铁 100～200mg/d（中华医学会围产医学分会，2014）。⑥开始常规补充钙剂 0.6～1.5g/d。

2. 常规保健 ①分析首次产前检查的结果；②询问阴道出血、饮食、运动情况；③体格检查，包括血压、体重，评估孕妇体重增长是否合理；宫底高度；胎心率测定。

3. 必查项目 无。

4. 备查项目

（1）无创产前检测（non-invasive prenatal testing，NIPT）：筛查的目标疾病为 3 种常见胎儿染色体非整倍体异常，即 21 三体综合征（唐氏综合征）、18 三体综合征、13 三体综合征。适宜孕周为 12^{+0}～22^{+6} 周。具体参考 2016 年发布的《孕妇外周血胎儿游离 DNA 产前筛查与诊断技术规范》。

不适用人群：①孕周<12^{+0} 周；②夫妇一方有明确染色体异常；③1 年内接受过异体输血、移植手术、异体细胞治疗等；④胎儿超声检查提示有结构异常须进行产前诊断；⑤有基因遗传病家族史或提示胎儿罹患基因病高风险；⑥妊娠期合并恶性肿瘤；⑦医师认为有明显影响结果准确性的其他情形。

NIPT 检测结果为阳性，应进行介入性产前诊断。NIPT 报告应当由产前诊断机构出具，并由具备产前诊断资质的副高职称以上临床医师签署。

（2）胎儿染色体非整倍体异常的妊娠中期母体血清学

筛查(妊娠 15~20^{+0} 周,最佳检测孕周为 16~18 周)。注意事项:同妊娠早期血清学筛查。

(3) 羊膜腔穿刺检查胎儿染色体核型(妊娠 16~22 周)(高危人群)。

(三) 妊娠 20~24 周产前检查

1. 健康教育及指导　①早产的认识和预防;②营养和生活方式的指导;③胎儿系统超声筛查的意义。

2. 常规保健　①询问胎动、阴道出血、饮食、运动情况;②体格检查同妊娠 14~19^{+6} 周产前检查。

3. 必查项目　①胎儿系统超声筛查(妊娠 20~24 周),筛查胎儿的严重畸形;②血常规;③尿常规。

4. 备查项目　阴道超声测量宫颈长度,进行早产的预测(中华医学会妇产科学分会产科学组,2014a;ACOG,2016b)。

(四) 妊娠 25~28 周产前检查

1. 健康教育及指导　①早产的认识和预防;②妊娠期糖尿病(GDM)筛查的意义。

2. 常规保健　①询问胎动、阴道出血、宫缩、饮食、运动情况;②体格检查同妊娠 14~19^{+6} 周产前检查。

3. 必查项目　①GDM 筛查。直接行 75g 口服葡萄糖耐量试验,其正常上限为空腹血糖 5.1mmol/L,1 小时血糖为 10.0mmol/L,2 小时血糖为 8.5mmol/L。孕妇具有 GDM 高危因素或者医疗资源缺乏地区,建议妊娠 24~28 周首先检测空腹血糖(中华医学会妇产科学分会产科学组,2014b)。②血常规、尿常规。

4. 备查项目　①抗 D 抗体滴度检查(Rh 阴性者);②宫颈阴道分泌物检测胎儿纤维连接蛋白水平(宫颈长度为 20~30mm 者)。

(五) 妊娠 29~32 周产前检查

1. 健康教育及指导　①分娩方式指导;②开始注意胎动或计数胎动;③母乳喂养指导;④新生儿护理指导。

2. 常规保健　①询问胎动、阴道出血、宫缩、饮食、运动情况;②体格检查同妊娠 14~19^{+6} 周产前检查;胎位检查。

3. 必查项目　①血常规、尿常规;②超声检查:胎儿生长发育情况、羊水量、胎位、胎盘位置等。

4. 备查项目　无。

(六) 妊娠 33~36 周产前检查

1. 健康教育及指导　①分娩前生活方式的指导;②分娩相关知识(临产的症状、分娩方式指导、分娩镇痛);③新生儿疾病筛查;④抑郁症的预防。

2. 常规保健　①询问胎动、阴道出血、宫缩、皮肤瘙痒、饮食、运动、分娩前准备情况;②体格检查同妊娠 14~19^{+6} 周产前检查。

3. 必查项目　尿常规。

4. 备查项目　①妊娠 35~37 周 B 族链球菌(GBS)筛查:具有高危因素的孕妇(如合并糖尿病、前次妊娠出生的新生儿有 GBS 感染等),取直肠和阴道下 1/3 分泌物培养(SOGC,2012);②妊娠 32~34 周肝功能、血清胆汁酸检测[妊娠期肝内胆汁淤积症(ICP)高发病率地区的孕妇](中华医学会妇产科学分会产科学组,2015;漆洪波 等,2015);③妊娠 32~34 周后可开始电子胎心监护(无应激试验,NST)(高危孕妇)(中华医学会围产医学分会,2015);④心电图复查(高危孕妇)。

(七) 妊娠 37~41 周产前检查

1. 健康教育及指导　①分娩相关知识(临产的症状、分娩方式指导、分娩镇痛);②新生儿免疫接种指导;③产褥期指导;④胎儿宫内情况的监护;⑤妊娠≥41 周,住院并引产。

2. 常规保健内容　①询问胎动、宫缩、见红等;②体格检查同妊娠 14~19^{+6} 周产前检查。

3. 必查项目　①超声检查[评估胎儿大小、羊水量、胎盘成熟度、胎位,有条件可检测脐动脉收缩期峰值和舒张末期流速之比(S/D 比值)等(ACOG,2016b)。②NST 检查(每周 1 次)。

4. 备查项目　宫颈检查及 Bishop 评分(中华医学会妇产科学分会产科学组,2014c)。

三、高龄孕妇的孕期保健

1. 仔细询问孕前病史,重点询问是否患有糖尿病、高血压、肥胖、肾脏及心脏疾病等,询问既往生育史;本次妊娠是否为辅助生育受孕;两次妊娠的间隔时间;明确并记录高危因素。

2. 评估并告知高龄孕妇的妊娠风险,包括流产、胎儿染色体异常、胎儿畸形、妊娠期高血压疾病、妊娠期糖尿病、胎儿生长受限、早产和死胎等。

3. 规范补充叶酸或含叶酸的复合维生素;及时规范补充钙剂和铁剂,根据情况可考虑适当增加剂量(WHO,2013;WHO,2012)。

4. 高龄孕妇是产前筛查和产前诊断的重点人群。重点检查项目包括:①妊娠 11~13^{+6} 周应行妊娠早期超声筛查,包括胎儿颈后透明层厚度(NT)、有无鼻骨缺如、神经管缺陷等。②预产期年龄 35~39 岁而且单纯年龄为高危因素,签署知情同意书可先行 NIPT 进行胎儿非整倍体异常的筛查;预产期年龄≥40 岁以上的孕妇,建议行绒毛活检或羊膜腔穿刺术,进行胎儿染色体核型检查和/或染色体微阵列分析(chromosomal microarray analysis,CMA)。③妊娠 20~24 周,行胎儿系统超声筛查和宫颈长度测量。④重视妊娠期糖尿病筛查、妊娠期高血压疾病和胎儿生长受限的诊断。

5. 年龄≥40 岁的孕妇,应加强胎儿监护,妊娠 40 周前适时终止妊娠。

四、孕期体重管理

孕期体重增长可以影响母儿的近远期健康。孕期体重增长过多增加了大于胎龄儿、难产、产伤、妊娠期糖尿病等的风险;孕期体重增长不合适与胎儿生长受限、早产儿、低出生体重等不良妊娠结局有关。因此要重视孕期体重管理。2009 年美国医学研究所(Institute of Medicine,IOM)发布了基于孕前不同体重指数(BMI)的孕期体重增长推荐(表 9-2-1),应当在第一次产检时确定孕前 BMI,提供个体化的孕期增重、饮食和运动指导。

表 9-2-1　孕期体重增长推荐

孕前体重分类	体重指数/(kg·m^{-2})	孕期总增重范围/kg	妊娠中、晚期每周体重增长(最小值~最大值)/kg
低体重	<18.5	12.5~18	0.51(0.44~0.58)
正常体重	18.5~24.9	11.5~16	0.42(0.35~0.50)
超重	25.0~29.9	7~11.5	0.28(0.23~0.33)
肥胖	≥30	5~9	0.22(0.17~0.27)

五、孕期日常保健

(一) 睡眠及休息

孕妇睡眠时间应比平时多 1 小时左右,最低保证 8 小时,鼓励午睡 1~2 小时。孕期常感疲乏,应增加休息时间,卧床休息时最好取侧卧位,侧卧位感觉不适时可于腹部下方垫个枕头支持子宫。有流产史或出现先兆流产、前置胎盘、多胎妊娠和早产征象者应注意休息。

(二) 运动及旅行

孕期运动是体重管理的另一项措施。通过运动能增加肌肉力量和促进机体新陈代谢;促进血液循环和胃肠蠕动,减少便秘;增强腹肌、腰背肌、盆底肌的能力;锻炼心肺功能,释放压力,促进睡眠。根据个人喜好可选择一般的家务劳动、散步、慢步跳舞、步行上班、孕妇体操、游泳、骑车、瑜伽和凯格尔(Kegel)运动等形式。但孕期不适宜开展跳跃、震动、球类、登高(海拔 2 500m 以上)、长途旅行、长时间站立、潜水、滑雪、骑马等具有一定风险的运动。

孕期应尽量避免长途飞行。长途飞行可引起代谢及生理功能紊乱,静脉瘀滞,水潴留导致下肢水肿。旅行应尽可能安排在妊娠中期完成,妊娠早期容易导致流产,而妊娠晚期特别是临近预产期时旅行,途中如出现异常情况,在无分娩条件下是存在一定危险性的。孕妇乘坐高速公路汽车时应系好安全带,安全带可固定于大腿上方。

(三) 工作

孕妇妊娠后是否继续工作、是否更换工作岗位或调整工作时间,应当根据孕妇的工作性质、工作量、身体状况及经济情况的不同分别决定。孕妇应避免的工作:①重体力劳动如搬运较重物品、需要频繁弯腰或上下楼梯;②接触有胚胎毒性或致畸危险的化学物质、放射线的工作;③剧烈振动或冲击可能波及腹部的工作;④中途无法休息或高度紧张的流水线工作;⑤长时间站立或寒冷、高温环境下的工作。此外孕妇应避免值夜班或加班,避免单独一个人工作。电脑操作不会导致胎儿畸形,但也要注意每日操作时间不宜太长。总之,孕妇的工作量不要达到疲劳的程度,且我国规定女职工产前 2 周即可休假。

(四) 洗澡

孕期应当经常洗澡。妊娠晚期由于子宫增大,孕妇容易失去平衡,浴室内应铺上防滑垫,防止摔伤。一般以淋浴为宜,以免水进入阴道。

(五) 牙齿保护

孕期注意牙齿清洁卫生。可能出现牙龈出血,可用药液漱口或抗感染治疗。需拔牙时应避免全麻。有龋齿时可以进行修补,有脓肿应积极抗感染治疗。

(六) 性生活

正常妊娠对性生活虽无禁忌,但妊娠早期应节制或避免,以防流产的发生。妊娠最后 6 周应避免性生活,以防胎膜早破。要避免强烈刺激孕妇的乳头或子宫。对有反复流产、早产、阴道出血、前置胎盘或严重妊娠合并症者不应性生活。

(七) 预防免疫接种

美国妇产科医师学会(2012)和加拿大妇产科医生协会(2009)关于孕期免疫接种的指南,可作为孕期需要免疫接种时的参考。①活病毒疫苗和减毒活病毒疫苗,包括麻疹、流行性腮腺炎、脊髓灰质炎减毒活疫苗(也称 Sabin 疫苗)、风疹、伤寒、牛痘、水痘-带状疱疹、黄热病,孕期禁忌接种。但是孕期不慎接种了活病毒疫苗和减毒活病毒疫苗的孕妇,没有必要建议孕妇终止妊娠。②灭活病毒疫苗:流感疫苗比较安全,流感季节可以接种。狂犬病疫苗、甲型肝炎或乙型肝炎接种指征与非孕期相同(中华医学会妇产科学分会产科学组,2013)。乙型脑炎疫苗的接种要慎重权衡接种与不接种对母儿的影响。孕期存在脊髓灰质炎感染风险时,可以考虑接种灭活脊髓灰质炎疫苗(inactivated poliovaccine,IPV),又称 Salk 疫苗。③灭活菌苗:脑膜炎双球菌和肺炎双球菌疫苗接种按照非孕期规定进行,霍乱和鼠疫疫苗孕期安全性不确定,接种应权衡利弊。④被动免疫注射:高效免疫球蛋白(乙型肝炎、狂犬病、破伤风、水痘)应在暴露后立即注射(SOGC,2017)。麻疹和甲肝易感者可以注射丙种球蛋白。有破伤风和白喉杆菌感染可能者应注射抗毒素。

(八) 吸烟

孕前有些妇女吸烟,妊娠后必须戒烟。丈夫吸烟对胎儿生长发育亦有影响。吸烟对胎儿影响的大小与吸烟量有关,产前检查时要注意询问并告知孕期主动及被动吸烟的害处。迄今的研究表明吸烟孕妇中 20%出现低体重儿,体重平均减少 200g,早产、胎儿死亡、胎盘早剥和前置胎盘发病率升高,其机制在于增加胎儿碳氧血红蛋白水平,减少子宫胎盘血流,导致胎儿缺氧。有些国家甚至在香烟包装盒警告孕妇"妊娠期吸烟可导致胎儿损害、早产和低出生体重"。此外,近年来临床上偶可见到吸毒(海洛因、大麻、可卡因等)的孕妇,这类孕妇常不愿进行产前检查,多隐瞒病史,对吸毒可疑者,应注意观察精神面貌、眼神和手上有无注射的针眼等,有助于识别。

(九) 饮酒

孕期应当禁止饮用含酒精的饮料。酒精有潜在的致畸效应，可能导致胎儿酒精综合征，其特征为发育迟缓、小头畸形、小眼畸形、腭裂、外生殖器畸形和中枢神经系统异常等。但酒精对妊娠的不良影响在戒酒后可以很快消失。

（十）药物

绝大部分药物孕期使用的安全性尚不甚清楚，因此孕期应当避免不必要的用药，特别是受孕后3~8周更是用药的危险期。孕期使用任何药品要考虑对胎儿的影响，必须使用的药物应权衡利弊，并征得孕妇及家属的同意。用药前仔细阅读药品说明书，查阅美国食品药品监督管理局（FDA）孕期药品分类，有助于孕期用药的安全性。

（漆洪波）

第三节　胎儿宫内监测

一、妊娠早期和中期的胎儿监测

妊娠早期可行妇科检查以确定子宫大小及是否与孕周相符，超声检查在妊娠第5~8周可见到妊娠囊、胚芽和原始心管搏动，妊娠11~13^{+6}周超声测量胎儿冠-臀长以核对预产期、测量胎儿颈后透明层厚度（nuchal translucency，NT）和胎儿发育情况（中华医学会妇产科学分会产科学组，2018）。

妊娠中期借助手测宫底高度或尺测宫底高度，判断胎儿大小及是否与孕周相符；教育孕妇自数胎动；应用多普勒听取胎心率；应用超声监测胎儿的大小、羊水量、有无结构异常等。

二、妊娠晚期胎儿监测

（一）胎动

胎动是胎儿情况良好的一种表现，胎动计数是判断胎儿安危的指标之一。妊娠28周后应每日行胎动计数。评估胎动计数的方法有很多，例如每日固定1~3次、每次30~60分钟自数胎动；或者将一段时间内的胎动次数设定为计数目标。一般情况下若每小时胎动≥3次或者12小时内不连续的胎动≥10次则视为胎动正常。但不论采用哪种胎动计数法，如果计数值出现异常，建议做进一步的评估。胎儿宫内死亡之前往往会出现胎动减少的现象，所以要教育所有的孕妇发现胎动减少时应及时就诊。

（二）电子胎心监护

电子胎心监护（electronic fetal monitoring，EFM）在产前和产时的应用越来越广泛，已经成为产科医生不可缺少的辅助检查手段。其优点是能连续观察并记录胎心率（fetal heart rate，FHR）的动态变化，同时描记宫缩和胎动情况，反映三者间的关系。

近年来出现的远程胎心监护可以将院外的胎心率监护曲线通过互联网上传，孕妇在院外就可监护，利于医护人员及时发现异常，是对院内电子胎心监护的必要补充，目前已在有条件的医院开展。

1. 指征　对无合并症及并发症的孕妇无须常规进行产前电子胎心监护，但当孕妇出现胎动异常、羊水量异常、脐血流异常等情况时，应及时进行电子胎心监护，以便进一步评估胎儿情况。

对于高危孕妇，如合并妊娠期高血压疾病、糖尿病、母体免疫性疾病、有胎死宫内等不良孕产史、胎儿生长受限等可能影响胎儿宫内安危的情况时，一般可从妊娠32~34周开始进行电子胎心监护，但具体开始监护的时间和频率应根据合并症或并发症的情况进行个体化处理；若病情需要，也可早于32周开始监护。监护的时间和频率应以新生儿存活概率且患者及家属决定不放弃新生儿抢救为前提。

2. 胎心监测图形术语和评价指标　对电子胎心监护图形的完整描述包括5个方面，即胎心率基线、基线变异、加速、减速及宫缩。具体评价指标见表9-3-1。

3. 产前电子胎心监护图形的判读　产前电子胎心监护是指在无宫缩、无外界负荷刺激下，利用胎心监护仪监测并描计出胎心率曲线，来预测胎儿储备能力和评估其宫内状态，临床常称为无应激试验（none-stress test，NST）。NST的判读见表9-3-2。

表9-3-1　电子胎心监护的评价指标

指标	定义
基线	在10min内胎心波动范围在5次/min内的平均胎心率，并除外胎心加速、减速和显著变异的部分。正常胎心基线范围是110~160次/min。基线必须是在任何10min内持续2min以上的图形，该图形可以是不连续的 胎儿心动过速：胎心基线>160次/min，持续≥10min 胎儿心动过缓：胎心基线<110次/min，持续≥10min
基线变异	指每分钟胎心率自波峰到波谷的振幅改变，是可直观定量的 变异缺失：指振幅波动消失 微小变异：指振幅波动≤5次/min 正常变异：指振幅波动6~25次/min 显著变异：指振幅波动>25次/min 短变异：指每一次胎心搏动至下一次胎心搏动瞬时的胎心率改变，即每一搏胎心率数值与下一搏胎心率数值之差，这种变异估测的是两次心脏收缩时间的间隔 长变异：指1min内胎心率基线肉眼可见的上下摆动的波形，此波形由振幅和频率组成。振幅是波形上下摆动的高度，以次/min表示，频率指1min内肉眼可见的波动的频数，以“周期/min”表示，正常波形的频率为3~5周期/min

续表

指标		定义
加速		指基线胎心率突然显著增加,开始到波峰时间<30s;从胎心率开始加速至恢复到基线胎心率水平的时间为加速时间 ≥32 周胎心加速标准:胎心加速≥15 次/min,持续时间>15s,但不超过 2min <32 周胎心加速标准:胎心加速≥10 次/min,持续时间>10s,但不超过 2min 延长加速:胎心加速持续 2~10min;胎心加速≥10min,则考虑胎心率基线变化
减速	• 早期减速	指伴随宫缩出现的减速,通常是对称性地、缓慢地下降到最低点再恢复到基线。开始到胎心率最低点的时间≥30s,减速的最低点常与宫缩的峰值同时出现;一般来说,减速的开始、最低值及恢复与宫缩的起始、峰值及结束同步
	• 晚期减速	指伴随宫缩出现的减速,通常是对称性地、缓慢地下降到最低点再恢复到基线。开始到胎心率最低点的时间≥30s,减速的最低点通常延迟于宫缩峰值;一般来说,减速的开始、最低值及恢复分别落后于宫缩的起始、峰值及结束
	• 变异减速	指突发的显著的胎心率急速下降。开始到最低点的时间<30s,胎心率下降≥15 次/min,持续时间≥15s,但<2min。当变异减速伴随宫缩,减速的起始、深度和持续时间与宫缩之间无规律。典型的变异减速是先有一初始加速的肩峰,紧接一快速的减速,之后快速恢复到正常基线伴有一继发性加速,常与部分或完全的脐带受压有关。非典型的变异减速往往有以下一个或几个特点:肩峰消失、肩峰过宽或过于突出、延迟恢复、减速期间没有变异、双减速波等
	• 延长减速	指明显的低于基线的胎心率下降。减速≥15 次/min,从开始至恢复到基线持续≥2min,但不超过 10min;胎心减速≥10min 则考虑胎心率基线变化
	• 频发减速	指 20min 观察时间内≥50%的宫缩伴发减速
	• 间歇性减速	指 20min 观察时间内<50%的宫缩伴发减速
正弦波形		明显可见的、平滑的、类似正弦波的图形,长变异 3~5 次/min,持续≥20min
宫缩		正常宫缩:观察 30min,10min 内有 5 次或者 5 次以下宫缩 宫缩过频:观察 30min,10min 内有 5 次以上宫缩。当宫缩过频时应记录是否伴随胎心率变化

表 9-3-2　NST 的结果判读及处理

结果/处理		正常 NST (先前的"有反应型")	不典型 NST (先前的"可疑型")	异常 NST (先前的"无反应型")
结果	基线	110~160 次/min	100~<110 次/min >160 次/min,小于 30min 基线上升	胎儿心动过缓<100 次/min 胎儿心动过速>160 次/min,超过 30min 基线不确定
	变异	6~25 次/min(正常变异) ≤5 次/min(变异缺失及微小变异),少于 40min	40~80min 内≤5 次/min(变异缺失及微小变异)	≤5 次/min,超过 80min ≥25 次/min,超过 10min(显著变异) 正弦波形
	减速	无减速或偶发变异减速持续少于 30s	变异减速持续 30~60s	变异减速持续时间超过 60s 晚期减速
	加速(≥32 周的胎儿)	40min 内两次或者两次以上加速超过 15 次/min,持续 15s	40~80min 内两次以下加速超过 15 次/min,持续 15s	大于 80min 两次以下加速超过 15 次/min,持续 15s
	小于妊娠 32 周的胎儿	40min 内两次或者两次以上加速超过 10 次/min,持续 10s	40~80min 内两次以下加速超过 10 次/min,持续 10s	大于 80min 两次以下加速超过 10 次/min,持续 10s
处理		观察或者进一步评估	需要进一步评估	全面评估胎儿状况 生物物理评分 及时终止妊娠

注:NST,无应激试验。

4. 宫缩应激试验和缩宫素激惹试验 出现宫缩时所做的电子胎心监护称之为宫缩应激试验(contraction stress test, CST),其中用缩宫素诱导出宫缩后所做的胎心监护称之为缩宫素激惹试验(oxytocin challenge test, OCT),其原理是基于宫缩时胎盘出现一过性的缺氧,胎儿若不能耐受宫缩时的氧供,其胎心率基线也会伴随宫缩发生相应的改变。无论是自发还是诱发的宫缩,一般在10分钟的区段内至少有3次持续≥40秒的宫缩才能评估CST或OCT,图形的判读主要基于是否出现晚期减速和变异减速,具体评估标准如下:

- 阴性:没有晚期减速或明显的变异减速。
- 阳性:≥50%的宫缩伴随晚期减速(即使宫缩频率<3次/10min)。
- 可疑:间断出现晚期减速或明显的变异减速。
- 过度刺激:宫缩>5次/10min或者宫缩持续时间≥90秒时伴胎心减速。
- 不满意:宫缩<3次/10min或出现无法解释的监护图形。

5. 产时电子胎心监护图形的判读 参照美国妇产科医师学会指南(ACOG, 2014)及中华医学会围产医学分会(2015)制定的《电子胎心监护应用专家共识》,产时电子胎心监护采用三级评价系统,见表9-3-3。

表 9-3-3 产时电子胎心监护三级评价系统

分级	胎心监护特征描述	临床意义
Ⅰ级胎心监护	同时满足以下条件: • 基线:110~160次/min • 变异:中度变异(6~25次/min) • 加速:有或无 • 早期减速:有或无 • 晚期或变异减速:无	正常的胎心监护图形,提示在监护期内胎儿酸碱平衡状态良好;后续的观察可按照产科情况常规处理,不需要特殊干预
Ⅱ级胎心监护	除Ⅰ级或Ⅲ级以外的其他图形	可疑的胎心监护图形,既不能提示胎儿宫内有异常的酸碱平衡状况,也没有充分证据证明是Ⅰ类或Ⅲ类胎心监护图形。Ⅱ类胎心监护图形需要持续监护和再评估。评估时需充分考虑产程、孕周,必要时实施宫内复苏措施。如无胎心加速伴基线微小变异或变异缺失,应行宫内复苏;如宫内复苏后胎心监护图形仍无改善或发展为Ⅲ类监护图形,应立即分娩
Ⅲ级胎心监护	出现以下任何一项: • 胎心基线变异缺失伴反复性晚期减速、反复性变异减速或胎儿心动过缓 • 正弦波形	异常的胎心监护图形,提示在监护期内胎儿出现异常的酸碱平衡状态,必须立即宫内复苏,同时尽快终止妊娠

(三)胎儿生物物理评分

胎儿生物物理评分(biophysical profile, BPP)是综合分析电子胎心监护及超声检查所示的某些生理活动,以判断胎儿有无急、慢性缺氧的一种产前监护方法,可供临床参考。常用的是Manning评分法(表9-3-4)。但由于BPP较费时,且受诸多主观因素的影响,故临床应用日趋减少。改良的生物物理评分(modified biophysical profile, MBPP)可以简单快速地进行评判,临床应用逐渐增多。MBPP选取NST(反映胎儿急性酸碱平衡状况)和羊水量(反映妊娠中、晚期胎盘功能)这两项指标进行评分,若NST有反应且羊水厚径>2cm,则视为MBPP正常,若NST无反应和/或羊水厚径≤2cm,则视为MBPP异常。

(四)彩色多普勒超声血流监测

应用该技术监测胎儿血流动力学,可以对有高危因素的胎儿状况作出客观判断,为临床选择适宜的终止妊娠时机提供有力的证据。常用的指标包括脐动脉和胎儿大脑中动脉的S/D比值、RI值(阻力指数)、PI值(搏动指数)、脐静脉和静脉导管的血流波形等。其中S/D为收缩期峰值流速(S)/舒张末期流速(D),RI为[S-D]/S,PI为[S-D]/M(M为平均流速)。不同孕周的S/D、PI与RI值不同。较公认的判断异常的标准如下:

表 9-3-4 Manning 评分法

指标	2分(正常)	0分(异常)
NST(20min)	≥2次胎动,FHR加速,振幅≥15次/min,持续≥15s	<2次胎动,FHR加速,振幅<15次/min,持续<15s
FBM(30min)	≥1次,持续≥30s	无或持续<30s
FM(30min)	≥3次躯干和肢体活动(连续出现计一次)	≤2次躯干和肢体活动
FT	≥1次躯干伸展后恢复到屈曲,手指摊开合拢	无活动,肢体完全伸展,伸展缓慢,部分恢复到屈曲
AFV	>2cm	无或≤2cm

注:NST,无应激试验;FHR,胎心率;FBM,胎儿呼吸运动;FM,胎动;FT,胎儿张力;AFV,羊水最大暗区垂直深度。

1. 脐动脉的舒张末期血流频谱消失或倒置，预示胎儿在宫内处于缺氧缺血的高危状态。

2. 当胎儿大脑中动脉的S/D比值降低，提示血流在胎儿体内重新分布，预示胎儿宫内缺氧。

3. 出现脐静脉、静脉导管搏动或a波反流时预示胎儿处于濒死状态。

4. 脐动脉血流指标大于各孕周的第95百分位数或超过平均值2个标准差，预示胎儿宫内状况不佳。

三、胎儿宫内监测的展望

随着生物科技的迅速发展，胎儿监护技术也日新月异。各类电子胎心监护仪和超声仪器在临床上的应用越来越广泛，为了解和掌控胎儿宫内状况提供了有益的帮助，尤其是在高危妊娠领域的应用极大地改善了妊娠结局。尽管如此，胎儿在宫内生长发育的调控非常复杂，对胎儿宫内状况的精准评估还有许多未知的空间，仅仅依靠超声和胎心监护技术不足以全面了解胎儿的宫内状况，开发和创新更先进的监护手段大有前景。同时如何利用好目前的监护技术也是临床需要重视的问题，不建议过度使用宫内监护技术。掌握好监护的指征和合理利用监护技术对改善母儿结局非常重要。

（王子莲　刘斌）

第四节　妊娠期安全用药与环境暴露

目前认为，出生缺陷主要有两个病因，一是遗传因素，约占25%；二是环境因素，约占10%，其中接触药物致畸仅占2%～3%；大多数是环境因素与遗传因素相互作用的结果，这两种因素同时存在再加上不明原因的，约占65%。

在20世纪60年代以前，胎盘被认为是一个天然的屏障，任何的毒性物质都不能通过胎盘影响胎儿。直到“反应停”事件发生，人们开始关注药物对胎儿的不良影响。研究发现，许多药物均可不同程度地通过胎盘进入胎儿循环，影响胎儿发育，然而，约80%以上的女性在妊娠期使用过某种处方或非处方药物（Palmsten et al.，2015）。但药物是否会引起胎儿异常，除了药物本身以外，还和孕妇及胎儿的自身情况密切相关。

一、妊娠期安全用药

（一）影响妊娠期药物的安全因素

1. 暴露时间　药物是否引起胎儿的异常，取决于是否暴露在胚胎发育的关键时期。在受精后2周（围着床期）的这段时间，接触致畸剂所产生的是全或无的效应。即围着床期囊胚如果暴露于某种致畸剂，要么引起全胚细胞死亡，要么胚胎继续存活而无影响。胚胎期对于结构发育最为关键，故又称“致畸高度敏感期”。由于在此阶段完成胚胎器官的定向发育，当受到有害药物或其他理化因素作用，容易产生形态结构畸形。如图9-4-1所示，神经组织于受精后第15～25日、心脏于第20～40日、肢体于第24～46日、唇于第42～56日最易受到致畸物的影响。

2. 母体及胎盘因素　妊娠期母体的血浆白蛋白，因血容量的扩大而浓度降低，结合药物的游离浓度增大，其通过胎盘进入胎儿的游离浓度增加，加之胎儿血浆蛋白含量低，故

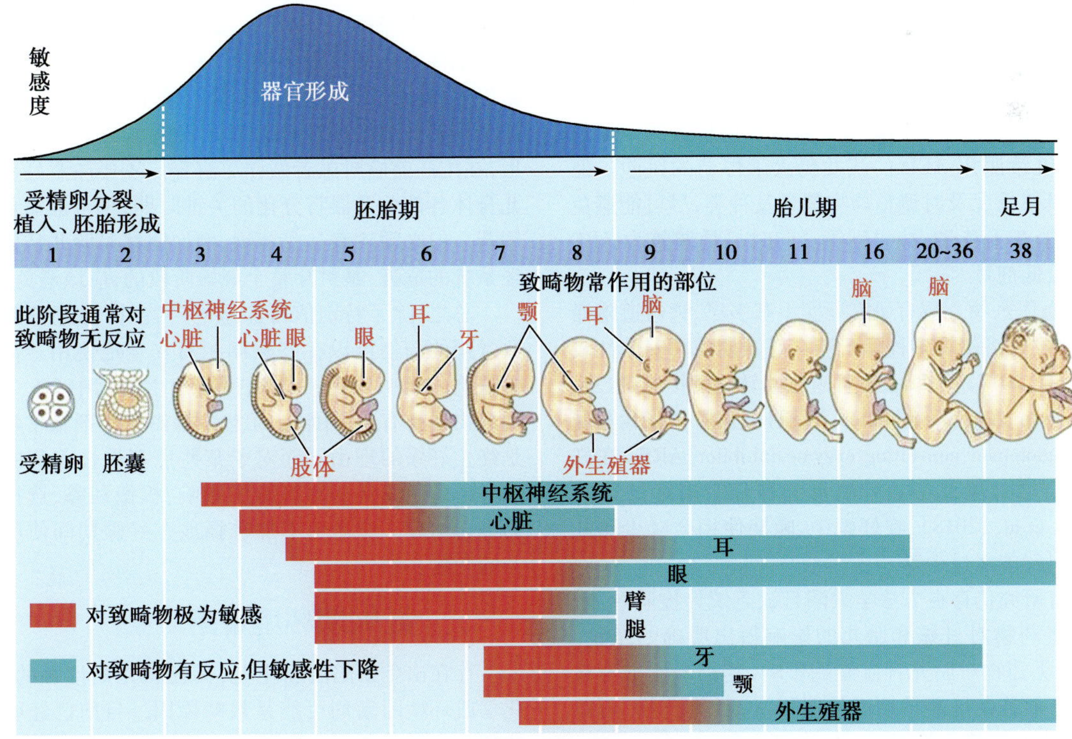

图9-4-1　妊娠期胎儿各器官发育周期及致畸物敏感度

胎儿血中游离的药物浓度为成人的1.2~2.4倍。因此，药物的利用度增加。另外，药物通过胎盘主要与蛋白结合/储存形式、分子大小、电离度、脂溶性等有关。非蛋白结合的脂溶性物质能自由通过胎盘，水溶性物质则随着分子量的增加，通过胎盘的量越来越少（Griffin et al.，2018）。

（二）药物安全分级

由于以往用来分类妊娠期间处方药使用风险的字母分级系统（A、B、C、D及X）存在证据不足、没有描述相对风险并且较为简单等问题，可能对使用者产生误导。因此，FDA从2015年7月1日开始采用新的标签规定，新的标签基于可提供使用的信息，对母亲、胎儿及哺乳期儿童可能的收益及风险提供解释，最终要求这三部分内容在标签中以"妊娠、哺乳及男女生殖可能性"为标题，对药物或生物制品使用提供详细信息（Brucker et al.，2017）。

（三）妊娠期常用药物

妊娠期使用某种药物时要以该药物的风险/获益比为依据作出选择，而且要使用药物的最小有效剂量。

1. 抗癫痫类药物　妊娠合并癫痫的孕妇服用抗癫痫类药物（antiepileptic drug，AED），其子代出生缺陷的风险大约是普通人群的2倍。目前临床所使用的AED几乎都能透过胎盘。苯巴比妥、扑痫酮等可在胎儿体内蓄积，可能会增加胎儿发生先天畸形的风险。

不同的AED致畸作用不同，如妊娠早期暴露于丙戊酸钠，先天畸形及自闭症的风险明显增加并与用药的剂量相关（Andrade，2018）。也有研究发现新一代的AED如拉莫三嗪、左乙拉西坦、奥卡西平可能会改善妊娠期药物的耐受性，较传统的AED对胎儿的致畸性小，但尚缺乏大规模的临床研究证据支持（Voinescu et al.，2018）。另有研究显示，AED单药治疗的致畸风险概率约3%左右（正常人群约2%），而多药联合治疗致畸率可达17%（Vajda et al.，2019）。虽然AED对母体和胎儿存在有害影响，但癫痫持续发作也可导致胎儿心动过缓、缺氧甚至流产。因此对于首次产前检查的癫痫患者，妊娠期间继续服用AED的获益仍大于停药的风险。但应根据患者具体情况及时调整药物剂量及种类，尽可能避免使用丙戊酸钠、苯妥英钠、扑痫酮等。同时尽量调整为AED单药治疗的最低剂量。

2. 抗高血压药物　现有研究证实甲基多巴、钙通道阻滞剂、肼屈嗪和拉贝洛尔等多种降压药在妊娠期使用安全性较高（Fitton et al.，2017）。然而，血管紧张素转化酶抑制剂（angiotensin converting enzyme inhibitor，ACEI）和血管紧张素Ⅱ受体阻滞剂（angiotensin converting enzyme inhibitor，ARB）在妊娠早期使用会增加胎儿心血管畸形和神经管畸形的风险（Hoeltzenbein et al.，2018），在妊娠中、晚期使用会减少胎儿肾血流灌注引起羊水过少等。

虽然现有研究仍存在方法学缺陷且缺乏统计检验效能，尚不能就这些药物对妊娠和胎儿的影响得出明确的结论。但鉴于ACEI类药物对胎儿肾血流的影响，其仍未被推荐在妊娠期应用。但若在妊娠早期已经服用ACEI类药物，可以继续观察，没有必要终止妊娠。

3. 抗抑郁类药物　情感障碍是育龄妇女最常见的心理健康问题之一。妊娠等生活改变的情况可能引发或加重抑郁症的症状。对已发表研究的系统回顾发现，大约有18.2%的妇女患有产前抑郁症，而在大约19%的女性，症状出现在分娩后的几周内（Uguz et al.，2019）。产前抑郁可能与妊娠和新生儿结局不良有关，并且与后代的认知损害和精神病理学有关。

妊娠期主要出生缺陷发病率和抗抑郁药使用率的现有研究结果尚未统一。尚缺乏对妊娠期抑郁症药物治疗的建议。长期用药对人类脑发育的影响很难深入研究。临床上即使没有发现可识别的缺陷，也无法排除发生婴儿神经行为发育异常的可能。故而，妊娠期用药应持保守谨慎的态度。

4. 异维A酸　异维A酸（异维甲酸）是一种重要的人类致畸剂，异维A酸是孕妇禁忌药。妊娠期暴露于异维A酸发生结构性畸形的风险约25%，另外还有25%仅发生精神发育迟滞。有研究证实，异维A酸所致婴儿畸形的特征表现为颅面、心脏、胸腺和中枢神经系统畸形，包括小耳/无耳症、小颌畸形、腭裂、心脏缺陷、胸腺缺陷、视网膜或视神经异常和中枢神经系统畸形包括脑积水等（Henry et al.，2016）。对于计划妊娠的女性患者必须在治疗期间及治疗后1个月采取两种避孕措施。

（四）妊娠期安全用药指导

妊娠期是一个相对特殊的时期，且持续的时间较长，没有孕妇能完全避免在妊娠期患病。医生可通过阅读文献、在线资源、专业协会指南及药品分级标签来指导患者咨询。妊娠期用药的原则是兼顾母亲与胎儿，在母亲安全的前提下，尽可能减少对胎儿的危害。

用药指导：①在妊娠期间用药指征需明确，避免不必要的用药；并尽量避免同时使用多个药物，当新药和老药具有同样效用时应选用老药，因为大多数的新药对胎儿及新生儿的影响并未经过充分验证。②不能只考虑到用药的副作用，应该把注意力集中到疾病上，不能讳疾忌医，因为疾病可能给母体和胎儿带来更多的危险。③不仅药物可以致畸，还要注意到其他的各种致畸因素及疾病本身也可能造成胎儿畸形，在用药前应对患者做详尽解释。④要注意妊娠早期是胎儿身体各部分及器官分化的关键时期，尽可能避免在此期间用药。但必须注意某些药物，例如酒精对胎儿特别是对其神经系统的危害，是贯穿整个妊娠阶段的，应该避免。

总之，除了特别值得注意的药物外，通过孕前指导大多数常用的药物可以在妊娠期相对安全地使用。普通人群出生缺陷的概率为1%~3%，所有出生缺陷中2%~3%与妊娠期药物暴露有关。因此，无意中暴露于小剂量常用药物并不是终止妊娠的理由。而对于某些患有慢性疾病的孕妇更应该考虑到原发疾病对妊娠的影响，权衡利弊，选择适当的药物进行治疗。应避免不加选择地在妊娠期间使用无益于母亲的药物。

二、妊娠期环境暴露

存在出生缺陷的新生儿，其在胎儿期接触的特定药物、化学或环境因素均可能是致畸原因。目前已经明确了很多物理和化学物质有导致流产和胎儿畸形的作用，如环境内分泌干扰物、烟草烟雾、电磁辐射等。

1. 环境内分泌干扰物　近年来,妊娠期环境内分泌干扰物(environmental endocrine disruptors,EEDs)暴露对胎儿生长发育的不良影响受到公众及学术界的极大关注。研究表明,产前母体暴露于双酚A(bisphenol A,BPA)与儿童的焦虑、抑郁、攻击性和多动症有关(Grohs et al.,2019,Rochester et al.,2018)。

一项队列研究分析311名儿童5岁时和9岁时的超重或肥胖情况与妊娠期BPA暴露之间的关联性,发现妊娠期BPA暴露与9岁儿童肥胖呈正相关(Harley et al.,2013)。妊娠期母体BPA暴露与胎儿生长发育及出生结局存在联系,但也存在性别差异。

2. 重金属　重金属如铅(Pb)、镉(Cd)、砷(As)和汞(Hg)等具有生殖和发育毒性及内分泌干扰作用,对妊娠期妇女的健康状况、胎儿出生结局及生长发育等具有较大的影响。研究显示,脐带血铅浓度≥0.051mg/L的女性早产的发生率几乎是脐带血铅浓度<0.051mg/L的女性的3倍,高血铅浓度增加了低出生体重和神经管缺陷的发生风险,当血铅浓度超过0.1mg/L时,会出现浓度越高儿童的智商越低的剂量效应关系(Ai-Saleh et al.,2014)。在公共卫生领域,儿童铅中毒的定义为血铅水平≥0.1mg/L。

在职业环境中,美国联邦标准要求女性工作环境中的空气铅浓度不应该达到50mg/L,因为这可能导致其血铅浓度达到0.25~0.30mg/L。即使较低的血铅水平也可能发生轻微但永久性的神经损伤。

3. 吸烟与饮酒　流行病学研究结果显示,在发达国家,15%~25%的妇女在妊娠期间吸烟。有50%的孕妇被动吸烟。吸烟与不良的妊娠结局有关,包括散发的自然流产、发育迟缓、死产、低出生体重、早产、新生儿和婴儿死亡率及儿童期疾病。众所周知,酒精摄入量增加会影响男性和女性的生育能力,并对胎儿产生不良影响。

(董艳玲　漆洪波)

参考文献

漆洪波,刘兴会,2015. 对新版"妊娠期肝内胆汁淤积症诊疗指南(2015)"的评价和进一步解释. 中华妇产科杂志,50(7):486-488.

漆洪波,杨慧霞,2011. 期待我国的孕前和孕期保健检查走向规范化. 中华妇产科杂志,46(2):81-83.

中华医学会妇产科学分会产科学组,2013. 乙型肝炎病毒母婴传播预防临床指南(第1版). 中华妇产科杂志,45(2):151-154.

中华医学会妇产科学分会产科学组,2014a. 早产的临床诊断与治疗指南(2014). 中华妇产科杂志,49(7):481-484.

中华医学会妇产科学分会产科学组,2014c. 妊娠晚期促子宫颈成熟与引产指南(2014). 中华妇产科杂志,49(12):881-885.

中华医学会妇产科学分会产科学组,2015. 妊娠期肝内胆汁淤积症诊疗指南(2015). 中华妇产科杂志,50(7):481-485.

中华医学会妇产科学分会产科学组,2018. 孕前和孕期保健指南(第2版). 中华妇产科杂志,53(1):10-17.

中华医学会妇产科学分会产科学组,中华医学会围产医学分会妊娠合并糖尿病协作组,2014b. 妊娠合并糖尿病诊治指南(2014). 中华妇产科杂志,49(8):561-569.

中华医学会围产医学分会,2014. 妊娠期铁缺乏和缺铁性贫血诊治指南. 中华围产医学杂志,17(7):451-454.

中华医学会围产医学分会,2015. 电子胎心监护应用专家共识. 中华围产医学杂志,18(7):486-490.

AI-SALEH I,SHINWARI N,MASHHOUR A et al.,2014. Birth outcome measures and maternal exposure to heavy metals(lead,cadmium and mercury)in Saudi Arabi an population. Int J Hyg Environ Health,217(2-3):205-218.

ALEXANDER E K,PEARCE E N,BRENT G A,et al.,2017 guidelines of the American Thyroid Association for the diagnosis and management of thyroid disease during pregnancy and the postpartum. Thyroid,27(3):315-389.

American College of Obstetricians and Gynecologists,2014. Practice Bulletin No. 145:antepartum fetal surveillance. Obstet Gynecol,124(1):182-192.

American College of Obstetricians and Gynecologists,2016a. Practice Bulletin No. 159:management of preterm labor. Obstet Gynecol,127(1):e29-38.

American College of Obstetricians and Gynecologists,2016b. Practice Bulletin No. 175:ultrasound in pregnancy. Obstet Gynecol,128(6):e241-256.

American College of Obstetricians and Gynecologists,2017a. Committee Opinion No. 690:carrier screening in the age of genomic medicine. Obstet Gynecol,129(3):e35-40.

American College of Obstetricians and Gynecologists,2017b. Committee Opinion No. 187:neural tube defects. Obstet Gynecol,130(6):e279-290.

American College of Obstetricians and Gynecologists,2018a. Committee Opinion No. 732:influenza vaccination during pregnancy. Obstet Gynecol,131(4):e109-114.

American College of Obstetricians and Gynecologists,2018b. Committee Opinion No. 741:maternal immunization. Obstet Gynecol,131(6):e214-217.

American College of Obstetricians and Gynecologists & Society for Maternal-Fetal Medicine,2019. Committee Opinion No. 8:interpregnancy care. Obstet Gynecol,133(1):e51-72.

American Diabetes Association,2020. Management of diabetes in pregnancy:standards of medical care in diabetes-2020. Diabetes Care,43(Suppl 1):s183-192.

American Society for Reproductive Medicine & American College of Obstetricians and Gynecologists,2019. Committee Opinion No. 762:prepregnancy counseling. Fertil steril,111(1):32-34.

ANDRADE C,2018. Major congenital malformations associated with exposure to antiepileptic drugs during pregnancy. J Clin Psychiatry,79(4):1-9.

AZEVEDO W F,DINIZ M B,FONSECA E S,et al.,2015. Complications in adolescent pregnancy:systematic review of the literature. Einstein(Sao Paulo),13(4):618-626.

BRUCKER M C,KING T L,2017. The 2015 US Food and Drug Administration Pregnancy and Lactation Labeling Rule. J Midwifery Womens Health,62(3):308-316.

CHOU R,EVANS C,HOVERMAN A,et al.,2019. Preexposure prophylaxis for the prevention of HIV Infection:evidence report and systematic review for the US Preventive Services Task Force. JAMA,321(22):2214-2230.

FITTON C A,STEINER M F C,AUCOTT L,et al. ,2017. In-utero exposure to antihypertensive medication and neonatal and child health outcomes:a systematic review. Hypertens,35(11):2123-2137.

GOLDSTEIN R F,ABELL S K,RANSINHA S,et al. ,2017. Association of gestational weight gain with maternal and infant outcomes:a systematic review and meta-analysis. JAMA,317(21):2207-2225.

GRIFFIN B L,STONE R H,EI-IBIARY S Y,et al. ,2018. Guide for drug selection during pregnancy and lactation:what pharmacists need to know for current practice. Ann Pharmacother,52(8):810-818.

GROHS M N,REYNOLDS J E,LIU J,et al. ,2019. Prenatal maternal and childhood bisphenol A exposure and brain structure and behavior of young children. Environ Health,18(1):85.

HARLEY K G, AGUILAR R, CHEVRIER J, et al,2013. Prenatal and postnatal bisphenpl A exposure and body mass index in childhood in the CHAMACOS cohort. Environ Health Perspect,121(4):514-520.

HENRY D, DORMUTH C, WINQUIST B, et al. , 2016. Occurrence of pregnancy and pregnancy outcomes during isotretinoin therapy. CMAJ, 188(10):723-730.

HOELTZENBEIN M,TISSEN T,FIETZ A K,et al. ,2018. Increased rate of birth defects after first trimester use of angiotensin converting enzyme inhibitors Treatment or hypertension related? An observational cohort study. Pregnancy Hypertens,13:65-71.

LONDERO A P,ROSSETTI E,PITTINI C,et al. ,2019. Maternal age and the risk of adverse pregnancy outcomes: a retrospective cohort study. BMC Pregnancy Childb,19(1):261.

MASON E,CHANDERA-MOULI V,BALTAG V,et al. ,2014. Preconception care:advancing from ‘important to do and can be done’ to ‘is being done and is making a difference’. Reprod Health,11(Suppl 3):s8.

NZELU D,DUMITRASCU-BIRIS D,HUNT K F,et al. ,2018. Pregnancy outcomes in women with previous gestational hypertension: A cohort study to guide counselling and management. Pregnancy Hypertens,12: 194-200.

PALMSTEN K,HERNANDEZ-DIAZ S,CHAMBERS C D,et al. ,2015. The most commonly dispensed prescription medications among pregnant women enrolled in the U. S. Medicaid program. Obstet Gynecol, 126 (3):465-473.

ROCHESTER J R, BOLDENA L, KWIATKOWSKI C F, 2018. Prenatal exposure to bisphenol A and hyperactivity in children:a systematic review and meta-analysis. Environ Int,114(5):343-356.

Royal College of Obstetricians and Gynaecologists,2010. Green-top Guideline No. 8: amniocentesis and chorionic villus sampling. London: RCOG:1-13.

SALOMON L J, ALFIREVIC Z, BILARDO C M, et al. , 2013. ISUOG Practice Guidelines:performance of first-trimester fetal ultrasound scan. Ultrasound Obstet Gynecol,41(1):102-113.

SHAO Z,TIBI M A,WAKIM-FLEMING J,2017. Update on viral hepatitis in pregnancy. Cleve Clin J Med,84(3):202-206.

Society for Maternal-Fetal Medicine,2016. Hepatitis in pregnancy screening,treatment,and prevention of vertical transmission. Am J Obstet Gynecol,214(1):6-14.

Society of Obstetricians and Gynaecologists of Canada,2012. Management of group B streptococcal bacteriuria in pregnancy. J Obstet Gynaecol Can,34(5):482-486.

Society of Obstetricians and Gynaecologists of Canada,2014. Prenatal invasive procedures in women with hepatitis B,hepatitis c,and/or human immunodefciency virus infections. J Obstet Gynaecol Can, 36 (7): 648-653.

Society of Obstetricians and Gynaecologists of Canada, 2017. Hepatitis B and pregnancy. J Obstet Gynaecol Can,39(3):181-190.

UGUZ F,YAKUT E,AYDOGAN S,et al. ,2019. Prevalence of mood and anxiety disorders during pregnancy: a case-control study with a large sample size. Psych Res,272:316-318.

US Preventive Services Task Force,2017. Folic acid supplementation for the prevention of neural tube effects:US Preventive Services Task Force recommendation statement. JAMA,317(2):183-189.

VAJDA F J E,GRAHAM J E,HITCHCOCK A A,et al. ,2019. Antiepileptic drugs and foetal malformation: analysis of 20 years of data in a pregnancy register. Seizure,65:6-11.

VOERMAN E, SANTOS S, PATRO GOLAB B, et al. , 2019. Maternal body mass index,gestational weight gain,and the risk of overweight and obesity across childhood: an individual participant data meta-analysis. PLoS Med,16(2):e1002744.

VOINESCU P E,PARK S,CHEN L Q,et al. ,2018. Antiepileptic drug clearances during pregnancy and clinical implications for women with epilepsy. Neurology,91(13):e1228-1236.

World Health Organization,2012. Daily iron and folic acid supplementation in pregnant women. Geneva:World Health Organization:1-32.

World Health Organization, 2013. Calcium supplementation in pregnant women. Geneva:World Health Organization:1-35.

World Health Organization, 2016. WHO recommendations on antenatal care for a positive pregnancy experience. Geneva:World Health Organization:1-172.

第十章

分娩及产褥期

第一节　正常分娩

一、定义

（一）分娩

分娩(delivery)是指妊娠满 28 周及以上，胎儿及其附属物从临产开始到由母体娩出的全过程。

正常分娩是指妊娠 37^{+0}~41^{+6} 周的孕妇自然临产，产程进展正常，胎儿以头位自然娩出，且分娩后母婴状态良好的分娩。

妊娠满 37 周至不满 42 周(259~293 日)期间分娩，称为足月产(term delivery)。既往研究认为在此期间分娩的胎儿结局基本一致，但新的研究表明，在这 5 周内的新生儿结局(特别是呼吸系统疾病发病率)随着分娩周数的不同存在差异。对于没有合并症的孕妇，在 39~40^{+6} 周分娩的新生儿不良预后最少。因此，美国国家儿童保健和人类发育研究所、美国妇产科医师学会、美国母胎医学会、美国儿科学会以及世界卫生组织(WHO)于 2012 年推荐将足月产进行分类：妊娠 37~38^{+6} 周期间分娩，称为早期足月产(early term)；妊娠 39~40^{+6} 周期间分娩，称为完全足月产(full term)；妊娠 41~41^{+6} 周分娩，称为晚期足月产(late term)。

妊娠满 28 周至不满 37 周(196~258 日)期间分娩，称为早产(premature delivery)。妊娠满 42 周及其后(294 日及以上)分娩，称为过期产(postterm delivery)。

（二）临产和先兆临产

临产(in labor)：临产的重要标志为有规律且逐渐增强的子宫收缩，持续 30 秒或以上，间歇 5~6 分钟，同时伴随进行性宫颈管消失、宫口扩张和胎先露部下降。

先兆临产(threatened labor)：预示孕妇不久即将临产的症状称先兆临产。

1. 假临产(false labor)　孕妇在分娩发动前，常出现假临产。其特点是宫缩引起下腹部轻微紧缩感，持续时间短(多小于 30 秒)且不衡定，间歇时间长且不规律，宫缩强度不增加，常在夜间出现、清晨消失，宫颈管不短缩，宫口不扩张，给予镇静药物能抑制假临产的宫缩。

2. 胎儿下降感(lightening)　又称“轻松感”。多数孕妇感到上腹部较前舒适，进食量增多，呼吸较前轻快，系胎先露部下降进入骨盆入口使宫底下降所致。因压迫膀胱常有尿频症状。

3. 见红(show)　在分娩发动前 24~48 小时，因宫颈内口附近的胎膜与该处的子宫壁分离，毛细血管破裂，经阴道排出少量血液，与宫颈管内的黏液相混合后排出，称“见红”，是分娩即将开始的比较可靠征象。若阴道流血量较多，超过平时月经量，不应认为是先兆临产，应考虑妊娠晚期出血，如前置胎盘、胎盘早剥、前置血管破裂等。

（三）产程

总产程(total stage of labor)即分娩全过程，指从开始出现规律宫缩直到胎儿胎盘娩出的全过程。临床上分为 3 个产程。

第一产程(first stage of labor)：又称“宫颈扩张期”，指临产开始直至宫口完全扩张，即开全(10cm)。

第二产程(second stage of labor)：又称“胎儿娩出期”，指从宫口开全到胎儿娩出的全过程。

第三产程(third stage of labor)：又称“胎盘娩出期”，从胎儿娩出后到胎盘胎膜娩出，即胎盘剥离和娩出的全过程，需 5~15 分钟，不应超过 30 分钟。

二、第一产程

（一）产程图

第一产程为宫颈扩张期，在规律宫缩的作用下，宫口扩张和胎先露部下降。产程中通过绘制产程图(partogram)来观察及记录产程的进展(图 10-1-1)，并指导产程的处理。

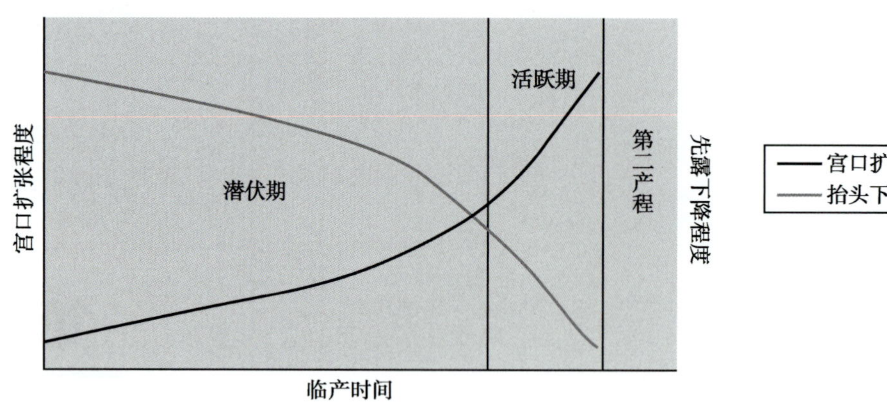

图 10-1-1　产程图

产程图中包括宫口扩张曲线及胎头下降曲线。

宫口扩张曲线：将第一产程分为潜伏期和活跃期。潜伏期是指从规律宫缩到宫口扩张<5cm，此期扩张速度较慢。活跃期是指从宫口扩张 5cm 到宫口开全。

胎头下降曲线：以胎头颅骨最低点与坐骨棘平面的关系表明。坐骨棘平面是判断胎头高低的标志。胎头颅骨最低点与坐骨棘平面持平时，以“S-0”表示；在坐骨棘平面上 1cm 时，以“S-1”表示；在坐骨棘平面下 1cm 时，以“S+1”表示，余依此类推。

（二）正常第一产程定义的变迁

第一产程的焦点主要在于第一产程进入活跃期的标志。作为传统产程中相关定义及其依据的起源，是在二十世纪五十年代，Friedman（1955）将 500 例初产妇的产程图进行总结，绘制了 Friedman 曲线。Friedman 将第一产程分为潜伏期和活跃期，由潜伏期进入活跃期的标志是宫口扩张速度明显加快。在 Friedman 曲线中，这一转折点位于宫口开 3～4cm 时，故以宫口扩张 3～4cm 作为进入活跃期标志（在国内外不同版本的教科书中，将活跃期定义为 3cm 或 4cm 各有不同）。活跃期正常宫口扩张的最低速度初产妇为 1.2cm/h，经产妇为 1.5cm/h。Friedman 根据第 95 百分位数，将潜伏期延长定义为初产妇>20 小时，经产妇>14 小时；将活跃期延长定义为宫口扩张速度初产妇<1.2cm/h，经产妇<1.5cm/h；将活跃期停滞定义为宫口扩张 3cm 以上，在宫缩正常的条件下，宫口停止扩张 2 小时以上。

尽管 Friedman 曲线是通过描述性研究所得，样本量少，同时在选取样本时存在较大的选择偏倚，但是，在过去的 60 余年中，中国乃至国际妇产科学界仍然依据其研究结果来定义正常及异常产程。随着当代分娩人群中出现的一些新特点，如孕妇年龄增大、肥胖孕妇增多、胎儿体重增加、硬膜外麻醉应用、越来越多的产科干预等，加之对 Friedman 曲线本身科学性的思索，一些研究团队重新将焦点投入了对产程的观察中。

Zhang 等（2010）对美国 19 所医院中 62 415 例单胎、头位、自然临产并阴道分娩，且新生儿结局正常孕妇的产程进行了回顾性研究发现（表 10-1-1），进入活跃期后宫口扩张速

表 10-1-1　不同产次组自然临产后产程时间的比较　单位：h

产程	产程时间中位数（第 95 百分位数）		
	产次＝0 n＝25 624	产次＝1 n＝16 755	产次≥2 n＝16 219
第一产程：宫口扩张/cm			
3～4	1.8（8.1）	—	—
4～5	1.3（6.4）	1.4（7.3）	1.4（7.0）
5～6	0.8（3.2）	0.8（3.4）	0.8（3.4）
6～7	0.6（2.1）	0.5（1.9）	0.5（1.8）
7～8	0.5（1.6）	0.4（1.3）	0.4（1.2）
8～9	0.5（1.4）	0.3（1.0）	0.3（0.9）
9～10	0.5（1.8）	0.3（0.9）	0.3（0.8）
第二产程			
椎管内镇痛组	1.1（3.6）	0.4（2.0）	0.3（1.6）
无椎管内镇痛组	0.6（2.8）	0.2（1.3）	0.1（1.1）

度远低于 Friedman 的数据，初产妇在 0.5~0.7cm/h，经产妇在 0.5~1.3cm/h；无论初产妇还是经产妇，宫口从 3cm 扩张到 4cm 可能需要 8 小时以上，宫口从 4cm 扩张到 5cm 可能需要 6 小时以上，从 5cm 扩张到 6cm 可能需要 3 小时以上；宫口扩张速度明显加快（斜率增加）出现在 6cm 以后，而当宫口扩张 6cm 后，4 小时产程无明显进展则属于过于缓慢。另外，对大多数经产妇而言，其产程在宫口扩张 6cm 以前与初产妇基本一致，在此之后，经产妇的产程进展明显加快（图 10-1-2）。基于以上研究，结合美国国家儿童保健和人类发育研究所、美国妇产科医师协会、美国母胎医学会等提出的相关指南及专家共识（ACOG et al.，2014；Spong et al.，2012），中华医学会妇产科学分会产科学组（2014）对产程的临床处理达成新共识，将宫口扩张 6cm 作为活跃期的标志。

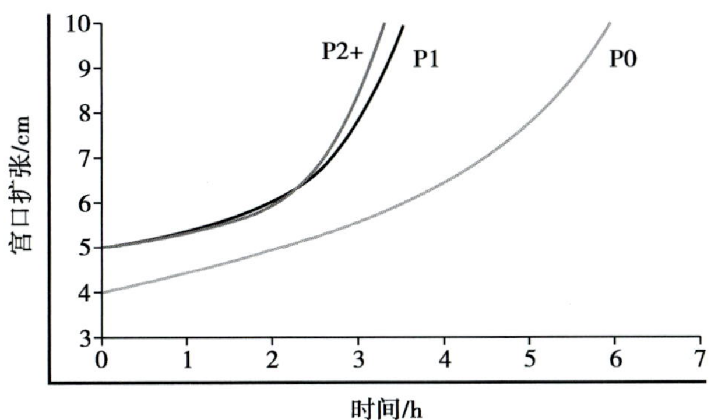

图 10-1-2　自然临产的单胎、头位、自然临产、最终顺利阴道分娩且新生儿结局正常的孕妇的产程曲线与产次的关系

图中 P 为产次（parity）。

2018 年，WHO 发表了《产时管理改进分娩体验》（*Intrapartum Care for a Positive Childbirth Experience*）的推荐建议（WHO，2018），该建议综合分析了 3 项近年发表的关于低风险、自然临产孕妇产程进展情况的系统综述，推荐以宫口扩张 5cm 作为活跃期的标志。Hanley 等（2016）及 Abalos 等（2018）的系统综述主要对不同国家、不同研究活跃期的定义进行了比较。Oladapo 等（2018）的系统综述纳入来自 7 项观察性研究的 99 712 例自然临产、阴道分娩且围产儿结局正常的低危产妇。该研究评估了第一产程中宫口每扩张 1cm 所需的时间以及相应的斜率变化。当宫口扩张<5cm 时，初产妇宫口扩张每进展 1cm 所需的中位时间>1 小时；在宫口扩张达 5cm 后，宫口扩张速度增快，宫口扩张 5~6cm 的中位速度为 1.09cm/h（6 项研究，42 648 例产妇）。经产妇的情况与初产妇类似。

综合上述证据，中华医学会妇产科学分会产科学组等（2020）在《正常分娩指南》中采纳了 2018 年 WHO 的推荐，以宫口扩张到 5cm 作为进入活跃期的标志。

（三）第一产程中孕妇的管理

1. 快速评估　建议对入院孕妇进行快速评估，包括孕妇的生命体征、胎心率、宫缩、胎位、胎儿大小、羊水等情况，评估是否存在产科高危或急症情况，以便进行紧急处理。

2. 心理指导　尽量为孕妇提供舒适的环境，对孕妇进行精神安慰，耐心讲解“分娩是生理过程”，增强其自然分娩的信心。若孕妇精神过度紧张，宫缩时喊叫、不安，应在宫缩时指导其作深呼吸动作，或用双手轻揉下腹部。若产妇腰骶部胀痛，用手拳压迫腰骶部，常能减轻不适感。

3. 饮食和饮水　全身麻醉低风险的孕妇分娩过程中可根据自己的意愿进食和饮水，应重视产程中能量的供给。系统综述显示，严格限制经口进食和饮水组与对照组比较，产程时间、剖宫产率、产程干预、新生儿阿普加（Apgar）评分、新生儿入新生儿重症监护室（NICU）率差异无统计学意义。另外，产程中饮用碳水化合物与饮用水比较，孕妇和新生儿结局差异无统计学意义。所以孕妇在产程中，可根据自身需求选择饮品。

4. 休息和活动　产程中不必限制孕妇体位，应根据孕妇意愿选择其舒适体位。由于仰卧位可导致仰卧位低血压，故不推荐。孕妇可在病室内活动（如破水后为初产头浮或臀位则应卧床，警惕脐带脱垂），加速产程进展。

5. 阴道检查　建议潜伏期每 4 小时进行一次阴道检查，活跃期每 2 小时进行一次阴道检查。但是当孕妇出现会阴膨隆、阴道血性分泌物增多、排便感等可疑宫口快速开大的表现时，应立即行阴道检查。阴道检查能直接触清宫口四周边缘，包括评估颈管消退程度、宫口扩张程度、胎先露部及先露的高低、胎膜是否破裂等情况。若先露为胎儿头部，还能了解矢状缝及囟门，确定胎方位及产瘤的大小。如触及条索状物，要考虑到脐带脱垂。另外，注意宫缩前后宫口扩张和先露下降的程度有助于对产程进展进行评估。一旦胎膜破裂，建议立即听诊胎心，观察羊水颜色、性状和流出量，必要时行阴道检查，同时记录。对于产程进展顺利者，不建议宫口开全之前常规行人工破膜术。

6. 生命体征的监测　第一产程期间每隔 4 小时测量一次生命体征，包括血压、脉搏、体温、呼吸。若发现血压升高（宫缩时血压常升高 5~10mmHg，间歇期恢复原状）或体温升高，应酌情增加测量次数，完善相关检查（如尿常规、血常规等）并给予相应处理。

7. 宫缩的监测和评估　建议以宫缩频率对宫缩进行评估。宫缩过频是指宫缩频率每 10 分钟大于 5 次，持续至少 20 分钟。当发现宫缩过频时，建议停止应用缩宫素，必要时可给予宫缩抑制剂。

8. 排尿与排便　临产后，鼓励孕妇每 2~4 小时排尿一次，以免膀胱充盈影响宫缩及胎头下降。因胎头压迫引起排尿困难者，应警惕有头盆不称，必要时导尿。不推荐常规洗肠。

9. 分娩镇痛　据孕妇的疼痛情况，鼓励采用非药物方法减轻分娩疼痛，必要时根据其意愿使用椎管内镇痛或其他药物镇痛。非药物镇痛方法包括导乐陪伴、芳香疗法、催眠、音乐疗法、按摩、呼吸减痛、会阴热敷、自由体位等。非药物镇痛方法能缓解分娩不适，减轻疼痛，改善孕妇对分娩过程的体验，但是其有效性尚缺乏高质量的研究证据支持。椎管内镇痛既不会增加剖宫产率，也不会延长第一产程时间，但有可能引起产妇发热，须与宫内感染相鉴别。另外，在没有医疗禁忌的情况下，分娩镇痛应在孕妇要求下才可实施。对于使用椎管内镇痛者，医疗机构应具备实时监测孕妇生命体征、胎心和宫缩的监护条件，并由麻醉医师动态评估孕妇疼痛评分及下肢肌力，发现异常及时处理。其他药物镇痛包括阿片类药物，如芬太尼、吗啡、哌替啶等。

10. 潜伏期延长的定义　潜伏期延长指初产妇>20 小时，经产妇>14 小时。在除外头盆不称及可疑胎儿窘迫的前提下，缓慢但有进展（宫口扩张和胎先露下降）的潜伏期延长不作为剖宫产指征。

11. 活跃期停滞的定义　当破膜且宫口扩张≥5cm 后，如果宫缩正常，宫口停止扩张≥4 小时可诊断活跃期停滞；如宫缩欠佳，宫口停止扩张≥6 小时可诊断为活跃期停滞。活跃期停滞可作为剖宫产指征。

（四）第一产程中胎儿的监测

第一产程对胎儿宫内状况的监测和评估包括间断听诊及胎心监护两个方面。

第一产程中推荐入产房后至少进行一次胎心监护，常规行电子胎心监护后，建议第一产程每 30 分钟听诊胎心率 1 次，并记录。根据当地医疗条件，潜伏期应至少每 60 分钟听诊 1 次，活跃期至少每 30 分钟听诊 1 次。如进行间断听诊，应至少听诊 60 秒，并包括宫缩前、中、后。当间断听诊发现胎心率异常时，建议使用电子胎心监护进行监测。

出现但不限于以下情况者，推荐持续胎心监护：产妇心率 30 分钟内出现 2 次超过 120 次/min；1 小时内产妇体温 2 次超过 37.5℃；怀疑绒毛膜羊膜炎或败血症；产妇主诉腹痛不同于正常宫缩痛；羊水有显著胎粪污染；产程中阴道有鲜血流出；宫缩间期血压升高，收缩压≥140mmHg 或舒张压≥90mmHg；宫缩持续≥60 秒或宫缩过频。对于存在胎儿生长受限情况的产妇，产程中推荐持续胎心监护。

第一产程处理流程图见图 10-1-3。

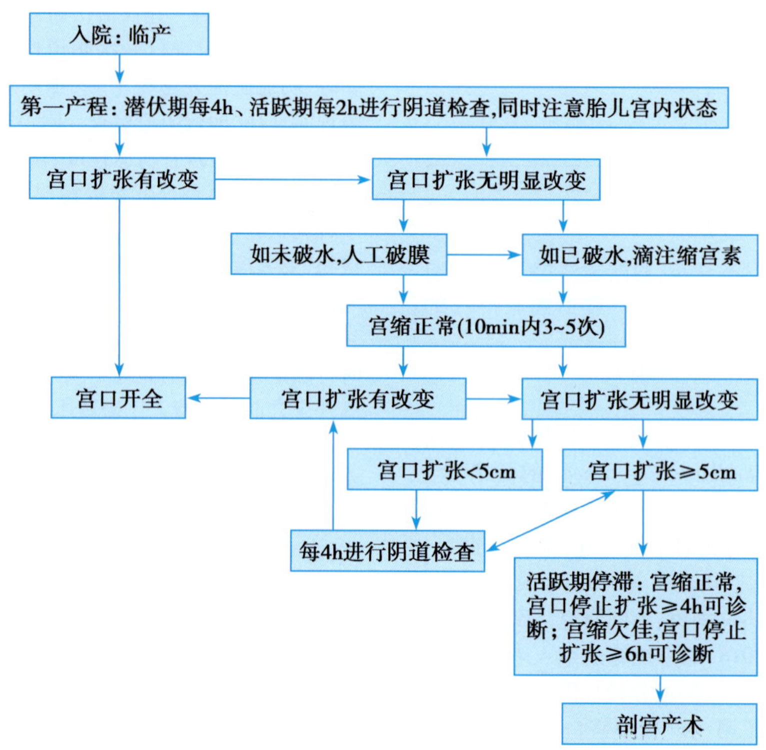

图 10-1-3　第一产程处理流程图

三、第二产程

（一）正常第二产程定义的变迁

第二产程，又称“胎儿娩出期”，是指从宫口开全到胎儿娩出的过程。产次、椎管内镇痛的应用、产妇体重指数（BMI）、胎儿体重、胎方位、宫口开全时的先露高低、是否存在可疑胎儿窘迫等多种因素都可对第二产程的时间产生影响。

根据 Friedman 产程图，第二产程延长的诊断标准分别为初产妇大于 2 小时和经产妇大于 1 小时，这也是传统上对于第二产程延长的理解。

而 Zhang 等的研究发现（表 10-1-1），初产妇、既往分娩 1 次、既往多次分娩的产妇应用椎管内镇痛后第二产程时间的中位数（第 95 百分位数）分别是 1.1（3.6）小时、0.4（2.0）小时、0.3（1.6）小时，而无椎管内镇痛者数据分别为 0.6（2.8）小时，0.2（1.3）小时，0.1（1.1）小时。与无椎管内镇痛组相比，应用椎管内镇痛组第二产程平均时间延长 0.5 小时左右，第 95 百分位数延长了 1 小时以上。

根据上述研究结果，中华医学会妇产科学分会产科学组等（2020）在《正常分娩指南》中推荐：对于初产妇，如未行椎管内镇痛，第二产程超过3小时可诊断第二产程延长；如行椎管内镇痛，超过4小时可诊断。对于经产妇，如无椎管内镇痛，超过2小时可诊断第二产程延长；如行椎管内镇痛，超过3小时可诊断。

与既往Friedman的产程图相比，当代产程第二产程管理中最显著的理念是希望助产人员对第二产程有更多的耐心和时间。那么，胎儿是否可以耐受较长时间的第二产程？事实上，在定义合适的第二产程时间之前，首先考虑的应是近期和远期的母婴结局。许多研究对第二产程时间及不良母婴结局之间的关系进行了评估后发现，在电子胎心监护的广泛应用下，新生儿结局和第二产程时长并无直接关系。一项对1 862名初产妇进行的多中心随机研究的二次分析发现，产妇用力时间延长（大于3小时）与新生儿不良结局无关（Le Ray，2009）。在另外一项包括15 759名初产妇的回顾性队列研究中，对第二产程时间>4小时产妇的分析得出类似的结论。这可能与当胎心监护异常时积极进行阴道助产等干预有关（Cheng，2004）。然而，也有许多研究显示，较长的第二产程与产妇感染、会阴Ⅲ~Ⅳ度裂伤及产后出血之间存在一定的相关性。另外，随着第二产程时间延长，阴道自然分娩率呈下降趋势。但是，这些风险的升高也许不仅仅与第二产程时间有关，还与医生在发现第二产程时间延长后所采取的干预措施（例如阴道手术助产）有关。

（二）第二产程中孕妇的管理

1. 第二产程进展的评估　宫口开全后，胎膜多已自然破裂。若仍未破膜，常影响胎头下降，应在宫缩间歇期行人工破膜术。第二产程中注意监测胎儿宫内状态，并对产力、胎先露下降程度进行评估，特别是当胎先露下降缓慢时，要注意除外宫缩乏力，必要时予缩宫素加强宫缩。行阴道检查时应注意胎先露的位置、胎方位、产瘤大小及宫缩时先露下降的程度。当胎头下降缓慢或停滞时，应对胎方位进行评估，可以使用超声协助判断胎方位，必要时手转胎头到合适的胎方位。

2. 分娩姿势和指导用力的时机　鼓励孕妇采用最舒适的姿势进行分娩。目前关于第二产程延迟用力尚存在争议。WHO（2018）推荐在胎儿监护正常、孕妇状态良好的情况下，如果胎儿先露部位于S+2以上和/或非枕前位时，孕妇没有迫切的用力意愿时可密切观察。但Cahill等（2018）对2 414例接受硬膜外镇痛的初产妇进行的多中心随机对照试验（RCT）显示，第二产程立即用力组与延迟用力组的阴道分娩率差异无统计学意义，但立即用力组孕妇发生绒毛膜羊膜炎、产后出血及新生儿酸中毒的风险均显著低于延迟用力组，该RCT研究由于延迟用力组母儿并发症高而提前终止。故ACOG（2019）建议对于接受椎管内镇痛的初产妇，在第二产程开始时应立即指导孕妇用力。另外，Di Mascio等（2020）纳入了12个RCT研究共计5 445例进行椎管内镇痛孕妇的系统综述也显示，虽然第二产程延迟用力对于自然分娩、阴道助产及剖宫产等分娩方式没有影响，但会显著延长第二产程时间，并显著增加绒毛膜羊膜炎及低脐血pH的风险。故中华医学会妇产科学分会产科学组（2020）在《正常分娩指南》中推荐，应用椎管内镇痛的初产妇，在第二产程开始时即应在指导下用力，不推荐延迟用力。

3. 胎头拨露和胎头着冠　随着产程进展，会阴渐膨隆和变薄，肛门括约肌松弛，可以出现排便。于宫缩时胎头露出于阴道口，露出部分不断增大。在宫缩间歇期，胎头又缩回阴道内，称胎头拨露。直至胎头双顶径越过骨盆出口，宫缩间歇时胎头也不再回缩，称胎头着冠。

4. 推荐在第二产程根据孕妇意愿和实际条件，可采用某些减少会阴损伤和利于自然分娩的措施（包括会阴按摩、热敷和会阴保护）。

5. 不推荐在第二产程采用宫底加压的方式协助胎儿娩出。经阴道分娩的孕妇不推荐常规行会阴切开术。

（三）第二产程中胎儿的监测

对胎儿宫内状态的评估和监测主要包括对胎心和宫缩的评估，并须注意羊水的性状。建议每10分钟听诊一次胎心或持续胎心监护，并应用三级评价系统进行评估。如可疑胎儿窘迫，应在实施宫内复苏措施的同时尽快结束分娩。

第二产程处理流程见图10-1-4。

四、分娩机制

以枕左前为例，分娩流程示意图见图10-1-5。

1. 衔接　胎头双顶径进入骨盆入口平面，胎头颅骨最低点接近或达到坐骨棘水平，称衔接。胎头以半俯屈状态进入骨盆入口，由于枕额径大于骨盆入口前后径，以枕额径衔接。胎头矢状缝落在骨盆入口右斜径上，胎头枕骨在骨盆左前方。经产妇多在分娩开始后胎头衔接，部分初产妇在预产期前1~2周内胎头衔接。胎头衔接表明不存在头盆不称。若初产妇已临产而胎头仍未衔接，应警惕有头盆不称。

2. 下降　胎头沿骨盆轴前进的动作称下降（descent）。下降动作贯穿于分娩全过程，与其他动作相伴随。下降动作呈间歇性，宫缩时胎头下降，间歇时胎头又退缩。注意观察胎头下降程度，作为判断产程进展的重要标志之一。胎头在下降过程中，受骨盆底的阻力发生俯屈、内旋转、仰伸、复位及外旋转等动作。

3. 俯屈　当胎头以枕额径进入骨盆腔后，继续下降至骨盆底时，原来处于半俯屈的胎头枕部遇肛提肌阻力，借杠杆作用进一步俯屈，使下颏接近胸部，变胎头衔接时的枕额周径（平均34.8cm）为枕下前囟周径（平均32.6cm），以最小径线适应产道，有利于胎头继续下降。

4. 内旋转　指胎头到达中骨盆为适应骨盆纵轴而旋转，使其矢状缝与中骨盆及骨盆出口前后径相一致的动作。内旋转从中骨盆平面开始至骨盆出口平面完成，以适应中骨盆及骨盆出口前后径大于横径的特点，有利于胎头下降。枕先露时，胎头枕部到达骨盆底最低位置，肛提肌收缩力将胎头枕部推向阻力小、部位宽的前方，枕左前位的胎头向前旋转45°。胎头向前向中线旋转45°，后囟转至耻骨弓下。

5. 仰伸　内旋转完成后，当完全俯曲的胎头下降达到阴道外口时，宫缩和负压继续迫使胎头下降，而肛提肌收缩力又将胎头向前推进，二者共同作用使胎头沿骨盆轴下段向下、向前；当胎头枕部达耻骨联合下缘，以耻骨弓为支点，胎头逐渐仰伸，胎头顶、额、鼻、口、颏依次娩出。

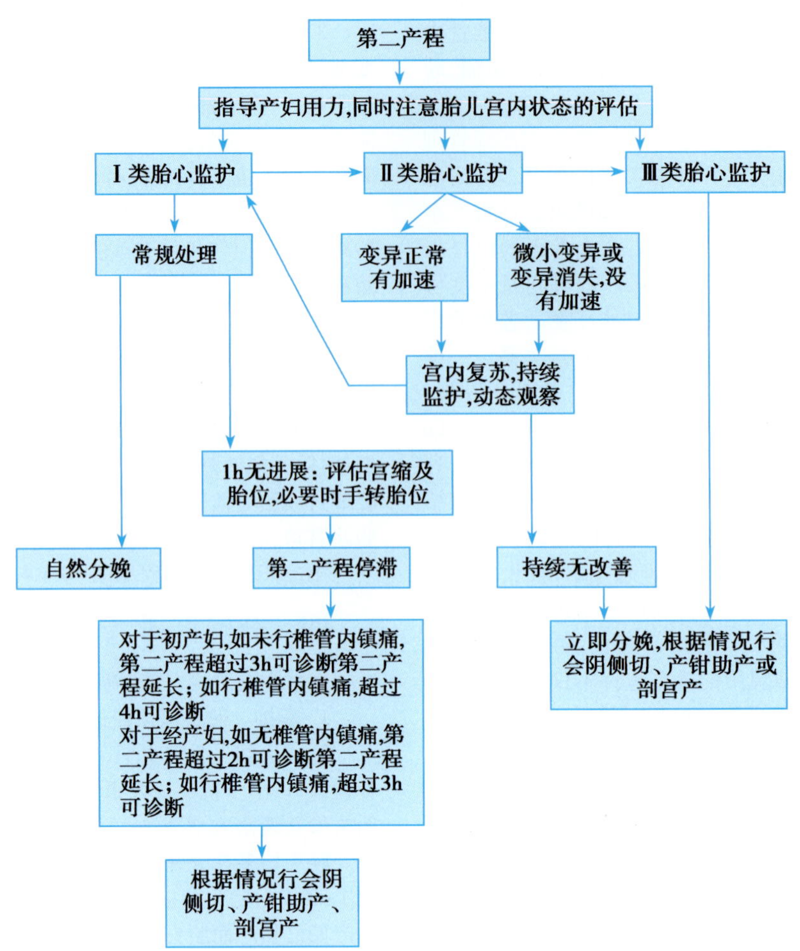

图 10-1-4 第二产程处理流程图

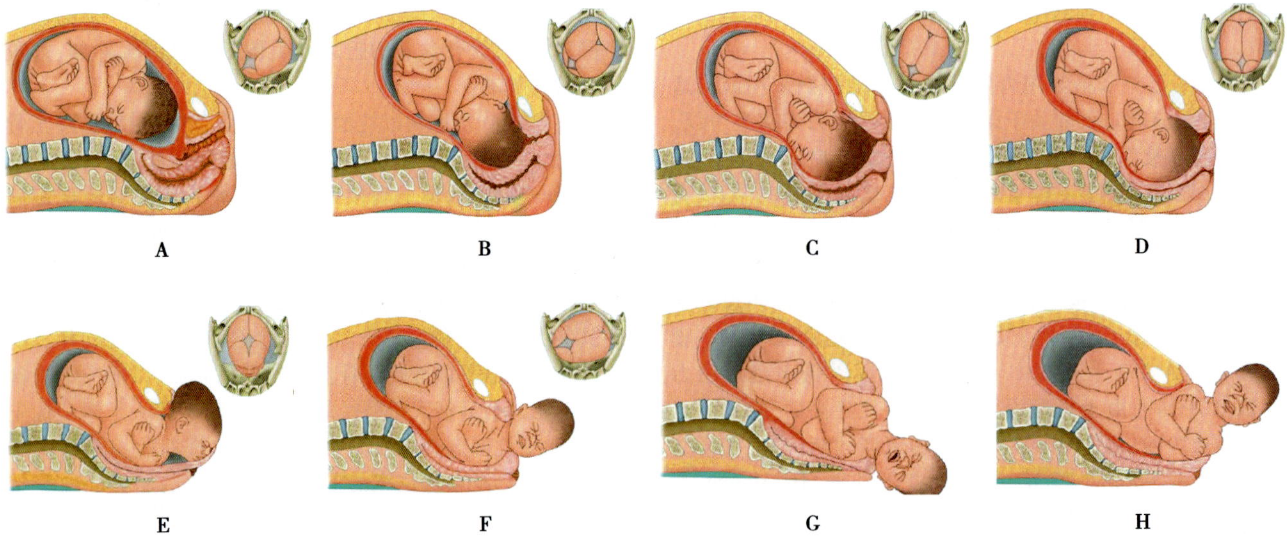

图 10-1-5 分娩流程示意图

A. 头浮,未衔接;B. 衔接下降,内旋转;C. 进一步下降,内旋转;D. 完成内旋转,开始仰伸;E. 完成仰伸;F. 复位,外旋转;G. 前肩娩出;H. 后肩娩出。

6. 复位+外旋转　胎头娩出时，胎儿双肩径沿骨盆入口左斜径下降。胎头娩出后，为使胎头与胎肩恢复正常关系，胎头枕部再左旋转 45°，称为复位。胎肩继续下降，右前肩向中线旋转 45°时，胎儿双肩径转成与骨盆出口前后径一致，胎头枕部则需向外继续左旋转 45°以保持胎头与胎肩垂直，称为外旋转。

7. 胎肩及胎儿娩出　胎头娩出后，前肩在耻骨下先娩出，随即后肩娩出。双肩娩出后，胎体及下肢取侧位娩出。

五、第三产程

（一）第三产程中产妇的管理

1. 应用缩宫素预防产后出血　建议对所有第三产程使用子宫收缩剂以减少产后出血。首选缩宫素，在胎儿前肩娩出后静脉滴注稀释后缩宫素 10～20IU，或在胎儿前肩娩出后立即肌内注射缩宫素 10IU。

2. 评估子宫收缩情况　胎盘胎膜娩出后，检查并确定胎盘胎膜完整，推荐对所有产妇进行产后子宫收缩情况的评估，尽早发现宫缩乏力。应注意观察、测量并记录出血量，同时监测生命体征。如发生产后出血，按照《产后出血预防与处理指南（2014）》进行处理（中华医学会妇产科学分会产科学组，2014）。对于已预防性使用缩宫素的产妇，不推荐为预防产后出血而采取持续子宫按摩。

3. 胎盘剥离征象　①宫体变硬呈球形，子宫下段扩张，宫体呈狭长形被推向上，宫底升高达脐上；②剥离的胎盘降至子宫下段，阴道口外露的一段脐带自行延长；③阴道少量流血；④助产者用手掌尺侧在产妇耻骨联合上方轻压子宫下段时，宫体上升而外露的脐带不再回缩。

4. 协助娩出胎盘　当确认胎盘已完全剥离时，于宫缩时以左手握住宫底（拇指置于子宫前壁，其余 4 指放于子宫后壁）并按压，同时右手轻拉脐带，协助娩出胎盘。当胎盘娩出至阴道口时，助产者用双手捧住胎盘，向一个方向旋转并缓慢向外牵拉，协助胎盘胎膜完整剥离排出。若在胎膜排出过程中，发现胎膜部分断裂，可用血管钳夹住断裂上端的胎膜，再继续向原方向旋转，直至胎膜完全排出。胎盘胎膜排出后，注意观察并测量出血量。助产者切忌在胎盘尚未完全剥离时用手按揉、下压宫底或牵拉脐带，以免引起胎盘部分剥离而出血或拉断脐带，甚至造成子宫内翻。

5. 需要手取胎盘术的情况　①若胎盘娩出前出血多时，应由医师行手取胎盘术；②第三产程超过 30 分钟，胎盘仍未排出但出血不多时，应排空膀胱后，再轻轻按压子宫及使用缩宫素后，仍不能使胎盘排出时，应行手取胎盘术。

6. 检查胎盘胎膜　将胎盘铺平，先检查胎盘母体面胎盘小叶有无缺损；然后将胎盘提起，检查胎膜是否完整，再检查胎盘胎儿面边缘有无血管断裂。及时发现副胎盘。若有副胎盘、部分胎盘残留或大部分胎膜残留时，应在无菌操作下伸手入宫腔取出残留组织。若确认仅有少许胎膜残留，可给予缩宫素待其自然排出。

7. 检查软产道裂伤　应仔细检查会阴、小阴唇内侧、尿道口周围、阴道、阴道穹窿及宫颈有无裂伤。若有裂伤，应立即缝合。修复Ⅰ度和Ⅱ度裂伤不需要常规使用抗生素。出现Ⅲ和Ⅳ度裂伤者推荐应用广谱抗生素预防感染。若经处理仍有活动性出血，应警惕子宫下段裂伤。

（二）胎儿娩出后的处理

1. 延迟结扎脐带　对于不需要复苏的正常足月儿和早产儿推荐延迟结扎脐带（delayed cord clamping，DCC）。延迟结扎脐带是指在新生儿出生后至少 60 秒后，或等待脐带血管搏动停止后（出生后 1～3 分钟）再结扎脐带。近年来，许多关于新生儿脐带延迟结扎的随机对照试验显示了脐带延迟结扎的好处：增加新生儿的血容量，减少新生儿输血量，降低早产儿脑室内出血的发生率，减少因铁缺乏引起的贫血，可以提供免疫因子和干细胞，并且可以提高早产儿脑组织氧浓度。另外，延迟结扎脐带并不会增加产后出血的风险。但对于窒息需要复苏的新生儿则应立即断脐。

2. Apgar 评分和血气分析　判断有无新生儿窒息及窒息严重程度，是以出生后 1 分钟内的肌张力（activity）、心率（pulse）、反射（grimace）、肤色（appearance）、呼吸（respiration）5 项体征为依据，每项为 0～2 分（表 10-1-2）。满分为 10 分，属正常新生儿。7 分以上只需进行一般处理；4～7 分为缺氧较严重，需清理呼吸道、人工呼吸、吸氧、用药等措施才能恢复；4 分以下为缺氧严重，须紧急抢救，行喉镜在直视下气管内插管并给氧。缺氧较严重和严重的新生儿，应在出生后 5 分钟、10 分钟时分别评分，直至连续两次均≥8 分为止。1 分钟评分反映在宫内的情况，是出生当时的情况；5 分钟及以后评分则反映复苏效果，与预后关系密切。其中肤色最灵敏，心率是最终的指标。临床恶化顺序为：肤色—呼吸—肌张力—反射—心率。复苏有效顺序为：心率—反射—肤色—呼吸—肌张力。肌张力恢复越快，预后越好。

表 10-1-2　新生儿阿普加（Apgar）评分系统

体征	评分		
	0 分	1 分	2 分
心率	无	<100 次/min	>100 次/min
呼吸	无	慢，不规律	规则，啼哭
肌张力	瘫软	四肢稍屈曲	活动活跃
反射	无反应	皱眉	哭声响亮
肤色	苍白、青紫	躯体红润，四肢青紫	全身红润

3. 脐动脉血血气分析　脐带血血气分析结合 Apgar 评分有助于准确地评估新生儿分娩时的情况。有条件的医疗机构建议新生儿出生后常规行脐动脉血血气分析。脐动脉血血气指标反映的是胎盘内母胎血气交换前胎儿组织的代谢状态，脐静脉血血气指标反映的则是母胎血气交换后的状态。脐动脉血血气指标正常可以排除围产期胎儿缺氧或酸中毒。脐带血血气正常值见表 10-1-3。其中，碱剩余反映组织利用缓冲碱的程度。外周组织缺氧、无氧代谢及乳酸堆积时，组织利用缓冲碱（主要是碳酸氢盐）来维持酸碱平衡。脐动脉血 pH<7.2 时考虑存在酸中毒，当 pH 过低（<7.0）时，存在胎儿损伤的风险。

表 10-1-3　脐动脉血、静脉血血气正常值范围

脐带血	pH	PCO_2/mmHg	PO_2/mmHg	碱剩余/（$mmol \cdot L^{-1}$）
动脉	7.2~7.3	45~55	15~25	<12
静脉	7.3~7.4	35~45	25~35	<12

注：PCO_2，二氧化碳分压；PO_2，氧分压。

酸中毒分为呼吸性、代谢性及混合性三类。单纯呼吸性酸中毒定义为脐动脉血 pH<7.2、PCO_2 升高且碱剩余<12mmol/L，反映脐带受压导致的血气交换障碍，往往是短暂性的，与胎儿神经损伤无关。单纯的代谢性酸中毒指 pH<7.2、PCO_2 正常且碱剩余≥12mmol/L，往往与频发或长时间的胎儿供氧障碍有关，且已进展到外周组织缺氧，无氧代谢导致的乳酸堆积超出了缓冲碱负荷。尽管多数代谢性酸中毒不会导致组织损伤，但在重度的酸中毒（脐动脉 pH<7.0，且碱剩余≥12mmol/L）情况下，胎儿损伤风险增加。混合性酸中毒包括呼吸性和代谢性酸中毒，诊断标准为 pH<7.2、PCO_2 升高且碱剩余≥12mmol/L。混合性酸中毒的临床意义与单纯代谢性酸中毒类似。酸中毒的分类见表 10-1-4。

表 10-1-4　脐动脉酸中毒分类

指标	呼吸性酸中毒	代谢性酸中毒	混合性酸中毒
pH	<7.2	<7.2	<7.2
二氧化碳分压（PCO_2）	升高	正常	升高
碱剩余/（$mmol \cdot L^{-1}$）	<12	≥12	≥12

4. 擦干及保暖　新生儿娩出后，立即将新生儿置于母亲腹部的干毛巾上，彻底擦干，并注意保暖。

5. 清理呼吸道　对于出生时羊水清亮且生后已建立自主呼吸的新生儿，或虽存在羊水污染但有活力的新生儿，不推荐采用口鼻吸引的方式常规清理呼吸道。目前没有证据支持使用洗耳球或导管对健康足月新生儿进行口鼻吸引有益处，必要时（分泌物量多或有气道梗阻）可用洗耳球或吸管（12F 或 14F）清理口鼻腔分泌物，但是避免过度用力吸引。当羊水胎粪污染时，应评估新生儿有无活力。新生儿有活力时，继续初步复苏；新生儿无活力时，应在 20 秒内完成气管插管，并用胎粪吸引管吸引胎粪。

6. 母婴皮肤接触（skin-to-skin contact，SSC）　推荐无合并症的新生儿应在生后尽早与母亲进行母婴皮肤接触，以预防新生儿低体温、促进母乳喂养。将新生儿以俯卧位（腹部向下，头偏向一侧）与母亲开始皮肤接触，皮肤接触同时处理脐带，母婴皮肤接触时间至少 90 分钟。新生儿出现以下情况不进行母婴皮肤接触：严重胸廓凹陷、喘息或呼吸暂停、严重畸形、产妇出现医疗状况需紧急处理。

7. 处理新生儿　建议在新生儿基本生命体征稳定后对其进行全身体格检查，包括检查外观有无畸形，测量身长、体重等，并准确记录。擦净新生儿足底胎脂。打足印及产妇拇指印于新生儿病历上，经详细体格检查后，系以标明新生儿性别、体重、出生时间、母亲姓名和床号的手腕带和包被。

8. 观察新生儿觅乳征象，指导母乳喂养　当新生儿出现流口水、张大嘴、舔舌/嘴唇、寻找/爬行动作、咬手指动作时，指导母亲开始母乳喂养，并密切观察，保证新生儿面部无遮挡且气道无堵塞。

第三产程处理流程见图 10-1-6。

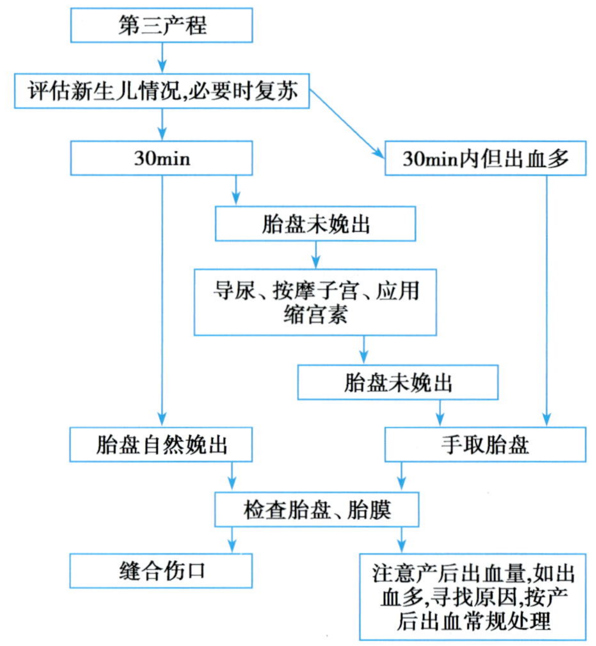

图 10-1-6　第三产程处理流程图

六、产程研究新进展与挑战

（一）潜伏期的干预

大多数潜伏期延长的产妇通过期待最终可以进入活跃期，在此期间应减少不必要的干预，但必要时也需适当地进行干预：如进行人工破膜术和滴注缩宫素加强子宫收缩。因此，潜伏期延长并不作为剖宫产的指征。

有一些学者提出疑问，既然潜伏期延长不作为剖宫产的指征，那是否意味着潜伏期可以无限制地延长？在进入活跃期之前绝对不做剖宫产？当然不是。对于部分产程进展缓慢的产妇（特别是在人工破膜术和滴注缩宫素调整子宫收缩后宫缩满意，经过4~6小时以上宫口扩张及先露下降仍完全无进展者），必须予以密切注意，再次评估胎儿大小、胎方位（必要时可应用超声提高准确性）、先露下降、产瘤及产妇骨盆情况，积极寻找产程进展缓慢的原因，警惕头盆不称而导致的产程无进展。另外，通过Zhang等的研究可以了解到，对于95%的产妇，经过8.1小时后宫口可以从3cm扩张到4cm，经过6.4小时后宫口可以从4cm扩张到5cm，当潜伏期的进展慢于以上第95百分位数时，更需要充分警惕头盆不称。除此之外，还需同时注意胎心情况，如胎心听诊异常，积极行胎心监护，排除胎儿窘迫；如患者已破水，还需同时注意羊水性状以进一步评估胎儿宫内状态。需要强调的是在除外头盆不称及可疑胎儿窘迫的前提下，缓慢但仍然有进展（包括宫口扩张及先露下降的评估）的第一产程不作为剖宫产指征，并且注意产程的进展应包括评估“宫口扩张及先露下降”这两方面，而不仅仅是宫口的扩张，在保障母儿安全的前提下促进阴道分娩、降低剖宫产率。

（二）宫内感染的干预和时机

时间较长的第一产程与绒毛膜羊膜炎的风险升高相关，但是究竟是时间较长的第一产程导致了绒毛膜羊膜炎，还是绒毛膜羊膜炎是产程时间延长的预测指标，目前并不明确，这二者的关系值得进一步研究。有研究认为无论是绒毛膜羊膜炎或是其产程持续时间都不是剖宫产的指征（Rouse et al.，2004）。美国国家儿童保健和人类发育研究所及美国妇产科医师学会的相关指南也均提出单纯的宫内感染不作为剖宫产的指征（ACOG's Committee on Obstetric Practice，2017；Higgins et al.，2016）。但是在高度怀疑宫内感染时，缓慢而无进展的第一产程可以放宽剖宫产指征。

（三）注意产程的个体化特点

Zhang等的研究只是提供了一个整体人群的产程图形，具体到不同个体，其内在因素包括产妇年龄、产妇体重、引产（非自然临产）、无痛分娩、胎儿性别、胎儿体重等，均会对产程有所影响。Norman等（2012）对5 204名足月单胎头先露产妇的第一产程进行了回顾性队列研究，发现肥胖（BMI≥30kg/m^2）产妇第一产程的进展相对缓慢。Harper等（2012）对5 388名产妇的回顾性队列研究显示（图10-1-7），在纠正了种族、肥胖、巨大胎儿、Bishop评分等混杂因素后，无论是初产妇还是经产妇，与自然临产组相比，引产组的潜伏期（宫口扩张<6cm）明显要经历更长的时间。Cahill等（2012）通过一个大型的回顾性队列研究发现，男性胎儿活跃期（该研究

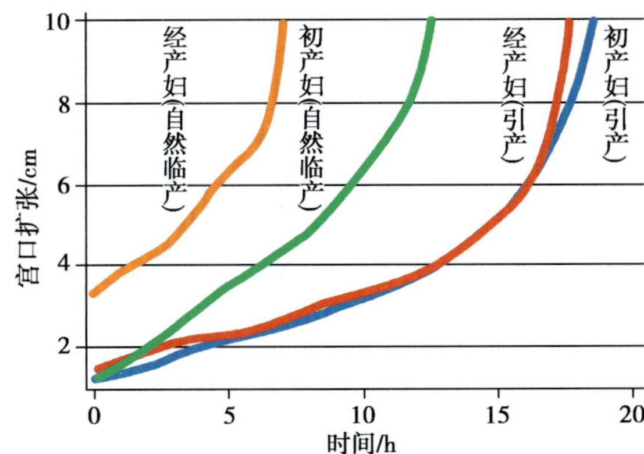

图10-1-7　自然临产组与引产组平均产程曲线对比

活跃期定义为宫口扩张4~10cm）较女性胎儿进展更为缓慢。来自2011年Cochrane数据库的综述显示，椎管内镇痛的应用在缓解疼痛的同时也延长了第二产程的时间，并且增加阴道助产率。由此可见，在产程的管理过程中，也应该考虑到这些因素对产程的影响。

（四）产时体位

产程中孕妇可能自然变换多种体位，目前并无研究显示哪一种体位最佳，但传统的仰卧位可能存在直立性低血压、胎心减速等不良反应，故不应建议或限制孕妇采取某种体位。系统综述显示，与仰卧位和侧卧位相比，采取直立位（包括行走、坐位、站立位和跪位）的孕妇第一产程时长缩短约1小时22分钟，且其剖宫产率相对较低（Lawrence et al.，2013）。另一项系统综述显示，在第二产程中，直立位或侧卧位孕妇发生胎心异常及阴道助产的风险较仰卧位孕妇低，但直立位发生Ⅱ度会阴裂伤、产后出血（出血量大于500ml）的风险较高（Gupta et al.，2017）。因此，目前认为对于无内科及产科合并症的孕妇，在不干扰对孕妇及胎儿监测的前提下，建议孕妇在产程中频繁改变体位，以提升其舒适度，并促进胎位达到最佳状态。

（五）第二产程用力方式

在分娩过程中，助产人员经常鼓励孕妇在每次宫缩时屏气并长时间用力，如瓦尔萨尔瓦（Valsalva）动作。但在未经指导的情况下，孕妇一般以开放声门的方式自发用力。一项纳入了7项RCT研究的系统综述比较了在第二产程自发用力与Valsalva动作用力的分娩结局，发现两组第二产程时间、用力时间、会阴侧切率、会阴裂伤、5分钟Apgar评分小于7分及新生儿转NICU的风险差异均无统计学意义（Lemos et al.，2017）。另一项纳入3项RCT研究的系统综述显示，第二产程应用两种用力方式对于阴道助产率、剖宫产率、会阴侧切率及会阴裂伤等均无显著影响，但应用Valsalva动作用力组第二产程时间略短（18.59分钟）（Prins et al.，2011）。另外，其中的一项随机对照研究显示，以Valsalva动作用力的孕妇，产后3个月出现盆底功能异常的概率更高（Schaffer et al.，2005），但其远期影响目前尚不明确。考虑到自发用力与Valsalva动作用力对分娩预后关系的临床数据较为有限，目前鼓励孕妇选择其舒适且有效的方式用力。

综上所述，产程的正确处理对促进安全分娩、降低初次

剖宫产率有着十分重要的影响。临床医师在产程管理时应及时应用当代产程处理理念，无论是在第一产程还是在第二产程都要有更多的耐心。对于引产的产妇，这一点尤为重要，鼓励产妇树立阴道分娩信心，在保证母儿安全的前提下，密切观察产程的进展，以促进阴道分娩，降低剖宫产率，最大程度为母儿安全保驾护航。由于在产程的观察性研究中存在着选择偏倚和混杂，鼓励进行符合伦理学的 RCT 研究，进一步指导临床实践。

（李博雅　杨慧霞）

第二节　异常分娩

一、概论

异常分娩（abnormal labor）又称“难产（dystocia）”是以缓慢产程为特点的困难分娩（difficult labor）（刘兴会 等，2015）。从古至今，难产一直威胁着女性，特别是育龄期女性的健康乃至生命，影响着子代的生存及人类繁衍质量。目前难产的定义在各国的指南中并不一致，但越来越多的共识支持将产程异常描述为“产程延长”（protraction disorder），即低于正常速度；或“产程停滞”（arrest disorder），即进展完全停止（Cunningham et al.，2011）。中华医学会妇产科学分会产科学组（2014）于 2014 年 7 月发布了《新产程标准及处理的专家共识》，对国内异常产程的判断标准提出了修订。

（一）病因

分娩的相关因素可概括为“4P”：产力（power）、产道（passage）、胎儿（passenger）及产妇精神心理因素（psychology）。分娩即为四个因素相互适应的动态过程，任何一种或多种因素发生异常或相互间不适应，均可导致异常分娩。其中，产力、胎儿胎方位及产妇精神心理因素是可变因素；而产道（尤其是骨产道）和胎儿的大小、胎位等是不变因素。应掌握分娩四大相关因素，并在产程中实时评估、分析，早期识别难产的可能，采取适宜的干预，促使异常产程向正常产程转化，以达到促进安全阴道分娩的目的。

1. 产力　主要指子宫收缩力，同时也包括腹肌、膈肌及肛提肌收缩力。正常子宫收缩力具有节律性、极性、对称性及缩复作用。如子宫收缩力以上任何一个特点出现异常均视为产力异常。临床上常见的产力异常模式有协调性及不协调性子宫收缩乏力、协调性及不协调性子宫收缩过强，均可导致宫颈扩张和胎先露下降异常。

2. 产道　包括骨产道及软产道，其中骨产道的大小和形态是决定是否成功阴道分娩的主要客观因素。此外，阴道、宫颈或子宫发育异常、盆腔肿瘤等软产道异常也会阻碍胎先露下降，导致难产。

3. 胎儿　胎儿的大小和胎位也是评估是否能成功阴道分娩的客观因素。如估计胎儿出生体重在 4 500g 及以上时，发生难产及分娩并发症的风险很高；横位如未经外倒转等手法纠正，也不能经阴道分娩。胎方位异常也可导致难产，但如经早期识别和适宜干预，有将其纠正后最终经阴道分娩的可能。

4. 精神心理因素　分娩对女性来说是重要的应激，研究表明应激将减缓产程，应予以充分的心理精神支持来促进产程，避免产妇主观因素对产程产生负面效应导致难产发生。尤其在产程早期，紧张、焦虑、疼痛和陌生感、对分娩进程的未知感对产程的启动和进展都将产生不利影响。因此，把握最佳的入院时机、完善的产前教育、分娩计划的讨论、分娩支持和减痛方式的选择将有利于改善负面精神心理因素，促进阴道分娩。

（二）诊断要点

1. 母体表现

（1）全身表现：难产可导致产妇烦躁不安、体力大量消耗、进食少、脱水、口干、唇裂，甚至体温升高、电解质紊乱和酸碱平衡失调。严重者可出现肠胀气和尿潴留。由于分娩过程个体差异显著，需特别重视产程中母体全身状况，母体对分娩的耐受情况在一定程度上可反映出产程的进展或难产的可能。

（2）产科表现：足月胎膜早破可能是头位难产的信号，往往提示头盆不称、胎位不正；宫缩异常表现为不规律宫缩，其强度和持续时间难以预测，可出现原发性和继发性宫缩乏力；腰骶部疼痛、过早屏气、宫颈阴道水肿及排尿困难；难产发生如不及时纠正或改变分娩方式，则会发生先兆子宫破裂，表现为病理缩复环、血尿及子宫下段压痛，进而出现子宫破裂。

2. 胎儿表现　发生难产时，易导致胎儿窘迫、严重胎头水肿（产瘤）或血肿、明显颅骨重叠或变形。通过严密观察产程和仔细查体，如发现以下情况应高度警惕难产的可能：

（1）胎头未衔接或延迟衔接，临产后胎头高浮：宫口扩张 6cm 以上胎头仍未衔接或刚衔接为衔接异常，提示入口平面存在头盆不称的可能或胎方位异常。

（2）胎方位异常：妊娠晚期胎儿横位是阴道分娩的禁忌证。临床上常见的胎位异常指头位分娩中的胎方位异常。胎头位置异常是导致头位难产的首要原因，也是其临床表现，包括：胎方位衔接异常如高直位，内旋转受阻如持续性枕后位及枕横位，胎头姿势异常如胎头仰伸呈前顶先露、额先露及面先露，胎头侧屈呈前不均倾。

3. 产程时限异常　难产定义为缓慢而困难的分娩，产程时限势必成为衡量产程进展的客观指标。临床上应用宫口扩张大小及胎先露下降情况描述产程进展情况。应该注意的是，产程时限标准虽然客观，但并不是唯一标准，难产的判断一定是基于对母体及胎儿整体情况进行评价的基础上，而不仅基于产程时限（漆洪波，2014）。产程时限异常主要分为产程延长和产程停滞，常见的异常有：

（1）潜伏期延长（prolonged latent phase）：从临产规律宫缩开始至活跃期起点（4~6cm）称为潜伏期。初产妇>20 小时、经产妇>14 小时称为潜伏期延长。

（2）活跃期异常：包括活跃期延长（protracted active phase）和活跃期停滞（arrested active phase）。

1）活跃期延长：从活跃期起点（4~6cm）至宫颈口开全称为活跃期。活跃期宫颈口扩张速度<0.5cm/h 称为活跃期延长。

2）活跃期停滞：当破膜且宫颈口扩张≥5cm 后，如宫缩正常，宫颈口停止扩张≥4 小时；如宫缩欠佳，宫颈口停止扩张≥6 小时称为活跃期停滞。

（3）第二产程异常：包括胎头下降延缓（protracted descent）、胎头下降停滞（arrested descent）和第二产程延长（protracted second stage）。

1）胎头下降延缓：第二产程初产妇胎头先露下降速度<1cm/h，经产妇<2cm/h，称为胎头下降延缓。

2）胎头下降停滞：第二产程胎头先露停留在原处不下降>1 小时，称为胎头下降停滞。

3）第二产程延长：初产妇>3 小时，经产妇>2 小时（硬膜外麻醉镇痛分娩时，初产妇>4 小时，经产妇>3 小时），产程无进展（胎头下降和旋转），称为第二产程延长。

（三）诊治流程

在产程进展的不同阶段，对难产的处理流程有所不同。处理原则为产前预测、产时准确及时诊断、针对原因适时处理。出现产程异常时均需仔细评估母儿全身状况、头盆关系及产力情况，综合分析难产的可能，适时干预。以下流程主要针对头位分娩的难产诊治。

1. 临产前和先兆临产阶段　在此阶段主要进行初始状况的评估，发现是否存在发生难产的高危因素以作为个体化资料，检查有无显著骨盆狭窄或畸形等导致的头盆不称需剖宫产终止妊娠的情况（图 10-2-1）。

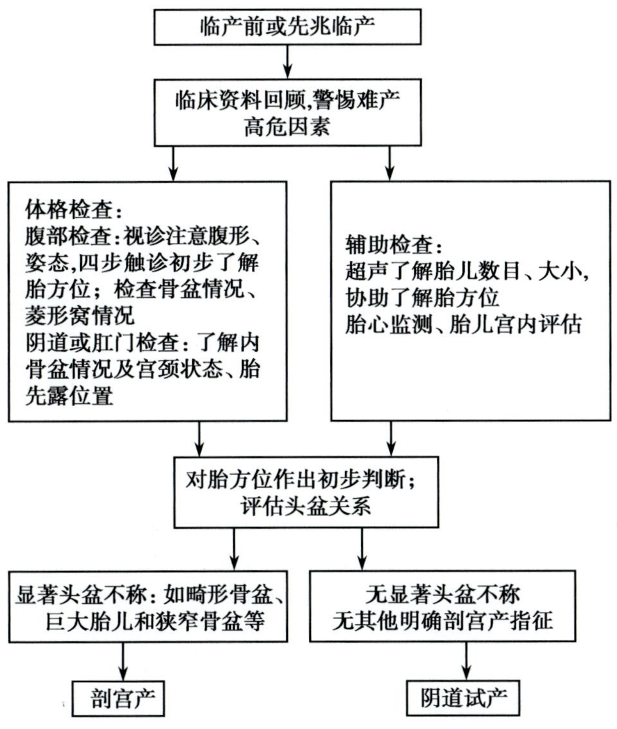

图 10-2-1　临产前或先兆临产阶段头盆关系评估流程

2. 潜伏期　开始潜伏期处理流程前首先应除外假临产，有证据表明过早的入院与产程进展缓慢、过度干预等相关，因此入院时机的把握是妊娠晚期产前教育的重要内容。如确已临产可采用以支持策略为主的措施，包括心理与生理的支持，在多个分娩期处理指南中提出的“一对一”分娩支持是有循证学支持的有效措施，以此为基础的导乐助产也成为有效的支持措施，已广泛应用。药物方面，如给予哌替啶 50mg，纠正不协调性子宫收缩，当宫缩协调后常可以进入活跃期（图 10-2-2）。

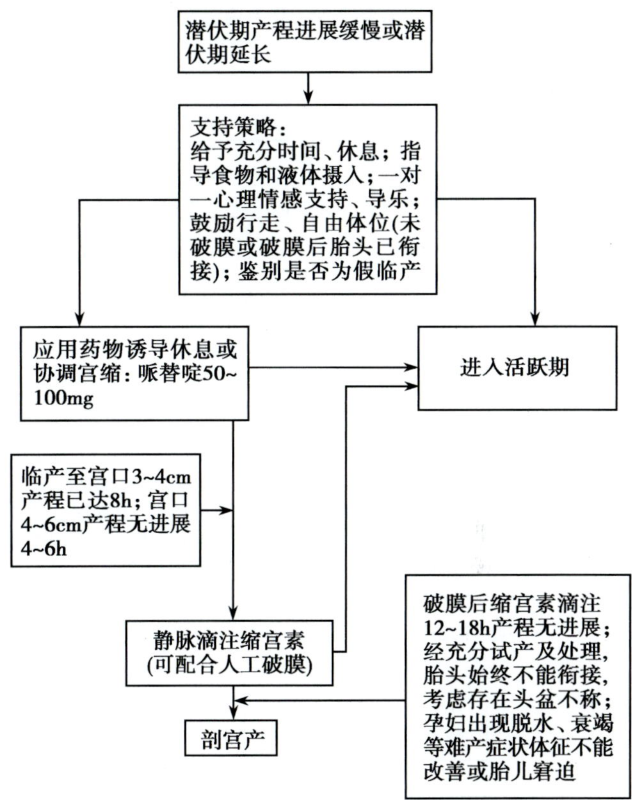

图 10-2-2　潜伏期怀疑头位难产的处理流程

3. 活跃期　进入活跃期后如发现存在胎方位异常应警惕活跃期延长或停滞。首先应做阴道检查详细了解骨盆情况及胎方位，如无明显头盆不称，可行人工破膜加强产力，促进产程进展。严重的胎位异常如高直后位、前不均倾位、额位及颏后位，应当立即行剖宫产术。如无头盆不称及严重的胎头位置异常，可用缩宫素静脉滴注加强宫缩（见本节“产力异常”部分），观察 4～6 小时产程无进展或进展不满意（宫口扩张速度低于 0.5cm/h），应行剖宫产术（图 10-2-3）。

4. 第二产程　主要表现为胎头下降延缓或阻滞。当怀疑第二产程异常时首先依然是做阴道检查，了解中骨盆平面或出口平面的情况，胎方位、胎头位置高低、胎头水肿或颅骨重叠情况，如无头盆不称或严重胎头位置异常，可用缩宫素加强产力；如胎头为枕横位或枕后位，可徒手旋转胎头为枕前位，待胎头下降至≥+3 水平，可行产钳或胎头吸引器助产术。如徒手旋转胎头失败，胎头位置在+2 水平以上，应及时行剖宫产术（图 10-2-4）。

（四）研究新进展和挑战/争议

目前对活跃期与潜伏期的界定仍存在一定的争议（Zhang et al.，2010）。Zhang 与 Friedman 曾就此分别发文进

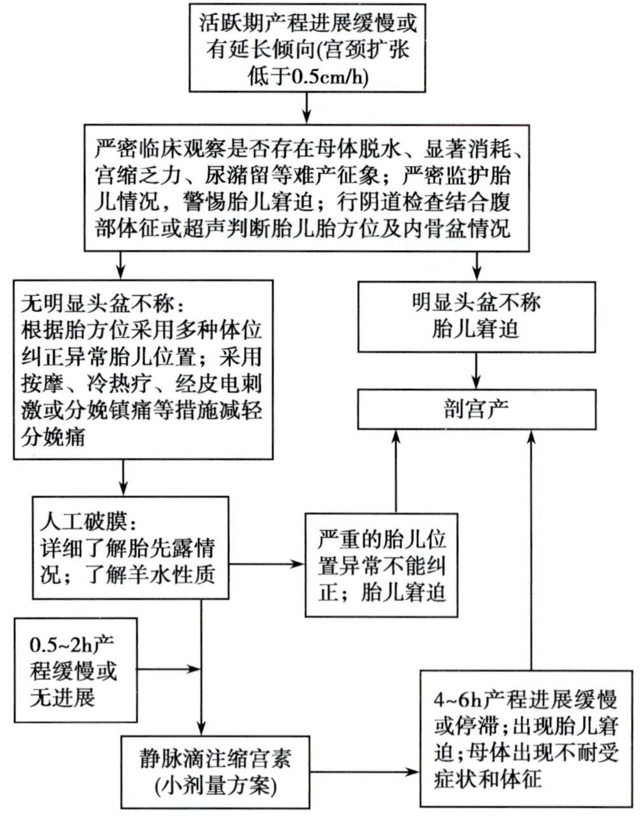
活跃期产程进展缓慢或有延长倾向(宫颈扩张低于0.5cm/h)
严密临床观察是否存在母体脱水、显著消耗、宫缩乏力、尿潴留等难产征象；严密监护胎儿情况，警惕胎儿窘迫；行阴道检查结合腹部体征或超声判断胎儿胎方位及内骨盆情况
无明显头盆不称：根据胎方位采用多种体位纠正异常胎儿位置；采用按摩、冷热疗、经皮电刺激或分娩镇痛等措施减轻分娩痛
明显头盆不称 胎儿窘迫
剖宫产
人工破膜：详细了解胎先露情况；了解羊水性质
严重的胎儿位置异常不能纠正；胎儿窘迫
0.5~2h产程缓慢或无进展
4~6h产程进展缓慢或停滞；出现胎儿窘迫；母体出现不耐受症状和体征
静脉滴注缩宫素(小剂量方案)

图 10-2-3 活跃期头位难产处理流程

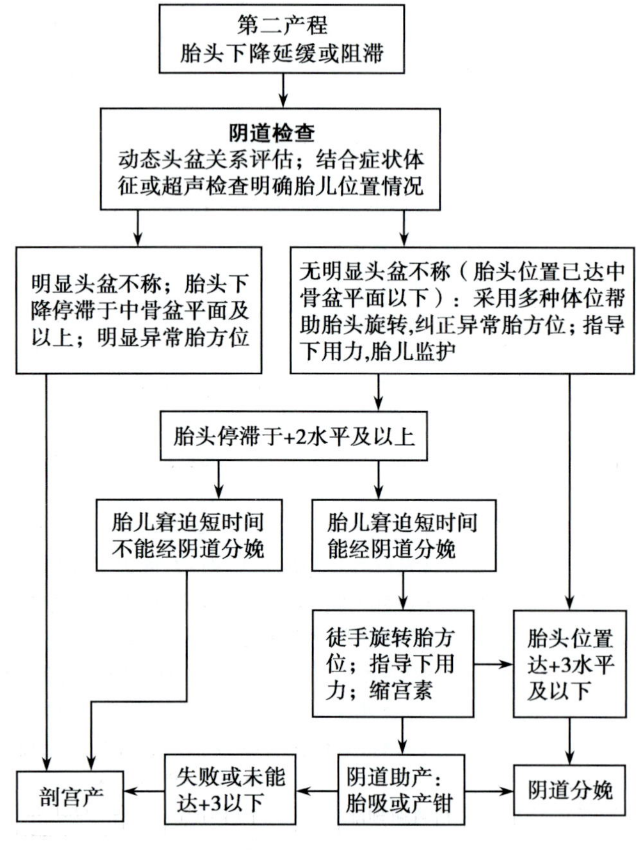
第二产程 胎头下降延缓或阻滞
阴道检查
动态头盆关系评估；结合症状体征或超声检查明确胎儿位置情况
明显头盆不称；胎头下降停滞于中骨盆平面及以上；明显异常胎方位
无明显头盆不称（胎头位置已达中骨盆平面以下）：采用多种体位帮助胎头旋转,纠正异常胎方位；指导下用力,胎儿监护
胎头停滞于+2水平及以上
胎儿窘迫短时间不能经阴道分娩
胎儿窘迫短时间能经阴道分娩
徒手旋转胎方位；指导下用力；缩宫素
胎头位置达+3水平及以下
剖宫产
失败或未能达+3以下
阴道助产：胎吸或产钳
阴道分娩

图 10-2-4 第二产程头位难产处理流程

行阐述与辩论。2014 年 Friedman 和 Cohen 在 *American Journal of Obstetrics and Gynecology* 的综述里阐明，既往对活跃期起点存在误读，Friedman 的相关研究里并没有提示活跃期一定从宫口扩张 3~4cm 开始，事实上他们认为从 4~6cm，任意时间点都可以进入活跃期，因为产程进展的个体差异实在是太大了。正如临床实践中，个体产程进展差异很大，统一界定一个确切的起点来划分活跃期是生硬的。研究结论提示，在 6cm 以前进入活跃期产程的分娩人群比例较低，应该给予充分的时间试产与干预，不要轻易作出难产的诊断进入剖宫产流程；6cm 以后绝大部分人群已进入活跃期，这个阶段应该都按照严格的活跃期管理，积极干预甚至手术终止妊娠。大部分学者同意此观点，2016 年 Neal 等在研究符合美国产程管理实践的新版产程图时认为，如果宫口在 2 小时以内开大了 1cm，则是该个体的活跃期起点；如果 6cm 以上则不论宫口开大速率如何都判断为处于产程活跃期并按活跃期管理。

二、产力异常

产力包括子宫收缩力、腹肌和膈肌收缩力及肛提肌收缩力，其中最主要的是子宫收缩力。子宫收缩力贯穿于分娩全过程，具有对称性、节律性、极性和缩复作用等特点。无论何种原因导致上述特点发生变化，包括强度、节律等均称为子宫收缩力异常，简称“产力异常”(abnormal uterine action)。

产力异常主要分为子宫收缩乏力(uterine inertia)和子宫收缩过强(uterine hypercontractility/overcontraction)，每一种又分为协调性和不协调性(图 10-2-5)。

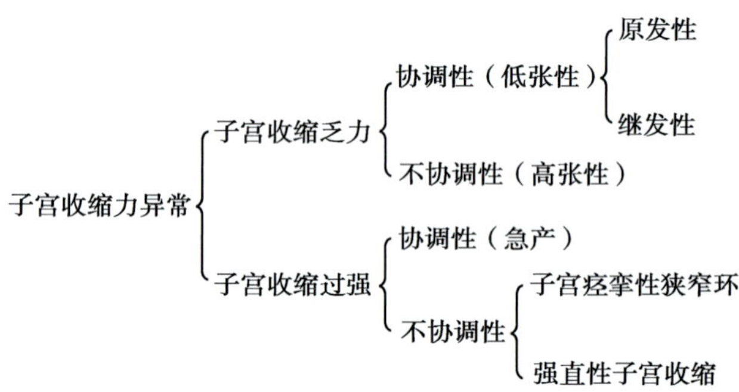
子宫收缩力异常
子宫收缩乏力
协调性（低张性）
原发性
继发性
不协调性（高张性）
子宫收缩过强
协调性（急产）
不协调性
子宫痉挛性狭窄环
强直性子宫收缩

图 10-2-5 产力异常的分类

（一）子宫收缩乏力

根据其极性、对称性和节律性是否正常，子宫收缩乏力分为协调性和不协调性。前者指产力仅出现宫缩强度减弱，间歇时间延长，持续时间短或不规则，但宫缩的极性、节律性和对称性尚无异常；后者宫缩在极性、节律性或对称性上也出现异常。

1. 病因 产力在产程进展过程中具有可变性及不可预见性。子宫收缩乏力可以发生在产程的任何阶段，常与影响分娩的其他各因素相互影响、共同存在，引发难产。常见的原因包括全身因素(高龄、精神紧张焦虑、内分泌失调、营养不良、疲劳衰竭、大量应用镇静药物)和局部因素(头盆不称或胎方位异常、巨大胎儿、子宫畸形或肿瘤、膀胱过度充盈、子宫肌纤维过度牵拉伸展等)。

2. 临床表现及诊断

（1）协调性子宫收缩乏力：即低张性子宫收缩乏力（hypotonic uterine inertia），子宫收缩有正常的节律性、极性和对称性，但收缩力弱。根据其发生的阶段，分为原发性子宫收缩乏力（产程一开始就出现）和继发性子宫收缩乏力（产程开始时正常，进入活跃期后强度逐渐变弱，常伴头盆不称或体力消耗过大等情况）。

（2）不协调性子宫收缩乏力：即高张性子宫收缩乏力（hypertonic uterine inertia），子宫收缩失去其极性、对称性及节律性，尤其是极性，导致产力方向不是合力向下，宫缩不能有效地改善宫颈条件和促进胎先露下降。产妇出现与其宫缩强度不匹配的痛苦感受，这是不协调性宫缩导致静息状态下宫内呈高张状态所致。

3. 诊治流程　发现子宫收缩乏力时，虽然主要应对方式是采用有效加强宫缩的措施，但切忌盲目加强宫缩，首先应进行母儿全身状况的评估，再次评价头盆关系，排除明显的头盆不称及可疑胎儿窘迫，然后仔细辨别宫缩是否协调。根据不同的原因和特点，宫缩乏力的处理方式有所不同（图10-2-6）。

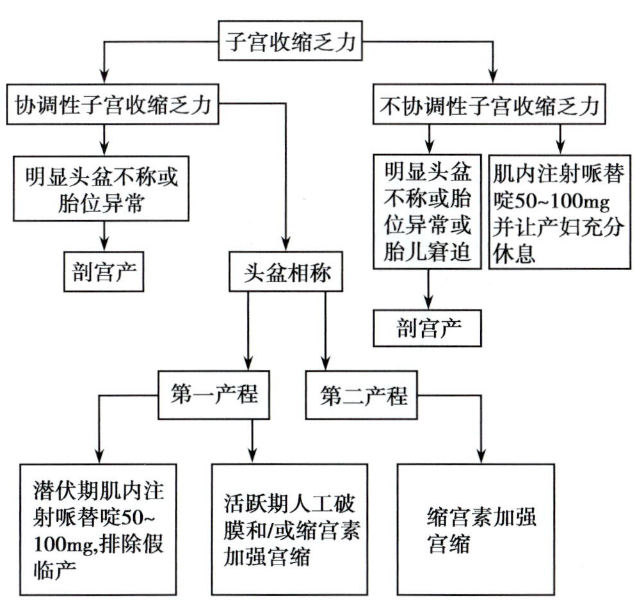

图10-2-6　子宫收缩乏力处理流程

（1）加强宫缩：目前有循证学证据支持的加强宫缩的有效措施为人工破膜（amniotomy）和静脉滴注缩宫素（oxytocin），应用方法如下。

1）人工破膜：进入活跃期后，无头盆不称、胎头已衔接者可行人工破膜。破膜后，胎头紧贴子宫下段及宫颈，可反射性引起子宫收缩，加速产程进展。破膜时应首先明确没有脐带先露，在宫缩间歇期破膜，破膜后术者应将手指停留在阴道内，经1~2次宫缩，待胎头明确入盆且排除脐带脱垂后方可抽回手指，同时应在密切听诊胎心或行胎心监护的情况下破膜，观察羊水量及性状。破膜后要密切观察其促进宫缩的效果，国外常采取安置宫腔内压力探头评估宫缩是否理想，计算单位为蒙氏单位（Montevideo units，MVU）。计算方法是将10分钟内每次宫缩产生的压力（mmHg）相加而得，如有4次宫缩，分别为52、50、56、60mmHg，则宫缩强度为218MVU。一般临产时的宫缩强度为80~120mmHg，活跃期为200~250mmHg。但国内通常应用的是宫缩压力外探头，判断是否为有效宫缩则需通过触诊子宫和观察产程进展进行，观察时限根据产次的不同，为0.5~2.0小时不等。如宫缩仍然不理想，则需应用静脉滴注缩宫素。

2）静脉滴注缩宫素：适用于母儿状况良好的条件下，协调性子宫收缩乏力且无显著的头盆不称情况。原则是以最小滴注浓度获得最佳宫缩。目前国内大部分共识支持产程中应用小剂量方案：将缩宫素2.5IU加入0.9%生理盐水500ml中，从滴速为4~8滴/min（即1~2mIU/min）开始，根据宫缩强弱进行调整，调整间隔时间为15~30分钟，每次递增量为4~5滴/min，最大给药剂量不宜超过60滴/min（20mIU/min）；宫缩强度达到50~60mmHg（触感为中强），宫缩间隔2~3分钟，持续40~60秒。第三产程前严禁肌内注射缩宫素，滴注缩宫素时应专人监护，严密监测宫缩、胎心、血压、母体耐受和产程进展等情况，如出现宫缩过频（10分钟内出现5次及以上的宫缩）、胎心异常、母体难以耐受等情况，应立即停用缩宫素，必要时需加用镇静剂。如发现血压升高，应减慢滴注速度。由于缩宫素有抗利尿作用，水的重吸收增加，可出现尿少，需警惕水中毒的发生。

（2）协调宫缩：不协调子宫收缩乏力的处理原则首先是协调宫缩，恢复子宫极性、节律性，而非加强宫缩。给予哌替啶50~100mg肌内注射，可让产妇充分休息，休息后多能恢复宫缩的协调性。注意哌替啶对新生儿具有副作用，这些副作用来自其长半衰期的活性代谢产物，包括呼吸抑制、神经行为学方面的影响，对新生儿的影响可能会持续2~3日。应用50mg时，以上副作用则很少出现，因此，第一产程应用哌替啶不宜超过100mg。在宫缩协调之前，严禁应用缩宫素，如协调后，仍存在宫缩乏力则可采用促进宫缩强度的相关措施。

（二）子宫收缩过强

子宫收缩过强亦包括协调性和不协调性两种情况。协调性主要为宫缩强度过大，极性、节律性等尚正常；不协调性常表现为子宫痉挛性狭窄环和强直性子宫收缩。

1. 临床表现及诊断

（1）协调性子宫收缩过强（急产）：表现为宫缩协调但强度大（宫腔压力≥60mmHg）、频率过高（10分钟内宫缩≥5次），目前主张诊断为宫缩过频。当产道无梗阻，在强有力的宫缩下易发生急产（总产程<3小时）。常见于经产妇，如有急产史更应警惕。因分娩过快，常易发生严重的产道损伤、胎盘胎膜残留、产后出血及感染；宫缩过频也常导致胎儿窘迫、死产、新生儿产伤和窒息、脐带断裂出血等。

（2）不协调性子宫收缩过强：包括子宫痉挛性狭窄环（constriction ring of uterus）和强直性子宫收缩（tonic contraction of uterus）。前者是由于子宫局部肌肉强直性收缩形成的环状狭窄，围绕胎体某一狭窄部，位置不固定，可发生于子宫颈和宫体任何一部分。临床表现为产妇持续性腹痛、难以耐受、烦躁不安、胎心异常，产程进展异常，可发生在产程的任何阶段。强直性子宫收缩常由外界因素(如产道梗阻、缩宫素应用不当、胎盘早剥等)导致子宫失去节律性,呈持续性、无间隙强烈收缩。表现为产妇烦躁不安、持续腹痛无缓解、腹部拒按、胎心听不清甚至胎儿短时间内死亡。如不及时处理将出现先兆子宫破裂甚至子宫破裂。

2. 处理　对于协调性子宫收缩过强,重点在于预防。应对急产高危因素提高警惕,如有急产史者应提前收住入院;有高危因素者做好产前教育,让其了解入院时机、掌握就医途径及如何获得应急帮助。临产后慎用促进宫缩的措施,一旦发生强直性子宫收缩,立即给予产妇吸氧并用宫缩抑制剂,加强监护。如子宫收缩过强得以缓解,胎心良好,则可在严密监护下继续阴道试产;如不能缓解则需急诊剖宫产终止妊娠。发生急产后注意仔细检查软产道,及时处理、缝合产道撕裂伤。产程中规范应用促产程措施,切忌粗暴宫腔操作(如对异常胎位进行内倒转时)。如发生子宫痉挛性狭窄环,停止一切宫腔操作和促进产程措施,给予吸氧,应用宫缩抑制剂、镇静剂,并重新评价头盆关系、胎方位情况等。如有胎儿窘迫,急诊剖宫产终止妊娠;如胎死宫内,在缓解宫缩情况后可经阴道处理死胎。

三、胎位异常

胎儿因素是影响产程的四大要素之一,胎儿的大小及位置均对分娩造成影响,其明显的大小异常可以在产前评估,但位置异常造成的难产大部分情况下需经充分试产后方可诊断。虽然胎位异常(abnormal fetal position)包括胎头位置异常、臀先露及肩先露,但其中臀先露经阴道分娩时尚不能完全遵循现有的头位分娩的产程标准,并且在预估胎儿出生体重≥3 500g 时建议剖宫产终止妊娠,因此在其产程中进行难产判断和处理的机会并不多;肩先露即提示胎儿为横位,不能经阴道分娩,一经发现即行剖宫产终止妊娠。因此,临床上最常见的胎位异常导致异常分娩历程的情况为头位难产(cephalic dystocia)(凌萝达 等,2001)。

"头位难产"由我国凌萝达教授提出,指在头先露中,因产力、产道、胎儿及精神心理因素异常而造成胎头在盆腔内旋转受阻,成为持续性枕后位、枕横位;或因胎头俯屈不良,成为胎头高直位、前不均倾位,或胎头呈不同程度的仰伸,遂成面先露、额先露、顶先露等,最终以手术(剖宫产、阴道助产)结束分娩者;个别的头位分娩由于判断错误,虽勉强由阴道自然娩出,但最终导致死产、新生儿死亡、颅内出血、大脑瘫痪或严重智力障碍及母体严重产伤者,也应列在其中。临床上及各国产程管理指南中最为常见的头位难产也是指胎儿头先露时发生的难产。从定义上头位难产即以胎头为先露的难产,并不包括以头位分娩但发生肩难产或复合头先露的情况;但是以上两类难产在产程中很难预判或鉴别,因此在头位分娩的过程中均应该警惕上述情况的发生。本节主要讲述由胎方位异常及俯屈异常导致的头位难产的诊断及处理(Wayne et al.,2011)。

(一) 胎方位异常为主的头位难产

这类以胎儿位置异常为主的头位难产主要包括持续性枕横位和枕后位、前不均倾位。

1. 定义

(1) 持续性枕后位(persistent occiput posterior position):凡临产后经过充分试产,当分娩以任何方式结束时,无论胎头在骨盆的哪一个平面,只要其枕部仍位于母体骨盆的后方,称为持续性枕后位,是头位难产最多见的一种异常胎方位(图 10-2-7)。

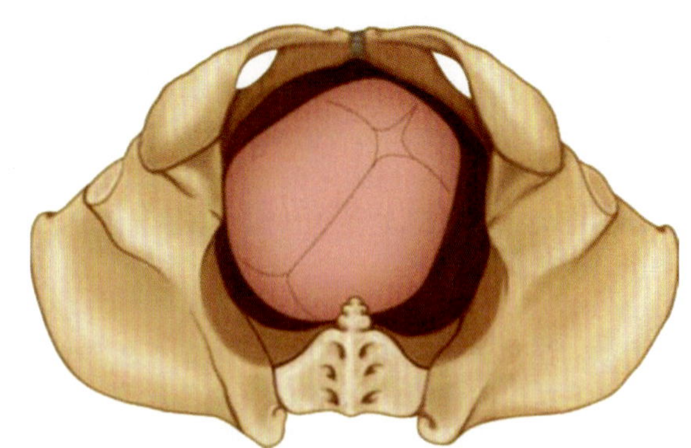

图 10-2-7　持续性枕后位

(2) 持续性枕横位(persistent occiput transverse position):凡正式临产后,经充分试产至分娩结束时,无论胎头在骨盆的哪一个平面,只要胎头矢状缝与骨盆横径平行,胎头仍持续处于枕横位,均称为持续性枕横位(图 10-2-8)。

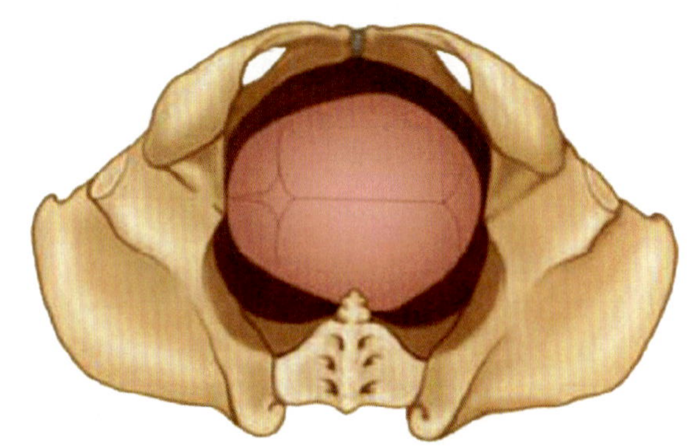

图 10-2-8　持续性枕横位

(3) 前不均倾位(anterior asynclitism):枕横位的胎头以前顶骨先入盆即称为前不均倾位(图 10-2-9)。

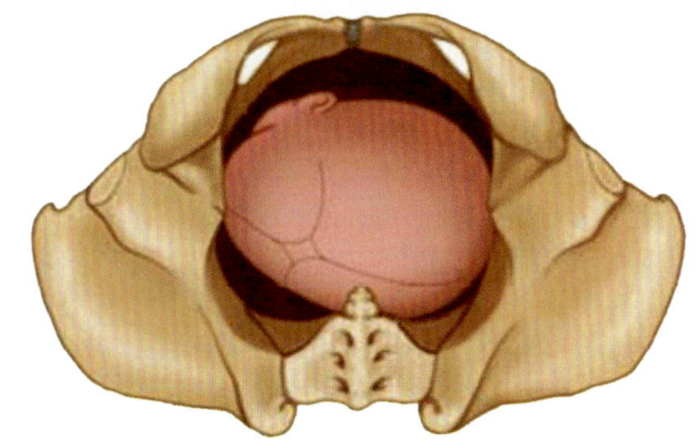

图 10-2-9　前不均倾位

2. 导致难产的机制　实质上，头位难产在很多情况下就是头盆不称所致的异常分娩。头盆不称（cephalopelvic disproportion）被定义为"胎头径线不能通过骨盆者"。这提示存在两种类型的头盆不称：一是解剖上胎头与骨盆大小不称；二是由于胎头持续俯屈不良，胎方位持续异常，使胎头通过产道径线增加 1~2cm，导致头盆不称。绝对的解剖上的头盆大小异常可以在临产前作出判断，但临床上较为少见；而绝大部分头盆不称由于产力的个体差异及胎头具有塑形作用（modeling），需经充分试产后才能判断。

持续性枕后位及枕横位虽然是造成头位难产的常见原因，但经适宜的处理和干预后，遵循枕后位分娩机制仍有经阴道分娩的机会；前不均倾位则很难有机会经阴道分娩，一旦确诊需行剖宫产结束分娩，但前不均倾位常难以与枕横位鉴别。

（1）持续性枕后位（OP）及枕横位（OT）的分娩机制：胎头以枕后位或枕横位入盆，在无明显头盆不称的情况下，多数在正常产力与非狭窄骨盆里可旋转至枕前位，遵循枕前位分娩机制娩出。但临床上有约 5%的足月新生儿以持续性枕后位经阴道分娩，产妇往往需经历较长的产程或应用器械助产才能完成分娩，遵循枕后位分娩机制。少数枕后位在分娩时转成低位枕横位，此时和持续性枕横位情况类似，大部分发生产程停滞，需进行阴道助产辅助胎头旋转至前位或后位后经阴道分娩，除非胎儿非常小，否则难以以低枕横位娩出。大部分枕横位在充分试产的过程中也将自然转至枕前位或枕后位，按相应机制分娩。

现以枕右后位（ROP）为例描述枕后位分娩机制，详见图 10-2-10。

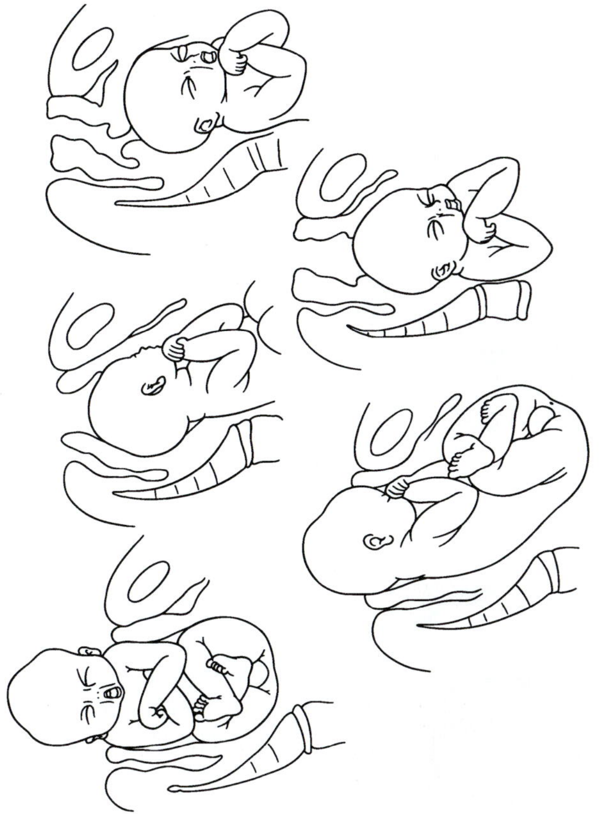

图 10-2-10　枕后位分娩机制

如胎头俯屈良好，以 ROP 入盆，在内旋转时向后旋转 45°形成低枕直后位，胎儿枕部朝向骶骨弧度下降，当前囟达耻骨联合下并以此为支点胎头进一步俯屈，使胎头顶枕部相继自会阴娩出（图 10-2-11）。

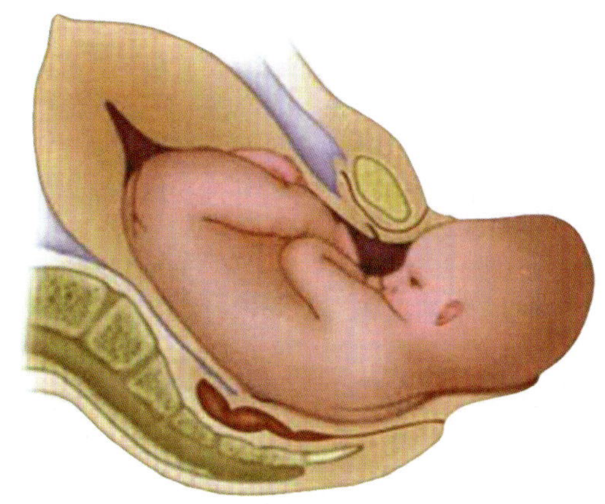

图 10-2-11　胎头俯屈良好

当俯屈不良时，胎儿额部先露于耻骨联合下方，待当鼻根部抵达耻骨联合下方时则以鼻根为支点，胎头进一步俯屈，从会阴前缘相继娩出前囟、顶枕部，随后胎头再仰伸，娩出鼻、口、颏部，继而完成复位、外旋转、胎肩胎体娩出（图 10-2-12）。

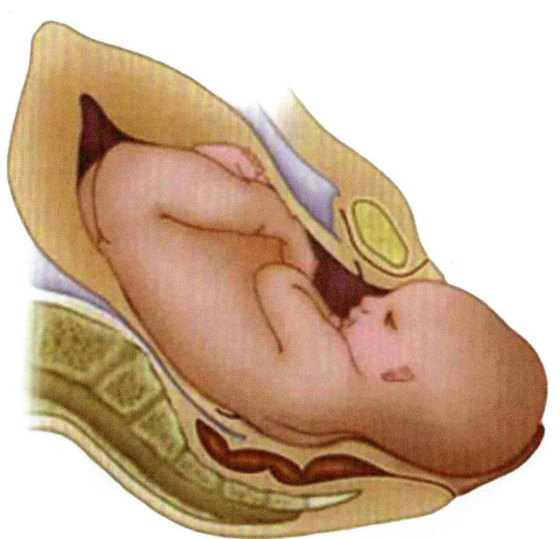

图 10-2-12　胎头俯屈不良

（2）前不均倾位导致难产的机制：胎头以任何头位入盆均可能发生不均倾势，但出现在枕后位和枕前位罕见或很短暂。枕横位中多数为后顶骨入盆，形成后不均倾势，此时骶骨弧面后顶骨向后移动可使前顶骨由耻骨联合上方滑下入盆，形成均倾势，在盆底完成内旋转则可经阴道分娩。然而如果发生前不均倾，前顶骨先入盆位于耻骨联合后方，由于耻骨联合后面平直，没有空隙容纳前顶部继续下降，并使后顶骨无法逾越骶岬，胎头于入口平面受阻发生难产。枕横位的胎先露是否存在不均倾位需要仔细判断，一般来说，均倾的枕横位其胎头矢状缝位于耻骨联合与骶骨岬之间，如靠近耻骨联合则有可能为后不均倾，如靠近骶骨岬则需警惕前不均倾(图 10-2-9)。

3. 处理措施　导致胎方位异常的主要原因实质上是头盆之间的相互适应异常,包括产力不足、头盆不称、胎头塑形差等因素。因此产力的维持和增强与头盆关系的判断是处理头位难产的基本环节。处理流程仍是按产程的不同阶段进行。

(1) 活跃期怀疑持续性枕后位和枕横位、不均倾位的处理措施:在活跃期怀疑难产时的首要措施也是在排除显著头盆不称及胎儿窘迫的情况下加强产力。除了改善产力促进胎头向枕前位旋转外,在可疑的头位难产产程中还需要帮助缓解产妇很多症状,从而使产妇的体力和信心得以维持或恢复(雷慧中 等,2015)。

1) 缓解腰骶部疼痛的措施:约有 30%胎方位异常的产妇出现严重的腰骶部疼痛,发生难产时,不论胎方位如何,多数产妇都将经历难以耐受的产痛。减轻产痛不但可以尽可能保存产妇体力,也将保持产妇继续阴道试产的信心。缓解产痛的措施包括药物性和非药物性镇痛措施。非药物性措施包括盆浴(或水中待产)、淋浴、腰骶部按摩、经皮电刺激、冷/热敷等,需要陪护人员耐心支持与帮助,并密切监护胎儿宫内情况。

2) 纠正胎方位的措施:第一产程中能有效促进胎方位转向枕前位的措施就是增强产力,包括改善全身状况和宫缩状况两方面。产程中补液和出入量管理,以及缩宫素和人工破膜等技术的应用参见本章第一节。除此以外,因不同的母体体位和运动能够改变重力的优势作用和骨盆径线,有助于胎儿重新置位(Desbriere et al.,2013),第一产程中建议采取自由体位、步行或运动促进产程,并可在严密监护下辅以工具,比如分娩球、分娩凳。经常推荐的体位包括膝胸卧位、手膝位、侧卧位等,注意避免仰卧位及半卧位。

3) 处理宫颈水肿:宫颈水肿往往是异常胎方位将宫颈不均匀压迫或宫颈前唇被挤压在胎头和耻骨弓间造成的,经常变换体位可以减少持续存在的宫颈前唇或减轻宫颈水肿。可鼓励产妇自由选择舒服的体位或采用开放式膝胸卧位及类似的体位。如宫颈前唇持续存在,可采用徒手推前唇法,但属侵入性操作,不做首选,并确保知情同意。

(2) 第二产程怀疑持续性枕后位或枕横位、不均倾位的处理措施:在第二产程发生产程异常,怀疑异常胎方位时,首先还是判断头盆关系、检查胎方位,排除显著头盆不称和胎儿窘迫后,加强宫缩。宫口开全后尚未破膜者可予人工破膜;宫口开全仍未入盆或胎先露在 0 位以上者,应警惕头盆不称。经评估继续阴道试产者可予以下措施促进产力和头盆间的相互适应性或协助阴道分娩。

1) 分娩体位:事实上,整个产程都主张自由体位,鼓励产妇选择自我感觉最舒适的体位待产、分娩。但必须告知产妇直立位,包括坐位、蹲位、跪立位是有利于第二产程中胎头旋转和下降的体位,不主张在怀疑枕后位和枕横位时采取仰卧位或半卧位。适当的步行、运动、骨盆摇摆及腰骶部按摩在第二产程仍适用。

2) 徒手旋转胎方位:尽管胎儿有以 OP 位经阴道分娩的可能,但如前所述,OP 或 OT 位却是临床上发生头位难产,出现不良分娩结局的常见原因。因此,可采用多种措施帮助胎头向前旋转,以 OA 位分娩。在第二产程异常胎方位持续未得纠正,产程出现了异常时,可考虑采用助产手段帮助纠正异常胎方位。徒手旋转胎头术则为常用的助产手段,且在应用胎吸或产钳助产前也应常规应用徒手旋转胎头术,术前再次评估头盆关系排除头盆不称,根据骨盆空间和胎头大小可以采用手掌旋转法(图 10-2-13)或手指法(图 10-2-14)。

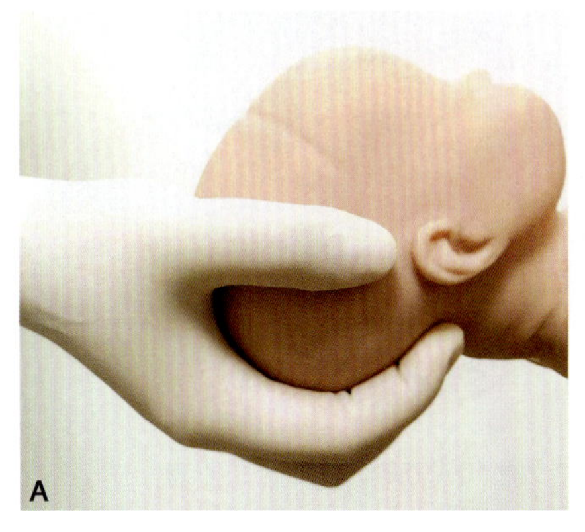

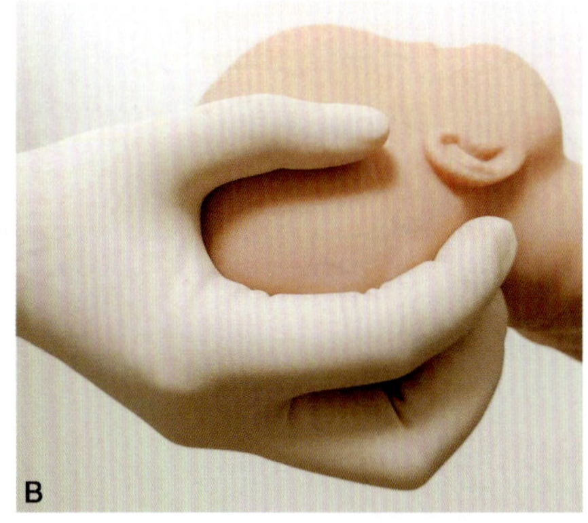

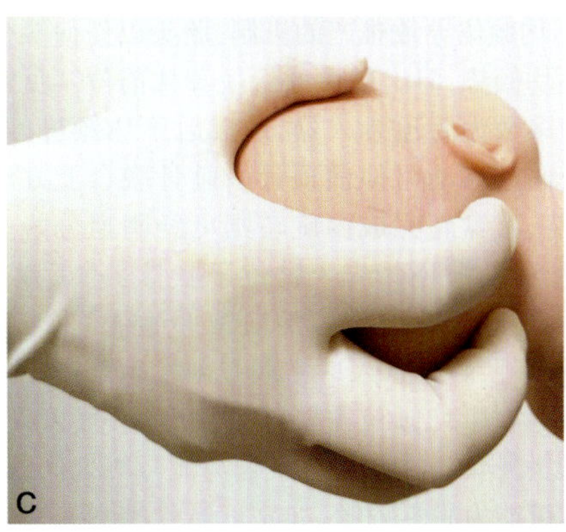

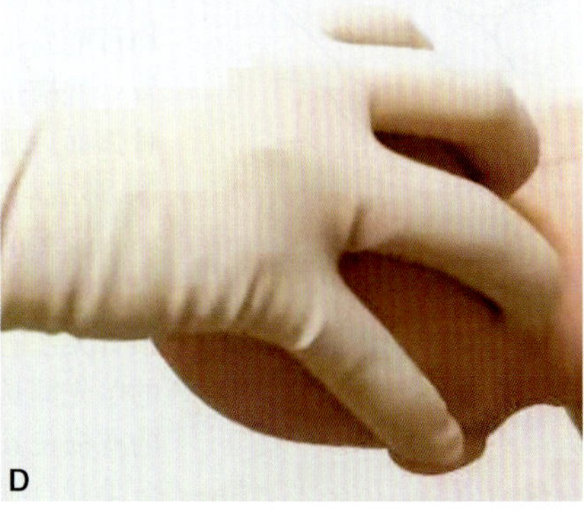

图 10-2-13　徒手旋转胎头术:手掌旋转法

A. 托住枕部;B. 宫缩间隙期将枕部向前方旋转;C. 先转到枕横位;D. 继续转到枕前位。

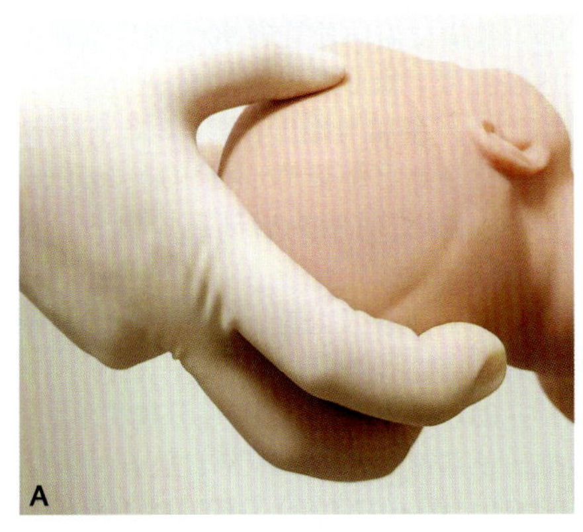
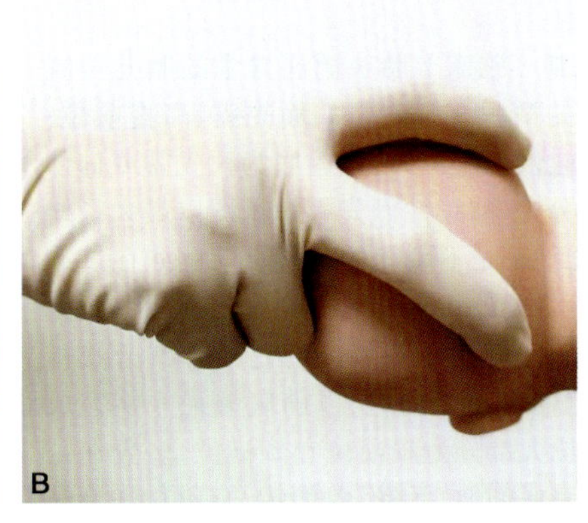

图 10-2-14　徒手旋转胎头术：手指法
A. 转到枕横位；B. 转到枕前位。

（3）产钳或胎吸助产：当持续性枕后位、枕横位时，发现产程进展延缓，如徒手旋转失败、产程停滞、胎儿监护异常、胎先露在+3 及以下时考虑产钳助产，旋转胎头至枕前位后产钳助产，也可以用胎头吸引器旋转至枕前位，旋转的同时行牵引，若 2 次不成功则行剖宫产。目前不主张中、高位产钳旋转胎头助产，+3 以上者宜行剖宫产术。

（4）剖宫产术：在第一产程怀疑胎儿窘迫、发现显著头盆不称时或积极处理后仍活跃期停滞可行剖宫产术；在第二产程，产程停滞时的高枕横位、充分试产后仍不能衔接的持续性枕后位，发现为前不均倾位、器械助产失败的低枕横位和枕后位，胎心监护异常经评估不能经阴道立即分娩者均应行紧急剖宫产术。

（二）胎头俯屈异常为主的头位难产

此类异常胎方位包括胎头面先露（face presentation）额先露（brow presentation）胎头高直位（sincipital presentation）即顶先露。与胎方位异常为主所致的头位难产稍有不同的是，对以胎头俯屈异常为主的难产的处理中正确识别比助产措施更为重要，因为很多这类型的胎儿位置异常较难纠正，以剖宫产术结束分娩的情况较为常见。

1. 定义

（1）面先露（face presentation）：又称“颜面位”。指分娩过程中，胎头以极度仰伸姿势通过产道，以胎儿面部为先露的一种异常胎方位。面先露时胎儿枕部与背部紧贴，下颏远离前胸，以颏部为指示点，面先露的胎方位包括颏左前（LMA）、颏右前（RMA）、颏左横（LMT）、颏右横（RMT）、颏左后（LMP）、颏右后（RMP）6 种胎方位，以颏前位为主，占 2/3（图 10-2-15A）。

（2）额先露（brow presentation）：又称“额位”。凡胎头以额部（眼眶缘至前囟之间部位）为先露，以最大径线枕颏径通过产道称为额先露。这是一种介于面先露和枕先露之间的一种暂时的、异常的俯屈程度，随产程进展若胎头进一步俯屈则形成枕先露，如进一步仰伸则形成面先露，持续性额位罕见（图 10-2-15B）。

（3）胎头高直位（sincipital presentation）：胎头以不屈不仰的姿势衔接于骨盆入口，其矢状缝与骨盆入口前后径一致，称胎头高直位，实质上就是顶先露的胎方位。分为两种：以胎头枕骨向前靠近耻骨联合者称胎头高直前位，又称“枕耻位”（occipitopubic position）；以胎头枕骨向后靠近骶骨岬者

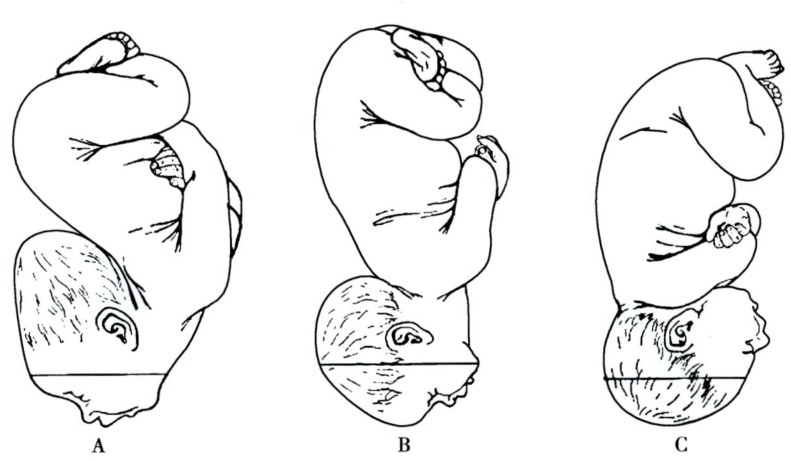

图 10-2-15　胎头俯屈异常
A. 面先露；B. 额先露；C. 胎头高直位（顶先露）。

称胎头高直后位，又称“枕骶位”(occipitosacral position)(图10-2-15C)。

2. 导致难产的机制　临床上胎头俯屈异常的胎儿位置中有可能经阴道分娩的情况有颏前位的面先露、高直前位；由于额先露是一个暂时性的胎位，可以俯屈为枕先露或仰伸为面先露按相应机制分娩，持续性额先露是试图以最大径线通过骨盆，足月胎儿几乎都是不可能的。高直前位如在试产的过程中，有效的产力将促进其俯屈或旋转为OA位入盆，则按枕前位分娩机制进行分娩。较为特殊的是面先露分娩机制，无论何种面先露均需转至颏前位，以前囟颏径才能完成阴道分娩。由于颜面位大部分为颏前位和颏横位，多数在正常产力和宽大骨盆内完成仰伸、下降、内旋转、俯屈和外旋转等步骤经阴道分娩(图10-2-16)。

(1) 仰伸与下降：胎头以仰伸姿势衔接，颏前位以颏前囟径入盆，颏横位以颏横位入盆。

(2) 内旋转：下降至中骨盆平面，前位颏部向前旋转45°，颏横位需向前旋转90°，颏后位则需向前旋转135°，使颏达耻骨弓下缘形成颏前位。

(3) 俯屈与娩出：继续下降至盆底达到阴道口，先极度仰伸使颏部自耻骨弓下娩出后，颏下部胎颈抵住耻骨弓，胎头发生俯屈，使胎头后部适应骶骨凹弧度，随后口、鼻、额、顶、枕相继娩出。

(4) 复位及外旋转：胎头娩出后，颏外旋转至前胸方向，随后胎肩、胎体娩出。

助产面先露时，应遵循分娩机制，在会阴可见颏部时，后推前顶部帮助仰伸后颏部自耻骨弓下缘娩出(图10-2-17A)；颏娩出(图10-2-17B)后帮助胎头俯屈使枕部至会阴娩出(图10-2-17C、D)。从颜面位分娩机制也可以发现，如果颏后位不能转为前位，呈持续性颏后位时，胎颈比骶骨凹短，易被骶骨下段抵住，因此足月活胎将无法经阴道分娩(图10-2-18)。

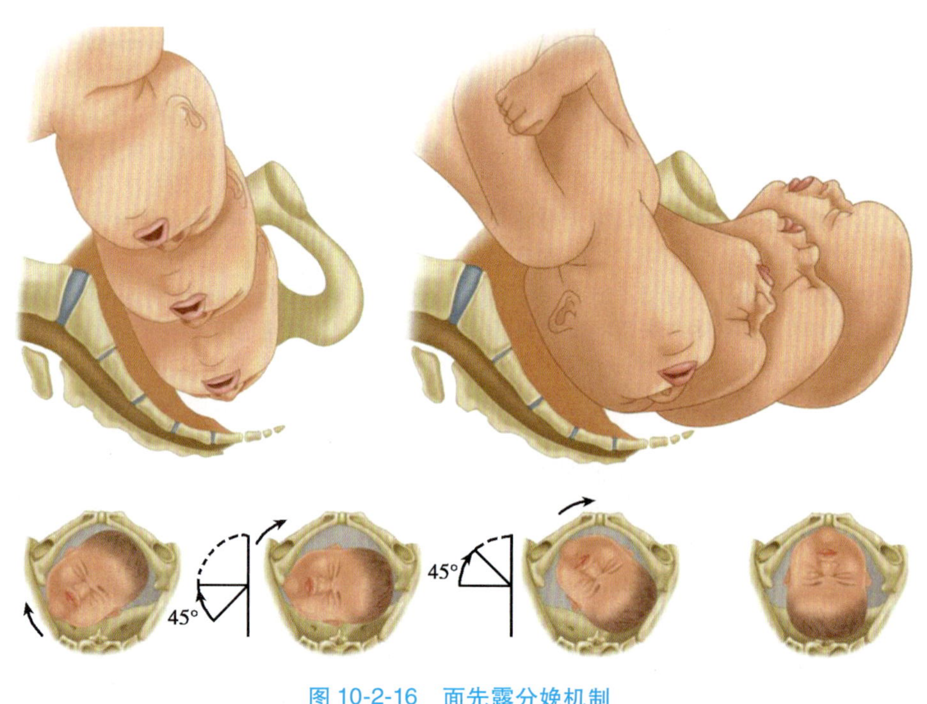

图10-2-16　面先露分娩机制

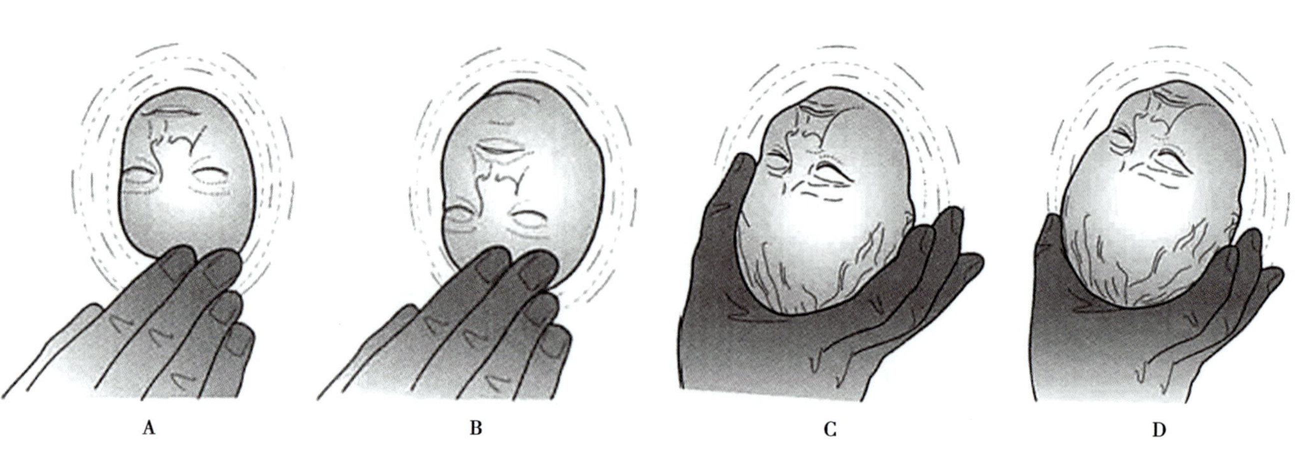

图10-2-17　面先露助产

A. 后推前顶部有助于颏娩出；B. 颏娩出；C. 帮助胎头俯屈，使枕部至会阴娩出；D. 俯屈完成。

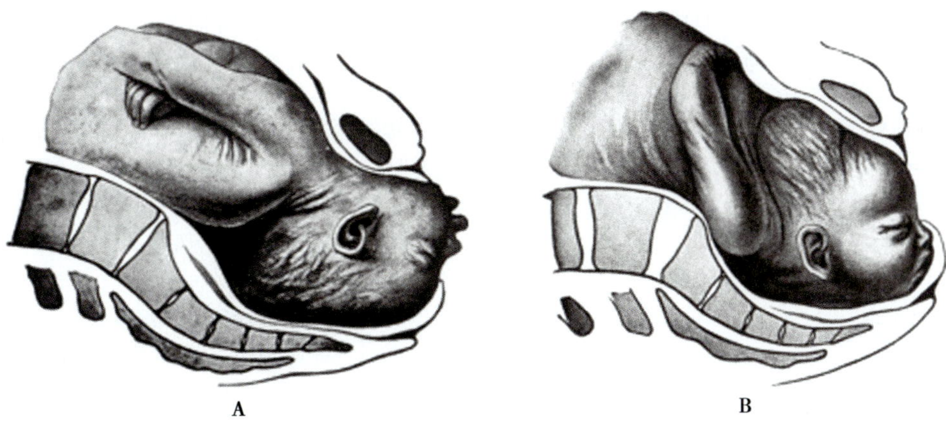

图 10-2-18　颏后位无法经阴道分娩
A. 颏前位；B. 颏后位。

3. 处理措施　如前所述，处理以胎儿俯屈异常为主的异常胎位常需剖宫产结束分娩，因此在产程中及时识别比助产措施更为重要。但产程中如何辨别难以经阴道分娩的胎位需要一定的技巧，其主要方法是通过阴道检查。胎方位持续异常一般以产程晚期的检查结果为依据，但早期的指检结果也可对判断提供一定帮助。确诊异常胎位，在指检的基础上还应结合腹部检查情况，有条件者应进行超声检查，力求获得准确的胎位判断以指导进一步处理。

（1）面先露的判断技巧：在临产早期确定是否为面先露非常重要。胎儿颜面位时产妇极有可能面对长产程，胎儿颜面部受压变形出现青紫肿胀，甚至发生会厌水肿影响新生儿呼吸、吞咽等。因此试产时间不宜过长，发现产程异常时要积极给予干预，适当放宽剖宫产指征。如发现呈持续性颏后位则应予剖宫产结束分娩。因此，准确判断是否为颜面位或持续性颏后位非常重要。判断技巧如下：

1）腹部检查：颏前位时，胎儿肢体在孕妇腹侧，类似于枕后位时的腹部查体情况，但与之不同的是耻骨联合上方是胎儿过度伸展的颈部和下颏，因此扪不清胎头轮廓；如为颏后位，胎头枕部和胎背在同侧，耻骨联合上方可触及胎儿枕骨隆凸与胎背间有明显凹陷，胎心较为遥远。

2）阴道检查：面先露时触到的胎先露是高低不平、形态不规则的，易与枕先露、顶先露及额先露等光滑规整的胎先露鉴别；同样不规则、软硬不均的先露是臀先露，阴道检查时应注意与之鉴别（图 10-2-19）。触及胎儿口部时，感觉进入一无阻力的孔，孔内能触及上颚及齿龈；颧骨与口腔呈三角关系；臀先露时，肛门有括约肌感，两侧坐骨结节与肛门在同一直线上；如判别为颜面位，阴道检查时还应明确是否为颏后位，可通过探及口鼻、颧骨及眼眶位置结合腹部查体（颏后位时孕妇腹侧可扪及胎背，枕部与胎背同侧）特点加以判断。

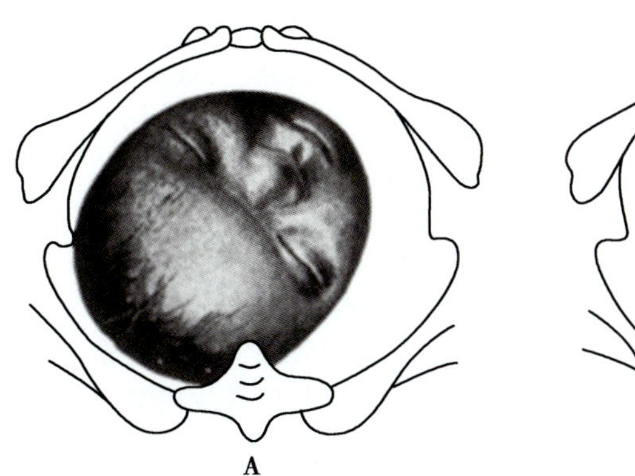

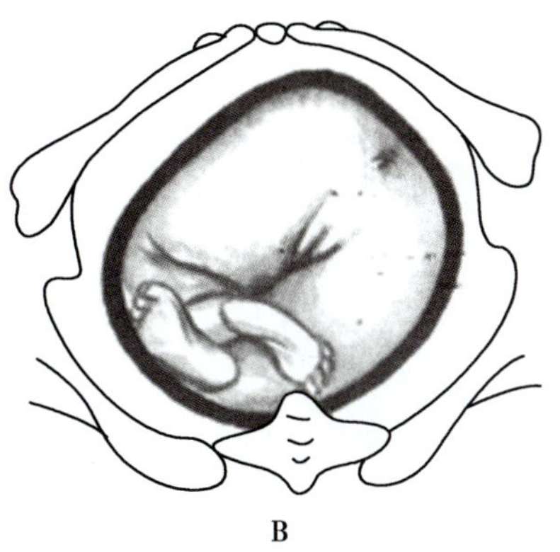

图 10-2-19　阴道检查时面先露应与臀先露鉴别
A. 面先露；B. 臀先露。

3）超声检查：超声可探及胎儿颈椎反屈、脊柱呈“S”形及枕骨与颈椎间成角等特点帮助诊断颜面位；通过确定胎儿枕部及眼眶的位置关系可以判断颏方位。

（2）高直后位的判断技巧：高直位主要表现为入盆困难，高直后位难以经阴道分娩，宜行剖宫产。产程中高直后位应与持续性枕后位相鉴别。

1）腹部检查：由于入盆困难，宫底较高；高直后位的母体腹前壁完全为胎儿肢体所占据，在母体下腹正中耻骨联合上方可触及胎儿颏部，是诊断高直后位最重要的体征。

2）阴道检查：胎先露位置高；胎头矢状缝与骨盆入口前后径一致，虽有左或右偏斜，但不超过 15°，后囟门在骶骨前，前囟在耻骨联合后方为高直后位。由于胎头紧嵌，常出现胎头水肿，即产瘤，其大小和宫口扩张程度一致，由于高直后位的先露为顶先露，故高直后位产瘤常位于两顶骨之间，直径

3~5cm。持续性枕后位一般呈 LOP 或 LOT 位，左或右偏斜大于 15°，当产程晚期内旋转为枕直后位时通常为低直后位。如产程晚期枕后位胎先露仍高浮，胎头不屈不伸，不下降不衔接时，应警惕高直后位，仔细检查胎头矢状缝是否与骨盆前后径一致（图 10-2-20）。

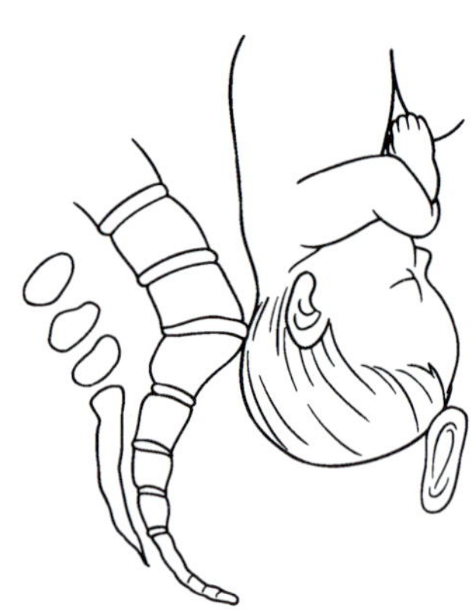

图 10-2-20　高直后位

3）超声检查：可探及胎头双顶径与骨盆入口横径一致，胎头矢状缝与骨盆入口前后径一致。

（3）额先露的判断技巧：额先露时的胎头过度变形可导致不可恢复的脑损伤，诊断及处理延误可造成胎儿预后不良。

1）腹部检查：额先露时胎头入盆受阻，表现为宫底位置较高；额前位时，耻骨联合上可触及额骨；额后位时，可触及枕部，枕部与胎背间也可形成凹陷但不如面先露时明显。

2）阴道检查：额先露时，最低点为宽平而相对软的额部，易触及与额缝紧连的前囟，但一般不能触及后囟。向上一端可较易触及鼻根部，有时还可触及眼眶。如产力良好，胎头不入盆应考虑额先露的可能（图 10-2-21）。

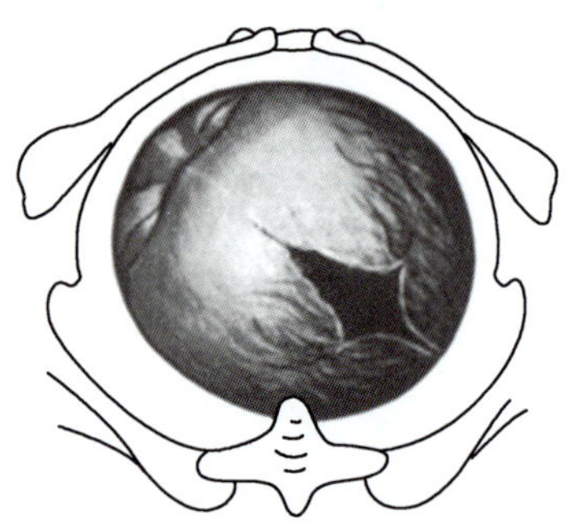

图 10-2-21　额先露的阴道检查

3）超声检查：临产前提示额先露，产程中可能转为枕先露或面先露，应密切观察产程进展。

综上所述，以俯屈异常为主的胎儿位置异常，临产早期确定胎方位是处理的关键，产程中如发现持续性额先露及颏后位面先露、高直后位、前不均倾位时，应及时行剖宫产终止妊娠；发现为颏前位面先露、高直前位、后不均倾位等胎方位，应在严密监护下给予试产，产程过程中综合母儿临床表现、腹部与阴道检查结果及产程时限标准进行头位难产诊断。处理流程按产程分期进行（见本章第一节），可采用促进阴道分娩的相关措施，与持续性枕横位与枕后位时类似，证据支持对有头位难产倾向的产妇行一对一的分娩支持，帮助减轻腰骶部不适及产痛，鼓励运动及自由体位等措施；适时按指征、原则应用人工破膜及缩宫素促进产程进展，出现剖宫产指征时及时行剖宫产终止妊娠。面先露必要时也可行产钳助产但操作难度大、风险高，建议即使颏前位也应适当放宽剖宫产指征。

（三）研究新进展和挑战/争议

很多学者认为第二产程也存在潜伏阶段和活跃阶段（Lee et al.，2016）。2017 年英国国家卫生与临床优化研究所（NICE）《健康母儿产时管理指南》及 2016 年加拿大妇产科医生协会（SOGC）《自然临产的处理指南》（Management of Spontaneous Labour at Term in Healthy Women）均指出第二产程两阶段的存在，称之为被动第二产程和主动第二产程，其区分点在于产妇是否出现不自主的向下屏气感。潜伏阶段的时限最长可达 2 小时，尤其是对于那些胎先露在+2 以上或非 OA 位的情况，因此，在此阶段让没有自发屏气感的产妇开始用力，无疑将事倍功半。与过去进入第二产程就指导产妇用力的策略相比，目前更主张延迟用力或自发用力，也就是待产妇进入活跃阶段才自发性屏气，这样可以减少用力时限，从而避免产妇过度消耗体力、脱水、母血二氧化碳水平升高、影响胎盘灌注导致胎儿缺氧等不良事件的发生。尤其是怀疑难产倾向时，产妇将经历更长的产程，如何有效地用力更是保存或促进产力以及提高胎儿对宫缩耐受的关键措施。然而，也有学者主张潜伏阶段也不能一味地期待，如果进入第二产程 20~30 分钟宫缩仍不能呈现活跃状态，则需要采用干预措施，可以指导改变体位或应用缩宫素。枕后位的产妇由于胎儿枕骨朝后压向直肠，故可在第一产程活跃晚期出现自发的向下屏气感，此时一定要明确宫颈扩张状态，必要时需要指导其延迟用力，或通过身体前倾体位减轻这种屏气感，等待宫口开全。

（石琪　漆洪波）

四、骨盆异常

（一）概述

骨盆异常又称“骨产道异常”，是指骨盆大小与形态异常致使骨性盆腔相应径线狭窄，而小于容许胎先露通过的下限，阻碍胎先露下降，影响产程顺利进展，可以表现为一个径线过短或多个径线都缩短，骨盆异常是导致头盆不称及胎位异常的最常见原因（刘兴会　等，2015）。

骨盆异常的病因分为发育性异常和病理性异常两类。①发育性异常：是指在骨盆发育过程中受到种族、遗传、环境、生活习惯和营养等因素影响，女性骨盆的形态和大小出现改变，导致“女型骨盆”以外其他异常形态发生，如男型骨盆、扁平型、类人猿型骨盆等（谢幸　等，2018）。②病理性异常：是指外伤性骨折、骨肿瘤、骨结核、佝偻病、骨软化症等疾病导致的骨盆结构形态异常，最常见的就是车祸等外伤性骨盆骨折。

（二）分类

骨盆狭窄根据骨盆径线测量分为入口平面狭窄、中骨盆平面狭窄、出口平面狭窄。

1. 骨盆入口平面狭窄　测量骶耻外径<18cm，骨盆入口前后径<10cm，对角径<11.5cm。可分为3级：Ⅰ级为临界性狭窄，对角径11.5cm（入口前后径10cm），绝大多数可以经阴道自然分娩；Ⅱ级为相对性狭窄，对角径10.0～11.0cm（入口前后径8.5～9.5cm），阴道分娩的难度增加；Ⅲ级为绝对性狭窄，对角径≤9.5cm（入口前后径≤8.0cm），如果胎儿为足月正常体重，应以剖宫产终止妊娠。我国女性较常见以下2种。

（1）单纯扁平骨盆：骨盆入口呈横扁圆形，骶岬向前下突出，使骨盆入口前后径缩短而横径正常。

（2）佝偻病性扁平骨盆：由于童年患佝偻病或成年人患骨软化症，骨骼软化使骨盆变形骨盆入口呈肾形，骶骨失去正常生理弯曲，呈上前至下后走行（图10-2-22）。

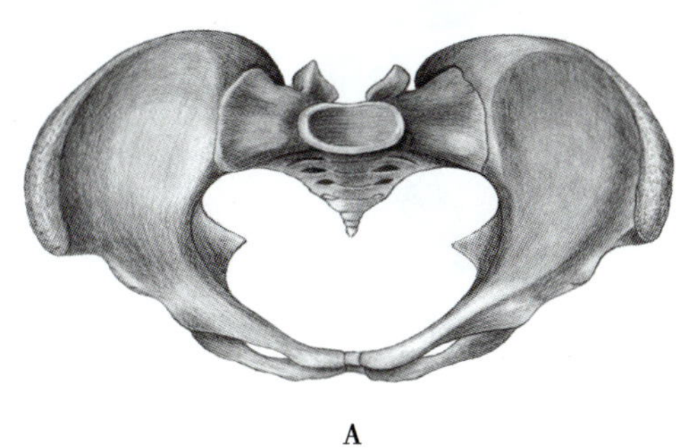

A

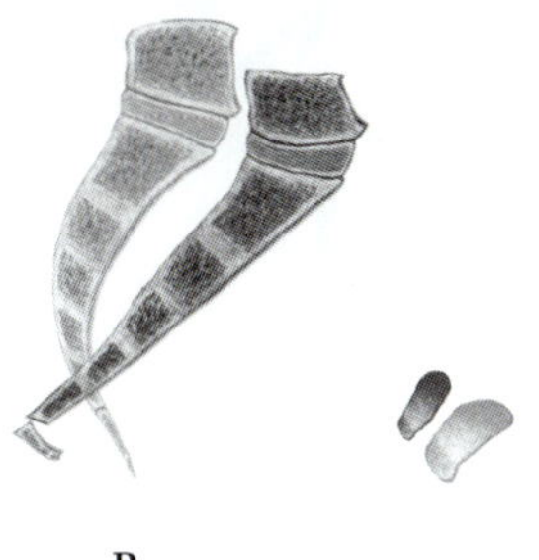

B

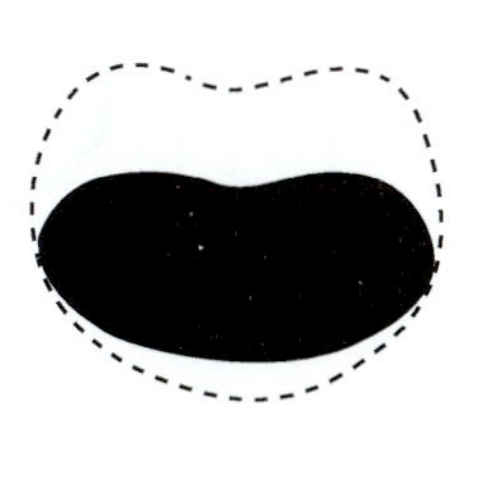

C

图10-2-22　佝偻病扁平骨盆

A.肾形”扁平入口；B.骶岬前突；C.出口横径增宽。

2. 中骨盆平面狭窄　临床上中骨盆平面狭窄比入口平面狭窄更常见，主要见于男型骨盆及类人猿型骨盆，以坐骨棘间径及中骨盆后矢状径狭窄为主。中骨盆平面的狭窄程度可分为3级：Ⅰ级为临界性狭窄，坐骨棘间径10.0cm，坐骨棘间径加中骨盆后矢状径13.5cm；Ⅱ级为相对性狭窄，坐骨棘间径8.5～9.5cm，坐骨棘间径加中骨盆后矢状径12.0～13.0cm；Ⅲ级为绝对性狭窄，坐骨棘间径≤8cm，坐骨棘间径加中骨盆后矢状径≤11.5cm。

3. 骨盆出口平面狭窄　临床上，单纯某一个骨盆平面狭窄并不常见，骨盆出口狭窄常合并中骨盆狭窄，又称“漏斗形狭窄”，是导致难产的重要类型。出口平面狭窄是以坐骨结节间径及骨盆出口后矢状径狭窄为主。出口平面的狭窄程度可分为3级：Ⅰ级为临界性狭窄，坐骨结节间径7.5cm，坐骨结节间径加出口后矢状径15.0cm；Ⅱ级为相对性狭窄，坐骨结节间径6.0～7.0cm，坐骨结节间径加出口后矢状径12.0～14.0cm；Ⅲ级为绝对性狭窄，坐骨结节间径≤5.5cm，坐骨结节间径加出口后矢状径≤11.5cm。

4. 骨盆三个平面狭窄　骨盆三个平面径线均比正常值小2cm或更多，且骨盆形态正常，称为均小骨盆，常见于身材矮小、体型匀称的女性。

5. 畸形骨盆　骨盆失去正常形态及对称性。包括跛行及脊柱侧凸所致的偏斜骨盆及骨盆骨折所致的畸形骨盆（图10-2-23）。

（三）临床表现

1. 骨盆入口平面狭窄的临床表现

（1）胎先露及胎方位异常：骨盆入口狭窄，初产妇腹型呈尖腹、经产妇呈悬垂腹，胎头跨耻征阳性（图10-2-24）。偶有胎头尚未衔接，而胎头先露部产瘤已抵达盆底的假象，此

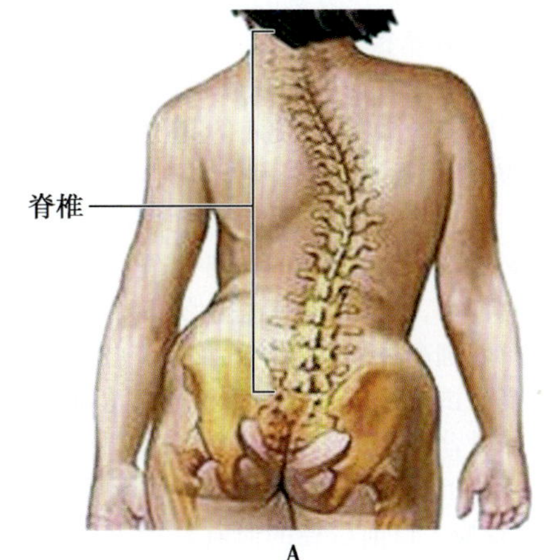

A

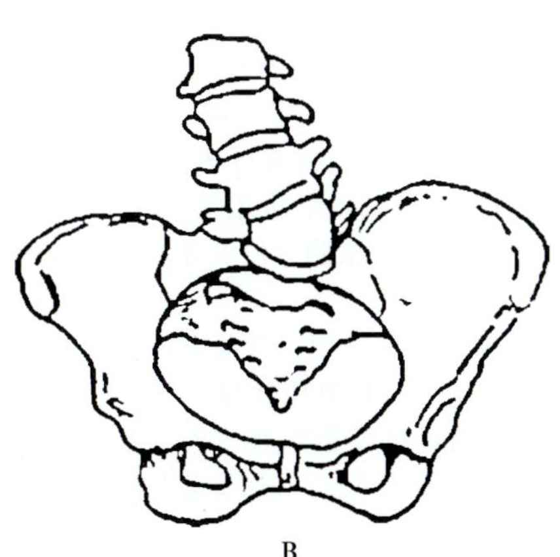

B

图10-2-23　脊柱侧凸（A）导致的骨盆畸形（B）

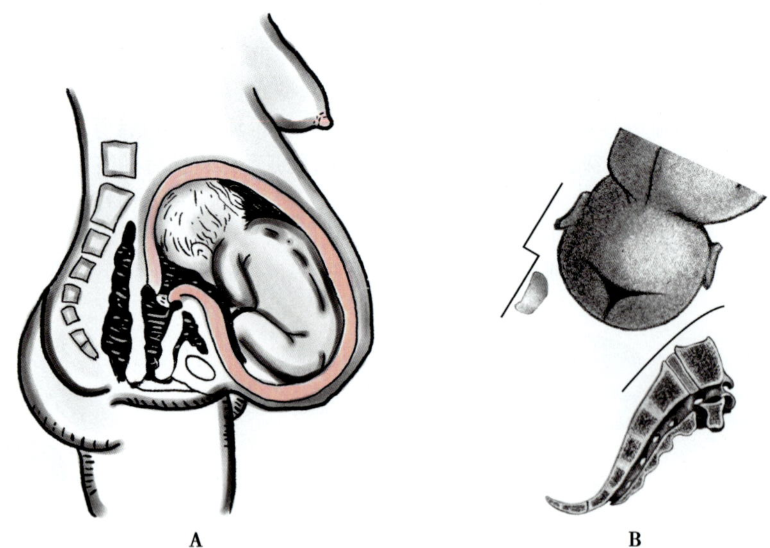

图 10-2-24　头盆不称及跨耻征阳性

A. 头盆不称导致悬垂腹；B. 跨耻征阳性。

时耻骨联合上方仍可触及胎头双顶径，多见于单纯扁平骨盆较浅时。

（2）产程进展异常：因骨盆入口狭窄而导致相对头盆不称时，常见潜伏期及活跃早期产程延长。经充分试产，一旦胎头衔接，后期产程进展相对顺利。绝对头盆不称时，常导致宫缩乏力及产程停滞。

（3）其他：因胎头对羊膜囊压力不均或胎头高浮，使胎膜早破及脐带脱垂的分娩期发病率增高。偶有骨盆狭窄伴宫缩过强者，因产道梗阻，子宫下段过度拉伸，出现腹痛拒按、排尿困难，查体示产妇下腹压痛重、耻骨联合分离、宫颈水肿，甚至这种情况可表现出病理性缩复环、肉眼血尿等先兆子宫破裂征象，若未及时处理则易发生子宫破裂。

2. 中骨盆平面狭窄的临床表现

（1）胎方位异常：中骨盆狭窄多为男型及类人猿型骨盆，入口前窄后宽，易致枕后位衔接。当胎头下降达中骨盆时，中骨盆横径狭窄，内旋转受阻，常出现持续性枕后（横）位，直肠受压，第一产程过早产生排便感。

（2）产程进展异常：胎头常常在宫口开全时完成内旋转，持续性枕后（横）位，导致第二产程延长、胎先露下降停滞。

（3）其他：中骨盆狭窄，容易导致继发性宫缩乏力，胎头滞留产道过久，压迫尿道与直肠，会发生产时、产后排尿困难，严重者发生尿瘘和粪瘘。胎头强行通过中骨盆，使胎头变形、颅骨重叠、产瘤较大，严重时发生胎儿颅内出血、头皮血肿、胎儿窘迫。强行阴道助产矫正胎方位可导致严重软产道撕裂伤及新生儿产伤。

3. 骨盆出口平面狭窄的临床表现　骨盆出口平面狭窄与中骨盆平面狭窄常同时存在，若单纯骨盆出口平面狭窄者，第一产程进展顺利，胎头达盆底受阻，胎头双顶径不能通过出口横径，强行阴道助产，可导致软产道、骨盆底肌肉及会阴严重损伤，对母儿危害极大。

（四）对母儿的影响

1. 对产妇的影响　影响胎先露部衔接，妊娠期容易发生胎位异常，产时由于胎头下降受阻，引起继发性宫缩乏力，导致产程延长或停滞，手术助产、产后出血、软产道损伤增多。严重时形成生殖道瘘、子宫破裂。因胎膜早破、产程异常阴道检查次数增多，产褥感染亦增多。

2. 对胎儿及新生儿的影响　头盆不称易发生胎膜早破及脐带脱垂，导致胎儿窘迫甚至死亡；产程延长，胎头受压，容易发生缺血缺氧、颅内出血；产道狭窄，手术助产机会增多，易发生新生儿产伤及感染。

（五）诊断

与产力、胎儿不同，骨产道是影响分娩的要素中相对固定不变的参数，也是影响分娩的首要因素。骨盆异常会同时影响胎先露、胎方位及子宫收缩力，最终导致难产。在产前检查和分娩过程中就应当根据症状，并通过体格检查和必要的辅助检查发现显著的骨盆异常，以便决定适宜的分娩方式和时机。

1. 病史　询问孕妇是否有佝偻病史、脊柱和骨盆的外伤史、结核病史。如果是经产妇则要详细了解分娩史，必要时请孕妇提供前次分娩的病历资料。

2. 体格检查　通过身高、体态、步态、米氏菱形窝等状况初步了解患者是否存在脊柱和骨盆异常，注意是否有鸡胸、O 形腿、X 形腿等佝偻病的其他表现。腹部形态异常（包括尖腹、悬垂腹）也提示因骨盆狭窄导致头盆不称的可能。

3. 骨盆测量　目前研究认为，骨盆测量结果与分娩方式无必然联系，对后续的产科处理没有任何帮助，反而会增加剖宫产率，临床上不宜进行常规测量（李奎 等，2016）。但对于有明确高危因素的孕妇及助产技术相对不发达的地区，尤其是在试产过程中没有条件行急诊剖宫产手术的医疗机构，临床骨盆测量仍然是一种非常重要的评估方法。

（1）骨盆外测量：骨盆外测量简单易行，测量的指标包括：反应入口前后径的骶耻外径；反应出口径线的坐骨结节间径和耻骨弓夹角；米氏菱形窝不对称提示可能为偏斜骨盆；各径线均较正常偏小 2cm 以上提示均小骨盆等。

（2）骨盆内测量：需要消毒后进行，而且因为有刺激宫缩和增加感染的可能，孕妇接受度不高。主要的径线包括对角径、坐骨棘间径、坐骨切迹。尽管骨盆内测量被认为较骨盆外测量更准确，但是测量结果受操作者个人因素影响很大，而且获得的数据可信度有限，不建议作为常规检查（余昕烨 等，2015）。

（3）影像学测量：盆腔X线影像测量（Narumoto et al.，2015）、基于X线检查技术的EOS™成像系统（Sigmann et al.，2014）、CT三维重建、MRI三维重建（刘萍 等，2017）等技术可以提供更客观翔实的骨盆径线数据，而且能够同时了解胎先露与骨盆的关系。但是，因为临床实际限制，数据资料尚不充分，确切的作用价值有待进一步研究探索。

（六）处理

绝对骨盆狭窄已经很少见，临床多见相对骨盆狭窄。明确骨盆狭窄的类别和程度，参考胎位、胎儿大小、胎心、宫缩强弱、宫颈扩张程度、破膜与否，结合年龄、产次、既往分娩史综合判断，决定分娩方式。

1. 骨盆入口平面狭窄的处理

（1）明显头盆不称（绝对性骨盆狭窄）对角径≤9.5cm（入口前后径≤8.0cm），跨耻征阳性者，足月活胎不能入盆，不能经阴道分娩。应行剖宫产结束分娩。

（2）相对头盆不称（相对性骨盆狭窄）对角径10.0～11.0cm（入口前后径8.5～9.5cm）足月活胎体重<3 000g，胎心率正常，应在严密监护下充分试产。胎膜未破者可在宫口扩张后行人工破膜。若破膜后宫缩较强，产程进展顺利，多数能经阴道分娩。

2. 中骨盆平面狭窄的处理　在分娩过程中，胎儿在中骨盆平面完成俯屈及内旋转动作。若中骨盆平面狭窄，则胎头俯屈及内旋转受阻，易发生持续性枕横（后）位。若宫口开全，胎头双顶径达坐骨棘水平或更低，可经阴道助产。若胎头双顶径未达坐骨棘水平或出现胎儿窘迫征象，应行剖宫产术结束分娩。

3. 骨盆出口平面狭窄　骨盆出口平面狭窄不应进行阴道试产。临床上常用坐骨结节间径与出口后矢状径之和估计出口大小。两者之和>15cm时，多数可经阴道分娩；两者之和≤15cm时，正常体重的足月胎儿一般不易经阴道分娩。

4. 骨盆三个平面均狭窄的处理　主要是均小骨盆。若估计胎儿不大，头盆相称，可以试产；若胎儿较大，有绝对性头盆不称，胎儿不能通过产道，应尽早行剖宫产术。

5. 畸形骨盆的处理　根据畸形骨盆的种类、狭窄程度、胎儿大小、产力等情况具体分析。若畸形严重，头盆不称明显者，应及时行剖宫产术。

五、肩难产

（一）概述

1. 定义　肩难产（shoulder dystocia）通常是指头位阴道分娩时，胎头娩出后，胎儿前肩嵌顿于耻骨联合后上方，用常规牵引手法不能娩出，需要额外的助产方法来完成分娩（刘兴会 等，2015）（图10-2-25）。然而临床实践中，胎儿后肩也会因为骶骨岬阻挡，嵌顿于骨盆边缘导致肩难产。肩难产发病率低，文献报道为0.2%～3.0%（ACOG，2017），是产时发生的急症，如果处理不当会对母儿造成灾难性后果。

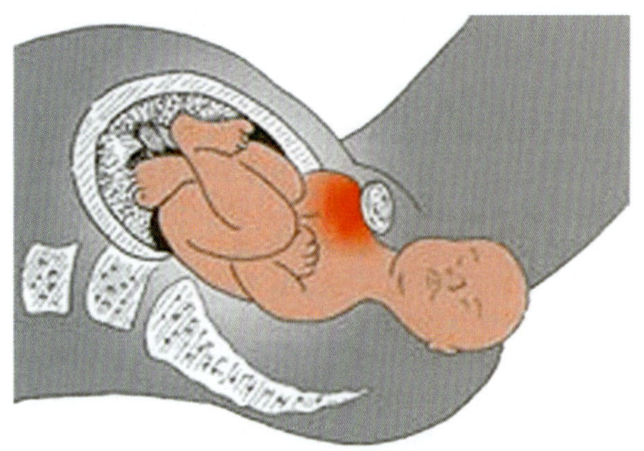

图10-2-25　胎儿前肩嵌顿与耻骨联合，肩难产

2. 高危因素　多种因素都与肩难产的发生相关，包括巨大胎儿、肩难产病史、妊娠合并糖尿病、孕妇肥胖、男胎、分娩孕周、器械助产、产程异常等（王晓怡 等，2015）。但是必须明确的是，临床中相当一部分的肩难产并不存在以上高危因素（栗娜 等，2015），因此肩难产仍然是产科不可预测的急症。

（1）肩难产史：既往肩难产病史是肩难产发病的独立高危因素（Kleitman et al.，2016），较一般人群风险增高10～20倍（Sentilhes et al.，2016）。目前文献报道复发性肩难产发病率为1.0%～16.7%，已经得到共识的复发性肩难产发病率至少在10%以上，这可能和母体存在的代谢性相关疾病有关（ACOG，2017）。对于既往有肩难产病史的孕妇需要妊娠期严密监测体重、血糖等指标，并适时指导，分娩前针对胎儿、产道做好充分的评估和医患沟通。既往肩难产史并不是剖宫产的指征，但如果本次妊娠合并巨大胎儿、糖尿病等高危因素者可以考虑剖宫产终止妊娠。

（2）巨大胎儿：巨大胎儿也是肩难产的独立高危因素，根据报道风险增加6～20倍。Overland等（2012）分析了超过190万例阴道分娩的数据，其中发生肩难产者75%新生儿体重超过4 000g。但是并不意味着对于巨大胎儿就建议剖宫产终止妊娠，如果将剖宫产作为预防巨大胎儿肩难产的手段，那么每预防1例，就有超过1 000例无指征剖宫产的发生。目前得到共识的是，产前估算胎儿体重超过5 000g，或糖尿病患者胎儿体重超过4 500g，建议行计划剖宫产。

（3）糖尿病与肥胖：妊娠合并糖尿病与母亲肥胖也会增加肩难产的风险。一方面会增加巨大胎儿发生的风险；另一方面高胰岛素作用下，胎儿肩部和躯干过度增长，造成不对称型肥胖也是发生肩难产的原因。

（二）临床表现

胎头娩出后，胎肩嵌顿于骨盆入口会引发一系列产程进展异常的表现。胎头娩出后不能顺利地完成复位和外旋转；胎颈回缩，胎儿颏部紧贴会阴，呈现“乌龟征”。

（三）诊断

肩难产发生于第二产程胎头娩出后，只能根据当时的典型表现作出诊断。若发现胎头较大，胎头娩出后颈部和胎头向阴道内回缩，胎儿颏部紧紧压在会阴部，不能顺利完成复位，无法使胎肩娩出，应诊断肩难产。

虽然肩难产不能提前诊断，但是对存在巨大胎儿、过期产儿、活跃期和第二产程延长、胎头娩出困难等情况者要高度警惕肩难产的发生(Chauhan et al.,2010)。

(四)处理

肩难产发病率不高,发生突然,正确而快速的反应对肩难产的母儿结局起着决定性作用。助产人员如果不熟悉肩难产的紧急处理流程,操作不当,就可能造成新生儿窒息、锁骨骨折、臂丛神经损伤、新生儿死亡,以及产妇会阴阴道严重裂伤、子宫破裂、严重产后出血等系列并发症。一旦诊断肩难产,助产者应立即呼救、寻求支持,做好新生儿窒息复苏的准备。虽然肩难产为骨性难产,会阴侧切并不能解除胎肩嵌顿,但是能够为助产者阴道操作提供相对充分的空间,因此足够有效的会阴麻醉和侧切仍然是处理肩难产必要的步骤。切忌暴力牵拉胎头、按压宫底,这样会加重胎肩嵌顿,而且可能导致新生儿不可逆的神经损伤和子宫破裂。当完成评估和侧切后,用下述手法协助胎儿娩出:

1. 屈大腿法(McRobert 法) 需要两名助手协助产妇极度屈曲双腿,使大腿尽可能地贴近腹部,产妇双手抱膝或大腿,拉直腰椎及骶椎的突起,脊柱弯曲度和骨盆倾斜度减小。此时骨盆轴的方向改变使骶骨相对后移,骶尾关节增宽,嵌顿的胎肩自然松动,配合助产人员适当用力牵拉即可娩出胎肩和胎儿(图 10-2-26)。该方法是肩难产处理中最基础、简便的方法,成功率较高,可以解决 40%以上的肩难产。若无效,则需要配合进一步的助产操作。

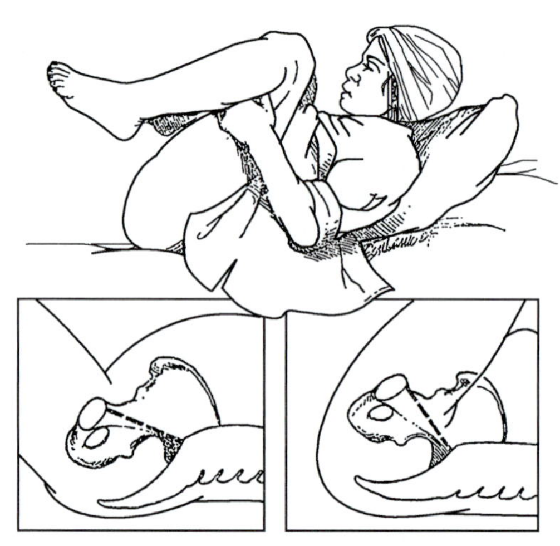

图 10-2-26 McRobert 法
屈大腿,增加骨盆前后径。

2. 压前肩法(suprapubic pressure) 一般都是配合 McRobert 法进行,助手在产妇耻骨联合上方触及胎儿前肩,向胎儿腹侧按压胎肩,促使其内收(图 10-2-27),目的是将位于骨盆入口前后径的胎肩旋转为经入口斜径进入骨盆。压前肩配合 McRobert 法,可以解决 50%以上的肩难产,均为一线处理方法。值得注意的是,按压前肩的手法是以促进胎肩旋转为目的,切忌暴力向耻骨联合方向施力。

3. 旋肩法(Rubin 法和 Woods 法) Rubin 法是助产者将手伸入阴道内,手指置于胎儿前肩后部,着力于肩胛骨将胎肩向胎儿腹侧推动,协助旋转胎肩至骨盆入口斜径(图 10-2-28),然后继续 McRoberts 法操作。Woods 法的旋转方向与 Rubin 法相反,是利用相对骨盆空间较大的骶前区域,由助产者将手指置于胎儿后肩前方,向其背侧用力,使后肩向耻骨联合方向旋转,还可以结合 Rubin 法两手同时操作,协助胎肩旋转娩出。

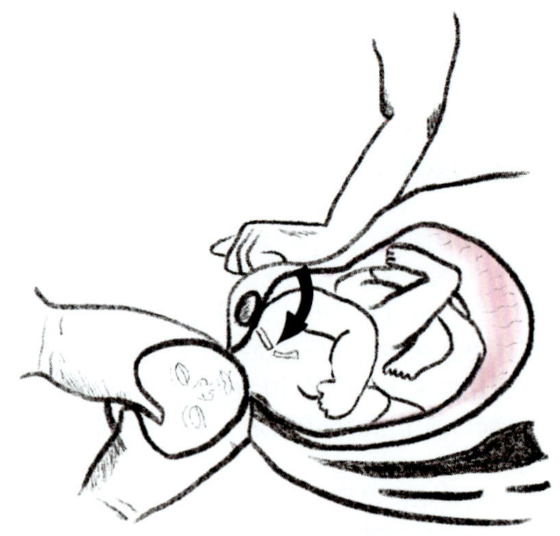

图 10-2-27 压前肩法
配合 McRobert 法,耻骨上方加压,促使前肩内收。

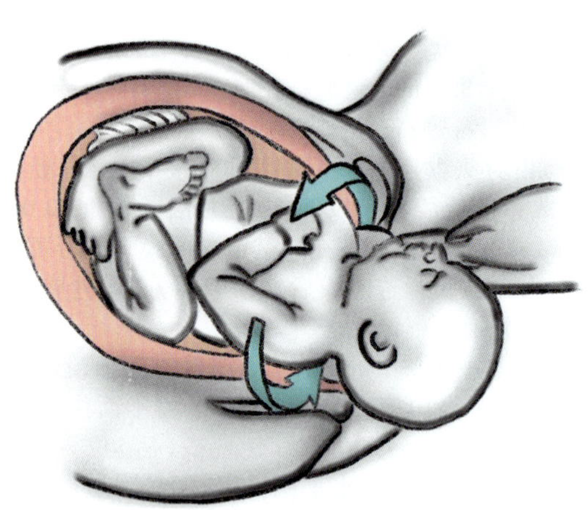

图 10-2-28 Rubin 法
旋转胎肩至骨盆斜径。

4. 牵后臂法 助产者将手沿骶前伸入阴道内,握住胎儿后上肢,保持肘关节屈曲状态,上抬肘关节沿胎儿胸前向上,始终用力于后臂肘窝处,以“反向洗脸”的方式滑出,伸展后臂,娩出后肩及上肢(图 10-2-29)。此时相对较小的腋肩径代替双肩径,使前肩解除嵌顿。该操作产道的主要着力部位在会阴,要注意避免发生Ⅲ度以上裂伤。

5. 手-膝位法(Gasbin 法) 又称“四肢着床法”(all-fours maneuver)。文献报道,正确使用该方法可以处理 80%以上的肩难产,而且在手-膝位法操作中可以同时联合除 McRobert 法外的其他助产手段。由助手协助产妇迅速改膀胱截石体位为双掌双膝着床,此时骨盆入口前后径可增加 10mm,后矢状径可最多增加 20mm,同时在重力作用下胎肩会从耻骨联合下滑出(图 10-2-30)。如果仍然无效,可适当用力向下牵拉,娩出后肩,必要时联合使用牵后臂法,能有效应对多数肩难产。但此时应当注意,由于产妇体位改变,后臂在上方,避免误牵拉前臂加重嵌顿。

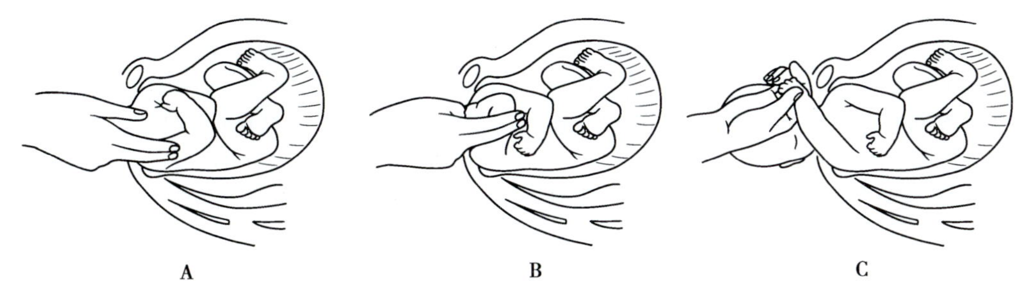

图 10-2-29 牵后臂法

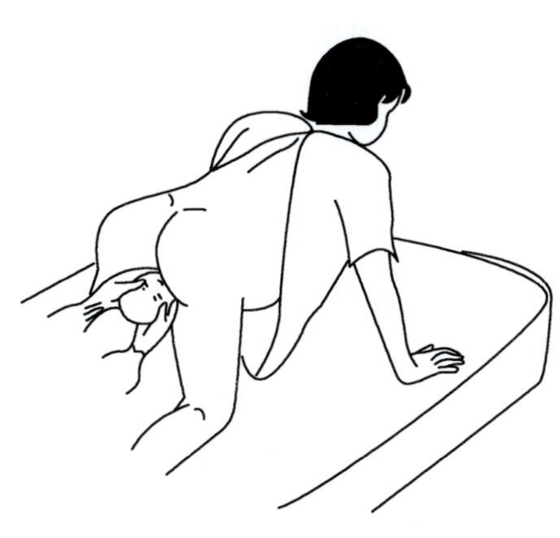

图 10-2-30 手-膝位法

6. 断锁骨法 在耻骨联合下方用三指折断锁骨，减小胎儿双肩峰径线。但是锁骨折断后，容易造成胎儿臂丛、肺、肺脉管系统损伤，严重者会导致胎儿死亡。因此，该方法和胎头复位、耻骨联合切开都是最后的手段，即便成功也很难避免严重的损害和后遗症，只在抢救胎儿生命时使用。

7. 胎头复位剖宫产 又称“Zavanelli 法”，是分娩过程的逆转。在麻醉的条件下协助胎头俯屈，旋转至枕前位并还纳，以剖宫产方式结束分娩。该方法会显著增加新生儿疾病发病率、死亡率及母亲死亡率。

8. 耻骨联合切开术 放置导尿管、局部麻醉后进行。由于操作者经验不足和合并症等问题，该方法用于肩难产的具体价值目前还缺乏有利的数据支持。

（五）预防

肩难产一旦发生，情况紧急，如果没有有效的人员、器械支持，很难保障母婴安全。对助产人员的有效训练尤为重要（Ven et al.，2016）。每位助产人员都可能遇到肩难产，每次分娩都可能是肩难产，因此，要求对全体助产人员进行定期模拟实训和复训，严格考核。通过孕期和产时管理积极预防肩难产，提高对肩难产的预测和判断，及时施治，是减少母儿不良结局的有效手段。

（漆洪波 周玮）

第三节 母乳喂养

一、母乳喂养的益处

（一）对婴儿的益处

母乳是婴儿最理想的天然食物。对于营养良好的母亲，母乳能满足 0~6 个月婴儿的营养和生长需要。随着婴儿的生长发育，母乳的质和量都会有相应的改变，以满足婴儿的需求，减少营养性疾病的发生。母乳不只是食品，更多的研究证明在某些方面甚至可以是“药品”。母乳喂养的婴儿能够降低中耳炎（复发性及非复发性）、哮喘、1 型和 2 型糖尿病、肥胖、呼吸道感染、过敏性皮炎、肠道炎性疾病、结肠炎、肠胃炎、儿童白血病、淋巴瘤及婴儿猝死综合征等疾病的发病率，而且发病率和母乳喂养在婴儿喂养中所占的比例成反比。母乳喂养的过程可以促进婴儿的感知功能，激发人类独有的感情和高级神经中枢的活动，不仅可以促进智力发育，还可使婴儿对母亲产生信任感，建立依恋关系（AAPA，2012；Stanley et al.，2009）。

早产儿在母乳喂养中的获益更大，可以显著降低坏死性小肠结肠炎（婴儿发病率和死亡率的主要原因）、新生儿败血症、青春期代谢综合征等疾病的发病率，并能减少再次入院的概率。母乳喂养还可以促进早产儿神经系统发育。

（二）对母亲的益处

在哺乳期间，母亲机体可产生缩宫素，促进子宫收缩，从而减少产后出血，加速子宫复旧，对母亲产后修复有促进作用。研究证明，母乳喂养可以减少以下情况的发生：乳腺癌和卵巢癌、风湿性关节炎、糖尿病、高血压、高血脂和心血管疾病等（Schwarz et al.，2010；CGHFBC，2002）。母乳喂养还能够降低产后抑郁症的发生率及持续时间，因此也显著降低了虐待和忽视儿童情况的发生率。催乳素具有让母亲放松、满足的作用，哺乳时母亲受到催乳素的作用更易入睡，缓解母亲分娩过程和哺乳期间的压力（Watkins et al.，2011；Strathearn et al.，2009）。

（三）母乳喂养的经济效益

母乳喂养除了能够减少为婴儿购买母乳替代品的花费，也能减少奶瓶及其他配方奶用品的浪费。Bartick 等（2010）的一项研究计算了坏死性小肠结肠炎、中耳炎、哮喘、住院治疗导致的呼吸道感染、肠胃炎、1 型糖尿病、儿童淋巴瘤及肥胖等疾病诊疗费用在医疗保健支出中所占的比例，根据分析，研究者估算了潜在的成本降低：如果 80%~90% 的家庭对婴儿进行 6 个月的纯母乳喂养，美国每年可以节省 130 亿美元的花费，减少 911 例婴儿死亡。

二、乳房的解剖

乳房成对生长，左右各一，位于胸前部、胸大肌和胸筋膜的表面，基底位于第 2~6 肋间。在妊娠期间，乳房的重量会增加约 200g，平均重量达到 400~600g，哺乳期的乳房平均重量为600~800g。乳房组织分为实质部分和基质部分。实质部分包括乳腺和导管。乳腺导管系统是随机且错综复杂分布的导管，在接近乳头乳晕复合体处经常交叉。每侧乳房有9~10个乳腺导管。基质部分包括结缔组织、脂肪组织、血管、淋巴管和乳房悬韧带(Cooper韧带)。

有分泌乳汁功能的部位是腺泡。腺泡上皮细胞产生母乳，并排放至腺泡腔内。腺泡被肌上皮细胞包围，在缩宫素的作用下收缩将母乳喷射至大小乳腺导管内，导管最终通向乳头下方的乳窦开口处。乳房的表皮包括乳头和乳晕。乳头由包含平滑肌纤维的弹性组织构成，受感觉和自主神经末梢控制。乳头的构成使其在寒冷、触摸、性刺激时所释放的缩宫素的影响下变得小而坚实。在乳头周围的乳晕是一个环形区域，同样有弹性，比乳房其他部位的皮肤颜色更深，乳晕的大小因人而异。蒙氏结节为乳晕上的小隆起，在妊娠和哺乳期间会出现，能够分泌一种有润滑和抗菌作用的物质。

三、泌乳

乳汁的分泌包括启动泌乳和维持泌乳两个过程。这两个过程均受神经系统-体液循环系统调节。启动泌乳是指伴随分娩而发生的乳腺开始分泌乳汁。维持泌乳是指启动泌乳后乳腺能在相当长的一段时间内持续泌乳。

泌乳Ⅰ期是指从妊娠16周开始一直到产后48小时左右，在此期间分泌的乳汁称初乳。

泌乳Ⅱ期是在产后48~72小时，分泌过渡乳和成熟乳。泌乳Ⅱ期启动，需要三个条件，即胎盘娩出；孕酮水平急剧下降，解除对下丘脑和腺垂体的抑制作用；引起催乳素释放，促进乳汁的生成，是泌乳的触发点。泌乳Ⅱ期包括乳汁的合成和喷出。由两种激素共同作用以协调泌乳功能。婴儿吸吮刺激腺垂体催乳素的分泌，催乳素的血浆浓度会快速上升通过作用于腺泡细胞而启动产奶。吸吮还会刺激神经垂体释放缩宫素，进而引起肌上皮细胞收缩，将乳汁从乳腺腺泡和小叶中排出至乳腺导管。母亲的有些情况能延迟或削弱泌乳，包括初产妇、剖宫产、1型糖尿病、分娩镇痛和液体平衡、肥胖、多囊卵巢综合征、甲状腺功能减退、妊娠期卵巢黄体膜囊肿、胎盘残留、希恩综合征、严重的抑郁、单独催乳素缺乏症及乳房手术等。有些婴儿因素也可能导致泌乳Ⅱ期延迟，包括吸吮无效、早产儿吸吮无力、上颚畸形、婴儿舌系带过短或者向前延伸过长及先天性心脏病等。

泌乳Ⅲ期开始于产后10日，形成成熟乳。婴儿驱动着这个体系，婴儿吸吮的次数频繁，母亲体内会生成更多的催乳素和缩宫素，如果婴儿不能吸吮，缩宫素就会恢复到基线水平。

这几个时期并不是独立的，特别是泌乳Ⅱ期，会受到很多因素的影响，应该当作一个连续的过程，综合考虑。另外，家庭和社会的支持、母亲和家人母乳喂养相关知识和技能的掌握是维持泌乳的重要因素。

四、促进母乳喂养的产科实践

(一) 产后1小时内启动母乳喂养

在产后1小时内新生儿最警醒的时候启动母乳喂养。

(二) 分娩后即刻实施母婴之间皮肤和皮肤接触

与使用热辐射台比较，母亲和新生儿之间的皮肤和皮肤接触(又称“袋鼠式护理”)能够使新生儿体温、心率和呼吸达到更好的调节。皮肤接触是母亲解开衣服露出皮肤，将婴儿裸露地放在皮肤上，用毛巾或毯子覆盖婴儿暴露在外面的身体，头戴帽子。研究证实，在产后即刻母婴皮肤接触可以显著提高缩宫素的水平，提高母乳喂养启动率；如果母亲是剖宫产分娩，皮肤接触可以由一名医护人员协助扶持新生儿来实施，该实践对早产儿也有很多益处(Hung et al.,2011)。

(三) 产程中的支持

产程中的支持不仅可以成为促进正常生理性分娩的宝贵手段，还能提高母乳喂养率。很多医院推行了院内产程支持的项目，包括助产士实施导乐陪伴、自由体位分娩、鼓励实施非药物镇痛等，达到减轻产痛、减少不必要的医疗干预和药物使用的目的。

(四) 哺乳前行为

婴儿善于传达他们需要哺乳的信号。他们会使用触觉、视觉、嗅觉和听觉来确定乳房的位置，并且通过嘴角的反射、流口水、舔舌头、吸吮、摆动胳膊和腿及爬动等发出饥饿的暗示，这些都是需要母乳喂养的早期信号。如果这些早期的暗示没有被察觉，婴儿就会变得越来越懊恼，哭闹是婴儿饥饿的最后“通牒”，表示婴儿处于绝望情绪。如果婴儿不停地哭闹，说明他已经变得失控，并且很难在安抚和劝诱下衔接乳头。

根据婴儿的身体活动、眼球运动、面部动作、呼吸方式和对刺激的反应，定义了六种意识状态。婴儿在活跃警醒的意识状态下最容易完成母乳喂养。父母在医务人员的鼓励和支持下，需要迅速学会并解读婴儿需要哺乳的暗示，母亲对婴儿给出的信号了解得越清楚，在精神上就越有信心，母乳喂养共同体就会变得更加牢固。

(五) 婴儿衔接和吸吮

婴儿对乳房的良好衔接是成功进行母乳喂养最基本、最重要的一个条件，是保证充足的乳汁输送和避免母亲乳头疼痛的一项基本要素。由于哺乳的时间较长，准备哺乳时，母亲调整体位，找到舒适姿势后就可以开始母乳喂养。最佳的体位是：婴儿的头和身体成一条直线；婴儿的脸贴近乳房，鼻子对着乳头；婴儿的身体贴近母亲；若是新生儿，母亲不仅要托住其头部和肩部，还要托住臀部。婴儿通过触觉、嗅觉和视觉的感知，就理解了要开始哺乳的信号。婴儿衔接良好的指征是婴儿的下颌贴在母亲的乳房上，嘴张得很大，将乳头及大部分乳晕含在口中，下唇向外翻，嘴上方的乳晕比下方多。母乳喂养采用的常见姿势详见表10-3-1。

(六) 吸吮

母乳喂养时有听得见、看得到的节奏。吸吮时婴儿使用嘴唇、舌、口腔、下颌、面部肌肉和脸颊脂垫产生负压和正压，将乳汁输送到口中。在哺乳开始，婴儿表现为短而快速的暴发式吸吮，下颌进行活塞式运动；接着表现为更慢、更深的吸吮，下颌在吸吮时进行摇摆式运动吸出乳汁，这是婴儿吃到母乳时很重要的征象。可以听到吞咽声，有时可以看见吞咽的动作。

表 10-3-1　母乳喂养常见的身体姿势

姿势	方法	优势	图示
摇篮式	母亲将婴儿抱在怀里，婴儿侧躺，面向母亲，让婴儿的颈部靠近母亲肘部的弯曲部位，背部贴着母亲前臂，婴儿的头和身体成一直线，身体贴着母亲的身体。为了让母亲的手臂得到支撑而不累，可以在母亲手臂下垫枕头	最常用的哺乳姿势，母亲感觉最自然	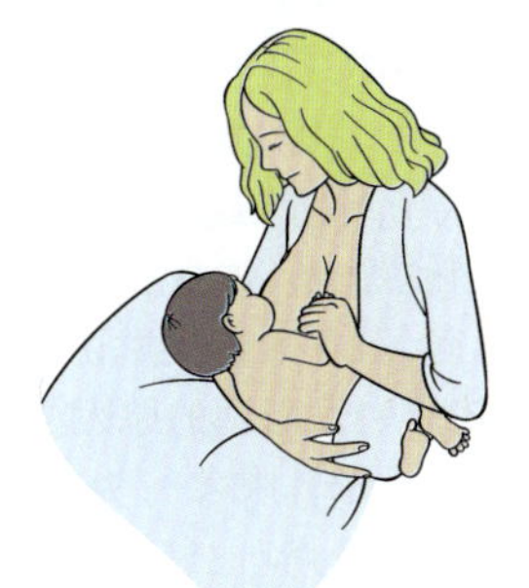
交叉摇篮式	婴儿侧躺，面向母亲。母亲用乳房同侧的手托起乳房，用乳房对侧的手臂抱住婴儿，用前臂托住婴儿的身体，母亲的手在婴儿的耳或更低一点的水平托住婴儿的头部、颈部和肩部，用枕头帮助托住婴儿的身体	早产儿、患儿、伤残儿母亲最有用的姿势。对婴儿的头部能够提供更多的支撑	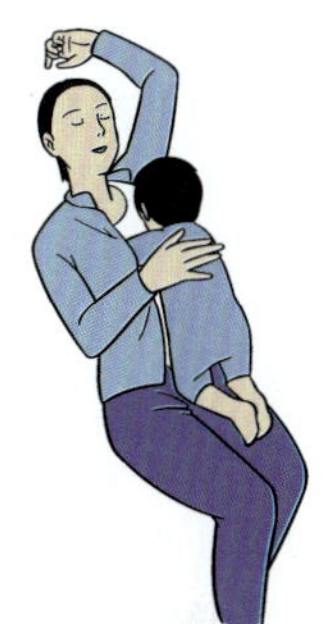
橄榄球式	母亲坐位，婴儿仰卧，卷曲在母亲哺乳一侧乳房和手臂之间。婴儿的上身由母亲的前臂支撑或者用枕头托住新生儿的身体和头部。母亲的手托住婴儿的枕部、颈部和肩部	适用于剖宫产后、婴儿衔接有困难、母亲乳腺管阻塞、乳房较大且下垂或者照护多胞胎的母亲	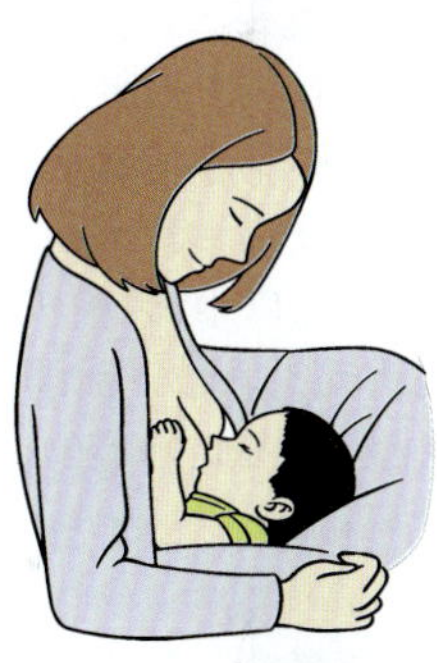
侧卧式	母亲侧卧，身体舒适放松，头枕在枕头的边缘，一侧手臂放在枕头旁边。新生儿也要侧卧位，头不要枕在母亲的手臂上。母亲不要用手按住新生儿的头部，让新生儿的头能自由活动，避免乳房堵住新生儿的鼻部，引起呼吸不畅。母亲另一侧手臂蜷曲，放在床垫上支撑婴儿的背部	对剖宫产和乳房大且下垂的母亲有帮助	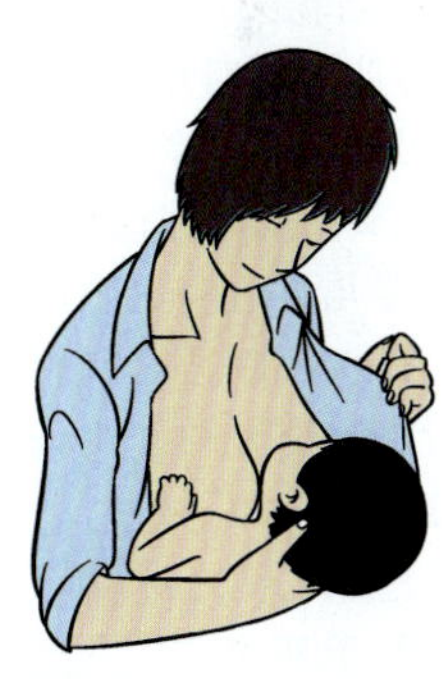

（七）哺乳的频率

乳汁生成过程是在正反馈机制作用下运转的，应对婴儿进行按需哺乳，为婴儿喂奶次数越多，母亲身体就能产生更多的乳汁满足婴儿的需求。在婴儿期，24 小时哺乳次数应为 8~12 次或者更多，单次吸吮的时间尽量在 20 分钟以上。婴儿跟母亲 24 小时在一起，每次哺乳都应做到频繁有效地吸吮，不给婴儿提供母乳以外的任何食物或饮料；另外，母亲的休息、饮食、精神放松也是保证乳汁充足的关键。随着乳汁供给的建立和婴儿的成长，哺乳频率变得更加有规律。

五、母乳喂养中的常见问题

（一）乳房肿胀

乳房肿胀是由于乳汁淤积导致的乳房组织肿胀。最常发生在母乳喂养刚启动时和断奶期间。对乳房肿胀最好的治疗方法是预防，应尽早并频繁给婴儿哺乳以帮助乳房排空。医务人员可以建议母亲先排空一侧乳房，再用另一侧乳房哺乳，在下一次哺乳时换顺序哺乳，以确保适当且彻底的排空。

（二）导管堵塞

导管堵塞在母乳喂养最初几周内常见，是由于内部或外部的压力（如胀奶、内衣和衣服太紧）阻碍了乳汁的流动。应该鼓励母亲按需哺乳，在婴儿最饥饿的时候，优先喂哺导管阻塞一侧的乳房，尝试通过吸吮排空阻塞的区域。当检查发现乳房存在导管阻塞时，需要对母亲乳房进一步评估，以判断有无胸罩压痕、淤青和其他创伤。大部分导管堵塞都由多因素引起，医务人员应密切观察母亲和婴儿母乳喂养的整个过程，找出引发阻塞的原因。给予对症治疗，症状不能缓解，需考虑不是母乳喂养行为的问题，应对母亲进一步评估，包括超声影像检查。

（三）乳头问题

1. 乳头疼痛　乳头疼痛是放弃母乳喂养的重要原因之一，11%～96%的母亲在母乳喂养期间有乳头疼痛的经历，甚至出现乳头皲裂、红肿、脱皮、水疱、出血等的症状，主要发生在产后最初2周。乳头疼痛最常见的原因是婴儿衔乳不良。疼痛的表现不同，可以是刺痛、发痒、灼热感，甚至是钝痛和刀割痛。乳汁具有抗菌的作用，挤新鲜的乳汁抹在乳头上不仅可以减轻乳头疼痛，而且可以减少感染的机会。另外，保持乳头湿润对乳头疼痛的缓解非常有帮助；使用医用级羊毛脂膏或水凝胶敷料抹在乳头上能促使裂口愈合且不会结痂。

2. 扁平乳头　是指乳头本身的高度很小或者经刺激无收缩反应的乳头。扁平乳头存在张力减退或肌肉环缺的情况。如果乳头经过刺激无法突出，可能会认为婴儿不能很好地在乳房上吸吮。其实婴儿在乳房上吸吮必须将乳房和大部分乳晕含在口中，舌头成勺状包绕乳晕，婴儿不是只吸乳头，而是将乳头乳晕下面的脂肪组织含进嘴里形成一个“长奶嘴”，乳头仅占此奶嘴的三分之一。如果母亲的乳晕延展性好，也可以用手进行“C”字形塑形呈“三明治”状的“新乳头”。

3. 凹陷乳头　乳头凹陷可以分为真性凹陷和假性凹陷。检查乳房伸展性时用手牵拉刺激可以使乳头突出于乳房外，称假性凹陷。通过牵拉刺激仍不能纠正者称真性凹陷，属于先天性乳头凹陷。建议将首次吸吮乳头的时间保持30分钟以上，让婴儿更适应母亲的乳头，增强对凹陷乳头的含接及吸吮能力；也可以适时调整母亲哺乳姿势体位、含接乳房模式，进行手法塑形及使用辅助工具，例如使用半躺式哺乳姿势，充分皮肤接触下进行自主寻乳的尝试；指导母亲用手对乳房进行塑形，使之形成“三明治”状的“新乳头”等方法。

（四）乳腺炎

乳腺炎是一种炎症，乳房的一个或多个部位出现热、红和炎症，乳腺炎的临床表现严重程度不同。部分母亲只出现病灶处的疼痛性炎症，部分母亲可能会出现全身性症状，包括体温升高和全身不适。也有极少的乳腺炎会出现菌血症。一般认为，非感染性乳腺炎是由导管阻塞、乳汁淤积及发生炎性反应的乳房组织内从导管到细胞间隙的乳汁再吸收导致的。感染性乳腺炎经常与乳头皲裂或其他创伤造成的乳房开放性伤口有关，但是既往无皮肤破损也可以发生感染性乳腺炎。最初出现乳腺炎症状时就及时治疗非常重要。早期治疗有利于快速康复，减少乳房脓肿的危险。尽可能休息，避免过度紧张和劳累，继续母乳喂养或挤奶，尝试不同的姿势哺乳以帮助改变阻塞的位置。患侧挤奶时注意保持适度压力，不要用力或压力过大。如果通过以上方法硬块未消失，或者母亲发热，体温在38.5℃以上，需要及时就医。如果需要服用抗生素，须按医嘱服药，选用可以继续母乳喂养的安全抗生素。

（五）乳房脓肿

脓肿是乳房内脓液的局部聚集，脓液由破碎的细胞构成，被炎症区域包围。未能治疗的乳腺炎可以导致乳房内一个或几个脓肿形成，通过超声可以诊断。大部分的脓肿需要手术切开将脓液引流。对脓肿引流物进行培养，以选择合适的抗生素治疗。治疗期间建议用健侧乳房进行哺乳。患侧乳房是否可以哺乳，其母乳喂养的安全性取决于引流的部位和病原体。如果患侧乳房暂时不能哺乳，还需要继续通过手或吸奶器挤奶保持泌乳。在治疗周期结束后，可以恢复患侧乳房哺乳。

（六）人类免疫缺陷病毒阳性母亲的喂养问题

人类免疫缺陷病毒（HIV）阳性的母亲在哺乳的任何时候都能传播HIV。当前各国对于HIV阳性母亲母乳喂养的推荐意见各不相同，取决于具体情况下的风险和好处。HIV感染的母亲，应该接受终身抗病毒治疗，针对HIV感染的母亲提出以下母乳喂养建议：

1. HIV感染的母亲所生婴儿提倡人工喂养，避免母乳喂养，杜绝混合喂养。

2. 当人工喂养是可以接受、可行的、可负担的、可持续的和安全的时候，HIV感染的母亲可避免母乳喂养，施行人工喂养。

3. 当无法满足上述条件时，婴儿生后建议纯母乳喂养，并且尽快转为人工喂养（CDCP，2009）。

（七）挤奶和母乳的储存

因为一些原因致使母婴分离，例如婴儿住院、早产儿无法吸吮母乳、母亲生病治疗、母亲返回职场等，需要将乳汁挤出并储存起来。一是为了维持泌乳，二是不能亲喂时为孩子提供最佳的营养。

1. 准备　在储存乳汁之前先要把乳汁挤出来，需要做好如下准备：

（1）洗手。

（2）选择清洁、坚固（不易破损）、密封性良好、可以耐受储存的食品级别塑料瓶、罐或袋子储存乳汁。

（3）如果选择吸奶工具吸奶，先清洁工具。要注意吸奶器部件的清洁卫生，避免细菌或者病毒传播。

2. 挤奶　母婴分离的母亲应在婴儿出生后6小时之内开始挤奶，保证每24小时内挤奶8～12次或者更多。白天2～3小时挤奶一次，夜间也要挤奶。手挤奶的方法如下：

（1）母亲彻底洗净双手。

（2）坐或站均可，以自己感到舒适为宜。

（3）刺激射乳反射。

（4）将清洁好放乳汁的容器靠近乳房，拇指和示指放在距乳头根部2cm处，两指相对，其他手指托住乳房。

（5）用拇指及示指向胸壁方向轻轻下压，不可压得太深，否则将引起乳腺导管阻塞。

（6）压力应作用在拇指及示指间乳晕下方的乳窦上。

（7）反复一压一放，不应引起疼痛，否则方法不正确。

（8）依各个方向按照同样方法按压乳晕，要做到使乳房内每一个乳窦的乳汁都被挤出。

（9）压或挤乳头不会出奶，不要挤压乳头。

（10）一侧乳房至少挤压 3～5 分钟，待乳汁少了，就可挤另一侧乳房，如此反复进行，两侧乳房挤奶时间应 20～30 分钟。

3. 储存

（1）常温下储存：挤出来的新鲜乳汁在室温（10～29℃）下安全储存 4 小时是合理的极限。但最好尽快冷藏或者冷冻。

（2）冰袋储存：冰袋的温度如果是－15℃以下，存储 24 小时是安全的。

（3）冷藏储存：研究表明，温度在 4℃时，如果乳汁挤出时细菌较少，储存 72～96 小时最佳。

（4）冷冻储存：已证明冷冻乳汁（－20～－4℃）可储存 6 个月，最长可 12 个月。冷冻乳汁应储存在冰箱后部，避免冷冻门频繁打开而变暖，应远离自动除霜冷冻室的加热器。储存乳汁的容器应密封，避免冷冻乳汁污染。

（刘　军）

参考文献

李奎，刘菲，杨慧霞，2016. 中国产科医生对于骨盆测量的认知情况调查. 中国医刊，51(8)：59-64.

凌萝达，顾美礼，2001. 难产. 重庆：重庆出版社：41.

刘萍，王月祉，余艳红，等，2017. 应用磁共振三维重建技术分析妊娠和分娩是否影响初产妇骨盆大小. 中国实用妇科与产科杂志，33(10)：1057-1061.

刘兴会，漆洪波，2015. 难产. 北京：人民卫生出版社.

漆洪波，杨慧霞，段涛，2014. 关注和采纳正常产程和产程异常的新标准. 中华妇产科杂志，49(7)：487-489.

斯姆金，安切塔. 3 版. 雷慧中，涂新，译，2015. 助产手册：早期预防和处理难产. 广州：广东科技出版社：54-58.

栗娜，李秋玲，常靓，等，2015. 非巨大儿肩难产发生的高危因素及其临床预测. 中华妇产科杂志，(1)：17-21.

王晓怡，何玉甜，钟梅，等，2015. 肩难产发生的危险因素和临床特征的多中心分析. 中华妇产科杂志，50(1)：12-16.

谢幸，孔北华，段涛，2018. 妇产科学. 9 版. 北京：人民卫生出版社：11-13.

余昕烊，漆洪波，2015. 骨盆内外测量方法及必要性探讨. 中国实用妇科与产科杂志，31(2)：109-112.

中华医学会妇产科学分会产科学组，2014. 产后出血预防与处理指南(2014). 中华妇产科杂志，49(9)，641-646.

中华医学会妇产科学分会产科学组，2014. 新产程标准及处理的专家共识(2014). 中华妇产科杂志，49(7)：1.

中华医学会妇产科学分会产科学组，中华医学会围产医学分会，2020. 正常分娩指南. 中华妇产科杂志，55(6)：361-370.

ABALOS E，OLADAPO O T，CHAMILLARD M，et al.，2018. Duration of spontaneous labour in "low-risk" women with "normal" perinatal outcomes：a systematic review. Eur J Obstet Gynecol Reprod Biol，223：123-132.

American Academy of Pediatrics，2012. Breastfeeding and the use of human milk. Pediatrics，129(3)：e827-841.

American College of Obstetricians and Gynecologists，2017. Practice bulletin No 178：shoulder dystocia. Obstet Gynecol，129(5)：e123-133.

American College of Obstetricians and Gynecologists，2019. ACOG Committee Opinion No. 766：approaches to limit intervention during labor and birth. Obstet Gynecol，133(2)：e164-173.

American College of Obstetricians and Gynecologists' Committee on Obstetric Practice，2017. Committee Opinion No. 712：intrapartum management of intraamniotic infection. Obstet Gynecol，130(2)：e95-101.

American College of Obstetricians and Gynecologists，Society for Maternal-Fetal Medicine，CAUGHEY A B，et al.，2014. Safe prevention of the primary cesarean delivery. Am J Obstet Gynecol，210(3)：179-193.

BARTICK M，REINHOLD A，2010. The burden of suboptimal breastfeeding in the United States：a pediatric cost analysis. Pediatrics，125(5)：e1048-1056.

CAHILL A G，ROEHL K A，ODIBO A O，et al.，2012. Impact of fetal gender on the labor curve. Am J Obstet Gynecol，206(4)：335. e1-5.

CAHILL A G，SRINIVAS S K，TITA A，et al.，2018. Effect of immediate vs delayed pushing on rates of spontaneous vaginal delivery among nulliparous women receiving neuraxial analgesia：a randomized clinical trial. JAMA，320(14)：1444-1454.

Centers for Disease Control and Prevention，2009. When should a mother avoid breastfeeding? [2020-10-01]. https://www.cdc.gov/breastfeeding/disease/.

CHAUHAN S P，GHERMAN R，HENDRIX N W，et al.，2010. Shoulder dystocia：comparison of the ACOG practice bulletin with another national guideline. Am J Perinatol，27(2)：129-136.

CHENG Y W，HOPKINS L M，CAUGHEY A B，2004. How long is too long：does a prolonged second stage of labor in nulliparous women affect maternal and neonatal outcomes? Am J Obstet Gynecol，191(3)：933-938.

Collaborative Group on Hormonal Factors in Breast Cancer，2002. Breast cancer and breastfeeding：collaborative reanalysis of individual date from 47 epidemiological studies in 30 countries，including 50302 women with breast cancer and 96973 women without the disease. Lancet，360(9328)：187-195.

CUNNINGHAM F G，LEVENO K J，BLOOM S L，et al.，2011. Williams Obstetrics. 24th ed. New York：McGrawHill Com，Inc，463-467.

DESBRIERE R，BLANC J，LE D R，et al.，2013. Is maternal posturing during labor efficient in preventing persistent occiput posterior position? A randomized controlled trial. Am J Obstet Gynecol，208(1)：60. e1-8.

DI MASCIO D，SACCONE G，BELLUSSI F，et al.，2020. Delayed versus immediate pushing in the second stage of labor in women with neuraxial analgesia：a systematic review and meta-analysis of randomized controlled trials. Am J Obstet Gynecol，223(2)：189-203.

FRIEDMAN E A，1955. Primigravid labor：a graphicostatistical analysis. Obstet Gynecol，6(6)：567-589.

GUPTA J K，SOOD A，HOFMEYR G J，et al.，2017. Position in the second stage of labour for women without epidural anaesthesia. Cochrane Database Syst Rev，5(5)：CD002006.

HANLEY G E，MUNRO S，GREYSON D，et al.，2016. Diagnosing onset of labor：a systematic review of definitions in the research literature. BMC

Pregnancy Childbirth, 16:71.

HARPER L M, CAUGHEY A B, ODIBO A O, et al., 2012. Normal progress of induced labor. Obstet Gynecol, 119(6):1113-1118.

HIGGINS R D, SAADE G, POLIN R A, et al., 2016. Evaluation and management of women and newborns with a maternal diagnosis of chorioamnionitis: summary of a workshop. Obstet Gynecol, 127(3):426-436.

HUNGK J, BERG O, 2011. Early skin-to-skin after cesarean to improve breastfeeding. Matern Child Nurs, 36(5):318.

KLEITMAN V, FELDMAN R, WALFISCH A, et al., 2016. Recurrent shoulder dystocia: is it predictable? Arch Gynecol Obstet, 294(6): 1161-1166.

LAWRENCE A, LEWIS L, HOFMEYR G J, et al, 2013. Maternal positions and mobility during first stage labour. Cochrane Database Syst Rev, (8):CD003934.

LE RAY C, AUDIBERT F, GOFFINET F, et al., 2009. When to stop pushing: effects of duration of second-stage expulsion efforts on maternal and neonatal outcomes in nulliparous women with epidural analgesia. Am J Obstet Gynecol, 201(4):361. e1-7.

LEE L, DY J, AZZAM H, 2016. Management of spontaneous labour at term in healthy women. J Obstet Gynaecol Can, 38(9):843-865.

LEMOS A, AMORIM M M, DORNELAS DE ANDRADE A, et al, 2017. Pushing/bearing down methods for the second stage of labour. Cochrane Database Syst Rev, 3(3):CD009124.

NARUMOTO K, SUGIMURA M, SAGA K, et al., 2015. Changes in pelvic shape among Japanese pregnant women over the last 5 decades. J Obstet Gynaecol Res, 41(11):1687-1692.

NORMAN S M, TUULI M G, ODIBO A O, et al., 2012. The effects of obesity on the first stage of labor. Obstet Gynecol, 120(1):130-135.

OLADAPO O T, DIAZ V, BONET M, et al., 2018. Cervical dilatation patterns of 'low-risk' women with spontaneous labour and normal perinatal outcomes: a systematic review. BJOG, 125(8):944-954.

OVERLAND E A, VATTEN L J, ESKILD A, 2012. Risk of shoulder dystocia: associations with parity and offspring birthweight. a population study of 1 914 544 deliveries. Acta Obstet Gynecol Scand, 91(4):483-488.

PRINS M, BOXEM J, LUCAS C, et al., 2011. Effect of spontaneous pushing versus Valsalva pushing in the second stage of labour on mother and fetus: a systematic review of randomised trials. BJOG, 118(6): 662-670.

ROUSE D J, LANDON M, LEVENO K J, et al., 2004. The maternal-fetal medicine units cesarean registry: chorioamnionitis at term and its duration-relationship to outcomes. Am J Obstet Gynecol, 191(1):211-216.

SCHAFFER J I, BLOOMS L, CASEY B M, et al., 2005. A randomized trial of the effects of coached vs uncoached maternal pushing during the second stage of labor on postpartum pelvic floor structure and function. Am J Obstet Gynecol, 192(5):1692-1696.

SCHWARZ E B, BROWN J S, CREASMAN J M, et al., 2010. Lactation and maternal risk of type 2 diabetes: a populationbased study. Am J Med, 123:863. e6.

SENTILHES L, SÉNAT M V, BOULOGNE A I, et al., 2016. Shoulder dystocia: guidelines for clinical practice from the French College of Gynecologists and Obstetricians (CNGOF). Eur J Obstet Gynecol Reprod Biol, 203(8):156-161.

SIGMANN MH, DELABROUSSE E, RIETHMULLER D, et al., 2014. An evaluation of the EOS X-ray imaging system in pelvimetry. Diagn Interv Imaging, 95(9):833-838.

SPONG C Y, BERGHELLA V, WENSTROM K D, et al., 2012. Preventing the first cesarean delivery: summary of a joint Eunice Kennedy Shriver National Institute of Child Health and Human Development, Society for Maternal-Fetal Medicine, and American College of Obstetricians and Gynecologists Workshop. Obstet Gynecol, 120(5):1181-1193.

STANLEY I P, MEI C, GOWRI R, et al., 2009. A summary of the Agency for Heslthcare Research and Quality's evidence report on breastfeeding in developed countries. Breastfeed Med, 2009, 4(suppl 1):s17-30.

STRATHEARN L, MAMUN A A, NAJMAN J M, et al., 2009. Does breastfeeding protect against substantiated child abuse and neglect? A 15-year cohort study. Pediatrics, 123(2):483-493.

VEN J V D, DEURSEN F J H M V, HEIMEL P J V R, et al., 2016. Effectiveness of team training in managing shoulder dystocia: a retrospective study. J Matern Fetal Neonatal Med, 29(19):3167-3171.

WATKINS S, MELTZER-BRODY S, ZOLNOUN D, et al., 2011. Early breastfeeding experiences and postpartum depression. Obstet Gynecol, 118(2 Pt 1):214-221.

WAYNE R, EMANUEL A, 2011. Labor and delivery care: a practice guide. Oxford: Wiley-Blackwell: A John Wiley & Sons, Ltd., Publication: 128-150.

World Health Organization, 2018. WHO recommendations: intrapartum care for a positive childbirth experience. Geneva: World Health Organization: 3.

ZHANG J, LANDY H J, BRANCH D W, et al., 2010. Contemporary patterns of spontaneous labor with normal neonatal outcomes. Obstet Gynecol, 116(6):1281-1287.

第十一章

妊娠与分娩并发症

第一节　流　　产

一、定义及分类

自然流产(miscarriage)是妊娠期最常见的并发症之一。在我国自然流产指是妊娠不足28周、胎儿体重不足1 000g的妊娠终止情况。发生在妊娠12周以前,称为早期流产;发生在妊娠12周至28周,称为晚期流产。按照自然流产发展的不同阶段,分为以下临床类型:先兆流产、难免流产、不全流产、完全流产及过期流产;此外还有两种特殊类型的流产分别为复发性流产(recurrent miscarriage)和感染性流产,其中复发性流产是本节的主要内容。

目前国际上对于复发性流产的定义还没有统一的标准,美国生殖医学学会定义是2次或2次以上临床妊娠丢失,明确指出妊娠需要由超声或组织学证实,且不包括葡萄胎、生化妊娠和异位妊娠丢失(PCASRM,2013);英国皇家妇产科医师学院则定义为与同一性伴侣连续发生妊娠24周前3次或3次以上妊娠丢失(RCOG,2011a)。2016年,我国复发性流产诊治的专家共识中将复发性流产定义为3次或3次以上妊娠28周以前的妊娠丢失(中华医学会妇产科学分会产科学组,2016)。

不同国家和地区对于复发性流产的定义不同主要表现为三点:①流产的孕周;②流产的次数;③是否限定为临床妊娠。定义的不同使得复发性流产文献报道存在异质性,导致发病率有明显不同。

二、流行病学及相关因素

自然流产是妊娠期常见病,发生率占自然妊娠的12%~15%。二次自然流产发生率约2%,而三次自然流产发生率0.4%~1%(Salat-Baroux,1988)。流产史是一项独立预测妊娠结局的指标,随着流产次数增加,流产的再发风险也相应增加。Stirrat等(1990)报道有过一次自然流产的女性发生流产的概率为14%~21%,而有二次自然流产经历的则达24%~29%,经历三次自然流产后流产概率达31%~33%。年龄是影响流产发生的独立危险因素,自然流产的发生风险随着女性年龄增长而逐渐升高。35岁以上女性,流产风险开始明显升高,到40岁自然流产率可以超过40%,而45岁以上流产风险则高达75%(Nybo et al.,2000)。国外的一项研究(De La Rochebrochard et al.,2002)发现女方年龄大于35岁,以及男方年龄大于40岁的夫妇中自然流产的风险最高。这可能是由于随着年龄的增长,卵巢储备功能减退,胚胎染色体异常的情况明显增加所致。

三、病因

造成复发性流产的原因复杂,这些因素可能独立存在,也可能混合存在。包括遗传因素、生殖道解剖结构、内分泌因素、感染因素、血栓前状态和免疫因素等。

(一)遗传因素

染色体异常是早期流产的常见原因,占50%~60%。流产发生得越早,染色体异常的可能性越大。

1. 胚胎染色体异常　是遗传因素导致的流产中最常见的原因,胚胎染色体异常包括染色体数目和结构异常。染色体数目异常又分为非整倍体异常和整倍体异常。

(1)非整倍体异常:约占染色体异常的75%,是流产胚胎中最常见的染色体异常类型,表现为染色体增加一条或数条,也可以是缺失某条染色体。在染色体异常的存活者中21三体及X单体最为常见,而流产的胚胎中以13、16、18、21和22号染色体及X染色体异常最为常见。胚胎染色体异常的机制尚不完全清楚,随着母亲妊娠年龄增长,胚胎染色体异常的概率增加，特别是三体型异常的概率增加。

（2）整倍体异常：约占染色体异常的15%，是自然流产中第二常见的染色体异常类型（雷彩霞　等，2014）。造成多倍体的原因多为多精子受精或卵母细胞减数分裂过程中染色体不分离所致。

（3）染色体结构异常：在致畸因素的作用下，染色体发生断裂或重排，从而导致染色体的各种结构改变，如染色体倒位、易位、部分缺失等。

2. 夫妻染色体异常　Tharapel等（1985）对1 642例经历过2次以上流产的患者（其中女性8 208例，男性7 834例）进行染色体分析，结果发现染色体异常的概率为2.9%，是正常人群的5~6倍，其中50%为染色体平衡易位、24%为罗伯逊易位，12%为女性性染色体嵌合，此外还包括染色体倒位或其他少见类型。染色体为平衡易位、罗伯逊易位的这部分患者由于不存在重要染色质的丢失，临床上通常没有表现，而在生殖过程中由于染色体的分离及配对产生的配子绝大多数存在异常，从而导致不孕及反复发生流产。

（二）生殖道解剖结构

解剖因素导致的流产占12%~15%，可以分为先天性（子宫发育异常）及获得性（宫腔粘连、子宫内膜息肉、子宫肌瘤等）两种。

1. 先天性发育异常　女性胎儿在胚胎形成过程中发生子宫发育障碍或中隔融合障碍，导致子宫发育障碍。由于子宫结构改变导致宫内环境及着床部位血供异常，不利于受精卵发育，进而导致流产。另外，纵隔子宫的内膜发育欠佳，对激素的敏感性降低，也是造成流产的另一个因素。Kupesić等（2002）比较了689例纵隔子宫患者与15 060例正常女性的妊娠结局，早期流产率分别为41.1%和12.1%，而纵隔子宫晚期流产率和早产率分别为12.6%和6.9%。Heinonen等（1982）发现不同类型的子宫畸形对妊娠结局影响不一致，结局相对较好的为纵隔子宫患者，其流产率为25.9%，早产率为8.6%；双角子宫患者的流产率为27.8%，早产率为19.4%；双子宫患者的流产率为32%，早产率为24%；妊娠结局最差的是单角子宫，流产率为46.7%，早产率为20%。

2. 获得性子宫结构异常　一些后天疾病也可以导致子宫形态及内膜病变，影响胚胎着床，从而导致流产，包括子宫肌瘤、子宫内膜息肉、宫腔粘连及宫颈功能不全等。宫颈功能不全是晚期流产的常见原因。宫颈功能不全在人群中的发病率0.1%~0.2%（Rand et al.，2003）。临床表现为无痛性宫颈扩张，伴或不伴有宫颈缩短，与宫颈功能不全导致的流产多发生在每次妊娠的同一月份。造成宫颈功能不全的原因为宫颈后天损伤或宫颈先天性发育不良。

（三）内分泌因素

受精卵的发育需要全身各个内分泌腺体、妊娠黄体及胎盘分泌激素的共同作用，任何一个环节出现问题都可能会导致流产的发生。与复发性流产相关的内分泌因素包括黄体功能不足、多囊卵巢综合征、高催乳素血症及未控制的糖尿病等。

1. 黄体功能不足　由于孕酮分泌不足，引起妊娠蜕膜样反应不良，影响孕卵着床和发育，导致自然流产。5%~10%的育龄妇女有黄体功能不足的问题，大多是由于卵泡发育不良、颗粒细胞和卵泡膜细胞功能不足、孕酮分泌量少所致，而孕酮可以抑制子宫收缩，有利于胚胎在宫内的发育，一旦缺乏容易导致流产。

2. 多囊卵巢综合征　多囊卵巢综合征患者流产率为20%~40%（Glueck et al.，2002），机制尚不完全清楚，可能与黄体生成素水平升高相关。黄体生成素过早升高，导致不孕、妊娠率降低及流产发生，还可影响卵母细胞的减数分裂过程，从而影响受精卵发育。

3. 高催乳素血症　催乳素是卵泡发育的必要物质，对维持黄体功能起重要作用。孕酮能促进催乳素的释放。高水平的催乳素可以抑制黄体功能，使黄体期缩短，孕酮分泌不足，干扰胚胎的发育，导致流产。

4. 未控制的糖尿病　血糖控制满意的糖尿病女性自然流产率与正常女性无明显差异，而血糖控制欠满意患者的自然流产率升高（Mills et al.，1988）。除此以外，高血糖也是造成胎儿畸形的危险因素之一。

（四）感染因素

妊娠期感染可能导致胎儿畸形及流产，各种感染可以通过胎儿或胎盘感染、慢性子宫内膜感染及绒毛膜羊膜炎发挥致病作用，一些感染可以反复发作。常见的病原体包括弓形体、风疹病毒、巨细胞病毒、单纯疱疹病毒（合称TORCH）、支原体及衣原体感染等。目前尚无证据证明哪种感染可以导致复发性流产。

（五）血栓前状态

血栓前状态又称为易栓症，指妊娠期间血管内皮细胞功能、血小板数量和功能、凝血系统、抗凝系统及纤溶系统功能出现异常，从而导致病理性高凝，形成血栓前状态，这部分患者易在血管内形成血栓，从而致流产、早产和心血管疾病。根据病因血栓前状态可以分为遗传性因素及获得性因素两大类。遗传性因素主要由于参与凝血及纤溶的相关基因突变所致，如凝血因子V突变，凝血酶原基因突变、蛋白C缺陷症、蛋白S缺陷症、高同型半胱氨酸血症、亚甲基四氢叶酸还原酶基因突变。获得性因素包括抗磷脂综合征及获得性高同型半胱氨酸血症。有证据表明，抗磷脂综合征对妊娠结局有直接影响，经过治疗妊娠结局得以改善，其他类型的血栓前状态与流产的关系尚存在争议。

（六）免疫功能异常

随着生殖免疫学的进展，尤其是母胎界面免疫耐受机制的发展，人们逐渐认识到免疫因素在流产中的作用。根据免疫反应的类型，将免疫性流产分为自身免疫型流产和同种免疫型流产。

1. 自身免疫型流产　主要与抗磷脂综合征、系统性红斑狼疮及干燥综合征等自身免疫疾病有关。其中最具有代表性的是抗磷脂综合征，这是一种以反复的动脉、静脉血栓，反复妊娠丢失，血小板减少，抗磷脂抗体持续阳性为主要特征的自身免疫性疾病。抗磷脂综合征又分为原发性抗磷脂综合征和继发性抗磷脂综合征。继发性抗磷脂综合征多继发于系统性红斑狼疮等自身免疫性疾病。基本病理改变为血管内血栓形成,而不是血管炎;由于胎盘血栓形成、胎盘梗死,导致复发性流产、死胎、早产、胎儿生长受限等病理妊娠发生(中华医学会风湿病学分会,2011)。

2. 同种免疫型流产　主要指妊娠免疫耐受失衡所致的流产。在严格排除染色体异常、解剖结构异常、内分泌失调、生殖道感染、自身免疫疾病等病因之后出现的流产,临床上称为“不明原因复发性流产”。正常妊娠时母胎界面表现为一种特殊类型的外周免疫耐受机制,各种免疫因素通过有机协调达到母胎间的免疫平衡,这种平衡一旦遭到破坏,胚胎遭受免疫攻击,就会发生流产。同种免疫型流产的机制及治疗方法是最近研究的热点。机制主要涉及人类白细胞抗原、NK 细胞的活性、CD4/CD8 细胞的比例、细胞因子比例、孕激素诱导封闭因子及封闭抗体等。

(七) 不良环境及生活习惯

除了以上阐述的因素以外,不良环境因素可以直接或间接对胚胎或胎儿造成损害,如过多接触某些有害的化学物质(如砷、铅、苯、甲醛、氯丁二烯、氧化乙烯等)和物理因素(如放射线、噪声及高温等),过度精神紧张、情绪波动及精神事件刺激,抽烟、酗酒、喝浓茶及过量的咖啡因摄入,都可能导致流产的发生。

四、病因学检查

连续发生 2 次流产就应该重视,并给予相应的病因学评估和全面筛查,避免盲目进行保胎治疗。对流产的病因诊断要从遗传因素、母体生殖道结构异常、感染因素、内分泌因素、凝血因素和免疫因素等方面进行评估。前四种病因都有明确的诊断标准,而血栓性疾病目前尚缺乏明确的诊断标准,同种免疫性流产要在除外其他因素以后才能作出诊断。

对流产原因进行筛查时,首先要详细询问病史,要包括母亲年龄、是否有合并症及相应的用药情况、上次流产的孕周、流产方式及流产时的胚胎情况,是否行胚胎染色体检查、是否有生殖道感染等;其次要进行下列因素的评估。

(一) 遗传因素

对夫妇双方同时进行外周血染色体核型分析,注意是否存在染色体数目和结构异常,了解染色体异常类型。有条件者要对流产物进行核型分析,早期流产多由胚胎染色体异常所致,随着流产周数的增加,遗传因素所占比例降低。

(二) 解剖因素

对所有患者进行盆腔超声检查,了解子宫及附件结构,是否有子宫肌瘤、宫腔粘连等异常。怀疑存在子宫解剖结构异常者需通过三维超声、盆腔 MRI 检查、子宫输卵管碘油造影或宫腔镜、腹腔镜等进一步明确诊断。

宫颈功能不全的检测方法:孕前可以进行宫颈扩张试验、宫颈气囊牵引试验、子宫输卵管碘油造影检查来明确诊断,孕时进行彩超检查或宫颈指诊来了解宫颈功能。

(三) 内分泌检查

1. 基础体温测定　基础体温可以反映卵巢功能,用于黄体功能不足的筛查。如高温相持续少于 12 日或体温上升缓慢等,均提示黄体功能可能不足。

2. 黄体期孕酮水平测定　黄体中期的孕酮水平可以提示黄体的功能状态,单次测量值低于 10ng/ml(1ng/ml = 1μg/L)或隔日测量三次,测量值之和小于 30ng/ml,提示黄体功能不足。不推荐在妊娠期连续监测孕酮及根据孕酮水平调整用药剂量。

3. 基础激素检查(月经第 2~5 日进行)检查　包括卵泡刺激素、黄体生成素、雌二醇、孕激素、催乳素及睾酮水平,了解卵巢功能,由于催乳素水平受进食、运动及自身分泌节律等多种因素的影响,所以在测量前最好空腹或只进食糖类,静息 30 分钟后在上午 9 至 10 时采血。

4. 空腹血糖检查　对于多囊卵巢综合征患者可行口服糖耐量试验及胰岛素释放试验。

(四) 感染因素

对于有不良产史的患者,如感染性流产、早产、胎膜早破,可以进行感染因素的筛查,包括阴道分泌物常规检查,宫颈衣原体、支原体、病毒等检查。目前不推荐常规筛查 TORCH(中华医学会妇产科学分会产科学组,2016)。

(五) 血栓前状态检查

血栓前状态的妇女一般没有明显的临床表现,目前也没有确定的实验室标准来进行诊断。现在主要用分子标志物和血浆凝血功能检查两方面来评估凝血功能情况,如凝血酶原时间、凝血时间、纤维蛋白原、纤维蛋白原降解产物等。除此以外,还可以检测抗凝血酶Ⅲ、蛋白 C、蛋白 S 及血清的同型半胱氨酸水平等。

(六) 免疫相关指标检查

免疫性流产的相关检查包括自身抗体测定及与同种免疫性流产相关指标的检测。自身抗体包括狼疮抗凝物、抗心磷脂抗体、抗 β_2-糖蛋白 1 抗体等为代表的抗心磷脂抗体、抗核抗体、甲状腺相关抗体。同种免疫性流产的检查项目包括自然杀伤(NK)细胞数量及活性、巨噬细胞功能、树突状细胞功能、补体系统、封闭抗体、T 细胞和 B 细胞活性、辅助性 T 细胞细胞因子(Th1/Th2)等。

五、治疗

要根据自然流产的不同类型进行相应处理,并针对复发性流产原因给予相应的治疗。在药物治疗的同时要对患者的生活方式进行调整,包括适量运动、减重,以及禁烟、禁酒、减少咖啡摄入量等。

(一) 染色体异常

目前对于染色体异常导致的流产尚无理想的治疗方法,可在孕前避免有毒药物、射线等致畸因素接触,杜绝近亲结婚。对染色体异常或生育过染色体异常患儿的夫妇进行遗传咨询,对于平衡易位患者可以采用移植前诊断来选择染色体正常胚胎进行移植。一旦妊娠，要对胎儿进行染色体检查（绒毛活检或羊膜腔穿刺），发现异常及时终止妊娠。不适合生育的类型如同源染色体罗伯逊易位患者应该建议其避孕，避免反复流产及染色体异常儿出生，同时建议其采用供卵或供精进行受孕，也可以考虑收养孩子。

（二）解剖因素

1. 子宫发育异常 目前缺乏随机对照试验来评估子宫畸形纠治手术在复发性流产患者中的治疗效果。虽然有文献表明子宫纵隔切除畸形纠治手术可以明显改善妊娠结局，降低流产率，但证据级别相对较低。手术可能会造成宫腔粘连、妊娠子宫破裂等情况，对于子宫畸形患者，如没有不良孕产史者先试孕，不推荐预防性手术。对于合并不孕、反复流产者可行畸形纠治术（中华医学会妇产科学分会，2015）。

2. 宫腔粘连 无临床症状或无生育要求的患者不需要手术治疗；月经过少，但无生育要求且无痛经或宫腔积血的患者也不需要手术治疗。仅合并不孕、反复流产、月经过少且有生育要求的患者可行宫腔镜下粘连分解术。

3. 子宫内膜息肉 目前缺乏高质量的研究来评估内膜息肉切除术对于复发性流产的治疗效果，在人工授精的研究中发现子宫内膜息肉切除组临床妊娠率明显增加（Pérez-Medina et al.，2005）。

4. 子宫肌瘤 由于黏膜下肌瘤患者的自然流产率较高，应在妊娠前行宫腔镜下黏膜下肌瘤手术，体积较大的肌壁间肌瘤也应该手术，子宫肌瘤患者备孕前若肌瘤直径≥4cm，建议剔除（子宫肌瘤的诊治中国专家共识专家组，2017）。

5. 宫颈功能不全 手术治疗是目前常用的治疗宫颈功能不全的治疗方法之一，理论上可以通过宫颈环扎治疗使宫颈功能恢复，增加宫颈管张力，阻止妊娠期宫颈下段延伸和宫颈口扩张，起到延长胎龄，从而减少流产及早产风险的作用。但对于宫颈环扎是否能改善妊娠结局，目前尚存在争议，手术前要充分衡量手术风险与收益（RCOG，2011a），我国的专家共识中推荐对存在子宫颈功能不全的复发性流产患者，在妊娠 13~14 周行预防性子宫颈环扎（中华医学会妇产科学分会产科学组，2016）。

（三）内分泌因素

1. 孕酮 使子宫内膜由增生期向分泌期转化，为受精卵着床做准备。妊娠期间与 Ca^{2+} 结合，抑制子宫收缩，促进母胎界面 $CD56^{+}$ 淋巴细胞分泌孕酮诱导封闭因子促进母胎耐受。具体治疗方法如下：使用至妊娠 12~16 周或前次流产的孕周后 1~2 周；若无先兆流产表现且有晚期复发性流产病史的孕妇可应用至妊娠 28 周。可以使用口服、注射或阴道用黄体酮制剂（陈子江 等，2016）。①口服用药：地屈孕酮，每日 20~40mg，分 2~3 次给药；微粒化黄体酮等黄体酮制剂，200~300mg，分 1~2 次服用。②肌内注射黄体酮：每日 10~20mg，使用时应注意患者局部皮肤、肌肉的不良反应。③阴道用黄体酮：微粒化黄体酮，每日 200~300mg，分 2~3 次给药；或黄体酮阴道缓释凝胶，每日 90mg。孕酮在复发性流产中的作用还在不断的探索与总结。最近的一项荟萃分析表明，孕酮有可能降低再次流产的发生风险，但是由于证据级别较低，仍需要更多的研究来验证孕酮在复发性流产中的作用（Haas et al.，2018；Haas et al.，2019）。对妊娠早期出现阴道出血的患者，英国进行的一项随机对照研究纳入了 48 个医院的 4 153 例患者，结果证明是否使用黄体酮对妊娠结局无明显改善（Coomarasamy et al.，2015）。

2. 多囊卵巢综合征 美国及欧洲内分泌学会 2013 年多囊卵巢综合征诊疗指南建议，对于月经不调及有高雄激素表现的患者首选口服避孕药，起到抑制促黄体素及卵巢分泌雄激素，并提高性激素结合球蛋白水平，降低游离睾酮含量的作用（Legro et al.，2013）。陈子江等于 2013—2015 年对 14 个生殖中心选取 1 508 例多囊卵巢综合征患者进行体外受精胚胎移植术研究，发现冷冻胚胎移植可以明显降低多囊卵巢综合征患者流产的发生（Chen et al.，2016a）。

3. 高催乳素血症 溴隐亭可以明显降低高催乳素血症患者的流产率（Hirahara et al.，1998），一旦妊娠，即可停药。

4. 糖尿病 应该在孕前及孕期积极监测及治疗，孕前将血糖控制在正常范围对降低流产起重要作用。

（四）感染因素

孕前对于生殖道感染进行筛查，对于已经存在生殖道感染的患者在孕前进行治疗，感染控制后方可受孕。既往有晚期流产病史的孕妇，孕期定期检测生殖道感染的相关指标。

（五）血栓前状态

目前尚无统一的治疗规范，治疗主要以抗凝为主，主要方法是低分子量肝素单独应用或联合阿司匹林使用，高同型半胱氨酸血症者还可以补充叶酸、维生素 B_{12} 等维生素（中华医学会妇产科学分会产科学组，2016）。

（六）免疫型流产

应通过全面检查了解免疫紊乱类型，予以针对性治疗。

1. 自身免疫性流产 根据是否有原发性自身免疫性疾病进行相应的治疗，对于合并系统性红斑狼疮（SLE）等自身免疫性疾病的患者，需要在风湿免疫科及产科医生的共同指导下，在病情缓解后选择适当时机受孕，孕期严密监测病情变化，适时终止妊娠，要根据具体情况选择合适的药物治疗。原发抗磷脂综合征（APS）的治疗主要以抗凝为主，可以明显降低 APS 患者的流产率，不建议给予激素或免疫抑制剂治疗；继发型 APS 要根据原发病进行针对性治疗。既往无流产史，或妊娠前 10 周发生的单次流产患者可以不治疗或给予小剂量阿司匹林；有复发性流产病史及妊娠 10 周以后的流产病史患者，使用低分子量肝素治疗至分娩；既往有血栓史患者，在妊娠前就开始抗凝治疗，直到产后继续抗凝治疗 6~12 周（中华医学会风湿病学分会，2011）。

2. 同种免疫型流产的治疗 同种免疫型流产的治疗一直是复发性流产领域里研究的热点问题，治疗方法包括淋巴细胞免疫治疗、免疫球蛋白、免疫抑制剂如糖皮质激素等，这个领域的进展与争议最多，仍处于研究阶段。没有一种治疗方法对同种免疫性流产有确切的治疗效果，相当一部分治疗方法主要来源于医生的经验或一些观察性研究。但要注意的是，复发性流产患者总体预后都是不错的，即使不进行干预，再次妊娠时超过50%的妊娠结局也是好的（Scott，1994）。下面以淋巴细胞免疫治疗为例，对进行同种免疫型流产的治疗方法展开阐述。

六、治疗方法研究新进展和争议——淋巴细胞免疫治疗

Taylor等（1981）开创性试用淋巴细胞免疫治疗复发性流产。通过对4例复发性流产患者进行第三方白细胞输注，均获成功妊娠。Beer等（1981）在同年也对3例复发性流产患者的配偶进行淋巴细胞治疗，有2例成功妊娠。上述结果令人振奋，推动了淋巴细胞免疫治疗在复发性流产治疗中的临床研究。

Mowbray等（1985）发表了第1篇关于淋巴细胞免疫治疗在复发性流产治疗的双盲对照试验。该试验对照组使用本人淋巴细胞，试验组为配偶淋巴细胞。结果为试验组77%（17/22）成功妊娠，而对照组仅为37%（10/27）。提示配偶淋巴细胞免疫治疗可以改善妊娠结局结果。该结果给予淋巴细胞免疫治疗在复发性流产中作用肯定，推动了淋巴细胞免疫治疗在世界范围内的开展。但之后，Ober等（1999）使用配偶淋巴细胞和生理盐水做对照进行试验，比较免疫治疗后的妊娠结局，在治疗组中成功妊娠率为46%（31/68），而对照组为65%（41/63），治疗组的流产率甚至高于对照组。Pandey等（1994）将患者分为5组：自体细胞治疗组、第三方淋巴细胞组、配偶淋巴细胞组、生理盐水组及无治疗组，治疗后妊娠成功率分别为33%（4/12）、31%（6/19）、84%（21/25）、25%（2/8）及44%（4/9），提示配偶淋巴细胞免疫治疗可以明显改善妊娠结局。

一项荟萃分析（the Recurrent Miscarriage Immunotherapy Trialists Group et al.，1994）对15个临床中心的随机对照试验进行分析，数据由两个独立的小组进行分析，肯定了淋巴细胞免疫治疗的作用，认为该治疗可以改善妊娠结局，但只能使8%~10%的患者从中受益。Scott等（2003）荟萃分析发现，淋巴细胞免疫治疗与安慰剂相比并不能改善妊娠结局。因而使研究者更加冷静地看待该方法的作用。Wong等（2014）的荟萃分析中，分别对比配偶淋巴细胞免疫治疗与无治疗对照组，和第三方淋巴细胞免疫治疗与无治疗对照组，纳入了来自澳大利亚、美国、英国、意大利、丹麦、挪威等多个国家及地区的高质量随机对照研究，其中使用配偶淋巴细胞免疫治疗的文献12篇，病例数641例，使用第三方淋巴细胞免疫治疗的文献3篇，病例数156例，结论是第三方和配偶淋巴细胞治疗与安慰剂相比均不能提高复发性流产患者的活产率。

基于上述研究结果，2002年1月30日美国食品药品监督管理局（FDA）发文指出，只有在获得FDA批准的临床试验才可以进行淋巴细胞免疫试验性治疗，其他机构、个人、生殖中心等不得将淋巴细胞免疫治疗用于复发性流产治疗，因此终止了该疗法在美国的普遍应用。其他国家虽然没有出台类似的法律，但一些国家或地区根据这些研究结果制定了类似的临床指南，如2006年欧洲人类生殖与胚胎学会（Jauniaux et al.，2006）及2011年英国皇家妇产科医师学院颁布的复发性流产诊治指南（RCOG，2011a）均不推荐进行淋巴细胞免疫治疗。

附：自然流产

一、临床表现及临床类型

（一）按照自然流产发展的不同阶段分类

1. 先兆流产　妊娠28周以前出现少量阴道出血，无妊娠物排出，可伴随阵发性下腹痛。妇科检查时宫颈外口闭合，胎膜未破裂，子宫大小与停经周数相符。

2. 难免流产　指流产不可避免，阴道出血量增多，阵发性腹痛加剧，或胎膜破裂。妇科检查时宫颈口已扩张，有时可见胚胎组织或胎囊位于宫颈口，子宫大小与停经周数相符或略小。

3. 不全流产　难免流产继续发展，部分妊娠物排除后还有妊娠物留在宫腔内或位于宫颈口。

4. 完全流产　妊娠物已全部排出，阴道出血渐停止，腹痛逐渐消失。妇科检查宫颈口闭合，子宫大小正常。

5. 过期流产　指胚胎或胎儿死亡后滞留于宫腔而未及时自然排出者。表现为早孕反应消失，有先兆流产症状或无任何症状，子宫不再增大反而缩小。

（二）两种特殊类型的流产

1. 复发性流产　指连续自然流产3次或3次以上者。

2. 流产合并感染　流产过程中，若阴道出血时间长，有组织残留于子宫腔内或非法堕胎后引起宫腔感染，严重时感染可扩散至盆腔、腹腔甚至全身，并发盆腔炎、腹膜炎、败血症甚至休克。

二、诊断

诊断自然流产一般不困难，根据病史及临床表现大多能确诊，没有症状的一些患者是则通过盆腔超声及实验室检查确诊。

（一）症状

自然流产的主要症状是停经后阴道出血和腹痛。阴道出血的表现因人而异，可以是点滴出血，也可以是大量出血；腹痛的特点是阵发或持续性的绞痛或钝痛。

（二）盆腔超声检查

盆腔超声检查对怀疑自然流产的孕妇是最有用的检查方法。其中最重要的就是胎心，最早在孕5.5~6周可以见到胎心；除了胎心以外，还要注意孕囊的大小、位置及卵黄囊等。妊娠早期最好行阴道超声检查，当超声检查疑似异常时要在1~2周进行复查。

（三）实验室检查

1. 人绒毛膜促性腺激素（hCG）测定　单次测量hCG在

诊断自然流产中的意义不大，但是在超声不能明确诊断或可疑异位妊娠的时候，hCG 检查则是必要的。

2. 孕酮的测定　孕酮小于 5ng/ml 多提示胚胎已停止发育，但是孕酮测定在没有症状的自然流产中预测价值尚无确定结论，不需要定期检测孕激素水平调整用药。

三、治疗

自然流产的处理要根据不同类型进行相应处理。由于胚胎异常是自然流产最常见的原因，大多数自然流产是难以避免的。而母亲患有糖尿病、甲状腺疾病等合并症时可以通过对相应疾病进行治疗来减少流产的发生。

（一）先兆流产

出现先兆流产征象时要应注意休息，避免剧烈运动，禁忌性生活，但不需要绝对卧床，对患者的心理治疗也很重要，要使其情绪安定，增强信心。医生在进行阴道检查时要轻柔，黄体支持治疗是先兆流产治疗中最常用的措施，先兆流产治疗中是否使用孕激素需结合患者的年龄、检查结果及患者意愿等综合考虑后使用，在不能明确妊娠部位时用药，要向患者交代异位妊娠风险，具体治疗方法如下。

1. 早期先兆流产

（1）使用方法：孕激素的用药途径可分为口服、肌内注射及阴道用药等，可合并用药。

（2）停药时间：用药后临床症状改善直至消失，超声检查示胚胎存活后继续应用 1~2 周；或持续用药至妊娠 8~10 周。若治疗过程中，临床症状加重考虑流产不可避免时应停药并终止妊娠。

2. 晚期先兆流产　使用方法同早期先兆流产，需待体征消失后 1~2 周方可停药，有晚期复发性流产病史的孕妇应用至妊娠 28 周。

3. 注射用 hCG、宫缩抑制剂等也可应用，但是目前缺乏高质量的临床研究来支持这些药物的应用。

（二）难免流产、不全流产、稽留流产的治疗

一旦确诊，应尽早使胚胎及胎盘组织完全排出。当阴道出血不多，无感染征象时，可以采用清宫、药物流产或期待治疗。可以根据患者的意愿选择适宜的治疗。但是当阴道出血多或合并感染时，则需要采取清宫手术来终止妊娠。

1. 与药物流产比较，清宫手术的阴道出血时间短、出血量少。

（1）早期流产应及时行负压吸宫术，对妊娠产物进行认真检查，并送病理检查。

（2）晚期流产，因子宫较大，吸宫或刮宫有困难者，可用缩宫素 10IU 加入 1%葡萄糖液 500ml 内静脉滴注，促使子宫收缩。当胎儿及胎盘排出后需检查是否完全，必要时刮宫以清除宫腔内残留的妊娠产物。

2. 药物流产和期待治疗过程中，出血时间长，感染机会相应增加。

3. 完全流产　如无感染征象，一般不需特殊处理。但完全流产和不全流产有时很难鉴别，要密切随访 hCG 水平，必要时重复超声检查。

4. 流产感染　首先要评估患者的一般状况，纠正水电解质紊乱，应用广谱抗生素，待控制感染后尽快刮宫，清除宫腔残留组织以止血。切不可用刮匙全面搔刮宫腔，以免造成感染扩散。术后继续应用抗生素。若已合并感染性休克者，应积极纠正休克。若感染严重或腹、盆腔有脓肿形成时，应行手术引流，必要时切除子宫。

（杨秀丽）

第二节　早　　产

一、早产定义及发生率

早产是常见的妊娠时限异常。早产定义的上限全球统一，即妊娠不满 37 足周分娩；下限设置各国不同，不少发达国家采用妊娠满 20 周，也有一些国家或地区采用妊娠满 24 足周，我国和大多数发展中国家一样沿用 20 世纪 60 年代 WHO 的定义，即妊娠满 28 周或出生体重≥1 000g（中华医学会妇产科学分会产科学组，2014a）。约 5%的早产发生在 28 周前，12%发生在 28~31 周，13%发生在 32~33 周，70%发生在 34~36 周（Goldenberg et al.，2008）。因此，以 28 周为早产起点的定义不但包括了 95%以上的早产，而且也考虑到我国医疗资源不均衡，很多基层、边远地区的早产儿救治能力还亟待加强的现状。当然这一定义并不否定对有生机儿的积极救治。早产的发生率与人种和环境有关，非洲、北美洲早产发生率较高，可达 15%~18%。德国早产发生率较低，约 4%。我国基于全人群的确切早产发生率尚不清楚，2000 年我国北方十个县的报道早产发生率约 4%（Newnham et al.，2011）。同期江苏省基于人群的早产发生率约 3%（Zou，2014）。但近年来我国不同地区报道的早产发生率有明显增高趋势（Romero et al.，2014a）。

二、早产的分类及其对母儿的影响

依早产是否为医疗手段所致，可分为医源性早产和自发性早产，前者多为严重妊娠并发症，为抢救母亲的生命而终止妊娠，约占 30%；后者则因为明确或不明确的原因，自发性提前发动分娩。本章节主要讨论自发性早产。依早产发生的孕周不同又可分为早早产（<32 周的分娩）、晚早产（≥32 周分娩），发达国家的极早早产是指<28 周的早产（我国称之为晚期流产）。早产是围产医学领域受到政府高度关注的公共卫生问题，因为它是围产儿发病与死亡的主要原因，近期并发症与多个器官发育不成熟有关，故分娩孕周越小，早产儿病死率越高，包括呼吸窘迫综合征、肝肾功能不全、代谢低下、脑出血及与早产病因相关的并发症，如严重感染、出生缺陷等。早产也是 5 岁以下婴幼儿死亡与致残的重要原因，主要并发症包括脑瘫、神经系统生长发育落后、智力低下、慢性肺部疾病、视/听障碍等，这些将严重影响存活早产儿的生命质量，给个人、家庭和社会带来沉重的经济负担和精神压力。

三、早产的高危因素

1. 有前次早产史者，此次妊娠早产风险增加 2.5 倍。

2. 宫颈手术史，包括宫颈锥切、反复人工流产扩张宫颈、子宫畸形等。

3. 多胎妊娠，双胎妊娠早产发生率约 40%，三胎妊娠早产率 90%。

4. 孕妇<17 岁或>35 岁，文化层次低、经济差、妊娠间隔短。

5. 体重指数<19kg/m^2，或孕前体重<50kg，营养差，工作时间长>80h/周。

6. 辅助生殖技术后妊娠、胎儿畸形、阴道出血、羊水量异常者。

7. 孕妇高血压、糖尿病、甲状腺疾患、慢性肾炎、SLE、哮喘、有腹部手术史。

8. 孕妇吸烟或吸毒。

9. 孕妇有细菌性阴道病、滴虫性阴道炎、淋病、梅毒、尿路感染、严重的病毒感染或宫内感染。

10. 妊娠 14~28 周孕妇宫颈缩短。

11. 反复出现规律宫缩。

四、早产的发病机制

早产病因复杂，与遗传背景、环境因素及其交互作用有关。目前认为，早产是由多种原因引起的一种综合征，众多原因包括宫内感染、孕酮降低、蜕膜老化、母体蜕膜血管重塑不良、母胎免疫耐受异常、子宫膨胀过度和原因不明的早产（Kemp，2014）。

（一）绒毛羊膜炎

炎症是早产发生的核心因素（Keelan et al.，2016）。有人认为，炎症的性质、部位、发生时间及其程度决定了早产的时间和围产儿的风险（Romero et al.，2014b）。炎症参与分娩发动的机制是白细胞浸润，IL-1β、IL-6、IL-8、MCP1、TNF-α 等促炎因子增加，促使前列腺素（PG）增多，一方面可引起子宫收缩，另一方面炎症使胎膜基质金属蛋白酶 9（MMP9）激活，水解胎膜基质，造成胎膜抗张能力减弱，导致破膜；此外，宫颈胶原酶抑制因子减少，胶原蛋白降解，使宫颈成熟。

早产相关的炎症可分为病原微生物感染和非病原微生物感染两类。早产分娩中 25%~40%归因于宫内病原微生物感染（Goldenberg，2008），且由于培养条件和检测能力所限，这一比例可能被低估；早产孕周越小，宫内感染作为病因的可能性越大。30%的宫内感染病例中，在胎儿血液循环中能检测到细菌，且与宫内感染病原微生物一致。病原微生物感染可引起胎儿多个器官受累，多个器官发生炎症反应，提示早产儿的严重并发症不仅与器官不成熟有关，而且与炎症有关。一般认为，细菌的主要来源是下生殖道微生物的上行性感染。但是，为什么有人发生上行性感染，而绝大多数人不发生上行性感染，且应用抗生素治疗下生殖道炎症，并不能预防早产。有研究表明，非妊娠期下生殖道菌群相对稳定，而妊娠期阴道菌群改变，推测很可能微生物的生态系统和母体的遗传因素决定着宿主的易感性和炎症反应（Fisher，2015），需要深入研究。

（二）母胎免疫耐受异常

晚期自发性早产常见的胎盘损害是慢性绒毛羊膜炎，其特点是 T 细胞浸润，伴有滋养细胞凋亡，类似于移植排斥反应。母胎免疫耐受异常相关的早产可能还与蜕膜血管重塑不良有关，约 30%的早产女性存在子宫螺旋小动脉重塑不足，浅层子宫平滑肌段的螺旋小动脉不能重塑，血管腔不能扩张，致使子宫胎盘低阻力循环不能实现。同样，这些早产孕妇外周血中也存在抗血管生成因子增加，其病理特征与子痫前期（PE）相似（Shynlova et al.，2009）。有待回答的问题是，为什么同是母体螺旋小动脉重塑不良，有的出现高血压而有的则表现为早产？值得进一步研究。

（三）孕酮降低

孕酮是维持妊娠的关键激素，妊娠期孕酮帮助维持子宫平滑肌的静息状态，抑制子宫收缩相关的蛋白表达，也抑制炎症因子如 IL-1、IL-8、CCL2 等表达（Renthal et al.，2013）。很多动物分娩前有“孕酮撤退”现象，孕酮撤退成为分娩发动的“扳机扣动者”。虽然人类分娩发动未观察到“孕酮撤退”这一现象，但应用孕酮受体拮抗剂如 RU-486 于妊娠妇女可引起宫颈提前成熟，造成流产或分娩发动。

有研究报道，人类妊娠近足月时，部分 miRNAs 表达增加，如 miR-200 家族，能抑制孕酮调控的多种基因转录，诱导促炎因子表达及前列腺素的合成（Mahendroo，2012）。孕酮还能抑制 TNF-α 诱导的蜕膜和绒毛膜细胞凋亡，抑制细胞因子介导的 MMP 表达及其活性，孕酮可能通过调节 MMP9 来控制宫颈成熟过程（Woods et al.，2017）。因此，有人提出孕酮降低可能是部分早产原因，也有人提出早产不一定是孕酮绝对值的减少所致，但增强孕酮的作用可以预防部分早产。

（四）子宫老化

英国剑桥大学研究团队发现，随着母体年龄的增长，逐渐老化的子宫可能是与年龄相关的妊娠并发症的重要原因（Hirota et al.，2010）。研究者将经胚胎活检证明染色体正常的胚胎移植到年轻小鼠和老年小鼠的子宫内，发现老年小鼠的死胎、早产、低出生体重发生率明显增加，且与胎盘发育异常有关。他们又将老年小鼠的胚胎和年轻小鼠的胚胎同时植入另一批年轻小鼠子宫内。结果发现老年/年轻小鼠胚胎中的绝大部分子代正常，胎盘也正常。提示与年龄相关的早产等妊娠并发症与子宫老化致胎盘发育异常有关。

此外，蜕膜老化与早产关系密切。众所周知，在胚胎着床时子宫内膜需经历蜕膜样变，子宫内膜间质细胞增殖、分化为蜕膜样细胞，上皮也发生相应的表型改变，使之能接受胚胎着床。在此过程中，*P53* 基因发挥重要作用。有人条件性敲除小鼠子宫 *TrP53* 基因，可导致 50%的小鼠发生自发性早产，此种小鼠主要表现为蜕膜 P21 和 β-半乳糖苷酶高表达（Lu et al.，2003），符合细胞老化的分子特征，如果给此小鼠 mTOR 抑制剂或孕酮，蜕膜细胞老化现象减轻。人类早产胎盘底板的研究证实了底蜕膜细胞老化现象。

（五）其他因素

子宫肌纤维伸展过度，如多胎妊娠、羊水过多易发生早产。有研究发现肌纤维过度拉伸时能诱导平滑肌细胞产生大量炎症因子，出现炎症反应。早产也与人种有关，如非裔美国人早产发生率相对高（戴晨燕 等，2015），可能与遗传背景的差异或生活环境有关。我们曾经对生活在中国江苏省、中国香港特别行政区和西澳大利亚的汉族妇女的早产发生率进行比较，结果显示虽然都是汉族人，生活在中国江苏省的无论是农村还是城市妇女，早产发生率明显低于中国香港特别行政区和西澳大利亚的汉族妇女，提示早产与生活环境有关，随着西方化生活方式的暴露增加，早产发生率增加（Zou et al.，2014）。另有 30%左右的早产原因不明。

五、早产的诊断

1. 早产临产　早产临产诊断标准为凡妊娠≥28 周且<37 周，出现规律宫缩伴随着宫颈管缩短与扩张。规律宫缩指每 20 分钟 4 次或 60 分钟 8 次；同时宫颈缩短≥80%，伴有宫口扩张。

2. 先兆早产　如果妊娠≥28 周且<37 周的孕妇虽有上述规律宫缩，但宫颈尚未扩张；而经阴道超声测量宫颈长度（CL）≤20mm，则诊断为先兆早产。值得注意且与治疗相关的一个现象是，90%有先兆早产症状的孕妇不会在 7 日内分娩，其中 75%的孕妇将会足月分娩。

六、早产的预测和预防

为了有效预防早产，降低早产发生率，选择性干预以达到合理的卫生经济学原则，众多研究对早产预测指标进行了探索。

1. 前次自然晚期流产/早产史　孕妇前次是自然晚期流产/早产，此次妊娠早产风险增加 2.5 倍。

2. 妊娠 24 周前宫颈长度<25mm　强调标准化测量 CL：①排空膀胱后经阴道超声扫查；②探头置于阴道前穹窿，避免过度用力；③标准矢状面，将图像放大到全屏的 75%以上，测量宫颈内口到外口的距离，连续测量 3 次，取最短的值。对有高危因素者，在妊娠 16～24 周经阴道超声测量 CL，以 CL=25mm 为界值，预测 34 周前分娩的灵敏度、特异度、阳性预测值、阴性预测值分别为 76%、68%、20%和 96%。宫颈漏斗的形成与宽度并不能增加 CL 预测灵敏度（ACOG's Committee on Practice Bulletins-Obstetrics，2012）。目前尚未对早产低危人群推荐常规检测 CL。

3. 宫颈/阴道后穹窿分泌物检测胎儿纤维连接蛋白（FFN）预测早产　FFN 在妊娠 20～22 周前的阴道宫颈分泌物中含量较高，妊娠 22～35 周含量很低，如果期间 FFN 阳性（≥50ng/ml），能预测约 3%的单胎低风险孕妇将在 35 周前早产，其预测灵敏度 23.4%，特异度 97%，阳性预测值 19.7%，阴性预测值 98%，而 7 日内早产的发生率为 2.9%，灵敏度 90.5%，特异度 83%，阳性预测值 13.4%，阴性预测值 99.7%。FFN 检测取样要求严格，取样前不能行阴道检查、不能作阴道超声、24 小时内不能有性交史、标本上不能有血、羊膜囊必须完整，否则容易出现假阳性。因 FFN 阳性预测值低，且基于此进行的干预研究未能明显改善围产儿结局，故在近期发表的两个 ACOG 早产相关指南中不再作为早产预测指标被推荐（ACOG's Committee on Practice Bulletins-Obstetrics et al.，2012；Di Renzo et al.，2017）。但 2017 年欧洲围产医学会推荐的早产预测指标中指出，因单纯宫颈长度≤25mm 或 FFN 的阳性预测值均较低，当筛查发现其中一个指标阳性时可增加检测另一个指标，以提高早产预测效率（Di Renzo et al.，2017）。

4. 早产预防

（1）一般预防

1）孕前宣教：避免低龄或高龄妊娠（如<17 岁或>35 岁）；两次妊娠间隔最好>6 个月；避免多胎妊娠；平衡营养摄入，避免体重过低（如 BMI<19kg/m^2）妊娠；完成疫苗接种如风疹等；戒烟、戒酒；控制好原发病如高血压、糖尿病、甲状腺功能亢进、红斑狼疮等；停止服用可能致畸的药物等。

2）孕期注意事项：妊娠早期超声检查应确定胎龄、排除多胎妊娠，如果是双胎应了解绒毛膜性，如果能测胎儿颈后透明层厚度（NT）则可了解胎儿非整倍体及部分重要器官畸形的风险；第一次产检时就应了解早产高危因素，以便尽可能针对性预防；平衡饮食，合理妊娠期体重增加；避免吸烟、饮酒。

（2）应用特殊类型的黄体酮预防早产：目前均限于单胎妊娠。两个主要适应证：①前次有晚期流产或早产史者；②妊娠中期经阴道超声测量宫颈长度缩短者（Romero et al.，2016）。目前有临床证据证明可预防早产的特殊类型黄体酮包括 17α 羟孕酮、阴道黄体酮凝胶、微粒化黄体酮胶囊。我国 17α 羟孕酮没有上市，故本章节仅讨论阴道用黄体酮。有研究对前次 20～35 周早产分娩者，于再次妊娠的 20～23^{+6} 周经阴道使用黄体酮凝胶 90mg/d 至 36^{+6} 周，使 33 周前的早产下降了 45%（Hassan et al.，2011）。对无晚期流产/早产史，但妊娠 16～24 周宫颈明显缩短，CL<25mm 者，也推荐给予黄体酮预防。一项单中心大样本临床随机对照研究表明，对无晚期流产/早产史但 24 周前 CL<20mm 者，经阴道给微粒化黄体酮 200mg/d，能减少约 44%的 34 周前早产（Fonseca et al.，2007）。对阴道用黄体酮预防早产能否让早产儿获益的荟萃分析发现，阴道使用黄体酮能减少早产儿呼吸窘迫综合征（RDS）的发病率、入住新生儿重症监护室的概率，需要机械通气者减少，体重<1 500g 的早产儿减少（Romero et al.，2018）。

（3）宫颈环扎预防早产：目前仅有支持单胎妊娠使用宫颈环扎预防早产的证据。

手术指征：①前次有宫颈提前成熟、晚期流产/早产史。②妊娠中期宫颈缩短（无宫缩）；对孕周很小宫颈已扩张的孕妇，可谨慎使用挽救性宫颈环扎，但最好在羊膜腔穿刺证明无感染后进行。宫颈环扎对子宫发育异常、双胎、宫颈锥切者，无确切预防早产作用（Di Renzo et al.，2011）。宫颈环扎有 3 种手术方式，其中改良 McDonalds 术式和 Shirodkar 术式均经阴道完成；还有一种经腹完成（开放手术/腹腔镜）宫颈环扎术。经阴道宫颈环扎的 2 种手术方法为标准方法，效果相当（Berghella et al.，2007）。经腹宫颈环扎只适用于阴道环扎无法实现或阴道环扎失败者（American College of Obstetricians and Gynecologists，2014a）。目前尚无证据证明黄体酮联合宫颈环扎能提升预防效果。

另外，目前有证据支持的早产预防策略还包括：①控制39周前无医学指征的择期剖宫产，减少晚期早产率；②孕期减少尼古丁暴露；③谨慎使用辅助生殖技术，降低多胎妊娠率。

七、早产的治疗

（一）宫缩抑制剂

因为子宫收缩是早产的主要临床表现，故在很长一段时间内认为，抑制宫缩是延长孕周的最主要方法。经过近20年的临床循证研究发现，宫缩抑制剂不能长时间延长孕周。无论何种宫缩抑制剂，都只能通过短时延长孕周，为完成促胎肺成熟治疗和孕妇转院到有早产儿抢救条件的单位分娩赢得时间，使早产儿获益（ACOG's Committee on Practice Bulletins-Obstetrics，2016a）。宫缩抑制剂本身对新生儿结局无直接帮助。宫缩抑制剂的主要适应证是先兆早产，即对有规律宫缩者，还应进行超声检查测量CL，宫颈缩短者才应该用宫缩抑制剂。此外，在决定应用宫缩抑制剂前，应排除继续妊娠的禁忌证，包括死胎、致死性畸形、胎儿状态不稳定、重度子痫前期/子痫、母体大出血、绒毛膜羊膜炎、不能排除感染的胎膜早破或虽未足月胎膜早破（PPROM）延长48小时围产儿不获益者、母体对宫缩抑制剂本身有禁忌。宫缩抑制剂有以下四大类：

1. β_2受体激动剂（betamimetics）　利托君（ritodrine）和特布他林（terbutalin），前者是FDA批准可用于早产抑制宫缩的药物。美国FDA发表公告指出，由于特布他林治疗早产副作用多而且严重，建议禁止其用于治疗早产。

β_2受体激动剂作用机制是药物与子宫平滑肌细胞膜上β_2受体结合，使细胞内cAMP增高，抑制肌球蛋白轻链激酶活化，使宫缩停止。Cochrane数据库包括11个随机对照研究的综述显示，β_2受体激动剂可减少48小时内的早产约37%，减少7日内的早产约33%，新生儿RDS发病率、围产儿死亡率无明显改善（Anotayanonth et al.，2004）。

β_2受体激动剂母体副作用较多，包括恶心、头痛、鼻塞、低血钾、心动过速、胸痛、气短、高血糖、肺水肿、偶有心肌缺血等，胎儿及新生儿的副作用有心动过速、低血糖、低血钾、低血压、高胆红素、偶有脑室周围出血等。禁忌证为明显的心脏病、心律不齐、糖尿病控制不满意、甲状腺功能亢进、绒毛羊膜炎者。有子宫大出血风险者慎用。

利托君使用剂量：起始剂量50～100μg/min静脉滴注，每10分钟可增加剂量50μg/min，至宫缩停止，最大量不超过350μg/min，共48小时。使用过程中注意患者的心率和主诉，如心率超过120次/min或诉心前区疼痛，则停止使用。

2. 钙通道阻滞剂（calcium channel blockers）　治疗早产研究最多的钙通道阻滞剂是硝苯地平。其作用机制是抑制钙通过平滑肌细胞膜上钙通道重吸收。Cochrane数据库综述显示钙通道阻滞剂优于β_2受体激动剂，能减少7日内的早产24%，34周前的早产17%（King et al.，2003）。最近一项随机对照研究显示，硝苯地平在延长孕周方面，似乎优于其他宫缩抑制剂（van Vliet et al.，2016）。硝苯地平对胎儿无明显副作用，对母体副作用较轻微，包括低血压、头晕、心动过速、潮热。禁忌证包括左心功能不全、充血性心力衰竭。硝苯地平使用剂量尚无一致看法，通常首剂量为20mg，口服，90分钟后重复一次；或10～20mg口服，每20分钟一次，共3次，然后10～20mg，每4～6小时一次。监测血压，如血压降低采取相应措施。

3. 前列腺素抑制剂（prostaglandin inhibitors）　用于治疗早产的前列腺素抑制剂是非选择性环氧化酶抑制剂——吲哚美辛。抑制宫缩的作用机制是抑制环氧化酶，使花生四烯酸转化为前列腺素减少。Cochrane数据库荟萃分析包括13个临床试验表明，与安慰剂相比，吲哚美辛可明显减少48小时与7日内的早产，也减少37周内的早产（*RR*＝0.59，95% *CI* 0.34～1.02），（*RR*＝0.53，95% *CI* 0.31～0.94（King et al.，2005）。对母体的副作用包括恶心、胃酸反流、胃炎等；对于胎儿，如在妊娠32周前使用或使用时间不超过48小时，则副作用很小，否则应监测羊水量和动脉导管宽度，若有动脉导管狭窄立即停药（Haas et al.，2009）。禁忌证有血小板功能不良、出血性疾病、肝功能不良、活动性消化性溃疡和对阿司匹林过敏的哮喘。吲哚美辛使用剂量50～100mg，经阴道/直肠给药或口服，然后每6小时给25mg，维持48小时。

4. 缩宫素受体拮抗剂（oxytocin-receptor antagonists）　阿托西班是一种选择性缩宫素受体拮抗剂。其作用机制是竞争性结合子宫平滑肌/蜕膜的缩宫素受体，使缩宫素作用削弱。该药对母儿的副作用轻微。使用剂量：负荷剂量6.75mg，静脉滴注，继之300μg/min，维持3小时，接着100μg/h，直到45小时。无明确禁忌证（Papatsonis et al.，2005）。

宫缩抑制剂给药疗程：几乎所有指南均推荐宫缩抑制剂持续应用48小时，以完成糖皮质激素促胎肺成熟的治疗或转诊。不推荐48小时后的持续宫缩抑制剂治疗，也不推荐不同宫缩抑制剂的联合使用。

（二）胎儿中枢神经系统保护剂——硫酸镁的应用

因缺血缺氧性脑病、颅内出血等中枢神经系统并发症是早产儿常见的脑损伤，可导致脑瘫、智力低下、癫痫及视听障碍等，将严重影响存活早产儿的生命质量。关于早产相关脑损伤和脑神经保护的临床研究已经展开。一项包括5个临床试验、6 100例孕妇使用硫酸镁的荟萃分析发现，与安慰剂组相比，婴儿脑瘫的发病率从5.3%降到4.1%。相继的荟萃分析得到类似结果，硫酸镁不但能降低早产儿脑瘫风险（*RR*＝0.71；95% *CI* 0.55～0.91），而且能减轻32周早产存活儿脑瘫的严重程度（Conde-Agudelo et al.，2009a）。目前多数国家早产防治指南均推荐32周前的早产常规应用硫酸镁作为胎儿中枢神经系统保护剂治（仇黎丽　等，2014）。但最近美国FDA基于药物不良反应报告系统和一些流行病学结果指出，长期应用硫酸镁可引起胎儿骨脱钙，造成新生儿骨折，将硫酸镁从妊娠期用药安全性分类中的A类降为D类（US Food and Drug Administration，2013）；值得注意的是胎儿骨脱钙，新生儿骨折病例中，产前硫酸镁平均暴露时间是9.6周，母亲应用的平均总剂量是3 700g，远较目前产科推荐使用时间长、剂量大。ACOG发表共识，硫酸镁用于产科几十年，数千名妇女入组的临床试验，包括最近硫酸镁对胎儿神经保护的临床试验均未观察到药物上述不良反应。故美国妇产科医师学会、母胎医学会仍然推荐对产前子痫和子痫患者、<32周妊娠的早产应用硫酸镁，建议应用硫酸镁时间不超过48小时（ACOG，2013）。

（三）糖皮质激素促胎肺成熟治疗

糖皮质激素（corticosteroids，CS）在产科的主要使用指征：①促胎肺成熟；②胎儿先天性肾上腺皮质增生症；③习惯性流产保胎，后两者胚胎/胎儿获益的证据不足，但有大量证据支持早产应用CS促胎肺成熟，降低早产儿严重并发症，提高存活率（朱慧　等，2017）。

产前应用CS能有效促进胎肺成熟。最初Liggin等用羊研究分娩动因时发现，胎羊暴露于CS，早产生存率提高。随后，该学者以妊娠24~34周早产高风险孕妇为研究对象，随机对照研究证明单疗程CS能减少新生儿RDS发病率，降低早生儿死亡率。虽然当时Liggin等的研究中包含妊娠24周病例很少，但此后的相关指南均建议对妊娠24~34周有早产风险的孕妇，使用CS促胎肺成熟。CS促胎肺成熟机制是其能增加肺表面活性物质SP-A、SP-B、SP-C的mRNA转录，但几日后回到给药前水平。这一现象可能与CS治疗后7日作用消失有关。因此，曾经提出CS治疗7日后，如果尚未分娩，早产警报未解除的患者可反复CS治疗。

但加拿大一项多中心研究通过单疗程与多疗程的随机对照结果表明，多疗程CS组平均新生儿体重降低、身长短、头围减小，提示多疗程可能对子代有不良影响（Murphy et al.，2008）。目前多个国家早产处理指南均推荐单疗程，如果需要重复使用，不能超过2个疗程。这就要求临床医生在处理早产时应掌握好CS应用时机——估计7日内发生早产者应用。

关于CS应用于早产促胎肺成熟能否扩大收益人群即产前应用CS、能否降低极早产和>35孕周的早产儿病死率的相关研究一直在进行中。日本新生儿网络组回顾性分析了11 607例妊娠22~33周出生的早产儿，发现产前CS使用率仅为42%，其中妊娠22~23周及妊娠24~29周早产儿占研究组的比例分别为6%和62%（Mori et al.，2011）。该研究结果显示，CS可明显减少妊娠24~29周早产儿新生儿RDS和脑室内出血的发病率，且治疗组妊娠22~27周及妊娠22~33周总体早产儿存活率提高。2011年美国儿童健康和人类发展研究所（NICHD）的新生儿研究网络组发表了一项针对10 541例妊娠22~25周早产儿产前应用CS治疗的队列研究结果，产前应用CS可显著降低妊娠23~25周新生儿死亡率、Ⅲ~Ⅳ级脑室内出血、脑室周围白质软化和坏死性小肠结肠炎的发病率；对早产儿随访至18~22月龄，发现治疗组妊娠23~25周早产儿的死亡率及神经发育障碍发病率明显降低，但对妊娠22周早产儿无明显作用（Carlo et al.，2011）。

2016年ACOG推荐≥妊娠23周且可能在7日内发生早产的孕妇给予单疗程CS治疗（ACOG's Committee on Practice Bulletins-Obstetrics，2016b）。但因目前对<28周产前使用CS早产儿的远期随访研究较少，故CS对子代的远期影响仍有待进一步研究。晚期早产（34~36^{+6}周的早产）占全部早产的70%，其呼吸系统并发症，如新生儿RDS、肺炎和新生儿暂时性呼吸急促的发病率及新生儿重症监护室入住率显著高于足月新生儿。关于晚期早产产前使用CS促胎肺成熟能否使围产儿获益，纳入病例最多，把握度最大的研究是近期在《新英格兰杂志》发表的由NICHD组织的一项多中心（17个大学医院）随机对照研究，共纳入2 831例妊娠34~36^{+6}周、单胎妊娠先兆早产孕妇，分别给予倍他米松与安慰剂治疗，结果发现，治疗组出生72小时内死亡、新生儿死亡及需要的呼吸支持者比对照组明显减少，进一步分析发现，择期剖宫产中，治疗组新生儿严重呼吸系统并发症的发病率也明显低于对照组（*RR*=0.58；95% *CI* 0.36~0.94）（Gyamfi-Bannerman et al.，2016）。该研究支持晚期早产产前使用CS促胎肺成熟。因此，ACOG在2016年10月发布的“早产防治指南”的基础上，补充推荐对妊娠34~36周、且在7日内有早产风险者给予1个疗程倍他米松治（ACOG's Committee on Practice Bulletins-Obstetrics，2016b）。

发达国家与地区已证实产前应用CS可明显降低早产儿的发病率和死亡率，而在发展中国家CS使用率仍然较低，因此WHO建议将CS列为新生儿的4种急救药物之一，预计每年可减少40万例在欠发达地区早产儿的死亡（Howson et al.，2013）。但是，发达国家与地区CS促胎肺成熟的成功经验能否复制到发展中国家，以及能否让欠发达地区的围产儿同样受益？由NICHD资助，在阿根廷、危地马拉、印度、肯尼亚、巴基斯坦和赞比亚的7个地区进行大样本整群抽样随机对照试验，旨在评估经济欠发达地区有早产风险者使用CS治疗的安全性和有效性（Vogel et al.，2014）。该研究共包括51个干预组、47 394例活产儿，以及50个对照组、50 743例活产儿。由于妊娠早期超声确定孕龄的方法在经济欠发达地区尚不普及，故该研究以出生体重及末次月经估算孕龄，将出生体重<第5百分位数的新生儿定义为早产儿。该研究发现，使用CS促肺成熟组新生儿死亡率高于对照组（*RR*=1.12；95% *CI* 1.02~1.22），究其原因，在经济欠发达地区围产儿死亡的主要原因是产时窒息、中重度低体温和感染，如果出生后保温、有效新生儿复苏、抗感染等改善围产儿预后的基本措施不落实，CS的获益将得不到体现。此外该研究也提示，在不能准确确定胎龄的“早产”中，盲目使用CS不能获益。

产前糖皮质激素治疗的主要担忧是其对子代安全性的影响。研究主要集中在对神经系统和生长发育的影响等方面。CS对神经发育的影响可能与其削弱神经发生和诱导神经元凋亡有关。有人将未成熟小鼠暴露于临床相当剂量的CS，结果发现，发育中的小鼠小脑外部颗粒细胞层的神经祖细胞凋亡，并导致小脑神经元数目永久性减少。还有研究发现，产前CS治疗导致小鼠海马细胞凋亡增加，齿状回亚粒细胞区中增生细胞数量减少，海马体积减小。Tijsseling等（2012）报道了一项应用CS后人类新生儿脑组织变化的研究。该研究将妊娠24~32周、生后4日内死亡且接受尸检的21例早产儿脑组织进行切片分析，其中10例产前接受倍他米松治疗（每次12mg，共2次，间隔24小时）。结果显示，CS组新生儿海马区大神经元和总神经元密度低于对照组，提示胎儿暴露于外源性CS可能对边缘系统（主要是海马）产生深远影响，导致未来认知、行为、记忆、自主神经系统协调性的长期改变。提示临床医生应有指征地、谨慎地在产前使用 CS。

CS 使用方法及疗程：作为促胎肺成熟的 CS，通常选用倍他米松/地塞米松。两者效果相当。这两种 CS 的主要特点：能以有生物活性的方式通过胎盘；半衰期相对长，用药后 40 小时，胎儿体内测不出药物；经胎盘代谢后，胎儿的生物利用度降低；胎儿药物血浓度相当于母血浓度的 35%。目前推荐确定先兆早产估计 7 日内可能分娩的患者，产前使用单一疗程 CS。使用方案为地塞米松 6mg 肌内注射，每 12 小时 1 次，共 4 次；或倍他米松 12mg 肌内注射，每日 1 次，共 2 次。如果 1 周内未分娩，早产在即，可以重复一疗程。

（四）抗生素

对于胎膜完整的早产，预防性使用抗生素不能预防早产，除非分娩在即而下生殖道 B 族链球菌（GBS）阳性，否则不推荐预防性应用抗生素。

（五）产时处理与分娩方式

极早产儿需要很好的新生儿救治条件，故有条件者可以转到有早产儿救治能力的医院分娩；产程中加强胎心监护有利于识别胎儿异常，尽早处理；分娩镇痛以硬膜外镇痛相对安全；没有证据表明常规会阴侧切对胎儿有保护作用，也不支持没有指征而应用产钳；对臀位特别是足先露者，根据当地早产儿治疗护理条件权衡剖宫产利弊。早产分娩胎儿出生后适当延长 30~120 秒再断脐，可减少新生儿输血的需要，且可减少约 50% 的新生儿脑室内出血。

（胡娅莉）

第三节　胎 膜 早 破

一、胎膜早破概述

胎膜早破（premature rupture of membrane，PROM）是指胎膜在临产前发生自发性破裂，依据发生的孕周分为足月 PROM 和未足月 PROM（preterm premature rupture of membrane，PPROM）。足月 PROM 是指妊娠 ≥37 周临产前发生的胎膜破裂，发生率约为 8%；未足月胎膜早破是指妊娠 <37 周临产前的胎膜破裂，单胎妊娠 PPROM 发生率为 2%~4%，双胎妊娠 PPROM 发生率为 7%~20%（ACOG's Committee on Practice Bulletins-Obstetrics，2020），PPROM 是早产的主要原因之一（ACOG's Committee on Practice Bulletins-Obstetrics，2020；中华医学会妇产科学分会产科学组，2015a；Yudin et al.，2017）。足月 PROM 的母婴危害主要是母胎感染，随着破膜时间的延长，宫内感染发生率逐渐增加，而未足月 PROM 则是早产和母胎感染等。

二、胎膜早破的病因和高危因素

PROM 的发生具有一定的病因和高危因素。足月 PROM 与妊娠晚期生理性宫缩所致的胎膜薄弱有一定的关系，而早产 PROM 更多是由于亚临床绒毛膜羊膜炎所致。具有下述高危因素者更容易发生 PROM。

（一）高危因素

1. 母体因素　反复阴道出血、阴道炎、慢性疾病，如结缔组织疾病长期应用激素、腹部创伤、腹腔内压力突然增加（剧烈咳嗽、排便困难）、吸烟、药物滥用、营养不良、前次妊娠发生早产 PROM 史、妊娠晚期性生活频繁等。

2. 子宫及胎盘因素　子宫畸形、胎盘早剥、子宫颈功能不全、宫颈环扎术后、宫颈锥切术史、宫颈缩短、先兆早产、子宫过度膨胀（羊水过多、多胎妊娠）、头盆不称、胎位异常（臀位、横位）、绒毛膜羊膜炎、亚临床宫内感染等。

（二）炎症导致胎膜早破可能的机制

亚临床感染是早产 PROM 的主要原因之一。炎症或阴道微生态的异常，pH>4.7，酸性环境改变的状态下，一方面病原菌增生并极易上行感染，另一方面局部阴道上皮细胞分泌细胞外基质蛋白酶诱导剂增多，导致金属蛋白酶（MMPs）合成增多和活性增强，MMPs 可促进宫颈及胎膜中胶原蛋白和明胶等细胞外基质降解，使胎膜脆性增加，从而导致 PPROM 和早产，病原菌上行进入宫腔，通过机体的炎症反应使许多细胞因子分泌增加，诱导 MMPs 产生并激活前列腺素（PG）分泌和合成，引起宫缩导致早产（Witkin，2015；时春艳等，2013），如图 11-3-1 所示。临床资料显示 PPROM 一旦发生，50% 的孕妇会在 7 日内分娩（Dale et al.，1989）。

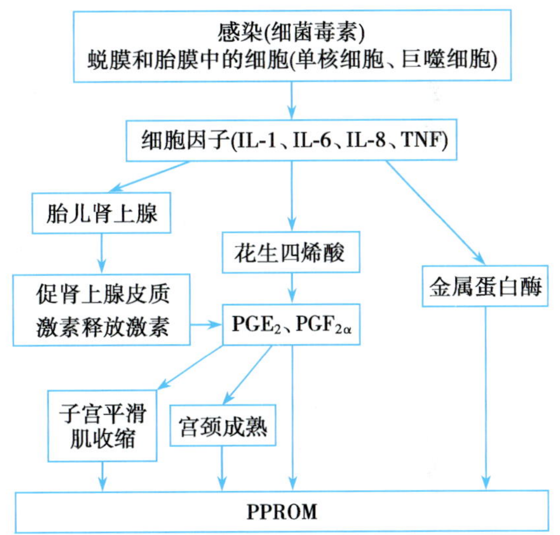

图 11-3-1　炎症导致胎膜破膜可能的机制

IL. 白细胞介素；PGE_2. 前列腺素 E_2；$PGF_{2\alpha}$. 前列腺素 $F_{2\alpha}$；TNF. 肿瘤坏死因子；PPROM. 未足月胎膜早破。

三、胎膜早破的诊断

（一）临床症状和体征

孕妇主诉突然出现阴道流液或无控制的“漏尿”，少数孕妇仅感觉到外阴较平时湿润，窥阴器检查见混有胎脂的羊水自宫颈口流出，即可作出诊断。需注意的应用消毒的窥器进行检查，并且避免指检以防止上行性感染。

（二）辅助检查

1. 阴道酸碱度测定　正常阴道液 pH 为 4.5~6.0，羊水 pH 为 7.0~7.5。胎膜破裂后，阴道液 pH 升高（pH≥6.5）。pH 通常采用硝嗪或石蕊试纸测定，如果后穹窿有液池且试纸变蓝，可以明确诊断。但宫颈炎、阴道炎、血液、肥皂、尿液、精液或防腐剂可能会造成 pH 试纸测定的假阳性，pH 诊断

PROM 的灵敏度为 90%，假阳性率为 17%（Di Renzo et al.，2011）。如果破膜时间长，后穹窿无液池，则有假阴性可能。

2. 阴道液涂片 取阴道液涂于玻片上，干燥后显微镜下观察，出现羊齿状结晶提示为羊水。精液和宫颈黏液可造成假阳性，其诊断 PROM 的灵敏度为 51%~98%，假阳性率为 6%（Di Renzo et al.，2011）。通常，在上述检查不能确定 PROM 时使用。

3. 生化指标检测 对于上述检查方法仍难以确定的可疑 PROM 孕妇可采用生化指标检测。临床应用最多的生化指标主要有胰岛素样生长因子结合蛋白 1（insulin like growth factor binding protein-1，IGFBP-1）和胎盘 α 微球蛋白 1（placental alpha microglobulin-1，PAMG-1）（Di Renzo et al.，2011）。目前，用于临床检测的试纸条一般都是针对这些标志物进行检测，其共同特点是灵敏度和特异度高，但是对于有规律宫缩且胎膜完整者有高达 19%~30% 的假阳性率（Di Renzo et al.，2011），所以主要用于不典型且难以确定的无规律宫缩的可疑 PROM 孕妇，在临床实践中慎用。ACOG 2020 胎膜早破指南不推荐常规应用。

4. 超声检查 对于可疑的 PROM 孕妇，超声检测羊水量可能有一定帮助，如果超声提示羊水量明显减少，同时孕妇还有过阴道排液的病史，在排除其他原因导致的羊水过少的前提下，应高度怀疑 PROM，可以结合上述生化指标检测手段诊断 PROM（ACOG's Committee on Practice Bulletins-Obstetrics，2020；中华医学会妇产科学分会产科学组，2015a）。

四、胎膜早破的处理

（一）母胎状况的评估

胎膜早破（PROM）常见的母胎并发症有胎儿窘迫、宫内感染、胎盘早剥、胎位异常、脐带脱垂等。胎膜早破诊断明确后，进行母胎状况的评估，包括核对孕龄、询问病史，明确有无其他合并症和并发症。进行相关的检查，如孕妇体温、血常规等一般检查，还有产科专科检查包括胎方位、胎儿大小、胎心率、宫缩情况、超声检查，阴道窥器检查了解羊水性状、宫颈情况，根据孕周行胎儿监护。

PROM 与宫内感染互为因果，在发生 PROM 后要注意识别绒毛膜羊膜炎，及早发现和处理。阴道指检可造成阴道内细菌的上行性感染，增加绒毛膜羊膜炎及产后子宫内膜炎、胎儿感染及新生儿感染的风险，应尽量减少不必要的阴道检查（ACOG's Committee on Practice Bulletins-Obstetrics，2020）。

如果有明确的胎儿窘迫、宫内感染或其他需要终止妊娠的合并症或并发症则应积极终止妊娠。

（二）足月胎膜早破的处理

1. 建议破膜后 2~12 小时内，不临产亦无阴道分娩禁忌证者，给予引产（中华医学会妇产科学分会产科学组，2015a）。

足月 PROM 通常是即将临产的先兆，50% 的孕妇在胎膜破裂后 12 小时内自行临产，20% 的孕妇在 12~24 小时内临产，25% 的孕妇在 24~72 小时内临产，5% 的孕妇 72 小时内仍不能临产；即约 50% 的孕妇在破膜后 12 小时内不临产（Caughey et al.，2008）。足月胎膜早破主要的母胎并发症即为随着破膜时间的延长，宫内感染风险增加。建议在破膜后 2~12 小时内积极引产。引产较等待自然临产可以显著缩短破膜至分娩的时间，并且显著降低绒毛膜羊膜炎及母体产褥感染的风险，而不增加剖宫产率和其他不良妊娠结局的发生率；孕妇接受度也高于给予期待治疗的对照孕妇，但积极引产者与期待治疗者的新生儿感染率并无显著差异（Hannah et al.，1996）。足月 PROM 孕妇短时间内不临产者经积极引产后更有利于获得良好的母儿结局（ACOG's Committee on Practice Bulletins-Obstetrics，2018；Hannah et al.，1996；Middleton et al.，2017）。但对于母胎状况良好拒绝引产者应充分告知期待治疗可能会增加感染风险这一事实。

2. 引产方法 对于宫颈条件成熟的足月 PROM 孕妇行缩宫素静脉滴注是首选的引产方法（ACOG's Committee on Practice Bulletins-Obstetrics，2020；中华医学会妇产科学分会产科学组，2015a）。引产过程中应遵循引产规范；对宫颈条件不成熟同时无禁忌证者，可应用前列腺素制剂以促进宫颈成熟，但要注意预防感染（ACOG's Committee on Practice Bulletins-Obstetrics，2020；中华医学会妇产科学分会产科学组，2015a）。在引产过程中注意防止宫缩过强、过频，临产后根据宫缩情况和产程进展调整缩宫素滴速，必要时停用。

3. 监测和预防绒毛膜羊膜炎 对于无感染证据者不建议第一时间应用抗生素，但是如果已知为 B 族链球菌（group B streptococcus，GBS）携带孕妇，则应第一时间应用抗生素，PROM 是 GBS 上行性感染的高危因素（ACOG's Committee on Practice Bulletins-Obstetrics，2020；中华医学会妇产科学分会产科学组，2015a；Yudin et al.，2017；Verani et al.，2010），一般首选青霉素，青霉素过敏者可选用头孢类抗生素，红霉素耐药较多。破膜时间≥18 小时也应考虑启动 GBS 感染的预防性治疗。

预防 GBS 母胎垂直感染的抗生素用法：①青霉素 G 首次剂量 480 万单位静脉滴注，然后每 4 小时 240 万单位直至分娩；或氨苄西林，负荷量 2g 静脉滴注，然后每 4 小时 1g 的剂量静脉滴注直至分娩。②对青霉素过敏者则选用头孢唑啉，以 2g 作为起始剂量静脉滴注，然后每 8 小时 1g，直至分娩。③对头孢菌素类过敏者则用红霉素 500mg，每 6 小时 1 次静脉滴注；或克林霉素 900mg 静脉滴注，每 8 小时 1 次（Verani et al.，2010），GBS 对红霉素的耐药率逐渐增加，对红霉素耐药的菌株通常对克林霉素同样耐药，对红霉素耐药患者，建议使用万古霉素 1g 静脉滴注，每 12 小时一次直至分娩。

临床诊断绒毛膜羊膜炎或可疑绒毛膜羊膜炎时，应及时应用抗生素（ACOG's Committee on Practice Bulletins-Obstetrics，2020；中华医学会妇产科学分会产科学组，2015a；Yudin et al.，2017），尽快终止妊娠，不能短时间内阴道分娩者应选择剖宫产术终止妊娠。有条件者胎儿娩出后进行新生儿耳拭子，宫腔分泌物培养及胎盘胎膜送病理检查。新生儿按高危儿处理，行密切监测等。

（三）未足月胎膜早破的处理

未足月胎膜早破（PPROM）是指妊娠未满 37 周，胎膜在临产前发生破裂。PPROM 所致的早产占 30%~40%，羊膜腔的亚临床感染是 PPROM 的主要原因，子宫颈功能不全、宫颈缩短、孕妇免疫性疾病等都是 PPROM 的高危因素。PPROM 常见的并发症有早产、临床绒毛膜羊膜炎、胎儿窘迫、胎盘早剥、胎死宫内、脐带脱垂、羊水过少、新生儿感染等。

根据孕周大小将 PPROM 分为无生机的 PPROM（孕周<24 周），远离足月的 PPROM（妊娠 $24^{+0}\sim31^{+6}$ 周），近足月的 PPROM（妊娠 $32^{+0}\sim36^{+6}$ 周），近足月的 PPROM 又分为妊娠 $32^{+0}\sim33^{+6}$ 周和妊娠 $34^{+0}\sim36^{+6}$ 周。

1. PPROM 总的处理原则　进行孕周、母胎状况的评估，依据孕周、母胎状况、当地的医疗水平及孕妇和家属的知情同意 4 个方面进行决策：放弃胎儿，终止妊娠；期待保胎治疗；如果终止妊娠的益处大于期待延长孕周，则行积极引产或剖宫产术分娩（ACOG's Committee on Practice Bulletins-Obstetrics，2020；中华医学会妇产科学分会产科学组，2015a）。

2. 依据不同孕周的处理

（1）孕周<24 周，为无生机儿阶段，由于需期待数周才能获得生存可能，早产儿不良结局发生率较高，且母儿感染风险大，多不主张继续妊娠，以放弃胎儿，引产为宜。但对于羊水量尚在正常范围并且无明确感染证据者，根据个体情况在充分咨询的前提下可以选择期待观察。

（2）孕周 $24^{+0}\sim33^{+6}$ 周，无终止妊娠指征者（无宫内感染、胎儿窘迫、胎盘早剥等），应行期待治疗。给予糖皮质激素促胎肺成熟和抗生素治疗，密切监测母胎状况，无异常者期待至妊娠 34~37 周后即可终止妊娠。但是鉴于国内仍然采用孕周 $\geq28^{+0}$ 周才算进入围产期，对于妊娠 $24^{+0}\sim27^{+6}$ 周者要依据孕妇本人及家属的意愿和当地的医疗水平决定是否期待治疗或放弃胎儿引产，对于此阶段要求放弃胎儿者应尊重孕妇及家属意愿。

（3）孕周 $34^{+0}\sim36^{+6}$ 周。胎肺已基本成熟，期待治疗可能增加母儿感染的发生风险，应考虑终止妊娠，除非有胎肺不成熟的证据（中华医学会妇产科学分会产科学组，2015a）。但是 2020 ACOG 和 2019 RCOG 相关指南基于新的研究证据建议，如无异常情况可以期待至 37 周。从新生儿感染的结局方面考虑，当前尚无充分证据证明积极引产可显著减少新生儿严重感染的发病率（van der Ham et al.，2012a；van der Ham et al.，2012b；Morris et al.，2016）。对于期待治疗最担心的一个结局即新生儿严重感染，一个 2012 年的多中心随机对照研究（van der Ham et al.，2012a）提示，引产组的严重感染率为 3.0%，与期待组（4.1%）比较无明显差异（RI=0.74；95% CI 0.17~3.2）。另一篇 2012 年的多中心（van der Ham et al.，2012b）研究将首要指标定为新生儿严重感染，次要指标为分娩方式、新生儿呼吸窘迫综合征和绒毛膜羊膜炎，仅发现引产组降低了绒毛膜羊膜炎的发病率，但无严重的不良妊娠结局，其他研究指标两组间并无明显差异。2016 年发表的随机对照试验亦显示 $34^{+0}\sim36^{+6}$ 周引产较期待并未显著减低新生儿败血症和新生儿病率（Morris et al.，2016）。2020 年美国胎膜早破实践公告（ACOG's Committee on Practice Bulletins-Obstetrics，2020）建议对于孕周超过 34^{+0} 周的胎膜早破处理等建议为可以积极引产亦可以选择期待至 37 周，如选择期待治疗，要与孕妇本人讨论，充分权衡利弊后决策，但期待治疗不应超过妊娠 37^{+0} 周，但要告之延长孕周的风险。PPROM 的处理流程见图 11-3-2。

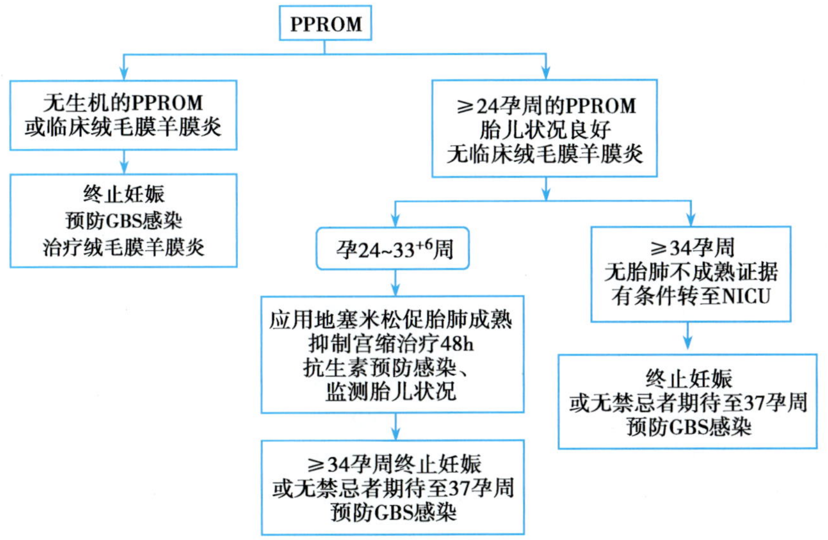

图 11-3-2　PPROM 处理流程

PPROM. 未足月胎膜早破；GBS. B 族链球菌；NICU. 新生儿重症监护室。

（四）期待过程中的处理

1. 糖皮质激素促胎肺成熟　产前应用糖皮质激素促胎肺成熟能减少新生儿呼吸窘迫综合征（neonatal respiratory distress syndrome，NRDS）、脑室内出血（intraventricular hemorrhage，IVH）和坏死性小肠结肠炎（necrotizing enterocolitis，NEC）的发生，且不会增加母儿感染的风险（Lu et al.，2003）。同样也适用于 PPROM 孕妇，具体应用方案和应用时机同早产（戴晨燕 等，2015）。应用指征：妊娠 $24\sim35^{+6}$ 周无期待保胎禁忌证者，有 7 日内早产风险者均应给予糖皮质激素治疗（ACOG's Committee on Practice Bulletins-Obstetrics，2020；中华医学会妇产科学分会产科学组，2015a；Roberts et al.，2006）。妊娠34～36周分娩的新生儿中，NRDS发病率为5%～8%（Morris et al.，2016）。Morris等多中心随机对照研究显示在妊娠34～36周应用12mg倍他米松较对照组显著降低新生儿呼吸支持等风险，晚期早产风险者应用糖皮质激素可改善新生儿预后而不增加感染风险，但增加了早产儿低血糖的风险，因此2020年ACOG和2019年英国研究建议妊娠34周前如果没有宫缩也没有用过激素促胎肺成熟，可以应用一个疗程；但如果已经有宫缩，不建议应用宫缩抑制剂来完成促肺成熟疗程。妊娠34周至36^{+6}周的PPROM孕妇，若之前未接受糖皮质激素治疗，推荐使用一疗程；但患有绒毛膜羊膜炎的PPROM孕妇，不推荐使用产前糖皮质激素治疗（Gyamfi-Bannerman et al.，2016）。

鉴于我国当前围产医学状况和中华医学会妇产科学分会产科学组（2014b）制定的早产指南，建议对妊娠34^{+0}～34^{+6}周的PPROM孕妇，依据其个体情况和当地医疗水平来决定是否给予促胎肺成熟的处理，但如果孕妇合并妊娠期糖尿病，建议进行促胎肺成熟处理并监测血糖。

2. 抗生素的应用　PPROM与宫内感染互为因果。一方面生殖道的炎症和亚临床宫内感染是胎膜破裂主要原因，另一方面胎膜破裂后防御屏障被破坏，病原菌则更易上行感染。研究发现在破膜发生后，行羊膜腔穿刺进行相关的感染指标检测和病原菌的培养，30%～50%的PPROM羊膜腔内可以找到感染的证据（DiGiulio et al.，2010）。PPROM者病原微生物培养的阳性率为32.4%，完整胎膜自发早产者阳性率仅为12.8%（Gomez et al.，2007）。随着胎膜早破的发生，如果不进行抗感染治疗，上行性细菌侵袭可以导致60%的宫内感染（Gomez et al.，2007）。

PPROM处理指南建议在PPROM发生后应第一时间应用抗生素（ACOG's Committee on Practice Bulletins-Obstetrics，2020；中华医学会妇产科学分会产科学组，2015a；Yudin et al.，2017）。抗生素的应用间接延长了孕周，降低了绒毛膜羊膜炎和新生儿败血症的发病率。其应用目的有三个，一是治疗急性绒毛膜羊膜炎或亚临床感染，防止亚临床感染进一步发展为严重的感染。二是预防绒毛膜羊膜炎及胎儿的宫内感染。对于绒毛膜羊膜炎在先、胎膜早破在后，或发生胎膜早破后有明确感染证据，如孕妇体温异常升高伴有血象异常等，应用抗生素的目的则是治疗而不是预防。而对于无明确感染证据的PPROM孕妇，应用抗生素的目的则是预防母胎感染，特别是上行感染或防止亚临床感染进一步发展为严重的感染。三是可以预防母体子宫内膜炎和严重的产褥感染。但即使应用抗生素，胎盘组织病理性绒毛膜羊膜炎的发病率随着破膜时间的延长而增加，破膜时间超过72小时后分娩者胎盘组织病理性绒毛膜羊膜炎是破膜24小时内分娩者的3倍以上（王颖 等，2015）。

各国指南均建议应用青霉素类联合红霉素类抗生素（ACOG's Committee on Practice Bulletins-Obstetrics，2020；中华医学会妇产科学分会产科学组，2015a；Yudin et al.，2017）。氨苄西林除了覆盖常见病原菌，如许多需氧的革兰氏阴性杆菌和部分厌氧菌外，主要是针对GBS，到目前为止还没有发现无乳链球菌对青霉素的耐药问题（Verani et al.，2010）。红霉素或阿奇霉素除了对常见的病原菌有效外则主要是针对支原体感染。阿奇霉素特异地覆盖脲原体，而脲原体是导致绒毛膜羊膜炎的重要原因。阿奇霉素也可覆盖沙眼衣原体，沙眼衣原体是出现新生儿结膜炎和肺炎的重要原因。

在宫内感染病原微生物的培养中，支原体的培养阳性率高达47%（Grigsby et al.，2012），尽管普通孕妇阴道和宫颈分泌物中支原体的定植与早产关系不大，但是支原体仍然是导致新生儿不良结局的重要病原菌（Grigsby et al.，2012）。细菌类的病原菌中无乳链球菌最常见，其次为大肠埃希菌和肠球菌（Sperling et al.，1988）。

无乳链球菌是导致胎儿宫内感染和新生儿早发败血症的主要病因，PPROM孕妇中的早产儿发生早发败血症的概率远远高于足月分娩者。但通常情况下，PPROM感染通常是多种微生物的混合感染（DiGiulio et al.，2010；Gomez et al.，2007）。

基础科学研究阐述了生殖道支原体在早产发病机制中的重要性，并帮助解释了红霉素和阿奇霉素等药物在延长潜伏期及减少新生儿感染和损伤发生率方面有效的原因（Grigsby et al.，2012）。此研究中，16只长期仪器监测的受孕猕猴接受了羊膜腔内微小脲原体接种。接种后不久受孕猕猴即开始有宫缩，其中6只没有治疗，5只静脉使用阿奇霉素治疗10日，5只阿奇霉素联合使用地塞米松和吲哚美辛治疗10日。阿奇霉素显著延长妊娠约7日，显著降低了羊水中的脲原体菌落计数和羊水中促炎症细胞介质的浓度。

许多临床随机对照试验研究证实了青霉素联合红霉素改善PPROM母儿结局的有效性（Kenyon et al.，2013；Kenyon et al.，2001；Mercer et al.，1997）。一项包括22个关于PPROM应用抗生素预防治疗的随机对照研究的系统综述（Kenyon et al.，2013）中，共包括6 800例孕妇和新生儿，应用抗生素的方案：氨苄西林+红霉素联合静脉滴注48小时后改阿莫西林和肠溶红霉素口服5日。具体用量：氨苄西林2g+红霉素250mg每6小时1次，静脉滴注48小时，阿莫西林250mg联合肠溶红霉素333mg，每8小时1次口服连续5日。结果显示：应用抗生素组产妇绒毛膜羊膜炎发生率显著下降（*RR*=0.66，95% *CI* 0.46～0.96），破膜后48小时内和7日内分娩率显著下降（*RR*=0.71，95% *CI* 0.58～0.87和*RR*=0.79，95% *CI* 0.71～0.89），新生儿感染率显著下降（*RR*=0.67，95% *CI* 0.52～0.85），新生儿头颅超声异常率显著下降（*RR*=0.81，95% *CI* 0.68～0.98）。肺表面活性物质应用显著减少（*RR*=0.83，95% *CI* 0.72～0.96）。应避免使用氨苄西林+克拉维酸钾类抗生素，因其有增加新生儿发生坏死性小肠结肠炎（NEC）的风险（*RR*=4.72，95% *CI* 1.57～14.23）（Kenyon et al.，2013；Kenyon et al.，2001）。青霉素过敏的孕妇，可单独口服红霉素（ACOG's Committee on Practice Bulletins-Obstetrics，2020；中华医学会妇产科学分会产科学组，2015a；Yudin et al.，2017）。

由于阿奇霉素服用方法简单、胃肠道耐受性更好、成本效益更高且疗效相似，故可以考虑用阿奇霉素来代替红霉素治疗。加拿大妇产科医生协会《早产胎膜早破抗生素应用指南》（Yudin et al.，2017）认为PPROM是否应用积极抗生素治疗与孕周相关,PPROM 延长孕周感染的风险需要与早产的风险相衡量。孕周<32 周者应用抗生素治疗的益处更为明显(Mercer et al.,1997),同时建议 PPROM 孕妇应行中段尿培养,筛查无症状细菌尿、性传播疾病和 GBS 的携带,阳性者应给予合理的抗生素治疗(Yudin et al.,2017)。

3. 宫缩抑制剂的使用　胎膜早破(PROM)发生后会出现不同程度的宫缩,PPROM 引起的宫缩多与亚临床感染诱发前列腺素大量合成及分泌有关,宫缩情况与感染程度有一定的关系,感染越重宫缩越强。对于 PPROM 者应用宫缩抑制剂是否有益并无定论,如果有规律宫缩,在排除感染的情况下建议应用宫缩抑制剂 48 小时,完成糖皮质激素促胎肺成熟的处理,减少 NRDS 的发生,或及时转诊至有 NICU 的医院,完成上述处理后,如果仍有规律宫缩或已经进入产程也不宜再继续应用,对于已经临产或明确感染者不建议使用宫缩抑制剂。但对于 PPROM 孕妇 32 周前有分娩风险者建议使用硫酸镁预防大运动性脑瘫(ACOG's Committee on Practice Bulletins-Obstetrics,2020)。

保胎分为预防性保胎和治疗性保胎,预防性保胎是指未进入活跃期的保胎措施,而治疗性保胎是指进入活跃期的保胎治疗。一个 2011 年的随机对照研究(Combs et al.,2004)中对妊娠 24^{+0}~31^{+6} 周孕妇于 48 小时内应用吲哚美辛保胎治疗,并与安慰剂组比较,发现两组 48 小时后分娩的比率相似,其他的次要母儿结局也未见明显异常,提示预防性应用保胎药物对母儿结局并无益处。在 2011 年的荟萃分析(Mackeen et al.,2011)中比较使用硝苯地平及特布他林组和未使用保胎药物组发现,保胎组对于早产 PROM 并不会明显降低围产儿的死亡率,但确实降低了 48 小时内分娩率。但同时,保胎组增加了出生后 5 分钟新生儿 Apgar 评分小于 7 分的比率和需要正压通气的比率。对于小于 34 周的 PPROM,保胎组的绒毛膜羊膜炎的发生率明显增加,新生儿结局无明显差异。即目前并无足够的证据来支持 PPROM 女性应用宫缩抑制剂进行保胎治疗,保胎治疗增加了母体绒毛膜羊膜炎的发生概率,但对新生儿结局并没有明显的改善,仍需考虑到各项研究中应用地塞米松和预防性应用抗生素并不一致。而对于已经进入活跃期的 PPROM 者,应用宫缩抑制剂保胎既不能改善新生儿预后也不能延长分娩时限,所以目前并不推荐(ACOG's Committee on Practice Bulletins-Obstetrics,2020;中华医学会妇产科学分会产科学组,2015a)。

(五) 分娩方式

PPROM 选择何种分娩方式,需综合考虑孕周、早产儿存活率、是否存在羊水过少或绒毛膜羊膜炎、胎儿能否耐受宫缩、胎方位等因素。分娩方式应遵循标准的产科常规,在无明确的剖宫产指征时应选择阴道试产,产程中按规范进行电子胎心监护,有异常情况时放宽剖宫产指征。阴道分娩时不推荐常规会阴切开(ACOG's Committee on Practice Bulletins-Obstetrics,2020;中华医学会妇产科学分会产科学组,2015a)。PPROM 胎儿娩出后建议有条件者行胎盘胎膜病理检查,明确有无绒毛膜羊膜炎。对于可疑宫内感染或明确的宫内感染者行羊膜腔和新生儿耳拭子培养。

(六) 其他问题

1. 羊水过少的处理　羊水指数<5cm 或羊水最大暗区垂直深度<2cm 为羊水过少,羊水最大暗区垂直深度<1cm 为严重羊水过少,是 PPROM 的常见并发症。建议采用羊水最大暗区垂直深度来监测 PPROM 的羊水量。适宜的羊水量是胎儿肺发育的重要条件,如果在妊娠 26 周前持续羊水过少可以导致胎儿肺发育不良;此外,羊水过少也是绒毛膜羊膜炎和胎儿窘迫的高危因素。但羊膜腔灌注并不能改善妊娠结局(中华医学会妇产科学分会产科学组,2015a)。在期待过程中羊膜腔内灌注不能明显改善肺发育不良的发生率,产程中羊膜腔灌注不能显著减少胎儿窘迫的发生率和降低剖宫产率(ACOG's Committee on Practice Bulletins-Obstetrics,2020;中华医学会妇产科学分会产科学组,2015a)。因此,不推荐在羊水过少时行羊膜腔灌注(中华医学会妇产科学分会产科学组,2015a)。如果羊水过少,密切监测有无绒毛膜羊膜炎和胎儿窘迫,依据情况适时终止妊娠。

2. 能否在家期待保胎　明确的 PROM 由于难以预测随时发生的病情变化,不宜在家保胎;如果高位破膜,住院观察一段时间后羊水不再流出、超声提示羊水量正常,无相关并发症,可以考虑回家,但要监测体温,定期产前检查。

3. 宫颈环扎术后 PPROM 的处理　宫颈环扎术是 PPROM 的高危因素,宫环扎术后 PPROM 与普通 PPROM 比较感染的风险更高。2012 年的一项研究(Laskin et al.,2012)发现妊娠 24~34 周的 PPROM 中环扎组绒毛膜羊膜炎和围产儿不良结局较非环扎组为高,也证实了这一结论。目前,对于宫颈环扎术后 PPROM 的处理尚无前瞻性研究支持。所有 PPROM 是否应该立即拆除环扎线尚无定论。

迄今为止的一个最大的回顾性研究(Laskin et al.,2012)是 1991 年的行宫颈环扎术的 482 例孕妇,发生 PPROM 的比率为 38%。有研究对既往数个回顾性研究的数据进行总结,发现 PPROM 保留宫颈环扎线超过 24 小时会增加延长孕周的概率(94% *vs.* 51%,OR=16.13,95% CI 3.64~71.33);增加母体绒毛膜羊膜炎的发生率(43% *vs.* 20%;OR=2.90,95% CI 1.68~5.00);增加了新生儿因感染导致的新生儿死亡率(12% *vs.* 1%,OR=13.19,95% CI 1.60~108.25)(Giraldo-Isaza et al.,2011)。因此由于孕周偏小者,如<23 周者,继续期待对于母亲的风险远远超过改善新生儿预后的益处,故建议拆线放弃保胎。对于妊娠 23~31^{+6} 周者建议依据个体情况立即去除环扎线或促胎肺成熟完成后建议拆除环扎线,妊娠 32 周以后 PPROM 促胎肺成熟对新生儿的益处并不清楚,如果继续等待 48 小时而不立即拆除环扎线则对于母儿潜在的危险性难以估计,故建议妊娠 32 周以后可以考虑直接拆除环扎线。

(时春艳)

第四节　妊娠期高血压疾病

一、妊娠期高血压疾病定义及分类诊断标准

妊娠期高血压疾病是指妊娠期伴有高血压的一组疾病,可

伴有脑、心、肝、肾等多脏器功能损害，是导致孕产妇及围产儿患病率和死亡率升高的主要原因。目前各国对于子痫前期-子痫的诊断都有各自的标准，可参见美国、加拿大、英国、澳大利亚等相关指南，中国《妊娠期高血压疾病诊治指南（2020）》参考各国相关指南，并在结合国内状况和最新研究进展的基础上颁布了 2020 版临床诊治指南中的分类诊断标准（ACOG，2019；Magee et al.，2014；Visintin et al.，2010；中华医学会妇产科学分会妊娠期高血压疾病学组，2020；Lowe et al.，2015）。

（一）妊娠期高血压

妊娠 20 周后首次出现高血压，收缩压≥140mmHg（1mmHg=0.133kPa）和/或舒张压≥90mmHg，于产后 12 周内恢复正常；尿蛋白检测阴性。收缩压≥160mmHg 和/或舒张压≥110mmHg 为重度妊娠期高血压。

（二）子痫前期-子痫

1. 子痫前期（preeclampsia）　妊娠 20 周后出现收缩压≥140mmHg 和/或舒张压≥90mmHg，且伴有下列任一项：尿蛋白≥0.3g/24h，或尿蛋白/肌酐比值≥0.3，或随机尿蛋白≥（+）（无法进行尿蛋白定量时的检查方法）；无蛋白尿但伴有以下任何一种器官或系统受累：心、肺、肝、肾等重要器官，或血液系统、消化系统、神经系统的异常改变，胎盘-胎儿受到累及等。

血压和/或尿蛋白水平持续升高，发生母体器官功能受损或胎盘-胎儿并发症是子痫前期病情向重度发展的表现。子痫前期孕妇出现下述任一表现可诊断为重度子痫前期（severe preeclampsia）。①血压持续升高：收缩压≥160mmHg 和/或舒张压≥110mmHg；②持续性头痛、视觉障碍或其他中枢神经系统异常表现；③持续性上腹部疼痛及肝包膜下血肿或肝破裂表现；④转氨酶异常：血丙氨酸转氨酶（ALT）或天冬氨酸转氨酶（AST）水平升高；⑤肾功能受损：尿蛋白>2.0g/24h；少尿（24 小时尿量<400ml 或每小时尿量<17ml）或血肌酐>106μmol/L；⑥低蛋白血症伴腹腔积液、胸腔积液或心包积液；⑦血液系统异常：血小板计数呈持续性下降并低于 100×10^9/L；微血管内溶血［表现有贫血、黄疸或血乳酸脱氢酶（LDH）水平升高］；⑧心力衰竭；⑨肺水肿；⑩胎儿生长受限或羊水过少、胎死宫内、胎盘早剥等。

2. 子痫（eclampsia）　子痫前期基础上发生不能用其他原因解释的抽搐。

（三）妊娠合并慢性高血压

既往存在的高血压或在妊娠 20 周前发现收缩压≥140mmHg 和/或舒张压≥90mmHg，妊娠期无明显加重；或妊娠 20 周后首次诊断高血压并持续到产后 12 周以后。

（四）慢性高血压并发子痫前期

慢性高血压孕妇，妊娠 20 周前无蛋白尿，妊娠 20 周后出现尿蛋白≥0.3g/24h 或随机尿蛋白≥（+）；或妊娠 20 周前有蛋白尿，妊娠 20 周后尿蛋白定量明显增加；或出现血压进一步升高等上述重度子痫前期的任何一项表现。

二、妊娠期高血压疾病的发病状况

妊娠期高血压疾病是产科常见疾患，普遍报道的发病率为 2%~8%，所造成的孕产妇死亡占妊娠相关的死亡总数的 10%~16%（Auger et al.，2016；Thornton et al.，2013；Abalos et al.，2013；You et al.，2018），是孕产妇死亡的第二大原因。近年全球的流行病学研究显示子痫前期-子痫发病率呈下降趋势。

2013 年 WHO 发布的全球约 40 个国家在 2002—2010 年 9 年间的数据系统回顾分析（多数资料来源于北美洲和欧洲国家）结果显示：子痫前期发病率约为 4.6%，子痫发病率约为 1.4%（Abalos et al.，2013）。2013 年来自澳大利亚的 2000—2008 年的数据显示：子痫前期发病率约为 3.6%（呈逐年下降趋势：4.6%下降至 2.3%），而子痫发病率略有上升（2.3%升至 4.2%），可能与发生较早的子痫前期（小于 34 孕周）所占比例增加（16.15%增至 22.6%）及高龄孕妇（达到或超过 35 岁）所占比例增加（20.25%增至 25.6%）有关（Thornton et al.，2013）。2018 年发表的来自中国台湾 2001—2014 年的数据分析显示：子痫前期发病率为 1.1%~1.7%，其中发生较早的子痫前期（小于 34 孕周）发病率由 0.5%明显增加至 0.8%（You et al.，2018）；而另一项来自 1998—2010 年的研究显示子痫发病率为 0.04%~0.05%（Chan et al.，2015）。子痫前期-子痫发病率与地区及多种影响因素有关。

三、妊娠期高血压疾病的高危因素、病因及发病机制

（一）高危因素

流行病学调查研究显示子痫前期高危因素包括：年龄≥40 岁，体重指数（BMI）≥28kg/m²（中国标准），子痫前期家族史（母亲或姐妹），既往子痫前期病史，存在内科病史或隐匿存在（潜在）的疾病（包括高血压病、肾脏疾病、糖尿病和自身免疫性疾病如系统性红斑狼疮、抗磷脂综合征等）。初次妊娠、妊娠间隔时间≥10 年、此次妊娠收缩压≥130mmHg 或舒张压≥80mmHg（妊娠早期或首次产前检查时）、妊娠早期 24 小时尿蛋白定量≥0.3g 或尿蛋白持续存在［随机尿蛋白≥（++）1 次及以上］、多胎妊娠等也是子痫前期发生的风险因素（中华医学会妇产科学分会妊娠期高血压疾病学组，2020；Lisonkova et al.，2013）。

（二）病因

目前研究发病影响因素包括滋养细胞浸润能力异常、母胎界面免疫失衡、氧化应激反应、母体对妊娠心血管或炎症改变的适应不良、遗传因素（遗传易感基因和表观遗传影响）及营养环境的影响等。几种因素可能存在相互影响、相互作用，目前还没有任何一种单一因素能够解释所有发病的子痫前期的病因和发病机制。重度子痫前期的早发型和晚发型可能存在不同的病因和发病机制，遗传异质性和母体基础病理状况可能是触发子痫前期发病的多因素，是发生复杂临床表现的潜在因素（杨孜，2017）。多种相关因素在其发病中的相互作用尚待深入研究。

1. 滋养细胞浸润能力异常　滋养细胞生理性浸润能力异常，子宫螺旋小动脉重铸障碍而导致的胎盘种植异常、胎盘血管功能异常和内皮细胞损伤，被认为是子痫前期子痫的重要病因之一。胎盘血流减少和缺氧导致胎盘碎片释放，引起全身免疫反应而发生子痫前期-子痫。滋养细胞生理性浸润能力异常可能与滋养细胞表面黏附分子转换障碍、血管生成蛋

白和抗血管生成蛋白的平衡失调、血管收缩因子和舒张因子平衡失调、促浸润基因和抑制浸润基因平衡失调等有关。

2. 免疫调节功能异常　子痫前期-子痫存在免疫调节功能异常。流行病学研究显示，孕前有输血、流产、被男方淋巴细胞免疫史，均可降低子痫前期-子痫发生的危险性；而初孕者、人工授精后妊娠者及工具避孕后受孕者，子痫前期-子痫的发病率增加，故有人又将此病称为初父亲（primipaternity）疾病（Saftlas et al.，2003；Dekker，2011）。子痫前期-子痫患者滋养细胞人类白细胞抗原（HLA）-G表达下降和缺失，血液循环中的NK细胞、中性粒细胞及白细胞介素（IL）-2、IL-6、IL-12及肿瘤坏死因子（TNF）-α等均增加。此外正常妊娠是以母体辅助性T细胞（Th）2细胞因子参与的体液免疫应答为主，Th1/Th2平衡失调，可使胎盘血管发生改变，最终发生子痫前期-子痫。

3. 氧化应激反应　氧化应激是指体内氧化与抗氧化作用失衡，倾向氧化作用。氧化应激反应的毒性效应最终可导致细胞损伤，在子痫前期-子痫病因与发病机制上起着关键作用（Mehendale et al.，2008）。与正常妊娠相比，子痫前期-子痫患者体内过氧化底物及产物（主要是脂质及脂质过氧化物）增加，而抗氧化物（主要的抗氧化酶如谷胱甘肽过氧化物酶、超氧化物歧化酶等，非酶类抗氧化分子如维生素E等）减少。产生氧化应激的原因和机制并不确切，但多数学者认为，这是一种滋养细胞浸润障碍及胎盘缺氧所致的继发性损伤。

4. 遗传因素　有子痫前期-子痫病史者的女儿较其儿媳发生子痫前期-子痫的危险性高（Skjaerven et al.，2005），妊娠妇女的基因异常可致子痫前期-子痫发病；而母-胎双方遗传学方面的异常对子痫前期-子痫的发病均有影响，显示子痫前期-子痫发病有遗传倾向。但是至今为止其遗传模式尚不清楚，可能为多基因遗传性疾病。研究发现可能有关的基因包括调节血管舒缩功能的基因、血管内皮细胞功能及其炎性因子的相关基因、脂质代谢和氧化应激的基因及免疫失衡的基因等，如 *MTHFR*（C677T）、*Factor V*（Leiden）、*AGT*（M235T）、*HLA*（多种）、*NOS3*（E298D）、*Factor II*（G20210A）、*ACE*、*CTLA4*、*LPL*、*GNA* 启动子等（Triche et al.，2014）。

5. 营养　饮食和营养因素对子痫前期-子痫发病存在影响。流行病学研究显示妊娠期补充锌、钙、镁，对预防子痫前期-子痫有一定作用；进食丰富的水果和蔬菜可以提高机体的抗氧化活性，缺乏维生素C可增加子痫前期-子痫发病的危险性。

（三）发病机制

子痫前期-子痫的基本病理生理改变是各种原因导致血管内皮细胞损伤、全身小动脉痉挛、全身各系统靶器官血流灌注减少而造成损害，出现不同的临床征象。在子痫前期-子痫表现出临床症状之前，其基本病理改变（如内皮细胞损伤、血管痉挛、凝血系统激活、器官灌注减少等）已经存在，而不同的触发机制决定了不同个体出现不同脏器损害的临床现象。

四、子痫前期-子痫的病理改变及临床表现特点

（一）病理改变

1. 脑　脑部病理改变包括脑水肿、充血、局部缺血、血栓形成及出血等。子痫前期脑血管阻力和灌注压均增加，以保持正常脑部血运；子痫时脑血流由于脑血管自我调节能力丧失，灌注压明显增加。临床表现为头痛、头晕、呕吐、烦躁不安、视物模糊、意识障碍甚至昏迷等；子痫患者抽搐后昏迷不醒、大小便失禁、流涎或偏瘫等。磁共振成像（MRI）检查或CT检查主要为缺血性改变（Osmanağaoğlu et al.，2005）。

2. 肾脏　肾脏病理改变为肾小球毛细血管内皮增生，内皮细胞肿胀增大，内皮下纤维素沉积。子痫前期肾损害较明显，肾脏血流灌注降低25%～30%，肾小球滤过率减少，肾小球基底膜受损，通透性增加，出现蛋白尿。患者可出现尿酸水平升高，尤其是重症患者；肌酐水平升高至0.5～1.0mg/dl（44～88μmol/L），甚至2～3mg/dl（177～265μmol/L）；少尿或无尿，甚至急性肾衰竭（主要是肾前性）。

3. 肝脏　肝脏细胞表现为缺血缺氧坏死，严重时出现门静脉周围出血、坏死；严重时肝被膜下出血、血肿，甚至自发性肝脏破裂。临床表现为患者出现上腹部不适，特别是右上腹不适，恶心呕吐，肝区叩痛；肝功能异常，各种转氨酶水平升高，血浆碱性磷酸酶升高。

4. 血液

（1）凝血：子痫前期患者由于血管内皮细胞损伤，引起血小板聚集、活化并且破坏和消耗增加，活化的血小板激活因子Ⅻ，释放多种血小板因子加速凝血过程；重度子痫前期患者由于胎盘缺血、缺氧及梗死，则可使大量破碎绒毛的滋养叶细胞进入母体循环，被溶解而释放出多量的凝血活酶，从而进一步导致凝血功能障碍。患者凝血、纤溶、抗凝功能检测往往发现明显异常，如血小板减少、凝血酶原时间（PT）、活化部分凝血活酶时间（APTT）、凝血酶时间（TT）明显缩短，纤维蛋白原（Fg）明显增加；D-二聚体、纤维蛋白降解产物（FDP）含量升高；抗凝血酶Ⅲ（AT-Ⅲ）明显降低等（Spiezia et al.，2015）。

（2）血容量、渗透压：子痫前期-子痫患者，由于血管收缩、内皮细胞损伤、通透性增加等原因，导致血液浓缩，实际有效循环血量较正常孕妇减少，表现为血细胞比容增加，血液黏滞度增加等。由于肾脏功能损害，大量蛋白从尿中丢失；同时肝脏功能损害，白蛋白生成能力低下，胃肠血管痉挛使蛋白吸收减少，可引起严重的低蛋白血症。患者血浆胶体渗透压降低，导致细胞内外滤过不平衡，细胞内液移至细胞间隙，严重者可出现全身明显水肿，甚至浆膜腔积液（腹腔、胸腔、心包）。

5. 心血管　子痫前期患者全身小动脉包括冠状动脉广泛痉挛，外周血管阻力增加：平均动脉压升高，左心室舒张末期压力升高，收缩功能下降；冠状动脉广泛痉挛、内皮细胞损伤导致心肌损害，心肌间质局限性纤维变性，甚至点状出血和局灶性坏死。再加上不同程度的贫血、低蛋白血症，易发生急性左心衰竭及急性肺水肿。

6. 胎盘胎儿单位　子宫螺旋小动脉重铸不足，子宫蜕膜和基层血管发生急性动脉粥样硬化，胎盘灌注下降，进而胎盘功能下降；胎儿生长受限，胎儿宫内缺血缺氧，甚至出现胎儿窘迫、宫内死亡。如胎盘血管破裂出血，可导致胎盘早剥，严重威胁孕妇及胎儿生命。

（二）临床表现

子痫前期-子痫的临床表现错综复杂，不同的病因和发病机制、不同的个体遗传素质，决定了个体间发病时间、类型等临床表现的复杂性和异质性。根据发病时间不同，子痫前期有早发及晚发子痫前期，子痫可以在产前、产时、产后等不同时间发生（Tranquilli et al.，2013；王伽略 等，2007；Sibai et al.，2009）；疾病进程缓急不同，靶器官受累也存在不平行（杨孜 等，2006a；杨慧丽 等，2017；杨孜 等，2006b）；首发症状存在多样性，病情波动也存在时段性，是不典型的临床表现。妊娠期间出现高血压不伴有蛋白尿，或持续的蛋白尿没有高血压出现，但伴有以下任何一种器官或系统受累：心、肺、肝、肾等重要器官，或血液系统、消化系统、神经系统的异常改变，胎盘-胎儿受到累及等，仍应考虑诊断为子痫前期。

关于蛋白尿的问题，子痫前期-子痫是以高血压为基础，多系统受累和损害的综合征，蛋白尿虽然不是限定子痫前期-子痫诊断的必须标准，但仍是一项重要的临床指标而不可简单忽视。蛋白尿既不是单纯作为终止妊娠的标准，也不是早发子痫前期期待治疗的禁忌标准，单一的尿蛋白增长速率或尿蛋白含量与孕妇和围产结局无关，往往与母体肾脏疾病和自身免疫性疾病相关。在临床实践中，蛋白尿的出现和严重程度仍然是疾病诊断及病情评估的重要因素（Sibai，2011；杨孜，2015）。

五、子痫前期的预测

子痫前期-子痫病因发病机制多样，单一的预测方法和整齐划一的预防难以在所有子痫前期发病者奏效。

（一）临床风险因素

妊娠期高血压疾病的所有高危因素（见本节“高危因素部分”）都是疾病较强的临床预测指标。

（二）血清学预测指标

既往有大量研究包括内皮损伤、氧化应激、滋养细胞浸润能力、遗传等方面的预测指标，但多数临床预测价值较低或尚待进一步研究（Conde-Agudelo et al.，2015）。目前研究认为较有应用前景的血清学指标有血管生成因子与抗血管生成因子、表观遗传学指标等。

1. 血管生成因子与抗血管生成因子　预测早发型子痫前期的准确性较高。在子痫前期发病前，血浆中的促血管生成因子如血管内皮生长因子（vascular endothelial growth factor，VEGF）和胎盘生长因子（placental growth factor，PIGF）水平下降；而抗血管生成因子如可溶性 fms 样酪氨酸激酶 1［也称可溶性血管内皮生长因子受体-1（soluble fms-like tyrosine kinase 1，sFlt-1）］和可溶性内皮糖蛋白（soluble endoglin，sEng）水平升高。应用 sFlt-1 与临床风险因素相结合，预测早发子痫前期灵敏度和特异度分别为 77%（95% *CI* 50～93）和 80%（Myatt et al.，2013）；采用 sFlt-1/PlGF 分割值 24.5 时，预测子痫前期灵敏度约为 91.6%，特异度约为 86.4%，阳性预测价值约 69.1%，阴性预测值 96.9%（Hassan et al.，2013）；采用 Endoglin 与临床风险因素相结合预测早发子痫前期灵敏度约为 88.2%，特异度约为 80%；有报道在妊娠早期（6～15 周）及妊娠中期（20～25 周）连续检测 PlGF、sENG 及 sFlt-1 预测早发子痫前期灵敏度则为 100%，特异度也可达到 98%（Myatt et al.，2013）。

2. 表观遗传学指标 miRNA　胎盘滋养细胞组织的表观遗传修饰与滋养层侵袭缺陷有关，并且有可能作为预测子痫前期的生物指标。随着 RNA 测序技术发展，miRNA 作为子痫前期预测的生物标志物具有较好前景：备选因子包括 miR210（调节缺氧因子）、miR155（调节 CYR61）及 PRI-miR-34（调节 SERPINA）等。有研究发现 miR210 在重度子痫前期者与对照组相比表达有明显差异，但目前研究结论尚不一致（Nikuei et al.，2016）。

（三）生物物理指标

子宫动脉多普勒测速：有人在妊娠早期和中期应用多普勒超声检测子宫动脉血流异常预测子痫前期，包括子宫动脉舒张期切迹、阻力指数（RI）和搏动指数（PI）异常升高。预测子痫前期灵敏度约为 43%，特异度约为 67%，阳性预测价值仅 10%，阴性预测价值约为 93%，对低危孕妇预测价值低（Myatt et al.，2012）。

（四）预测方法的联合应用

联合应用两种或几种预测方法可以提高预测效果。通常是联合应用临床风险因素、超声多普勒测量子宫胎盘循环血流，以及检测血管生成因子等如 PIGF、sFlt-1、sEng 等（Myers et al.，2013），可能可以预测较早发生的子痫前期。但在临床应用同样需要大样本的随机对照研究进一步验证。

六、子痫前期的预防

（一）识别发病高风险因素，提高防范意识

对于首次孕期检查的孕妇无论孕周，都应进行妊娠期高血压疾病危险因素的筛查、评估和预防。针对不同的高危因素采取个体化的、不同的预防方法。

1. 饮食营养　对于钙摄入低的人群（<600mg/d），推荐口服钙补充量至少为 1g/d 以预防子痫前期。

2. 小剂量阿司匹林　推荐对存在子痫前期复发风险如存在子痫前期史（尤其是较早发生子痫前期史或重度子痫前期史），有胎盘疾病史如胎儿生长受限、胎盘早剥病史，存在肾脏疾病及高凝状况等子痫前期高危因素者，可以在妊娠早中期（妊娠 12～16 周）开始服用小剂量阿司匹林（50～100mg），维持到妊娠 28 周（Meher et al.，2017）。

3. 抗氧化剂　补充外源性抗氧化剂以减少氧化应激反应，如维生素 C、维生素 E 来进行预防子痫前期-子痫的研究结果并不一致，对于高危人群及存在明显氧化应激底物增加者，外源性抗氧化剂可能仍是预防的必要组成部分，有选择性应用的必要。

4. 运动　目前还有研究认为体育运动可能减少妊娠期高血压疾病的发生（Di Mascio et al.，2016）。

（二）认识疾病的复杂性提高对警示信息的重视

重度子痫前期患者临床发病前的警示危险因素有水肿、体重过度增加、低蛋白血症、血压轻度升高及血压波动等，出现潜在警示危险因素的孕妇应加强产前监测（史峻梅 等，2009）。

注意亚临床阶段的水肿、重视孕妇体重的异常增加。对

28 周前已发生水肿和妊娠晚期发生重度水肿、体重过度增加的孕妇应适当缩短其产检间隔时间，并进行严密监测包括血压、体重、血清蛋白含量等。

1. 注意尿蛋白变化 对出现蛋白尿的孕妇缩短产检间隔时间，监测血压，在一定程度上可提早发现病情。

2. 重视孕妇血压变化 诊室血压升高（≥140/90mmHg），但在家庭或工作时血压正常（<135/85mmHg）的"白大衣高血压"容易被孕妇和医生忽视。50%的白大衣高血压患者可发展为妊娠期高血压，8%发展为子痫前期。国际妊娠期高血压研究学会（ISSHP）也推荐采用 24 小时动态血压监测（ambulatory BP monitoring，ABPM）或家庭血压监测（home blood pressure monitoring，HBPM）以了解血压真实状况，以便及早发现病情。

3. 注意亚临床低蛋白血症阶段 白蛋白含量明显下降可能是子痫前期的前驱症状之一，产前检查中应注意肝脏、肾脏、心脏功能的定期监测，以便及时发现隐匿的病理状况。

七、妊娠期高血压疾病的管理

（一）病情评估与监控

1. 临床监控和实验室监控内容 子痫前期-子痫患者的诊疗，取决于对孕妇及胎儿安危状况的评估和监控，包括妊娠周数、胎儿的状况和孕妇病情的严重程度。监控的要点是要随病情变化动态进行（Sibai et al.，2005）。轻度子痫前期可以在门诊加强管理或住院进行母儿状况评估。重度子痫前期应在高危产科病房进行严密监测，依据具体病情进行监测项目和时间频度的增减。对于病情较为平稳的重度子痫前期者，可以遵循每周一次的实验室检查原则；对于病情进展者和实验室检查项目有异常者应缩短监测间隔、动态监测。

孕妇监测：①每日严密的医疗护理和临床观察，如有无头痛、视物模糊、上腹疼痛、体重增加、病理神经反射、液体出入量等；②每日系列的血压监测和尿蛋白定性；必要时进行动态血压监测；在血压未平稳前，需要严密监测；③24 小时尿蛋白总量测定（依据病情变化增减频率）；④包括肝肾功能和 LDH、血脂在内的生物化学检测；⑤血象检查（包括血红蛋白、血小板、血球压积等）；⑥凝血功能检测；⑦眼底、心电图、胸腹部超声（肝脏、有无浆膜腔积液等）、超声心动图，必要时行 CT、MRI 检查；⑧积极查找发病高危因素及病因，注意隐匿性自身免疫性疾病、甲状腺疾病、糖尿病等的筛查。

胎儿监测：①每日胎心率和胎动计数；②电子胎心监护，包括宫缩情况和胎心无应激试验（NST），依据病情变化增减频率，尤其是对于早发型子痫前期存在脐血流变化的病例应加强电子胎心监护，避免在发生胎儿窘迫以后才采取措施终止妊娠；③超声检查胎儿发育、脐带胎盘血流、胎盘回声、大小等情况，只有经过仔细评估胎儿生长发育及孕妇状况良好，没有并发症发生的情况下，方可在门诊进行严密随访监测，随诊时间缩短至 2~3 日；否则应入院监测和治疗。

2. 监控方法

（1）血压监控：适当的动态血压监测（ambulatory blood pressure monitoring，ABPM），或连续每隔 2~4 小时血压监测（夜间除外）（Bhide et al.，2014）。

（2）尿蛋白监控：尿蛋白仍然是疾病诊断及病情评估的重要因素，《威廉姆斯产科学》（第 25 版）中帕克兰医院仍然也将尿蛋白 2+及以上作为子痫前期病情严重和是否应用硫酸镁预防子痫的重要指标（Cunningham et al.，2018）。动态监测尿蛋白变化包括尿蛋白定性、尿蛋白/肌酐比值（Morris et al.，2012）、尿蛋白定量仍然具有重要临床意义。

（3）靶器官损害的动态监控：临床症状变化监控要注意患者有无头痛、意识或视觉障碍等高血压性脑部病变和子痫的前驱症状；注意有无右上腹痛，伴恶心呕吐等 HELLP 综合征的临床表现，常规检查肝区有无叩痛。

动态眼底检查：眼底血管痉挛状况变化可帮助早期发现子痫或高血压脑病等严重靶器官损害。

动态肝脏、肾脏及凝血功能监测：转氨酶、乳酸脱氢酶、胆红素和血小板及肾脏功能、凝血功能等是 HELLP 综合征的必要监控项目，超声检查可及时发现肝被膜下血肿、脂肪肝和胸腹腔积液。凝血功能的监测还有助于诊断有无血栓形成倾向。血脂检查有助于诊断有无脂质代谢缺陷。

动态白蛋白水平监测：严重的低蛋白血症时，易发生产前及产后心力衰竭、肺水肿和脑水肿。

动态监测心脏损害：心电图、心肌酶及心肌损伤标志物等的动态监测可以发现早期心脏受累，超声心动图检查可以准确反映心脏功能。

动态监测胎盘血流状况：超声动态监测胎盘大小、厚度及回声，可及时发现胎盘微血栓形成和剥离前早期变化阶段。同时密切关注腹部体征和胎心变化，帮助临床医师及早发现胎盘早剥。

（二）并发症的监控

1. 子痫 子痫前期患者出现抽搐为子痫。典型临床表现为患者首先出现眼球固定，瞳孔放大，瞬即头向一侧扭转，牙关咬紧，继而口角与面部肌肉颤动，全身及四肢肌肉强直性收缩（背侧强于腹侧），双手紧握，双臂伸直，迅速发生强烈抽动。抽搐时呼吸暂停，面色青紫，持续约 1 分钟抽搐强度渐减，全身肌肉松弛，随即深长吸气，发出鼾声而恢复呼吸。抽搐发作前及抽搐期间患者神智丧失，轻者抽搐后渐苏醒，抽搐间隔期长，发作少；重者则抽搐发作频繁且持续时间长，患者可陷入深昏迷状态。患者可出现各种严重并发症，如胎盘早剥、吸入性肺炎、肺水肿、心肺功能停止、急性肾衰竭，甚至孕产妇死亡；在抽搐过程中还容易发生各种创伤，如唇舌咬伤、摔伤、呕吐、误吸等。

子痫是在妊娠期及产后短时内、最常见的与高血压有关的抽搐病因。需要与高血压脑病、脑血管意外（包括出血、血栓、畸形血管破裂等）、癫痫、颅内肿瘤、代谢性疾病（低血糖、低血钙）、脑白质病变、脑血管炎等相鉴别。

临床监控要点：重视患者子痫发作的前驱症状，50%~75%的患者子痫发作前可出现头痛，还可以出现视觉模糊、畏光、上腹部疼痛、反射亢进和意识障碍等。

2. 心力衰竭及肺水肿 心力衰竭在妊娠期、分娩期和产后都可发病。感染是最常见的诱因，其他还有贫血、电解质紊乱及低蛋白血症等。不适当的扩容及补液速度的过快、过量等都是较常见的医源性诱发心力衰竭因素。早期心力衰竭征兆包括患者夜间不能平卧、端坐呼吸、自觉心慌气短，查体心率>110次/min、呼吸>20次/min、心界扩大、心前区闻及收缩期杂音或偶闻肺底湿啰音。

临床监控要点：明显的水肿或体重增加较快、贫血和低蛋白血症的患者，应注意有无咳嗽、胸闷憋气、夜间不能平卧等不适主诉，并注意检查患者的液体出入量和心肺体征。重症患者常规行心电图、心肌酶、心肌损伤标志物检查及超声心动图等检查，有症状者应持续心电监测，包括血氧饱和度、血气等。必要时X线胸片检查有助于肺水肿的诊断。

3. 高血压脑病和脑血管意外　高血压脑病是指血压骤然急剧升高所引起的暂时性急性脑功能障碍综合征，基本病理改变为急性脑部血液循环调节障碍引起的脑水肿和高颅压。脑血管意外包括脑出血性疾病如脑出血和蛛网膜下腔出血，和脑缺血性疾病如脑血栓形成和脑栓塞。临床表现有头痛、呕吐、烦躁不安、心率慢、视物模糊、意识障碍甚至昏迷等；子痫患者抽搐后昏迷不醒、大小便失禁、流涎或偏瘫。CT或MRI检查可提示脑水肿、脑出血或脑缺血、坏死。

临床监控要点：常见于严重高血压未得到有效控制，或血压波动过大，情绪过度激动或反复子痫抽搐时。应仔细辨别患者临床症状，出现头痛明显加重不缓解及神经系统、听觉、视力异常时高度警惕，仔细进行神经系统查体，必要时做影像学检查；并与神经内科和/或神经外科等专科医生共同诊治和监控。

4. 视觉障碍　重度子痫前期患者视觉障碍有视物不清、视网膜脱离和皮质盲。视网膜脱离为渗出性脱离，可发生暂时性失明。通常仅发生于一侧，在分娩后1周可自行恢复，无须特殊处理。动态的眼底检查可早期发现眼底变化。皮质盲较少见，主要由于双侧大脑后动脉及其分支的痉挛或阻塞，视皮质中枢暂时性缺血而发生。患者表现为头痛、视力丧失，而瞳孔对光反射存在，眼底检查正常，瞬目反射消失。轻症及积极治疗后，一般在产后半年内可自行恢复(Roos et al.,2012)。由于大脑皮质高度水肿，甚至血栓栓塞、缺血坏死，或视网膜梗死、出血造成的视力下降甚至失明，可遗留永久性损害。临床监控重点在于对重度子痫的监测与治疗。

5. 胎盘早剥　胎盘早剥是子痫前期-子痫常见的严重并发症之一，约占妊娠期高血压疾病的4.1%。慢性高血压合并子痫前期、重度子痫前期并发HELLP综合征、血压波动大者，胎盘早剥发病率明显升高。

临床监控要点：注重临床症状监测，对于反复出现无明显原因的胎心异常、不明原因的自发早产、子宫张力高、阴道持续少量流血等临床症状，以及超声检查发现胎盘厚度增加而无明显胎盘后液性暗区，应高度怀疑胎盘早剥的发生(Tikkanen,2011a)。注意监测血红蛋白、血小板和凝血功能及DIC筛选实验等，在胎盘微血栓阶段进行阻断干预。

八、妊娠期高血压疾病治疗

(一) 子痫前期-子痫的治疗目的及原则

妊娠期高血压疾病的治疗目的是预防重度子痫前期和子痫的发生，降低母胎围产期发病率和死亡率，改善围产结局。治疗基本原则是休息、镇静、预防抽搐、有指征地降压和利尿、密切监测母情况、适时终止妊娠。根据病情的轻重缓急和分类进行个体化治疗。

1. 妊娠期高血压　休息、镇静、监测母胎情况，酌情降压治疗。

2. 子痫前期　预防抽搐，有指征地降压、利尿、镇静，密切监测母胎情况，预防和治疗严重并发症，适时终止妊娠。

3. 子痫　控制抽搐，病情稳定后终止妊娠，预防并发症。

4. 妊娠合并慢性高血压　以降压治疗为主，注意预防子痫前期的发生。

5. 慢性高血压并发子痫前期　兼顾慢性高血压和子痫前期的治疗。

(二) 早发重度子痫前期的保守治疗

对无并发症的早发重度子痫前期进行延迟分娩的保守治疗(conservative management)或期待疗法(expectant management)，旨在延长孕龄，减少因胎儿不成熟而致的围产儿死亡(Sibai,2011;Sibai,2012a;Bombrys et al.,2009)，但同时孕妇面临随时发生严重并发症的危险。处理的关键在于：视救治条件而定的及时宫内转诊，恰当的病例选择，及时有效的医患沟通，严密的病程监测和处理，动态的病情评估，及时地干预和阻断病程进展，根据母儿状况选择妊娠最佳终止时机。

1. 宫内转诊　此类患者应在具备母亲及胎儿重症监护条件的三级医疗保健机构进行治疗，不具备上述条件和资质的医疗机构，在决定保守治疗的方案后，应及时转诊。

2. 病例选择　取决于胎儿和母亲两方面，包括孕龄、胎儿状况，以及孕妇病情严重程度和重症发生时间，地区医疗环境和母儿救治条件，患者的意愿和经济状况等。尚无统一的入选标准。

多数学者认为可以采取保守处理的对象包括：血压可以控制者；不论蛋白尿定量多少，但病情属稳定者；虽入院前发生过子痫但得到了有效控制者；伴有HELLP综合征临床表现但病情稳定，不伴有消化系统症状和右上腹压痛者；超声监测显示胎儿继续生长和正相的脐带舒张末期血流波形，具备可靠的胎心监护结果。

不适宜保守治疗的病例：入院时已有子痫、肺水肿、胎盘早剥、急性肾衰竭、DIC、胎儿状况不良，以及妊娠孕周<26周经处理病情仍危重者，应及时终止妊娠，不论促胎肺成熟治疗是否完成；HELLP综合征、严重的胎儿生长受限伴或不伴羊水过少、脐动脉舒张期血流反向、持续不缓解的头痛、视力障碍、恶心呕吐、上腹部疼痛等、血小板减少及孕周≥33周，或已经临产、胎膜早破者，可在糖皮质激素促胎肺成熟治疗完成后终止妊娠(Sibai,2011;Bombrys et al.,2009)。

3. 临床监控　应当严密观察母体终末器官受累症状、体征和相应实验室检查指标的动态变化及其异常发生时间，同时严密监测胎儿宫内安危和生长情况。每日胎动计数，至少每日一次的外电子监护(包括胎心和宫缩)、生物物理评分、胎儿生长发育情况和羊水的估计、脐动脉血流的检查等。

(三) 一般治疗

孕妇在出现血压升高或子痫前期的首次诊断时，或病情进展如血压升高、尿蛋白增加或出现其他症状及并发症时，应立即入院观察、评估及治疗。

1. 左侧卧位休息　减少运动，增加卧床休息和睡眠时间（>10h/d），但并非绝对卧床，酌情应用镇静剂如睡前口服地西泮2.5~5.0mg。

2. 饮食　注意营养丰富而又不过度，高蛋白、低脂肪、避免高钠盐饮食，适量补充多种维生素，如维生素C、维生素E，适量补钙。

3. 精神和心理治疗　尽量解除患者思想顾虑，避免不良刺激的影响。

（四）抗高血压治疗

1. 用药时机选择　降压治疗的目的是预防心脑血管意外和胎盘早剥等严重母胎并发症。收缩压≥160mmHg和/或舒张压≥110mmHg的高血压孕妇应进行降压治疗；收缩压≥140mmHg和/或舒张压≥90mmHg的高血压患者也可应用降压药。血压控制目标：孕妇未并发器官功能损伤，收缩压应控制在130~155mmHg为宜，舒张压应控制在80~105mmHg；孕妇并发器官功能损伤，则收缩压应控制在130~139mmHg，舒张压应控制在80~89mmHg（中华医学会妇产科学分会妊娠期高血压疾病学组，2020）。近年一项纳入近千名高血压孕妇的多中心随机对照研究结果显示，严格控制血压组（即舒张压小于85mmHg）围产结局与相对不严格控制组相比，虽然没有统计学差异，但前者的围产结局更好，而且对胎儿没有不良影响，也为对高血压孕妇实施严格血压管理提供了临床参考（Magee et al.，2015）。

2. 药物选择　应选择不减少肾脏和胎盘血流，以及对胎儿影响小的药物。常用的降压药物有肾上腺素受体阻滞剂、钙通道阻滞剂及中枢性肾上腺素神经阻滞剂等药物。常用口服降压药物有拉贝洛尔、硝苯地平或硝苯地平缓释片等；如口服药物血压控制不理想，可静脉用药，常用的有拉贝洛尔、酚妥拉明；妊娠期一般不使用利尿剂降压，以防血液浓缩、有效循环血量减少和血液高凝倾向。不推荐使用阿替洛尔和哌唑嗪。硫酸镁不作为降压药使用。妊娠中晚期禁止使用血管紧张素转化酶抑制剂（ACEI）和血管紧张素Ⅱ受体阻滞剂（中华医学会妇产科学分会妊娠期高血压疾病学组，2020；Abalos et al.，2014；Duley et al.，2013；Firoz et al.，2014）。

（1）拉贝洛尔（labetalol）：α、β受体阻滞剂，在有效降低血压时不影响肾脏及胎盘的血流，为重度子痫前期最常用的降压药之一，不能用于哮喘患者。用法：50~150mg口服，3~4次/d；静脉注射，初始剂量20mg，10分钟后如未有效降压则剂量加倍，最大单次剂量80mg，直至血压被控制，每日最大总剂量220mg；静脉滴注，50~100mg加入5%葡萄糖溶液250~500ml，根据血压调整滴速，血压稳定后改口服。

（2）硝苯地平：为二氢吡啶类钙通道阻滞剂，在孕妇严重高血压而拉贝洛尔用量已达最大剂量时，硝苯地平为首选药物，但是不能用于患有动脉粥样硬化性心血管疾病的孕妇。用法：5~10mg口服，3~4次/d，24小时总量不超过60mg。紧急时舌下含服10mg，起效快，但可能使血压降低过快而引起危险，不推荐常规使用。注意硫酸镁与硝苯地平同时应用时，因相互作用而可能发生严重副作用危险。

（3）尼莫地平：为二氢吡啶类钙通道阻滞剂，可选择性扩张脑血管。用法：20~60mg口服，2~3次/d。静脉滴注：20~40mg加入5%葡萄糖溶液250ml，每日总量不超过360mg。

（4）尼卡地平：为二氢吡啶类钙通道阻滞剂。用法：口服初始剂量20~40mg，3次/d。静脉滴注：每小时1mg为起始剂量，根据血压变化每10分钟调整用量。

（5）酚妥拉明：为α受体阻滞剂。用法：10~20mg溶于5%葡萄糖溶液100~200ml，以10μg/min的速度开始静脉滴注，应根据降压效果调整滴注剂量。

（6）硝酸甘油：作用于氧化亚氮合酶，可同时扩张静脉和动脉，降低心脏前、后负荷，主要用于合并急性心力衰竭和急性冠脉综合征时的高血压急症的降压治疗。起始剂量5~10μg/min静脉滴注，每5~10分钟增加滴速至维持剂量20~50μg/min。

（7）硝普钠：为强效血管扩张剂。用法：50g加入5%葡萄糖溶液500ml按0.5~0.8μg/（kg·min）缓慢静脉滴注。妊娠期仅适用于其他降压药物无效的高血压危象孕妇。产前应用时间不宜超过4小时。

3. 降压治疗注意事项　降压药物应用效果存在个体性差异，用药时应注意用药剂量、间隔时间及用药途径以减少血压波动，如应避免舌下含服药物致使短时间内血压降低过快。同时考虑其他药物及麻醉可能产生的协同或拮抗作用，及时调整药物用量达到平稳降压。

（五）硫酸镁预防子痫

硫酸镁是子痫治疗的一线药物，也是重度子痫前期预防子痫发作的预防用药。硫酸镁控制子痫再次发作的效果优于地西泮、苯巴比妥和冬眠合剂等镇静药物。除非存在硫酸镁应用禁忌证或硫酸镁治疗效果不佳，否则不推荐使用苯巴比妥和苯二氮䓬类药物（如地西泮）用于子痫的预防或治疗。对于非重度子痫前期的患者也可酌情考虑应用硫酸镁，可以根据临床医生或医院和患者的意愿来选择（中华医学会妇产科学分会妊娠期高血压疾病学组，2020；Long et al.，2017）。

1. 用法　硫酸镁治疗应依据病情变化灵活应用。

（1）控制子痫抽搐：静脉用药负荷剂量为4~6g，溶于10%葡萄糖溶液20ml静脉推注（15~20分钟），或5%葡萄糖溶液100ml快速静脉滴注，继而1~2g/h静脉滴注维持。或夜间睡眠前停用静脉给药，改用肌内注射，用法为25%硫酸镁20ml+2%利多卡因2ml臀部肌内注射。24小时硫酸镁总量25~30g。

（2）预防子痫发作：适用于重度子痫前期和子痫发作后，负荷剂量2.5~5.0g，维持剂量与控制子痫抽搐相同。用药时间长短根据病情需要调整，一般每日静脉滴注6~12小时，24小时总量不超过25g；用药期间每日评估病情变化，决定是否继续用药；引产和产时可以持续使用硫酸镁，若剖宫产术中应用要注意产妇心脏功能；产后继续使用24~48小时。

（3）若为产后新发现高血压合并头痛或视力模糊，建议启用硫酸镁治疗。

（4）硫酸镁用于重度子痫前期预防子痫发作及重度子痫前期的期待治疗时，为避免长期应用对胎儿（婴儿）钙水平和骨质的影响，建议及时评估病情，病情稳定者在使用5~7

日后停用硫酸镁；在重度子痫前期期待治疗中，必要时间歇性应用。

2. 监测事项　血清镁离子有效治疗浓度为1.8～3.0mmol/L，超过3.5mmol/L即可出现中毒症状。使用硫酸镁的必备条件：①膝腱反射存在；②呼吸≥16次/min；③尿量≥25ml/h（即≥600ml/d）；④备有10%葡萄糖酸钙。

应用硫酸镁常见的轻症副作用有自觉发热、面颊潮红、恶心呕吐、肌肉无力、头晕和注射部位刺激感等，发生率在15%～67%。重症副反应包括运动麻痹、腱反射消失、呼吸抑制、心律失常（传导时间延长）等。当患者出现消化系统症状和疲乏无力时要警惕药物过量中毒，临床表现与HELLP综合征相似，应注意鉴别以免贻误治疗。镁离子中毒时停用硫酸镁并缓慢（5～10分钟）静脉推注10%葡萄糖酸钙10ml。孕妇同时合并肾功能不全、心肌病、重症肌无力等，或质量较轻者，则硫酸镁应慎用或减量使用。如条件许可，用药期间可监测血清镁离子浓度。

（六）扩容疗法

子痫前期孕妇需要限制补液量以避免心力衰竭肺水肿，除非有严重的液体丢失（如呕吐、腹泻、分娩失血）使血液明显浓缩，血容量相对不足或高凝状态者，通常不推荐扩容治疗。

（七）纠正低蛋白血症

严重低蛋白血症导致腹腔积液、胸腔积液或心包积液，血浆胶体渗透压下降，使得一旦发生心力衰竭、肺水肿、产后出血更加难以控制。及时有效地补充白蛋白和血浆，纠正低蛋白血症，同时注意配合应用利尿剂及严密监测病情变化，是稳定产时和产后微循环和防止心力衰竭发生的有力措施之一。

（八）糖皮质激素治疗与促胎肺成熟

孕周<34周并预计在1周内分娩的子痫前期孕妇，均应接受糖皮质激素促胎肺成熟治疗。推荐药物：地塞米松5mg或6mg，肌内注射，每12小时1次，连续4次；或倍他米松12mg，肌内注射，每日1次，连续2日。目前，尚无足够证据证明地塞米松、倍他米松及不同给药方式促胎肺成熟治疗的优劣。不推荐反复、多疗程产前给药。如果在较早期初次促胎肺成熟后又经过一段时间（2周左右）保守治疗，但终止孕周仍<34周时，应再次给予同样剂量的促胎肺成熟治疗（Sweet et al.，2017）。

（九）抗凝治疗

重度子痫前期-子痫患者存在不同程度病理性血液高凝状态、血管内微血栓形成；部分患者同时合并或继发于具有血栓形成倾向的自身免疫性疾病。前者抗凝药物用于辅助治疗，后者抗凝药物是治疗的主要组成部分。

一些临床研究显示应用低分子量肝素（low molecular weight heparin，LMWH）治疗重度子痫前期，可改善患者临床症状，降低脐动脉血流S/D值及胎儿窘迫和新生儿窒息的发生，使期待治疗时间延长，并且药物对母儿均无不良影响（Dodd et al.，2013；Rodger et al.，2016）。许多研究显示抗凝治疗可改善重度子痫前期患者母婴结局，但是关于药物如何选择、药物治疗剂量和持续时间等并没有统一意见。抗凝治疗重度子痫前期应在临床检查和检验结果指导下应用。

（十）系统损害的针对治疗

1. 子痫　处理原则为控制抽搐和防止抽搐复发；纠正缺氧和酸中毒，控制血压，抽搐控制后终止妊娠。

（1）一般急诊处理：子痫发作时需保持气道通畅，维持呼吸、循环功能稳定，密切观察生命体征、尿量（必要时留置尿管监测）等。避免声光刺激。预防坠地外伤、唇舌咬伤。严密监测血压、脉搏、呼吸、神志及尿量等。硫酸镁是治疗子痫及预防复发的首选药物。当患者存在硫酸镁应用禁忌或硫酸镁治疗无效时，可考虑应用地西泮、苯妥英钠或冬眠合剂控制抽搐。子痫产后需继续应用硫酸镁24～48小时。硫酸镁用法详见前述“硫酸镁预防子痫”部分。

（2）控制血压：脑血管意外是子痫患者死亡的最常见原因。当收缩压持续≥160mmHg，舒张压≥110mmHg时要积极降压以预防心脑血管并发症。

（3）纠正缺氧和酸中毒：面罩和气囊吸氧，根据二氧化碳结合力及尿素氮值，给予适量的碳酸氢钠纠正酸中毒。

（4）适时终止妊娠：子痫控制且病情稳定，应尽快终止妊娠。近年也有个案报道，关于距离足月较远的子痫发病后的保守治疗，在母亲病情平稳的前提下，可考虑严密监测，争取促胎肺成熟时间和延长妊娠，改善围产儿预后。

2. 心力衰竭肺水肿　特点是血压升高，血流动力学改变为低排高阻，心脏后负荷增加更为明显；低蛋白血症导致血浆渗透压较低，组织间液多而血容量相对不足。

治疗原则：血管活性降压药物联合强心、利尿剂的应用，同时注意微循环稳定，适时终止妊娠。治疗的关键是降低血压，减轻心脏后负荷，选择能够平稳降压和不影响胎盘血流灌注的药物。毛花苷丙（西地兰）是最常用的快速强心苷，注射后10分钟开始起效，30分钟～2小时达高峰，作用时间为1～1.5日，负荷量0.8～1.2mg，每日排出量占体存量的33%。利尿剂可用静脉注射20～40mg呋塞米。当利尿效果不明显时，需要仔细分析原因，及时改善低蛋白血症，提高利尿效果。但需要警惕输注白蛋白或血浆循环血量增加而加重或再次诱发心力衰竭，使用时应严密监测病情和同时利尿。

3. 高血压脑病和脑血管意外　控制血压并与专科（神经内科、神经外科等）医生共同诊治，及时终止妊娠。一般治疗还包括尽量使患者头部保持低温以减少脑细胞代谢，保持患者安静，适当控制入量。

（1）脑出血：对症止血和必要时及时采取手术治疗。

（2）脑血栓、脑梗死：应用脑血管扩张剂治疗和适当的抗凝、溶栓治疗。

4. 肾功能不全　首先注意鉴别诊断，如HELLP综合征、溶血尿毒症等。积极治疗原发病和控制各种发病诱因是关键，应与专科医生共同治疗，并及时终止妊娠。肾前性因素导致功能性肾衰竭时，解除血管痉挛并适当扩充血容量及恰当给予利尿剂。器质性肾衰竭时，在对症治疗基础上，积极进行透析。对症治疗包括维持机体水、电解质平衡，处理高钾血症，纠正代谢性酸中毒等。同时应注意营养补充，以提供足够热量，并应用抗生素预防感染。

5. 弥散性血管内凝血（disseminated intravascular coagula-

tion,DIC)　应根据 DIC 种类、患者年龄、诱发 DIC 的器官部位、出血或血栓的严重程度进行个体化处理(Erez et al.,2015)。

(1) 去除 DIC 的原发病因,阻断促凝物质继续进入血循环。

(2) 补充血容量,维持重要器官功能:抗休克是抢救 DIC 的关键。积极恢复及维持循环,纠正低血容量,输注血管活性物质,保障重要脏器的充足灌注是防止多器官功能衰竭的关键。治疗中注意根据中心静脉压调整补液量。

(3) 血液有效成分的输注:消耗性低凝期应补充凝血因子,及时补充各种凝血因子、血小板、纤维蛋白原。

(十一) 分娩时机和方式

子痫前期孕妇经积极治疗,而母胎状况无改善或病情持续进展的情况下,终止妊娠是疾病治愈的最根本方法,终止妊娠的时机和方法应依据患者妊娠周数、严重并发症发生情况、家庭经济状况和当地医疗条件等综合决定(杨孜　等,2015;Balogun et al.,2017)。

1. 终止妊娠的时机　《妊娠期高血压疾病诊治指南(2020)》中建议:①妊娠期高血压、病情未达重度的子痫前期孕妇可期待至妊娠 37 周以后。②重度子痫前期孕妇:妊娠不足 26 周孕妇经治疗病情危重者建议终止妊娠。妊娠 26 周至不满 28 周患者根据母胎情况及当地母儿诊治能力决定是否可以行期待治疗。孕妊娠 28~34 周,如病情不稳定,经积极治疗病情仍加重,应终止妊娠;如病情稳定,可以考虑期待治疗,并建议转至具备早产儿救治能力的医疗机构。孕周 >34 周孕妇,可考虑终止妊娠。③子痫:控制病情后即可考虑终止妊娠。

2. 终止妊娠指征　对母体和胎盘-胎儿双方进行整体细致的个体化评估,以期既不失终止时机又争取获促胎肺成熟时间,是评估终止妊娠指征的关键。《妊娠期高血压疾病诊治指南(2020)》中建议:

(1) 发生母儿严重并发症者:需要稳定母体状况后尽早在 24 小时内或 48 小时内终止妊娠,不考虑是否完成促胎肺成熟。严重并发症包括重度高血压不可控制、高血压脑病和脑血管意外、子痫、心力衰竭、肺水肿、完全性和部分性 HELLP 综合征、DIC、胎盘早剥。

(2) 发生母体器官系统受累者:评定母体器官系统累及程度和发生严重并发症的紧迫性及胎儿安危情况综合考虑终止妊娠时机,如血小板计数<100×10^9/L、转氨酶水平轻度升高、肌酐水平轻度升高、羊水过少、脐血流反向、胎儿生长受限等,可同时在稳定病情和严密监护之下尽量争取给予促胎肺成熟后终止妊娠;对已经发生胎死宫内者,可在稳定病情后终止妊娠。

(3) 蛋白尿及其程度不单一作为终止妊娠的指征,却是综合性评估的重要因素之一,需注意与蛋白尿相关的母儿整体状况的评估,确定终止妊娠时机。

3. 分娩方式选择　分娩方式的选择也取决于对孕妇和胎儿整体状况进行的评估,依据病情进行个体化处理。妊娠期高血压疾病孕妇,如无产科剖宫产指征,原则上考虑阴道试产。但如果不能短时间内阴道分娩,病情有可能加重,可考虑放宽剖宫产的指征。

4. 麻醉方式选择　麻醉方式的选择也同样取决于对孕妇和胎儿的整体状况。腰硬联合麻醉可作为重度子痫前期患者剖宫产的麻醉方式。病情危急如血小板低于<20×10^9/L、凝血功能异常等腰硬联合麻醉禁忌者,可采用全身麻醉的方式。麻醉过程中应避免血压骤然降低,以及为维持血压快速输注大量液体而增加心肺负荷。

九、妊娠期高血压疾病产后管理和随访

重度子痫前期患者在分娩后病情仍可能继续进展加重,发生产后子痫(部分医源性原因)、DIC、心力衰竭、肺水肿、肾衰竭,甚至产妇死亡等严重并发症,也有部分子痫前期-子痫患者发病即在产后。产后子痫通常发生在产后 48 小时内,但最晚可发生在产后 11 日(Al-Safi et al.,2011)。与收缩压升高有关,而仅 2/3 的患者有蛋白尿。密切监测病情、合理应用硫酸镁和降压药物及镇静剂等。

1. 监测病情　产后仍然应当严密监测血压、心率等生命体征及重要脏器功能,以及患者自觉症状如头痛、视力障碍和恶心呕吐等,在孕妇重要器官功能稳定后方可出院。由于重度子痫前期患者常存在子宫肌纤维缺血缺氧、低蛋白血症,易发生产后出血,应注意监测及记录产后出血量。而并发心力衰竭、肺水肿者应重点控制患者心脏前负荷,避免在产后回心血量明显增加的同时摄入过多液体,保持液体出入平衡。

2. 硫酸镁的继续使用　重度子痫前期孕妇产后应继续使用硫酸镁 24~48 小时以预防产后子痫。对于病情不平稳和反复加重者,应严密观察病情,适当延长硫酸镁使用时间。临床研究表明产时及产后连续使用硫酸镁并不增加产后出血风险,在产后应及时继续使用硫酸镁以避免产后子痫抽搐的发生(Graham et al.,2016;Vigil-De et al.,2015)。

如发生产后迟发型子痫前期及子痫(发生在产后 48 小时后),应重新启用硫酸镁治疗,给予相应的负荷量和维持剂量。

3. 降压药物的继续使用　子痫前期患者产后 3~6 日为血压高峰期,产后血压仍升高≥150/100mmHg 时应继续给予降压治疗。如伴有心功能不全、高血压脑病等脏器损害时,应结合病情将降压标准降至更低。哺乳期可继续应用产前使用的降压药物,禁用 ACEI 和 ARB 类(卡托普利、依那普利除外)降压药。产后血压持续升高要注意评估和排查孕妇其他系统疾病(Too et al.,2013)。

4. 产后随访　妊娠期高血压疾病特别是重度子痫前期孕妇远期罹患高血压、肾病、血栓形成的风险增加(Lazdam et al.,2012;Paauw et al.,2016)。在分娩后应充分告知患者上述风险,并加强筛查与自我健康管理。

在分娩后针对伴有的脏器损害再进行检查:如大量蛋白尿者应监测尿蛋白定量及肾功能变化等。产后 6 周患者血压仍未恢复正常时应于产后 12 周再次复查血压,以排除慢性高血压,必要时建议内科诊治。

鼓励健康的饮食和生活习惯,如规律的体育锻炼、控制食盐摄入(<6g/d)、戒烟等。鼓励超重孕妇控制体重:BMI 控

制在 18.5~25.0kg/m²,腹围<80cm,以减小再次妊娠时的发病风险,并利于长期健康。

附:HELLP 综合征

HELLP 综合征由 Louis Weinstein 在 1982 年提出并命名,是在子痫前期基础上出现溶血(hemolysis,H)、转氨酶升高(elevated liver enzymes,EL)和血小板减少(low platelets,LP)的综合征。在妊娠中发病率为 0.5%~0.9%,占重度子痫前期的 10%~20%(Steegers et al.,2010),多发生于妊娠 27~37 周或分娩后 48 小时内,复发率约为 27%(Barton et al.,2009)。

HELLP 综合征虽是子痫前期,尤其是早发型子痫前期的多发的严重并发症,但 20%~40%的 HELLP 综合征患者没有高血压和蛋白尿。本病与胎盘、自身免疫、凝血因子Ⅴ基因突变、脂肪酸氧化代谢缺陷相关(Spiekerkoetter et al.,2010)。

临床发病时间不一,发病时间可从妊娠中期到产后数日的任何时期。患者可以出现子痫前期的临床表现,尽管 82%~88%患者有高血压,但 15%~50%的病例中仅有轻度高血压,12%~18%患者没有高血压,13%没有蛋白尿(Sibai,2012b)。临床表现多种多样,典型的表现为乏力、右上腹疼痛及恶心呕吐。体格检查可有右上腹压痛、肌紧张,也可无任何阳性体征。

HELLP 综合征可出现母儿严重并发症,与重度子痫前期严重并发症多有重叠,孕妇可发生子痫(4%~9%)、胎盘早剥(9%~20%)、DIC(5%~56%)、肾衰竭(7%~36%)、急性肺水肿(3%~10%)、严重的腹腔积液、脑水肿、视网膜脱离、伤口血肿感染甚至败血症、肝包膜下血肿破裂及肝脏坏死等(Barton,2009)。其他还包括胸腔积液或心包积液、充血性心力衰竭、心肌梗死或心脏停搏、DIC、高血压性脑病、后部可逆性脑病综合征(PRES)、急性肾小管坏死或急性肾衰竭等。肝包膜下血肿破裂少见,但却是致命的严重并发症。HELLP 综合征可引起胎儿缺氧、早产、胎儿生长受限(FGR),甚至围产儿死亡,主要与各种原因引起的早产儿不成熟有关。

1. 诊断标准　HELLP 综合征的主要标志是微血管溶血,典型表现包括外周血涂片异常(裂红细胞、钝锯齿状红细胞、棘红细胞),血清胆红素升高(间接胆红素),血清结合珠蛋白降低,乳酸脱氢酶(lactate dehydrogenase,LDH)升高和血红蛋白明显降低。而肝脏功能和血小板异常及异常程度与 HELLP 综合征的诊断,目前标准并不完全统一。

目前《中国妊娠期高血压疾病诊治指南(2020)》中诊断标准如下。①血管内溶血:外周血涂片见破碎红细胞、球形红细胞;胆红素≥20.5μmol/L(即 1.2mg/dl);血红蛋白轻度下降;LDH 水平升高。②转氨酶水平升高:ALT≥40IU/L 或 AST≥70IU/L。③血小板计数减少:血小板计数<100×10⁹/L(中华医学会妇产科学分会妊娠期高血压疾病学组,2020)。

2. 鉴别诊断　HELLP 综合征的临床表现不典型,导致临床诊断困难。HELLP 综合征与重度子痫前期、子痫、溶血性尿毒症、血栓性血小板减少性紫癜、妊娠急性脂肪肝有极相似的临床表现和实验室结果,应注意鉴别。除注意与妊娠合并自身免疫性疾病抗磷脂综合征、系统性红斑狼疮等疾病相鉴别外,应高度警惕 HELLP 综合征同时伴有自身免疫性疾病的情况,尤其是当针对 HELLP 综合征的处理和终止妊娠后临床表现无好转时,如伴抗磷脂综合征时,易发展为灾难性抗磷脂综合征。以右上腹或侧腹部严重疼痛、呕吐就诊者,易被误诊为胆囊炎、胆绞痛、消化性溃疡、胰腺炎、妊娠剧吐、病毒性肝炎等。此外还应注意鉴别的疾病有肝性脑病、颅内出血、肾结石、肾盂肾炎、肾小球肾炎等。

(1) 妊娠急性脂肪肝:其特点为发病多在妊娠晚期,起病急骤,典型临床表现为乏力,持续性恶心、呕吐,1 周内黄疸产生并迅速加深,出血倾向,常发生 DIC 和肝肾衰竭。高血压和蛋白尿较不常见。血清胆红素明显增高,尿胆素阴性,尿酸增高,白细胞计数增高达(20~30)×10⁹/L,持续低血糖,超声可见脂肪回声,肝脏密度增加。

(2) 重度子痫前期并发 DIC:特点为除重度子痫前期基础临床表现外,出现出血和凝血功能障碍,三项筛选试验阳性,纤维蛋白原<2g/L,凝血酶原时间>15 秒,血小板计数<100×10⁹/L。

(3) 重症肝炎:血清 AST 常显著升高,尿胆红素阳性,尿胆原增高,病原学检查阳性。通常无血小板减少。

(4) 系统性红斑狼疮(systemic lupus erythematous,SLE):临床表现为血小板减少、蛋白尿、溶血性贫血等,与 HELLP 综合征极易混淆,但实验室检查抗核抗体阳性。

(5) 溶血性尿毒综合征(hemolytic uremic syndrome,HUS)-血栓性血小板减少性紫癜(thrombotic thrombocytopenic purpura,TTP):病生理特点与 HELLP 综合征相似,表现为内皮细胞损伤、血小板聚集、微血栓形成、血小板减少和贫血。HUS 常出现在产后,以肾脏功能损害、急性肾衰竭为主要表现,同时出现严重溶血性贫血、血小板减少,外周血涂片有异形红细胞及红细胞碎片,经肾活检证实为肾脏血栓性微血管病。TTP 主要表现为微血管病性溶血性贫血,血小板减少与出血倾向、神经精神异常,可同时出现肾脏功能损害和发热。

3. 临床处理　HELLP 综合征严重并发症与重度子痫前期多有重叠,在诊断 HELLP 综合征的同时注意评估有无严重并发症的发生。在按照重度子痫前期对重要器官监测和保护及治疗的基础上,其他治疗措施包括有指征地输注血小板和使用肾上腺皮质激素,孕妇状况整体评估,适时终止妊娠(杨孜 等,2015)。

(1) 有指征地输注血小板和使用肾上腺皮质激素:①血小板计数>50×10⁹/L 且不存在过度失血或血小板功能异常时不建议预防性输注血小板或剖宫产术前输注血小板;②血小板计数<50×10⁹/L 可考虑肾上腺皮质激素治疗;③血小板

计数<50×10^9/L 且血小板数量迅速下降或存在凝血功能障碍时应考虑备血，包括血小板；④血小板计数<20×10^9/L 时阴道分娩前强烈建议输注血小板，剖宫产前建议输注血小板（中华医学会妇产科学分会妊娠期高血压疾病学组，2020）。

（2）糖皮质激素治疗：可以改善母体状况和促进胎肺成熟。①标准的单疗程促胎肺成熟治疗：孕周<34 周的孕妇应常规使用，但能否改善孕妇病情和妊娠结局尚不明确。②大剂量多次地塞米松治疗：通过抑制内皮活化、减少血管内皮的损伤、增加肝脏血流、减少肝细胞死亡、预防血栓性微血管溶血和减少血小板消耗，可以迅速提升血小板，改善孕妇病情而被广泛应用。常用地塞米松 10mg 静脉注射，间隔 12 小时 1 次至分娩。如产后持续血小板减少或产后才诊断的 HELLP 综合征，可在产后继续应用至血小板计数≥100×10^9/L 及血 LDH 下降。糖皮质激素不仅可以提高血小板计数，而且改善 LDH 与血清 ALT 水平，并缩短医院/ICU 停留时间和降低输血率，但是否能降低孕产妇的发病率和改善妊娠结局，尚无充足的证据支持，而大剂量地塞米松可影响胎儿的远期预后和造成脑损伤，因此多数学者仅推荐地塞米松单疗程促胎肺成熟治疗（Matchaba et al.，2009；Fonseca et al.，2005；Katz et al.，2008；Mao et al.，2015）。

（3）期待疗法：期待过程中母儿发生严重合并症风险较高，仅对于孕周<34 周，母儿病情平稳者，可以考虑在有条件的三级医院严密动态监测下进行期待治疗。病情进展或出现严重并发症应立即终止妊娠。

（4）分娩时机与方式：绝大多数 HELLP 综合征患者应在积极治疗后终止妊娠。HELLP 综合征患者分娩方式应根据产科指征而定，可酌情放宽剖宫产指征。剖宫产时如血小板计数>75×10^9/L，如无凝血功能紊乱和进行性血小板下降，首选区域麻醉，如血小板计数<50×10^9/L 应采用全身麻醉。

（5）肝脏病变治疗：肝功能明显异常时，可以应用保护肝脏药物，如葡醛内酯、谷胱甘肽等。肝被膜下血肿但未破裂、血流动力学稳定的患者可采用保守治疗：患者需入住重症监护室；严密监测患者体征、血流动力学和凝血变化，通过超声或 CT 或 MRI 对血肿动态观察，以期尽早发现血肿破裂；避免肝部受压迫及腹部压力增加，如肝脏叩诊、呕吐、搬动患者及子痫抽搐等。如血肿无增大、破裂，并且母体、胎儿病情稳定，可以继续保守治疗。

如肝被膜下血肿破裂或母体情况恶化则立即手术治疗。保守手术包括局部压迫止血、结扎门静脉或肝动脉。保守止血无效需切除部分肝脏，或肝脏发生大面积坏死、出现肝衰竭保守治疗无效时，应考虑肝移植（Barton et al.，2009；Wicke et al.，2004；Zarrinpar et al.，2007）。

（6）其他治疗：血浆置换或血液透析在 HELLP 综合征治疗中有作用，但目前尚无足够证据评估其在该病治疗中的价值。

4. 预后　HELLP 综合征患者再次妊娠时复发率为 2%～6%，心血管疾病和慢性高血压的患病风险升高。也有报道高达 24% 的患者再次妊娠并发 HELLP 综合征，28% 并发子痫前期，33% 发生慢性高血压。此外还有 32% 的患者发生抑郁，26% 发生焦虑（Habli et al.，2009）。

（王伽略　杨孜　张为远）

第五节　肝内胆汁淤积症

妊娠期肝内胆汁淤积症（intrahepatic cholestasis of pregnancy，ICP）是妊娠期特有的肝脏疾病之一，是仅次于病毒性肝炎的妊娠期黄疸常见原因。其发病率有明显的地域和种族差异，我国目前尚无确切的流行病学资料。本病病因未明，遗传、环境和内分泌等因素均起一定作用。常发生于妊娠中晚期，以皮肤瘙痒和胆汁酸等生化指标异常为主要临床特征，主要危及胎儿，使围产儿患病率和死亡率增高。

一、发病情况

（一）发病率

ICP 的发病率有明显的地域和种族差异，世界范围内发病率差异显著，从 0.1%到 15.6%不等（Lee et al.，2009）。流行病资料显示南美的智利，北欧的瑞典、芬兰、玻利维亚和我国长江流域如四川、重庆、湖北、江西、安徽、江苏、上海等地都是高发地区，阿洛柯人（Araucanian）、高加索人（Caucasoid）、艾玛拉人（Aimara）是高发种族，智利阿洛柯人的发病率曾高达 27.6%，欧洲的发病率较低，小于 1%。发病率差异如此之大与诊断标准不一致有关，亦和不同地区或种族的生活环境、饮食习惯有关。一些高发地区 ICP 发病率近年来呈下降趋势，如智利从过去高达 15.6%下降到近年来的 1.5%～4%；这可能与对疾病认识不断加深、诊断标准日趋完善及环境变迁有关。由于我国各地环境和生活方式不同，孕期保健水平不同，尚缺乏来自全国范围内流行病学的研究报道。此外，有文献报道 ICP 发病可能存在季节性，冬季好发，主要是十一月、十二月和一月。

（二）高危因素

具有 ICP 高危因素的人群其发病率明显升高，加强识别高危因素对提高该病的诊断具有临床价值，包括：①有慢性肝胆基础疾病，如丙型肝炎、非酒精性肝硬化、胆结石或胆囊炎、非酒精性胰腺炎，有口服避孕药诱导的肝内胆汁淤积症病史者；②有 ICP 家族史者；③前次妊娠有 ICP 病史，再次妊娠其 ICP 复发率为 40%～70%；④双胎妊娠孕妇 ICP 发病率较单胎妊娠显著升高，而 ICP 发病与多胎妊娠的关系仍需进一步研究并积累资料；⑤人工授精妊娠的孕妇，ICP 发病后危险度相对增加。

二、对母儿健康的影响

（一）对胎儿结局的影响

ICP 的主要危害在于围产儿，可增加围产儿发病率和死亡率,且与临床表现轻重无明显相关性。

1. 早产　ICP 常见的并发症之一,是造成新生儿低体重的主要原因之一。虽然部分 ICP 合并胎膜早破等可引起自发性早产,但大部分为医源性早产。如胆汁酸、肝功能升高、伴发胎儿生长受限、胎儿窘迫、子痫前期及其他严重并发症出现时,常提前终止妊娠以避免胎死宫内的不良结局。

从目前的文献中可知,ICP 相关的早产率差异较大,为 12%~66%,分析主要原因包括:①目前尚缺乏大样本的研究资料;②早产的诊断标准在临床上尚未统一,不同国家及地区早产的界定孕周不同;③自发性早产和医源性早产的临床统计问题。目前较统一的观点认为在 ICP 孕妇中早产的发生率明显高于正常孕妇。

2. 胎儿窘迫甚至胎死宫内　胎儿体内异常升高的胆汁酸水平可能是导致围产儿不良结局的关键因素,无任何先兆的死胎是 ICP 最严重的并发症。临床观察死胎的发生率相差甚大,可能与样本量有关,文献报道为 2.5%~9%(Ovadia et al.,2019)。究其原因,一方面是由于羊水中胆汁酸水平明显升高,胎盘绒毛板静脉腔内(胎儿循环)、外(羊水)均暴露于高水平胆汁酸中,导致胎盘血管收缩,脐血流急性减少,胎儿血液灌注急剧下降;另一方面,ICP 时绒毛间隙狭窄、胎盘退行性病变及胎盘与胎膜炎症均可能导致胎盘储备能力下降,一旦发生子宫收缩等其他刺激,容易急剧发生胎儿缺氧甚至胎儿猝死。此外,高浓度胆汁酸水平下 ICP 胎儿心肌细胞改变导致心律不齐亦可能是胎儿猝死的原因之一。

(二) 对母亲结局的影响

1. 产后出血　从理论上讲,肝内胆汁淤积可导致肝功能异常,另一方面,胆汁排泄异常后脂肪吸收减少可继发脂溶性维生素吸收障碍,上述异常均可导致凝血因子合成减少,增加产后出血风险。临床报道 ICP 患者产后出血的发生率为 7%~22%,但尚需考虑医源性因素导致的 ICP 患者剖宫产率上升及间接增加的产后出血风险。

2. 孕妇并发症　最常见的并发症是妊娠期高血压疾病。由于样本量少,国内外文献对于 ICP 与孕妇并发症的报道多为个例,缺乏代表性。ICP 合并妊娠期高血压疾病的主要危害在于:一方面可能存在胎盘血供不足,胎儿发育受到影响,导致胎儿生长受限、胎儿宫内缺氧等,出现自发性早产;另一方面,由于孕妇肝脏损害和高血压、肾功能损害并存,可能进展为重度子痫前期、多脏器功能损害,危及母儿生命,有提前终止妊娠的指征,从而造成医源性早产增加。

三、发病机制

(一) 遗传因素

对胆汁淤积病例和动物胆汁淤积模型的研究发现,肝细胞特定胆汁转运体蛋白表达降低或缺失最终可造成胆汁淤积。研究最多的是 *ABCB4*[ATP-cassette transporter B4;又称 *MDR3*(multidrug resistance 3)]的突变。*ABCB4* 基因位于人类染色体 7q21,其编码的 MDR3P-糖蛋白是磷脂通过肝脏毛细胆管膜的转运蛋白。目前已知与 ICP 有关的 *MDR3* 突变有十多种,突变后均通过破坏细胞表面的转运蛋白参与 ICP 的形成。此外,参与胆盐输出泵编码的 *ABCB11* 基因、多药抵抗性蛋白 2(multidrug resistance protein 2,*MRP2*)即 *ABCC2* 基因、编码 B 型 ATP 酶(即家族性肝内胆汁淤积-1 型蛋白,*FIC1*)的 *ATP&B1* 基因及初级胆汁酸感受器 FXR(*NR1H4*)基因等也与 ICP 的发生相关。

(二) 激素因素

ICP 的发生与雌激素水平可能存在一定程度上的关联。目前通过对动物模型的研究认为,雌激素可能使 Na^+-K^+-ATP 酶的活性改变、增加肝细胞低密度脂蛋白受体和丙氨酸载体的合成、下调肝细胞 Na^+-牛磺胆酸共转运体的表达等,从而影响胆汁酸代谢,造成胆汁淤积。由于动物模型试验本身并不能完全模拟出人类的激素代谢过程,激素作用机制理论还不尽完善。此外,临床研究表明,虽然 ICP 患者体内孕酮水平与正常妊娠者相比无明显异常,但其血清中孕酮的代谢与正常孕妇差异显著,提示孕激素在 ICP 的发病机制中也可能发挥重要的作用。

(三) 其他因素

ICP 发病有明显的地域性和季节性,可能与高发地区居民饮食中某些微量元素的缺乏有关。两项分别在芬兰和智利开展的临床研究发现,ICP 患者的血清及血浆硒浓度和谷胱甘肽过氧化物酶的活性均低于正常的健康产妇,这两项指标的降低可引起抗氧化防御功能不全,甚至干扰微粒体的细胞色素 P450 系统,造成肝细胞功能和结构的损害。肝炎病毒可导致肝细胞的损伤或其他肝功能障碍,从而参与诱导胆汁淤积症。丙型肝炎病毒感染与 ICP 之间的关系密切,但尚不能确定丙型肝炎病毒(HCV)感染是 ICP 的原发病因,以及感染后肝细胞的损伤及程度与 ICP 的关系。此外,ICP 的发生还可能与杀虫剂污染物和菜籽油中的芥酸等环境因素有关。

四、诊断要点和鉴别诊断

(一) 诊断要点

1. 妊娠期出现其他原因无法解释的皮肤瘙痒,瘙痒涉及手掌和脚常具有提示性,尤其需鉴别 ICP 皮肤瘙痒严重导致的皮肤抓痕与其他妊娠期皮肤疾病。

2. 空腹血总胆汁酸水平升高,总胆汁酸水平≥10μmol/L 可诊断为 ICP。

3. 胆汁酸水平正常者,有其他原因无法解释的肝功能异常,主要是血清 ALT 和 AST 轻、中度升高,可诊为 ICP,谷酰转肽酶水平也可升高,可伴血清胆红素水平升高,以直接胆红素为主。

4. 皮肤瘙痒和肝功能异常在产后恢复正常:皮肤瘙痒多在产后 24~48 小时消退,肝功能在分娩后 4~6 周恢复正常。

(二) 鉴别诊断

1. 其他妊娠期皮肤疾病鉴别　ICP 继发的皮肤抓痕需与妊娠湿疹、妊娠痒疹、妊娠多形疹(polymorphic eruption of

pregnancy，PEP）等相鉴别。主要结合皮疹的形态、发生部位及对称性、是否伴瘙痒及渗出、病程及迁延性等相鉴别，皮肤组织学表现一般为炎症性改变或出现其他疾病的特征性病损。

2. 与其他引起肝功能异常的疾病鉴别

（1）妊娠期急性脂肪肝：该病病因不明，起病急骤，病情变化迅速，易发生于妊娠晚期，初产妇、孕育男胎、多胎是其高危因素。主要表现为妊娠晚期突然出现持续性恶心、呕吐、乏力、上腹痛或头痛，继而出现黄疸且进行性加深，常无瘙痒。严重者可出现凝血功能障碍、低血糖、意识障碍、精神症状及肝性脑病、尿少、无尿和肾衰竭。鉴别除根据病史、临床特点外，可参考辅助检查。血清总胆红素中度或重度升高，以直接胆红素为主，血转氨酶及碱性磷酸酶升高，甚至有酶-胆分离现象；血糖下降，血尿酸、肌酐和尿素氮均升高，尤其是尿酸的增高程度与肾功能不成比例。肝脏超声可见肝区的弥漫性高密度区，回声强弱不均，呈雪花状，有典型的脂肪肝波形。CT 及 MRI 检查可显示肝内多余的脂肪，肝实质呈均匀一致的密度减低。超声定位下行肝穿刺活检是唯一的确诊方法，但实用性较低。

（2）病毒性肝炎（A、B、C、EB、CMV 型）：患者常有乏力、食欲缺乏、恶心、腹胀等消化系统症状，重者可出现持续性呕吐及腹痛，甚至不同程度的肝性脑病，伴黄疸及腹腔积液，病程并不随妊娠终止而迅速好转或结束。实验室检查转氨酶及胆红素升高明显，肝炎病毒血清学检查是确诊病毒性肝炎的重要依据。鉴别诊断主要根据流行病学接触史，结合临床症状、体征及实验室检查综合分析。

（3）原发性胆汁性肝硬化：常与其他免疫性疾病如类风湿性关节炎、干燥综合征、慢性淋巴细胞性甲状腺炎等并存，早期症状轻微，患者一般情况良好，食欲与体重多无明显下降，可伴皮肤瘙痒和黄疸。实验室检查肝功能、胆酸、血脂可能增高，但自身抗体如抗平滑肌抗体、抗线粒体抗体可能阳性。瘙痒症状即使在妊娠结束仍不消失，或消失后重现。

（4）HELLP 综合征：以溶血、转氨酶升高及血小板减少为主要特点，是妊娠期高血压疾病的一种特殊形式或并发症。临床症状不典型，表现多样化，常伴有全身不适头痛、恶心呕吐、上腹痛、肝大、腹腔积液、黄疸、出血倾向，甚至呼吸窘迫、心力衰竭，体格检查可以没有任何阳性体征。患者一般均具有妊娠期高血压疾病的典型症状，根据血象、凝血功能、肝肾功能紊乱，一般诊断不困难。妊娠终止后临床表现及实验室检查多能迅速恢复。

（5）肝外胆汁淤积症：是指肝外胆道系统由于结石、炎症或肿瘤等引起部分或完全性的机械性梗阻。妊娠期与非妊娠期肝外胆汁淤积症表现基本相同，可出现不同程度腹痛，伴瘙痒或黄疸。除依靠病史和症状外，肝胆系统超声检查有助于提高诊断正确率。

（6）药物性肝损伤：药物用量过大或用药时间过长，可能对肝脏造成伤害，出现黄疸、转氨酶升高等肝功能异常。鉴别主要依靠病史，患者一般有肝毒性药物的长时间使用史，如解热镇痛药、镇静催眠药、抗结核药、某些抗菌药和激素类药物等。

五、管理

（一）妊娠期筛查

由于 ICP 发病率较高，临床无特征性表现，一旦疾病进展，易对胎儿造成严重后果。因此，在 ICP 高发区有筛查的必要，且如何低费效利用围产保健资源提高疾病检出率、降低母儿并发症，值得进一步探讨。

产前检查应常规询问有无瘙痒，有搔痒者即测定并跟踪血胆汁酸水平变化。发现有主诉瘙痒、妊娠合并黄疸、转氨酶和胆红素水平升高者，即测定血总胆汁酸和甘胆酸水平。有 ICP 高危因素者，妊娠 28~30 周时测定总胆汁酸和转氨酶水平，测定结果正常者 3~4 周后重复。总胆汁酸水平正常，但存在无法解释的肝功能异常也应密切随访，每 1~2 周复查 1 次。对于一般孕妇于妊娠 32~34 周常规测定总胆汁酸和转氨酶水平。

（二）妊娠期监测

1. 疾病严重程度判断　鉴于瘙痒症状、胆汁淤积及肝功能损害程度均与围产儿预后有一定的关联，ICP 疾病分型有利于临床监护和管理。由于尚缺乏强灵敏度及特异度的指标来反应 ICP 的病情，因此需结合多个指标综合评估，国内外各医疗机构常用的分型指标包括瘙痒程度和持续时间、血总胆汁酸水平、转氨酶水平、黄疸及胆红素水平程度。目前没有一项指标能单独预测与不良围产儿结局间的确切关系，但比较一致的观点认为，总胆汁酸水平与围产结局的关系最为相关。

（1）轻型：①血清总胆汁酸 ≥10~40μmol/L；②临床症状以皮肤瘙痒为主，无明显其他症状。

（2）重型：①血清总胆汁酸 ≥40μmol/L；②瘙痒严重；③伴有其他情况，如多胎妊娠、妊娠期高血压疾病、复发性 ICP、曾因 ICP 致围产儿死亡者；④早发型 ICP。

2. 治疗时病情监测

（1）孕妇生化指标监测：主要筛查项目是总胆汁酸和肝功能。不论病情程度，每 1~2 周复查 1 次直至分娩，对程度特别严重者可适度缩短检测间隔。根据临床症状是否缓解及实验室检查综合评估是否有效，如治疗有效，则继续服药治疗；如病情无好转，需调整治疗方案，及时住院治疗。

（2）胎儿宫内状态监测

1）胎动：胎动是评估胎儿宫内状态最简便客观的方法，尤其是胎动次数明显减少甚至消失时，是胎儿宫内缺氧的危险信号。如果在一段时间内胎动超过正常次数，胎动频繁，或无间歇地躁动，也可能是宫内缺氧的表现，应立即就诊。

2）胎儿电子监护：胎心监护异常如胎心率短变异、基线变异消失等曾被认为是预测 ICP 患者发生胎儿宫内缺氧的有效指标。但近年来研究认为ICP患者中NST结果正常者和异常者的围产儿预后不良发生率无明显差异。鉴于NST操作简便、价格低廉、对母婴无任何创伤、重复性强等，仍可将胎心监护作为ICP胎儿的首选监护方法，推荐妊娠32周起，每周1次，重度者每周2次。但更应认识到胎心监护的局限性，并强调ICP有无任何预兆胎死宫内的可能。产程初期缩宫素激惹试验（OCT）对围产儿预后不良有很好的预测价值，因此，阴道分娩者必须在产程初期常规行宫缩负荷试验。

3）脐动脉血流分析：胎儿脐动脉收缩期与舒张期比值（S/D）对预测围产儿预后可能有意义，建议妊娠32周后每周1次，出现脐动脉S/D明显升高者需结合患者孕周、ICP严重程度及时处理。

4）产科超声：在胎心监护出现不可靠图形，临床又难于作出确切判断时选用超声生物物理评分，但只能作为了解胎儿宫内情况的瞬间指标，其对ICP胎儿在宫内安危的灵敏度、特异度有待进一步研究。

（三）治疗

1. 一般处理　①低脂饮食；②适当休息，左侧卧位为主，增加胎盘血流量，计数胎心、胎动；③重视其他不良产科因素治疗，如妊娠期高血压疾病、妊娠期糖尿病的治疗。

2. 降胆酸药物治疗　药物治疗目标是缓解瘙痒、黄疸等母体症状，改善肝功能，降低血胆汁酸浓度，延长孕周，改善围产儿结局及预后。药物的选择需尽可能遵循安全、有效、经济和简便原则。目前尚无药物能治愈ICP，鉴于ICP病理生理过程认识的局限性和环境、遗传等所导致的研究对象的异质性限制了ICP药物治疗的发展，临床医生应恰当掌握用药的风险与效益比。无论选用何种治疗方案，治疗前必须检查胆汁酸指标系列、肝功能、胆红素及凝血功能。治疗后及时复查，监测治疗效果。为避免药物不良反应，用药过程中应严密观察各生化指标并及时调整用药。

（1）熊脱氧胆酸（ursodeoxycholic acid，UDCA）：UDCA可能通过保护肝细胞、减轻孕妇胆汁淤积、修复母胎胆酸转运系统等起效。最近有研究认为，UDCA还可能直接刺激受损肝细胞分泌及促进孕激素硫化代谢产物排泄改善瘙痒症状。虽然UDCA作用机制未明，确切疗效缺乏大样本随机对照试验，但在与其他药物对照治疗时具有明显的优势，推荐作为ICP治疗的一线药物。UDCA在缓解瘙痒症状和血清学指标及延长孕周、改善母儿预后方面的疗效得到越来越多临床试验的肯定。但也有一些研究认为UDCA疗效不肯定。在Cochrane系统综述数据库中只有一篇相关的系统评价，纳入9个随机对照试验共227例ICP孕妇，认为UDCA在治疗ICP中的疗效仍不确切，属于A级证据。

建议按照15mg/（kg·d）的剂量分3~4次口服，常规剂量疗效不佳，而又未出现明显副作用时，可加大剂量为每日1.5~2.0g。停药后瘙痒症状会重新出现或生化指标回升，再次用药可能有效。常规治疗剂量疗效不佳而又未出现明显副作用时，可考虑加大剂量，加快UDCA在体内蓄积，缩短达到治疗浓度所需要的时间。主要的副作用为恶心呕吐、腹泻、便秘、过敏、皮肤瘙痒、头痛、心动过速、过敏反应、胰腺炎等，但发生概率较低，尚未观察到明显不良反应。动物实验证明UDCA对妊娠大鼠、小鼠及兔的胚胎和出生的幼仔无直接损害，目前未发现UDCA对围产儿远期不良影响，妊娠中晚期使用安全性良好，曾在个别妊娠早期发病的患者中使用，但缺乏经验。

（2）S-腺苷蛋氨酸（S-adenosylmethionine，SAMe）：SAMe是一种良好的生理解毒剂，较早应用于ICP。国内外研究显示在改善ICP瘙痒症状及生化指标、延长孕周、降低早产率等方面有效，但在随后的临床使用中并未取得理想效果。国内有研究对SAMe治疗ICP疗效进行荟萃分析，纳入文献8篇，包括随机对照试验2篇，半随机对照试验6篇，共有研究对象424例，所有纳入研究的方法学质量均不高。结果显示SAMe可以改善某些妊娠结局，如降低剖宫产率、延长孕周、增加新生儿体重等，但其确切的疗效和安全性尚不能肯定，还需要大样本、高质量的随机对照试验加以证实。对于瘙痒或黄疸较轻、胆酸及肝功能指标轻度上升的ICP患者可使用SAM治疗。对于重症或复发性的ICP患者可能疗效不佳。建议作为ICP临床二线用药或联合治疗。

SAMe的常用剂量一般为每日1g静脉滴注，疗程12~14日，或500mg每日2次口服。对胆汁酸和甘胆酸水平较高的患者推荐使用2g/d治疗，而1g/d治疗的患者若效果不明显可先适当延长用药时间再考虑加大剂量。因本品只有在酸性片剂中才能保持活性，故可出现服药后上腹部不适、胃灼热，对本药特别敏感的个体，反应更重，睡前服用催眠药可减轻此症状，一般而言，以上作用均表现轻微，不需中断治疗。尚未发现SAMe有对胎儿的毒副作用和对新生儿远期的不良影响，可能与样本量小、相关研究少及随访时间短有关。

（3）地塞米松（dexamethasone，DX）：DX能通过胎盘抑制胎儿肾上腺脱氢表雄酮的分泌，从而减少雌激素生成而减轻淤胆；解除小血管痉挛性收缩，降低周围血管阻力，加强心肌收缩力，改善母体循环及灌注功能；非特异性降低胆红素，并能阻止胆汁淤积性肝损伤；降低胆酸浓度而减少死产的危险。此外，ICP本身是免疫功能相关疾病，DX的免疫抑制作用是否与治疗ICP相关目前尚无定论。DX在缓解症状、改善生化指标、延长孕周及改良母儿结局方面的疗效仍未确定，仅在其他药物充分治疗后无明显好转的情况下可考虑使用。推荐一般用量为每日12mg，口服连用7日，后3日逐渐减量至停药。无循证依据证明口服、肌内注射、静脉给药和羊膜腔注射的疗效差别。目前ICP治疗中激素的主要地位在于短期使用帮助早产风险增加的ICP孕妇促胎肺成熟，减少早产儿呼吸窘迫综合征的发生。

（4）降胆酸药物联合治疗：文献报道的样本量小或组合复杂，疗效难以评价。因SAMe可能与UDCA存在协同作用，对于重症、进展性、难治性ICP患者可使用两者联合治疗。一般常用UDCA 250mg，每日3次口服，联合SAMe 500mg每日2次静脉滴注，目前临床上尚无统一的联合治疗方案，有待进一步优化。

3. 辅助治疗　支持产前使用维生素K减少出血风险。转氨酶水平升高者可加用保肝药物，不宜同时应用多种抗炎保肝药物，以免加重肝脏负担及因药物间相互作用而引起不良反应。其余辅助治疗如血浆置换等可能有效，但存在医疗资源昂贵及血制品副反应问题。目前不宜列入诊疗常规，应视临床症状严重程度、生化指标水平及药物治疗反应等综合评估病情后，结合各地医疗条件及孕妇意愿选择应用。

（四）分娩时机与分娩方式

虽然ICP导致胎儿窘迫的原因仍存在争议，但无任何先兆的胎心突然消失是不争的临床事实。在通过恰当治疗帮助患者顺利过渡到妊娠晚期后，选择分娩时机和方式最终获得良好的围产结局对ICP的整个孕期管理至关重要。矛盾在于继续妊娠可能增加胎死宫内风险，而主动干预则导致医源性早产。如何尽可能地延长孕周，又不至于发生胎死宫内是产科医生极为棘手的问题。

1. 终止妊娠时机

（1）需考虑的因素

1）孕周：无充分的循证医学证据证明妊娠37周前终止妊娠能改善ICP孕妇的不良围产结局，故不建议过早终止妊娠。但对于早期发病、病程迁延的重度病例期待治疗不宜过久，终止妊娠的孕周应适当提早。

2）病情严重程度：病情程度的判断包括起病孕周、病程、瘙痒程度、生化指标（特别是总胆汁酸、转氨酶、胆红素）最高值和治疗后变化等，但至今无具体标准，更无涉及多个重要参考指标的评分标准。必须重视的是，产前总胆汁酸水平≥40μmol/L者是预测围产结局不良的良好指标。

3）胎儿监护指标：无证据证明胎儿宫内死亡与胎儿监护指标异常之间有相关性。

（2）分娩孕周：鉴于目前无良好的循证医学证据，且ICP的产科处理又涉及多个重要参考指标。根据国内ICP指南，推荐孕周如下。①轻度：妊娠38～39周；②重度：妊娠34～37周，根据治疗反应、有无胎儿窘迫、双胎或合并其他母体并发症等因素综合考虑（中华医学会妇产科学分会产科学组，2015c）。

2. 分娩方式

（1）阴道分娩：ICP不是剖宫产的绝对指征，因此对于轻度ICP、无其他产科剖宫产指征者、孕周<40周的ICP孕妇可行阴道试产。对于引产者应避免宫缩过强加重胎儿缺氧。决定阴道分娩者，应制订产程中分娩计划，产程初期常规作OCT或CST检查，产程中密切监测孕妇宫缩、胎心变化，避免产程过长，做好新生儿窒息复苏准备。若存在胎儿窘迫状态，放宽剖宫产指征。

（2）剖宫产：对于以下情况建议剖宫产分娩。①重症ICP；②既往ICP相关的死胎、死产、新生儿窒息或死亡史；③胎盘功能严重下降或高度怀疑胎儿窘迫；④合并双胎或多胎、重度子痫前期等；⑤存在其他阴道分娩禁忌证者。

六、产后管理和随访

（一）产后管理

产后管理包括产后复查、避孕方式选择、再次妊娠的劝告、母儿长期健康随访等。

1. 产后复查生化指标，肝功能复查应至少推迟至产后10日。绝大多数ICP患者的瘙痒症状和生化指标异常在分娩后会迅速缓解，产后复查时应有针对性地询问和检查。由于产后10日内肝功能指标会升高，建议生化指标复查至少推迟至产后10日。若分娩后症状或生化指标异常持续3个月以上，应建议其咨询肝病专家。

2. 建议避免使用含雌激素的避孕药物。口服雌激素可能引起瘙痒症状和增加ICP复发风险，故建议避免使用含雌激素的避孕药物，如果没有其他合适的避孕措施，服药同时需注意瘙痒症状并连续监测肝功能。

3. ICP患者再次妊娠、ICP患者直系亲属妊娠的发病率增高，告知孕前检查重要性，同时妊娠早期应及时就诊。

（二）远期随访

ICP对于母儿的远期影响仍不确定。有研究显示ICP患者远期发生胆固醇性结石或其他肝胆系统疾病的风险增加，因此需长期随访。

七、研究争议和新进展

（一）特殊类型ICP

妊娠早期及中期发生的ICP相对少见，随着对ICP关注的增加，发现早期发病者其围产儿结局更差，也应该归入重度ICP中，由此提出了早发型ICP的概念。目前对早发型ICP发病的孕周界定仍无定论，不同学者试图通过比较不良妊娠结局发生率发现合理的发病时间，早至28周晚至32周，但国际上尚无公认的基于发病时间的ICP分度。此外，既往妊娠患有ICP者再次妊娠时再发ICP，称为复发性ICP。随着生育政策的调整，再生育人群增加，随之而来的ICP再发问题也逐渐凸显。关于早发或复发ICP的临床特点尚不明确，尚无文献对其进行总结。关注这些特殊类型ICP的发病率及疾病特点，选择恰当的治疗和合适的分娩时机及方式以获得最佳妊娠结局，应是未来ICP临床领域关注的重点。

（二）ICP发病的相关基因研究

ICP发病的家族聚集现象提示复发性ICP存在遗传相关性，可能与部分基因位点突变有关。除了前述ICP患者常见的基因突变外，还有一些基因，如*ABCC2*、*FGF19*等可在极少数ICP患者检出。对这些基因的研究，可进一步探索ICP的分子致病机制，也为运用分子靶向治疗技术提供理论基础，同时还能在一定程度上实现对ICP发病的预测。

（三）胆汁酸代谢与不良妊娠结局

ICP引起各种不良妊娠结局，目前其具体机制尚不完全明了，但母胎间胆汁酸转运平衡失调、胆汁酸毒性作用仍是研究重点。在ICP高胆汁酸环境下胎盘的一系列病理变化可能是造成ICP胎儿预后不良的重要环节之一。对于无法解释的胎儿猝死，目前提出了氧化应激、绒毛膜血管收缩、胎盘细胞凋亡及胎儿通过胎盘转运胆汁酸能力下降导致有害物质积聚等学说，尝试阐明高浓度胆汁酸通过改变胎盘病理状态的环节及机制。这些机制的进一步完善可帮助临床工作者更好地做好预防和监测工作，以减少ICP患者不良结局的发生率。

（贺晶　陈璐）

第六节　急性脂肪肝

妊娠期急性脂肪肝（acute fatty liver of pregnancy，AFLP）是一种少见、原因未明、出现于妊娠晚期的急性肝脂肪变性，主要特点为肝细胞短时间内大量、快速脂肪变性。AFLP起病急骤、病情进展迅速，严重危及孕产妇及围产儿的生命安全。本病缺乏特征性临床表现，早期诊断和识别是减少严重并发症，改善母婴预后的关键。

一、发病情况

（一）发病率

AFLP在不同年龄、种族、地理环境的女性中均有发病，不同研究报道发病率不一，为1/20 000～1/7 000（Papafragkakis et al.，2013）。目前国内鲜见大样本量统计报道，仅见病例荟萃分析。综合各地区以医院分娩为基数的小样本报道中，AFLP发病率为3/1 000 00～1/13 000，估计轻症病例可能存在漏诊，其实际发病率可能高于目前报道。

（二）高危因素

较为公认的高危因素是初产妇、孕育男胎及多胎妊娠。急性脂肪肝病史和子痫前期亦为AFLP的高危因素，约50%的患者有子痫前期，20%的患者合并HELLP综合征。部分研究认为高龄孕妇、孕妇体重指数低也是AFLP的高危因素。

二、对母儿健康的影响

（一）对母亲结局的影响

1. 凝血功能障碍　由于肝功能严重受损，凝血因子Ⅱ、Ⅴ、Ⅶ、Ⅸ、Ⅹ等合成不足，可引起凝血功能障碍，出现皮肤、黏膜等多部位出血，包括瘀点、淤血、瘀斑、血肿等，进一步发展出现DIC。分娩过程中和分娩后大出血及由此导致的休克、子宫切除概率也大幅增加。

2. 孕妇并发症　重症患者发病前或发病过程中常合并子痫前期，可出现高血压、蛋白尿及水肿等子痫前期表现，两者互相影响，使病情加重。随着疾病进展，继进行性黄疸之后，可迅速出现多器官功能不全表现，包括肝、肾衰竭、弥散性血管内凝血、消化道出血、少尿。一般来说，肾功能异常继发于肝功能异常之后，常表现为肝肾综合征。病情危重时可进展为肝性脑病、昏迷、休克，最终导致患者死亡。

（二）对胎儿结局的影响

AFLP起病急骤，病势凶险，严重危及孕产妇生命安全同时可增加围产儿发病率和死亡率，死产、早产、死胎为其常见不良结局。随着早期诊断、早期治疗、及时终止妊娠的实施，AFLP的预后明显好转，产妇及婴儿死亡率分别降为7%～18%和9%～23%。

三、发病机制

AFLP的发生与遗传因素、脂质代谢障碍、妊娠期母体激素水平变化、妊娠期高血压疾病、免疫因素、微生物感染、药物应用等有关。

1. 遗传因素　AFLP与脂肪酸代谢关键酶相关编码基因突变及胎盘的长链3-羟乙酰辅酶A脱氢酶（LCHAD）蛋白及线粒体3种功能性蛋白（mitochondrial trifunctional protein，MTP）缺乏或低表达及功能不全、胎儿MTP缺乏或低表达及功能不全有关。MTP是由4个α亚单位和4个β亚单位组成的八聚体酶复合物，LCHAD位于MTP的α亚单位，催化脂肪酸β氧化4步循环反应（氧化、水化、再氧化、硫解）中的第3步，因此是脂肪酸氧化过程中的关键酶。遗传研究表明，LCHAD缺陷胎儿的母亲更易发生妊娠期肝脏疾病，孕妇*LCHAD*基因异常也是AFLP发生的一个因素。LCHAD缺乏，可导致胎儿线粒体脂肪酸氧化过程障碍（mitochondrial fatty acid oxidation disorders，MFAOD/FAO），胎儿胎盘单位氧化脂肪酸产生中间代谢产物长链酰基CoA酯堆积，以长链酰基肉毒碱的形式进入母体血循环。这些中间代谢产物进入母体循环后被肝脏摄取，但不能将其彻底清除，在母体肝细胞堆积可能引起肝细胞损伤、肝脏脂肪变性、转氨酶异常等。妊娠晚期能量需求增加和脂肪酸氧化酶活性降低加剧了这一作用。其他如脂肪酰辅酶A脱氢酶（short-chain acyl-CoA dehydrogenase，SCAD）中链脂肪酰辅酶A脱氢酶（medium-chain acyl-CoA dehydrogenase，MCAD）基因缺陷亦被报道与AFLP有关。

2. 母体脂质代谢紊乱　AFLP发病一定程度上与孕妇脂质代谢紊乱有关。本病以甘油三酯及脂肪酸增加为主，可能提示脂肪酸氧化、甘油三酯合成及脂蛋白的合成和释放受阻，其中脂肪酸有毒性，可影响线粒体功能，减少肝内蛋白的合成，从而影响脂蛋白的合成和脂肪的转运。

3. 激素因素　动物实验发现在妊娠晚期孕鼠体内线粒体脂肪酸氧化作用降低，导致微血管脂肪变性。推测妊娠引起的激素变化可能使脂肪酸代谢发生障碍，加上其他因素，致使脂肪酸堆积在肝细胞和肾、胰、脑等其他脏器，造成多脏器损害。

4. 免疫机制　研究表明肝细胞大量凋亡及肝细胞再生能力低下、Fas系统免疫调控紊乱也是AFLP的重要发病机制。目前已知，在绝大多数情况下，细胞毒性T细胞特异性地识别并杀伤靶细胞依靠同Fas抗原的结合，启动Fas死亡信号，进而引起靶细胞凋亡。AFLP时肝细胞膜上Fas抗原强烈表达，使肝细胞大量凋亡，引起一系列组织学改变，包括肝内胆汁淤积、急性胆小管炎和肝细胞坏死，导致肝脏功能损害，严重者出现肝衰竭，发生相应的病理生理变化。

5. 其他　药物（如四环素）、毒物和感染等因素可引起肝脏脂肪样变性。有报道1例AFLP发生在接触甲酸后。此外，妊娠时静脉输入四环素，可损伤微粒体功能并影响蛋白质合成，易诱发脂肪肝。临床观察还发现乙型肝炎病毒（HBV）感染可使AFLP的发病率增高，伴有HBV感染的AFLP孕妇起病时间、早产发生率、新生儿窒息率均显著高于无HBV感染的AFLP孕妇，产后出血率亦显著提高，考虑可能与HBV感染引起并加重肝脏的炎症反应，影响了肝脏功能，促进AFLP的发生有关。

四、诊断要点和鉴别要点

（一）诊断要点

国外常用Swansea诊断标准是目前被欧洲多数学者公认的最敏感的诊断标准（Ch'ng et al.，2002）。在14项指标中，有6项以上者即可确诊：①恶心呕吐；②上腹部疼痛；③烦渴或多尿；④脑病；⑤总胆红素>14μmol/L；⑥血糖<4mmol/L；⑦血尿酸>340μmol/L；⑧外周血白细胞计数>11×10^9/L；⑨腹部超声显示亮肝或有腹腔积液；⑩ALT或AST>42IU/L；⑪血氨>47μmol/L；⑫肾脏功能损害，血肌酐>150μmol/L；⑬凝血功能障碍，凝血酶原时间>14秒，活化部分凝血酶时间>34秒；⑭肝组织活检病理显示微泡脂肪变性。以肝脏穿刺活检病理作为诊断标准。Swansea诊断AFLP的灵敏度为100%，特异度为57%；对肝细胞脂肪变性的阳性预测值为85%，阴性预测值为100%。

目前国内尚无统一的AFLP诊断标准，常根据以下几点进行临床诊断：①妊娠晚期出现不明原因的恶心呕吐、厌食、乏力和上腹痛等消化道症状；②逐渐加深的黄疸及ALT、AST轻中度升高；③伴有肾功能损害（血尿酸、肌酐或尿素氮等升高）；④早期出现凝血功能障碍，包括凝血酶原时间、凝血酶原活动度、部分凝血活酶时间、纤维蛋白原等异常；⑤其他表现，如伴有低血糖、高血氨、白细胞增加，高血压、心率过快，甚至神志改变；⑥肝脏影像学检查，超声/CT检查可发现肝脏密度增高、回声不均或均匀一致的密度减低等；⑦实验室检查排除各型原发性肝炎或其他病因导致的继发性肝损害；⑧肝组织活检符合AFLP病理改变。

（二）鉴别诊断

1. 妊娠合并重型肝炎　均表现为急性肝衰竭，临床较难区分，但处理大同小异，都主张积极治疗的同时终止妊娠。可从以下几方面进行鉴别。①AFLP一般肝炎标志物阴性，但慢性肝炎病毒携带者发生AFLP也会有肝炎标志物阳性；而重型肝炎虽可有肝炎标志物阳性，但急性感染时可能无法检出肝炎标志物。另外，有时大量肝细胞坏死造成大量病毒破坏及强烈的免疫反应清除病毒，可能无法检出病毒抗原。②AFLP常见上腹痛，重型肝炎相对少见。③妊娠合并重型肝炎者转氨酶明显升高，病理提示肝细胞大量坏死，而肾衰竭出现较晚，AFLP患者的AST、ALT多为轻中度升高。④尿胆红素阴性支持AFLP诊断，重型肝炎尿胆红素阳性。尿酸水平在AFLP明显升高，重型肝炎相对少见。⑤肝脏超声和CT、血糖测定有助于鉴别。⑥如有条件行肝穿刺组织学检查可资鉴别，但临床上可行性不高。⑦产后病情转归。产后AFLP经积极支持后一般1周左右病情稳定并好转，重型肝炎视肝坏死程度而定，病程可达数月。

2. HELLP综合征　两者均可能有肝功能异常、出血倾向、肾衰竭等，HELLP综合征常在子痫前期基础上发生，而AFLP亦常伴子痫前期。鉴别要点在于是否有肝衰竭表现。HELLP综合征无肝衰竭表现，其凝血障碍是由于血小板减少，很少出现DIC，其黄疸是由于溶血，主要为间接胆红素升高，无低血糖、肝性脑病等表现。肝脏影像学也有助于鉴别。HELLP综合征一旦终止妊娠好转较快。

3. 妊娠期肝内胆淤积症　两者都可有黄疸、瘙痒、死胎等表现，但两者临床表现差别较大，易于鉴别。ICP虽有黄疸、死胎，但母亲一般情况良好，以瘙痒为主要临床特征，消化道症状表现轻，很少有腹痛、恶心呕吐、肝衰竭和DIC；肝功能正常或转氨酶轻度升高，血清总胆汁酸明显升高，凝血功能一般正常，无肝衰竭表现，一般不累及其他器官系统，分娩后很快好转，患者预后良好。

4. 血栓性血小板减少性紫癜（thrombotic thrombocytopenic purpura，TTP）　TTP多可发生于10~40岁女性，多发生于妊娠早、中期，以发热、血小板减少、肾功能损害、微血管溶血性贫血及中枢神经系统五联征为主要表现，但无转氨酶升高，而AFLP的患者一般无溶血表现。

五、管理

早期诊断、积极对症治疗和及时终止妊娠是AFLP治疗中改善母儿预后的关键。确诊后或高度疑诊的患者应在积极术前治疗的情况下迅速终止妊娠及给予最大限度的支持治疗。

（一）妊娠期筛查

由于AFLP发病初期缺乏特异性临床表现，最初阶段容易误诊为消化系统疾病，从而失去最佳治疗时机。因此，对于妊娠晚期出现无诱因的消化道症状，应提高警惕，考虑AFLP的可能，将患者即刻转诊三级医院治疗，并严密观察各项生化指标。

虽然国内临床诊断和英国Swansea的诊断标准对AFLP患者的诊断灵敏度均达100%，但Swansea诊断标准因其条目化，易于诊断。因此，探索适合我国国情的高效可行的门诊筛查方案意义重大。有学者提出，妊娠34周开始，白细胞、肝功能联合凝血功能检测可作为一线筛查方案，消化道症状、肾功能联合腹部超声筛查可作为二线筛查方案。对于高度怀疑AFLP的患者，或偏远地区，或患者不便复诊，或无法追踪的可疑患者，首次就诊时可采用一线和二线指标的联合筛查，尽早将AFLP患者门诊检出的时间前移。但无论如何，重视孕妇的消化道症状是早期诊断AFLP的关键。

（二）产科处理

1. 尽快终止妊娠　由于AFLP常发生于妊娠晚期，而病情易迅速恶化，因此一旦确诊，无论病情轻重、孕周大小，均应尽快终止妊娠。终止妊娠即去除AFLP致病因素，在强有力的支持治疗下，患者病情常可迅速改善。一些研究者认为，对于高度怀疑AFLP的病例中，7日之内终止妊娠，患者的生存率达到100%，48小时内终止妊娠可减少对母婴预后的影响。

2. 分娩方式　因阴道分娩会加重产妇体能消耗，使原有并发症进一步恶化，且易出现胎儿窘迫、死胎等，增加母婴死亡率，分娩方式一般首选剖宫产。如患者病情较轻，或已胎死宫内，或宫颈条件成熟，预计短时间内可经阴道分娩者，也可试行经阴道分娩。

3. 围手术期管理　对于拟行剖宫产术的AFLP患者，麻醉方式的选择国内外尚无指南性意见。全身麻醉对肝性脑病有负性影响，且抑制新生儿呼吸，而由于多数患者存在凝血功能障碍，神经阻滞会增加脊髓和硬膜外血肿可能，且由于AFLP肝脏合成功能降低，增加了细菌移位、败血症和硬膜外脓肿的风险。因此AFLP并不是神经阻滞麻醉的禁忌证，应根据患者的凝血功能、肝肾功能及终止妊娠紧急程度综合判断。

对于临床症状轻微、凝血功能正常或凝血功能障碍已经被完全纠正的患者，神经阻滞麻醉是可行的。如果麻醉前进行血小板功能检测、凝血因子分析、血栓弹力图等检查，则脊髓和硬膜外血肿风险更小，但目前这些检查尚不能在各个医院广泛运用。采用全身麻醉时应斟酌全身麻醉剂的种类，注意在肝功能障碍患者中经肝代谢药物可能消除时间延长，游离药物浓度增加，而全身麻醉药也可能造成肝功能进一步恶化。

（三）综合治疗

1. 营养和支持治疗　虽然及时分娩解除了AFLP的致病因素，但由于肝脏仍处于功能衰竭状态，合成、解毒能力差，产后仍可发生许多并发症，故产后的营养和支持治疗尤为重要。因患者肝功能受损，抗利尿激素、醛固酮灭活及白蛋白合成能力下降，且多存在肾功能不全，患者易合并水肿甚至胸腔积液和腹腔积液，故不宜静脉输液过多。给予以碳水化合物为主的营养支持（低脂肪、低蛋白、高碳水化合物饮食）。AFLP患者多有严重低血糖，要使血糖维持在正常水平并保证足够的热量，应静脉滴注10%~25%或更高浓度的葡萄糖液，并配合相应比例的胰岛素，以促进糖原合成。同时可分次口服适当的葡萄糖水以缓解静脉输液量与热量供给量的矛盾。在评估吸收能力与血氨的基础上适量口服氨基酸或优质蛋白，以维持正氮平衡、血容量和胶体渗透压，减少腹腔积液和脑水肿的发生，有肝性脑病者应减少胃肠道蛋白摄入量。含8~12个碳原子的中长链脂肪乳对胆红素与凝血功能影响较小，可酌情使用，同时注意补充各种维生素，监测24小时出入量，维持水电解质及酸碱平衡。

由于AFLP肝脏合成功能受损，凝血因子缺乏，患者多存在凝血功能障碍，故在补充新鲜冰冻血浆的同时，还需根据凝血功能情况，及时补充凝血酶原复合物、冷沉淀、血小板、维生素K_1等，防止产后出血。有学者报道，使用重组活化凝血因子Ⅶa对AFLP所致的DIC及难治性产后出血有较好的疗效。

2. 预防感染　由于肝细胞广泛脂肪变性，肝内单核吞噬细胞系统严重受损，且由于肠黏膜屏障功能下降，肠道微生态平衡紊乱，肠道细菌移位，容易发生细菌感染及扩散。因此，感染是AFLP最常见的并发症之一，易使病情迅速恶化，出现肝性脑病、肝肾综合征等严重并发症，大大增加死亡风险。在可疑的病例中应预防性使用对肝肾功能影响小的广谱抗生素，根据病原学检查结果选择敏感性抗生素，口服双歧杆菌、乳酸菌等活菌制剂，防止肠道细菌及内毒素的移位。

3. 保肝治疗　AFLP最终的病理生理改变是高浓度的自由基及血清游离脂肪酸导致肝细胞脂质沉积，引起细胞成分特别是线粒体、溶酶体、蛋白质和核酸的损害，因此保肝治疗具有一定积极意义。可以采用还原型谷胱甘肽作为基础保肝药物对抗氧自由基，配合多烯磷脂酰胆碱保护肝细胞膜，同时使用腺苷蛋氨酸改善肝内胆红素代谢，缓解胆汁淤积，并在联合使用保肝药物的基础上，使用促肝细胞生长素治疗。

4. 其他　短期使用激素以保护肾小管上皮，宜用氢化可的松每日200~300mg静脉滴注。根据病情应用抗凝剂和H_2受体阻滞剂，减少应激性溃疡发生；肾衰竭利尿无效后可采用透析疗法、人工肾等治疗。

对中晚期肝衰竭患者原位肝移植是最有效的挽救性治疗，国内外已有多例AFLP肝衰竭孕产妇成功肝移植，以及肝移植后成功妊娠的报道。但患者肝脏具有潜在逆转能力，因此，不应过早考虑肝移植，只有经各种方法治疗，病情仍进展恶化，造成不可逆性肝损害者才考虑肝移植。

（四）人工肝治疗

重症AFLP患者终止妊娠后48~72小时内病情可急转直下，出现难以控制的产后大出血、DIC、肝肾综合征、肝性脑病及代谢紊乱等，提示仅终止妊娠及传统内科对症支持治疗并不能阻断重症AFLP的病情进展。由于重症AFLP以急性肝衰竭为起始及主要矛盾，与重型肝炎导致的各类急慢性肝衰竭具有相同的临床表现及并发症，因此以人工肝为主导的综合治疗成为重症AFLP患者终止妊娠后的重要治疗手段。

人工肝是一种体外代替肝脏在人体中发挥功能的手段，通过一系列方法来清除血液循环中的有害物质，可稳定机体的内环境，使电解质平衡，纠正酸碱失衡，还可补充凝血因子等多种生物活性物质。由于AFLP发病率较低，积累的病例资料少，人工肝技术在AFLP的应用起步较晚，尚无统一的人工肝治疗规范。但AFLP本质是肝细胞一过性脂肪变，极少出现肝细胞坏死，为自限性疾病，人工肝治疗为肝脏功能恢复创造了条件，赢得缓冲时间，可显著改善预后，提高产妇的存活率。目前主要的几种人工肝治疗方式包括血浆置换（plasma exchange，PE）、血液灌流（hemoperfusion，HP）、血浆灌流（plasma perfusion，PP）和人工肝组合治疗。由于单独血液透析、滤过、吸附对肝衰竭的治疗效果尚有争议，PE仍是目前肝衰竭的主要和基本的人工肝支持治疗模式，在其基础上发展出了PE联合其他人工肝治疗AFLP的方案，如PE+连续静脉-静脉血液滤过（continuity-vein continuous veno-venous hemodiafiltration，CVVHDF）、PE+血液滤过（HF）、PE+分子吸附再循环系统（MARS）等，但由于尚未形成统一共识，病例少，应用频率低。当然，对就诊较晚、肝功能已严重损害的AFLP患者，即使多次人工肝治疗也难以挽救生命，提示早期诊断早期干预仍是治疗AFLP的首要原则。

六、产后管理和随访

1. AFLP 患者预后　AFLP 患者经积极治疗后病情可迅速好转，如产后无少尿过程，肾功能恢复较快，肌酐等自产后 3 日开始下降，7 日左右恢复正常，胆红素于产后 7 日也开始下降，反映凝血功能的各项指标多于产后 4~12 日逐渐恢复正常。但产后白蛋白可继续下降，于产后 7 日左右开始回升，于产后 18 日左右恢复至正常值。患者肝脏为可逆性改变，一般于产后 4 周左右可恢复正常，肝脏无病变遗留。观察性研究提示 AFLP 患者再次妊娠仍有一定的复发倾向。

2. AFLP 胎儿预后　AFLP 胎儿可能存在脂肪酸代谢障碍，该异常主要由 LCHAD 缺乏引起，产后有条件应对 AFLP 新生儿进行基因筛查。LCHAD 缺陷患儿脂肪酸代谢异常所致症状在婴儿期不立即表现出来，摄入含长链脂肪酸食物才引发症状，故婴儿期护理非常重要。LCHAD 缺陷的儿童未经治疗死亡率为 75%~90%。存活者均应接受饮食治疗，饮食治疗可降低患者的发病率及死亡率。

七、研究争议和新进展

1. 预后评估体系　AFLP 病情凶险，进展迅速，从发病到终止妊娠的病程长短，以及终止妊娠时肝功能损害严重程度，都是影响患者预后的关键因素。研究发现，AFLP 符合 Swansea 诊断标准项目越多的患者病情越重，≥7 项诊断标准的患者胎死宫内发生率和需要连续性血液净化治疗的比例显著升高，但 Swansea 用于 AFLP 的病情严重程度评估的准确性尚不确定。此外，有学者提出国际标准化比率、血清总胆红素、血肌酐、血小板计数和肝性脑病为其预后相关的独立危险因素。因此，建立可以客观量化评估 AFLP 患者的病情和预后的体系，对于评价患者病情的严重性和制订诊疗方案意义重大。

2. AFLP 的相关基因研究　如前所述，MTPα 亚单位第 15 位外显子 *G1528C* 突变是西方人种中 LCHAD 缺陷患者最常见致病突变位点，人群携带率为 1/680~1/175，携带 *G1528C* 基因突变的孕妇约 75%会发生妊娠期肝损害。但既往研究发现法国、荷兰、北美该突变的检出率并不高，2004 年日本针对 AFLP 2 例患者进行的基因突变筛查结果亦为阴性，国内几项针对 AFLP 产妇及新生儿脐带血标本的筛查也未筛查出 *G1528C*、*C1132T* 基因突变。因此，LCHAD *G1528C*、*C1132T* 基因突变可能不是我国（汉族）患 AFLP 的分子基础，MTP 缺陷可能存在种族差异。未来研究仍需探索中国人是否存在和国外研究者发现的相同基因位点变化和脂肪酸代谢特点；发现中国人的易感基因特点，并提供筛选 AFLP 检验项目，用于产前诊断筛查 AFLP 易发人群，对孕产妇进行产前诊断及对高危患儿进行相关筛查，以拓展脂肪酸代谢缺陷的产前诊断及新生儿筛查项目。

（贺晶　陈璐）

第七节　前置胎盘

前置胎盘是常见的妊娠晚期出血原因。产前出血的发生难以预测，病情变化迅速，短期内恶化，对母胎造成严重影响，甚至危及生命。尽快明确病因、稳定病情，根据不同情况进行相应处理，及时终止妊娠，是改善母婴预后的最好办法。

前置胎盘（placenta previa）强调 28 周后诊断，胎盘下缘毗邻或覆盖宫颈内口，位置低于胎儿先露部。

一、前置胎盘的发病情况

1. 发生率　据报道，分娩时前置胎盘发生率为 1/200。而妊娠中期前置胎盘发生率可达到 6%（Oyelese，2006；Silver，2015）。1965—2015 年的调查研究显示，我国大陆前置胎盘的发生率平均约 1.24%（Fan et al.，2016）。由于高剖宫产率及计划生育政策的更新，前置胎盘的发生率呈上升趋势。

2. 病因及高危因素　很多原因与前置胎盘发生相关（Oyelese，2006；Alchalabi et al.，2014），包括多产、高龄、种族、宫腔操作史、前次前置胎盘病史、既往剖宫产史、子宫手术史、胚泡延迟着床、辅助生育技术等。其中因子宫内膜异位症（69.2% *vs.* 14.4%，$P<0.0001$）或输卵管因素（61.5% *vs.* 34.0%，$P=0.037$）采取辅助生殖技术的患者发生前置胎盘的风险明显升高（Takemura et al.，2013）。

年龄、剖宫产史、胎盘附着位置等因素增加了前置胎盘植入的风险。研究发现前置胎盘植入组中 35 岁以上孕妇比例（56.5%）明显高于 35 岁以下者（22.4%）；前置胎盘植入组所有孕妇均有子宫下段剖宫产史，82.6%的患者经历 2 次或以上的剖宫产，前置胎盘不伴植入组中 36.2%的孕妇有剖宫产史；前置胎盘植入组 95.7%的孕妇胎盘位于子宫前壁，而前置胎盘组 55.2%的孕妇胎盘位于子宫后壁，子宫前壁的前置胎盘更易发生胎盘植入（Alchalabi et al.，2014）。

二、前置胎盘的诊断

（一）临床表现

妊娠晚期无痛性阴道出血是典型的临床表现。大多数前置胎盘病例在症状出现以前即可通过超声检查发现。患者全身情况与出血量及出血速度密切相关。反复出血可呈贫血貌，急性大量出血可致失血性休克。体格检查：子宫软，无压痛，轮廓清楚，子宫大小符合妊娠周数。胎位清楚，由于胎盘位置低于先露部，常伴有胎先露高浮、臀位、横位等异常胎位。超声检查可确定胎盘位置。如必须通过阴道检查以明确诊断或选择分娩方式，可在输液、备血及可立即行剖宫产手术的条件下进行。禁止肛查。

（二）超声影像学检查

经腹和经阴道二维、彩色多普勒及三维超声检查是判断胎盘位置、诊断前置胎盘的最佳手段。经腹超声可检测出至少 95%的病例，肥胖、后壁胎盘时偶有漏诊。经阴道超声准确率可达 100%。经腹超声用于初步诊断，对于不确定的病例可进一步采用经阴道超声。经阴道超声安全、准确。超声报告应具体到胎盘边缘与宫颈内口的关系，并精确到毫米（Oppenheimer，2007）。如果妊娠中期诊断前置胎盘或低置状态，由于子宫不断生长，肌壁延展、内口的延伸，会发生胎盘的迁移。建议妊娠 32 周左右复查超声，明确胎盘位置，评估分娩方式。前置胎盘的程度可随妊娠及产程的进展而发生变化。诊断时期不同，分类也不同。建议以临床处理前的最后 1 次检查来确定其分类。

前置胎盘并发胎盘植入者，超声常提示胎盘下子宫肌层变薄或消失，胎盘实质内腔隙血流"清晰区"消失、胎盘下血管过度增生和桥接血管（陈敦金　等，2015）。子宫动脉血流搏动指数（PI）降低也是前置胎盘合并植入的超声指标之一。

当超声高度怀疑前置胎盘伴植入时，建议进行 MRI 检查，协助评估胎盘植入的深度、宫旁侵犯、局部吻合血管分布等情况，指导手术路径（Allahdin et al.，2011）。如需行术前腹主动脉球囊预置，需提供肾动脉开口位置，腹主动脉宽度等参数（Xie et al.，2017）。

（三）分类

在《前置胎盘的诊断与处理指南（2020）》的分类中，将前置胎盘分为两种类型（中华医学会妇产科学分会产科学组，2020）。

1. 前置胎盘　胎盘完全或部分覆盖子宫颈内口，包括既往的完全性和部分性前置胎盘。

2. 低置胎盘　胎盘附着于子宫下段，胎盘边缘距子宫颈内口的距离 < 20mm，包括既往的边缘性前置胎盘和低置胎盘。

前置胎盘的分类可随妊娠及产程的进展而变化。诊断的时期不同，分类也不同，建议以临床处理前的最后 1 次检查来确定其分类。

（四）鉴别诊断

前置胎盘应与妊娠晚期阴道出血症状相关疾病进行鉴别，如胎盘早剥、胎盘边缘血窦破裂、宫颈病变、外阴静脉曲张等（James et al.，2008）。虽然大多数前置胎盘表现为妊娠晚期无痛性阴道出血，但需注意的是有痛性的产前出血并非一定排除前置胎盘。当前置胎盘临产、出现规律性宫缩时，也会表现为有痛性阴道出血。在临床工作中，需全面考虑，勿漏诊造成手术中措手不及，增加母胎风险及不良结局。

三、前置胎盘的孕期管理和随访

（一）孕期管理

前置胎盘由于发生严重出血、子宫切除、早产风险明显增加，应在三级医院高危门诊统一管理，做好产前检查。在期待过程中，特别应做好前置胎盘合并植入、早产、大出血等风险评估，尽量避免紧急剖宫产，以期达到母亲安全、胎儿足够成熟的目标。

（二）前置胎盘风险评估

1. 胎盘植入的风险评估　前置胎盘由于附着在子宫下段，尤其是胎盘附着于既往剖宫产手术瘢痕部位，容易导致胎盘异常植入。根据植入深度分为胎盘粘连、胎盘植入、穿透性胎盘。胎盘植入、胎盘穿透可通过产前影像学检查辅助诊断。

（1）超声检查

1）超声胎盘局部结构特征：①胎盘后子宫肌层变薄 < 1mm 甚至消失；②胎盘与子宫肌层之间连续性中断及异常血流；③胎盘血窦内大量湍急血流，可辅助诊断植入。第一个征象在未合并植入的前置胎盘中也较为常见，而后两个征象对于诊断前置胎盘合并胎盘植入意义更大（Algebally et al.，2014）（图 11-7-1A）。

2）子宫动脉彩色多普勒血流搏动指数（PI）：研究显示（Cho et al.，2015），前置胎盘合并胎盘植入组的 PI 值较无植入组更低，提示 PI 降低与胎盘植入有关。PI 值每增加 0.01，相对危险度减少 0.94。

3）胎盘植入指数（API）：该评分系统综合既往剖宫产史、胎盘血窦、子宫肌壁情况、胎盘位置、桥接血管情况。①≥2 次剖宫产史（3 分）；②血窦分级：3 级 3.5 分，2 级 1 分；具体为 0 级未见血窦，1 级可见 1～3 个小血窦，2 级可见 4～6 个血窦，更大且更不规则，3 级大量遍布胎盘的血窦，体积巨大且形状怪异；③子宫肌层厚度（≤1mm：1 分；1～3mm：0.5 分；3～5mm：0.25 分）；④前壁前置胎盘（1 分）；⑤桥接血管（0.5 分）。当评分超过 9 分时，植入风险明显增高（Rac et al.，2015）。

（2）MRI 诊断指标：MRI 常用于后壁前置胎盘合并胎盘植入的诊断，灵敏度更高，并可对胎盘植入子宫肌层的程度和宫旁组织及膀胱受累情况进行评估。常见的胎盘植入结果有以下几种。①子宫局部隆起；②胎盘信号不均；③T_2 加权像呈现黑色胎盘间带，常提示植入（Algebally et al.，2014；Rao et al.，2012）（图 11-7-1B）。

近来也有学者提出应用基于 MRI 的放射影像学系统（MRI based radiological scoring system）进行累积评分（cumulative scoring system，CRS）以评价胎盘植入风险，包括：①T_2 加权像黑色胎盘间带；②胎盘内异常血管；③子宫局部隆起；④胎盘信号不均；⑤子宫肌壁变薄；⑥胎盘突出。将胎盘植入的 6 个 MRI 征象依据其严重程度均进行 1～5 分的量化评定，计算总分，以判断胎盘植入发生的风险。综合 6 个 MRI 征象后的总分相较于单一 MRI 征象对诊断胎盘植入更为准确。CRS 越高，胎盘植入的风险越大。总分 17 分可作为诊断胎盘植入的阈值（Ueno et al.，2016）。

2. 前置胎盘早产的风险评估　前置胎盘患者反复出血、局部感染和炎症因子产生，刺激子宫收缩，易导致早产。一项 1980—2015 年的荟萃分析显示：前置胎盘合并早产的发病率约 43.5%（40.6%～46.4%）（Vahanian et al.，2015）。以下几个方面可以评估早产风险。

（1）宫颈长度及缩短的速度：如超声测量发现前置胎盘孕妇的宫颈长 ≤30mm，早产的风险增加，尤其是有 34 周前阴道出血者（Sekiguchi et al.，2015）；当宫颈长度短期内缩短超过 6mm，急诊剖宫产的风险增加；但如果无症状，仅单一超声检测妊娠中晚期宫颈长度较短并不能预测紧急剖宫产（Shin et al.，2016）。

（2）前置胎盘下缘厚度：测量基底层与绒毛膜板交点 1cm 内的最大厚度，如超过 1cm，或角度超过 45°，提示胎盘下缘偏厚，伴随宫颈长度缩短 < 30mm 对预测前置胎盘产前出血及 36 周前的急诊剖宫产具有显著有意义（Zaitoun et al.，2011；Ghourab，2001）。

（3）阴道出血量及发生时间及次数：产前出血是预测前

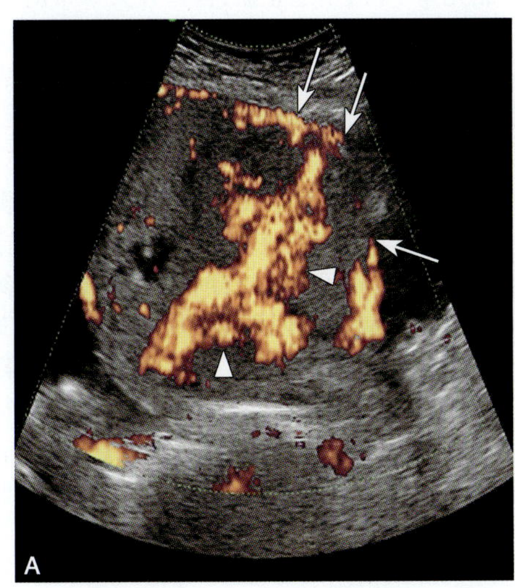

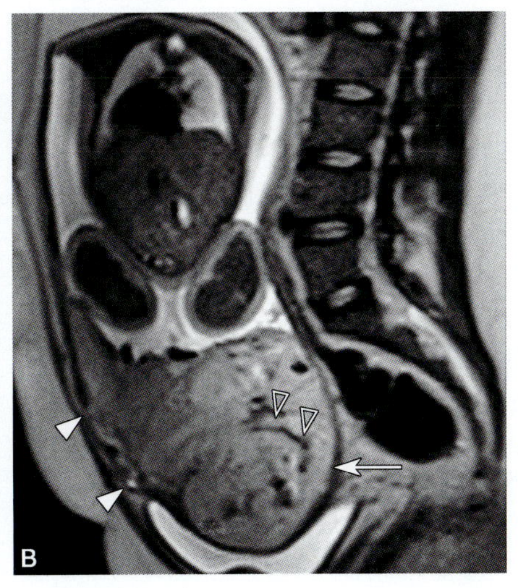

图 11-7-1　前置胎盘影像学特点

A. 彩色多普勒超声：胎盘血窦内湍急血流（白色三角），胎盘与子宫肌层之间异常血流且胎盘后间隙消失（箭头）；B. MRI：胎盘信号不均，子宫局部隆起（箭头），子宫肌层变薄（白色三角）和黑色胎盘间带（空心三角）。

置胎盘早产的重要指标，特别是对于 34 周前的出血对早产的阳性预测值高达 88%（Fishman，2011）。

（4）可参考妊娠中期羊水中 VEGF 和瘦素的水平（Sabour，2015）。研究显示妊娠中期 VEGF 水平升高者早产风险增加，前置胎盘者中增加更明显。

3. 出血的风险评估　2013 年《前置胎盘的诊断与处理指南（2020）》（中华医学会妇产科学分会产科学组，2020）提出保守治疗过程中阴道大出血的预测方法：34 周前经阴道超声测量宫颈管长度<3cm 和/或覆盖宫颈内口的胎盘厚度>1cm，则胎盘粘连、植入、产前大出血急诊手术的风险增加；胎盘边缘出现无回声区：覆盖宫颈内口的胎盘边缘出现无回声区，出现突然大出血的风险是其他类型前置胎盘的 10 倍；位于前次剖宫产切口瘢痕处的前置胎盘，常伴发胎盘植入，产后严重出血，子宫切除率明显增高。强调妊娠管理过程中需动态监测超声指标。如妊娠 28～32 周经阴道超声确诊为完全性前置胎盘（伴或不伴植入）后，每 1～2 周测量宫颈长和胎盘厚度（覆盖宫颈口处）。当宫颈长>30mm 且胎盘厚度≤1cm 的前置胎盘期待至 37～38 周分娩，前置胎盘伴植入期待至 34～35 周分娩。如宫颈长≤30mm 或胎盘厚度>1cm，采用糖皮质激素并严密观察出血情况（胎儿存活的状态下），如宫颈明显缩短<10～15mm，提示出血风险增加，需住院治疗并于 34～35 周前分娩（Pivano et al.，2015）。

前置胎盘诊断及分娩时机见图 11-7-2。

四、前置胎盘的治疗

（一）期待治疗

期待治疗通常在母儿安全的前提下延长孕周，提高胎儿存活率。患者一般情况良好，胎儿存活，阴道出血不多，无须紧急分娩的孕妇，在密切监测下可进行期待治疗。适当休

孕28~32周经阴道超声：
确认前置胎盘的诊断(伴或不伴植入)，或排除边缘性/低置胎盘或前置血管(彩色多普勒)

↓ 确诊为前置胎盘(伴或不伴植入)或剖宫产瘢痕妊娠 ｜ 边缘性/低置胎盘或前置血管

↓ 每1~2周测量宫颈长和胎盘厚度(覆盖宫颈口处)

↓
宫颈长>30mm且胎盘厚度≤1cm的前置胎盘期待至37~38周分娩，前置胎盘伴植入期待至34~35周分娩
宫颈长≤30mm或胎盘厚度>1cm，采用糖皮质激素并严密观察出血情况(胎儿存活的状态下)
宫颈长<10~15mm(胎盘植入风险增加)，住院治疗并于34~35周前分娩

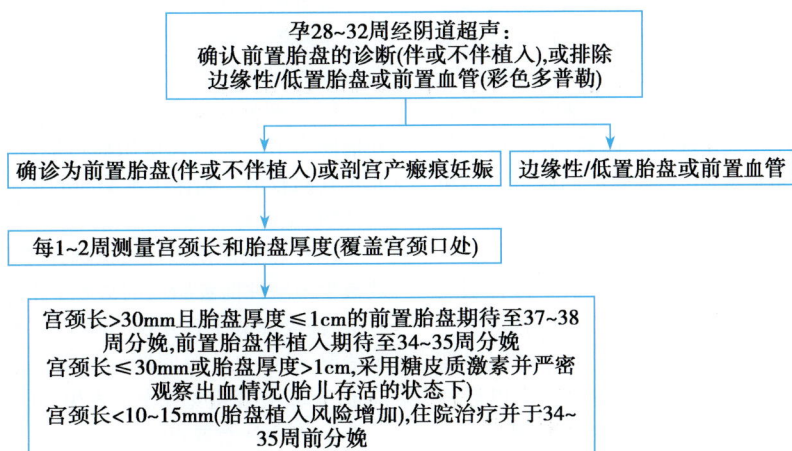

图 11-7-2　前置胎盘诊断及分娩时机

息、补充铁剂、维持血红蛋白含量在 110g/L，血细胞比容>30%，宫缩抑制剂的使用风险和益处存在争议，故应严格掌握适应证，争取孕妇及胎儿的利益最大化。根据早产指南进行促胎肺成熟。

（二）终止妊娠时机

1. 择期手术时机　根据《前置胎盘临床诊断与处理指南建议（2020）》（中华医学会妇产科学分会产科学组，2020）建议，应根据产前症状个体化确定分娩时间，择期剖宫产是处理前置胎盘的首选。

无症状的前置胎盘孕妇，推荐妊娠 36～38 周终止妊娠；有反复阴道出血史、合并胎盘植入或其他相关高危因素的前置胎盘或低置胎盘孕妇，考虑妊娠 34～37 周终止妊娠。无症状、无头盆不称的低置胎盘者，尤其是妊娠 35 周后经阴道超声测量胎盘边缘距子宫颈内口为 11～20mm 的孕妇可考虑自然分娩。对胎盘植入的患者，推荐妊娠 34～36 周分娩终止妊娠，以减少产前出血、急诊手术、手术损伤风险（陈敦金 等，2015）。

2. 急诊手术的预测　综合临床表现和孕周评分评价急诊手术风险，可参考 Pivano 等（2015）提出的前置胎盘急诊剖宫产预测评分系统：1＝类型，完全性和部分性前置胎盘（4 分）；2＝产前出血次数，≥3 次（3 分），3＝首次出血孕周，<29 周（3 分），4＝出血量，中重度出血（1 分），如总分≥6 分，对于预测急诊剖宫产的灵敏度和特异度分别可达 95%和 62%。针对总分超过 6 分患者，及时进行促胎肺成熟治疗，做好急诊手术准备。

3. 个体化处理　前置胎盘和/或合并植入者的终止妊娠时机是基于孕周、胎儿成熟度、短期内出血、临产风险等因素，尽量做到完善术前准备，择期手术。但有研究发现随着孕周增加，前置胎盘患者阴道出血与紧急分娩的相关性下降，约 90%在 36 周及以后分娩的病例并没有出现阴道出血。而且，分娩过程中预估的失血量也不随孕周增加。故在基于指南推荐基础上，综合评价患者病史、影像学指标，进行个体化处理，尽量延长孕周，是减少医源性早产的有效解决办法（Rac et al.，2015）。

（三）终止妊娠方式

前置胎盘的分娩以手术为主。但如为枕先露的边缘性前置胎盘、低置胎盘，出血少，无头盆不称；多个指南认为妊娠晚期宫颈边缘距离内口超过 20mm 者，可进行阴道试产，而小于 20mm 者，剖宫产率则明显升高（40%～90%）（Oppenheimer，2007；RCOG，2011b）。部分性前置胎盘，宫颈口已扩张，产妇一般情况好，产程进展顺利，估计短时间内可以结束分娩者，也可选择阴道分娩。

1. 阴道分娩

（1）分娩准备：建议选择有条件的医疗机构，符合阴道分娩条件时，备足血源的同时可在严密监测下行阴道试产。需充分与患者及家属沟通分娩方式及风险。对于妊娠晚期可能阴道分娩的前置胎盘患者，临床上常根据 35 周以后经阴道超声测量胎盘边缘距宫颈内口的距离来决定分娩方式。

（2）产程处理要点：分娩过程需在输液条件下观察产程并备血，以免突然大量出血时输血。产程中的重要步骤是助胎先露下降，压迫止血：宫口开大 3cm 时可行人工破膜，胎头下降压迫胎盘前置部分而止血；可使用缩宫素加强宫缩促使胎头下降、压迫胎盘达到止血及促进产程的目的；还可用腹带扎紧腹部，以助胎先露下降，压迫止血。产程中需密切注意胎心变化，必要时采用连续胎心监护。若人工破膜后，胎头下降不理想，仍有出血，或产程进展不顺利，应立即改行剖宫产术。临产后诊断的部分性或边缘性前置胎盘，出血量较多，估计短时间内不能分娩者，也选择急诊剖宫产终止妊娠。

（3）胎盘处理要点：注意第三产程，如胎盘自行娩出困难，或出血增多，需人工剥离。操作须轻柔，防止损伤子宫下段，并警惕胎盘粘连或植入的可能。尽早使用宫缩药物，特别是促使子宫下段收缩的前列腺素制剂，同时行子宫按压、宫腔填塞等措施控制出血。如经以上处理仍不能止血，应果断开腹行子宫缝合等外科止血。

2. 剖宫产终止妊娠　前置胎盘手术终止妊娠分为紧急剖宫产和择期剖宫产。

（1）紧急剖宫产：患者出现大出血甚至休克，为挽救孕妇生命，应果断终止妊娠。无须考虑胎儿情况。在期待过程中，若出现胎儿窘迫等产科指征，胎儿已可存活，可行急诊手术。临产后阴道出血量较多，诊断前置胎盘，估计短时间内不能分娩者，需急诊剖宫产终止妊娠。

（2）择期终止妊娠：患者情况相对稳定，根据孕周、胎儿成熟度及出血风险而制订治疗方案，择期终止妊娠。

3. 手术前准备

（1）建立静脉通道，行血常规、凝血功能、肝肾功能、输血前全套急查，充足备血、血浆等血液制品，必要时紧急输血、输液，维持生命特征。并预防性抗感染治疗。择期手术患者要求术前防治贫血，尽量使血红蛋白在 110g/dl 以上，应对术中大出血风险；妊娠 34^{+6} 周前完成地塞米松促胎肺成熟疗程。

（2）急诊手术者如有可能尽量在术前再次超声检查，了解胎儿情况、胎盘附着部位及有无植入。协助评价术中手术入路。择期手术患者在术前进行超声胎盘定位及确认胎位，以便术中选择切口，如高度怀疑胎盘植入，则需行 MRI，充分评价胎盘植入部位、深度、有无宫旁侵犯；必要时术前行输尿管导管置放，以免术中伤及输尿管；主动脉球囊预置者，术前 MRI 了解髂动脉分叉、肾动脉关系、腹主动脉宽度，以选定合适直径的球囊和放置位置。

（3）充分地术前沟通：告知手术风险，并签好子宫切除知情同意书。告知大量用血可能；联合麻醉科、ICU 及新生儿科共同救治。确保手术期间的止血药物和用品，如子宫收缩药物、止血球囊等。

（4）根据医院条件可以选择球囊阻断腹主动脉，作为有效减少凶险性前置胎盘剖宫产手术出血量、缩短手术时间的方法，极大降低子宫切除风险。对术中胎儿辐射、球囊的放置情况、动脉血栓等问题应有充分地认识，严格筛选控制适应证，尽量有效避免并发症发生，并及时治疗。

4. 术中注意要点

（1）体位：膀胱截石位，以利于观察术中阴道出血情况，并为经阴道操作做好准备。

（2）麻醉方式：与麻醉师共同协商麻醉方式，硬膜外麻醉和全身麻醉，各有利弊。

（3）静脉通道：除常规静脉通道外，必要时行中心静脉置管，以便监测血容量，并有利于输血、输液。如术前即存在中重度贫血，推荐血液制品到达手术室方可开始手术。建议术中开展自体血回输（Watanabe et al.，2011）。

（4）腹部切口：术前充分评估胎盘位置、胎位，胎盘附着部位，有无植入等情况，谨慎选择皮肤切口。如为横位、先露高浮、有植入者，推荐使用下腹正中切口，必要时绕脐向上延长。如为瘢痕子宫，原有皮肤瘢痕为横切口，亦勿追求美观，沿原切口手术可能因严重粘连、胎盘植入前壁甚至膀胱而造成手术困难。如为纵产式、胎先露较低，胎盘主要位于后壁，向前覆盖宫颈内口，颈管长，前壁胎盘不对称附着，可选择横切口。

（5）子宫切口：前置胎盘尤其合并瘢痕子宫，胎盘前壁植入时，如子宫切口选择不当，可能发生损伤和大量失血，且胎儿娩出困难。术中可能面临如下问题。前次瘢痕部位粘连严重，特别是与膀胱的粘连，手术视野不佳；术中穿透胎盘致大出血、母儿预后不良；下段狭窄，两侧血管怒张，易造成子宫切口外延撕裂、严重时子宫撕脱伤致大出血、输尿管及膀胱损伤；胎头高浮、横位等胎位异常，如切口选择不当致胎儿娩出困难危及胎儿生命，前置的胎盘大量新生血管形成，血管怒张不易止血。故术中应充分考虑胎盘附着部位、胎位等情况，灵活选择子宫切口。切口应避开胎盘，减少出血，特别是胎儿娩出前出血；避免子宫切口外延撕裂及输尿管、膀胱损伤；切口方便胎儿顺利娩出；便于胎儿娩出后胎盘处理及止血缝合。

1）子宫体部"J"或"L"型切口：对于胎盘不对称附着于前壁者，可行子宫下段至体部的"J"型（图 11-7-3）或"L"型切口，以避开胎盘、利于胎儿娩出（邹丽　等，2019）：选择子宫下段顶端（解剖学内口）下 2cm 处横行切开下段肌层长 2～3cm 达宫腔，将示指、中指导入向圆韧带方向，弧形剪开子宫下段全层，根据胎盘的位置、胎方位及欲娩出胎儿方式从左或右侧向上延长切口呈"J"字型（切口够大前不破膜及损伤胎盘是关键）。暴露羊膜囊或选择胎盘边缘部及胎盘较薄处破膜，取出胎儿。

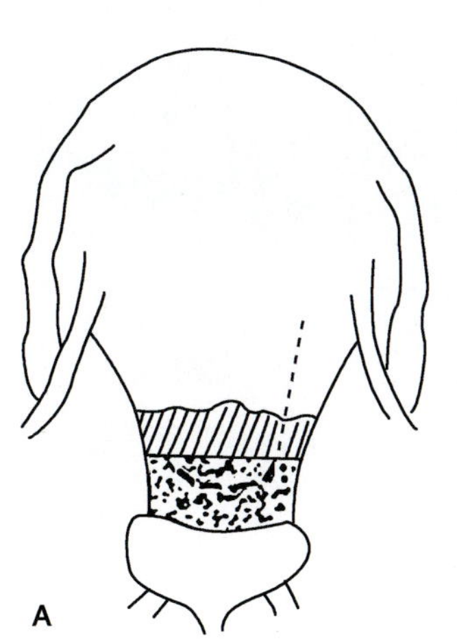

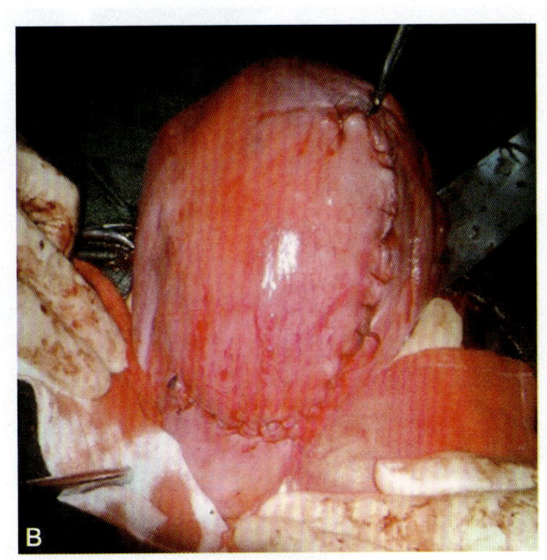

图 11-7-3　子宫体部 J 型切口

A. J 型切口线条图；B. 实物图。

2）子宫体部斜切开术（图 11-7-4）：对于胎盘广泛位于子宫前壁及宫体大部者可以选择。反复触摸找到胎盘较薄处或触及胎体部分。体部斜切开，达到切口最大化，以便避开胎盘减少出血、胎儿易于娩出。切口一端斜向下方便处理较低部位的胎盘及止血，可连续缝合易于愈合。

（6）止血措施

1）止血带应用：胎儿娩出后，处理胎盘前用止血带暂时控制出血，并立即在子宫下段捆扎血浆管，血浆管两侧从圆韧带内侧宫旁无血管区穿过，位于宫颈内口水平进行捆扎止血效果较好（图 11-7-5）。宫缩剂促子宫收缩后处理胎盘，致密粘连胎盘不能强行剥离。

2）尽量去除胎盘后，灵活采用各种缝合止血技术：可灵活采用防波堤止血缝合（赵茵　等，2018）（图 11-7-6）、前壁编织样缝合（邹丽　等，2019）（图 11-7-7）、局部"8"字、螺旋式缝合（刘海意　等，2016）、B-Lynch 法缝合、子宫下段环形缝扎（杨慧霞　等，2015）、宫旁血管"束辫子"缝扎（图 11-7-8）等方法止血。

（7）子宫切除术：在手术过程中要注意患者腹腔内伤口处失血及阴道出血情况，配合麻醉师随时了解患者生命体征，切勿为了挽救子宫而忽视出血量。失血速度是反映病情轻重的重要指标，以下三种情况推荐亚全子宫切除术。①失血速度>150ml/min、3 小时内出血量超过血容量的 50%、24 小时内出血量超过全身血容量；②当胎盘植入面积大、子宫壁薄、胎盘穿透、子宫收缩差、短时间内大量出血（数分钟内出血>2 000ml）及保守治疗失败者（立即切除子宫患者死亡率 5.8%～6.6%，试图保留子宫患者死亡率 12.5%～28.3%）；③无生育要求者（中华医学会妇产科学分会产科学组，2020）。可选择改良亚全子宫切除术，减少对膀胱损伤风险（Zhao et al.，2020）。为避免失血，可在胎儿娩出后不剥离胎盘，直接缝合切口后行子宫切除术。

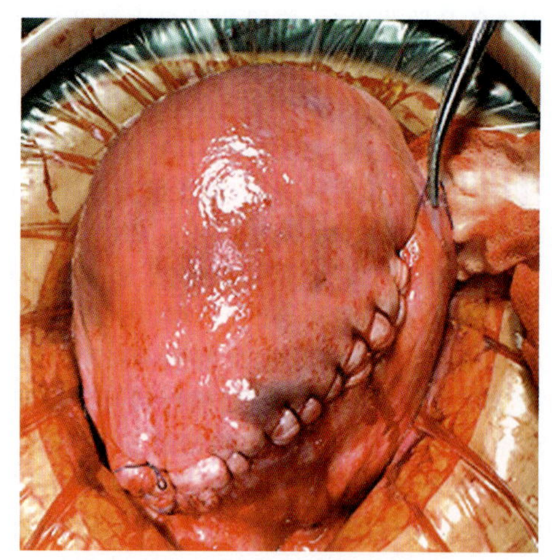

图 11-7-4　子宫体部斜切口

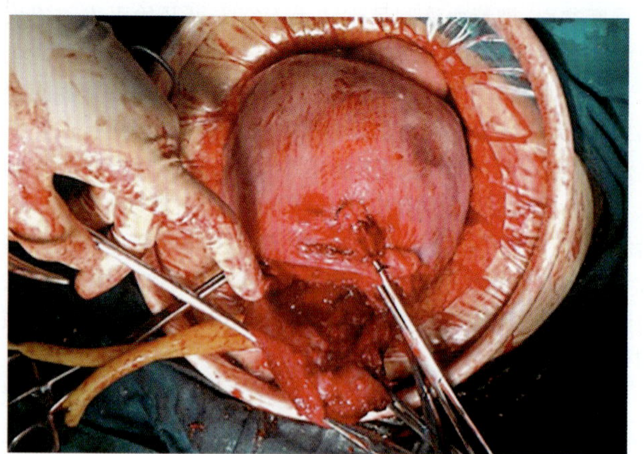

图 11-7-5　止血带捆扎下段，暂时控制出血，清除胎盘

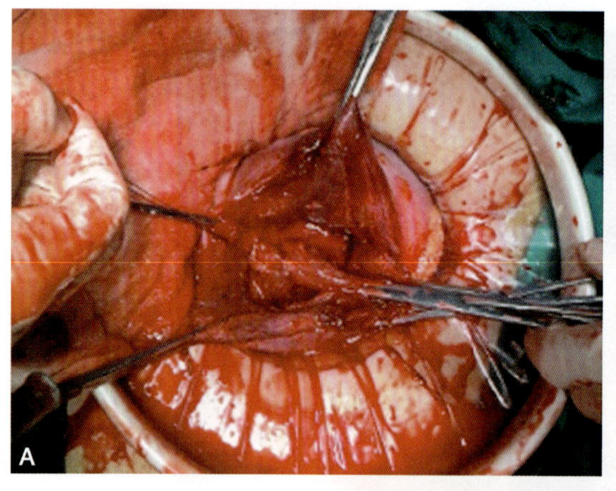

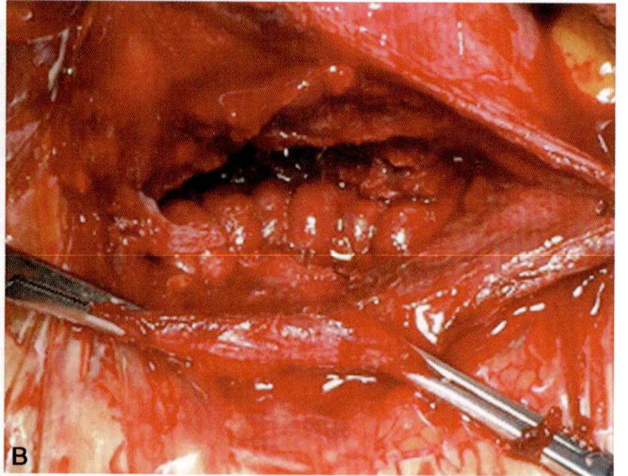

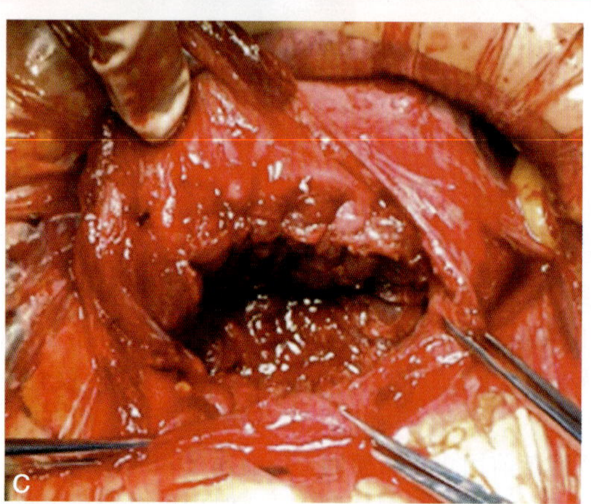

图 11-7-6　子宫下段后壁宫颈内口上方胎盘剥离面易出血的“嵴”，连续横行缝合，犹如防波堤样

A. 组织钳钳夹后壁出血“嵴”；B. 后壁缝合出血嵴后如同一条防波堤；C. 前后壁均缝合后的外观，已达到良好的创面止血效果。

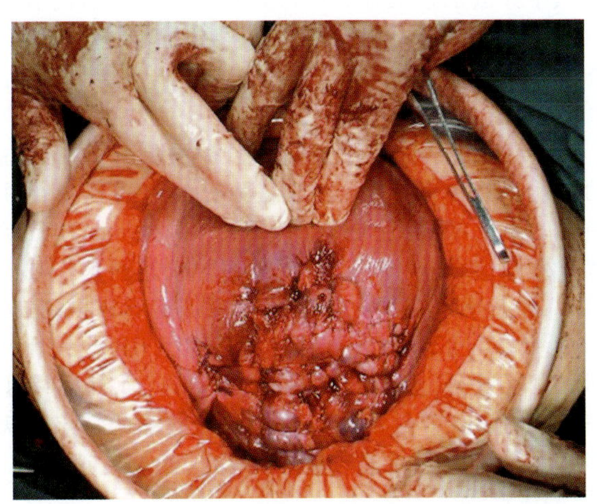

图 11-7-7　子宫下段前壁编织样缝合后外观

子宫下段被加固、重塑，清除胎盘后子宫下段极薄、变形，由于止血带的作用，暂时出血不多。找到宫颈内口，自左或右子宫下段较厚一侧为支撑，以宫颈内口起始向切口方向连续缝合，再以此为依靠，重复多次，编织样向另一侧缝合推进，缩窄下段横径线，再间断加固其间疏松处，形成无缝隙的以纵向为主，横向加固的编织状外观，下段厚度恢复，达到止血效果。

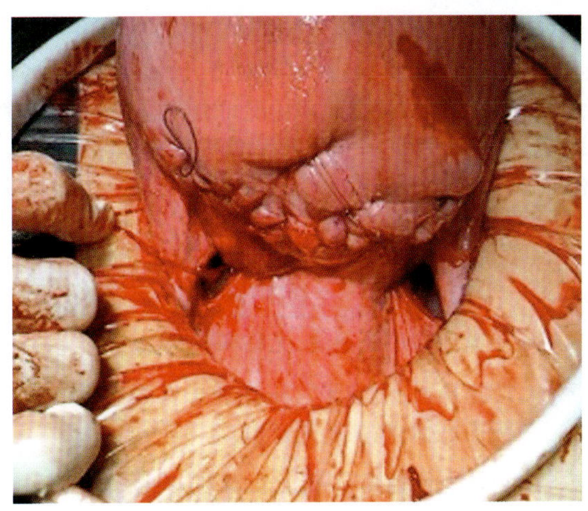

图 11-7-8　宫旁血管"束辫子"缝扎

术闭取出止血带前，自子宫阔韧带无血管区止血带打洞处进针，1-0 缝线在约止血带水平，自子宫阔韧带无血管区止血带打洞处进针，距宫旁增生血管束 2cm 处的子宫下段处出针，在前方打结，结扎宫旁的子宫血管及增生血管，如同"束辫子"以取代止血带作用，强化止血效果。

5. 术后注意要点

（1）术后严密监测阴道出血情况，如置入宫内球囊，需监测宫腔内引流液情况，必要时可再次使用宫缩剂，或增加球囊内注水量增加压迫止血效果，一般球囊的取出不超过术后 24 小时；同时应注意垫单出血量；可采用称重法或血常规检测了解失血量。血红蛋白每下降 10g/L，失血为 400~500ml。

（2）抗生素预防感染，监测体温、脉搏、血常规了解有无感染征象。

（3）术后需随访超声了解盆腔内、保留子宫、残留胎盘的情况。

（邹丽　赵茵）

第八节　胎盘早剥

胎盘早剥（placenta abruption）是指正常位置的胎盘在胎儿娩出前，部分或全部从宫壁剥离。

一、胎盘早剥的发病情况

1. 发病率与高危因素　胎盘早剥总体发病率约 1/100；近来报道发病率在 1/250~1/80（Tikkanen et al.，2011a；Pariente et al.，2011）。高危因素包括产妇血管病变（慢性高血压、子痫前期、易栓症等）、既往胎盘早剥史、剖宫产史、胎膜早破、高龄（>35 岁）、多产（≥3 次）、吸烟等。其中胎盘早剥史是与胎盘早剥再发关系最为密切的高危因素，尤其是前次早剥时胎儿死亡者。胎盘早剥多发生在前次早剥孕周前 1~3 周；有文献报道一次轻微的早剥再发风险是 6.5 倍，一次严重的早剥再发风险是 11.5 倍，而两次严重早剥再发风险可高达 50 倍。剖宫产史也是胎盘早剥的危险因素，前次剖宫产可增加再次妊娠时 30%~40% 的胎盘早剥风险（Cunningham et al.，2014；Silver，2012）。

2. 病因　胎盘自中心剥离，大量子宫螺旋小动脉破裂，胎盘后出血量多，情况紧急，是传统意义上的"胎盘早剥"，诱发因素包括子痫前期、血管活性药物（可卡因或尼古丁）、外伤等；胎盘边缘静脉破裂也可导致胎盘早剥（marginal abruption），多由绒毛下血肿发展而来，剥离起源于胎盘边缘，可分为急性和慢性。急性者多导致自发性早产，但很少引起胎儿窘迫；慢性者起病早但进展缓慢，最终多导致羊水减少，诱发因素包括胎膜早破、宫颈功能不全、绒毛膜羊膜炎等（Cunningham et al.，2014；Zaidi et al.，2016；Redline，2015）。

二、胎盘早剥的诊断

（一）临床表现

胎盘早剥的临床表现包括阴道出血、胎心异常、腹痛、子宫收缩和子宫压痛。其中阴道出血和胎心异常是最常见的表现，分别占胎盘早剥患者的 81.9% 和 64.8%，而典型的"阴道出血、子宫强直性收缩和腹痛"三联征仅占 9.7%，三联征的出现多提示预后不良。有研究显示有上述三联表现的患者中 37.5% 需要输血治疗，58.3% 围产儿死亡（Boisramé et al.，2014）。

在胎盘早剥发生早期，多表现为胎心率的变化，宫缩后松弛不佳。严重时，宫缩呈持续性，宫腔高张，宫底升高，甚至呈板状。胎心率发生改变或消失。Ⅲ级患者病情凶险，通常胎儿死亡，并发生 DIC、休克、多器官功能损害。如后壁胎盘发生剥离时，表现为腰背部疼痛，可伴有阴道出血。

（二）病情分级

胎盘早剥的病理基础为胎盘剥离后出血。出血不断增多，进而表现出临床症状，随着剥离面增大，病情逐级加重，危及胎儿及孕妇生命。根据病理情况可分为显性剥离、隐性剥离和混合型出血；根据病情严重程度可分级诊断（James et al.,2008）（表 11-8-1）。

表 11-8-1　胎盘早剥严重程度分级

分级	临床特征
0 级	胎盘后有小凝血块，无临床症状
Ⅰ级	阴道出血；可有子宫压痛和子宫强直性收缩；无产妇休克；无胎儿窘迫
Ⅱ级	可能有阴道出血，无产妇休克；有胎儿窘迫
Ⅲ级	可能有外出血；子宫强制性收缩明显，触诊呈板状，持续性腹痛，产妇发生出血性休克，胎儿死亡；30%有产妇凝血功能指标异常

《胎盘早剥临床诊断与处理规范》（第 1 版）（中华医学会妇产科学分会产科学组，2013）推荐使用 0～Ⅲ级的分级。该分级主要以母亲和胎儿可以检查到的不同程度的临床表现和实验室检查为依据，实用性更高。如胎盘早剥出现胎死宫内时，不管孕产妇的临床症状轻重，一律归为Ⅲ级。因为胎盘早剥一旦发生胎儿死亡，孕产妇的风险明显增高。如胎盘早剥伴有胎儿窘迫发生，胎儿可存活，则以手术终止妊娠为宜。为使临床医生能够准确诊断和治疗，推荐使用以上指南中的胎盘早剥分级。

（三）辅助检查

1. 超声检查　不是胎盘早剥诊断的敏感方法。临床症状典型，易被识别而检出，常无须超声检查。但部分胎盘早剥患者的临床表现不典型，仅有少量阴道出血、轻微腹痛、少量阴道流液等，加之超声图像不典型，常被漏诊或误诊为先兆临产、先兆早产、胎膜早破等情况。故超声结果阴性并不能排除胎盘早剥的发生，但可与前置胎盘进行鉴别（Zaidi, 2016）。

胎盘早剥时胎盘内部结构及形态会发生变化，超声影像上同样会发生相应的变化，主要表现为胎盘增厚、胎盘后出现血肿、胎盘后积血、胎盘后血肿伴羊水中强回声团等。胎盘早剥超声检出率的高低与患者临床表现是否典型及医师的诊断经验有关。①出血时间短，积血量较少，表现为胎盘后方小范围无回声区，形态不规则；当积血形成血块，表现为胎盘后低回声，形状为较规则的圆形或类圆形，回声较周边胎盘稍低，与肌壁间界限较清晰或模糊。②部分胎盘较周围明显增厚，内部回声增强或有不均，胎盘与宫壁间无异常回声。③胎盘后方窄带状低回声，形似眉笔样低回声。④胎盘早剥面积较大，胎盘卒中，胎盘增厚明显，内部回声不均、杂乱（王莉　等，2010）。

2. 其他影像学检查　超声检查特异度高（92%～96%），但灵敏度低（24%），超声检查阴性并不能排除胎盘早剥的可能；当超声检查阴性而临床高度怀疑胎盘剥离时可选择MRI，其中弥散加权成像（DWI）是检测宫内出血的有效序列；对于妊娠中期和妊娠晚期外伤所致胎盘早剥可进行 CT 检查，不仅可明确胎盘早剥的诊断，还可分析胎儿并发症的风险。

3. 胎心监护　动态观察胎心监护图像有助于胎盘早剥的诊断。胎心率异常，尤其是胎心缓慢的程度往往提示胎儿的不良结局，胎心率（FHR）<80 次/min 常致胎儿脑瘫或死亡；频发晚期减速、重度变异减速和延长减速多与早产、胎儿感染有关。对于无症状胎盘部分早剥，传统的 FHR 参数与正常孕妇无明显差异，但 FHR 非线性动态指标有显著差异，可指导尽早干预治疗。此外宫缩压力探头记录的曲线常显示高张力性子宫收缩的特点。病情加重可出现基线变异消失、变异减速、晚期减速、正弦波型、胎心缓慢等。

4. 实验室检查　血清非整倍体标志物，如妊娠相关血浆蛋白 A（PAPP-A）、甲胎蛋白（AFP）、游离雌三醇（uE_3）、抑制素（INH）等水平与胎盘早剥具有一定的相关性。D-二聚体升高及 AFP>280μg/L 提示血管内凝血（Zaidi，2016；Masselli et al.,2013；Blumenfeld et al.,2014）

血常规、凝血功能、肝肾功能、DIC 等检查了解失血状况，各重要脏器如肝、肾、血液系统的损害情况及凝血功能障碍。

三、胎盘早剥的治疗

胎盘早剥的治疗应根据孕周、严重程度、有无并发症、宫口开大情况、胎儿宫内状况等决定。从诊断胎盘早剥至终止妊娠的时间越长，母体预后越差。DIC 的发生提示胎盘早剥病情恶化。监测产妇生命体征，发现休克表现。应积极输血、补液维持血液循环系统的稳定。有 DIC 表现应尽早纠正凝血功能障碍，治疗关键在于移除胎盘，阻止促凝物质继续进入母血循环的同时迅速补充凝血因子作替代治疗，为去除病因争取到宝贵时间。胎盘早剥引起的 DIC 以补充纤维蛋白原为主，一般不主张用肝素。使血红蛋白维持在 100g/L，血细胞比容超过 30%，尿量超过 30ml/h。

（一）终止妊娠指征

1. 胎儿死亡。
2. 妊娠 32 周以上，胎儿存活，胎盘早剥Ⅱ级以上。
3. 保守治疗过程中，病情加重，出现胎儿窘迫。
4. 近足月的 0～Ⅰ级胎盘早剥，病情可能随时加重，应考虑终止妊娠，且建议剖宫产为宜。

（二）保守治疗指征

1. 妊娠 32～34 周，胎盘早剥 0～Ⅰ级者。
2. 妊娠 28～32 周，以及<28 周极早产产妇，病情轻，母胎状态稳定，可促肺成熟后考虑保守治疗。分娩时机应仔细评价母胎风险、权衡母胎利益最大化。保守治疗过程中，密切监测早剥情况，一旦病情加重，应立即终止妊娠。

（三）终止妊娠方式

1. 阴道分娩　胎儿已死亡，在评价产妇生命体征稳定的前提下首选。一般情况下，由于胎盘早剥，宫腔压力高，在短期内可造成宫颈管缩短、宫口开放。故当胎儿已死，尽可能选择阴道分娩。进行阴道检查了解宫口开大情况，如可能短期内阴道分娩，则应尽早实施人工破膜。理论上破膜后，可以减轻宫腔压力，羊水的流出可以减轻对螺旋动脉的压迫，减轻胎盘剥离程度及胎盘附着处出血，而且可以减少进入母体血液循环的促凝物质。同时，由于宫腔压力的下降，可恢复宫缩的节律。破膜前在分娩过程中应慎用缩宫素，以免造成宫腔压力骤升而发生先兆子宫破裂、子宫破裂。如果大量活动性出血经积极地输血、输液治疗无法控制，或有其他的产科并发症无法经阴道分娩，则选择其他方式。

2. 剖宫产

（1）无论胎儿存活，胎位异常如横位无法从阴道分娩。

（2）妊娠32周以上，胎儿存活，胎盘早剥Ⅱ级以上，尽快手术，抢救胎儿。

（3）阴道分娩过程中，如出现胎儿窘迫征象或破膜后产程无进展者，应尽快手术。

（4）近足月者，胎盘早剥仅为0~Ⅰ级者，病情可能随时加重，应考虑终止妊娠并剖宫产分娩为宜。

3. 预防产后出血　胎盘早剥患者产后常因凝血功能异常及子宫收缩乏力而发生产后出血，故要做好应对产后出血的预防措施。尤其当发生Ⅲ级胎盘早剥时，常伴发子宫胎盘卒中（也称Couvelaire子宫），即血液侵入子宫肌层甚至达到浆膜层，使子宫表面呈蓝紫色。应该予以有效的促宫缩处理，如使用缩宫素、卡贝缩宫素、前列腺素$F_{2\alpha}$等物质；给予输血、血小板、新鲜血浆、冷沉淀等凝血物质。当以上方法均不奏效时，根据情况选用合适的外科方式才是挽救生命的有效措施，如宫腔球囊压迫止血、宫腔填塞、B-Lynch缝合、结扎子宫动脉和髂内动脉、选择性动脉栓塞等方法，子宫切除也是挽救生命的最终办法。

四、胎盘早剥的预防

1. 低分子量肝素　研究数据显示，低分子量肝素可减少胎盘早剥的再发率，但尚未显示有统计学意义。但低分子量肝素能显著减少子痫前期的再发生，尤其是早发型子痫前期和重度子痫前期，有可能对减少胎盘早剥的发生起到一定作用。阿司匹林对胎盘早剥的发生无显著影响（Boisramé et al.，2014；Skeith et al.，2016）。

2. 维生素与生活习惯　孕期（妊娠9~16周起）服用维生素C（1 000mg）和维生素E（400IU）可显著减少吸烟孕妇的胎盘早剥（RR=0.09）和早产（RR=0.76）发生率。戒烟、戒酒，积极治疗相关疾病（如对易栓症进行抗栓治疗），对妊娠期高血压疾病、胎膜早破、胎盘早剥史者严密观察等对胎盘早剥的发生有一定的预防作用（Boisramé et al.，2014；Abramovici et al.，2015）。

五、胎盘早剥的随访

发生胎盘早剥的患者应监测有无先天性或获得性易栓症。明确造成胎盘早剥的可能风险因素，告知其与胎盘早剥发生的密切关系，建议患者戒烟及摒弃嗑药等不良习惯。为下次妊娠做好咨询和保健工作。

（邹丽　赵茵）

第九节　胎盘植入

一、胎盘植入的定义

胎盘植入是指胎盘绒毛不同程度地侵入子宫肌层。根据胎盘植入子宫肌层程度将其分为胎盘粘连（placenta accreta，PA）、植入性胎盘（placenta increta，PI）和穿透性胎盘（placenta percreta，PP）。PA是指胎盘绒毛突破蜕膜基底层，并与子宫肌层粘连；PI是指胎盘绒毛侵入子宫肌层；PP是指胎盘绒毛侵及子宫全层，并到达浆膜层甚至侵入子宫毗邻器官（Belfort，2010），其中，PA最常见（75.8%），其次是PI（17.7%）和PP（6.4%）（Miller et al.，1997）。根据胎盘植入的面积，分为部分性和完全性胎盘植入（Miller et al.，1977；陈敦金　等，2013）。

二、胎盘植入的发病情况及对母儿健康的影响

自20世纪30年代由Hertig首次报告胎盘植入病例以来，胎盘植入的发病率逐年升高，20世纪70年代，胎盘植入的发病率是1∶4 027（Read et al.，1980）。21世纪初，一项来自美国的人口学研究发现，胎盘植入的患病率已达1∶533（Miller et al.，1977）。近年来，胎盘植入已经逐渐成为导致产后出血、围产期紧急子宫切除和孕产妇死亡的重要原因（Mhyre et al.，2013；Kassem et al.，2013），孕产妇死亡率为1%~7%（Belfort，2010；O'Brien et al.，1996；Silver，2015）。

胎盘植入引起无法控制的出血是围产期子宫切除的主要手术指征（Mehrabadi et al.，2015），此外，胎盘植入还会导致弥散性血管内溶血（disseminated intravascular coagulation，DIC）、急性呼吸窘迫综合征（acute respiratory distress syndrome，ARDS）、肾功能不全，甚至死亡。然而有关妊娠合并胎盘植入的围产期结局的研究较有限。就母体结局而言，O'Brien等（1996）对109例穿透性胎盘植入病例的结局进行了分析，其中包括大量输血（>10个单位，44例，40%）、感染（31例，28%）、孕产妇死亡（8例，7%）和子宫破裂（3例，3%）等。就新生儿结局而言，一项纳入310例胎盘植入的病例对照研究中，Gielchinsky等（2004）报道了自1990—2000年胎盘植入组（310例）与对照组（310例）在早产（11∶1）及低出生体重儿（27∶14）的发生中具有显著性差异。

三、胎盘植入的发病机制

胎盘植入的发病机制还未明确，目前公认的理论是由于子宫内膜蜕膜不全引起，这种子宫内膜蜕膜不全与内膜手术史或异常解剖结构都有关（Khong et al.，2008；Tantbirojn et al.，2008）。有研究表明，80%的胎盘植入病例有剖宫产史、清宫史或肌瘤切除术史（Tantbirojn et al.，2008）。另外，胎盘滋养细胞的侵袭及母体子宫瘢痕处的血管重塑缺陷，也是胎盘植入的可能机制（Jauniaux et al.，2012）。

四、胎盘植入的高危因素

在胎盘植入的高危因素中，既往剖宫产史的次数及前

置胎盘都是独立高危因素，胎盘植入的发生率会随着既往剖宫产次数的增加而增加，而同时合并前置胎盘的患者，较不合并前置胎盘的患者胎盘植入的患病率也明显增加（表11-9-1）。

表 11-9-1　不同剖宫产次数与前置胎盘对胎盘植入发生率的影响　　单位：%

剖宫产次数	合并前置胎盘		不合并前置胎盘	
	Clark et al.，1985	Miller et al.，1997	Silver et al.，2006	Cunningham et al.，2010
0	5	3.5	3.3	
1	24	14.7	11	0.3
2	47	30.0	40	0.6
3	40		61	2.4
4	67		67	

胎盘植入高危因素还包括高龄（35岁及以上）（Miller et al.，1997；Hung et al.，1999；Upson et al.，2014；Eshkoli et al.，2013）、其他子宫手术史（如子宫肌瘤切除术、分段诊刮术、既往人工剥离胎盘等）（Fitzpatrick et al.，2012）、内膜损伤史（宫腔镜下宫腔粘连分离术（Friedman et al.，1986）、子宫内膜切除术（Patni et al.，2008）、子宫动脉栓塞术（El-Miligy，2007；Takahashi et al.，2010）、辅助生殖技术（Fitzpatrick et al.，2012；Esh-Broder et al.，2011）、瘢痕妊娠（Timor-Tritsch et al.，2014；Michaels et al.，2015）。

五、胎盘植入的诊断

胎盘植入的产前诊断需根据高危因素、临床表现、体征及辅助检查进行综合判断，其最终确诊需根据手术或分娩时所见，以及分娩后的病理学诊断（Wortman et al.，2013；中华医学会围产医学分会 等，2015）。

（一）临床表现及体征

大部分合并胎盘植入的患者无明显临床表现，常见表现包括产前反复、无痛性阴道出血，也可伴腹痛及胎心率变化（中华医学会围产医学分会 等，2015）。

（二）辅助检查

产前尽可能准确地诊断胎盘植入将为多学科合作诊治提供时间进行充分术前评估，以减少手术并发症如术中出血、DIC、感染及膀胱损伤等的发生，从而改善母儿结局。准确地产前诊断可减少产后出血及其他并发症的发生（Tikkanen et al.，2011b；Warshak et al.，2010），但目前胎盘植入的产前诊断还处于探索阶段，没有明确的诊断指标（Bhide et al.，2017）。

1. 超声在胎盘植入中的应用　美国妇产科医师学会（American College of Obstetrics and Gynecology，ACOG）在胎盘植入的指南中指出，二维超声是产前诊断胎盘植入的有效手段，其灵敏度77%～87%，特异度96%～98%（ACOG's Committee on Obstetric Practice，2012）。D'Antonio（2013）发表的有关"通过超声对胎盘植入进行产前预测"的荟萃分析纳入23项研究，共3 707例病例，最终超声诊断的灵敏度为90.7%（95% *CI* 87.2%～93.6%），特异度为96.9%（95% *CI* 96.3%～97.5%），阳性似然比为11（95% *CI* 6.1～20.0），阴性似然比为0.16（95% *CI* 0.11～0.23），诊断比值比为98.59（48.8～199.0）。

目前仍无统一的超声影像学表现来明确诊断胎盘植入，并进一步对胎盘植入的深度进行预测。妊娠早期超声提示胎盘植入的主要指标为孕囊位于子宫下段、紧邻或位于子宫切口瘢痕处（Comstock et al.，2003；Stirnemann et al.，2011），以及胎盘内低回声区（Ballas et al.，2012；Chen et al.，2002；Wong et al.，2009；Yang et al.，2009；Shih et al.，2002）。妊娠中、晚期超声预测的指标包括：①胎盘内多个无回声区（multiple vascular lacunae），对于胎盘植入的预测有较高的预测价值，灵敏度为79%，阳性预测值为92%（Comstock et al.，2004）（图11-9-1）；②胎盘后间隙消失（loss of the hypoechoic retroplacental zone），该指标的准确率可达93%，但灵敏度为52%，特异度为57%，假阳性率在21%以上，然而该指标不能单独用于评估胎盘植入，因为它与角度相关，而且在正常前壁胎盘中也会存在（Gielchinsky et al.，2004；Hudon et al.，1998；Finberg et al.，1992；Abuhamad，2013）（图11-9-2）；③子宫浆膜与膀胱界限（膀胱线）异常（uterine serosa-posterior bladder wall interface），包括膀胱线中断、变厚、不规则，以及彩色多普勒提示丰富血流信号，该指标具有较高的灵敏度和特异度（Comstock，2005；Warshak et al.，2006）（图11-9-3）；④胎盘绒毛与子宫肌层界限不清（Abuhamad，2013）（图11-9-4）；⑤胎盘后肌层变薄（厚度小于1mm）（Rac et al.，2015）（图11-9-5）；⑥胎盘向外生长，侵及膀胱或宫颈（Comstock，2005；Kirkinen et al.，1998）（图11-9-6、图11-9-7）；⑦多普勒超声下胎盘低回声内丰富的血流信号也与胎盘植入的程度相关（Berkley et al.，2013）（图11-9-8）。多普勒彩色超声可用于协助评估胎盘植入的深度（D'Antonio et al.，2013），指标包括：胎盘内局部或散在空泡血流、血窦形成、子宫浆膜膀胱间隙血管形成、胎盘后静脉丛（Chou et al.，2000；Twickler et al.，2000；Shih et al.，2009）。三维超声也可用于评估胎盘植入，Collins等（2015）的研究中发现三维超声的灵敏度可达100%，特异度92%。

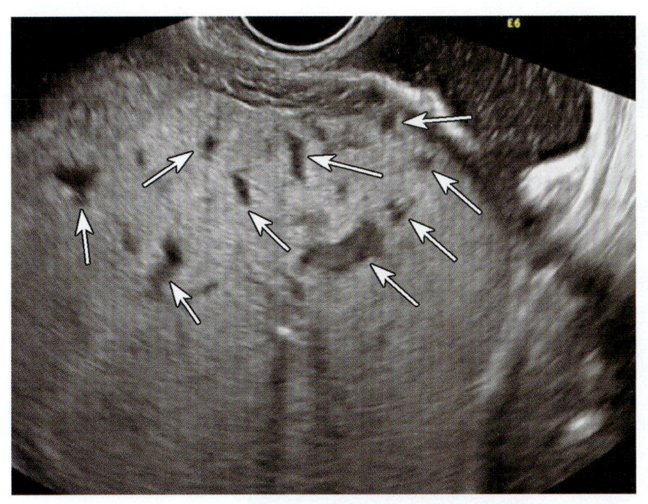

图 11-9-1　胎盘内多个无回声区（如箭头所示）

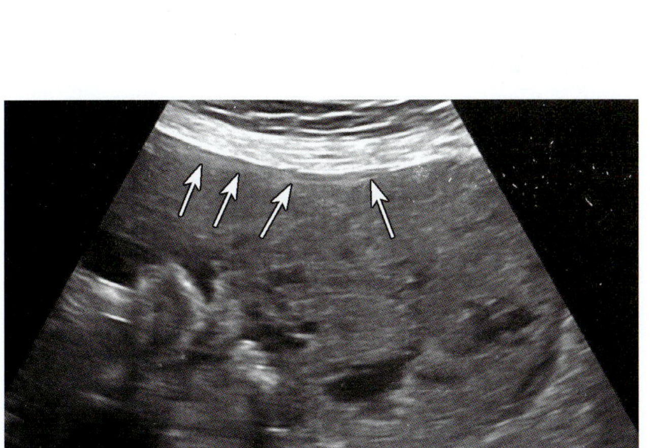

图 11-9-2　胎盘后间隙消失（如箭头所示）

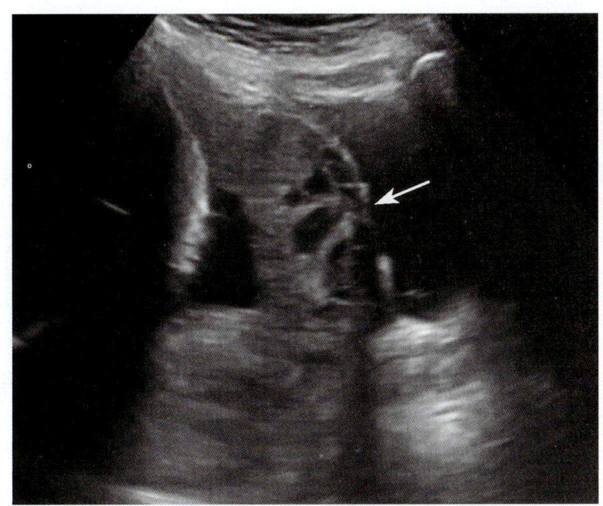

图 11-9-3　子宫浆膜与膀胱界限（膀胱线）（如箭头所示）

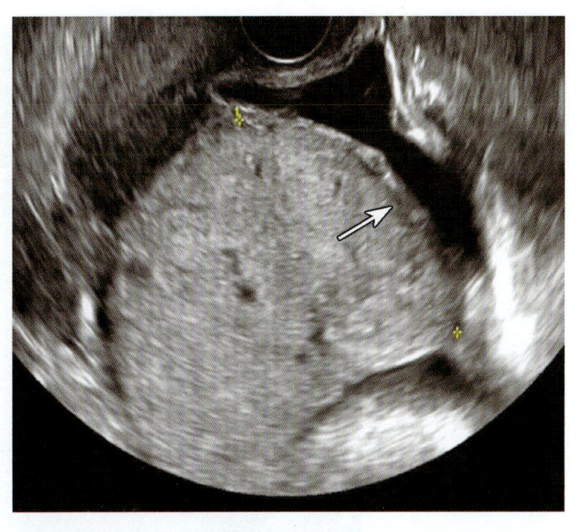

图 11-9-4　胎盘绒毛与子宫肌层界限不清（如箭头所示）

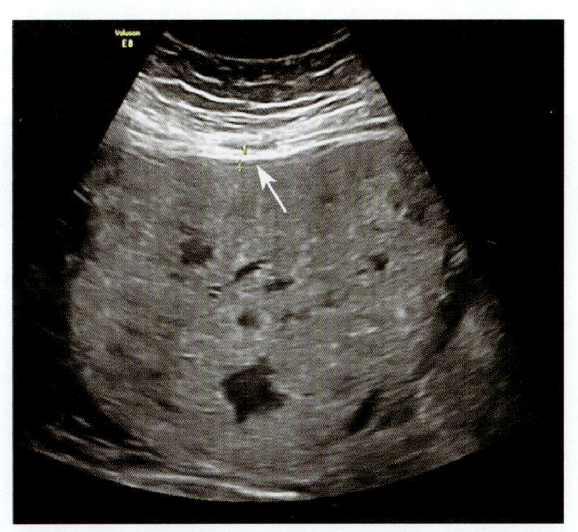

图 11-9-5　胎盘后肌层变薄（厚度小于 1mm）（如箭头所示）

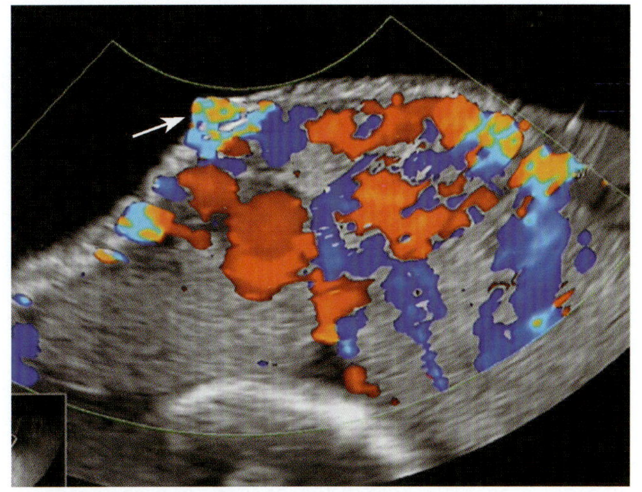

图 11-9-6　胎盘与子宫浆膜层之间可见丰富血流信号，部分血管穿透浆膜层达膀胱壁（如箭头所示），提示胎盘累及膀胱壁

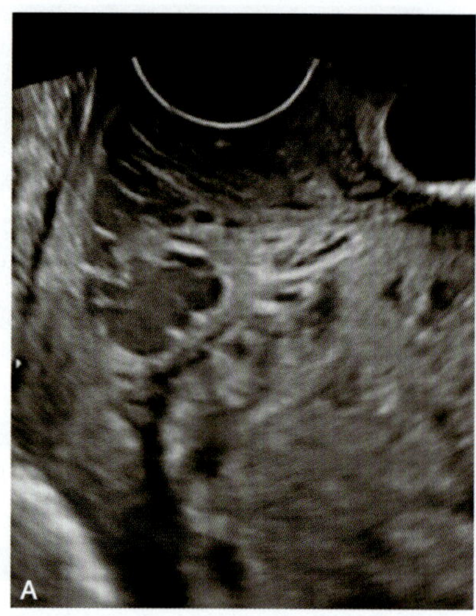

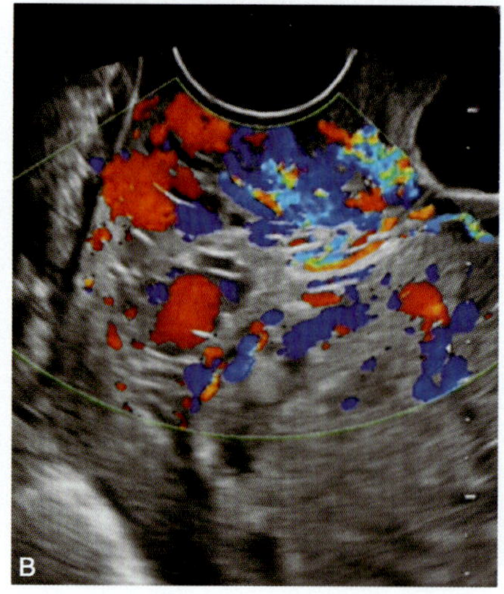

图 11-9-7 胎盘累及膀胱

A. 宫颈缩短，宫颈前唇正常形态失常，前唇内可见多个不规则无回声区，与胎盘界限不清；B. 宫颈内可见丰富血窦样回声，提示胎盘累及宫颈。

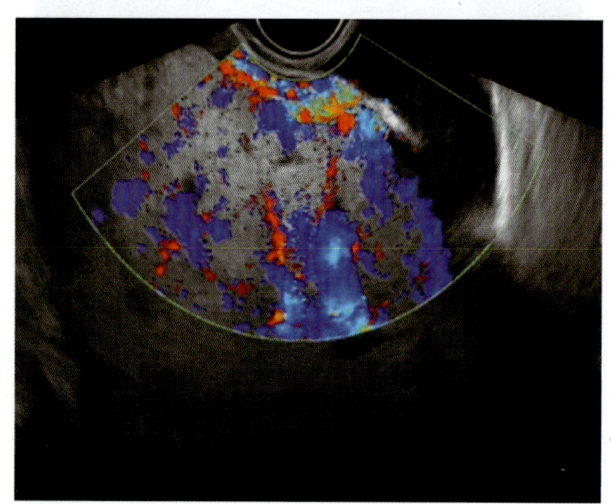

图 11-9-8 多普勒超声下胎盘内低回声内丰富的血流信号

2. 磁共振成像在胎盘植入中的应用 磁共振成像（magnetic resonance imaging，MRI）作为超声诊断胎盘植入的辅助诊断，可以对胎盘植入的侵入深度及浸润深度有更准确的描述，多用于评估子宫后壁胎盘植入、评估胎盘侵入子宫肌层的深度及宫旁组织和膀胱受累程度（ACOG's Committee on Obstetric Practice，2012；Silver，2017）。此外，D'Antonio 等（2014）对 MRI 在胎盘植入产前预测价值进行了分析。该研究涵盖了 18 项临床数据，共 1 010 例病例，确定 MRI 指标包括子宫凸向膀胱、胎盘内异常密度灶、T_2WI 信号下胎盘内黑色区域、局部肌层不连续、膀胱的遮盖，发现 MRI 预测胎盘植入的灵敏度为 94.4%（95% *CI* 86.0%～97.9%），特异度为 84.4%（95% *CI* 76.0%～89.8%），阳性预测值为 5.91（95% *CI* 3.73～9.39），阴性预测值为 0.07（95% *CI* 0.02～0.18）。

3. 胎盘植入的血清学指标 目前，在胎盘植入的患者中并没有发现明确的血清学标志物。但在 Thompson 等（2015）对胎盘植入组（*n*=17）、前置胎盘组（*n*=155）和正常对照组（*n*=344）的妊娠早期血清学标志物进行比较中发现，胎盘植入组患者妊娠早期血清学中妊娠相关血浆蛋白 A（pregnancy associated plasma protein A，PAPP-A）（1.22MoM 与 1.01MoM）与游离人绒毛膜促性腺激素 β 亚单位（β-hCG）（0.81MoM 与 1.04MoM）的水平较正常对照组有显著差异（$P<0.05$）。有研究提示：妊娠中期 AFP 的异常升高与胎盘植入有关，并与胎盘植入的侵入深度直接相关（Hung et al.，1999；Thompson et al.，1993；Zelop et al.，1992）。Dreux 等（2012）的病例对照研究中发现，当母体血清中 AFP 或 hCG>2.5MoM 时，*OR* 值为分别为 9.7 和 8，当 AFP 和 hCG 均>2.5MOM 时，*OR* 值为 32.2；当 AFP 与 hCG 均小于 1MoM 时，*OR* 值为 0.54。此外，还有研究表明，母体血清中肌酸激酶的升高也与胎盘植入相关（Ophir et al.，1999）。

六、胎盘植入的孕期管理及处理策略

对于考虑胎盘植入的患者，应使用铁剂、叶酸等药物，以维持正常血红蛋白水平。此外，应每 3～4 周进行 1 次超声检查，以评估胎盘位置、胎盘植入深度及胎儿发育情况。当临床上高度怀疑胎盘植入，但该医疗单位不具备胎盘植入处置条件时，应在保证患者安全的前提下及时将患者转运至有处置条件的医院进一步治疗，可降低胎盘植入患者结局发生（中华医学会围产医学分会，2015），并启动多学科合作模式。Eller 等（2011）和 Shamshirsaz 等（2015）的研究均发现，多学科合作诊疗模式能明显改善母儿不良结局，多学科诊疗团队包括母胎医学专家、麻醉科医生、新生儿科医生、介入血管外科医生、血库医生及护士，此外，对于涉及膀胱和宫旁组织的手术操作，应做好随时进行泌尿外科及妇科联合手术的准备。

就胎盘植入的分娩时机，延长分娩孕周可改善围产儿结局，但会增加产前出血、急症手术和手术损伤风险。因此，分娩时机的选择仍有争议，目前推荐妊娠 34～36 周分娩可以改善母儿结局（中华医学会围产医学分会，2015；ACOG's Committee on Obstetric Practice，2012；Asicioglu et al.，2014；Allahdin et al.，2011）。

胎盘植入患者多以剖宫产终止妊娠为主，阴道分娩主要见于产前未诊断而分娩后确诊胎盘植入者，能否阴道分娩取决于是否合并前置胎盘及有无其他剖宫产指征（Belfort，2010；Beilin et al.，2013）。

为尽可能地减少产时及产后出血的发生，常用的防止出血的措施有血管阻断术（动脉球囊阻断、动脉栓塞、止血带、动脉结扎）、子宫压迫缝合术和宫腔填塞等，在快速明确止血的同时，应早期使用血液或血液制品（中华医学会围产医学分会，2015）。推荐红细胞：新鲜冰冻血浆：血小板的比例为1：1：1，出现凝血功能障碍时恰当使用凝血因子产品（重组活化凝血因子Ⅶ）和氨甲环酸。同时应预防和治疗低体温、酸中毒及低钙血症（Spahn et al.，2013；ACOG's Committee on Patient Safety And Quality Improvement，2011；Schorn et al.，2014）。

美国母胎医学会（the Society for Maternal-Fetal Medicine，SMFM）（Belfort，2010）、ACOG（ACOG's Committee on Obstetric Practice，2012）及中华医学会围产医学分会（中华医学会围产医学分会，2015）均在指南中指出：在术前胎盘植入诊断基本明确的情况下，胎儿娩出后原位保留胎盘，并直接行子宫切除术是推荐的手术方式；但对于有强烈保留生育力愿望的女性来讲，剖宫产后子宫切除术并不作为一线手术方式，因此要进行个性化处理。近些年，有关保留子宫的胎盘植入手术的理念在全世界再次兴起，尤其在欧洲（Sentilhes et al.，2010；Marcillac et al.，2016）和中国（杨慧霞 等，2015；赵先兰 等，2017）。当切除子宫会引起更大出血风险的情况下，可考虑保留子宫，甚至保留胎盘（Fox et al.，2015）。有研究表明，胎盘植入保留子宫的手术治疗，可减少子宫切除率及严重不良结局（Sentilhes et al.，2010；Marcillac et al.，2016；Héquet et al.，2013；Steins Bisschop et al.，2011）。

Palacios 等（2004）、Chandraharan 等（2012）及 Clausen 等（2014）分别报道了保留子宫同时切除胎盘等成功经验，对于局部胎盘植入的患者，可以局部切除胎盘植入处的子宫肌壁，再缝合切口。Teixidor Viñas 等（2015）提出了在胎盘植入患者保留子宫手术中应用三步法（Triple-P procedure）：①术前通过超声确定胎盘位置，在胎盘上缘选择切口并娩出胎儿；②应用动脉球囊进行止血；③切除胎盘植入部分子宫肌壁，进行子宫肌壁重建。该研究中 19 例采用了这种切除胎盘的方法，11 例采用了保留胎盘的方法，比较两组母亲结局，发现切除胎盘组在产后出血（15.8% *vs.* 54.5%，$P=0.035$）、子宫切除率（0 *vs.* 27.3%，$P=0.045$）方面均少于保留胎盘组。胎盘植入诊治流程见图 11-9-9）。

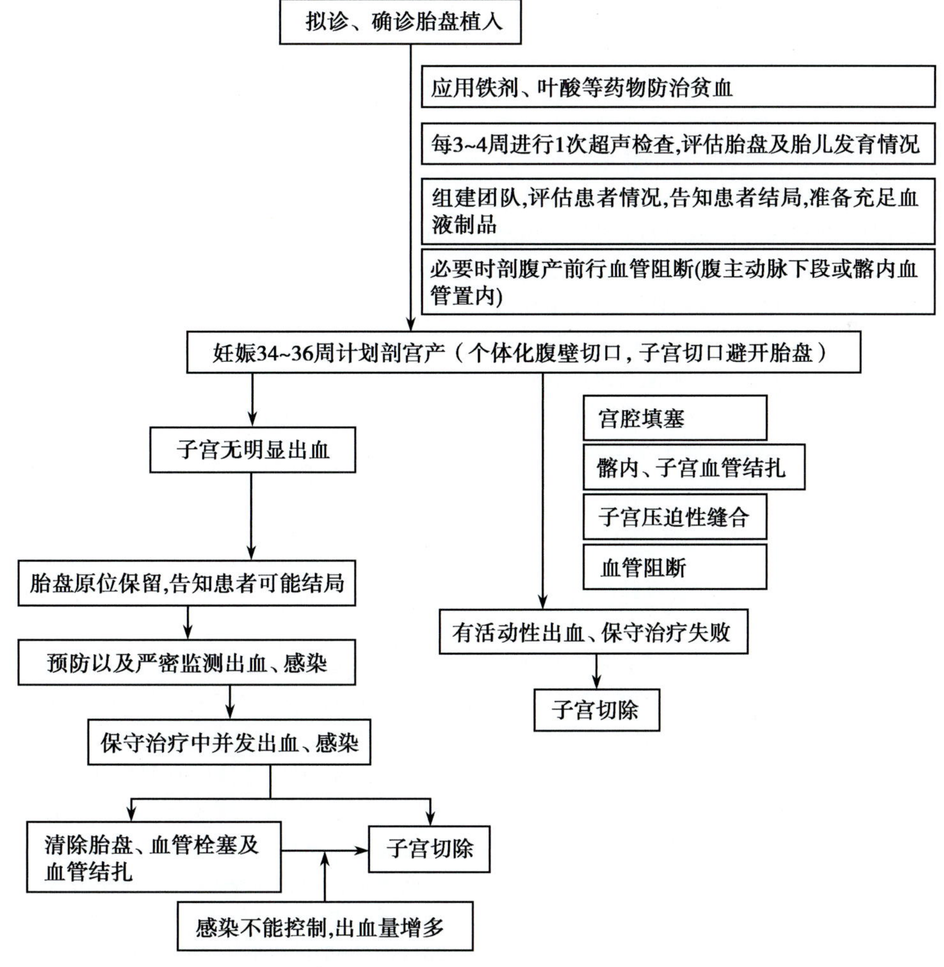

图 11-9-9　胎盘植入诊治流程

（杨慧霞　张慧婧）

（本节超声图片由北京大学第一医院张潇潇提供）

第十节 过期妊娠

过期妊娠中过期(postterm)定义为从末次月经(last normal menstrual period,LMP)的第1日起妊娠达到或超过42足周(294日)(WHO,2003)。随着超声医学的发展,妊娠早期超声计算孕周更为准确可靠。过期妊娠与母儿并发症风险增加有关,也是行分娩诱导(induction of labour,IOL)最常见的指征。

一、过期妊娠的原因和危险因素

过期妊娠最常见的原因是孕周不准确(Neilson,2000)。其他危险因素包括:①初产,初产妇在妊娠42周以上分娩的概率较高(Olesen et al.,2003)。②过期妊娠史,此类妇女再次妊娠时,再次发生过期妊娠的风险增加。既往发生过一次过期妊娠的妇女再次妊娠发生过期妊娠风险为27%,两次过期妊娠史风险为39%(Kistka et al.,2007)。③过期妊娠家族史,母亲的基因显著影响分娩的时间。出生时即为过期妊娠的女性在妊娠后发生过期妊娠的风险增加。双胎研究也支持遗传影响——双胎姐妹中一人为过期妊娠,另一人发生过期妊娠概率增加,单卵双胎比双卵双胎表现更显著(Laursen et al.,2004)。④男性胎儿发生过期妊娠的风险增加(Divon et al.,2002)。⑤母亲肥胖与过期妊娠风险增加有关,体重指数(body mass index,BMI)影响分娩时机的确切机制尚不清楚,可能受雌、孕激素的循环水平影响。母亲妊娠早期较高的BMI或母亲在妊娠早期和妊娠晚期BMI增加过多均与过期妊娠有关。妊娠早期BMI≥35kg/m^{2}的孕妇足月自然发动分娩的比例较正常BMI孕妇下降50%。⑥胎儿畸形,如无脑儿或肾上腺皮质功能不全。胎儿肾上腺功能不全或胎儿畸形和发育不全等是较罕见的导致过期妊娠的原因。肾上腺和垂体在足月分娩中起重要作用,因此其缺陷与过期妊娠有关。⑦胎盘硫酸酯酶缺乏症是一种罕见的X连锁隐性遗传疾病,胎盘硫酸酯酶活性缺乏可致雌三醇水平下降,阻碍分娩自然发动(Doherty et al.,2008)。

二、过期妊娠并发症

过期妊娠与母儿风险增加有关,大多数产科在41~42周内实施IOL,以避免不良的围产期结局。

1. 胎儿　过期妊娠产时围产期危险性增加,特别是伴发胎粪污染时。与妊娠40周比较,妊娠42周的围产期死亡风险增加2倍。围产儿并发症增加,包括胎粪吸入综合征、新生儿酸血症、低Apgar评分、巨大胎儿、产伤。近20%的过期妊娠合并胎儿过熟综合征(Rand et al.,2000)。其他新生儿并发症包括神经系统疾病,如新生儿抽搐、缺血缺氧性脑病、脑瘫、儿童发育不良和癫痫。

2. 母亲　过期妊娠也会增加母亲的风险,如产程延长、绒毛膜羊膜炎、肩难产,因巨大胎儿行阴道助产引起的严重会阴损伤(Ⅲ、Ⅳ度)风险增加。首次剖宫产率随着孕周的增加而上升,继而增加子宫内膜炎、出血、栓塞性疾病风险。

三、过期妊娠的诊断

准确评估胎龄是诊断过期妊娠的关键。基于临床诊断标准,如病史、宫高计算预产期(estimated date,EDC)可能会过高估计胎龄(Doherty et al.,2008)。只有当一个妇女的月经周期有规律并可预测,那么按照正常LMP第1日的时间计算出的孕产期才是准确的,月经周期不规则、排卵过少及停止避孕后很快妊娠的妇女,胎龄可能会被高估。

(一) 孕周的评估

超声评估胎龄(gestational age)包括妊娠早期冠-臀长、双顶径、头围和股骨长。超声的准确性取决于超声检查的时间,使用妊娠早期冠-臀长评估胎龄最准确,误差为±5日。妊娠中期进行超声测量准确率±10日,通常在此时进行先天畸形的诊断。

(二) 建议

1. 建议在妊娠11~13^{+6}周对所有孕妇进行妊娠早期超声,可准确评估胎龄,减少妊娠41周后的发生率。

2. 如果使用LMP与妊娠早期超声评估的胎龄相差大于5日,应按照妊娠早期超声进行校正。

3. 如果使用LMP和妊娠中期超声评估的孕龄相差大于10日,应按照妊娠中期超声进行校正。

4. 当同时有妊娠早期和妊娠中期超声,胎龄应根据妊娠早期超声确定。

四、常规引产或期待治疗

对过期妊娠的管理包括妊娠早期准确评估胎龄,如果未自然临产,适时进行IOL,可减少围产期死亡和母亲剖宫产风险。因此国内外均建议41周行IOL(Hannah et al.,1992)。但另一方面,目前没有任何一项产前胎儿监测的方法可以完全消除胎死宫内的风险。选择IOL还是期待治疗取决于医院的规范和孕母的选择。产科医生需要提供最好的证据,说明各种引产方法的风险和利益,尊重其最终决定。

(一) 评估胎儿状态进行期待治疗

产前胎儿检查的目的是确保胎儿健康,防止胎儿死亡。多数指南包括英国国家卫生与临床优化研究所(NICE)和ACOG都推荐妊娠41^{+0}周进行胎儿监护(ACOG's Committee on Practice Bulletins-Obstetrics,2004)。目前采用的监测包括以下几种。

1. 无应激试验(non-stress test,NST)　使用胎心监护(cardio tocography,CTG)记录胎心率20~40分钟,称为NST。这已成为包括过期妊娠在内的产前胎儿监测的最常用方法。反应型定义为20分钟内有两次或两次以上的胎心增速,增速幅度≥15次/min,增速持续时间≥15秒,反应型提示胎儿状况良好。评估过期妊娠胎儿状况的NST频率多少为最佳目前未知,一般每周两次。单独使用NST监测不良围产儿结局的能力较低,灵敏度20%,特异度80%(Simpson et al.,2011)。NST反应型也不能排除急性窒息事件。

2. 宫缩应激试验(contraction stress test,CST)　临床不常用,是利用缩宫素诱发子宫收缩来评估胎儿承受宫缩压力的能力。CST较费时、费力(平均90分钟),假阳性结果的高发生率可能会导致不必要的产科干预。

3. 超声测量羊水量　过期妊娠中，羊水指数（amniotic fluid index，AFI）<5cm 或羊水最大暗区垂直深度<2cm 视为异常。但 AFI 的灵敏度与主要不良结局、产程中胎儿窘迫、新生儿入住新生儿重症监护室的相关性不大。

4. 生物物理学评分　包括 NST 加超声评估胎儿活动、胎心率、胎儿呼吸及羊水定量。生物物理剖面的每个变量得分为 0 或 2。8 分或 10 分表明胎儿状态良好；如果得分是 6，须 4~6 小时后重复测试，再次作出决定；得分 4 或以下是终止妊娠的指征。

5. 超声多普勒测量胎儿和子宫胎盘循环　子宫动脉、脐血流、大脑中动脉多普勒异常在过期妊娠不良围产期结局中的预测作用不大（Crowley，2000），因此不推荐使用多普勒来进行管理。

（二）引产

当继续妊娠的风险超过终止妊娠时，应选择引产。IOL 需要考虑产前胎儿情况、宫颈成熟度、孕周、母亲危险因素和母亲的意愿。在充分评估上述因素后，产科医生应就诱导分娩的细节和风险及严密产前监测下期待治疗的风险与患者进行充分讨论。

1. 终止妊娠指征　目前最好的证据表明母亲和胎儿从 41~42 周常规进行 IOL 利大于弊。妊娠 41 周 IOL 与围产儿死亡率下降有关。另外两个荟萃分析证实，41 周常规 IOL 与期待治疗相比，其剖宫产率和围产儿死亡率下降（Sanchez-Ramos et al.，2003；Gülmezoglu et al.，2006）。

NICE 和 WHO 指南均建议无妊娠并发症的孕妇可考虑在 41~42 周行 IOL（WHO，2011）。有既往剖宫产史的患者如选择阴道试产，41 周之前未发动自然分娩，应进一步讨论是否进行选择性重复剖宫产。由于有子宫破裂的风险，在决定是否进行 IOL 时，还应考虑过期妊娠相关胎儿/母亲不良结局的风险。

2. 多胎妊娠　单胎妊娠的平均孕周是 40 周，双胎为 36 周，三胎 33 周，四胎 29 周（Feldman，1992）。多胎妊娠围产儿死亡率在 38 周最低（10.5/1 000），单胎妊娠为 40 周（9.7 人/1 000）（Minakami et al.，1996）。此后，两组的围产儿死亡率都相应增加，多胎妊娠的死亡率增加更为显著。事实上，多胎妊娠在 37 周后发生围产期死亡的风险较单胎妊娠 40 周后高 6 倍。这些数据表明，双胎妊娠的正常妊娠时间应被视为 38 周而非 40 周。

五、产时管理

过期妊娠为高危妊娠，主要由于过期妊娠的胎儿发生产时胎心率异常和胎粪污染的风险增加。因此，建议在分娩期间进行持续胎儿电子监护。早期人工破膜可进一步降低宫内羊水量从而增加脐带受压的可能性，但反过来有助于诊断胎粪污染。巨大胎儿可能造成肩难产，产科团队应始终做好急救准备。

六、预防

预防过期妊娠是在妊娠 42 周前进行 IOL。然而，由于 40~41 周并发症上升，而且医患均应认识到分娩诱导的风险，因此最好在 39 周左右分娩自然发动。可在足月时使用人工剥膜术诱发宫缩从而减少 IOL 干预。人工剥膜术指用手指于宫颈内口和子宫下段的胎膜进行剥离，可以促进局部内源性前列腺素释放。人工剥膜可以缩短妊娠时间，降低 41 周和 42 周的妊娠率，但可能导致孕母不适感，应告知剥膜后会在未来 2~3 日内有阴道血性分泌物。目前尚无证据表明人工剥膜会增加母儿风险，多数人工剥膜术后的孕妇会在随后几日内发动分娩。

七、小结

目前最佳证据表明在妊娠 41~42 周 IOL 可减少胎粪吸入综合征和围产儿死亡风险。在讨论 IOL 风险和益处后应帮助孕妇作出正确选择，低危孕妇应考虑在妊娠 41 足周进行常规 IOL。

（马润玫）

第十一节　羊水量异常

羊水作为重要的胎儿附属物之一，对保护胎儿及母体起到重要作用。部分母体合并症及胎儿异常可引起羊水量的异常，而羊水量的异常亦可影响妊娠结局。无论是羊水过少还是羊水过多，都会增加不良妊娠结局的风险。正常羊水量的调控机制尚不明确，但是对引起羊水量明显异常的相关因素研究较多。

一、羊水的形成与吸收

在肉眼可见的胚胎形成前，最初的羊膜腔就已形成。早期羊水量随着胚胎发育不断增加，且较胚胎的生长速度快。母体血浆在静水压的作用下透过胎膜形成早期的羊水。妊娠前半期羊水量的增加与胎儿大小基本呈线性关系，妊娠 10 周时羊水量约为 25ml，而妊娠 20 周时已可达 400ml。该时期羊水成分与胎儿血浆成分相似，羊水与胎儿之间通过尚未角质化的胎儿皮肤、胎盘及脐带不断进行交换，而胎儿的吞咽与排尿并未对羊水量产生明显影响。

随着胎儿皮肤不断角化，羊水量与胎儿大小不再呈线性关系，待皮肤完全角化后，其主要受羊水循环调控。羊水主要成分为胎儿尿液（每千克胎儿体重每日约 300ml，接近足月时可达 600~1 200ml），口、鼻、气管分泌物及肺液（每千克胎儿体重每日 60~100ml）（Gilbert et al.，1993）。胎儿的呼吸运动有助于肺液的排出，但约有一半肺液尚未流入羊膜腔内就被吞咽回胎儿体内。羊水的吸收主要靠胎儿的吞咽，每千克胎儿体重每日可吞咽 200~250ml，但仍不足以与生成的羊水达到平衡。研究发现在渗透压的作用下羊水也通过胎盘的胎儿面进行胎膜吸收，通过该途径吸收的羊水量每日 200~500ml（Wintour et al.，1993）。

也有研究发现羊水亦可通过胎膜进入母体循环，但总量很小，足月时约为 10ml/d（Gilbert et al.，1993）。半数合并食管闭锁和 2/3 合并十二指肠闭锁的胎儿并未出现羊水过多，这也提示除吞咽外仍有其他机制对羊水量进行调节，而渗透压作用下的被动扩散经胎膜吸收代偿恰为最可能的机制。

总体来说，目前主要有以下四种膜内转运机制：①由羊膜腔单向批量转运至胎儿循环；②溶质被动双向扩散；③水分子被动双向扩散；④乳酸盐单向转运至羊水（Brace et al.，2014）。

虽然羊水循环的研究已取得了一定的进展，但具体的调节机制仍在不断研究中，也发现了一些潜在的调节因素，如血管内皮生长因子（vascular endothelial growth factor，VEGF）被认为可以促进羊膜血管生长并影响微血管的通透性，从而对胎膜吸收进行调节（Cheung，2004）；水通道蛋白（aquaporin）也可能是调控胎膜吸收的因素之一（Wang et al.，2001）。

二、正常羊水量及超声测量

由于条件所限，要精确地测量羊水量有一定的难度。染料稀释法为测量羊水量的金标准，虽然比超声测量等方法更准确，但需要行羊膜腔穿刺，且存在其他并发症的风险，难以在临床中推广。

Brace 等（1989）通过染料稀释法测量 705 例孕妇羊水后发现，同孕周不同孕妇间的羊水量存在较大差异，但是妊娠 22～39 周羊水量的平均值保持稳定，平均为 777ml（95% *CI* 302～1 997），而从妊娠 40 周后，羊水量每周减少 8%。也有研究通过染料稀释法测得羊水量在妊娠 30 周后持续升高，其峰值出现在妊娠 40 周，且正常变化范围较小（Magann et al.，1997）。

随着超声技术的发展，超声评估羊水量越来越受到重视。临床上曾用羊水最大暗区垂直深度（AFV）评估羊水量（Manning et al.，1981），并发现 AFV 过低与妊娠不良结局相关（Chamberlain et al.，1984；Mercer et al.，1984），但由于灵敏度较低，逐渐被测量四个象限的羊水指数（amniotic fluid index，AFI）取代，测量时以脐水平线和腹白线为标志将子宫直角分成四个象限，探头垂直于水平面并于孕妇矢状面平行，测量各象限无脐带或胎儿部分的 AFV，四个部分的测量值相加即为 AFI。

Moore 等（1990）尝试通过 AFI 研究羊水量，发现平均 AFI 从妊娠 16 周开始上升，在妊娠 27 周达到峰值并持续至妊娠 33 周，继而开始下降；不同孕周 AFI 参考值见表 11-11-1。Magann 等（2000）对 2 868 例孕妇的 AFI 进行研究分析后发现以羊水量及其变化情况与 Brace 等（1989）的研究相一

表 11-11-1　不同孕周羊水指数参考值

孕周	羊水指数				
	2.5th	5th	50th	95th	97.5th
16	73	79	121	185	201
17	77	83	127	194	211
18	80	87	133	202	220
19	83	90	137	207	225
20	86	93	141	212	230
21	88	95	143	214	233
22	89	97	145	216	235
23	90	98	146	218	237
24	90	98	147	219	238
25	89	97	147	221	240
26	89	97	147	223	242
27	85	95	146	226	245
28	86	94	146	228	249
29	84	92	145	231	254
30	82	90	145	234	258
31	79	88	144	238	263
32	77	86	144	242	269
33	74	83	143	245	274
34	72	81	142	248	278
35	70	79	140	249	279
36	68	77	138	249	279
37	66	75	135	244	275
38	65	73	132	239	269
39	64	72	127	226	255
40	63	71	123	214	240
41	63	70	116	194	216
42	63	69	110	175	192

致。但是 Magann 等(2001)发现 AFI<5cm(灵敏度 10%,特异度 96%)和 AFV<2cm(灵敏度 5%,特异度 98%)均不是诊断羊水过少的良好指标,同时 AFI>20cm(灵敏度 29%,特异度 97%)和 AFV>8cm(灵敏度 29%,特异度 94%)也不足以诊断羊水过多,认为彩色多普勒测量 AFI 会导致过度诊断羊水过少。总之,目前尚无一个明确的各孕周羊水量“正常值”,因此也无法精确定义羊水量“异常”,但大部分临床实践中都会选择超声测量 AFI 评估羊水情况。

三、羊水过少

(一) 羊水过少的诊断及发病情况

有研究以染料稀释法检测羊水量,发现羊水量少于 200~500ml 为羊水过少(Magann et al.,1992;Horsager et al.,1994)。Brace 等(1989)对 12 项羊水量的研究进行总结分析后认为羊水过少的阈值是 318ml。目前多以超声检测 AFI 或 AFV 诊断羊水过少,由于多种因素都会影响超声检查的测量值,不同的研究提出了不同的羊水过少的诊断阈值,临床上一般将 AFV<2cm 或 AFI<5cm 定义为羊水过少,其发生率为 0.5%~5.5%(Hill et al.,1983;Zhang et al.,2004)。

羊水过少多无特异性的临床表现,部分孕妇可在胎动时自觉腹痛,当胎盘功能减退时可自觉胎动减少。多数羊水过少的诊断在孕期超声检查时发现,需全面回顾孕妇病史判断是否由胎膜早破引起,并进行胎儿生长径线及解剖结构的针对性彩超检查,尤其需关注胎儿的肾脏和膀胱,并排除胎儿生长受限。

(二) 羊水过少对母儿健康的影响

1. 对母体的影响　有研究认为羊水过少明显提高剖宫产率(Chauhan et al.,1999)。近年来一项荟萃分析显示合并单纯性羊水过少时,器械助产率和剖宫产率升高 2 倍(Rossi et al.,2013)。但也有研究认为羊水过少未增加总剖宫产率(Zhang et al.,2004)或未增加以胎儿窘迫为指征的剖宫产率(Magann et al.,1999)。

2. 对胎儿的影响　羊水过少时围产儿发病率和死亡率显著升高,有研究发现当 AFV<1cm 时,围产期死亡率增加约 50 倍(1.97/1 000 *vs*. 109.4/1 000),且羊水量减少的胎儿合并严重先天畸形的风险明显升高(Chamberlain et al.,1984)。一般认为羊水过少与不良新生儿预后如胎儿窘迫、低 Apgar 评分、低出生体重、胎粪吸入综合征及围产儿病死率升高相关(Casey et al.,2000)。但也有研究发现胎儿生长受限、胎儿发育异常或妊娠期高血压疾病等合并羊水过少时的围产儿预后明显较未合并羊水过少者差,而在排除其他合并症后发现单纯性羊水过少与胎儿发育不良及围产儿不良结局无关(Zhang et al.,2004),提示胎儿生长受限及胎儿发育异常等增加了围产儿的病死率,而非羊水过少所致,故单纯羊水过少的孕妇并不一定需要立即终止妊娠。

(三) 羊水过少的发病机制

羊水过少主要与羊水生成减少或羊水外漏增加有关。大致可分为胎儿因素、母体因素、胎盘及胎膜因素、药物因素等方面,也有部分羊水过少原因不明。

1. 胎儿因素　胎儿先天畸形与发育异常是羊水过少的常见原因之一,尤其是胎儿合并泌尿系统畸形时,如肾缺如(Potter 综合征)、肾小管发育不全、尿道梗阻性疾病、多囊肾等。其他原因如染色体异常、胎儿生长受限、淋巴水囊瘤、甲状腺功能减退等也可引起羊水过少。

2. 母体因素　妊娠期高血压疾病使胎盘血流减少,可引起羊水过少。孕妇脱水、低血容量时,血浆渗透压升高也是羊水过少的原因之一。

3. 胎盘及胎膜因素　过期妊娠等可引起胎盘功能减退、慢性胎儿宫内缺氧、胎儿尿量减少。胎膜早破后羊水外漏增加。

4. 药物因素　吲哚美辛、尼美舒利、血管紧张素转化酶抑制剂(ACEI)等药物所致的羊水过少也逐渐被人们重视。

(四) 羊水过少的管理

如前所述,单纯性羊水过少可考虑期待治疗,不一定需要立即终止妊娠,可给予补液水化治疗。41%的羊水过少孕妇在 3~4 日后复查 AFI≥5cm(Lagrew et al.,1992)。有研究发现水化治疗有助于增加羊水量(Lagrew et al.,1992;Pitt et al.,2000),且口服补液效果优于静脉补液,低渗液优于等渗液(Gizzo et al.,2015)。也可考虑羊膜腔灌注增加羊水量,通过羊膜腔灌注,可以明显改善新生儿结局、降低剖宫产率,且不增加产后子宫内膜炎的发生率(Pitt et al.,2000)。但对于妊娠中期发生的未足月胎膜早破,羊膜腔灌注对围产儿结局无明显改善(Van Kempen et al.,2017)。

过期妊娠合并羊水过少需积极引产,产程中密切监护胎心情况及羊水性状。

四、羊水过多

(一) 羊水过多的诊断及发病情况

国内一般将羊水过多定义为羊水量大于 2 000ml,其发生率为 0.41%~1.5%(Queenan et al.,1970;Wallenburg et al.,1977;Aviram et al.,2015)。临床上常用超声测量 AFI 或 AFV 评估是否出现羊水过多。越早发生的羊水过多,围产儿不良结局的风险越高,且与羊水过多的严重程度有关(Queenan et al.,1970)。也有研究发现男性胎儿发生羊水过多的风险更高(Stanescu et al.,2015)。临床上一般将以 AFI≥25cm 诊断为羊水过多,也有将羊水过多分为轻度(8cm≤AFV<12cm)、中度(12cm≤AFV<16cm)和重度(AFV≥16cm),发生率分别为 78.8%、16.5%、4.7%(Hill et al.,1987)。急性羊水过多发病孕周较早,在妊娠 20~24 周出现明显子宫增大,自觉腹胀、腹痛、腰酸,甚至呼吸困难、无法平卧。查体可见腹部皮肤张力大、腹壁下静脉扩张,宫底明显高于妊娠周数的平均值,且由于羊水过多,胎位较难扪清。慢性羊水过多由于羊水在数周内缓慢增多,其压迫症状相对较轻,但仍可伴有子宫张力大、宫底异常升高等表现。诊断时需超声评估羊水量并进行针对性的胎儿解剖结构筛查,尤其是胃肠道梗阻或闭锁性疾病(Hill et al.,1987),必要时需检测孕妇血型、血糖及胎儿染色体核型。双胎妊娠需与双胎输血综合征(TTTS)鉴别。

(二) 羊水过多对母儿健康的影响

对母体的影响:过多的羊水量使子宫增大、膈肌上抬,产生压迫症状，严重时使孕妇呼吸困难。羊水过多也是胎盘早剥（Hung et al.，2007）、产后出血（Bateman et al.，2010）的高危因素。

对胎儿的影响：Hill 等（1987）发现羊水过多患者围产儿死亡率约为 127.5/1 000，校正后致死性畸形对死亡率的影响为 58.8/1 000。合并妊娠期糖尿病、妊娠期高血压疾病时围产儿死亡率也明显升高（Desmedt et al.，1990）。最近的一项研究发现，妊娠 37 周时羊水过多胎儿宫内死亡的发生率为正常羊水量的 7 倍，妊娠 40 周时更可高达 11 倍（Pilliod et al.，2015）。此外，羊水过多也与巨大胎儿（Morris et al.，2014）、胎位异常有关（Mazor et al.，1996），增加了早产的风险，有研究统计医源性早产占 44.1%（Idris et al.，2010）。

（三）羊水过多的发病机制

轻度羊水过多中约 16% 可找到病因，中度羊水过多为 90%，重度羊水过多基本上均能找到致病原因（Hill et al.，1987）。引起羊水过多的病因有多种，但仍有部分为特发性羊水过多病因不明。常见的原因如下。

1. 胎儿合并先天畸形，如开放性神经管畸形、胃肠道梗阻性疾病、中枢神经系统发育异常、水囊状淋巴管瘤等。

2. 胎儿染色体异常，13 三体、18 三体、21 三体等可出现胎儿吞咽功能障碍。

3. 多胎妊娠，以单绒毛双胎居多，尤其是双胎输血综合征（TTTS）。

4. 胎盘脐带病变，如胎盘绒毛血管瘤、巨大胎盘、脐带帆状附着等。

5. 妊娠合并症，如妊娠期糖尿病或糖尿病合并妊娠，母体高血糖状态易合并羊水过多。

6. 妊娠期高血压、重度贫血、母儿血型不合所致胎儿免疫性水肿、非免疫性水肿、宫内感染细小病毒 B-19 等亦可引起羊水过多。

（四）羊水过多的管理

由于羊水过多增加了围产儿死亡率，应产前检测母儿情况，将血压、血糖控制在合理范围，积极寻找病因，针对病因进行治疗。轻度羊水过多往往属于特发性，预后较好，排除其他病因后可继续检测胎动、行无应激试验（NST）。前列腺素合成酶抑制剂有抗利尿作用，重度羊水过多可应用吲哚美辛，减少胎儿尿液产生（Stevenson et al.，1992），短期应用较安全，长期使用可能引起胎儿动脉导管提前闭合、肾发育异常等（Mamopoulos et al.，1990），且并发症随孕周增大而加重，妊娠 32 周后应避免使用该药治疗羊水过多（Moise et al.，1997）。经腹羊膜腔穿刺引流术能够有效地减少羊水量，缓解孕妇自觉症状，并能通过羊水检测胎肺成熟度，但可能需要定期重复抽吸。有研究报道该操作并发症发生率约为 3.1%（Leung et al.，2004）

（崔世红 李根霞）

第十二节 胎儿窘迫

胎儿窘迫（fetal distress）是指孕妇、胎儿及胎盘等多种高危因素引起的胎儿急性或慢性缺氧、酸中毒为主要特征的综合征，发生率为 2.7%～35.8%（谢幸 等，2018）。其可分为急性胎儿窘迫和慢性胎儿窘迫。急性胎儿窘迫主要发生于分娩期，而慢性胎儿窘迫常发生于妊娠晚期，但在临产后多表现为急性胎儿窘迫。因其常导致死胎、死产、新生儿窒息等不良围产结局，临床中十分重视对胎儿窘迫的早期诊断及有效处理。

一、病因

胎儿在宫内生长发育、耐受分娩需要足够的氧供，若母体血液含氧量不足、母胎间血氧运输及交换障碍和胎儿自身异常等均可导致胎儿窘迫。

（一）母体因素

母体血氧含量降低和子宫胎盘局部血氧含量低为两种主要因素。

1. 母体血液含氧量不足，如妊娠合并先天性心脏病（心功能不全者）、严重肺部疾病（肺结核、胸廓畸形、哮喘反复发作）、感染性疾病（肺部感染、流感）、母体血液循环障碍导致胎盘灌注急剧减少，如休克、重度贫血等。

2. 子宫胎盘血管硬化、狭窄、梗死，如妊娠期高血压疾病、慢性肾炎、糖尿病、过期妊娠等。

（二）胎盘因素及脐带因素

影响胎盘灌注的相关疾病包括前置胎盘出血、胎盘早剥、胎盘钙化、梗死、胎盘内微血栓。导致脐带血流受阻的相关疾病包括脐带扭转、脐带脱垂、脐带缠绕、脐带过短、脐带胎膜附着、脐带真结及因羊水过少所致的脐带受压。另外，前置血管破裂出血导致胎儿急性失血性休克。

（三）胎儿因素

母胎输血、胎儿严重的心血管疾病、呼吸系统疾病、母儿血型不合、胎儿畸形、胎儿宫内感染、颅内出血及颅脑损伤等。

（四）产程中异常因素

缩宫素使用不当、孕妇应用麻醉药及镇静剂过量（谢幸 等，2018；吴淑燕 等，2018）。

二、自然病程

子宫胎盘单位提供胎儿氧气及营养，排出二氧化碳和胎儿代谢产物。胎儿对宫内缺氧具有一定的代偿能力，当产时子宫胎盘单位功能失代偿时，会导致胎儿缺血缺氧，引起全身血流重新分配至重要器官，如心、脑及肾上腺等。若持续缺氧发展为代谢性酸中毒、乳酸堆积、胎儿重要器官（如脑、心肌）进行性损害，如不予干预，则可能导致严重或永久性损害，如缺血缺氧性脑病，甚至胎死宫内。重度缺氧还可导致胎儿呼吸运动加深，羊水吸入，新生儿发生吸入性肺炎的概率增高。

孕期长期慢性缺氧可导致胎儿生长受限、羊水过少等。脐带因素的胎儿缺氧常表现为胎儿心率下降或反复变异减速，可导致胎儿呼吸性酸中毒，如不解除诱因，可导致混合性酸中毒，造成胎儿损害。

三、临床表现及诊断

急性胎儿窘迫主要发生在分娩期，多因脐带因素、胎盘早剥、宫缩过强、产程延长及休克等引起。而慢性胎儿窘迫多发生于妊娠晚期，延续至临产并加重。其多因妊娠期高血压疾病、慢性肾炎、糖尿病等所致。

目前对胎儿窘迫临床诊断最准确的是胎儿动脉血血气分析，但很难直接测定，临床一般通过对胎动、胎心监护、羊水及超声三方面评估诊断胎儿窘迫。

（一）胎动

胎动为唯一能被孕妇感知的指征，目前尚无理想的胎动计数方法。胎动感知易受胎儿睡眠周期、孕周、情绪、药物等多因素影响。因其为提示胎儿宫内状况不佳甚至胎死宫内的第一信号，不容忽视。

妊娠 28 周后因胎儿生物规律的形成，应指导孕妇熟悉自身的胎动规律。胎动频繁程度的改变可反映胎儿宫内状况。胎动过频或胎动减少均为胎儿缺氧的先兆。在缺氧初期一般表现为胎动频繁，继而胎动减弱及胎动减少，甚至胎动消失。有研究指出，若胎动≤6 次/2h 应到医院就诊，行进一步母体状况评估。临床上胎动消失 24 小时后常可出现胎心消失。因此在出现胎动异常时，应进一步对母体、胎儿进行全面评价，包括 NST 和/或生物物理评分。

胎心率：产前胎儿电子监护方法包括 NST 和 CST。胎心率异常提示胎儿缺氧可能。在具有高危因素的孕妇中应用 NST 进行产前监护可以明显减少死胎的发生。

常见的胎心率异常包括 NST 无反应型、减速、心动过速/过缓和基线变异不良等。胎心基线正常范围为 110~160 次/min。显著变异可见于胎动频繁及急性缺氧早期，微小变异和变异缺失常提示胎儿储备功能下降。

孕妇体温正常情况下，若胎心率<110 次/min 或胎心率>160 次/min，持续性胎心率波动于 160~180 次/min 或持续>180 次/min，胎心率不规则，频繁晚期减速或变异减速，考虑存在胎儿窘迫可能（图 11-12-1）。进入产程后，在较强宫缩下，当胎心基线<100 次/min，基线变异≤5 次/min，伴有频繁晚期减速或变异减速时提示胎儿缺氧严重，胎儿预后不良，甚至随时胎死宫内。

正弦波是一种特殊的基线变异，其表现为明显、光滑的类正弦波（图 11-12-2），常提示胎儿有严重缺氧、溶血等不良情况。

（二）生物物理评分

传统的生物物理评分使用 Manning 评分，包括 NST、胎儿呼吸运动、胎动、胎儿张力及羊水深度五项。因其可因胎儿睡眠周期影响出现假阳性，耗时较长，2014 年指南采用改良生物物理评分，其包括无应激实验（non-stress testing，NST）和羊水量两项指标，NST 为反应型且羊水深度>2cm 认为正常；NST 为无反应型和/或羊水深度<2cm，认为异常，考虑胎儿存在缺氧情况（American College of Obstetricians and Gynecologists，2014b），应该进一步评估（Ayres-de-Campos et al.，2015）。

产时评估羊水对胎儿状况的了解具有一定意义。当胎心监护异常且出现羊水胎粪污染时，发生胎儿酸中毒的概率增加。当出现羊水胎粪污染时，若胎心监护正常，无须进一步干预；若胎儿监护异常，提示可能存在胎儿宫内缺氧情况，发生胎粪吸入综合征的概率增高，可能导致不良的胎儿结局。

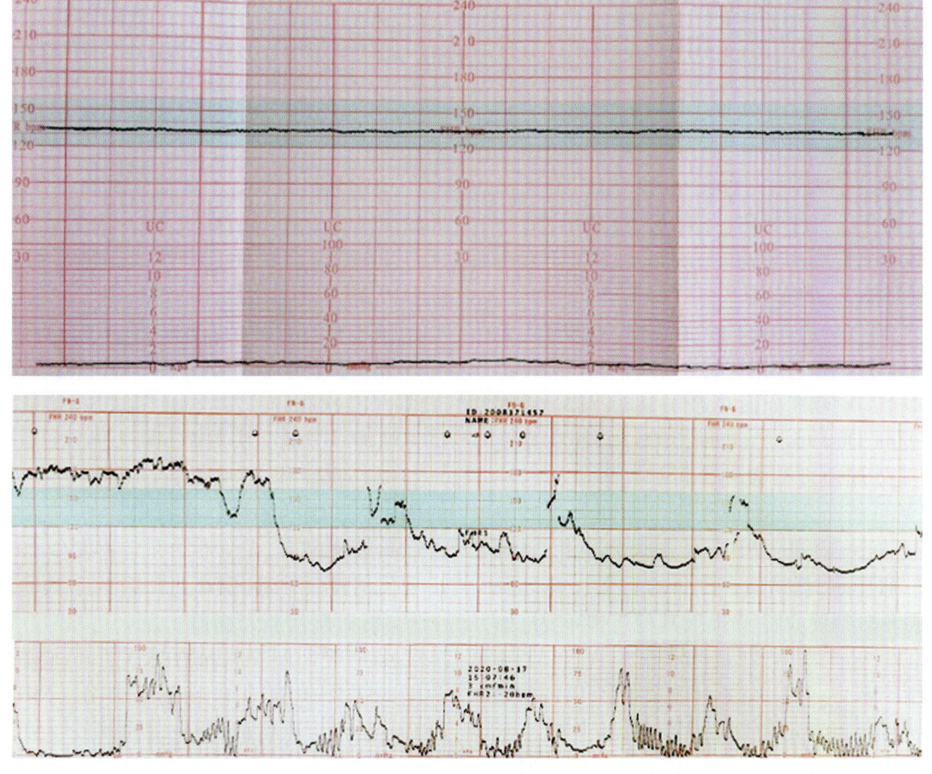

图 11-12-1　胎儿窘迫的胎心监护

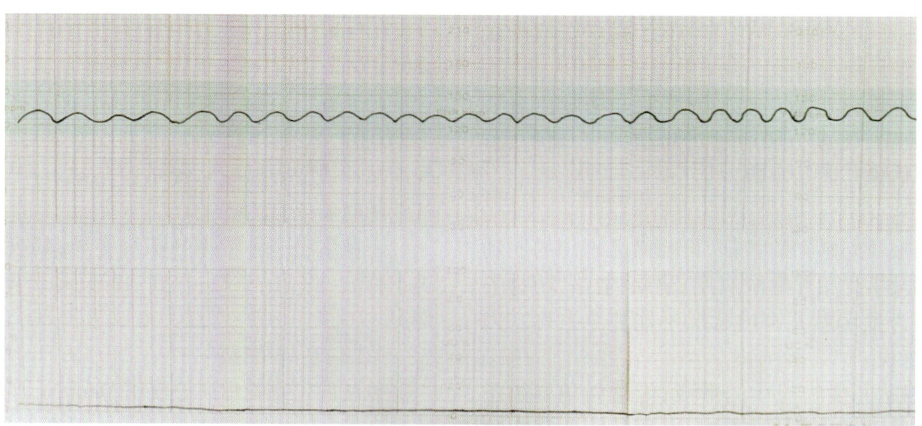

图 11-12-2　正弦波胎心监护

（三）胎儿多普勒血流检测

胎儿窘迫时可出现脐动脉 S/D、PI 及 RI 改变，提示胎盘灌注不足。严重者可出现 S/D 消失或反向，随时有胎死宫内的风险。另外，胎儿缺氧早期脑血流量代偿性增加，即胎儿脑保护，可通过检测胎儿大脑中动脉血流指数变化，更早发现胎儿宫内缺氧。但因急性缺氧时，胎儿血液重新分布代偿机制失效，大脑中动脉血流在识别急性胎儿窘迫时意义有限。同时超声可检测胎儿静脉导管血流频谱及胎儿肾动脉等，增加评估准确率。

（四）酸中毒

1. 胎儿头皮血取样　胎儿头皮血与出生时脐动静脉血的 pH 及乳酸值具有一定相关性，但头皮血与新生儿预后的相关性取决于新生儿出生与头皮血取样的时间间隔（Choserot et al.，2014；Tsikouras et al.，2018）。胎儿头皮血 pH>7.25 和乳酸值<4.2mmol/L，提示胎儿正常；pH 为 7.20～7.25 和乳酸值为 4.2～4.8mmol/L，提示胎儿可疑酸中毒；pH<7.20 和乳酸值>4.8mmol/L，提示胎儿酸中毒（吴淑燕　等，2018）。胎儿头皮血取样的应用条件有限：母体感染（如 HIV、肝炎病毒、单纯疱疹病毒）、胎儿出血性疾病（如血友病）及早产（孕周<34 周）等患者中该项检测为禁忌证，且头皮血取样为一种有创性检查，目前已很少应用。

2. 胎儿脐动脉血血气分析　胎儿娩出后通过立即测定血气可以判断胎儿出生时是否存在代谢性酸中毒。代谢性酸中毒定义为脐动脉血 pH<7.0，同时全血剩余碱超过-12mmol/L（ACOG's Committee on Obstetric Practice，2006）。新生儿娩出后立即对脐带血或外周血进行血气分析和乳酸值测定被认为是目前可以定量分析胎儿娩出前是否存在缺氧或酸中毒的方法（Ayres-de-Campos et al.，2015）。正常情况下，应对所有怀疑胎儿缺氧、酸中毒、低 Apgar 评分的新生儿进行血气分析，但对异常结果的判读应注意排除其他可能病因，如早产、先天性异常等。

（五）其他检测手段

包括电子胎心监护和胎儿心电图联合应用、胎儿脉搏血氧饱和度检测等有效性尚未可知，仍需要多中心大样本临床研究支持。

四、产科处理

大多数胎儿窘迫病因不明，最好的临床处理是早诊断且明确诊断的准确性，减少不必要的早产及剖宫产。急性胎儿窘迫应积极干预，改善胎儿缺氧状态。慢性胎儿窘迫应针对病因，依据孕周、胎儿成熟度、胎儿缺氧程度个体化处理。

（一）急性胎儿窘迫

1. 一般处理　改变体位为左侧卧位，吸氧；适当进食，补充能量，无法进食者可予以补充静脉营养；避免过度通气导致的呼吸性酸中毒；纠正胎儿酸中毒、低血压及电解质紊乱。对可疑胎儿窘迫者行连续胎心监护。

2. 病因治疗　胎膜早破者阴道检查除外脐带脱垂及宫口开大过快及胎头下降过快导致的胎心变化。由于不协调子宫收缩，或因缩宫素使用不当引起的宫缩过频过强，应停止滴注，必要时可给予硫酸镁或 β 受体激动剂抑制宫缩；在宫缩减弱后依据胎心情况及胎儿状态再次调整宫缩。若因羊水过少导致脐带受压，可改变体位或行羊膜腔灌注。

3. 尽快终止妊娠　无法立刻阴道分娩者，且有进行性胎儿缺氧及酸中毒的证据，一般干预后无法纠正者，应尽快手术终止妊娠。无论阴道分娩或剖宫产均需做好新生儿窒息抢救准备。

（1）宫口未开全或宫口开全预计短期内无法阴道分娩，有以下症状者应立即剖宫产。①胎心基线变异消失伴胎心基线<110 次/min 伴频繁晚期减速，伴频繁重度变异减速。②正弦波。③胎儿头皮血 pH<7.20。

（2）宫口开全：胎先露已达坐骨棘平面以下 3cm，吸氧的同时尽快助产阴道分娩胎儿。

一般情况下，在急性胎儿窘迫发生 20 分钟后分娩者，易出现代谢性酸中毒，围产儿预后不良，易并发各种并发症。

（二）慢性胎儿窘迫

1. 一般处理　主诉胎动异常者，应全面评估母儿状况，包括 NST、CST、胎儿生物物理评分。NST 异常需进一步行 CST 或胎儿生物物理评分，评分 6 分为可疑阳性，需进一步评估，或结合孕周考虑终止妊娠，如果孕周超过 37 周，评分 6 分，应进一步评估或考虑终止妊娠，反之 24 小时重复评分

(American College of Obstetricians And Gynecologists,2014b)。左侧卧位,吸氧(每日 2~3 次,每次 30 分钟)。积极治疗妊娠合并症及并发症,加强胎儿监护,注意胎动变化。

2. 期待治疗　孕周小,胎儿娩出后存活率低者,在情况许可条件下,转至有治疗经验及新生儿抢救能力的上级医院行进一步监测,尽量延长孕周,同时促胎肺成熟,争取胎儿成熟后终止妊娠。

3. 终止妊娠　妊娠近足月或胎儿已成熟,胎动减少,胎盘功能进行性减退,胎心监护出现胎心率基线异常伴基线波动异常,OCT 出现频繁晚期减速或重度变异减速,胎儿生物物理评分≤4 分者,均应剖宫产终止妊娠(ACOG's Committee on Obstetric Practice,2006)。

(庄艳艳　刘彩霞)

第十三节　死　　胎

一、病因及发病机制

死胎(stillbirth/fetal death)是指胎儿在娩出前死亡,娩出时无任何生命迹象,包括无胎儿呼吸、心跳、自主肌运动,无脐动脉搏动。目前我国诊断死胎的孕周和胎儿出生体重参考美国妇产科医师学会(ACOG et al.,2020)的诊断标准:妊娠 20 周后或出生体重≥350g 娩出时无任何生命迹象;分为早期死胎(20~27 周)和晚期死胎(≥28 周)。2013 年美国的发生率分别为 2.97‰和 3.01‰,总体死胎发生率为 5.96‰(ACOG et al.,2020)。2015 年国内报道其发生率为 3.55%(Chen et al.,2016b)。

死胎的病因及发病机制复杂,包括生物学、遗传学、社会学因素等方面,主要与母体、胎儿、胎儿附属物等相关,但仍有部分原因不明。死胎可以是单因素,也可以是多种因素共同作用的结果。

(一)母体因素

1. 合并症和并发症

(1)感染:在发达国家,10%~20% 的死胎与感染相关。发展中国家的比例可能更高(ACOG et al.,2020)。病毒(主要包括巨细胞病毒、风疹病毒、疱疹病毒、细小病毒 B19 等)、细菌、支原体、衣原体、原虫等病原菌可经母血、下生殖道上行感染途径到达胎盘,引起胎盘绒毛膜羊膜炎,导致死胎。研究认为(李冰琳　等,2001)细小病毒 B19 引起死胎的发病机制可能与该病毒侵入人体后,造成红系造血细胞受累,胎儿发生造血危象和贫血;还可结合富含 P 抗原的胎儿肝脏和心脏,引起这些脏器受损,进一步加重对胎儿的损害,导致胎儿缺氧,心脏循环衰竭而致胎死宫内。

(2)糖尿病:包括孕前糖尿病和妊娠期糖尿病,若血糖控制良好,无严重并发症,多数对胎儿影响较小。当糖尿病孕妇未及时治疗、血糖控制不满意、孕期使用一些药物(如肾上腺皮质激素、β 受体激动剂等)、合并严重感染而胰岛素未及时调整或并发暴发性 Ⅰ 型糖尿病发生酮症酸中毒时,在妊娠中晚期可引起胎儿窘迫,甚至死胎。

(3)高血压:主要是妊娠期高血压疾病时子宫螺旋小动脉重铸不足,胎盘灌流下降及血管内皮细胞受损,导致胎盘缺血缺氧、功能下降,引起胎儿生长受限、胎儿窘迫,尤其是并发胎盘床血管破裂胎盘早剥时,死胎发生率极高。

(4)肝病:与死胎相关肝病主要包括肝内胆汁淤积症、妊娠期急性脂肪肝、重症肝炎等疾病。

1)肝内胆汁淤积症:由于胆汁酸的毒性作用使死胎发生率明显升高。

其可能机制:①高水平胆汁酸对胎盘绒毛静脉存在浓度依赖的收缩作用,可减少胎儿血流灌注。②胎盘滋养细胞肿胀、绒毛间质水肿,导致绒毛间隙减少。③胆汁酸升高可引起血管内皮生长因子分泌减少。④氧化应激。以上因素可使胎盘急性缺氧,导致胎儿缺氧、胎死宫内。

2)妊娠期急性脂肪肝及重症肝炎:发病快,病情严重,可引起全身多脏器功能衰竭,不仅是孕产妇死亡的重要肝脏疾病,也是引起胎儿窘迫、死胎的原因之一。

(5)自身免疫性疾病:常见疾病包括系统性红斑狼疮、抗磷脂综合征等。狼疮抗凝物和心磷脂抗体与蜕膜血管病变、胎盘梗死、胎儿生长受限及死胎相关。研究表明,在非畸形胎儿中,有近 15%的不明原因死胎可能(或至少)与抗磷脂抗体有关(Herrera et al.,2017)。

(6)贫血:主要包括缺铁性贫血、再生障碍性贫血、巨幼细胞贫血及地中海贫血。当孕妇患重度贫血时,胎儿生长所需的胎盘供氧和营养物质无法得到满足,容易出现胎儿生长受限、死胎等不良结局。

(7)其他合并症:有常见肾脏疾病包括肾病综合征、狼疮肾等。控制不良的甲状腺疾病包括甲状腺功能亢进症、甲状腺功能减退症等。

(8)不良生育史:既往有死胎史的孕妇再次发生死胎的风险是无死胎史孕妇的 4.83 倍。既往妊娠出现早产、胎儿生长受限、子痫前期等并发症也将增加下次妊娠死胎的风险(ACOG et al.,2020)。

2. 子宫因素　较为常见的是子宫破裂,是孕期严重并发症之一,与胎儿循环血流骤然下降或停止有关。较为罕见的有子宫扭转,将导致子宫、附件血液循环的阻断,胎盘缺血性损伤导致蜕膜坏死、血管破裂出血,继而发生蜕膜板和胎盘的分离,引起胎盘早剥和死胎。

3. 母体体重　主要包括孕前超重或肥胖、孕期体重增长过多。研究表明,不考虑妊娠早期的体重,孕期 BMI 增加 $4kg/m^2$ 以上会使死胎风险增加 30%~50%,BMI 每增加 $5kg/m^2$,死胎风险增加 1.21 倍。超重和肥胖对死胎风险的影响机制尚未明确,部分可能与超重和肥胖相关的妊娠期并发症(如妊娠期高血压疾病或妊娠期糖尿病)有关(Cnattingius et al.,2016)。

4. 其他因素　包括年龄过小(<15 岁)、高龄(母亲≥35 岁、父亲≥40 岁),吸烟、吸毒、饮酒等不良生活习惯,环境因素及种族等。

高龄孕妇发生胎儿生长受限和死胎与其体内环境及胎盘功能下降有关,可能因为衰老卵母细胞累积遗传和表观遗传损伤,胎盘炎性反应和氧化应激水平增加,胎盘内分泌功能下降如妊娠相关蛋白、胎盘生乳素分泌减少,胎盘内营养输送异常，胎盘合体滋养细胞增殖异常，胎盘老化等(Lean et al.,2017)。另外，高龄孕妇引起胎儿致死性先天畸形和染色体异常的比例明显增多。尤其是在高龄初产妇中的死胎发生率更高，40 岁以上的高龄初产妇足月死胎的发生率为 8.62‰(1/116)。

身材矮小、受教育程度低和非北欧血统的孕妇中，死胎和婴儿死亡率也有所上升(Bukowski et al.,2017)。吸烟或二手烟均可能导致胎盘早剥发生的概率(Lehtonen et al.,2017)，特别是妊娠早期吸烟死胎的可能性增高[风险比(hazard ratio, *HR*) = 2.4]，同时还与吸烟量有关，呈剂量效应。另有研究发现周围环境温度升高与死胎相关，尤其是在胎儿死亡前的 4 日内，但具体发病机制尚不明确(Auger et al.,2017)。非西班牙裔黑种人妇女死胎的发生率高达 10‰ 以上，是其他种族的 2 倍左右，主要原因是该种族妇女孕期更易罹患妊娠期糖尿病、高血压、胎盘早剥和胎膜早破，而与受教育程度无明显关系(ACOG et al.,2020)。

(二) 胎儿因素

主要与胎儿生长受限及胎儿畸形相关。胎儿生长受限病因复杂，主要包括母体营养供应、胎盘转运和胎儿遗传因素等方面。死胎发生率与胎儿生长受限的严重程度成正比，胎儿体重小于第 10 百分位、小于第 5 百分位和小于第 3 百分位时的风险呈递增趋势。胎儿生长受限出现生长发育停滞大于 2 周或超声提示血流明显异常(脐动脉舒张末期血流消失或反向)或胎心监护提示正弦波型、胎心率基线变异消失时，胎儿死亡率极高。

致死性胎儿畸形主要包括严重开放性脊柱裂、严重脑膨出、无脑儿、单腔心、腹壁裂-内脏外翻、致死性骨发育不良等。多发畸形及非致死性畸形出现严重胎儿生长受限时，其死亡率也上升。

另有文献报道死胎的发生与胎儿性别相关，男胎的死胎发生率高于女胎(6.23‰ *vs.* 5.74‰)，但发生机制尚不明确(Mondal et al.,2014)。

(三) 胎儿附属物因素

1. 胎盘因素　胎盘是维持胎儿宫内生长发育的重要器官，具有物质交换、防御、免疫、合成多种激素、酶及细胞因子等功能。胎儿-胎盘循环的建立是母胎之间物质交换基础。胎盘大小、位置、功能异常，如各种原因导致胎盘病理改变，以及胎盘早剥、前置胎盘等均可发生死胎。

(1) 与死胎发生相关的病理改变主要包括终端绒毛不成熟、胎盘后血肿、实质梗死、无血管绒毛、胎盘水肿、胎盘重量低、出生体重/胎盘重量比降低、急性绒毛膜炎、急性绒毛膜板炎、绒毛膜血管变性、纤维蛋白、类纤维蛋白沉积等。

(2) 胎盘早剥时，死胎发生与胎盘早剥程度、距离终止妊娠时间有关。若发生胎盘早剥Ⅲ级且持续时间长，并发母体凝血功能异常，剥离面积超过胎盘面积 1/2，胎盘出血量多，未及时终止妊娠，可引起胎儿急性缺氧发生死胎。而前置胎盘尤其是完全性前置胎盘发生大量出血时，母体血容量减少，胎儿亦可出现缺血缺氧发生死亡。

2. 脐带因素　脐带是连接胎儿和胎盘的条索状组织，是自胎盘至胎儿营养物质输送、代谢产物排出和气体交换的重要渠道。各种原因引起的脐带结构或功能异常均可引起脐带血流受阻，胎儿缺氧死亡。常见原因有脐带扭转、脐带缩窄、脐带真结、脐带缠绕、脐带先露或脱垂、脐动静脉炎或脐动静脉周围炎、脐带帆状附着伴或不伴血管前置等(图 11-13-1～图 11-13-3)。

(1) 脐带扭曲、压迫，脐带血液循环障碍、出血性坏死，影响胎儿血氧供应。反映脐带扭转的量化指标——脐带螺旋指数[umbilical coiling index, UCI, UCI = 脐带螺旋圈数/脐带总长度(cm)]愈高，脐带扭曲愈严重，发生胎儿生长受限及死胎风险愈高(Devaru,2012)。

(2) 脐带缩窄与脐带胶质发育缺陷，脐动静脉发育不良，脐带间质纤维化，同时并发脐带扭曲，导致血流减少、血栓形成。

(3) 脐带真结，容易发生血流骤然停止，出现胎儿猝死。

(4) 脐带缠绕，可发生于胎儿颈部、躯干、四肢等部位。死胎与缠绕的周数、松紧程度及脐带长度相关。脐带缠绕周数多、过紧使脐带受牵拉，或因脐带越短，宫缩使脐带受压，均可发生死胎。

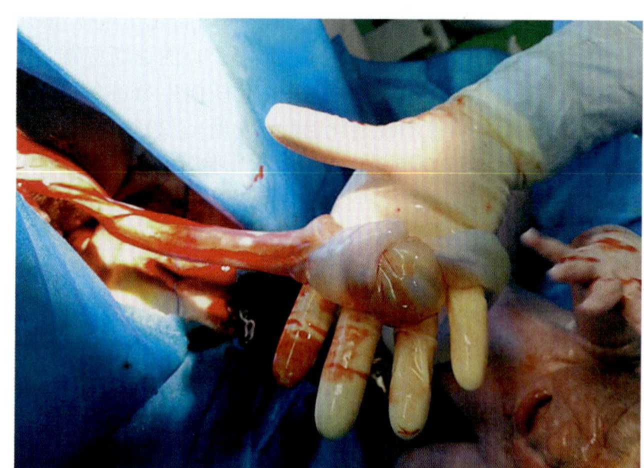

图 11-13-1　脐带真结

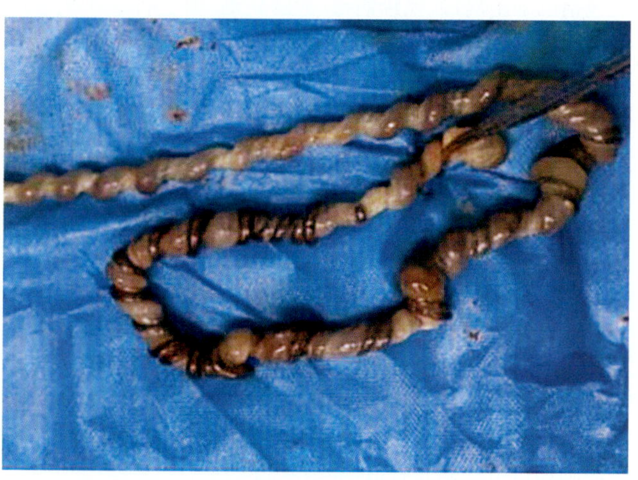

图 11-13-2　脐带扭转 40 周

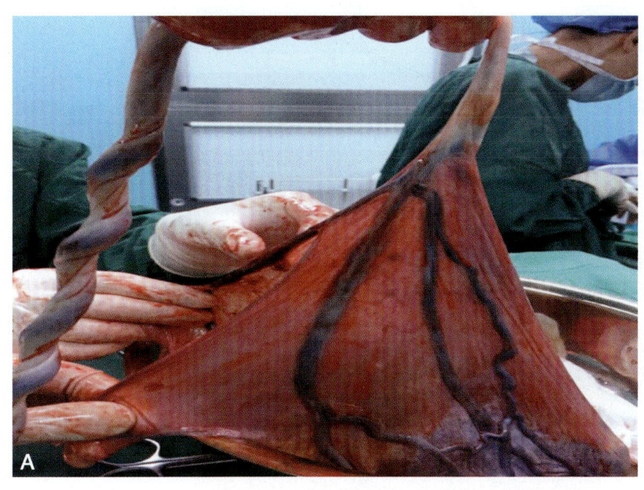

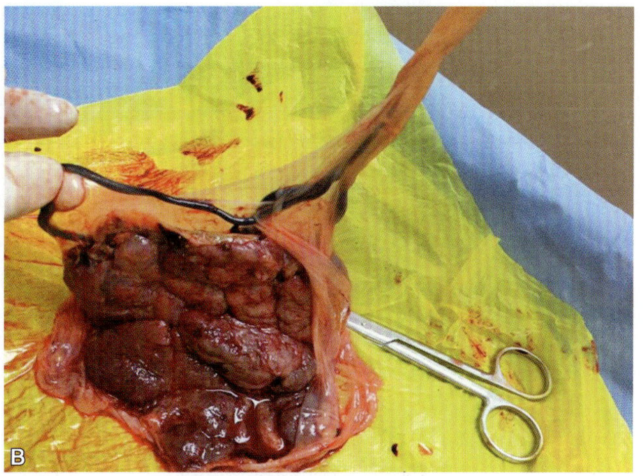

图 11-13-3 脐带帆状附着:脐带血管走行于胎膜进入胎盘
A. 脐带帆状附着;B. 脐带血管走行于胎膜。

(5) 脐带先露或脱垂时,宫缩使胎先露下降,脐带受压于胎先露与骨盆之间,引起胎儿缺氧、死胎。

(6) 脐动静脉炎或脐动静脉周围炎可使脐带局部肿胀,脐带血管壁增厚,管腔不同程度狭窄,使血液流通障碍。

(7) 脐带血管走行于胎膜进入胎盘,并发血管前置时,胎膜破裂时易伴发血管破裂,宫缩时脐带受压,血流受阻,均可导致死胎。

3. 羊水因素 羊水具有防止宫缩或胎儿直接压迫脐带引起胎儿窘迫的功能。当出现重度羊水量过少(AFI≤1cm)时,死胎发生率急剧增高,与胎儿直接压迫脐带有关。

4. 胎膜因素 主要是胎膜早破,与胎膜破裂发生的孕周、时间、是否合并宫内感染、残余羊水量相关。胎膜破裂孕周愈小,胎儿肺发育不良发生率愈高;胎膜破裂时间长并发绒毛膜羊膜炎的可能性增大;残余羊水量过少等因素均可导致胎儿败血症、感染、脐带受压,进而发生死胎。

(四) 双胎妊娠相关死胎

双胎妊娠可发生一胎或双胎死亡,其发生率为单胎的 2.5 倍,约 14.7‰(ACOG et al.,2020)。单绒毛膜双胎发生死胎的概率是双绒毛膜双胎的 2~4 倍(Lee,2008)。除了与单胎相同的死因(如胎儿畸形、母体合并症和并发症等)之外,双胎妊娠尤其是单绒毛膜双胎妊娠,发生死胎的原因多数与胎盘和脐带因素相关。双胎共用一个胎盘且胎盘内存在不同程度的血管交通、吻合,当一胎死亡后,会发生急性血流动力学改变,即死亡胎儿血压迅速降低,血流通过胎盘之间吻合血管从存活胎儿到达死亡胎儿,导致存活胎儿发生急性循环血量减少,各脏器贫血及缺氧,尤其对大脑组织的影响可致存活胎慢性脑梗死及脑组织囊性改变,导致另一胎死亡(详见第三篇第十四章第十三节相关内容)。

(五) 受孕方式与分娩孕周

辅助生殖技术受孕可能与死胎的发生相关,但原因尚不明确。死胎风险与延期妊娠和过期妊娠相关,其发生风险分别是 37 周死胎的 2.9 倍和 5.1 倍,避免过期妊娠,对延期妊娠孕妇及时引产、终止妊娠,可降低死胎的风险(Rosenstein,2012)。

(六) 不明原因死胎

据报道,15%~35%单胎妊娠发生死胎的病因不明(曹泽毅,2014)。

二、死胎的诊断与处理

1. 诊断要点 主要根据症状、体征和辅助检查进行死胎诊断。

(1) 症状:停经 20 周后胎动消失。

(2) 体征:子宫停止增长,或小于停经周数,胎心消失。

(3) 辅助检查:超声检查为诊断金标准,声像图表现为无胎心、胎动。死胎时间过长者,可发现胎体萎缩,胎儿轮廓不清,颅骨重叠,脊柱变形,肋骨排列紊乱,颅内、腹内结构不清,羊水暗区减少等征象。

(4) 孕周不明确时,可参考胎儿出生体重(≥350g)或身长(≥25cm)进行诊断。

2. 死胎的处理

(1) 一般处理:死胎的病因及发病机制复杂,一经确诊,首先应该详尽完善病史,包括家族史、既往史、本次妊娠情况。为了有利于下次妊娠管理,应尊重患者的意愿,详细、全面回顾病史,完善相关检查,查找死胎原因。①羊膜腔穿刺用于细胞遗传学和感染检测;②孕妇生殖道病原学检查;③孕妇血液检查:巨细胞病毒、弓形虫、细小病毒、风疹病毒和梅毒等,肝、肾功能检查、抗磷脂抗体监测等;④建议尸检,胎盘、脐带、胎膜病理检查及染色体检查(死胎原因检测流程见图 11-13-4)。根据上述检查结果,尽可能做好产后咨询。特别强调根据死胎时间长短,完善凝血功能检查。

(2) 终止妊娠的方式方法:死胎滞留过久,可引起母体凝血功能障碍,分娩时发生不易控制的产后出血。单胎妊娠死胎或双胎妊娠两胎均为死胎一经确诊,应尽早终止妊娠,但终止妊娠时机和方式应个体化处理。总体原则是尽量经阴道分娩,剖宫产仅限于特殊情况下使用。根据死胎发生的孕周、死亡时间长短、是否存在子宫瘢痕和母体病情,选择分娩方式及引产方法。①前列腺素制剂:地诺前列酮凝胶或栓剂、米索前列醇引产;②机械性引产方法:球囊、Foley 导管

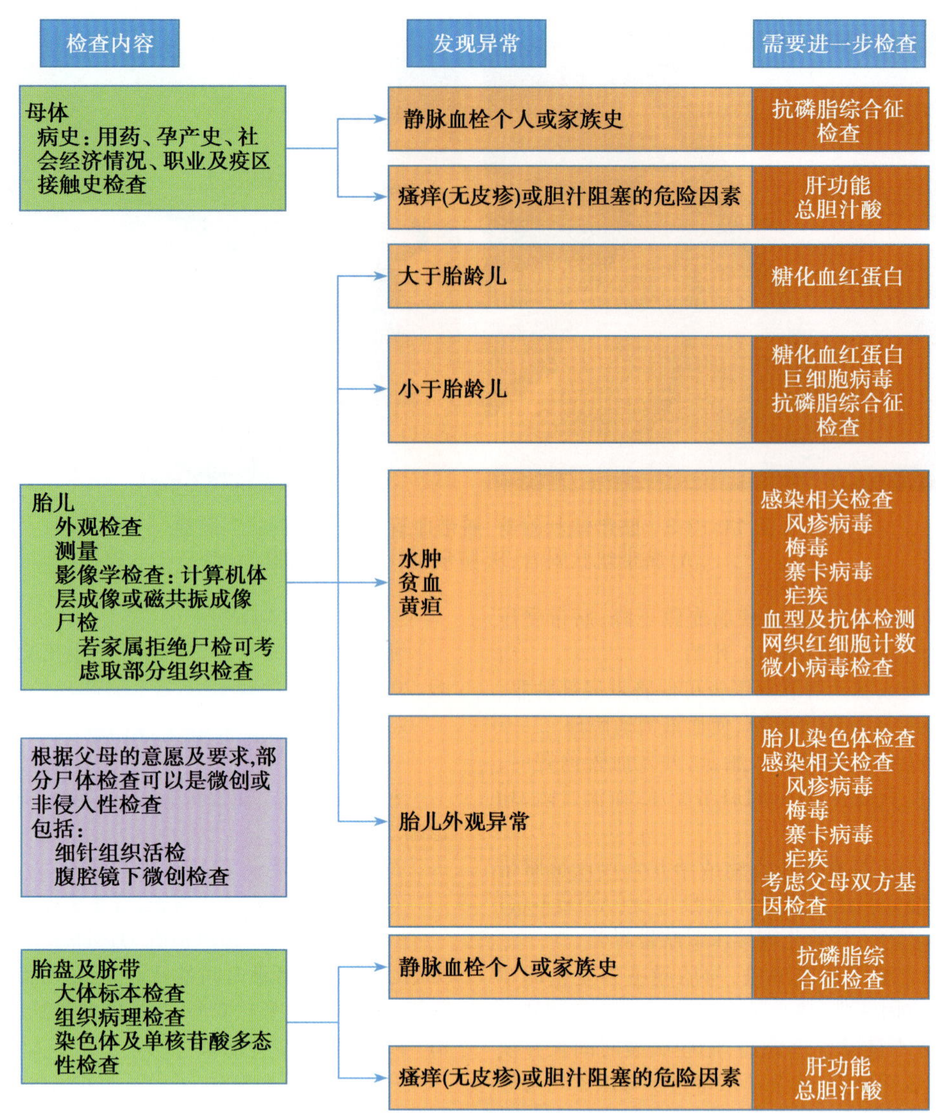

图 11-13-4　死胎原因检测流程

等；③对肝、肾功能正常且不要求胎儿尸检者，可采用依沙吖啶羊膜腔注射引产；④缩宫素引产；⑤妊娠 28 周前死胎，非瘢痕子宫可给予米非司酮配伍米索前列醇引产；⑥对于妊娠 28 周前死胎且有子宫瘢痕者，可酌情经阴道放置米索前列醇 200~400μg，每 6~12 小时 1 次，并不增加并发症的发生，但尚需进一步研究以评价其疗效、安全性、最佳给药途径及剂量；⑦妊娠 28 周后的引产应参照我国妊娠晚期促子宫颈成熟与引产指南，国外指南可供参考表 11-13-1，尽量阴道分娩；⑧孕妇有米索前列醇、依沙吖啶禁忌证或要求胎儿尸检者，推荐水囊引产。

表 11-13-1　2018 年昆士兰死胎管理指南推荐

项目	13~28 周	28~34 周	34 周以上
引产前准备	米非司酮 200mg，单次口服	米非司酮 200mg，单次口服	地诺前列酮栓或宫颈球囊
非瘢痕子宫	米索前列醇 200μg，舌下或阴道用药，每 3~6h 一次，共 6 次	米索前列醇 100~200μg，舌下或阴道用药，每 3~6h 一次，共 6 次	米索前列醇 50~100μg，舌下或阴道用药，每 3~6h 一次，共 5 次；缩宫素点滴引产或人工破膜+缩宫素点滴引产
瘢痕子宫者	米索前列醇 200μg，每 6h 一次，共 8 次	米索前列醇 200μg，每 6h 一次，共 8 次	宫颈球囊，缩宫素点滴或人工破膜，禁止使用米索前列醇及地诺前列酮栓

（3）登记流程：与活产一样，死胎也要有各种登记和程序。死胎登记应记录医疗机构评估胎儿宫内死亡（intrauterine fetal death，IUFD）的孕周；当 IUFD 的孕周不确定时才采用死胎分娩时的孕周代替。孕妇有权选择是否参与胎儿死亡的登记（图 11-13-5）。

（4）产后人文关怀：依据孕妇个性、知识层次及本次妊娠经历，选择性地运用其能够接受的方式，采用一定沟通技巧，及时进行心理疏导，给予孕妇深切关怀和体贴，提供良好的精神支柱，使之情绪稳定，积极面对现实（表 11-13-2）。

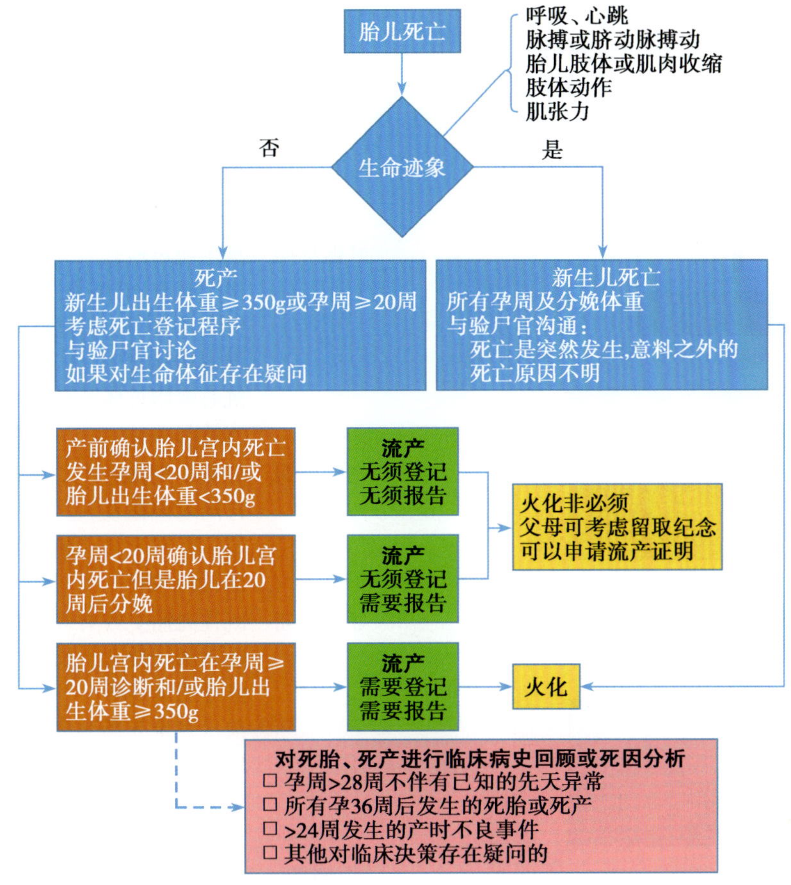

图 11-13-5　死胎登记流程

表 11-13-2　死胎产后人文关怀

人文关怀	建议	人文关怀	建议
尊重	对待死胎应该如对待普通活产儿一样 理解父母对胎儿关爱的立场 尊重父母的意愿和偏好 尊重传统、宗教和信仰	重视沟通	尊重隐私 再次妊娠死胎的预防及围产保健注意事项
重视沟通	允许充分讨论时间 富有同情心、清晰、真诚地沟通 仔细倾听父母的意愿 如果情况允许，尽量确保父母双方在场 重复重要、关键信息，因为压力和悲伤可能会干扰信息理解 提供参考的书面信息 使用友好的语言（如避免使用诸如胎儿、妊娠产物）	护理注意	提供包间，远离其他婴儿 重视亲属的陪伴 室外的符号和标识，提醒医护人员
		产褥保健	指导回奶 避孕建议 产后锻炼建议
		随访	预约门诊随访时间（一般在产后 2 个月内） 评估产后恢复情况（心理、生理） 讨论相关检查结果

（5）死胎患者管理工作流程：死胎病因复杂，规范死胎的管理流程（图 11-13-6）是一个系统性不断持续改进的工程，需要进一步规范死胎的定义、处理、随访和相关登记标准。有目的地识别及查找死胎病因有助于再次妊娠的保健管理。正确识别高危因素，加强高危人群孕期管理，有效利用监测手段是预防死胎发生的关键。死胎处理原则是一经确诊，尽早终止妊娠。根据发生死胎孕周、死亡时间长短、是否存在子宫瘢痕和母体病情，选择分娩方式及引产方法，原则是尽量经阴道分娩。产后注意随访，沟通及处理过程体现人文关怀，减少母体损伤。

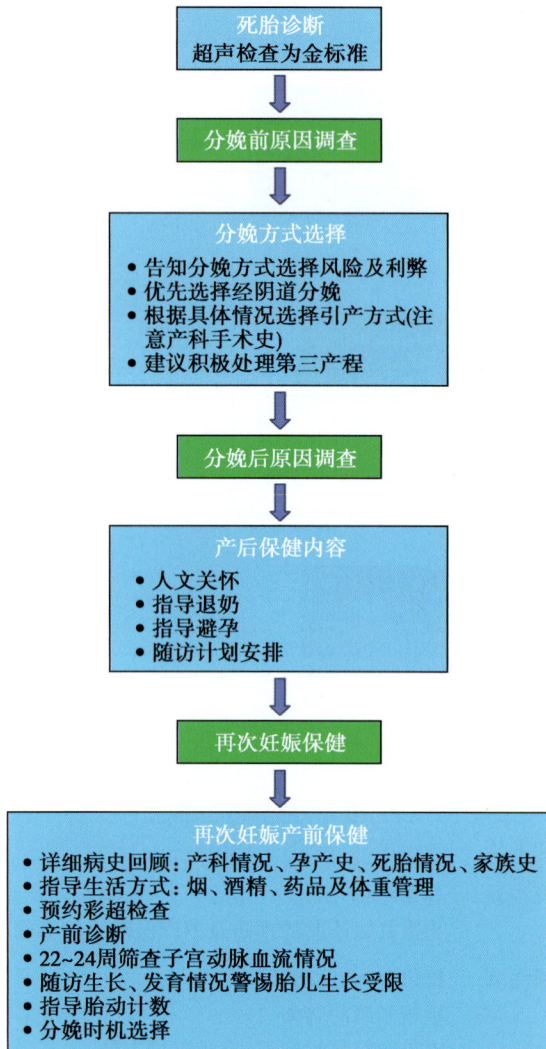

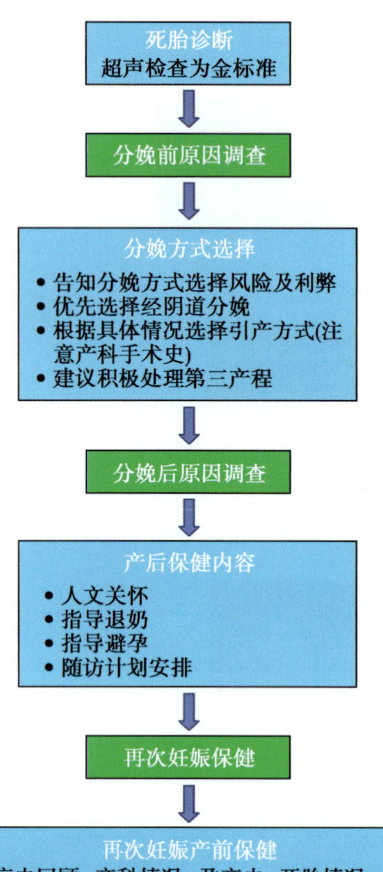

图 11-13-6　死胎患者工作管理流程

三、再次妊娠的死胎预防及围产保健注意事项

既往有死胎史妇女再次妊娠时，做好死胎的一级、二级预防尤为重要，应加强孕前咨询、检查和指导，孕期列入高危管理，密切宫内监护，完善相关检查；产时密切监护和积极处理（Smith，2017）。同时注意心理疏导和人文关怀（表 11-13-3）。

表 11-13-3　再次妊娠死胎的预防及围产保健注意事项

孕周	推荐要点
孕前咨询	详细回顾病史 指导早孕建卡 告知孕期风险及注意事项 前次死胎史评估 支持与关怀 指导生活方式：戒烟、酒及成瘾性药品和其他药物使用 适当补充叶酸 产前诊断咨询 易栓症相关治疗
妊娠早期	预约超声检查时间 早孕筛查：妊娠相关血浆蛋白 A，人绒毛膜促性腺激素，胎儿颈后透明层厚度 糖尿病筛查 抗心磷脂抗体及易栓症相关检查 支持与关怀
妊娠中期	妊娠中期筛查 排畸超声检查 22~24 周子宫动脉彩超检查 支持与关怀
妊娠晚期	既往死胎史或有高危因素患者，在 28 周开始超声随访胎儿生长发育情况 指导胎动计数 前次发生死胎孕周前 1~2 周，或自 32 周起每 1~2 周一次胎儿宫内监测（胎心监护、血流或生物物理评分） 支持与关怀
分娩期	39 周后可考虑引产终止妊娠，或 39 周前存在其他终止妊娠指征时 一般不影响分娩方式选择，对于死产史有顾虑患者可适当放宽剖宫产指征

四、目前存在的争议点

1. 死胎诊断标准　目前对于死胎出生体重和孕周的标准在全世界甚至同一国家不同地区尚未统一。

（1）ACOG 推荐孕周≥20 周可认定为死胎（在孕周明确的情况下），如果孕周未知，胎儿体重≥350g 可认定为死胎，否则认定为流产，可分为早期死胎（20~27 周）和晚期死胎（≥28 周）。

（2）昆士兰指南推荐妊娠 20 周后或出生体重≥400g 可认定为死胎。

（3）英国皇家妇产科医师学院（Royal College of Obstetricians and Gynecologists，RCOG）将死胎定义为妊娠满 24 周后（RCOG，2010）。

（4）国际疾病分类第 10 版（ICD-10）根据不同孕周定义：①晚期死胎，妊娠 28 周后，或体重≥1 000g、胎儿身长≥

35cm；②早期死胎，妊娠22周后，或体重≥500g，或胎儿身长≥25cm；③妊娠22周前终止妊娠者定义为流产。WHO死胎定义与ICD-10晚期死胎定义一致（WHO，2010）。

我国采用的定义参考ACOG 2020年的标准。

2. 阿司匹林及低分子量肝素预防死胎 正常妊娠时，孕妇血液处于凝血和抗凝系统平衡。重度子痫前期、血栓形成倾向、胎盘血管病变或血栓形成时处于病理性高凝状态，为抗凝治疗提供理论基础。近年来，低分子量肝素（low molecular weight heparin，LMWH）和阿司匹林被广泛应用到子痫前期的防治。关于LMWH在预防死胎的作用还存在争议，关键是如何分析死胎发病因素，从而考虑如何正确使用。随着深入研究血栓前状态、凝血和抗凝系统的失衡，将会更加关注抗凝药物如何改善病理性高凝状态孕妇母胎结局，因此在临床研究中要从个体出发，尽量排查基础疾病和发病高危因素，然后区别对待纳入对象，规范评价，进行多层次的分类防治，以期在临床中合理使用，获得最高的实用性价值（张海娟，2017）。

3. 单绒毛膜双胎妊娠一胎发生死胎时，是否需要立即终止妊娠尚无指导意见。双胎之一宫内死亡（single intrauterine fetal death，SIUFD）则应根据发生孕周、绒毛膜性、母体病情和孕妇及亲属意愿等综合制订治疗方案。应充分权衡继续妊娠导致母胎潜在风险和立即终止妊娠导致早产后遗症的风险（ACOG's Committee on Practice Bulletins-Obstetrics，2016a；林颖 等，2013）。

五、总结

死胎是围产儿重要死因，也是目前医患矛盾、医疗纠纷的潜在风险疾病，给孕产妇及其家庭带来巨大心理压力。了解死胎的病因及发病机制，完善其产前、产时及产后处理，做好再次妊娠死胎的预防和围产期的密切监测具有重要意义。

（罗金英 颜建英）

第十四节 产后出血

一、产后出血的发病情况

产后出血（postpartum hemorrhage）是我国孕产妇死亡的首要原因，约占孕产妇死亡的1/4。绝大多数产后出血所导致的孕产妇死亡是可避免或创造条件可避免的，其预防、早期诊断和正确处理都非常关键。产后出血的处理强调多学科团队协作。

国内外文献报道产后出血的发病率为5%～10%，但由于临床上估计的产后出血量往往比实际出血量低，因此产后出血的实际发病率更高。产后出血量≥500ml的实际发生率11%～17%，产后出血量≥1 000ml的实际发生率3%～5%。

二、定义

产后出血是指胎儿娩出后24小时内，阴道分娩者出血量≥500ml，剖宫产者≥1 000ml，是分娩期严重并发症，是我国孕产妇死亡的首要原因。

严重产后出血是指胎儿娩出后24小时内出血量≥1 000ml。

难治性产后出血是指经过宫缩剂、持续性子宫按摩或按压等保守措施无法止血，需要外科手术、介入治疗甚至切除子宫的严重产后出血。

三、产后出血的病因

子宫收缩乏力、胎盘因素、软产道裂伤及凝血功能障碍是产后出血的主要原因。这些原因可共存、相互影响或互为因果。

（一）子宫收缩乏力

子宫收缩乏力（uterine atony）是产后出血最常见的原因。胎儿娩出之后，子宫肌正常的收缩和缩复能有效地压迫肌束间的血管，这是防止产后出血过多最有效的自我止血方式。任何影响子宫肌正常收缩和缩复功能的因素都有可能使得子宫肌肉不能正常挤压血管，导致子宫收缩乏力性产后出血，短时间就可能发生严重的失血甚至休克。

子宫收缩乏力的常见高危因素包括以下几种。

1. 全身因素 产妇精神过度紧张，对分娩恐惧，体质虚弱，高龄，肥胖或合并慢性全身性疾病等。

2. 产科因素 产程延长使体力消耗过多；前置胎盘、胎盘早剥、妊娠期高血压疾病、宫腔感染等。

3. 子宫因素 ①子宫过度膨胀（如多胎妊娠、羊水过多、巨大胎儿）；②子宫肌壁损伤（剖宫产史、肌瘤切除术后、产次过多等）；③子宫病变（子宫肌瘤、子宫畸形、子宫肌纤维变性等）。

4. 药物因素 临产后过多使用镇静剂、麻醉剂或子宫收缩抑制剂等。

（二）胎盘因素

1. 胎盘滞留（retained placenta） 胎盘多在胎儿娩出后15分钟内娩出，若30分钟后胎盘仍不排出，将导致出血。常见原因：①膀胱充盈，使已剥离胎盘滞留宫腔；②胎盘嵌顿，子宫收缩药物应用不当，宫颈内口肌纤维出现环形收缩，使已剥离的胎盘嵌顿于宫腔；③胎盘剥离不全。

2. 胎盘植入（placenta increta） 指胎盘绒毛穿过子宫底脱膜，附着于或侵入子宫肌层。根据胎盘绒毛侵入子宫肌层深度分为胎盘粘连、胎盘植入、穿透性胎盘植入。胎盘绒毛黏附于子宫肌层表面为胎盘粘连（placenta accreta）；绒毛深入子宫肌壁间为胎盘植入；穿过子宫肌层到达或超过子宫浆膜面为穿透性胎盘植入（placenta percreta）。胎盘植入危害极大，可导致严重产后出血，甚至子宫破裂等，穿透性胎盘植入也可导致膀胱或直肠损伤。

根据胎盘植入的面积分为部分性或完全性。部分性胎盘粘连或植入表现为胎盘部分剥离，部分未剥离，导致子宫收缩不良，已剥离面血窦开放发生致命性出血。完全性胎盘粘连与植入因胎盘未剥离而出血不多。胎盘植入常见原因：①子宫内膜损伤，如多次人工流产、宫腔感染等；②胎盘附着部位异常，如附着于子宫下段、宫颈部或子宫角部，因此处子宫内膜菲薄，使得绒毛易侵入宫壁肌层；③子宫手术史，如剖宫产术、子宫肌瘤切除术、子宫整形后。尤其是多次剖宫产者，发生前置胎盘并发胎盘植入的概率增加，是导致凶险性前置胎盘、产后出血的主要原因；④经产妇子宫内膜损伤及发生炎症的机会较多，易引起蜕膜发育不良而发生植入。

3. 胎盘部分残留（retained placenta fragment）　指部分胎盘小叶、副胎盘或部分胎膜残留于宫腔，影响子宫收缩而出血。

（三）软产道裂伤

分娩过程中可能出现软产道裂伤而导致产后出血，软产道裂伤包括会阴、阴道和宫颈，严重裂伤者可达阴道穹窿、子宫下段甚至盆壁，导致腹膜后或阔韧带内血肿，甚至子宫破裂。导致软产道裂伤的原因有阴道手术助产、巨大胎儿分娩、急产、软产道静脉曲张、外阴水肿、软产道组织弹性差等。

（四）凝血功能障碍

任何原发或继发的凝血功能异常，均能造成产后出血。原发性血小板减少、再生障碍性贫血、肝脏疾病等，因凝血功能障碍可引起手术创伤处及子宫剥离面出血。胎盘早剥、死胎、羊水栓塞、重度子痫前期等产科并发症，可引起弥散性血管内凝血（DIC），从而导致子宫大量出血。

四、临床表现

胎儿娩出后阴道大量流血、严重者出现贫血、失血性休克等相应症状。

（一）阴道出血

胎儿娩出后立即发生阴道出血，色鲜红，应考虑软产道裂伤；胎儿娩出后数分钟出现阴道出血，色暗红，应考虑胎盘因素；胎盘娩出后阴道出血较多，应考虑子宫收缩乏力或胎盘、胎膜残留；胎儿或胎盘娩出后阴道持续流血，且血液不凝，应考虑凝血功能障碍；失血表现明显，伴阴道疼痛而阴道出血不多，应考虑隐匿性软产道损伤，如阴道血肿。

剖宫产时主要表现为胎儿胎盘娩出后胎盘剥离面的广泛出血，亦有子宫切口出血严重者。

（二）低血压症状

患者头晕、面色苍白，出现烦躁、皮肤湿冷、脉搏细数等。

五、产后出血的诊断

产后出血的主要临床表现是产后阴道出血过多、剖宫产时胎盘剥离面出血不止及失血过多引起休克。突然大量的产后出血易得到重视和早期诊断，而缓慢的持续少量出血和血肿易被忽视，如果产后阴道出血量虽不多，但产妇有严重失血的症状和体征，需考虑到以上情况，应仔细检查子宫收缩情况、软产道损伤情况及有无血肿形成。产后失血量的绝对值对不同体重者意义不同，最好能计算出失血量占总血容量的百分数，妊娠末期总血容量（L）的简易计算方法为非孕期体重（kg）×7%×（1+40%），或非孕期体重（kg）×10%。

产后出血事实上是一个临床事件或临床过程，其诊断应建立在准确估计出血量的同时积极寻找出血原因的基础之上。一旦怀疑产妇发生产后出血，需要快速监测产妇的生命体征、回顾产程有无异常、检查软产道有无损伤、观察产妇有无焦躁不安、评估血流动力学是否稳定。诊断产后出血要做到及时、准确，诊断延误可能危及产妇生命。

（一）估计产后出血量的方法

包括目测法、称重法、容积法、面积法、监测生命体征、休克指数、测定血红蛋白及血细胞比容的变化等。值得注意的是，孕期血容量的增加使孕妇对失血的耐受性提高，从失血到发生失代偿休克常无明显征兆，并且失血性休克的临床表现往往滞后，容易导致诊断及处理不及时。因此，失血速度也是反映病情轻重的重要指标。重度产后出血的情况包括失血速度>150ml/min、3 小时内出血量超过血容量的 50%、24 小时内出血量超过全身血容量等。

1. 称重法　失血量（ml）=［胎儿娩出后接血敷料湿重（g）-接血前敷料干重（g）］/1.05（血液比重 g/ml）。

2. 容积法　用产后接血容器收集血液后，放入量杯测量失血量。

3. 面积法　可按纱布血湿面积估计失血量。

4. 生命体征　可参考 Benedetti 出血程度的分级标准（表 11-14-1）。

5. 休克指数（shock index，SI）法　SI = 脉率/收缩压（mmHg），SI=0.5 为正常；SI=1 时则为轻度休克；SI 为 1.0~1.5 时，失血量占全身血容量的 20%~30%；SI 为 1.5~2.0 时，失血量占全身血容量的 30%~50%，为重度休克（表 11-14-2）。

表 11-14-1　Benedetti 出血程度分级

指标	Ⅰ级	Ⅱ级	Ⅲ级	Ⅳ级
出血量/%	15	20~25	30~35	40
脉搏/（次·min^{-1}）	正常	100	120	140
收缩压/mmHg	正常	正常	70~80	60
平均动脉压/mmHg	80~90	80~90	50~70	50
组织灌注	直立性低血压	外周血管收缩	面色苍白、烦躁、少尿	虚脱、无尿、缺氧

表 11-14-2　休克指数与估计失血量

休克指数	估计失血量/ml	占血容量的比例/%
<0.9	<500	<20
1.0	1 000	20
1.5	1 500	30
2.0	≥2 500	≥50

6. 血红蛋白测定　血红蛋白每下降 10g/L，失血量为 400~500ml。但是在产后出血的早期，由于血液浓缩，血红蛋白常无法准确反映实际的出血量。

（二）失血原因的诊断

根据阴道出血发生时间及出血量与胎儿、胎盘娩出之间的关系，能初步判断引起产后出血的原因。产后出血原因之间常互为因果。

1. 子宫收缩乏力　胎盘娩出之后，应常规触诊子宫底检查子宫张力和大小，以了解子宫收缩情况。具体方法是单手或双手置于宫底处，触诊子宫前壁，注意不要把腹壁的脂肪组织误认为子宫肌肉。正常情况下胎盘娩出后，宫底平脐或脐下一横指，子宫收缩呈球状、质硬。子宫收缩乏力时，宫底升高，子宫质软、轮廓不清，阴道出血多。按摩子宫及应用缩宫剂后，子宫变硬，阴道出血减少或停止，可确诊为子宫收缩乏力。

2. 胎盘因素　胎儿娩出后胎盘未娩出，阴道大量出血，应考虑胎盘因素，胎盘部分剥离、嵌顿、胎盘部分粘连或植入、胎盘残留等是引起产后出血的常见原因。胎盘娩出后应常规检查胎盘及胎膜是否完整，确定有无残留。胎盘胎儿面如有断裂血管，应想到副胎盘残留的可能。徒手剥离胎盘时如发现胎盘与宫壁关系紧密，难以剥离，牵拉脐带时子宫壁与胎盘一起内陷，可能为胎盘植入，应立即停止剥离。

3. 软产道裂伤　疑有软产道裂伤时，应立即仔细检查宫颈、阴道及会阴处是否有裂伤。①宫颈裂伤：巨大胎儿、手术助产、臀牵引等分娩后，常规检查宫颈。裂伤常发生在宫颈 3 点与 9 点处，有时可上延至子宫下段、阴道穹窿。如宫颈裂口不超过 1cm，通常无活动性出血。②阴道裂伤：检查者用中指、示指压迫会阴切口两侧，仔细查看会阴切口顶端及两侧有无损伤及损伤程度，有无活动性出血。如有严重的会阴疼痛及突然出现张力大、有波动感、可触及不同大小的肿物，且表面皮肤颜色有改变为阴道壁血肿。③会阴裂伤：按损伤程度分为 4 度，Ⅰ度裂伤指会阴部皮肤及阴道入口黏膜撕裂，出血不多；Ⅱ度裂伤指已达会阴体筋膜及肌层，累及阴道后壁黏膜，向阴道后壁两侧沟延伸并向上撕裂，解剖结构不易辨认，出血较多；Ⅲ度裂伤指裂伤向会阴深部扩展，肛门外括约肌已断裂，直肠黏膜尚完整；Ⅳ度裂伤指肛门、直肠和阴道完全贯通，直肠肠腔外露，组织损伤严重，出血量可不多。

4. 凝血功能障碍　主要因为失血过多引起继发性凝血功能障碍，表现为持续阴道出血，血液不凝；全身多部位出血、瘀斑瘀点。先天性的遗传性假血友病（von willebrand's disease）、血友病等凝血功能障碍常在非妊娠期即诊断。另外，妊娠并发症如子痫前期、胎盘早剥、死胎或妊娠合并症如重症肝炎、急性脂肪肝等也可导致凝血功能障碍。如果产妇阴道持续出血，且血液不凝、止血困难，同时合并穿刺点渗血或全身其他部位出血，并排除了因子宫收缩乏力、胎盘因素及软产道损伤引起的出血，应考虑到凝血功能障碍或 DIC 的发生，检测血小板计数、凝血时间、纤维蛋白原等指标不难作出诊断。

六、产后出血的治疗

产后出血的治疗目标包括两个方面：一是维持正常组织灌注和氧气供应的循环血容量，二是采用有效方法阻止进一步失血。因此，产后出血的抢救相应地要做到积极补充并维持有效的循环容量，尽量减少出血的时间及失血性休克的进展，同时有效地针对病因进行止血。

（一）一般处理

在寻找产后出血原因的同时需要进行一般处理。首先向有经验的助产士、产科医师求助，严重者呼叫麻醉医师及重症医学医师参与抢救；迅速建立双静脉通道，积极补充血容量并交叉配血；监测生命体征和出血量；通知检验科和血库做好准备；进行呼吸管理，保持气道通畅，必要时给氧；留置尿管，记录尿量；进行基础的实验室检查（血常规、凝血功能及肝肾功等）并动态监测。

（二）针对产后出血原因的处理

1. 子宫收缩乏力　加强宫缩能迅速止血。导尿排空膀胱后可采用以下方法。

（1）按摩或按压子宫：①腹壁按摩宫底，胎盘娩出后，术者一手的拇指在前、其余四指在后，在下腹部按摩并压迫宫底，挤出宫腔内积血，按摩子宫应均匀而有节律。若效果不佳，可选用腹部-阴道双手压迫子宫法。②腹部-阴道双手压迫子宫法：一手戴无菌手套伸入阴道，握拳置于阴道前穹窿，顶住子宫前壁，另一手在腹部按压子宫后壁，使宫体前屈，两手相对紧压并均匀有节律地按摩子宫或按压子宫。注意：按摩子宫一定要有效，评价有效的标准是子宫轮廓清楚、收缩有皱褶、阴道或子宫切口出血减少。按压时间以子宫恢复正常收缩并能保持收缩状态为止，有时可长达数小时，按摩时配合使用宫缩剂。

（2）应用宫缩剂

1）缩宫素（oxytocin）：预防和治疗产后出血的一线药物，治疗产后出血方法为缩宫素 10IU 肌内注射或子宫肌层或宫颈注射，以后 10~20IU 加入 500ml 晶体液中静脉滴注，给药速度根据患者的反应调整，常规速度 250ml/h，约 80mIU/min。

静脉滴注能立即起效，但半衰期短（1~6分钟），故需持续静脉滴注。缩宫素应用相对安全，大剂量应用时可引起高血压、水中毒和心血管系统副作用；快速静脉注射未稀释的缩宫素，可导致低血压、心动过速和/或心律失常，禁忌使用。因缩宫素有受体饱和现象，无限制加大用量反而效果不佳，并可出现副作用，故24小时总量应控制在60IU内。

2）卡贝缩宫素（carbetocin）：长效缩宫素九肽类似物，可100μg缓慢静脉推注或肌内注射，2分钟起效，半衰期1小时，效果优于短效缩宫素，且为单次给药，使用便捷。

3）麦角新碱（ergometrine）：治疗产后出血的一线药物。产后出血时应尽早加用马来酸麦角新碱0.2mg直接肌内注射或静脉推注，每隔2~4小时可以重复给药。该药高选择性作用于子宫的α受体，收缩子宫平滑肌及子宫血管平滑肌，是全子宫强有力的收缩剂，也用于预防产后出血，但禁用于妊娠期高血压疾病及其他心血管病变者。

4）前列腺素类药物：主要包括卡前列素氨丁三醇（carboprost trometamol）、米索前列醇（misoprostol）和卡前列甲酯（carboprost methylate）等。当缩宫素及麦角新碱无效时，加用前列腺素类药物，首选肌内注射。卡前列氨丁三醇是前列腺素$F_{2\alpha}$的衍生物（15-甲基$PGF_{2\alpha}$），子宫收缩效果强，可引起全子宫协调有力地收缩。用法为250μg深部肌内注射或子宫肌层注射，3分钟起作用，30分钟达作用高峰，可维持2小时；必要时可重复使用，总量不超过2 000μg。哮喘、心脏病和青光眼患者禁用，高血压患者慎用；副作用包括暂时性的恶心、呕吐等。米索前列醇系前列腺素E_1的衍生物，可引起全子宫有力收缩，在没有缩宫素的情况下也可作为治疗子宫收缩乏力性产后出血的一线药物，使用方法为200~600μg顿服或舌下给药。米索前列醇的副作用明显，恶心、呕吐、腹泻、寒战和体温升高较常见；高血压和活动性心、肝、肾脏病，以及肾上腺皮质功能不全者慎用，青光眼、哮喘及过敏体质者禁用。

（3）宫腔填塞：如果子宫按摩或按压联合强效子宫收缩药都无法有效止血，可首先采用宫腔填塞的方法来止血。宫腔填塞包括水囊压迫填塞和纱条填塞两种方法。阴道分娩后宜选用水囊压迫，剖宫产术中可选用水囊或纱条填塞。宫腔填塞后应密切观察出血量、子宫底高度、生命体征变化等，动态监测血红蛋白、凝血功能的状况，避免宫腔积血，水囊或纱条放置24~48小时后取出，要注意预防感染。同时配合强有力宫缩剂，取出纱条或球囊时亦应使用麦角新碱等强有力宫缩剂。

（4）子宫压缩缝合术（uterine compression sutures）：常用B-Lynch缝合法。适用于子宫收缩乏力、胎盘因素和凝血功能异常性产后出血，子宫按摩和子宫收缩药无法有效止血并有可能切除子宫的患者。首先将子宫从腹壁切口托出，用两手托住并挤压子宫体，观察出血情况，判断缝合成功的概率。加压后出血明显减少或停止，则成功可能性大。近年来出现了多种改良的子宫缝合技术，如Hayman缝合术、Cho缝合术及Pereira缝合术等，可根据不同的情况选择不同术式。

（5）结扎盆腔血管：以上治疗无效时，可行子宫动脉上、下行支结扎，必要时行髂内动脉结扎。子宫血管结扎适用于难治性产后出血，尤其是剖宫产术中子宫收缩乏力或胎盘因素的出血，经子宫收缩药和按摩子宫无效，或子宫切口撕裂而局部止血困难者。髂内动脉结扎术手术操作困难，适用于宫颈或盆底渗血、宫颈或阔韧带出血、腹膜后血肿、保守治疗无效的产后出血。

（6）经导管动脉栓塞术（transcatheter arterial embolization，TAE）：此方法在有介入条件的医院使用。适用于保守治疗无效的难治性产后出血且患者生命体征平稳者。经股动脉穿刺插入导管至髂内动脉或子宫动脉，注入明胶海绵颗粒栓塞动脉。栓塞剂可于2~3周后吸收，血管复通。

（7）切除子宫：经积极抢救无效、危及产妇生命时，应果断行子宫次全切除术或子宫全切术，以挽救产妇生命。详见“（三）围产期子宫切除术”。

2. 胎盘因素　胎儿娩出后，疑有胎盘滞留时，立即作宫腔检查。若胎盘已剥离则应立即取出胎盘；若胎盘粘连，可试行徒手剥离胎盘后取出。若剥离困难疑有胎盘植入，停止剥离，根据患者出血情况及胎盘剥离面积行保守治疗或子宫切除术。

（1）胎盘滞留伴出血：对胎盘未娩出伴活动性出血可立即行人工剥离胎盘术，并加用强效子宫收缩药。对于阴道分娩者术前可用镇静剂，手法要正确轻柔，勿强行撕拉，防止胎盘残留、子宫损伤或子宫内翻。

（2）胎盘胎膜残留：对胎盘、胎膜残留者应用手或器械清理，动作要轻柔，避免子宫穿孔。

（3）胎盘植入：胎盘植入伴活动性出血，若为剖宫产可先采用保守治疗方法如盆腔血管结扎、子宫局部楔形切除、介入治疗等；若为阴道分娩应在输液和/或输血的前提下，进行介入治疗或其他保守手术治疗。如果保守治疗方法不能有效止血，则应考虑及时行子宫切除术。

1）保守治疗：适应于孕产妇一般情况良好，无活动性出血；胎盘植入面积小、子宫壁厚、子宫收缩好、出血量少者。可采用局部切除、经导管动脉栓塞术、米非司酮、甲氨蝶呤等治疗。保守治疗过程中应监测血β-hCG、彩色多普勒超声监测胎盘周围血流变化、观察阴道出血量及是否有感染，如出血增多或感染，应使用抗生素同时行清宫或子宫切除术。

2）切除子宫：如有活动性出血、病情加重或恶化、穿透性胎盘植入时应切除子宫。需要注意的是，胎盘全部植入可无活动性出血或出血较少，此时切忌强行剥离胎盘而造成大量出血，可直接切除子宫。详见“（三）围产期子宫切除术”。

特别强调瘢痕子宫合并前置胎盘，尤其胎盘附着于子宫瘢痕，即凶险性前置胎盘，因常合并有胎盘植入，产后出血量往往较大，处理较为棘手。采用彩色多普勒超声检查判断有无胎盘植入，有条件者行MRI检查。若保守治疗措施如局部缝扎或楔形切除、血管结扎、压迫缝合、子宫动脉栓塞等无法有效止血，应早期作出子宫切除的决策，以免发展为失血性休克和多器官功能衰竭而危及产妇生命。对于有条件的医院，亦可采用预防性髂内动脉球囊阻断技术，以减少术中出血。

3. 软产道损伤　应彻底止血，按解剖层次逐层缝合裂伤。宫颈裂伤<1cm且无活动性出血不需缝合；若裂伤≥1cm

且有活动性出血应缝合。缝合第一针应超过裂口顶端0.5cm，常用间断缝合；若裂伤累及子宫下段，可经腹修补，缝合时应避免损伤膀胱和输尿管。修补阴道和会阴裂伤时，需按解剖层次缝合各层，不留死腔，避免缝线穿透直肠黏膜。软产道血肿应切开血肿、清除积血，彻底止血、缝合，必要时可置橡皮引流。

4. 凝血功能障碍　尽快补充凝血因子、并纠正休克。常用的血液制品包括新鲜冰冻血浆、冷沉淀、血小板等，以及纤维蛋白原或凝血酶原复合物、凝血因子等。若并发DIC应按DIC处理。

（1）血小板：产后出血尚未控制时，若血小板低于（50～75）×10^9/L或血小板降低出现不可控制的渗血时，则需考虑输注血小板，治疗目标是维持血小板水平在50×10^9/L以上。

（2）新鲜冰冻血浆：新鲜冰冻血浆是新鲜抗凝全血于6～8小时内分离血浆并快速冷冻，几乎保存了血液中所有的凝血因子、血浆蛋白、纤维蛋白原。使用剂量10～15ml/kg。

（3）冷沉淀：输注冷沉淀主要为纠正纤维蛋白原的缺乏，如纤维蛋白原浓度高于1.5g/L不必输注冷沉淀。冷沉淀常用剂量为1～1.5IU/10kg。

（4）纤维蛋白原：输入纤维蛋白原1g可提升血液中纤维蛋白原0.25g/L，一次可输入纤维蛋白原4～6g。

总之，补充凝血因子的主要目标是维持凝血酶原时间及活化凝血酶原时间<1.5倍平均值，并维持纤维蛋白原水平在2g/L以上。

5. 失血性休克处理

（1）密切观察生命体征，保暖、吸氧、呼救，做好记录。

（2）建立有效静脉通道，及时快速补充血容量，纠正低血压；有条件的医院应监测中心静脉压指导输血输液。

（3）血压低时临时应用升压药物及肾上腺皮质激素，改善心、肾功能。

（4）抢救过程中随时做血气检查，及时纠正酸中毒。

（5）防治肾衰竭，如尿量少于25ml/h，应积极快速补充液体，监测尿量。

（6）保护心脏，出现心力衰竭时应用强心药物的同时加用利尿剂，如呋塞米20～40mg静脉滴注，必要时4小时后可重复使用。

（7）抢救过程中，应注意无菌操作，并给予大剂量广谱抗生素，预防感染。

（三）围产期子宫切除术

各种保守治疗均不能达到百分之百的止血成功率，当发生难治性产后出血且保守治疗失败时，子宫切除术是挽救孕产妇生命的重要措施，尤其是当合并有凶险性前置胎盘、胎盘植入及胎盘穿透等情况时，可能需要在剖宫产术中直接同时行子宫切除术以降低术中严重出血而危及孕产妇生命的风险。

国内外报道围产期子宫切除率为0.2‰～1.9‰，不同国家报道的发生率不尽相同，同一国家不同地区和不同级别医院的围产期子宫切除率也有差别。近年来，由于剖宫产率的升高，瘢痕子宫再次妊娠越来越多，前置胎盘和胎盘植入的发病率增加，导致围产期子宫切除率呈上升趋势。

因严重出血而需行围产期子宫切除术的情况主要包括：①胎盘植入，且植入面积大、胎盘穿透、子宫壁薄，出血难以控制或子宫无法修补者；②子宫收缩乏力，经各种保守治疗仍无法止血，出现凝血功能障碍或多器官功能衰竭者；③短期内发生失血性休克及多器官功能障碍；④严重或复杂子宫破裂，破口向下延伸至宫颈或阴道，无法修补者（何镭 等，2016）。

因严重出血而需行围产期子宫切除术者都是急诊手术，由于在切除子宫时仍有活动性出血，故需以最快的速度"钳夹、切断、下移"，直至钳夹至子宫动脉水平以下，然后缝合打结，注意避免损伤输尿管。建议在子宫切除过程中，先用血浆管将子宫下段捆扎以减少子宫切除术中的出血量。如果出血凶猛、手术难度大或产科医生对手术技术不熟练，需要请有丰富临床经验的妇产科医生一起完成产科子宫切除术。

（四）产后出血的输血治疗

成分输血在治疗严重产后出血中起着非常重要的作用。目的在于增加血液的携氧能力和补充丢失的凝血因子。应结合临床实际情况掌握好输血指征，既要做到输血及时合理又要尽量避免浪费。

1. 红细胞悬液　产后出血应该何时输注红细胞尚无统一的指征，往往是根据失血量的多少、临床表现如休克相关的生命体征变化、止血情况和继续出血的风险、血红蛋白水平等综合考虑以决定是否输血。一般情况下，血红蛋白>100g/L可不考虑输红细胞，而血红蛋白<60g/L几乎都需输血，血红蛋白<70g/L应考虑输血，如果出血较为凶险且出血尚未完全控制或继续出血的风险较大，可适当放宽输血指征。在我国，每个单位红细胞悬液是从200ml全血中提取的，每输注两个单位红细胞可使血红蛋白水平提高约10g/L，对于保留子宫者，应尽量维持血红蛋白>80g/L。另外，有条件的医院还可酌情考虑自体血过滤后回输。

2. 凝血因子　包括新鲜冰冻血浆、冷沉淀、血小板和纤维蛋白原等。冷沉淀主要用于纠正纤维蛋白原的缺乏，常用剂量为0.1～0.15IU/kg。输入纤维蛋白原1g可以提升血液中纤维蛋白原0.25g/L，一次可输入4～6g。另外，在药物和手术治疗都无法有效止血且出血量较大，并存在凝血功能障碍的情况下，有条件的医院还可考虑使用重组活化Ⅶ因子（rFⅦa）作为辅助的治疗方法，但不推荐常规使用，使用剂量为90μg/kg，可在15～30分钟内重复给药。

3. 止血复苏（hemostatic resuscitation）及产科大量输血方案　止血复苏强调在大量输注红细胞时早期、积极地输注血浆及血小板，以纠正凝血功能异常（无须等待凝血功能检查结果），而限制早期输入过多的液体来扩容，允许在控制性低压的条件下进行复苏。过早输入大量的液体容易导致血液中凝血因子及血小板的浓度降低而发生"稀释性凝血功能障碍"，甚至发生DIC；过量的晶体液往往积聚于第三间隙中，可能造成脑、心、肺的水肿及腹腔间隔室综合征等并发症。产科大量输血是抢救严重产后出血的重要措施，但目前并无统一的产科大量输血方案（massive transfusion protocol，MTP），按照国内外常用的推荐方案，建议红细胞、血浆、血小板以1∶1∶1的比例（如10IU红细胞悬液+1 000ml新鲜冰冻血浆+1IU 机采血小板)输注。

七、产后出血防治流程图

我国《产后出血预防与处理指南(2014)》将产后出血的处理分为预警期、处理期和危重期,分别启动一级、二级和三级急救方案(图 11-14-1)(中华医学会妇产科学分会产科学组,2014b)。

产后 2 小时出血量达到 400ml 且出血尚未控制为预警线,应迅速启动一级急救处理,包括迅速建立两条畅通的静脉通道、吸氧、监测生命体征和尿量、向上级医护人员求助、交叉配血,同时积极寻找出血原因并进行处理;如果继续出血,应启动相应的二、三级急救措施。病因治疗是产后出血的最重要治疗,同时抗休克治疗,并求助麻醉科、重症监护室(intensive care unit,ICU)、血液科医师等协助抢救。在抢救产后大出血时,团体协作十分重要。

如果缺乏严重产后出血的抢救条件,应尽早合理转诊。转诊条件包括:①产妇生命体征平稳,能够耐受转诊;②转诊前与接诊单位充分沟通、协调;③接诊单位具有相关的抢救条件。但是,对于已经发生严重产后出血且不宜转诊者,应就地抢救,可请上级医院会诊。

八、预防

产后出血的预防应从产前保健做起,分娩期的处理尤其是第三产程的积极干预是预防产后出血的关键,产后 2 小时或有高危因素者产后 4 小时是产后出血发生的高峰,因此,产后观察也非常重要。

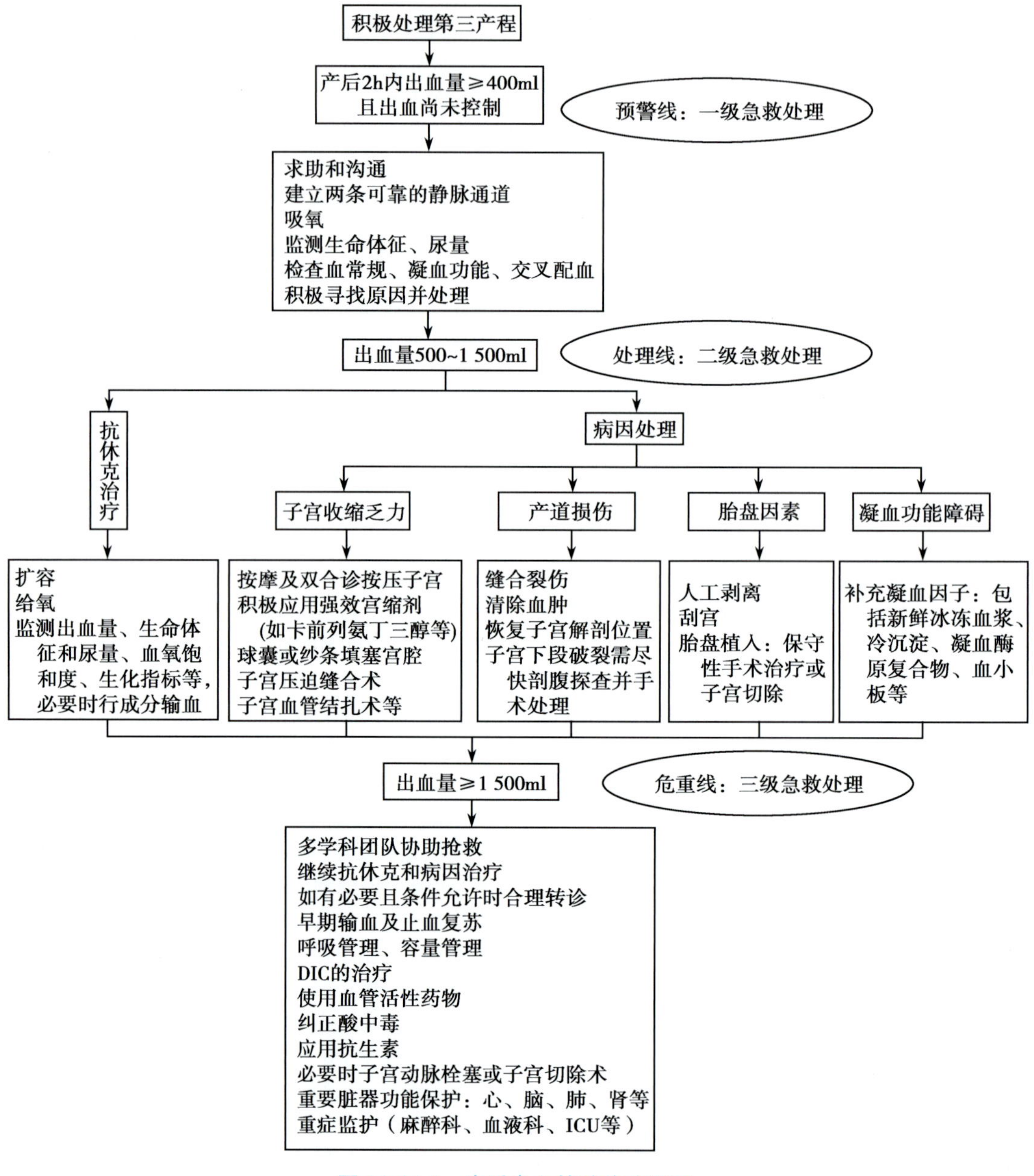

图 11-14-1 产后出血的防治流程图

DIC. 弥散性血管内凝血;ICU. 重症监护室。

（一）产前预防

加强围产保健，预防及治疗贫血，对有可能发生产后出血的高危人群进行一般转诊和紧急转诊，尤其是凶险性前置胎盘、胎盘植入者应在有输血和抢救条件的医院分娩，并做好抢救措施。产前积极治疗基础疾病，如纠正贫血和凝血功能障碍。

（二）产时预防

密切观察产程进展，防止产程延长，正确处理第二产程，积极处理第三产程，包括胎儿娩出后预防性使用宫缩剂、控制性牵拉脐带等。其中，积极处理第三产程是预防产后出血的关键。积极处理第三产程一般包括使用子宫收缩药、控制性牵拉脐带和预防性子宫按摩。

1. 预防性使用子宫收缩药　使用子宫收缩药是积极处理第三产程，以预防产后出血常规推荐的最重要的措施，一线药物是缩宫素；如果缺乏缩宫素，还可使用麦角新碱，若无上述药物时，可考虑使用米索前列醇。

（1）缩宫素：缩宫素使用方法为头位胎儿前肩娩出后、胎位异常胎儿全身娩出后、多胎妊娠最后一个胎儿娩出后予缩宫素 10IU 加入 500ml 液体中以 100～150ml/h 静脉滴注或肌内注射。

（2）卡贝缩宫素：可用做预防剖宫产产后出血用，其半衰期长（40～50 分钟），起效快（2 分钟），给药简便，100μg 单剂静脉推注，可减少治疗性子宫收缩药的使用，其安全性与缩宫素相似。

（3）麦角新碱：妊娠子宫对麦角新碱非常敏感，产后少量应用即可引起显著的子宫收缩，使用方法为 0.2mg 肌内注射。高血压者禁用。

（4）米索前列醇：可口服、舌下给药、直肠给药或阴道内给药，口服吸收较快、生物利用度高。米索前列醇用于预防产后出血的常用剂量为 200～600μg，建议单次给药，当剂量超过 600μg 时，呕吐、发抖和发热等副作用的发生明显增加且具有剂量相关性。

2. 控制性牵拉脐带　控制性牵拉脐带以协助胎盘娩出并非预防产后出血的必要手段，仅在接产者熟练牵拉方法且认为确有必要时选择性使用。

3. 预防性子宫按摩　预防性使用子宫收缩药后，不推荐常规进行预防性的子宫按摩来预防产后出血。但是，助产者应该在产后常规地触摸宫底，以适时了解子宫收缩情况。

（三）产后预防

因产后出血多发生在产后 2 小时内，故胎盘娩出后，应密切监测生命体征，包括血压、脉搏、阴道出血量、子宫高度、膀胱充盈情况及会阴有无血肿等，及早发现异常，并及时处理。鼓励产妇排空膀胱，与新生儿早接触、早吸吮，以便反射性引起子宫收缩，减少出血量。

（陈锰　刘兴会）

第十五节　羊 水 栓 塞

一、羊水栓塞的发病情况

羊水栓塞（amniotic fluid embolism）在世界范围内的发生率为 1/80 000～1/8 000，之所以存在较大的范围，主要是临床表现的多样性和缺乏客观、统一的诊断标准，有些研究存在过度诊断现象。基于全国的登记和统一的诊断标准，羊水栓塞 10 年发生率日本为 5/10 万，英国为 2/10 万，美国为 8/10 万。在我国，羊水栓塞居于孕产妇死因的第 2 位，东部地区部分省份已超过了产科出血，成为孕产妇死亡的首位死因。但我国缺乏大规模的羊水栓塞发生率的调查，应建立全国性的统一规范登记、报告和专家审核制度，以明确我国羊水栓塞的发生率。

二、羊水栓塞对母儿健康的影响

无论是发达国家还是发展中国家，羊水栓塞都是孕产妇死亡的主要原因之一，在孕产妇死亡排序中居第 1～3 位。当前发达国家的羊水栓塞孕产妇病死率为 13.5%～44.0%，而在 1994 年以前为 60% 以上，存活者中约 60% 留下了永久性的神经系统损伤。羊水栓塞所致的孕产妇死亡原因主要是心搏骤停、难以控制的大出血、成人呼吸窘迫综合征和多器官功能衰竭。心搏骤停、意识丧失是孕产妇死亡的高危因素，发生心搏骤停的孕产妇病死率高达 70%～87%。

三、羊水栓塞的发病机制

临床研究和动物实验证据显示，在母体血循环中发现羊水有形成分与羊水栓塞的发病并没有直接的联系。羊水栓塞的发病机制尚不十分明确，还有待于进一步研究。通常认为，羊水成分通过孕妇的子宫颈内静脉、胎盘附着部位、子宫的某些创伤部位等突然大量进入孕妇血循环，一方面引起机械性的阻塞，另一方面是母体对胎儿抗原及羊水成分的严重过敏反应，产生一系列内源性免疫介质导致的炎症反应性肺血管床痉挛，快速引起肺动脉高压、右心衰竭、左心衰竭，进一步导致肺水肿、通气障碍、呼吸衰竭，临床表现为发绀、低血压、喘憋、昏迷甚至心搏骤停。羊水中含有大量的促凝物质，这些促凝物质和炎症介质还可引起孕妇体内血小板聚集、血管内皮细胞损伤、DIC，消耗大量凝血因子，引起孕产妇严重出血。补体系统的活化可能在羊水栓塞中发挥着重要的作用。

已报道的羊水栓塞的危险因素包括：当母胎连接之间有羊水成分的交换情况时，发病的可能性更大，如手术产（剖宫产或阴道）、前置胎盘、胎盘植入及胎盘早剥。引产和羊水栓塞之间的关联还尚有争议。子宫张力（低或高）的异常在羊水栓塞病例中常有报道，通常可能是由于产妇休克及缺氧伴大量儿茶酚胺释放导致子宫灌注不足的结果，而不是原因。其他可能的危险因素包括宫颈裂伤、子宫破裂、子痫、羊水过多及多胎妊娠。社会人口危险因素，如母亲年龄和种族/族裔因素等也有报道。由于羊水栓塞的罕见且具有不可预测性。

四、羊水栓塞的临床表现和诊断

（一）临床表现

羊水栓塞的临床表现通常都来势迅猛。有 70% 发生在分娩时，11% 发生在阴道分娩后，19% 发生在剖宫产时。通常在分娩过程中或产后立即发生，大多发生在分娩前 2 小时及产后 30 分钟之内。有极少部分发生在中孕引产、羊膜腔穿刺术中和外伤时。

羊水栓塞的典型表现是产时、产后出现突然低氧血症和低血压，随之凝血功能异常，但症状不一定同时出现。

1. 前驱症状　30%～40%的羊水栓塞患者会出现非特异性的前驱症状，主要表现为呼吸急促、胸痛、憋气、寒战、呛咳、头晕、心慌、恶心、呕吐、乏力、麻木、针刺样感觉、焦虑、烦躁、精神状态的改变及濒死感，临床上需重视这些前驱症状。

羊水栓塞如在分娩前发生，电子胎心监护将提示胎心减速，胎心基线变异消失，胎心过缓，严重的胎儿心动过缓可为非典型羊水栓塞的首发表现。

2. 心肺功能衰竭　出现突发呼吸困难和/或发绀、心动过速、低血压、抽搐、意识丧失或昏迷、突发手指血氧饱和度下降、插管患者潮气末二氧化碳分压测不出、心电图 ST 段改变及右心功能受损、肺底部较早出现湿啰音等。病情严重者，产妇心搏骤停、心室颤动或无脉性室性心动过速，于数分钟内猝死。

3. 凝血功能障碍　大部分羊水栓塞的患者都存在 DIC，发生率高达 83%以上。表现为以子宫出血为主的全身出血，如全身皮肤黏膜出血、血尿、消化道出血、手术切口及静脉穿刺点出血等。

4. 急性肾衰竭等器官功能受损　本病全身脏器均可受损，除心肺功能衰竭及凝血功能障碍外，中枢神经系统和肾脏是最常受损的器官，存活的患者可出现中枢神经系统功能受损和肾衰竭的表现。

羊水栓塞的具体临床表现还取决于主要被累及的脏器和系统，因此临床表现具有多样性。

（二）诊断

目前尚无国际统一的羊水栓塞诊断标准和有效的实验室诊断依据，结合国内外诊断标准，我们采用如下标准。

1. 通常采用美国的羊水栓塞诊断标准。典型的羊水栓塞要符合以下 5 条，且需全部符合。

（1）急性发生的低血压或心搏骤停。

（2）急性低血氧：呼吸困难、发绀或呼吸停止。

（3）凝血障碍：有血管内凝血因子消耗或纤溶增加的实验室证据，或临床上表现为严重的出血，但是无其他原因可以解释。

（4）上述症状发生在分娩、剖宫产、刮宫术或产后短时间内（多数发生在产后 30 分钟内）。

（5）对于出现的症状和体征不能用其他疾病来解释。

2. 有些患者临床表现并不是如此“典型”，英国产科监视系统（UK obstetric surveillance system，UKOSS）具体规范了其诊断标准。当其他原因不能解释的急性孕产妇衰竭伴以下一种或几种情况者：低血压、心律失常、呼吸短促、抽搐、急性胎儿窘迫、心搏骤停、凝血功能障碍、孕产妇出血、前驱症状（乏力、麻木、烦躁、针刺感），可以诊断羊水栓塞。这不包括产后出血但没有早期凝血功能障碍证据者和/或心肺功能衰竭者。

羊水栓塞的诊断是临床诊断，符合羊水栓塞临床特点的病例，不需要实验室检查支持，母血中找到胎儿或羊水成分不是诊断的必须依据。不具备羊水栓塞临床特点的病例，仅仅依据实验室检查不能作出羊水栓塞的诊断。孕产妇尸体解剖肺内见胎儿鳞状上皮或毳毛可以支持羊水栓塞的诊断。

血常规、凝血功能、血气分析、心肌酶谱、心电图、X 线胸片、经食管超声心动图（TEE）、血栓弹力图、血流动力学监测等有助于羊水栓塞病情的监测及优化治疗。

分娩前后突发心跳呼吸骤停、血氧饱和度下降吸氧也不能改善、原因不明的严重宫缩乏力对缩宫素无反应、产后出血不凝或先凝后不凝、出血不多很早出现血压的下降、出血不多很早出现 DIC、出血不多深度昏迷不醒、抽搐后深度昏迷、血尿不能用其他原因解释、抽血化验血液很快凝固、有纤维蛋白原和血小板消耗的证据，当有这些症状、体征和实验室检查时，需综合判断，以提高羊水栓塞的早诊断能力。

羊水栓塞的诊断强调细致全面的排他性诊断。排除引起心力衰竭、呼吸衰竭、循环衰竭的疾病，其中包括肺栓塞、空气栓塞、心肌梗死、心律失常、围产期心肌病、主动脉夹层、脑血管意外、药物引发的过敏性反应、输血反应、麻醉并发症（全身麻醉或高位硬膜外麻醉）、子宫破裂、胎盘早剥、子痫、脓毒血症等。

羊水栓塞需特别注意与严重产后出血引起的凝血功能异常相鉴别：一旦发生产后不凝血或大量阴道出血、血压下降与出血量不符或深度昏迷不醒，应立即进行凝血功能检查，有低纤维蛋白原血症时，高度怀疑羊水栓塞的诊断。而子宫收缩乏力性出血引起的低血容量休克及消耗或稀释性凝血功能异常、持续出血和低血容量的情况下突发心血管衰竭引起的轻微凝血功能异常不能归咎于羊水栓塞。

一旦产程中或产后出现心肺功能异常等表现，在保证基本的呼吸循环支持治疗的同时，充分结合病史、起病特征及心脏超声、凝血功能等辅助检查，多数情况下作出正确的鉴别并不困难，重要的是能考虑到羊水栓塞的诊断。

五、羊水栓塞的管理

一旦怀疑羊水栓塞，立即按羊水栓塞急救，分秒必争。推荐多学科协作参与抢救处理，包括麻醉科、呼吸科、心内科、重症监护、母胎医学及新生儿科等。羊水栓塞单纯依赖产科或母胎医学专家难以组织全程的有效救治，及时、有效的多学科合作对改善患者预后至关重要。

疑似羊水栓塞的患者需要迅速稳定血流动力学，立即开始有效的心肺复苏（CRP）和高级心脏生命支持（ACLS）并呼救帮助，立即通知抢救团队，包括产科和/或母胎医学科、麻醉科、呼吸科、心血管科、重症医学科和新生儿科，并考虑立即可行的分娩方式：阴道分娩或剖宫产。

羊水栓塞的治疗主要采取支持性、对症性方法，包括呼吸支持、保证心排血量和血压稳定、纠正凝血功能障碍、器官功能的对症支持治疗等。

1. 呼吸支持治疗　适当给氧和通气非常关键，保持气道通畅、面罩吸氧、气管插管、人工辅助呼吸，尽早实施是成功的关键，尽力维持氧供避免呼吸、心搏骤停。

2. 迅速全面地监测　应进行严密监护，包括血压、呼吸、心率、血氧饱和度、心电图、中心静脉压、心排血量、动脉血气等。经食管超声心动图和肺动脉导管可以作为血流动力学监测的有效手段。

3. 循环支持治疗

（1）应用去甲肾上腺素和正性肌力药物维持血流动力学稳定：羊水栓塞初始阶段主要是右心衰竭，心脏超声检查可提供有价值的信息。应避免缺氧、酸中毒和高碳酸血症，因为它们增加了肺血管阻力导致右心衰竭加重。多巴酚丁胺［2.5~5.0μg/(kg·min)］、米力农［(0.25~0.75μg/(kg·min)］兼具强心、扩张肺动脉的作用，是治疗的首选药物。针对低血压使用去甲肾上腺素［0.05~3.3μg/(kg·min)］或血管升压素等药物维持血压。

（2）解除肺动脉高压：如果肺动脉高压不能有效缓解，建议选择磷酸二酯酶-5抑制剂、前列环素、一氧化氮（NO）及内皮素受体拮抗剂等特异性舒张肺血管平滑肌的药物：西地那非20mg，3次/d，口服或通过鼻饲/胃管；NO吸入5~40ppm；环前列腺素吸入10~50ng/(kg·min)；环前列腺素静脉注射，起始剂量1~2ng/(kg·min)逐步增加直至达到预期效果。也可给予盐酸罂粟碱、阿托品、氨茶碱、酚妥拉明等药物。

（3）液体管理：在循环支持治疗时一定要注意限制液体入量，否则很容易引发左心衰竭、肺水肿，且肺水肿也是治疗后期发生严重感染、脓毒血症的诱因之一。

（4）糖皮质激素应用：糖皮质激素用于羊水栓塞的治疗存在争议。基于临床实践的经验，尽早使用糖皮质激素或有裨益，仍应作为有益的尝试。氢化可的松100~200mg加于5%~10%葡萄糖注射液50~100ml快速静脉滴注，再用300~800mg加于5%葡萄糖注射液250~500ml静脉滴注，每日剂量可达500~1 000mg；或地塞米松20mg加于25%葡萄糖注射液静脉推注后，再加20mg于5%~10%葡萄糖注射液中静脉滴注。

（5）当患者出现羊水栓塞相关的心搏骤停时，应即刻进行标准的基础心脏生命支持（BCLS）和高级心脏生命支持（ACLS）等高质量心肺复苏。心搏骤停复苏初期不需要羊水栓塞明确的诊断，首先应予以最及时、高质量的心肺复苏。

妊娠期高质量心肺复苏特别需要强调的是“及时”和“高质量”：快速胸外按压（100次/min）、实施有力的按压至少达到5cm的深度、保证按压间期有足够的胸部反弹、尽量不中断胸外按压、避免长时间检查脉搏（不超过10秒）、除颤后立即恢复胸外心脏按压、每2分钟替换按压者避免疲劳、复苏时徒手子宫左牵（首选，缓解子宫对下腔静脉压迫以避免影响回心血量），心脏电复律或除颤时要注意去除母体腹壁的胎儿监护探头，避免电弧损伤。

4. 处理凝血功能障碍　凝血功能障碍可在羊水栓塞并发心血管系统异常后出现，推荐早期进行凝血状态评估。羊水栓塞引发的产后出血、DIC往往比较严重，应积极处理，快速补充凝血因子、纤维蛋白原和红细胞至关重要，尤其需要额外补充纤维蛋白原，在大出血的治疗过程中，不可以因为等待实验室结果而延误输血治疗，早期就按大量输血方案（MTP）进行输血治疗可使抢救更有效。

羊水栓塞常伴有宫缩乏力，需要积极治疗，必要时使用宫缩剂，如缩宫素、麦角新碱和前列腺素。阴道分娩者要注意检查是否存在宫颈和阴道裂伤。

临床上对于肝素治疗羊水栓塞DIC的争议很大。由于羊水栓塞进展迅速，难以掌握何时是DIC的高凝阶段，使用肝素治疗弊大于利，因此不常规推荐肝素治疗，除非有早期高凝状态的依据。

5. 产科处理　若羊水栓塞发生在胎儿娩出前，抢救的同时应及时终止妊娠，阴道助产或短时间内剖宫产终止妊娠。尤其当孕妇发生心搏骤停时，如果胎儿已达到23~28周，紧急剖宫产的准备与心肺复苏同时启动，如果心肺复苏4分钟后仍无自主心跳，建议行紧急剖宫产术，这不仅可能会拯救胎儿生命，而且在理论上可以通过降低下腔静脉压力帮助产妇复苏。当孕妇心搏骤停发生于分娩室、急诊科或ICU时，不推荐将患者转移至手术室，应就地手术分娩。羊水栓塞心搏骤停时，围死亡期剖宫产手术的决策在所有医学实践中是最困难的，必须根据抢救现场的具体情况作出最佳决策，没有统一的处理标准。

羊水栓塞子宫切除的比例增高，若DIC难以纠正且产后大量活动出血难以控制，危及产妇生命时，果断、快速地切除子宫是必要的。

6. 器官功能支持与保护策略　心肺复苏后要依赖适当的呼吸、循环等支持治疗及优化恢复，以继续维持生命体征和内环境的稳定，并给予相应的支持治疗，包括神经系统保护、亚低温治疗、血液透析的应用、抗感染、微循环监测与改善、免疫调节与抗氧化治疗等。

六、羊水栓塞的后续管理

对于初始表现为循环衰竭和凝血功能者，抢救成功后往往发生肺损伤或急性呼吸窘迫综合征（ARDS）；对于初始表现为心搏骤停者，复苏后常发生包括缺氧性脑损伤在内的多器官功能衰竭；患有持续重度感染且长期在监护病房中的患者会因重症脓毒症引发院内感染和非心源性肺水肿。

此时血压、血氧、血糖等指标并不是越高越好。因为经历了心搏骤停、循环衰竭阶段，患者全身组织、器官处于缺血缺氧状态，为防止缺血再灌注损伤，循环恢复后当尽量避免血氧饱和度过高，94%~98%是较为理想的状态，同时在液体复苏、强心治疗、血管活性药物使用时，动脉血压控制的理想值为平均动脉压65mmHg，血糖建议控制在7.8~10.0mmol/L。

如果有条件，采取亚低温治疗对改善心肺复苏后患者的中枢神经损伤预后有很好的效果，但要小心低温可能增加的出血风险。

体外膜氧合的使用曾被列为常规的羊水栓塞抢救措施，然而其中的抗凝治疗会加剧活动性出血，由于这些因素及有利证据的缺乏，体外膜氧合是有争议的，无法建议常规治疗羊水栓塞。

羊水栓塞诊治流程见图11-15-1。

七、妊娠合并糖尿病研究新进展与挑战

羊水栓塞的临床表现体现了栓塞和过敏反应两个方面。

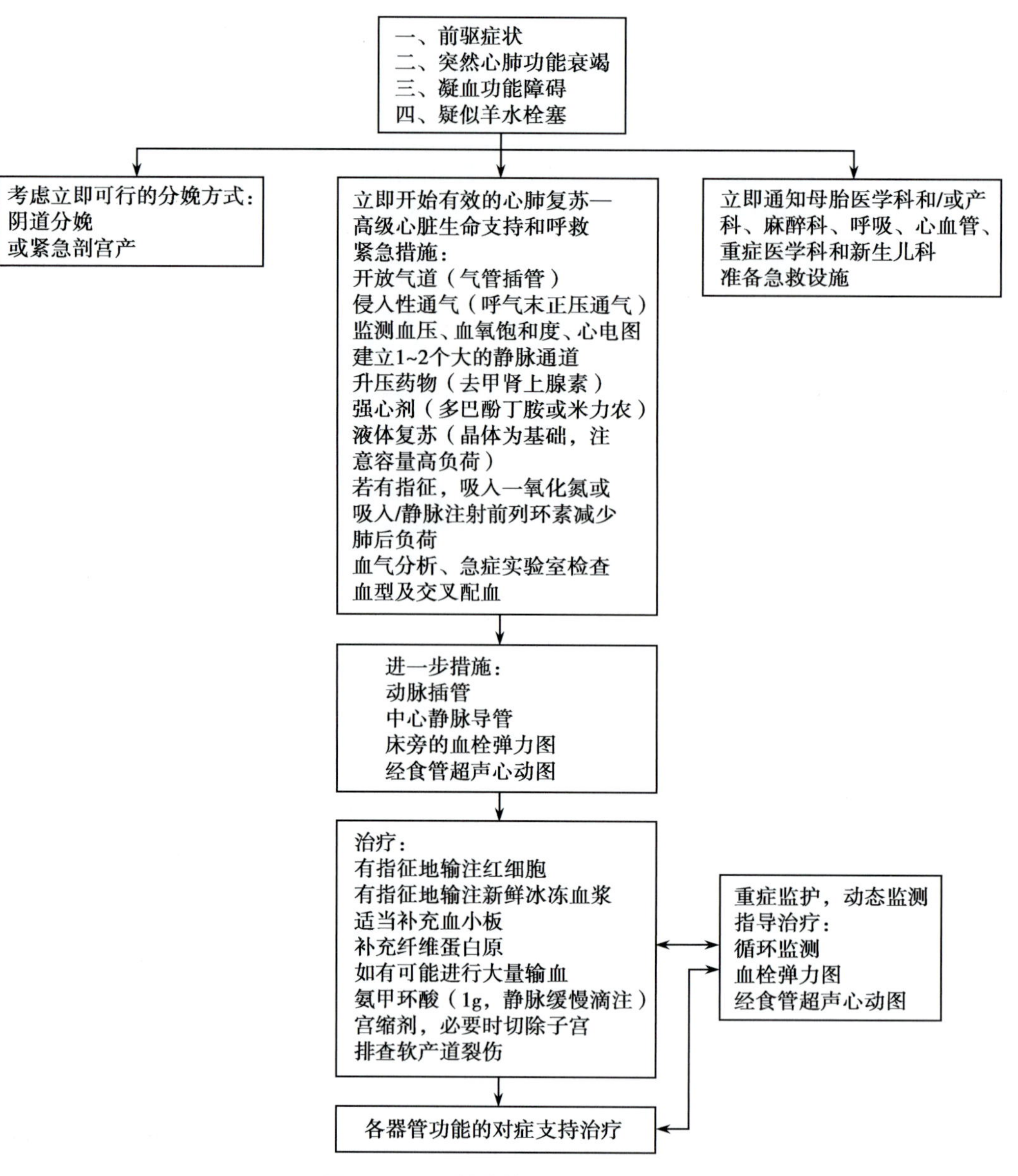

一、前驱症状
二、突然心肺功能衰竭
三、凝血功能障碍
四、疑似羊水栓塞
考虑立即可行的分娩方式：
阴道分娩
或紧急剖宫产
立即开始有效的心肺复苏—
高级心脏生命支持和呼救
紧急措施：
开放气道（气管插管）
侵入性通气（呼气末正压通气）
监测血压、血氧饱和度、心电图
建立1~2个大的静脉通道
升压药物（去甲肾上腺素）
强心剂（多巴酚丁胺或米力农）
液体复苏（晶体为基础，注
意容量高负荷）
若有指征，吸入一氧化氮或
吸入/静脉注射前列环素减少
肺后负荷
血气分析、急症实验室检查
血型及交叉配血
立即通知母胎医学科和/或产
科、麻醉科、呼吸、心血管、
重症医学科和新生儿科
准备急救设施
进一步措施：
动脉插管
中心静脉导管
床旁的血栓弹力图
经食管超声心动图
治疗：
有指征地输注红细胞
有指征地输注新鲜冰冻血浆
适当补充血小板
补充纤维蛋白原
如有可能进行大量输血
氨甲环酸（1g，静脉缓慢滴注）
宫缩剂，必要时切除子宫
排查软产道裂伤
重症监护，动态监测
指导治疗：
循环监测
血栓弹力图
经食管超声心动图
各器官功能的对症支持治疗

图 11-15-1　羊水栓塞诊治流程图

目前的诊断是依据临床表现的排除性诊断。对于其发病机制和病理生理的研究，将为其诊断和治疗提供一定的线索，如生物标志的鉴定、针对关键毒性因子的特异性治疗，也许是未来研究的发展方向。总之，在机械性阻塞之外，肥大细胞介导的过敏样反应也许在羊水栓塞中发挥着关键作用，并将为羊水栓塞的治疗提供新的可能方向。

（古　航）

参考文献

曹泽毅，2014. 中华妇产科学. 3 版. 北京：人民卫生出版社.

陈敦金，苏春宏，2013. 胎盘植入. 长沙：湖南科技出版社.

陈敦金，杨慧霞，2015. 胎盘植入诊治指南（2015）. 中华围产医学杂志，18（7）：481-485.

陈子江，林其德，王谢桐，等，2016. 孕激素维持早期妊娠及防治流产的中国专家共识. 中华妇产科杂志，51（7）：481-483.

戴晨燕，胡娅莉，2015. 超声测量宫颈长度预测早产风险. 现代妇产科进展，（8）：616-618.

李冰琳，王淑莉，郭静，等，2001. 妊娠期妇女人细小病毒 B19 感染与死胎及胎儿畸形关系的研究. 中华妇产科杂志，36（1）：24-26.

林颖，2013. 双胎之一胎死宫内的病因、处理及存活儿的预后. 中华妇幼临床医学杂志（电子版），9（3）：388-392.

刘海意，林星光，乌剑利，等，2016. 子宫下段多方位螺旋式缝合成形术在凶险性前置胎盘手术中的应用. 中华妇产科杂志，51（10）：754-758.

仇黎丽，胡娅莉，2014. 早产的脑神经保护. 中国实用妇科与产科杂志，30（6）：428-431.

时春艳，樊尚荣，2013. 羊膜腔感染的诊断和处理. 中华产科急救电子杂志，2（2）：111-115.

史峻梅，杨孜，陈蕾，等，2009. 重度子痫前期患者临床发病前预警信息分析. 中华妇产科杂志，44（5）：337-340.

王伽略，杨孜，王荣，等，2007. 长链脂肪酸氧化酶 LCHAD 胎盘表达与早发型重度先兆子痫的研究. 现代妇产科进展,16(9):653-656.

王莉,吴青青,马玉庆,等,2010. 不典型胎盘早剥的超声诊断及鉴别诊断. 中华医学超声杂志(电子版),7(7):1143-1151.

王颖,柳萍,时春艳,2015. 胎盘组织学绒毛膜羊膜炎对早产的影响. 中华围产医学杂志,18(8):606-609.

吴淑燕,张建平,2018. 急性胎儿窘迫的诊断与处理. 中华产科急救电子杂志,7(1):14-19.

谢幸,孔北华,段涛,2018. 妇产科学. 9 版. 北京:人民卫生出版社.

杨慧丽,杨孜,2017. 预防和监控子痫前期发生发展的产前检查模式推进. 中国妇产科临床杂志,18(3):274-276.

杨慧霞,余琳,时春艳,等,2015. 止血带捆绑下子宫下段环形蝶式缝扎术治疗凶险性前置胎盘伴胎盘植入的效果. 中华围产医学杂志,18(7):497-501.

杨孜,2017. 多因素、多通路、多机制致病解子痫前期综合征制胜真实世界临床实践. 中国实用妇科与产科杂志,33(1):45-51.

杨孜,王伽略,黄萍,等,2006a. 重度子痫前期临床发病类型及特点与围产结局的关系. 中华妇产科杂志,41(5):302-306.

杨孜,王伽略,黄萍,等,2006b. 重度子痫前期终末器官受累不平行性及其围产结局探讨. 中华围产医学杂志,9(1):10-14.

杨孜,张为远,2015. 妊娠期高血压疾病诊治指南(2015)解读. 中国实用妇科与产科杂志,31(10):886-893.

詹姆士,斯泰尔,威纳,等,2008. 高危妊娠. 段涛,杨慧霞,译. 3 版. 北京:人民卫生出版社.

张海娟,杨孜,2017. 低分子肝素在子痫前期中应用的回顾与展望. 中国实用妇科与产科杂志,33(7):755-759.

赵先兰,杜莹莹,赵磊,等,2017. 腹主动脉球囊阻断下子宫修复成形术在凶险性前置胎盘合并穿透性胎盘植入的治疗作用. 中华围产医学杂志,20(9):644-648.

赵茵,朱剑文,吴迪,等,2018. 子宫下段防波堤样缝合术在前置胎盘手术止血中的应用. 中华妇产科杂志,53(4):234-238.

中华医学会风湿病学分会,2011. 抗磷脂综合征诊断和治疗指南. 中华风湿病学杂志,15(6):407-410.

中华医学会妇产科学分会,2015. 女性生殖器官畸形诊治的中国专家共识. 中华妇产科杂志,50(10):729-733.

中华医学会妇产科学分会产科学组,2016. 复发性流产诊治的专家共识. 中华妇产科杂志,51(1):3-9.

中华医学会妇产科学分会产科学组,2020. 前置胎盘的诊断与处理指南(2020). 中华妇产科杂志,55(1):3-8.

中华医学会妇产科学分会产科学组,2013. 前置胎盘的临床诊断与处理指南. 中华妇产科杂志,48(2):148-150.

中华医学会妇产科学分会产科学组,2014a. 早产临床诊断与治疗指南(2014). 中华妇产科杂志,49(7):481-484.

中华医学会妇产科学分会产科学组,2014b. 产后出血预防与处理指南(2014). 中华妇产科杂志,49(9):641-646.

中华医学会妇产科学分会产科学组,2015a. 胎膜早破的诊断与处理指南(2015). 中华妇产科杂志,50(1):3-8.

中华医学会妇产科学分会产科学组,2015b. 早产临床诊断与治疗指南(2014). 中华围产医学杂志,18(4):241-245.

中华医学会妇产科学分会产科学组,2015c. 妊娠期肝内胆汁淤积症诊疗指南(2015). 中华妇产科杂志,50(7):481-484.

中华医学会妇产科学分会妊娠期高血压疾病学组,2020. 妊娠期高血压疾病诊治指南(2020). 中华妇产科杂志,55(4):227-238.

中华医学会围产医学分会,中华医学会妇产科学分会产科学组,2015. 胎盘植入诊治指南(2015). 中华围产医学杂志,18(7):481-485.

朱慧,胡娅莉,2017. 产前糖皮质激素促胎肺成熟的研究进展. 中华围产医学杂志,20(9):665-668.

子宫肌瘤的诊治中国专家共识专家组,2017. 子宫肌瘤的诊治中国专家共识. 中华妇产科杂志,52(12):793-800.

邹丽,赵茵,高慧,等,2019. 编织状缝合技术在完全性前置胎盘伴植入孕妇剖宫产术中的应用. 中华妇产科杂志,54(10):696-700.

ABALOS E, CUESTA C, GROSSO A L, 2013. Global and regional estimates of preeclampsia and eclampsia: a systematic review. Eur J Obstet Gynecol Reprod Biol, 170(1):1-7.

ABALOS E, DULEY L, STEYN D W, 2014. Antihypertensive drug therapy for mild to moderate hypertension during pregnancy. Cochrane Database Syst Rev, 6(2):CD002252.

ABRAMOVICI A, GANDLEY R E, CLIFTON R G, et al., 2015. Prenatal vitamin C and E supplementation in smokers is associated with reduced placental abruption and preterm birth: a secondary analysis. BJOG, 122(13):1740-1747.

ABUHAMAD A, 2013. Morbidly adherent placenta. Semin Perinatol, 37(5):359-364.

ACKEEN A D, SEIBEL-SEAMON J, GRIMES-DENNIS J, et al., 2011. Tocolytics for preterm premature rupture of membranes. Cochrane Database Syst Rev, (10):CD007062.

ALCHALABI H, LATAIFEH I, OBEIDAT B, et al., 2014. Morbidly adherent placenta previa in current practice: prediction and maternal morbidity in a series of 23 women who underwent hysterectomy. J Matern Fetal Neonatal Med, 27(17):1734-1737.

ALGEBALLY A M, YOUSEF R R, BADR S S, et al., 2014. The value of ultrasound and magnetic resonance imaging in diagnostics and prediction of morbidity in cases of placenta previa with abnormal placentation. Pol J Radiol, 79:409-416.

ALLAHDIN S, VOIGT S, HTWE T T, 2011. Management of placenta praevia and accreta. J Obstet Gynaecol, 31(1):1-6.

AL-SAFI Z, IMUDIA AN, FILETTI LC, et al., 2011. Delayed postpartum preeclampsia and eclampsia: demographics, clinical course, and complications. Obstet Gynecol, 118(5):1102-1107.

American College of Obstetricians and Gynecologists, 2014a. ACOG Practice Bulletin No. 142: cerclage for the management of cervical insufficiency. Obstet Gynecol, 123(2 Pt 1):372-379.

American College of Obstetricians and Gynecologists, 2014b. Practice Bulletin No. 145: antepartum fetal surveillance. Obstet Gynecol, 124(1):182-192.

American College of Obstetricians and Gynecologists, 2019. ACOG Practice Bulletin No. 202: gestational hypertension and preeclampsia. Obstet Gynecol, 133(1):e1-25.

American College of Obstetricians and Gynecologists' Committee on Obstetric Practice, 2006. ACOG Committee Opinion No. 348, November 2006: umbilical cord blood gas and acid-base analysis. Obstet Gynecol, 108(5):1319-1322.

American College of Obstetricians and Gynecologists' Committee on Obstetric Practice, 2012. Committee Opinion No. 529: placenta accreta. Obstet Gynecol, 120(1):207-211.

American College of Obstetricians and Gynecologists' Committee on Patient Safety and Quality Improvement, 2011. ACOG Committee Opinion No. 487: preparing for clinical emergencies in obstetrics and gynecology. Obstet Gynecol,117(4):1032-1034.

American College of Obstetricians and Gynecologists' Committee on Practice Bulletins,2012. Practice Bulletin No. 130:prediction and preventionof preterm birth. Obstet Gynecol,120(4):964-973.

American College of Obstetricians and Gynecologists' Committee on Practice Bulletins-Obstetrics,2004. ACOG Practice Bulletin. Clinical management guidelines for obstetricians-gynecologists. Number 55, September 2004 (replaces practice pattern number 6, October 1997). Management of postterm pregnancy. Obstet Gynecol,104(3):639-646.

American College of Obstetricians and Gynecologists' Committee on Practice Bulletins-Obstetrics,2016a. Practice Bulletin No. 159:management of preterm labor. Obstet Gynecol,127(1):e29-38.

American College of Obstetricians and Gynecologists' Committee on Practice Bulletins-Obstetrics,2016b. Practice Bulletin No. 171:management of preterm labor. Obstet Gynecol,128(4):e155-164.

American College of Obstetricians and Gynecologists' Committee on Practice Bulletins-Obstetrics,2018. ACOG Practice Bulletin No. 188:prelabor rupture of membranes. Obstet Gynecol,131(1):e1-14.

American College of Obstetricians and Gynecologists' Committee On Practice Bulletins-Obstetrics, 2020. Prelabor rupture of membranes: ACOG Practice Bulletin No. 217. Obstet Gynecol,135(3):e80-97.

American College of Obstetricians and Gynecologists,Society for Maternal-Fetal Medicine,2020. Management of stillbirth:obstetric care consensus No. 10. Obstet Gynecol,135(3):e110-132.

ASICIOGLU O,ŞAHBAZ A,GÜNGÖRDÜK K,et al. ,2014. Maternal and perinatal outcomes in women with placenta praevia and accreta in teaching hospitals in Western Turkey. J Obstet Gynaecol,34(6):462-466.

AUGER N,FRASER W D,SMARGIASSI A,et al. ,2017. Elevated outdoor temperatures and risk of stillbirth. Int J Epidemiol, 46 (1): 200-208.

AUGER N, LUO ZC, NUYT AM, et al. , 2016. Secular trends in preeclampsia incidence and outcomes in a large Canada database:a longitudinal study over 24 years. Can J Cardiol,32(8):987. e15-23.

AVIRAM A,SALZER L,HIERSCH L,et al. ,2015. Association of isolated polyhydramnios at or beyond 34 weeks of gestation and pregnancy outcome. Obstet Gynecol,125(4):825-832.

AYRES-DE-CAMPOS D, ARULKUMARAN S, 2015. FIGO consensus guidelines on intrapartum fetal monitoring: Physiology of fetal oxygenation and the main goals of intrapartum fetal monitoring. Int J Gynaecol Obstet,131(1):5-8.

BALLAS J,PRETORIUS D,HULL A D,et al. ,2012. Identifying sonographic markers for placenta accreta in the first trimester. J Ultrasound Med,31(11):1835-1841.

BALOGUN O A,SIBAI B M,2017. Counseling,management,and outcome in women with severe preeclampsia at 23 to 28 weeks' gestation. Clin Obstet Gynecol,60(1):183-189.

BARTON J R,SIBAI B M,2009. Gastrointestinal complications of pre-eclampsia. Semin Perinatol,33(3):179-188.

BATEMAN B T,BERMAN M F,RILEY L E,et al. ,2010. The epidemiology of postpartum hemorrhage in a large,nationwide sample of deliveries. Anesth Analg,110(5):1368-1373.

BEER A E,QUEBBEMAN J F,AYERS J W,et al. ,1981. Major histocompatibility complex antigens,maternal and paternal immune responses,and chronic habitual abortions in humans. Am J Obstet Gynecol, 141(8):987-999.

BEILIN Y,HALPERN S H,2013. Placenta accreta:successful outcome is all in the planning. Int J Obstet Anesth,22(4):269-271.

BELFORT M A,2010. Placenta accreta. Am J Obstet Gynecol,203(5): 430-439.

BERGHELLA V,SEIBEL-SEAMON J,2007. Contemporary use of cervical cerclage. Clin Obstet Gynecol,50(2):468-477.

BERKLEY E M,ABUHAMAD A Z,2013. Prenatal diagnosis of placenta accreta: is sonography all we need? J Ultrasound Med, 32 (8): 1345-1350.

BHIDE A, SANKARAN S, MOORE J, et al. , 2014. Ambulatory blood pressure measurements in mid-pregnancy and development of hypertensive pregnancy disorders. Hypertens Pregnancy,33(2):159-167.

BHIDE A,SEBIRE N,ABUHAMAD A,et al. ,2017. Morbidly adherent placenta:the need for standardization. Ultrasound Obstet Gynecol,49 (5):559-563.

BLUMENFELD Y J,BAER R J,DRUZIN M L,et al. ,2014. Association between maternal characteristics,abnormal serum aneuploidy analytes, and placental abruption. Am J Obstet Gynecol,211(2):144. e1-9.

BOISRAMÉ T,SANANÈS N,FRITZ G,et al. ,2014. Placental abruption: risk factors,management and maternal-fetal prognosis. Cohort study over 10 years. Eur J Obstet Gynecol Reprod Biol,179:100-104.

BOMBRYS A E,BARTON J R,HABLI M,et al. ,2009. Expectant management of severe preeclampsia at 27 (0/7) to 33 (6/7) weeks' gestation:maternal and perinatal outcomes according to gestational age by weeks at onset of expectant management. Am J Perinatol, 26 (6): 441-446.

BRACE R A,ANDERSON D F,CHEUNG C Y,2014. Regulation of amniotic fluid volume:mathematical model based on intramembranous transport mechanisms. Am J Physiol Regul Integr Comp Physiol,307(10): R1260-R1273.

BRACE R A, WOLF E J, 1989. Normal amniotic fluid volume changes throughout pregnancy. Am J Obstet Gynecol,161(2):382-388.

BUKOWSKI R,HANSEN N I,PINAR H,et al. ,2017. Altered fetal growth, placental abnormalities,and stillbirth. PLoS One,12(8):e0182874.

CARLO W A,MCDONALD S A,FANAROFF A A,et al. ,2011. Association of antenatal corticosteroids with mortality and neurodevelopmental outcomes among infants born at 22 to 25 weeks' gestation. JAMA,306 (21):2348-2358.

CASEY B M,MCINTIRE D D,BLOOM S L,et al. ,2000. Pregnancy outcomes after antepartum diagnosis of oligohydramnios at or beyond 34 weeks' gestation. Am J Obstet Gynecol,182(4):909-912.

CAUGHEY A B, ROBINSON J N, NORWITZ E R, 2008. Contemporary diagnosis and management of preterm premature rupture of membranes. Rev Obstet Gynecol,1(1):11-22.

CHAMBERLAIN P F,MANNING F A,MORRISON I,et al. ,1984. Ultrasound evaluation of amniotic fluid volume Ⅰ. The relationship of marginal and decreased amniotic fluid volumes to perinatal outcome. Am J Obstet Gynecol,150(3):245-249.

CHAN T F,TUNG Y C,WANG S H,et al. ,2015. Trends in the incidence of pre-eclampsia and eclampsia in Taiwan between 1998 and 2010. Taiwan J Obstet Gynecol,54(3):270-274.

CHANDRAHARAN E, RAO S, BELLI A M, et al. , 2012. The Triple-P procedure as a conservative surgical alternative to peripartum hysterectomy for placenta percreta. Int J Gynaecol Obstet, 117(2): 191-194.

CHAUHAN S P, SANDERSON M, HENDRIX N W, et al., 1999. Perinatal outcome and amniotic fluid index in the antepartum and intrapartum periods: a meta-analysis. Am J Obstet Gynecol, 181(6): 1473-1478.

CHEN D, CUI S, LIU C, et al., 2016b. Stillbirth in China. Lancet, 387(10032): 1995-1996.

CHEN Y J, WANG P H, LIU W M, et al., 2002. Placenta accreta diagnosed at 9 weeks' gestation. Ultrasound Obstet Gynecol, 19(6): 620-622.

CHEN Z J, SHI Y, SUN Y, et al., 2016a. Fresh versus frozen embryos for infertility in the polycystic ovary syndrome. N Engl J Med, 375(6): 523-533.

CHEUNG C Y, 2004. Vascular endothelial growth factor activation of intramembranous absorption: a critical pathway for amniotic fluid volume regulation. J Soc Gynecol Investig, 11(2): 63-74.

CH'NG C L, MORGAN M, HAINSWORTH I, et al., 2002. Prospective study of liver dysfunction in pregnancy in Southwest Wales. Gut, 51(6): 876-880.

CHO H Y, HWANG H S, JUNG I, et al., 2015. Diagnosis of placenta accreta by uterine artery Doppler velocimetry in patients with placenta previa. J Ultrasound Med, 34(9): 1571-1575.

CHOSEROT M, LAMY C, PERDRIOLLE-GALET E, et al., 2014. Correlation between fetal scalp samples and umbilical cord samples. J Gynecol Obstet Biol Reprod (Paris), 43(4): 300-306.

CHOU M M, HO E S, LEE Y H, 2000. Prenatal diagnosis of placenta previa accreta by transabdominal color Doppler ultrasound. Ultrasound Obstet Gynecol, 15(1): 28-35.

CLARK S L, KOONINGS P P, PHELAN J P, 1985. Placenta previa/accreta and prior cesarean section. Obstet Gynecol, 66(1): 89-92.

CLAUSEN C, LÖNN L, LANGHOFF-ROOS J, 2014. Management of placenta percreta: a review of published cases. Acta Obstet Gynecol Scand, 93(2): 138-143.

CNATTINGIUS S, VILLAMOR E, 2016. Weight change between successive pregnancies and risks of stillbirth and infant mortality: a nationwide cohort study. Lancet, 387(10018): 558-565.

COLLINS S L, STEVENSON G N, AL-KHAN A, et al., 2015. Three-dimensional power Doppler ultrasonography for diagnosing abnormally invasive placenta and quantifying the risk. Obstet Gynecol, 126(3): 645-653.

COMBS C A, MCCUNE M, CLARK R, et al., 2004. Aggressive tocolysis does not prolong pregnancy or reduce neonatal morbidity after preterm premature rupture of the membranes. Am J Obstet Gynecol, 190(6): 1723-1728; discussion 1728-1731.

COMSTOCK C H, 2005. Antenatal diagnosis of placenta accreta: a review. Ultrasound Obstet Gynecol, 26(1): 89-96.

COMSTOCK C H, LEE W, VETTRAINO I M, et al., 2003. The early sonographic appearance of placenta accreta. J Ultrasound Med, 22(1): 19-23.

COMSTOCK C H, LOVE J J Jr, BRONSTEEN R A, et al., 2004. Sonographic detection of placenta accreta in the second and third trimesters of pregnancy. Am J Obstet Gynecol, 190(4): 1135-1140.

CONDE-AGUDELO A, ROMERO R, 2009a. Antenatal magnesium sulfate for the prevention of cerebral palsy in preterm infants less than 34 weeks' gestation: a systematic review and meta-analysis. Am J Obstet Gynecol, 200(6): 595-609.

CONDE-AGUDELO A, ROMERO R, ROBERTS J M, 2015. Tests to predict preeclampsia//Taylor R N, Roberts J M, Cunningham F G. Chesley's hypertensive disorders in pregnancy. 4th ed. Amsterdam: Academic Press.

COOMARASAMY A, WILLIAMS H, TRUCHANOWICZ E, et al., 2015. A randomized trial of progesterone in women with recurrent miscarriages. N Engl J Med, 373(22): 2141-2148.

CROWLEY P, 2000. Interventions for preventing or improving the outcome of delivery at or beyond term. Cochrane Database Syst Rev, (2): CD000170.

CUNNINGHAM F G, BANGDIWALA S I, BROWN S S, et al., 2010. NIH consensus development conference draft statement on vaginal birth after cesarean: new insights. NIH Consens State Sci Statements, 27(3): 1-42.

CUNNINGHAM F G, LEVENO K J, BLOOM S L, et al., 2014. Williams obstetrics. 24th ed. London: McGraw-Hill Education.

DALE P O, TANBO T, BENDVOLD E, et al., 1989. Duration of the latency period in preterm premature rupture of the membranes. Maternal and neonatal consequences of expectant management. Eur J Obstet Gynecol Reprod Biol, 30(3): 257-262.

D'ANTONIO F, IACOVELLA C, BHIDE A, 2013. Prenatal identification of invasive placentation using ultrasound: systematic review and meta-analysis. Ultrasound Obstet Gynecol, 42(5): 509-517.

D'ANTONIO F, IACOVELLA C, PALACIOS-JARAQUEMADA J, et al., 2014. Prenatal identification of invasive placentation using magnetic resonance imaging: systematic review and meta-analysis. Ultrasound Obstet Gynecol, 44(1): 8-16.

DE LA ROCHEBROCHARD E, THONNEAU P, 2002. Paternal age and maternal age are risk factors for miscarriage; results of a multicentre European study. Hum Reprod, 17(6): 1649-1656.

DEKKER G, ROBILLARD P Y, ROBERTS C, 2011. The etiology of preeclampsia: the role of the father. J Reprod Immunol, 89(2): 126-132.

DESMEDT E J, HENRY O A, BEISCHER N A, 1990. Polyhydramnios and associated maternal and fetal complications in singleton pregnancies. Br J Obstet Gynaecol, 97(12): 1115-1122.

DEVARU D, THUSOO M, 2012. Umbilical coiling index & the perinatal outcome. J Obstet Gynaecol India, 62(1): 43-46.

DI MASCIO D, MAGRO-MALOSSO E R, SACCONE G, et al., 2016. Exercise during pregnancy in normal-weight women and risk of preterm birth: a systematic review and meta-analysis of randomized controlled trials. Am J Obstet Gynecol, 215(5): 561-571.

DI RENZO G C, CABERO ROURA L, FACCHINETTI F, et al., 2017. Preterm labor and birth management: recommendations from the European association of perinatal medicine. J Matern Fetal Neonatal Med, 30(17): 2011-2030.

DI RENZO G C, ROURA L C, FACCHINETTI F, et al., 2011. Guidelines for the management of spontaneous preterm labor: identification of spontaneous preterm labor, diagnosis of preterm premature rupture of membranes, and preventive tools for preterm birth. J Matern Fetal Neonatal Med, 24(5): 659-667.

DIGIULIO D B, ROMERO R, KUSANOVIC J P, et al., 2010. Prevalence and diversity of microbes in the amniotic fluid, the fetal inflammatory response, and pregnancy outcome in women with preterm pre-labor rupture of membranes. Am J Reprod Immunol, 64(1): 38-57.

DIVON M Y, FERBER A, NISELL H, et al. , 2002. Male gender predisposes to prolongation of pregnancy. Am J Obstet Gynecol, 187 (4): 1081-1083.

DODD J M, MCLEOD A, WINDRIM R C, et al. , 2013. Antithrombotic therapy for improving maternal or infant health outcomes in women considered at risk of placental dysfunction. Cochrane Database Syst Rev, 24 (7): CD006780.

DOHERTY L, NORWITZ E R, 2008. Prolonged pregnancy: when should we intervene? Curr Opin Obstet Gynecol, 20(6): 519-527.

DREUX S, SALOMON L J, MULLER F, et al. , 2012. Second-trimester maternal serum markers and placenta accreta. Prenat Diagn, 32(10): 1010-1012.

DULEY L, MEHER S, JONES L, 2013. Drugs for treatment of very high blood pressure during pregnancy. Cochrane Database Syst Rev, 31 (7): CD001449.

ELLER A G, BENNETT M A, SHARSHINER M, et al. , 2011. Maternal morbidity in cases of placenta accreta managed by a multidisciplinary care team compared with standard obstetric care. Obstet Gynecol, 117(2 Pt 1): 331-337.

EL-MILIGY M, GORDON A, HOUSTON G, 2007. Focal myometrial defect and partial placenta accreta in a pregnancy following bilateral uterine artery embolization. J Vasc Interv Radiol, 18(6): 789-791.

EREZ O, MASTROLIA S A, THACHIL J, 2015. Disseminated intravascular coagulation in pregnancy: insights in pathophysiology, diagnosis and management. Am J Obstet Gynecol, 213(4): 452-463.

ESH-BRODER E, ARIEL I, ABAS-BASHIR N, et al. , 2011. Placenta accreta is associated with IVF pregnancies: a retrospective chart review. BJOG, 118(9): 1084-1089.

ESHKOLI T, WEINTRAUB A Y, SERGIENKO R, et al. , 2013. Placenta accreta: risk factors, perinatal outcomes, and consequences for subsequent births. Am J Obstet Gynecol, 208(3): e1-7.

FAN D, WU S, WANG W, et al. , 2016. Prevalence of placenta previa among deliveries in Mainland China: A PRISMA-compliant systematic review and meta-analysis. Medicine (Baltimore), 95(40): e5107.

FELDMAN G B, 1992. Prospective risk of stillbirth. Obstet Gynecol, 79 (4): 547-553.

FINBERG H J, WILLIAMS J W, 1992. Placenta accreta: prospective sonographic diagnosis in patients with placenta previa and prior cesarean section. J Ultrasound Med, 11(7): 333-343.

FIROZ T, MAGEE LA, MACDONELL K, et al. , 2014. Oral antihypertensive therapy for severe hypertension in pregnancy and postpartum: a systematic review. Community Level Interventions for Pre-eclampsia (CLIP) Working Group. BJOG, 121(10): 1210-1218.

FISHER S J, 2015. Why is placentation abnormal in preeclampsia? Am J Obstet Gynecol, 213(4 Suppl): s115-122.

FISHMAN S G, CHASEN S T, 2011. Risk factors for emergent preterm delivery in women with placenta previa and ultrasound findings suspicious for placenta accreta. J Perinat Med, 39(6): 693-696.

FITZPATRICK K E, SELLERS S, SPARK P, et al. , 2012. Incidence and risk factors for placenta accreta/increta/percreta in the UK: a national case-control study. PLOS One, 7(12): e52893.

FONSECA E B, CELIK E, PARRA M, et al. , 2007. Progesterone and the risk of preterm birth among women with a short cervix. N Engl J Med, 357(5): 462-469.

FONSECA J E, MENDEZ F, CATANO C, et al, 2005. Dexamethasone treatment does not improve the outcome of women with HELLP syndrome: a double-blind, placebo-controlled, randomized clinical trial. Am J Obstet Gynecol, 193(5): 1591-1598.

FOX K A, SHAMSHIRSAZ A A, CARUSI D, et al. , 2015. Conservative management of morbidly adherent placenta: expert review. Am J Obstet Gynecol, 213(6): 755-760.

FRIEDMAN A, DEFAZIO J, DECHERNEY A, 1986. Severe obstetric complications after aggressive treatment of Asherman syndrome. Obstet Gynecol, 67(6): 864-867.

GHOURAB S, 2001. Third-trimester transvaginal ultrasonography in placenta previa: does the shape of the lower placental edge predict clinical outcome? Ultrasound Obstet Gynecol, 18(2): 103-108.

GIELCHINSKY Y, MANKUTA D, ROJANSKY N, et al. , 2004. Perinatal outcome of pregnancies complicated by placenta accreta. Obstet Gynecol, 104(3): 527-530.

GILBERT W M, BRACE R A, 1993. Amniotic fluid volume and normal flows to and from the amniotic cavity. Semin Perinatol, 17 (3): 150-157.

GIRALDO-ISAZA M A, BERGHELLA V, 2011. Cervical cerclage and preterm PROM. Clin Obstet Gynecol, 54(2): 313-320.

GIZZO S, NOVENTA M, VITAGLIANO A, et al. , 2015. An update on maternal hydration strategies for amniotic fluid improvement in isolated oligohydramnios and normohydramnios: evidence from a systematic review of literature and meta-analysis. PLoS One, 10(12): e0144334.

GLUECK C J, WANG P, GOLDENBERG N, et al. , 2002. Pregnancy outcomes among women with polycystic ovary syndrome treated with metformin. Hum Reprod, 17(11): 2858-2864.

GOLDENBERG R L, CULHANE J F, IAMS J D, et al. , 2008. Epidemiology and causes of pretermbirth. Lancet, 371(9606): 75-84.

GOMEZ R, ROMERO R, NIEN J K, et al. , 2007. Antibiotic administration to patients with preterm premature rupture of membranes does not eradicate intra-amniotic infection. J Matern Fetal Neonatal Med, 20(2): 167-173.

GRAHAM N M, GIMOVSKY A C, ROMAN A, et al. , 2016. Blood loss at cesarean delivery in women on magnesium sulfate for preeclampsia. J Matern Fetal Neonatal Med, 29(11): 1817-1821.

GRIGSBY P L, NOVY M J, SADOWSKY D W, et al. , 2012. Maternal azithromycin therapy for Ureaplasma intraamniotic infection delays preterm delivery and reduces fetal lung injury in a primate model. Am J Obstet Gynecol, 207(6): e471-475.

GÜLMEZOGLU A M, CROWTHER C A, MIDDLETON P, 2006. Induction of labour for improving birth outcomes for women at orbeyond term. Cochrane Database Syst Rev, (4): CD004945.

GYAMFI-BANNERMAN C, THOM E A, BLACKWELL S C, et al. , 2016. Antenatal betamethasone for women at risk for late preterm delivery. N Engl J Med, 374(14): 1311-1320.

HAAS D M, HATHAWAY T J, RAMSEY P S, 2018. Progestogen for preventing miscarriage in women with recurrent miscarriage of unclear etiology. Cochrane Database Syst Rev, 10(10): CD003511.

HAAS D M, HATHAWAY T J, RAMSEY P S, 2019. Progestogen for preventing miscarriage in women with recurrent miscarriage of unclear etiology. Cochrane Database Syst Rev, 11(11): CD003511.

HAAS D M, IMPERIALE T F, KIRKPATRICK P R, et al. , 2009. Tocolytic therapy: a meta-analysis and decision analysis. Obstet Gynecol, 113 (3):585-594.

HABLI M, EFTEKHARI N, WIEBRACHT E, 2009. Long-term maternal and subsequent pregnancy outcomes 5 years after hemolysis, elevated liver enzymes, and low platelet (HELLP) syndrome. Am J Obstet Gynecol, 201(4):385 el-5.

HANNAH M E, HANNAH W J, HELLMANN J, et al., 1992. Induction of labor as compared with serial antenatal monitoring in post-term pregnancy. A randomized controlled trial. The Canadian Multicenter Post-term Pregnancy Trial Group. N Engl J Med, 326(24):1587-1592.

HANNAH M E, OHLSSON A, FARINE D, et al., 1996. Induction of labor compared with expectant management for prelabor rupture of the membranes at term. TERMPROM Study Group. N Engl J Med, 334(16): 1005-1010.

HASSAN M F, RUND N M, SALAMA A H, 2013. An elevated maternal plasma soluble fms-like tyrosine kinase-1 to placental growth factor ratio at midtrimester is a useful predictor for preeclampsia. Obstet Gynecol Int, 2013:202346.

HASSAN S S, ROMERO R, VIDYADHARI D, et al., 2011. Vaginal progesterone reduces the rate of preterm birth in women with a sonographic short cervix: a multicenter, randomized, double-blind, placebo-controlled trial. Ultrasound Obstet Gynecol, 38(1):18-31.

HEINONEN P K, SAARIKOSKI S, PYSTYNEN P, 1982. Reproductive performance of women with uterine anomalies. An evaluation of 182 cases. Acta Obstet Gynecol Scand, 61(2):157-162.

HÉQUET D, RICBOURG A, SEBBAG D, et al., 2013. Placenta accreta: screening, management and complications. Gynecol Obstet Fertil, 41 (1):31-37.

HILL L M, BRECKLE R, THOMAS M L, et al., 1987. Polyhydramnios: ultrasonically detected prevalence and neonatal outcome. Obstet Gynecol, 69(1):21-25.

HILL L M, BRECKLE R, WOLFGRAM K R, et al., 1983. Oligohydramnios: ultrasonically detected incidence and subsequent fetal outcome. Am J Obstet Gynecol, 147(4):407-410.

HIRAHARA F, ANDOH N, SAWAI K, et al., 1998. Hyperprolactinemic recurrent miscarriage and results of randomized bromocriptine treatment trials. Fertil Steril, 70(2):246-252.

HIROTA Y, DAIKOKU T, TRANGUCH S, et al., 2010. Uterine-specific p53 deficiency confers premature uterine senescence and promotes preterm birth in mice. J Clin Invest, 120(3):803-815.

HORSAGER R, NATHAN L, LEVENO K J, 1994. Correlation of measured amniotic fluid volume and sonographic predictions of oligohydramnios. Obstet Gynecol, 83(6):955-958.

HOWSON C P, KINNEY M V, MCDOUGALLL, et al., 2013. Born too soon: preterm birth matters. Reprod Health, 10(Suppl 1):s1.

HUDON L, BELFORT M A, BROOME D R, 1998. Diagnosis and management of placenta percreta: a review. Obstet Gynecol Surv, 53 (8): 509-517.

HUNG T H, HSIEH C C, HSU J J, et al., 2007. Risk factors for placental abruption in an Asian population. Reprod Sci, 14(1):59-65.

HUNG T H, SHAU W Y, HSIEH C C, et al., 1999. Risk factors for placenta accreta. Obstet Gynecol, 93(4):545-550.

IDRIS N, WONG S F, THOMAE M, et al., 2010. Influence of polyhydramnios on perinatal outcome in pregestational diabetic pregnancies. Ultrasound Obstet Gynecol, 36(3):338-343.

JAUNIAUX E, FARQUHARSON R G, CHRISTIANSEN O B, et al., 2006. Evidence-based guidelines for the investigation and medical treatment of recurrent miscarriage. Hum Reprod, 21(9):2216-2222.

JAUNIAUX E, JURKOVIC D, 2012. Placenta accreta: pathogenesis of a 20th century iatrogenic uterine disease. Placenta, 33(4):244-251.

KASSEM G A, ALZAHRANI A K, 2013. Maternal and neonatal outcomes of placenta previa and placenta accreta: three years of experience with a two-consultant approach. Int J Womens Health, 5:803-810.

KATZ L, DEAMORIM MM, FIGUEIROA J N, et al., 2008. Postpartum dexamethasone for women with hemolysis, elevated liver enzymes, and low platelets (HELLP) syndrome: A double-blind, placebo-controlled, randomized clinical trial. Am J Obstet Gynecol, 198:e1-8.

KEELAN J A, NEWNHAM J P, 2016. Editorial: Advances in the prevention and treatment of inflammation-associated preterm birth. Front Immunol, 7:264.

KEMP M W, 2014. Preterm birth, intrauterine infection, and fetal inflammation. Front Immunol, 5:574.

KENYON S L, TAYLOR D J, TARNOW-MORDI W, 2001. Broad-spectrum antibiotics for preterm, prelabour rupture of fetal membranes: the ORACLE I randomised trial. ORACLE Collaborative Group. Lancet, 357(9261):979-988.

KENYON S, BOULVAIN M, NEILSON J P, 2013. Antibiotics for preterm rupture of membranes. Cochrane Database Syst Rev, (12):CD001058.

KHONG T Y, 2008. The pathology of placenta accreta, a worldwide epidemic. J Clin Pathol, 61(12):1243-1246.

KING J F, FLENADY V J, PAPATSONIS D N, et al., 2003. Calcium channel blockers for inhibiting preterm labour. Cochrane Database Syst Rev, (1):CD002255.

KING J F, FLENADY V J, COLE S, et al., 2005. Cyclo-oxygenase (COX) inhibitors for treating preterm labour. Cochrane Database Syst Rev, (2):CD001992.

KIRKINEN P, HELIN-MARTIKAINEN H L, VANNINEN R, et al., 1998. Placenta accreta: imaging by gray-scale and contrast-enhanced color Doppler sonography and magnetic resonance imaging. J Clin Ultrasound, 26(2):90-94.

KISTKA Z A, PALOMAR L, BOSLAUGH S E, et al., 2007. Risk for postterm delivery after previous postterm delivery. Am J Obstet Gynecol, 196 (3):241. e1-6.

KUPESIĆ S, KURJAK A, SKENDEROVIC S, et al., 2002. Screening for uterine abnormalities by three-dimensional ultrasound improves perinatal outcome. J Perinat Med, 30(1):9-17.

LAGREW D C, PIRCON R A, NAGEOTTE M, et al., 1992. How frequently should the amniotic fluid index be repeated? Am J Obstet Gynecol, 167(4 Pt 1):1129-1133.

LASKIN M D, YINON Y, WHITTLE W L, 2012. Preterm premature rupture of membranes in the presence of cerclage: is the risk for intra-uterine infection and adverse neonatal outcome increased? J Matern Fetal Neonatal Med, 25(4):424-428.

LAURSEN M, BILLE C, OLESEN A W, et al., 2004. Genetic influence on prolonged gestation: a population-based Danish twin study. Am J Obstet Gynecol, 190(2):489-494.

LAZDAM M, DAVIS E F, LEWANDOWSKI A J, et al., 2012. Prevention of vascular dysfunction after preeclampsia: a potential long-term outcome measure and an emerging goal for treatment. J Pregnancy,2012:704146.

LEAN S C,HEAZELL A E P,DILWORTH M R,et al. ,2017. Placental dysfunction underlies increased risk of fetal growth restriction and stillbirth in advanced maternal age women. Sci Rep,7(1):9677.

LEE N M,BRADY C W,2009. Liver disease in pregnancy. World J Gastroenterol,15(8):897-906.

LEE Y M,WYLIE B J,SIMPSON L L,et al. ,2008. Twin chorionicity and the risk of stillbirth. Obstet Gynecol,111(2 Pt 1):301-308.

LEGRO R S,ARSLANIAN S A,EHRMANN D A,et al. ,2013. Diagnosis and treatment of polycystic ovary syndrome:an Endocrine Society clinical practice guideline. J Clin Endocrinol Metab,98(12):4565-4592.

LEHTONEN T,MARKKULA T,SOIDINSALO P,et al. ,2017. Causes of Stillbirth in Turku,Finland,2001—2011. Pediatr Dev Pathol,20(1):5-15.

LEUNG W C,JOUANNIC J M,HYETT J,et al. ,2004. Procedure-related complications of rapid amniodrainage in the treatment of polyhydramnios. Ultrasound Obstet Gynecol,23(2):154-158.

LISONKOVA S,JOSEPH K S,2013. Incidence of preeclampsia:risk factors and outcomes associated with early-versus late-onset disease. Am J Obstet Gynecol,209(6):544. e1-12.

LONG Q,OLADAPO O T,LEATHERSICH S,et al. ,2017. Clinical practice patterns on the use of magnesium sulphate for treatment of pre-eclampsia and eclampsia: a multi-country survey. BJOG, 124 (12): 1883-1890.

LOWE S A,BOWYER L,LUST K,et al. ,2015. The SOMANZ guidelines for the management of hypertensive disorders of pregnancy 2014. Aust N J Obstet Gynaecol,55(1):11-16.

LU M C, HALFON N,2003. Racial and ethnic disparities in birth outcomes:a life-course perspective. Matern Child Health J,7(1):13-30.

MAGANN E F,BASS J D,CHAUHAN S P,et al. ,1997. Amniotic fluid volume in normal singleton pregnancies. Obstet Gynecol,90(4 Pt 1):524-528.

MAGANN E F,CHAUHAN S P,BARRILLEAUX P S,et al. ,2000. Amniotic fluid index and single deepest pocket:weak indicators of abnormal amniotic volumes. Obstet Gynecol,96(5 Pt 1):737-740.

MAGANN E F,CHAUHAN S P,BARRILLEAUX P S,et al. ,2001. Ultrasound estimate of amniotic fluid volume:color Doppler overdiagnosis of oligohydramnios. Obstet Gynecol,98(1):71-74.

MAGANN E F,KINSELLA M J,CHAUHAN S P,et al. ,1999. Does an amniotic fluid index of ≤5cm necessitate delivery in high-risk pregnancies? A case-control study. Am J Obstet Gynecol,180(6):1354-1359.

MAGANN E F,NOLAN T E,HESS L W,et al. ,1992. Measurement of amniotic fluid volume: accuracy of ultrasonography techniques. Am J Obstet Gynecol,167(6):1533-1537.

MAGEE L A,PELS A,HELEWA M,et al. ,2014. Canadian hypertensive disorders of pregnancy working group. diagnosis,evaluation,and management of the hypertensive disorders of pregnancy:executive summary. J Obstet Gynaecol Can,36(5):416-441.

MAGEE L A,VON DADELSZEN P,REY E,et al. ,2015. Less-tight versus tight control of hypertension in pregnancy. N Engl J Med,372(5):407-417.

MAHENDROO M,2012. Cervical remodeling in term and preterm birth: insights from an animal model. Reproduction,143(4):429-438.

MAMOPOULOS M, ASSIMAKOPOULOS E, REECE E A,et al. ,1990. Maternal indomethacin therapy in the treatment of polyhydramnios. Am J Obstet Gynecol,162(5):1225-1229.

MANNING F A,HILL L M,PLATT L D,1981. Qualitative amniotic fluid volume determination by ultrasound:antepartum detection of intrauterine growth retardation. Am J Obstet Gynecol,139(3):254-258.

MAO M,CHEN C,2015. Corticosteroid therapy for management of hemolysis,elevated liver enzymes,and low platelet count (HELLP) syndrome: a meta-analysis. Med Sci Monit,21:3777-3783.

MARCILLAC F D D,LECOINTRE L,Guillaume A,et al. ,2016. Maternal morbidity and mortality associated with conservative management for placenta morbidly adherent (accreta) diagnosed during pregnancy. Report of 15 cases. J Gynecol Obstet Biol Reprod (Paris), 45 (8): 849-858.

MASSELLI G,GUALDI G,2013. MR imaging of the placenta:what a radiologist should know. Abdom Imaging,38(3):573-587.

MATCHABA P,MOODLEY J,2004. Corticosteroids for HELLP syndrome in pregnancy. Cochrane Database Syst Rev,(1):CD002076.

MAZOR M,GHEZZI F,MAYMON E,et al. ,1996. Polyhydramnios is an independent risk factor for perinatal mortality and intrapartum morbidity in preterm delivery. Eur J Obstet Gynecol Reprod Biol,70(1):41-47.

MEHENDALE S,KILARI A,DANGAT K,et al. ,2008. Fatty acids,antioxidants,and oxidative stress in pre-eclampsia. Int J Gynaecol Obstet,100(3):234-238.

MEHER S,DULEY L,HUNTER K,et al. ,2017. Antiplatelet therapy before or after 16 weeks' gestation for preventing preeclampsia:an individual participant data meta-analysis. Am J Obstet Gynecol,216(2):121-128. e2.

MEHRABADI A,HUTCHEON J A,LIU S,et al. ,2015. Contribution of placenta accreta to the incidence of postpartum hemorrhage and severe postpartum hemorrhage. Obstet Gynecol,125(4):814-821.

MERCER B M,MIODOVNIK M,THURNAU G R,et al. ,1997. Antibiotic therapy for reduction of infant morbidity after preterm premature rupture of the membranes. A randomized controlled trial. National Institute of Child Health and Human Development Maternal-Fetal Medicine Units Network. JAMA,278(12):989-995.

MERCER L J,BROWN L G,PETRES R E,et al. ,1984. A survey of pregnancies complicated by decreased amniotic fluid. Am J Obstet Gynecol,149(3):355-361.

MHYRE J M,SHILKRUT A,KUKLINA E V,et al. ,2013. Massive blood transfusion during hospitalization for delivery in New York State,1998—2007. Obstet Gynecol,122(6):1288-1294.

MICHAELS A Y,WASHBURN E E,POCIUS K D,et al. ,2015. Outcome of cesarean scar pregnancies diagnosed sonographically in the first trimester. J Ultrasound Med,34(4):595-599.

MIDDLETON P,SHEPHERD E,FLENADY V,et al. ,2017. Planned early birth versus expectant management (waiting) for prelabour rupture of membranes at term (37 weeks or more). Cochrane Database Syst Rev,1(1):CD005302.

MILLER D A,CHOLLET J A,GOODWIN T M,1997. Clinical risk factors for placenta previa-placenta accreta. Am J Obstet Gynecol, 177 (1): 210-214.

MILLS J L, SIMPSON J L, DRISCOLL S G,et al. ,1988. Incidence of spontaneous abortion among normal women and insulin-dependent diabetic women whose pregnancies were identified within 21 days of conception. N Engl J Med, 319(25):1617-1623.

MINAKAMI H, SATO I, 1996. Reestimating date of delivery in multifetal pregnancies. JAMA, 275(18):1432-1434.

MOISE K J, 1997. Polyhydramnios. Clin Obstet Gynecol, 40 (2): 266-279.

MONDAL D, GALLOWAY T S, BAILEY T C, et al., 2014. Elevated risk of stillbirth in males: systematic review and meta-analysis of more than 30 million births. BMC Med, 12:220.

MOORE T R, CAYLE J E, 1990. The amniotic fluid index in normal human pregnancy. Am J Obstet Gynecol, 162(5):1168-1173.

MORI R, KUSUDA S, FUJIMURA M, 2011. Antenatal corticosteroids promote survival of extremely preterm infants born at 22 to 23 weeks of gestation. J Pediatr, 159(1):110-114.

MORRIS J M, ROBERTS C L, BOWEN J R, et al., 2016. Immediate delivery compared with expectant management after preterm pre-labour rupture of the membranes close to term (PPROMT trial): a randomised controlled trial. Lancet, 387(10017):444-452.

MORRIS R K, MELLER C H, TAMBLYN J, et al., 2014. Association and prediction of amniotic fluid measurements for adverse pregnancy outcome: systematic review and meta-analysis. BJOG, 121(6):686-699.

MORRIS R K, RILEY R D, DOUG M, et al., 2012. Diagnostic accuracy of spot urinary protein and albumin to creatinine ratios for detection of significant proteinuria or adverse pregnancy outcome in patients with suspected pre-eclampsia: systematic review and meta-analysis. BMJ, 345:e4342.

MOWBRAY J F, GIBBINGS C, LIDDELL H, et al., 1985. Controlled trial of treatment of recurrent spontaneous abortion by immunisation with paternal cells. Lancet, 1(8435):941-943.

MURPHY K E, HANNAH M E, WILLAN A R, et al., 2008. Multiple courses of antenatal corticosteroids for preterm birth (MACS): a randomised controlled trial. Lancet, 372(9656):2143-2151.

MYATT L, CLIFTON R G, ROBERTS J M, et al., 2012. The utility of uterine artery Doppler velocimetry in prediction of preeclampsia in a low-risk population. Obstet Gynecol, 120(4):815-822.

MYATT L, CLIFTON R G, ROBERTS J M, et al., 2013. Can changes in angiogenic biomarkers between the first and second trimesters of pregnancy predict development of pre-eclampsia in a low-risk nulliparous patient population? BJOG, 120(10):1183-1191.

MYERS J E, KENNY L C, MCCOWAN L M, et al., 2013. Angiogenic factors combined with clinical risk factors to predict preterm pre-eclampsia in nulliparous women: a predictive test accuracy study. BJOG, 120 (10):1215-1223.

NEILSON J P, 2000. Ultrasound for fetal assessment in early pregnancy. Cochrane Database Syst Rev, (2):CD000182.

NEWNHAM J P, SAHOTA D S, ZHANG C Y, et al., 2011. Preterm birth rates in Chinese women in China, Hong Kong and Australia—the price of Westernisation. Aust N Z J Obstet Gynaecol, 51(5):426-431.

NIKUEI P, DAVOODIAN N, TAHAMTAN I, et al., 2016. Predictive value of miR-210 as a novel biomarker for pre-eclampsia: a systematic review protocol. BMJ Open, 6(9):e011920.

NYBO A M, WOHLFAHRT J, CHRISTENS P, et al., 2000. Maternal age and fetal loss: population based register linkage study. BMJ, 320 (7251):1708-1712.

OBER C, KARRISON T, ODEM R R, et al., 1999. Mononuclear-cell immunisation in prevention of recurrent miscarriages: a randomised trial. Lancet, 354(9176):365-369.

O'BRIEN J M, BARTON J R, DONALDSON E S, 1996. The management of placenta percreta: conservative and operative strategies. Am J Obstet Gynecol, 175(6):1632-1638.

OLESEN A W, BASSO O, OLSEN J, 2003. Risk of recurrence of prolonged pregnancy. BMJ, 326(7387):476.

OPHIR E, TENDLER R, ODEH M, et al., 1999. Creatine kinase as a biochemical marker in diagnosis of placenta increta and percreta. Am J Obstet Gynecol, 180(4):1039-1040.

OPPENHEIMER L, 2007. Diagnosis and management of placenta previa. J Obstet Gynaecol Can, 29(3):261-266.

OSMANAĞAOĞLU M A, DINÇ G, OSMANAĞAOĞLU S, et al., 2005. Comparison of cerebral magnetic resonance and electroencephalogram findings in pre-eclamptic and eclamptic women. Aust N Z J Obstet Gynaecol, 45(5):384-390.

OVADIA C, SEED P T, SKLAVOUNOS A, et al., 2019. Association of adverse perinatal outcomes of intrahepatic cholestasis of pregnancy with biochemical markers: results of aggregate and individual patient data meta-analyses. Lancet, 393(10174):899-909.

PAAUW N D, LUIJKEN K, FRANX A, et al., 2016. Long-term renal and cardiovascular risk after preeclampsia: towards screening and prevention. Clin Sci (Lond), 130(4):239-246.

PALACIOS JARAQUEMADA J M, PESARESI M, NASSIF J C, et al., 2004. Anterior placenta percreta: surgical approach, hemostasis and uterine repair. Acta Obstet Gynecol Scand, 83(8):738-744.

PANDEY M K, AGRAWAL S, 2004. Induction of MLR-Bf and protection of fetal loss: a current double blind randomized trial of paternal lymphocyte immunization for women with recurrent spontaneous abortion. Int Immunopharmacol, 4(2):289-298.

PAPAFRAGKAKIS H, SINGHAL S, ANAND S, 2013. Acute fatty liver of pregnancy. South Med J, 106(10):588-593.

PAPATSONIS D, FLENADY V, COLE S, et al., 2005. Oxytocin receptor antagonists for inhibiting preterm labour. Cochrane Database Syst Rev, (3):CD004452.

PARIENTE G, WIZNITZER A, SERGIENKO R, et al., 2011. Placental abruption: critical analysis of risk factors and perinatal outcomes. J Matern Fetal Neonatal Med, 24(5):698-702.

PATNI S, ELGARIB A M, MAJD H S, et al., 2008. Endometrial resection mandates reliable contraception thereafter—a case report of placenta increta following endometrial ablation. Eur J Contracept Reprod Health Care, 13(2):208-211.

PÉREZ-MEDINA T, BAJO-ARENAS J, SALAZAR F, et al., 2005. Endometrial polyps and their implication in the pregnancy rates of patients undergoing intrauterine insemination: a prospective, randomized study. Hum Reprod, 20(6):1632-1635.

PILLIOD R A, PAGE J M, BURWICK R M, et al., 2015. The risk of fetal death in non-anomalous pregnancies affected by polyhydramnios. Am J Obstet Gynecol, 213(3):410. e1-6.

PITT C, SANCHEZ-RAMOS L, KAUNITZ A M, et al., 2000. Prophylactic amnioinfusion for intrapartum oligohydramnios: a meta-analysis of randomized controlled trials. Obstet Gynecol, 96(5 Pt 2):861-866.

PIVANO A, ALESSANDRINI M, DESBRIERE R, et al., 2015. A score to predict the risk of emergency caesarean delivery in women with antepartum bleeding and placenta praevia. Eur J Obstet Gynecol Reprod Biol, 195:173-176.

QUEENAN J T, GADOW E C, 1970. Polyhydramnios: chronic versus acute. Am J Obstet Gynecol, 108(3):349-355.

RAC M W, DASHE J S, WELLS C E, et al. , 2015. Ultrasound predictors of placental invasion: the placenta accreta index. Am J Obstet Gynecol, 212(3):343. e341-347.

RAND L, NORWITZ E R, 2003. Current controversies in cervical cerclage. Semin Perinatol, 27(1):73-85.

RAND L, ROBINSON J N, ECONOMY K E, et al. , 2000. Post-term induction of labor revisited. Obstet Gynecol, 96(5 Pt 1):779-783.

RAO K P, BELOGOLOVKIN V, YANKOWITZ J, et al. , 2012. Abnormal placentation: evidence-based diagnosis and management of placenta previa, placenta accreta, and vasa previa. Obstet Gynecol Surv, 67(8): 503-519.

REDLINE R W, 2015. Classification of placental lesions. Am J Obstet Gynecol, 213(4 Suppl):S21-28.

RENTHAL N E, WILLIAMS K C, MENDELSON C R, 2013. MicroRNAs—mediators of myometrial contractility during pregnancy and labour. Nat Rev Endocrinol, 9(7):391-401.

ROBERTS D, DALZIEL S, 2006. Antenatal corticosteroids for accelerating fetal lung maturation for women at risk of preterm birth. Cochrane Database Syst Rev, (3):CD004454.

RODGER M A, GRIS J C, DE VRIES J I P, et al. , 2016. Low-molecular-weight heparin and recurrent placenta-mediated pregnancy complications: a meta-analysis of individual patient data from randomised controlledtrials. Lancet, 388(10060):2629-2641.

ROMERO R, CONDE-AGUDELO A, DA FONSECA E, et al. , 2018. Vaginal progesterone for preventing preterm birth and adverse perinatal outcomes in singleton gestations with a short cervix: a meta-analysis of individual patient data. Am J Obstet Gynecol, 218(2):161-180.

ROMERO R, DEY S K, FISHER S J, 2014a. Preterm labor: one syndrome, many causes. Science, 345(6198):760-765.

ROMERO R, HASSAN S S, GAJER P, et al. , 2014b. The vaginal microbiota of pregnant women who subsequently have spontaneous preterm labor and delivery and those with a normal delivery at term. Microbiome, 2:18.

ROMERO R, NICOLAIDES K H, CONDE-AGUDELO A, et al. , 2016. Vaginal progesterone decreases preterm birth ≤34 weeks of gestation in women with a singleton pregnancy and a short cervix: an updated meta-analysis including data from the OPPTIMUM study. Ultrasound Obstet Gynecol, 48(3):308-317.

ROOS N M, WIEGMAN M J, JANSONIUS N M, et al. , 2012. Visual disturbances in (pre)eclampsia. Obstet Gynecol Surv, 67(4):242-250.

ROSENSTEIN M G, CHENG Y W, SNOWDEN J M, et al. , 2012. Risk of stillbirth and infant death stratified by gestational age. Obstet Gynecol, 120(1):76-82.

ROSSI A C, PREFUMO F, 2013. Perinatal outcomes of isolated oligohydramnios at term and post-term pregnancy: a systematic review of literature with meta-analysis. Eur J Obstet Gynecol Reprod Biol, 169(2): 149-154.

Royal College of Obstetricians and Gynaecologists, 2010. Late intrauterine fetal death and stillbirth: green-top guideline No. 55. 1-33.

Royal College of Obstetricians and Gynaecologists, 2011a. The investigation and treatment of couples with recurrent first-trimester and second- trimester miscarriage: Green-top Guideline No. 17. 1-18. [2021-3-30]. https://www.rcog.org.uk/globalassets/documents/guidelines/gtg_17.pdf.

Royal College of Obstetricians and Gynaecologists, 2011b. Placenta praevia, placenta praevia accreta and vasa praevia: Diagnosis and Management: Green-top Guideline No. 27. 423-454. [2021-3-30]. https://obgyn.onlinelibrary.wiley.com/doi/epdf/10.1111/1471-0528.15307.

SABOUR S, 2015. Prediction of preterm delivery using levels of VEGF and leptin in amniotic fluid from the second trimester: prediction rules. Arch Gynecol Obstet, 291(4):719.

SAFTLAS A F, LEVINE R J, KLEBANOFF M A, et al. , 2003. Abortion, changed paternity, and risk of preeclampsia in nulliparous women. Am J Epidemiol, 157(12):1108-1114.

SALAT-BAROUX J, 1988. Recurrent spontaneous abortions. Reprod Nutr Dev, 28(6b):1555-1568.

SANCHEZ-RAMOS L, OLIVIER F, DELKE I, et al. , 2003. Labor induction versus expectant management for postterm pregnancies: a systematic review with meta-analysis. Obstet Gynecol, 101(6):1312-1318.

SCHORN M N, PHILLIPPI J C, 2014. Volume replacement following severe postpartum hemorrhage. J Midwifery Womens Health, 59(3): 336-343.

SCOTT J R, 1994. Recurrent miscarriage: overview and recommendations. Clin Obstet Gynecol, 37(3):768-773.

SCOTT J R, 2003. Immunotherapy for recurrent miscarriage. Cochrane Database Syst Rev, (1):CD000112.

SEKIGUCHI A, NAKAI A, OKUDAN, et al. , 2015. Consecutive cervical length measurements as a predictor of preterm cesarean section in complete placenta previa. J Clin Ultrasound, 43(1):17-22.

SENTILHES L, AMBROSELLI C, KAYEM G, et al. , 2010. Maternal outcome after conservative treatment of placenta accreta. Obstet Gynecol, 115(3):526-534.

SHAMSHIRSAZ A A, FOX K A, SALMANIAN B, et al. , 2015. Maternal morbidity in patients with morbidly adherent placenta treated with and without a standardized multidisciplinary approach. Am J Obstet Gynecol, 212(2):e1-9.

SHIH J C, CHENG W F, SHYU M K, et al. , 2002. Power Doppler evidence of placenta accreta appearing in the first trimester. Ultrasound Obstet Gynecol, 19(6):623-625.

SHIH J C, PALACIOS JARAQUEMADA J M, SU Y N, et al. , 2009. Role of three-dimensional power Doppler in the antenatal diagnosis of placenta accreta: comparison with gray-scale and color Doppler techniques. Ultrasound Obstet Gynecol, 33(2):193-203.

SHIN J E, SHIN J C, LEE Y, et al. , 2016. Serial change in cervical length for the prediction of emergency cesarean section in placenta previa. PLoS One, 11(2):e0149036.

SHYNLOVA O, TSUI P, JAFFER S, et al. , 2009. Integration of endocrine and mechanical signals in the regulation of myometrial functions during pregnancy and labour. Eur J Obstet Gynecol Reprod Biol, 144(Suppl 1):S2-S10.

SIBAI B, DEKKER G, KUPFERMINC M, 2005. Pre-eclampsia. Lancet, 365(9461):785-799.

SIBAI B M, 2011. Evaluation and management of severe preeclampsia before 34 weeks' gestation. Am J Obstet Gynecol, 2011, 205(3):191-198.

SIBAI B M, 2012a. Etiology and management of postpartum hypertensionpreeclampsia. Am J Obstet Gynecol,206(6):470-475.

SIBAI B M. Hypertension//GABBE S G, NIEBYL J R, SIMPSON J L, et al., 2012b. Obstetrics: normal and problem pregnancies. 6th ed. Philadelphia: Elsevier Saunders: 35; 781.

SIBAI B M, STELLA C L, 2009. Diagnosis and management of atypical preeclampsia-eclampsia. Am J Obstet Gynecol, 200(5): 481. e1-7.

SILVER R M, 2012. Implications of the first cesarean: perinatal and future reproductive health and subsequent cesareans, placentation issues, uterine rupture risk, morbidity, and mortality. Semin Perinatol, 36(5): 315-323.

SILVER R M, 2015. Abnormal placentation: placenta previa, vasa previa, and placenta accreta. Obstet Gynecol, 126(3): 654-668.

SILVER R M, LANDON M B, ROUSE D J, et al., 2006. Maternal morbidity associated with multiple repeat cesarean deliveries. Obstet Gynecol, 107(6): 1226-1232.

SILVER R, 2017. Placenta accreta syndrome. Boca Raton: CRC Press.

SIMPSON P D, STANLEY K P, 2011. Prolonged pregnancy. Obstet Gynaecol Reprod Med, 21(9): 257-262.

SKEITH L, CARRIER M, KAAJA R, et al., 2016. A meta-analysis of low-molecular-weight heparin to prevent pregnancy loss in women with inherited thrombophilia. Blood, 127(13): 1650-1655.

SKJAERVEN R, VATTEN L J, WILCOX A J, et al., 2005. Recurrence of pre-eclampsia across generations: exploring fetal and maternal genetic components in a population based cohort. BMJ, 331(7521): 877.

SMITH G C, 2017. Screening and prevention of stillbirth. Best Pract Res Clin Obstet Gynaecol, 38: 71-82.

SPAHN D R, BOUILLON B, CERNY V, et al., 2013. Management of bleeding and coagulopathy following major trauma: an updated European guideline. Crit Care, 17(2): R76.

SPERLING R S, NEWTON E, GIBBS R S, 1988. Intraamniotic infection in low-birth-weight infants. J Infect Dis, 157(1): 113-117.

SPIEKERKOETTER U, WOOD P A, 2010. Mitochondrial fatty acid oxidation disorders: pathophysiological studies in mouse models. J Inherit Metab Dis, 33(5): 539-546.

SPIEZIA L, BOGANA G, CAMPELLO E, et al., 2015. Whole blood thromboelastometry profiles in women with preeclampsia. Clin Chem Lab Med, 53(11): 1793-1798.

STANESCU A D, BANICA R, OLARU G, et al., 2015. Idiopathic polyhydramnios and fetal gender. Arch Gynecol Obstet, 291(5): 987-991.

STEEGERS E A, VON DADELSZEN P, DUVEKOT J J, et al., 2010. Pre-eclampsia. Lancet, 376(9741): 631-644.

STEINS BISSCHOP C N, SCHAAP T P, VOGELVANG T E, et al., 2011. Invasive placentation and uterus preserving treatment modalities: a systematic review. Arch Gynecol Obstet, 284(2): 491-502.

STEVENSON K M, LUMBERS E R, 1992. Effects of indomethacin on fetal renal function, renal and umbilicoplacental blood flow and lung liquid production. J Dev Physiol, 17(6): 257-264.

STIRNEMANN J J, MOUSTY E, CHALOUHI G, et al., 2011. Screening for placenta accreta at 11-14 weeks of gestation. Am J Obstet Gynecol, 205(6): e1-26.

SWEET D G, CARNIELLI V, GREISEN G, et al., 2017. European consensus guidelines on the management of respiratory distress syndrome—2016 update. Neonatology, 111(2): 107-125.

TAKAHASHI H, HAYASHI S, MATSUOKA K, et al., 2010. Placenta accreta following uterine artery embolization. Taiwan J Obstet Gynecol, 49(2): 197-198.

TAKEMURA Y, OSUGA Y, FUJIMOTO A, et al., 2013. Increased risk of placenta previa is associated with endometriosis and tubal factor infertility in assisted reproductive technology pregnancy. Gynecol Endocrinol, 29(2): 113-115.

TANTBIROJN P, CRUM C P, PARAST M M, 2008. Pathophysiology of placenta creta: the role of decidua and extravillous trophoblast. Placenta, 29(7): 639-645.

TAYLOR C, FAULK W P, 1981. Prevention of recurrent abortion with leucocyte transfusions. Lancet, 2(8237): 68-70.

TEIXIDOR VIÑAS M, BELLI A M, ARULKUMARAN S, et al., 2015. Prevention of postpartum hemorrhage and hysterectomy in patients with morbidly adherent placenta: a cohort study comparing outcomes before and after introduction of the Triple-P procedure. Ultrasound Obstet Gynecol, 46(3): 350-355.

THARAPEL A T, THARAPEL S A, BANNERMAN R M, 1985. Recurrent pregnancy losses and parental chromosome abnormalities: a review. Br J Obstet Gynaecol, 92(9): 899-914.

The Recurrent Miscarriage Immunotherapy Trialists Group, COULAM C B, CLARK D A, et al., 1994. Worldwide collaborative observational study and meta-analysis on allogenic leukocyte immunotherapy for recurrent spontaneous abortion. Am J Reprod Immunol, 32(2): 55-72.

THOMPSON O, OTIGBAH C, NNOCHIRI A, et al., 2015. First trimester maternal serum biochemical markers of aneuploidy in pregnancies with abnormally invasive placentation. BJOG, 122(10): 1370-1376.

THORNTON C, DAHLEN H, KORDA A, et al., 2013. The incidence of preeclampsia and eclampsia and associated maternal mortality in Australia from population-linked datasets: 2000—2008. Am J Obstet Gynecol, 208(6): 476. e1-5.

TIJSSELING D, WIJNBERGER L D, DERKS J B, et al., 2012. Effects of antenatal glucocorticoid therapy on hippocampal histology of preterm infants. PLoS One, 7(3): e33369.

TIKKANEN M, 2011a. Placental abruption: epidemiology, risk factors and consequences. Acta Obstet Gynecol Scand, 90(2): 140-149.

TIKKANEN M, PAAVONEN J, LOUKOVAARA M, et al., 2011b. Antenatal diagnosis of placenta accreta leads to reduced blood loss. Acta Obstet Gynecol Scand, 90(10): 1140-1146.

TIMOR-TRITSCH I E, MONTEAGUDO A, CALI G, et al., 2014. Cesarean scar pregnancy is a precursor of morbidly adherent placenta. Ultrasound Obstet Gynecol, 44(3): 346-353.

TOO G T, HILL J B, 2013. Hypertensive crisis during pregnancy and postpartum period. Semin Perinatol, 37(4): 280-287.

TRANQUILLI A L, BROWN M A, ZEEMAN G G, et al., 2013. The definition of severe and early-onset preeclampsia. Statements from the International Society for the Study of Hypertension in Pregnancy (ISSHP). Pregnancy Hypertens, 3(1): 44-47.

TRICHE E W, UZUN A, DEWAN A T, et al., 2014. Bioinformatic approach to the genetics of preeclampsia. Obstet Gynecol, 123(6): 1155-1161.

TSIKOURAS P, KOUKOULI Z, NIESIGK B, et al., 2018. Predictive value of fetal scalp pH and base excess for fetal acidosis and poor neonatal outcome. J Matern Fetal Neonatal Med, 31(23): 3166-3171.

TWICKLER D M, LUCAS M J, BALIS A B, et al., 2000. Color flow mapping for myometrial invasion in women with a prior cesarean delivery.

J Matern Fetal Med,9(6):330-335.

UENO Y,MAEDA T,TANAKA U,et al. ,2016. Evaluation of interobserver variability and diagnostic performance of developed MRI-based radiological scoring system for invasive placenta previa. J Magn Reson Imaging,44(3):573-583.

UPSON K,SILVER R M,GREENE R,et al. ,2014. Placenta accreta and maternal morbidity in the Republic of Ireland,2005—2010. J Matern Fetal Neonatal Med,27(1):24-29.

US Food and Drug Administration,2013. FDA recommends against prolonged use of magnesium sulfate to stop pre-term labor due to bone changes in exposed babies. Drug safety communications. [2020-06-26] http://www. Fda. Gov/downloads/drugs/drugsafety/ucm353335. pdf.

VAHANIAN S A,LAVERY J A,ANANTH C V,et al. ,2015. Placental implantation abnormalities and risk of preterm delivery:a systematic review and meta-analysis. Am J Obstet Gynecol,213(4 Suppl):S78-S90.

VAN DER HAM D P,VAN DER HEYDEN J L,OPMEER B C,et al. ,2012a. Management of late-preterm premature rupture of membranes:the PPROMEXIL-2 trial. Am J Obstet Gynecol,207(4):e1-10.

VAN DER HAM D P,VIJGEN S M,NIJHUIS J G,et al. ,2012b. Induction of labor versus expectant management in women with preterm prelabor rupture of membranes between 34 and 37 weeks:a randomized controlled trial. PLoS Med,9(4):e1001208.

VAN KEMPEN L E,VAN TEEFFELEN A S,DE RUIGH A A,et al. ,2017. 87:Does amnioinfusion improve perinatal outcome in midtrimester rupture of membranes?:a randomized controlled trial (PPROMEXIL-Ⅲ). Am J Obstet Gynecol,216(1):S62-S63.

VAN VLIET E O G,NIJMAN T A J,SCHUIT E,et al. ,2016. Nifedipine versus atosiban for threatened preterm birth (APOSTEL Ⅲ):a multicentre,randomised controlled trial. Lancet,387(10033):2117-2124.

VERANI J R,MCGEE L,SCHRAG S J,2010. Prevention of perinatal group B streptococcal disease—revised guidelines from CDC,2010. MMWR Recomm Rep,59(Rr-10):1-36.

VIGIL-DE GRACIA P,LUDMIR J,2015. The use of magnesium sulfate for women with severe preeclampsia or eclampsia diagnosed during the postpartum period. J Matern Fetal Neonatal Med,28(18):2207-2209.

VISINTIN C,MUGGLESTONE M A,ALMERIE M Q,et al. ,2010. Management of hypertensive disorders during pregnancy:summary of NICE guidance. BMJ,341:c2207.

VOGEL J P,SOUZA J P,GÜLMEZOGLU A M,et al. ,2014. Use of antenatal corticosteroids and tocolytic drugs in preterm births in 29 countries:an analysis of the WHO Multicountry Survey on Maternal and Newborn Health. Lancet,384(9957):1869-1877.

WALLENBURG H C,WLADIMIROFF J W,1977. The amniotic fluid. II. Polyhydramnios and oligohydramnios. J Perinat Med,5(6):233-243.

WANG S,KALLICHANDA N,SONG W,et al. ,2001. Expression of aquaporin-8 in human placenta and chorioamniotic membranes:evidence of molecular mechanism for intramembranous amniotic fluid resorption. Am J Obstet Gynecol,185(5):1226-1231.

WARSHAK C R,ESKANDER R,HULL A D,et al. ,2006. Accuracy of ultrasonography and magnetic resonance imaging in the diagnosis of placenta accreta. Obstet Gynecol,108(3 Pt 1):573-581.

WARSHAK C R,RAMOS G A,ESKANDER R,et al. ,2010. Effect of predelivery diagnosis in 99 consecutive cases of placenta accreta. Obstet Gynecol,115(1):65-69.

WATANABE N,SUZUKI T,OGAWA K,et al. ,2011. Five-year study assessing the feasibility and safety of autologous blood transfusion in pregnant Japanese women. J Obstet Gynaecol Res,37(12):1773-1777.

WICKE C,PEREIRA P L,NEESER E,et al. ,2004. Subcapsular liver hematoma in HELLP syndrome:Evaluation of diagnostic and therapeutic options—a unicenter study. Am J Obstet Gynecol,190:106.

WINTOUR E M,SHANDLEY L,1993. Effects of fetal fluid balance on amniotic fluid volume. Semin Perinatol,17(3):158-172.

WITKIN S S,2015. The vaginal microbiome,vaginal anti-microbial defence mechanisms and the clinical challenge of reducing infection-related preterm birth. BJOG,122(2):213-218.

WONG H S,ZUCCOLLO J,TAIT J,et al. ,2009. Placenta accreta in the first trimester of pregnancy:sonographic findings. J Clin Ultrasound,37(2):100-103.

WONG L F,PORTER T F,SCOTT J R,2014. Immunotherapy for recurrent miscarriage. Cochrane Database Syst Rev,2014(10):CD000112.

WOODS L,PEREZ-GARCIA V,KIECKBUSCH J,et al. ,2017. Decidualization and placentation defects are a major cause of age-related reproductive decline. Nat Commun,8(1):352.

World Health Organisation,2003. International Classification of Disease. ICD-10. Chapter XV:048.

World Health Organization,2010. International statistical classification of diseases and related health problems. 10th ed.

World Health Organization,2011. WHO Guidelines Approved by the Guidelines Review Committee. Geneva:World Health Organization.

WORTMAN A C,ALEXANDER J M,2013. Placenta accreta,increta,and percreta. Obstet Gynecol Clin North Am,40(1):137-154.

XIE L,WANG Y,LUO F Y,et al. ,2017. Prophylactic use of an infrarenal abdominal aorta balloon catheter in pregnancies complicated by placenta accreta. J Obstet Gynecol,37(5):557-561.

YANG J I,KIM H Y,KIM H S,et al. ,2009. Diagnosis in the first trimester of placenta accreta with previous Cesarean section. Ultrasound Obstet Gynecol,34(1):116-118.

You S H,CHENG P J,CHUNG T T,et al. ,2018. Population-based trends and risk factors of early-and late-onset preeclampsia in Taiwan 2001-2014. BMC Pregnancy Childbirth,18(1):199.

YUDIN M H,VAN SCHALKWYK J,VAN EYK N,2017. No. 233-antibiotic therapy in preterm premature rupture of the membranes. J Obstet Gynaecol Can,39(9):e207-212.

ZAIDI S F,MOSHIRI M,OSMAN S,et al. ,2016. Comprehensive imaging review of abnormalities of the placenta. Ultrasound Q,32(1):25-42.

ZAITOUN M M,EL BEHERY M M,ABD EL HAMEED A A,et al. ,2011. Does cervical length and the lower placental edge thickness measurement correlates with clinical outcome in cases of complete placenta previa? Arch Gynecol Obstet,284(4):867-873.

ZARRINPAR A,FARMER D G,GHOBRIAL R M,et al. ,2007. Liver transplantation for HELLP syndrome. Am Surg,73:1013-1016.

ZELOP C,NADEL A,FRIGOLETTO F D Jr,et al. ,1992. Placenta accreta/percreta/increta:a cause of elevated maternal serum alpha-fetoprotein. Obstet Gynecol,80(4):693-694.

ZHANG J,TROENDLE J,MEIKLE S,et al. ,2004. Isolated oligohydramnios is not associated with adverse perinatal outcomes. BJOG,111(3):220-225.

ZHAO Y,ZOU L,GAO H,et al. ,2020. Application of modified cesarean hysterectomy for patients with placenta previa complicated with placenta percreta. Maternal-Fetal Medicine,2(1):17-22.

ZOU L,WANG X,RUAN Y,et al. ,2014. Preterm birth and neonatal mortality in China in 2011. Int J Gynaecol Obstet,127(3):243-247.

第十二章

妊娠合并内外科疾病

第一节　心 脏 疾 病

妊娠合并心脏病发病率为 0.5%~3.0%，是导致孕产妇死亡的前 3 位死因之一，是非产科因素的第 1 位死因（中华医学会妇产科学分会产科学组，2016）。妊娠合并心脏病包括既往有心脏病病史和妊娠期间新发生的心脏病两类，既往有心脏病患者常见的有结构异常性心脏病及非心血管结构异常的心律失常等；妊娠期间新发生的心脏病多为妊娠期高血压疾病性心脏病和围产期心肌病等。妊娠期和分娩期血流动力学改变加重心脏负荷，贫血、低蛋白血症和感染等诱因可导致心功能下降，双胎、羊水过多和子痫前期等产科因素可诱使心脏病加重，出现心力衰竭、恶性心律失常、肺动脉高压危象、心源性休克和栓塞等危及母儿生命的严重心脏并发症。

一、妊娠合并心脏病的综合评估

目前临床上仍然以纽约心脏病协会的心功能分级方案衡量心脏病患者的心功能状态，依据心脏病患者对一般体力活动的耐受情况，将心脏病患者心功能分为Ⅰ~Ⅳ级。

Ⅰ级：进行一般体力活动不受限制。

Ⅱ级：一般体力活动略受限制，活动后心悸、轻度气短，休息时无症状。

Ⅲ级：一般体力活动显著受限制，休息时无不适，轻微日常工作即感不适、心悸、呼吸困难，或既往有心力衰竭史。

Ⅳ级：不能进行任何体力活动，休息时仍有心悸、呼吸困难等心力衰竭表现。

（一）妊娠前的综合评估

在《妊娠合并心脏病的诊治专家共识（2016）》中，对心脏病患者妊娠风险的评估参考了世界卫生组织（WHO）心脏病妇女妊娠风险评估分类法，并结合中国育龄期患者心脏病疾病谱的特点，制定了心脏病妇女妊娠风险分级表（表 12-1-1）。根据心脏超声测量的心房心室大小和射血分数等客观评价指标评估心功能，判断心脏病患者对妊娠的耐受能力，根据患者能否安全度过妊娠期、分娩期及产褥期，综合考虑心脏病的种类、病变程度、是否手术矫治、心功能分级及具体医疗条件等因素，有助于向育龄期女性提供有关妊娠风险的建议。对严重心脏病患者要明确告知不宜妊娠，对可以妊娠的心脏病患者也要充分告知妊娠风险。并制定了不同级别医院承担不同严重程度的妊娠合并心脏病诊治的分层管理制度，以使心脏病孕妇的分层管理更加规范、有序、安全及有效。

表 12-1-1　心脏病妇女妊娠风险分级及分层管理

妊娠风险分级	疾病种类	就诊医院级别
Ⅰ级（孕妇死亡率未增加，母儿并发症未增加或轻度增加）	无合并症的轻度肺动脉狭窄和二尖瓣脱垂 小的动脉导管未闭（内径≤3mm） 已手术修补的不伴有肺动脉高压的房间隔缺损、室间隔缺损、动脉导管未闭和肺静脉畸形引流 不伴有心脏结构异常的单源、偶发的室上性或室性期前收缩	二、三级妇产科专科医院或者二级及以上综合性医院

续表

妊娠风险分级	疾病种类	就诊医院级别
Ⅱ级(孕妇死亡率轻度增加或者母儿并发症中度增加)	未手术的不伴有肺动脉高压的房间隔缺损、室间隔缺损、动脉导管未闭 法洛四联症修补术后且无残余的心脏结构异常 不伴有心脏结构异常的大多数心律失常	二、三级妇产科专科医院或者二级及以上综合性医院
Ⅲ级(孕妇死亡率中度增加或者母儿并发症重度增加)	轻度二尖瓣狭窄(瓣口面积>1.5cm^2) 马方综合征(无主动脉扩张),二叶式主动脉瓣疾病,主动脉疾病(主动脉直径<45mm),主动脉缩窄矫治术后 非梗阻性肥厚型心肌病 各种原因导致的轻度肺动脉高压(<50mmHg) 轻度左心功能障碍或者左心室射血分数40%~49%	三级妇产科专科医院或者三级综合性医院
Ⅳ级(孕妇死亡率明显增加或者母儿并发症重度增加;需要专家咨询;如果继续妊娠,需告知风险;需要产科和心脏科专家在妊娠期、分娩期和产褥期严密监护母儿情况)	机械瓣膜置换术后 中度二尖瓣狭窄(瓣口面积1.0~1.5cm^2)和主动脉瓣狭窄(跨瓣压差≥50mmHg) 右心室体循环患者或Fontan循环术后 复杂先天性心脏病和未手术的发绀型心脏病(血氧饱和度85%~90%) 马方综合征(主动脉直径40~45mm);主动脉疾病(主动脉直径45~50mm) 严重心律失常(心房颤动、完全性房室传导阻滞、恶性室性期前收缩、频发的阵发性室性心动过速等) 急性心肌梗死,急性冠脉综合征 梗阻性肥厚型心肌病 心脏肿瘤,心脏血栓 各种原因导致的中度肺动脉高压(50~80mmHg) 左心功能不全(左心室射血分数30%~39%)	有良好心脏专科的三级甲等综合性医院或者综合实力强的心脏监护中心
Ⅴ级(极高的孕妇死亡率和严重的母儿并发症,属妊娠禁忌证;如果妊娠,须讨论终止问题;如果继续妊娠,需充分告知风险;需由产科和心脏科专家在妊娠期、分娩期和产褥期严密监护母儿情况)	严重的左心室流出道梗阻 重度二尖瓣狭窄(瓣口面积<1.0cm^2)或有症状的主动脉瓣狭窄 复杂先天性心脏病和未手术的发绀型心脏病(血氧饱和度<85%) 马方综合征(主动脉直径>45mm),主动脉疾病(主动脉直径>50mm),先天性的严重主动脉缩窄 有围产期心肌病病史并伴左心功能不全 感染性心内膜炎 任何原因引起的重度肺动脉高压(≥80mmHg) 严重的左心功能不全(左心室射血分数<30%);纽约心脏病协会心功能分级Ⅲ~Ⅳ级	有良好心脏专科的三级甲等综合性医院或者综合实力强的心脏监护中心

注:1mmHg=0.133kPa。

1. 可以妊娠 患者心脏病变轻,心功能Ⅰ~Ⅱ级,既往无心力衰竭史,亦无其他并发症者,妊娠后经严密监护,适当治疗多能耐受妊娠和分娩。

2. 不适宜妊娠 患者心脏病变较重,心功能Ⅲ~Ⅳ级;既往有心脏并发症病史,如有心力衰竭史;有症状的心律失常和心肌梗死、短暂性脑缺血发作、肺水肿;有中、重度肺动脉高压;左心室收缩功能减退(射血分数<40%),二尖瓣面积<2cm^2,主动脉瓣面积<1.5cm^2,左心室输出峰压斜率>30mmHg;右向左分流型心脏病、活动性风湿热、联合瓣膜病、心脏病并发细菌性心内膜炎、急性心肌炎的患者;年龄在35岁以上、心脏病病程较长者,妊娠期发生心力衰竭的可能性极大。不宜妊娠的患者必须严格避孕,若已妊娠,应在妊娠早期行人工流产术终止妊娠。

（二）妊娠早期的综合评估

应告知妊娠风险和可能会出现的严重并发症，指导去相应级别的医院规范进行孕期保健，定期监测和评估心功能。心脏病妊娠风险分级Ⅳ～Ⅴ级者，尽早终止妊娠。

（三）妊娠中、晚期的综合评估

一些心脏病患者对自身疾病的严重程度及妊娠风险认识不足，部分患者因没有临床症状而漏诊心脏病，少数患者妊娠意愿强烈而隐瞒病史冒险妊娠，就诊时已是妊娠中、晚期。对于这类患者是否继续妊娠，应根据妊娠风险分级、心功能状态、医院的医疗技术水平和条件、患者及家属的意愿和对疾病风险的了解及承受程度等综合判断和分层管理。对于妊娠期新发生或者新诊断的心脏病患者，均应行心脏相关的辅助检查以明确妊娠风险分级，按心脏病严重程度进行分级管理。

二、妊娠合并心脏病的分类

临床上常将妊娠合并原有的心脏病分为结构异常性心脏病和功能异常性心脏病两类；另外，妊娠期特有的心脏病包括妊娠期高血压疾病性心脏病和围产期心肌病。在妊娠合并心脏病中，先天性心脏病最常见，有报道达75%～82%，其次为风湿性心脏病，还有妊娠期高血压疾病性心脏病、围产期心肌病、心肌炎、各种心律失常、贫血性心脏病等（沈铿等，2016）。

（一）结构异常性心脏病

妊娠合并结构异常性心脏病包括先天性心脏病、瓣膜性心脏病、心肌病、心包病和心脏肿瘤等。

1. 先天性心脏病　指出生时即存在心脏和大血管结构异常的心脏病，包括无分流型、左向右分流型和右向左分流型。轻者无任何症状，重者有低氧或者心功能下降导致的母儿临床表现。

（1）无分流型：主要有主动脉狭窄、肺动脉口狭窄、马方（Marfan）综合征和埃布斯坦（Ebstein）综合征等。此类先天性心脏病患者对妊娠的耐受性取决于病变的程度和心脏代偿功能，中、重度异常死亡率较高，应避孕或妊娠早期终止妊娠。

（2）左向右分流型

1）房间隔缺损：最常见的先天性心脏病，占20%左右。对妊娠的影响取决于缺损的大小，缺损面积<$1cm^2$者多无症状，仅在体检时被发现，多能耐受妊娠及分娩；缺损面积较大，在左向右分流的基础上合并肺动脉高压，右心房压力增加，可引起右至左分流，出现发绀，有发生心力衰竭的可能。房间隔缺损>$2cm^2$者，最好在妊娠前手术矫治后再妊娠。

2）室间隔缺损：对于小型缺损，若既往无心力衰竭史，也无其他并发症者，妊娠期很少发生心力衰竭，一般能顺利度过妊娠与分娩。室间隔缺损较大，常伴有肺动脉高压，妊娠期发展为右向左分流或艾森门格综合征，出现发绀和心力衰竭，妊娠期危险性大，应于妊娠早期行人工流产终止妊娠。

3）动脉导管未闭：较多见，在先天性心脏病中占20%～50%，儿童期可手术治愈。较大分流的动脉导管未闭，若妊娠前未行手术矫治者，由于动脉血大量分流到肺动脉，肺动脉高压使分流方向逆转出现发绀，从而诱发心力衰竭。若妊娠早期已有肺动脉高压或右向左分流者，宜人工终止妊娠。较少分流的动脉导管未闭，肺动脉压正常者，妊娠期一般无症状，可继续妊娠至足月。

（3）右向左分流型：常见的疾病为法洛四联症及艾森门格综合征，几乎不能耐受妊娠期血流动力学改变和血容量增加，妊娠时母体和胎儿的死亡率可高达30%～50%。此类心脏病患者不宜妊娠，若已妊娠，应尽早终止。经手术治疗后心功能为Ⅰ～Ⅱ级者，可在严密监护下继续妊娠。

2. 瓣膜性心脏病　各种原因导致的心脏瓣膜形态异常和功能障碍统称为瓣膜性心脏病，包括二尖瓣、三尖瓣、主动脉瓣和肺动脉瓣病变，累及多个瓣膜者称为联合瓣膜病。最常见的原因是风湿性心脏病，部分患者是先天性瓣膜异常。风湿性心脏病以单纯性二尖瓣狭窄最常见，部分为二尖瓣狭窄合并关闭不全，主动脉瓣病变少见。心功能Ⅰ～Ⅱ级，从未发生过心力衰竭及并发症的轻度二尖瓣狭窄孕妇，无明显血流动力学改变，妊娠期进行严密监护，可耐受妊娠。二尖瓣狭窄越严重，血流动力学改变越明显，妊娠的危险性越大。伴有肺动脉高压的患者，应在妊娠前纠正二尖瓣狭窄，已妊娠者应在妊娠早期终止妊娠。

3. 心肌病　是由心室的结构改变和整个心肌壁功能受损所导致的心脏功能进行性障碍的一组病变，包括各种原因导致的心肌病，依据病变的主要特征分为扩张型心肌病和肥厚型心肌病，以心脏扩大、心肌壁增厚、心功能下降和常伴发心律失常为特点。

（二）功能异常性心脏病

妊娠合并功能异常性心脏病主要包括各种无心血管结构异常的心律失常，分为快速型和缓慢型心律失常。快速型心律失常为临床上常见的心脏病，包括室上性心律失常和室性心律失常。缓慢型心律失常是以心率减慢为特征的疾病，包括窦性缓慢型心律失常、房室交界性心律、心室自主心律和传导阻滞等，临床上常见的为窦性心动过缓、病态窦房结综合征及房室传导阻滞。

（三）妊娠期特有的心脏病

妊娠前无心脏病病史，在妊娠基础上新发生的心脏病，主要有妊娠期高血压疾病性心脏病和围产期心肌病。

1. 妊娠期高血压疾病性心脏病　妊娠前无心脏病病史，在妊娠期高血压疾病基础上，突然出现以左心衰竭为主的全心衰竭者，临床表现为乏力、心悸和胸闷，严重者出现气促、呼吸困难、咳粉红色泡沫痰和双肺大量湿性啰音等，心电图可以发现心率加快或出现各种心律失常，部分患者心脏超声检查可以有心脏扩大和射血分数降低，严重者心肌酶和脑钠肽（brain natriuretic peptide，BNP）异常升高。妊娠期高血压疾病性心脏病是妊娠期高血压疾病发展至严重阶段的并发症。

2. 围产期心肌病　指既往无心脏病病史，于妊娠后3个月至产后6个月首次发生并以心肌病变为主的一组临床综合征，以心功能下降和心脏扩大为主要特征，常伴有心律失常和附壁血栓形成。发病较年轻，再次妊娠可复发，50%的患者于产后6个月内完全或接近完全恢复。临床表现主要为劳累后气急、乏力，进而出现夜间阵发性呼吸困难和端坐呼吸等充血性心力衰竭的症状。患者容易继发肺部感染，严重者继发右心衰竭，出现水肿、腹胀和食欲缺乏。心电图示左心室肥大、ST段及T波异常改变，常伴有各种心律失常。超声心动图显示心腔扩大，搏动减弱、左心室射血分数降低，局部心室壁可增厚，有时可见附壁血栓。胸部X线片见心脏普遍增大，心脏搏动减弱、肺淤血。

三、心脏疾病对妊娠的影响

妊娠32~34周、分娩期及产后3个月内是全身血液循环变化最大、心脏负荷最重的时期，极易诱发心力衰竭和心律失常，有器质性心脏病的孕产妇常在此时心脏负担加重，极易诱发心力衰竭、亚急性感染性心内膜炎、缺氧和发绀及静脉栓塞和肺栓塞。

1. 妊娠合并心脏病对孕妇的影响　妊娠期子宫增大，胎盘循环建立，外周血阻力降低，母体代谢率增高，母体对氧及循环血液的需求量增加。因此，循环血容量从妊娠早期开始增加，妊娠34周时达高峰，致妊娠末期血容量可增加30%~45%。妊娠早期心排血量开始出现变化，妊娠4~6个月时增加最多，平均较非妊娠期增加30%~50%。心排血量受孕妇体位影响极大，约5%孕妇可因体位改变使心排血量减少而出现不适，如“仰卧位低血压综合征”(European Society of Cardiology，2011)。分娩期子宫收缩，产妇屏气用力及胎儿娩出后子宫突然缩复，回心血量增加，进一步加重心脏负担，每次宫缩时心排血量约增加24%。产褥期组织间潴留的液体也开始回到体循环，血流动力学发生一系列急剧变化。妊娠合并心脏病对孕妇的影响主要表现为心力衰竭、亚急性感染性心内膜炎、缺氧和发绀及静脉栓塞和肺栓塞。

2. 妊娠合并心脏病对胎儿的影响　妊娠合并心脏病变程度严重及有发绀者往往由于缺氧，易发生胎儿生长受限、胎儿窘迫及早产；同时由于严重心脏病常需早期终止妊娠，故围产儿死亡率高。另外先天性心脏病孕妇，其子代发生先天性心脏病的机会增高，故妊娠期应加强对胎儿的心脏超声筛查。

四、妊娠对心脏疾病的影响

由于妊娠子宫增大和血容量增多，心脏负担加重，分娩时子宫收缩使大量血液涌向心脏，产后循环血量的增加，均易使原有病变的心脏出现并发症，常见的并发症有急性和慢性心力衰竭、肺动脉高压及肺动脉高压危象、恶性心律失常及感染性心内膜炎。

1. 急性和慢性心力衰竭

(1) 急性心力衰竭：最常见的并发症是急性肺水肿，可突然发作，患者极度呼吸困难，被迫端坐呼吸，伴有窒息感、烦躁不安、大汗淋漓、面色青灰、口唇发绀、呼吸过快、咳嗽并咳出白色或粉红色泡沫痰。随着病情加重，甚至出现昏迷、休克和窒息而死亡。

应重视早期心力衰竭的临床表现：①轻微活动后即出现胸闷、心悸和气短；②休息时心率超过110次/min，呼吸超过20次/min；③夜间常因胸闷而坐起呼吸；④肺底出现少量持续性湿性啰音，咳嗽后不消失。

(2) 慢性心力衰竭

1) 慢性左心衰竭：左心房和/或左心室衰竭引起肺瘀血和肺水肿，主要表现为呼吸困难。

2) 慢性右心衰竭：右心房和/或右心室衰竭引起体循环静脉瘀血和水钠潴留，上腹部胀满、颈静脉怒张、发绀、水肿。水肿是右心衰竭的典型表现，多先见于下肢，呈凹陷性水肿，重症者可波及全身，少数患者可有心包积液、胸腔积液或腹腔积液。

3) 全心衰竭：是右心衰竭继发于左心衰竭而形成的全心衰竭，出现右心衰竭时，左心衰竭症状可有所减轻。

一旦发生急性心力衰竭，根据孕周、疾病的严重程度及母儿情况综合考虑终止妊娠的时机和方法。慢性心力衰竭是逐渐进展的过程，要严密监测心功能状况，及时促胎肺成熟、把握好终止妊娠的时机。

2. 肺动脉高压及肺动脉高压危象　肺动脉高压(pulmonary artery hypertension，PAH)的诊断标准是在海平面状态下、静息时，右心导管检查肺动脉平均压≥25mmHg(1mmHg=0.133kPa)。临床上常用超声心动图估测肺动脉压力。根据世界卫生组织最新修订的肺动脉高压分类，可分五大类：第一类包括特发性、结缔组织疾病相关性、先天性心脏病相关性、可遗传性、血吸虫病相关性及新生儿顽固性肺动脉高压；第二类左心疾病相关性肺动脉高压；第三类呼吸系统疾病或低氧相关性肺动脉高压；第四类血栓或栓塞性肺动脉高压；第五类混合性肺动脉高压。其临床特点包括原发病的症状及肺动脉高压引起的症状，肺动脉高压本身症状是非特异的，轻度肺动脉高压可无症状，随病情发展可出现劳力性呼吸困难、乏力、晕厥、心绞痛、咯血等症状。

肺动脉高压危象是在肺动脉高压的基础上发生肺血管痉挛性收缩、肺循环阻力升高、右心排血受阻，导致突发性肺动脉高压和低心排血量的临床危象状态，主要表现为烦躁不安，个别患者有濒死感，心率增快，心排血量显著降低，血压下降，血氧饱和度下降，死亡率极高。肺动脉高压危象常由感染、劳累及情绪激动等因素诱发，产科多见于分娩期和产后72小时内，一旦诊断为肺动脉高压危象，需要立即抢救(马玉燕，2008)。

心脏疾病合并肺动脉高压的患者，妊娠后可加重原有的心脏病和肺动脉高压，可发生右心衰竭，孕妇死亡率为17%~56%，艾森门格综合征孕妇的死亡率高达36%。因此，肺动脉高压患者要严格掌握妊娠指征，继续妊娠者需要产科和心脏科医师联合管理。

3. 恶性心律失常　指心律失常发作时导致患者的血流动力学改变，出现血压下降甚至休克，心、脑、肾等重要器官供血不足，是孕妇猝死和心源性休克的主要原因。常见有病态窦房结综合征、快速心房扑动和心房颤动、有症状的高度房室传导阻滞、多源性频发室性期前收缩、阵发性室上性心动过速、室性心动过速、心室扑动和心室颤动等类型。妊娠期和产褥期恶性心律失常多发生在原有心脏病的基础上，少数可由甲状腺疾病、肺部疾病、电解质紊乱和酸碱失衡等诱发。妊娠期恶性心律失常可以独立发生，也可以伴随急性心力衰竭发生，严重危及母亲生命，需要紧急抗心律失常等处理。恶性心律失常的处理原则：首先根据发生的诱因、类型、血流动力学变化对母儿的影响及孕周综合决定尽早终止心律失常的方式，同时，防止其他并发症，病情缓解或稳定后再决定其长期治疗的策略。

4. 感染性心内膜炎　是指由细菌、真菌和其他微生物（如病毒、立克次体、衣原体、螺旋体等）直接感染而产生的心瓣膜或心壁内膜炎症。瓣膜为最常受累的部位，但感染也可发生在室间隔缺损部位、腱索和心壁内膜。主要临床特征为：

（1）发热：是最常见的症状，90%以上的患者都会出现发热。

（2）心脏体征：85%的患者可闻及心脏杂音，杂音可能是先天性心脏病或风湿性心瓣膜病所致，也可能是感染造成的瓣膜损害、腱索断裂或赘生物形成而影响到瓣膜开放和关闭所致。

（3）栓塞：25%的患者有栓塞表现。肺栓塞可有胸痛、咳嗽、咯血、气急和低氧表现；脑动脉栓塞则有头痛、呕吐、偏瘫、失语和抽搐甚至昏迷；内脏栓塞可致脾大、腹痛、血尿、便血和肝肾功能异常等。

（4）血培养：血培养阳性是确诊感染性心内膜炎的重要依据。凡原因未明的发热，体温升高持续在 1 周以上，且原有心脏病者，均应反复多次进行血培养，以提高阳性率。

（5）超声心动图：能够了解有无心脏结构性病变，能检出直径>2mm 的赘生物，对诊断感染性心内膜炎很有帮助。超声心动图检查阴性，并不能除外感染性心内膜炎。

感染性心内膜炎的治疗：根据血培养和药物敏感试验选用有效的抗生素，坚持足量（疗程 6 周以上）、联合和应用敏感药物为原则，同时应及时请心脏外科医师联合诊治，结合孕周、母胎情况、药物治疗的效果和并发症综合考虑终止妊娠的方式和时机。

五、妊娠合并心脏病的临床表现

1. 症状　病情轻者可无症状，重者有易疲劳、食欲缺乏、体重不增、活动后乏力、心悸、胸闷、呼吸困难、咳嗽、胸痛、咯血及水肿等表现。

2. 体征　不同种类的妊娠合并心脏病患者体征不同，如发绀型先天性心脏病患者口唇发绀、杵状指/趾，有血液异常分流的先天性心脏病者有明显的收缩期杂音；风湿性心脏病者可有心脏扩大，瓣膜狭窄或关闭不全者有舒张期或收缩期杂音；心律失常者可有各种异常心律（率）；金属瓣换瓣者有换瓣音；肺动脉压明显升高时右心扩大，肺动脉瓣区搏动增强和心音亢进；妊娠期高血压疾病性心脏病者血压明显升高；围产期心肌病者以心脏扩大和异常心律为主；部分先天性心脏病修补手术后可以没有任何阳性体征；心力衰竭时心率加快，第三心音及两肺呼吸音减弱，可闻及干湿性啰音，出现肝-颈静脉回流征阳性、肝大及下肢水肿等表现。

六、妊娠合并心脏病的诊断

由于妊娠期正常的生理变化，可以出现一系列类似心脏病的症状和体征，如心悸、气短、踝部水肿、乏力及心动过速等。心脏检查可以有轻度心界扩大、心脏杂音。妊娠还可使原有心脏病的某些体征发生变化，增加确诊的难度。临床上根据病史、临床表现及辅助检查，综合考虑作出诊断。

（一）病史

1. 妊娠前已确诊心脏病者　妊娠后保持原有的心脏病诊断，应注意补充心功能分级和心脏并发症等次要诊断。关注妊娠前的活动能力，有无心悸、气短、劳力性呼吸困难、晕厥、活动受限及高血红蛋白血症等病史。部分患者妊娠前有心脏手术史，如心脏矫治术、瓣膜置换术、射频消融术及起搏器置入术等，要详细询问手术时间、手术方式、手术前后心功能的改变及用药情况。

2. 妊娠前无心脏病病史　包括因为无症状和体征而未被发现的心脏病，多为漏诊的先天性心脏病（房、室间隔缺损）和各种心律失常及妊娠期新发生的心脏病，如妊娠期高血压疾病性心脏病或围产期心肌病。部分患者没有症状，经规范的产科检查而明确诊断；部分患者因心悸、气短、劳力性呼吸困难、晕厥及活动受限等症状，进一步检查而明确诊断。

3. 关注家族性心脏病病史和猝死史　对有家族性心脏病病史和不明原因猝死史者，妊娠期检查应重视，避免漏诊。

（二）临床表现

妊娠合并心脏病，主要症状为劳力性呼吸困难、经常性夜间端坐呼吸、咯血、胸闷等，体征为发绀、杵状指、持续性颈静脉怒张，心脏听诊有舒张期杂音或粗糙的Ⅲ级以上全收缩期杂音，有些还会出现心包摩擦音、舒张期奔马律及交替脉等。

（三）辅助检查

1. 心电图和 24 小时动态心电图

（1）心电图：常规 12 导联心电图能帮助诊断心率（律）异常、心肌缺血、心肌梗死及梗死的部位、心脏扩大和心肌肥厚，有助于判断心脏起搏状况和药物或电解质对心脏的影响。

（2）24 小时动态心电图：可连续记录 24 小时静息和活动状态下心电活动的全过程，协助阵发性或间歇性心律失常和隐匿性心肌缺血的诊断，并能提供心律失常的持续时间和频次、心律失常与临床症状关系的客观资料，可为临床分析病情、确立诊断和评估判断疗效提供依据。

2. 超声心动图　是获得心脏和大血管结构改变、血流速度和类型等信息的无创性、可重复的检查方法，能较为准确地定量评价心脏和大血管结构改变的程度、心脏收缩和舒张功能。新近发展的三维重建超声心动图、经食管超声心动图、负荷超声心动图和血管内超声为更全面地显示心脏和大血管的立体结构，为经胸超声不能获得满意图像（左心耳部血栓、感染性心内膜炎、主动脉夹层等）、隐匿性或原因不明的缺血性心脏病的早期诊断提供了新的检查方法。超声心动图可显示心腔扩大、心肌肥厚、瓣膜运动异常、心内结构异常。

3. 影像学检查　根据病情可以选择性进行心、肺影像学检查，包括 X 线、CT 和 MRI 检查。

（1）胸部 X 线：可显示心脏的显著扩大、心胸比例变化、大血管口径的变化及肺部改变，目前妊娠期应用较少。

（2）多层胸部 CT：对于复杂心脏病有一定意义，但在妊娠合并心脏病的诊断中 CT 应用较少。孕妇单次胸部 X 线检查时胎儿接受的 X 线剂量为（0.02～0.07）$\times10^{-5}$Gy；孕妇头胸部 CT 检查时胎儿受到的照射剂量<0.01Gy，距离致畸剂量（高于 0.1Gy）差距较大；但因 X 线是影响胚胎发育的不良因素，在妊娠早期禁用，妊娠中期应慎用，病情严重必须摄片时应以铅裙保护腹部。

（3）非增强的 MRI：用于复杂心脏病和主动脉疾病，非增强的 MRI 检查对胚胎无致畸的不良影响。

4. 血生化检测

（1）心肌酶学和肌钙蛋白：心肌酶学包括肌酸激酶（creatine kinase，CK）、肌酸激酶同工酶 MB（creatine kinase isoenzyme MB，CK-MB）。CK、CK-MB 和心肌肌钙蛋白（cardiac troponin，CTn）水平升高是心肌损伤的标志。

（2）脑钠肽：包括脑钠肽（BNP）、BNP 前体（pro-BNP）、氨基末端-BNP 前体（NT-pro-BNP）。心力衰竭患者无论有无症状，血浆 BNP、pro-BNP、NT-pro-BNP 水平均明显升高，并且随心力衰竭的严重程度而呈一定比例的增高。临床上以治疗后 BNP、pro-BNP、NT-pro-BNP 比治疗前基线水平的下降幅度≥30%作为判断治疗效果的标准，BNP、pro-BNP、NT-pro-BNP 的检测可作为有效的心力衰竭筛查和判断预后的指标，可以检测其中任意一项。

（3）其他：血常规、血气分析、电解质、肝肾功能、凝血功能、D-二聚体（D-dimer）等，根据病情酌情选择。

5. 心导管及心血管造影检查　是先天性心脏病，特别是复杂心脏畸形诊断的“金标准”。因超声心动图、MRI 等无创检查技术的发展，其目前仅适用于无创检查不能明确诊断的先天性心脏病、评估肺动脉高压程度及用作肺动脉高压靶向药物的给药途径。因需要在 X 线直视下操作，妊娠期必须应用时需要由操作熟练的技术人员在铅裙保护孕妇腹部情况下进行，并尽量缩短操作时间和减少母儿接受射线的剂量。

（四）妊娠合并心脏病的诊断依据

1. 妊娠前有心悸、气急或心力衰竭史，或体检曾被诊断为器质性心脏病，或曾有风湿热病史。

2. 临床表现为劳累性呼吸困难、经常性夜间端坐呼吸、咯血、胸闷胸痛等。

3. 发绀、杵状指、持续性颈静脉怒张、心脏听诊有舒张期杂音或粗糙的Ⅲ级以上全收缩期杂音、心包摩擦音、舒张期奔马律及交替脉。

4. 心电图有严重的心律失常，如心房颤动、心房扑动、Ⅲ度房室传导阻滞、ST 段及 T 波异常改变等。

5. 超声心动图检查显示心腔扩大、心肌肥厚、瓣膜运动异常、心内结构异常。

6. X 线检查心脏显著增大，尤其是个别心腔扩大。

七、妊娠合并心脏病的管理

心脏病孕产妇的主要死亡原因是心力衰竭和感染。心脏病育龄期患者应行孕前咨询，明确心脏病类型、病变程度及功能状态，并评估能否妊娠。允许妊娠者需要从妊娠早期开始，定期进行产前检查。在心力衰竭易发的三个时间段（妊娠 32～34 周、分娩期及产后 3 日内）应重点监护。

（一）可以妊娠的心脏病患者的处理

1. 妊娠前准备和指导

（1）告知妊娠风险：尽管有些患者心脏病变较轻，心功能状态较好，但仍然存在妊娠风险，可能在妊娠期和分娩期心脏病加重或者出现严重的心脏并发症，甚至危及生命。因此，建议要充分告知妊娠风险并于妊娠期进行动态妊娠风险评估。

（2）建议妊娠前心脏治疗：对于有可能行矫治手术的心脏病患者，应建议在妊娠前行心脏手术治疗，尽可能纠正心脏的结构及功能异常，如先天性心脏病矫治术、瓣膜球囊扩张术、瓣膜置换术、起搏器置入术及射频消融术等（黄滔滔等，2013），术后再次由心脏科和产科医师共同行妊娠风险评估，患者在充分了解病情及妊娠风险的情况下再妊娠（Moghbeli et al.，2008）。

（3）补充叶酸：0.4～0.8mg/d，或者含叶酸的复合维生素；合并贫血的患者纠正贫血。

（4）遗传咨询：先天性心脏病或心肌病的患者，有条件时应提供遗传咨询。

2. 妊娠期

（1）定期产前检查：能尽早发现心力衰竭的早期征象。心功能Ⅰ级的患者，产前检查频率同正常妊娠，进行常规产前检查。心功能状态较差的患者，缩短产前检查的间隔时间，增加产前检查次数。在妊娠 20 周前，至少每 2 周由产科和心内科医师检查 1 次。妊娠 20 周后，发生心力衰竭的可能性增大，尤其是妊娠 32 周以后，应每周检查 1 次。注意识别早期心力衰竭的表现，存在早期心力衰竭症状和体征者，应尽早住院治疗。妊娠期顺利者，妊娠 36～38 周住院待产。

（2）预防和治疗心力衰竭。

1）充分休息，避免过劳、情绪激动，每日睡眠至少 10 小时。

2）妊娠期间适当控制体重，以免加重心脏负担。注意饮食，尽量高蛋白、高维生素、低盐及低脂饮食。妊娠 16 周后，每日食盐量控制在 4～5g。

3）防治引起心力衰竭的诱因：预防上呼吸道等感染；纠正贫血；治疗心律失常；防治妊娠期高血压疾病和其他合并症与并发症。

4）心力衰竭的治疗：治疗方法基本同未妊娠者。但孕妇对洋地黄类药物的耐受性较差，应用过程中需注意毒性反应。为防止产褥期组织内水分与强心剂同时回流入体循环引起毒性反应，常选用药效和代谢较快的制剂，如地高辛。妊娠晚期严重心力衰竭的患者，需与心内科医师合作，联合控制心力衰竭同时紧急剖宫产娩出胎儿，减轻心脏负担，以挽救孕妇生命。

（3）胎儿监测

1）胎儿心脏病的筛查：先天性心脏病患者的后代发生先天性心脏病的风险为 5%～8%，发现胎儿严重复杂心脏畸形可以尽早终止妊娠。

胎儿心脏病的筛查可以通过以下几点：①妊娠 11～13^{+6} 周超声测量胎儿颈后透明层厚度（NT），NT 在正常范围的胎儿先天性心脏病的发病率为 1/1 000；②先天性心脏病患者，妊娠中期进行胎儿心脏超声检查，妊娠 20～24 周是胎儿心脏超声检查的最佳时机；③常规筛查胎儿畸形时，可疑胎儿心脏异常者应增加胎儿心脏超声检查；④胎儿明确有先天性心脏病，并且继续妊娠者，建议行胎儿染色体检查。

2）胎儿并发症的监测：常见的胎儿并发症有流产、早产、胎儿生长受限、低出生体重儿、胎儿颅内出血、新生儿窒息和新生儿死亡等。妊娠期口服抗凝药的心脏病患者其胎儿颅内出血和胎盘早剥的风险增加，应加强超声监测。监测胎儿生长发育，及时发现胎儿生长受限，并积极处理；同时注意胎心监护：妊娠 28 周后增加胎儿脐血流、羊水量和无应激试验（NST）等检查，尤其是应用抗心律失常药物者应关注胎儿心率和心律（Stangl et al.，2008）。

（二）不宜继续妊娠的心脏病患者的处理

1. 妊娠早期的管理　对于不宜妊娠的心脏病孕妇，应在妊娠 12 周前行人工流产，减轻疼痛、紧张对血流动力学的影响，随着孕妇年龄的增大，风险也越高。结构异常性心脏病患者需用抗生素预防感染（姚天一 等，2004）。

2. 妊娠中、晚期的管理　若妊娠已超过 12 周，终止妊娠需要手术的危险性不亚于继续妊娠和分娩，所以对于妊娠 12～28 周应行引产术终止妊娠。妊娠已超过 28 周，对顽固性心力衰竭病例，应与心内科医师配合，严格监护下行剖宫取胎术。

（三）终止妊娠的时机

心脏病妊娠风险分级Ⅰ～Ⅱ级且心功能Ⅰ级者可以妊娠至足月，如果出现严重心脏并发症或心功能下降则提前终止妊娠。心脏病妊娠风险分级Ⅲ级且心功能Ⅰ级者可以妊娠至 34～35 周终止妊娠，如果有良好的监护条件，可妊娠至 37 周再终止妊娠；如果出现严重心脏并发症或心功能下降则提前终止妊娠。心脏病妊娠风险分级Ⅳ级但仍然选择继续妊娠者，即使心功能Ⅰ级，也建议在妊娠 32～34 周终止妊娠；部分患者经过临床多学科评估可能需要在妊娠 32 周前终止妊娠，如果有很好的综合监测能力，可以适当延长孕周；出现严重心脏并发症或心功能下降则及时终止妊娠。心脏病妊娠风险分级Ⅴ级者属妊娠禁忌证，一旦诊断需要尽快终止妊娠，如果患者及家属在充分了解风险后拒绝终止妊娠，需要转诊至综合诊治和抢救实力非常强的医院进行保健，综合母儿情况适时终止妊娠。

（四）分娩期的处理

妊娠晚期应提前选择好适宜的分娩方式。

1. 分娩方式的选择

（1）经阴道分娩：心功能Ⅰ～Ⅱ级、胎儿不大、胎位正常、宫颈条件良好者，可考虑在严密监护下经阴道分娩。分娩过程中需要心电监护，严密监测患者的自觉症状及心功能情况。避免产程过长；有条件者可以使用分娩镇痛，以减轻疼痛对于血流动力学的影响，如无禁忌，首选硬膜外镇痛方式，也可以选择蛛网膜下腔与硬膜外联合镇痛。分娩镇痛过程中应监测孕妇心电图、血压及血氧饱和度，维持血流动力学稳定，避免缺氧及心律失常，严密监测患者的自觉症状、心肺情况，产程中持续胎心监护，尽量缩短心脏负荷较重的第二产程，必要时可使用产钳或胎头吸引助产。结构异常性心脏病者围分娩期预防性使用抗生素。

1）第一产程：安慰鼓励孕妇，消除紧张情绪。适当应用地西泮等镇静剂使患者安静，密切注意血压、脉搏、呼吸和心率，行脉搏血氧测定和连续心电监护。应取半卧位，高浓度面罩吸氧，必要时予以强心剂。产程开始后即应给予抗生素预防感染。

2）第二产程：避免用力屏气增加腹压，可行会阴侧切术，必要时可使用低位产钳或胎头吸引助产，尽量缩短第二产程，减少心脏负荷。严重心脏病的患者应采取半侧卧位，宫缩间歇应严密监测生命体征。如果心率超过 110 次/min 或呼吸频率超过 20 次/min，尤其是伴有呼吸困难时，可能提示心力衰竭即将发生。一旦出现心脏失代偿证据，应立即进行相应处理。

3）第三产程：胎儿娩出后，分娩时子宫每收缩 1 次，回心血量增加约 500ml，心排血量增加约 20%，因此胎儿娩出后腹部应及时放置沙袋加压，以防腹压骤降诱发心力衰竭。产后出血可加重心脏负担，产后 2 小时是发生产后出血的高危时段，应密切观察子宫收缩情况和出血量变化，并及时排空膀胱。产后 2 小时内每 15 分钟触诊检查子宫一次，必要时按摩子宫。可静脉或肌内注射缩宫素 10～20IU，禁用麦角新碱，以防静脉压升高。一旦出现产后出血，应迅速建立静脉通路，及时输血、输液，注意输液速度不可过快，预防血压快速波动。

（2）剖宫产术终止妊娠：剖宫产术终止妊娠，可减少产妇长时间宫缩所引起的血流动力学改变，减轻心脏负担，手术时心内科和新生儿科医师共同参与。

1）手术指征：对发绀型心脏病、先天性心脏病有肺动脉高压、风湿性心脏病二尖瓣狭窄合并肺动脉高压、严重心律不齐、心房颤动、房室传导阻滞及风湿性联合瓣膜病，既往心力衰竭史或心功能Ⅲ～Ⅳ级者，有产科剖宫产手术指征时，均应择期剖宫产。

2）术前准备：剖宫产术以择期手术为宜，应尽量避免急诊手术。妊娠 34 周前终止妊娠者促胎肺成熟；结构异常性心脏病者剖宫产术终止妊娠前预防性应用抗生素 1～2 日；麻醉科会诊，沟通病情，选择合适的麻醉方法；严重和复杂心脏病者酌情完善血常规、凝血功能、血气分析、电解质、BNP（或 pro-BNP）、心电图和心脏超声等检查。术前禁食 6～12 小时（王艳双 等，2017）。

3）术中监护和处理：严密心电监护，控制输液量及输液速度，入液量一般不超过 500ml。必要时进行血流动力学有创监测。胎儿娩出后可以腹部加压沙袋，防止腹压骤降而导致的回心血量减少，可使用缩宫素预防产后出血或使用其他宫缩剂治疗产后出血，但要防止血压过度波动。

4）术后监护和处理：严重和复杂心脏病者应酌情进行心电监护、中心静脉压和血氧饱和度监测、动脉血气监测、尿量监测。限制每日的液体入量和静脉输液速度，心功能下降者尤其要关注补液问题；对无明显低血容量因素的患者，每日入量一般宜在1 000~2 000ml,甚至更少,保持每日出入量负平衡约500ml/d,以减少水钠潴留,缓解症状。术毕3日后,病情稳定逐渐过渡到出入量平衡。结构异常性心脏病者术后继续使用抗生素预防感染5~10日。预防产后出血及血栓栓塞,防止诱发心力衰竭(Hemnes et al.,2015)。

2. 抗凝问题

(1) 妊娠期:妊娠期需要使用抗凝治疗的患者包括机械瓣膜置换术后、心房颤动或严重泵功能减退的心脏病患者和有血栓-栓塞高危因素的患者。抗凝药物的选择需要根据疾病、孕周、母胎安全性等综合考虑。妊娠12周内,建议减少华法林剂量或停用华法林,选择以低分子量肝素为主;妊娠中、晚期建议华法林剂量5mg/d,调整国际标准化比值(international normalized ratio,INR)至1.5~2.0。

(2) 分娩前:妊娠晚期口服抗凝药(如华法林)者,终止妊娠前3~5日应停用口服抗凝药,更改为低分子量肝素或普通肝素,调整INR至1.0左右时,剖宫产手术比较安全。使用低分子量肝素者,分娩前停药12小时以上,使用普通肝素者,分娩前停药4小时以上,使用阿司匹林者分娩前停药7日以上。若孕妇病情危急,紧急分娩时未停用普通肝素或低分子量肝素抗凝治疗者,如果有出血倾向,可以谨慎使用鱼精蛋白拮抗;如果口服华法林,可以使用维生素K_1拮抗;阿司匹林导致的出血风险相对较低。

(3) 分娩后:分娩24小时后,若子宫收缩好、阴道流血不多,可恢复抗凝治疗。原应用华法林者,因其起效缓慢,在术后最初数日应同时使用低分子量肝素并监测INR,华法林起效后停用低分子量肝素。需预防血栓者,分娩24小时后使用低分子量肝素。加强新生儿监护,注意新生儿颅内出血问题。

3. 麻醉

(1) 麻醉方法的选择

1) 分娩镇痛:对于允许阴道试产的患者,早期实施分娩镇痛是有利的。如无禁忌,首选硬膜外镇痛,也可以选择蛛网膜下腔与硬膜外联合镇痛。

2) 椎管内麻醉:可提供有效的镇痛,减轻交感神经兴奋,扩张容量血管,减轻心脏前后负荷。硬膜外阻滞是目前妊娠合并心脏病患者剖宫产手术的主要麻醉方法之一。蛛网膜下腔阻滞起效迅速、麻醉成功率高、药物用量小,通过胎盘的药量少,但外周血管阻力下降容易导致血压骤然下降。

3) 全身麻醉:适合有凝血功能障碍、使用抗凝或抗血小板药物、穿刺部位感染等椎管内麻醉禁忌证者,严重胎儿窘迫需紧急手术者,有严重并发症如心力衰竭、肺水肿未有效控制者,艾森门格综合征等复杂心脏病、重度肺动脉高压、术中需抢救保证气道安全等情况。

4) 局部浸润麻醉:适用于紧急手术和基层医院条件有限等情况,因镇痛肌肉松弛不足,影响手术操作,疼痛刺激可导致产妇的心脏负荷加重,且局部麻醉药用量过大可能引起局部麻醉药中毒,镇痛不足可引起心脏负荷加重,对于合并心脏病的产妇可能导致严重后果,应尽量避免使用。

5) 腹横肌平面阻滞:不用考虑抗凝剂、低血压和感染等问题,是用于剖宫产术全身麻醉的复合麻醉,可以减少麻醉用药和应激反应,并可降低其他麻醉方式对血流动力学及呼吸系统的影响,但需要在超声引导下进行,对操作者的熟练程度有一定的要求。目前产科应用还较少。

(2) 不同类型心脏病的麻醉管理原则

1) 对伴左向右分流的先天性心脏病避免发生右向左分流。

2) 右向左分流的先天性心脏病患者剖宫产时,宜选择全身麻醉。

3) 对于流出道梗阻性疾病如梗阻性肥厚型心肌病应维持适当的血管内容量和静脉回流,维持窦性心律下的缓慢心率,避免心肌氧供需不平衡。

4) 瓣膜狭窄为主者避免心动过速,瓣膜关闭不全者可保持轻度的心动过速,降低周围血管阻力。

5) 心律失常者主要控制心室率。

(3) 术后镇痛:分娩后72小时内仍是发生严重心脏并发症的危险期,术后应给予有效的镇痛,以减轻疼痛引起的应激反应,改善心功能。

八、妊娠合并心脏病的产后管理及随访

1. 哺乳　心脏病妊娠风险分级Ⅰ~Ⅱ级且心功能Ⅰ级者建议哺乳。考虑到哺乳,尤其是母乳喂养的高代谢需求和不能很好休息,对于疾病严重的心脏病患者,即使心功能Ⅰ级,也建议人工喂养。华法林可以分泌至乳汁中,长期服用者建议人工喂养。

2. 避孕　目前可以获得的关于心脏病患者避孕方法的文献报道很少,口服避孕药避孕法可能导致水钠潴留和血栓性疾病,心脏病患者慎用。工具避孕(避孕套)和宫内节育器是安全、有效的避孕措施。已生育的严重心脏病不宜再妊娠者建议输卵管绝育术。严重心脏病患者终止妊娠后要更加注重避孕指导,避免再次非意愿妊娠。

3. 心脏病随访　原发心脏病患者继续心脏科随访治疗。

九、妊娠合并心脏病的研究争议及新进展

(一) 妊娠合并心脏病伴肺动脉高压

妊娠合并心脏病发生肺动脉高压是导致孕产妇心力衰竭和死亡及严重威胁胎儿和婴儿生命安全的主要原因(李斌等,2013)。妊娠合并肺动脉高压发病率为1.1/10万。约60%妊娠合并肺动脉高压患者在妊娠前即确立诊断,约30%在妊娠过程中诊断(包照亮 等,2014)。我国妊娠合并肺动脉高压常见于先天性心脏病特别是艾森门格综合征患者。

近年来,随着肺动脉高压研究的快速发展,结缔组织病相关肺动脉高压也逐渐受到重视。美国肺动脉高压注册研究REVEAL研究显示,在“相关因素所致肺动脉高压”亚组中,结缔组织病所占比例达49.9%,这个数据足以提示所有风湿科及心血管、呼吸科医生对此类疾病应予以足够的关注。妊娠合并肺动脉高压的疾病谱发生改变,妊娠合并自身免疫性疾病妊娠前应筛查肺动脉高压,肺动脉高压是结缔组

织病患者的严重并发症之一，是主要的死亡原因；在我国，系统性红斑狼疮（systemic lupus erythematosus，SLE）相关肺动脉高压更为多见（国家风湿病数据中心 等，2015）。肺动脉高压患者应重视SLE的筛查，其意义在于SLE相关肺动脉高压的任何阶段，免疫抑制治疗对阻止肺动脉高压的快速进展十分重要。妊娠期诊断肺动脉高压者应终止妊娠。

妊娠合并心脏病伴肺动脉高压治疗策略如下：

1. 妊娠前的治疗策略 根据最新专家共识，无论患者的心功能分级多少，肺动脉压分度如何，均应严格避孕。避孕措施推荐采用仅含黄体酮的口服避孕药物或放置宫内节育器。

2. 妊娠期的治疗策略 部分肺动脉高压患者对自身疾病的严重程度及妊娠风险认识不足，部分患者因没有临床症状而漏诊，还有少数患者隐瞒病史冒险妊娠，就诊时已是妊娠中、晚期。对于这类患者，应根据肺动脉高压程度、心功能状态、医院医疗水平、患者及家属意愿和对疾病风险承受程度等综合判断是否适合继续妊娠。若心功能Ⅲ~Ⅳ级或重度肺动脉高压，应强烈建议患者妊娠早期行治疗性流产终止妊娠。较为安全的流产方式首选宫颈扩张术与负压吸引术。在妊娠中期，超过24周，应考虑新生儿存活率问题。轻、中度肺动脉高压强烈要求继续妊娠者建议在住院严密监护下保胎治疗，若出现重度肺动脉高压或严重右心衰竭症状，需及时行剖宫产术终止妊娠。妊娠晚期限制活动，避免仰卧。利尿剂、吸氧和血管扩张类药物为治疗症状的标准治疗方法。妊娠期可给予高血凝患者低分子量肝素治疗（Galiè et al.，2016）。

3. 终止妊娠的时机、方式及注意事项 对于肺动脉高压患者的终止妊娠时机的选择，不宜妊娠的肺动脉高压患者，一般建议在妊娠32~34周，在降低肺动脉压力到预期目标后择期终止妊娠，可降低围术期死亡风险。产后是患者死亡率最高的时期，需严密监护。对于终止妊娠方式的选择，建议首选剖宫产术。但有报道，肺动脉高压轻度升高且足月，患者可耐受阴道分娩。对于麻醉方式的选择尚存争议，硬膜外麻醉血流动力学改变较小，较常使用。

在剖宫产围手术期或分娩期，患者极易发生肺动脉高压危象及全心衰竭或多器官功能衰竭，积极采取措施维持血流动力学稳定，是防止妊娠合并肺动脉高压患者发生死亡的关键。

4. 产后治疗策略 产后应加强临床护理，避免咳嗽、呕吐和便秘等情况发生，可在产后给予镇静，防止患者躁动，降低肺动脉高压危象的发病率及死亡率，严密监护。产后24~72小时，重度肺动脉高压患者需转入重症监护室治疗，特别是出现右心衰竭、风险高的患者，应给予预防静脉血栓治疗。

（二）妊娠期心脏手术

由于妊娠期血流动力学的改变、血液高凝状态、代谢变化等，患者心脏负荷加重，可以使原有心脏病的病情恶化或出现并发症，是导致孕产妇及围产儿死亡的重要原因。对于妊娠期心脏病，首选药物治疗，当药物治疗失败时，为挽救母儿生命，常需要紧急行心脏手术治疗。传统观点认为妊娠期心脏手术风险高，但是，随着医学技术的进步及医疗条件的提高，尤其是心脏外科、麻醉、体外循环技术及现代胎儿与新生儿监护手段的提高，妊娠期心脏手术作为挽救母婴生命的一种急救方法已成为可能。

妊娠期需要手术的疾病包括瓣膜性心脏病、主动脉疾病、心房黏液瘤、缺血性心脏病等。心脏手术类型包括心脏介入治疗、体外循环下开胸心脏直视手术。心脏介入手术治疗，避免了麻醉和血流动力学的波动对患者和胎儿的影响，但手术涉及的放射线对胎儿有一定的致畸风险。有研究显示，妊娠患者与非妊娠患者耐受体外循环的差别不大，心脏病手术的死亡率相似，但流产率增加。手术的复杂程度和体外循环的时间直接影响胎儿的死亡率，一般建议患者采用常温体外循环，尽量缩短手术时间，降低孕产妇和围产儿的死亡率（张军，2015）。

（三）心脏手术后的妊娠

近年来，由于心脏外科及麻醉技术的迅速发展，心脏病患者可获得早期手术治疗，心脏手术后育龄妇女妊娠者不断增加，术后的妊娠及分娩问题越来越受到重视。能否耐受妊娠与妊娠合并心脏病的手术类型有关，单纯房间隔缺损或室间隔缺损修补术、动脉导管结扎术、根治性法洛四联症术后的患者通常能较好地耐受妊娠和分娩期的血流动力学变化。而风湿性心脏病人工瓣膜置换术后的患者应特别关注（韩凤珍等，2010）。心功能Ⅰ~Ⅱ级者，一般均能耐受妊娠，而心功能Ⅲ~Ⅳ级或合并心房颤动者不宜妊娠。Bhatla等（2003）研究发现，心功能Ⅲ~Ⅳ级的患者比心功能Ⅰ~Ⅱ级者早产、低体重出生儿及围产儿死亡的概率增加。一般认为，非复杂心脏病、行先天性心脏病修补术超过2年、妊娠期心脏彩超提示结构正常者、心功能Ⅰ~Ⅱ级的患者，如不合并产科并发症可在严密心电监护下行阴道试产，分娩时尽量缩短第二产程，减少产妇屏气用力，否则宜选择剖宫产。剖宫产是心脏病手术后孕妇分娩的首选方式，一般主张选用持续硬膜外麻醉。

（马玉燕　高娜）

第二节 血液系统疾病

一、再生障碍性贫血

再生障碍性贫血（aplastic anemia，AA）简称“再障”，是一种由化学、物理、生物因素等多种原因引起的，主要表现为骨髓造血功能低下和全血细胞减少的疾病。再障分为遗传性和获得性，后者的病因目前仍不十分清楚。再障的发病机制包括造血微环境异常、免疫功能紊乱及造血干细胞缺陷等。国内报道，妊娠合并再障的发病率为7.4/10万；欧美等发达国家为2.0/10万~2.7/10万。

（一）妊娠对再障的影响

再障的病因较复杂，半数为原因不明的原发性再障，少数女性在妊娠期发病，分娩后缓解，再次妊娠时复发。

目前认为妊娠不是再障的原因，但妊娠可能使原有病情加重。原因如下：①妊娠期间血容量增加和血液稀释可能会使再障病情进一步加重。②妊娠可能会使再障复发风险增加，有报道显示，非妊娠期再障治疗有效的患者复发率为10%左右，而妊娠期间复发风险升高到30%。究其原因可能与妊娠期激素的影响、应激作用和免疫机制有关。

（二）再障对母儿的影响

妊娠合并再障可增加母儿相关并发症的风险。主要与贫血、中性粒细胞血小板减少有关。严重贫血可因慢性缺氧导致妊娠期高血压疾病的发病率升高，且发病早，病情重，容易发生心力衰竭和胎盘早剥；中性粒细胞减少，在妊娠期、分娩期和产褥期均易并发全身各系统的感染，严重者可导致脓毒症；血小板减少则大大增加孕产妇产后出血及脑出血的风险，甚至导致孕产妇死亡。对胎儿而言，长期严重贫血，在妊娠期间可发生早产、胎膜早破，并可影响胎盘组织的血氧供应，发生胎儿生长受限、胎儿窘迫甚至胎死宫内。严重的宫内感染也可导致新生儿败血症的发生，从而影响围产儿结局。分娩后能存活的新生儿一般血象正常，极少发生再障。

（三）临床表现和诊断

主要表现为进行性贫血、皮肤和内脏出血及反复感染。再障可分为急性型和慢性型。孕妇以慢性型居多。贫血呈正常细胞型，全血细胞减少。骨髓相见多部位增生减低或重度减低，有核细胞甚少，幼粒细胞、幼红细胞、巨核细胞均减少，淋巴细胞相对增多。

妊娠合并再障包括妊娠前已明确诊断的再障，以及妊娠期首次诊断或妊娠期出现红细胞及白细胞（两系）减少或全血细胞减少，经产后随访检查而确诊的再障。妊娠前再障的诊断根据病史、临床表现和相关检查，多数情况下并不困难。我国现行诊断标准：①全血细胞减少，网织红细胞绝对值降低；②一般无脾大；③骨髓检查至少1个部位增生减低或重度减低；④能除外其他引起全血细胞减少的疾病，如阵发性睡眠性血红蛋白尿（paroxysmal nocturnal hemoglobinuria，PNH）、骨髓异常增生综合征（myelodysplastic syndrome，MDS）、急性造血功能停滞、骨髓纤维化、急性白血病和恶性组织细胞病；⑤一般抗贫血药物治疗无效。

对于妊娠期首次出现全血细胞减少或两系细胞减少伴或不伴临床表现的患者须与巨幼细胞贫血、PNH、MDS及低增生性急性白血病等疾病相鉴别。可辅以贫血相关实验室检查、免疫学筛查、病毒学筛查和骨髓检查，必要时骨髓免疫表型分析等以协助诊断。

诊断再障后仍需进一步确定其临床分型，以指导治疗及判断预后。再障仍分为非重型、重型和极重型，其中重型和极重型再障的诊断标准如下：

1. 重型再障　①骨髓细胞增生程度低于正常的25%；如低于正常的50%，则造血细胞比例应少于30%。②符合以下3项中至少2项：中性粒细胞计数<0.5×10^9/L，血小板计数<20×10^9/L，网织红细胞计数<20×10^9/L。

2. 极重型再障　①符合重型再障标准；②中性粒细胞计数<0.2×10^9/L。

（四）妊娠期处理

再障不是妊娠的绝对禁忌证，但具有较高的母儿风险，应在三甲医院由产科医师及血液科医师共同进行围产期保健，密切监测原发病病情变化和妊娠期母儿相关并发症，在妊娠不同阶段争取做到个体化管理。

病情稳定的非重型再障及经免疫抑制剂或骨髓移植治疗达到稳定、临床缓解的患者，妊娠期在支持治疗下，大部分患者能够安全度过妊娠期和分娩期。因此，非重型再障患者及重型再障治疗后达到临床缓解并稳定至少半年的患者，可考虑妊娠。在病情未缓解之前应避孕，若已妊娠，在妊娠早期做好支持治疗的同时行人工流产。

1. 支持治疗　主要是指成分输血和防止感染，是降低母儿风险且胎儿无毒性的首选方法。但此种疗法仍存在一定的局限性，因为血制品供应本身有其风险和局限性。另外，长期频繁的输血治疗会使机体产生抗人类白细胞抗原（human leukocyte antigen，HLA）抗体，进而形成血小板抵抗，降低日后骨髓移植的成功率。因此，再障患者应避免输注家族成员的成分血，因为他们可能是潜在的供髓者或有着相似的HLA抗原。输血治疗主要是纠正贫血和血小板减少。而再障患者由于白细胞和中性粒细胞计数下降，特别是重型再障患者可能面临的严重感染往往可危及生命，其感染发生的风险主要与中性粒细胞计数和单核细胞计数相关。当中性粒细胞计数<0.5×10^9/L时，感染风险大大增加。因此，临床上一旦出现感染征象，必须积极应用广谱抗生素。

2. 促造血治疗　促造血治疗是指用造血细胞因子刺激相应的造血细胞增殖。临床上应用的造血细胞因子主要包括重组人红细胞生成素（rhEpo）、粒细胞集落刺激因子（G-CSF）或粒细胞巨噬细胞集落刺激因子（GM-CSF）、重组人血小板生成素（rhTpo）及白细胞介素-6（IL-6）等。目前，造血细胞因子治疗再障的有效性及妊娠期应用的安全性均存在争议。国外有研究表明，任何促造血因子都不能足够安全和有效地维持红细胞和血小板水平，因而不推荐使用rhEpo、rhTpo及IL-6治疗再障；而G-CSF和GM-CSF在再障治疗中刺激中性粒细胞的疗效仍不清楚。对于妊娠中、晚期重型再障患者存在中性粒细胞严重减少者可考虑短期应用G-CSF治疗。

3. 免疫抑制剂治疗　环孢素是可以在妊娠期选择使用的免疫抑制剂，无明显胎儿毒性，不增加胎儿畸形发生的风险。短期应用大剂量环孢素治疗的再障患者其复发风险明显升高。在给予环孢素治疗的同时，需密切监测血压及肝肾功能。

（五）围分娩期处理

妊娠合并再障患者在病情稳定、不合并产科并发症的情况下，应尽可能维持妊娠至足月后实施计划分娩，根据患者三系血细胞水平、医疗条件及血源情况具体确定计划分娩的时机。而对伴发产科并发症者，应根据其病情程度确定终止妊娠的时机及方式。分娩前尽量将血红蛋白含量提高到80g/L以上，血小板提高到20×10^9以上。

有阴道分娩条件的再障产妇尽量阴道分娩，缩短第二产程，防止过度用力造成脑等重要脏器出血或胎儿颅内出血，可适当助产。产后仔细检查软产道，认真缝合伤口，防止产道血肿形成。

血小板计数<30×10^9/L 的初产妇应以剖宫产分娩为宜，以减少母体自发出血特别是脑出血的风险。

在终止妊娠前，应积极备好血源（包括浓缩红细胞、血浆、血小板），根据血红蛋白含量及血小板计数水平，对症输入成分血以维持血红蛋白含量>80g/L，血小板计数>30×10^9/L；根据血小板计数水平确定适宜的麻醉方式；产后应及时应用强宫缩剂预防产后出血。对于发生产后出血者应积极实施各种控制产后出血的措施，在血容量补充中，应注意更积极地补充凝血成分，预防弥散性血管内凝血的发生。难治性产后出血时，可切除子宫。

产褥期应继续支持治疗，应用缩宫素加强宫缩，注意晚期产后出血的发生及应用广谱抗生素预防感染。

（六）预后

急性再障预后差，多于发病半年内死亡，主要死于颅内出血和感染。30%~50%慢性再障患者经过恰当治疗病情缓解或临床治愈。分娩后，近 1/3 再障患者病情可以缓解，未缓解者的预后与非妊娠期相同。

二、白血病

白血病是血液系统的一种恶性肿瘤，由某一种类型的白细胞在骨髓和其他造血组织中恶性克隆，增殖失控，凋亡受阻，从而抑制了正常的造血功能，累及其他器官和组织。国外报道妊娠合并白血病的发病率为 1/10 万~1/7.5 万，国内约 17.78/10 万。

（一）妊娠对白血病的影响

妊娠对白血病的影响目前尚没有定论。部分观点支持妊娠可能促进白血病进程，因妊娠状态下胎盘分泌多种生长因子，机体激素水平改变，同时免疫功能处于抑制状态，这些都有可能刺激休眠的白细胞，导致完全缓解的白血病患者再次复发。也有学者认为，妊娠时机体产生大量的具有一定抗白血病作用的 17-羟皮质酮及孕酮，可使患者的病情得到暂时的缓解。但大多数证据显示，妊娠本身对白血病的发生、发展、化疗效果及预后并无明显影响。

（二）白血病对母儿的影响

急性白血病可同时影响孕妇和胎儿，包括：母亲严重的全血细胞减少，导致出血、感染；白血病细胞破坏释放凝血物质或感染引起弥散性血管内凝血，严重影响母亲生存和治疗，增加了继续妊娠或分娩的风险；白血病细胞在胎盘血管中淤滞，降低胎盘血流量及营养、氧气交换功能，影响胎儿生长。妊娠合并急性白血病由于发病急、进展快、合并症多，使孕妇流产、围产期胎儿死亡、胎儿生长受限及早产的风险大大增高。慢性白血病病情进展缓慢，对孕妇影响最严重的是白细胞过度增高，由此造成微循环淤滞及血管并发症，可严重影响母儿预后。

（三）临床表现和诊断

早期白血病的临床症状缺乏特异性，且受妊娠期生理变化的影响，妊娠期的白细胞可以出现轻度升高，也可以出现贫血及轻度的血小板下降，易掩盖或混淆妊娠期出现的严重血液系统疾病。由于急性白血病的自然病程很短，如不经治疗，患者一般只能生存 2~3 个月；如未及时发现，当孕妇病情严重并出现产科并发症时，往往难以救治，导致孕产妇死亡。因此，在孕期保健过程中正确的判断外周血常规化验结果，正确识别可能出现的严重问题对于产科医师十分重要。及时发现异常，及时转诊至血液病专科，争取尽早诊断和治疗的机会，对改善患者预后十分重要。

妊娠期白血病症状、体征常不具有特异性，且起病急缓不一，可表现为脸色苍白、乏力、体重指数下降、皮肤紫癜、疼痛等。急者可出现高热、严重贫血、出血和骨关节疼痛等。血常规检查是诊断此疾病十分经济有效的手段，几乎所有患者血常规检查均有白细胞异常，同时可伴有贫血及血小板计数异常。当妊娠期白细胞总数>15×10^9/L 或<4×10^9/L 时，无论是否伴有贫血和/或血小板异常均应到血液科进一步检查。当患者有可疑的临床症状，或白细胞总数处于（10~15）$\times10^9$/L，贫血或血小板异常时，也应该提高警惕，建议血液科进一步检查。外周血涂片血细胞形态学检查方便无创，可以作为初筛检查，白血病患者外周血涂片可以见到不同比例的幼稚白细胞。骨髓穿刺是诊断白血病的主要依据和必做检查，结合细胞化学、免疫学、分子生物学及染色体检查不难明确白血病的诊断及分型。

（四）妊娠合并白血病是否继续妊娠及终止妊娠时机

合并白血病的孕妇是否能够继续妊娠及终止妊娠的时机一直是关注的热点，需要在产科医生和血液内科医生共同评估的基础上，结合患者自身意愿来决定。由于白血病本身及化疗药物对胎儿在不同孕周的影响不同，所以继续妊娠条件首先取决于孕周大小。

如果妊娠前已经诊断出患有白血病，建议先足量、足疗程化疗，严格避孕，待病情完全缓解后再慎重决定是否妊娠。在妊娠早期，化疗药物会造成自然流产和胎儿发育畸形，主要畸形风险达 10%~20%，不良妊娠结局率为 33%，故在妊娠早期发现急性白血病的患者建议立即终止妊娠，并即刻启动积极的化疗，以期提高母体的治愈率。若妊娠中、晚期发病，由于此阶段化疗药物对胎儿的影响相对较小，当患者有迫切生育要求时，可以考虑继续妊娠，但同时需行联合化疗。若在临近分娩期发现的白血病，可以等到分娩结束后再进行化疗。

另外一个决定能否继续妊娠的重要因素就是白血病的类型。妊娠合并急性白血病大多病情凶险，预后很差，一般情况下妊娠早期建议尽早终止妊娠并开始足量、足疗程的联合化疗，妊娠中、晚期若要继续妊娠需充分告知患者化疗对胎儿的影响。慢性白血病分为慢性期、加速期和最终急变期。慢性期一般病情缓和，大都能顺利经过妊娠过程，无须终止妊娠，但当病情加速或急变时，应建议患者立即终止妊娠，并开始专科治疗。

继续妊娠过程中建议孕妇进行严格正规、定期的产检，及时复查血常规监测病情变化，定期行超声检查了解胎儿生长情况、胎盘及脐血流情况。在妊娠中、晚期嘱孕妇自数胎动，监测胎儿宫内存活情况，及时了解是否发生死胎、胎盘早剥等。分娩的新生儿应及时接受普查，若并发新生儿白血病需尽早干预治疗。

（五）妊娠期监测及处理

1\. 妊娠合并急性白血病妊娠期处理　妊娠期及时化疗是妊娠合并急性白血病的主要治疗方法，延迟化疗影响白血病患者的病情，如果不予化疗将可导致母胎死亡。研究显示，急性粒细胞白血病化疗在孕妇中的治疗效果和非妊娠期相似，应尽量避免因妊娠延迟化疗。

急性粒细胞白血病传统化疗方案是抗代谢药阿糖胞苷和蒽环类（常用柔红霉素），此两类药物均有致畸作用。理论上讲，由于疾病和化疗导致的母体厌食、营养缺乏均可以影响胎儿生长和出生体重。抗代谢药物与其他的化疗药物相比具有更强的致畸作用，阿糖胞苷与胎儿肢体畸形相关。柔红霉素安全性相对较好，但需警惕胎儿心脏损伤。Chang 等（2015）报道了妊娠期急性粒细胞白血病进行化疗的孕产妇 83 例，共 85 例胎儿。化疗进行时间：8 例在妊娠早期，61 例在妊娠中期，14 例在妊娠晚期。妊娠早期化疗者 37.5%发生自发流产和胎死宫内，妊娠中期化疗 9.7%发生自发流产和胎死宫内，妊娠晚期化疗胎死宫内为 0。所有的胎儿均暴露于阿糖胞苷，47 例胎儿暴露于柔红霉素，8 例胎儿暴露于去甲柔红霉素。阿糖胞苷和柔红霉素联合化疗发生胎儿缺陷和胎死宫内的百分率分别为 8.5%和 6.4%。阿糖胞苷和去甲柔红霉素联合化疗发生胎儿缺陷和胎死宫内的百分率分别为 28.6%和 12.5%。妊娠早、中、晚期患者病情完全缓解的概率分别为 100%、81%和 67%。说明妊娠中、晚期化疗导致胎儿并发症较妊娠早期少，但延迟化疗对于母亲预后有影响。

在急性白血病各种类型中，急性早幼粒细胞白血病（acute promyelocytic leukemia；APL）更容易出现弥散性血管内凝血，对妊娠和分娩的影响更大。维甲酸对于 APL 治疗至关重要，但在妊娠 3~5 周维甲酸可以导致胎儿畸形的高发病率，包括胎儿骨骼异常、神经管畸形、胎儿心脏和肾脏异常。白细胞单采方法在 APL 白血病中不推荐使用，因其大量破坏白细胞，早幼粒细胞破坏后释放凝血物质，加重弥散性血管内凝血。如在妊娠早期合并 APL，患者不同意终止妊娠，可考虑应用柔红霉素控制病情至妊娠中期再开始应用维甲酸。

综上，急性白血病病情凶险，发展较快，即使是在妊娠期发生，也应及时治疗，以改善母亲预后。但急性白血病治疗药物对胎儿有损伤，妊娠早期用药有致畸作用，妊娠中、晚期使用导致胎儿畸形的风险相对下降，但因化疗药物导致的胎儿心脏、肾脏功能损伤仍需警惕。由于疾病和化疗导致的母体营养缺乏都增加了胎儿生长受限、早产和胎死宫内的风险。故急性白血病发生在妊娠早期，建议终止妊娠，如发生在中、晚期，应先积极控制母体疾病发展，争取缓解病情。

2\. 妊娠合并慢性白血病妊娠期处理　虽然慢性白血病有慢性粒细胞白血病（chronic myelogenous leukemia，CML）和慢性淋巴细胞白血病两种类型，但因慢性淋巴细胞白血病的平均发病年龄为 60 岁，只有 10%~15%患者年龄小于 50 岁，且男性患者为女性患者的 2 倍，故妊娠合并慢性淋巴细胞白血病者罕见，妊娠合并慢性白血病以慢性粒细胞白血病为主。慢性白血病病情较为缓和，妊娠结局往往好于急性白血病，治疗方法也与急性白血病不同，主要为白细胞单采术、干扰素-α、羟基脲和伊马替尼治疗。

白细胞单采术能在短期内快速降低血液中的白细胞计数，从而降低白细胞异常增多引起的白血病瘀滞和血栓形成风险，但该方法不能清除恶性的白细胞克隆，不能延长患者的生存期，且需特殊的仪器，使用不方便且费用较高，因此目前并非慢性粒细胞性白血病患者维持治疗的推荐方法。但对妊娠患者来说，白细胞单采术可以避免药物对胎儿的致畸影响，且没有其他的副作用，从妊娠早期开始至整个妊娠期均可使用，妊娠早期应用可以避免药物致畸作用，在临近分娩等紧急情况下使用白细胞单采术，能使白细胞水平快速下降，有其应用优势。

干扰素-α 也是慢性粒细胞白血病的一个重要的治疗方法，干扰素相对分子质量大，很少通过胎盘，但其能通过影响蛋白合成降解 RNA 及对免疫系统的调节达到抑制细胞增殖的作用。有学者研究了在妊娠期应用干扰素-α 的胎儿安全性问题，结果显示不增加胎儿致畸、流产、死胎和早产的风险。

羟基脲是抑制 RNA 合成的细胞毒性药物，分子量小，可以通过胎盘，妊娠早期应用有致畸作用，妊娠中、晚期应用虽相对安全，但文献报道仍与胎儿生长受限、子痫前期发病风险增高有关。

伊马替尼（imatinib）是第一代酪氨酸激酶抑制剂，它能够高度特异地抑制 *BCR/ABL* 基因编码蛋白的酪氨酸激酶活性，阻断其持续磷酸化，进而抑制 Ph 染色体阳性白血病细胞的增殖。由于伊马替尼的应用，慢性粒细胞白血病已经由一种致死性疾病变成了 7 年生存率达到 86%的疾病。伊马替尼在妊娠早期的暴露仍然增加胎儿致畸风险，但妊娠中、晚期应用不增加致畸风险，可能与胎儿低体重和低 Apgar 评分相关。有学者建议，应用伊马替尼治疗的患者病情稳定 2 年后如有妊娠要求，建议计划妊娠，停药 1~3 个月后妊娠；如非计划妊娠，妊娠早期暴露于伊马替尼可能与自发流产和胎儿畸形相关。目前还有二代酪氨酸激酶抑制剂（dasatinib），可用于伊马替尼耐药患者。二代酪氨酸激酶抑制剂目前应用的资料较少，尚无定论，妊娠早期暴露可能导致胎儿水肿，但也有正常妊娠的病例报道。

综合所述，慢性粒细胞白血病如在妊娠早期发生，当白细胞计数 $<100\times10^9/L$，血小板计数 $<500\times10^9/L$，不一定加用治疗手段；当高于此水平，可采用白细胞单采术，比如血小板计数 $>11\,000\times10^9/L$，可加用低分子量肝素或阿司匹林。当患者不能耐受白细胞单采术或治疗无效时，可考虑应用干扰素-α。羟基脲和伊马替尼在妊娠早期应尽量避免应用。妊娠中期后选择何种治疗方法，可根据患者血象和对不同药物的反应性等进行个体化选择。妊娠合并慢性粒细胞白血病虽不如急性白血病病情凶险，但也需要产科和血液科医师共同管理，定期检测血常规及监测外周血细胞形态学的变化，如发现慢性白血病急性变，处理同妊娠合并急性白血病。

（六）围分娩期处理

妊娠合并白血病患者，因其血象异常，在围分娩期面临更大的产后出血和产褥感染的风险，尤其是急性白血病发病后及化疗后骨髓严重抑制，故在围分娩期，血液制品的支持治疗和广谱抗生素的抗感染治疗是母亲的安全保障。围分娩期处理需做好充分的准备及产科、血液科、输血科、重症监护等多学科的协同管理。

首先，终止妊娠的时机选择十分重要，尽量择期计划分娩，做好充分的围分娩期准备。妊娠早期急性白血病终止妊娠，可根据患者血象和一般情况选择终止妊娠时机；妊娠早期时可采取药物流产，妊娠中、晚期可采用依沙吖啶羊膜腔注射引产，必要时行清宫术。妊娠中、晚期如果进行化疗控制病情，需考虑白血病病情、化疗副作用、治疗效果、血象情况及胎儿是否具备存活能力决定适宜的终止妊娠时机。在血液科医师指导下改善患者一般状态，根据患者的血象情况准备充足的红细胞、血浆、纤维蛋白原、凝血酶原复合物和血小板。如妊娠期进行了化疗，为降低分娩并发症和对新生儿的骨髓抑制，终止妊娠的时机应选在两次化疗的间歇，治疗后2~3周的时间，以利于患者及胎儿的骨髓造血功能的恢复。慢性白血病病情一般较为稳定，如无产科情况，多数可维持至足月分娩。

其次，终止妊娠的方式选择，应根据产科情况决定。白血病本身不是剖宫产的指征，且手术会增加产后出血、感染及切口不愈合的风险，影响后续的治疗，尤其是急性白血病，后续治疗的延误直接影响患者的生存时间。因此，应尽量避免不必要的手术操作，给患者争取尽早开始治疗的时间。妊娠合并白血病的孕妇易出现胎儿窘迫，在产程进展中务必严密加强胎心监护，常规吸氧，必要时手术终止妊娠，并做好新生儿抢救准备。

围手术期及围分娩期输注血液制品维持凝血功能，剖宫产患者应注意术后腹腔和腹直肌有无血肿的形成，术中放置引流管；阴道分娩患者应注意软产道有无血肿的形成。产后积极应用宫缩剂预防和控制产后出血，应用广谱抗生素预防产褥感染。

（七）预后

目前尚没有确切的定论，有研究显示，妊娠合并白血病的患者预后较非妊娠患者差，因为妊娠期症状常不典型，早发现、早诊断较困难，加上分娩应激可能导致病情进展加速，影响预后。但大多数研究表明，妊娠期白血病能否得到完全缓解很大程度上决定了母儿预后，而围产期白血病的化疗缓解率、总体生存率与非孕人群组相比差异并无统计学意义。妊娠中、晚期化疗对于胎儿相对安全，但妊娠早期化疗对胎儿有潜在的影响，多数学者认为妊娠早期化疗将增加胎儿畸形、胎死宫内等风险。

（八）妊娠合并白血病治疗过程中的伦理问题

目前妊娠合并白血病大多数为个案报道和病例回顾性分析，病例数少，资料有限，治疗方面的资料更具有局限性。在妊娠中、晚期发病的白血病患者，虽然有继续妊娠的可能，医师也应告知妊娠面临的风险和后续的治疗，包括化疗药物和支持治疗药物及孕妇对于化疗的严重反应，对胎儿可能的影响。在此情况下，孕妇及其家属所做的决定可能受到个人及家庭意愿、宗教和伦理的影响。

在临床工作中，可能会面临一个妊娠20周的急性白血病患者不能接受化疗对胎儿的影响、早产风险及治疗过程中的各种并发症，如胎盘早剥，难免流产等，产科医师、血液科医师及患者最终的决定可能是在充分的支持治疗情况下先引产终止妊娠后再行化疗。以上情况可能与文献报道不符，但却是临床工作中可能存在的情况，需要充分向患者告知急性白血病的后续大剂量化疗和骨髓移植也可能损失其卵巢功能，导致生育能力的损伤和丧失。最后的决定应是在充分告知、权衡利弊、知情同意下所做的。

（魏俊　张晓红）

三、原发免疫性血小板减少症

原发免疫性血小板减少症（primary immune thrombocytopenia，ITP），既往亦称特发性血小板减少性紫癜（idiopathic thrombocytopenia purpura），是一种以血小板计数$<100\times10^9$/L为特点的自身免疫性出血性疾病。妊娠合并ITP发病率为8/10万，占妊娠期血小板减少病例的3%，部分ITP为妊娠期首次诊断。多数研究认为ITP在妊娠期易加重，严重者可发生母体出血性并发症，威胁母儿安全。因此，对妊娠期严重血小板减少或伴有出血倾向者给予必要的治疗以维持安全的血小板水平，可避免严重出血事件的发生，维持妊娠。在加强妊娠期母儿监测及围分娩期管理下有望获得良好的母儿结局。

（一）发病机制

ITP的发病机制多年来一直被认为与免疫异常相关。认为脾脏产生抗血小板膜糖蛋白的自身抗体（PA-IgG），自身抗体致敏的血小板被单核吞噬细胞系统过度破坏，即自身抗体介导的血小板破坏导致血小板减少。其抗原主要位于血小板膜糖蛋白GPⅡb/Ⅲa分子上，少数位于Ⅰb/Ⅸ、Ⅰa/Ⅱ、Ⅳ和Ⅴ分子上。近年来，随着研究的深入，对发病机制有了新的认识。研究发现介导血小板破坏的自身抗体或者细胞毒T细胞可损伤巨核细胞或抑制巨核细胞释放血小板，造成血小板生成不足，即血小板生成不足是发病的重要机制。此外，有学者提出$CD8^+$细胞毒T细胞直接溶解血小板及调节性T细胞（Treg）数量减少或功能减退也在ITP发病中起了一定作用。而关于妊娠期首次发生ITP及ITP在妊娠期加重的机制尚在研究中。

（二）临床表现

ITP的主要临床表现为血小板减少和出血症状。妊娠期ITP的表现与非妊娠期相同，多数患者表现为常规产检时发现无症状性血小板减少，血小板减少的程度多数随妊娠进展进行性加重，妊娠晚期常$<50\times10^9$/L；部分血小板计数$<20\times10^9$/L的患者可出现皮肤黏膜出血点、四肢瘀斑及牙龈出血、鼻出血等出血症状，严重者可发生内脏出血。但部分血小板计数$<10\times10^9$/L的患者可无出血表现。近期研究提示，除了出血症状外，患者的乏力和血栓形成倾向也应得到关注，认为ITP不仅是一种出血性疾病，同时也是一种血栓前疾病。这些新的认识可能使得少数妊娠期ITP患者发生流产、胎儿生长受限、胎死宫内的表现得以解释，值得临床关注和研究。此外，由于PA-IgG可主动通过胎盘，可引起胎儿或新生儿血

小板减少，甚至增加新生儿颅内出血的危险。文献报道严重新生儿血小板减少的发病率为9%～15%，与其相关的颅内出血的发病率为0～1.5%。

（三）诊断要点及鉴别

妊娠期ITP多数在妊娠前已诊断，约1/3在妊娠期诊断。妊娠期ITP的诊断与非妊娠期一样仍缺乏特异的症状、体征和诊断性实验，是排除性诊断。常需通过病史、查体、实验室检查排除其他引起血小板减少的疾病后诊断。诊断中需排除妊娠期高血压疾病、自身免疫性疾病、甲状腺疾病、骨髓增生异常（再生障碍性贫血和骨髓增生异常综合征）、恶性血液病、慢性肝病脾功能亢进及感染等所致的继发性血小板减少，以及假性和先天性血小板减少等疾病。病史中应注意是否存在家族血小板减少、妊娠期特殊用药、输血及反复自然流产、血栓形成等病史，这些病史有助于鉴别诊断。

实验室检查包括：全血细胞计数、网织血小板计数、外周血涂片、肝肾功能、甲状腺功能、免疫球蛋白定量、自身免疫系统疾患抗体筛查、人类免疫缺陷病毒（HIV）、丙型肝炎病毒（HCV）、乙型肝炎病毒（HBV）、幽门螺杆菌定性等实验室检查。PA-IgG检测、血小板生成素（thrombopoietin，TPO）水平检测、骨髓细胞学检查不作为妊娠期ITP的常规诊断项目，一般用于诊断遇到困难时或治疗失败后对诊断进行再评估。骨髓穿刺典型表现为巨核细胞有成熟障碍，产板巨核细胞减少。血小板膜糖蛋白GPⅡb/Ⅲa及Ⅰb/Ⅸ特异性自身抗体检测的特异性高，可以鉴别免疫性与非免疫性血小板减少。妊娠期ITP还需与妊娠期血小板减少症（gestational thrombocytopenia，GT）相鉴别。多数学者认为发生在妊娠早期、血小板计数$<50\times10^9/L$者，在排除其他导致血小板减少的疾病后可考虑ITP的诊断。

（四）治疗

妊娠期治疗的目标是预防严重血小板减少引起的出血性并发症。基于近年来国内外关于ITP的诊治指南及专家共识（中华医学会血液学分会血栓与止血学组，2016），推荐妊娠期ITP的治疗指征：血小板计数$<30\times10^9/L$；或存在临床出血症状及出血倾向；或需医疗侵入性操作将血小板水平提高到安全水平。血小板计数$>30\times10^9/L$且无出血倾向者只需密切监测。

在药物治疗上，目前公认的一线治疗为糖皮质激素或丙种球蛋白。由于妊娠期糖皮质激素的使用可增加母体妊娠期高血压疾病、妊娠期糖尿病等母体并发症的发生，且对子代远期影响尚不明确，因此，临床应注意严格把握治疗指征及剂量。

1. 肾上腺糖皮质激素　治疗ITP的首选药物，机制主要是抑制单核吞噬细胞系统对血小板的吞噬作用，并抑制抗血小板自身抗体的产生。关于激素的使用剂量，既往指南曾建议：妊娠晚期泼尼松1～2mg/（kg·d）为起始剂量，在血小板计数达到可接受水平时可每周减药量10%～20%，直至维持最小有效治疗量。但近年文献及指南均推荐以起始低剂量激素开始治疗：泼尼松或泼尼松龙低剂量（0.25～0.5mg/kg）口服，逐渐减量至血小板维持大于$30\times10^9/L$的最小有效剂量，推荐泼尼松最高剂量一般不超过30mg/d，分娩后激素应缓慢减量，以避免血小板下降过快。妊娠期激素治疗的有效率既往研究认为与非妊娠ITP相似，为70%～80%，起效时间为2～14日，反应高峰时间为4～28日；但近年有研究表明有效率约40%，明显低于非妊娠期。

2. 免疫球蛋白　静脉注射免疫球蛋白（intravenous immune globuling，IVIg）能封闭单核吞噬细胞系统、通过抗独特型抗体中和自身抗体、调节细胞因子和中和补体等抑制自身抗体产生。最新研究发现IVIg可能直接与树突细胞相互作用，或通过树突细胞间接与自然杀伤细胞、调节性T细胞及细胞因子相互作用，进而改善自身免疫。IVIg治疗起效快，副作用较少，优于糖皮质激素。特别是对妊娠早期需要治疗及需要快速升高血小板计数者更具有优势，但药物价格较高。常用剂量为400mg/（kg·d），连续使用3～5日；起效时间为1～3日，反应高峰时间为2～7日，维持2～4周后血小板计数可降至治疗前水平。报道妊娠期治疗有效率可达80%，也有报道使用剂量1g/（kg·d）连续2日，二者疗效相似。对单独使用泼尼松或IVIg疗效欠佳者，可联合应用IVIg和小剂量泼尼松，泼尼松可增强IVIg的疗效，且可能减少IVIg的输注反应。

3. 输注血小板　血小板输注在ITP的治疗中存在争议。有研究证实，自体或异体血小板输注后血小板寿命明显缩短；已明确在部分长期接受血小板输注的ITP患者中，输注的血小板被快速破坏，导致患者对血小板输注的应答有效率逐步下降。因此，不推荐过于积极输注血小板，仅在血小板计数$<10\times10^9/L$并有出血倾向，为防止重要器官出血及需要快速提升血小板计数以应对分娩或手术时输注，可联用IVIg或激素以提高疗效。

4. 其他　对于一线药物治疗失败的难治性ITP患者，既往曾把脾切除作为治疗的最后手段，但目前临床已较少应用。报道可应用大剂量甲泼尼龙（1 000mg）联合IVIg，或联合免疫抑制剂硫唑嘌呤治疗，认为小剂量硫唑嘌呤对孕妇及胎儿影响较少，但并无充分临床证据证明其安全性。对于RhD阳性的ITP患者，有报道可试用静脉给予抗D免疫球蛋白（50～75μg/kg）治疗。近年来，促血小板生成药物TPO、拟肽TPO和非肽类TPO类似物在临床得以应用，已有TPO受体激动剂、重组人血小板生成素（rhTPO）在妊娠期应用的个案及小样本研究报道，获得较好的疗效，可能成为妊娠期难治性ITP的治疗手段。

（五）围分娩期处理

围分娩期处理重点应把握需通过必要的药物治疗升高血小板水平，根据产科母儿情况、是否存在并发症、治疗后血小板可达到的水平、医疗条件及血源情况综合评估分娩时机和方式。术前或临产前准备相应数量的红细胞、血浆和血小板，做好预防产后出血的准备。

1. 围分娩期治疗　文献推荐妊娠期血小板计数$<50\times10^9/L$的ITP患者，预产期前2个月口服泼尼松，以10mg/d为起始剂量，根据血小板计数上升情况必要时增加剂量；或近足月前开始口服泼尼松15～30mg/d，；或输入IVIg 0.4g/（kg·d）持续5日，以期在血小板计数$>50\times10^9/L$后计划分娩。对IVIg或激素治疗均无效者，则在输注血小板条件下计划分娩。围分娩期短期用激素或 IVIg 提升血小板水平的治疗方式，副作用较少，可提高阴道分娩率、减低产后出血率，特别是对于降低 ITP 初产患者剖宫产率有重要意义。

2. 分娩方式选择 多数文献认为血小板计数>50×10^9/L 者经阴道分娩是安全的，而血小板计数在(30~50)×10^9/L 者部分学者认为在无头盆不称、有血源保证的条件下，可计划性实施阴道分娩。阴道分娩中应避免产程延长及复杂的阴道助产，避免胎头负压吸引。麻醉方式的选择，应根据分娩前患者的血小板水平决定，推荐硬膜外麻醉的安全血小板计数阈值为 75×10^9/L。妊娠期应用激素治疗者，产后需继续应用，并根据血小板水平逐渐减量。ITP 不是母乳喂养的禁忌证，应视母体病情及新生儿血小板计数酌情选择。

3. 新生儿血小板减少 分娩后应检测新生儿脐血血小板水平，并动态监测，一般在出生后第 2~5 日血小板降至最低。血小板计数<50×10^9/L 的新生儿应行头颅超声或 CT 检查。如血小板计数降低明显、有出血倾向可给予 IVIg 1g/kg、输注血小板或给予糖皮质激素治疗。目前认为根据母体血小板计数、血小板抗体水平预测胎儿或新生儿发生血小板减少并不可靠，既往分娩过血小板减少患儿是预测胎儿或新生儿发生血小板减少的独立因素。

（梁梅英）

四、凝血功能障碍——弥散性血管内凝血

弥散性血管内凝血（disseminated intravascular coagulation，DIC）是在许多疾病基础上，致病因素损伤微血管体系，导致凝血活化，全身微血管血栓形成、凝血因子大量消耗并继发纤溶亢进，引起以出血及微循环衰竭为特征的临床综合征（中华医学会血液学分会血栓与止血学组，2012；Wada et al.，2013）。DIC 不是一个独立的疾病，而是众多疾病复杂病理过程中的中间环节。其主要基础疾病包括严重感染、恶性肿瘤、病理产科、手术及外伤等。最常见容易导致 DIC 的产科合并症及并发症包括产后出血、羊水栓塞、胎盘早剥、HELLP 综合征、重症肝炎、急性脂肪肝、脓毒症等。

（一）临床表现

DIC 的临床表现因原发病不同而差异较大，但与 DIC 病理生理过程相关的临床表现如下：

1. 出血 特点为自发性、多部位出血，常见于皮肤、黏膜、伤口及穿刺部位，严重者可发生危及生命的出血。

2. 休克或微循环衰竭 DIC 诱发休克的特点为：不能用原发病解释，顽固不易纠正，早期即出现肾、肺、大脑等器官功能不全。

3. 微血管栓塞 可发生在浅层的皮肤、消化道黏膜的微血管，但较少出现局部坏死和溃疡。发生于器官的微血管栓塞其临床表现各异，可表现为顽固性休克、呼吸衰竭、意识障碍、颅内高压和肾衰竭等，严重者可导致多器官功能衰竭。

4. 微血管病性溶血 较少发生，贫血程度与出血量不成比例，偶见皮肤、巩膜黄染。

（二）实验室检查

DIC 的实验室检查包括两方面，一是反映凝血因子消耗的证据，包括凝血酶原时间（prothrombin time，PT）、活化部分凝血活酶时间（activated partial thromboplastin time，APTT）、纤维蛋白原浓度及血小板计数；二是反映纤溶系统活化的证据，包括纤维蛋白降解产物（fibrin degradation product，FDP）、D-二聚体及 3P 试验。

（三）诊断

DIC 一定存在基础疾病，结合临床表现和实验室检查才能作出正确诊断。由于 DIC 是一个复杂和动态的病理变化过程，不能仅依靠单一的实验室检测指标及一次检查结果得出结论，需强调综合分析和动态监测。一般诊断标准包括（中华医学会血液学分会血栓与止血学组，2012）：

1. 临床表现

（1）存在易引起 DIC 的基础疾病。

（2）下列一项以上临床表现：

1）多发性出血倾向。

2）不易用原发病解释的微循环衰竭或休克。

3）多发性微血管栓塞的症状、体征。

2. 实验检查指标 同时有下列 3 项及以上异常。

（1）血小板计数<100×10^9/L，且进行性下降。

（2）血浆纤维蛋白原含量<1.5g/L，或进行性下降。

（3）血浆 FDP>20mg/L，或 D-二聚体水平升高或阳性，或 3P 试验阳性。

（4）PT 缩短或延长 3 秒以上，或 APTT 缩短或延长 10 秒以上。

（四）治疗

DIC 治疗的原则：原发病的治疗是终止 DIC 病理过程的最为关键和根本的治疗措施（中华医学会妇产科学分会产科学组，2014b）。在某些情况下，凡是病因能迅速去除或控制的 DIC 患者，凝血功能紊乱往往能自行纠正。但多数情况下，相应的治疗，特别是纠正凝血功能紊乱的治疗是缓解疾病的重要措施（中华医学会妇产科学分会产科学组，2018）。

1. 治疗基础疾病及去除诱因 根据基础疾病分别采取控制感染、积极处理病理产科等措施，是终止 DIC 病理过程的最为关键和根本的治疗措施。

2. 替代治疗 替代治疗以控制出血风险和临床活动性出血为目的，适用于有明显血小板或凝血因子减少证据且已进行病因治疗、DIC 未能得到良好控制、有明显出血表现者。以产后出血为例，一旦确诊为凝血功能障碍，尤其是 DIC，应迅速补充相应的凝血因子和成分血。

（1）血小板：若血小板计数低于 50×10^9/L 或血小板计数降低并出现不可控制的渗血时，则需考虑输注血小板，治疗目标是维持血小板计数在 50×10^9/L 以上。

（2）新鲜冰冻血浆：新鲜抗凝全血于 6~8 小时内分离血浆并快速冰冻，几乎保存了血液中所有的凝血因子、血浆蛋白、纤维蛋白原。应用剂量为 10~15ml/kg。

（3）冷沉淀：冷沉淀的输注，主要为纠正纤维蛋白原的缺乏，如纤维蛋白原水平高于 1.5g/L 则不必输注冷沉淀。冷沉淀常用剂量为 0.10~0.15IU/kg。

（4）纤维蛋白原：输入纤维蛋白原 1g 可提升血液中纤维蛋白原 0.25g/L，1 次可输入纤维蛋白原 4~6g（也可根据

患者具体情况决定输入剂量)。

成分输血在治疗产科相关的 DIC 方面起着非常重要的作用,输血的目的在于增加血液的携氧能力和补充丢失的凝血因子,应结合临床实际情况掌握好输血的指征,既要做到输血及时、合理,又要做到尽量减少不必要的输血及其带来的相关不良后果。总之,补充凝血因子的主要目标是维持 PT 及 APTT 均小于 1.5 倍的平均值,并维持纤维蛋白原水平在 1g/L 以上。

(5) 红细胞悬液:何时输注红细胞尚无统一的指征,往往是根据产妇出血量的多少、临床表现如休克相关的生命体征变化、止血情况和继续出血的风险、血红蛋白水平等综合决定是否输注。一般情况下,血红蛋白水平>100g/L 可不考虑输注红细胞,而血红蛋白水平<60g/L 几乎都需要输血,血红蛋白水平<70g/L 应考虑输血,如果出血较为凶险且出血尚未完全控制或继续出血的风险较大,可适当放宽输血指征。每单位红细胞悬液是从 200ml 全血中提取的,每输注两个单位红细胞悬液可使血红蛋白水平提高约 10g/L,应尽量维持血红蛋白水平>80g/L。

(6) 重组活化Ⅶ因子(rFⅦa):另外,在药物和手术治疗都无法有效止血且出血量较大并存在凝血功能障碍的情况下,有条件的医院还可考虑使用重组活化Ⅶ因子作为辅助治疗的方法,但由于临床研究证据不足而不推荐常规应用,应用剂量为 90μg/kg,可在 15~30 分钟内重复给药。

3. 抗凝治疗　抗凝治疗的目的是阻止凝血过度活化、重建凝血-抗凝平衡、中断 DIC 病理过程。一般情况下,DIC 的抗凝治疗应在处理基础疾病的前提下并与凝血因子的补充同步进行(中华医学会血液学分会血栓与止血学组,2012;Wada et al.,2013;中华医学会妇产科学分会产科学组,2014b;中华医学会妇产科学分会产科学组,2018)。在治疗产科相关疾病导致的 DIC 时,很少推荐应用抗凝治疗,对下列情况酌情应用抗凝药物存在争议。

(1) 羊水栓塞(amniotic fluid embolism,AFE):凝血功能障碍可在 AFE 并发心血管系统异常后出现,也可为首发表现,推荐早期进行凝血状态的评估。AFE 引发的产后出血、DIC 往往较严重,应积极处理,快速补充红细胞和凝血因子,尤其需要注意补充纤维蛋白原。同时进行抗纤溶治疗,如静脉输注氨甲环酸等。临床上对于肝素治疗 AFE 引起的 DIC 的争议很大,由于 AFE 进展迅速,难以掌握何时是 DIC 的高凝阶段,使用肝素治疗弊大于利,因此不常规推荐肝素治疗,除非有早期高凝状态的依据(中华医学会妇产科学分会产科学组,2018)。

(2) 脓毒症:脓毒症并发 DIC 患者不推荐常规使用肝素抗凝治疗。荟萃分析显示肝素治疗脓毒症并发 DIC 患者的总体疗效尚未确定,有降低病死率的趋势,但也有可能增加严重出血的风险,因此,在无随机对照试验证据之前,不推荐此类患者的常规抗凝治疗(中华医学会急诊医学分会 等,2017)。

(3) 血栓性血小板减少性紫癜(thrombotic thrombocytopenic purpura,TTP):TTP 为一组微血管血栓出血综合征,其主要临床特征包括微血管病性溶血性贫血、血小板减少、神经精神症状、发热和肾脏受累等。在诊断明确或高度怀疑本病时,不论轻型或重型都应尽快开始积极治疗,首选血浆置换治疗,其次可选用新鲜(冰冻)血浆输注和药物治疗。此类患者一旦血小板计数超过 50×10^9/L,推荐应用低分子量肝素抗凝治疗(Scully et al.,2012)。

4. 其他治疗

(1) 支持对症治疗:抗休克治疗,纠正缺氧、酸中毒及水电解质平衡紊乱。

(2) 纤溶抑制药物的使用:仅适用于 DIC 的基础病因及诱发因素已经去除或控制,并有明显纤溶亢进的临床及实验证据。在产后出血或羊水栓塞导致的 DIC 时,一般主张补充凝血因子的同时给予抗纤溶治疗。

(3) 糖皮质激素治疗:不作常规应用,但下列情况可予以考虑。

1) 基础疾病需糖皮质激素治疗者。

2) 感染中毒性休克合并 DIC 已经有效抗感染治疗者。

3) 并发肾上腺皮质功能不全者。

(刘国莉　梁梅英)

第三节　血栓性疾病:深静脉血栓及肺栓塞

一、概述

静脉血栓栓塞性疾病(venous thromboembolism,VTE)包括深静脉血栓(deep venous thrombosis,DVT)和肺栓塞(pulmonary embolism,PE)两种类型;DVT 是引起 PE 的主要血栓来源,DVT 多发于下肢或骨盆深静脉,脱落后随血流循环进入肺动脉及其分支,PE 常为 DVT 的并发症。PE 与 DVT 在发病机制上存在相互关联,是同一疾病病程中两个不同阶段的临床表现,因此统称为 VTE。

妊娠相关性 VTE 中约 80% 表现为 DVT,20%~25% 表现为 PE 的形式(ACOG,2018b)。妊娠期 VTE 是产科常见的严重并发症,高危患者的筛查、早期诊断和治疗是改善其预后的关键。

二、危险因素

静脉血流瘀滞、血液高凝状态和静脉壁损伤是 DVT 的主要原因。凡是可诱发或加重上述三个病因中一项或及多项因素,即为 VTE 的高危因素(Croles et al.,2017)。妊娠妇女及产妇的血液高凝状态决定了其为 VTE 的高危人群,发病率为同龄非孕妇女的 4~5 倍,推荐所有孕妇在妊娠前或妊娠期至少进行一次书面的危险因素评估,包括孕妇的血栓史和家族史。在入院、发生并发症、分娩、产后进行需要再次评估,并根据评估结果考虑相应的临床干预。表 12-3-1 列出了危险因素风险评估内容 RCOG,2015)。妊娠期总分≥4 分,妊娠早期即可考虑预防;妊娠期总分 3 分,则从 28 周开始预防;产后总分≥2 分,至少 10 日内进行预防;妊娠期再入院或产褥期延长住院≥3 日,亦需考虑进行预防。但目前对于特定人群的血栓筛查、预防尚无统一意见。

表 12-3-1　VTE 危险因素及评分

危险因素	评分
妊娠前危险因素	
VTE 史(除外手术相关)	4
手术相关 VTE 史	3
已知高风险易栓症	3
内科合并症(肿瘤、心力衰竭、SLE 活动期等)	3
一级亲属中雌激素相关 VTE 或不明原因的 VTE 家族史	1
已知低风险血栓形成(无 VTE 病史)	1
年龄>35 岁	1
肥胖	1(BMI≥30kg/m^2); 2(BMI≥40kg/m^2)
产次≥3	1
吸烟	1
大静脉曲张	1
产科危险因素	
此次妊娠合并子痫前期	1
ART/IVF-ET(产前)	1
多胎	1
剖宫产	2
择期剖宫产	1
内旋转或外倒转术	1
产程延长>24h	1
产后出血>1 000ml 或输血	1
本次妊娠早产	1
本次妊娠胎死宫内	1
一过性危险因素	
妊娠/产褥期接受手术(会阴修补除外)	3
妊娠剧吐	3
妊娠早期 OHSS	4
出现系统性感染(静脉用药或住院治疗),如肺炎	1
制动、脱水	1
总分	

注:VTE,静脉血栓栓塞性疾病;SLE,系统性红斑狼疮;BMI,体重指数;ART,辅助生殖技术;IVF-ET,体外受精-胚胎移植;OHSS,卵巢过度刺激综合征。

三、妊娠期深静脉血栓的诊断

DVT 是深静脉中血凝块形成,影响血液正常流动所导致的静脉阻塞性疾病,一般发生于下肢深静脉,如股静脉、腘静脉、深股及髂外静脉等。妊娠期 DVT 更易发生于左下肢并且更接近髂静脉和髂股静脉,这可能与妊娠子宫增大并压迫有关(James et al.,2005)。

(一) 妊娠期深静脉血栓临床表现

绝大多数患者的 DVT 临床表现不典型,只有 28% 的患者有症状或体征。根据发病时间,DVT 分为急性期(发病 14 日以内)、亚急性期(发病 15~30 日)、慢性期(发病 30 日以后)。早期 DVT 包括急性期和亚急性期。本部分主要介绍急性期 DVT。

患肢局部肿胀、疼痛、软组织张力增高,周径增加;活动后加重,抬高患肢可减轻;局部常有压痛,浅静脉扩张,皮温增高。血栓位于小腿肌肉静脉丛内时,直腿伸踝试验(Homans 征)和压迫腓肠试验(Neuhof 征)阳性。严重的下肢 DVT 可出现"股白肿",甚至更严重的"股青肿"。Homans 征:患肢伸直,足突然背屈时,引起小腿深部肌肉疼痛,为阳性。Neuhof 征:压迫小腿后方,引起局部疼痛,为阳性。

全身表现一般不典型,严重者可出现体温升高、脉搏增快;波及腹腔内 DVT 可出现急性腹痛、门静脉高压、腹腔积液、肝肾肿大并功能损害的表现;由盆腔感染继发的盆腔血栓性静脉炎以急性下腹痛,盆腔严重淤血、严重的局部和全身血栓性静脉炎及静脉血栓累及器官的功能损害,继发的静脉回流障碍所导致的组织和器官的肿胀、形态变化为主。

(二) 妊娠期深静脉血栓辅助检查

常用的辅助检查包括血浆 D-二聚体、多普勒超声检查及彩色多普勒血流成像(color Doppler flow imaging,CDFI)、计算机体层血管成像(computed tomography angiography,CTA)、磁共振血管成像(magnetic resonance angiography,MRA)等。

1. 多普勒超声检查　DVT 诊断的首选方法(中华医学会外科学分会血管外科学组,2017),最常用的为加压超声。阳性可以确诊,阴性的加压超声排除 DVT 的意义更大;对小腿肌肉静脉丛内血栓、髂静脉血栓和盆腹腔内 DVT 的诊断需借助磁共振成像(MRI)/MRA 的静脉成像技术。

2. D-二聚体　D-二聚体水平随着妊娠进展逐渐升高,产后缓慢恢复正常。D-二聚体对诊断妊娠期 VTE 价值不高,但其水平正常时,VTE 的可能性显著降低。

3. MRI/MRA　主要用于诊断内脏深静脉或髂股静脉血栓形成的患者;MRI 能准确显示髂、股、腘静脉血栓,但不能很好地显示小腿静脉血栓(中华医学会外科学分会血管外科学组,2017)。MRA 因造影剂钆对胎儿的长期影响尚不明确,建议产后使用。

(三) 诊断思路

妊娠基础上,权衡 DVT 发生的高危因素、临床表现,结合辅助检查,一般可确定诊断。对于不典型、特殊部位的 DVT 诊断有难度,建议首选近端加压超声(图 12-3-1):若阳性则直接治疗；若阴性但怀疑髂静脉血栓，则需行髂静脉多普勒超声或 CT 或 MRI 或静脉造影并考虑治疗；若阴性则需在第 3 日和第 7 日重复检查。若重复检查阳性需进行治疗，若阴性则不需进一步检查（Guyatt et al.，2012）。对于下肢 DVT 诊断较易，对于盆腔 DVT 或血栓性静脉炎诊断难度较大，必要时可借助对胚胎无影响的 MRI 诊断，综合个体化情况以获得确诊和病情判断的依据。

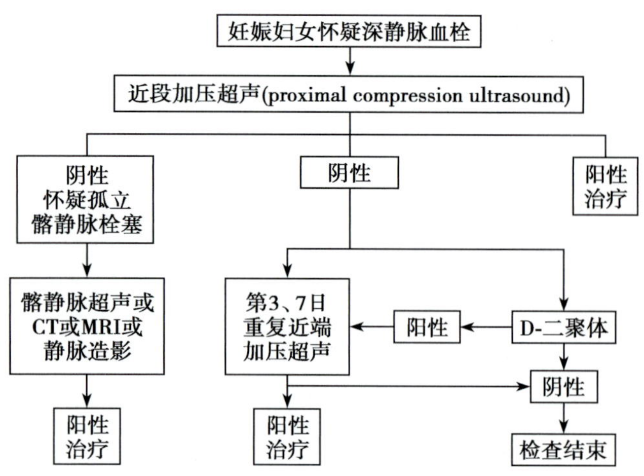

图 12-3-1 妊娠期深静脉血栓诊断流程

四、妊娠期肺栓塞

肺栓塞是由各种栓子阻塞肺动脉系统导致肺循环障碍的一组疾病或临床综合征的总称，包括肺血栓栓塞症（pulmonary thromboembolism，PTE）、脂肪栓塞综合征、羊水栓塞、空气栓塞、肿瘤栓子栓塞等。PTE 是最常见的急性 PE 类型，由来自静脉系统或右心的血栓阻塞肺动脉或其分支所致，占急性 PE 的绝大多数，是妊娠相关死亡的主要原因（中华医学会心血管病学分会肺血管病学组，2016）。妊娠期 PE 指妊娠期出现的 PE，可出现于产前、产时及产后，包括症状阳性及症状隐匿的 PE。

（一）妊娠期肺栓塞临床表现

心悸、呼吸增快、心动过速为 PE 早期的表现，轻者以不能解释的心悸为主，严重者可伴有心前区绞窄性疼痛、呼吸困难、烦躁不安、惊恐甚至出现濒死感；轻者血压无变化，严重时可出现血压下降（收缩压<90mmHg 持续 15 分钟以上，并排除其他导致血压下降的因素），甚至休克；其他临床表现包括：轻者可出现头痛、发热、哮喘、肺部啰音；严重者可出现颈静脉压升高、P_2 亢进、奔马律、右心室增大等，重度低氧血症发绀，表现为呼吸困难、胸痛、咯血三联症（肺梗死三联症），晕厥，甚至休克和低血压、右心功能不全或心跳、呼吸骤停等。

（二）妊娠期肺栓塞诊断

急性 PE 常规检查缺乏特异性，对于怀疑 PE 的患者首先进行临床可能性评估，然后进行初始危险分层，最后选择确诊的检查手段；而对于高危型 PE，首先明确诊断，尽早抗凝治疗是挽救生命的关键。所以一旦怀疑 PE 需立即进行相关检查。风险及相关预防参考妊娠期 VTE（含 PE）的评估见表 12-3-2（Queensland Clinical Guidelines，2020）。

表 12-3-2 妊娠期 VTE（含 PE）风险及预防

项目	风险/预防
任何一种	高风险（继续/产前开始抗凝治疗，产后继续 6 周）
妊娠前抗凝治疗（任何原因）	
任何 VTE 病史+易栓症	
无诱因复发性 VTE（≥2 次）	
当前妊娠期发生 VTE	
任何一种	高风险（低分子量肝素标准预防，妊娠早期开始，产后继续 6 周）
任何非手术诱发的单一 VTE 史	依诺肝素标准预防（皮下注射）
反复存在诱因的 VTE（≥2 次）	50~90kg，40mg/d
活动性自身免疫或炎性病患	91~130kg，60mg/d
内外科疾病（如肿瘤、肾病综合征、心力衰竭、镰状细胞病、1 型糖尿病肾病）	131~170kg，80mg/d >171kg，0.5mg/kg
易栓症	高风险（需进行进一步个体化评估及预防）
高危或低危易栓症（无 VTE 个人史）	
高危易栓症：>1 个实验室易栓症，抗磷脂综合征，抗凝血酶缺乏症、蛋白 C 缺乏、蛋白 S 缺乏、第 V 凝血因子纯合子、纯合凝血酶原突变、复合杂合第 V 凝血因子/凝血酶原突变	
低危易栓症：第 V 凝血因子杂合子、杂合凝血酶原突变、抗磷脂抗体	

续表

项目	风险/预防
任何一种 产前住院 卵巢过度刺激综合征(仅妊娠早期) 任何手术(妊娠或产后) 需要静脉输液的重度剧吐或脱水	高风险(低分子量肝素标准预防同上,住院期间或直至缓解)
所有风险(每次评估时,产前或产后) 无诱因或雌激素诱发的 VTE 家族史(一级亲属) 1 分 手术诱发的单一 VTE　3 分 年龄>35 岁　1 分 胎次≥3 次　1 分 吸烟(任何数量)　1 分 大静脉曲张　1 分 当前体重指数 30~39kg/m^2　1 分 当前体重指数≥40kg/m^2　2 分 体外人工受孕/辅助生殖技术　1 分 多胎妊娠　1 分 本次妊娠并发子痫前期　1 分 制动　1 分 当前全身感染　1 分 妊娠前患糖尿病　1 分 分娩中转剖宫产　3 分 择期剖宫产　1 分 产程延长>24h　1 分 阴道助产分娩　1 分 早产<37^{+0} 周　1 分 原发产后出血>1L 或输血　1 分 此次妊娠死产　1 分 剖宫产后子宫全切术　3 分	产前风险评分总分 所有:活动,避免脱水 3 分,妊娠 28 周开始低分子量肝素标准预防(同上) ≥4 分,自评估起低分子量肝素标准预防 产后风险评分总分=产前+产后评分 所有:早期活动,避免脱水 2 分,低分子量肝素标准预防直至出院 ≥3 分,低分子量肝素标准预防 7d,如有持续风险则更久 剖宫产推荐间歇充气加压泵或序贯加压泵至第二日 逐段加压弹力袜、分级加压弹力袜 产后女性应考虑使用至完全活动 建议使用低分子量肝素

注:VTE,静脉血栓栓塞性疾病;PE,肺栓塞。

初始危险分层目的是评估其早期死亡风险(住院或 30 日病死率),分为如下两类。

(1) 可疑非高危急性 PE:无休克或持续性低血压。首先进行临床可能性评估,再决定下一步诊断策略。

(2) 可疑高危急性 PE:存在休克或持续性低血压(收缩压<90mmHg 或下降≥40mmHg,并持续 15 分钟以上,排除新发心律失常、血容量下降、脓毒血症等)。此类患者临床可能性评估分值通常很高,为可随时危及生命的可疑高危急性 PE 患者。

如果怀疑妊娠期急性 PE,首先行超声及 X 线胸片检查。若同时提示 DVT 体征并且被加压超声证实,即可启动治疗。若未提示 DVT 体征则行通气-灌注扫描(V/Q 扫描)或 CT 肺动脉造影(CTPA)。CTPA 可直观显示血管的充盈缺损,对诊断 PE 具有决定性意义。除非 PE 完全排除,否则此期间应继续抗凝治疗。妊娠期接受一次胸片或 CTPA 检查,胎儿接受辐射总剂量远低于致畸剂量,知情同意后可以选用。另外,PE 诊断中病因的诊断不可忽视,尤其是对有血栓性基础疾病的患者,原发病的诊断直接决定患者的治疗方案和预后。

五、妊娠期深静脉血栓和肺栓塞的处理

如果高度怀疑 PE,可立即开始抗凝治疗,不需等待确诊。如检查结果排除 VTE,可以停用抗凝治疗。如仅是怀疑 DVT,一般等 DVT 快速确诊后再开始治疗;以早期发现、早期抗凝为主,进行综合治疗。

(一) 一般治疗

制动 24~48 小时,避免活动后或用力排便诱发 DVT 脱落导致 PE;患肢抬高需高于心脏水平,膝关节安置于稍屈曲位,可以辅助弹力袜(Romera-Villegas et al.,2008;Isma et al.,2007;Jünger et al.,2006;Trujillo-Santos et al.,2005)。

（二）抗凝治疗

抗凝是 DVT 的基本治疗，可抑制血栓蔓延，利于血栓自溶和管腔再通，降低 PE 发病率和病死率。已确诊或高度怀疑 DVT 的患者，无抗凝治疗禁忌，应立即给予抗凝治疗。抗凝治疗前应对患者的相关指标如血常规、凝血功能、电解质、肝肾功能等进行检查。

1. 抗凝药物

（1）低分子量肝素（low molecular weight heparin，LMWH）：分子量通常为 4 000～5 000，不通过胎盘，使用后母乳中含量也无明显增高，半衰期较普通肝素（UFH）长，起效比较迅速，且出血性不良反应少，可作为妊娠期急性 VTE 的首选抗凝药物，但肾功能不全者慎用。临床怀疑 DVT 时，除非具有使用禁忌，应立即开始 LMWH 皮下注射抗凝治疗。仅在特殊情况下（如体重<50kg 或>100kg 等）监测抗Ⅹa 因子活性，一般使用 LMWH 期间不需要常规检测凝血功能。在孕妇群体中，LMWH 会导致局部皮肤反应等副作用，并且会增加出血的风险（Wiegers et al.，2020）。

（2）普通肝素（unfraction heparin，UFH）：优点是半衰期短于 LMWH，起效迅速，且与鱼精蛋白硫酸盐的结合完全可逆，但治疗剂量个体差异大，使用时必须监测凝血功能。UFH 也不透过胎盘，孕妇使用是安全的，但 UFH 和华法林治疗时孕妇出血发生率约为 2%，与非妊娠期治疗出血发生率相似。当患者出血风险较高或 PE 导致持续性低血压时，应首选 UFH。当临近分娩、手术或溶栓时，也可考虑初始使用 UFH 治疗。采用静脉持续给药，起始剂量为 80～100IU/kg 静脉推注，之后以 10～20IU/（kg·h）持续静脉泵入，在开始的 24 小时中每 4～6 小时根据活化部分凝血活酶时间（APTT）调整剂量，尽快使 APTT 达到正常值的 1.5～2.5 倍，稳定后改为每日测定 APTT。

（3）其他抗凝剂：非维生素 K 依赖的新型口服抗凝药包括达比加群、利伐沙班、阿哌沙班、依度沙班等，可能通过胎盘而直接影响胎儿，故禁用于妊娠及产褥期患者（Tang et al.，2013）。Ⅱa 因子抑制剂阿加曲班，分子量小，能进入血栓内部，对血栓中凝血酶抑制能力强于肝素。这些新型抗凝药物在孕妇中的使用证据不足，目前尚不建议使用。

2. 抗凝并发症　抗凝治疗的并发症主要有出血、血小板减少症、骨质疏松，其中出血最为常见，血小板减少症（heparin induced thrombocytopenia，HIT）最严重。

在使用 UFH 的第 3～6 日应复查血小板计数；术后接受 UFH 治疗>5 日者，2 周内每 2～3 日需要复查血小板计数（Linnemann et al.，2016）。UFH 引起的 HIT 分两种类型：Ⅰ型为非免疫介导的血小板下降，即使肝素不停用，其血小板也可在 5 日内恢复；Ⅱ型为抗体介导的免疫反应，伴有 PF4 肝素复合物形成，血小板激活。阿加曲班（argatroban）能够抑制凝血酶的活性，磺达肝素（fondaparinux）属于选择性Ⅹa 因子抑制剂，有联合应用治疗妊娠合并 HIT 成功的报道（Chaudhary et al.，2015）。发生 HIT 后需停止肝素治疗，并考虑其他替代药物，避免输注血小板，联合多学科医师共同制订进一步处理方案。

（三）溶栓和手术取栓治疗

溶栓治疗导致母体出血的风险很高，妊娠期间很少使用。由于经验和证据较少，通常不建议在孕妇中常规进行溶栓（Wiegers et al.，2020）。美国心脏病学会将妊娠期溶栓治疗列为相对禁忌。如果急性 PE 患者出现循环衰竭，其他治疗无效时，在专科医师指导下，也可尝试溶栓治疗。溶栓药物有链激酶、尿激酶、阿替普酶、替奈普酶等（Fasullo et al.，2011；Lonjaret et al.，2011；Ahearn et al.，2002）。尿激酶首次剂量为 4 000IU/kg，30 分钟内静脉注射；维持剂量为 60 万～120 万单位/d，持续 72～96 小时，必要时持续 5～7 日。溶栓方法可选择导管接触性溶栓和系统溶栓，溶栓治疗时应警惕颅内出血、腹膜后和消化道出血及手术部位和近期穿刺部位的出血等，需监测血浆纤维蛋白原，当其<1.0g/L 时应停药。

PE 患者处于危及生命的紧急情况，又不适合溶栓治疗，也可急请介入放射科或心脏介入科会诊，尝试手术取栓。

（四）下腔静脉滤器置放术

下腔静脉（inferior vena cava，IVC）滤器置放不建议常规使用，适应于有出血高风险等抗凝禁忌的近期急性 VTE 或已抗凝治疗复发性的 VTE。IVC 滤器只对置入滤器收集区的静脉血栓的脱落有滤过作用，可使 PE 的发病率下降。手术时机以发病 72 小时内，尤以 48 小时内效果最好，最多不超过 5～7 日，术后需维持抗凝治疗。由于妊娠期滤网移位和下腔静脉穿孔的风险可能会增加，所以必须充分评估这一手术的风险及获益（Bates et al.，2012）。

六、围分娩期抗凝

诊断 VTE 后需要维持抗凝治疗的孕妇，在围分娩期，可按表 12-3-3 计划调整抗凝治疗方案（Linnemann et al.，2016）。建议孕妇在分娩发动时尽早停用 LMWH。通常在妊娠 36 周将 LMWH 转为 UFH。如果 UFH 的每日剂量不超过 10 000IU，椎管内镇痛和麻醉不受影响；如果每日剂量超过 10 000IU，可根据 APTT 值决定。实施椎管内操作前，治疗剂量的 LMWH 需停药超过 24 小时，预防剂量的 LMWH 需停药超过 10 小时（ACOG's Committee on Practice Bulletins-Obstetrics，2017）。对于抗凝治疗过程中突发分娩或母体胎儿突发危象需要紧急终止妊娠时，鱼精蛋白可部分对抗 LMWH 的作用，新鲜血浆和其他凝血因子无对抗作用。无产后出血的患者，阴道分娩可在产后 6～12 小时、剖宫产在产后 12～24 小时考虑恢复抗凝；产后 36 小时后排除出血风险的患者可考虑过渡到华法林口服。也有推荐在阴道分娩后 4～6 小时或剖宫产术后 6～12 小时恢复抗凝治疗（ACOG，2018b）。对实施抗凝治疗的孕妇，椎管内操作需要由操作熟练的医师进行，避免血管误伤和组织损伤。

表 12-3-3 抗凝调整方案

发病时间	初始治疗	维持治疗	分娩	产后
妊娠 37 周前急性 VTE	按体重调整 LMWH 剂量	足量 LMWH，一日两次	分娩开始时或计划分娩前 24h 停用 LMWH	（1）阴道分娩后 6~12h；剖宫产后 12~24h 恢复治疗，考虑向华法林过渡 （2）分娩后 4~6h 可静脉注射 UFH；出血停止后改为 LMWH （3）抗凝总疗程至少 3 个月，产后至少 6 周
妊娠 37 周后急性近端 DVT 或 PE	按体重调整 LMWH 剂量，一日两次	向 UFH 过渡，调整 APTT；考虑计划分娩	计划分娩前 4~6h 停用 UFH，或者仅在娩出时逐渐降低输注速度至停用 UFH（非计划分娩）	（1）分娩后 4~6h 可输注 UFH；出血停止后改为 LMWH （2）抗凝总疗程至少 3 个月，产后至少 6 周
产后急性 VTE	按体重调整 LMWH 剂量	哺乳妇女向华法林过渡（重叠期 INR 需达标）	—	抗凝总疗程至少 3 个月、产后至少 6 周

注：VTE，静脉血栓栓塞性疾病；DVT，深静脉血栓；PE，肺栓塞；LMWH，低分子量肝素；UFH，普通肝素；APTT，活化部分凝血活酶时间；INR，国际标准化比值。

维生素 K 拮抗剂（包括华法林）能通过胎盘，且与胎儿不良结局有关，妊娠第 6~9 周口服可导致 5%~6% 的胚胎异常，妊娠晚期应用可导致胎儿出血（包括胎儿丢失和胎儿中枢神经系统缺陷），故不适用于产前抗凝。因口服方便，价格低廉，可作为产后长期抗凝维持治疗的主要药物，需监测凝血功能。

产后继续使用 LMWH 可以避免监测国际标准化比值（INR）的不便，作为产后预防也推荐 LMWH（SMFM et al.，2020）。在阴道出血基本停止后，可开始过渡。过渡时，需要和 LMWH 重叠使用约 5 日，在此期间监测 INR，直至 2.0~3.0 的目标达成后停用 LMWH。

二者均可用于哺乳期。相较于非妊娠女性而言，产褥期女性达到相同的抗凝目标，一般需要更大剂量的华法林，其调整时间也相对增加。

（张卫社）

第四节 泌尿系统疾病

一、妊娠期泌尿系统感染

妊娠期间，由于雌、孕激素水平增加，使得输尿管蠕动减弱；随着妊娠的进展，增大的子宫可对膀胱及输尿管产生机械性压迫，这些生理性变化增加了尿液潴留和膀胱输尿管反流的机会，使得妊娠期女性泌尿系统感染的风险增高。而妊娠期间反复的泌尿系统感染与早产、胎膜早破、低出生体重儿等不良妊娠预后相关，应给予重视。

（一）无症状细菌尿

1. 定义　尿标本中培养出一定量的细菌，而患者无任何尿路感染的症状或体征。其诊断标准为：尿培养单一细菌菌落计数≥10^5CFU/ml。

2. 发病率　早期的研究显示，妊娠期无症状细菌尿的发病率为 2%~10%（Little，1966；Kincaid-Smith et al.，1965）；近期一项针对低危孕妇无症状细菌尿的调查研究发现，妊娠期无症状细菌尿的发病率为 5.8%（248/4238）（Kazemier et al.，2015）。无症状细菌尿患者最常见的尿液细菌为大肠埃希菌，占所有菌群的 75%~90%，其他常见菌种包括葡萄球菌、克雷伯菌及肠道球菌（Köves et al.，2017；Glaser et al.，2015）。

3. 母儿预后　既往研究认为，妊娠期未治疗的无症状细菌尿患者，25%~30% 会发展为急性肾盂肾炎（Smaill et al.，2015；Kincaid-Smith et al.，1965）。近期研究表明，在妊娠 16~22 周发现无症状细菌尿的低危妊娠人群中，妊娠期急性肾盂肾炎的发病率为 2.4%，而尿培养阴性的孕妇中，发病率为 0.6%（Kazemier et al.，2015）。

对无症状细菌尿是否会增加胎儿不良预后的发生风险已进行了较多研究。多数研究认为，无症状细菌尿会增加早产及低出生体重儿的风险，而使用抗生素治疗无症状细菌尿，可使早产（RR=0.34，95%CI 0.18~0.66）及低出生体重儿（RR=0.58，95%CI 0.36~0.94）的发病率明显降低（Köves et al.，2017）。但近期的一项针对低危妊娠人群的研究未发现无症状细菌尿与不良妊娠预后之间的相关性（Kazemier et al.，2015）。

4. 妊娠期筛查　由于妊娠期无症状细菌尿可能与不良母儿预后相关，我国泌尿系统感染指南建议，在妊娠前 3 个月所有孕妇每月均行一次尿培养检查（尿路感染诊断与治疗中国专家共识编写组，2015）。但结合近期相关研究结果，并不推荐对低危妊娠妇女常规进行无症状细菌尿的筛查。首先，妊娠期无症状细菌尿在不同人群中的发病率存在较大差别，低危人群中其发病率低（<2.5%），常规筛查的效益难以评价。其次，妊娠晚期进展为泌尿系统感染的患者约有 1/3

会在早孕筛查时漏诊，常规筛查的效率较低。但存在下列高危因素的患者应进行无症状细菌尿的筛查：无症状细菌尿史、泌尿系统反复感染史、存在基础肾脏疾病、泌尿系统结构畸形、肾结石以及妊娠前合并糖尿病（Glaser et al.，2015；Köves et al.，2017）。

5. 治疗　在一项纳入了 11 项随机对照研究、共 2 002 名孕妇的荟萃分析中发现，抗生素治疗无症状细菌尿可以明显降低有症状的泌尿系统感染的风险（*RR*=0.22，95%*CI* 0.12~0.40）（Köves et al.，2017）。因此对妊娠期发现无症状细菌尿的患者，建议使用抗生素治疗。较多的研究比较了不同治疗方案对妊娠期无症状细菌尿患者的治疗效果，认为单疗程给药与标准疗程抗生素治疗（治疗 2~7 日）在治疗的有效性、早期早产的预防等方面没有明显的差异，但单疗程治疗的患者低出生体重儿的发生风险增高（*RR*=0.1.65，95%*CI* 1.06~2.57）（Köves et al.，2017）。

妊娠期无症状细菌尿确诊后可选用的治疗方案包括：阿莫西林 500mg，口服，每 8 小时 1 次，共 3~5 日；头孢氨苄 500mg，口服，每 8 小时 1 次，共 3~5 日（尿路感染诊断与治疗中国专家共识编写组，2015）。

对妊娠期无症状细菌尿患者进行标准治疗后，应每 4~6 周再次进行尿培养检查。出现复发或有症状的泌尿系统感染患者，应考虑低剂量抗生素预防性治疗，治疗应持续整个妊娠期。长期预防性抗生素治疗方案可选择：呋喃妥英每日一次，50~100mg，口服；阿莫西林每日一次，250mg，口服；头孢氨苄每日一次，250mg，口服。对此类患者还应进行影像学检查，以除外泌尿系统结构异常及结石（尿路感染诊断与治疗中国专家共识编写组，2015；Widmer et al.，2015）。

（二）急性膀胱炎

妊娠期女性急性膀胱炎的发病率约为 1%，其临床表现主要为膀胱刺激症状：尿频、尿急及尿痛，但通常不伴有明显的全身症状。

对妊娠期存在膀胱刺激症状的患者应进行新鲜中段尿镜检和培养以确定病原菌。在尿液培养中，如同种细菌菌落数超过 10^5 CFU/ml，则认为有临床意义。值得注意的是，部分急性膀胱炎患者液体摄入量很大，对尿液存在稀释作用，因此对有症状的患者，虽然尿液中菌落数计数较低（10^2~10^4CFU/ml），仍需要进行抗生素治疗。如果未进行治疗，大多数有症状的“低菌落数菌尿”患者在 2 日后菌落计数即会达到 10^5CFU/ml（Widmer et al.，2015）。因此，有症状的孕妇如果尿液浑浊，镜检亚硝酸盐及白细胞阳性，应考虑急性膀胱炎并开始经验性治疗。

急性膀胱炎的治疗及随访原则与无症状细菌尿相同。

（三）急性肾盂肾炎

妊娠期间急性肾盂肾炎的发病率为 0.5%~1%，多数发生于妊娠晚期及产褥早期，以右侧多见，少数患者可进展为脓毒症休克（Wing et al.，2014）。急性肾盂肾炎的病原菌多为下泌尿道感染后上行，亦可来源于淋巴系统或血行感染。

1. 母儿预后　妊娠期间并发急性肾盂肾炎将严重影响母儿预后。Wing 等（2014）的一项研究回顾了 18 年间 2 894 名妊娠期并发急性肾盂肾炎患者的妊娠结局情况，发现与健康妊娠女性相比，这些女性并发菌血症（1.9% *vs.* 0.03%）、急性肺功能不全（0.5% *vs.* 0.04%）、急性肾损伤（0.4% *vs.* 0.03%）及自发性早产（10.3% *vs.* 7.9%）的风险均明显增高。Farkash 等（2012）通过对 165 名妊娠期间并发急性肾盂肾炎患者的妊娠结局进行分析发现，此部分患者胎儿生长受限（6.7% *vs.* 2.1%）、胎盘早剥（3.6% *vs.* 0.7%）、低 Apgar 评分（10.3% *vs.* 6.0%）及早产（20.0% *vs.* 7.8%）的发生风险均明显增高。

2. 治疗　妊娠期急性肾盂肾炎患者起病急骤，其最严重的并发症为脓毒症休克，因此应入院治疗，在全面评估病情后，积极控制感染。在病原学及药敏试验结果出来之前即应开始经验性治疗，可首选头孢呋辛 0.75~1.5g（根据患者严重度决定用量），每 8 小时一次。有病原学证据及药敏试验结果者，应据此选用细菌敏感及对胎儿安全的药物。如抗感染治疗有效，24 小时后尿培养即可转为阴性，48 小时可基本控制症状。抗感染治疗应持续 7~10 日，完成治疗后 7~10 日复查尿培养仍为阳性时还要继续治疗，可使用呋喃妥因 100mg，每晚睡前服用，持续整个妊娠期；培养阴性者应每月做尿培养 1 次。当治疗 72 小时临床症状无明显改善时，应重新评估抗生素的使用是否恰当。

妊娠期并发急性肾盂肾炎的患者，80% 以上存在泌尿系统基础性疾病（Farkash et al.，2012）。因此，对此类患者应常规进行泌尿系统超声检查以了解有无肾积水、泌尿系统结石及肾或肾周围脓肿。需要强调的是，妊娠期泌尿系统的生理性改变可使超声检出结石的灵敏度降低，因此对临床高度怀疑，而超声检查阴性的患者，建议进行腹部 X 线片检查或静脉尿路造影以排除泌尿系统结石。

妊娠期间泌尿系统感染与不良母儿预后密切相关，临床工作中应注意高危人群的筛查、治疗及随访，规范抗生素的使用，最大限度避免母儿不良结局的发生。

二、妊娠期急性肾损伤

妊娠期急性肾损伤（acute kidney injury，AKI）是妊娠期间少见但严重的并发症。正常妊娠状态下，血液为高凝状态，凝血因子的水平增高而纤溶系统受到抑制，使得妊娠期女性容易出现肾小球毛细血管急性血栓，在这一基础上，如果妊娠期并发严重出血、感染性凝血功能障碍或者血管内皮细胞功能异常（如子痫前期/HELLP 综合征）等相关疾病，则容易发生 AKI。对此类患者多需要肾病学、危重病学和产科学等多学科合作的重症监护治疗，以改善患者预后。

（一）急性肾损伤的定义

2004 年，急性透析质量倡议组首次公布了 AKI 的 RIFLE 分级系统，包括：风险（risk）、损伤（injury）、衰竭（failure）、丧失（loss）及终末期肾病（end-stage renal disease，ESRD）5 级（Bellomo et al.，2004），该标准随后被精炼成一个 3 分期系统。2012 年，肾脏疾病-改善全球预后组织（Kidney Disease-Improving Global Outcome，KDIGO）在《AKI 临床实践指南》中，提出了目前广泛使用的 AKI 定义和分级标准：①48h 内血肌酐水平增加≥26.5μmol/L；②7 日内血肌酐较基线水平增加 1.5 倍；③尿量<0.5ml/（kg·h）持续 6 小时以上（KDI-

GO,2012)。符合上述三条标准中至少一条者,考虑 AKI。鉴于妊娠期间肾脏血流及滤过功能发生较大变化,妊娠期间急性肾损伤的定义尚待进一步标准化。目前大部分临床实践仍沿用 KDIGO 对 AKI 的分级标准,见表 12-4-1。

表 12-4-1　KDIGO 分类定义之 AKI 分级标准

分期	血肌酐	尿量
1	增加≥26.5μmol/L 或者 1.5~1.9 倍基线水平	<0.5ml/(kg·h)持续 6~12h
2	基线水平的 2.0~2.9 倍	<0.5ml/(kg·h)持续 ≥12h
3	基线水平的 3 倍或者血肌酐水平≥354μmol/L 或者开始启用肾脏替代治疗	<0.3ml/(kg·h)持续 ≥24h;无尿≥12h

注:按照血肌酐与尿量中较差的一条进行分级。KDIGO,肾脏疾病-改善全球预后组织;AKI,急性肾损伤。

(二) 妊娠期急性肾损伤的病因

妊娠期 AKI 的病因可分为肾前性、肾性及肾后性三大类,其中肾前性因素多为功能性 AKI。常见病因如下:

1. 肾前性因素　①妊娠相关:妊娠剧吐、子痫前期/HELLP 综合征导致的血液浓缩、出血导致的血容量不足;②非妊娠相关:肾盂肾炎、不当使用利尿剂、心力衰竭。

2. 肾性因素　①妊娠相关:急性肾小管坏死或急性肾皮质坏死(子痫前期/HELLP 综合征、羊水栓塞、妊娠期急性脂肪肝、产后出血导致 DIC、围产期感染),血栓性微血管病(溶血尿毒综合征/血栓性血小板减少性紫癜);②非妊娠相关:急性间质性肾炎、慢性肾脏病急性进展。

3. 肾后性因素　①妊娠相关:剖宫产术中损伤输尿管及膀胱;②非妊娠相关:泌尿系统结石或肿瘤。

(三) 子痫前期/HELLP 综合征合并急性肾损伤

子痫前期基本的病生理基础是血管内皮细胞功能紊乱,在导致血压升高的同时,出现全身小血管痉挛。这一变化使得肾脏血流灌注减少,肾小球滤过率下降。因此,由于重度子痫前期导致的 AKI 中,85%是由于肾前性因素导致的功能性损伤或者是急性肾小管坏死,及时正确地处理可使多数患者的肾功能在产后得以恢复,仅少数患者需要进行透析治疗。但如果在重度子痫前期的基础上并发胎盘早剥或 HELLP 综合征,则发生 AKI 的风险明显增高(Jim et al.,2017)。

一项历时 12 年的回顾性研究发现,子痫前期患者并发 AKI 的概率为 0.27%(31/11 284 例),但并发 HELLP 综合征的患者,AKI 的发病率可达 7.3%,其中约 50%需要暂时性透析治疗(Sibai et al.,1990)。另一项针对南非重度子痫前期并发 AKI 女性的研究发现,约 10%(7/72 例)的患者需要暂时性透析,但无一例发展为慢性肾衰竭,需要透析的患者均合并胎盘早剥所致的出血或 HELLP 综合征(Darkely et al.,2002)。

重度子痫前期患者的治疗中,控制液体平衡至关重要。通常情况下,应限制液体入量以避免肺水肿;除非患者出现明显的血液浓缩、血容量相对不足或高凝状态,通常不推荐扩容治疗。并发重度子痫前期的患者如果出现少尿,而血尿素氮≤5mmol/L,血肌酐≤90μmol/L 时,不推荐重复液体输入以增加尿量。但当肌酐水平从 70μmol/L 增加到 120μmol/L 以上时应终止妊娠,以防止远期肾功能损伤(ACOG,2013)。分娩后,应在重症监护条件下监测中心静脉压以指导液体平衡。液体输入的速率应综合考虑中心静脉压、每小时尿量及不显性失水等因素。子痫前期的患者不主张常规应用利尿剂,但当血容量恢复,而少尿症状不缓解时应给予利尿剂。推荐首选呋塞米,其每日用量可达 60~200mg。在使用利尿剂的同时,应积极控制血压,扩张血管以增加肾脏血流量。对并发 AKI 的子痫前期患者使用甘露醇进行渗透性利尿尚存在争议,使用甘露醇 1 小时后尿量仍无增加或已确诊为急性肾小管坏死的少尿(无尿)患者应停用甘露醇,以免造成血容量过多而诱发心力衰竭。

子痫前期/HELLP 综合征患者合并 AKI 是产科的急重症,其预后与疾病处理的及时性、正确性密切相关,及时终止妊娠、积极控制血压、避免各种 AKI 诱因是改善此类患者预后的关键。

(四) 血栓性微血管病与妊娠期急性肾损伤

妊娠期间并发 AKI 的患者应警惕妊娠相关血栓性微血管病,此类疾病以血管内皮细胞损伤为主要病理生理特点,以微血管病性溶血性贫血和血小板减少为特征性的临床表现。此类疾病主要包括溶血性尿毒综合征(hemolytic uremic syndrome,HUS)及血栓性血小板减少性紫癜(thrombotic thrombocytopenic purpura,TTP)。

HUS/TTP 患者中约 70%为女性,且常与妊娠相关(约占所有病例的 13%)(George et al.,2003)。虽然两者临床表现相似,但其潜在的发病机制略有不同。多于妊娠后期发病的 HUS 属于非典型(atypical HUS,aHUS),目前认为其发病机制与补体系统调节异常有关(Picard et al.,2015),而妊娠状态会促进补体系统活化,尤其是并发子痫前期等妊娠相关疾病时,补体系统活化更为明显,成为 aHUS 的诱发因素。TTP 患者多存在血浆金属蛋白酶(ADAMTS13)的先天性缺乏或获得性功能障碍。ADAMTS13 可裂解 von Willebrand 因子多聚体,从而防止微血栓的形成。妊娠期间 ADAMTS13 的水平逐步下降,使得妊娠晚期 TTP 的发生风险明显增高(Mannucci et al.,2001)。

HUS/TTP 与子痫前期,尤其是 HELLP 综合征在临床表现上有较多相似之处,但其发病机制、治疗方案及临床预后存在较大差异,因此应仔细鉴别。与子痫前期/HELLP 综合征相比,HUS/TTP 更易发生严重的肾损害,与子痫前期导致的肾前性少尿、血肌酐水平轻度增高(<120μmol/L)不同,后者肾损伤多表现为产后的无尿及血肌酐水平的迅速上升。此外,作为胎盘源性疾病,子痫前期/HELLP 综合征患者在终止妊娠后,经过适当的支持治疗可获得疾病的缓解,但 HUS/TTP 多需血液透析、血浆置换等进一步治疗。

对临床考虑 HUS/TTP 的患者应尽早开展血浆置换治疗,血浆置换开始的时间与肾功能预后密切相关。近期的研究表明,eculizumab(人工合成的 C5a 抗体)对 aHUS 的治疗效果优于血浆置换治疗（Huerta et al.，2017），并且该药物使用并不会导致新生儿补体系统的抑制，从而增加新生儿的感染风险（Hallstensen et al.，2015）。

（五）急性肾皮质坏死导致的急性肾损伤

妊娠期间发生肾皮质坏死较常见的原因为胎盘早剥、羊水栓塞及感染性流产导致的凝血功能障碍。但严重的产科出血、伴有低血压的脓毒症休克如果未及时进行液体复苏，可导致肾前性肾功能障碍发展至肾小管坏死，部分急性肾小管坏死可发展成为急性肾皮质坏死，从而造成永久性的肾功能损伤。

妊娠期间发生的 AKI 如果无尿状态持续一周以上应除外肾皮质坏死，虽然进行肾穿刺活检可确诊肾皮质坏死，但也可能漏诊部分局灶性肾皮质坏死的患者。在急性病程中缓解生存的患者，其肾功能缓解可能需要 6~24 个月。通常肾皮质坏死是不完全性的，肾功能的远期预后取决于肾皮质坏死的程度。

（六）妊娠期急性肾损伤肾穿刺指征

肾穿刺活检有助于明确原发性肾病的病因。虽然妊娠早、中期进行肾穿刺活检的安全性与非妊娠期类似，妊娠期间进行肾穿刺活检仍应该严格掌握指征：①慢性肾脏病或 AKI 患者出现无法解释的肾功能下降；②新诊断的肾病综合征；③出现系统性疾病或血管炎的特征表现。稳定的慢性肾病、非肾病范围内的蛋白尿、子痫前期或是妊娠 32 周后不建议行肾穿刺活检（Cabiddu et al.，2016）。

（七）肾脏替代治疗指征

妊娠期间可以进行间歇性血液透析或腹膜透析。对于病情严重，血流动力学不稳定的患者，可以采取连续性肾脏替代治疗。鉴于妊娠期间存在肾脏的生理性变化，对妊娠相关 AKI 的患者，建议适当放宽肾脏替代治疗的指征（Hladunewich et al.，2014）。

妊娠期 AKI 需要紧急透析的指征包括：①急性肺水肿或充血性心力衰竭；②严重高钾血症，血钾>6.5mmol/L。一般透析指征包括：①少尿或无尿 2 日以上；②出现尿毒症症状；③高分解状态；④出现体液潴留现象；⑤血 pH<7.25，实际重碳酸氢盐<15mmol/L 或二氧化碳结合力<13mmol/L；⑥血尿素氮>17.8mmol/L（除单纯肾外因素引起），或血肌酐>442μmol/L；⑦对非少尿患者出现体液过多、眼结膜水肿、心奔马律或中心静脉压高于正常；⑧血钾>5.5mmol/L，心电图疑有高钾图形等。出现上述任何一种情况者，应透析治疗（Acharya，2016；Hladunewich et al.，2014）。

（八）预后

近期的一项系统综述总结了妊娠期间发生 AKI 的 834 名女性共 845 次妊娠的结局情况，发现妊娠期间并发 AKI 的女性，母体死亡率为 13.3%，围产儿死亡率为 29.8%；2.4% 的女性发展为终末期肾病而需要透析治疗（Liu et al.，2017）。来自发达国家的报道显示，妊娠期并发 AKI 进而需要透析治疗的产妇死亡率为 4.3%，3.9%的产妇在产后 4 个月仍需要持续透析（Hildebrand et al.，2015）。来自印度的研究显示，妊娠期由于 AKI 而需要透析治疗的孕妇死亡率为 18.3%，其中 9%在产后 6 个月仍需要透析治疗（Krishna et al.，2015）。

Tangren 等（2017）的研究显示，对于前次妊娠并发 AKI 的患者，即使肾功能在产后完全恢复，再次妊娠时子痫前期（*OR*=4.7；95% *CI* 2.1~10.1）及胎儿不良结局（*OR*=2.1；95%*CI* 1.2~3.7）的发生风险仍明显增高。

妊娠期 AKI 是产科的急重症，在产科临床工作中，首先应注意高危人群的识别和处理，积极处置肾前性因素导致的 AKI；对严重的 AKI 患者，应多学科合作鉴别病因，制订个体化的治疗方案，以改善母体远期肾功能预后情况。

三、慢性肾脏病与妊娠

对妊娠前合并慢性肾脏病（chronic kidney disease，CKD）的患者，其妊娠结局主要决定于肾脏病的类型、妊娠前肾脏病的分期、有无合并慢性高血压、大量蛋白尿及妊娠期泌尿系统感染的控制。

（一）慢性肾脏病的定义

KDIGO（2013）对 CKD 的定义为，对健康有影响的肾脏结构或者功能异常，持续时间>3 个月。肾脏功能损害的指标包括：①尿白蛋白水平异常（24 小时尿白蛋白定量≥30mg；白蛋白/肌酐的比值≥30mg/g）；②尿沉渣异常；③肾小管疾病导致的电解质异常和其他异常；④组织学证实的肾脏结构异常；⑤影像学检查提示肾脏结构异常；⑥肾移植病史；⑦估计肾小球滤过率（estimated glomerular filtration rate，eGFR）降低（<60ml·min^{-1}·1.73m^{-2}）。

（二）慢性肾脏病的分期

理论上，肾小球滤过率（glomerular filtration rate，GFR）是反映肾脏滤过功能最理想的指标，但其临床测定过程复杂，样本留取质量要求较高。鉴于此，目前临床工作中通常使用肾脏疾病膳食改良公式（modification of diet in renal disease，MDRD）计算 eGFR 以评估肾脏功能。MDRD 纳入了患者的年龄、种族、性别、血肌酐水平进行计算，能够较好地反映 18~70 岁人群的肾功能（Levin et al.，2013）。目前，基于 eGFR 进行的分期，与疾病的严重程度及并发症的风险高低最为契合，也是应用最广泛的分期标准，见表 12-4-2。

表 12-4-2　KDIGO 指南推荐的 eGFR 分期

分期	eGFR/（ml·min^{-1}·1.73m^{-2}）	定义
1 期	≥90	正常或增高
2 期	60~89	轻度下降
3a 期	45~59	轻到中度下降
3b 期	30~44	中到重度下降
4 期	15~29	重度下降
5 期	<15	肾衰竭

注：KDIGO，肾脏疾病-改善全球预后组织；eGFR，估计肾小球滤过率。

（三）发病率

根据北京大学肾脏病研究所牵头完成的全国横断面调查估计，在我国有 1.2 亿左右的慢性肾脏病人口，其中 18~

39 岁的女性慢性肾脏病患病率高达 7.4%（Zhang et al.，2012）。国外相关研究认为育龄期女性中有 0.1%～3%患有不同程度的肾脏病（Levin et al.，2013）。

（四）妊娠期间泌尿系统生理性变化

对肾功能正常的女性，妊娠中期母体肾血流量增加可达 70%～80%，至足月时下降至比非妊娠期增加约 45%；GFR 增加 50%，由于这一生理性变化，妊娠期间母体血清肌酐浓度平均下降约 35μmol/L，妊娠期血清肌酐的正常范围变为 35～70μmol/L。但对妊娠前即存在中度肾损伤的女性，妊娠期 GFR 增加的程度减弱，对于妊娠前血肌酐水平＞200μmol/L 者则完全消失（Jungers et al.，1997）。妊娠期间血容量及红细胞的生成增加也与妊娠前血肌酐水平呈负相关。

需要注意的是，妊娠期间泌尿系统的生理性变化可类似于肾脏病的表现，同时，不仅血肌酐水平生理性下降，其他一些生理性变化也可以掩盖部分潜在的肾脏病。

1. 妊娠期间尿总蛋白排泄增加，但不应超过 300mg/24h。
2. 血清白蛋白水平下降（妊娠期间下降 5～10g/L）。
3. 妊娠期间生理性水肿导致类似水钠潴留症状及体征。
4. 由于增大子宫的压迫导致肾盂和输尿管扩张，这一扩张以右侧为著。妊娠期间右侧肾盂最大宽度可达 20mm，左侧肾盂宽度可达 8mm。
5. 妊娠期间肾小球滤过增加，但肾小管对葡萄糖再吸收能力减少，使得约 10%的正常孕妇出现尿糖。
6. 妊娠早期尿酸排泄量增加，至妊娠近足月时下降，使得尿酸水平首先出现生理性下降，而后回升至非妊娠期水平。这一尿酸水平的生理性下降过程，可能导致对肾脏病情的错误评估。
7. 妊娠期间尿钙排泄量增加 250%～300%。
8. 妊娠期间随着胎盘建立，外周循环阻力下降，母体出现生理性血压下降，可能影响肾病患者慢性高血压病情评估。

（五）合并慢性肾脏病患者的孕前咨询

理想情况下，应该在妊娠前由产科医生及肾内科医生共同向所有 CKD 孕妇提供咨询，旨在评估病情并讨论妊娠过程可能出现的风险和结局，就 CKD 孕妇妊娠不良结局和肾功能下降风险有不确定性进行充分告知。对胎儿发育有害的药物应该停用或者更换为妊娠期安全的药物。对于 24 小时尿蛋白定量<1g，肾功能正常，免疫学检查阴性并且血压正常者，通常妊娠结局及肾脏预后良好。以下情况需推迟妊娠或不宜妊娠（Cabiddu et al.，2016）：①复发或缓解性疾病（如狼疮性肾炎、系统性血管炎）孕妇应该在疾病缓解至少 6 个月才考虑妊娠；②使用细胞毒性药物（如环磷酰胺）的孕妇应该避免妊娠；③严重高血压的孕妇需要了解妊娠期禁忌用药，并在妊娠前停药且控制血压稳定；④明显肾功能不全（血肌酐浓度＞180μmol/L）的孕妇在肾移植前不建议妊娠；⑤GFR<60ml・min^{-1}・1.73m^{-2}，尤其是血压控制欠佳的糖尿病肾病孕妇不建议妊娠；⑥肾移植孕妇至少在移植 1 年且肾功能稳定后再计划妊娠。

（六）合并慢性肾脏病对妊娠结局的影响

随着围产医学的进步及妊娠期间肾脏病治疗经验的积累，妊娠前合并 CKD 患者的妊娠结局得到明显改善，但对妊娠前存在重度肾功能损伤的患者，妊娠结局不佳。此外，妊娠前存在肾功能损伤的患者，妊娠早期妊娠丢失的风险增高，而这一不良结局情况通常不易于评价。

虽然肾功能正常或轻度受损的合并 CKD 孕妇通常妊娠结局良好，活产率可达 90%以上，但合并 CKD 的孕妇仍为妊娠的高危人群。对 13 项研究的荟萃分析发现，妊娠前已合并 CKD 的孕妇发生子痫前期的风险较未合并 CKD 者增高 10 倍（Nevis et al.，2011），就新生儿结局而言，合并 CKD 的孕妇与正常孕妇相比，早产（13% *vs*. 6%）、胎儿生长受限（14% *vs*. 8%）及胎儿或新生儿死亡（5% *vs*. 2%）的发生风险更高。合并 CKD 的孕妇，影响母儿结局最重要的因素是妊娠时的肾功能。

1. CKD 1～2 期孕妇妊娠结局良好。有研究表明，98%的 CKD 1～2 期孕妇可成功分娩，虽然其子痫前期的总体发病率可达 20%，但仍有 65%的孕妇妊娠期未发生子痫前期、胎儿生长受限或早产（Cabiddu et al.，2016）。Munkhaugen 等（2009）针对挪威人群进行的研究发现，eGFR 为 60～89 ml・min^{-1}・1.73m^{-2} 的孕妇在无高血压的情况下，子痫前期、早产、小于胎龄儿的发病率较正常孕妇无明显增加。

2. CKD 3 期的孕妇已有 15%～30%的肾实质损伤，其早产率可高达 75%，且有 50%发生在妊娠 34 周之前，新生儿入住重症监护室的比例>40%，胎儿死亡率（6%）和小于胎龄儿发病率（34%～37%）也明显升高（Piccoli et al.，2015）。有研究表明，GFR 中度下降的 3a 期 CKD 孕妇成功分娩率较高，而肾功能受损更严重的 CKD 3b 期孕妇通常妊娠结局不佳（Imbasciati et al.，2007）。

3. CKD 4～5 期孕妇肾功能严重下降，妊娠期并发症发病率明显升高。对于此分期的孕妇，妊娠早期的 24 小时尿蛋白定量与妊娠结局密切相关。Imbasciati 等（2007）的前瞻性研究纳入了 27 例 CKD 3b～5 期孕妇，其中妊娠早期 24 小时尿蛋白定量<1g 的孕妇平均分娩孕周约为 34 周，新生儿平均出生体重为 2 275g；而尿蛋白定量≥1g 的孕妇平均分娩孕周约为 33 周，新生儿平均出生体重仅为 1 864g。

4. 规律透析孕妇的妊娠结局。行透析合并 CKD 孕妇并不常见，且大部分可能以早期自发性流产告终。既往的研究表明，终末期肾病（ESRD）女性患者的妊娠率约为 0.9%，近年来妊娠率升高至 1%～7%。如今每日长时间透析和夜间透析的孕妇活产率可至 90%，对于进行透析治疗的孕妇，应强调充分透析的重要性（Piccoli et al.，2010）。

除肾脏病分期外，妊娠前是否合并慢性高血压及尿蛋白含量均与妊娠结局密切相关。Jungers 等（1997）的研究显示，在校正了肾脏病分期及类型后，妊娠早期平均动脉压高于 105mmHg 的孕妇较血压控制良好者，其胎儿死亡风险增高 10 倍。在另一项研究中发现，合并 CKD 的患者，如果妊娠前血压大于 140/90mmHg，围产儿死亡率为 23%，血压正常者仅为 4%。在非妊娠期 CKD 所致的高血压通常使用血管紧张素转化酶抑制剂或血管紧张素Ⅱ受体阻滞剂控制血压，此类药物对于糖尿病肾病的患者尤其有效,但由于此类药物存在明显的致畸作用,一旦妊娠应停药。存在肾损害的女性妊娠期间可安全服用的降压药包括拉贝洛尔、硝苯地平、甲基多巴。

妊娠早期尿蛋白含量>1g/d 的孕妇,即使妊娠期没有并发子痫前期,其早产及低出生体重儿的发生风险仍明显增高。妊娠期出现大量蛋白尿并发展为肾病综合征会增加母体静脉血栓的风险。因此对尿蛋白大于 3g/24h 的妊娠女性,应使用低分子量肝素抗凝治疗(如低分子量肝素 40mg,皮下注射,一日一次)。

(七) 妊娠对慢性肾脏病进展的影响

目前研究表明,CKD 1~2 期孕妇因妊娠导致的肾病进展较少见。1 项研究回顾性分析了 558 例 CKD 2 期且经组织学检查证实为原发性肾脏病的孕妇发生的 906 次妊娠,结果显示,8%的孕妇发生妊娠相关的可逆性肾功能下降,仅 3%的孕妇出现肾功能进行性下降(Packham et al.,1989)。长期随访研究表明,妊娠对肾功能接近正常的 CKD 1~2 期孕妇的肾脏病进展无不良影响(Webster et al.,2017;Piccoli et al.,2010)。CKD 3a 期孕妇妊娠期间血肌酐水平升高的概率为 25%~38%,其中 30%将持续至产后 6 个月,10%可能在此期间发展至 ESRD;CKD 3b 期及 4、5 期孕妇中,有 70%在妊娠期间发生肾功能下降,约 33%在妊娠期间或者产后 6 个月内需要透析(Webster et al.,2017;Piccoli et al.,2010;Jones et al.,1996)。

除 CKD 分期外,慢性高血压和蛋白尿的严重程度也是肾脏病预后的重要指标。高血压持续发展会使妊娠期间肾功能恶化的可能性增高 3 倍(Webster et al.,2017)。Stettler 等(1992)早期的研究显示,合并 CKD 的孕妇妊娠早期尿蛋白>0.5g/d 者,有 20%在 5 年内(中位时间)进展为 ESRD。24 小时尿蛋白>1g 时,GFR 下降的趋势更明显,进展至 ESRD 的概率增加 2 倍(Imbasciati et al.,2007)。

(八) 阿司匹林预防子痫前期

妊娠前合并 CKD 的女性是妊娠期间并发子痫前期的高危人群,而妊娠期并发子痫前期是胎儿不良预后及母体肾功能下降的独立危险因素(Mcdonald et al.,2010)。对妊娠前合并 CKD 的女性,建议自妊娠 12~16 周开始服用小剂量阿司匹林(75~100mg/d),以降低妊娠期间并发子痫前期的风险。

妊娠合并 CKD 的孕妇为妊娠的高危人群,其妊娠结局及肾功能远期预后取决于肾脏病分期、类型、是否合并慢性高血压及蛋白尿等多种因素。CKD1~2 期孕妇,通常妊娠结局及肾功能结局良好;CKD 3b 期及以上期别孕妇的不良妊娠结局及肾功能恶化风险明显增高,应慎重评价其妊娠的相关风险。

(赫英东)

第五节　呼吸系统疾病

一、重症肺炎

肺炎是妊娠期常见的肺部感染性疾病,是指终末气道、肺泡或肺间质的炎症。常见的引起肺炎的病原微生物包括细菌、支原体、病毒等。临床表现与非妊娠期人群相似。妊娠合并肺炎虽不常见,但却是孕产妇非产科感染的常见原因,也是孕产妇非产科死亡的主要原因之一。

重症肺炎(severe pneumonia,SP)是肺炎发展到一定阶段、形成脓毒血症,引起器官功能障碍甚至危及生命的一种类型。社区获得性肺炎(community-acquired pneumonia,CAP)、医院获得性肺炎(hospital-acquired pneumonia,HAP)、健康护理(医疗)相关性肺炎(health-care-associated pneumonia,HCAP)和呼吸机相关性肺炎(ventilator-associated pneumonia,VAP)均可引起重症肺炎。重症肺炎病死率高达 30%~50%(中国医师协会急诊医师分会,2016)。

妊娠并不增加肺炎的易感性,妊娠期间重症肺炎的发病率与非妊娠期发病率相近,为 0.27‰~2.7‰(Richey et al.,1994)。

(一) 妊娠期呼吸系统的变化

妊娠期受雌激素的影响,上呼吸道黏膜增厚,轻度充血、水肿,易发生上呼吸道感染。妊娠晚期肺活量和吸气量增加约 20%,补呼气量从 1 300ml 减少至 1 100ml 左右;由于妊娠期孕酮对呼吸道的刺激,潮气量增加约 40%;每分通气量随着潮气量的增加也增加 30%~40%,动脉血 PO_2 从 100mmHg 增加至 105mmHg;动脉血 PCO_2 从 40mmHg 减少至 32mmHg;残气量减少约 20%;子宫增大、腹压增加使胸廓顺应性下降约 1/3,功能残气量减少 10%~25%。

(二) 肺炎与妊娠的相互关系

1. 妊娠对肺炎的影响　妊娠并不增加肺炎的易感性。但由于妊娠期肺炎发病早期症状常不明显,孕妇在妊娠晚期又常伴有不同程度的呼吸困难,并且对 X 线胸片检查也有顾虑,因此妊娠合并肺炎容易被误诊和漏诊,使得发生重症肺炎的危险性增加,容易发展为脓毒症,同时因为妊娠期呼吸储备功能的过度征用使得发生呼吸衰竭的危险性增加。发热可使子宫兴奋性增高,常出现先兆早产,临床使用 β 受体激动剂,由于给药有引起水钠潴留的不良反应,有时会导致急性肺水肿的发生。

2. 肺炎对妊娠的影响　妊娠期呼吸系统的生理改变使孕妇对肺炎引起的通气功能下降的耐受性降低,妊娠期重症肺炎导致的低氧血症、酸中毒及脏器功能不全除了伤害母体还会对胎儿产生不良影响,使流产、早产、胎膜早破、胎儿窘迫、胎死宫内、宫内感染、低出生体重儿等发病率上升。肺炎使母体子痫前期发病率、剖宫产率均有所升高。

(三) 重症肺炎的诊断标准

1. 重症 CAP 的诊断标准　包括 2 项主要标准和 6 项次要标准。符合下列 1 项主要标准或≥3 项次要标准者即可诊断(中华医学会呼吸病学分会,2016;中国医师协会急诊医师分会,2016)。

(1) 主要标准

1) 气管插管需要机械通气(有创机械通气)。

2) 感染性休克积极液体复苏后仍需要血管活性药物维持血压。

(2) 次要标准

1）呼吸频率≥30 次/min。

2）氧合指数≤250mmHg。

3）多肺叶浸润病灶。

4）意识障碍和/或定向障碍。

5）血尿素氮≥20mg/dl（7mmol/L）。

6）低血压（收缩压<90mmHg）需要液体复苏。

2. 重症 HAP/VAP 的诊断标准　出现以下任何一项者，应认为是重症 HAP/VAP（林果为等，2017）：①X 线胸片上病变迅速进展，肺部浸润影 48 小时内扩大超过 50%。②呼吸衰竭需要机械通气或吸入气氧浓度（FiO_2）>35%才能维持动脉血氧饱和度（SaO_2）>90%。③严重脓毒血症伴低血压和/或器官功能紊乱的证据（休克：收缩压<90mmHg 或舒张压<60mmHg，需要血管加压药>4 小时）；肾功能损害：尿量<20ml/h 或<80ml/4h（除外其他可解释原因），急性肾衰竭需要透析。

3. 重症肺炎的统一诊断标准　上述严重肺炎的定义标准虽然有差异，但肺炎和其他任何感染性疾病一样，其严重程度取决于是否合并脓毒症。因此，根据国际脓毒血症最新定义（Singer et al.，2016），以上各种标准可以根据表 12-5-1 中的指标统一计算序贯器官功能衰竭评估（sequential organ failure assessment，SOFA）分数，评估感染的严重程度，如果 SOFA 分数>2，死亡率 10%。

表 12-5-1　序贯（脓毒症相关）器官功能衰竭评估（SOFA）评分

器官/系统	项目/指标	评分				
		0	1	2	3	4
呼吸	氧合指数①/[mmHg(kPa)]	≥400(53.3)	<400(53.3)	<300(40)	<200(26.7)，（呼吸支持情况下）	<100(13.3)，（呼吸支持情况下）
凝血	血小板计数/$\times10^9L^{-1}$	≥150	<150	<100	<50	<20
肝脏	胆红素/[$\mu mol \cdot L^{-1}$ ($mg \cdot dl^{-1}$)]	<20 (1.2)	20~32 (1.2~1.9)	33~101 (2.0~5.9)	102~204 (6.0~11.9)	≥204 (12.0)
心血管		平均动脉压≥70mmHg	平均动脉压<70mmHg	多巴胺<5.0 或多巴酚丁胺（任何剂量）②	多巴胺 5.0~15.0 或肾上腺素≤0.1 或去甲肾上腺素≤0.1②	多巴胺>15 或肾上腺素>0.1 或去甲肾上腺素>0.1②
中枢神经	Glasgow 评分	15	13~14	10~12	6~9	<6
肾脏	肌酐/[$\mu mol \cdot L^{-1}$ ($mg \cdot dl^{-1}$)]	<110(1.2)	110~170 (1.2~1.9)	171~299 (2.0~3.4)	300~440 (3.5~4.9)	≥440 (5.0)
	尿量/($ml \cdot d^{-1}$)	—	—	—	<500	<200

①氧合指数定义为动脉血氧分压和吸入气氧浓度的比值，用 PaO_2/FiO_2 表示。
②儿茶酚胺类药物剂量单位为 $\mu g/(kg \cdot min)$，使用至少 1h。

为方便临床使用，SOFA 分数可以通过简易公式进行计算（快速 SOFA，qSOFA），每项指标为 1 分，包括：收缩压<100mmHg；呼吸频率>22 次/min；神志不清（Glasgow 分数<15）（Singer et al.，2016）。

使用脓毒血症 SOFA 分数评估感染严重性的意义在于：①国际统一的标准；②积极的液体复苏；③合并脓毒血症的感染应该由呼吸危重症专科医生主导治疗。美国所有医院都已经建立"脓毒血症行动（Sepsis Code）"，一旦患者的 qSOFA 分数>2 便应该立刻启动行动，在通知医生的同时即开始送检血乳酸并开始液体复苏（每公斤体重 30ml）。这样的统一行动可以大幅降低脓毒血症的死亡率（Singer et al.，2016）。

（四）临床诊断

依据病史，咳嗽、咳痰、发热、呼吸困难等典型症状，体征，胸部 X 线检查，实验室检查如血常规、尿常规、血液生化、动脉血气、C 反应蛋白、降钙素原等。同时行病原学诊断，重症肺炎患者推荐病原学检查方法包括：痰涂片及培养、血培养、胸腔积液培养、肺泡灌洗、非典型病原体筛查、呼吸道病毒筛查、嗜肺军团菌 1 型尿抗原及肺炎链球菌尿抗原等。结合重症肺炎诊断标准作出临床诊断。

（五）处理

妊娠期重症肺炎病情进展迅速、危重，需早期诊断、及早治疗。常需在重症监护室治疗，且需要包括呼吸科、重症监护科、感染科、检验科、产科及新生儿科等临床多科室协作才能完成。治疗包括：抗生素药物治疗、液体复苏、呼吸支持、营养支持、加强痰液引流、免疫调节，以及防治多器官功能衰竭等。有效的抗生素初始治疗是治疗的核心，而尽早补足体液可预防出现多器官功能衰竭或阻止其恶化（中国医师协会急诊医师分会，2016；王静 等，2017）。

1. 抗生素的使用　重症肺炎患者应立即给予恰当的经验性初始抗生素治疗，给予抗生素治疗前留取病原学检测标本。根据临床和流行病学基础，抗生素方案应尽量覆盖可能的致病菌。在重症肺炎致病菌未能明确时，推荐广谱抗生素治疗。需考虑药物对胎儿的影响。

2. 呼吸支持　氧疗或辅助呼吸；促进呼吸道分泌物的引

流;必要时可考虑使用体外膜氧合(ECMO)(李扬 等,2020)。

3. 液体复苏　送检血乳酸后立刻按照每公斤体重 30ml 开始补液。每小时复查,连续 4 小时,根据血乳酸与平均动脉压决定是否进一步补液。

4. 营养支持、免疫调节　合并感染性休克的 CAP 患者可适量短程使用小剂量糖皮质激素;丙种球蛋白对免疫缺陷患者及病毒感染有一定疗效。白蛋白、肠内营养支持治疗有助于改善病情。

5. 监测胎儿有无缺氧及有无宫内感染　由于胎儿对缺氧耐受性差,孕妇补氧目标值应该是 $SaO_2>95\%$($PaO_2>70mmHg$),高于非孕妇。

6. 产科处理　妊娠期重症肺炎患者的产科处理强调个体化原则,是否终止妊娠及终止妊娠的方式应根据孕周、胎儿状况、孕妇病情及家属的意愿综合判断(王静 等,2017)。

(1) 妊娠早期:可在肺炎痊愈后酌情行人工流产,如胎儿正常亦可继续妊娠。

(2) 妊娠中期:监测胎儿生长发育状况、评估胎儿宫内是否感染并及时治疗,必要时考虑终止妊娠。

(3) 妊娠晚期:胎儿宫内状况及有无产科合并症决定终止妊娠的时机及方式。对接近足月的孕妇行剖宫产术尽快终止妊娠可使患者呼吸困难的症状得到暂时缓解,新生儿尽早脱离感染环境,转新生儿重症监护室,注意预防新生儿感染及产妇产后出血。

(六) 妊娠合并新型冠状病毒肺炎

新型冠状病毒(COVID-19)肺炎,简称“新冠肺炎”,是新发急性呼吸道传染病,具有高度传染性。孕产妇作为特殊人群,应受到重视。基于目前的临床研究资料,妊娠中、晚期孕妇合并新型冠状病毒感染的临床特征与非妊娠期成人患者相似,暂无证据表明新型冠状病毒感染的孕妇容易发展为重症肺炎或死亡;尚未发现妊娠晚期新型冠状病毒感染可导致宫内垂直传播和乳汁传播的证据。

1. 概述　新型冠状病毒属于 β 属的冠状病毒,有包膜,颗粒呈圆形或椭圆形,直径 60~140nm。传染源主要是新型冠状病毒感染的患者和无症状感染者,在潜伏期即有传染性,发病后 5 日内传染性较强。呼吸道飞沫和密切接触是主要的传播途径。接触病毒污染的物品也可造成感染。人群普遍易感。感染后或接种新型冠状病毒疫苗后可获得一定的免疫力,但持续时间尚不明确。潜伏期 1~14 日,多为 3~7 日。以发热、干咳、乏力为主要表现,但临床表现各异。临床分型有轻型、普通型、重型与危重型,暂无证据表明新型冠状病毒感染的孕妇容易发展为重症肺炎或死亡(中华人民共和国国家卫生健康委员会,2020)。

2. 临床特点　妊娠合并新型冠状病毒感染患者的病情普遍较轻,恢复较快,合并心、肝、肾等脏器功能异常和发生垂直传播的可能性较小,常规治疗下大多数患者可治愈。多数患者为普通型。妊娠合并新型冠状病毒感染患者的临床表现多以发热、咳嗽(干咳为主)、乏力为主,少数患者可能合并头痛、肌痛、腹泻、胸痛及鼻塞、流涕、咽痛等上呼吸道症状,重症患者可有胸闷、气喘、呼吸困难等不适。与其他非妊娠感染者的表现基本类似。一部分患者可能不伴有上述症状,而只在行新型冠状病毒核酸检测或者胸部 CT 检查时有所表现。实验室检查多提示淋巴细胞减少和 C 反应蛋白增高,且胸部 CT 检查呈现肺部多发斑片状磨玻璃影(田金华 等,2020)。

3. 诊断　妊娠合并新型冠状病毒感染的诊断标准同非妊娠人群,胸部 X 线检查及 CT 检查是重要的诊断依据,但 X 线对胎儿的辐射可能导致其被限制使用。然而,众多研究结果证实诊断剂量的 X 线远低于对胎儿的致畸剂量,在妊娠期使用是安全的,因此建议在遮盖腹部的情况下,胸部 X 线检查或 CT 检查在妊娠期是安全的,胸部 CT 检查对于新型冠状病毒感染的诊断和病情评估较胸部 X 线检查更具有优势。建议对孕妇进行胸部 X 线及 CT 检查时,充分征得孕妇和家属知情同意,并签署相关文件(陈练 等,2020)。

4. 分娩时机与分娩方式　妊娠中、晚期合并新型冠状病毒感染患者的临床特征与非妊娠期成人患者相似,暂未发现妊娠晚期新型冠状病毒感染可导致宫内垂直传播和乳汁传播的证据。因此,新型冠状病毒感染不是终止妊娠的指征,对于新型冠状病毒感染孕妇终止妊娠的时机宜个体化,主要取决于母体的疾病状况、孕周及胎儿的宫内情况;在保障孕产妇安全前提下,应结合孕周予以考虑。而对于新型冠状病毒感染孕妇的分娩方式,目前尚无定论,但目前也尚缺乏阴道分娩是否会增加产时垂直传播风险的研究,基于阴道分娩需要时间相对长,有可能导致交叉感染,因此新型冠状病毒感染孕妇终止妊娠的方式应依据产科指征,但可适度放宽剖宫产指征(漆洪波 等,2020;王晨 等,2020)。

(1) 新型冠状病毒感染孕产妇是否有提前终止妊娠的产科指征,如前置胎盘、子痫前期、臀位等,需要根据产科具体情况进行判断,掌握好终止妊娠的时机。

(2) 若新型冠状病毒感染孕产妇没有提前终止妊娠的产科指征,但是经治疗母体新型冠状病毒感染的病情未见好转,不宜继续妊娠,可考虑终止妊娠。

(3) 若新型冠状病毒感染孕产妇诊断为重型或危重型(诊断标准参考《新型冠状病毒肺炎诊疗方案(试行第八版)》,中华人民共和国国家卫生健康委员会,2020),此时首先应保障孕妇安全,不论孕周,应考虑提前终止妊娠。

(4) 对于轻型或普通型新型冠状病毒感染孕产妇是否应当适度提前终止妊娠,仍待商榷。但在疫情严峻的特殊情况下,妊娠 32~34 周以后及时终止妊娠可能有益于孕产妇后续的治疗及其安全。新型冠状病毒感染的孕产妇,应适度放宽剖宫产指征。

(孟海霞　赵荣伟)

二、妊娠合并哮喘

哮喘是由多种细胞包括嗜酸性粒细胞、肥大细胞、T 细胞、中性粒细胞、平滑肌细胞、气道上皮细胞等,以及细胞组分参与的气道慢性炎症性疾病,是一种异质性疾病。主要的临床表现为反复发作的喘息、气急、胸闷或咳嗽等症状,同时伴有可变的气流受限和气道高反应性。哮喘的患病率在全球有逐年增长的趋势(Song et al.,2014),1988—2002 年,妊娠合并哮喘的发病率由 6.6%增加到 14.7%,且近 8%在妊娠期发生活动性哮喘(Kwon et al.,2006)。

(一) 临床表现及分级

1. 哮喘的临床表现及实验室检查　典型哮喘发作表现为反复发作的喘息、气急,伴或不伴胸闷或咳嗽,夜间及晨间多发,常与接触变应原、冷空气、物理、化学性刺激及上呼吸道感染、运动等有关,发作时双肺可闻及散在或弥漫性哮鸣音,呼气相延长,可经治疗或自行缓解。

实验室检查包括可变气流受限的客观检查:

(1) 支气管舒张试验阳性[吸入支气管舒张剂后,第1秒用力呼气容积(FEV_1)增加>12%,且FEV_1绝对值增加>200ml]。

(2) 支气管激发试验阳性。

(3) 呼气流量峰值(peak expiratory flow,PEF)平均每日的昼夜变异率(至少连续7日,每日PEF昼夜变异率之和/7)>10%,或PEF周变异率[(2周内最高PEF值-最低PEF值)]/[(2周内最高PEF值+最低PEF值)×1/2]×100%>20%。

2. 哮喘的分级　可根据其不同的临床表现及症状的严重程度和肺功能检查结果进行分级,见表12-5-2(中华医学会呼吸病学分会哮喘学组,2016)。

表12-5-2　哮喘病情严重程度分级

分级	临床特点
间歇状态(第1级)	症状每周1次 短暂出现 夜间哮喘症状≤每月2次 FEV_1占预计值%≥80%或PEF≥80%个人最佳值,PEF变异率<20%
轻度持续(第2级)	症状≥每周1次,但<每日1次 可能影响活动和睡眠 夜间哮喘症状>每月2次,但<每周1次 FEV_1占预计值比例≥80%或PEF≥80%个人最佳值,PEF变异率20%~30%
中度持续(第3级)	每日有症状 影响活动和睡眠 夜间哮喘症状≥每周1次 FEV_1占预计值比例为60%~79%或PEF为60%~79%个人最佳值,PEF变异率>30%
重度持续(第4级)	每日有症状 频繁出现 经常出现夜间哮喘症状 体力活动受限 FEV_1占预计值比例<60%或PEF<60%个人最佳值,PEF变异率>30%

注:FEV_1,第1秒用力呼气容积;PEF,呼气流量峰值。

(二) 哮喘与妊娠的相互影响

尚没有明确依据证明妊娠有诱发哮喘的风险。在6项包含2 000余名孕妇的前瞻性研究中发现近1/3的哮喘患者妊娠期病情好转,近1/3维持原状,另1/3加重(Gluck et al.,2006)。有研究发现妊娠前哮喘的严重程度与妊娠期哮喘的发病率有关,且会在围产期加重(Schatz,2003),并通常在妊娠24~36周加重,而在妊娠最后4周病情较轻,分娩时加重则少见(Murphy et al.,2006)。妊娠期哮喘加重多由患者甚至医护人员认为哮喘药物对胎儿有害,所以减少或停止哮喘维持治疗所致。其他可能的病因还包括胃食管反流和妊娠期鼻炎。

一般认为,除非是重度哮喘,一般妊娠结局良好(Dombrowski,2006)。哮喘对妊娠的影响目前仍有争议,部分研究认为哮喘患者中自然流产率可能轻微升高(Blais et al.,2013),且可能轻度增加早产、子痫前期、胎儿生长受限、围产儿死亡率(Murphy et al.,2011)。但欧洲一项包括37 585名妊娠合并哮喘孕妇的研究则发现大部分的妊娠并发症并没有明显升高(Tata et al.,2007)。

如果哮喘控制良好,一般围产儿结局良好,但在妊娠合并重度哮喘的患者中发现胎儿生长受限发病率明显上升(Bracken et al.,2003)。更严重或未控制的哮喘可损害胎儿氧合及子宫胎盘血流,胎儿对母体低氧血症的反应是脐血流减少、体循环和肺循环血流阻力增加、心脏输出减少。在一项纳入2 123例妊娠期哮喘女性的研究中发现,与FEV_1正常的女性相比,妊娠期FEV_1降低与妊娠期高血压和早产有关(Schatz,2006)。大量数据显示哮喘治疗药物对胎儿没有明显的副作用(Blais et al.,2007;Källén et al.,2007),而重度哮喘有可能影响胎儿,故建议妊娠期哮喘的治疗应更加积极。

(三) 妊娠合并哮喘的围产期管理

妊娠期哮喘的全程化管理可以减少哮喘症状波动或急性发作给孕妇和胎儿带来的负面影响(中华医学会呼吸病学分会哮喘学组,2016)。

1. 妊娠前管理　育龄期的哮喘患者应常规进行孕前咨询,根据患者疾病的严重性和当前的治疗方案给予个体化建议。应告知患者,虽然哮喘并非妊娠禁忌证,但妊娠期进行哮喘的监测和维持治疗非常重要。应在妊娠前行肺功能检查,确定肺功能的基础值,并告知患者妊娠期不必停用哮喘治疗药物。

2. 妊娠期管理　部分哮喘患者在妊娠期会出现症状加重,甚至需要紧急治疗。严密监测患者的病情和给予正确的治疗措施对确保母儿良好结局非常重要。妊娠期哮喘的治疗目的在于达到哮喘症状的良好控制,维持正常的活动水平,尽可能减少急性发作、肺功能不可逆性损害和最小化药物剂量以减少药物相关不良反应。

应对患者进行健康教育(NHLBI et al.,2005),告知积极控制哮喘以平稳度过妊娠期对母儿的利益远大于药物可能潜在的风险,增加用药的依从性。应指导她们尽量避免接触导致哮喘恶化的因素、过敏原/刺激物,尤其避免吸烟;反复指导如何正确使用吸入剂,包括利用吸入器提高肺内药物浓度、避免吸入性类固醇激素的局部副作用(如鹅口疮)、减少通过口腔黏膜吸收入体的药物量等。

在妊娠期，应至少每月进行一次哮喘病情的监测和评估（NHLBI et al.，2005）。包括症状的评估、体格检查、主要的肺功能项目的检查［FEV_1/PEF 和呼出一氧化氮（fractional concentration of exhaled nitric oxide，FeNO）测定］。其中 FeNO 测定可以作为评估气道炎症和哮喘控制水平的指标，也可以用于判断吸入性激素治疗的反应（任旭斌 等，2009）。也有研究认为妊娠期每月根据 FeNO 测定值来指导治疗比用哮喘症状评估量表更有利于母儿结局（Powell et al.，2011）。

妊娠期哮喘的治疗与非妊娠期相似，分为哮喘维持治疗和急救治疗。哮喘的药物治疗及妊娠期相关风险性见表 12-5-3。

表 12-5-3　妊娠期哮喘治疗药物小结

药物类别		代表药物	妊娠期数据
ICS		倍氯米松 布地奈德 丙酸氟替卡松	ICS 是妊娠期哮喘最重要的控制药物，这类药物研究也是妊娠期药物研究中最多的，尤其是倍氯米松。一项纳入 3 项队列研究的荟萃分析提示 ICS 与胎儿肛门闭锁有关（OR = 3.4，99%CI 1.15~10.04），但未显示其他异常（Garne et al.，2016），更多的研究认为适合妊娠期使用（Norjaara et al.，2003；Dombrowski et al.，1999）
β_2 受体激动剂	SABA	沙丁胺醇 特布他林	在对动物和人类的研究中不增加胎儿先天畸形的风险（NHLBI et al.，2005）
	LABA	沙美特罗 福莫特罗	人类使用吸入性药物可能安全，但数据极少，仅用于对 ICS 无效者（NHLBI et al.，2005）
肥大细胞稳定剂		色甘酸钠	人类和动物研究均显示不致畸，不通过黏膜表面吸收，服用后大部分经粪便排泄（NHLBI et al.，2005），效果略差于 ICS
LTRA		孟鲁司特 扎鲁司特 齐留通	孟鲁司特和扎鲁司特动物实验未见致畸作用，但人类数据有限，齐留通动物数据中显示禁用，妊娠期仅用于 ICS 的补充治疗，尤其是妊娠前对此药疗效明显的患者（Bakhireva et al.，2007）
缓释茶碱		茶碱、氨茶碱	茶碱类药物目前没有致畸性报道，国内报道小剂量茶碱联合激素治疗与高剂量激素疗法具有同等疗效，对 ICS 不能控制者，可加用作为哮喘维持治疗（李靖等，2000）
吸入性抗胆碱能药物	SAMA LAMA	异丙托品 噻托溴铵	有确切的动物数据但缺乏人类研究，在支气管黏膜吸收极少，对于哮喘急性发作有效，但建议妊娠早期慎用（中华医学会呼吸病学分会哮喘学组，2016）
免疫疗法（不推荐妊娠期启用）	抗 IgE 抗体	奥马珠单抗	可穿过胎盘，目前未发现明显致畸作用或胎儿不良结局增加风险，但不推荐妊娠期开始接受奥马珠单抗治疗，如正在使用的患者发生妊娠并预计其益处大于风险时，可继续使用（Namazy et al.，2015）
	抗 IL-5 抗体	benralizumab 美泊利单抗 瑞利珠单抗	均可能通过胎盘，在动物实验中未发现不良事件，但缺乏人类妊娠研究数据（Menzies-Gow，2019）

注：ICS，吸入性糖皮质激素；SABA，短效 β_2 受体激动剂；LABA，长效 β_2 受体激动剂；LTRA，白三烯调节剂；SAMA，短效抗胆碱能药物；LAMA，长效抗胆碱能药物；IL，白细胞介素。

（1）妊娠期哮喘的维持治疗：妊娠期哮喘的维持治疗为“阶梯式”治疗（表 12-5-4）。当前指南推荐以下几点（GINA，2020）：

1）将沙丁胺醇作为首选的短效 β_2 受体激动剂。

2）对于有轻度持续性哮喘或更严重哮喘的患者，吸入性糖皮质激素可减少妊娠期间的哮喘发作，而停用药物会增加哮喘发作的风险。布地奈德是妊娠期间优选的吸入性糖皮质激素。

3）在美国，推荐沙美特罗为首选长效抗胆碱能药物，因为其临床应用时间比福莫特罗更久，但两者的安全性均显示良好。

4）孟鲁司特或扎鲁司特可考虑作为轻度持续性哮喘的替代治疗而非首选治疗。

需告知患者开始治疗后每 2~4 周需复诊，妊娠期建议每月至少复诊 1 次（中华医学会呼吸病学分会哮喘学组，2016）。

表 12-5-4　妊娠期哮喘维持的“阶梯式”治疗

治疗方案	1 级(轻度间歇)	2 级(轻度持续)	3 级(中度持续)	4 级(重度持续)	5 级(极重度持续)
推荐选择控制药物	按需使用低剂量 ICS——福莫特罗	每日使用低剂量 ICS,按需使用低剂量 ICS——福莫特罗	低剂量 ICS/LABA	中/高剂量 ICS/LABA	高剂量 ICS/LABA(考虑加用 LAMA、齐留通、抗 IgE 抗体、抗 IL-5/5R 抗体,抗 IL4R)
其他选择控制药物	低剂量 ICS	LTRA 低剂量茶碱	中/高剂量 ICS 低剂量 ICS/LTRA(或加茶碱)	中/高剂量 ICS/LABA 加 LAMA 高剂量 ICS/LTRA 或加茶碱	加低剂量口服激素,但需考虑副作用
推荐缓解药物	按需使用低剂量 ICS——福莫特罗	按需使用低剂量 ICS-福莫特罗			
缓解药物	按需使用 SABA	按需使用 SABA 或低剂量布地奈德/福莫特罗或倍氯米松/福莫特罗			

注:ICS,吸入性糖皮质激素;SABA,短效 β_2 受体激动剂;LABA,长效 β_2 受体激动剂;LTRA,白三烯调节剂;LAMA,长效抗胆碱能药物;IL,白细胞介素。

(2)妊娠期哮喘加重的急救治疗:妊娠哮喘急性发作时,咳嗽、胸闷、气急、喘息或 PEF 下降 20%,胎动减少及 SaO_2<90%时,应立即每 20 分钟吸入 2~4 吸沙丁胺醇,观察 1 小时,若仍无改善立即急诊就诊(中华医学会呼吸病学分会哮喘学组,2016)。支持性治疗包括孕妇取坐位或侧卧位,同时给予辅助供氧(通过鼻导管,起始为 3~4L/min),治疗目标是维持 PO_2>70mmHg,SaO_2>95%。建议尽早对所有重症急性哮喘使用糖皮质激素,除非支气管扩张剂和吸入性皮质激素能立时起效,否则应给予口服或全身皮质激素(Lazarus et al.,2010),使用方法为泼尼松/泼尼松龙/甲泼尼龙每日 40~80mg,单次或分两次使用(NHLBI et al.,2005))。进一步治疗与否取决于之前治疗的效果。如果 β 受体激动剂的初步治疗可以改善 FEV_1 或 PEF 到 70%基础值以上,那么可以暂停药物使用。部分孕妇可以仅在门诊观察。另外,如患者有明显的呼吸困难,或者在使用 β 受体激动剂后 FEV_1 或 PEF<70%基础值,那么需要住院治疗(Lazarus,2010)。应放宽孕产妇的住院指征,患者应在产科或综合性科室或重症监护科住院。如哮喘症状不稳定且胎儿已成熟,可考虑终止妊娠(中华医学会呼吸病学分会哮喘学组,2016)。

3. 临产和分娩　哮喘加重并非终止妊娠的指征,但如合并其他产科指征,则应考虑终止妊娠。缩宫素或前列腺素 E_1 或 E_2(避免前列腺素 $F_{2\alpha}$)可用于软化宫颈和催产。与哌替啶相比,更推荐使用非组胺释放麻醉药如芬太尼。建议使用硬膜外麻醉镇痛分娩。如行剖宫产,建议神经阻滞麻醉,因为吸入性麻醉可能导致严重的支气管痉挛。如必须使用全身麻醉,建议选择有支气管扩张作用药物如七氟醚(Rooke,1997)。

虽然哮喘在分娩期加重的可能性偏小,仍建议分娩过程中持续使用维持药物治疗。如在产前 4 周内使用糖皮质激素系统治疗的患者,建议在分娩期给予冲击剂量的糖皮质激素。常用的是从产程开始给予每 8 小时一次的氢化可的松 100mg 静脉注射,直至分娩后 24 小时。应监测 FEV_1 或 PEF,如症状加重应给予系统性治疗。如未给予冲击剂量激素,则建议在围产期和产后严密观察患者的肾上腺皮质功能不全症状(如厌食、恶心、呕吐、乏力、低血压、低钠血症和高钾血症等)。

缩宫素是用于引产和控制产后出血的首选药物(Minerbi-Codish et al.,1998),如需要前列腺素治疗时建议使用前列腺素 E_2(地诺前列酮)或 E_1(米索前列醇)。前列腺素 $F_{2\alpha}$ 或者麦角新碱由于可以诱发明显的支气管痉挛所以禁用。值得注意的是,如果在产前 48 小时内给予了高剂量短效 β_2 受体激动剂治疗,那么产后 24 小时内应监测新生儿尤其是早产儿的血糖情况,预防低血糖的发生(Nelson-Piercy,2001)。

4. 产后　分娩后应确认患者继续药物治疗,应在产后数日内监测 PEF。无论使用何种治疗方式,均建议哺乳。实际上,母乳喂养 1~6 个月可以减少子代 17 岁时发生遗传性过敏症的概率(Saarinen et al.,1995)。

(尤子善　虞晴)

三、妊娠合并肺水肿

肺水肿是指任何原因引起的肺血管外液体量过度增多和渗入肺泡,引起生理功能紊乱。临床主要表现为呼吸困难、发绀、咳嗽、咳白色或血性泡沫痰,双肺散在湿啰音,胸片表现为以肺门为中心的蝶状或片状模糊阴影。

妊娠合并急性肺水肿是产科危及孕产妇生命的疾病。有统计肺水肿是最常见的引起孕产妇死亡四大原因之一,妊娠期发病率波动于 0.08%~0.5%,而且是需要重症监护的孕产妇主要病因之一(Cantwell et al.,2011;Pollock et al.,2010;

Sciscione et al. ,2003)。其中约 50%是由抗宫缩治疗或心脏病导致,其余病例是子痫前期或医源性容量超负荷所致。

(一) 妊娠期心肺的生理性改变

1. 正常肺内液体的平衡机制　正常人体控制水分通过生物半透膜的各种因素可用 Starling 公式概括(林果为 等,2017),同时考虑到滤过面积和回收液体至血管内的机制时,可改写为下面公式:

$$EVLW=\{(SA\times Lp)[(P_{mv}-P_{pmv})-\sigma(\pi_{mv}-\pi_{pmv})]\}-Flymph$$

式中 EVLW 为肺血管外液体含量;SA 为滤过面积;Lp 为水流体静力传导率;P_{mv} 和 P_{pmv} 分别为微血管内和微血管周围静水压;σ 为蛋白反射系数;π_{mv} 和 π_{pmv} 分别为微血管内和微血管周围胶体渗透压;Flymph 为淋巴流量。

由此可见,肺水肿的发生与滤过面积、静水压、肺间质内蛋白、胶体渗透压、淋巴流量有关,而且还发现 Ⅰ 型及 Ⅱ 型 Na^+通道的活性与肺泡内液体的清除率有关,某些疾病可引起 Na^+通道失衡而导致肺水肿发生。这个机制将有助于后文理解妊娠期肺水肿的病理生理学。

2. 妊娠期心血管系统改变　正常妊娠可导致血容量增加 50%,心排血量增加 40%,在妊娠 32~34 周时达到巅峰。其中血浆中水比血细胞和血浆蛋白增加得更多,从而导致妊娠晚期生理性贫血和血浆蛋白质包括血清白蛋白浓度的降低。而血浆蛋白浓度是维持血浆渗透压的主要物质,其下降导致了孕妇体液进入组织间隙和肺泡间隙。

3. 妊娠期呼吸系统改变　由于妊娠晚期巨大子宫抬高膈肌后导致功能余气量较非妊娠期下降约 18%。这样,孕妇呼气末容量几乎接近闭合容量(肺泡塌陷时的容量)(Belfort et al. ,2010)。这导致了小气道和肺泡在少量肺水肿的时候即可发生塌陷,从而导致更严重的缺氧。由于黏膜组织的增生和软组织水肿,孕妇的气管插管失败率较非妊娠期增加 8 倍,由于孕激素导致下段食管括约肌松弛和胃排空延迟,气管插管时更易发生误吸。小结见表 12-5-5。

表 12-5-5　妊娠期心血管、呼吸系统的生理性变化

系统	妊娠期增加	妊娠期降低	对妊娠母体影响
心血管系统	• 血容量(32~34 周达高峰,血浆增加超过红细胞增加) • 心排血量 • 每搏量 • 心率 • 子宫动脉血流 • 心肌肥大	• 体循环血管阻力 • 肺循环血管阻力 • 血压 • 平均动脉压 • 血浆胶体渗透压	• 肺水肿风险增加 • 稀释性贫血 • 可能诱发潜在的心脏疾病 • 可能导致慢性基础性疾病发生失代偿
呼吸系统	• 补偿性呼吸性碱血症导致 pH、氧分压上升 • 氧消耗 • 呼吸频率,每分通气量 • 潮气量、补吸气量、深吸气量 • 气道传导率(咽部以下气道扩张) • 膈肌抬高 • 胸廓增大 • 鼻咽部、口咽部毛细血管充血	• 有效余气量 • 补呼气量 • 余气量 • 气管内径 • 肺总容量(肺活量不变) • 二氧化碳分压 • 碳酸氢根 • 氧储备	• 低氧血症进展快 • 限制性通气不足或呼吸暂停可以很快导致酸中毒 • 气道水肿和组织脆性增加可能导致气管插管困难,需要更小的气管套管 • 应备有气管切开器械 • 避免经鼻插管 • 静脉阿片类药物的使用易诱发通气不足 • 第二产程屏气时可增加氧耗和乳酸堆积 • 加重慢性基础疾病的进展

(二) 妊娠期肺水肿的病理生理

肺水肿按发生机制分为四种类型:流体静力性肺水肿、肺通透性水肿、淋巴缺乏性肺水肿和特发性肺水肿(Belfort et al. ,2010)。其中妊娠期常见的有三种,下文分别讨论。

1. 流体静力性肺水肿　流体静力性肺水肿是由血管内容量及血管和间质内液体压力失衡所致。包括心源性、低胶体渗透压(colloid osmotic pressure,COP)性和快速进展型气胸或急性呼吸道梗阻所致的负压性肺水肿(Belfort et al. ,2010)。其中心源性和低 COP 性肺水肿在妊娠期常见。

心源性肺水肿发生于心功能不全时,又分为收缩功能不全(射血分数<45%),舒张功能不全(心室肌舒张功能受损导致高充盈压)、瓣膜疾病(狭窄或关闭不全)。收缩功能不全可导致心室排空不全,心室舒张末压力升高,肺动脉楔压(pulmonary artery wedge pressure,PAWP)升高,使得体液从体循环进入肺循环,肺毛细血管床静水压力增加而导致体液进入肺组织(Gao et al. ,2005)。而舒张功能不全则导致心室充盈不足,心排血量降低,体循环或肺循环淤血,经肾有效循环

血量降低，导致肾素、血管紧张素、醛固酮分泌增加，增加钠水回收，增加体循环及肺循环静水压力而导致体液进入组织。很多产科患者中可以发现舒张功能不全导致肺水肿，尤其是肥胖合并慢性高血压的患者（Desai et al.，1996）。

在妊娠期，最常见引起肺水肿的瓣膜疾病是风湿性二尖瓣狭窄。妊娠期血容量增加、心率增加、心脏充盈时间缩短，进一步减少了这类患者的心室充盈程度，导致左心房压力升高，肺静脉压力增加和肺水肿。在分娩过程中，即使正常妊娠妇女的心排血量也将增加 20%~30%，而产后由于回心血量的增加，心排血量将增加 10%~20%，在这两个时期，需警惕心力衰竭和肺水肿的发生。

非妊娠妇女的 COP 是 25mmHg，PAWP 为 6~12mmHg，妊娠期妇女由于血容量增加，且水增加大于血液成分增加，所以导致 COP 降至 22mmHg，产后由于失血和晶体液输注，COP 可降至 15mmHg（Cotton et al.，1984）。而在子痫前期或低蛋白血症的患者中，COP 妊娠期可降至 18mmHg，产后低至 13mmHg（Benedetti et al.，1979）。然而，低 COP 往往并不是引起肺水肿的独立因素，但可以加重其他原因导致的肺水肿（West，2007）。

2. 肺通透性水肿　肺通透性水肿是由于血管内皮细胞受损导致水、蛋白质和细胞渗入肺间质和肺泡所致。根据其严重程度分为急性肺损伤（acute lung injury，ALI）和急性呼吸窘迫综合征（acute respiratory distress syndrome，ARDS）（Belfort et al.，2010）。是妊娠期罕见但致命的并发症。与流体静力性肺水肿虽早期临床表现相似，但其病情发展和治疗迥异，区别见表 12-5-6。

表 12-5-6　流体静力性肺水肿和肺通透性水肿区别

区别点	流体静力性肺水肿	肺通透性水肿
类型	以心源性肺水肿为主	非心源性肺水肿
病史	往往有心脏疾病史	无心脏疾病史
体征	多合并心脏疾病体征	无心脏疾病体征
病因	心室肌收缩或舒张功能不全 低血浆胶体渗透压 过量补液或输血导致容量负荷过重	败血症、误吸、肺炎、严重外伤或烧伤、肺癌或恶性肿瘤的肺转移、药物（如可卡因）、输血后肺内白细胞凝集反应、中心静脉置管所致静脉空气栓塞、神经源性（与颅内出血或癫痫有关）
水肿液性质	漏出液，蛋白含量低	渗出液，渗出液蛋白/血浆蛋白比值≥0.6
胸片表现	自肺门向周围蝴蝶状浸润，肺上野血管影加深	肺门不大，两肺周围弥漫性小斑片阴影
肺动脉楔压	出现充血性心力衰竭时>18mmHg	<18mmHg
治疗效果	肺部阴影消失快，心影可迅速缩小	心影无变化，肺部阴影不能在 1~2d 内消散

3. 特发性肺水肿　本章节主要讨论妊娠期特发性肺水肿。常见病因：早产保胎治疗、子痫前期/子痫/HELLP 综合征、羊水栓塞、子痫抽搐、败血症（绒毛膜羊膜炎、子宫内膜炎、感染性流产）。

早产可增加肺水肿的风险，研究显示妊娠 24~33 周早产的患者肺水肿发病率为 6.7%，产前使用皮质类固醇和抗宫缩药物治疗是重要的危险因素（Ogunyemi，2007）。保胎治疗相关性肺水肿多为持续静脉滴注（>24 小时）β 受体激动剂（如利托君和特布他林）和硫酸镁所致，尤其在同时使用 2~3 种保胎药时。发病机制可能为：①β 受体激动增加了心肌活动；②儿茶酚胺导致心肌功能受损；③过量静脉补液和毛细血管通透性增加。也有报道使用钙通道阻滞剂硝苯地平和尼卡地平抑制宫缩时发生肺水肿（Abbas et al.，2006；Vaast et al.，2004）。而多胎妊娠、母体感染和糖皮质激素促胎肺成熟治疗会增加肺水肿发生的风险（Lampert et al.，1993；Berkman et al.，2003）。

子痫前期是引起妊娠期肺水肿的重要原因。约 30% 发生于产前，其他发生于产后 72 小时内。多数产前发生病例为慢性高血压合并子痫前期（Bandi et al.，2004）。其机制包括低 COP 和内皮细胞损伤，尤其合并慢性高血压的患者，心室顺应性降低导致心脏舒张功能受损，且并发子痫前期后心脏后负荷加重，更易诱发肺水肿（Bauer et al.，2009）。子痫抽搐所引起的神经源性肺水肿也是妊娠期肺水肿的一类。

羊水栓塞是妊娠期罕见而致命的并发症。动物数据显示最初的反应是羊水或胎儿成分（鳞状上皮、胎粪）形成的栓子导致急性右心衰竭和母体肺血管痉挛，从而导致肺动脉高压和全身低血压，然后出现一系列反应导致 ARDS 和 DIC（Clark，2014）。

任何部位所导致的全身性细菌感染均可引起孕妇肺水肿。肺炎进展可导致 ALI 和 ARDS，这也是引起孕妇长时间机械通气的主要原因，其常见病原体与非妊娠患者相同：肺炎链球菌、流感嗜血杆菌、支原体、军团菌、肺炎衣原体和甲型流感病毒（Sheffield et al.，2009）。肾盂肾炎是另一个常见的原因，约 10% 的妊娠期肾盂肾炎患者可导致肺水肿（Cunningham et al.，1987）。其主要机制是孕妇对细菌内毒素更为敏感，导致毛细血管通透性增加。妊娠特发性炎症包括绒毛膜羊膜炎、子宫内膜炎、感染性流产。

（三）妊娠期肺水肿的诊断

妊娠合并肺水肿的诊断应依靠病史、体格检查、实验室检查和影像学检查。在病史中应包括患者起始症状、诱因、病情发展情况、合并症及并发症（如贫血、基础疾病等）、各项高危因素的情况及目前的治疗。妊娠期易诱发水肿的高危因素包括妊娠合并心脏疾病、肺炎、败血症、保胎治疗、多胎妊娠、子痫前期/子痫/HELLP 综合征、羊水栓塞、过量补液或输血治疗、误吸等。

妊娠期肺水肿的症状和体征类似于非妊娠期。早期主要是呼吸增快，进展期可发生气急、呼吸困难、端坐呼吸、阵发性夜间呼吸困难、心悸、活动受限等。体格检查可发现呼吸增快（早期肺间质水肿时可仅有此体征）、双肺湿啰音、偶有哮鸣音、出汗、发绀、心动过速、闻及第三心音、全身性水肿，合并心力衰竭时可出现颈静脉怒张、肝-颈静脉回流征阳性、肝脏增大等。

实验室检查包括血常规、电解质、尿常规、肝肾功能、血糖、动脉血气分析、心电图、胸片、肌钙蛋白、pro-BNP。典型的肺间质水肿胸片表现为肺血管纹理模糊、增多，肺门影不清，肺小叶间隔增厚，两下肺肋膈角区可见 Kerley B 线；肺泡水肿主要为弥漫分布或局限于一侧或一叶的不规则相互融合的模糊阴影，或呈肺门向外扩展逐渐变淡的蝴蝶状阴影，有时伴少量胸腔积液（林果为等，2017）。

其他推荐的检查还有超声心动图，研究发现在妊娠期肺水肿患者中 40%～50%合并妊娠前未诊断的心脏异常（Mabie et al.，1993）。对于常规治疗无效的患者，应用肺动脉导管（Swan-Ganz 导管）可以分辨病因。放置肺动脉导管的指征包括严重的二尖瓣狭窄（瓣口面积<$1cm^2$），严重心脏收缩功能不全（射血分数<30%），胸片提示“白肺”和 2 小时内大量利尿剂治疗无效者（Belfort et al.，2010）。目前对使用导管仍存在争议，它可以提供更好的血流动力学和氧合状态的数据，且妊娠期使用安全，但并不改善患者的最终结局（Richard et al.，2003）。

（四）妊娠期肺水肿的治疗

妊娠期肺水肿是急症，无论病因是什么，首要的目标是维持母体充足的氧供（PaO_2>60mmHg、SaO_2>90%）。初步的处理包括保持上半身抬高的体位，给氧，使用利尿剂和吗啡。

应用鼻导管或面罩吸氧，鼻导管的氧流量应<4L/min，如需要更高流量则面罩给氧（4～15L/min），如仍不能达到充足氧供，应考虑机械通气（Belfort et al.，2010）。

利尿剂可以快速减少容量负荷，但不宜用于血容量不足者。呋塞米 20～80mg 缓慢静脉推注（2～3 分钟）可迅速利尿，减少循环血量，减轻心脏负荷，升高 COP，并有一定扩血管作用，30～60 分钟后可追加 20～40mg，对静脉注射呋塞米无效者可用螺内酯 25～50mg 口服（林果为等，2017）。

吗啡可减轻焦虑，并降低周围血管阻力，增加心排血量，舒张呼吸道平滑肌，改善通气，减少呼吸运动的能耗；对心源性肺水肿效果最好，但禁用于休克、呼吸抑制合并肺水肿者。一般给予 2～5mg 静脉推注，总量不超过 15mg（林果为等，2017；Belfort et al.，2010），其妊娠期使用是安全的。

下一步处理主要是消除病因。包括停用保胎药物，限制补液速度和量，有感染者给予广谱抗生素，降压治疗，强心剂治疗心力衰竭等。国内妊娠期常用的降压药物包括拉贝洛尔、硝苯地平、尼卡地平。其他的降压药物有硝酸甘油和硝普钠，但硝普钠在妊娠期使用需警惕氰化物中毒。经过以上积极处理仍无好转者应转入重症监护室。

同时应严密监护母儿情况。母体的监护包括生命体征监测、持续指脉氧监测、动态监测动脉血气，留置导尿统计出入量，限制活动，保证充分的休息。应给予持续胎心监护确认胎儿宫内情况，根据不同病因结合个体情况考虑终止妊娠的时机。

（尤子善　虞晴）

第六节　内分泌系统疾病

一、妊娠合并糖尿病

（一）妊娠合并糖尿病的发病情况

妊娠合并糖尿病包括孕前糖尿病（pregestational diabetes mellitus，PGDM）和妊娠期糖尿病（gestational diabetes mellitus，GDM）。PGDM 指在妊娠前已患有糖尿病（diabetes mellitus，DM）者，而 GDM 则指妊娠期首次发生的不同程度葡萄糖耐量异常。国际妇产科联盟（International Federation of Gynecology and Obstetrics，FIGO）在 2015 年发布的 GDM 实用指南中指出全世界约有 1/6 的新生儿是由妊娠期高血糖母亲所分娩的，其中 PGDM 占 16%，GDM 占 84%。

1. PGDM 的发病情况（包括妊娠前已存在的 1 型、2 型糖尿病）　糖尿病发病率在全球范围内逐渐上升，已成为影响人类健康的主要代谢性疾病之一。1995 年全球糖尿病患病率为 4.0%（1.35 亿），据 WHO 估计，2025 年全球成人糖尿病患病率将高达 5.4%（约 3 亿）（King et al.，1998）。该研究还指出，糖尿病患病率在发展中国家的上升速度高于发达国家，至 2025 年，发展中国家糖尿病患病率将增加 48%，且尤以中国和印度增加幅度最高。

我国是糖尿病大国，2010 年一项纳入 98 658 例成年人的横断面研究指出，我国糖尿病发病率高达 11.6%，其中女性糖尿病发病率为 11.0%。值得注意的是，在糖尿病患者中仅有大约 30%被明确诊断并接受治疗，血糖控制理想者仅占 40%。因此，我国面临严重的 PGDM 负担（Xu et al.，2013）（图 12-6-1）。

2. GDM 的发病情况　GDM 的发病率在不同种族间存在较大差异。流行病学研究显示 GDM 在不同人群中的发病率为 9.3%～25.5%（Sacks et al.，2012）。这种种族间的明显差异可能与所采用的 GDM 筛查方案和诊断标准不同有关。

我国采用国际糖尿病与妊娠研究组（International Association of Diabetes and Pregnancy Study Group，IADPSG）根据 2008 年妊娠期高血糖与不良妊娠结局的研究（hyperglycemia and adverse pregnancy outcomes，HAPO）所制定的 GDM 诊断标准（Group HSCR，2008）。该诊断标准低于美国糖尿病协会（American Diabetes Association，ADA）、美国糖尿病资料组

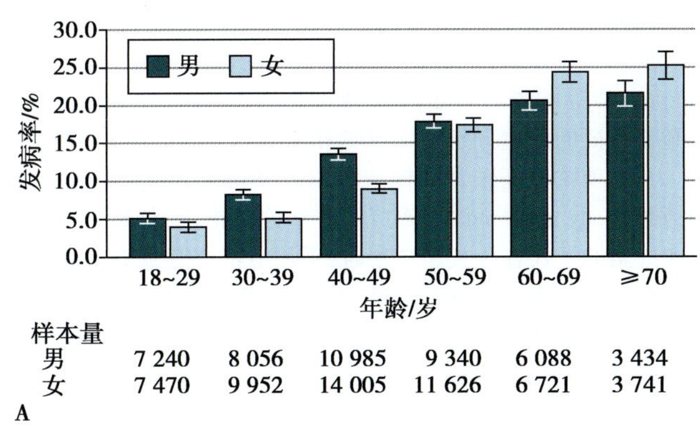

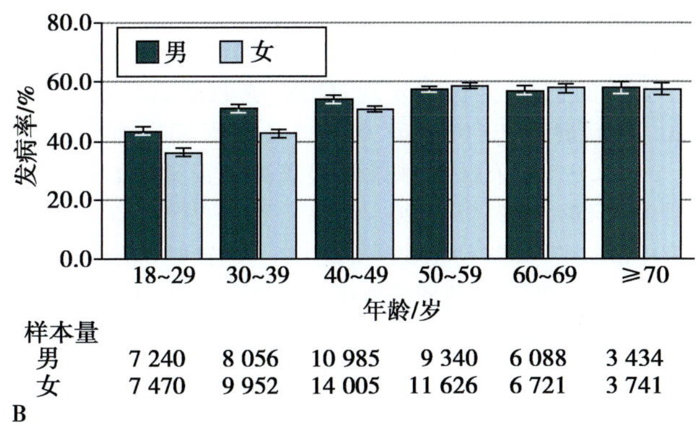

图 12-6-1　我国 2010 年糖尿病及糖尿病前期在不同年龄及性别人群中的发病率

A. 糖尿病发病率；B. 糖尿病前期发病率。

(National Diabetes Data Group，NDDG）等对 GDM 的诊断标准。而美国 ADA 及 NDDG 关于 GDM 的诊断标准主要依据 20 世纪 60 年代 O' Sullivan 等针对妊娠期 700 例口服葡萄糖耐量试验（oral glucose tolerance test，OGTT）的研究结果所制定。

我国学者朱微微、杨慧霞等根据 2010 年 IADPSG 标准对国内 13 家医院 2010—2011 年的 17 186 例孕妇进行分析评估后得出我国 GDM 发病率为 17.5%（Zhu et al.，2013）。但随着我国社会经济的发展、营养条件变更、肥胖超重比例升高及生育政策的调整，导致 GDM 病史妇女增多，势必将有越来越多的孕妇面临妊娠期高血糖的风险。

（二）妊娠合并糖尿病对母儿健康的影响

妊娠合并糖尿病对孕妇及胎儿、新生儿的影响主要与糖尿病病情程度及血糖控制情况相关。

1. PGDM 对母亲结局的影响　PGDM 孕妇合并子痫前期、早产、糖尿病肾病及羊水过多等的发病率明显增加，这些妊娠期合并症均可能导致不良妊娠结局的发生。

Cousins（1987）对 1965—1985 年的相关文献进行荟萃分析后指出，20 世纪 60 年代前，PGDM 孕妇子痫前期发病率高达 25%～50%，明显高于糖代谢正常孕妇。Roach 等（2000）通过回顾性分析 1991—1995 年马来西亚妇产医院三个不同种族糖代谢异常的 1 281 例孕妇发现，子痫前期总发病率为 19%，其中糖尿病、GDM 和葡萄糖耐量受损孕妇子痫前期发病率分别为 23.2%、21.9% 和 18.2%，均明显高于糖代谢正常孕妇(7.1%)。北京大学第一医院对其 1981—2003 年妊娠合并糖代谢异常的 1 202 例患者进行数据分析后指出，妊娠合并糖代谢异常孕妇子痫前期发病率为 12.9%，其中糖尿病、GDM 和葡萄糖耐量受损孕妇中子痫前期发病率分别为 34.9%、11.8% 和 6.9%。高血糖孕妇一旦合并子痫前期会增加胎儿不良结局风险（杨慧霞等，2004）。

Kimmerle 等（1995）的研究指出，糖尿病肾病（糖尿病 F 级）患者早产的发病率为 31%，明显高于非糖尿病孕妇。Ekbom 等（2001）对 240 例糖尿病合并妊娠妇女妊娠结局分析后指出，糖尿病 F 级孕妇早产率高达 91%，明显高于 B 级和 C 级的 35%、D 级和 R 级的 42%。

正常孕妇中羊水过多发病率为 0.6%～0.9%，而 PGDM 孕妇羊水过多发病率明显增加。Cousins 等（1987）发现，糖尿病 B 和 C 级、D 和 R 级、F 级孕妇羊水过多发病率分别为 17.6%、18.6% 和 29%～31%。1 型糖尿病孕妇有 26.4% 发生羊水过多，羊水过多与整个妊娠期血糖控制不理想有关，特别是妊娠早期、中期。孙伟杰等（2003）发现，PGDM 患者羊水过多发病率为 9.4%，但接受治疗的 PGDM 患者羊水过多发病率明显低于非治疗组（2.4% *vs.* 16.3%），羊水量与孕妇血糖水平有着密切的关系。Rosenn 等（1993）研究表明，羊水过多的糖尿病患者整个妊娠期的糖化血红蛋白水平明显高于羊水量正常的糖尿病患者。此外，PGDM 患者合并糖尿病酮症酸中毒的发病率也明显增加。

2. PGDM 对子代结局的影响　PGDM 患者病程较长，病情相对较重，尤其合并有微血管病变者，其不孕率达 25%。另外，妊娠早期胚胎暴露于高血糖环境会影响其正常发育，严重者导致胚胎停育，PGDM 患者妊娠后自然流产率达 15%～30%。PGDM 还可导致子代心脏缺陷、中枢神经管缺陷、骨骼发育缺陷和消化系统畸形、肺发育不全等先天性畸形发病率升高，其中以心血管及神经系统畸形最常见，发病率为 4.0%～12.9%（杨慧霞，2013）。

PGDM 患者具有一定时间的病程，易并发糖尿病微血管病变。糖尿病微血管病变的主要特征是血管的基底膜增厚，严重时受累的微血管可部分或全部阻塞，引起组织供血不足。因此 PGDM 孕妇的胎儿发生胎儿生长受限、慢性宫内缺氧和酸中毒的风险升高，甚至出现胎死宫内。

此外，糖尿病性巨大胎儿也是常见的并发症，巨大胎儿会增加新生儿产伤、窒息、低血糖等一系列风险。许多研究表明，妊娠前和妊娠早期糖化血红蛋白（haemoglobin A1c，HbA1c）值与胎儿体重有关。

糖尿病孕妇的新生儿还易发生新生儿呼吸窘迫综合征（neonatal respiratory distress syndrome，NRDS），这主要是由于孕妇高血糖通过胎盘到达胎儿体内，引起胎儿血糖升高刺激胎儿胰岛 β 细胞，使之增生、肥大，胰岛素产生过多，发生高胰岛素血症。而高胰岛素血症可减少可的松分泌并拮抗可的松在妊娠晚期促进肺表面活性物质合成及诱导其分泌的作用，进而推迟胎肺成熟。

3. GDM 对母亲结局的影响　GDM 孕妇发生妊娠期高

血压疾病的风险明显高于非 GDM 孕妇。

Srichumchit 等(2015)对 1 350 例 GDM 孕妇和 20 421 例正常孕妇的回顾性研究发现,GDM 孕妇剖宫产(33.9% *vs*. 20.7%)、肩难产(0.7% *vs*. 0.1%)及妊娠期高血压疾病(11.2% *vs*. 6.5%)的发生风险均显著高于正常孕妇,*OR* 值分别为 1.36(95% *CI* 1.20~1.54),7.84(95% *CI* 3.29~18.70)和 1.67(95% *CI* 1.39~2.00)。一项针对 8 项研究、共计 44 829 例孕妇的系统回顾性研究同样发现,以 IADPSG 标准作为 GDM 诊断标准,GDM 孕妇子痫前期和剖宫产的发生风险显著高于正常孕妇,相对风险度(relative risk,*RR*)分别为 1.71 (95% *CI* 1.38~2.13)和 1.23(95% *CI* 1.01~1.51)(Wendland et al.,2012)。Nerenberg 等(2012)对 430 012 例非 GDM 孕妇的回顾性队列研究也发现,GDM 孕妇子痫前期的发病率为 2.7%,显著高于非 GDM 孕妇(1.3%),*OR* 值为 2.1(95% *CI* 1.9~2.4),且在校正体重、孕次等混杂因素后,差异具有统计学意义(*OR*=1.9,95% *CI* 1.7~2.1)。

有 GDM 病史的妇女远期发生 2 型糖尿病的风险显著增加。Bellamy 等(2009)选取 1960—2009 年 20 项相关研究共 675 455 例妇女,其中 2 型糖尿病患者 10 895 例,既往有 GDM 病史者 31 867 例,进行荟萃分析后发现,GDM 病史妇女远期罹患 2 型糖尿病的风险是无 GDM 病史妇女的 7.5 倍。加拿大的一项回顾性队列研究纳入了 659 164 例非 GDM 的妇女,对其中 21 823 例 GDM 孕妇进行产后随访发现,GDM 孕妇产后 2 型糖尿病的发病率在产后 9 个月时为 3.7%,产后 9 年时为 18.9%,而非 GDM 孕妇产后 9 年时发生 2 型糖尿病的比例仅为 1.95%(Feig et al.,2008)。

此外,有 GDM 病史的妇女远期发生心血管疾病的风险也显著增加。Shah 等(2008)对 8 191 例 GDM 孕妇和 81 262 例非 GDM 孕妇的队列研究,经过平均 11.5 年的随访后发现,GDM 孕妇产后发生心血管疾病的危险率(hazard ratio,*HR*)是非 GDM 孕妇的 1.71 倍(95% *CI* 1.08~2.69),但是当对 2 型糖尿病的发病率进行校正后,该显著性差异消失。Retnakaran 等(2009)对 13 888 例 GDM 孕妇、71 831 例糖耐量受损孕妇和 349 977 例正常孕妇的回顾性队列研究得到了相似的结果,GDM 孕妇(*HR*=1.66,95% *CI* 1.30~2.13)和糖耐量受损孕妇(*HR*=1.2,95% *CI* 1.02~1.39)产后 12 年心血管疾病的发病率显著高于正常孕妇。

4. GDM 对子代结局的影响　GDM 孕妇子代巨大胎儿的发病率为 15%~45%,是非 GDM 孕妇子代的 3 倍。这也是 GDM 孕妇剖宫产和难产风险增加的原因。近期发表的一项对 5 项队列研究和 7 项病例对照研究的荟萃分析发现 GDM 是巨大胎儿的独立危险因素,*OR* 值为 1.71(95 % *CI* 1.52~1.94)(He,2015)。Cho 等(2016)的回顾性队列研究更指出,GDM 子代巨大胎儿、大于胎龄儿和新生儿低血糖的发生风险同母亲妊娠期血糖水平显著正相关。

GDM 还会影响子代的远期生长发育。研究表明,与健康孕妇的子代相比,GDM 孕妇的子代远期发生肥胖、高血压、2 型糖尿病等代谢综合征的风险显著增加。

有研究在 2003—2005 年对 597 例 1978—1985 年出生的子代进行随访发现,由 GDM 母亲和 1 型糖尿病母亲分娩的子代,成年后代谢综合征的患病率分别是健康母亲子代的 4 倍和 2.5 倍;且当母亲妊娠前的空腹血糖(fasting plasma glucose,FPG)和餐后 2 小时血糖每升高 1mmol/L,子代发生代谢综合征的比例分别增加 80%和 18%(Clausen et al.,2009)。

一项关于妊娠合并糖尿病母亲和健康母亲的子代体重指数(body mass index,BMI)的荟萃分析指出,妊娠合并糖尿病母亲的子代在生长至 7 岁时,平均 BMI 较健康母亲的子代高 0.28kg/m^2(95% *CI* 0.09~0.47)(Philipps et al.,2011)。Lawlor 等(2011)通过对瑞典 248 293 个 GDM 家庭的 280 886 例单胎男性进行前瞻性队列研究发现,GDM 母亲的子代较非 GDM 母亲子代在 18 岁时平均 BMI 高 1kg/m^2(95% *CI* 0.81~1.18)。宋耕等(2013)将北京大学第一医院 2006 年 6 月至 2007 年 12 月分娩的单胎孕妇作为观察对象,并将其分为 GDM 巨大胎儿(15 例)、GDM 非巨大胎儿(109 例)、糖代谢正常巨大胎儿(6 例)和糖代谢正常非巨大胎儿(92 例)4 个亚组,结果发现 GDM 巨大胎儿组超重及肥胖比例显著高于 GDM 非巨大胎儿组及糖代谢正常组。

Tam 等(2008)对 63 例 GDM 母亲和 101 例健康母亲的 7~10 岁子代进行血压测量,发现 GDM 母亲的子代收缩压[(94±1.2)mmHg *vs*. (88±0.9)mmHg,$P<0.01$]和舒张压[(62±0.8)mmHg *vs*. (57±0.6)mmHg,$P<0.01$]明显升高,高密度脂蛋白水平下降。Tsadok 等(2011)通过比较 1964—1976 年出生的 77 例 GDM 母亲的子代和 11 335 例非 GDM 母亲的子代在 17 岁时的血压,发现 GDM 母亲的子代收缩压和舒张压较非 GDM 母亲的子代显著升高。Krishnaveni 等(2010)的研究也证实,宫内的高血糖环境将对子代的糖代谢产生不良影响,且这种不良影响随子代年龄增加而更加显著。

(三)妊娠合并糖尿病的发病机制

GDM 临床经过复杂,对母儿有较大危害,其病因和发病机制仍不清楚,对 GDM 发病机制的研究是国内外产科学的研究热点之一。

1. 胰岛素抵抗与 GDM　胰岛素抵抗(insulin resistance,IR)是指胰岛素敏感细胞对胰岛素介导的葡萄糖摄取和处置的抵抗,导致胰岛素靶组织如骨骼肌、脂肪组织、肝脏等对胰岛素敏感性下降。它被认为是代谢综合征的中心环节,是 2 型糖尿病及 GDM 发病的重要原因和主要病理生理特征。IR 的病因和机制十分复杂,具有显著异质性。目前认为 IR 的分子机制主要是胰岛素受体后信号通路转导缺陷,也有研究支持妊娠晚期由于体内激素改变导致胰岛素敏感性下降,而胎盘分泌的胎盘胰岛素酶加速体内胰岛素的降解,从而出现生理性 IR。另外,遗传、自身免疫、炎性反应、瘦素分泌增多及类似于 2 型糖尿病的发病原因等可导致 IR 进一步增强,促使机体出现病理性 IR(Byren et al.,1995;Cesh,2002)。

2. 炎症因子与 GDM　近年来,随着对胰岛素作用信号通路的深入研究,发现炎症在糖代谢异常的发生中有重要作用(Jin et al.,2013)。有研究认为 GDM 患者存在血管内皮功能异常、代谢紊乱、低水平的炎性反应。很多研究提示妊娠早期或中期血清中肿瘤坏死因子(TNF)、C 反应蛋白

(CRP)、白细胞介素-6(IL-6)、IL-10、IL-12、血清铁蛋白及白细胞计数的升高可以预测妊娠中、晚期是否发生GDM。也有研究显示GDM组胎盘和脂肪组织中TNF-α表达量增加,加重IR和高脂血症,推测妊娠组织来源的TNF-α可能在GDM的IR发生中起重要作用。

3. 脂肪因子与GDM　脂肪因子是脂肪细胞分泌的具有多种生物活性的物质。多项研究表明瘦素(leptin)、抵抗素(resistin)、内肥素(visfatin)、脂联素(adiponectin)、游离脂肪酸(free fatty acid,FFA)等脂肪因子与IR有关,但仍存在争议,需要进一步研究。有研究提示瘦素与胰岛素有双向调节作用,脂联素降低是GDM发生的高危因素。

4. 环境因素与GDM　流行病学研究表明肥胖、高热量饮食、体力不足、高血压、血脂紊乱、高龄孕妇发生GDM风险增加。妊娠期进食过多导致摄入过多的热量,将引起妊娠期体重增加过多,而体重增加过多与很多妊娠预后不良有密切关系(Adane et al.,2017)。近年来妊娠早、中期体重增加过多与GDM的发生也备受关注。

5. 自身免疫、遗传与GDM　IR和胰岛β细胞缺陷是GDM的基本特征,有关的候选基因很多,至今未发现主导的致病基因。有GDM病史的妇女不但将来发生2型糖尿病的危险性增加,而且发生1型糖尿病的危险性也增加。丹麦的一项研究发现以往患过GDM的妇女,部分产后用OGTT诊断为2型糖尿病,但OGTT正常者及2型糖尿病者其HLA-DR2、HLA-DR3及HLA-DR4抗原与正常人群相似,而发展为2型糖尿病者与其他非GDM者发生1型糖尿病者特点相似。

6. 胰岛素分泌相对减少与GDM　还有学者认为GDM病因的另一方面是胰岛素分泌相对减少:孕妇空腹血浆胰岛素水平逐渐增高,到妊娠晚期约为非妊娠期的2倍,但GDM患者胰岛素分泌增加量相对减少。GDM患者除空腹胰岛素水平相对增加量减少外,糖负荷后血浆胰岛素水平或胰岛素/葡萄糖比值或胰岛素原指数下降。目前,这种胰岛素分泌相对减少的原因不明,可能与患者的遗传异质性在妊娠、年龄增长、体重增加等条件下被启动有关(Li et al.,2014)。

7. 表观遗传学与GDM　GDM是糖尿病的一种特殊类型,2型糖尿病和GDM均具有遗传倾向,已有研究证实表观遗传修饰与2型糖尿病的发生有密切的关系,其在GDM的发病方面也可能发挥重要作用(Kaaja et al.,2008)。

一些动物实验和临床研究已证实了表观遗传在宫内高血糖环境对后代影响中的作用。McLean等(2006)研究发现母亲患糖尿病的女性后代患GDM的比例高于父亲患糖尿病的女性后代,说明宫内高血糖环境对女性远期患GDM有明显影响,其中可能是表观遗传调控发挥作用。

DNA甲基化修饰是机体细胞在生理和病理状态下调控基因表达水平的主要表观遗传修饰方式之一,DNA甲基化对GDM患者的远期影响可能发挥重要作用(Clouaire et al.,2008)。Bouchard等(2010)研究发现GDM患者瘦素基因启动子区的高甲基化与糖耐量的改变具有相关性,而且其高甲基化状态能够降低瘦素mRNA的表达水平,进而减少瘦素的表达,参与糖代谢异常(Ling et al.,2008)。有研究发现GDM患者胎盘组织中PPARγ蛋白和mRNA表达水平均降低,PPARα蛋白表达水平降低,mRNA基因表达水平没有改变(Barrès,2009),这一结果证实了Catalano等(2002)发现的肥胖GDM孕妇脂肪组织中PPARγ蛋白表达水平较正常组低,Fernández-Morera等(2010)推测其表观遗传调控机制可能与2型糖尿病患者相同。有研究提出表观遗传影响胰岛素基因的表达(Shaat et al.,2006)。2型糖尿病患者中胰岛素基因启动子的DNA甲基化表达上调,CpG-234和CpG-63位点DNA甲基化与胰岛素mRNA表达呈负相关,而与糖化血红蛋白水平呈正相关(Yang et al.,2011;Park et al.,2008)。

(四)妊娠合并糖尿病的诊断

1. PGDM　PGDM可能在妊娠前已确诊或在妊娠期首次被诊断。妊娠合并糖尿病的高危因素包括肥胖(尤其是重度肥胖)、一级亲属患2型糖尿病(type 2diabetes mellitus,T2DM)、GDM史或巨大胎儿分娩史、多囊卵巢综合征、妊娠早期空腹尿糖反复阳性等。对于有高危因素而既往未诊断为糖尿病的孕妇,首次产前检查时需明确是否存在糖尿病(表12-6-1)。

推荐对所有孕妇妊娠早期检查FPG:FPG≥7.0mmol/L,按照PGDM进行管理;FPG 6.1~6.99mmol/L,按照GDM进行管理并在24~28周行75g OGTT;FPG 5.1~6.09mmol/L,应给予饮食运动建议并在24~28周行75g OGTT;FGP<5.1mmol/L,进行常规保健,并在24~28周行75g OGTT。

2. GDM　GDM指妊娠期发生的糖代谢异常,妊娠期首次发现且血糖升高已经达到糖尿病标准,应将其诊断为PGDM而非GDM。

HAPO研究显示,妊娠期即使轻度血糖水平升高,孕妇发生大于胎龄儿、剖宫产率、新生儿低血糖、高胰岛素血症等疾病的风险也随着血糖水平的升高而增加。因此及早发现GDM,及时将血糖控制在合理水平,是改善妊娠不良结局的关键。根据HAPO研究的数据,2010年IADPSG出台了国际妊娠合并糖尿病诊断的新标准;随后,WHO于2013年颁布GDM诊断标准并在其官方网站公布;2014年我国制定的《妊娠合并糖尿病诊治指南(2014)》(中华医学会妇产科学分会产科学组,2014a)沿用了上述GDM的诊断标准(表12-6-1)。

目前国际上存在多种GDM的诊断标准。任何关于GDM的诊断标准均需要在特定的社会、经济和医疗背景下平衡风险和收益后才能提出。《妊娠合并糖尿病诊治指南(2014)》根据我国不同地区医疗资源的情况对GDM的诊断方法进行了推荐:在医疗资源缺乏地区,可以采用"两步法筛查"。而对于有条件的医疗机构,推荐采用"一步法"。

美国还有不少产科医生用老的两步法筛查GDM,ADA指南(2018)也还是包括了两步法:先用50g OGTT后1小时测血糖筛查,再用100g OGTT确认。

表 12-6-1　妊娠合并糖尿病的诊断标准

类别	诊断标准
PGDM	符合以下 2 项中任意一项者，可确诊为 PGDM 1. 妊娠前已确诊为糖尿病的患者 2. 妊娠前未进行过血糖检查的孕妇，尤其存在糖尿病高危因素者，首次产前检查时需明确是否存在糖尿病，妊娠期血糖升高达到以下任何一项标准应诊断为 PGDM： ①FPG≥7.0mmol/L(126mg/dl) ②75g OGTT，服糖后 2h 血糖≥11.1mmol/L(200mg/dl) ③伴有典型的高血糖症状或高血糖危象，同时随机血糖≥11.1mmol/L(200mg/dl) ④糖化血红蛋白≥6.5%，但不推荐妊娠期常规用 HbA1c 进行糖尿病筛查
GDM	1. 有条件的医疗机构，在妊娠 24～28 周，应对所有尚未被诊断为糖尿病的孕妇，进行 75g OGTT OGTT 的方法：OGTT 前一日晚餐后禁食 8～14h 至次日晨(最迟不超过上午 9 时)，OGTT 前连续三日正常体力活动、正常饮食，即每日进食碳水化合物不少于 150g，检查期间静坐、禁烟。检查时，5min 内口服含 75g 葡萄糖的液体 300ml，分别抽取服糖前、服糖后 1h、2h 的静脉血(从开始饮用葡萄糖水计算时间)。放入含有氟化钠试管中采用葡萄糖氧化酶法测定血糖水平 75g OGTT 的诊断标准：空腹及服葡萄糖后 1h、2h 的血糖值分别为 5.1mmol/L、10.0mmol/L、8.5mmol/L(92mg/dl、180mg/dl、153mg/dl)。任何一点血糖值达到或超过上述标准即诊断为 GDM 2. 孕妇具有 GDM 高危因素或者医疗资源缺乏地区，建议妊娠 24～28 周首先检查 FPG。FPG≥5.1mmol/L，可以直接诊断 GDM，不必行 OGTT；FPG<4.4mmol/L(80mg/dl)，发生 GDM 可能性极小，可以暂时不行 OGTT。FPG≥4.4mmol/L 且<5.1mmol/L 时，应尽早行 OGTT 3. 孕妇具有 GDM 高危因素，首次 OGTT 结果正常，必要时可在妊娠晚期重复 OGTT 4. 妊娠早、中期随孕周增加 FPG 水平逐渐下降，尤以妊娠早期下降明显，因而，妊娠早期 FPG 水平不能作为 GDM 的诊断依据 5. 未定期检查者，如果首次就诊时间在妊娠 28 周以后，建议首次就诊时或就诊后尽早行 OGTT 或 FPG 检查

注：PGDM，孕前糖尿病；GDM，妊娠期糖尿病；FPG，空腹血糖；OGTT，口服葡萄糖耐量试验。

（五）妊娠合并糖尿病的管理

1. 高血糖患者的妊娠前管理

（1）一般建议：建议所有计划妊娠的患有糖尿病、糖耐量受损(impaired glucose tolerance，IGT)或空腹血糖受损(impaired fasting glucose，IFG；即糖尿病前期)的妇女进行孕前咨询。

有 GDM 病史者再次妊娠时 30%～50% 发生 GDM，故建议产后 1 年以上计划妊娠者，在计划妊娠前行 OGTT，或至少在妊娠早期行 OGTT。如血糖正常，也仍需在妊娠 24～28 周再次行 OGTT。

糖尿病患者应了解妊娠可能对病情的影响。妊娠期高血糖、低血糖或严重的血糖波动，都会给妊娠妇女和胎儿带来严重危害，因此，糖尿病妇女妊娠前及妊娠期需积极控制血糖，除高血糖外，早孕反应(如晨起恶心)引起的摄食异常也可能增加低血糖的发生风险。

（2）糖尿病并发症的评价：糖尿病患者需在计划妊娠前评价是否存在并发症，如糖尿病视网膜病变(diabetic retinopathy，DR)、糖尿病肾病(diabetic nephropathy，DN)、神经病变和心血管疾病等。已存在糖尿病并发症者，妊娠期症状可能加重，需在妊娠期检查时重新评价。

1）DR：糖尿病患者计划妊娠或明确妊娠时应进行一次眼科检查，并评价可能加重或促使 DR 进展的危险因素。有适应证时，如增殖性 DR，采取激光治疗可减少 DR 病变加重的危险。妊娠期应密切随访眼底变化，直至产后 1 年。妊娠前及妊娠期良好的血糖控制，可避免病情发展。

2）DN：妊娠可造成轻度 DN 患者暂时性肾功能减退。肾功能不全对胎儿的发育有不良影响；较严重的肾功能不全患者(血清肌酐>265μmol/L)，或肌酐清除率<50ml·min^{-1}·1.73m^{-2} 时，妊娠可对部分患者的肾功能造成永久性损害。因此，不建议这部分患者妊娠。DN 肾功能正常者，如果妊娠期血糖控制理想，对肾功能影响较小。

3）糖尿病的其他并发症：糖尿病神经相关病变包括胃轻瘫、尿潴留及直立性低血压等，可进一步增加妊娠期间糖尿病管理的难度。如潜在的心血管疾病未被发现和处理，妊娠可增加患者的死亡风险，应在妊娠前仔细检查心血管疾病证据并予以处理。计划妊娠的糖尿病妇女的心功能应达到能够耐受运动试验的水平。

（3）妊娠前药物调整

1）PGDM 妇女妊娠前和妊娠期应补充叶酸等多种维生素。目前大多数的指南多主张以胰岛素作为一线治疗方案。对于应用二甲双胍的 2 型糖尿病患者，需考虑药物的可能益处或不良反应，并告知目前有关其应用安全性的证据及局限性，如果患者愿意，可在医师指导下继续应用。

2）PGDM 妇女妊娠前应停用妊娠期禁忌药物，如血管紧张素转化酶抑制剂(angiotensin converting enzyme inhibitor，ACEI)和血管紧张素Ⅱ受体阻滞剂等。

3）糖尿病合并慢性高血压的孕妇，妊娠期血压控制目标为收缩压 110～129mmHg(1mmHg=0.133kPa)，舒张压 65～79mmHg。2018 年 ADA 推荐目标：收缩压 120～160mmHg，舒张压 80～105mmHg。现有证据表明，妊娠早期应用拉贝洛尔、钙通道阻滞剂等药物，均不明显增加胎儿致畸风险，可在妊娠前及妊娠期应用。ACEI 类药物在妊娠早期应用，不增加胎儿先天性心脏病的发生风险，但妊娠中及晚期禁忌使用 ACEI 及血管紧张素Ⅱ受体阻滞剂。

对于应用 ACEI 治疗 DN 的女性，一旦发现妊娠，应立即停用，并应告知患者妊娠前或妊娠期停用 ACEI 后蛋白尿可能会明显加重。

（4）妊娠前血糖控制目标：血糖控制不理想的糖尿病孕妇妊娠早期流产及胎儿畸形发生风险明显增加，妊娠前后理想的血糖控制可显著降低上述风险，但目前尚无确切降低上述风险的血糖阈值标准。计划妊娠的糖尿病患者应尽量控制血糖，推荐标准见表 12-6-2，应使 HbAlc<6.5%，使用胰岛素者可<7%。

表 12-6-2　妊娠前血糖控制标准

指标	控制标准
空腹和餐前血糖	3.9～6.5mmol/L
餐后血糖	<8.5mmol/L
糖化血红蛋白	<7%，避免低血糖的情况下尽可能<6.5%

2. 高血糖患者的妊娠期管理

（1）妊娠期血糖监测方法：目前血糖监测的方法主要包括血糖轮廓试验和连续动态血糖监测（continuous glucose monitoring system，CGMS）两种方法。

1）新诊断的高血糖孕妇、血糖控制不良或不稳定者及妊娠期应用胰岛素治疗者，应每日监测血糖 7 次，包括三餐前、三餐后 2 小时和夜间血糖；血糖控制稳定者，每周应至少行血糖轮廓试验 1 次，根据血糖监测结果及时调整胰岛素用量；不需要胰岛素治疗的 GDM 孕妇，在随诊时建议每周至少监测 1 次全天血糖，包括末梢空腹血糖（fasting blood glucose，FBG）及三餐后 2 小时末梢血糖共 4 次。

2）对于血糖控制不理想的 PGDM 或血糖明显异常而需要加用胰岛素的 GDM 孕妇，可采用 CGMS 监测血糖。CGMS 有利于精细监控血糖，尤其是在探知无症状性低血糖、揭示血糖波动等方面具有明显优势，能有效提高对妊娠期血糖控制的能力。需要指出的是，大多数 GDM 孕妇并不需要 CGMS，不主张将 CGMS 作为临床常规监测糖尿病孕妇血糖的手段。

3）HbA1c 水平的测定有助于评估 1～2 个月内血糖整体水平，应用胰岛素治疗的糖尿病孕妇，推荐每 2 个月检测 1 次。

4）尿酮体的监测有助于及时发现孕妇碳水化合物或能量摄取的不足，也是早期糖尿病酮症酸中毒（diabetes mellitus ketoacidosis，DKA）的一项敏感指标，孕妇出现不明原因恶心、呕吐、乏力等不适或者血糖控制不理想时应及时监测尿酮体。由于妊娠期间尿糖阳性并不能真正反映孕妇的血糖水平，不建议将尿糖作为妊娠期常规监测手段。

（2）妊娠期血糖控制目标

1）GDM 患者妊娠期血糖应控制在餐前及餐后 2 小时血糖值分别≤5.3mmol/L、6.7mmol/L（95mg/dl、120mg/dl），特殊情况下可测餐后 1 小时血糖≤7.8mmol/L（140mg/dl）；夜间血糖不低于 3.3mmol/L（60mg/dl）；妊娠期 HbA1c 宜<5.5%。

2）PGDM 患者妊娠期血糖控制应达到下述目标：妊娠早期血糖控制勿过于严格，以防低血糖发生；妊娠期餐前、夜间血糖及 FPG 宜控制在 3.3～5.6mmol/L（60～99mg/dl），餐后峰值血糖 5.6～7.1mmol/L（100～129mg/dl），HbA1c<6.0%。

3）无论 GDM 或 PGDM，经过饮食和运动管理，妊娠期血糖达不到上述标准时，应及时加用胰岛素或口服降糖药物进一步控制血糖。2015 年 FIGO 针对不同地区医疗资源的情况，对 GDM 孕妇血糖控制目标进行了推荐（表 12-6-3）。

表 12-6-3　2015 年 FIGO 对于 GDM 孕妇血糖控制目标的推荐

<table>
<tr><th>建议</th><th>医疗资源配置情况</th><th>推荐强度①和证据质量②</th></tr>
<tr><td>妊娠期血糖控制目标：
空腹<5.3mmol/L（95mg/dl）
餐后 1h<7.8mmol/L（140mg/dl）
餐后 2h<6.7mmol/L（120mg/dl）</td><td>所有</td><td>1|++</td></tr>
<tr><td>教育产妇识别低血糖征象并处理：
摄入 15g 的简单碳水化合物（糖，迅速吸收的片剂或甜味液体）</td><td>所有</td><td>1|++++</td></tr>
<tr><td>教会家庭成员如何使用血糖仪</td><td>所有</td><td>2|++</td></tr>
<tr><td>产时及分娩时血糖控制目标：
4～7mmol/L（72～126mg/dl）</td><td>所有</td><td>1|++++</td></tr>
</table>

注：FIGO，国际妇产科联盟；GDM，妊娠期糖尿病。
①推荐强度：1 代表强烈推荐，几乎所有患者都应接受该建议；2 代表条件性（弱）推荐，大多数患者应接受该建议。
②证据质量：++++，高；+++，中；++，低；+，极低。

（3）妊娠期并发症的监测

1）妊娠期高血压疾病的监测：妊娠期每次产检时应监测孕妇的血压及尿蛋白，一旦发现并发子痫前期，按子痫前期原则处理。

2018年ADA指南：为减少子痫前期的风险，患有1型糖尿病和2型糖尿病的孕妇在妊娠早期应开始服用低剂量的阿司匹林60～150mg/d（一般剂量为81mg/d），直至妊娠结束。

2）羊水过多及其并发症的监测：注意孕妇的宫高曲线及子宫张力，如宫高增长过快，或子宫张力增大，及时行超声检查，了解羊水量。

3）DKA症状的监测：妊娠期出现不明原因恶心、呕吐、乏力、头痛甚至昏迷者，注意检查血糖和尿酮体水平，必要时行血气分析，明确诊断。

4）感染的监测：注意孕妇有无白带增多、外阴瘙痒、尿急、尿频、尿痛等表现，定期行尿常规检测。

5）甲状腺功能监测：必要时行甲状腺功能检测，了解孕妇的甲状腺功能。

6）其他并发症的监测：糖尿病伴有微血管病变合并妊娠者应在妊娠早、中、晚期3个阶段分别进行肾功能、眼底检查和血脂的检测。

（4）胎儿监测

1）胎儿发育的监测：在妊娠中期应用超声对胎儿进行产前筛查。妊娠早期血糖未得到控制的孕妇，尤其要注意应用超声检查胎儿中枢神经系统和心脏的发育，有条件者推荐行胎儿超声心动图检查。

2）胎儿生长速度的监测：妊娠晚期应每4～6周进行1次超声检查，监测胎儿发育，尤其注意监测胎儿腹围和羊水量的变化等。

3）胎儿宫内发育状况的评价：妊娠晚期孕妇应注意监测胎动。需要应用胰岛素或口服降糖药物者，应自妊娠32周起，每周行1次无应激试验（non-stress test，NST）。可疑胎儿生长受限时尤其应严密监测。

4）促胎儿肺成熟：妊娠期血糖控制不满意及需要提前终止妊娠者，应在计划终止妊娠前48小时，促胎儿肺成熟。有条件者行羊膜腔穿刺术抽取羊水了解胎儿肺成熟度，同时羊膜腔内注射地塞米松10mg，或采取肌内注射方式，但后者使用后应监测孕妇血糖变化。

2015年FIGO针对不同地区医疗资源的情况对于GDM孕妇胎儿监测进行了推荐（表12-6-4）。

表12-6-4　2015年FIGO针对GDM孕妇胎儿监测的推荐

建议	医疗资源配置情况	推荐强度①和证据质量②
诊断GDM后每2～4周对胎儿生长进行超声和临床评估	医疗资源充足	1|+
诊断GDM定期对胎儿生长进行临床和超声直到足月	医疗资源中等和匮乏	2|+
电子胎心监护、胎儿生物物理评估及胎动计数可根据各医院的情况进行	所有	1|+

注：FIGO，国际妇产科联盟；GDM，妊娠期糖尿病。

①推荐强度：1代表强烈推荐，几乎所有患者都应接受该建议；2代表条件性（弱）推荐，大多数患者应接受该建议。

②证据质量：++++，高；+++，中；++，低；+，极低。

（5）治疗

1）医学营养治疗：医学营养治疗的目的是使糖尿病孕妇的血糖控制在正常范围，保证孕妇和胎儿的合理营养摄入，减少母儿并发症的发生。一旦确诊GDM，应立即对患者进行医学营养治疗和运动指导，并进行如何监测血糖的教育等。如果经医学营养治疗和运动指导后，FPG及餐后2小时血糖仍异常者，推荐及时应用胰岛素。

2）营养摄入量推荐

①每日摄入总能量：应根据不同妊娠前体重和妊娠期的体重增长速度而定，见表12-6-5。虽然需要控制糖尿病孕妇每日摄入的总能量，但应避免能量限制过度，妊娠早期应保证不低于1 500kcal/d（1kcal＝4.184kJ），妊娠晚期不低于1 800kcal/d。碳水化合物摄入不足可能导致酮症的发生，对孕妇和胎儿都会产生不利影响。

表12-6-5　基于妊娠前体重指数推荐的孕妇每日能量摄入量及妊娠期体重增长标准

妊娠前体重指数分类	每千克理想体重能量摄入/kcal①	平均能量/（kcal/d）②	妊娠期体重增长推荐/kg	妊娠中、晚期推荐每周体重增长（范围）/kg③
低体重（$<18.5kg/m^2$）	35～40	2 000～2 300	12.5～18	0.51（0.44～0.58）
理想体重（$18.5\sim24.9kg/m^2$）	30～35	1 800～2 100	11.5～16	0.42（0.35～0.50）
超重/肥胖（$\geq25kg/m^2$）	25～30	1 500～1 800	7～11.5	0.28（0.23～0.33）

①对于我国常见身高的孕妇（150cm～175cm），可以身高（cm）－105计算理想体重值（kg）。

②妊娠中、晚期，在此基础上平均增加约200kcal/d。

③妊娠早期平均体重增加0.5～2kg。

②碳水化合物：推荐饮食碳水化合物摄入量占总能量的50%~60%为宜，每日碳水化合物不低于150g对维持妊娠期血糖正常更为合适。应尽量避免食用蔗糖等精制糖，等量碳水化合物食物选择时可优先选择低血糖指数食物。无论采用碳水化合物计算法、食品交换份法或经验估算法，监测碳水化合物的摄入量是血糖控制达标的关键策略。当仅考虑碳水化合物总量时，血糖指数和血糖负荷可能更有助于血糖控制。

③蛋白质：推荐饮食蛋白质摄入量占总能量的15%~20%为宜，以满足孕妇妊娠期生理调节及胎儿生长发育之需。

④脂肪：推荐饮食脂肪摄入量占总能量的25%~30%为宜。但应适当限制饱和脂肪酸含量高的食物，如动物油脂、红肉类、椰奶、全脂奶制品等，糖尿病孕妇饱和脂肪酸摄入量不应超过总摄入能量的7%；而单不饱和脂肪酸如橄榄油、山茶油等，应占脂肪供能的1/3以上。减少反式脂肪酸摄入量可降低低密度脂蛋白胆固醇水平、提高高密度脂蛋白胆固醇的水平，故糖尿病孕妇应减少反式脂肪酸的摄入量。

⑤膳食纤维：是不产生能量的多糖。水果中的果胶、海带、紫菜中的藻胶、某些豆类中的胍胶和魔芋粉等具有控制餐后血糖上升程度、改善葡萄糖耐量和降低血胆固醇的作用。推荐每日摄入量25~30g。饮食中可多选用富含膳食纤维的燕麦片、荞麦面等粗杂粮，以及新鲜蔬菜、水果、藻类食物等。

⑥维生素及矿物质：妊娠期铁、叶酸和维生素D的需要量增加1倍，钙、磷、硫胺素、维生素B的需要量增加33%~50%，锌、核黄素的需要量增加20%~25%，维生素A、维生素B、维生素C、硒、钾、生物素、烟酸和每日总能量的需要量增加18%左右。因此，建议妊娠期有计划地增加富含维生素B、钙、钾、铁、锌、铜等的食物，如瘦肉、家禽、鱼、虾、奶制品、新鲜水果和蔬菜等。

⑦非营养性甜味剂的使用：ADA建议只有美国食品药品监督管理局（FDA）批准的非营养性甜味剂孕妇才可以使用，并适度推荐。目前，相关研究非常有限。FDA批准的5种非营养性甜味剂分别是乙酰磺胺酸钾、阿斯巴甜、纽甜、食用糖精和三氯蔗糖。

3）餐次的合理安排：少量多餐、定时定量进餐对血糖控制非常重要。早、中、晚三餐的能量应控制在每日摄入总能量的10%~15%、30%、30%，每次加餐的能量可以占5%~10%，有助于防止餐前过度饥饿。医学营养治疗过程应与胰岛素应用密切配合，防止发生低血糖。膳食计划必须实现个体化，应根据文化背景、生活方式、经济条件和受教育程度进行合理的膳食安排和相应的营养教育（表12-6-6）。

表12-6-6　2015年FIGO针对GDM孕妇营养摄入量的推荐

建议	医疗资源配置情况	推荐强度①和证据质量②
建议所有的妊娠合并糖尿病孕妇应坚持以下原则： ①根据妊娠前BMI、理想体重、活动量、习惯及个人和文化偏好设计合理的饮食 ②在整个妊娠期进行常规随访和饮食调整，以达到并维持目标血糖 ③由经验丰富的营养师对孕妇进行培训、教育及随访。需要讨论以下问题：体重控制、食物记录、碳水化合物计数、如何防止低血糖、健康饮食，以及体力活动	所有	1|++
建议根据妊娠前BMI和理想体重增加来计算能量摄入量： ①体重过轻的女性：35~40kcal/kg（每千克理想体重） ②体重正常的女性：30~35kcal/kg（每千克理想体重） ③超重女性：25~30kcal/kg（每千克理想体重）	所有	2|++
建议将碳水化合物摄入量限制在总能量的35%~45%，每日至少摄入175g碳水化合物，分布在三餐和2~4次加餐中	所有	1|+++
对于肥胖女性，能量摄入量可减少30%，但不应低于1 600~1 800kcal/d	所有	2|++
对于糖尿病肾病的女性，蛋白质摄入可降至0.6~0.8g/kg（每千克理想体重）	所有	2|+

注：FIGO，国际妇产科联盟；GDM，妊娠期糖尿病；BMI，体重指数。
①推荐强度：1代表强烈推荐，几乎所有患者都应接受该建议；2代表条件性（弱）推荐，大多数患者应接受该建议。
②证据质量：++++，高；+++，中；++，低；+，极低。

4）GDM的运动疗法：运动疗法可降低妊娠期基础胰岛素抵抗，是GDM的综合治疗措施之一，研究显示每餐30分钟后进行中等强度的运动对母儿无不良影响。建议选择一种低至中等强度的有氧运动（又称耐力运动），主要指由机体大肌肉群参加的持续性运动，步行是常用的有氧运动。运动的频率推荐每周3~4次。每次运动的时间可自10分钟开始，逐步延长至30分钟，其中可穿插必要的间歇，并建议在餐后进行（表12-6-7）。

表12-6-7　2015年FIGO针对GDM孕妇运动的推荐

建议	医疗资源配置情况	推荐强度①和证据质量②
推荐所有妊娠合并糖尿病的女性进行适当、个人化的体力活动： ➢ 每日进行30min的体力活动 ➢ 每餐后步行或上肢锻炼10min ➢ 鼓励继续进行妊娠前的体力活动	所有	2|++

注：FIGO，国际妇产科联盟；GDM，妊娠期糖尿病。

①推荐强度：1代表强烈推荐，几乎所有患者都应接受该建议；2代表条件性（弱）推荐，大多数患者应接受该建议。

②证据质量：++++，高；+++，中；++，低；+，极低。

运动治疗的注意事项包括以下几点：①运动前行心电图检查以排除心脏疾病，并需确认是否存在大血管和微血管的并发症。②GDM运动疗法的禁忌证包括1型糖尿病合并妊娠、心脏病、视网膜病变、多胎妊娠、宫颈功能不全、先兆早产或流产、胎儿生长受限、前置胎盘、妊娠期高血压疾病等。③防止低血糖反应和延迟性低血糖：进食30分钟后再运动，每次运动时间控制在30~40分钟，运动后休息30分钟。血糖水平<3.3mmol/L或>13.9mmol/L者停止运动。运动时应随身携带饼干或糖果，有低血糖征兆时可及时食用。④运动期间出现以下情况应及时就医：腹痛、阴道流血或流水、憋气、头晕眼花、严重头痛、胸痛、肌无力等。⑤避免清晨空腹未注射胰岛素之前进行运动。

5）胰岛素治疗：高血糖孕妇经饮食治疗3~5日后，测定24小时的末梢血糖（血糖轮廓试验），包括夜间血糖、三餐前及三餐后2小时血糖及尿酮体。如果空腹或餐前血糖≥5.3mmol/L（95mg/dl），或餐后2小时血糖≥6.7mmol/L（120mg/dl），或调整饮食后出现饥饿性酮症，增加热量摄入后血糖又超过妊娠期标准者，应及时加用胰岛素治疗。

由于不同孕妇个体胰岛功能的差异及对胰岛素敏感性的不同，胰岛素治疗方案要个性化。理想的胰岛素治疗方案应模拟人体的生理胰岛素分泌模式，即维持空腹和餐前血糖的基础胰岛素量与控制进餐后血糖水平的餐时胰岛素量。不同的胰岛素剂型具有各自不同的作用特点，临床要灵活选择，合理搭配。

妊娠期常用的胰岛素制剂主要包括：超短效人胰岛素类似物、短效胰岛素、中效胰岛素和长效胰岛素等。常用的胰岛素制剂及其特点如下（表12-6-8）：

表12-6-8　妊娠期各种常用的胰岛素制剂及其作用特点

胰岛素制剂	起效时间	作用达峰时间	有效作用时间	最长持续时间
超短效人胰岛素类似物	10~20min	30~90min	3~4h	3~5h
短效胰岛素	30~60min	2~3h	3~6h	7~8h
中效胰岛素	2~4h	6~10h	10~16h	14~18h

①超短效人胰岛素类似物：门冬胰岛素已被我国国家药品监督管理局（NMPA）批准可用于妊娠期。其特点是起效迅速，药效维持时间短。具有最强或最佳的降低餐后血糖的作用，不易发生低血糖，用于控制餐后血糖水平。

②短效胰岛素：其特点是起效快，剂量易于调整，可皮下、肌内和静脉注射使用。静脉注射胰岛素后能使血糖迅速下降，半衰期5~6分钟，故可用于抢救DKA。

③中效胰岛素：是含有鱼精蛋白、短效胰岛素和锌离子的混悬液，只能皮下注射而不能静脉使用。注射后必须在组织中蛋白酶的分解作用下，将胰岛素与鱼精蛋白分离，释放出胰岛素再发挥生物学效应。其特点是起效慢，药效持续时间长，其降低血糖的强度弱于短效胰岛素。

④长效胰岛素类似物：地特胰岛素也已经被NMPA批准应用于妊娠期，可用于控制夜间血糖和餐前血糖。

最符合生理要求的胰岛素治疗方案为：基础胰岛素联合餐前超短效或短效胰岛素。基础胰岛素的替代作用可持续12~24小时，而餐前胰岛素起效快，持续时间短，有利于控制餐后血糖。

应根据血糖监测结果，选择个体化的胰岛素治疗方案：

①基础胰岛素治疗：选择中效胰岛素睡前皮下注射，适用于空腹血糖高的孕妇；睡前注射中效胰岛素后空腹血糖已经达标但晚餐前血糖控制不佳者，可选择早餐前和睡前2次注射，或者睡前注射长效胰岛素。

②餐前超短效或短效胰岛素治疗：餐后血糖升高的孕妇，进餐时或餐前30分钟注射超短效或短效人胰岛素。

③胰岛素联合治疗：中效胰岛素和超短效或短效胰岛素联合，是目前应用最普遍的一种方法，即三餐前注射短效胰岛素，睡前注射中效胰岛素。由于妊娠期餐后血糖升高显著，一般不推荐常规应用预混胰岛素。

妊娠期应用胰岛素的注意事项：

①胰岛素初始使用应从小剂量开始，0.3~0.8IU/（kg·d）。每日计划应用的胰岛素总量应分配到三餐前使用，分配原则是早餐前最多，中餐前最少，晚餐前用量居中。每次调整后观察2~3日判断疗效，每次以增减2~4IU或不超过胰岛素每日用量的20%为宜，直至达到血糖控制目标。

②胰岛素治疗期间清晨或空腹高血糖的处理。夜间胰岛素作用不足、黎明现象和Somogyi现象均可导致高血糖的

发生。前两种情况必须在睡前增加中效胰岛素用量，而出现 Somogyi 现象时应减少睡前中效胰岛素的用量。

③妊娠过程中机体对胰岛素需求的变化。妊娠中、晚期对胰岛素需要量有不同程度的增加；妊娠 32~36 周胰岛素需要量达高峰，妊娠 36 周后稍下降，应根据个体血糖监测结果，不断调整胰岛素用量。

6） 口服降糖药在 GDM 孕妇中的应用：目前妊娠期管理血糖的一线用药为胰岛素。但胰岛素存在费用高昂、操作复杂等问题，且部分患者存在胰岛素抵抗，甚至胰岛素相关情绪问题。相比之下，口服降糖药价格低廉，使用简便，疗效确切。目前，口服降糖药物二甲双胍和格列本脲在 GDM 孕妇中应用的安全性和有效性不断被证实。FIGO 认为格列本脲及二甲双胍对妊娠中、晚期的 GDM 患者都是安全有效的（Hod et al.，2015），当改变生活方式后血糖控制仍失败时，二者及胰岛素均可作为一线用药，且二甲双胍可能优于格列本脲（表 12-6-9）。

表 12-6-9　2015 年 FIGO 对妊娠期应用胰岛素和口服降糖药的推荐

建议	医疗资源配置情况	推荐强度[①]和证据质量[②]
胰岛素、格列本脲和二甲双胍是妊娠中、晚期治疗 GDM 的安全有效的治疗方法，当不能通过改变生活方式来达到目标血糖时，可被作为一线治疗方案 在口服降糖药中，二甲双胍可能优于格列本脲	所有	2|++
存在以下因素时，应用口服降糖药可能效果不佳： ● 诊断糖尿病<20 周妊娠 ● 需要药物治疗>30 周 ● 空腹血糖>6.1mmol/L（110mg/dl） ● 餐后 1 小时血糖>7.8mmol/L（140mg/dl） ● 妊娠期体重增加>12kg 对存在上述因素者，应考虑以胰岛素作为一线治疗方案	高	2|++
以下胰岛素在妊娠期间可能被认为是安全有效的治疗方法：常规胰岛素，鱼精蛋白锌胰岛素，赖脯胰岛素，门冬胰岛素和地特胰岛素	所有	1|+++

注：FIGO，国际妇产科联盟；GDM，妊娠期糖尿病。
①推荐强度：1 代表强烈推荐，几乎所有患者都应接受该建议；2 代表条件性（弱）推荐，大多数患者应接受该建议。
②证据质量：++++，高；+++，中；++，低；+，极低。

格列本脲是首先用于治疗 GDM 的口服降糖药（Langer et al.，2000）。起初认为格列本脲不通过胎盘屏障，但随后发现该药物可进入胎儿体内，并可引起新生儿低血糖。美国使用格列本脲治疗 GDM 已近二十年，与胰岛素相比其效果并不理想。ACOG 不再推荐格列本脲作为一线口服降糖药物，妊娠期需要口服降糖药时，应首选二甲双胍（ACOG，2018a）。

二甲双胍妊娠期糖尿病研究（metformin in gestational diabetes trial，MiG 研究）是迄今为止规模最大的评估二甲双胍与胰岛素用于 GDM 的疗效和安全性的前瞻性随机对照临床试验。该试验纳入了 733 例 18~45 岁、于 20~33 孕周诊断为 GDM 的患者，分别来自新西兰及澳大利亚乡村的 10 个妇产医院。将患者随机分配为胰岛素组及二甲双胍组后，患者分别使用二甲双胍每次 500mg，1~2 次/d（最大剂量为 2 000mg/d）或胰岛素进行血糖控制，二甲双胍组血糖控制不满意时，加用胰岛素协助控制血糖。主要结局包括新生儿低血糖、新生儿呼吸窘迫综合征、5 分钟 Apgar 评分<7 分及早产。次要结局包括患者妊娠期血糖控制、妊娠期高血压疾病发病率及产后糖耐量情况。试验发现二甲双胍（单用或加用胰岛素）与胰岛素相比不增加主要结局的发病率（分别为 32.0% 和 32.2%，RR=0.99，95%CI 0.80~1.23），两组次要结局的发病率也无显著差异。也有随机对照临床试验指出二甲双胍组母儿低血糖发病率、新生儿平均出生体重、高出生体重儿发病率、新生儿高胆红素血症发病率、新生儿呼吸窘迫综合征发病率、产妇妊娠期增重、子痫前期发病率均较胰岛素组低。

由于二甲双胍可自由通过胎盘屏障，胎儿循环中二甲双胍血药浓度可达到产妇浓度的 50% 以上甚至超过其血药浓度，二甲双胍使用的近远期安全性问题得到了广泛关注。几项对妊娠前和妊娠早期暴露于二甲双胍的研究（主要是多囊卵巢综合征患者）显示胎儿先天畸形、新生儿低血糖等不良结局的发病率较普通人群无显著差异。MiG 研究在产后 2 年对 GDM 患者及其子代进行随访，发现二甲双胍组子代的肩膀及上臂区皮下脂肪较胰岛素组多，但总体脂含量无显著差异。目前尚无二甲双胍对子代远期预后造成不良影响的报道，二甲双胍的远期安全性仍需进一步研究。

2017 年 ACOG 指南中将口服降糖药列为妊娠期控制血糖的二线用药方案。对于妊娠期间口服降糖药的使用我国尚缺乏相关研究，且上述两种口服降糖药均未纳入我国妊娠期治疗糖尿病的注册适应证。我国《妊娠合并糖尿病诊治指南（2014）》推荐对于胰岛素用量较大或拒绝应用胰岛素的孕妇，应用上述口服降糖药物的潜在风险远远小于未控制的妊娠期高血糖本身对胎儿的危害，在知情同意的基础上，部分 GDM 孕妇可慎用。

MiG 研究推荐二甲双胍的起始剂量为 500mg/d，随午餐服用；若可耐受，则以 500～850mg/d 的幅度增加，可加用 500mg 随晚餐服用；若血糖控制不满意，可继续加用 500mg 随早餐服用。1～2 周后，剂量可调整为 2 000～2 500mg/d，并将血糖控制于满意水平。低于 1 000mg/d 没有明显的临床疗效，而超过 2 500mg/d 的大剂量二甲双胍对母儿影响尚缺乏研究。二甲双胍单次剂量为 0.5～1g 时，生物利用度为 40%～60%，且随剂量增加而下降，其血浆峰值浓度出现在单次用药后的 4 小时，其半衰期约为 6.2 小时，故推荐分次用药。

（6）妊娠合并 DKA 的处理：妊娠合并 DKA 主要表现为恶心、呕吐、乏力、口渴、多饮、多尿，少数伴有腹痛；皮肤黏膜干燥、眼球下陷、呼气有酮臭味，病情严重者出现意识障碍或昏迷。实验室检查显示血糖>13.9mmol/L（250mg/dl）、尿酮体阳性、血 pH<7.35、二氧化碳结合力<13.8mmol/L、血酮体>5mmol/L、电解质紊乱。

妊娠期 DKA 常由以下因素诱发：妊娠期间漏诊、未及时诊断或治疗的糖尿病；胰岛素治疗不规范；饮食控制不合理；产程中和手术前后应激状态；合并感染；使用糖皮质激素等。

治疗原则主要包括给予胰岛素降低血糖、纠正代谢和电解质紊乱、改善循环、去除诱因。治疗具体步骤及注意事项如下：

①血糖过高者（>16.6mmol/L），先予胰岛素 0.2～0.4IU/kg 一次性静脉注射。

②胰岛素持续静脉滴注：0.9%氯化钠注射液+胰岛素，按胰岛素 0.1IU/（kg·h）或 4～6IU/h 的速度输入。

③监测血糖：从使用胰岛素开始每小时监测 1 次血糖，根据血糖下降情况进行调整，要求平均每小时血糖下降 3.9～5.6mmol/L 或超过静脉滴注前血糖水平的 30%。达不到此标准者，可能存在胰岛素抵抗，应将胰岛素用量加倍。

④当血糖降至 13.9mmol/L 时，将 0.9%氯化钠注射液改为 5%葡萄糖注射液或葡萄糖氯化钠注射液，每 2.4g 葡萄糖加入 1IU 胰岛素，直至血糖降至 11.1mmol/L 以下、尿酮体阴性，并可平稳过渡到餐前皮下注射治疗时停止补液。

⑤注意事项：补液原则先快后慢、先盐后糖；注意出入量平衡。开始静脉胰岛素治疗且患者有尿后要及时补钾，避免出现严重低血钾。当 pH<7.1、二氧化碳结合力<10mmol/L、HCO_3^-<10mmol/L 时可补碱，一般用 5% $NaHCO_3$ 100ml+注射用水 400ml，以 200ml/h 的速度静脉滴注，至 pH≥7.2 或二氧化碳结合力>15mmol/L 时停止补碱。

3. 分娩时机与方式

（1）分娩时机与分娩方式：不同指南对高血糖产妇分娩时机和方式进行了推荐，但各指南的推荐略存差异。我国《妊娠合并糖尿病诊治指南（2014）》推荐如下：

1）分娩时机：无须胰岛素治疗而血糖控制达标的 GDM 孕妇，如无母儿并发症，在严密监测下可至预产期，到预产期仍未临产者，可引产终止妊娠；PGDM 及胰岛素治疗的 GDM 孕妇，如血糖控制良好且无母儿并发症，在严密监测下，妊娠 39 周后可终止妊娠；血糖控制不满意或出现母儿并发症，应及时收入院观察，根据病情决定终止妊娠时机；糖尿病伴发微血管病变或既往有不良产史者，需严密监护，终止妊娠时机应个体化。

2）分娩方式：糖尿病本身不是剖宫产的指征。决定阴道分娩者，应制订分娩计划，产程中密切监测孕妇的血糖、宫缩、胎心率变化，避免产程过长。我国《妊娠合并糖尿病诊治指南（2014）》推荐择期剖宫产的手术指征为糖尿病伴严重微血管病变，或有其他产科指征。妊娠期血糖控制不好、胎儿偏大（尤其估计胎儿体重>4 250g 者）或既往有死胎、死产史者，应适当放宽剖宫产指征。

2015 年 FIGO 推荐对于妊娠合并糖尿病的孕妇在妊娠 38～39 周进行评估：①对于估计胎儿体重<3 800g 或适于胎龄儿，当存在血糖控制不满意、严重妊娠并发症、死胎史或血管病变等任何一项时，推荐引产，反之则可继续妊娠至 40～41 周；②对于估计胎儿体重>3 800g 或大于胎龄儿，建议引产；③对于胎儿体重估计>4 000g 者，推荐选择性剖宫产终止妊娠。

（2）分娩期及围术期胰岛素的使用原则

1）手术前后、产程中、产后非正常饮食期间应停用所有短效皮下注射胰岛素，改用胰岛素静脉滴注，以避免出现高血糖或低血糖。应给孕产妇提供足够的葡萄糖，以满足基础代谢需要和应激状态下的能量消耗；供给胰岛素，防止 DKA 的发生、控制高血糖、利于葡萄糖的利用；保持适当血容量和电解质代谢平衡。分娩期及围术期静脉滴注胰岛素使用方法：每 1～2 小时监测 1 次血糖，根据血糖值维持小剂量胰岛素静脉滴注。产程中或手术前的检查须检测血糖、尿酮体水平。择期手术还需检查电解质、血气分析和肝肾功能。

2）妊娠期应用胰岛素控制血糖者计划分娩时，引产前 1 日睡前正常使用中效、长效胰岛素；引产当日停用早餐前胰岛素，并给予 0.9%氯化钠注射液静脉滴注；正式临产或血糖水平<3.9mmol/L 时，将静脉滴注的 0.9%氯化钠注射液改为 5%葡萄糖/乳酸林格液，并以 100～150ml/h 的速度滴注，以维持血糖水平在 5.6mmol/L（100mg/dl）；如血糖水平>5.6mmol/L，则采用 5%葡萄糖液加短效胰岛素，按 1～4IU/h 的速度静脉滴注。血糖水平采用快速血糖仪每小时监测 1 次，用于调整胰岛素或葡萄糖输液的速度。也可按照表 12-6-10 所示调控血糖。

表 12-6-10 产程或手术中小剂量胰岛素的应用标准

血糖水平/（$mmol \cdot L^{-1}$）	胰岛素用量/（$IU \cdot h^{-1}$）	静脉输液种类	配伍原则（液体量+胰岛素用量）
<5.6	0	5%葡萄糖/乳酸林格液	不加胰岛素
5.6～<7.8	1.0	5%葡萄糖/乳酸林格液	500ml+4IU
7.8～<10.0	1.5	0.9%氯化钠注射液	500ml+6IU
10.0～<12.2	2.0	0.9%氯化钠注射液	500ml+8IU
≥12.2	2.5	0.9%氯化钠注射液	500ml+10IU

（六）妊娠合并糖尿病产后管理及随访

1. 产后管理

（1）产后血糖控制：产后血糖控制目标及胰岛素应用，参照非妊娠期血糖控制标准。妊娠期应用胰岛素的产妇剖宫产术后禁食或未能恢复正常饮食期间，予静脉输液，胰岛素与葡萄糖比例为1:（4~6），同时监测血糖及尿酮体，根据监测结果决定是否应用并调整胰岛素用量。妊娠期应用胰岛素者，一旦恢复正常饮食，应及时行血糖监测，血糖水平显著异常者，应用胰岛素皮下注射，根据血糖水平调整剂量，所需胰岛素的剂量一般较妊娠期明显减少。妊娠期无须胰岛素治疗的GDM产妇，产后可恢复正常饮食，但应避免高糖及高脂饮食。

对于产后FPG反复≥7.0mmol/L者，应视为PGDM，建议转内分泌专科治疗。

（2）鼓励母乳喂养：产后母乳喂养不仅可减少产妇胰岛素的应用，且可使子代发生糖尿病的风险下降。

（3）新生儿处理：新生儿出生后易发生低血糖，严密监测其血糖变化可及时发现低血糖，建议新生儿出生后30分钟内行末梢血糖检测。新生儿均按高危儿处理，注意保暖和吸氧等。提早喂糖水、开奶，必要时以10%葡萄糖注射液缓慢静脉滴注。常规检查血红蛋白、血钾、血钙及镁、胆红素。密切注意新生儿呼吸窘迫综合征的发生。

2. 远期随访

（1）GDM孕妇及其子代均是糖尿病患病的高危人群。有荟萃分析结果显示，GDM患者产后患2型糖尿病的相对危险度是7.43（95% *CI* 4.79~11.51）。美国糖尿病预防项目（Diabetes Prevention Program，DPP）的一项研究结果显示（Ratner et al.，2008），通过改变生活方式和药物治疗可以使有GDM史的妇女发生糖尿病的比例减少50%以上。因此，现有的关于GDM诊断治疗标准都对产后随访问题进行了规范。

（2）推荐所有GDM妇女在产后6~12周进行随访。产后随访时应向产妇讲解产后随访的意义；指导其改变生活方式、合理饮食及适当运动，鼓励母乳喂养。随访时建议进行身高、体重、体重指数、腰围及臀围的测定，同时了解产后血糖的恢复情况，建议所有GDM妇女产后行OGTT，测定空腹及服糖后2小时血糖水平，并按照2014年ADA的标准明确有无糖代谢异常及其种类（表12-6-11）。有条件者建议检测血脂及胰岛素水平，至少每3年进行1次随访。建议对糖尿病患者的子代进行随访及健康生活方式的指导，可进行身长/身高、体重、头围、腹围的测定，必要时检测血压及血糖。

表12-6-11　非妊娠期血糖异常的分类及诊断标准

分类	空腹血糖/（$mmol \cdot L^{-1}$）	服糖后2h血糖/（$mmol \cdot L^{-1}$）	糖化血红蛋白/%
正常	<5.6	<7.8	<5.7
糖耐量受损	<5.6	7.8~11.0	5.7~6.4
空腹血糖受损	5.6~6.9	<7.8	5.7~6.4
糖尿病	≥7.0	或≥11.1	≥6.5

妊娠合并糖尿病妊娠前、妊娠期及产后筛查诊治管理流程图见图12-6-2。

（七）妊娠合并糖尿病研究新进展与挑战

1. GDM患者的引产时机　GDM患者的引产时机一直是存在争议的热门话题。根据血糖控制情况不同，引产时机也存在差异。ACOG于2013年发布的指南认为血糖控制良好的GDM患者可期待妊娠至39^{+0}周后考虑引产。英国国家卫生与临床优化研究所（National Institute for Health and Clinical Excellence，NICE）于2015年发布的指南则认为GDM患者可期待妊娠至40^{+6}周后再考虑引产。加拿大妇产科医生协会（Society of Obstetricians and Gynecologists of Canada，SOGC）于2016年发布的指南则认为对于GDM患者应于妊娠38~40周引产终止妊娠。

提前引产终止妊娠可降低先兆子痫、巨大胎儿、整体剖宫产率、阴道助产率、Ⅲ度裂伤及新生儿产伤的发生，但引产后带来以"引产失败"为指征的剖宫产率增加，且妊娠39^{+0}周前分娩的新生儿呼吸窘迫综合征等合并症增加。已有样本量为100~425例不等的随机对照临床试验证实，对于GDM患者，妊娠38^{+0}周时或妊娠38^{+0}周~39^{+0}周引产对比期待至妊娠40周或妊娠41周引产，并不能降低剖宫产率等不良妊娠结局，且会使新生儿低血糖及高胆红素血症的发病率增加（Alberico et al.，2017；Worda et al.，2017）。为进一步研究此问题，Melamed等（2016）进行了大样本回顾性研究，对比妊娠38^{+0}周~38^{+6}周（1 188例）、妊娠39^{+0}周~39^{+6}周（1 036例）及妊娠40^{+0}周以上（2 162例）引产的GDM患者的妊娠结局。研究发现对母亲年龄、是否胰岛素治疗、孕产次数以及母亲体重指数等混杂因素进行矫正后，妊娠38^{+0}周~38^{+6}周及妊娠39^{+0}周~39^{+6}周引产的GDM患者较妊娠40^{+0}周后引产的GDM患者剖宫产率及巨大胎儿发病率明显下降，但若在妊娠39^{+0}周前分娩，新生儿转入重症监护室治疗的风险增加，而阴道初产、Ⅲ度裂伤、肩难产等风险则无明显差异。为得到更有指导价值的研究结果，应进行更大样本量的多中心前瞻性随机对照研究。

2. GDM患者产程中血糖的监测　已有大量研究证实GDM患者妊娠期血糖水平与不良妊娠结局相关，但产程中对于血糖的监测及连续动态血糖监测（CGMS）的应用研究较少。

一项针对85例A1型及A2型GDM患者的研究对产程中的GDM患者每小时进行末梢血糖值测定，发现分娩前2小时内的血糖值与新生儿严重低血糖（需静脉输注葡萄糖溶

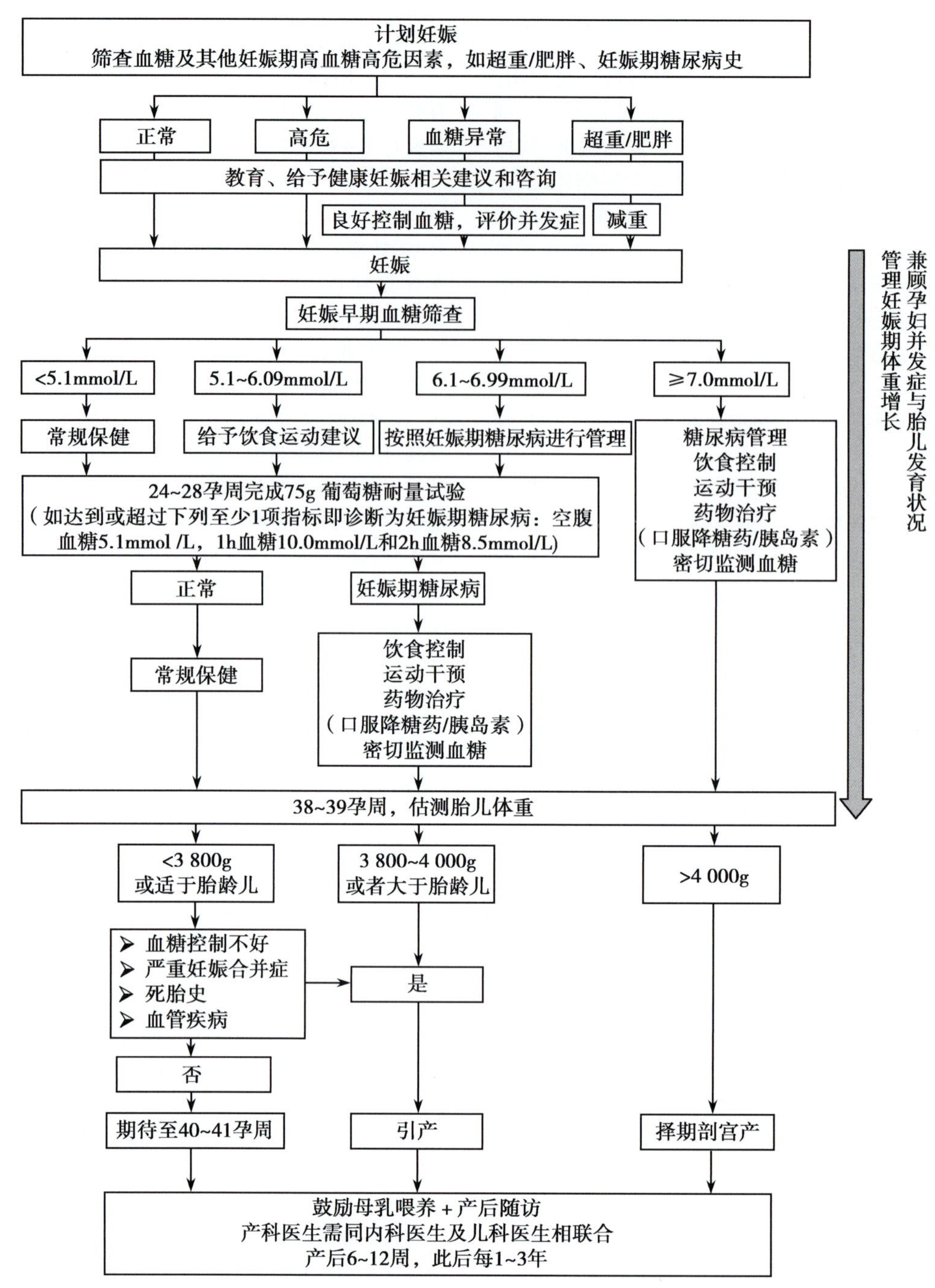

图 12-6-2　妊娠合并糖尿病妊娠前、妊娠期及产后筛查诊治管理流程图

液治疗）的发生相关（Balsells et al.，2000）。另一项针对 114 例 GDM 患者（其中 55 例为 A2 型 GDM）及 23 例糖尿病合并妊娠患者的研究则证实，新生儿低血糖基本发生于产程中血糖处于 4～8mmol/L 的 GDM 患者，且 77%严重新生儿低血糖（需静脉输注葡萄糖溶液治疗）发生于产程中血糖情况基本正常（<8.0mmol/L）的 GDM 患者（Barrett et al.，2009）。为进一步明确产程中 GDM 患者血糖情况与新生儿低血糖的关系，Stenninger 等（2008）针对 15 名需胰岛素治疗的 GDM 患者进行产程中的 CGMS，发现分娩前 120 分钟内的 CGMS 的曲线下面积与新生儿严重低血糖发病率及脐血中胰岛素水平相关（图 12-6-3）。为减少新生儿低血糖，尤其是需静脉输注葡萄糖的严重新生儿低血糖的发生，产程中对 GDM 患者应进行更为密切的血糖监测及更为严格的血糖管理，并可更多利用 CGMS 进行实时血糖监测，对于血糖控制较差的糖尿病合并妊娠患者，必要时可应用胰岛素泵，以达到更满意的血糖控制水平。

3. A2 型 GDM 患者胰岛素的使用　GDM 患者妊娠期血糖水平与不良妊娠结局密切相关，有效控制血糖水平至关重要。为达到满意的血糖控制目标，对于经饮食及运动控制后血糖仍较高的 GDM 患者需进行胰岛素治疗。目前常用的胰

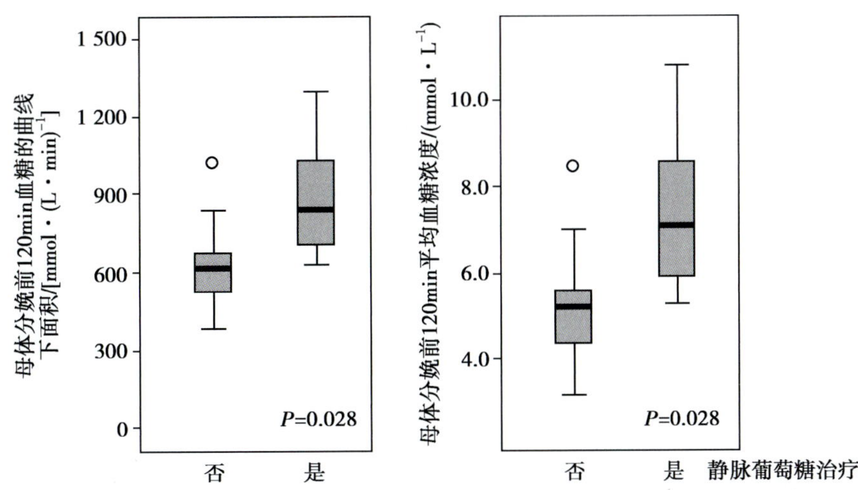

图 12-6-3　母体分娩前 120 分钟血糖的曲线下面积与新生儿需静脉葡萄糖治疗的关系

岛素包括短效胰岛素（如门冬胰岛素、赖脯胰岛素）、中效胰岛素（如鱼精蛋白锌胰岛素）及长效胰岛素（如地特胰岛素、甘精胰岛素）。

Lepercq 等（2012）进行的荟萃分析证实妊娠期使用长效甘精胰岛素或中效鱼精蛋白锌胰岛素控制血糖同样安全有效。Suffecool 等（2015）证实地特胰岛素不透过胎盘，且可有效降低新生儿出生体重及不良妊娠结局。已有研究证实地特胰岛素对于 1 型糖尿病合并妊娠患者可有效降低其空腹血糖及不良妊娠结局的发生（Mello et al.，2015；Hod et al.，2014）。

为进一步研究地特胰岛素在 GDM 患者中的应用，Mecacci（2003）对 164 例 2002—2003 年应用赖脯胰岛素及鱼精蛋白锌胰岛素控制血糖的 GDM 患者及 881 例 2013—2016 年应用赖脯胰岛素或门冬胰岛素及地特胰岛素控制血糖的 GDM 患者进行对比，发现使用地特胰岛素的 GDM 患者新生儿 1 分钟 Apgar 评分小于 7 分的发生率明显降低，且因血糖控制更满意，引产比例也明显降低。进一步对 2013—2016 年应用地特胰岛素的患者进行分析，发现妊娠前体重指数较高且前次妊娠患 GDM 的孕妇此次妊娠更多地使用地特胰岛素及短效胰岛素治疗。在不良妊娠结局无明显差异的前提下，使用地特胰岛素控制血糖的 GDM 患者对比使用短效胰岛素的 GDM 患者在有效控制血糖的前提下可减少注射胰岛素次数，并提出 60%需胰岛素治疗的患者可单独使用地特胰岛素控制血糖，可有效减少胰岛素注射次数，并同样达到降低不良妊娠结局的目标（Mello et al.，2015）。

4. 肠道菌群及不良妊娠结局　近年来肠道菌群构成与妊娠期并发症包括 GDM、妊娠期高血压发病的关联受到越来越多的关注。Koren 等（2012）指出妊娠期女性口腔、胎盘、肠道及阴道内菌群都会发生改变。他于 2012 年的研究发现无合并症的女性妊娠晚期肠道菌群与妊娠早期相比，发生了明显差异。此外，该研究还发现将妊娠早期及妊娠晚期妊娠女性肠道菌群移植到健康小鼠体内，移植妊娠晚期菌群的小鼠体重明显增加，且对胰岛素的敏感性明显下降。

另有研究针对阴道菌群与早产的关系开展，证实阴道内乳杆菌浓度在早于妊娠 34 周、妊娠 34~37 周及妊娠 37 周后分娩的人群中存在明显差异，且宫颈管长度≥25mm 与<25mm 的人群相比，菌群浓度也存在明显差异。此外，该研究还发现妊娠 16 周时阴道内乳杆菌浓度较高的孕妇妊娠 34 周前早产的风险降低（Kindinger et al.，2016）。Kacerovsky 等（2015）针对宫颈局部菌群与早产的关系进行研究，发现对于早产胎膜早破患者，宫颈处的乳杆菌有降低宫内感染概率的作用。

对于新生儿与母体的菌群接触及母体肠道菌群对新生儿的影响，Collado 等（2010）研究发现妊娠期多种因素会作用于新生儿导致其肠道菌群构成的差异。母体妊娠前体重、妊娠期体重增长及妊娠期饮食习惯会共同作用于母体肠道菌群，研究证实母体肠道菌群分布差异会影响其乳汁中菌群构成，并通过哺乳影响新生儿肠道菌群，进一步影响新生儿远期免疫系统发育。另有研究证实分娩方式对新生儿菌群的构成有巨大影响，剖宫产及阴道分娩的新生儿皮肤及口腔中菌群存在极大差异（Dominguez-Bello et al.，2010）。为尽量减少母体菌群差异对新生儿的影响，未来可对乳汁中的菌群进行检测，并针对不同人群的菌群构成在婴儿喂养过程中添加所缺乏菌群，使婴幼儿的代谢和免疫系统得到良好的发育。

（苏日娜　宋依临　杨慧霞）

二、甲状腺功能减退症

（一）妊娠期母体甲状腺的变化

妊娠期间，母体及胎儿对甲状腺激素的需求量增加，健康孕妇通过下丘脑-垂体-甲状腺轴的自身调节，可以增加内源性甲状腺激素的产生和分泌，以维持正常甲状腺功能，总甲状腺素（Total thyroxine，TT_4）浓度大约增加 50%。而当孕妇的甲状腺激素产生不足以满足妊娠及胎儿生长发育的需要时，则表现为甲状腺功能的减退。

（二）甲状腺功能减退症的定义及发病率

妊娠合并甲状腺功能减退症（hypothyroidism），简称“甲减”，是由于甲状腺激素合成和分泌减少或组织利用不足导致的全身代谢减低综合征，主要包括三种情况：临床甲减（clinical hypothyroidism，CH）、亚临床甲减（subclinical hypothyroidism，SCH）及低甲状腺素血症（hypothyroxinemia）。

在美国，妊娠合并临床甲减的患病率为0.3%~0.5%，国内报告为1.0%（Shan et al.，2009）。导致妊娠合并甲减的最常见原因是自身免疫甲状腺炎，约占80%，其他还包括甲状腺手术和甲状腺功能亢进症^{131}碘治疗等。

（三）甲减的诊断

1. 妊娠前诊断　孕妇在妊娠前有甲减的病史，包括自身免疫甲状腺炎、甲状腺手术史和甲状腺功能亢进症^{131}碘治疗后出现甲减等。

2. 妊娠期诊断　妊娠期甲减往往需要通过筛查来诊断，因为典型甲减的临床表现包括怕冷、水肿、便秘、乏力、困倦、记忆力减退等，这些临床表现往往易与早孕反应相混淆，因而易漏诊。关于妊娠期甲减的筛查方法，国际上尚未统一，现有的筛查模式主要有两个：一个是以中国指南为代表的普遍筛查模式，另一个是以美国甲状腺协会（American Thyroid Association，ATA）为代表的仅针对高危人群的筛查模式。

（1）普遍筛查模式：2019年中国的《妊娠和产后甲状腺疾病诊治指南（第2版）》（以下简称“中国指南”；中华医学会内分泌学分会等，2019）指出，在高危人群中筛查，有30%~80%的甲亢、亚临床甲亢或者甲减、亚临床甲减漏诊，成本效益分析显示，筛查整个人群优于不筛查。根据我国国情，中国指南支持国内有条件的医院和妇幼保健部门对妊娠早期妇女开展甲状腺疾病筛查。筛查指标选择血清促甲状腺激素（TSH）、游离甲状腺素（FT_4）、抗甲状腺过氧化物酶自身抗体（TPOAb）。

（2）针对高危人群筛查模式：2017年ATA的妊娠期和产后甲状腺疾病诊治指南（以下简称“ATA指南”；Alexander et al.，2017）认为：支持或反对在妊娠早期或准备妊娠时对所有孕妇进行TSH筛查的证据不足。同时，因为目前尚无证据表明对于单纯性低甲状腺素血症治疗的益处，因而不推荐对孕妇全面筛查FT_4。因此，ATA指南推荐在初次保健时询问是否存在甲减的高危因素，仅对高危人群筛查TSH一项指标，高危因素包括：

1）甲状腺功能异常的病史，或现在有甲状腺功能异常的症状或体征。

2）已知的甲状腺抗体阳性或存在甲状腺结节。

3）头颈部X线照射史或甲状腺手术史。

4）年龄大于30岁。

5）患有1型糖尿病或其他自身免疫性疾病。

6）流产史、早产史或不孕症史。

7）多次妊娠史（≥2次）。

8）自身免疫性甲状腺疾病或甲状腺功能异常家族史。

9）病态肥胖（体重指数≥40kg/m^2）。

10）胺碘酮或锂制剂，或近期应用含碘造影剂。

11）生活在中重度碘缺乏地区。

无论是选择哪一种筛查模式，都应该关注孕妇的病史及临床表现，以减少漏诊的可能，并作出正确的临床决策。

3. 诊断标准　妊娠合并临床甲减的诊断标准是：TSH>妊娠期特异性参考范围上限（第97.5百分位数），且FT_4<妊娠期特异性参考范围下限（第2.5百分位数）。妊娠合并亚临床甲减的诊断标准是：TSH>妊娠期特异性参考范围上限，血清FT_4在特异性参考范围之内。血清FT_4水平低于妊娠期特异性参考范围下限且血清TSH正常，可以诊断为低甲状腺素血症。

中国指南及ATA指南均推荐“各医院/实验室建立妊娠早、中、晚期特异的血清甲状腺功能指标参考范围”。如果实验室没有建立妊娠期特异的参考范围，可以根据自己实验室所用试剂及人群的碘营养特点，选用“中国指南”推荐的七个参考范围中的与自己单位人群相似、方法相似者，详见表12-6-12。对于没有自己的参考范围，且无可借鉴者，ATA指南则推荐采用以下参考值：妊娠早期4.0mIU/L。

表12-6-12　中国妇女血清促甲状腺激素（TSH）、游离甲状腺素（FT_4）参考范围（第2.5~97.5百分位数）

试剂	TSH/(mIU·L^{-1})			FT_4/(pmol·L^{-1})			方法
	妊娠早期	妊娠中期	妊娠晚期	妊娠早期	妊娠中期	妊娠晚期	
DPC	0.13~3.93	0.26~3.50	0.42~3.85	12.00~23.34	11.20~21.46	9.80~18.20	化学发光免疫分析法
Abbott	0.07~3.38	0.34~3.51	0.34~4.32	11.30~17.80	9.30~15.20	7.90~14.10	化学发光免疫分析法
Roche	0.09~4.52	0.45~4.32	0.30~4.98	13.15~20.78	9.77~18.89	9.04~15.22	电化学免疫分析法
Bayer	0.03~4.51	0.05~4.50	0.47~4.54	11.80~21.00	10.60~17.60	9.20~16.70	化学发光免疫分析法
Beckman	0.0~3.55	0.21~3.31	0.43~3.71	9.01~15.89	6.62~13.51	6.42~10.75	化学发光免疫分析法
Diasoin	0.02~4.41	0.12~4.16	0.45~4.60	8.47~19.60	5.70~14.70	5.20~12.10	化学发光免疫分析法
日本东曹	0.09~3.99	0.56~3.94	0.56~3.94	10.42~21.75	7.98~18.28	7.33~15.19	化学发光免疫分析法

（四）甲减对妊娠的影响

甲减对妊娠的影响主要在三个方面：受孕率、妊娠合并症及后代远期智力，而甲减病情的严重程度决定了影响的大小。临床甲减对妊娠的影响最大，不仅可能影响受孕，而且可能增加母儿合并症的风险。而关于亚临床甲减及对妊娠影响的研究结果并不一致。低甲状腺素血症的影响主要在于胎儿远期的脑发育及智力评分。

1. 受孕与助孕　严重的临床甲减女性生育率降低。未经治疗的甲减女性患者常由于月经迟发、不规则、不排卵等原因而不孕。因此，ATA 指南推荐对所有来诊治不孕的女性进行血清 TSH 检查。准备妊娠的临床甲减不孕女性，推荐进行左甲状腺素（L-T_4）治疗。

对于甲状腺自身抗体阴性的亚临床甲减女性，想要自然受孕（不通过辅助生殖技术），没有充足的证据确定 L-T_4 治疗是否可以改善其生育力。而准备进行体外受精（in vitro fertilization，IVF）或卵质内单精子注射（intracytoplasmic sperm injection，ICSI）的亚临床甲减女性，应该给予 L-T_4 治疗。

对于甲状腺功能正常、甲状腺自身抗体阳性的女性，想要自然受孕，L-T_4 治疗能否改善其生育力的证据不足。这些女性接受辅助生殖技术后，没有充足的证据确定 L-T_4 治疗是否可以提高妊娠的成功率，但或许可以考虑使用。

2. 妊娠合并症　未经治疗的妊娠合并甲减患者易并发流产、胎儿生长受限、胎儿畸形及死产，围产儿发病率及死亡率增加。妊娠早期的妊娠丢失率高达 30%。Su 等（2011）的研究显示：未经治疗的临床甲减孕妇（妊娠 20 周前诊断）的胎儿死亡、流产、心血管畸形和低体重儿的发病率显著增加（*OR* 值分别为 44.24、13.45、10.44、9.05）。Abalovich 等（2002）的研究显示：未能有效治疗的临床甲减孕妇流产的发病率为 60%，而治疗满意的临床甲减的孕妇无一例发生流产。Allan 等（2000）则发现孕妇发生死胎的风险随着 TSH 的升高而增加，TSH 分别为 <6mIU/L、6～9.99mIU/L 及 ≥10mIU/L 时死胎的发生率分别为 0.9%、2.9%和 8.1%。

未经治疗的妊娠期临床甲减也会增加早产、妊娠期高血压、糖代谢异常等风险。

未经治疗的亚临床甲减及对妊娠影响的研究结果并不一致。主要原因在于各文献采用的 TSH 界值不同，部分文献并未明确 TPOAb 是否阳性。亚临床甲减对妊娠的影响主要包括：早产、胎儿窘迫、胎盘早剥及妊娠期糖尿病（GDM）（Ying et al.，2016；刘芳 等，2012；Casey et al.，2005）。

低甲状腺素血症对妊娠合并症的影响报道不多，仅有少数文献报道显示低甲状腺素血症与低体重及早产相关（Korevaar et al.，2013；Medici et al.，2013）。

3. 后代远期预后　Haddow 等（1999）完成了一项病例对照研究，显示未经治疗的甲减孕妇后代智商评分较正常对照组低 7 分，同时还出现运动、语言和注意力发育迟缓，因此认为妊娠期临床甲减对胎儿神经智力发育也可能有不良影响，呼吁对所有孕妇进行甲减的筛查。这一研究结果使该领域迅速成为多个学科的研究热点。

研究显示，母体的 T_4 可以适度通过胎盘，而 TSH 不能通过胎盘，所以，母体 FT_4 水平对胎儿脑发育的影响可能更大。Korevaar 等（2016）完成了一项基于人群的前瞻性队列研究，该研究是荷兰鹿特丹后代研究的一部分，观察了儿童 6 岁（95% *CI* 5.6～7.9 岁）时的智商（IQ）和 8 岁（范围 6.2～10.0 岁）时脑形态与母亲妊娠 9～18 周时甲状腺功能的关系。结果显示：母亲 FT_4 浓度与儿童 IQ、脑灰质容积及皮质容积均呈 U 型关系。母亲高 FT_4 或低 FT_4 血症均可使儿童 IQ 降低（分别降低 1.4～3.7 点和 1.5～3.8 点）。而 TSH 与儿童 IQ 及脑形态均无关。在剔除了临床甲亢及临床甲减后，结果一致。

关于亚临床甲减及低甲状腺素血症对后代智力发育影响的研究结果尚不一致。多数研究显示：亚临床甲减不会导致后代神经智力发育受影响。Pop 等（2003）曾报道，低甲状腺素血症（FT_4<第 10 百分位数，TSH 正常）的孕妇后代的智力评分降低。针对荷兰鹿特丹后代的研究（Henrichs et al.，2010）发现低甲状腺素血症（血清 FT_4<第 5 或第 10 百分位数）对孕妇后代 3 岁时交流能力产生不良影响，其风险升高 1.5～2.0 倍。

（五）处理

1. 妊娠前处理　服用 L-T_4 的甲减女性，如果正在备孕，应评估血清 TSH 水平，并随之调整 L-T_4 的剂量，以达到 TSH 值在参考范围下限和 2.5mIU/L 之间。接受 L-T_4 治疗的甲减患者，在怀疑妊娠后应增加剂量 20%～30%，并且马上就医以确认是否妊娠。

2. 妊娠期治疗

（1）妊娠前诊断者：接受 L-T_4 治疗的甲减患者，如果确认妊娠，应该立即增加 L-T_4 剂量 20%～30%。增加剂量的一种方法是在目前每日 L-T_4 剂量的基础上，每周额外增加两日的剂量。妊娠期维持正常的 TSH 水平所需的 L-T_4 剂量个体差异较大，且与母亲甲减的病因、妊娠前 TSH 水平等因素相关。与桥本甲状腺炎相比，由于 ^{131}I 治疗或手术切除导致甲减的患者，L-T_4 剂量需要增加的可能性更大。

中国指南及 ATA 指南均建议妊娠期临床甲减的治疗目标是：将 TSH 控制在妊娠期特异性参考范围的下 1/2。如无法获得妊娠期特异性参考范围，则可控制 TSH 在 2.5mIU/L 以下。一旦确定临床甲减，立即开始治疗，尽早达到上述治疗目标。

（2）妊娠期诊断者：妊娠期诊断的临床甲减，无论是中国指南还是 ATA 指南均推荐立即选择 L-T_4 治疗，并根据患者的耐受程度增加剂量尽快达标，合并心脏疾病者需要缓慢增加剂量。起始剂量 50～100μg/d，完全替代剂量 2.0～2.4μg/（kg·d）。

关于妊娠期亚临床甲减的治疗，ATA 指南则提出了分层治疗方案，分层方法是：根据 TPOAb 是否阳性及 TSH 水平两项指标来决定是否给予治疗。具体如下：

1）TPOAb 阳性孕妇：TSH 大于妊娠期特异参考范围上限者推荐治疗；TSH 介于 2.5mIU/L 与妊娠期特异参考范围上限之间者可以考虑治疗。

2）TPOAb 阴性孕妇：TSH 大于 10.0mIU/L 者推荐治疗；TSH 大于妊娠期特异参考范围上限，但<10.0mIU/L 者可以考虑治疗；TSH 正常（TSH 在妊娠期特异参考范围内，或者无参考范围时，<4.0mIU/L）者不推荐治疗。

这一分层方法更利于临床操作，一经公布，很快得到广大临床工作者的认可。另外，部分文献显示亚临床甲减可能增加流产及早产的风险，所以，部分临床医生在决策时往往也会考虑孕妇是否存在流产史及早产史，如果有，则会增加推荐的强度。

妊娠期亚临床甲减的治疗药物、治疗目标和监测频度与临床甲减相同。L-T_4 的初始剂量选择可根据诊断时血清 TSH 的基础水平，TSH 为 2.5~5.0mlU/L 者给予 L-T_4 50μg/d；TSH 为 5.0~8.0mlU/L 者给予 L-T_4 75μg/d；TSH>8.0mlU/L 者给予 L-T_4 100μg/d。

单纯性低甲状腺素血症的病因尚未明确，目前认为其主要病因为碘缺乏。对妊娠期单纯性低甲状腺素血症是否治疗尚缺乏循证医学的证据，中国指南及 ATA 指南均不常规推荐 L-T_4 治疗。

3. 妊娠期监测

（1）孕妇甲状腺功能监测：中国指南推荐临床甲减孕妇妊娠 1~20 周甲状腺功能的监测频度是每 4 周 1 次。妊娠 26~32 周至少应当检测 1 次血清甲状腺功能指标。TPOAb 阳性甲状腺功能正常（未经 L-T_4 治疗）的患者妊娠期应监测甲状腺功能以便及时诊断甲减；妊娠前半期每 4 周检测 1 次，妊娠 26~32 周至少检测 1 次。

（2）孕妇合并症监测：甲减得到充分治疗者，并不增加妊娠合并症的风险，因此，除了测定孕妇甲状腺功能外，不推荐进行其他检测。

（3）胎儿监测：需要了解的是，大多数甲减孕妇所分娩的婴儿都是健康的。ATA 指南推荐：对于已经给予充分治疗的甲减患者，除非有其他病理产科的情况，否则无须对胎儿进行其他监测（如系列的胎儿超声和/或脐带血穿刺等）。

4. 围分娩期处理 无须特殊处理。

5. 产后处理

（1）哺乳：T_4 可少量进入乳汁，产后如果需要继续进行 T_4 治疗，可以哺乳。

（2）药物剂量调整：妊娠期临床甲减的孕妇对 T_4 需求量增加是为满足胎儿生长发育的需要，随着胎儿的娩出，T_4 的需要量减少，产后 L-T_4 剂量应当相应减少。中国指南推荐：临床甲减孕妇产后 L-T_4 剂量应降至妊娠前水平，并需要在产后 6 周复查血清 TSH 水平，调整 L-T_4 剂量。而对于妊娠前未用药者的产后治疗方案；ATA 指南推荐“由患者和医生共同作出决定”，具体原则如下：妊娠期开始服用 LT_4 者，可能产后不需要继续用药，尤其是服用 L-T_4 剂量≤50mg/d 者。如果停药，应该在 6 周内测定血清 TSH。中国指南则推荐：妊娠期诊断的亚临床甲减，产后可以考虑停用 L-T_4，并在产后 6 周评估血清 TSH 水平。

（3）新生儿处理：如果新生儿出生体重正常，反应良好，则可以按照 ATA 推荐的“所有新生儿在出生后 2~4 日通过干血滴纸片法筛查甲减”。如果新生儿体重低，或反应低下，则须提前取血测定甲状腺功能。

（孙伟杰）

三、甲状腺功能亢进症

（一）甲状腺功能亢进症的发病率

妊娠期甲状腺毒症是一种较少见的妊娠合并症，国内报道其发病率为 0.2‰~1‰，国外报道为 0.5‰~2‰，约 85% 的妊娠期甲状腺毒症为 Graves 病，即通常所说的甲状腺功能亢进症（简称“甲亢”）所致。妊娠一过性甲状腺毒症（gestational transient thyrotoxicosis，GTT）占 10%。

（二）妊娠合并甲亢的诊断

1. 妊娠前诊断 妊娠前即诊断者，未经治疗或在服药期间妊娠者均可能对妊娠结局有一定的影响。

2. 妊娠期诊断

（1）症状诊断：典型甲亢的临床表现包括突眼、心悸、焦虑、多汗、体重下降等，这些临床表现往往容易与早孕反应相混淆，不易识别。

（2）筛查诊断：2019 年中国指南推荐所有的孕妇在妊娠早期筛查甲状腺功能，如果筛查结果显示 TSH 降低（低于妊娠期特异的参考范围下限）且 FT_4 升高时需考虑存在甲状腺毒症可能，应该询问孕妇的病史，进行体格检查，并测定促甲状腺激素受体抗体（thyrotrophin receptor antibody，TRAb）和总 3,5,3′-三碘甲腺原氨酸（T_3）有助于确认甲状腺毒症的病因。

在诊断妊娠期甲亢时需除外 GTT，GTT 同样可以表现为心悸、焦虑、多汗、体重下降等高代谢症状，但 TRAb 为阴性。其 TSH 的下降与胎盘分泌过量的人绒毛膜促性腺激素（human chorionic gonadotropin，hCG）有关，随着妊娠的继续，hCG 下降后，TSH 缓慢恢复至正常水平，通常不需要抗甲状腺药物（antithyroid drug，ATD）治疗。

（三）甲亢对妊娠的影响

1. 对孕妇的影响 甲亢患者若不进行治疗，会导致不良妊娠结局增加，包括早产、胎盘早剥、妊娠期高血压及先兆子痫等。妊娠期甲亢最严重的并发症为心力衰竭和甲亢危象。心力衰竭比甲状腺危象更常见，主要由 T_4 对心肌的长期毒性作用引起，妊娠期疾病，如先兆子痫、感染和贫血将会加重心力衰竭。甲亢危象即使经过恰当处理，母体死亡率仍高达 20%以上。

2. 对胎儿及新生儿的影响 妊娠期甲亢会增加流产、胎儿生长受限及畸形的风险，围产儿死亡率增加。同时，孕妇服用的 ATD 及 TRAb 均可透过胎盘增加胎儿畸形的风险，并可能导致胎儿甲亢、甲减及甲状腺肿。由于胎儿伴有甲状腺肿时颈部处于过度伸展状态，可能造成分娩困难，或出生后出现呼吸道不通畅。新生儿亦有发生甲亢或者甲减的可能。

（四）处理

1. 妊娠前处理 育龄期 Graves 病女性在选择治疗方法时应充分考虑每一种治疗方案的风险和益处，以及备孕时间。甲亢患者的治疗方法主要有三种：药物、同位素及手术治疗，三种方法各有利弊。其中药物治疗通常为首选方法，优点是服用方便，缺点是停药后易复发（50%~70%），且服药期间妊娠者有致畸的风险。因此，服用 ATD 者尽量在治疗满意停药后妊娠。同位素治疗虽然复发机会小，但易发生永久性甲减，需终身 L-T_4 替代，而且同位素治疗后患者的 TRAb 水平下降较慢，而高水平的 TRAb 易导致胎儿/新生儿甲亢或甲减。因此，同位素治疗者应尽量在 TRAb 水平降至或接近正常后妊娠。手术治疗近年来应用并不多，原因在于手术合并症的风险及颈部永久性瘢痕不够美观。

常用的 ATD 主要包括：甲巯咪唑（methimazole，MMI）、卡比马唑（carbimazole，CMZ）和丙硫氧嘧啶（propylthiouracil，

PTU）。MMI 是公认的有致畸风险的药物，与之相关的出生缺陷主要包括：皮肤发育不全、脐膨出、卵黄管异常、腹裂、食管闭锁、胆管闭锁、面部畸形及肾发育不全等，在做超声产前诊断时应重点排查这些畸形。而近年来的研究显示：CMZ 和 PTU 均可以引起出生缺陷，只是出生缺陷谱不同，其中 MMI/CMZ 导致的出生缺陷更为严重。无 ATD 暴露者出生缺陷的发病率为 5.7%，PTU 及 MMI/CMZ 暴露组出生缺陷的发病率分别为 7.98%（OR=1.03）和 9.12%（OR=1.66）。

2. 妊娠期治疗　甲亢的妊娠期管理更为复杂，需要产科医生与内分泌科医生共同协作。

（1）妊娠前诊断者：正在服用 ATD 的 Graves 病患者一旦存在妊娠的可能需要尽快确认，并立即联系医生，进行病情评估，决定是否继续应用 ATD。

具体评估标准如下：如果使用低剂量 MMI（5～10mg/d）或者 PTU（100～200mg/d）能够维持甲状腺功能正常，考虑到潜在的致畸风险，应停用所有的 ATD。同时还应当考虑病史、甲状腺肿大小、已经治疗的时间、最近的甲状腺功能结果、TRAb 结果和其他临床因素。如果评估可以停用 ATD 者，在停用 ATD 后需定期复查甲状腺功能，妊娠早期时每 1～2 周检查一次，之后每 2～4 周复查一次。

如果经过评估患者不能停用 ATD 者，需尽快将 MMI 改为 PTU，并充分告知患者继续妊娠的风险，包括服用 PTU 带来潜在致畸风险，并可能导致孕妇发生粒细胞缺乏症和肝功能异常等。MMI 导致胎儿畸形的时间窗主要在妊娠 6～10 周，为减少 MMI 的致畸作用，建议在妊娠 6 周之前停用该药。

（2）妊娠期诊断者：为避免 MMI 的致畸作用，妊娠早期甲亢的治疗首选 PTU。中国指南及 ATA 指南均认为：如果在妊娠早期后仍需要进行抗甲状腺治疗，目前没有证据支持继续使用 PTU 还是换用 MMI。因为两种药物都有潜在的副作用，换药也可能造成一段时间不能达到严格控制。因此，目前无法作出关于换药的推荐。应当使用 MMI 或 PTU 的最低有效剂量，治疗的目标是使 FT_4 水平接近或稍高于正常参考范围的上限。用药后 TSH 受抑制的状态可以持续数周或数月，因而不能使用 TSH 作为疗效评价的指标。必要时可以加用普萘洛尔口服（20～40mg/d）控制心悸症状。

妊娠期间原则上不采取手术方法治疗甲亢。手术的指征包括：①对 ATD 过敏；②需要大剂量 ATD 才能控制病情；③患者不依从药物治疗。如果确实需要，手术的最佳时间是在妊娠中期。

3. 妊娠期监测

（1）孕妇甲状腺功能监测：妊娠期服用 ATD 的女性，用药期间每 2～4 周检查一次 FT_4/TT_4 和 TSH 水平。

在监测甲状腺功能的同时需要监测 TRAb 水平，原则如下：如果患者有 Graves 病治疗的历史（^{131}碘或手术），或者确认妊娠时孕妇正在服用 ATD 者，在妊娠早期推荐测定血清 TRAb，升高者，在妊娠 18～22 周时应重复测定。妊娠 18～22 周仍然升高者，或者孕妇服用 ATD 至妊娠晚期，需要在妊娠 30～34 周再次测定 TRAb 水平，以评估是否需要进行新生儿和产后监测。

（2）孕妇合并症监测：甲亢孕妇易发生的并发症包括早产、胎盘早剥、妊娠期高血压及先兆子痫等，孕期保健时应关注孕妇的症状、血压及子宫收缩情况，并定期监测尿蛋白。PTU 可引起粒细胞缺乏症和肝功能异常，所以在治疗前和治疗中应定期检查全血细胞计数和肝功能。

（3）胎儿监测：如孕妇甲亢在妊娠后半期仍未控制良好，或任何时间点检测的 TRAb 水平都很高（超过正常上限的 3 倍），则应该进行胎儿监测。推荐多学科联合诊治，包括有经验的产科医生或母胎医学专家、内分泌科专家、新生儿科或儿科内分泌学专家及超声医生。监测可包括超声，以评估胎儿心率、生长发育、羊水量及是否存在胎儿甲状腺肿。

胎儿甲状腺肿往往是胎儿甲亢或甲减的表现。胎儿甲亢的主要表现包括甲状腺肿和心率增快。超声检查发现胎儿甲状腺肿块时，需要进一步关注两件事：①评估胎儿甲状腺功能；②评估胎儿气道是否通畅。评估胎儿甲状腺功能可以通过羊膜腔穿刺或脐静脉穿刺检测甲状腺激素水平。Burrow 等（1994）认为羊膜腔穿刺的手术风险相对较小而易于被患者接受。但有学者认为羊水中甲状腺素的浓度受胎儿及母体的双重影响，并不能准确反应胎儿甲状腺功能；而 Singh 等（2003）认为 TSH 不通过胎盘，所以羊水中的 TSH 水平可以反映胎儿的甲状腺功能。Mastrolia 等（2015）认为由于过度增大的甲状腺肿可能压迫新生儿气道，可能导致呼吸道阻塞的风险，所以推荐进行相关评估，并在新生儿出生后做好抢救的准备。

（4）胎儿甲亢或甲减的治疗：胎儿甲亢的宫内治疗方法是增加母体 ATD 的剂量。胎儿甲减的治疗，如果母体应用 ATD，可以减量或停用 ATD；对于母体未应用 ATD 者，有 Kim 等（2016）报道可以羊膜腔注射 L-T_4 进行宫内治疗。

4. 围分娩期处理　围分娩期的管理相对复杂，需要产科医生与内分泌科医生及儿科医生协作，主要内容包括终止妊娠的时机、方式和产程中的注意事项。

（1）产科管理

1）终止妊娠时机：病情控制满意且无严重合并症者，预产期前终止妊娠。病情控制不满意有其他合并症者，根据病情适时终止妊娠。

2）分娩方式：甲亢本身不是剖宫产指征，在有产科指征或出现甲亢危象而短期不能经阴道分娩者可以选择剖宫产。

3）产程中注意事项：在关注产程进展的同时需要注意防治甲亢危象，建议制订产程计划，具体包括做好产妇思想工作，解除对分娩的顾虑；监测体温、脉搏、血压、呼吸；鼓励分娩镇痛；预防感染；合并胎儿甲状腺肿者，可能影响胎头俯屈，影响产程进展，需及时调整分娩方式；避免产妇过度疲劳，放宽剖宫产指征。

（2）加强多学科合作：母体 TRAb 阳性和/或在妊娠期间使用 ATD 都可能会对新生儿造成不良影响，需要产科医生与内分泌科医生合作，共同管理。严重甲亢或者整个妊娠期都使用 ATD 者，建议产科医生在分娩前与新生儿科医生或儿科内分泌医生直接沟通，应以书面形式全面介绍母亲甲状腺疾病的病因、患病时机、严重程度和治疗方法。以便新生儿科医生在观察新生儿病情变化时能够及时识别和正确处理，必要时留脐带血测甲状腺功能和 TRAb。

5. 产后处理

（1）哺乳：当哺乳期女性需要服用 ATD 时，考虑到少量的 PTU 或 MMI 可进入乳汁，故推荐使用最低有效剂量。使用低剂量 ATD（MMI≤20mg/d，PTU≤450mg/d）者可以哺乳。必须注意的是：产后是甲亢病情加重的高风险时期，虽然可以哺乳，但需要保证产妇的休息，避免过度疲劳。

（2）药物剂量调整：产后甲状腺结合球蛋白减少导致 FT_4 增多，甲亢病情可能加重，用药剂量可能增加。

（3）新生儿处理：出生后需关注新生儿的体重、心率及反应情况，如无特殊，可待出生后 2~4 日采足跟血检查。妊娠期甲状腺功能控制不满意，且 TRAb 水平过高者，需转儿科进一步观察。

（五）特殊情况——甲亢危象

甲亢危象是严重的妊娠期合并症，发病率不高，在合并甲亢的孕妇中仅占 1%~2%，但病死率高达 20%以上，其预后很大程度上取决于医生是否能够及时识别并给予快速有效的处理。

在甲亢发生的诱因中，占前 10 位的依次为：未规律治疗或未坚持服用 ATD（约占 40%）、感染、糖尿病酮症酸中毒、严重的精神刺激、创伤、非甲状腺的手术、^{131}碘治疗、妊娠和分娩、心脑血管疾病、剧烈运动等。对于妊娠期女性来讲，甲亢危象主要发生于围分娩期、中期引产过程中及剖宫产手术的围手术期。

1. 诊断　诊断甲亢危象尚无特异的诊断标准，目前主要根据病史、症状、体征及化验检查几个方面综合判断。《中国甲状腺疾病诊治指南》（2007）建议根据典型的临床表现多可作出诊断，依据如下：

（1）起病突然，甲亢临床表现加重。

（2）心率超过 160 次/min。

（3）体温达 39℃以上。

（4）伴有烦躁不安、气促，并可出现谵妄、嗜睡、昏迷等精神症状。

（5）恶心、呕吐、腹泻、黄疸、电解质紊乱和酸碱平衡失调。

（6）可伴有脱水、休克、心律失常、心力衰竭和肺水肿。

Burch 和 Wartofsky（1993）提出了甲亢危象的半定量评分系统，后由 Akamizu 等（2012）进行了修订，详见表 12-6-13。评分≥45 分者高度怀疑甲亢危象，介于 25~44 分者为甲亢危象前期，评分<25 分者甲亢危象的可能性不大。

2. 治疗　妊娠期甲亢危象的处理与非妊娠期基本相同，积极去除诱因是预防甲亢危象的关键，尤其要注意积极防治感染和做好充分的术前准备，应将患者转至重症监护室，由内科医生与母胎医学专家组成的专业团队共同治疗，具体原则如下：

（1）ATD 抑制甲状腺激素合成：优先使用 PTU，首剂 600mg 口服或经胃管（昏迷者）注入，继之 200mg，每 8 小时 1 次；也可选用 MMI，首剂 60mg 口服，继之 20mg，每 8 小时 1 次。症状缓解后再减量。

表 12-6-13　甲亢危象的诊断标准

临床表现	评分/分
体温/℃	
37.2~37.7	5
37.8~38.2	10
38.3~38.8	15
38.9~39.3	20
39.4~39.9	25
>40.0	30
中枢神经系统影响	
无	0
轻度（烦躁不安）	10
中度（谵妄、精神错乱、昏睡）	20
重度（抽搐、昏迷）	30
消化系统异常	
无	0
中度（腹泻、恶心/呕吐、腹痛）	10
重度（不明原因的黄疸）	20
心血管功能异常	
心动过速/（次/min）	
90~109	5
110~119	10
120~129	15
130~139	20
≥140	25
充血性心力衰竭	
无	0
轻度（足部水肿）	5
中度（双侧湿啰音）	10
重度（肺水肿）	15
心房颤动	
无	0
有	10
诱发因素	
无	0
有（手术、感染等）	10

（2）碘剂抑制 T_4 释放：复方碘溶液（Lugol's solution）口服，每次 5 滴，每 6 小时一次。

（3）糖皮质激素阻断外周组织 T_4 向 T_3 转化：地塞米松 2~5mg 每 6~8 小时静脉滴注 1 次或氢化可的松初始 200~300mg，以后 50~100mg 每 6~8 小时静脉滴注数日。

（4）β 受体阻滞剂阻断外周 β 受体：目前使用最广泛的 β 受体阻滞剂是普萘洛尔，如无心力衰竭者或者心脏泵衰竭被控制后可使用普萘洛尔，口服 20~40mg/d，每 6 小时 1 次。

（5）退热降温：高热者可用冰袋或酒精擦浴降温，必要时行人工冬眠。避免应用水杨酸类药物降温，因其可以竞争性与甲状腺素结合球蛋白结合，而使游离甲状腺激素水平升高。此外，大量水杨酸制剂还可以使代谢率加快。

（6）吸氧、镇静、解痉，防止子痫。

（7）纠正脱水与电解质紊乱、酸碱平衡失调。每日补充液体 3 000~6 000ml。

（8）防治呼吸、循环衰竭。有心力衰竭者使用洋地黄及利尿剂。心房颤动伴快速心率者可使用洋地黄及钙通道阻滞剂等。

（9）防治感染，去除诱因，控制体温是非常必要的。

（10）血液透析和血浆置换：极严重者可能使用上述方法仍难控制病情，或因患者对 ATD 过敏而不能使用者，使用血液净化技术可能有效改善病情。

总之，妊娠期尤其是产时发生的甲亢危象病情危重，但识别困难，使得其诊断和处理都非常棘手，产科医生需与内分泌科医生及新生儿科医生合作，共同治疗，改善母儿的预后。

（孙伟杰）

第七节　消化系统疾病

一、阑尾炎

妊娠期急性阑尾炎最常见于妊娠中期，阑尾切除术是妊娠期间最常见的非产科手术。及时诊断并正确处理妊娠期急性阑尾炎对降低母婴的潜在危险极为重要。

（一）发病率、病因和发病机制

妊娠期急性阑尾炎发病率为 1/500~1/2 000，占妊娠急腹症手术的 25%。阑尾炎在妊娠中期更常见，占 35%~50%（Wei et al.，2012）。阑尾炎的病因和发病机制尚不完全清楚。多数意见认为阑尾炎由粪便淤滞，阑尾扭结，盲肠部位附近有病变或感染引起阑尾壁内淋巴组织肿胀，致阑尾腔的机械性梗阻引起。

急性阑尾炎是妊娠期最常见的引起急性腹痛（外科急腹症）的非产科原因。妊娠期盆腔血流增加，网膜迁移受阻和局部淋巴引流干扰会加速炎症扩散。妊娠期诊断阑尾炎较困难，原因如下：①正常妊娠常伴有食欲缺乏、恶心和呕吐，这也是阑尾炎的常见症状；②随着子宫增大，阑尾一般向外上方移至侧腹部，右下腹的疼痛和压痛可能不明显；③正常妊娠期通常有一定程度的白细胞增多；④在妊娠期间其他疾病如肾盂肾炎、肾结石、胎盘早剥及子宫肌瘤变性，可能与阑尾炎混淆；⑤妊娠期尤其是妊娠晚期妇女，子宫增大往往掩盖了阑尾炎的典型症状。

（二）阑尾炎对妊娠的影响

已证明妊娠期急性阑尾炎与不良妊娠结局有关。阑尾炎尤其是并发腹膜炎时，流产或早产发病率增加，总的流产率为 15%~22%。阑尾炎与小于胎龄儿（small for gestational age，SGA）、低出生体重（low birth weight，LBW）、早产发病率升高及新生儿死亡率增高有关（Malloy，2007；Doctor et al.，2001）。多数研究显示随着妊娠周数的增加，子宫逐渐增大，阑尾逐渐被推向上方，网膜局限感染的作用降低，阑尾穿孔更易引发弥漫性腹膜炎，导致母儿并发症和死亡率增加。超过一半的妊娠期阑尾炎发生穿孔，妊娠早、中、晚期阑尾穿孔率分别为 8%、12%和 26.1%。穿孔在妊娠晚期更为常见，且妊娠晚期发生急性阑尾炎的预后最差。随着妊娠周数的增加，妊娠期阑尾炎的诊断可能会愈加困难，加之医生对妊娠中、晚期患者进行手术有较大顾虑，导致治疗延误。有研究认为胎儿和母亲死亡率及并发症的增加几乎都是由延误手术所致。

（三）诊断

妊娠期急性阑尾炎的临床诊断极具挑战，漏诊、延误治疗可能导致母儿不良结局，因此迅速诊断及处理至关重要。妊娠妇女阑尾炎的体征和症状与普通人群相似，无特异性，包括腹痛、恶心、呕吐、发热、厌食和白细胞增多。但妊娠期亦可出现生理性白细胞升高，研究显示当白细胞升高时，中性粒细胞比值<70%对妊娠期急性阑尾炎阴性预测值为 100%（Gentles et al.，2020）。病史和体格检查是急性阑尾炎临床诊断的基础。此外，应了解产科病史，对胎儿状况进行充分评估，详细的病史询问和体格检查对于鉴别诊断至关重要。辅助诊断包括生化检查和影像学检查，应与病史及体格检查联用。持续性的腹痛和腹部压痛是最常见的临床表现。疼痛部位随着妊娠期阑尾位置的变化而向上移动，但仍可能以右下腹疼痛最为常见，即便在妊娠不同时期，80%表现为右下腹疼痛（Mourad et al.，2000）。关注炎症标记物的变化趋势。

1. 超声扫描（ultrasound sonography，USG）　在妊娠期，由于盲肠移位和子宫增大不易观察到阑尾，因此 USG 诊断不够准确、灵敏度低（36%~46%）。一方面可能与操作本身有关，另一方面也会受到如妊娠的不同时期、肥胖和阑尾的解剖位置等因素的影响，特别是在妊娠晚期诊断较为困难。但因各级医院均配备 USG 设备、无射线暴露、价格较便宜，仍推荐作为首选影像学检查（Kave et al.，2019）。

2. 计算机体层成像（computed tomography，CT）　对疑似阑尾炎，CT 较 USG 更敏感和准确。在一个研究人群包括孕妇的研究中，CT 的阴性阑尾切除率最低（Flexer et al.，2014）。虽有学者认为可以设计特定的视图以减少胎儿的辐射暴露，但 CT 扫描应用于妊娠妇女还需要进一步的评估。

3. 磁共振成像（magnetic resonance imaging，MRI）　可安全用于孕妇，且具有较高的灵敏度（81.3%~100%）和特异度（93%~99.2%）。许多学者建议 MRI 作为可疑妊娠期阑尾炎的一线影像学诊断标准。但 MRI 依赖于影像学医师阅片的经验，且目前许多医疗机构缺乏 MRI 设备，因此对妊娠期急腹症而言，一般医疗机构仍首选 USG。若临床上高度怀疑，在超声不能诊断的情况下可转诊至可行 MRI 的医疗机构（Kave et al.，2019）。

（四）鉴别诊断

有许多急腹症的症状、体征与急性阑尾炎相似，且妊娠期阑尾炎临床表现不典型，需进行仔细的鉴别，需与急性阑尾炎鉴别的常见疾病如下。

1. 胃十二指肠溃疡穿孔　穿孔后溢出的胃内容物可沿升结肠旁沟流至右下腹，表现为突发的剧烈腹痛，易误认为是急性阑尾炎的转移性下腹痛。患者多有消化道溃疡病史。体征除右下腹压痛外，可有上腹部疼痛及查体压痛。因穿孔流出的胃内容物存在，腹肌强直等腹膜刺激征也比较明显。胸腹部立位 X 线检查或 CT 检查可发现膈下游离气体，有助于鉴别诊断。

2. 急性胆囊炎进展为胆囊坏疽、穿孔　胆囊内胆汁和相关炎症的渗出物会流入右侧结肠旁的右髂窝中，刺激腹壁出现与阑尾炎类似的右下腹疼痛的症状。患者多伴有有胆道系统感染性疾病的症状体征，如明显绞痛、高热、寒战，甚至出现黄疸，既往曾有反复右上腹痛病史。超声检查可伴有胆囊壁增厚毛躁、胆囊内结石等表现（Weinstein et al.，2020）。

3. 右侧输尿管结石　多表现为突发右下腹剧烈绞痛，可伴右侧腰痛。孕前多有泌尿系结石病史，查体右下腹压痛不明显，或仅有沿右侧输尿管路径的深压痛。尿常规多提示镜下血尿，可伴尿路系感染。超声检查可见不同程度肾积水、输尿管走行区域结石阴影。

4. 异位妊娠破裂　停经后出现突发下腹痛，可伴阴道流血，多伴急性失血、腹腔内出血的症状体征。查体下腹部明显压痛、反跳痛，尤以患侧为著，出血多时，腹部移动性浊音叩诊阳性。妇科检查时宫颈举痛、穹窿饱满、可扪及附件区包块，阴道后穹窿穿刺抽出血液。超声示宫腔内未探及妊娠囊，宫旁探及异常低回声区或混合回声区，有时可见卵黄囊、胚芽及原始心管搏动，破裂后可探及腹腔积液声像。

上述疾病各有特点，妊娠期症状体征不典型，应仔细进行鉴别。

（五）治疗

一旦疑诊阑尾炎，应立即进行手术探查。即使诊断错误有时会切除正常阑尾，但是不必要的手术总比耽误手术而发生弥漫性腹膜炎的结局要好。在多数报道中，进行手术探查的妇女中，有 60%～70% 的患者诊断得到证实。随着 CT 和 MRI 的应用，诊断率显著增高。更重要的是，诊断的准确性与妊娠周数成反比。在妊娠早期，77% 的诊断是正确的，但是到妊娠中晚期，只有 57% 的诊断在手术中被证实。

手术治疗：传统阑尾切除术或腹腔镜阑尾切除术都可应用于妊娠期阑尾炎。对于妊娠患者，过去关于腹腔镜的争论备受关注。有研究认为在妊娠前半期，可对怀疑阑尾炎的孕妇进行腹腔镜检查，但对 CO_2 气腹的安全性提出了质疑，认为可能导致胎儿酸中毒及对心血管功能的不良影响。最近的研究表明，与传统的阑尾切除术相比，腹腔镜并未增加早产、流产、母体并发症的风险（Chung et al.，2013），且腹腔镜阑尾切除术可减少伤口部位感染（Jung et al.，2012）。最近的研究表明，妊娠患者在孕期的任何时候接受腹腔镜手术都是安全的，不会对母亲或胎儿造成不良风险（Rollins et al.，2004）。

手术探查前应静脉应用抗生素，建议用头孢二代或青霉素三代。术后可停用抗生素，除非有坏疽、穿孔或阑尾周围蜂窝组织炎。如果没有发生弥漫性腹膜炎，一般预后良好。少数有指征的情况下，可以在行阑尾切除术的同时行剖宫产术。腹膜炎时往往会诱发子宫收缩，有些学者建议使用宫缩抑制剂，但有学者认为增加静脉内补液和宫缩抑制剂的使用，会大大增加脓毒症引起的肺水肿风险。

（六）小结

妊娠期急性阑尾炎对母亲和胎儿均有风险。临床医生必须保持高度警惕，及时诊断和治疗，防止不良结局。孕期解剖学和生理学所带来的挑战可能导致诊断和治疗的延误。USG 价格较低，易普及，有助于鉴别诊断。MRI 是诊断妊娠期急性阑尾炎的一种安全且更为可靠的方法。外科和产科团队之间的良好合作对于母儿获得最佳结局至关重要。

（马润玫　李航）

二、病毒性肝炎

（一）妊娠合并病毒性肝炎的发病情况

病毒性肝炎是女性妊娠期最常见的肝病。常见病原体有甲、乙、丙、丁、戊型肝炎病毒（HAV、HBV、HCV、HDV、HEV）。我国以乙型肝炎为主，2014 年中国疾病控制中心对全国 1～29 岁人群乙型肝炎血清流行病学调查结果显示，5 岁以下儿童的乙型肝炎表面抗原（HBsAg）阳性率为 0.32%（中华医学会肝病学分会 等，2015）。据统计，我国目前育龄妇女 HbsAg 阳性率为 5%～6%。HBsAg 阳性孕妇分娩的新生儿是 HBV 感染高危人群，HBV 感染年龄愈小，成为慢性携带者概率愈高，愈易发展成为肝纤维化、肝硬化甚至肝癌。因此阻断垂直传播成为控制慢性乙型肝炎病毒的重要手段。

（二）妊娠合并病毒型肝炎对母儿健康的影响

1. 病毒性肝炎对母亲结局的影响　慢性 HBV 或 HCV 携带，如孕妇肝功能正常，几乎不增加对母体的不良影响。如孕妇肝功能异常，或者孕妇发生急性病毒性肝炎，在妊娠期可能出现以下情况。

（1）妊娠剧吐：肝炎本身有乏力、食欲缺乏、恶心、呕吐等消化系统症状，与早孕反应不易鉴别，也易加重反应。

（2）妊娠期高血压：病毒性肝炎患者肝脏负担重、肝细胞坏死，降低了对醛固酮的灭活，导致妊娠期血压升高。

（3）产后出血：主要是由于肝功能损害使凝血因子产生减少，导致凝血功能异常。

（4）孕产妇死亡：妊娠合并肝炎易发展为重症肝炎，病死率高达 60%。多表现肝衰竭，最终发展成为肝性脑病和肝肾综合征，威胁孕产妇生命。

孕妇感染 HEV 后，多数为急性自限性感染，无症状或症状极轻，对母体无明显不良影响；少数可发生急性戊型肝炎，症状较重，多见黄疸。如果急性戊型肝炎发生在妊娠晚期，由 1 型或 2 型基因型病毒所致者，病死率可高达 20%，由基因型3型或4型所致者，病死率相对较低，但病情也较其他肝炎病毒感染明显重。我国主要的HEV为基因型4型（赵霞 等，2018）。

2. 病毒性肝炎对子代结局的影响

（1）流产、早产、死胎：妊娠并发病毒性肝炎，妊娠早期易发生胚胎停止发育、流产，妊娠晚期易导致早产、死胎、死产、新生儿窒息（Borgia et al.，2012）。

（2）垂直传播：垂直传播是指母体病毒进入子代，且在其体内复制繁殖，造成慢性肝炎病毒感染。HBV本身不直接致病，不引起胎盘损伤，通常不能通过胎盘。传播时机通常发生在分娩过程和产后，真正的宫内感染非常罕见（中华医学会妇产科学分会产科学组 等，2020）。HAV和HEV不能通过胎盘屏障，但出生后可通过母亲体液传播给新生儿。HCV在母体血清存在高滴度HCV RNA的情况下亦可发生垂直传播。HDV依赖于HBV存在，常常和HBV协同传播。

1）主要危险因素：HBV DNA水平>2×10^5 kIU/L（IU/ml）和乙型肝炎e抗原（HBeAg）阳性是垂直传播的高危因素。孕妇血清HCV RNA阳性即为高危因素。

甲肝、戊肝均为消化道传播，但分娩过程中接触母体血液、吸入羊水或受胎粪污染可致新生儿感染。

2）产时感染：是垂直传播的主要途径，占40%～60%。分娩时，新生儿在产道吞咽含有肝炎病毒的母血、阴道分泌物等，或因宫缩使胎盘绒毛血管破裂，少量母血渗漏入胎儿循环，胎儿或新生儿暴露于母体血液和其他体液中，病毒可进入新生儿体内，导致新生儿感染。

3）产后感染：新生儿出生后密切接触肝炎病毒携带者，而有缺乏抗体保护时可发生感染。

（三）妊娠合并病毒性肝炎的诊断及鉴别诊断

1. 病史　部分患者有与病毒性肝炎患者密切接触史，或6个月内曾接受过输血、注射血制品等。

2. 临床表现

（1）非特异性症状：无法用妊娠反应或其他原因解释的不适、乏力、食欲下降等。

（2）流感样症状：头痛、全身酸痛、畏寒发热等。

（3）消化道症状：较早孕反应明显加重的恶心呕吐、腹部不适、右上腹疼痛、腹胀等。

（4）其他：皮肤巩膜黄染、皮肤瘙痒，病情严重时出现肝性脑病、凝血障碍、肾衰竭等表现。

（5）体征：黄疸、肝区叩痛、肝脾大等。妊娠晚期受增大子宫的影响，肝脾常难以被触及，若能触及多为异常增大。甲、乙、丁型病毒性肝炎黄疸前期症状较明显，而丙型、戊型病毒性肝炎症状相对较轻。

3. 实验室检查

（1）肝功能检查

1）转氨酶：血清转氨酶主要有丙氨酸转氨酶（ALT）和天冬氨酸转氨酶（AST），是反映肝脏受损程度最常用的敏感指标。只要1%的肝细胞发生坏死，其血清中转氨酶水平可升高1倍。

2）胆红素：肝脏具有摄取、结合和排泄胆红素的功能，肝脏功能受损时，肝内外胆道阻塞和溶血，导致胆红素代谢异常，引起血清总胆红素上升。因此胆红素可反映肝细胞坏死程度，总胆红素升高在预后评估上较转氨酶更有价值。

血清胆红素可呈进行性升高，每日上升数值≥1倍健康人群高限（ULN），且可出现胆红素升高与ALT和AST下降的“胆酶分离”现象，提示重症肝炎的肝细胞坏死严重，预后不良。

3）凝血酶原活动度（prothrombin time activity percentage，PTA）：是凝血酶原时间测定值的常用表示方法，对判断疾病进展及预后较转氨酶和胆红素更有价值，正常值为80%～100%，PTA<40%为肝衰竭的重要诊断标准之一，<20%者提示预后不良。

4）血糖：肝脏是维持血糖的主要器官，肝细胞广泛坏死时肝内糖原耗竭，无法补充血糖，可出现明显低血糖。

（2）血清病原学检测

1）甲型肝炎：单凭临床或流行病学特征无法将甲型肝炎与其他类型的病毒性肝炎区别开来。诊断HAV感染需要检测血清中抗-HAV的IgM或血清中的HAV RNA。抗-HAV-IgM是急性肝炎的标志，在大多数人出现症状后5～10日内可检测到，通常在发病后1个月内达到峰值，在感染后6个月内降至无法检测的水平。HAV-IgG在急性期后期和恢复期出现，属于保护性抗体。

2）乙型肝炎：HBV血清学标志物包括乙型肝炎表面抗原（HBsAg）、乙型肝炎表面抗体（HBsAb）、乙型肝炎e抗原（HBeAg）、乙型肝炎e抗体（HBeAb）、乙型肝炎核心抗体（HBcAb）-IgG和HBcAb-IgM。

①HBsAg：阳性是HBV感染的特异性指标，孕妇HBsAg阳性，即诊断HBV感染，HBsAg阳性持续时间>6个月，为HBV慢性感染。

②HBsAb：为保护性抗体，其阳性表示对HBV有免疫力，见于乙型肝炎康复及接种乙型肝炎疫苗者，HBsAb滴度是评价疫苗效果的指标。

③HBeAg：是HBV core/precore基因编码的蛋白，被视作大量病毒存在的标志。HBV急性感染时，HBeAg在HBsAg出现后几日或几周内出现，若HBeAg存在12周以上，则可考虑HBV慢性感染。HBV慢性感染时，HBeAg阳性提示肝细胞内HBV的活动性复制。

④HBeAb：阳性表示血清中病毒颗粒减少或消失，传染性减弱。

⑤HBcAb-IgM阳性多见于急性乙型病毒性肝炎及慢性乙型肝炎（chronic hepatitis，CHB）急性活动期；HBcAb主要是IgG型抗体，只要感染过HBV，无论病毒是否被清除，此抗体多为阳性，多见于乙型病毒性肝炎恢复期和慢性HBV感染。

⑥HBV DNA定量检测：荧光实时定量聚合酶链反应（PCR）技术检测外周血HBV DNA水平，即病毒水平，主要用于判断慢性HBV感染的病毒复制水平和传染性大小，也作为抗病毒治疗适应证的选择及疗效的判断标准（中国肝炎防治基金会 等，2017）。通常认为HBV DNA水平>2×10^5 kIU/L，病毒复制活跃，称高病毒载量，垂直传播风险增高（中华医学会妇产科学分会产科学组 等，2020）。

3）丙型肝炎：HCV感染的诊断依赖于抗-HCV抗体和HCV RNA的检测。抗-HCV抗体通常在接触后2~6个月内产生，在感染的急性期，并在一生中持续存在。丙型肝炎病毒血症，即血液中存在丙型肝炎病毒核糖核酸，表明是活动性感染，可在接触后1~3周首次检测到。

4）丁型肝炎：通过血清HAV抗体及血清HAC RNA筛查及诊断。需依赖HBV的存在而复制表达，协同HBV引起肝炎。

5）戊型肝炎：HEV的潜伏期为15~60日。感染后3周，可在血液和粪便中检测到HEV RNA，病毒血症持续的时间为3~6周，而在粪便中检出病毒的时间为4~6周。HEV感染临床发病后，通常生化标志物先升高，随后出现抗体，并且IgM抗体先出现，持续时间相对较短（通常3~4个月），IgG抗体后出现，持续时间相对长。

4. 影像学诊断　主要是超声检查，必要时行CT、MRI检查，观察肝脾大小、有无肝硬化、腹腔积液情况等，有助于鉴别诊断。

5. 病毒性肝炎的临床分型

（1）急性肝炎：病程在24周内，分为急性无黄疸型和急性黄疸型。

（2）慢性肝炎：病程在24周以上，分为轻度、中度和重度。标准见表12-7-1。

表 12-7-1　慢性肝炎分度标准

项目	轻度	中度	重度
转氨酶	<正常3倍	≥正常3倍	≥正常3倍
总胆红素	<正常2倍	正常2~5倍	正常5~10倍
血清白蛋白/$(g \cdot L^{-1})$	>35	31~35	<31
A/G比值	>1.5	1.1~1.5	<1.1
凝血酶原活动度/%	>70	60~70	40~60
胆碱酯酶/$(IU \cdot L^{-1})$	>5 400	4 500~5 400	<4 500

6. 重症肝炎的诊断标准

（1）妊娠合并病毒性肝炎出现以下情况考虑重型肝炎（谢幸 等，2018）。

1）黄疸迅速加深，每日上升大于17.1μmol/L，血清总胆红素大于171μmol/L。

2）肝脏进行性缩小，肝浊音界缩小甚至消失，出现肝臭气味，肝功能明显异常，胆酶分离，白蛋白/球蛋白比例倒置。

3）消化道症状严重，表现为食欲极度减退，频繁呕吐，腹胀，出现腹腔积液。

4）凝血功能障碍，全身出血倾向，PTA<40%。

5）出现肝性脑病。

6）出现肝肾综合征。

（2）妊娠合并病毒性肝炎以乙型、乙型及丁型或戊型混合感染易发生重型肝炎。应高度重视。出现以下3点可基本确立重型肝炎。

1）出现乏力、食欲缺乏、恶心呕吐等严重消化道症状。

2）PTA<40%。

3）血清总胆红素>171μmol/L。

7. 鉴别诊断

（1）妊娠剧吐：妊娠早期反复呕吐，导致水、电解质及酸碱失衡，肝功能受损，可出现轻度黄疸，血清胆红素一般不超过68.4μmol/L，转氨酶轻度升高，尿酮体阳性。给予营养支持，纠正水、电解质及酸碱平衡紊乱后，病情迅速好转，肝肾功能完全恢复。肝炎病毒血清标志物检查有助于鉴别。

（2）妊娠期高血压疾病：在高血压基础上合并肝损害。转氨酶和胆红素轻、中度升高，妊娠结束后迅速恢复。HELLP综合征是在妊娠期高血压疾病的基础上伴有溶血、转氨酶升高和血小板减少三大特征，有微血管内溶血表现，胆红素轻、中度升高，以间接胆红素为主，一般PTA变化不显著，妊娠终止后明显好转。

（3）妊娠期肝内胆汁淤积症：以瘙痒及黄疸为特点的疾病。患者无明显消化道症状，转氨酶及胆红素轻、中度升高，以直接胆红素为主，胆汁酸显著升高，凝血功能一般正常，终止妊娠后迅速好转。肝炎病毒血清标志物检查有助于鉴别。

（4）妊娠期急性脂肪肝：多见于妊娠30周以上，以初产妇居多。起病急，病情重，病死率高。起病时常有上腹部疼痛、恶心、呕吐等消化道症状，进一步发展为急性肝衰竭，临床表现与重症肝炎常难以区分。妊娠期急性脂肪肝尿胆红素常为阴性，但阳性不能排除诊断。超声检查显示肝区弥漫性的密度增高区，呈雪花样强弱不均，与重症肝炎的坏死声像明显不同。肝脏穿刺行组织学检查显示肝细胞严重脂肪变性为确诊依据。积极治疗后，产后1周病情趋于稳定并好转，而重型肝炎病程可长达数月。

（5）药物性肝损害：药物性肝损害有服药史（氯丙嗪、苯巴比妥类镇静药、红霉素、利福平、异烟肼等），服药后迅速出现黄疸，转氨酶升高，可伴有皮疹、皮肤瘙痒、嗜酸性粒细胞增多，停药后逐渐好转。

（四）妊娠合并病毒性肝炎的孕期管理

1. HBV感染的孕期管理　为了规范我国HBV母婴阻断临床管理，中华医学会妇产科学分会产科学组和围产医学分会组织相关专家，以妊娠前、妊娠期、分娩和分娩后这一临床时间为主线，在2013年发表的《乙型肝炎病毒母婴传播预防临床指南（第1版）》（中华医学会妇产科学分会产科学组,2013)的基础上进行修订,于2020年制定了《乙型肝炎病毒母婴传播预防临床指南(2020)》(中华医学会妇产科学分会产科学组 等,2020),内容如下。

(1) 妊娠合并HBV感染:初次产检的孕妇均应筛查HBV血清学标志物。若HBsAg阴性,仅需对结果进行咨询并指导常规孕期保健;若HBsAg阳性,诊断为HBV感染。

HBsAg阳性持续>6个月,肝功能正常,称为慢性HBV感染;HBsAg阳性、肝功能异常且排除其他原因,称为慢性乙肝。两者为动态性疾病。因此慢性HBV感染者每6~12个月需复查病毒学指标、肝功能、甲胎蛋白和肝脏超声。

(2) 慢性HBV感染妇女的妊娠时机:慢性HBV感染妇女计划妊娠前,需由感染科医师评估其肝脏功能和全身情况,明确是否存在肝纤维化或肝硬化。

HBV感染妇女常见情况的妊娠建议见表12-7-2。

表12-7-2 HBV感染妇女常见情况的妊娠建议

丙氨酸转氨酶水平	肝纤维化	肝硬化	妊娠建议
正常	无	无	定期复查肝功能正常者,正常妊娠
升高	无	无	暂时避孕。采用休息等保守治疗(不用抗病毒药),恢复正常且稳定3个月以上者,正常妊娠。经保守治疗3个月仍异常,或正常后反复出现异常者,需抗病毒治疗,首选替诺福韦酯
正常	有	无	可妊娠,但妊娠期需要抗病毒治疗,产后继续抗病毒治疗
升高	有	无	暂时避孕。首先抗病毒治疗,首选替诺福韦酯,肝功能恢复正常且稳定3个月后可妊娠;妊娠期、产后继续抗病毒治疗
正常	—	早期	一般不建议妊娠。强烈要求生育者,总体情况较好的条件下(白蛋白>35g/L、血小板计数>100×10⁹/L等),同时请肝病科会诊,再决定是否妊娠,妊娠期、产后继续抗病毒治疗(首选替诺福韦酯)
升高	—	早期	必须避孕,抗病毒(首选替诺福韦酯)等综合治疗。强烈要求生育者,肝功能回复正常且稳定3个月以上,总体情况较好的条件下,可考虑妊娠,妊娠期和产后继续服用抗病毒药物
—	—	晚期	禁忌妊娠。肝硬化失代偿期,如脾功能亢进,食管和/或胃底静脉曲张,或有肝性脑病、肝硬化腹腔积液、消化道出血等病史者,禁忌妊娠。肝癌妇女禁忌妊娠

注:有生育需求的妇女,如因病情需要进行抗病毒治疗,前提是HBV DNA阳性,阴性则不予治疗;因需长期治疗,不轻易停药,首选替诺福韦酯。—表示无此项。

(3) 妊娠期管理

1) 妊娠期随访:慢性HBV感染妇女妊娠后,须定期复查肝功能,尤其在妊娠早期和晚期。

首次检测肝功能正常者,无症状时,每2~3个月复查一次。ALT升高但<100IU/L、无症状、无胆红素升高,无须治疗,休息1~2周后复查。ALT≥100IU/L、无症状、无胆红素升高,无须治疗,休息3~5日后复查。ALT≥100IU/L、有肝炎症状或胆红素升高,需请感染科医师会诊,必要时住院治疗(ALT>400IU/L)。

如保守治疗后肝功能异常继续加重,或出现明显临床表现,应进行抗病毒治疗,首选替诺福韦酯。

2) 抗病毒治疗:多项前瞻性临床研究表明,对HBV DNA水平>10^6kIU/L或HBeAg阳性孕妇晚期(妊娠28~32周)开始服用抗病毒药物,使孕妇分娩时病毒水平降低,同时新生儿正规免疫接种预防,几乎可以完全阻断HBV垂直传播。因此指南推荐HBV DNA>2×10^5kIU/L为口服抗病毒药物预防垂直传播的阈值。对于不常规开展HBV DNA定量检测地区,建议以HBeAg阳性作为抗病毒治疗指征。

首选药物为替诺福韦酯,它不易产生耐药。孕妇有肾功能损害或骨质疏松时,可选用替比夫定或拉米夫定。

3) 侵入性产前诊断和胎儿宫内手术:HBsAg阳性孕妇,如果确实有侵入性产前诊断或宫内治疗的适应证,需权衡利弊后再决定。目前尚不明确侵入性产前诊断是否会增加垂直传播的风险,应尽可能随访此类孕妇的子代,观察有无感染。

(4) 产科处理

1) 妊娠早期:妊娠可诱发肝炎活动,妊娠早期合并肝炎应积极治疗,多数非重症患者经治疗后病情好转,可继续妊娠。

2) 妊娠中晚期:由于肝脏负担加重,易加重肝功能损害。重型患者病情常进展迅速,临床上积极治疗,待凝血功能、白蛋白、胆红素、ALT等重要指标改善并稳定24小时后选择有利时机终止妊娠。但绝大多数重型肝炎患者不能等到病情明显好转才终止妊娠,如治疗后病情仍迅速进展,估计预后不良,需终止妊娠抢救胎儿。

3) 分娩方式:多项研究显示剖宫产分娩和自然分娩的新生儿HBV感染率比较,差异无统计学意义。因此不推荐以预防HBV垂直传播为目的而进行剖宫产术。分娩方式的决定取决于产科相关情况。但对于一般情况较差、血清胆汁酸明显升高,尤其凝血功能欠佳的患者,可放宽剖宫产指征。

但妊娠合并重型肝炎孕妇应选择剖宫产终止妊娠。这类孕妇常发生产时产后出血,因此必要时剖宫产后立即行子宫切除术,但残端出血止血不易,须补充凝血因子纠正止血功能。若保留子宫,术中应采用足够措施减少产后出血的发生,如子宫动脉结扎、宫腔填塞、子宫压迫缝合或子宫下段螺旋式缩窄缝合等。

4）新生儿出生后应立即离开母血污染环境,彻底清除体表的血液、黏液和羊水,处理脐带前需再次清理,安全断脐。

（5）停药时机:妊娠期抗病毒治疗的目的仅为阻断垂直传播者,建议于分娩当日停药,并于产后每 2~3 个月复查 1 次肝功能,至产后 6 个月;如需继续治疗乙型肝炎,不建议产后立即停药。

（6）HBV 垂直传播的免疫预防

1）足月新生儿:孕妇 HBsAg 阴性时,其新生儿按“0、1、6”方案接种 3 针乙肝疫苗即可。孕妇 HBsAg 阳性时,新生儿在出生后 12 小时内肌内注射 100IU 乙型肝炎免疫球蛋白(HBIG)(越快越好,最好数分钟内),同时在不同部位肌内注射第 1 针乙肝疫苗(越快越好,最好数分钟内),并于第 1、6 个月分别接种第 2、3 针疫苗。

2）足月新生儿出生状况不佳时:孕妇 HBsAg 阴性时,暂缓接种疫苗,待病情恢复稳定 1 周后开始按“0、1、6”方案接种。孕妇 HBsAg 阳性,暂缓接种疫苗,务必在新生儿出生后 12 小时内(越快越好,最好在数分钟内)肌内注射 HBIG,待病情恢复稳定 1 周后开始按“0、1、6”方案接种乙肝疫苗。

3）早产儿:孕妇 HBsAg 阴性时,早产儿生命体征稳定,出生体重≥2 000g 时,按“0、1、6”方案接种乙肝疫苗。孕妇 HBsAg 阳性,早产儿无论身体状况如何,务必在新生儿出生后 12 小时内(越快越好,最好在数分钟内)肌内注射 HBIG,待病情恢复稳定 1 周后开始按“0、1、6”方案接种乙肝疫苗。如果首针疫苗接种延迟时间≥4 周,间隔 4 周左右需再次注射 1 次 HBIG。

（7）孕妇 HBsAg 阴性而家庭其他成员 HBsAg 阳性的子代预防:如果孕妇抗-HBs 阳性,新生儿出生时就有免疫力,无须特殊处理,正常接种乙肝疫苗。如果孕妇抗-HBs 阴性,如果 HBsAg 阳性者必须与新生儿密切接触,新生儿最好注射 1 针 HBIG。

（8）母乳喂养:近年来认为 HBsAg 单纯阳性产妇母乳喂养不增加额外的 HBV 垂直传播风险,但无论产妇 HBeAg 阳性还是阴性,都应鼓励新生儿母乳喂养,且在预防接种前就可以开始哺乳。孕期未行抗病毒治疗或曾应用抗病毒药物现已停药者,均可进行母乳喂养。核苷类似物(NAs)可经乳汁分泌,但婴儿经母乳吸收的血药浓度远低于妊娠期服药者的宫内暴露浓度,并且孕妇产后短期服药并母乳喂养的新生儿没有出现额外的不良反应,因此,建议分娩后短期继续用药者坚持母乳喂养。

（9）产后随访

1）产后继续抗病毒治疗者:按 CHB 随访方案每 3 个月复查肝功能及 HBV DNA 等。

2）产后未用药者:产褥期后复查肝功能及 HBV DNA,如 ALT 正常,则 3~6 个月定期复查即可;如 ALT 异常,需按 CHB 患者管理办法随访。

（10）婴幼儿随访:在完成“0、1、6”方案乙肝疫苗注射后 1~6 个月,为了解免疫应答情况及母婴阻断效果,需检测婴儿 HBsAg 和抗-HBs。随访的适当时间为 7~12 个月龄。

随访结果:①HBsAg 阴性,抗-HBs 阳性,说明预防成功,无须特殊处理;②HBsAg 阴性,抗-HBs 阴性,说明暂时没有感染,但对疫苗无应答,尽快再次按“0、1、6”方案全程接种 3 针乙肝疫苗,然后再次复查;③HBsAg 阳性,抗-HBs 阴性,说明免疫预防失败,6 个月后复查 HBsAg 仍阳性,可确定预防失败,已为慢性感染。

（11）预防 HBV 垂直传播的其他推荐建议(图 12-7-1)

1）妊娠前筛查乙肝血清学指标均阴性,最好在妊娠前接种乙肝疫苗。若接种期间妊娠,无须特别处理,且可完成全程接种。

2）妊娠期没有筛查 HBsAg,分娩时尽快检测。如新生儿出生后仍无法确定,最好给新生儿注射 HBIG;如果有乙肝家族史,强烈建议注射 HBIG。

3）产房备有 HBIG 和乙肝疫苗,使新生儿出生后能迅速接受免疫预防。

4）HBIG 为血制品,分娩前预先完成知情同意。

5）分娩时新生儿曾浸泡在含有病毒的液体中,清理新生儿口腔、鼻道时,尽可能轻柔操作,避免皮肤黏膜损伤而将病毒带入新生儿体内。

6）新生儿皮肤表面可能存在 HBV,任何有损皮肤的处理前,务必充分消毒。尽可能先注射 HBIG,再进行其他注射治疗。

2. HCV 感染的孕期管理　据报道,HCV 在母婴间垂直传播率约为 5.8%,而 HIV 阳性孕妇群体中的 HCV 垂直传播率更高。目前,HCV 的垂直传播是儿童 HCV 感染的主要原因。HCV 感染高风险的孕妇应在初次产前检查时接受抗-HCV 抗体检测筛查。如果结果为阴性,在初次筛查后,对有持续或出现新的 HCV 感染风险时,应在妊娠后期重复进行 HCV 筛查。而抗-HCV 抗体阳性患者,应进行 HCV RNA 核酸定量检测。一般来说,HCV RNA 阳性的孕妇有发生 HCV 垂直传播的风险。由于 HCV 与 HBV、HIV 有协同感染风险,因此建议筛查 HCV 的同时筛查 HBV、HIV(Society for Maternal-Fetal Medicine,2017)。

妊娠前或者妊娠期间被诊断为 HCV 感染的妇女,应转诊至肝病专家或传染病专家进行系统治疗。建议 HCV 感染患者在孕前达到持续病毒学应答(SVR)状态,即治疗结束后第 12 周和第 24 周 HCV DNA 不可测。因为,目前针对 HCV 感染的抗病毒疗法不适用于孕妇。美国食品药品监督管理局(FDA)建议服用利巴韦林的妇女及服用利巴韦林的男性患者的女性伴侣在完成治疗 6 个月之前都应避免妊娠。阴道分娩与剖宫产分娩均不是 HCV 垂直传播的危险因素。因

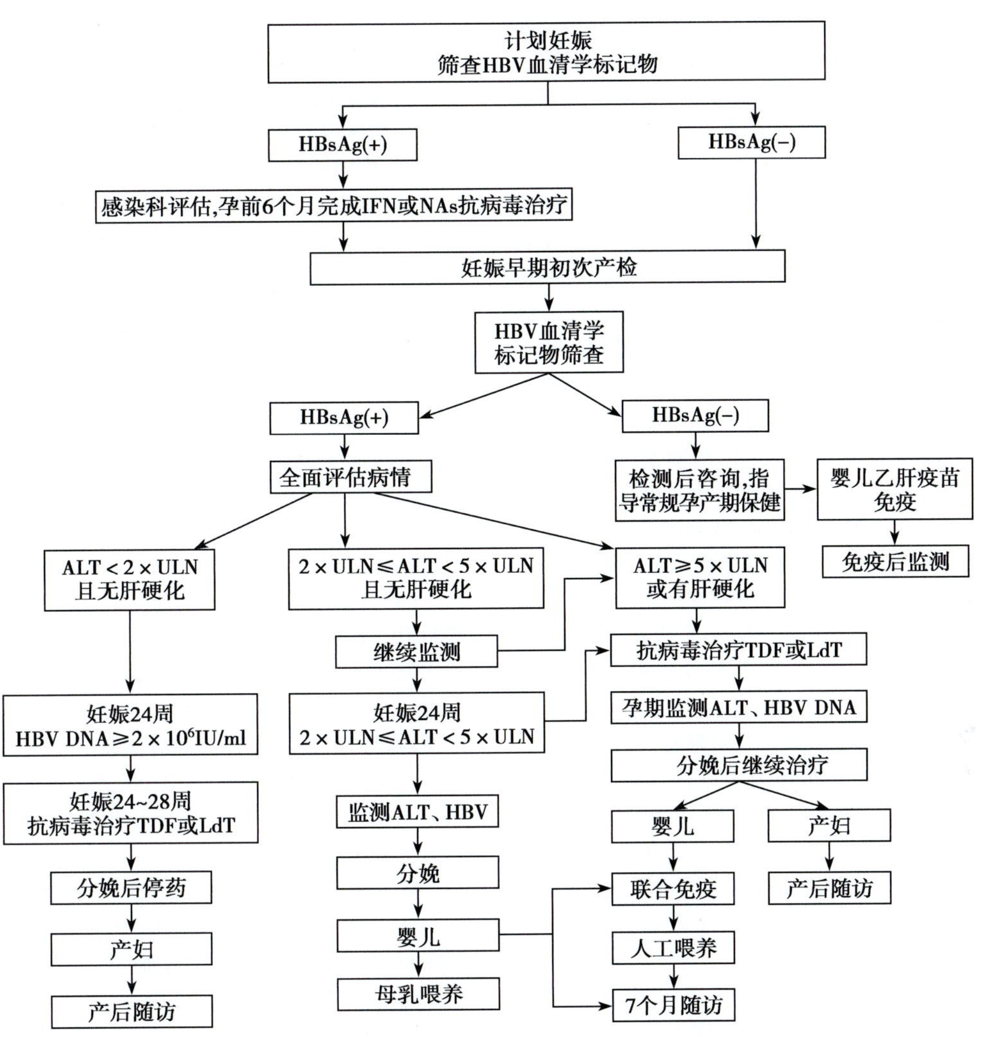

图 12-7-1　乙型肝炎母婴阻断临床诊治流程图

HBV. 乙型肝炎病毒；HBsAg. 乙型肝炎表面抗原；IFN. 干扰素；NAs. 核苷类似物；ALT. 丙氨酸转氨酶；ULN. 健康人群高限；TDF. 替诺福韦酯；LdT. 替比夫定；DNA. 脱氧核糖核酸。

此，不推荐通过剖宫产来避免 HCV 的垂直传播。母乳喂养也不会影响 HCV 垂直传播的风险。但如果产妇乳头破裂出血，则可能造成乳汁源性的 HCV 传播。

抗-HCV 抗体可通过胎盘进入胎儿体内，因此血清存在抗-HCV 抗体不能诊断新生儿感染。建议在新生儿出生 1 个月之后至少有两次 HCV RNA 阳性，或者出生 24 个月之后血清抗-HCV 阳性，诊断为新生儿 HCV 感染。

3. 其他肝炎的孕期管理　免疫实践咨询委员会建议，孕期有 HAV 感染风险的孕妇，如果之前没有接种疫苗，应在孕前或者孕期接种疫苗（Nelson et al.，2020）。孕妇接触 HAV 后可 7 日内肌内注射丙种球蛋白预防感染。新生儿出生时及出生后 1 周各注射 1 次丙种球蛋白预防感染。产妇在 HAV 急性期应禁止哺乳。

急性 HEV 感染通常不需要抗病毒治疗。在几乎所有的病例中，HEV 感染是自发清除的。HEV 清除需要借助人体免疫反应，免疫抑制的患者不能清除 HEV，此类患者常发展成慢性肝炎。HEV 的自发清除仅发生在感染后的最初 3 个月内。HEV 感染后，病毒血症超过 3 个月就可被认为是慢性感染，并可考虑治疗。多数慢性 HEV 感染者无症状，有些患者转氨酶未见异常，有些患者仅出现轻度持续性肝功酶异常（European Association for the Study of the Liver，2018）。

（冯玲　吴媛媛）

三、妊娠合并急性胰腺炎

（一）妊娠合并急性胰腺炎的发病情况

急性胰腺炎是指多种病因引起的胰酶在胰腺内异常激活，引起胰腺组织自身消化、水肿、出血，甚至坏死的炎症反应，病情较重者可发生全身炎症反应综合征（systemic inflammatory response syndrome，SIRS）。妊娠合并急性胰腺炎（acute pancreatitis in pregnancy，APIP）发病率在 1/12 000~1/1 000，可发生于妊娠的任何时期，以妊娠晚期和产褥期较为多见，但发病急、并发症多、重症胰腺炎比例高（20%）、病死率高（25%），是威胁母婴生命安全最危险的消化系统疾病之一。

（二）妊娠合并急性胰腺炎的病因及发病机制

1. 胆道疾病　胆道疾病是妊娠期间发生急性胰腺炎的

重要诱因。妊娠期孕激素的增加使胆囊平滑肌松弛，胆道张力下降，妊娠中晚期胆固醇分泌增加致使胆囊中残余较多的过饱和胆汁，易形成胆固醇结晶或胆结石，堵塞胆道或引起胆总管 Oddi 括约肌梗阻，胰液引流不畅。

2. 高脂血症 肥胖、妊娠期营养增加特别是高脂饮食是 APIP 的重要诱因。妊娠晚期大量的甘油三酯在胰腺中被脂肪酶及胎盘催乳素分解，产生大量游离脂肪酸，易引起胰腺细胞急性脂肪浸润和小血管栓塞，从而导致胰腺炎症和坏死。有报道认为，血清甘油三酯>26mmol/L 即为急性胰腺炎的高危因素。而高甘油三酯血症可继发于糖尿病，故在妊娠期糖尿病伴高脂血症患者中，要特别警惕 APIP 的发生。

3. 其他原因 妊娠期高血压疾病时胰腺血管因痉挛而致胰腺缺血坏死，有诱发急性胰腺炎的可能。妊娠期血清甲状旁腺激素水平增高引发的高钙血症，既刺激了胰酶分泌又使胰管结石形成的概率增加。妊娠晚期增大的子宫压迫胰管致胰管内高压，血液高凝状态又可使胰腺的微小血管栓塞致胰腺缺血坏死。另外急性脂肪肝、多胎、多次妊娠、妊娠剧吐、酒精中毒、感染及药物等也与 APIP 的发病相关（中华医学会消化病学分会胰腺疾病学组，2013）。

（三）妊娠合并急性胰腺炎对母儿的影响

APIP 以妊娠晚期和产褥期较为多见，发病急、并发症多，若进展为急性坏死性胰腺炎，病情凶险，可出现全身多器官功能损害、水电解质紊乱、休克、弥散性血管内凝血（DIC）、腹膜炎、败血症等，机体严重的炎症反应可导致胎儿流产、早产、胎儿窘迫、胎死宫内等，严重威胁母婴生命安全。

（四）妊娠合并急性胰腺炎的诊断

1. 临床表现 上腹疼痛、恶心、呕吐是 APIP 的三大症状，可伴有不同程度的发热和黄疸。多表现为急性发作的持续性上腹部剧烈疼痛，向左肩或腰背部放射，常伴有腹胀及恶心呕吐，呕吐后腹痛不能缓解。因妊娠期解剖和生理性改变临床症状隐匿，初期症状多不典型，症状严重程度轻重不一。体格检查可发现患者中上腹压痛，腹肌紧张，反跳痛不明显。重症患者脐周（Cullen 征）或腰部（Grey-Turner 征）可出现青紫。妊娠期间因子宫增大，腹部膨隆，体征可能表现不明显或不典型。因此当出现明显腹痛但腹部体征不典型时需警惕此病。另外重症患者常并发多脏器功能障碍和严重的代谢紊乱。

2. 实验室检查 血清和尿淀粉酶及血清脂肪酶对 APIP 的诊断具有重要意义。血清淀粉酶升高到正常参考值上限的 3 倍以上有诊断价值，但其升高程度与病变严重性无相关关系。尿淀粉酶仅做参考。其他的腹部疾病（如肠痉挛、胃穿孔或十二指肠溃疡）该酶也可能升高，但一般升高到正常上限的 2 倍以下。血清脂肪酶特异性较血清淀粉酶高，升高 2~3 倍高度警惕急性胰腺炎的可能。急性胰腺炎时由于腹内脂肪坏死与钙结合致血钙降低，与疾病严重程度有关，钙离子浓度<1.75mmol/L 提示预后不良。动态监测 C 反应蛋白和 IL-6 对判断疾病的严重程度有一定价值。因胰岛细胞坏死引起胰岛素分泌不足，血糖升高，如长期禁食，血糖仍超过 11.0mmol/L，提示预后不佳。

3. 影像学检查

（1）腹部超声（abdominal ultrasound，AUS/US）：是诊断胆源性胰腺炎的首选方法。其快速、无创、便宜，且对胎儿无影响。AUS 可发现胰腺体积增大、界限模糊、胰腺周围有液性暗区、出现脓肿、假性囊肿等，并可发现胆结石等一些急性胰腺炎的诱因。但由于分辨率的局限性和肠胀气的影响，AUS 对早期胰腺肿大不明显、坏死不典型的病例诊断有困难。

（2）CT：被认为是诊断 APIP 的金标准，能精确的反映 APIP 病变部位、范围及治疗的情况和有无并发症，为临床早期及时有效治疗提供诊断依据，并且可评估预后。

（3）MRI 和磁共振胰胆管造影术（magnetic resonance cholangiopancreatography，MRCP）：是重要的辅助检查手段。MRI 为一种无创性检查，能显示胰腺及胰周的正常解剖和胰腺坏死组织、胰管及周围组织变化，对 APIP 分型诊断准确，为观察病变组织的改变提供了一个新的视角。

（4）内镜超声（endoscopic ultrasound，EUS）：能准确地探测胆道结石、胆道淤泥甚至微小结石，是诊断胆管结石最好的成像技术。EUS 对于诊断胆管源性急性胰腺炎优于经腹超声和经腹 CT 扫描及 MRCP，可根据 EUS 的诊断排除患者是否需要行内镜下逆行胰胆管造影术（endoscopic retrograde cholangiopancreatography，ERCP）检查。国外资料推荐 MRCP 和 EUS 作为妊娠期诊断胆道系统疾病的首选检查手段，认为其优于 ERCP。

4. 诊断、鉴别诊断和严重程度分级

临床上符合以下 3 项特征中的 2 项，即可诊断 APIP：①腹痛、呕吐等消化道症状；②血清淀粉酶和/或脂肪酶活性至少高于正常上限值 3 倍；③腹部影像学检查符合急性胰腺炎影像学改变。

急性胰腺炎需与妊娠剧吐、流产、早产、子宫破裂、胎盘早剥、阑尾炎、肠梗阻及其他急腹症相鉴别。

急性胰腺炎严重程度分为以下三级（中华医学会外科学分会胰腺外科学组，2015）。

（1）轻症急性胰腺炎（mild acute pancreatitis，MAP）：占多数，不伴有器官功能衰竭及局部、全身并发症，通常在 1~2 周内恢复。

（2）中重症急性胰腺炎（moderately severe acute pancreatitis，MSAP）：伴有一过性（≤48 小时）器官功能障碍。早期病死率低，后期如坏死组织合并感染，病死率增高。

（3）重症急性胰腺炎（severe acute pancreatitis，SAP）：伴有持续（>48 小时）的器官功能衰竭。SAP 早期病死率高，如后期合并感染则病死率更高。

（五）治疗

APIP 处理原则与非妊娠期相同，具体包括内科治疗、手术治疗和产科处理。治疗上应区分轻症或重症，轻症胰腺炎以保守治疗为主，重症胰腺炎中需区分胆源性和非胆源性，胆源性中有胆道梗阻情况者积极手术解除梗阻，其余类型以防治休克、纠正多器官衰竭等治疗为主。

1. 禁食、胃肠减压 减少胰酶分泌，减少肠胀气。

2. 液体复苏及监护 由于 SIRS 引起毛细血管渗漏综合

征（capillary leak syndrome，CLS），导致血液成分大量渗出，造成血容量丢失与血液浓缩。复苏液首选乳酸林格液，一般每日输液 3 000~4 000ml，其中 1/4~1/3 采用胶体液，扩容治疗需避免液体复苏不足或过度，可通过动态监测中心静脉压（CVP）或肺毛细血管楔压（PWCP）、心率、血压、尿量、血细胞比容及混合静脉血氧饱和度（SvO_2）等作为指导。

3. 抑制胰酶分泌　生长抑素类似物（奥曲肽）能有效地降低非妊娠期重症急性胰腺炎的死亡率，但妊娠期应用尚无足够证据证明其无导致新生儿畸形及发育障碍可能，故临床应用需谨慎。

4. 止痛解痉　首选盐酸哌替啶，可联合 654-2 解痉，松弛 Oddi 括约肌。

5. 抗生素　有学者（Ramin et al.，1995）认为仅在胆源性胰腺炎患者出现胆系感染或重症急性胰腺炎时才需使用，一般选用第三代头孢菌素、哌拉西林、美洛西林等。

6. 营养支持　APIP 治疗过程中要充分考虑到母体及胎儿生长对营养的需要，及时开始全胃肠外营养（total parenteral nutrition，TPN）及肠内营养（enteral nutrition，EN）治疗。肠功能恢复前，可酌情选用肠外营养；一旦肠功能恢复，就要尽早进行肠内营养。采用鼻空肠管或鼻胃管输注法，注意营养制剂的配方、温度、浓度和输注速度，并依据耐受情况进行调整。

7. 器官功能的维护治疗　维持氧饱和度在 95% 以上，必要时应用机械通气。若出现急性肾衰竭可采用连续性肾脏替代治疗（continuous renal replacement therapy，CRRT）。肝功能异常时可予以护肝药物，应用质子泵抑制剂或 H_2 受体拮抗剂防治急性胃黏膜损伤。

8. 手术治疗　APIP 的手术治疗一直存在有争议。目前认为手术指征包括：①对保守治疗反应不佳；②消化道、胆道有梗阻；③胰腺局部并发症继发感染或产生压迫症状；④胰瘘、消化道瘘、假性动脉瘤破裂出血等并发症。手术治疗的最佳时机是在妊娠中期或产褥期，宜在患者症状好转后延期施行，急症手术患者的死亡率较高。

9. 产科处理

（1）抑制宫缩和促胎肺成熟治疗：由于炎症因子刺激宫缩使 APIP 早产率高达 60%，故妊娠 28 周以上应适时应用地塞米松促胎肺成熟，有早产迹象可应用宫缩抑制剂，需要注意的是急性胰腺炎患者胰岛 β 细胞被破坏，胰岛素分泌功能下降，可出现血糖升高，而 β 受体激动剂有升高血糖作用需慎用。

（2）终止妊娠的时机和方式：终止妊娠的时机和分娩方式取决于病情的轻重、是否有产科指征及胎儿的生长状况。急性出血性坏死性胰腺炎则需尽快终止妊娠。若 APIP 症状较轻，在治疗后得到控制，情况稳定，胎盘功能良好，胎儿宫内状况良好，则可期待至妊娠足月。若在治疗过程中，病情加重、无缓解者或重症患者，或有明显的流产或早产征象、胎儿窘迫、严重感染或多器官功能障碍、临产等征兆时应以最快、对母体影响最小的方式终止妊娠，以保证母亲的安全。

（六）妊娠合并急性胰腺炎的争议和展望

APIP 的诊治对于产科临床医生仍是个挑战。首先，APIP 的临床表现多不典型，对妊娠期出现的不明原因的腹痛要及时排查 APIP，确诊 APIP 后要根据实验室和影像学的检查进行分型，在分型基础上采取相应的治疗措施，尽管 APIP 手术指征、术式和时机尚存在一定争议，但当保守治疗效果不佳时，应及时手术。

对 APIP 肠内或肠外营养的选择需要权衡。TPN 可以避开消化道，减少胰腺分泌，有效改善高血糖、高血脂、低蛋白血症、低钙血症等代谢紊乱，但长期应用 TPN 会导致肠道菌群失调，增加感染发生率；葡萄糖超负荷可引起肝功能损害，恢复饮食时可能会出现肠道再灌注综合征。EN 更符合生理，有助于维持肠道菌群的肠道黏膜免疫力，减少细菌易位，同时避免了肠外营养的所有危险因素。但 EN 只能用于病情稳定的患者，且具体实施上还无统一的治疗标准，仍需要大量的实验研究及临床观察。

另外，血浆滤过可快速清除血脂、血液中的尿素氮和肌酐，维持水电解质及酸碱平衡，有利于改善循环，缓解病情。对胎儿安全且孕妇耐受性好，应用前景广阔。

（王子莲）

第八节　风湿免疫病

一、系统性红斑狼疮

系统性红斑狼疮（systemic lupus erythematosus，SLE）多见于育龄期女性，是一种自身免疫介导的，以免疫性炎症为突出表现的弥漫性结缔组织病。我国大样本流行病学调查发现 SLE 的患病率为 70/10 万，妇女中高达 113/10 万，且有增高趋势。SLE 会增加患者妊娠并发症和母儿不良结局的发生风险，加强产科和新生儿监护是优化母胎结局的必要措施，通过多学科合作及努力，SLE 妊娠丢失率已经从 43% 下降到 17%。

（一）诊断标准及系统性红斑狼疮活动性判断标准

目前普遍采用美国风湿病学会（ACR）1997 年推荐的分类标准，包括颊部红斑、盘状红斑、光过敏、口腔溃疡、累及 2 个或以上外周关节的非侵蚀性关节炎、浆膜炎、肾脏病变、神经病变、血液学异常、抗双链 DNA 抗体阳性等免疫学检查异常及抗核抗体滴度升高。以上 11 项分类标准中，符合 4 项或者 4 项以上者，在除外感染、肿瘤和其他结缔组织病后，即可诊断为 SLE，其特异度和灵敏度分别达 95% 和 85%。其中免疫学检查异常和高滴度抗核抗体更具有诊断意义。

在临床表现有疲劳症状占 80%~100%、胃肠道症状 38%、发热>80%、呼吸道症状 90%~98%、消瘦>60%、心血管症状 46%、关节痛约 95%、淋巴系统损害约 50%、皮肤损害>80%、中枢神经症状 25%~75%、肾脏病变约 50%。目前 SLE 活动性判断标准中 SLE 疾病活动指数（systemic lupus erythematosus disease activity index，SLE-DAI）最为常用，其将判断病情的各项指标按照受累程度积分，0~4 分为基本无活动；5~9 分为轻度活动；10~14 分为中度活动；≥15 分为重度活动（表 12-8-1）。

表 12-8-1　系统性红斑狼疮疾病活动指数(SLE-DAI)

计分	临床表现	定义
8	癫痫样发作	近期发作,除外代谢、感染及药物因素
8	精神症状	严重的认知障碍、行为异常,包括:幻觉、思维散漫、缺乏逻辑性、行为紧张、怪异、缺乏条理。除外尿毒症及药物因素
8	器质性脑病	大脑功能异常,定向力、记忆力及计算力障碍。包括意识障碍,对周围环境注意力不集中,加上以下至少 2 项:认知障碍、语言不连贯、嗜睡或睡眠倒错、精神运动增加或减少。需除外代谢性、感染性及药物性因素
8	视力受损	系统性红斑狼疮的视网膜病变,包括絮状渗出、视网膜出血、严重的脉络膜渗出或出血及视神经炎。需除外高血压、感染或其他药物因素
8	脑神经异常	新发的包括脑神经在内的感觉或运动神经病
8	狼疮性头痛	严重持续的头痛,可以为偏头痛,镇痛药无效
8	脑血管意外	新发的脑血管意外,除外动脉硬化
8	血管炎	溃疡、坏疽、痛性指端结节,甲周梗死、片状出血或活检或血管造影证实存在血管炎
4	关节炎	2 个以上关节疼痛及炎症表现,如压痛、肿胀及积液
4	肌炎	近端肌肉疼痛或无力,合并肌酸磷酸激酶或醛缩酶升高,或肌电图或肌活检发现存在肌炎
4	管型尿	出现颗粒管型或红细胞管型
4	血尿	红细胞>5 个/HP。除外结石、感染或其他因素
4	蛋白尿	新出现的蛋白尿>0.5g/24h 或近期增加>0.5g/24h
4	脓尿	白细胞>5 个/HP。除外感染
2	新发皮疹	新出现或复发的炎性皮疹
2	脱发	新出现或复发的异常片状或弥漫性脱发
2	黏膜溃疡	新出现或复发的口、鼻溃疡
2	胸膜炎	出现胸膜炎性疼痛、有胸膜摩擦音或胸腔积液或胸膜增厚
2	心包炎	心包疼痛,加上以下至少一项:心包摩擦音、心包积液或心电图或超声证实
2	低补体	CH50、C3、C4 低于正常值低限
2	DNA 升高	>25%(Farr 放射免疫法)或高于检测范围
1	发热	需除外感染因素
1	血小板减低	$<100\times10^9/L$
1	白细胞减少	$<3\times10^9/L$,除外药物因素

注:上述计分为前 10d 之内的症状和检查。DNA,脱氧核糖核酸。

(二)系统性红斑狼疮与妊娠的相互影响

1. 妊娠对 SLE 的影响　妊娠期 SLE 发作可以造成不可逆的脏器损害。虽然产后存在狼疮发作的特殊高风险,但是妊娠是否增加 SLE 发作的风险,目前尚未明确。增加妊娠期 SLE 发作风险的因素包括:妊娠前六个月之内的狼疮活动;狼疮性肾炎病史;停用羟氯喹。预测不良妊娠结局的指标包括:狼疮活动;使用抗高血压药物;狼疮性肾炎;存在抗磷脂抗体(APL)和血小板减少。

2. SLE 对妊娠的影响　SLE 合并妊娠,孕产妇死亡风险增加 20 倍,早产、胎儿生长受限、子痫前期-子痫、非计划性剖宫产、新生儿狼疮风险增加。

(1) 子痫前期:子痫前期是 SLE 最常见的妊娠并发症,发病率 16%~30%,明显高于产科人群的 4.6%。

(2) 早产:早产是 SLE 常见的产科并发症。文献报道的早产率为 15%~50%,伴有狼疮性肾炎或狼疮重度活动的女性早产发病率增加。狼疮性肾炎活动性疾病的存在是早产最强的预测因子。

(3) 胎儿丢失:APL 阳性和狼疮活动是 SLE 患者妊娠丢失的重要危险因素。

(4) 胎儿生长受限:10%~30%的 SLE 患者妊娠合并胎

儿生长受限。与其他并发症一样，在活动性 SLE、高血压和狼疮性肾炎存在时，风险较高。

（5）新生儿红斑狼疮：新生儿红斑狼疮是一种被动转移的自身免疫性疾病，发生在抗 SSA 抗体或抗 SSB 抗体阳性的母亲分娩的新生儿。胎儿暴露于抗 SSA 抗体和/或抗 SSB 抗体还会增加患先天性完全性心脏传导阻滞的风险。

（6）对子代的其他影响：妊娠合并特发性血小板减少性紫癜患者分娩的新生儿，可引起胎儿同种免疫血小板减少，重症者会发生颅内出血。血小板计数一般在新生儿出生后 1～2 周内恢复正常。

（三）妊娠合并系统性红斑狼疮的鉴别诊断

1. 子痫前期　肾型 SLE 患者和妊娠期高血压疾病患者均可出现水肿、高血压、蛋白尿。脑型 SLE 可以发生癫痫，与子痫抽搐发作的临床表现难以区分。但以下几点可以用于区分：

①免疫指标：SLE 患者阳性，子痫前期患者阴性；②血清补体：SLE 患者降低，子痫前期患者升高；③妊娠终止：子痫前期疾病缓解，SLE 不能缓解。妊娠期高血压疾病的根本措施是终止妊娠，而 SLE 病情加重，治疗方法则是增加泼尼松用量或加用其他免疫抑制药物。

2. 原发性血小板减少性紫癜　约有 25% 的 SLE 患者发病时有血小板减少，被误认为原发性血小板减少性紫癜。通过骨髓穿刺进行区分，SLE 患者巨核细胞不减少，原发性血小板减少性紫癜巨核细胞减少。此外还可以进行抗核抗体等免疫学检查，如免疫指标阳性支持 SLE，阴性则排除。

3. 贫血　妊娠期多见缺铁性贫血、营养性贫血，通过补充铁剂、叶酸、调整饮食，多数能纠正。SLE 患者贫血可能是免疫引起的溶血性贫血，一般为正常细胞贫血，并常伴有血小板减少。可进行免疫抗体指标和抗人球蛋白试验鉴别，SLE 患者呈阳性，营养性贫血均为阴性。

（四）孕前评估

孕前评估对 SLE 育龄女性妊娠计划是至关重要的，患者应该在受孕前接受孕前咨询，对孕产妇和胎儿进行风险评估和药物评估。

SLE 患者必须同时满足下述条件才可以考虑妊娠：①病情不活动且保持稳定至少 6 个月。②糖皮质激素的使用剂量为泼尼松 15mg/d（或相当剂量）以下。③24 小时尿蛋白排泄定量为 0.5g 以下。④无重要脏器损害。⑤停用免疫抑制药物如环磷酰胺、甲氨蝶呤、雷公藤、霉酚酸酯等至少 6 个月；对于服用来氟米特的患者，建议先进行药物清除治疗后，再停药至少 6 个月才可以考虑妊娠。

以下情况属于妊娠禁忌证：①严重的肺动脉高压（估测肺动脉收缩压>50mmHg，或出现肺动脉高压的临床症状）；②重度限制性肺部病变[用力肺活量（FVC）<1L]；③心力衰竭；④慢性肾衰竭[血肌酐（SCr）>247μmol/L]；⑤既往即使经过阿司匹林和肝素治疗仍不能控制的严重子痫前期或 HELLP 综合征；⑥过去 6 个月内出现脑卒中；⑦过去 6 个月内有严重的狼疮病情活动。

（五）妊娠合并系统性红斑狼疮的围产期管理

1. 妊娠期监测　应由风湿病科和高危产科医生共同进行密切监测。风湿免疫科每个月复诊 1 次，如果出现复发可增加复诊频率。产科 20 周前每个月复诊 1 次，20～28 周每 2 周复诊 1 次，28 周后每周 1 次。产检内容包括：

（1）详细的病史与体格检查及专科检查。

（2）对血尿常规、24 小时尿蛋白定量、肝功能、肾功能、生化及电解质水平检测、血糖、血尿酸、血清补体、免疫球蛋白定量、抗双链 DNA 抗体等进行监测，对疾病的整体情况或有无复发进行评估；对合并抗磷脂综合征（APS）的患者，应定期监测抗心磷脂抗体（aCL）、狼疮抗凝物（LA）、抗 β_2 糖蛋白-1（抗 β_2GP-1）抗体水平。

（3）超声检查：7～13 周核实孕周，16 周后每个月复查评估胎儿生长发育情况，排除胎儿发育畸形，如果存在胎儿生长受限或子痫前期可适当增加检查频率。

（4）脐动脉血流速度监测，26 周后每周 1 次。

（5）对于血清抗 SSA 或抗 SSB 抗体阳性或前次胎儿发生心脏异常的患者，建议在妊娠 16～24 周，每 2 周行 1 次胎儿心脏超声检查，监测胎儿心脏结构及传导情况；若无异常，建议在 24 周后每 3～4 周进行 1 次胎儿心脏超声检查。如果发现胎儿出现心脏异常或传导功能异常，建议每 1～2 周进行 1 次胎儿心脏超声检查，直至胎儿出生。实验室检查结果必须结合临床，对于无症状的血清学结果，需要加强监测，而不是直接药物治疗。

2. SLE 患者妊娠期间的药物使用

（1）糖皮质激素：建议使用不含氟的糖皮质激素剂型控制 SLE 患者病情，使用剂量应视患者的病情轻重程度而定；尽量使用最小的可控制疾病的剂量，建议维持剂量不超过每日相当于泼尼松 15mg 的剂量；可使用地塞米松促胎肺成熟。如果发现胎儿出现心脏Ⅰ、Ⅱ度房室传导阻滞，可以使用地塞米松或倍他米松进行治疗，建议地塞米松 4mg/d 或倍他米松 4mg/d，一直使用至终止妊娠时，并建议在 37 周时终止妊娠。对于发现有心肌病变的胎儿，可试用丙种免疫球蛋白静脉输注 1g/d。但对于完全房室传导阻滞，治疗几乎均不可逆转。

（2）免疫抑制剂：SLE 患者妊娠期间可以使用的免疫抑制剂包括硫唑嘌呤、环孢素 A、他克莫司；禁用的免疫抑制剂有甲氨蝶呤、霉酚酸酯、来氟米特、环磷酰胺、雷公藤等。已经服用这些药物的患者，建议在停药半年后再考虑妊娠。

（3）羟氯喹：抗疟药可影响细胞受体的功能、阻断细胞内蛋白质的合成与加工，可能影响自身抗体的形成，减少淋巴细胞的增殖，干扰自然杀伤细胞的功能。是经临床使用经验证实为安全的药物，对于 APL 阳性的患者，在妊娠后应该使用羟氯喹，以减少血栓形成的危险，对于抗 SSA 或抗 SSB 阳性的 SLE 患者，建议服用以降低胎儿心脏传导阻滞的发病率，推荐剂量为 200mg，2 次/d。

（4）非甾体抗炎药：在妊娠中期使用是安全的，但在妊娠早期和后期不建议使用。小剂量阿司匹林可以整个妊娠期使用。

（5）对乙酰氨基酚：可用于缓解 SLE 妊娠患者的关节疼痛等症状，可以在妊娠期间使用。

（6）降压药物治疗：伴有高血压的 SLE 患者可以使用的

降压药物包括 β 受体阻滞剂（如阿替洛尔、美托洛尔、普萘洛尔、拉贝洛尔）；中枢性降压药仅包括受体拮抗剂（甲基多巴、可乐定）、扩血管药物（如尼非地平、硝苯地平、肼屈嗪）。禁用血管紧张素转化酶抑制剂或血管紧张素转化酶受体抑制剂。对于重度高血压，除可以使用拉贝洛尔、尼非地平、肼屈嗪外，可以使用静脉降压药物。

3. 终止妊娠时机 目前对于 SLE 合并妊娠何时终止妊娠还没有明确定论，需要根据 SLE 病情严重程度及产科指征共同决定。对于 SLE 病情稳定且无并发症者，可在风湿免疫科及产科医生共同监控下，等待自然分娩。若出现病情活动及产科并发症时，在积极治疗下，放宽剖宫产指征，及时终止妊娠。终止妊娠的时机如下。

（1）妊娠早期出现明显的 SLE 病情活动。

（2）病情进行性加重，出现严重并发症，如重度子痫前期，血液系统受损，心、肾、肺、脑等器官出现损害等，经积极治疗无好转者，不论孕周大小，都应及时终止妊娠。

（3）胎盘功能不良，出现胎儿生长受限、羊水过少，妊娠 ≥34 周随时结束分娩，若明显胎盘功能不良、胎儿窘迫如胎心监护异常或脐动脉舒张期血流缺失等，<34 周可促胎肺成熟后结束分娩。

（4）对于病情平稳者，如果胎龄已满 38 周，建议终止妊娠。

4. SLE 患者终止妊娠时糖皮质激素的使用 对于病情稳定、每日口服糖皮质激素剂量相当于泼尼松 5mg/d 者进行人工流产、正常分娩或剖宫产手术时均不需要额外增加激素的剂量。但对于口服激素剂量在泼尼松 5mg/d（或相当剂量）以上者，均应该在围手术期调整糖皮质激素的使用剂量。对于进行人工流产、中期引产手术或正常生产的患者，在原使用糖皮质激素的基础上，在手术当日或产程启动时服用泼尼松 5mg（或相当剂量）或于产程启动时或于手术前 0.5 小时，静脉注射甲泼尼龙 5mg 或氢化可的松 25mg，次日恢复原口服剂量即可；进行剖宫产手术的患者，在原糖皮质激素剂量的基础上，在手术当中静脉输注甲泼尼龙 10~15mg 或氢化可的松 50~75mg，术后次日起改为静脉注射氢化可的松 20mg，每 8 小时 1 次，术后第 3 日恢复至术前用量即可。

5. 合并 APS 的 SLE 妊娠患者的治疗 APL 与不良妊娠转归关系密切，因此应该根据患者的既往妊娠情况来进行治疗。对于 APL 持续中、高滴度阳性，没有血栓与不良妊娠史的患者，应在妊娠前即口服小剂量阿司匹林，推荐剂量为 75mg/d，一直服用至妊娠结束后 6~8 周；对于既往有血栓史的患者，妊娠前应服用华法林，调整剂量至国际标准化比值（INR）2~3。一旦确认妊娠时，即停止使用华法林，改为治疗剂量的普通肝素或低分子量肝素注射治疗；对于有 1 次或以上死胎、2 次以上妊娠前 12 周内出现胎儿丢失、1 次或以上因胎盘功能异常造成早产但没有血栓史的患者，在妊娠前即应服用小剂量阿司匹林（75mg/d），在明确妊娠后开始注射预防剂量的普通肝素或低分子量肝素，直至分娩后 6 周。手术前 1 日，停用注射肝素，手术前 1 周，停用阿司匹林。

6. SLE 患者的哺乳 推荐 SLE 患者进行母乳喂养。口服泼尼松或甲泼尼龙、羟氯喹与非甾体抗炎药的患者都可以进行母乳喂养。服用阿司匹林和华法林及使用肝素治疗的 SLE 患者可以正常哺乳。服用环磷酰胺、霉酚酸酯、甲氨蝶呤、来氟米特、硫唑嘌呤、环孢素 A、他克莫司的 SLE 患者不宜哺乳。但对于服用泼尼松剂量超过 20mg/d 或相当剂量者，应弃去服药后 4 小时内的乳汁，并在服药 4 小时后再进行哺乳。

（孟金来 王谢桐）

二、抗磷脂综合征

抗磷脂综合征（antiphospholipid syndrome，APS）是指抗磷脂抗体（antiphospholipid antibody，APL）阳性并伴有血栓形成或病理妊娠的一组临床征象的总称。APS 可以独立存在，也可以发生于 SLE 等其他系统性自身免疫性疾病。

APS 的病理基础是 APL 导致的血栓形成倾向和对合体滋养细胞的直接损害。在育龄女性中具有以下特征：动脉或静脉血栓形成或病理妊娠发生；有离子型磷脂蛋白抗体存在的实验室证据。用于临床诊断的 APL 指标分别是：狼疮抗凝物（lupus anticoagulant，LA）、抗心磷脂抗体（anticardiolipin antibody，aCL）和抗 β_2 糖蛋白-1（抗 β_2GP-1）抗体，其他特异性抗体没有在临床研究中得以验证。

（一）发病机制

抗磷脂综合征的发病机制尚不完全明确。被认为涉及血小板、内皮细胞活化及 APL 促进凝血作用。尽管子宫胎盘血栓形成和血管功能不全可能是导致不良妊娠结局的一种机制，但不是所有受影响的胎盘都表现出血栓形成或梗死的迹象。APL 对胎盘滋养细胞功能也有直接影响，可减少滋养细胞合体化、降低滋养细胞增殖侵袭力。另外，APL 可能影响滋养层细胞产生激素和信号分子，刺激凝血和补体活化。胎盘中性粒细胞胞外诱捕（neutrophil extracellular traps）是 APS 胎盘病理的特征表现之一，与子痫前期胎盘病理改变类似。另一种假说认为，APL 可以诱导 Toll 样受体-8 的激活。妊娠时发生的组织重塑使许多相关细胞处于激惹状态，磷脂膜内侧暴露，同时 β_2GP 在合体滋养细胞表面高表达，因此 APS 患者的病理妊娠多样化，而且可能产生危及母亲和胎儿的严重后果。

（二）诊断标准

1999 年在日本札幌举行的国际研讨会上发布了《关于 APS 的初步分类诊断标准的国际共识声明》，2006 年悉尼会议进行了修订。诊断 APS 必须具备下列至少 1 项临床标准和 1 项实验室标准。

1. 临床标准

（1）血管栓塞：任何器官或组织发生 1 次以上的动脉、静脉或小血管血栓，血栓必须被客观的影像学或组织学证实。组织学还必须证实血管壁附有血栓，但没有显著炎症反应。

（2）病理妊娠：①发生 1 次以上的在妊娠 10 周或以上不能解释的形态学正常的死胎，正常形态学的依据必须被超声或被直接检查所证实；或②在妊娠 34 周之前因严重的子痫或子痫前期或严重的胎盘功能不全所致 1 次以上的形态学正常的早产，或③在妊娠 10 周以前发生 3 次以上的不能解释的自发性流产。必须排除母亲解剖、激素异常及双亲染色体异常。

2. 实验室标准

(1) 血浆中出现 LA，至少发现 2 次，每次间隔至少 12 周。

(2) 用标准酶联免疫吸附试验（ELISA）在血清中检测到中到高滴度的 IgG/IgM 类 aCL[IgG 型 aCL>40 GPL(1mg/L 纯化的 IgG 型 aCL 的结合抗原活性)；IgM 型 aCL>40 MPL(1mg/L 纯化的 IgM 型 aCL 的结合抗原活性)；或滴度>第 99 百分位数]；至少 2 次，间隔至少 12 周。

(3) 用标准 ELISA 在血清中检测到 IgG/IgM 型抗 β_2GP-1 抗体（滴度>第 99 百分位数），至少 2 次，间隔至少 12 周。

标准中的胎盘功能不全包括以下 4 个方面。①异常或不稳定的胎儿监护试验：非应激试验阴性提示有胎儿低氧血症；②异常的多普勒血流速度波形分析提示胎儿低氧血症：脐动脉舒张末期无血流状态；③羊水过少：羊水指数≤5cm；④出生体重在同胎龄儿平均体重的第 10 百分位数以下。

（三）APS 与病理妊娠的关系

1. 不明原因的死胎　APS 增加不明原因的死胎风险。80%以上的 APS 女性有至少一次妊娠丢失史，与对照组的 25%相比，差异有统计学意义。APS 大于 10 周的胎儿死亡的比例也较对照组更高（50% *vs.* 15%）。研究发现，aCL-IgG 水平与不良妊娠结局有一定相关性。

一项关于 SLE 的回顾性研究发现，妊娠丢失在 APL 阳性的患者中更为常见，aCL-IgM 可用于预测妊娠结局，而 LA 是与妊娠并发症相关性最强的预测因子。进一步研究提示，APL 阳性女性妊娠丢失的发生风险一定程度上是独立于狼疮的。

2. 复发性流产　复发性流产可能是 APS 或者 APL 阳性的首发临床表现。多项研究发现 APL 在复发性流产患者中检测到的比例明显高于对照组（20% *vs.* <5%），支持 APS 与复发性流产之间存在关联。上海交通大学医学院附属仁济医院对 301 例排除了 SLE 的复发性流产病例进行 aCL 检测，aCL 阳性标准为连续两次 aCL 阳性，其时间间隔为 4 周或以上，结果发现 aCL 阳性率为 14.29%，其中 2 次流产者为 12.73%，而 3 次以上流产者为 15.18%，复发性流产患者 aCL 阳性率明显高于对照组，而正常妇女 aCL 检出率为 6.73%，这些结果与近年国外报道相一致。

3. 胎盘功能不全相关疾病　APL 干扰滋养细胞的侵蚀及子宫螺旋动脉血管重铸，并能促血栓形成，导致子痫前期和胎儿生长受限的风险增大。APL 与胎盘早剥无关。

(1) 早发型子痫前期：APL 是早发型子痫前期的危险因素之一。子痫前期与 LA、aCL 和/或抗 β_2GP-1 之间的相关性研究发现，重度早发型子痫前期、HELLP 综合征人群中的 APL 检出率较高，而轻度或晚发型子痫前期与 APL 并无明显相关性。在早发型子痫前期的患者中 APL 的检出率可达 10%～20%。

(2) 胎儿生长受限：在有症状的 APS 患者中胎儿生长受限的发病率接近 30%，明显高于普通人群的≤10%。

4. 血栓形成　APS 患者存在较明显的凝血功能异常和易栓倾向。血栓形成与 APL 明显相关。前瞻性研究表明，APS 女性妊娠期或产褥期血栓栓塞性疾病的风险是 5%～12%，明显高于正常对照的 0.025%～0.10%。静脉血栓形成比动脉血栓形成更常见。持续 APL 阳性的患者血栓形成发病率为 30%。抗体滴定度越高，发生血栓的危险性也越大。在血栓形成病例中，APL 阳性率非常高，为 64%～68%。有血栓形成相关 APS 的妇女，妊娠并发症发病率高于只有产科并发症相关的 APS 患者。

5. 血小板减少　血小板减少可以是轻度，也可以很严重，多是急性发作和周期性发作，往往是临床易见的首发征象，是 APS 重要表现之一。在 SLE 或具有 SLE 样表现的患者，存在 APL 与血小板减少明显相关的现象，APL 阳性患者血小板减少可双倍于 APL 阴性患者。

6. 神经精神系统损伤　神经精神症状主要表现为脑血管意外，包括脑血栓、脑出血、精神行为异常、癫痫、舞蹈症和脊髓病变等。造成神经精神系统损伤主要在于 APL 通过损伤血管内皮细胞、激活血小板、影响凝血系统而形成血栓，也可能是 APL 直接与脑磷脂发生交叉反应而造成脑组织弥漫性损伤。

（四）APS 对新生儿的影响

新生儿 APS 与 APS 诊断标准相同：在血清中存在一种及以上 APL；有至少一种临床特征，如静脉或动脉血栓形成或血小板减少。

新生儿 APS 成因复杂，可能为母体抗体胎盘转移所致。被动获得的 APL 会在 6～12 个月后完全消失。新生儿 APS 很少见，新生儿 APS 与 APL 之间的因果关系尚不明确，但几乎所有病例都有动脉或静脉血栓形成的危险因素[如窒息、败血症、留置血管导管、心脏疾病、遗传性血栓形成倾向、产前疾病（子痫前期、胎儿生长受限）]。母体 APS 对胎儿的远期影响尚不明确。

（五）母胎监测

与其他导致妊娠并发症风险增加的疾病一样，APS 患者产前检查的频率和内容是根据孕产妇和妊娠并发症进行调整的，以便在某些情况下（如子痫前期发生时）进行及时干预。

1. 除了常规产前检查，还包括以下内容。

(1) 血小板计数水平、血清肌酐浓度、尿蛋白肌酐比值、血清丙氨酸转氨酶（ALT）和天冬氨酸转氨酶酶（AST），以便与其他合并症进行鉴别。

(2) 进行抗 Ro/SSA 和抗 LA/SSB 抗体筛查。如果存在一个狼疮相关自身抗体，可能其他抗体也呈阳性，这些抗体会对胎儿或新生儿产生影响。

(3) 20 周前进行超声检查来核准预产期，建议从妊娠晚期开始每 3～4 周连续评估胎儿生长情况、羊水量和脐动脉血流。对临床和超声影像学出现胎盘-胎儿功能和发育异常现象时，警惕和筛查母体 APS，避免仅仅从胎儿或胎盘单方面因素考虑。

2. 对于 APL 阳性的非 APS 女性，目前尚不清楚 APL 阳性但不符合 APS 诊断标准的无症状健康女性发生妊娠并发症的危险性是否增加，大部分证据表明，此类人群风险并无明显变化。aCL 和与临床妊娠结局之间的因果关系很难被证明，尤其是对于小于 10 周的自然流产，aCL 的预测价值较低。健康人中可出现 IgG 或 IgM 型 aCL 阳性；梅毒和艾滋病、莱姆病、传染性单核细胞增多症、结核等疾病分别有 93%、39%、20%、20% 的 APL 阳性率；药物如吩噻嗪、普鲁卡因胺、氯丙嗪、肼屈嗪、苯妥英钠、奎宁、普萘洛尔和口服避孕药也可以诱导出 APL；有一些恶性肿瘤如黑色素瘤、肾母细胞癌、肺癌、淋巴瘤和白血病等的患者亦可检出 aCL 或抗 β_2GP-1 抗体阳性。

在临床上患者可能表现为两次不明原因流产、三次非连续流产、晚期子痫前期、胎盘早剥、晚期早产或两次及以上的不明原因的体外受精失败；实验室检查中出现非标准 APL（如抗膜联蛋白 A5、抗磷脂酰丝氨酸、凝血酶原或其他 APL）、抗体一次阳性或间隔不足 12 周、低水平 aCL（IgG/IgM）和/或抗 β_2GP-1（<第 99 百分位数）等。对于这些不完全符合 APS 诊断标准的非标准 APS，临床采用小剂量阿司匹林和低分子量肝素治疗，也可以改善妊娠结局。此外，对于既往没有血栓史的无症状 APL 阳性的健康妊娠女性，首次发生血栓的风险也是不确定的。针对这一部分人群，是否需要进行针对性干预，尚有争议。

（六）治疗

对于患有 APS 的妊娠妇女，临床上使用低分子量肝素（LMWH）预防静脉血栓形成，应用小剂量阿司匹林（low dose aspirin，LDA）或 LDA 联合 LMWH，可以预防动脉血栓及妊娠并发症的发生。

1. aCL 和/或 LA 阳性及血栓形成倾向的 APS　符合实验室 APL 诊断标准并有动、静脉血栓形成病史的非妊娠 APS 患者，具有血栓复发的高风险，通常需用华法林治疗，治疗期限可能是终身的。美国胸科医师协会（American College of Chest Physicians，ACCP）在循证临床实践指南中建议使用 LMWH 对这些女性在妊娠期间进行抗凝治疗，华法林在产后恢复期使用。ACCP 还建议在此环节中使用的 LMWH 剂量为治疗剂量而不是预防剂量。如果这些女性也有 APS 妊娠并发症的病史，在妊娠期间应使用 LMWH 联合 LDA。

ACCP 于 2012 年发表了第 9 版抗栓治疗及血栓预防指南，对于特殊人群（妊娠妇女）抗凝管理推荐方案如下：①患有急性静脉血栓栓塞（VTE）的妊娠妇女推荐使用 LMWH 而不是普通肝素来预防和治疗 VTE。②患有 VTE 的妊娠妇女，抗凝时机推荐在妊娠前期、中期、后期及临产前（总治疗时间至少 3 个月）。③对于符合 APS 的妊娠妇女，推荐产前应用预防剂量或者中等剂量的普通肝素，或者预防量的 LMWH 加 LDA。④对于有易栓倾向且无既往 VTE 病史的妊娠妇女的血栓预防，产前使用预防剂量或中等剂量的 LMWH，产后给予为期 6 周的预防剂量或中等剂量的 LMWH 或维生素 K 拮抗剂。使用 LMWH 抗凝治疗至少持续到产后 6 周。

2. 早期流产或晚期流产的 APS　对于有一次以上大于 10 周或连续 3 次以上小于 10 周的不明原因自然流产且 APL 阳性的 APS 患者，建议在备孕期间使用 LDA（每日 50~100mg），并在确认宫内妊娠后联合使用预防剂量 LMWH。在三个关于 APS 的随机试验的荟萃分析中，LMWH 联合 LDA 治疗与单独使用 LDA 治疗比较，妊娠早期妊娠丢失率显著降低，活产率增加。但是这些分析有很多局限性，包括样本量较小及试验本身的质量较低。两种治疗均与活产率升高有关，联合治疗活产率为 71%~84%，单独使用 LDA 活产率为 42%~80%。因此，联合治疗相比单独使用 LDA 在改善预后上相对更佳。对具有两次及以上流产史的女性，药物治疗后活产率为 70%~80%。然而，即使在活产患者中，妊娠相关并发症（早产、子痫前期、胎儿生长受限）的发生风险仍是增高的。

3. 与胎盘功能不全有关的 APS　对于 APS 患者有一次及以上胎儿形态正常的死胎、重度子痫前期、子痫或其他胎盘功能不全引起的小于 34 周的早产，建议采用 LDA 治疗（每日 50~100mg），从妊娠早期开始持续使用到分娩。一些医生也使用 LMWH，但目前尚没有试验对此进行验证。但建议在 LDA 治疗无效或检查发现胎盘存在大量蜕膜炎症、血管病变和/或血栓形成的情况下加用 LMWH，但这种做法并没有得到随机试验的验证。

4. APL 阳性不符合 APS 临床诊断标准　目前还没有数据来指导偶发 aCL 或 LA 阳性但不符合 APS 诊断标准的孕妇的管理。对这类妇女的治疗意见包括不治疗、单独 LDA（每日 50~100mg）治疗或 LDA 联合使用预防剂量 LMWH 治疗等。鉴于这些患者发生妊娠并发症的不确定性，治疗应个体化。第 10 届 APL 国际会议的顾问委员会建议，对此类患者单独使用 LDA。

5. APL 阳性妇女行体外受精胚胎移植术（IVF-ET）　不主张对 aCL 或 LA 阳性但不符合 APS 诊断标准的、准备行体外受精胚胎移植术的妇女进行预防性抗栓治疗，APL 的存在本身并不影响体外受精患者的妊娠概率或妊娠结局。美国生殖医学学会（ASRM）实践委员会的一项荟萃分析得出结论：没有证据表明夫妻双方需在体外受精前进行 APL 相关评估，而且现有数据未表明对其进行治疗的合理性。然而，由于这些研究的异质性和 aCL 的检测方法不同，这个问题仍然存在争议。美国生殖免疫学会（ASRI）强烈反对 ASRM 的建议，并呼吁大家进行研究以明确妊娠前评估和治疗 APL 阳性的必要性。

6. 治疗失败后处理　对于使用上述治疗方法仍发生不良妊娠结局的患者，没有二线疗法被证明有效。可能的治疗方法在有限的研究中进行了说明。

（1）静脉注射免疫球蛋白（IVIg）：IVIg 在常规治疗失败后使用，但这种方法的有效性尚未证明。IVIg 应只限于调查研究使用，在罕见的有多次流产史，有溶血、转氨酶升高和低血小板计数（HELLP 综合征）或严重 APS 的患者也可使用 IVIg。

IVIg 治疗对妊娠结局的改善不明显或结论不一致：①多

中心的包括 16 例 APS 患者的随机试验研究显示，IVIg 治疗并不能显著改善子痫前期、胎儿生长受限、胎儿无应激试验反应、新生儿重症监护日数或分娩孕周和胎儿出生体重等妊娠结局。②有自然流产史的患者中，接受 IVIg 治疗的 53 名患者与另一组接受泼尼松和 LDA 治疗的 29 名 APS 患者相比，活产率变化没有统计学意义(78% *vs.* 76%)，但 IVIg 治疗组发生高血压或母体糖尿病的概率降低(5% *vs.* 14%)。③一项包含 40 名女性的对照研究比较了 LDA 和 LMWH 与 IVIg 用于预防复发性流产的治疗效果，分为接受 LMWH 联合 LDA(75mg/d)治疗组与 IVIg 治疗组，IVIg 治疗组活产婴儿率比 LMWH 联合 LDA 治疗组更高(84% *vs.* 57%)，两种治疗均无严重不良影响，两组也没有血栓栓塞事件发生。

(2) 羟氯喹：抗疟药羟氯喹可逆转小鼠由人 APL-IgG 诱导的血小板激活、抑制 APL 的致血栓性能，并且也可降低人类的 APL 水平。目前没有高质量数据可用，但数据表明，羟氯喹可使 APS 患者受益。

(3) 糖皮质激素：几乎没有证据表明这类药物可以改变患者的高凝状态。有研究评估糖皮质激素降低不良妊娠结局的风险，但结果是相互矛盾的。激素治疗会导致不良妊娠结局(包括胎膜早破、早产、胎儿生长受限、感染、子痫前期、妊娠期糖尿病、孕妇骨质疏松和股骨头缺血性坏死)的风险增加。

(七) 围产期管理

LMWH 应在分娩前 24 小时停用，便于椎管内麻醉的管理，并最大限度地降低分娩时出血的风险。可以在 37 周后(顺产或剖宫产)评估抗血栓药物的停药时机，既往有血栓史的患者停药时间不应超过 48 小时。接受 LDA 治疗的患者可以在 36 周后任何时间停药，理想情况是分娩前 7~10 日，因为一些研究发现持续用药可能使围手术期出血风险增加。既往有严重动脉血栓并发症(如卒中或心肌梗死)的患者，应持续接受 LDA 治疗，其潜在益处大于分娩时切口出血的风险。

(八) 产后管理

APL 阳性且具有动脉或静脉血栓史的患者复发血栓风险高，通常应在产后恢复终身使用华法林抗凝。目前缺乏高质量的数据来指导无血栓病史或仅有 APL 阳性的 APS 患者进行产后管理，是否开始或继续使用抗凝剂仍存在争议。对于接受产前 LDA 和预防剂量 LMWH 治疗的患者，持续治疗方案应至产后 6 周。ACCP 循证临床实践指南认为，没有个人或家族血栓病史的 APL 患者，其妊娠相关的静脉血栓形成风险并不增加，但建议有血栓家族史的患者产后继续抗凝治疗。

APL 阳性患者应避免含有雌激素的激素类避孕药，它会与 APL 协同增加动脉血栓形成的风险。一项多中心的病例对照研究发现，口服避孕药且 LA 阳性比 LA 阴性的患者缺血性卒中的发病风险高，患者发生心肌梗死的风险也显著上升。

(连岩　王谢桐)

第九节　神经系统疾病

一、癫痫

(一) 癫痫及女性癫痫

癫痫(epilepsy)是因大脑神经元突发异常放电所导致的短暂性中枢神经系统功能失调的一种慢性综合征(图 12-9-1)。国际抗癫痫联盟(International League Against Epilepsy，ILAE)(Malkan et al.，2014)于 2014 年发表了最新的癫痫诊断标准。其发作既可以是全身性的，也可以是局灶性的。

女性癫痫是癫痫中一种特殊的分类。国际抗癫痫药物和妊娠注册中心 2011 年统计发现，女性癫痫患者的患病率已达 0.7%。在相对贫困的地区和一些发展中国家，该群体更加庞大。

在女性的一生中，癫痫严重地影响着女性的社会地位，对其生活、婚姻、生育等方面都存在着严重不良影响。一项印度进行的研究表明(Santosh et al.，2007)，有超过一半的女性在婚姻中隐瞒着癫痫病史。心理健康教育对于这些女性癫痫的治疗尤为重要，且大部分抗癫痫药物(antiepileptic drug，AED)相对安全，可以大大降低整体疾病的负担。

(二) 癫痫对妊娠的影响

据统计，约 25%癫痫患者为育龄期妇女，每年有 0.3%~0.4%新生儿由患有癫痫的母亲娩出。育龄期的女性癫痫患者妊娠发生率为 0.5%~1%(包括计划内和计划外)(Aya et al.，2016)，由于其群体的特殊性及长期服用 AED 的影响，癫痫合并妊娠对母体、胎儿及幼儿的生长发育将产生或多或少的影响。

1. 癫痫对患者备孕的影响　育龄期女性癫痫患者的受孕概率较普通妇女低 25%~35%(Vélez-Ruiz et al.，2016)。癫痫及 AED 的使用，可直接或间接影响性腺轴激素的产生、释放及代谢，使月经紊乱、无排卵及多囊卵巢综合征等发病率增加，从而导致不孕概率增加。

此外，很多 AED 都可降低避孕药的避孕效果，从而导致意外妊娠。细胞色素 P450 酶系统是许多化合物代谢的途径。女性癫痫患者口服避孕药效果降低与许多 AED(如苯妥英、苯巴比妥、卡马西平、乙琥胺等)对细胞色素 P450 酶系统的诱导作用。所以在服用具有酶诱导作用的 AED 时，患者可使用高剂量的复合避孕药，以及其他如长效醋酸甲基孕酮、宫内节育器、避孕套等。

2. 癫痫对孕妇的影响　癫痫对孕期女性的影响不容忽视，而其中全面强直-阵挛性发作持续状态对育龄妇女及孕妇的危害更不容忽视。孕期癫痫发作可造成孕妇外伤、流产、早产、死产、胎盘早剥、抑郁、精神异常等。

口服 AED 是孕期女性预防癫痫发作的有效手段，但 20 世纪 90 年代便已有研究结果显示，孕期使用 AED 治疗的癫痫患者的胎儿畸形率较未使用 AED 治疗者及健康孕妇的胎儿畸形率增高(夏伟 等，2016)。但无论何种癫痫发作均会对孕妇和胎儿造成不同程度的危害，孕期继续口服 AED 以控制痫性发作仍十分必要。

棘波

皮形像针尖一样尖锐,多为负相波,也可为正相、双相或三相波,是最具特征性的表现之一,可见于各类型癫痫

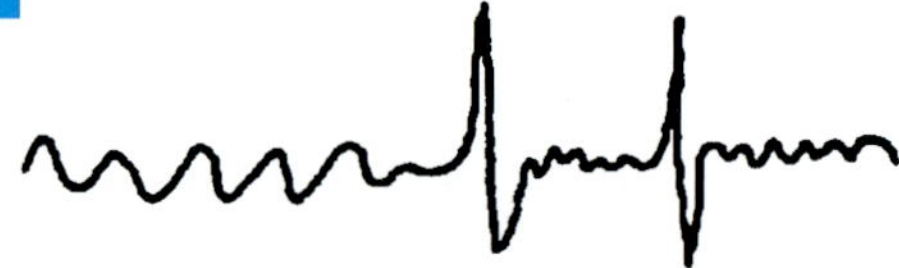

尖波

典型尖波由急速上二升支和较缓慢下降支组成,呈锯齿状,也可见于各型癫痫发作间期脑电图中

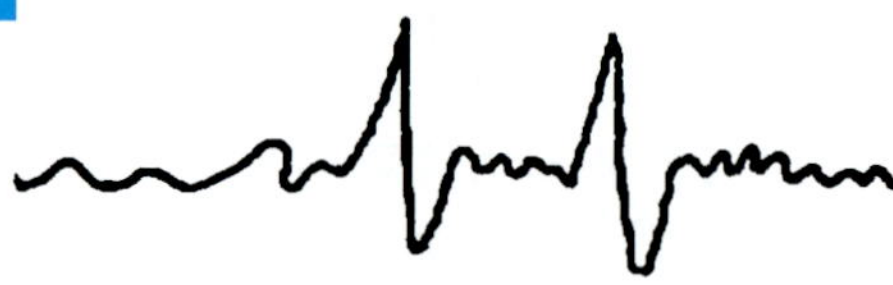

棘-慢复合波

波形成,均为负相波；典型3周/s棘-慢波,为失神发作特殊波形

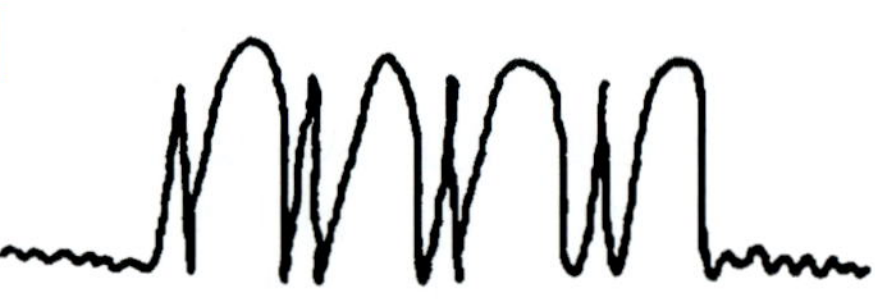

尖-慢复合波

由尖波和慢波组成,多见于颞叶癫痫,弥漫性尖-慢节律见于顽固性大发作和失动性小发作,提示脑组织深部存在较广泛的癫痫病灶

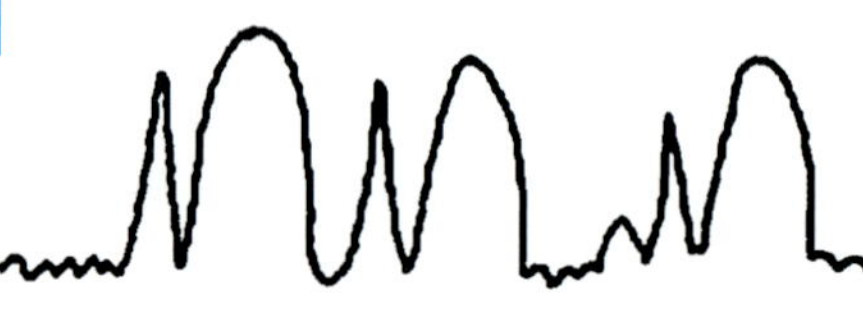

多棘-慢复合波

由几个棘波和一个慢波组成,常预示有痉挛发作,是肌阵挛性癫痫最具特征的波形之一

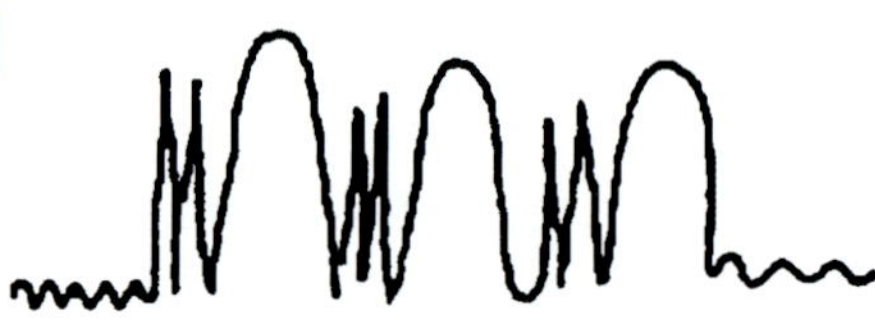

高峰节律紊乱

高波幅的棘波、尖波、多棘波或多棘慢复合波及慢波在时间上、部位上杂乱且毫无规律地出现的一种独特波形,多见婴儿痉挛症,预示有严重的脑损伤

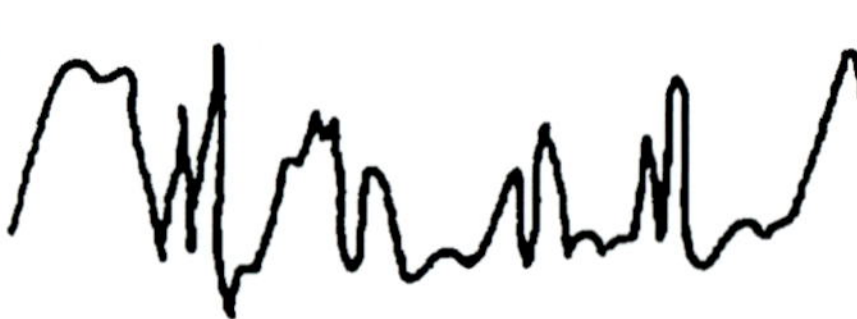

发作性节律波

不太常见

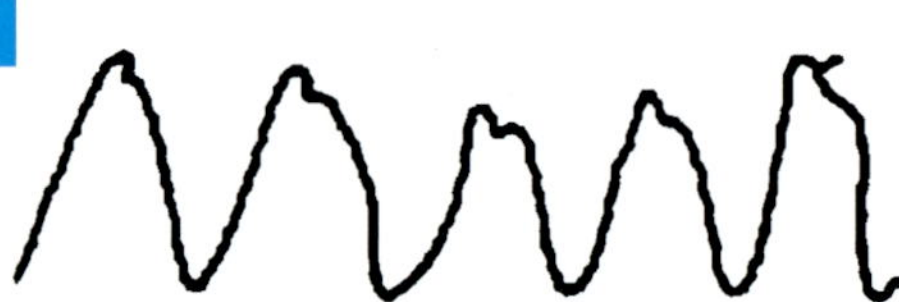

14Hz或6Hz正相棘波

不太常见

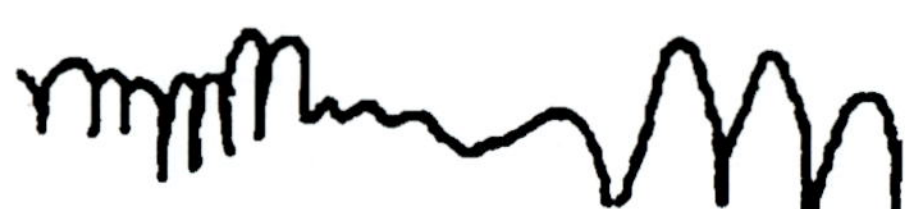

图 12-9-1　癫痫常见脑电图波形

3. 癫痫对胎儿的影响　癫痫可引起胎儿心动过缓、胎儿窘迫、新生儿出血、低体重儿、胎儿发育畸形、后天认知功能发育障碍等。发生原因不明确。有观点认为癫痫发作时胎盘血流减少或发作后的呼吸暂停,可能导致胎儿缺氧及胎心率异常,但缺乏癫痫发作次数及持续时间与胎儿异常之间的相关研究数据。其具体机制尚无肯定的结论。Naseer 等(2009)的研究表明,这可能与细胞凋亡和 γ-氨基丁酸 B1(GABAB1)受体表达水平减少有关。为预防癫痫发作对胎

儿的影响,女性癫痫患者的管理便显得非常重要。

另外,目前还没有任何一种 AED 对胎儿是完全安全的,因为几乎所有的 AED 都可以通过胎盘屏障保护,被胎儿吸收,对于服用酶诱导类的 AED(如卡马西平、苯妥英钠、苯巴比妥、奥卡西平、扑痫酮、利卡西平等)的女性癫痫患者,由于药物可透过胎盘促进胎儿体内维生素 K_1 降解,增加新生儿溶血症及出血疾病发生风险,故女性癫痫患者在妊娠最后 1 个月期间,最好每日口服维生素 K_1 20mg,并在胎儿娩出后肌内注射维生素 K_1,防止出现出血性疾病等。

新生儿出生后,其对癫痫的遗传易感性就成为人们关注的问题。一项纳入 687 名儿童的研究报道,与男性癫痫患者相比,女性癫痫患者子代患病风险增加,但父母癫痫病史并不增加子代对癫痫的遗传易感性。此外,子代患癫痫的风险可能取决于母亲癫痫的性质,特发性癫痫患者子代患病的风险比获得性癫痫患者高。虽然无法精确定量遗传风险,但子代发病风险很小。

4. 癫痫对分娩的影响　大部分女性癫痫患者分娩时癫痫发作的风险低,绝大多数女性癫痫患者都可经阴道正常分娩,但对于妊娠晚期有频繁癫痫发作或严重应激状态下有癫痫持续发作病史的女性,择期剖宫产可能更合理。分娩可能诱发癫痫的发作,从而造成母体和胎儿缺氧、酸中毒等严重并发症的发生,为降低癫痫发作风险,分娩镇痛是安全可行的。

如果分娩时出现癫痫发作,为避免母胎严重并发症,建议尽快终止妊娠,同时给予苯二氮䓬类药物控制发作。

5. 癫痫对哺乳期的影响　哺乳对婴儿的影响取决于母乳内 AED 的浓度及婴儿对药物的吸收。在考虑 AED 可能对婴儿造成的影响和母乳喂养的优点后,鼓励母乳喂养。Chen 等(2010)的研究表明,服用 AED 的女性癫痫患者母乳喂养小孩,其智商与非母乳喂养者基本相同。甚至母乳喂养能够降低儿童发生癫痫的风险。

6. 癫痫对产褥期的影响

产前后 3 日应注意监测 AED 的血药浓度,避免突然改变药物使癫痫恶化,甚至危及孕妇/产妇生命。

(三) 抗癫痫药物的选择

AED 的发展已经历了 3 代,第 1 代如苯妥英钠、苯巴比妥、丙戊酸等;第 2 代如加巴喷丁、拉莫三嗪、左乙拉西坦、奥卡西平、托吡酯、普瑞巴林等;第 3 代如醋酸艾司利卡西平、拉科酰胺。

Kulaga 等(2011)研究发现妊娠期使用单药治疗癫痫的女性癫痫患者,胎儿先天畸形率(9.9%)明显小于多药联合治疗(19.0%)及不用药(20%)组。使用单一最低有效剂量的 AED 控制癫痫发作对孕妇和胎儿是有益的。

特别要注意的是妊娠期 AED 浓度较非妊娠期下降,产后 1 个月才恢复至妊娠前水平。且妊娠期因胃张力低及运动减少而致排空延迟,还有恶心、呕吐,因而影响对 AED 的吸收,对药物的生物利用度下降。因此监测妊娠期 AED 血药浓度尤为重要。

妊娠期女性癫痫患者主要面对两大难题:①妊娠期女性生理、心理的巨大变化、药物依从性降低所致的癫痫恶化;②AED 对胎儿的致畸作用。2012 年 Hernández-Díaz 等分析发现,致畸性最高的 AED 是丙戊酸(9.3%),其次是苯巴比妥(5.5%),随后是托吡酯(4.2%)、卡马西平(3.0%)、苯妥英(2.9%)、左乙拉西坦(2.4%)、拉莫三嗪(2.0%)。因此,正确选择 AED 及调整剂量尤其必要。在 Thomas 等(2012)的研究中,妊娠前表现为部分癫痫发作的女性癫痫患者在妊娠期有 2 个发作高峰(第 2~3 个月及第 6 个月),全面发作者有 1 个发作高峰(妊娠的前 3 个月),所以对于不同发作类型的女性癫痫患者在妊娠的不同阶段还需区别对待。

1. 拉莫三嗪(lamotrigine)　是一种广谱 AED,具有抗叶酸作用,可引起胎儿唇裂或腭裂。Tomson 等(2011)随访 1 280 例使用不同剂量拉莫三嗪的女性癫痫患者,发现与丙戊酸、苯妥英、卡马西平比较,每日低于 300mg 的拉莫三嗪致畸率(2.0%)最小。同时,拉莫三嗪的致畸作用明显小于丙戊酸,是育龄及妊娠女性癫痫患者良好的选择(龙燕玲 等,2014)。

但是,拉莫三嗪的抗癫痫作用相对较弱,且妊娠又可引起拉莫三嗪较大的药代动力学变化,易出现癫痫发作增加。需严密监测拉莫三嗪的血药浓度并据此调整剂量,确定最佳血药浓度。妊娠期应每 4 周检测拉莫三嗪的血药浓度。当低于参考浓度时,拉莫三嗪的剂量需增加 20%~25%。

2. 左乙拉西坦(levetiracetam)　左乙拉西坦致畸作用小。但在血液中主要以游离形式存在,66%以原型随尿液排出。妊娠期肾血流量增加引起左乙拉西坦排出增多,促使孕妇癫痫病情恶化,需增加左乙拉西坦剂量以保证血药浓度达到治疗水平。

3. 奥卡西平(oxcarbazepine)　奥卡西平是卡马西平的 10-酮基的结构类似物,其结构虽然极其相似,但生物转化却完全不同。其致畸作用较小。因此妊娠期使用奥卡西平安全性较高。

4. 托吡酯(topamax)　尽管托吡酯被广泛应用于抗癫痫治疗,但很少用于女性癫痫患者。目前关于托吡酯潜在致畸作用的研究主要是基于鼠、兔的致畸实验,对人类的研究较少。妊娠女性癫痫患者服用托吡酯后出现胎儿小头畸形、先天性指/趾缺失、短指、趾畸形、宫内生长发育迟缓、多毛症、唇裂畸形、尿道口畸形等案例均有报道。

5. 丙戊酸(二丙二乙酸,valproic acid)　丙戊酸是全面性癫痫发作的首选药,具有疗效高和安全性好的特点,被广泛应用于癫痫的控制。但其明显的致畸作用限制了在妊娠妇女这一特殊群体中的使用。妊娠早期服用丙戊酸可以造成胎儿脊柱裂、房间隔缺损、唇裂、尿道下裂、多指/趾畸形、颅缝早闭症、神经管缺损等,甚至导致严重的胎儿丙戊酸综合征。就算是低剂量的丙戊酸仍有致畸作用。丙戊酸还可以导致女性癫痫患者下一代认知功能降低。

总体而言,AED 主要增加中轴畸形,包括面部缺损、脊柱裂、尿道下裂等的风险,其中以丙戊酸钠风险最为确切。

临床应用广泛的AED如卡马西平、拉莫三嗪、苯妥英、左乙拉西坦等，先天畸形发病率研究较为成熟，风险评估较为准确。

（四）孕产妇的孕期监测

1. 计划妊娠　需加强对于育龄期癫痫妇女的健康教育，使其掌握新型AED的相关获益及潜在风险，以利于育龄期癫痫妇女和临床医师共同制订最有利的妊娠期药物使用方案。Sabers（2009）的研究结果证实，与孕期首次就诊的癫痫孕妇相比，在专科医师处长期、规律就诊的癫痫患者的孕期痫性发作控制情况明显趋于良好。

2. 合理使用新型AED　癫痫患者确诊早孕后，应至神经内科或癫痫专科门诊就诊，以个体化调整患者AED治疗方案。告知患者孕期坚持服用AED的必要性，以保证患者依从性。Holmes（2002）的研究结果显示，癫痫妇女在孕期停药可能引起痫性发作恶化，甚至发生癫痫持续状态，显著增加孕妇和胎儿的病死率。

此外新型AED（如拉莫三嗪、左乙拉西坦、托吡酯和奥卡西平等）较传统AED（如苯妥英钠、卡马西平、丙戊酸和苯巴比妥等）的致畸性更低（Battino et al.，2013；Thomas et al.，2012），对其合理使用可以有效降低胎儿畸形的发生。但新型AED药代动力学的监测通常比较复杂，现尚无确切的研究表明其安全阈值的大小，故仍需大量临床研究来计算。

3. 孕期监测新型AED的血药浓度　无论是新型AED还是传统AED，其药代动力学特征在妊娠期均会发生变化。治疗药物的监测结果表明，多种AED在妊娠期血药浓度较非妊娠期均有不同程度下降，且个体差异较大（罗宸婧 等，2017），妊娠期无论使用哪种AED，均应进行治疗药物的浓度监测。

因此，癫痫患者自制订妊娠计划时便应开始监测AED的血药浓度，以获得其孕前最低药物有效剂量的基线水平。确诊早孕后，监测血药浓度的频率应不低于每月1次，以便调整AED给药剂量。血药浓度监测应持续至产后数周，并根据监测结果进行AED减量，以产后血药浓度达到孕前期基线水平为止（Reimers et al.，2012）。

4. 严格产前检查　癫痫患者孕期严格进行产前检查，特别是胎儿先天性畸形筛查。在16~20孕周时行超声检查对筛查严重先天性畸形尤为有效，可发现90%以上神经管畸形、大部分心脏畸形、口面部裂及骨骼发育不全。必要时，可行羊膜腔穿刺检查确诊先天性畸形。

5. 补充叶酸　Pittschieler等（2008）的研究结果显示补充叶酸可以降低癫痫患者孕期的自然流产率，同时降低宫内AED暴露对后代认知功能的负面影响（Meador et al.，2011）。美国神经病学学会（American Academy of Neurology，AAN）及多个关于癫痫患者的孕期指南均明确指出，癫痫患者在孕前及12孕周内需要补充叶酸（Harden et al.，2009）。

AAN在2009年的指南中便指出，对于计划妊娠的妇女，无论是否合并癫痫，都推荐孕前及孕期补充叶酸（0.4mg/d）。但对于补充高剂量的叶酸能否提供更强的保护性尚无确切数据支持。2009年美国妇产科医师学会（ACOG）推荐，对于有生育神经管缺陷后代风险的女性（包括服用AED的女性），每日需补充4.0mg的叶酸。此外，2016年英国皇家妇产科医师学院（Royal College of Obstetricians and Gynecologists，ROCG）推荐孕前补充叶酸（5mg/d）至少3个月以上，直至妊娠早期。而在中华医学会颁布的专家共识中，同样建议癫痫患者应于孕前3个月起服用叶酸5mg/d。

（五）总结

妊娠合并癫痫时病情复杂多变，MRI及脑电图可以作为妊娠期癫痫诊断的重要依据（图12-9-2、图12-9-3）。妊娠合并癫痫用药过程中应平衡控制癫痫发作及AED对母亲和胎儿的影响，加强对这一特殊人群的管理。选择单种、致畸作用小的AED是女性癫痫患者孕期用药的主要原则，应尽量避免选用如丙戊酸等传统的、致畸作用较大的AED。孕期定期监测血药浓度是女性癫痫患者控制癫痫发作的根本，女性癫痫患者孕期血药浓度波动频繁，将AED的血药浓度尽可能控制在最小的有效剂量范围之内是保护母婴最理想的治疗方式。在此基础上，应该进一步关注药物选择和浓度的个体化治疗，每一个女性癫痫患者都是不同的个体，其AED的选择及血药浓度会随着其生活方式而发生改变。故此，需要牢记，任何一个女性癫痫患者所需要的治疗都是不相同的。除此之外，补充叶酸、孕前指导、孕期检查、产后母乳喂养等都是妊娠合并癫痫的女性患者管理的重要内容。

总而言之，对于妊娠合并癫痫患者的综合化管理，目前虽已存在大量的相关研究，但仍然有很多问题没有确切答案。这都需要更多、更全面的循证医学证据来进一步考究。

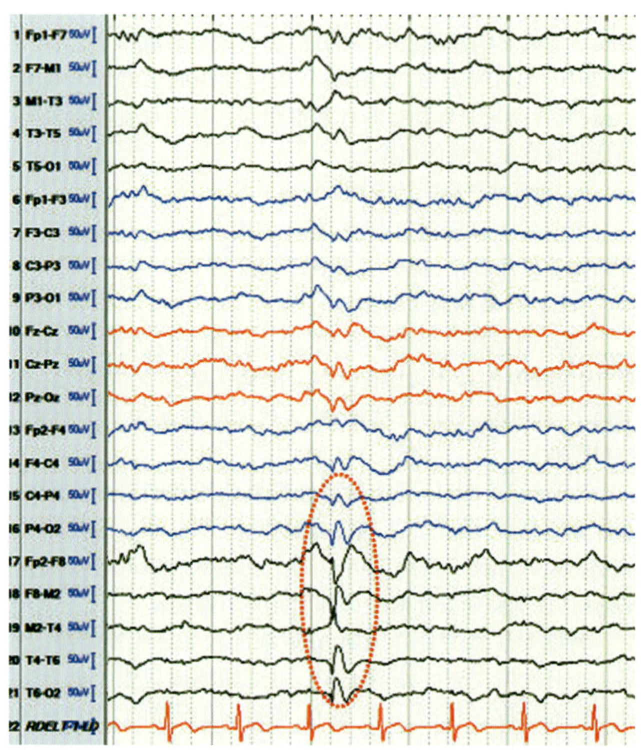

图12-9-2　脑电波存在癫痫波形的患者的磁共振影像

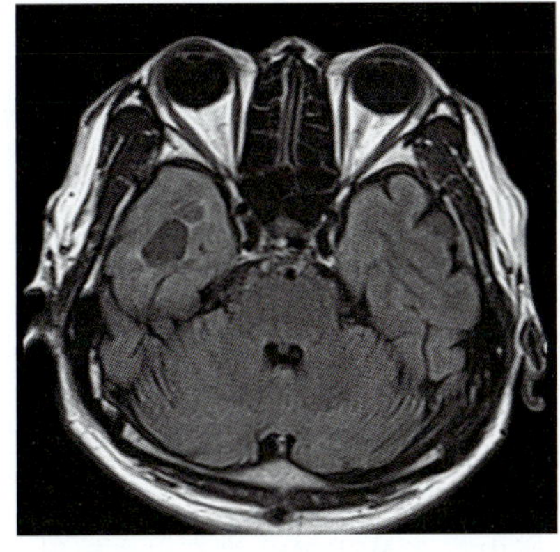
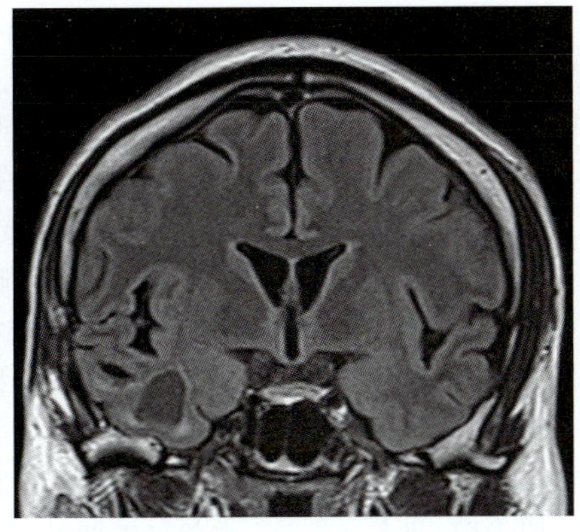
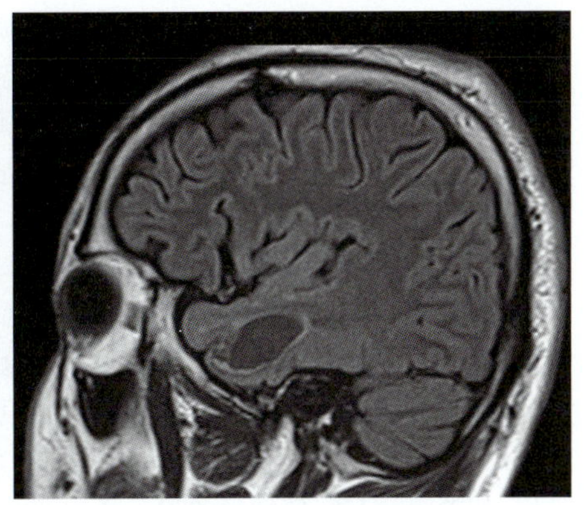

图 12-9-3　典型颅脑病变引起癫痫发作

二、妊娠期出血性卒中

妊娠期出血性卒中（hemorrhagic stroke，HS）指妊娠期非脑外伤性脑血管破裂出血导致的神经功能障碍，出血性卒中包括颅内出血（intracranial hemorrhage，ICH）及蛛网膜下腔出血（subarachnoid hemorrhage，SAH），于 1899 年由 Lazard 首次提出。妊娠期出血性卒中有发病率低，死亡率、致残率高的特点。由于首发症状不典型，临床上常误诊并延误治疗，造成部分患者终身残疾，对胎儿、产妇家庭造成毁灭性打击（MOATTI et al.，2014）。妊娠期出血性卒中通常存在多种原发病因，临床上需加以判断并针对病因采取不同治疗与管理手段。多学科综合诊治及综合管理能帮助避免不良结局，降低孕产妇死亡率及残疾风险。

（一）妊娠期出血性卒中的流行病学

1. 发病率　妊娠期出血性卒中发病率约为 6/100 000 例分娩，其中颅内出血的发病率略高于蛛网膜下腔出血。多个研究证明颅内出血易发生于亚洲人群，我国台湾一项大样本回顾性研究显示妊娠期出血性卒中发病率为 31.4/100 000 例分娩（Liang et al.，2006）。我国单一范围研究显示我国发病率约 53/100 000 例分娩（Liu et al.，2011）但这一数据仍需要全国范围的大样本研究进一步证实。

2. 死亡率及母婴结局　受到医疗条件、能否及时确诊等因素制约，妊娠期出血性卒中死亡率为 9%～38%。孕妇结局通常较差，约半数患者有轻至中度活动缺陷，少部分患者需后续进行康复治疗。相对于孕妇，分娩后的婴儿结局较好，日本一项为期 2 年的研究显示 83.5% 婴儿出生后正常，1.0% 婴儿有并发症，1% 婴儿死亡（Takahashi et al.，2014）。

3. 与孕周的关系　妊娠期出血性卒中好发于妊娠 32 周前，妊娠 32 周前与妊娠 32 周后发病率分别为 90.0%、53.3%（Takahashi et al.，2014）。发病孕周也与原发病因有关，如动静脉畸形通常于妊娠 22 周后导致出血性卒中，动脉瘤通常在妊娠 30～34 周破裂，子痫或子痫前期导致颅内出血的时间更晚。

（二）妊娠期出血性卒中的病因

1. 血管异常　妊娠合并慢性高血压、妊娠期高血压疾病、拟交感神经药（麻黄碱、可卡因等）、血管畸形（动静脉畸形、海绵状血管瘤、静脉血管瘤）、动脉瘤、Moyamoya 病、血管炎、非瓣膜栓子脱落。

2. 血液学异常　止血异常（阿司匹林、非甾体抗炎药）、凝血异常（DIC、血栓溶解药如尿激酶等）、血管壁异常（血栓性血小板减少性紫癜、溶血性尿毒综合征等）。

3. 颅内肿瘤　原发性脑肿瘤如多形性胶质肿瘤。

4. 转移瘤　绒毛膜瘤、黑色素瘤等。

5. 局部缺血性梗死的出血性变化　静脉梗死如窦内栓子、瓣膜脱落栓子梗死，亚急性细菌性心内膜炎。

（三）妊娠期出血性卒中的发病机制

妊娠早、中期颅内出血以脑血管畸形、脑血管破裂为主，妊娠晚期则以重度妊娠期高血压疾病性脑血管病变为主，此时与孕期循环血量增大、血流动力学改变、血液高凝状态等有关。

1. 动静脉畸形导致妊娠期出血性卒中的发病机制　妊娠期动静脉畸形破裂是造成妊娠期出血性卒中的首要因素，可在妊娠期反复发作。颅内动脉壁薄，易破裂；静脉走行弯曲，缺乏静脉瓣。当患者有动静脉畸形时，颅内动静脉中间脉细血管网消失，大大减弱了原本就较弱的动静脉对血流的调节能力。妊娠期妇女血容量和血压的逐渐增高造成畸形血管破裂，进而对脑实质和蛛网膜下腔造成了损伤。

2. 子痫前期-子痫导致妊娠期出血性卒中的发病机制　在子痫前期-子痫时患者全身小动脉痉挛，易受损的颅内动脉壁血管内皮细胞会出现损伤。同时，波动的血压再次刺激血管内皮，导致其功能异常，使得毛细血管网和细胞灌注压力的精细平衡被打破，毛细血管通透性增加，血浆、红细胞可渗出到脑血管内皮细胞组织间隙中，形成血管小球内皮增生相关性的微血管病。

3. 颅内动脉瘤导致妊娠期出血性卒中的发病机制　多种机制共同作用增加了孕期动脉瘤破裂的可能性：妊娠中晚期血容量增加，妊娠造成动脉壁失去正常的弹性纤维连接和内膜的高弹性，妊娠期孕激素大幅波动等。

4. 颅内静脉血栓导致妊娠期出血性卒中的发病机制　尽

管颅内静脉血栓是由于静脉回流受阻导致的一种缺血性脑卒中，但 30%～40% 有脑出血的表现。妊娠中晚期血液系统可出现 C 蛋白、S 蛋白抵抗，导致血液高凝状态，进而造成静脉窦血栓形成，静脉压增加，脑血容量增加，导致静脉窦压力增加，脑皮质小静脉皮质破裂，进而形成较大出血灶。

（四）妊娠期出血性卒中的临床表现

出血性卒中的症状取决于出血量和出血部位。

1. 基底节出血　对侧偏瘫、对侧偏身感觉障碍，同向性偏盲，双眼向病灶处凝视，失语。大量出血可导致迅速昏迷，小量出血可表现为感觉或运动障碍。丘脑出血可出现精神障碍，如淡漠、幻视、情绪低落等。还可出现言语不清、重复言语、复述差但朗读正常等丘脑语言和计算力下降、情感障碍、人格改变等丘脑性痴呆症状。

2. 脑叶出血　妊娠期脑出血最常见部位，常出现头痛、呕吐、癫痫等症状，肢体瘫痪较轻，昏迷较少见。癫痫发作相较妊娠期缺血性卒中更加频繁（Razmara et al.，2014）。因此，一些出血早期症状如呕吐、头晕、眩晕等易与晨吐、妊娠期高血压疾病等妊娠期并发症混淆，被产科医生忽略（Liang et al.，2015）。此时医生应注意患者是否有偏侧感觉障碍、面舌瘫、轻偏瘫、偏盲、偏视、失语、幻嗅幻视、精神障碍、尿便障碍。

3. 脑干出血　突然头痛、呕吐、眩晕、复视、瞳孔扩大、眼震、共济失调、瘫痪等。大量出血（>5ml）时患者进入意识障碍，可出现针尖样瞳孔、四肢瘫痪、去大脑强直、中枢性高热等，常在 48 小时内死亡。

4. 小脑出血　眩晕和共济失调明显。

5. 脑室出血　脑实质出血破入脑室常见，称为继发性脑室出血。原发性脑室出血可仅有头痛、呕吐、脑膜刺激征阳性等表现。大量出血时患者很快进入昏迷，可有针尖样瞳孔、四肢肌张力升高，消化道出血、中枢性高热、肺水肿、血糖增高、尿崩症，多迅速死亡。

6. 蛛网膜下腔出血　临床表现最有特异性，包括爆裂样头痛、脑膜刺激征阳性，部分患者玻璃体或视网膜出血，视神经盘水肿。患者常伴发脑血管痉挛造成的脑梗死、急性脑积水，发病 12 小时后 50% 患者可有再出血。

以上症状中，头痛通常是孕妇就诊时的主诉。然而，由于头痛特异性较差，易与其他原因引起的妊娠期头痛混淆，如妊娠期原发性头痛、妊娠期高血压疾病、孕吐、可逆性血管收缩综合征等，造成漏诊、误诊。因此，当临床上患者主诉头痛时，首先要明确患者是否符合以下某一条：①患者妊娠前就有原发性头痛表现，并且现症状同前；②患者妊娠前无原发性头痛，现首次出现头痛症状；③患者妊娠前有原发性头痛，现头痛性质及表现与之前不同。

当患者符合第 2 或第 3 条时，应考虑患者是否有脑血管疾病。部分患者在脑出血前 7～10 日有预兆出现，即“哨兵性头痛”。此外，不同病因导致的脑卒中头痛性质不同。妊娠期蛛网膜下腔出血头痛常突然发作，程度剧烈，呈“雷鸣样头痛（thunderclap headache）”或“撞击样偏头痛”，几秒钟或几分钟内达到最剧烈程度。大部分孕妇伴随呕吐，部分患者意识丧失。静脉窦血栓造成的颅内出血则表现为亚急性或慢性进展性头痛。颅内出血则表现多样，头痛剧烈程度及部位多变。妊娠期女性主诉头痛时应考虑妊娠期静脉窦血栓可能，并与颅内出血加以鉴别。通常颅内出血造成的头痛多数为突发性，起病较剧烈，患者常有血压升高；静脉窦血栓多造成慢性进展性头痛，患者血压极少升高。

（五）妊娠期出血性卒中的影像学诊断

确诊妊娠期出血性卒中首选 MRI，MRI 没有电离辐射，是使用磁场改变体内的氢离子能量状态而成像。因此，新版指南（Copel et al.，2017）认为 MRI 在孕期及哺乳期应用都是安全的（图 12-9-4）。MRI 对幕下出血诊断价值不如 CT，但对幕下出血检出率优于 CT。

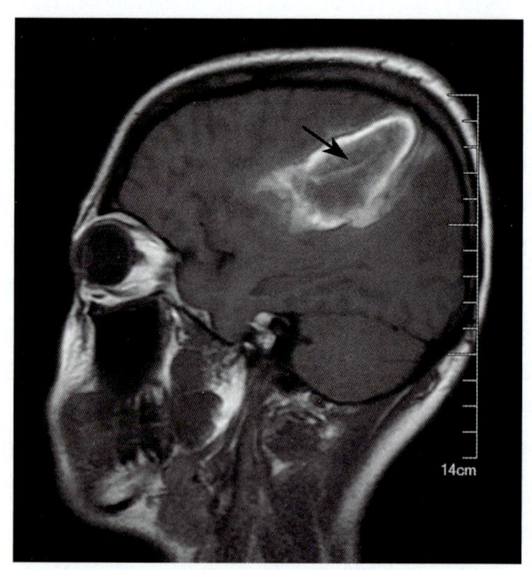

图 12-9-4　磁共振成像下颅内出血

T_1WI 示左额顶叶交界处皮质及皮质下可见不规则片状混杂长信号影（箭头），病变中心大部分呈稍等信号，周边短信号；边界尚清，邻近脑实质轻度受压，局部脑沟裂变浅。

CT 由于其可以准确显示出血的部位、大小、脑水肿情况等优势成为非妊娠颅内出血患者的首选检查。但其离子射线的本质可能会对胎儿产生影响，离子射线对胎儿损害的大小取决于剂量和暴露时间（表 12-9-1）。美国放射学会和 ACOG 指出诊断性头部 CT 扫描胎儿的射线暴露剂量小于 10mGy（表 12-9-2），低于 50mGy 的剂量一般不会造成胎儿损伤，但临床上行 CT 检查时仍需要遮盖胎儿。除个别情况外，CT 所致辐射的暴露剂量远低于造成胎儿损害的剂量。如果此检查是超声或 MRI 的必要补充或更易于疾病的诊断，那么就不应该被拒绝用于妊娠期女性。早期血肿在 CT 上表现为圆形或椭圆形的高密度影，边界清楚（图 12-9-5）。

表 12-9-1　辐射所致畸形与孕周及辐射剂量的关系

时期	影响	估计阈值剂量
妊娠时期		
着床前	胚胎死亡或无影响	50~100mGy
受精后 0~2 周	全或无	
器官形成期	先天性异常（骨骼、眼、生殖器）	200mGy
受精后 2~8 周	生长受限	200~50mGy
胎儿期		
8~15 周	重度智力障碍（高风险）	60~310mGy
	智力缺损	每 1 000mGy 使智商降低 25
	小头畸形	200mGy
16~25 周	重度智力障碍（低风险）	250~280mGy

表 12-9-2　常见放射学检查时的胎儿辐射剂量

检查类型	胎儿辐射剂量/mGy
极低剂量检查（<0.1mGy）	
颈椎 X 线检查（正侧位）	<0.001
四肢 X 线检查	<0.001
钼靶摄影（两个方位）	0.001~0.01
X 线胸片（两个方位）	0.000 5~0.01
低到中剂量检查（通常 0.1~10mGy）	
X 线检查	
腹部 X 线检查	0.1~3.0
腰椎 X 线检查	1.0~10
静脉肾盂造影	5.0~10
气钡双重灌肠造影	1.0~20
CT	
头部或颈部 CT	1.0~10
胸部 CT 或肺动脉造影	0.01~0.66
限制性 CT 骨盆测量（经股骨头单轴面成像）	<1.0
核医学	
低剂量核素灌注显像	0.1~0.5
^{99m}锝骨显像	4.0~5.0
肺数字减影血管造影	0.5
高剂量检查（通常>10~50mGy）	
腹部 CT	1.3~35
盆腔 CT	>10~50
^{18}F-PET/CT 全身显像	>10~50

注：CT，计算机体层成像；PET/CT，正电子发射计算机体层显像仪。

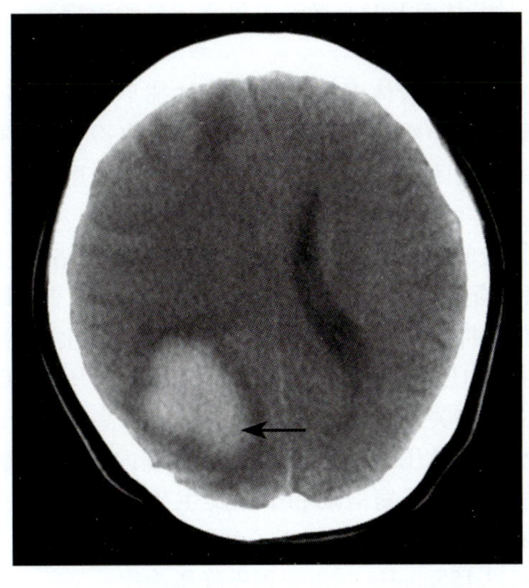

图 12-9-5　计算机体层成像（CT）平扫下颅内出血
右侧额顶叶可见多发团片状高密度影（箭头），边界尚清，灶周水肿明显，右侧脑室受压变形，脑室内高密度影，中线结构左偏，右侧脑半球沟变浅。

脑血管造影全称为数字减影血管造影（digital subtraction angiography，DSA），是诊断脑血管疾病的金标准，可明确显示脑血管位置、形态及分布等，易于发现脑动脉瘤、脑血管畸形及 Moyamoya 病（图 12-9-6）等脑出血原因。DSA 属于有创操作，可能对胎儿有电离辐射，对孕妇造成局部血肿、中毒、脑卒中等风险，需要遮盖胎儿以减少辐射。

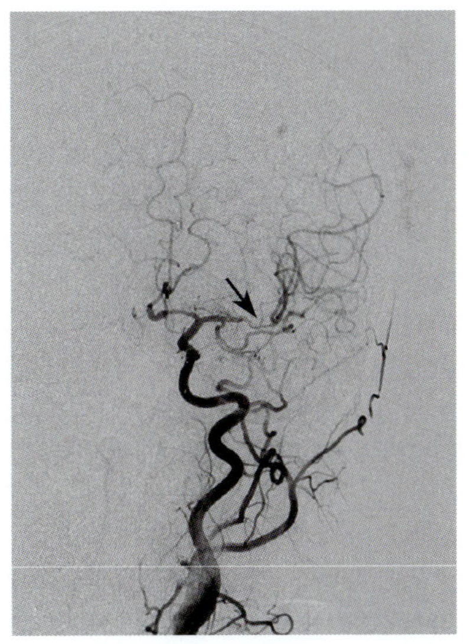

图 12-9-6　数字减影血管造影下 Moyamoya 病
右侧大脑中动脉狭窄（箭头），其水平段周围可见异常血管网形成。

（六）妊娠期出血性卒中的治疗

早期诊断，及时转诊至具有抢救手段和丰富诊治经验的神经系统疾病诊治中心可以降低孕产妇死亡率。可以将患者收入产科、神经科或重症监护室，通过产科、神经外科、神经内科、神经介入科、重症医学科、麻醉科、新生儿科等多学科协助评估，从而及时有效地提供高质量的治疗。

1. 保守治疗

(1) 保持患者体温及其他生命体征平稳。有高热者可用物理降温法于额、颈部放置冰块，湿毛巾冷敷，30%~35%酒精擦颈部及两侧腋窝等。高热难退者可选用布洛芬等药物降温。

(2) 及时控制患者血压。首选口服拉贝洛尔、硝苯地平，可以联合使用，效果不佳时选择静脉给药。禁用血管紧张素转化酶抑制剂及血管受体拮抗剂，有胎儿生殖器畸形可能。重度高血压(收缩压≥160mmHg 和/或舒张压≥110mmHg)与颅内出血有关，更重要的是，收缩压的升高相对舒张压的升高和平均动脉压的升高而言，是预测颅内出血和脑梗死的重要指标。多数子痫前期和子痫发生卒中的患者表现为卒中前收缩压升高。因此，对于子痫前期和子痫患者，收缩压达到或超过 155mmHg 时需要积极降压治疗。

(3) 静脉滴注 0.25~0.5g/kg 甘露醇降低高颅压，通过甘露醇的渗透性利尿作用减轻脑水肿。目前没有研究表明应用甘露醇 0.25~0.5g/kg 会影响胎儿体液平衡。

(4) 当患者合并子痫前期或子痫时，应采用抗癫痫药物控制和预防癫痫发作。如静脉滴注硫酸镁，24 小时硫酸镁总量 25~30g，每日评估病情变化，决定是否继续用药。

(5) 当患者甘露醇治疗无效，有颅内高压危象，并且出现明显侧脑室扩大时，可进行脑室穿刺引流。本操作属于有创操作，对胎儿影响尚不可知。

(6) 对于尚未终止妊娠者，应于每日早晚行动态胎心监测检查，用多普勒超声定时监测胎心，确保胎儿生命迹象稳定。

2. 神经科手术治疗 由动静脉畸形导致的颅内出血，如果患者在孕前发现动静脉畸形，应在孕前治疗。如果在孕期发现动静脉畸形且在孕期无出血，建议保守观察，在分娩后择期治疗。如果在孕期动静脉畸形出血，孕期应考虑治疗，重视损害的等级及最低危险性治疗时机(低损害级别应立即进行手术切除或栓塞，对于高级别损害要延长 1~3 年行包括栓塞术在内的联合治疗)(Liu et al.,2014)。当动静脉畸形发生脑出血合并严重神经系统症状或脑疝时，应进行急诊手术。介入治疗与分次立体定向放射治疗的辐射皆低于安全剂量，合理遮盖相关部位后对胎儿几乎没有伤害(Piotin et al.,2001)。

由动脉瘤导致的颅内出血，建议遵循和所有人群一致的神经外科手术治疗原则。动脉瘤破裂风险随着孕周增加而增加，于 30~34 周达到峰值。妊娠相关的动脉瘤破裂蛛网膜下腔出血的死亡率为 35%，胎儿死亡率为 17%。鉴于有证据表明早期手术(开颅或血管内栓塞术)治疗破裂的动脉瘤母儿结局好，妊娠期动脉瘤导致的颅内出血应该积极进行手术治疗，防止动脉瘤出血或减少出血概率，保证正常的脑血液循环，尽可能不发生脑缺血性神经功能障碍。

3. 妊娠期出血性卒中终止妊娠的时机 当患者由产科因素导致颅内出血，如子痫前期、子痫等，应该积极终止妊娠。由潜在脑血管疾病引起颅内出血的患者，部分治疗后可以继续妊娠。发生于 32 周之前的颅内出血多与脑血管疾病相关，且 32 周时胎儿存活力增强，同时早产的风险与治疗措施如控制性降压、渗透性利尿、机械性过度通气对母体造成的风险相比要小，因此通常以 32 周为界限判断是否终止妊娠。孕龄 32 周以内，可以继续妊娠；32 周以后，建议终止。然而，由于没有研究对急性妊娠期出血性卒中的治疗方法进行比对，任何临床情况应通过多学科会诊综合判断后根据患者具体情况进行个体化治(Ascanio et al.,2018)。

随着医疗技术的发展和对疾病的认识，妊娠早期、中期进行神经科手术后继续妊娠率正逐渐增加。然而手术后继续妊娠一定风险，对孕妇可能造成术中颅内出血加剧，最终造成死亡；对胎儿有胎儿窘迫、畸形、胎盘早剥等风险。因此，为了保证患者在术后继续妊娠，术前应该多学科协作评估孕产妇的手术风险及继续妊娠的可能性，术中选择性应用麻醉药，减少术前应用数字减影血管造影电离辐射的暴露剂量，术中维持血流动力学指标和血氧饱和度稳定，尽量避免胎盘血流灌注不足，术后多学科协作综合治疗和管理患者，可以期待继续妊娠至近足月分娩。当病灶去除后可根据产科指征选择分娩方式。

(七) 妊娠期出血性卒中的研究争议与新进展

随着对妊娠期出血性卒中认识的加深，多学科协作诊治妊娠期出血性卒中已成为新趋势。通过相关学科风险评估，共同制订治疗方案，加强围手术期的监护治疗，可以帮助患者实现手术后继续妊娠至足月分娩。但究竟何种患者可以选择继续妊娠，术中如何降低出血风险，以及如何保证母婴结局仍存在争议。

三、垂体腺瘤

(一) 妊娠合并垂体腺瘤的发病情况

垂体腺瘤是鞍区最常见的一种具有分泌功能的肿瘤，通常为良性，但可表现出侵袭性。其病因仍未研究清楚，可能与遗传因素、物理、化学和生物因素都有关系。垂体腺瘤有多种分类方式，按照直径分为微腺瘤(直径<10mm)及大腺瘤(直径>10mm)，二者的发病率各占垂体瘤的 50%。按照功能学分类分为生长激素(growth hormone,GH)腺瘤、促肾上腺皮质激素(adrenocorticotropic hormone,ACTH)腺瘤、催乳素(prolactin,PRL)腺瘤及无功能腺瘤等，其中以 PRL 腺瘤最为多见，国内合并妊娠的发病率为 1.02/1 000(程蔚蔚 等,1996)。垂体腺瘤仅位于蝶鞍内，恶变可能性不高，通常不会危及生命，但仍有部分瘤体可浸润鞍区周围组织，且随着妊娠及激素水平变化的刺激，可引起瘤体增大，产生相应症状，甚至危及患者生命。

垂体腺瘤与妊娠可产生相互影响。以 PRL 腺瘤为例，一方面，由于垂体腺瘤分泌过多 PRL，抑制下丘脑-垂体-性腺轴中的促性腺激素释放激素(gonadotropin-releasing hormone,GnRH)的释放，进而引起闭经、月经紊乱、不孕等症状，不利于妊娠。瘤体过大时还会引起头痛、视力下降、视野缺损等压迫症状。另一方面，妊娠时雌激素会刺激催乳素分泌细胞增生和肥大，进而引起垂体增大，进一步加重上述症状。

(二) 妊娠合并垂体腺瘤的发病机制

妊娠合并垂体腺瘤的临床经过复杂，如未进行良好控制，对母儿有一定危害。尽管其发病机制仍不清楚，但目前研究发现，这是一个多因素参与的过程，其中包括基因异常表达，如原癌基因的表达和抑癌基因的缺失等；干细胞异常增殖等因素。

作为单克隆起源的垂体腺瘤，与原癌基因和抑癌基因具有密切的相关性，常见的原癌基因有 *RAS* 基因、鸟嘌呤核苷酸结合蛋白 G 蛋白 α 亚型[guanine nucleotide-binding protein G(s) subunit alpha isoforms，*GNAS*]基因、垂体肿瘤转化基因(pituitary tumor-transforming gene，*PTTG*)等。主要的抑癌基因有 *P53* 基因、*P27* 基因、1 型多发性内分泌肿瘤(multiple endocrine neoplasia-1，*MEN-1*)基因、芳香烃受体相互作用蛋白(aryl hydrocarbon receptor interacting protein，*AIP*)基因、视网膜母细胞瘤(retinoblastoma，*RB*)基因等。而 DNA 甲基化目前被认为是导致抑癌基因失效，在垂体肿瘤发展中起到重要作用的修饰方式。

1. 细胞周期的异常调控　影响垂体腺瘤发生和增殖的因素包括生长因子和细胞周期调节因子的改变，这些因子的改变通常由表观遗传改变、激素环境改变、脑垂体内微环境改变等引起。而在垂体腺瘤形成中的关键事件则为细胞周期的异常调控，如周期蛋白依赖性激酶(CDK)的过度表达和 CDK 抑制因子的丧失等。

在细胞周期的调控中，目前认为与垂体腺瘤发生最密切的是 *PTTG*。*PTTG* 会抑制姐妹染色单体的分离，进而导致 DNA 损伤而起到癌基因的作用。*PTTG* 在垂体腺瘤中的表达显著高于正常垂体组织，提示其可能是影响垂体腺瘤发生发展的重要基因。

2. 干细胞　通常认为，垂体腺瘤是一种单克隆良性肿瘤，其发生与干细胞关系密切。有研究表明，不论是何种激素表型，在垂体腺瘤中均含有具有强分泌能力，能富集肿瘤细胞的干细胞(Mertens et al.，2015)。而干细胞所具有的自我更新和分化的能力，也使得其在肿瘤发生和发展中起重要作用。另有研究表明，垂体中的干细胞可表达 nestin 和/或 SOX2，而来源于 $nestin^+$ 垂体祖细胞的 $Pax7^+$ 细胞，由于肿瘤抑制因子视网膜母细胞瘤蛋白(RB)的纯合缺失，可形成垂体腺瘤(Hosoyama et al.，2010)。进一步表明了垂体干细胞中的基因变异在垂体腺瘤的发生和发展中起到重要作用。

(三) 妊娠与垂体腺瘤的相互影响

1. 垂体腺瘤对孕妇的影响　由下丘脑、垂体和卵巢组成的神经内分泌系统，即下丘脑-垂体-卵巢轴(hypothalamus-pituitary-ovary axis，HPOA)是女性一生中最重要而复杂的系统。影响其中任一环节，都会影响女性的生理状态。

垂体腺瘤可分泌 GH、ACTH、PRL 等多种激素，其中对孕妇影响最大的是 PRL。垂体腺瘤所导致的高催乳素血症会在多个水平损害 HPOA，主要是抑制下丘脑促性腺激素释放激素的脉冲式分泌。进而抑制性腺激素的释放，使黄体生成素分泌减少，引起卵泡发育不全和成熟障碍；妊娠黄体分泌的孕酮减少，导致不孕和流产的概率增加。但随着溴隐亭等药物的有效应用，越来越多的垂体腺瘤患者成功妊娠(Glezer et al.，2014)。

2. 妊娠对垂体腺瘤的影响　妊娠期间，由于雌激素刺激腺垂体 PRL 分泌细胞增生和肥大，可以使垂体增大 1~2 倍，也可能导致垂体腺瘤患者的肿瘤增大。

但对于合并垂体腺瘤的患者，对此无须过度担心。一项包含 514 例患者的回顾性分析显示，363 名垂体腺瘤患者中仅有 5 例(1.4%)出现瘤体增大引起的症状，如头痛、视力下降、视野缺损等。即使出现症状性肿瘤生长，多无须进行外科治疗，多巴胺受体激动剂如溴隐亭的应用通常可以成功地使肿瘤缩小，并且如果患者处于妊娠晚期，分娩也有助于病情的缓解(Molitch，2011)。

(四) 妊娠合并垂体腺瘤的诊断

1. 病史　详细询问患者既往月经和妊娠情况，有无闭经、溢乳、不孕等激素影响的表现，有无相关头痛、视力下降、视野缺损等压迫症状。

2. 临床表现　妊娠合并垂体腺瘤的临床表现与患者分泌激素的类型及扩展方向有关。

(1) 分泌症状：垂体腺瘤在非孕期女性常表现为闭经、泌乳、不孕等症状，这多与垂体腺瘤是一种分泌性肿瘤及垂体自身受压有关，约 1/3 不孕患者为垂体腺瘤导致的高催乳素血症所致。而无论在非孕期或孕期女性，其分泌的 GH 常使女性表现为肢端肥大症，但合并妊娠者较为少见；分泌的 ACTH 使女性表现为库欣综合征，妊娠期出现的库欣综合征有近 50%为垂体腺瘤所致(Molitch，2003)；分泌的 PRL 除在非孕期女性引起上述表现外，更可因激素刺激导致瘤体增大。

(2) 压迫症状：妊娠可能导致瘤体增大，会压迫垂体周围组织，引起头痛、视力下降、视野缺损、下丘脑综合征等压迫症状。由于蝶鞍区与视交叉在解剖学上紧密相连，相隔仅 0.5~1cm，压迫症状多由增大的瘤体直接压迫所致。但临床上也有垂体腺瘤虽未直接压迫视交叉，但也引起了视力下降、视野缺损的报道。可因供给垂体前叶的垂体上动脉受累而导致交叉腹面中央供血障碍，出现双眼颞上象限视野缺损。

(3) 垂体卒中(pituitary apoplexy，PA)：PA 是垂体腺瘤和/或垂体发生出血或梗死，在蝶鞍内快速扩张，进而出现压迫症状和脑膜刺激症状。除瘤体自身破裂导致以外，妊娠合并垂体腺瘤患者常用溴隐亭和麦角卡琳，溴隐亭和麦角卡琳会使瘤体发生纤维化并皱缩，进而形成微小碎片，若发生破裂则引起垂体卒中。

3. 辅助检查

(1) 实验室检查：对于分泌 GH 的垂体腺瘤，血浆 GH 会较正常妊娠女性升高，通常会>10μg/L，并且分泌方式与正常妊娠女性是不同的，呈高脉冲式分泌，每 24 小时 13~19 次，而正常妊娠女性分泌呈无脉冲式。对于分泌 ACTH 的垂体腺瘤，血清皮质醇和 ACTH 升高。对于分泌 PRL 的垂体腺瘤，虽然 PRL 水平会升高，但妊娠时 PRL 水平也会较孕前有明显增加，故测定 PRL 对于诊断妊娠合并垂体腺瘤特异性不高。

(2) 影像学检查

蝶鞍部 X 线检查：当蝶鞍体积>1 024mm^3 时，考虑垂体腺瘤，而由于垂体腺瘤的直径<10mm，较小时蝶鞍部可无明

显改变。在瘤体增大时，可有蝶鞍扩大、浸润周围组织等表现。

CT 平扫：可加冠状层面扫描，可用于观察局部有无坏死或出血等，同时可了解蝶鞍部骨质破坏的情况（图 12-9-7）。

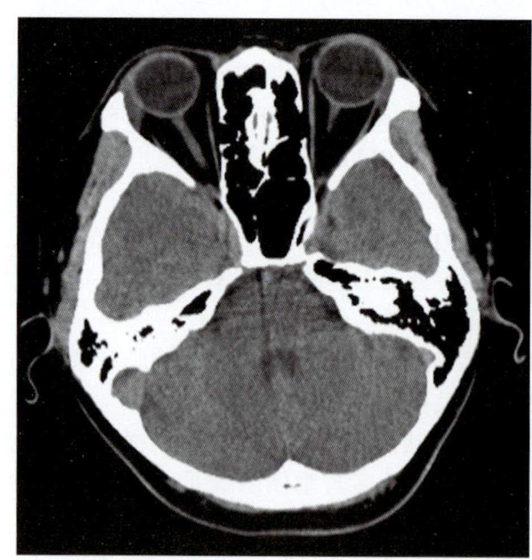

图 12-9-7　垂体腺瘤 CT

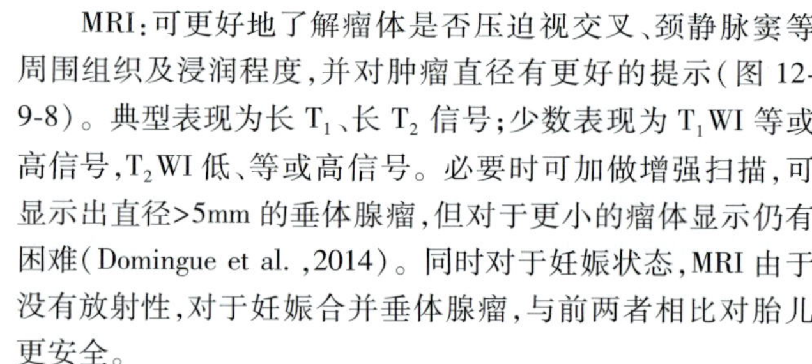

MRI：可更好地了解瘤体是否压迫视交叉、颈静脉窦等周围组织及浸润程度，并对肿瘤直径有更好的提示（图 12-9-8）。典型表现为长 T_1、长 T_2 信号；少数表现为 T_1WI 等或高信号，T_2WI 低、等或高信号。必要时可加做增强扫描，可显示出直径>5mm 的垂体腺瘤，但对于更小的瘤体显示仍有困难（Domingue et al. ,2014）。同时对于妊娠状态，MRI 由于没有放射性，对于妊娠合并垂体腺瘤，与前两者相比对胎儿更安全。

（五）妊娠合并垂体腺瘤的鉴别诊断

需与位于鞍区的肿瘤和其他非肿瘤性疾病相鉴别。前者需与颅咽管瘤、鞍结节脑膜瘤、视交叉脑质瘤、异位松果体瘤、脊索瘤、上皮样囊肿、神经鞘瘤等相鉴别。后者需与空泡蝶鞍、拉特克（Rathke）囊肿、交通性脑积水、垂体炎、垂体脓肿、颅内动脉瘤等相鉴别。多可根据影像学检查进行鉴别。而由垂体腺瘤引起的症状，如头痛、视力下降、视力视野障碍等需与糖尿病、高血压等其他疾病引起的视网膜病变相鉴别。同时需要注意正常妊娠时内分泌系统的生理性变化与合并垂体腺瘤时的病理性变化之间的鉴别。

（六）妊娠合并垂体腺瘤的治疗及管理

对于妊娠合并垂体腺瘤的治疗，原则是抑制和破坏肿瘤

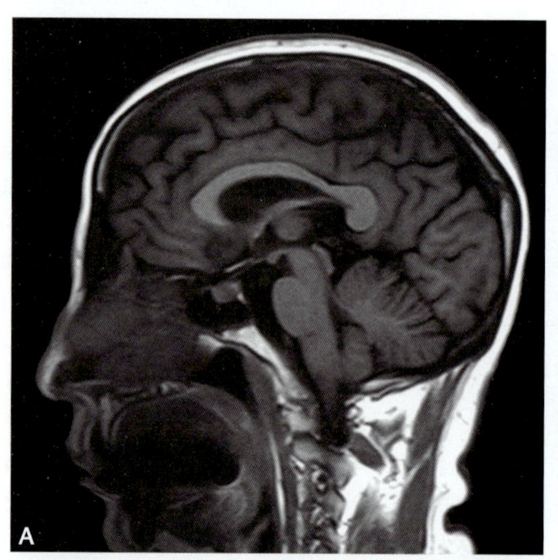

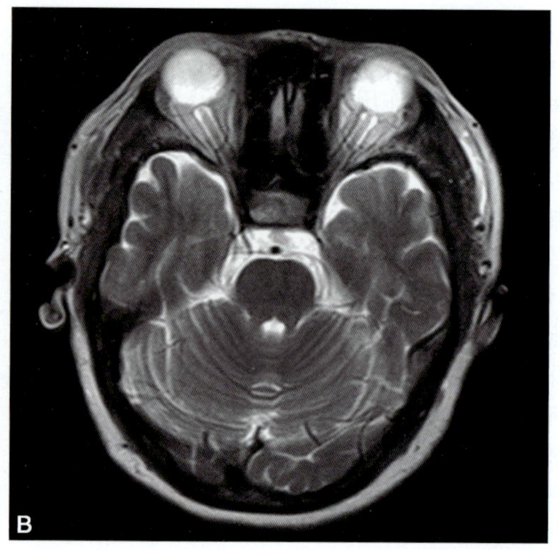

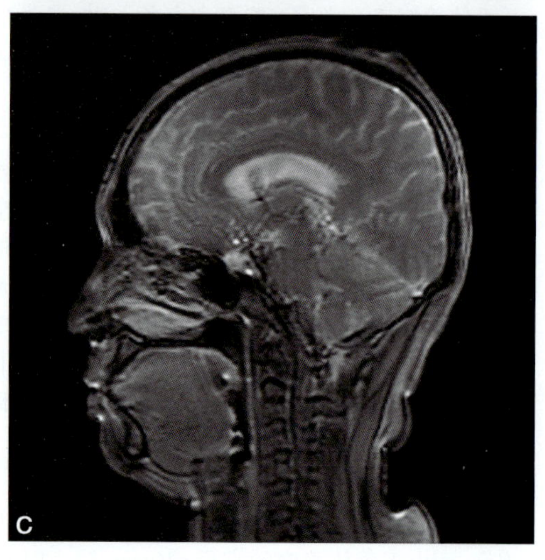

图 12-9-8　垂体腺瘤磁共振成像（MRI）

A. MRI 矢状面；B. MRI 横断面；C. 增强 MRI 矢状面。

的生长,防止或减轻肿瘤的压迫症状;抑制功能性肿瘤分泌过多激素,减轻对 HPOA 和垂体功能的影响。目前对于垂体腺瘤的治疗主要包括手术、药物和放射治疗,还可选择化学、中医治疗和基因治疗等。

1. 手术治疗　手术切除治疗垂体腺瘤的效果良好,手术方式分为开颅手术和经蝶窦入路手术,并可在术中加超声辅导,可更清晰地显示瘤体位置、大小、性质等,并做实时监控,以提升瘤体切除率并降低对正常脑组织的损伤。60%~85%的垂体腺瘤可通过手术治愈。若按腺瘤分泌激素分类,GH 腺瘤治愈率为 70.6%,ACTH 腺瘤治愈率为 71.4%,PRL 腺瘤治愈率为 85.3%(Gondim et al.,2010)。

2. 药物治疗　对于 GH 腺瘤来说,常用生长抑素类似物,主要有长效奥曲肽、雷洛替芬和帕瑞肽等。可以迅速降低血清 GH 水平,减轻患者的症状,缩小肿瘤体积。还可用多巴胺激动剂,如溴隐亭和卡麦角林,尤其是合并 PRL 腺瘤的垂体腺瘤(Katznelson et al.,2014)。但相对于奥曲肽等,多巴胺激动剂所需药量更大,疗效较差。

对于 ACTH 腺瘤来说,仅在手术禁忌或手术失败时考虑药物治疗。首选赛庚啶(Wei et al.,2013),还可选择酮康唑,目前已有许多良好母儿结局的病例报告。不过也有人认为酮康唑是一种致畸剂,但最近一项研究也发现使用酮康唑与先天性异常无关,不过需要更多研究来确定其在妊娠期的安全性,因此仅限于需要紧急药物治疗的患者使用。

对于 PRL 腺瘤来说,多巴胺激动剂如溴隐亭和卡麦角林等是最常用的。溴隐亭是一种半合成的麦角胺生物碱溴化物,可持久作用于垂体细胞的多巴胺受体,抑制 PRL 的合成和释放,从而起到降低血中 PRL 的作用。溴隐亭可使 PRL 腺瘤缩小,可使月经恢复、抑制泌乳、恢复排卵受孕,较好地缓解肿瘤引起的症状。溴隐亭是治疗 PRL 腺瘤的首选药物,对于妊娠合并垂体 PRL 腺瘤,有研究显示确定妊娠后立即停止使用溴隐亭,并不会产生对妊娠和及胎儿不利的结局,同时也有研究表明即使妊娠期间使用溴隐亭也不会增加胎儿风险(程蔚蔚 等,1996)。但虽然较少见,也有研究显示整个妊娠期一直使用溴隐亭或停药后再次出现症状而加用溴隐亭可能会产生对妊娠及胎儿不利的结局,出现早产或流产。故对于妊娠合并垂体 PRL 腺瘤的患者,应根据病情决定是否在妊娠期继续使用溴隐亭治疗。妊娠期若出现压迫症状,则应根据情况使用溴隐亭进行治疗。若胎儿未成熟,在溴隐亭疗效不佳时可行手术治疗,若胎儿已成熟,则应终止妊娠后处理垂体腺瘤。产后哺乳虽然会刺激 PRL 的分泌,但并不能引起瘤体的生长,故除分娩后需要继续使用溴隐亭的患者,产妇可进行哺乳。

3. 放射治疗　较少单独用于垂体腺瘤的治疗,多在术后加用以减少肿瘤的复发。

4. 妊娠期管理　在妊娠期,垂体会有生理性生长,瘤体也有可能因激素水平改变而增大,导致压迫症状的产生,故应定期复查蝶鞍部 MRI 并进行视力及视野检查。

5. 产后管理　对于妊娠合并垂体腺瘤的患者,特别是功能性腺瘤,产后需及时监测激素水平。同时需定期随访是否有头痛、视力下降、视野缺损等症状的复发,必要时可复查 CT 或 MRI,以明确肿瘤情况。

(梁竹巍　高婉丽)

第十节　妇科良性疾病

一、卵巢囊肿

妊娠期卵巢囊肿是常见的妊娠合并症,目前发病率为 0.05%~3.2%,其中 96%以上为良性。超声检查是诊断卵巢囊肿首选的辅助检查手段。大部分妊娠期卵巢囊肿为直径小于 5cm 的良性单纯性囊肿,这类囊肿多为功能性卵巢囊肿,这是卵巢正常生理功能的一部分。超声随访发现卵巢囊肿约 70%在妊娠中期可自行消退(Condous et al.,2004;Hogston et al.,1986),这与功能性囊肿的自然病程相一致,因不改变妊娠结局,故主张保守治疗。持续存在的直径大于 5cm 的卵巢囊肿大多为成熟性畸胎瘤,临床上需根据孕周、临床表现、囊肿性质及大小,并且兼顾母体和胎儿两方面因素,综合评估并制订处理方案。妊娠中期卵巢囊肿手术首选妊娠 16~28 周行腹腔镜手术。

(一)发病机制及病理类型

妊娠期卵巢囊肿的发病与内分泌、家族史、环境因素和生活方式等密切相关。大多数妊娠相关的囊肿为激素依赖性,如卵泡囊肿的形成是由于下丘脑-垂体-卵巢轴功能紊乱、白膜增厚及卵泡破裂受阻、胎盘源性激素及母体激素的影响引起的卵泡上皮变性、卵泡液未吸收或增多,导致卵泡体积明显大于正常成熟卵泡。卵巢成熟性畸胎瘤系胚胎时期细胞分化障碍,卵巢内生成毛发、牙齿还有一些油脂类物质聚集后所致。子宫内膜异位囊肿,是由于子宫内膜异位症病灶位于卵巢内,形成大量黏稠巧克力状咖啡色的液体,随时间增加而逐渐变大被包裹而形成。

妊娠期卵巢良性囊肿主要包括:①功能性囊肿,也称生理性囊肿,是由异常量的液体积聚在滤泡或黄体内形成,妊娠 12 周前多数可自行消退,是妊娠期最常见的卵巢囊肿,占妊娠期卵巢囊肿的 54%,包括卵泡囊肿、黄体囊肿、黄素化囊肿等;②其他病理性囊肿,多见于妊娠 16 周后,按发病率由高到低依次为成熟性畸胎瘤 7%~42%、浆液性囊腺瘤 9%~16%、卵巢冠囊肿 3%~20%、黏液性囊腺瘤 9%~16%、子宫内膜异位囊肿 1%~5%等(Leiserowitz et al.,2006;Schmeler et al.,2005;Soriano et al.,1999;Whitecar et al.,1999;Bromley et al.,1997)。

(二)诊断

1. 临床表现　妊娠期卵巢囊肿多数无临床症状,常见的并发症为蒂扭转、囊肿破裂或出血、分娩时难产及恶变。①妊娠合并卵巢囊肿蒂扭转的平均发病率约 12%,多见于妊娠 12 周前,约 50%为成熟性畸胎瘤。6~10cm 大小的卵巢囊肿发生蒂扭转的风险是 6cm 以下或 10cm 以上囊肿的三倍。典型症状是一侧下腹痛伴腰酸,疼痛可由局限性蔓延至下腹或全腹,阵发性加剧,常有恶心、呕吐等症状,查体可有腹部局限性压痛及反跳痛(Koo et al.,2011)。②妊娠合并卵巢囊肿破裂或出血较少见,发病率<1%,患者可表现出腹部的疼痛。③分娩时难产:据报道,较大的卵巢囊肿有 2%~17%可能嵌顿在胎先露及产道之间,导致滞产或梗阻性难产

(Al-Fozan et al.,2002)。

2. 超声诊断　彩色多普勒超声是诊断妊娠合并卵巢囊肿首选的辅助检查手段。超声不仅可以帮助判断囊肿的位置、大小形态、血流分布及其与子宫的相互关系,而且在判断囊肿性质方面也具有较高的临床价值。

①功能性囊肿在妊娠早期超声检查中可见(图 12-10-1、图 12-10-2),约 70% 在妊娠 12 周前可自行消退;②妊娠合并良性卵巢囊肿超声下多表现为囊性包块,单房壁薄,直径多<5cm,包块内一般无乳头及分隔带等(图 12-10-3、图 12-10-4);③当囊肿以实性为主,囊壁厚薄不均,直径>6cm,血管分布紊乱,肿物内有乳头或分隔,内部发生缺血坏死且包块持续存在,伴有腹腔积液时,多考虑卵巢恶性肿物(图 12-10-5);④卵巢囊肿蒂扭转时,超声下多表现为卵巢明显增大(图 12-10-6),但仍有部分患者卵巢血流图像可表现为正常,故不能仅根据卵巢血供的有无来判断卵巢囊肿蒂扭转(Canavan,2017;Zanetta et al.,2003)。

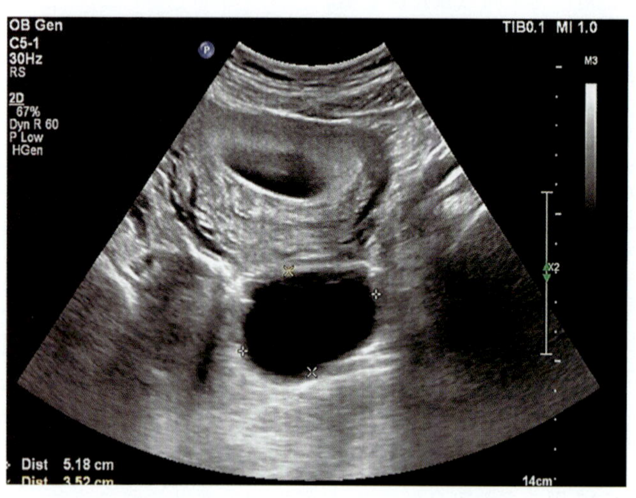

图 12-10-1　妊娠合并黄体囊肿

附件液性包块,界清,形态较规则,内为无回声区。

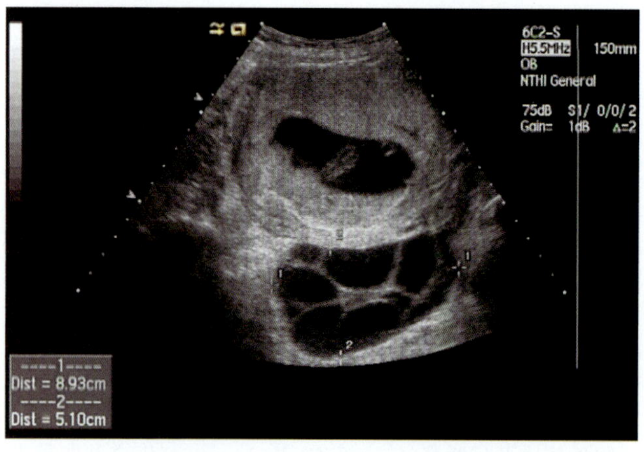

图 12-10-2　妊娠合并卵巢黄素化囊肿

卵巢明显增大,内为无回声区,有多房样分隔光带或网状分隔光带。

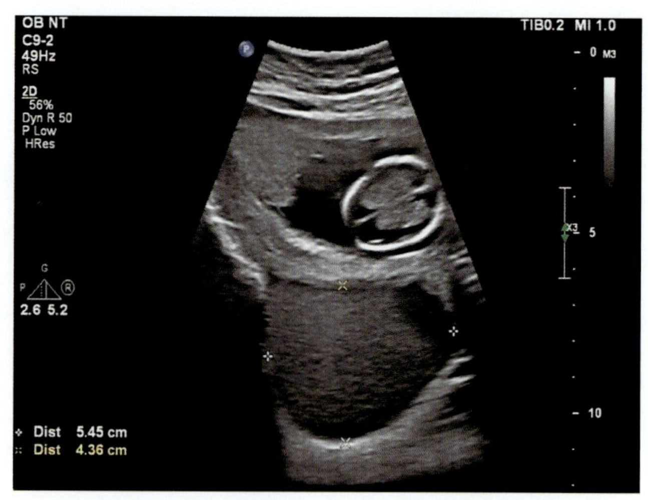

图 12-10-3　妊娠合并卵巢子宫内膜异位囊肿

囊肿边界清晰,包膜较厚,内为无回声区,见密集中回声光点,内部回声较均匀。

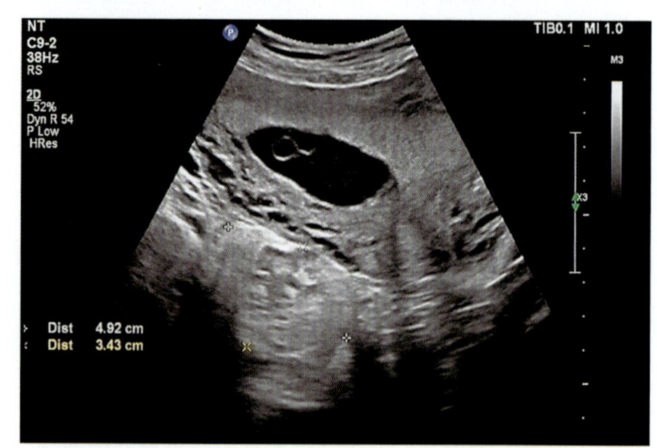

图 12-10-4　妊娠合并卵巢畸胎瘤

囊肿边界尚清晰,内为中强回声光点区,夹杂多个细小暗区。

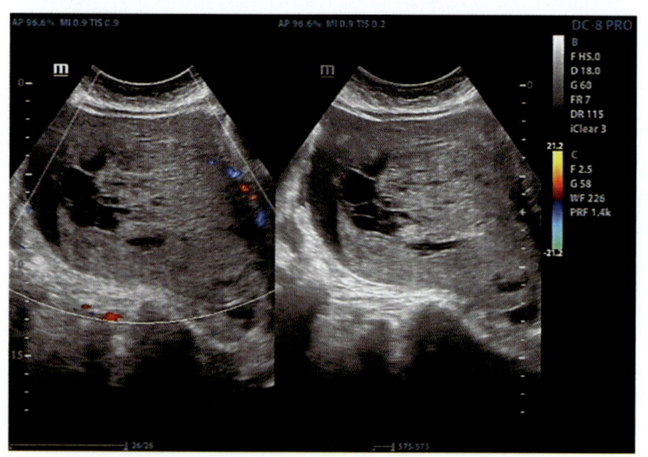

图 12-10-5　妊娠合并卵巢恶性肿瘤

子宫左侧混合性包块,内为实质不均质的中回声区,内夹杂大小不等的暗区,与子宫界限不清,彩色多普勒血流成像探及星点状血流信号。

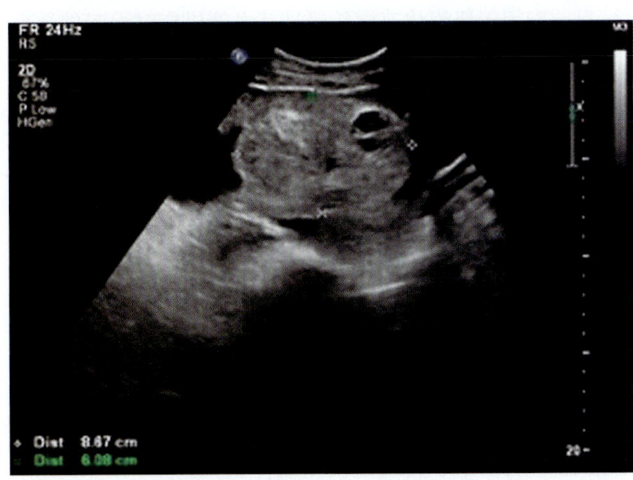

图 12-10-6　妊娠合并卵巢囊肿蒂扭转

（早孕）左侧卵巢混合性包块 8.6cm×6.0cm，其中见不均匀回声中夹杂多个不规则暗区，经手术证实为卵巢囊肿蒂扭转。

3. MRI　MRI 可安全应用于妊娠期卵巢囊肿的评估，最佳检查时间为妊娠 12 周后，但因其价格昂贵，不作为妊娠期常规检查。MRI 可为妊娠期超声检查发现的卵巢囊肿提供进一步诊断依据，在协助判断囊肿的性质、组织来源和组成及其与周围组织器官的解剖关系方面较超声有更高的准确性（Birchard et al.，2005）。

4. 肿瘤标志物　血清肿瘤标志物，尤其是癌抗原（CA）12-5、癌胚抗原（CEA）及 CA19-9 对鉴别妊娠期卵巢肿物的良恶性具有一定的参考价值，如 CA12-5 在正常妊娠前 12 周可轻度升高，妊娠 12 周后若 CA12-5 升高数倍甚至数十倍应警惕上皮性卵巢癌的可能。尽管生殖细胞肿瘤是妊娠期最常见的恶性肿瘤之一，但人绒毛膜促性腺激素和甲胎蛋白在妊娠期作为卵巢肿瘤标志物的应用价值不高。临床应结合肿瘤标志物及影像学检查，综合判断卵巢囊肿的性质（Goh et al.，2014）。

（三）处理流程

1. 治疗原则　妊娠早期发现的卵巢囊肿（<5cm）大多数为良性，且可自然消退，故以保守治疗为主。对于持续存在至妊娠中晚期的病理性卵巢囊肿，如复杂性卵巢囊肿 6cm 以上，建议妊娠中期进行手术干预，首选 16~28 周行腹腔镜手术；如果首次超声显示单纯性卵巢囊肿，即使囊肿达 10cm 或更大，ACOG 也建议随访观察，因为这种囊肿属于良性，且自行消退的可能较大（ACOG，2016）。妊娠期卵巢恶性肿瘤或卵巢囊肿发生蒂扭转、破裂、出血、梗阻产道等急症且保守治疗无效时，主张随时手术。

2. 手术方式　妊娠合并卵巢囊肿的手术方式包括腹腔镜手术与开腹手术。腹腔镜手术因其疼痛轻、创伤小、出血少、静脉血栓栓塞风险低、感染风险低等优势，已逐步替代开腹手术，成为妊娠中期卵巢囊肿首选的手术方式，最佳手术时机为妊娠 16~28 周。妊娠 28 周后增大的子宫显著增加了手术的难度和风险，故不宜选择腹腔镜手术。2015 年，Webb 等通过检索 PubMed 和 Medline 数据库，采集并分析 1956—2012 年文献报道的妊娠合并卵巢囊肿的手术资料得出，妊娠 16 周后腹腔镜手术发生先兆早产的风险显著低于开腹手术，且在流产、早产、胎儿死亡等安全性方面与开腹手术相似（表 12-10-1）。

表 12-10-1　妊娠合并卵巢囊肿腹腔镜手术和开腹手术术后并发症比较

并发症	文献篇数	合计[%(n/N)]①	腹腔镜手术[%(n/N)]	开腹手术[%(n/N)]
急诊手术	22 篇	17(241/1 426)	13(48/378)	18(193/1 048)
流产	15 篇	2(31/2 012)	2(5/275)	1(26/1 737)
先兆早产	15 篇	7(79/1 059)	2(6/392)	11(73/684)②
早产	15 篇	8(107/1 376)	5(12/243)	8(951 133)
胎死宫内	15 篇	1(17/1 233)	1(5/337)	1(12/896)
阴道流血	9 篇	1(3/401)	0(1/275)	2(2/125)

①n 代表并发症样本量，N 代表总样本量。
②与腹腔镜手术比较，P<0.01。

当然，仍然需要认识到腹腔镜手术存在一定的风险，包括术中套管穿刺损伤、激光产生的腹内烟雾、高碳酸血症和相关酸碱紊乱的风险等。术中如出现以下情况时候可考虑中转开腹：①巨大卵巢囊肿，表面有异常血管增生；②患侧附件存在严重粘连，腹腔镜操作困难；③术中出血多且止血困难等。术式以卵巢囊肿剥除术为主，如合并巨大卵巢囊肿或蒂扭转已导致卵巢坏死时，可考虑患侧附件切除。

3. 手术时机　妊娠期卵巢囊肿限期手术最佳时间是妊娠中期，原因在于几乎所有功能性囊肿在此时已消退；胎儿器官发生大部分已完成，药物的致畸风险可降到最低；此时黄体的激素分泌功能已被胎盘取代，手术切除卵巢囊肿或卵巢导致的孕酮降低不会造成妊娠丢失。由于担心手术风险而延误手术时机往往会增加母亲和胎儿的并发症。在择期手术的病例中，手术时机与围产期结局似乎并无关联，而由于卵巢囊肿蒂扭转或出血进行急诊手术时，患者发生流产和早产的风险高于择期手术。因此，妊娠中期经评估胎儿流产风险较小时，应优先推荐择期手术（Hess et al.，1988）。

二、子宫肌瘤

妊娠合并子宫肌瘤是常见的妊娠合并症。随着超声检查的普及，妊娠合并子宫肌瘤的检出率正逐年升高，目前全球发病率为1.6%~4%。根据肌瘤与子宫壁的关系，分为肌壁间肌瘤、黏膜下肌瘤、浆膜下肌瘤及阔韧带肌瘤。子宫肌瘤病因可能与女性性激素紊乱、正常肌层的体细胞突变及遗传易感性等密切相关（Strobelt et al.，1994）。尽管绝大多数患子宫肌瘤的女性可以正常妊娠和阴道分娩，但其发生流产、早产、胎位不正、产后出血等并发症的风险高于正常女性。妊娠合并子宫肌瘤分娩方式的选择，需结合孕周、肌瘤大小、数量、位置、类型及母儿情况而定。妊娠期子宫肌瘤主张保守治疗，剖宫产时应尽量避免切除肌瘤。临床应严格掌握子宫肌瘤切除术的适应证，根据肌瘤位置、大小、患者的全身情况及术者的技术水平，以产妇安全为前提，实施个体化处理。

（一）子宫肌瘤与妊娠的相互影响

1. 肌瘤对妊娠的影响　①凸向宫腔的黏膜下肌瘤可能影响胚胎植入部位的子宫内膜灌注，影响胎盘的形成和子宫-胎盘循环的建立，导致流产（Pritts et al.，2009）；②妊娠期肌瘤的快速增长可能诱发宫缩或降低胎盘缩宫素酶的活性，提高缩宫素水平，引起先兆早产或早产（Wallach et al.，1989）；③子宫肌瘤及邻近内膜血供不足，可能引起胎盘缺血和蜕膜坏死，严重者导致胎盘早剥（Rice et al.，1989）；④较大肌瘤易引起宫腔变形，导致胎位不正和胎盘低置；⑤子宫肌瘤易降低子宫收缩力和协调性，增加宫缩乏力和产后出血率（Szamatowicz et al.，1997）。

2. 妊娠对肌瘤的影响　①既往观点认为由于受卵巢甾体激素的影响，子宫肌瘤的体积随孕周增大而增大。国外学者报道，对妊娠期子宫肌瘤进行连续超声监测发现，约40%的肌瘤妊娠期大小保持不变甚至缩小，5cm以上的肌瘤约33%在孕期增大，5cm以下的肌瘤仅不到10%在妊娠期增大（Hammoud et al.，2006；Lev-Toaff et al.，1987）。②浆膜下带蒂肌瘤在妊娠中后期可能发生蒂扭转。③子宫肌瘤红色变性是妊娠期子宫肌瘤最常见的退行性变，多见于妊娠4个月后和产褥期。由于孕期肌瘤迅速增大受压，肌瘤内血栓形成及小血管退行性变，导致局部血液循环障碍和肌瘤组织坏死，6%有腹痛、恶心等临床症状，81%为分娩后病理证实（Mu et al.，2011）。

（二）诊断要点

1. 临床表现　多数患者妊娠期无明显临床症状，子宫下段或宫颈处较大肌瘤可能影响胎先露下降，造成产道梗阻；少数患者可有腹痛，伴恶心、呕吐、发热及白细胞增高等急性全身炎症反应。国外学者及2017年最新《子宫肌瘤的诊治中国专家共识》都提出了"妊娠期肌瘤性疼痛综合征"的概念，它是妊娠合并子宫肌瘤最常见的并发症，发病率为5%~8%，大多数发生在妊娠中晚期或产褥期，与肌瘤红色变性、无菌性坏死、出血性梗死、恶变等有关。其发病机制尚不明确，目前归因于肌瘤快速增长超过其血液供应时引起的缺血和坏死，以及肌瘤血供被急性破坏后引起的出血性坏死（Lolis et al.，2003）。

2. 辅助检查　超声检查简便易行，可动态观察孕期子宫肌瘤的数量、大小和部位，是妊娠合并子宫肌瘤首选的辅助检查手段。妊娠早期是子宫肌瘤超声诊断的最佳时机，子宫肌瘤可表现为类圆形肿块，回声强弱不均，与子宫关系密切有界限（图12-10-7、图12-10-8）。当肌瘤发生退行性变时，超声下表现为旋涡状结构不明显或消失，内部回声强弱不等，表现比较复杂，多为混合回声，也可表现为低回声、高回声和无回声，肌瘤内彩色血流信号稀少（图12-10-9），可通过MRI与卵巢肿瘤等其他盆腔包块进行鉴别（Chiang et al.，2004）。妊娠中晚期，由于子宫充血发生瘤体软化，与周围组织界限可不清晰，超声影像易漏诊；后壁肌瘤由于受增大子宫的影响，超声也易漏诊（Kim et al.，2013；Yin et al.，2013）。

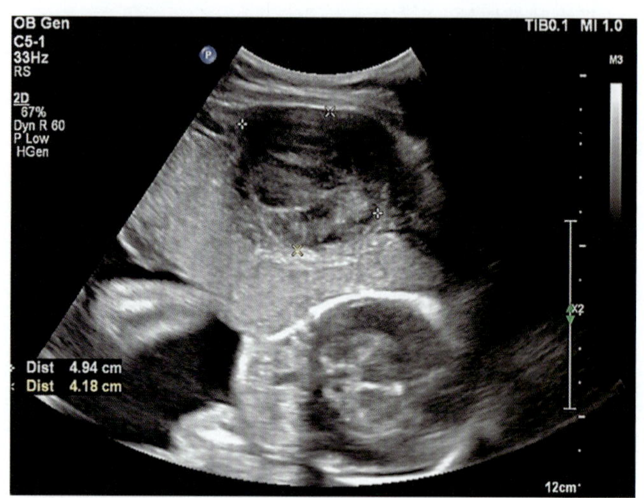

图12-10-7　妊娠合并子宫肌瘤（宫体部）

子宫前壁下段见低回声区，稍向外突起，包膜及边界尚清，内部回声欠均匀。

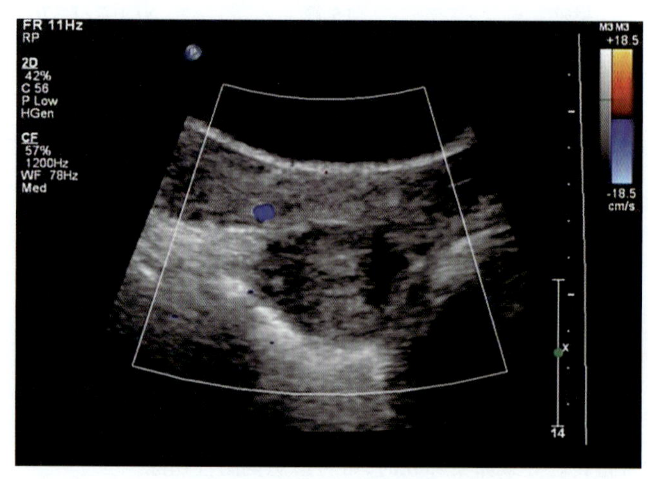

图12-10-8　宫颈肌瘤

宫颈后方见低回声区，包膜边界尚清。

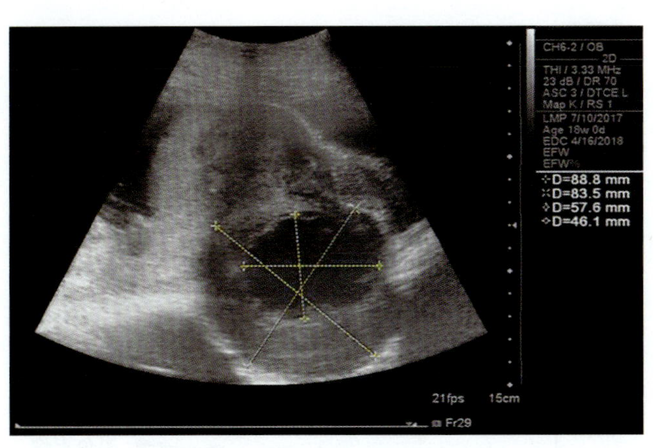

图 12-10-9　子宫肌瘤红色变性

子宫后方见低回声区，其内夹杂暗区。

（三）鉴别诊断

妊娠合并子宫肌瘤的诊断相对容易，但当肌瘤发生红色变性时，需要与其他妊娠期急腹症进行鉴别，包括先兆早产、胎盘早剥、卵巢囊肿蒂扭转、急性阑尾炎等，可参见表 12-10-2。

（四）临床处理

妊娠合并子宫肌瘤的临床处理，应该根据孕周、肌瘤的大小、部位和临床表现等因素来综合决定。

1. 子宫肌瘤与不孕症　2001 年的一项荟萃分析提示，排除其他不孕症因素、由黏膜下肌瘤引起的不孕女性，肌瘤切除后其妊娠率增加（Pritts，2001），且自然妊娠率高于辅助生殖技术妊娠率（Klatsky et al.，2008），提示黏膜下肌瘤切除术可能成为此类患者不孕症的治疗方法。备孕期浆膜下及肌壁间肌瘤是否需要切除尚缺乏循证医学依据，必须权衡肌瘤切除术的风险、瘢痕子宫妊娠的风险及肌瘤复发的风险，故目前不推荐备孕期行浆膜下及肌壁间肌瘤切除术（Lefebvre et al.，2003）。

表 12-10-2　妊娠合并子宫肌瘤红色变性的鉴别诊断

项目	子宫肌瘤红色变性	子宫肌瘤蒂扭转	卵巢囊肿蒂扭转	胎盘早剥
病史	多有肌瘤病史	有浆膜下肌瘤病史	多有卵巢囊肿病史	多无子宫肌瘤及卵巢囊肿病史
诱因	一般无诱因	改变体位或活动后	改变体位或活动后	可有腹部外伤、高血压等血管病变史
孕周	妊娠中晚期或产褥期多见	妊娠 12 周以后	妊娠 6~16 周	妊娠 20 周后或分娩期
症状	持续性腹痛，伴有恶心、呕吐、发热	一侧持续性剧烈腹痛，伴有恶心呕吐，一般无发热	一侧下腹痛伴腰酸，阵发性加剧，常有恶心、呕吐，一般无发热	持续腹痛，可伴有不同程度的阴道流血
体征	可伴或不伴有宫缩，子宫肌瘤部位有明显压痛和反跳痛，严重时可有腹膜刺激征	肌瘤局部压痛，严重时可有腹膜刺激征	腹部局限性压痛及反跳痛，严重时可有腹膜刺激征	可触及宫缩，严重者宫缩无间歇，子宫硬如板状，伴有胎心改变
实验室检查	白细胞计数升高	扭转时间长或继发感染、坏死时可有白细胞计数升高	扭转时间长或继发感染、坏死时可有白细胞计数升高	严重早剥可有不同程度的贫血及凝血功能异常
超声改变	肌瘤边界欠清晰，内部回声强弱不均，肌瘤周边环状结构消失，仅见少许血流信号，瘤体内血流信号稀少	肌瘤边界尚清晰，内部回声强弱不均，瘤体内无明显的血流信号	患侧卵巢可明显增大，卵巢内血流多数明显较少或消失	典型的病例可见胎盘与子宫壁之间出现液性暗区，有血流信号

2. 子宫肌瘤与流产、早产　尽管有研究提示子宫肌瘤可能增加流产、早产的风险，但是没有充分的证据证明孕期子宫肌瘤切除可以降低流产、早产率。因此，不推荐患肌瘤或有自然流产史、早产史的妊娠女性行子宫肌瘤切除术（Metwally et al.，2011；Saravelos et al.，2011）。

3. 妊娠期肌瘤性疼痛综合征　妊娠期肌瘤性疼痛综合征一般以镇痛及支持治疗为主。保守治疗后可以继续妊娠（Grüne et al.，2001），绝大多数患者能够足月分娩。目前推荐使用对乙酰氨基酚（500~1 000mg，口服，每 4~6 小时一次，每日最大剂量 3 240mg）。非甾体抗炎药对缓解肌瘤性疼痛更有效，常用药物有吲哚美辛（25~50mg，口服，每 6 小时一次）或布洛芬（600~800mg，口服，每 6 小时一次），通常 48

小时内症状可明显缓解；对使用吲哚美辛或布洛芬有消化道症状的患者，可考虑酮洛芬治疗（100mg，静脉注射，每6小时一次）。鉴于非甾体抗炎药可能引起羊水过少和动脉导管闭合，故建议妊娠32周前使用，用药时间不应超过48小时（Moise，1993；Katz et al.，1989）。

4. 妊娠期子宫肌瘤手术　妊娠期子宫肌瘤主张保守治疗，妊娠期需要肌瘤切除者极为少见。2017年最新《子宫肌瘤的诊治中国专家共识》指出，妊娠期子宫肌瘤手术指征：①肌瘤短期增长迅速，高度怀疑恶变者；②药物难治性肌瘤性疼痛；③浆膜下子宫肌瘤发生蒂扭转、继发感染等，保守治疗无效；④肌瘤压迫邻近器官，出现严重的便秘或尿潴留症状。

5. 妊娠合并子宫肌瘤的分娩方式　妊娠合并子宫肌瘤分娩方式应兼顾肌瘤、母体及胎儿多个因素。70%的患者可阴道分娩；如果肌瘤较大且位于子宫下段或宫颈处，可能阻碍先露下降，导致产道梗阻，需结合产科情况酌情考虑剖宫产。

6. 剖宫产时子宫肌瘤的处理　妊娠期子宫血供丰富，剖宫产时行肌瘤切除易继发产后出血。据报道，剖宫产术中同时行子宫肌瘤切除的患者，约11%需接受输血、子宫动脉结扎、子宫动脉栓塞，甚至子宫切除（Ehigiegba et al.，2001）。因此，剖宫产时除浆膜下带蒂的肌瘤可考虑切除外，应尽量避免切除肌瘤，尤其是多发性肌瘤。绝大多数肌瘤产后会自行缩小，可能不需要手术治疗。

如果剖宫产时伤及肌瘤，导致出血或切口难以缝合，可行肌瘤切除术。如行肌瘤切除应注意：①术前评估出血风险，充分准备血制品。②根据肌瘤的位置和大小选择皮肤和子宫切口，尽量取腹中线纵切口，子宫切口应避开肌瘤，最大程度减少对子宫的损伤和出血。③浆膜下带蒂肌瘤可做蒂根部缝扎切除，向外突出的肌壁间肌瘤可以由浆膜层切开后切除，黏膜下肌瘤或肌壁间肌瘤大部分突向宫腔，宜取宫腔内切口切除。④术中切除肌瘤后应保留足够的浆膜层以备肌层缝合后的浆膜化用；切除瘤体后多层缝合肌层，充分闭合瘤腔，减少对子宫的损伤和出血。

（石中华　吴云）

第十一节　恶性肿瘤

一、妊娠合并恶性肿瘤发病情况

妊娠合并恶性肿瘤即妊娠期恶性肿瘤，是指妊娠期间新发生或者新发现的恶性肿瘤，是产科的罕见合并症，其发病率为0.02%～0.1%，近年来女性生育年龄的推迟与肿瘤的发病年轻化，导致妊娠合并恶性肿瘤发病率呈上升趋势（图12-11-1）（Salani et al.，2014）。Siegel等（2013）通过一项包含1 660 290名癌症患者的研究发现，20%～30%的癌症患者为45岁以下的女性。因妊娠合并恶性肿瘤的治疗涉及母亲和胎儿，妊娠期间的生理改变导致其诊断和治疗困难，目前已成为世界上生育期妇女的重要死亡原因之一。Morice等（2012）研究发现妊娠期最常见的恶性肿瘤依次为乳腺癌、宫颈癌、卵巢癌、白血病、黑色素瘤，乳腺癌的发生占全部妊娠

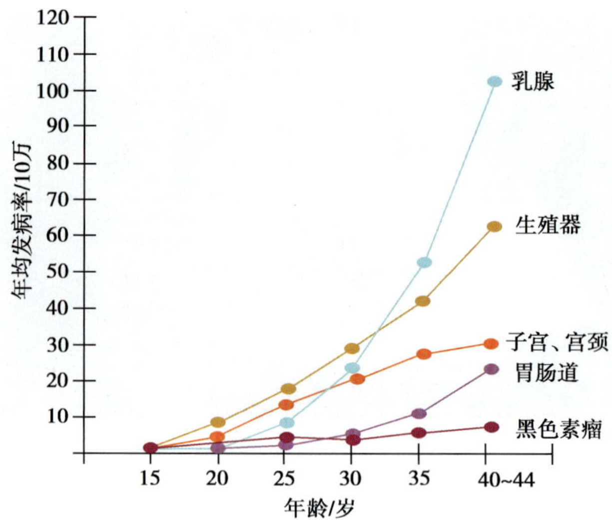

图12-11-1　年龄与孕期常见恶性肿瘤发病率之间的关系

妇女的0.028%～0.033%（Amant et al.，2010），妊娠合并宫颈癌发病率为1/5 000～1/1 000次妊娠（Eibye et al.，2013），妊娠合并卵巢癌的发病率为0.083/1 000～0.11/1 000次妊娠（Gezginç et al.，2011），妊娠合并颅内恶性肿瘤、胃癌、肺癌、鼻咽癌、肝癌等国内外报道较少。宫颈癌是育龄期女性发病率较高的一种恶性肿瘤，因妊娠期间特殊的病理及生理变化，肿瘤标志物的改变容易掩盖恶性肿瘤相关的症状及检查结果（Han et al.，2012）。妊娠合并宫颈癌患者发生异常阴道流血，易误诊为前置胎盘、先兆流产、先兆早产等；妊娠期间早孕反应如恶心呕吐、呼吸困难、上腹部不适等妊娠期特有的临床表现容易与呼吸消化系统的恶性肿瘤如肺癌、胃癌等混淆；妊娠期乳腺出现包块，常被误诊为妊娠状态的正常乳腺，而致合并乳腺癌漏诊。妊娠期间免疫及激素状态的改变可促进某些激素依赖性肿瘤的病情进展，妊娠期间的辅助检查如X线及CT检查因有胎儿而受到限制，肿瘤的放化疗也对胎儿的不利影响导致恶性肿瘤误诊、漏诊或延迟诊断及治疗，影响孕妇的预后，导致死亡率升高。

二、妊娠合并恶性肿瘤对母儿健康的影响

（一）妊娠对恶性肿瘤的影响

1. 妊娠使恶性肿瘤的诊断和治疗变得困难，漏诊误诊率高　妊娠使恶性肿瘤的诊治困难，主要有以下几个方面的因素：①大多数观念认为，恶性肿瘤好发于老年人，妊娠期女性多为青年女性，发生恶性肿瘤的概率低，患者及医生也会放松对恶性肿瘤的警惕。Lee等（2012）对781 907名妊娠妇女的研究发现，妊娠合并恶性肿瘤患者的年龄范围为20～44岁，中位年龄28岁。②妊娠期间特殊的生理状态容易与恶性肿瘤早期临床表现相混淆，由于妊娠某些肿瘤标志物的检验意义下降导致造成误诊（Han et al.，2012）。③妊娠期间由于对胎儿健康的考虑，有些检查如妇科检查、胸部X线检查、CT、MRI检查受到限制，最终造成漏诊。④妊娠期间手术及放化疗对胎儿的影响导致治疗手段有限，从而使治疗效果受到限制。

2. 妊娠可以促进某些肿瘤细胞的生长　妊娠的生理状态改变可促进某些肿瘤细胞生长，主要表现在：①妊娠期母体的免疫状态发生改变，胎盘释放免疫抑制因子、胎盘产生具有抑制细胞免疫反应的孕酮及血清存在的封闭抗体均使恶性肿瘤得以逃避机体的免疫监测而生长（Lee et al.，2012）；②由于妊娠及哺乳期妇女体内激素水平的明显变化，如雌激素、孕激素、催乳素及生长激素水平明显增高，可促进雌激素受体阳性恶性肿瘤如乳腺癌、子宫内膜癌、卵巢癌、肝癌、胃癌、支气管肺癌等的生长及恶化（Song et al.，2016；Hou et al.，2013），使恶性肿瘤分期提高；③妊娠期器官高血容量变化可促进肿瘤细胞的增生，妊娠期孕妇的循环血量到32周会增加40%~45%，由于孕育胎儿，子宫血流量比非孕期增加更明显，为4~6倍，供血供氧的增加无疑会促进肿瘤细胞的生长，生殖系统的血供增加对于生殖系统肿瘤影响更大。由于上述种种原因，妊娠合并恶性肿瘤往往恶性程度高，进展快，预后差。

（二）恶性肿瘤对妊娠的影响

妊娠合并恶性肿瘤无论是对孕妇还是对胎儿都有明显的影响。

对孕妇而言，除了恶性肿瘤本身所导致的局部压迫、出血、感染症状等不良影响外，如果肿瘤发展至全身转移状态，甚至出现了恶病质状态，就会严重威胁母胎安全。因此，恶性肿瘤无疑会增加剖宫产率，且患者身体储备状态不佳，在应激条件下，终止妊娠的过程中容易发生产科各项合并症、多器官功能障碍的可能性会成倍增加，使孕妇处于高危的环境之中。

对胎儿而言，除生殖系统的恶性肿瘤以外，恶性肿瘤一般不会影响受孕，但是妊娠后恶性肿瘤是会影响胎儿的生长发育的。不良影响主要表现为流产、早产、胎儿生长受限，围产儿死亡等。其原因一是母体因肿瘤治疗必须采取医疗干预，造成人工终止妊娠或早产；二是恶性肿瘤引起的局部或全身的严重并发症，易诱发流产或早产。

三、妊娠合并恶性肿瘤的诊断

妊娠合并恶性肿瘤的诊断必须包括两个方面。①恶性肿瘤的诊断：所有患者恶性肿瘤的诊断和分期根据肿瘤来源及种类不同由肿瘤专科医师根据国际抗癌联盟公布的分期方法进行诊断及分期，肿瘤的病理诊断由两名高年资的病理医生会诊共同得出。②产科情况的诊断：患者的孕龄和胎龄由产科医生通过对问诊、体格检查和辅助检查综合考虑来确定。因患者合并恶性肿瘤，整个妊娠期的妊娠合并症均由高年资的产科医生来监护。

妊娠合并恶性肿瘤的早期诊断比较困难，但是近年来妊娠合并恶性肿瘤的发病率增加，产科医师在接诊孕妇或正规产前检查时需注重患者的主诉，全面评估孕妇的产科及非产科症状，比如孕妇在妊娠中期甚至后期妊娠反应持续存在或妊娠期间出现不能以妊娠解释的症状体征时，需警惕妊娠合并恶性肿瘤，同时需进行全面、系统、规范的体格检查，如上腹部的触诊、淋巴结的触摸、直肠指检，结合必要的辅助检查，实质脏器如肝脏、肾脏等可结合彩色超声、CT、MRI检查等，中空脏器如胃肠、胆道等脏器可选择胃肠镜或者内镜超声检查，必要时行活组织检查，这些检查一般不会造成胎儿畸形。

四、妊娠合并恶性肿瘤的管理

已经证实，环境因素的改变使恶性肿瘤发病年龄年轻化，而妊娠生理改变可加速恶性肿瘤的生长恶化或转移，有医学专家提倡从以下4个方面制订治疗方案（Dominick et al.，2014）：①尽可能促进母体身心健康；②尽可能保护母体的生育功能；③选择治疗措施时尽可能减轻对胎儿（新生儿）的有害影响；④合并可治性恶性肿瘤时应积极治疗。妊娠合并恶性肿瘤的产科处理措施主要取决于妊娠所处的阶段（图12-11-2）（Cooke et al.，2013）。

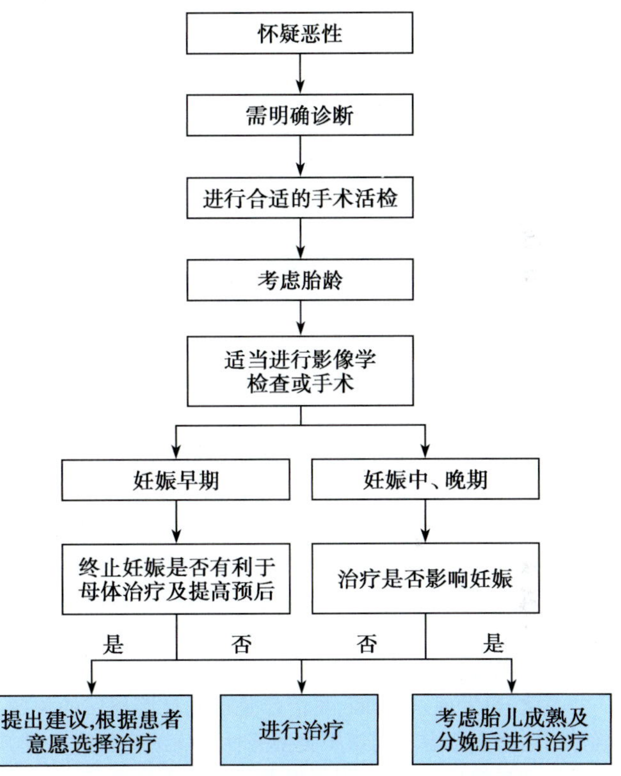

图12-11-2　妊娠合并恶性肿瘤的诊治流程

计划妊娠前，必须进行全面系统的孕前检查，以排除孕前存在的恶性肿瘤，一旦确诊最好先进行恶性肿瘤治疗，采取除肿瘤切除及进行相应的放化疗措施，不宜妊娠，如果患者还是有强烈生育愿望，应待病情缓解后再考虑妊娠，整个妊娠期严密监测，在产科、产前诊断科及相应肿瘤专业的专科医师的严密监护下妊娠，一旦发现病情复发或加剧，必须及时终止妊娠，积极治疗恶性肿瘤，促进母体身心健康。

如果妊娠期发现恶性肿瘤，一般建议终止妊娠，如果患者有强烈生育要求，在相应肿瘤专科医师指导下采取相应防治措施。选择恶性肿瘤治疗时机和方式时，重点要考虑孕周和对母儿的利与弊。如妊娠早期可及时行人工流产并及时行肿瘤切除手术或相应的放化疗；妊娠中晚期也可考虑恶性肿瘤手术治疗，妊娠中晚期是否要进行辅助性化疗，要全面衡量对母体身心健康益处与胎儿危害程度，如果对母体身心健康的益处大于对胎儿的危害，妊娠中晚期可行辅助性化疗。近年国外多篇文献报道证实，妊娠中期化疗对母儿是安全的。如果需要放疗（某些脑肿瘤的主要治疗方法），则应延迟到分娩后进行。如胎肺已成熟，可在足月前终止妊娠，以尽早启动恶性肿瘤的治疗。如孕龄限制不能马上终止妊娠，某些肿瘤如头颈部恶性肿瘤可行局部放疗，做好胎儿防护工作，使放射线对胎儿的危害降至最小。

妊娠合并恶性肿瘤的抗癌治疗包括手术治疗、放疗和化疗（Amant et al.，2015）。治疗方法根据妊娠合并肿瘤类型及其孕周进行考虑，需要产科、妇科、麻醉科、肿瘤科、新生儿科等多学科合作治疗，手术时机没有明确限制，在妊娠的任何时期都可以手术治疗。妊娠 14 周前的恶性肿瘤，尽可能手术治疗，禁忌化疗，但在胎儿严格防护情况下可以进行放疗；妊娠 12 周及以上都可以化疗，即使 28 周以前上腹部以上的肿瘤放疗也是安全可行的；当预计分娩前 3 周可以完成化疗时，可以进行化疗，但原则上禁忌放疗；28 周以后的恶性肿瘤治疗需要做好早产的预防（Amant et al.，2015）。

妊娠合并不同类型恶性肿瘤，结合肿瘤分期及患者意愿，治疗方案选择亦不同，如：①妊娠合并血液系统的恶性肿瘤，孕期或分娩后多采用化疗方案。②妊娠合并乳腺癌的患者，其孕期主要以手术治疗、化疗、手术治疗联合化疗三种方案为主，少数的患者也可在手术后联合放疗，终止妊娠后并不能明显地改善患者预后（Amant et al.，2015）。③妊娠期的宫颈癌治疗需要根据患者意愿和肿瘤分期等因素来综合考虑治疗方案，需产科、妇科、肿瘤科及新生儿科等多学科共同协作，目前尚无治疗的标准。妊娠晚期胎儿出生后可存活，可以考虑在终止妊娠后再进行宫颈癌的治疗；妊娠早期合并宫颈癌的患者，可行宫颈局部手术治疗，但可能发生手术不彻底及造成宫颈组织损伤的情况，导致肿瘤病情不能控制及手术后发生流产；妊娠处于早期，若合并晚期宫颈癌的患者可考虑给予放化疗处理，但仍需考虑放化疗对胎儿的毒副作用及流产风险。

总之，早发现、早诊断、早治疗是母儿良好预后的关键，确诊后需全面考虑不同组织类型恶性肿瘤的生长特点及其与妊娠结局的相互影响，根据患者年龄及生育要求，多学科共同协作，制订出个体化的治疗方案。妊娠期生殖系统恶性肿瘤发现时若肿瘤分期偏早，保留胎儿的治疗效果会比较乐观，但如果肿瘤分期偏晚则应立即终止妊娠，以保证母体的预后；妊娠期非生殖系统恶性肿瘤的病种多样，发病症状相对隐匿，常与妊娠生理病理改变相混淆，发现时往往病期已偏晚，预后也较差，因此，在出现症状时应及时就医，医生应具有判断妊娠期可能有恶性肿瘤发生的意识，及时采取安全而有效的辅助检查，以免误诊漏诊，延误病情。同时在抗肿瘤治疗的过程中，应充分考虑到生育期女性患者的生育能力，对生殖器官加以保护。

五、妊娠期常见恶性肿瘤诊治

（一）妊娠合并乳腺癌

妊娠合并乳腺癌指的是在妊娠期或分娩后一年内确诊的乳腺癌。妊娠及哺乳期女性乳房在解剖、生理等方面发生显著的变化，妊娠合并乳腺癌的临床表现不同于一般的乳腺癌，具有特殊性。

诊断：妊娠合并乳腺癌患者与一般乳腺癌患者的临床表现相同，乳腺均无痛性肿块，肿块一般较大，乳腺 X 线摄影检查、乳腺超声、乳腺 MRI、细针穿刺和手术活检进行细胞学及组织学检查是常用的诊断乳腺癌的方法，在妊娠期间应避免行 CT 检查。

治疗：不建议常规行治疗性的终止妊娠，妊娠的中止必须是患者的决定，而不是医学指征。患者需要在外科、肿瘤内科、产科医生的协同合作下，接受综合治疗。手术可以在妊娠的任何阶段进行。妊娠早期不建议行化疗，妊娠中晚期的患者可以化疗，但应谨慎选择化疗方案，对于放疗，如果妊娠早、中期有良好的防护措施是可以进行的，妊娠晚期胎儿较大，不建议放疗，放疗最好在分娩后进行（图 12-11-3）。

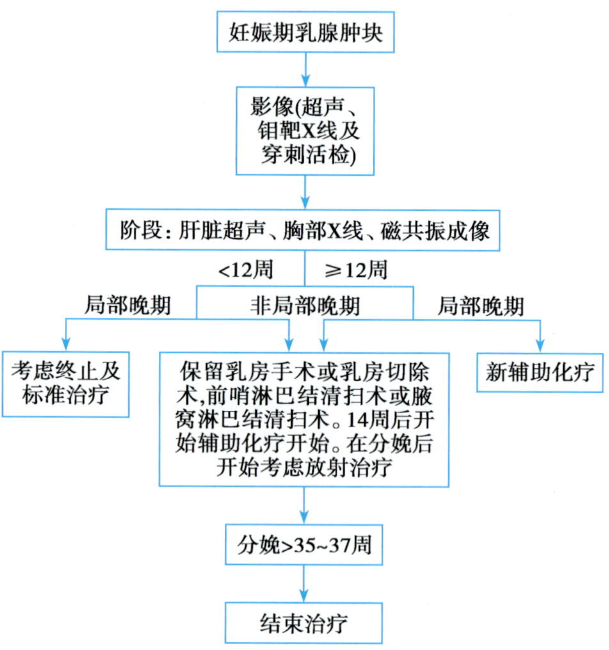

图 12-11-3 妊娠期乳腺肿物的管理

（二）妊娠合并宫颈癌

宫颈癌是妊娠期发病率最高的三大恶性肿瘤之一，临床上将妊娠期间、分娩期间及产后 6 个月内发现的宫颈癌定义为妊娠相关性宫颈癌。近年来由于宫颈细胞学检查的普及，使得宫颈浸润癌的发病率显著下降，同时宫颈上皮内瘤变检出率升高，妊娠期相关性宫颈癌中 80% 以上是鳞癌（Bigelow et al.，2017）。

诊断：早期诊断是治疗宫颈疾病的关键。妊娠合并宫颈癌的临床表现与非妊娠合并宫颈癌相似，但其临床表现如接触性出血、分泌物增多、血性或脓性分泌物等常在妊娠早期被误诊为先兆流产，妊娠中晚期被误诊为先兆早产、前置胎盘甚至胎盘早剥，积极地进行妇科检查很有必要，宫颈细胞学检查是常规产前检查项目之一，阴道镜和 HPV DNA 检测可以作为进一步检查方法。妊娠期宫颈疾病的主要诊断方式仍是细胞学检查及病理诊断，MRI 检查可帮助判断肿瘤分期。

治疗：妊娠相关性宫颈癌的治疗需要更充分地告知患者及家属可选的治疗方案及不同结局，根据宫颈癌的具体分期、类型，患者的生育愿望及孕周等综合考虑，实行个体化治疗。可手术治疗、放化疗等，治疗追求达到控制疾病发展与胎儿正常发育之间相互平衡的状态、肿瘤治疗结局与非妊娠期相同的目标。

（陈敦金　张春芳）

第十二节　感染性疾病

一、性传播感染

性传播感染疾病包括梅毒、淋病、生殖器疱疹、生殖器疣、沙眼衣原体感染、乙型肝炎、艾滋病等感染性疾病。不仅对孕妇造成影响，还可能对胎儿生长发育造成潜在影响。对大多数性传播感染疾病的治疗可改善妊娠结局、预防围产儿死亡和并发症。

（一）梅毒

梅毒是由梅毒螺旋体感染所致的全身性疾病，根据临床表现分为三期：一期梅毒（如感染部位溃疡或硬下疳，见图 12-12-1）、二期梅毒（包括但不仅限于皮疹、皮肤黏膜病变及淋巴结病变，见图 12-12-2、图 12-12-3）和三期梅毒（如心脏病变或树胶肿）。仅血清学检查阳性的梅毒螺旋体感染称潜伏梅毒，感染期在 1 年内称为早期潜伏梅毒（中华医学会妇产科学分会感染性疾病协作组，2012）。

1. 母胎危害　梅毒对妊娠与胎儿或新生儿的危害是严重的。胎儿可通过多种途径感染梅毒。妊娠各期梅毒均可传给胎儿。梅毒螺旋体容易通过胎盘导致先天性感染。虽然经胎盘传播是梅毒最主要传播途径，但新生儿也可在分娩时因接触病损或黏膜部位螺旋体而感染。未经治疗的梅毒可显著影响妊娠结局，导致自然流产、早产、死胎和新生儿感染。胎儿梅毒及新生儿梅毒的并发症及临床表现相似，表现为肝大、腹腔积液、转氨酶升高、贫血及血小板减少（图 12-12-4、图 12-12-5）。从感染到妊娠的间隔时间越长，妊娠良性结局越多见。总体来说，妊娠早期感染易导致自然流产、死产；妊娠晚期感染易导致先天性梅毒；感染时间与妊娠间隔时间特别长时，其婴儿通常不会感染梅毒（中国疾病预防控制中心性病控制中心等，2014）。

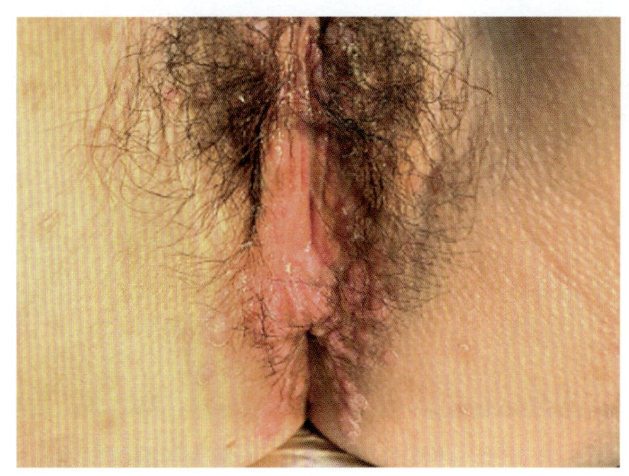

图 12-12-2　二期梅毒（扁平疣）

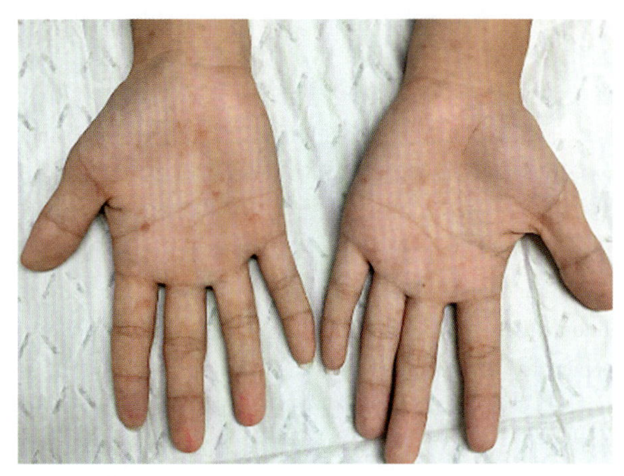

图 12-12-3　二期梅毒（手部皮疹）

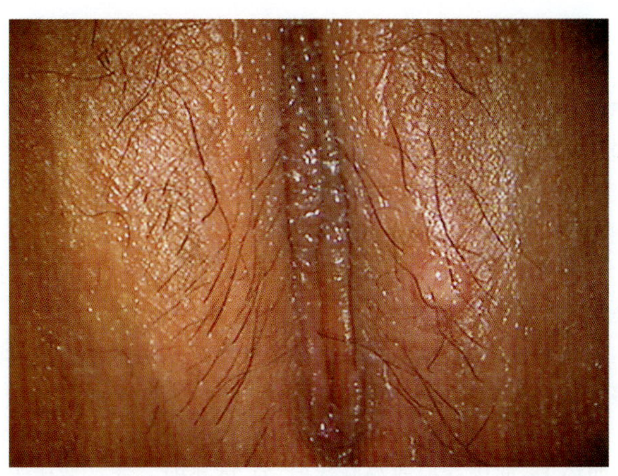

图 12-12-1　一期梅毒（硬下疳）

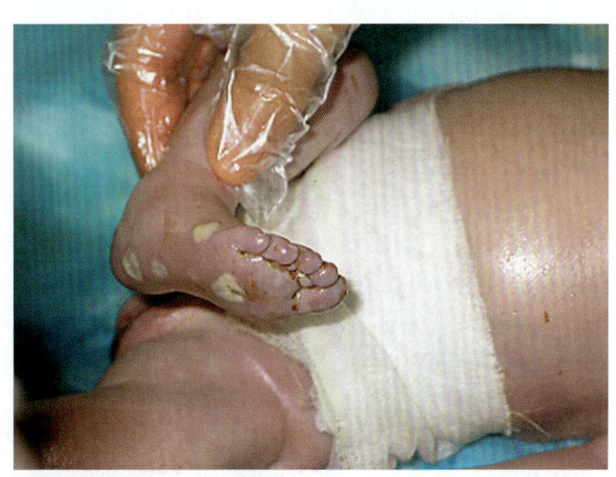

图 12-12-4　早期先天性梅毒（皮肤黏膜损害）

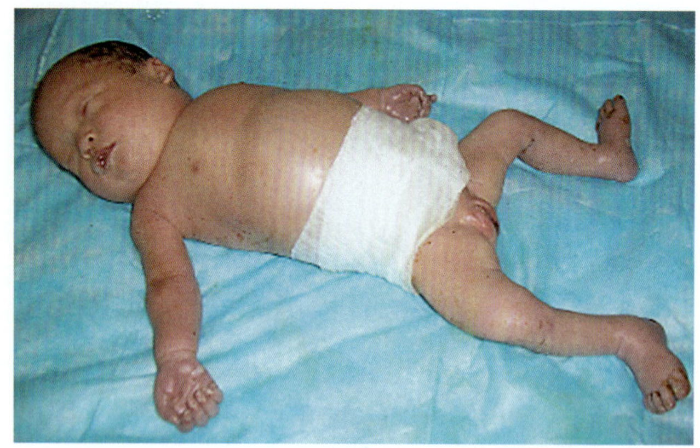

图 12-12-5 早期先天性梅毒(肝脾大和腹腔积液)

2. 诊断 妊娠期梅毒的诊断与非妊娠期梅毒基本相同,主要靠血清学试验诊断。一期梅毒可直接从病灶中取材,用暗视野法找梅毒螺旋体。血清学检测适用于无症状患者检测或筛查。血清学检测包括非螺旋体试验和螺旋体试验。非螺旋体试验包括性病研究实验室试验(venereal diseases research laboratory,VDRL)或者快速血清反应素试验(rapid plasmin reagin,RPR)。如 VDRL 与 RPR 阳性,还可做定量试验。可用作疗效判断。螺旋体试验有梅毒螺旋体血凝试验(microhemagglutination assay for antibodies to treponema pallidum,MHA-TP)与荧光螺旋体抗体吸收试验(fluorescent treponemal antibody-absorption,FTA-ABS)。上述两种试验检测抗梅毒螺旋体 IgG 抗体,感染过梅毒将终身阳性,不能用于观察疗效、鉴别复发或再感染。螺旋体试验和非螺旋体试验均可作为血清学筛查试验,两种试验可互相确诊。如梅毒感染病期在一年以上或治疗后 RPR 滴度仍不下降或升高,则应做腰椎穿刺行脑脊液检查以除外无症状神经梅毒。

3. 治疗 妊娠期梅毒治疗的目的是根除母体感染和预防胎儿先天性梅毒。注射用青霉素 G 依然是妊娠期所有期别梅毒的首选治疗药物。妊娠妇女的治疗方案与非妊娠妇女基本相同。妊娠期尽早诊断,规范化治疗对防治先天性梅毒最为重要,通过及时诊断和治疗妊娠合并梅毒,99%孕妇可以获得健康婴儿。治疗妊娠合并梅毒需要根据孕妇梅毒分期采用相应的青霉素方案治疗,必要时增加疗程(中华医学会妇产科学分会感染性疾病协作组,2012)。不同期别妊娠合并梅毒的治疗方案如下。

(1) 一期梅毒、二期梅毒及病程在一年内的潜伏梅毒:苄星青霉素,240 万单位,肌内注射 1 次/周,连续 2 周(中华医学会妇产科学分会感染性疾病协作组,2012)。

(2) 病期在一年以上或病期不清的潜伏梅毒、三期梅毒:苄星青霉素,240 万单位,肌内注射,1 次/周,共 3 次。

(3) 神经梅毒

推荐方案:水剂青霉素 G,1 800~2 400 万单位/d,以 300 万~400 万单位,静脉滴注,每 4 小时一次或持续静脉滴注,连续 10~14 日。

替代方案:普鲁卡因青霉素,240 万单位,肌内注射,1 次/d,同时口服丙磺舒 500mg,4 次/d,连续 10~14 日。

神经梅毒完成治疗的总时间短于潜伏梅毒完成治疗的 3 周时间,神经梅毒治疗完成后可继以苄星青霉素 240 万单位,肌内注射,1 次/周。

青霉素过敏者首先选择脱敏治疗后再使用青霉素治疗,脱敏无效时,可选用头孢类抗生素治疗。应用青霉素治疗后前 24 小时内可出现吉-海反应,可表现为头痛、发热、肌肉疼痛、早产及胎儿窘迫等。治疗前口服泼尼松(如口服泼尼松 5mg,每日 4 次,共 4 日。)可减轻吉-海反应。

(二) 淋病

淋病是由淋病奈瑟菌引起的泌尿生殖系统的化脓性感染。一般通过性接触传染。在大部分妊娠妇女,主要感染宫颈管、尿道、直肠、咽部等。淋病最常见的感染部位是宫颈管,在分娩时如果存在宫颈管感染,垂直传播率是 30%~47%。

1. 母胎危害 孕期任何时候的淋病奈瑟菌感染均有可能造成不良后果,包括流产(2%~35%)、早产(17%~67%)、围产期死亡(2%~11%)、胎儿窘迫(5%~10%)和胎膜早破(21%~75%)。未治疗的淋病奈瑟菌性宫颈炎与流产合并感染及人工流产后感染均相关。分娩时感染淋病奈瑟菌的妇女更容易发生早产、胎膜早破、绒毛膜羊膜炎及产后感染。淋病奈瑟菌可在分娩时由母亲感染胎儿,胎儿在经过感染孕妇的宫颈时,易导致淋菌性眼结膜炎,如果不治疗可导致婴儿失明。此外,孕妇较非孕妇更容易发生播散性淋病奈瑟菌感染引起皮肤瘀点或脓包、关节炎、心内膜炎、脑膜炎等。

2. 诊断 主要根据宫颈分泌物培养分离出病原体诊断,对有高危因素的孕妇在初次产前检查时应做宫颈分泌物淋病奈瑟菌检测。鉴于妊娠期其他部位淋病亦常见,可根据病情同时取其他部位如咽部、尿道及直肠分泌物。核酸扩增试验(nucleic acid amplification test,NAAT)检测灵敏度优于培养法,可用于检测宫颈和尿液标本。

3. 治疗

(1) 单纯性泌尿生殖道、直肠、咽部淋病奈瑟菌感染

推荐治疗方案:头孢曲松 500mg,单次肌内注射(体重<150kg);头孢曲松 1g,单次肌内注射(Workowski et al.,2021)。

替代治疗方案:头孢克肟 800mg,单次顿服。

(2) 淋病奈瑟菌感染结膜炎

推荐治疗方案:头孢曲松 1g,单次肌内注射。可考虑感染结膜单次盐水冲洗。

(3) 播散性淋病:妊娠期播散性淋病系由于淋病奈瑟菌感染引起菌血症所致,推荐住院治疗。

对于关节炎和关节炎皮肤炎综合征的推荐治疗方案:头孢曲松 1g,肌内注射或静脉注射,每 24 小时一次。替代治疗方案:头孢噻肟 1g,静脉注射,每 8 小时一次,或头孢唑肟 1g,

静脉注射，每8小时一次。

上述治疗持续到症状改善后24~48小时，可根据药敏试验结果改用敏感药物继续口服治疗至少1周。

淋病奈瑟菌脑膜炎和心脏内膜炎的推荐治疗方案：头孢曲松1~2g，静脉注射，每24小时一次。治疗脑膜炎的疗程为10~14日；治疗心内膜炎的疗程为至少4周。

4. 分娩方式　如无产科指征，均可阴道分娩。未治疗的孕妇如无剖宫产指征应立即按上述方案治疗。新生儿生后即用头孢曲松治疗。

（三）沙眼衣原体感染

沙眼衣原体是专性细胞内微生物，有多种血清型，有些类型可致性病性淋巴肉芽肿，以仅黏附于柱状或移行上皮而致宫颈感染最常见，传播方式以性传播为主，孕妇以宫颈为感染靶位，经阴道分娩垂直传播率为30%~60%。

1. 母胎危害　大多数孕妇沙眼衣原体感染为无症状感染。有症状孕妇沙眼衣原体感染可表现为黏液脓性宫颈炎、尿道炎。妊娠期沙眼衣原体感染不但引起不良妊娠结局，包括胎膜早破、低体重儿、早产儿等，还可导致新生儿沙眼衣原体的感染。垂直传播常常发生于产时，分娩过程中从受染母体生殖道获得的沙眼衣原体与新生儿结膜及新生儿肺炎相关。

2. 诊断　泌尿生殖器沙眼衣原体感染在妇女可通过测试尿液、宫颈管或阴道拭子诊断。对有肛交的直肠沙眼衣原体感染患者可通过直肠拭子诊断。诊断主要根据沙眼衣原体核酸扩增试验诊断，其他诊断方法包括直接免疫荧光（direct immunofluorescence assay，DFA）和金标免疫层析试验（gold immunochromagraphy assay，GICA）。

3. 治疗　阿奇霉素为一线治疗药物。

推荐方案：阿奇霉素1g，单次顿服。

替代方案：阿莫西林500mg，口服，3次/d，7日；或红霉素碱500mg，口服，4次/d，7日；或红霉素碱250mg，口服，4次/d，14日；或琥乙红霉素800mg，口服，4次/d，7日；或琥乙红霉素400mg，口服，4次/d，14日。

推荐在治疗完成3~4周后复查评价疗效，所有确诊衣原体感染的孕妇需3个月后复查。

（四）单纯疱疹

单纯疱疹病毒（herpes simplex virus，HSV）有两个血清型，即HSV-1型和HSV-2型。HSV-1型主要引起非生殖道疱疹，上半身皮肤、口腔黏膜或器官疱疹感染，很少感染胎儿。HSV-2型，几乎只存在于生殖道，经性接触传播，主要引起生殖器、肛门及腰以下皮肤疱疹。超过90%的复发疱疹由HSV-2型引起。

1. 母胎危害　孕妇原发性感染首次发作一般是在典型潜伏期（2~10日）后，可能出现典型的临床表现，其特征是大量伴瘙痒和刺痛的丘疹，丘疹进而发展为疱状并伴有疼痛。外阴和会阴多个病灶可融合，腹股沟淋巴结可能会严重肿大。非原发性感染首次发作的特征是病变少、全身症状少、疼痛轻、排毒和病损持续时间短。病毒激活包括复发性生殖器疱疹及排毒。大部分复发性生殖器疱疹由HSV-2型引起。与原发性感染相比，这些病变数目较少、病变较轻、排毒持续时间短（2~5日）。

妊娠是播散性疱疹的原因之一。妊娠期无论原发性HSV感染还是复发性感染，均可能引起产道感染，产道感染主要是生殖道HSV逆行扩散或分娩过程中接触沾染造成。胎儿和新生儿HSV感染主要由HSV-2型引起。新生儿HSV感染可发生在子宫内、产时及产后。但绝大多数（85%）新生儿感染发生在分娩过程，10%的新生儿感染为出生后感染，仅5%的新生儿的感染发生在子宫内。妊娠期经胎盘感染HSV少见，但经胎盘感染对于新生儿来说是致命性的。妊娠早期感染HSV可经胎盘感染胎儿，引起流产、死胎、胎儿畸形等。HSV所致胎儿畸形主要表现为小头、小眼、脉络膜视网膜炎、角膜薄翳、晶状体混浊、心脏异常、颅内钙化、断指/趾、痉挛性肢体瘫痪、脑发育不良、脑积水、肝脾大、肺炎和皮肤疱疹等；若为多种病原体感染常出现复合畸形，表现为多器官畸形、畸形胚胎多在早期流产中淘汰，部分可以延伸到妊娠中晚期。HSV感染后，胎儿生长受限发病率、围产儿死亡率及早产率均明显增加。新生儿疱疹主要是在分娩过程中通过接触母体生殖道的HSV而发生的。病毒入侵的主要部位是眼、鼻咽部及头皮破损处。

2. 诊断　可选择病毒学或者血清学试验检测HSV。

病毒学可采用培养法或聚合酶链反应（PCR）法检测病损处HSV核酸，灵敏度和特异度高，能明显提高生殖器溃疡患者HSV确诊率，已成为诊断生殖器疱疹的“金标准”。特别是PCR法检测HSV DNA更敏感，已用于代替病毒培养，特别适用于诊断中枢神经系统HSV感染诊断。由于感染患者排毒为间歇性，培养或PCR检测阴性并不一定代表不存在感染。

血清学抗体诊断HSV感染的灵敏度为80%~98%。血清学检测主要用于复发生殖器疱疹或不典型生殖器疱疹的HSV PCR检测或培养阴性，临床诊断为生殖器疱疹（图12-12-6），但无实验室证据等情况。由于HSV经胎盘感染率极低，不主张在产前进行穿刺检查产前诊断。

3. 治疗　孕妇于妊娠早期发生HSV生殖器感染，并不是终止妊娠的指征，仅在孕妇合并致命的疱疹性肝炎、疱疹性脑炎、疱疹性脑膜炎时，才应将HSV生殖器感染列为高危妊娠并及时终止妊娠。妊娠期HSV血清抗体检测，如IgM阳性，伴或不伴IgG阳性，应进行抗病毒治疗和胎儿监测，如发现胎儿感染、发育异常或畸形，应在孕妇知情的情况下选择处理方法或终止妊娠。孕妇在妊娠早期患病，在患者知情原则下，选择继续观察或人工流产终止妊娠。在妊娠中、晚期患病应排除胎儿感染或畸形后方能继续妊娠。

对妊娠期首次发作的生殖器疱疹应用抗病毒治疗可能减轻症状，缩短排毒持续时间。对妊娠期复发性HSV感染

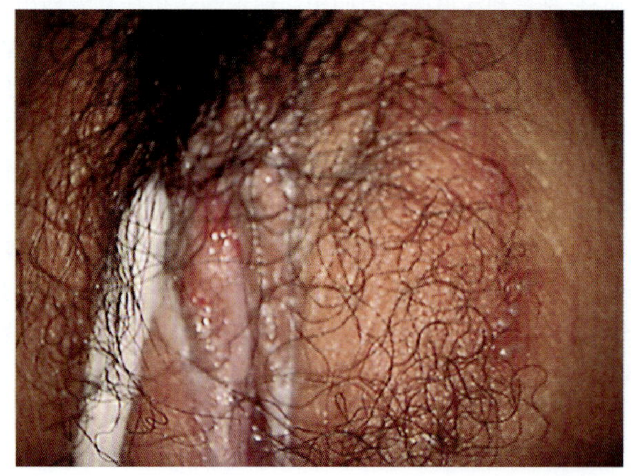

图 12-12-6　生殖器疱疹

的治疗目的是缓解症状。孕妇有必须治疗的指征时，安全性抗病毒治疗的目的仅为缓解母体症状。一般来说，2~5 日的口服抗病毒药物治疗能缩短有症状期的持续时间。对于反复发作或症状严重的复发性 HSV 感染，尤其是在妊娠中、晚期，可每日利用抗病毒药物进行抑制性治疗。

妊娠期抗 HSV 感染的药物推荐方案如下。

原发性感染或首次发作：阿昔洛韦，400mg，口服，每日 3 次，共 7~10 日；或伐昔洛韦 1g，口服，每日 2 次，共 7~10 日。

有症状的复发感染：阿昔洛韦，800mg，口服，每日 2 次，共 5 日；或阿昔洛韦 800mg，口服，每日 3 次，共 2 日；或伐昔洛韦，500mg，口服，每日 2 次，共 3 日；或阿昔洛韦，1 000mg，口服，每日 1 次，共 5 日。

抑制疗法预防发作：阿昔洛韦，400mg，口服，每日 3 次；或伐昔洛韦，500mg，口服，每日 2 次。

推荐在妊娠 36 周时开始治疗至分娩。

4. 分娩方式　分娩需要询问孕妇有无生殖器疱疹症状（包括前驱征兆），无疱疹病损者和前驱征兆者可经阴道分娩。为防止新生儿感染 HSV，对分娩时存在复发生殖器疱疹病损者应选择剖宫产。但剖宫产不能完全排除 HSV 传播给新生儿的风险。对妊娠期首发生殖器疱疹患者或严重的复发生殖器疱疹患者可采用口服阿昔洛韦治疗。HSV 严重感染的患者可采用静脉给药。为防止新生儿感染 HSV，对妊娠晚期首发生殖器疱疹患者应选择剖宫产终止妊娠。妊娠晚期应用阿昔洛韦可减少妊娠期间生殖器疱疹的复发从而降低剖宫产率。尚无资料支持对无生殖器疱疹病史的 HSV 感染孕妇应用抗病毒治疗有益。

二、病毒感染性疾病

（一）巨细胞病毒感染

巨细胞病毒感染是由巨细胞病毒（cytomegalovirus，CMV）引起的全身感染性疾病。CMV 属 β 疱疹病毒科，致人类疾病的为人巨细胞病毒。CMV 具有潜伏活动的生物学特征，多为潜伏感染，可因妊娠而被激活，也可以发生显性感染。CMV 容易发生垂直传播，对胚胎及胎儿危害极大，CMV 宫内原发性感染是占比仅次于唐氏综合征的导致智力发育延迟的病因。

1. 母胎危害　妊娠期感染 CMV，一种是原发性感染，另一种是复发性感染。原发性感染多数表现为隐性感染，临床上不出现明显症状，仅不到 25% 孕妇表现为显性感染，出现单核细胞增多症样综合征，表现为发热、咽炎、淋巴结肿大和多发性关节炎等。复发性感染的孕妇临床上多数没有明显症状。

CMV 可通过胎盘或生殖器感染胚胎或胎儿，引起胚胎及胎儿发育异常，造成流产、早产、胎儿生长受限，也是引起新生儿先天缺陷和智力发育不全最主要的病原之一。孕妇原发性 CMV 感染引起胎儿先天异常比复发性 CMV 感染者发病率高且病情严重。孕妇复发性 CMV 感染或再激活的 CMV 引起严重的先天性感染的可能性非常低，且胎儿受损的程度明显轻。有明显症状的先天性 CMV 感染表现为一种综合征，包括生长发育受限、头小畸形、颅内钙化、脉络膜视网膜炎、精神运动延迟、感觉神经缺损、肝脾大、黄疸、溶血性贫血和血小板减少性紫癜。大多数受感染胎儿在出生时无临床症状，部分病例出现迟发性后遗症，如听觉丧失、神经功能缺损、脉络膜视网膜炎、精神运动延迟和学习障碍。

2. 诊断　不推荐孕妇行常规围产期 CMV 血清筛查。CMV 感染确诊主要根据血清学或病毒学检测。

初次感染诊断依靠测定急性期和恢复期血清 CMV 特异性 IgG 抗体滴度变化。血清特异性 IgM 抗体可出现在初次感染、重复感染或病毒激活病例中，IgM 阳性的孕妇，可行血、尿病毒分离或定量 CMV DNA 及实时 PCR 检查以确定是否有活动性感染。孕妇特异性 CMV IgM 滴度不断降低，CMV IgG 滴度不断升高，血中查到 CMV 或 CMV 产物，出现临床症状和/或异常实验室指标可认为 CMV 原发性感染。

羊水 CMV 核酸扩增试验是诊断胎儿感染的金标准。羊水检测可与超声法联合应用。如在超声、CT 和 MRI 检查结果中发现异常，可怀疑围产期感染。相关异常包括头小畸形、巨脑室、脑钙化、腹腔积液、肝大、脾大、肠腔内部强回声、水肿和羊水过少等。如超声异常和胎儿血液或羊水检查阳性同时存在，可预测约 75% 的有临床症状的先天性感染。

3. 治疗　对免疫功能正常的原发性或复发性 CMV 感染孕妇仅限于对症治疗，迄今为止尚无满意的病原治疗药物，必要时可选用更昔洛韦或伐昔洛韦。对于妊娠早期患病孕妇，在患者知情原则下，选择继续观察或人工流产终止妊娠。在妊娠中、晚期患病应排除胎儿感染或畸形后方能继续妊娠。如确诊为近期初次 CMV 感染，应进行羊水分析，若为阳性则应行妊娠中期引产中断妊娠，避免先天缺陷儿出生。目前尚无 CMV 疫苗。预防先天感染的关键在于预防孕妇原发性感染，妊娠早期预防更为重要。

（二）水痘-带状疱疹

水痘-带状疱疹病毒（varicella-zoster virus，VZV）具有高度的传染性，患者是唯一的传染源，可通过呼吸道飞沫传播及亲密接触传播。VZV 原发感染引起水痘（图 12-12-7），VZV 再激活感染引起带状疱疹（图 12-12-8）。感染后可获终生免疫，一般很少发生第二次感染。

1. 母胎危害　通常情况下，成人 VZV 感染较儿童感染

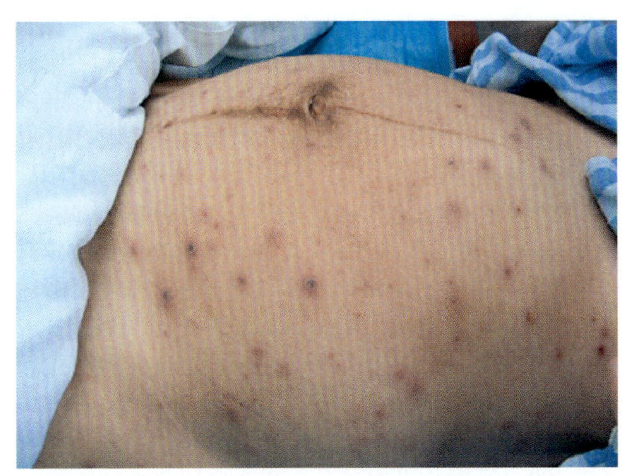

图 12-12-7　水痘

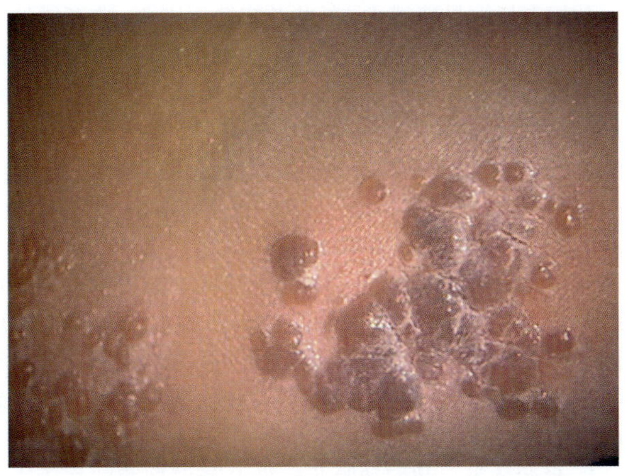

图 12-12-8　带状疱疹

病情严重，孕妇 VZV 感染病情较非孕妇者重，妊娠晚期感染者病情更严重，并易出现并发症如水痘肺炎等。

孕妇水痘与流产、死产和胎儿畸形发生相关。母亲感染病毒的时间影响胎儿受累的可能和发生畸形的种类。妊娠前半期感染水痘，胎儿可出现先天性水痘感染综合征，包括脉络膜视网膜炎、小眼畸形、大脑皮质萎缩、生长发育受限、肾盂积水及皮肤和骨骼缺陷。围产期水痘感染是发生在分娩前或分娩过程中，也就是在孕妇产生抗体前，可对新生儿造成严重威胁。死亡率 20%～30%。而一些新生儿会出现致命的脏器累及和中枢神经系统疾病。因此，对于分娩前 5 日或分娩后 2 日有感染征象的孕产妇，其新生儿应注射 VZV 免疫球蛋白。

2. 诊断　孕妇水痘感染常依靠临床诊断。确诊有赖于病原学和血清学检测。病原学检测可通过在初次感染患者水疱基底部刮取分泌物涂片、组织培养行病毒分离或直接荧光抗体测试。核酸扩增试验更加敏感。羊膜腔穿刺、脐带穿刺和绒毛活检技术均可用于胎儿 VZV 感染的宫内诊断。从羊水或绒毛中检测出 VZV DNA 或从脐血中检出 VZV 特异性 IgM 可诊断胎儿 VZV 感染（Cunningham et al.，2018）。

3. 治疗　有接触史而又易感的孕妇应该在接触后 96 小时内给予免疫球蛋白以预防和控制水痘感染。初次水痘感染的孕妇应该与其他孕妇隔离。大多数孕妇只需支持治疗，对于需静脉输液治疗和合并肺炎的患者则应该住院抗病毒治疗。静脉输液治疗为给予阿昔洛韦 500mg/m^2 或 10～15mg/kg，每 8 小时一次。由于胎儿感染少见，妊娠早期感染 VZV 是否需终止妊娠应慎重考虑。不建议所有 VZV 感染孕妇常规终止妊娠，应在患者知情的情况下继续妊娠，有条件者做产前诊断。不推荐在妊娠期接种疫苗预防水痘。

（三）风疹

风疹病毒（rebella virus）为 RNA 披膜病毒，只有一个血清型，可以直接传播或经呼吸道飞沫传播给他人，感染后临床症状轻微、预后良好，但孕妇感染风疹病毒后，可以经胎盘传给胚胎或胎儿。孕妇罹患风疹的时期不同，对胎儿及新生儿的影响也不尽相同。

1. 母胎危害　孕妇感染风疹病毒，可表现为隐性感染，临床不出现明显症状，也可表现为显性感染，出现轻度发热、头痛等类似感冒的症状，1～2 日后出现从颜面部开始而后扩散至躯干和四肢的全身性斑丘疹，可伴有表浅淋巴结肿大和关节痛。皮疹出现 2～3 日后逐渐消退，发热及其他症状也随之消失，肿大的淋巴结也逐渐缩小。

孕妇感染后，风疹病毒可通过胎盘、生殖器感染子宫内的胚胎或胎儿，可导致胎儿出现发育障碍和严重的先天畸形，更严重者可致流产、死胎、死产，使围产儿死亡率明显增高。孕妇风疹病毒感染越早，胎儿先天感染风险和畸形率越高，畸形程度也越严重。感染影响胎儿脏器类型取决于孕妇发生风疹病毒感染的时期，若在妊娠 6 周内感染，则对胎儿心脏及眼的影响最大，而在妊娠 6～10 周感染，则对胎儿耳部的影响最大。

先天性风疹综合征症状可分为新生儿期一过性症状、持久性障碍和迟发性障碍 3 类。新生儿期一过性症状有低体重、血小板减少性紫癜、肝脾大、黄疸、溶血性贫血、脑脊髓膜炎等先天感染的严重表现。持久性障碍包括心血管畸形、白内障等眼睛缺陷，感音神经性聋和中枢神经系统缺陷。迟发性障碍包括幼儿期至青春期发生耳聋、高度近视、智力障碍、神经发育迟缓、1 型糖尿病、中枢性语言障碍、性早熟、退行性脑疾病等。

2. 诊断　目前不推荐在围产期进行常规风疹抗体筛查。诊断通常依靠血清学检测结果，检测孕妇血清风疹特异性 IgM、IgG 抗体。孕妇血清检出风疹 IgM 抗体，可以确诊孕妇在近期患风疹；孕妇血清检测出风疹 IgG 抗体，提示孕妇感染过风疹病毒，对风疹病毒已有免疫力。为确定胎儿是否被风疹病毒感染，可通过绒毛活检，抽取羊水、脐带血、胎儿血，分离病毒 RNA 或检测风疹 IgM 抗体作宫内诊断。

3. 治疗　目前尚无特异性治疗风疹的方法。孕妇在妊娠早期感染，在患者知情原则下，选择继续观察或终止妊娠。在妊娠中、晚期感染排除胎儿感染及畸形后方能继续妊娠。无胎儿畸形者按产科常规处理。为根除风疹并彻底地预防先天性风疹综合征，建议对成人免疫接种。由于疫苗内含减毒活病毒，故应避免在妊娠前 1 个月或在妊娠期接种疫苗。

三、其他感染性疾病

（一）弓形虫病

弓形虫是一种寄生于人和动物的原虫，弓形虫病（toxoplasmosis）是一种人畜共患、呈世界性分布的寄生原虫疾病。免疫功能正常者感染弓形虫，多为隐性感染，甚至可能终生不发病。免疫缺陷者感染弓形虫，能侵犯多种器官如脑、眼、淋巴结等，致使临床表现多种多样。孕妇患弓形虫病能够影响胎儿，先天性弓形虫病已成为人类最严重的先天性感染性疾病之一。

1. 母胎危害　先天性弓形虫病发病率和严重性取决于孕妇感染时的胎龄。妊娠期胎儿的感染风险随孕周增加而增加，可由妊娠 13 周时的 6%增加到妊娠 36 周时的 72%（Cunningham et al.，2018）。

大多数急性感染孕妇和胎儿的临床表现轻微，只能通过产前筛查或新生儿血清学筛查发现。孕妇感染弓形虫，流产、早产、妊娠期高血压疾病、胎膜早破、宫缩乏力、死胎、产后出血及新生儿窒息等的发病率均增高。胎儿感染的临床表现严重程度差异很大，主要与感染的时间、原虫穿过胎盘的数量及毒性和母体对于病原体的免疫状况等有关。胎儿受损严重者在妊娠早期居多，常发生广泛病变，多以流产告终。孕妇于妊娠中期和妊娠晚期感染弓形虫，尽管胎内感染发病率逐渐增多，重症却明显减少。妊娠晚期感染一般不引起胎儿感染，无症状感染可引起胎儿生长迟缓及早产。对胎儿影响的程度与孕妇感染弓形虫的时期密切相关。

对新生儿的影响：可以发生先天性弓形虫病感染，主要由血行播散所致。在临床上先天性弓形虫病分为以下两型。

（1）隐性型：也称无症状型、潜伏型。这种类型临床上最常见。出生的新生儿在第 1 个月是健康的，第 2~7 个月后出现脉络膜视网膜炎者居多，眼及神经系统症状可延迟至数年后，甚至直到成年时才发病。

（2）显性型：也称激症型，是典型的先天性弓形虫病，典型表现是 Subin 四联症，包括脑积水或小头畸形、脉络膜视网膜炎、惊厥和钙化。显性型又分为全身感染型和中枢神经症状型两型。全身感染型多在出生后 4 周内发病，有低体重、发热、呕吐、黄疸、腹泻、痉挛、贫血、异常出血、肺炎、肝脾大、嗜酸性粒细胞增多等全身症状及体征，几乎均遗留脑积水、脑内钙化、脉络膜视网膜炎、肌肉僵直、神经发育迟缓等后遗症。中枢神经症状型以脑、眼疾病最多见，脑部疾病以脑炎、脑膜脑炎、智力障碍及小头症、无脑儿等居多。眼部疾病以脉络膜视网膜炎最多见，病变常在黄斑附近，呈周期性发作，还可见到眼肌麻痹、视神经萎缩及半眼症、小眼症、无眼症等。脉络膜视网膜炎最常见，对本病有诊断意义。

2. 诊断　可通过取孕妇血液、阴道分泌物，胎儿可通过绒毛活检、羊膜腔穿刺及脐带穿刺采集取胎儿标本，应用核酸杂交、聚合酶链反应（PCR）等检测病原体。也可血清学检测弓形体特异性抗体，若弓形虫 IgG、IgM 抗体均为阴性，提示孕妇未感染过弓形虫，机体对弓形虫无免疫力，应列为妊娠期严密监测对象。若弓形虫 IgG、IgM 抗体均为阳性，提示孕妇近期感染弓形虫。若仅弓形虫 IgM 抗体为阳性，提示孕妇此时为急性弓形虫感染。若仅弓形虫 IgG 抗体为阳性，提示孕妇曾感染弓形虫并已产生免疫力，先天性感染可能性极小。弓形虫特异性 IgM 和 IgA 抗体可存在于羊水中，但如果不存在也不能排除感染。胎儿颅内钙化、脑积水、肝脏钙化、腹腔积液、胎盘增厚、肠腔内部强回声及生长受限等超声证据也有助于明确诊断。

3. 治疗　孕妇患弓形虫病应该用乙胺嘧啶、磺胺嘧啶、叶酸复合治疗，因为这个方案比仅用螺旋霉素能更有效地清除胎盘和胎儿的寄生虫并且可以减轻胎儿已受疾病影响的严重程度。用法：乙胺嘧啶每日 50mg，分 2 次口服，2 日后改半量连续服 1 个月。因能抑制骨髓和干扰叶酸合成，应注意血象变化，每周至少检测白细胞计数及分类、血小板计数、血红蛋白值一次。当白细胞计数降至 3×10^9/L 以下、血小板计数低于 100×10^9 时应及时停药。联合应用复方磺胺嘧啶片（磺胺嘧啶 0.4g+甲氧苄啶 0.05g），成人每次 2 片，每日 2 次，口服，疗程 1 个月。

孕妇在妊娠早期感染，在患者知情原则下，选择继续观察或人工流产终止妊娠。在妊娠中、晚期患病应排除胎儿感染及畸形后方能继续妊娠。对无胎儿畸形的孕妇按常规产科处理，应在条件较好的综合医院分娩。孕期血清抗体筛查阳性者，新生儿应做血清特异抗体试验，诊断有无先天感染。

（二）B 族链球菌感染

B 族链球菌（group B streptococcus，GBS）感染是新生儿早期死亡的主要原因之一。20%~30%的孕妇胃肠道和泌尿道中存在这种细菌，这些部位的细菌是围产期传播的传染源。孕妇中 B 族链球菌流行率为 25.4%，其高危因素包括孕妇年龄、多个性伴侣、自发性流产史、念珠菌感染的表现及溶细胞性阴道病。

1. 母胎危害　孕妇和胎儿感染 B 族链球菌的临床表现是从无临床症状的定植到脓毒症。无乳链球菌可引起不良妊娠结局，包括早产、胎膜早破、临床和亚临床绒毛膜羊膜炎及胎儿和新生儿感染。B 族链球菌也可导致孕妇出现菌尿、肾盂肾炎、产后子宫炎、骨髓炎和产后乳腺炎。

新生儿脓毒症可引起致命性后果。出生后 7 日内获得的感染称为早发型感染。许多研究将出生后 72 小时内死亡作为判断产时获得性疾病的标准。已经有文献报道在感染 B 族链球菌孕妇中出现了一些分娩期意外死胎。许多新生儿脓毒症会出现严重的疾病体征，这些体征通常出现在出生后 6~12 小时，包括呼吸窘迫、呼吸暂停和低血压。因此，对于早产儿，开始时必须与由于肺表面活性物质产生不足引起的呼吸窘迫综合征区别开来。早发型感染在新生儿的死亡率已降至 4%，但在早产儿的情况存在不同。

由 B 族链球菌引起的迟发型疾病通常表现为在出生后 1 周到 3 个月间出现脑膜炎。这些病例常由血清Ⅲ型的 B 族链球菌引起。据估计迟发型脑膜炎的死亡率比早发型脓毒症低。早发型或迟发型感染中幸存的婴儿常存在致命性神经系统后遗症。

2. 诊断　对确诊为 B 族链球菌携带的孕妇，应在妊娠 35~37 周进行直肠阴道部的 B 族链球菌培养筛查后予分娩期抗生素预防相关疾病。

3. 治疗　既往婴儿有患 B 族链球菌侵入性疾病和先前

确定为 B 族链球菌菌尿的孕妇均应考虑药物预防。对于临产和 B 族链球菌培养结果未知的孕妇，根据感染危险因素选择性预防。虽然青霉素被推荐为一线药物，但氨苄西林也是一种可接受的替代药物。对于青霉素过敏的妇女，如果过敏反应风险低，则推荐使用头孢唑啉。如过敏反应风险高，其他药物的选择则依赖于 B 族链球菌药敏试验。对克林霉素或红霉素敏感者可选其一治疗。对克林霉素和红霉素耐药株需要选用万古霉素。

推荐方案：使用青霉素 G，初次剂量 500 万单位，然后每 4 小时 250 万单位静脉滴注，直至分娩。替代方案：使用氨苄西林，初次剂量 2g 静脉滴注，然后每 4 小时 1g 静脉滴注，或每 6 小时 2g 静脉滴注，直至分娩。

若对青霉素过敏且过敏风险低，可使用头孢唑啉，初次剂量 2g 静脉滴注，然后每 8 小时 1g 静脉滴注，直至分娩。若对青霉素过敏且过敏风险高，同时 B 族链球菌对克林霉素和红霉素敏感，可使用克林霉素，每 8 小时 900mg 静脉滴注，直至分娩，或红霉素，每 6 小时 500mg 静脉滴注，直至分娩。若 B 族链球菌对克林霉素和红霉素耐药或敏感程度未知，可使用万古霉素，每 12 小时 1g 静脉滴注，直至分娩。

（三）阴道炎

妊娠妇女经常会出现阴道分泌物增加，但是在很多病例中这并不是病理性的。妊娠期常见的阴道炎性疾病包括细菌性阴道病、外阴阴道念珠菌病和滴虫性阴道炎。细菌性阴道病系阴道菌群紊乱，即以乳酸杆菌为主的需氧菌减少而加德纳菌、拟杆菌、肠球菌、肠链球菌及弯曲弧菌等多种厌氧菌增多引起。滴虫性阴道炎由阴道毛滴虫引起，外阴阴道念珠菌病多由白念珠菌引起。

1. 母胎危害　细菌性阴道病与包括胎膜早破、早产、羊膜腔感染和产后子宫内膜炎等不良妊娠结局有关。妊娠期妇女易合并外阴阴道念珠菌病，导致阴道念珠菌携带率和外阴阴道念珠菌病发病率增高。妊娠期外阴阴道念珠菌病可增加胎膜早破、早产及产褥感染等。新生儿经产道易有真菌感染，如鹅口疮等。滴虫性阴道炎的发病率在孕期和非孕期相似。有研究显示滴虫性阴道炎与早产发生有关。但对孕妇常规筛查滴虫性阴道炎并不能降低早产发病率。滴虫性阴道炎与不良妊娠结局包括分娩异常、低出生体重和胎膜早破相关。对无症状滴虫病治疗未减少以上不良妊娠结局发病率。

2. 诊断　对于细菌性阴道病，出现下列 4 项临床特征中至少 3 项可诊断：①线索细胞阳性；②氨试验阳性；③阴道 pH 大于 4.5；④阴道均质稀薄的分泌物。阴道涂片革兰氏染色镜检可用于诊断细菌性阴道病。酶快速检测也可用于诊断细菌性阴道病。

大多数外阴阴道念珠菌病根据显微镜检查诊断。湿片或 10% 氢氧化钾湿片镜检可检出酵母、菌丝、假菌丝，或培养或其他实验证明存在酵母，可诊断此病。湿片阴性的有症状妇女，应考虑阴道念珠菌培养。检查有外阴阴道念珠菌病体征，但是湿片阴性，又不能做培养的患者，考虑经验性治疗。无症状体征患者念珠菌培养阳性并不是治疗的指征。

显微镜检查阴道分泌物悬液可找到阴道毛滴虫，灵敏度仅 51%～65%。悬液法结果阴性而临床可疑时可进一步做滴虫培养。新指南推荐应用核酸扩增试验诊断阴道毛滴虫，可用于检测阴道、宫颈、尿液标本，灵敏度 95.3%～100%，特异度 95.2%～100%。核酸扩增试验可作为诊断滴虫病的金标准。

3. 治疗　治疗妊娠期滴虫阴道炎的首选药仍是甲硝唑。可选择甲硝唑，2g，单次口服方案治疗。性伴侣应同时治疗。对外阴阴道念珠菌病，妊娠期应尽量选择对胎儿无害或影响小的药物。无症状的阴道真菌病不需要治疗。如出现外阴瘙痒、灼痛，白带增多呈白色稠厚豆腐渣样，则应治疗。可选择短期局部制剂，常见治疗方案如下。

2% 布康唑膏，5g，阴道上药，每晚一次，共 3 日；2% 布康唑膏，5g，单次阴道上药；克霉唑片，200mg，阴道上药，每晚一次，共 3 日；咪康唑栓，200mg，阴道上药，每晚一次，共 3 日；咪康唑栓，1 200mg，单次阴道上药；或 6.5% 噻康唑膏，5g，单次阴道上药；0.8% 特康唑，5g，阴道上药，每晚一次，共 3 日；特康唑栓，80mg，阴道上药，每晚一次，共 3 日。

妊娠期治疗细菌性阴道病唯一确定的益处是缓解阴道感染症状和体征。推荐方案：甲硝唑，400mg，口服，2 次/d，共 7 日；或甲硝唑，200mg，口服，3 次/d，共 7 日；或克林霉素 300mg，口服，2 次/d，共 7 日。

（樊尚荣　朱玉霞）

第十三节　抑　郁　症

一、概述

妊娠期抑郁症是指在妊娠期间或产后 4 周内出现的抑郁情绪，严重者可出现精神病性症状。根据起病时间，可分为妊娠期抑郁障碍和产后抑郁障碍，通常表现为持续和严重的情绪低落和其他症状，如缺乏动力、失眠、悲观等，产褥期抑郁发作可影响对新生儿的照料能力。患抑郁症的女性（12.0%）是男性（6.6%）的两倍（Regier et al.，1993）。女性发病的高峰年龄为 25～44 岁，正值生育高峰期。妊娠期间患病率为 12.7%（7.5% 为新发作），分娩后一年的患病率为 21.9%（Gaynes et al.，2005）。抑郁症是女性育龄期最常见的疾病之一。

（一）病因

妊娠期抑郁症风险因素包括重度抑郁症病史、家族精神病史、青少年妊娠、未婚、经济困难、健康状况不佳、心理社会压力大、家庭暴力、社会关系不良及受教育程度低（Lancaster et al.，2010；Melville et al.，2010）。妊娠期间应激增加和应付能力减退均可诱发抑郁症发作。孕前抑郁症病史是预测妊娠期抑郁症最有价值的单项危险因素，家族精神病史也有重要的预测价值（Reminick et al.，2013）。

女性抑郁症与月经期、妊娠期、产后及围绝经期间的激素波动有关。妊娠时雌激素和孕激素升高，长期高水平雌激素可降低 5-羟色胺（5-HT）1A 受体数量和功能，增加 5-HT2A 受体数量和功能，两者均致抑郁；孕激素升高可激活单胺氧化酶，单胺氧化酶促进单胺降解，降低单胺传导，致使抑郁发作(喻东山,2012)。

妊娠期促肾上腺皮质激素释放激素(CRH)和皮质醇血浆浓度持续升高。CRH 可引起焦虑。皮质醇激活肝脏色氨酸吡咯化酶,降解色氨酸,色氨酸是 5-HT 前体,色氨酸不足可致中枢 5-HT 合成减少;皮质醇激活肝脏酪氨酸氨基转移化酶,降解酪氨酸,结果导致去甲肾上腺素(NE)合成不足。5-HT 和 NE 合成不足可导致抑郁(喻东山,2012)。

(二) 对母儿的影响

抑郁症可以改变体内生理环境,对母体妊娠期及产后功能产生负面影响。5-HT 对胎儿神经系统的发育起着重要作用。产前焦虑或情绪低落可改变 5-HT 及下丘脑-垂体-肾上腺轴的激素分泌,促肾上腺皮质激素的分泌尤其受到影响,从而影响胎儿发育,导致不良结局(Graignic-Philippe et al.,2014)。未经治疗的产前抑郁症孕妇发生早产及低出生体重儿风险增加,产妇哺乳的意愿降低(Grigoriadis et al.,2013;Grote et al.,2010)。

如果孕妇在胎儿快速发育期间出现精神障碍,会对下一代造成不良影响,新生儿可出现行为、性情及注意力等改变,还可出现迷走神经反应性降低、睡眠不良及神经运动发育迟缓(Glover,2014)。妊娠期抑郁症妇女的后代在 18 个月时,生长发育明显落后于正常儿童(Deave et al.,2008)。宫内暴露抑郁症的儿童在 16 岁时患抑郁症的风险是其他儿童的 4 倍(Pawlby et al.,2009)。

二、妊娠期抑郁症的临床表现、筛查和诊断

(一) 临床表现

妊娠期和产后抑郁症的症状表现多样,主要表现与非妊娠期抑郁症相同。①情绪改变:心情压抑、沮丧、情绪淡漠,甚至焦虑、恐惧、易怒,夜间加重;有时表现为孤独、不愿见人或伤心、流泪。②自我评价降低:自暴自弃、负罪感,对身边的人充满敌意,与家人、丈夫关系不合。③创造性思维受损,主动性降低。④对生活缺乏信心,觉得生活无意义,出现厌食、睡眠障碍、易疲倦、性欲减退。严重者甚至出现绝望、自杀或产后杀婴倾向,有时陷于混乱或昏睡状态。

产后抑郁(postpartum depression)患病率介于 10%~15%。多于产后 6 周内起病,通常在 3~6 个月内自行恢复,但也可持续 1~2 年。起病有时隐匿。产后抑郁不仅影响患者本身,也影响对婴儿的照料,及时诊断和治疗产后抑郁极为重要。当症状处于轻到中度时,患者寻求帮助可能会遭到劝阻或被淡化,产后抑郁可发展至较为严重的程度,需要住院治疗。

(二) 妊娠期抑郁症的筛查

每 7 名孕妇中可能有一例妊娠期抑郁症,ACOG 建议所有孕妇在产前至少接受一次抑郁症的常规筛查,对妊娠期抑郁症及时发现并及早干预,采用安全有效的治疗方案减轻患者的身心损害及对胎儿及婴幼儿的损害。建议抑郁症筛查列为产前常规检查项目,一些量表评定方法也有助于在产后早期发现抑郁症的高危人群。

有高危因素的孕妇应在妊娠早期接受抑郁症的常规筛查,筛选阳性者需要进一步明确诊断。爱丁堡产后抑郁量表(Edinburgh postnatal depression scale,EPDS,表 12-13-1)通常用来筛查妊娠期抑郁症(Pearlstein,2015)。患者健康问卷(patient health questionnaire,PHQ9)可以用于筛查产前抑郁(Sidebottom et al.,2012)。EPDS 评分≥10 分或 PHQ9 评分≥10 分应怀疑妊娠期抑郁症,并引以重视,可让患者到精神科就诊(Chaudron et al.,2014)。

表 12-13-1　爱丁堡产后抑郁量表

序号	问题	答案	分值
1	我能开心的笑,看到事物有趣的一面	同以前一样	0
		没有以前那么多	1
		肯定比以前少	
		完全不能	
2	我欣然期待未来的一切	同以前一样	0
		没有以前那么多	1
		肯定比以前少	2
		完全不能	3
3	当事情出错时,我会不必要地责备自己	是的,大多数时候	3
		是的,有时候	2
		很少	1
		没有	0
4	我无缘无故感到焦虑和担心	不,一点也没有	0
		极少这样	1
		是的,有时候	2
		是的,经常	3

续表

序号	问题	答案	分值
5	我无缘无故感到害怕和惊慌	是的,很多时候	3
		是的,有时候	2
		不,很少	1
		不,几乎没有	0
6	很多事情冲着我来,让我透不过气	是的,大多数时候	3
		是的,有时候	2
		不,很少这样	1
		不,从不这样	0
7	我因心情不好而失眠	是的,大多数时候	3
		是的,有时候	2
		不,很少这样	1
		不,从不这样	0
8	我感到难过和悲伤	是的,大多数时候	3
		是的,经常	2
		不,很少这样	1
		不,从不这样	0
9	我因心情不好而哭泣	是的,大多数时候	3
		是的,经常	2
		偶尔	1
		从不这样	0
10	我曾经想过伤害自己	经常想	3
		有时候想	2
		几乎没有	1
		从未想过	0

EPDS 共 10 个条目,分别涉及心境、乐趣、自责、焦虑、恐惧、失眠、应付能力、悲伤、哭泣和自伤。每个条目的描述分为 4 级,按其所显示的症状严重程度从无到极重,分别赋值 0~3 分,即:0 分(从未)、1 分(偶尔)、2 分(经常)、3 分(总是)。总分 9 分推荐作为筛查妊娠期抑郁症的临界值,12 分作为筛查严重妊娠期抑郁症的临界值。评分≥9 分时,应进行持续 3~14 个月的重复筛查,进一步评估抑郁发作(灵敏度 78%,特异度 99%,阳性预测值 93%,阴性预测值 96%,α 信度系数为 0. 89)。重复筛查可用于评估症状严重程度的改变,以便确诊(Lee et al. ,1998)。

答卷前询问孕妇:你感觉如何? 我们想了解一下你的感受。请选择一个最能反映你过去七日感受的答案,不仅仅是今日。

(三) 诊断标准

无论是普通人群,还是妊娠期妇女,抑郁症的诊断都是基于患者的临床症状及体征。根据国际疾病分类第 10 版(ICD-10)抑郁发作的诊断标准,妊娠期抑郁的诊断标准有 3 条:①抑郁发作须持续至少 2 周;②过去没有诊断为轻躁狂或躁狂发作(F30. ~),即症状没有达到轻躁狂或躁狂的标准;③此种发作不是由精神活性物质使用(F10~F19)或任何器质性精神障碍(F00~F09)所致。

1. 抑郁发作的症状　分为两大类,分别为核心症状和附加症状。

(1) 核心症状有 3 条:①一日大多数时间都有心境抑郁,且几乎每日如此,基本不受环境影响,持续至少 2 周;②对平日感兴趣的活动丧失兴趣或愉快感;③精力不足或过度疲劳。

(2) 附加症状有 7 条:①自信心丧失和自卑;②无理由的自责或过分和不适当的罪恶感;③反复出现自杀想法,或任何一种自杀行为;④存在思维或注意能力降低,如犹豫不决或踌躇;⑤精神运动性活动改变,表现为主观或客观感受的激越或迟滞;⑥睡眠障碍;⑦食欲降低或增加,并有相应的体重变化。

2. 抑郁发作的种类　可分为轻度、中度和重度抑郁发作。

(1) 轻度抑郁发作(F32. 0):具有核心症状中的至少两条,核心与附加症状共计至少四条。

(2) 中度抑郁发作(F32. 1):具有核心症状中的至少两条,核心与附加症状共计至少六条。根据是否伴有躯体综合征将中度抑郁发作分为伴有和不伴有躯体综合征两个亚型。

ICD-10中列举的躯体综合征症状：①对平日感兴趣的活动丧失兴趣或失去乐趣；②对正常时能产生情感反应的事件或活动缺乏反应；③比通常早醒2小时以上；④早晨抑郁加重；⑤具有明显的精神运动性迟滞或激越的客观证据（他人的观察或报告）；⑥食欲明显丧失；⑦体重减轻（上月体重的5%以上）；⑧性欲明显丧失。要符合躯体性综合征的条件，上述症状必须有四条。

（3）重度抑郁发作：分为不伴精神病性症状（F32.2）和伴有精神病性症状（F32.3）两型。其抑郁表现需具有全部三条核心症状，核心与附加症状共计八条。伴有精神病性症状者需存在：妄想和幻觉，但不应有典型精神分裂症性的幻觉和妄想（即不应有完全不可能或与文化不相适应的妄想，不应有对患者进行跟踪性评论的幻听或第三人称的幻听）。常见的情况为带有抑郁、自罪、虚无、自我援引及被害内容的妄想或抑郁性木僵。

根据上述症状，将伴有精神病性症状类型又分为与心境相协调的和与心境不协调的两类。与心境相协调的精神病性症状，包括罪恶妄想、无价值妄想、躯体疾病或大祸临头（灾难）妄想、嘲弄性或谴责性的听幻觉；与心境不协调的精神病性症状包括被害或自我援引妄想、没有情感色彩的幻听。

（四）鉴别诊断

1. 妊娠期情绪低落　受妊娠期体内激素水平波动影响，妊娠后女性容易出现情绪波动明显，甚至情绪低落，而抑郁性障碍以情绪低落为主，因此二者需要鉴别。具体说来，抑郁症症状与正常的情绪低落的区别在于：①前者在程度和性质上超越了正常变异的界限，常有强烈的自杀意向；②可具有自主神经或躯体性伴随症状，如早醒、便秘、厌食、消瘦、性功能减退、精神萎靡等，此外，往往还伴有精神病性症状或神经症的表现。

2. 产后心境不良（postpartum blues）　是产后发生的最常见的轻度心境障碍，其发病率因诊断标准不同而差异很大（26%~85%）。产后心境不良多于产后3~7日起病，起病高峰在第5日，产后12日内消失。常见症状为心境恶劣、心境不稳定、哭泣、焦虑、失眠、食欲缺乏和易激。疾病特点是症状轻微，呈一过性，无功能性损害。通常不需用药，心理治疗可能有益。家庭支持特别是丈夫的关怀和协调最为重要。产后心境不良的严重程度与产后抑郁症的发生呈正相关，约有1/5的产后心境不良会发展为产后抑郁症，所以在产后应早期识别产后心境不良，并尽早干预。

3. 产后精神病　发病率为0.1%~0.2%，常于产后2周内发病，起病急骤，常出现严重的行为紊乱、思维散漫、幻觉、错觉、伤害婴儿及自杀想法。由于产后精神病可能造成严重后果，患者需要住院治疗，严重病例可使用电抽搐治疗（陆雯等，2005）。

三、妊娠期抑郁症的处理

孕妇一旦诊断患有抑郁症，应立即开始治疗。对妊娠期抑郁症治疗必须个体化，权衡药物治疗对孕妇的益处，同时也充分考虑药物对胎儿可能造成的潜在危害。对孕期轻度抑郁症，目前推荐首选心理治疗；重度抑郁症需要抗抑郁药物或者药物和心理治疗联合使用（Yonkers et al.，2009）。

（一）教育及家庭社会支持

对轻度抑郁的患者进行孕期、分娩及产后健康知识的宣教能消除其恐怖紧张情绪。良好的家庭环境及社会支持有益于减轻妊娠期抑郁症患者症状（耿力 等，2016）。

（二）心理治疗

心理治疗的适用范围较广，是轻、中度抑郁患者的一线治疗方案，对重症抑郁症患者可作为辅助治疗手段（Kim et al.，2010）。虽然有关妊娠期抑郁症心理治疗的研究较少，但是大量数据表明心理治疗对非妊娠妇女抑郁症治疗有效。对于那些存在后遗症状、复发高危因素或合并其他疾病及不愿接受药物治疗的患者，进行心理治疗可能有益。准备妊娠或已经妊娠的抑郁症患者可能不愿继续药物治疗，这些患者可以选择心理治疗。

心理治疗的方法很多，应根据患者的临床表现进行选择。应用较多的是认知行为治疗（cognitive behavioral therapy，CBT）及人际关系治疗（interpersonal psychotherapy）。认知行为治疗是通过纠正患者的负性思维模式来解决其心理问题；人际关系治疗则是关注患者妊娠期的角色转变和人际功能，期望通过提高患者社会交往技能和角色转化能力来改善其不良心理状况。荟萃分析显示，认知行为治疗可以有效地防治围产期抑郁症，显著改善抑郁症患者的临床症状（Sockol，2015）。简短的人际关系治疗能减轻孕妇抑郁症状，且使其产后6个月内社会功能明显改善（Grote et al.，2009）。单一治疗不是对所有患者都有效，进行心理治疗时应继续监测病情进展，必要时进行其他治疗。抑郁症的心理治疗成本较高，有资质进行心理治疗的人员相对有限。

（三）抗抑郁药物治疗

权衡药物治疗对孕妇和胎儿的风险十分重要，应向患者及家属讲明抗抑郁治疗与不治疗的风险与获益。治疗应根据抑郁的严重程度、复发风险及孕妇和家属的意愿来定。目前抗抑郁药物在孕期使用的风险尚有争议。通常来讲，症状较轻的患者给予健康教育、支持性心理治疗即可，如既往有过轻、中度发作，可给予认知行为治疗和人际关系治疗。重度抑郁、产后精神病或有严重自杀倾向的患者应考虑抗抑郁药物治疗，尽可能使用单一药物并考虑患者既往治疗情况。更换药物会增加胎儿药物暴露的风险。妊娠期停用选择性5-羟色胺再摄取抑制剂（SSRI）的风险是抑郁症状复发。妊娠期抑郁症复发的高危因素包括5年以上的抑郁病史及4次以上的复发史（Cohen et al.，2006）。

1. 抗抑郁药物对妊娠及胎儿的影响　美国FDA尚未批准任何一种抗抑郁药物用于妊娠期抑郁症的治疗，其官方网站多次警告抗抑郁药物可能给胎儿带来风险（Alwan et al.，2011）。许多抗抑郁药物可以通过胎盘，近年来关于其安全性的研究越来越多，但结论并不一致。目前妊娠期抗抑郁药物治疗的数据大多来源于SSRI（氟西汀、曲舍林、西酞普兰、帕罗西汀）。总之，抗抑郁药物的致畸性或哺乳期不良影响的证据有限。

妊娠早期使用抗抑郁药物增加自发性流产的风险。一项纳入 3 567 例患者的综述报道,应用抗抑郁药物的孕妇流产率为 12.4%,而没使用抑郁药物的孕妇流产率为 8.7%(RR=1.45,95%CI:1.19,1.77)(Hemels et al.,2005)。但有研究报道妊娠期使用抗抑郁药物的自发性流产率仍在正常范围(Einarson et al.,2009)。

目前没有确凿证据表明妊娠期使用抗抑郁药物会增加胎儿先天畸形的风险。Cole 等(2007)认为妊娠早期使用帕罗西汀增加胎儿心脏畸形风险,而一项包括 1 170 名孕妇的研究并没有发现两者间有相关性(Einarson et al.,2008)。

抗抑郁药物是否与低出生体重儿、早产及小于胎龄儿相关也有争议。一项队列研究发现,妊娠早期暴露抗抑郁药物略微增加早产风险,但没有增加小于胎龄儿、自闭症或多动症的风险(Sujan et al.,2017)。

妊娠期暴露于抗抑郁药物与新生儿持续性肺动脉高压(persistent pulmonary hypertension of the newborn,PPHN)之间的相关性报道不一,故美国 FDA 提出二者之间的关系尚难定论。6 项已发表的研究报道抗抑郁药物增加 PPHN 风险,但因样本少,不能确定绝对风险值(Jong et al.,2012)。

10%~25%的暴露于抗抑郁药物的婴儿可能出现神经过敏、睡眠障碍、喂养困难、肌张力差、低血糖及抽搐等新生儿适应不良综合征,这些症状持续 2~3 日,通常无须药物治疗(Moses-Kolko et al.,2005)。研究发现妊娠期暴露于安非他酮的新生儿发生注意力缺陷的风险增加(OR=3.63,P=0.02),而暴露于 SSRI 的新生儿发生注意力缺陷的风险并不增加(OR=0.91,P=0.74)(Figueroa,2010)。

2. 妊娠期药物剂量变化　所有 TCA 和 SSRI 至少部分通过细胞色素 P450(CYP)2D6 代谢,因妊娠诱导酶活性增强,导致药物血清浓度下降(Samer et al.,2013)。有一研究在妊娠早期使用最低有效剂量的 TCA,药物剂量需要随妊娠进展逐步增加,在妊娠最后三个月迅速增加。分娩前的平均剂量是非妊娠期的 1.6 倍(Wisner et al.,2009)。

SSRI 类的氟西汀、西酞普兰、艾司西酞普兰和舍曲林在孕期和产后所需的剂量和浓度-剂量比(C/D)都在变化(Sit et al.,2008)。多数孕妇在妊娠 20 周至分娩期间药物代谢加快,母体化合物和初级代谢物的 C/D 下降。目前抗抑郁治疗不考虑药物遗传学特征,但 Ververs 等(2009)认为,CYP2D6 基因型可以预测孕妇血清帕罗西汀的浓度;SSRI 中唯独帕罗西汀只通过 CYP 2D6 代谢;孕后期需要增加 TCA 和多数 SSRI 的剂量,以弥补药物代谢的损失。体重增加、孕妇年龄和吸烟不影响血药浓度。建议妊娠期间定期评估抑郁症状,保证最佳药物剂量,及时发现抑郁复发。

3. 妊娠期抗抑郁药物的使用　妊娠期最常用的抗抑郁药物为 SSRI 及 5 羟色胺与去甲肾上腺素再摄取抑制剂(serotonin and norepinephrine reuptake inhibitor,SNRI),如氟西汀、曲舍林、西酞普兰等。计划妊娠的妇女和孕妇尽量避免使用帕罗西汀。妊娠早期帕罗西汀暴露的孕妇应考虑胎儿超声心动图。突然中断帕罗西汀会发生戒断症状,建议逐渐减量至停药。国内将 SSRI 和 SNRI 类药物列为 A 级推荐药物,常用药物见表 12-13-2。TCA 及单胺氧化酶抑制剂列为 B 级和 C 级推荐药物。

表 12-13-2　妊娠期常见抗抑郁药物分类及剂量

药物名称及分类	中国剂量范围/mg
选择性 5-羟色胺再摄取抑制剂(SSRI)	
氟西汀(fluoxetine)	20~60
帕罗西汀(paroxetine)	20~80
舍曲林(sertraline)	50~200
西酞普兰(citalopram)	20~40
艾司西酞普兰(escitalopram)	10~20
5-羟色胺去甲肾上腺素再摄取抑制剂(SNRI)	
文拉法辛(venlafaxine)	75~225
度洛西汀(duloxetine)	60~120
去甲肾上腺素多巴胺再摄取抑制剂 NDRI	
安非他酮(bupropion)	150~450
α_2 受体阻滞剂	
米氮平(mirtazapine)	15~45

抗抑郁药物的治疗效果肯定(Cipriani et al.,2018)。持续接受 SSRI 治疗的患者分娩 2 周后,汉密尔顿抑郁量表(Hamilton depression scale,HAMD)评分明显低于未接受治疗及间断接受 SSRI 治疗的患者,大体功能量表评分则明显改善(Wisner et al.,2009)。

国内外精神科医师都相对短缺,有些情况下非精神科医师也需要给患者开具抗抑郁药物。在国内如果不能得到精神科医师及时会诊,非精神科医师可以用“抑郁状态”或“抑郁焦虑状态”为依据,给予患者抗抑郁药物。但不要正式诊断抑郁发作或复发性抑郁。

(四) 物理治疗

电休克治疗(electroconvulsive therapy,ECT)适用于症状严重或有强烈自杀倾向且药物治疗无效的抑郁症患者,ECT 是安全有效的治疗手段。一项 ECT 研究纳入 300 多例孕妇,28 例出现短暂的良性胎儿心律失常、少量阴道流血、腹痛等并发症,仅有 4 例发生早产(Miller,1994)。

光照疗法在国外也较受关注,妊娠期抑郁症患者每日接受 1 小时的光照治疗,5 周后抑郁症状明显改善(Wirz-Justice et al.,2011)。光照治疗是有效的非药物治疗手段,简单、经济且副作用小,更适合贫困家庭。

(五) 妊娠期抑郁症的诊治流程

建议对每个计划妊娠的女性进行抑郁症评估。根据患者是否妊娠和抗抑郁药物治疗情况,可选择以下诊治流程(Yonkers et al.,2009)。

1. 正在接受药物治疗、计划妊娠的患者

(1) 如果发现自杀意念或急性精神病性症状,应立即请精神科医师会诊,优化治疗方案,等待病情稳定,达到正常心境后再考虑妊娠。

（2）中、重度抑郁症患者建议药物治疗，首发急性抑郁症至少持续用药6~12个月。

（3）轻度首发抑郁症或无抑郁症状达6个月或以上者，可考虑药物减量或停药。通常每1~2周递减25%，同时密切观察病情变化。

（4）如果轻度抑郁症患者既往有重度或复发性抑郁病史、精神病性症状史、双相障碍史、其他需要药物治疗的精神障碍史或自杀未遂史，均不能停药。建议精神科和产科医师合作，共同优化治疗方案，预防复发，保障常规产检。患者可以进行心理治疗联合药物治疗。

2. 没有接受药物治疗、已经妊娠的患者

（1）如果发现自杀意念或急性精神病性症状，应立即请精神科医师会诊，尽早开始药物治疗。尽量避免在妊娠早期3个月使用心境稳定剂（包括抗癫痫药物的心境稳定剂）。用药时选择临床已经长期使用的药物，以避免新药难以预料的孕期不良反应。

（2）如果拒绝药物治疗，经精神科医师评估后决定是否适合单一心理治疗，而不进行药物治疗。

（3）如果没有接受过心理治疗或者既往心理治疗有效，可考虑先行单一心理治疗。

（4）如患者愿意接受药物治疗且既往心理治疗无效，首先排除双相障碍、惊恐障碍、进食障碍或物质滥用等疾患，然后制订合适的药物治疗方案。

（5）用药原则应根据药物的安全性、妊娠时期、临床症状、既往病史及治疗史综合考虑。

1）通过CYP2D6或CYP3A4代谢的药物，剂量需要在妊娠后半期增加。

2）如果易怒症状明显，可选择TCA或米氮平等有镇静作用的抗抑郁药物。但妊娠期使用米氮平的临床数据有限。

3）TCA和有些SSRI可以促进食欲，益于消瘦的抑郁症孕妇增加体重。

4）服用安非他酮有益于帮助吸烟的抑郁症孕妇戒烟，但有癫痫或进食障碍病史的患者禁用安非他酮。

3. 已接受药物治疗、妊娠后想停药的患者

（1）如果患者病情稳定，要求继续服药治疗，精神科及产科医师要与患者充分讨论药物治疗的风险和获益。讨论结果应如实记录，并注明是患者本人要求继续服药治疗。尊重患者的选择至关重要，使之有责任感，相信自己有能力配合治疗并顺利度过妊娠期。

（2）如有重度或复发性抑郁症病史，或停药后症状立即发作史，即使妊娠后无症状也应该继续药物治疗。

（3）如目前服药期间仍有明显症状，应该联合心理治疗，并继续药物治疗。

（4）如病情已明显改善，持续稳定，可以考虑减量至停药，仅接受心理治疗。同时需要密切观察，防止复发。

（5）如患者合并其他需要药物治疗的精神疾患，建议继续药物治疗。

（六）产时处理

妊娠期抑郁症并非剖宫产指征，除非有产科指征否则不应首选剖宫产。产后恢复对抑郁症患者至关重要，剖宫产有可能延缓产后恢复。有研究表明，妊娠期抑郁症筛查阳性者剖宫产率较高，是筛查阴性者的3.407倍（那全 等，2009）。分娩期应充分评估产妇心理状况，推荐使用椎管内分娩镇痛及陪伴分娩，以减轻产痛对产妇的应激刺激。

（七）产后处理

1. 哺乳期使用抗抑郁药物　抗抑郁药物是否通过乳汁分泌进入婴儿血循环并对婴儿造成不良影响，目前争议很大。需要注意，哺乳期使用抗抑郁药物即使有可能对婴儿有副作用，但抑郁症若不治疗对婴儿可能影响更大。哺乳期婴儿血中通常测不出SSRI类药物舍曲林或帕罗西汀，而在22%的哺乳期婴儿体内，氟西汀血药浓度高于母体平均水平10%（Weissman et al.，2004）。因此，目前认为舍曲林和帕罗西汀可作为哺乳期的一线药物（Whitby et al.，2005）。对于轻度抑郁，也可选用其他治疗方法，如心理治疗等。

2. 激素治疗　产后抑郁的发生与产后体内性激素水平的急剧下降有关。有报道雌激素用于治疗产后抑郁，而孕激素的疗效不能确定。雌激素水平低的产后抑郁患者应用17β-雌二醇能快速减轻抑郁症状（陆雯 等，2005）。美国临床上不使用性激素治疗产后抑郁。另外，产后给予雌激素可能增加深静脉血栓的风险。

（林文欣　王丹昭　田成华）

第十四节　肥　胖　症

近年来，超重和肥胖，尤其是育龄女性超重和肥胖的问题在全球范围内日益显著，成为重要公共卫生问题之一。英国1989—2007年，孕前肥胖妇女发生率从7.6%上升至15.6%（Heslehurst et al.，2010）。美国育龄妇女孕前肥胖率从2003的17.6%，以每年约0.5%的速率增长至2009年的20.5%（Fisher et al.，2013）。我国肥胖的问题同样突出，且发生率逐年增加，2003—2009年妇女平均体重指数（BMI）共增加了0.8kg/m^2，肥胖率从5.0%上升至10.1%（Xi et al.，2012）。

超重和肥胖与2型糖尿病（type 2 diabetes mellitus，T2DM）、心血管疾病及高脂血症等发生风险增加均明确相关。不同种族T2DM发生风险不同，相同BMI水平下中国人T2DM发生率显著高于黑种人和白种人。北京地区2013年由北京大学第一医院杨慧霞团队（Wei et al.，2016））组织进行的15家医院整群分层抽样研究结果显示，根据世界卫生组织（WHO）标准，北京地区孕前超重和肥胖的发生率分别为14.82%和4.71%，合计19.53%。

一、定义

美国医学研究院（IOM）指南按照不同的孕前BMI来分类不同体重的孕妇，并推荐相应的孕期体重增长目标，

对孕妇整个孕期特别是中晚期体重进行监测，见表12-14-1。

表12-14-1　不同体重指数(BMI)孕期体重增长的范围

BMI/($kg \cdot m^{-2}$)	孕期增重/kg	每周增重/kg
低(<18.5)	12.5~18	0.51
正常(18.5~24.9)	11.5~16	0.42
超重(25.0~29.9)	7.0~11.5	0.28
肥胖(≥30.0)	5.0~9.0	0.22

WHO(2004)针对亚洲人群的特点，提出将孕前BMI 24~27.9kg/m^2和BMI≥28kg/m^2分别定义为超重和肥胖的诊断标准，但目前暂无针对WHO标准的孕期体重增长范围推荐。

二、孕前超重和肥胖对母儿结局的影响

1. 近期影响　孕前超重和肥胖孕妇妊娠期糖尿病(gestational diabetes mellitus，GDM)、子痫前期、血栓性疾病及巨大胎儿、剖宫产分娩、胎儿或新生儿死亡等多种不良母儿结局相关(表12-14-2)(Yang et al.，2009)。

表12-14-2　孕前超重或肥胖孕妇的不良妊娠结局

并发症	BMI正常者发生率/% (n=176 923)	不良妊娠结局发生情况(OR，以BMI正常者发生率为参照)	
		超重 (n=79 014)	肥胖 (n=31 276)
妊娠期糖尿病	0.8	1.7~3.5	3.0~3.6
子痫前期	0.7	1.5~1.9	2.1
过期妊娠	0.13	1.2	1.7
急诊剖宫产	7.8	1.3~1.4	1.7~1.8
择期剖宫产	4.0	1.2	1.3~1.4
产后出血	10.4	1.04~1.2	1.0~1.4
盆腔感染	0.7	1.2	1.3
泌尿系统感染	0.7	1.2	1.4
伤口感染	0.4	1.3	2.2
巨大胎儿	9.0	1.6	2.4
死胎	0.4	1.4	1.4~1.6
血栓	—	1.6	0.97

注：BMI，体重指数；OR，比值比。

以往孕前超重和肥胖导致母儿不良结局的主要原因为孕前超重和肥胖是GDM明确的高危因素，导致GDM发病风险明显增加，宫内高血糖进而导致巨大胎儿、剖宫产分娩等母儿不良结局。

Black等(2013)对9 835例孕妇进行回顾性研究发现，即使未合并GDM的孕妇，孕前超重和肥胖孕妇比孕前体重指数正常者大于胎龄儿(large for gestational age，LGA)发生率依然显著增加(10.8%、12.7%和7.7%)，提示孕前超重和肥胖独立于GDM对母儿结局产生影响。Gaudet等(2014)对孕前肥胖和巨大胎儿的发生进行荟萃分析发现，孕前肥胖对胎儿过度增长产生重要影响，胎儿出生体重≥4 000g、≥4 500g和LGA的发生风险依次为2.17倍、2.77倍和2.42倍。

HAPO研究对孕前BMI和子痫前期的关系进行了分析，结果见图12-14-1。

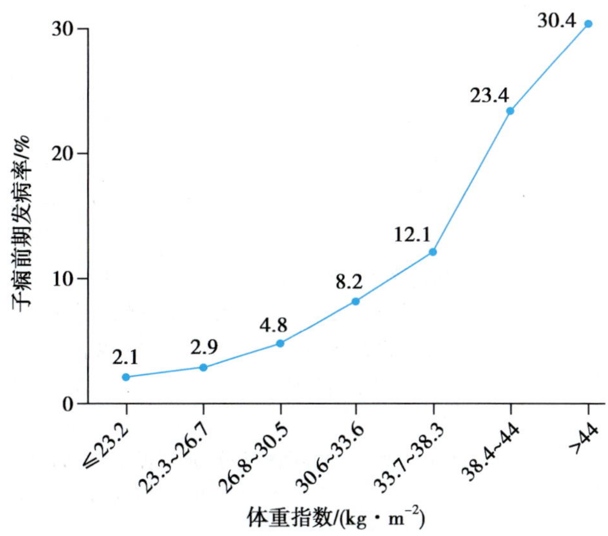

图12-14-1　孕前体重指数对子痫前期发病率的影响

Scott-Pillai等(2013)研究发现，孕前超重和肥胖孕妇子痫前期、剖宫产分娩、GDM、产后出血和巨大胎儿发生率明显增加；而孕前严重肥胖的孕妇早产、胎死宫内等的风险也将

增加。Aune 等(2014)对孕妇体重指数与围产儿及新生儿死亡的关系进行荟萃分析发现，以 20kg/m^2、25kg/m^2、30kg/m^2 为分界，将孕妇 BMI 分为几个级别，胎儿和新生儿死亡的发生风险随 BMI 级别增加而逐渐增加。Wei 等(2016)对北京地区孕妇孕前 BMI 及不良妊娠结局进行分析，发现随孕前 BMI 逐渐增加巨大胎儿、剖宫产分娩、子痫前期等呈现逐级增加趋势，见图 12-14-2。

2. 远期影响　健康与疾病的发育起源(DOHaD)学说提示：孕前超重和肥胖对胎儿远期亦可能产生不良影响，即人类成年期的代谢综合征可能起源于生命早期，机体通过对不良环境的适应性反应，影响其基因表达进而改变机体代谢通路，最终影响远期发育及成年期对慢性病的易感性，提示在遗传背景下生命早期环境因素在发病中起到重要作用。而孕前超重和肥胖可能导致宫内高血糖、高胰岛素血症、脂代谢紊乱等多种宫内不良环境，子代在母体这种宫内不良营养环境下受到影响，将引起基因的表观遗传学改变，导致新生

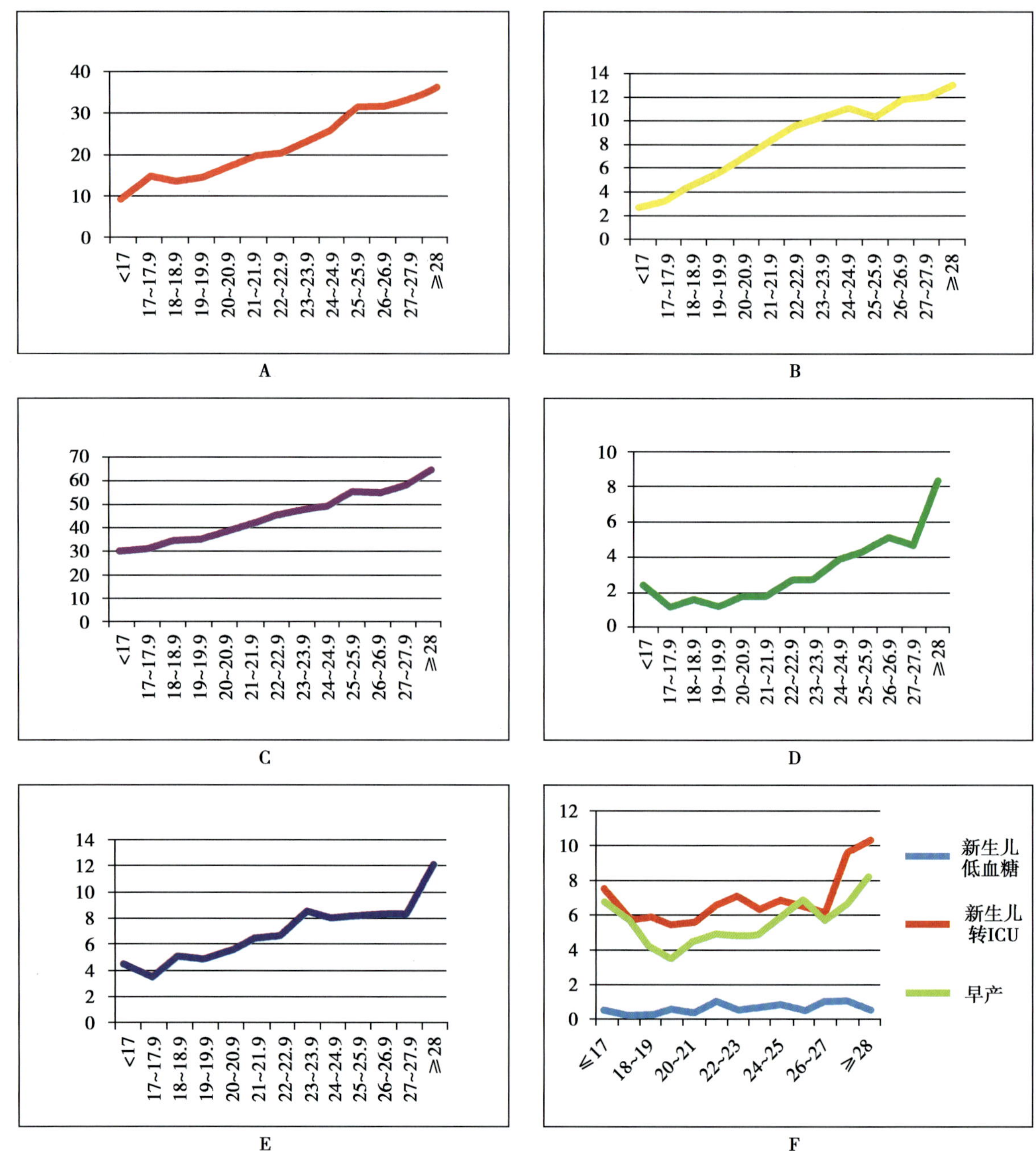

图 12-14-2　孕前体重指数与不良妊娠结局的关系

A. 孕前体重指数与妊娠期糖尿病的关系；B. 孕前体重指数与巨大胎儿的关系；C. 孕前体重指数与剖宫产分娩的关系；D. 孕前体重指数与子痫前期的关系；E. 孕前体重指数与产后出血的关系；F. 孕前体重指数与新生儿低血糖、新生儿转重症监护室(ICU)及早产的关系。图中横坐标为体重指数(kg/m^2)，纵坐标为相应不良妊娠结局的发生率(%)。

儿远期肥胖、糖尿病等风险增加，而远期发生肥胖等代谢性疾病的子一代在妊娠后又可能将这种影响传至子二代。孕妇肥胖与儿童甚至成年后肥胖相关，孕产妇和儿童早期的营养管理已成为改善成人肥胖和代谢性疾病的重要策略。

三、孕前超重和肥胖的干预措施

伴随社会经济水平的增长和生活方式的改变，超重和肥胖孕妇的比例不断增加，预防孕前超重和肥胖孕妇发生妊娠不良结局必将成为我国围产保健事业的重点工作之一，应关注孕前超重和肥胖孕妇的妊娠结局及管理模式。

1. 孕前干预措施　对孕前超重和肥胖的女性，准备妊娠前应进行详细的孕前咨询，使其真正认识到超重和肥胖的潜在危害并予以重视，同时给予健康的生活方式指导，如饮食控制和运动指导等。《中国居民膳食营养素参考摄入量（2013 版）》中指出，妊娠前推荐的能量摄入量减低，由 2 100Kcal 下调至 1 800Kcal。基于此，应建议孕前超重和肥胖孕妇妊娠前能量摄入量进一步减低。孕前超重和肥胖女性同时也是多囊卵巢综合征（PCOS）的高发人群，应注意孕前筛选，并且应对 PCOS 患者有无胰岛素抵抗甚至是糖代谢或脂代谢等异常情况进行评价。

2. 孕期干预措施　孕期营养和体重管理的重要性在 GDM 管理中的作用已经明确，而对于孕前超重和肥胖孕妇，孕期营养和体重管理也尤为重要。2013 版《中国居民膳食营养素参考摄入量》列出了不同孕周推荐的能量摄入量可供借鉴。孕期运动在 GDM 血糖控制中的作用也已经明确，国外研究提示孕前和妊娠早期的运动可以降低孕妇孕期患 GDM 的风险，并降低巨大胎儿的发生率。研究表明，孕期运动能有效降低肥胖和超重的孕前糖尿病或 GDM 孕妇胰岛素抵抗程度，有效控制血糖和孕期体重。Koivusalo 等（2016）对 293 例孕前 BMI≥30kg/m^2 或有 GDM 史的孕妇进行随机对照试验，结果显示饮食控制和运动指导等生活方式干预能使高危孕妇 GDM 发病率降低 39%。应对超重和肥胖孕妇给予饮食指导和体重管理，孕期体重管理建议遵循 2009 年美国医学研究院（IOM）推荐的孕期体重增长范围，即超重妇女增长 7~11.5kg，肥胖妇女增长 5~9kg，并建议中等强度的体育锻炼。

总之，孕前超重和肥胖不仅导致 GDM 发病率增加，并且独立于 GDM 还将增加子痫前期、血栓性疾病及巨大胎儿、剖宫产分娩的风险，胎儿或新生儿死亡也增加，远期母儿患糖尿病、心血管疾病、高脂血症等代谢综合征风险也将明显增加。对超重和肥胖的女性应给予个体化的孕前指导，使其重视孕前超重和肥胖可能对妊娠的危害，促进其建立健康生活方式，孕前尽量将体重指数控制至正常，排查有无糖脂代谢紊乱。而对于并发 PCOS 患者注意筛查有无胰岛素抵抗，预防孕期不良母儿结局的发生。孕前超重和肥胖的孕妇，孕期注意控制热量摄入，给予营养和运动指导，合理管理孕期体重，并警惕子痫前期及血栓性疾病等的发生。对孕前超重和肥胖女性围孕期的合理管理，对于改善宫内不良环境，减少我国成年期慢性非传染性疾病的发生将起到重要作用。

（魏玉梅）

参考文献

包照亮，张军，杨冬，等，2014. 妊娠合并肺动脉高压死亡患者的临床高危因素特征分析. 中华妇产科杂志，(7)：495-500.

陈练，赵扬玉，魏瑗，等，2020. 新型冠状病毒流行期间孕产妇胸部影像学检查策略建议. 中国实用妇科与产科杂志，36(3)：197-198.

程蔚蔚，张振钧，1996. 妊娠合并垂体腺瘤的处理. 中华妇产科杂志，31(9)：537-539.

耿力，马润玫，2016. 妊娠期抑郁症管理的研究进展. 中华产科急救电子杂志，5(2)：122-125.

国家风湿病数据中心，中国系统性红斑狼疮研究协作组，2015. 中国成人系统性红斑狼疮相关肺动脉高压诊治共识. 中国实用内科杂志，35(2)：129-135，138.

韩凤珍，赵杨，卢聪，2010. 妊娠合并心脏病的手术干预治疗. 实用妇产科杂志，26(3)：225-228.

黄滔滔，林建华，2013. 心脏手术后妊娠分娩 217 例临床分析. 现代妇产科进展，22(3)：169-173.

李斌，孙晓媛，王克芳，2013. 妊娠合并肺动脉高压患者的妊娠结局分析. 中华妇产科杂志，48(9)：659-662.

李靖，莫红英，黄海露，2000. 小剂量皮质类固醇吸入合并小剂量茶碱口服对支气管哮喘的治疗作用. 中华结核和呼吸杂志，(6)：336.

林果为，王吉耀，葛均波，2017. 实用内科学. 15 版. 北京：人民卫生出版社.

刘芳，陶芳标，苏普玉，等，2012. 孕 20 周前母体亚临床甲状腺功能减退对不良妊娠的影响. 实用儿科临床杂志，27(8)：574-576.

龙燕玲，周娟，邹晓毅，2014. 癫痫和妊娠. 华西医学，29(1)：160-163.

陆雯，陈焱，汤月芬，等，2005. 产科抑郁症的诊断与处理. 国外医学（妇幼保健分册），16(6)：355-357.

罗宸婧，杨勇，于锋，2017. 妊娠期妇女新型抗癫痫药的药物浓度监测研究进展，中国药房，28(8)：1140-1143.

马玉燕，2008. 妊娠合并肺动脉高压的处理. 中华医学杂志，8(11)：730-732.

那全，王静，刘彩霞，2009. 妊娠期抑郁症与分娩方式及产后抑郁症的关系. 中国实用妇科与产科杂志，25(5)：380-381.

尿路感染诊断与治疗中国专家共识编写组，2015. 尿路感染诊断与治疗中国专家共识（2015 版）——尿路感染抗菌药物选择策略及特殊类型尿路感染的治疗建议. 中华泌尿外科杂志，36(4)：245-248.

漆洪波，陈敦金，冯玲，等，2020. 新型冠状病毒感染孕产妇分娩期需要注意的问题. 中华妇产科杂志，55(2)：73-74.

任旭斌，刘春涛，黄玉芳等，2009. 呼出一氧化氮检测对支气管哮喘的诊断价值. 中国呼吸与危重监护杂志，8(4)：322-326.

沈铿，马丁，2016. 妇产科学. 3 版. 北京：人民卫生出版社.

宋耕，孔令英，王晶，等，2013. 妊娠期糖尿病患者子代 3~4 岁的随访研究. 中华围产医学杂志，16(6)：331-336.

孙伟杰，杨慧霞，王芳，2003. 21 年糖尿病合并妊娠 88 例母儿结局的临床分析. 中华围产医学杂志，6(2)：67-70.

田金华，何松明，魏敏，等，2020. 妊娠合并新型冠状病毒肺炎 29 例的临床分析. 中华传染病杂志，38(10)：621-625.

王晨，杨慧霞，2020. 重视新型冠状病毒感染对母婴的影响. 中华妇产科杂志，55(3)：147-149.

王静，蔺莉，2017. 妊娠合并重症肺炎的临床诊治. 中华产科急救电子杂志，6(3)：154-160.

王艳双，刘亚光，车昊，等，2017. 妊娠合并肺动脉高压患者行剖宫产围术期稳定血流动力学麻醉干预与性激素水平的研究. 心肺血管病杂志,36(2):114-118.

夏伟,唐颖莹,邢爱耘,2016. 孕期新型抗癫痫药物的合理应用和研究进展. 中华妇幼临床医学杂志(电子版),12(1):108-113.

谢幸,孔北华,段涛,2018. 妇产科学. 9 版. 北京:人民卫生出版社.

杨慧霞,2013. 妊娠期糖尿病——临床实践指南. 2 版. 北京:人民卫生出版社.

杨慧霞,张眉花,孙伟杰,等,2004. 妊娠合并糖代谢异常并发先兆子痫对母儿结局影响的分析. 现代妇产科进展,13(6):445-448.

姚天一,朱颖军,2004. 不宜妊娠的心血管疾病 . 中国实用妇科与产科杂志,20(6):321-322.

喻东山,2012. 妊娠期抑郁症的认识进展 . 四川精神卫生,25(3):180-183.

张军,2015. 妊娠期心脏手术. 实用妇产科杂志,31(6):416-419.

赵霞,马丁,2018. 妇产科学. 北京:高等教育出版社.

中国肝炎防治基金会,中华医学会感染病学分会,中华医学会肝病学分会,2017. 乙型肝炎母婴阻断临床管理流程. 临床肝胆病杂志,33(7):1214-1217.

中国疾病预防控制中心性病控制中心,中华医学会皮肤性病学分会性病学组,中国医师协会皮肤科医师分会性病亚专业委员会,2014. 梅毒、淋病、生殖器疱疹、生殖道沙眼衣原体感染诊疗指南(2014). 中华皮肤科杂志,47(5):365-372.

中国医师协会急诊医师分会,2016. 中国急诊重症肺炎临床实践专家共识. 中国急救医学,36(2):97-107.

中华人民共和国国家卫生健康委员会,2020. 新型冠状病毒肺炎诊疗方案(试行第八版). (2020-08-19)[2021-02-27]. http://www.nhc.gov.cn/yzygj/s7652m/202008/475d0199d34c4cac840eb7998fad444f.shtml.

中华医学会妇产科学分会产科学组,2013. 乙型肝炎病毒母婴传播预防临床指南(第 1 版). 中华妇产科杂志,48(2):151-154.

中华医学会妇产科学分会产科学组,2016. 妊娠合并心脏病的诊治专家共识(2016). 中华妇产科杂志,51(6):401-409.

中华医学会妇产科学分会产科学组,2018. 羊水栓塞临床诊断与处理专家共识(2018). 中华妇产科杂志,53(12):831-835.

中华医学会妇产科学分会产科学组,2014a. 妊娠合并糖尿病诊治指南(2014). 中华妇产科杂志,49(8):78-82.

中华医学会妇产科学分会产科学组,2014b. 产后出血预防与处理指南(2014). 中华妇产科杂志,49(9):641-646.

中华医学会妇产科学分会产科学组,中华医学会围产医学分会,2020. 乙型肝炎病毒母婴传播预防临床指南(2020). 中华妇产科杂志,55(5):291-299.

中华医学会妇产科学分会感染性疾病协作组,2012. 妊娠合并梅毒的诊断和处理专家共识. 中华妇产科杂志,47(2):158-160.

中华医学会肝病学分会,中华医学会感染病学分会,2015. 慢性乙型肝炎防治指南(2015 年更新版). 临床肝胆病杂志,31(12):1941-1960.

中华医学会呼吸病学分会,2016. 中国成人社区获得性肺炎诊断和治疗指南(2016 年版). 中华结核和呼吸杂志,39(4):253-279.

中华医学会呼吸病学分会哮喘学组,2016. 支气管哮喘防治指南(2016 版). 中华结核和呼吸杂志,39(9):1-24.

中华医学会急诊医学分会,中华危重病急救医学杂志编辑委员会,脓毒症并发弥散性血管内凝血诊治急诊专家共识专家组,2017. 脓毒症并发弥散性血管内凝血诊治急诊专家共识. 中华危重病急救医学,29(7):577-580.

中华医学会内分泌学分会,中华医学会围产医学分会,2019. 妊娠和产后甲状腺疾病诊治指南(第 2 版). 中华围产医学杂志,22(78):505-539.

中华医学会内分泌学分会《中国甲状腺疾病诊治指南》编写组,2007. 中国甲状腺疾病诊治指南:甲状腺功能亢进症. 中华内科杂志,10(46):876-882

中华医学会外科学分会血管外科学组,2017. 深静脉血栓形成的诊断和治疗指南(第三版). 中华普通外科杂志,32(9):807-812.

中华医学会消化病学分会胰腺疾病学组,2013. 中国急性胰腺炎诊治指南. 中华消化杂志,33(4):217-222.

中华医学会心血管病学分会肺血管病学组,2016. 急性肺栓塞诊断与治疗中国专家共识(2015). 中华心血管病杂志,44(3):197-211.

中华医学会血液学分会血栓与止血学组,2012. 弥散性血管内凝血诊断与治疗中国专家共识(2012 年版). 中华血液学杂志,33(11):978-979.

中华医学会血液学分会血栓与止血学组,2016. 成人原发免疫性血小板减少症诊断与治疗中国专家共识(2016 年版). 中华血液学杂志,37(2):89-93.

ABALOVICH M, GUTIERREZ S, ALCARAZ G, et al., 2002. Overt and subclinical hypothyroidism complicating pregnancy. Thyroid, 12(1):63-68.

ABBAS O M, NASSAR A H, KANJ N A, et al., 2006. Acute pulmonary edema during tocolytic therapy with nifedipine. Am J Obstet Gynecol, 195(4):e3-4.

ACHARYA A, 2016. Management of acute kidney injury in pregnancy for the obstetrician. Obstet Gynecol Clin North Am, 43(4):747-765.

ACOG's Committee on Practice Bulletins-Obstetrics, 2017. Practice Bulletin No. 177: obstetric analgesia and anesthesia. Obstet Gynecol, 129(4):e73-89.

ADANE A A, TOOTH L R, MISHRA G D, 2017. Pre-pregnancy weight change and incidence of gestational diabetes mellitus: A finding from a prospective cohort study. Diabetes Res Clin Pract, 124:72-80.

AHEARN G S, HADJILIADIS D, GOVERT J A, et al., 2002. Massive pulmonary embolism during pregnancy successfully treated with recombinant tissue plasminogen activator: a case report and review of treatment options. Arch Intern Med, 162(11):1221-1227.

AKAMIZU T, SATOH T, ISOZAKI O, et al., 2012. Diagnostic criteria, clinical features, and incidence of thyroid storm based on nationwide surveys. Thyroid, 22(7):661-679.

ALBERICO S, ERENBOURG A, HOD M, et al., 2017. Immediate delivery or expectant management in gestational diabetes at term: the GINEXMAL randomised controlled trial. BJOG, 124(4):669-677.

ALEXANDER E K, PEARCE E N, BRENT G A, et al., 2017. 2017 guidelines of the American Thyroid Association for the diagnosis and management of thyroid disease during pregnancy and the postpartum. Thyroid, 27(3):315-389.

AL-FOZAN H, TULANDI T, 2002. Safety and risk of in laparoscopy pregnancy. Curr Opin Obstet Gynecol, 14(4):375-379.

ALLAN W C, HADDOW J E, PALOMAKI G E, et al., 2000. Maternal thyroid deficiency and pregnancy complications: implications for population screening. J Med Screen, 7(3):127-130.

ALWAN S, REEFHUIS J, RASMUSSEN S A, et al., 2011. Patterns of antidepressant medication use among pregnant women in a United States population. J Clin Pharmacol, 51(2):264-270.

AMANT F, DECKERS S, VAN CALSTEREN K, et al., 2010. Breast cancer in pregnancy: recommendations of an international consensus meeting. Eur J Cancer,46(18):3158-3168.

AMANT F,HAN S N,GZIRI M M,et al. ,2015. Management of cancer in pregnancy. Best Pract Res Clin Obstet Gynaecol,29(5):741-753.

American College of Obstetricians and Gynecologists, 2013. Hypertension in pregnancy. Report of the American College of Obstetricians and Gynecologists' Task Force on Hypertension in Pregnancy. Obstet Gynecol,122(5):1122-1131.

American College of Obstetricians and Gynecologists,2016. Practice Bulletin No. 174:Evaluation and management of adnexal masses. Obstet Gynecol,128(5):e210-226.

American College of Obstetricians and Gynecologists,2018a. Practice Bulletin No, 190: Gestational diabetes mellitus. Obstet Gynecol, 131: e49-64.

American College of Obstetricians and Gynecologists,2018b. Practice Bulletin No, 196: Thromboembolism in Pregnancy. Obstet Gynecol, 132 (1):e1-17.

ASCANIO L C,MARAGKOS G A,YOUNG B C,et al. ,2018. Spontaneous intracranial hemorrhage in pregnancy:a systematic review of the literature. Neurocrit Care,30(1):5-15.

AUNE D,SAUGSTAD O D,HENRIKSEN T,et al. ,2014. Maternal body mass index and the risk of fetal death,stillbirth,and infant death:a systematic review and meta-analysis. JAMA,311(15):1536-1546.

AYA A G,ONDZE B,RIPARTJ,et al. ,2016. Seizures in the peripartum period: epidemiology, diagnosis and management. Anaesth Crit Care Pain Med,35(Suppl 1):s13-21.

BAKHIREVA L N,JONES K L,SCHATZ M,et al. ,2007. Safety of leukotriene receptor antagonists in pregnancy. J Allergy Clin Immunol,119 (3):618-625.

BALSELLS M,CORCOY R,ADELANTADO J M,et al. ,2000. Gestational diabetes mellitus:metabolic control during labour. Diabetes Nutr Metab, 13(5):257-262.

BANDI V D,MUNNUR U,MATTHAY M A,2004. Acute lung injury and acute respiratory distress syndrome in pregnancy. Crit Care Clin, 20 (4):577-607.

BARRÈS R,OSLER M E,YAN J,et al. ,2009. Non-CpG methylation of the PGC-1alpha promoter through DNMT3B controls mitochondrial density. Cell Metab,10(3):189-198.

BARRETT H L, MORRIS J, MCELDUFF A, 2009. Watchful waiting: a management protocol for maternal glycaemia in the peripartum period. Aust N Z J Obstet Gynaecol,49(2):162-167.

BATES S M,GREER I A,MIDDELDORP S,et al. ,2012. VTE,thrombophilia, antithrombotic therapy, and pregnancy: antithrombotic therapy and prevention of thrombosis,9th ed:American College of Chest Physicians Evidence-Based Clinical Practice Guidelines. Chest,141(2 Suppl):e691s-e736s.

BATTINO D, TOMSON T, BONIZZONI E, et al. , 2013. Seizure control and treatment changes in pregnancy:observations from the EURAP epilepsy pregnancy registry. Epilepsia,54(9):1621-1627.

BAUER S T,CLEARY K L,2009. Cardiopulmonary complications of preeclampsia. Semin Perinatol,33(3):158-165.

BELFORT M A,SAADE G R,FOLEY M R,et al. ,2010. Critical care obstetrics. 5th ed. London:Wiley-Blackwell.

BELLAMY L,CASAS J P,HINGORANI A D,et al. ,2009. Type 2 diabetes mellitus after gestational diabetes: a systematic review and meta-analysis. Lancet,373(9677):1773-1779.

BELLOMO R,RONCO C,KELLUM J A,et al. ,2004. Acute renal failure—definition,outcome measures,animal models,fluid therapy and information technology needs:the second international consensus conference of the Acute Dialysis Quality Initiative (ADQI) group. Crit Care,8(4): 204-212.

BENEDETTI T J,CARLSON R W,1979. Studies of colloid osmotic pressure in pregnancy-induced hypertension. Am J Obstet Gynecol, 135 (3):308-311.

BERKMAN N D,THORP J M,LOHR K N,et al. ,2003. Tocolytic treatment for the management of preterm labor:A review of the evidence. Am J Obstet Gynecol,188(6):1648-1659.

BHATLA N,LAL S,BEHERA G,et al. ,2003. Cardiac disease in pregnancy. Int J Gynaecol Obstet,82(2):153-159.

BIGELOW C A,HOROWITZ N S,GOODMAN A,et al. ,2017. Management and outcome of cervical cancer diagnosed in pregnancy. Am J Obstet Gynecol,216(3):e1-6.

BIRCHARD K R,BROWN M A,HYSLOP W B,et al. ,2005. MRI of acute abdominal and pelvic pain in pregnant patients. Am J Roentgenol, 184(2):452-458.

BLACK M H,SACKS D A,XIANG A H,et al. ,2013. The relative contribution of prepregnancy overweight and obesity,gestational weight gain, and IADPSG-defined gestational diabetes mellitus to fetal overgrowth. Diabetes Care,36(1):56-62.

BLAIS L,BEAUCHESNE M F,REY E,et al. ,2007. Use of inhaled corticosteroids during the first trimester of pregnancy and the risk of congenital malformations among women with asthma. Thorax,62(4):320-328.

BLAIS L,KETTANI F Z,FORGET A,2013. Relationship between maternal asthma,its severity and control and abortion. Hum Reprod,28(4): 908-915.

BORGIA G,CARLEO M A,GAETA G B,et al. ,2012. Hepatitis B in pregnancy. World J Gastroenterol,18(34):4677-4683.

BOUCHARD L,THIBAULT S,GUAY S P,et al. ,2010. Leptin gene epigenetic adaptation to impaired glucose metabolism during pregnancy. Diabetes Care,33(11):2436-2441.

BRACKEN M B, TRICHE E W, BELANGER K, et al. , 2003. Asthma symptoms,severity,and drug therapy:a prospective study of effects on 2205 pregnancies. Obstet Gynecol,102(4):739-752.

BROMLEY B,BENACERRAF B,1997. Adnexal masses during pregnancy:accuracy of sonographic diagnosis and outcome. J Ultrasound Med, 16(7):447-452;453-454.

BURCH H B,WARTOFSKY L,1993. Life-threatening thyrotoxicosis. Thyroid storm. Endocrinol Metab Clin North Am,22(2):263-277.

BURROW GN,FISHER D A,LARSEN P R,1994. Maternal and fetal thyroid function. N Engl J Med,331(16):1072-1078.

BYRNE M M,O'MEARA J,POLONSKY K S. Insulin secretion in insulin-resistant women with a history of gestational diabetes. Metabolism, 1995,44(8):1067.

CABIDDU G,CASTELLINO S,GERNONE G,et al. ,2016. A best practice position statement on pregnancy in chronic kidney disease:the Italian Study Group on Kidney and Pregnancy. J Nephrol,29(3):277-303.

CANAVAN T P,2017. Sonographic tips for evaluation of adnexal masses in pregnancy. Clin Obstet Gynecol,60(3):575-585.

CANTWELL R, CLUTTON-BROCK T, COOPER G, et al. , 2011. Saving mothers' lives: reviewing maternal deaths to make motherhood safer: 2006-2008. The eighth report of the confidential enquiries into maternal deaths in the United Kingdom. BJOG, 118(Suppl 1): s1-203.

CASEY B M, DASHE J S, WELLS C E, et al. , 2005. Subclinical hypothyroidism and pregnancy outcomes. Obstet Gynecol, 105(2): 239-245.

CATALANO P M, NIZIELSKI S E, SHAO J, et al. , 2002. Downregulated IRS-1 and PPARgamma in obese women with gestational diabetes: relationship to FFA during pregnancy. Am J Physiol Endocrinol Metab, 282(3): e522-533.

CHANG A, PATEL S, 2015. Treatment of acute myeloid leukemia during pregnancy. Ann Pharmacother, 49(1): 48-68.

CHAUDHARY R K, NEPAL C, KHANAL N, et al. , 2015. Management and outcome of heparin-induced thrombocytopenia in pregnancy: a systematic review. Cardiovasc Hematol Agents Med Chem, 13(2): 92-97.

CHAUDRON L H, WISNER K L, 2014. Perinatal depression screening: let's not throw the baby out with the bathwater. J PsychosomRes, 76(6): 489-491.

CHEN L, LIU F, YOSHIDA S, et al. , 2010. Is breast-feeding of infants advisable for epileptic mothers taking antiepileptic drugs. Psychiatry Clin Neurosci, 64(5): 460-468.

CHIANG G, LEVINE D, 2004. Imaging of adnexal masses in pregnancy. J Ultrasound Med, 23(6): 805-819.

CHO H Y, JUNG I, KIM S J, 2016. The association between maternal hyperglycemia and perinatal outcomes in gestational diabetes mellitus patients: A retrospective cohort study. Medicine (Baltimore), 95(36): e4712.

CHUNG J C, CHO G S, SHIN E J, et al. , 2013. Clinical outcomes compared between laparoscopic and open appendectomy in pregnant women. Can J Surg, 56(5): 341-346.

CIPRIANI A, FURUKAWA T A, SALANTI G, et al. , 2018. Comparative efficacy and acceptability of 21 antidepressant drugs for the acute treatmentof adults with major depressive disorder: a systematic review and network meta-analysis. Lancet, 391(10128): 1357-1366.

CLARK S L, 2014. Amniotic fluid embolism. Obstet Gynecol, 123(2 Pt 1): 337-348.

CLAUSEN T D, MATHIESEN E R, HANSEN T, et al. , 2009. Overweight and the metabolic syndrome in adult offspring of women with diet-treated gestational diabetes mellitus or type 1 diabetes. J Clin Endocrinol Metab, 94(7): 2464-2470.

CLOUAIRE T, STANCHEVA I, 2008. Methyl-CpG binding proteins: specialized transcriptional repressors or structural components of chromatin. Cell Mol Life Sci, 65(10): 1509-1522.

COHEN L S, ALTSHULER L L, HARLOW B L, et al. , 2006. Relapse of major depression during pregnancy in women who maintain or discontinue antidepressant treatment. JAMA, 295(5): 499-507.

COLE J A, MODELL J G, HAIGHT B R, et al. , 2007. Bupropion in pregnancy and the prevalence of congenital malformations. Pharmacoepidemiol Drug Saf, 16(5): 474-484.

COLLADO M C, ISOLAURI E, LAITINEN K, et al. , 2010. Effect of mother's weight on infant's microbiota acquisition, composition, and activity during early infancy: a prospective follow-up study initiated in early pregnancy. Am J Clin Nutr, 92(5): 1023-1030.

CONDOUS G, KHALID A, OKARO E, et al. , 2004. Should we be examining the ovaries in pregnancy? prevalence and natural history of adnexal pathology detected at first-trimester sonography. Ultrasound Obstet Gynecol, 24(1): 62-66.

COOKE L, SHAFI M I, 2013. Cancer in pregnancy. Obstet, Gynaecol & Reprod Med, 23(10): 317-319.

COPEL J, EL-SAYED Y, HEINE R P, et al. , 2017. Committee Opinion No. 723: guidelines for diagnostic imaging during pregnancy and lactation. Obstet Gynecol, 130(4): 210-216.

COTTON D B, GONIK B, SPILLMAN T, et al. , 1984. Intrapartum to postpartum changes in colloid osmotic pressure. Am J Obstet Gynecol, 149(2): 174-177.

COUSINS L, 1987. Pregnancy complications among diabetic women: review 1965-1985. Obstet Gynecol Surv, 42(3): 140-149.

CROLES F N, NASSERINEJAD K, DUVEKOT J J, et al. , 2017. Pregnancy, thrombophilia, and the risk of a first venous thrombosis: systematic review and bayesian meta-analysis. BMJ, 359: j4452.

CSEH K, BARANYI E, MELCZER Z, et al. , 2002. The pathophysiological influence of leptin and the tumor necrosis factor system on maternal insulin resistance: negative correlation with anthropometric parameters of neonates in gestational diabetes. Gynecol Endocrinol, 16(6): 453-460.

CUNNINGHAM F G, LEVENO K J, BLOOM S L, et al. , 2018. Williams Obstetrics. 25th ed. New York: McGraw-Hill.

CUNNINGHAM F G, LUCAS M J, HANKINS G D, 1987. Pulmonary injury complicating antepartum pyelonephritis. Am J Obstet Gynecol, 156(4): 797-807.

DARKELY A J, LE ROUX P A, ANTHONY J, et al. , 2002. Acute renal failure complicating severe preeclampsia requiring admission to an obstetric intensive care unit. Am J Obstet Gynecol, 186(2): 253-256.

DEAVE T, HERON J, EVANS J, et al. , 2008. The impact of maternal depression in pregnancy on early child development. BJOG, 115(8): 1043-1051.

DESAI D K, MOODLEY J, NAIDOO D P, et al. , 1996. Cardiac abnormalities in pulmonary oedema associated with hypertensive crises in pregnancy. Br J Obstet Gynaecol, 103(6): 523-528.

DOCTOR B A, O'RIORDAN M A, KIRCHNER H L, et al. , 2001. Perinatal correlates and neonatal outcomes of small for gestational age infants born at term gestation. Am J Obstet Gynecol, 185(3): 652-659.

DOMBROWSKI M P, 2006. Asthma and pregnancy. Obstet Gynecol, 108(3): 667.

DOMBROWSKI M, THOM E, MCNELLIS D, 1999. Maternal-Fetal Medicine Units (MFMU) studies of inhaled corticosteroids during pregnancy. J Allergy Clin Immunol, 103(2 Pt 2): S356-359.

DOMINGUE M E, DEVUYST F, ALEXOPOULOU O, et al. , 2014. Outcome of prolactinoma after pregnancy and lactation: a study on 73 patients. Clin Endocrinol (Oxf), 80(5): 642-648.

DOMINGUEZ-BELLO M G, COSTELLO E K, CONTRERAS M, et al. , 2010. Delivery mode shapes the acquisition and structure of the initial microbiota across multiple body habitats in newborns. Proc Natl Acad Sci U S A, 107(26): 11971-11975.

DOMINICK S A, WHITCOMB B W, GORMAN J R, et al. , 2014. Factors associated with pregnancy attempts among female young adult cancer survivors. J Cancer Surviv, 8(4): 571-579.

EHIGIEGBA A E, ANDE A B, OJOBO S I, 2001. Myomectomy during cesarean section. Int J Gynaecol Obstet, 75(1): 21-25.

EIBYE S,KJÆR S K,MELLEMKJÆR L,2013. Incidence of pregnancy-associated cancer in Denmark,1977-2006. Obstet Gynecol,122(3):608-617.

EINARSON A,CHOI J,EINARSON T R,et al. ,2009. Rates of spontaneous and therapeutic abortions following use of antidepressants in pregnancy:results from a large prospective database. J Obstet Gynaecol Can,31(5):452-456.

EINARSON A,PISTELLI A,DESANTIS M,et al. ,2008. Evaluation of the risk of congenital cardiovascular defects associated with use of paroxetine during pregnancy. Am J Psychiatry,165(6):749-752.

EKBOM P,DAMM P,FELDT-RASMUSSEN B,et al. ,2001. Pregnancy outcome in type 1 diabetic women with microalbuminuria. Diabetes Care,24(10):1739-1744.

FARKASH E,WEINTRAUB A Y,SERGIENKO R,et al. ,2012. Acute antepartum pyelonephritis in pregnancy:a critical analysis of risk factors and outcomes. Eur J Obstet Gynecol Reprod Biol,162(1):24-27.

FASULLO S,MARINGHINI G,TERRAZZINO G,et al. ,2011. Thrombolysis for massive pulmonary embolism in pregnancy:a case report. Int J Emerg Med,4(1):69.

FEIG D S,ZINMAN B,WANG X,et al. ,2008. Risk of development of diabetes mellitus after diagnosis of gestational diabetes. CMAJ,179(3):229-234.

FERNÁNDEZ-MORERA J L, RODRÍGUEZ-RODERO S, MENÉNDEZ-TORRE E,et al. ,2010. The possible role of epigenetics in gestational diabetes:cause,consequence,or both. Obstet Gynecol Int,2010:605163.

FIGUEROA R,2010. Use of antidepressants during pregnancy and risk of attention deficit/hyperactivity disorder in the offspring. J Dev BehavPediatr,31(8):641-648.

FISHER S C,KIM S Y,SHARMA A J,et al. ,2013. Is obesity still increasing among pregnant women? prepregnancy obesity trends in 20 states,2003-2009. Prev Med,56(6):372-378.

FLEXER S M,TABIB N,PETER M B,2014. Suspected appendicitis in pregnancy. Surgeon,12(2):82-86.

GALIÈ N,HUMBERT M,VACHIERY J L,et al. ,2016. 2015 ESC/ERS Guidelines for the diagnosis and treatment of pulmonary hypertension: the joint task force for the diagnosis and treatment of pulmonary hypertension of the European Society of Cardiology (ESC) and the European Respiratory Society (ERS). Eur Heart J,37(1):67-119.

GAO Y,RAJ J U,2005. Role of veins in regulation of pulmonary circulation. Am J Physiol Lung Cell Mol Physiol,288(2):l213-226.

GARNE E,VINKEL HANSEN A,MORRIS J,et al. ,2016. Risk of congenital anomalies after exposure to asthma medication in the first trimester of pregnancy — a cohort linkage study. BJOG, 123 (10): 1609-1618.

GAUDET L,FERRARO Z M,WEN S W,et al. ,2014. Maternal obesity and occurrence of fetal macrosomia:a systematic review and meta-analysis. Biomed Res Int,2014(2014):640291.

GAYNES B N,GAVIN N,MELTZER-BRODY S,et al. ,2005. Perinatal depression:prevalence,screening accuracy,and screening outcomes. Evid Rep Technol Assess (Summ),119(119):1-8.

GENTLES J Q,MEGLEI G,CHEN L,et al. ,2020. Is neutrophilia the key to diagnosing appendicitis in pregnancy. Am J Surg,219(5):855-859.

GEORGE J N,2003. The association of pregnancy with thrombotic thrombocytopenic purpura-hemolytic uremic syndrome. Curr Opin Hematol,10(5):339-344.

GEZGINÇ K,KARATAYL R,YAZ C F,et al. ,2011. Ovarian cancer during pregnancy. Int J Gynaecol Obstet,115(2):140-143.

GLASER A P,SCHAEFFER A J,2015. Urinary tract infection and bacteriuria in pregnancy. Urol Clin North Am,42(4):547-560.

GLEZER A, BRONSTEIN M D, 2014. Prolactinomas, cabergoline, and pregnancy. Endocrine,47(1):64-69.

Global Initiative for Asthma (GINA),2020. Asthma management and prevention(2020 update). [2020-10-24]. https://ginasthma.org/wp-content/uploads/2020/06/GINA-2020-report_20_06_04-1-wms.pdf.

GLOVER V,2014. Maternal depression,anxiety and stress during pregnancy and child outcome;what needs to be done. Best Pract Res Clin Obstet Gynaecol,28(1):25-35.

GLUCK J C,GLUCK P A,2006. The effect of pregnancy on the course of asthma. Immunol Allergy Clin North Am,26(1):63-80.

GOH W,BOHRER J,ZALUD I,2014. Management of the adnexal mass in pregnancy. Curr Opin Obstet Gynecol,26(2):49-53.

GONDIM J A,SCHOPS M,DE ALMEIDA J P,et al. ,2010. Endoscopic endonasal transsphenoidal surgery:surgical results of 228 pituitary adenomas treated in a pituitary center. Pituitary,13(1):68-77.

GRAIGNIC-PHILIPPE R,DAYAN J,CHOKRON S,et al. ,2014. Effects of prenatal stress on fetal and child development:a critical literature review. Neurosci Biobehav Rev,43:137-162.

GRIGORIADIS S, VONDERPORTEN E H, MAMISASHVILI L, et al. , 2013. The impact of maternal depression during pregnancy on perinatal outcomes:a systematic review and meta-analysis. J Clin Psychiatry,74(4):e321-341.

GROTE N K,BRIDGE J A,GAVIN A R,et al. ,2010. A meta-analysis of depression during pregnancy and the risk of preterm birth,low birth weight,and intrauterine growth restriction. Arch Gen Psychiatry,67(10):1012-1024.

GROTE N K,SWARTZ H A,GEIBEL S L,et al. ,2009. A randomized controlled trial of culturally relevant,brief interpersonal psychotherapy for perinatal depression. Psychiatr Serv,60(3):313-321.

Group HSCR,METZGER B E,LOWE L P,et al. ,2008. Hyperglycemia and adverse pregnancy outcomes. N Engl J Med,358(19):1991-2002.

GRÜNE B,ZIKULNIG E,GEMBRUCH U,2001. Sepsis in second trimester of pregnancy due to an infected myoma. A case report and a review of the literature. Fetal Diagn Ther,16(4):245-247.

GUYATT G H,AKL E A,CROWTHER M,et al. ,2012. Executive summary: antithrombotic therapy and prevention of thrombosis, 9th ed: American College of Chest Physicians Evidence-Based Clinical Practice Guidelines. Chest,141(2 Suppl):s7-47.

HADDOW J E,PALOMAKI G E,ALLAN W C,et al. ,1999. Maternal thyroid deficiency during pregnancy and subsequent neuropsychological development of the child. N Engl J Med,341(8):549-555.

HALLSTENSEN R F,BERGSETH G,FOSS S,et al. ,2015. Eculizumab treatment during pregnancy does not affect the complement system activity of the newborn. Immunobiology,220(4):452-459.

HAMMOUD A O,ASAAD R,BERMAN J,et al. ,2006. Volume change of uterine myomas during pregnancy:do myomas really grow. J Minim Invasive Gynecol,13(5):386-390.

HAN S N,LOTGERINK A,GZIRI M M,et al. ,2012. Physiologic variations of serum tumor markers in gynecological malignancies during pregnancy: a systematic review. BMC Med, 10(1): 86.

HARDEN C L, PENNELL P B, KOPPEL B S, et al., 2009. Management issues for women with epilepsy—focus on pregnancy (an evidence-based review): Ⅲ. vitamin K, folic acid, blood levels, and breast-feeding: report of the quality standards subcommittee and therapeutics and technology assessment subcommittee of the American Academy of Neurology and the American Epilepsy Society. Epilepsia, 50 (5): 1247-1255.

HE X J, QIN F Y, HU C L, et al., 2015. Is gestational diabetes mellitus an independent risk factor for macrosomia: a meta-analysis. Arch Gynecol Obstet, 291(4): 729-735.

HEMELS M E, EINARSON A, KOREN G, et al., 2005. Antidepressant use during pregnancy and the rates of spontaneous abortions: a meta-analysis. Ann Pharmacother, 39(5): 803-809.

HEMNES A R, KIELY D G, COCKRILL B A, et al., 2015. Statement on pregnancy in pulmonary hypertension from the Pulmonary Vascular Research Institute. Pulm Circ, 5(3): 435-465.

HENRICHS J, BONGERS-SCHOKKING J J, SCHENK J J, et al., 2010. Maternal thyroid function during early pregnancy and cognitive functioning in early childhood: the generation R study. J Clin Endocrinol Metab, 95(9): 4227-4234.

HERNÁNDEZ-DÍAZ S, SMITH C R, SHEN A, et al., 2012. Comparative safety of antiepileptic drugs during pregnancy. Neurology, 78 (21): 1692-1699.

HESLEHURST N, RANKIN J, WILKINSON J R, et al., 2010. A nationally representative study of maternal obesity in England, UK: trends in incidence and demographic inequalities in 619 323 births, 1989-2007. Int J Obes (Lond), 34(3): 420-428.

HESS L W, PEACEMAN A, O'BRIEN W F, et al., 1988. Adnexal mass occurring with intrauterine pregnancy: report of fifty-four patients requiring laparotomy for definitive management. Am J Obstet Gynecol, 158 (5): 1029-1034.

HILDEBRAND A M, LIU K, SHARIFF S Z, et al., 2015. Characteristics and outcomes of AKI treated with dialysis during pregnancy and the postpartum period. J Am Soc Nephrol, 26(12): 3085-3091.

HLADUNEWICH M A, HOU S, ODUTAYO A, et al., 2014. Intensive hemodialysis associates with improved pregnancy outcomes: a Canadian and United States cohort comparison. J Am Soc Nephrol, 25 (5): 1103-1109.

HOD M, KAPUR A, SACKS D A, et al., 2015. The International Federation of Gynecology and Obstetrics (FIGO) initiative on gestational diabetes mellitus: a pragmatic guide for diagnosis, management, and care. Int J Gynaecol Obstet, 131(Suppl 3): s173-211.

HOD M, MATHIESEN E R, JOVANOVI L, et al., 2014. A randomized trial comparing perinatal outcomes using insulin detemir or neutral protamine hagedorn in type 1 diabetes. J Matern Fetal Neonatal Med, 27 (1): 7-13.

HOGSTON P, LILFORD R J, 1986. Ultrasound study of ovarian cysts in pregnancy: prevalence and significance. Br J Obstet Gynaecol, 93(6): 625-628.

HOLMES L B, 2002. The teratogenicity of anticonvulsant drugs: a progress report. J Med Genet, 39(4): 245-247.

HOSOYAMA T, NISHIJO K, GARCIA M M, et al., 2010. A postnatal pax7 progenitor gives rise to pituitary adenomas. Genes Cancer, 1(4): 388-402.

HOU N, OGUNDIRAN T, OJENGBEDE O, et al., 2013. Risk factors for pregnancy-associated breast cancer: a report from the Nigerian breast cancer study. Ann Epidemiol, 23(9): 551-557.

HUERTA A, ARJONA E, PORTOLES J, et al., 2017. A retrospective study of pregnancy-associated atypical hemolytic uremic syndrome. Kidney Int, 93(2): 450-459.

IMBASCIATI E, GREGORINI G, CABIDDU G, et al., 2007. Pregnancy in CKD stages 3 to 5: fetal and maternal outcomes. Am J Kidney Dis, 49 (6): 753-762.

ISMA N, JOHANSSSON E, BJÖRK A, et al., 2007. Does supervised exercise after deep venous thrombosis improve recanalization of occluded vein segments? A randomized study. J Thromb Thrombolysis, 23 (1): 25-30.

JAMES A H, TAPSON V F, GOLDHABER S Z, 2005. Thrombosis during pregnancy and the postpartum period. Am J Obstet Gynecol, 193 (1): 216-219.

JIM B, GAROVIC V D, 2017. Acute kidney injury in pregnancy. Semin Nephrol, 37(4): 378-385.

JIN C, HENAO-MEJIA J, FLAVELL R A, 2013. Innate immune receptors: key regulators of metabolic disease progression. Cell Metab, 17 (6): 873-882.

JONES D C, HAYSLETT J P, 1996. Outcome of pregnancy in women with moderate or severe renal insufficiency. N Engl J Med, 335 (4): 226-232.

JONG G W, EINARSON T, KOREN G, et al., 2012. Antidepressant use in pregnancy and persistent pulmonary hypertension of the newborn (PPHN): a systematic review. Reprod Toxicol, 34(3): 293-297.

JUNG S J, LEE D K, KIM J H, et al., 2012. Appendicitis during pregnancy: the clinical experience of a secondary hospital. J Korean Soc Coloproctol, 28(3): 152-159.

JÜNGER M, DIEHM C, STÖRIKO H, et al., 2006. Mobilization versus immobilization in the treatment of acute proximal deep venous thrombosis: a prospective, randomized, open, multicentre trial. Curr Med Res Opin, 22(3): 593-602.

JUNGERS P, CHAUVEAU D, 1997. Pregnancy in renal disease. Kidney Inter, 52(4): 871-885.

KAAJA R, RÖNNEMAA T, 2008. Gestational diabetes: pathogenesis and consequences to mother and offspring. Rev Diabet Stud, 5 (4): 194-202.

KACEROVSKY M, VRBACKY F, KUTOVA R, et al., 2015. Cervical microbiota in women with preterm prelabor rupture of membranes. PloS One, 10(5): e0126884.

KÄLLÉN B, OTTERBLAD OLAUSSON P, 2007. Use of anti-asthmatic drugs during pregnancy. 2. Infant characteristics excluding congenital malformations. Eur J Clin Pharmacol, 63(4): 375-381.

KATZ V L, DOTTERS D J, DROEGEMEULLER W, 1989. Complications of uterine leiomyomas in pregnancy. Obstet Gynecol, 73(4): 593-596.

KATZNELSON L, LAWS E R Jr, MELMED S, et al., 2014. Acromegaly: an endocrine society clinical practice guideline. J Clin Endocrinol Metab, 99(11): 3933-3951.

KAVE M, PAROOIE F, SALARZAEI M, 2019. Pregnancy and appendicitis: a systematic review and meta-analysis on the clinical use of MRI in diagnosis of appendicitis in pregnant women. World J Emerg Surg, 14

(1):37.

KAZEMIER B M, KONINGSTEIN F N, SCHNEEBERGER C, et al., 2015. Maternal and neonatal consequences of treated and untreated asymptomatic bacteriuria in pregnancy: a prospective cohort study with an embedded randomised controlled trial. Lancet Infect Dis, 15(11): 1324-1333.

Kidney Disease: Improving Global Outcomes AKI Work Group(KDIGO), 2012. KDIGO clinical practice guideline for acute kidney injury. Kidney Int, Suppl 2: s1-138.

KIM D R, O'REARDON J P, EPPERSON C N, et al., 2010. Guidelines for the management of depression during pregnancy. Curr Psychiatry Rep, 12(4): 279-281.

KIM J J, KURITA T, BULUN S E, 2013. Progesterone action in endometrial cancer, endometriosis, uterine fibroids, and breast cancer. Endocr Rev, 34(1): 130-162.

KIM M J, CHAE Y H, PARK S Y, et al., 2016. Intra-amniotic thyroxine to treat fetal goiter. Obstet Gynecol Sci, 59(1): 66-70.

KIMMERLE R, ZASS R P, CUPISTI S, et al., 1995. Pregnancies in women with diabetic nephropathy: long-term outcome for mother and child. Diabetologia, 38(2): 227-235.

KINCAID-SMITH P, BULLEN M, 1965. Bacteriuria in pregnancy. Lancet, 1(7382): 359-399.

KINDINGER L M, MACINTYRE D A, LEE Y S, et al., 2016. Relationship between vaginal microbial dysbiosis, inflammation, and pregnancy outcomes in cervical cerclage. Sci Transl Med, 8(350): 350ra102.

KING H, AUBERT R E, HERMAN W H, 1998. Global burden of diabetes, 1995-2025: prevalence, numerical estimates, and projections. Diabetes Care, 21(9): 1414-1431.

KLATSKY P C, TRAN N D, CAUGHEY A B, et al., 2008. Fibroids and reproductive outcomes: a systematic literature review from conception to delivery. Am J Obstet Gynecol, 198(4): 357-366.

KOIVUSALO S B, RÖNÖ K, KLEMETTI M M, et al., 2016. Gestational diabetes mellitus can be prevented by lifestyle intervention: the finnish gestational diabetes prevention study (RADIEL). Diabetes Care, 39 (1): 24-30.

KOO Y J, KIM T J, LEE J E, et al., 2011. Risk of torsion and malignancy by adnexal mass size in pregnant women. Acta Obstet Gynecol Scand, 90 (4): 358-361.

KOREN O, GOODRICH J K, CULLENDER T C, et al., 2012. Host remodeling of the gut microbiome and metabolic changes during pregnancy. Cell, 150(3): 470-480.

KOREVAAR T I, MUETZEL R, MEDICI M, et al., 2016. Association of maternal thyroid function during early pregnancy with offspring IQ and brain morphology in childhood: a population-based prospective cohort study. Lancet Diabetes Endocrinol, 4(1): 35-43.

KOREVAAR T I, SCHALEKAMP-TIMMERMANS S, DE RIJKE Y B, et al., 2013. Hypothyroxinemia and TPO-antibody positivity are risk factors for premature delivery: the generation R study. J Clin Endocrinol Metab, 98(11): 4382-4390.

KÖVES B, CAI T, VEERATTERAPILLAY R, et al., 2017. Benefits and harms of treatment of asymptomatic bacteriuria: a systematic review and meta-analysis by the European Association of Urology Urological Infection Guidelines Panel. European Urology, 72(6): 865-868.

KRISHNA A, SINGH R, PRASAD N, et al., 2015. Maternal, fetal and renal outcomes of pregnancy-associated acute kidney injury requiring dialysis. Indian J Nephrol, 25(2): 77-81.

KRISHNAVENI G V, VEENA S R, HILL J C, et al., 2010. Intrauterine exposure to maternal diabetes is associated with higher adiposity and insulin resistance and clustering of cardiovascular risk markers in Indian children. Diabetes Care, 33(2): 402-404.

KULAGA S, SHEEHY O, ZARGARZADEH A H, et al., 2011. Antiepileptic drug use during pregnancy: perinatal outcomes. Seizure, 20(9): 667-672.

KWON H L, TRICHE E W, BELANGER K, et al., 2006. The epidemiology of asthma during pregnancy: prevalence, diagnosis, and symptoms. Immunol Allergy Clin North Am, 26(1): 29-62.

LAMPERT M B, HIBBARD J, WEINERT L, et al., 1993. Peripartum heart failure associated with prolonged tocolytic therapy. Am J Obstet Gynecol, 168(2): 493-495.

LANCASTER C A, GOLD K J, FLYNN H A, et al., 2010. Risk factors for depressive symptoms during pregnancy: a systematic review. Am J Obstet Gynecol, 202(1): 5-14.

LANGER O, CONWAY D L, BERKUS M D, et al., 2000. A comparison of glyburide and insulin in women with gestational diabetes mellitus. N Engl J Med, 343(16): 1134-1138.

LAWLOR D A, LICHTENSTEIN P, LÅNGSTRÖM N, 2011. Association of maternal diabetes mellitus in pregnancy with offspring adiposity into early adulthood: sibling study in a prospective cohort of 280,866 men from 248,293 families. Circulation, 123(3): 258-265.

LAZARUS, 2010. Clincal practice. Emergency treatment of asthma. N Engl J Med, 363(8): 755-764.

LEE D T S, YIP S K, CHIU H F K, et al, 1998. Detecting postnatal depression in Chinese women. Br J Psychiatry, 172: 433-437.

LEE Y Y, ROBERTS C L, DOBBINS T, et al., 2012. Incidence and outcomes of pregnancy-associated cancer in Australia, 1994-2008: a population-based linkage study. BJOG, 119(13): 1572-1582.

LEFEBVRE G, VILOS G, ALLAIRE C, et al., 2003. The management of uterine leiomyomas. J Obstet Gynaecol Can, 25(5): 396-418; 419-422.

LEISEROWITZ G S, XING G, CRESS R, et al., 2006. Adnexal masses in pregnancy: how often are they malignant. Gynecol Oncol, 101 (2): 315-321.

LEPERCQ J, LIN J, HALL G C, et al., 2012. meta-analysis of maternal and neonatal outcomes associated with the use of insulin glargine versus NPH insulin during pregnancy. Obstet Gynecol Int, 2012: 649070.

LEVIN A, STEVENS P E, BILOUS R W, et al., 2013. Kidney disease: Improving global outcomes (KDIGO) CKD work group. KDIGO 2012 clinical practice guideline for the evaluation and management of chronic kidney disease. Kidney International Supplements, 1-150.

LEV-TOAFF A S, COLEMAN B G, ARGER P H, et al., 1987. Leiomyomas in pregnancy: sonographic study. Radiology, 164(2): 375-380.

LI Y, HADDEN C, SINGH P, et al., 2014. GDM-associated insulin deficiency hinders the dissociation of SERT from Erp44 and down-regulates placental 5-HT uptake. Proc Natl Acad Sci U S A, 111 (52): e5697-5705.

LIANG C C, CHANG S D, LAI S L, et al., 2006. Stroke complicating pregnancy and the puerperium. Eur J Neurol, 13(11): 1256-1260.

LIANG Z W, LIN L, GAO W L, et al., 2015. A clinical characteristic analysis of pregnancy-associated intracranial haemorrhage in China. Sci

Rep,2015,5:9509.

LING C,DEL GUERRA S,LUPI R,et al. ,2008. Epigenetic regulation of PPARGC1A in human type 2 diabetic islets and effect on insulin secretion. Diabetologia,51(4):615-622.

LINNEMANN B,SCHOLZ U,ROTT H,et al. ,2016. Treatment of pregnancy-associated venous thromboembolism — position paper from the Working Group in Women's Health of the Society of Thrombosis and Haemostasis(GTH). Vasa,45(2):103-118.

LITTLE P J,1966. The incidence of urinary infection in 5000 pregnant women. Lancet,2(7470):925-928.

LIU X J,WANG S,ZHAO Y L,et al. ,2011. A single-center study of hemorrhagic stroke caused by cerebrovascular disease during pregnancy and puerperium in China. Int J Gynaecol Obstet,113(1):82-83.

LIUX J,WANG S,ZHAO Y L,et al. ,2014. Risk of cerebral arteriovenous malformation rupture during pregnancy and puerperium. Neurology,82(20):1798-1803.

LIU Y,MA X,ZHENG J,et al. ,2017. Pregnancy outcomes in patients with acute kidney injury during pregnancy:a systematic review and meta-analysis. BMC Preg & Child,17(1):235.

LOLIS D E,KALANTARIDOU S N,MAKRYDIMAS G,et al. ,2003. Successful myomectomy during pregnancy. Hum Reprod, 18(8):1699-1702.

LONJARET L,LAIREZ O,GALINIER M,et al. ,2011. Thrombolysis by recombinant tissue plasminogen activator during pregnancy:a case of massive pulmonary embolism. Am J Emerg Med,29(6):694. e1-2.

MABIE W C,HACKMAN B B,SIBAI B M,1993. Pulmonary edema associated with pregnancy:echocardiographic insights and implications for treatment. Obstet Gynecol,81(2):227-234.

MALKAN A,BERAN R G,2014. An appraisal of the new operational definition of epilepsy—then and now. Epilepsy Behav,41:217-220.

MALLOY M H,2007. Size for gestational age at birth:impact on risk for sudden infant death and other causes of death,USA 2002. Arch Dis Child Fetal Neonatal Ed,92(6):f473- 478.

MANNUCCI P M,CANCIANI M T,FORZA I,et al. ,2001. Changes in health and disease of the metalloprotease that cleaves von Willebrand factor. Blood,98(9):2730-2735.

MASTROLIA S A,MANDOLA A,MAZOR M,et al. ,2015. Antenatal diagnosis and treatment of hypothyroid fetal goiter in an euthyroid mother:a case report and review of literature. J Matern Fetal Neonatal Med,28(18):2214-2220.

MCDONALD S D,HAN Z,WALSH M W,et al. ,2010. Kidney disease after preeclampsia:a systematic review and meta-analysis. Am J Kidney Dis,55(6):1026-1039.

MCLEAN M,CHIPPS D,CHEUNG N W,2006. Mother to child transmission of diabetes mellitus:does gestational diabetes program Type 2 diabetes in the next generation. Diabet Med,23(11):1213-1215.

MEADOR K J,BAKER G A,BROWNING N,et al. ,2011. Foetal antiepileptic drug exposure and verbal versus non-verbal abilities at three years of age. Brain,134(2):396-404.

MECACCI F,CARIGNANI L R,BA RTOLI E,et al. ,2003. Maternal metabolic control and perinatal outcome in women with gestational diabetes treated with regular or lispro insulin:comparison with non-diabetic pregnant women. Eur J Obstet Gynecol Reprod Biol,111(1):19-24.

MEDICI M,TIMMERMANS S,VISSER W,et al. ,2013. Maternal thyroid hormone parameters during early pregnancy and birth weight:the Generation R Study. J Clin Endocrinol Metab,98(1):59-66.

MELAMED N,RAY J G,GEARY M,et al. ,2016. Induction of labor before 40 weeks is associated with lower rate of cesarean delivery in women with gestational diabetes mellitus. Am J Obstet Gynecol,214(3):364. e1-8.

MELLO G,BIAGIONI S,OTTANELLI S,et al. ,2015. Continuous subcutaneous insulin infusion (CSII) versus multiple daily injections (MDI) of rapid-acting insulin analogues and detemir in type 1 diabetic (T1D) pregnant women. J Matern Fetal Neonatal Med,28(3):276-280.

MELVILLE J L,GAVIN A,GUO Y,et al. ,2010. Depressive disorders during pregnancy:prevalence and risk factors in a large urban sample. Obstet Gynecol,116(5):1064-1070.

MENZIES-GOW A,MCBRIEN C N,BAKER J R,et al. ,2019. Update in asthma and airway inflammation 2018. Am J Respir Crit Care Med,200(1):14-19.

MERTENS F,GREMEAUX L,CHEN J,et al. ,2015. Pituitary tumors contain a side population with tumor stem cell-associated characteristics. Endocr Relat Cancer,22(4):481-504.

METWALLY M,FARQUHAR C M,LI T C,2011. Is another meta-analysis on the effects of intramural fibroids on reproductive outcomes needed? Reprod Biomed Online,23(1):2-14.

MILLER L J,1994. Use of electroconvulsive therapy during pregnancy. Hosp Community Psychiatry,45(5):444-450.

MINERBI-CODISH I,FRASER D,AVNUN L,et al. ,1998. Influence of asthma in pregnancy on labor and the newborn. Respiration,65(2):130-135.

MOATTI Z,GUPTA M,YADAVA R,et al. ,2014. A review of stroke and pregnancy:incidence,management and prevention. Eur J Obstet Gynecol Reprod Biol,181:20-27.

MOGHBELI N,PARE E,WEBB G,2008. Practical assessment of maternal cardiovascular risk in pregnancy. Congenit Heart Dis,3(5):308-316.

MOISE K J Jr,1993. Ultrasound diagnosis of uterine myomas and complications in pregnancy. Obstet Gynecol,82(5):881-882.

MOLITCH M E,2003. Pituitary tumors and pregnancy. Growth Horm IGF Res,13(Suppl A):s38-44.

MOLITCH M E,2011. Prolactinoma in pregnancy. Best Pract Res Clin Endocrinol Metab,25(6):885-896.

MORICE P,UZAN C,GOUY S,et al. ,2012. Gynaecological cancers in pregnancy. Lancet,379(9815):558-569.

MOSES-KOLKO E L,BOGEN D,PEREL J,et al. ,2005. Neonatal signs after late in utero exposure to serotonin reuptake inhibitors:literature review and implications for clinical applications. JAMA,293(19):2372-2383.

MOURAD J,ELLIOTT J P,ERICKSON L,et al. ,2000. Appendicitis in pregnancy:new information that contradicts long-held clinical beliefs. Am J Obstet Gynecol,182(5):1027-1029.

MU Y L,WANG S,HAO J,et al. ,2011. Successful pregnancies with uterine leiomyomas and myomectomy at the time of caesarean section. Postgrad Med J,87(1031):601-604.

MUNKHAUGEN J,LYDERSEN S,ROMUNDSTAD P R,et al. ,2009. Kidney function and future risk for adverse pregnancy outcomes:a population-based study from HUNT Ⅱ,Norway. Nephrol Dial Transplant,24

study. Gut Liver,10(5):731-738.

SONGW J,KANG M G,CHANG Y S,et al. ,2014. Epidemiology of adult asthma in Asia:toward a better understanding. Asia Pac Allergy,4(2):75-85.

SORIANO D,YEFET Y,SEIDMAN D S,et al. ,1999. Laparoscopy versus laparotomy in the management of adnexal masses during pregnancy. Fertil Steril,71(5):955-960.

SRICHUMCHIT S,LUEWAN S,TONGSONG T,2015. Outcomes of pregnancy with gestational diabetes mellitus. Int J Gynaecol Obstet, 131(3):251-254.

STANGL V,SCHAD J,GOSSING G,et al. ,2008. Maternal heart disease and pregnancy outcome:a single-centre experience. Eur J Heart Fail,10(9):855-860.

STENNINGER E,LINDQVIST A,AMAN J,et al. ,2008. Continuous Subcutaneous Glucose Monitoring System in diabetic mothers during labour and postnatal glucose adaptation of their infants. Diabet Med,25(4):450-454.

STETTLER R W,CUNNINGHAM F G,1992. Natural history of chronic proteinuria complicating pregnancy. Am J Obstet Gynecol, 167(5):1219-1224.

STROBELT N,GHIDINI A,CAVALLONE M,et al. ,1994. Natural history of uterine leiomyomas in pregnancy. J Ultrasound Med, 13(5):399-401.

SU P Y,HUANG K,HAO J H,et al. ,2011. Maternal thyroid function in the first twenty weeks of pregnancy and subsequent fetal and infant development:a prospective population-based cohort study in China. J Clin Endocrinol Metab,96(10):3234-3241.

SUFFECOOL K,ROSENN B,NIEDERKOFLER E E,et al. ,2015. Insulin detemir does not cross the human placenta. Diabetes Care, 38(2):e20-21.

SUJAN A C,RICKERT M E,ÖBERG A S,et al. ,2017. Associations of maternal antidepressant use during the first trimester of pregnancy with preterm birth,small for gestational age,autism spectrum disorder,and attention-deficit/hyperactivity disorder in offspring. JAMA,317(15):1553-1562.

SZAMATOWICZ J,LAUDANSKI T,BULKSZAS B,et al. ,1997. Fibromyomas and uterine contractions. Acta Obstet Gynecol Scand,76(10):973-976.

TAKAHASHI J C,IIHARA K,ISHII A,et al. ,2014. Pregnancy-associated intracranial hemorrhage:results of a survey of neurosurgical institutes across Japan. J Stroke Cerebrovasc Dis,23(2):e65-71.

TAM W H,MA R C,YANG X,et al. ,2008. Glucose intolerance and cardiometabolic risk in children exposed to maternal gestational diabetes mellitus in utero. Pediatrics,122(6):1229-1234.

TANG A W,GREER I,2013. A systematic review on the use of new anticoagulants in pregnancy. Obstet Med,6(2):64-71.

TANGREN J S,POWE C E,ANKERS E,et al. ,2017. Pregnancy Outcomes after Clinical Recovery from AKI. J Am Soc Nephrol,28(5):1566-1574.

TATA L J,LEWIS S A,MCKEEVER T M,et al. ,2007. A comprehensive analysis of adverse obstetric and pediatric complications in women with asthma. Am J Respir Crit Care Med,175(10):991-997.

THOMAS S V,SYAM U,DEVI J S,2012. Predictors of seizures during pregnancy in women with epilepsy. Epilepsia,53(5):e85-88.

TOMSON T,BATTINO D,BONIZZONI E,et al. ,2011. Dose-dependent risk of malformations with antiepileptic drugs:an analysis of data from the EURAP epilepsy andpregnancy registry. Lancet Neurol,10(7):609-617.

TRUJILLO-SANTOS J,PEREA-MILLA E,JIMÉNEZ-PUENTE A,et al. ,2005. Bed rest or ambulation in the initial treatment of patients with acute deep vein thrombosis or pulmonary embolism:findings from the RIETE registry. Chest,127(5):1631-1636.

TSADOK M A,FRIEDLANDER Y,PALTIEL O,et al. ,2011. Obesity and blood pressure in 17-year-old offspring of mothers with gestational diabetes:insights from the Jerusalem Perinatal Study. Exp Diabetes Res,2011:906154.

VAAST P,DUBREUCQ-FOSSAERT S,HOUFFLIN-DEBARGE V,et al. ,2004. Acute pulmonary oedema during nicardipine therapy for premature labour;Report of five cases. Eur J Obstet Gynecol Reprod Biol,113(1):98-99.

VÉLEZ-RUIZ N J,PENNELL P B,2016. Issues for women with epilepsy. Neurol Clin,34(2):411-425,ix.

VERVERS F F,VOORBIJ H A,ZWARTS P,et al. ,2009. Effect of cytochrome P450 2D6 genotype on maternal paroxetine plasma concentrations during pregnancy. Clin Pharmacokinet,48(10):677-683.

WALLACH E E,VU K K. Myomata uteri and infertility. Obstet Gynecol Clin North Am,1995,22(4):791-799.

WEBB K E,SAKHEL K,CHAUHAN S P,et al. ,2015. Adnexal mass during pregnancy:a review. Am J Perinatol,32(11):1010-1016.

WEBSTER P,LIGHTSTONE L,MCKAY D B,et al. ,2017. Pregnancy in chronic kidney disease and kidney transplantation. Kidney Int,91(5):1047-1056.

WEI H L,TORPY D J,JEFFRIES W S,2013. The medical management of Cushing's syndrome during pregnancy. Eur J Obstet Gynecol Reprod Biol,168(1):1-6.

WEI P L,KELLER J J,LIANG H H,et al. ,2012. Acute appendicitis and adverse pregnancy outcomes:a nationwide population-based study. J Gastrointest Surg,16(6):1204-1211.

WEI Y M,YANG H X,ZHU W W,et al. ,2016. Risk of adverse pregnancy outcomes stratified for pre-pregnancy body mass index. J Matern Fetal Neonatal Med,29(13):2205-2209.

WEINSTEIN M S,FEUERWERKER S,BAXTER J K,2020. Appendicitis and cholecystitis in pregnancy. Clin Obstet Gynecol,63(2):405-415.

WEISSMAN A M,LEVY B T,HARTZ A J,et al. ,2004. Pooled analysis of antidepressant levels in lactating mothers,breast milk,and nursing infants. Am J Psychiatry,161(6):1066-1078.

WENDLAND E M,TORLONI M R,FALAVIGNA M,et al. ,2012. Gestational diabetes and pregnancy outcomes:a systematic review of the World Health Organization (WHO) and the International Association of Diabetes in Pregnancy Study Groups (IADPSG) diagnostic criteria. BMC Pregnancy Childbirth,12:23.

WHITBY D H,SMITH K M,2005. The use of tricyclic antidepressants and selective serotonin reuptake inhibitors in women who are breastfeeding. Pharmacotherapy,25(3):411-425.

WHITECAR M P,TURNER S,HIGBY M K,1999. Adnexal masses in pregnancy:a review of 130 cases undergoing surgical management. Am J Obstet Gynecol,181(1):19-24.

WHO EXPERT CONSULTATION,2004. Appropriate body-mass index for

Asian populations and its implications for policy and intervention strategies. Lancet,363(9403):157-163.

WIDMER M,GÜLMEZOGLU A M,MIGNINI L,et al. ,2015. Duration of treatment for asymptomatic bacteriuria during pregnancy. Cochrane Database Syst Rev,2015(12):CD000491.

WIEGERS H M G,MIDDELDORP S,2020. Contemporary best practice in the management of pulmonary embolism during pregnancy. Ther Adv Respir Dis,14:1753466620914222.

WING D A,FASSETT M J,GETAHUN D,2014. Acute pyelonephritis in pregnancy:an 18-year retrospective analysis. Am J Obstet Gynecol,210(3):219. e1-6.

WIRZ-JUSTICE A,BADER A,FRISCH U,et al. ,2011. A randomized, double-blind,placebo-controlled study of light therapy for antepartum depression. J Clin Psychiatry,72(7):986-993.

WISNER K L,SIT D K,HANUSA B H,et al. ,2009. Major depression and antidepressant treatment:impact on pregnancy and neonatal outcomes. Am J Psychiatry,166(5):557-566.

WEST J B,2007. Pulmonary Physiology and Pathophysiology:an integrated,case-based approach. 2nd ed. Philadelphia:Lippincott Williams and Wilkins.

WORDA K,BANCHER-TODESCA D,HUSSLEIN P,et al. ,2017. Randomized controlled trial of induction at 38 weeks versus 40 weeks gestation on maternal and infant outcomes in women with insulin-controlled gestational diabetes. Wien Klin Wochenschr,129(17-18):618-624.

WORKOWSKI K A, BACHMANN L H, CHAN P A, et al. ,2021. Sexually transmitted infections treatment guidelines,2021. MMWR Recomm Rep,70(4):1-187.

XI B,LIANG Y,HE T,et al. ,2012. Secular trends in the prevalence of general and abdominal obesity among Chinese adults,1993-2009. Obes Rev,13(3):287-296.

XU Y,WANG L,HE J,et al. ,2013. Prevalence and control of diabetes in Chinese adults. JAMA,310(9):948-959.

YANG B T,DAYEH T A,KIRKPATRICK C L,et al. ,2011. Insulin promoter DNA methylation correlates negatively with insulin gene expression and positively with HbA(1c) levels in human pancreatic islets. Diabetologia,54(2):360-367.

YANG H,WEI Y,GAO X,et al. ,2009. Risk factors for gestational diabetes mellitus in Chinese women:a prospective study of 16,286 pregnant women in China. Diabet Med,26(11):1099-1104.

YIN H,LO J H,KIM J Y,et al. ,2013. Expression profiling of nuclear receptors identifies key roles of NR4A subfamily in uterine fibroids. Mol Endocrinol,27(5):726-740.

YING H,TANG Y P,BAO Y R,et al. ,2016. Maternal TSH level and TPOAb status in early pregnancy and their relationship to the risk of gestational diabetes mellitus. Endocrine,54(3):742-750.

YONKERS K A,WISNER K L,STEWART D E,et al. ,2009. The management of depression during pregnancy:a report from the American Psychiatric Association and the American College of Obstetricians and Gynecologists. Obstet Gynecol,114(3):703-713.

ZANETTA G,MARIANI E,LISSONI A,et al. ,2003. A prospective study of the role of ultrasound in the management of adnexal masses in pregnancy. BJOG,110(6):578-583.

ZHANG L,WANG F,WANG L,et al. ,2012. Prevalence of chronic kidney disease in China:a cross-sectional survey. Lancet,379(9818):815-822.

ZHU W W,YANG H X,WEI Y M,et al. ,2013. Evaluation of the value of fasting plasma glucose in the first prenatal visit to diagnose gestational diabetes mellitus in china. Diabetes Care,36(3):586-590.

第三篇

胎 儿 医 学

第十三章

产前筛查与产前诊断

第一节 胎儿染色体非整倍体筛查

活产新生儿中最常见的染色体非整倍体是 21 三体，又称“唐氏综合征（Down syndrome）”，该病是 1866 年首次由 John Langdon Down 医生描述而得名。除唐氏综合征外，常见的染色体非整倍体还包括 18 三体、13 三体。大部分的三体疾病是由减数分裂时常染色体不分离造成的。该病风险随着孕妇年龄的增大而升高。早在 20 世纪 70 年代，筛查胎儿唐氏综合征唯一有效的方法是根据母亲的年龄，这是基于一项早期的研究结果，即 35 岁以上孕妇怀有 21 三体胎儿的可能性为 1/270，但这个方法的检出率仅 30%。在 20 世纪 80 年代，出现了妊娠中期母体血清生化标记物与母亲年龄的联合筛查。20 世纪 90 年代，出现了妊娠早期母亲年龄、母体血清生化标记物、胎儿颈后透明层厚度（nuchal translucency，NT）的联合筛查（Snijders et al.，1998）。2008 年起因高通量测序的应用，无创产前检测（non-invasive prenatal testing，NIPT）日益普及。

在进行胎儿染色体非整倍体筛查时，须遵循知情同意的原则，由于筛查并非确诊性检测，孕妇应知晓筛查存在漏诊的可能。医务人员需要知晓不同筛查方法的检出率、假阳性率、阳性预测值（positive predictive value，PPV）和阴性预测值（negative predictive value，NPV）等指标（Durkovic et al.，2018），以便更客观地向孕妇阐述筛查的必要性、不确定性和对筛查结果的理解（表 13-1-1）。此外，须有明确的筛查策略和分层管理方案。在进行筛查前，应制订筛查不同结果的后续处理方案。无论采取传统的唐氏筛查技术还是 NIPT，确诊仍需通过侵入性产前诊断技术，如绒毛活检术、羊膜腔穿刺术和脐带穿刺术。在进行侵入性产前诊断技术前，应告知孕妇存在一定的流产风险（Salomon et al.，2019；Beta et al.，2019），同时应告知各项检测项目（如染色体核型分析、染色体微阵列分析、非整倍体快速检测等）的方法、意义和局限性。

表 13-1-1 筛查评估指标的计算方法

筛查结果	金标准结果		合计
	阳性	阴性	
阳性	a（真阳性）	c（假阳性）	$a+c$
阴性	b（假阴性）	d（真阴性）	$b+d$
合计	$a+b$	$c+d$	N

注：灵敏度（sensitivity）[检出率（detection rate，DR）]，即真阳性率（true positive rate，TPR）= $a/(a+b)$。

特异度（specificity），即真阴性率（true negative rate，TNR）= $d/(c+d)$。

假阳性率（false positive rate，FPR）= 假阳性人数/金标准阴性人数 = $c/(c+d)$，即误诊率或第 Ⅰ 类错误。

假阴性率（false negative rate，FNR）= 假阴性人数/金标准阳性人数 = $b/(a+b)$，即漏诊率或第 Ⅱ 类错误。

阳性预测值（positive predictive value，PPV）= $a/(a+c)$。

阴性预测值（negative predictive value，NPV）= $d/(b+d)$。

一、妊娠早期筛查

传统的妊娠早期唐氏筛查一般采用联合筛查的模式，通过检测母血血清生化标记物，结合 NT 的结果，在孕妇相关背景风险的基础上算出胎儿的综合风险。参考英国的 SURUSS 研究（Wald et al.，2003）和美国的 FASTER 研究（Malone et al.，2005），以假阳性率 5%计，妊娠早期唐氏联合筛查的检出率可达到 80%~90%（表 13-1-2）。2000 年开始，胎儿超声筛查技术提高，部分研究将鼻骨计入唐氏筛查的风险评估之中，以期提高筛查的检出率。

表 13-1-2　唐氏筛查方案

筛查策略	筛查指标	检出率/%
妊娠早期联合筛查	NT,PAPP-A,hCG 或游离 β-hCG	79~87
NT	NT	64~70
三联筛查	MSAFP,hCG 或游离 β-hCG,uE_3	60~69
四联筛查	MSAFP,hCG 或游离 β-hCG,uE_3,INHA	67~81
整合筛查	妊娠早期联合筛查+四联筛查,结果待四联筛查结束后才给出	94~96
阶段序贯筛查	妊娠早期联合筛查+四联筛查	90~95
	1%最高风险的病例在妊娠早期筛查后行产前诊断	
	99%在妊娠中期四联筛查后给出最终结果	
酌情序贯筛查	妊娠早期联合筛查+四联筛查	88~94
	1%最高风险的病例在妊娠早期筛查后行产前诊断	
	15%临界风险病例在妊娠中期四联筛查后给出结果	
	84%妊娠早期筛查低风险病例不再进行后续筛查	

注:hCG,人绒毛膜促性腺激素;β-hCG,人绒毛膜促性腺激素 β 亚单位;INHA,抑制素 A;MSAFP,母血甲胎蛋白;NT,胎儿颈后透明层厚度;PAPP-A,妊娠相关血浆蛋白 A;uE_3,游离雌三醇。

1. 母体血清生化标记物

(1) 妊娠相关血浆蛋白 A(pregnancy associated plasma protein A,PAPP-A):PAPP-A 是一种胎盘合成的高分子量糖蛋白。在妊娠 9~14 周时,随着孕周增加,母体血清 PAPP-A 水平升高。1992 年 Wald 首先发现妊娠早期唐氏综合征患儿的孕母血清 PAPP-A 浓度比正常孕母低,在妊娠中期时无差异。因此,PAPP-A 是妊娠早期而非妊娠中期的一项有用指标。妊娠 $11 \sim 13^{+6}$ 周,结合 PAPP-A 和母体年龄,唐氏综合征的检出率为 52%,假阳性率为 5%(Wald et al.,2003;Wald et al.,2005)。

(2) 人绒毛膜促性腺激素(human chorionic gonadotrophin,hCG):hCG 为胎盘分泌的一种糖蛋白激素。在母体血清中,可以测出游离人绒毛膜促性腺激素 β 亚单位(游离 β-hCG)或总的 hCG。在妊娠 10 周前随着孕周的增加而增加,随后随着孕周增加逐渐减少,在妊娠早期和中期,唐氏综合征胎儿的 hCG 中位数高于正常胎儿。游离 β-hCG 和 hCG 在妊娠中期的筛查效果接近。妊娠早期作为筛查指标,游离 β-hCG 较 hCG 更优。妊娠 $11 \sim 13^{+6}$ 周时,结合游离 β-hCG 和母体年龄,唐氏综合征的检出率为 35%,假阳性率为 5%(Wald et al.,2003;Wald et al.,2005)。

(3) 其他染色体非整倍体血清生化标记物的改变:13 三体综合征和 18 三体综合征血清游离 β-hCG 与 PAPP-A 水平降低。性染色体疾病的血清游离 β-hCG 正常,但 PAPP-A 水平降低。这些血清标记物检测值在有些三倍体中也可以不正常,主要看第三套染色体的来源。在父系来源(即雄性异型)三倍体中,游离 β-hCG 明显升高,PAPP-A 轻度下降(Ghaffari et al.,2012);如为母系来源(即雌性异型)三倍体,胎儿常表现为严重的不匀称型胎儿生长受限,游离 β-hCG 与 PAPP-A 均明显下降。联合筛查 NT、游离 β-hCG 和 PAPP-A 水平大约可发现 90% 的此类染色体异常,假阳性率为 1%(Robinson et al.,2020)。

2. 超声标记物

(1) 胎儿颈后透明层厚度(NT):颈后透明层是位于胎儿颈部脊柱软组织和皮肤之间的皮下透明层。传统的妊娠早期联合筛查项目将 NT 测量值与早期妊娠血清标记物相结合对唐氏综合征的特异性风险进行评估。在妊娠 $11 \sim 13^{+6}$ 周时,增厚的 NT 与 21 三体的高风险有关。妊娠 $11 \sim 13^{+6}$ 周时,NT 测量值随着胎儿冠-臀长(CRL)的增长而增加,将其转化为依照 CRL 中位数的倍数(multiple of medians,MoM)或与中位数之差(delta-NT)来估计风险值。诊断 NT 增厚最常用的阈值是各胎龄的第 95 和第 99 百分位数,近似对应于 3.0mm 和 3.5mm。当 NT 介于 3.0mm~3.4mm、3.5~4.4mm、4.5~5.4mm、5.5~6.4mm 和≥6.5mm 时,非整倍体的发生率分别为 7%、20%、33%、50% 和 65%。NT 增厚,如果选择进行 NIPT 且结果呈阴性,胎儿存在严重染色体异常的残余风险为 2.5%,因而,在实践中以 NT≥3mm 作为直接进行侵入性产前诊断的阈值。

目前已发现 100 多种发育和遗传综合征与 NT 增厚有关,包含从宏观到微观各个方面的遗传异常,包括常见的唐氏综合征、18 三体综合征、13 三体综合征、特纳综合征等非整倍体异常;也包括亚显微染色体结构异常(微缺失/微重复综合征)[如迪格奥尔格(DiGeorge)综合征],甚至单基因遗传综合征[如努南(Noonan)综合征、阿姆斯特丹型侏儒征(Cornelia de Lange 综合征)等](Spaggiari et al.,2016;Cuckle et al.,2015)。侵入性产前诊断主要检测的项目包括染色体核型分析和染色体微阵列分析(CMA),CMA 可比传统核型分析提高 5%~7%的检出率。但对于 NT≥4.0mm 的整倍体胎儿是否进行目标基因捕获测序或全外显子组测序,目前仍需大样本的前瞻性研究。

除遗传异常外，严重心脏畸形等胎儿亦会出现 NT 增厚，在 NT 增厚的整倍体胎儿中，结构异常的总体发生率为 4%～10%。应在妊娠 18～22 周时进行胎儿超声心动图检查。

NT 的测量按照英国胎儿医学基金会的标准：①测量的最佳时间为妊娠 11～13^{+6} 周，CRL 在 45～84mm。②放大图像并降低增益，胎儿头部和上胸部必须占到整个图像的 3/4。③胎儿应处于自然姿势，不能过分俯曲或仰伸；必须获得胎儿正中矢状切面，正确显示颈后的高回声皮肤线和皮下液性暗区。④鉴别胎儿皮肤与羊膜。⑤测量时必须将标尺放置在 NT 最宽处，并且测量 3 次，取 NT 最大值。

（2）鼻骨（nasal bone，NB）：自妊娠 11 周开始，通过超声在胎儿仰卧正中矢状切面可以检查胎儿鼻骨（图 13-1-1）。一项单中心研究结果提示，胎儿鼻骨缺失，在整倍体胎儿中占 2.6%，21 三体胎儿中占 59.8%，18 三体胎儿中占 52.8%，13 三体胎儿中占 45%。在流行病学方面，胎儿鼻骨缺失存在人种、孕周和长短的差异。掌握超声观察鼻骨技术需要较长时间，而且大多数 21 三体胎儿鼻骨缺失伴随 NT 增厚，因此，鼻骨不是一项实用的早期筛查指标。但是，它可以减少 NT 筛查的假阳性率（Kagan et al.，2009）。

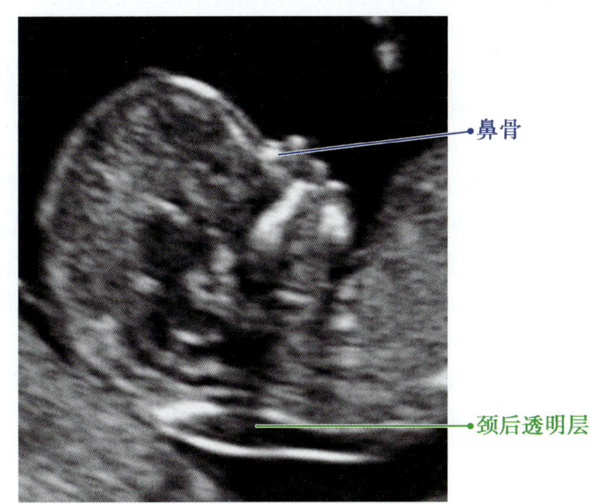

图 13-1-1　胎儿面部矢状切面

（3）不同染色体异常超声畸形谱：尽管超声并不能对胎儿染色体进行直接检测，但染色体异常的胎儿常合并严重或微小的结构畸形，畸形类别、特征与不同染色体疾病存在一定关联。因而了解特定的畸形谱（超声异常标记）对发现其他胎儿异常声像有很大的帮助。临床上可以结合血清标记物综合判断（表 13-1-3）。

表 13-1-3　不同染色体异常的特征

染色体异常	游离 β-hCG	PAPP-A	NT 异常率	CRL	胎心率	超声标记物
18 三体综合征	↓	↓	75%	↓	↓	草莓颅、重叠指、脐膨出、脉络丛囊肿
13 三体综合征	↓	↓	72%	—	↑	全前脑、巨膀胱
特纳综合征	—	—	87%	—	↑	颈部水囊瘤
三倍体	↓↓/↑↑	↓↓/—	59%	↓	↓	小胎盘/葡萄胎胎盘

注：β-hCG，人绒毛膜促性腺激素 β 亚单位；NT，胎儿颈后透明层厚度；PAPP-A，妊娠相关血浆蛋白 A；CRL，冠-臀长；↓表示下降，↓↓表示明显下降，↑表示升高，↑↑表示明显升高，—表示无法获得。

3. 妊娠早期联合筛查　NT、母体血清 PAPP-A 和游离 β-hCG 互相之间无关联，三者在唐氏筛查中为独立的标志物；如果三者联合起来，可以更好地评估风险，提高检出率。在一项单中心研究中，结合孕妇年龄、胎儿 NT、游离 β-hCG 和 PAPP-A，当假阳性率为 5%时，21 三体的检出率在妊娠 11 周时为 94%，妊娠 12 周时为 90%，妊娠 13 周时为 83%（Kagan et al.，2008）。

二、妊娠中期筛查

妊娠中期唐氏筛查往往指血清生化筛查，筛查的指标包括甲胎蛋白（AFP）游离人绒毛膜促性腺激素 β 亚单位（β-hCG）、游离雌三醇（uE_3）、抑制素（INH），根据筛查组合的不同，分为二联筛查（AFP+β-hCG）、三联筛查（AFP+β-hCG+uE_3）和四联筛查（AFP+β-hCG+uE_3+INH），筛查组合采用的指标越多，检出率也相应越高（表 13-1-2）（Alldred et al.，2012）。由于妊娠中期唐氏生化筛查并不参考 NT 的数值，在计算风险时准确的评估孕周非常重要。妊娠中期血清学筛查可以在妊娠 15～20 周进行，但在妊娠 16～18 周更理想。虽然妊娠中期生化筛查的检出率仅 60%～70%，但由于技术简单、价格低廉，在国内仍广泛应用。

1. 母体血清生化标记物

（1）甲胎蛋白（alpha-fetoprotein，AFP）：是一种 α 糖蛋白，妊娠早期由卵黄囊分泌，妊娠中期由胎儿肝脏分泌。妊娠期血清 AFP 最佳测定时间是 15～18 周。AFP 可用于胎儿染色体异常筛查，也可用于筛查胎儿神经管缺陷（neural tube defect）；母体血清 AFP 浓度下降与胎儿染色体 21 三体有关，之后的研究又发现，与 18 三体、13 三体有关（Kaewsuksai et al.，2017）。

（2）人绒毛膜促性腺激素（hCG）：当胎儿为 21 三体时，母血清游离 β-hCG 表现为异常升高（Kaewsuksai et al.，2017）。

（3）游离雌三醇（uE_3）：uE_3 浓度变化可直接反映胎儿、

胎盘功能情况，可作为鉴别异常妊娠的一项重要指标。

（4）抑制素A（inhibin-A）：与胎儿染色体异常相关的INH主要为二聚体抑制素A，它在妊娠10周时开始升高，15~20周保持恒定而无孕周差别（Wilson et al.，2016）。

2. 其他超声标记物　由于妊娠中期血清学筛查的有效性较低，20余年前常将一些微小的超声异常（超声标记物）应用于唐氏筛查，通过计算不同标记物的似然比（likelihood ratio，LR），用于背景风险的校正，以提高妊娠中期生化筛查的检出率（Agathokleous et al.，2013）（表13-1-4）。随着研究的深入，部分超声标记物的有效性已被否认；同时，无创产前检测的广泛应用，在提高检出率的同时，也减少了部分超声标记物的过分解读。

表13-1-4　不同超声标记物孤立出现时的似然比

超声标记物	似然比
心内强光点	0.95
侧脑室增宽	3.81
颈部皮褶增厚	3.79
肠道回声增强	1.65
轻度肾盂分离	1.08
肱骨短	0.78
股骨短	0.61
右锁骨下动脉迷走	3.94
鼻骨缺失或发育不良	6.58

三、无创产前检测

1997年，Dennis Lo发现孕妇外周血中存在胎儿游离DNA（cell-free fetal DNA，cffDNA），母血细胞cffDNA来源于胎盘合体滋养细胞，占母血细胞游离DNA总量的3%~13%；母血cffDNA可在分娩后数小时内清除，不受既往妊娠的影响（Fan et al.，2012）。通过高通量测序（high-throughput sequencing）技术准确地测定样品中cffDNA片段，进而可以判定胎儿非整倍体的风险，称为无创产前筛查/无创产前检测（NIPS/NIPT）。此检查技术的优势为：①检出率高（>99%），PPV高，临床实用性强；②假阳性率低（<0.5%）；③降低了侵入性产前诊断的风险，安全性好。

1. cffDNA的组分与检测孕周　最早在妊娠4周即可在母体血中找到cffDNA，cffDNA在母体循环中比较稳定，随孕周增加。在妊娠10周前增长迅速，每周约增加21%。在妊娠10~20周处于平台期轻微增加（每周约0.1%），在妊娠30~32周后又急剧上升。

除孕周外，另一个影响cffDNA浓度的因素是孕妇的体重，胎儿cffDNA的浓度随孕妇体重的增加而减少。当cffDNA浓度小于4%时，可能影响NIPT的结果；如果孕妇的体重为60kg，妊娠11~13周胎儿cffDNA的平均浓度约10%，仅约1%的胎儿cffDNA的浓度低于4%，因而绝大部分孕妇可在妊娠10周后进行NIPT。

我国相关指南建议，NIPT适宜时间为妊娠12^{+0}~22^{+6}周。限定于妊娠23周前检测，主要是考虑超过大孕周后检测，会造成后续进一步产前诊断或妊娠处理与选择困难，而非检测的有效性降低。

2. NIPT的筛查效能　NIPT是目前筛查唐氏综合征最高效的方法，对唐氏综合征的检出率约99%，假阳性率<0.5%，PPV 50%~90%（视不同人群而异，高风险人群的PPV较高）。PPV能很好体现筛查效能，由于NIPT的假阳性率低，因而阳性的“可信度”高，这也非常影响孕妇对不同筛查方法“准确性”的主观感受。在传统的唐氏筛查中，由于假阳性率高，PPV一般仅在2%~4%，远不如NIPT，因而孕妇常常给传统唐氏筛查附上“不准”“可信度差”的标签。同时，由于NIPT的假阳性率降低，也极大地减少了因筛查阳性导致的焦虑情绪。

除常见的染色体非整倍体（21三体、13三体、18三体）外，NIPT对性染色体非整倍体的检出率约90%，PPV约50%。

3. NIPT的适应证和禁忌证　根据2016年《国家卫生计生委办公厅关于规范有序开展孕妇外周血胎儿游离DNA产前筛查与诊断工作的通知》，目前对于NIPT的目标疾病仍定义为唐氏综合征、18三体综合征、13三体综合征三种染色体非整倍体异常。

（1）适用人群：①血清学筛查显示胎儿常见染色体非整倍体风险值介于高风险切割值与1/1 000之间的孕妇；②有介入性产前诊断禁忌证者（如先兆流产、发热、出血倾向、慢性病原体感染活动期、孕妇Rh阴性血型等）；③妊娠20^{+6}周以上，错过血清学筛查最佳时间，但要求评估唐氏综合征、18三体综合征、13三体综合征风险者。

（2）慎用人群：有下列情形的孕妇进行检测时，检测准确性有一定程度下降，检出效果尚不明确；或按有关规定应建议其进行产前诊断的情形。①妊娠早、中期产前筛查高风险；②预产期年龄≥35岁；③重度肥胖（体重指数>40kg/m^2）；④通过体外受精（胚胎移植）方式受孕；⑤有染色体异常胎儿分娩史，但除外夫妇染色体异常的情形；⑥双胎及多胎妊娠；⑦医师认为可能影响结果准确性的其他情形。

（3）不适用人群：有下列情形的孕妇进行检测时，可能严重影响结果准确性。①孕周<12^{+0}周；②夫妇一方有明确染色体异常；③1年内接受过异体输血、移植手术、异体细胞治疗等；④胎儿超声检查提示有结构异常须进行产前诊断；⑤有基因遗传病家族史或提示胎儿罹患基因病高风险；⑥孕期合并恶性肿瘤；⑦医师认为有明显影响结果准确性的其他情形。

除外上述不适用情形，孕妇或其家属在充分知情同意情况下，可选择孕妇外周血cffDNA产前检测。由于NIPT的筛查效能远高于传统的唐氏筛查，随着测序成本的不断降低，越来越多的国际机构或组织的指南认为，NIPT 可以作为一种筛查策略适用于所有年龄段的普通孕妇（除外显著肥胖的孕妇），并可以取代常规的唐氏筛查。

4. NIPT 筛查阳性的处理　虽然 NIPT 的 PPV 很高，但作为一种筛查技术，NIPT 阳性并非确诊。导致 NIPT 阳性的原因包括：①胎儿为染色体非整倍体，即筛查为真阳性；②胎盘限制性异常染色体嵌合；③母体染色体异常，如孕妇为性染色体或常染色体的低比例嵌合体、肿瘤或者存在基因组拷贝数变异（CNV）；④试验技术和统计方法学的误差。因而一旦出现 NIPT 高风险，仍需进行侵入性产前诊断进行确诊（Cherry et al.，2017）。由于 cffDNA 来源于胎盘合体滋养细胞，反映的是胎盘的遗传物质，因而侵入性产前诊断首选羊膜腔穿刺术。但是，对于超声提示胎儿存在 NT 增厚或结构异常的病例，也可以考虑进行绒毛活检。

5. NIPT-PLUS　目前越来越多的测序方法着重于染色体拷贝数变异的发现，希望通过提高无创产前检测在染色体结构异常（微重复/微缺失）上的检出率，这种检测方法也被常称为“NIPT-PLUS”。NIPT-PLUS 一般是通过增加测序数据量而实现，但由于测序量与目标拷贝数变异的大小、胎儿 cffDNA 浓度等相关，在缺乏统一被认可的标准操作流程之前，NIPT-PLUS 对拷贝数变异检测的效能仍需进一步的评估（Di Renzo et al.，2019）。

四、筛查的附加发现

无论是哪种筛查，在广泛实施前都应有明确的筛查策略和分层管理方案；筛查的 PPV 和 NPV 应该是已知的，筛查出现的结果都应该有已经制定的后续处理方案。这种处理方案是公开的，在孕妇选择筛查之前应知情同意。

例如传统的唐氏筛查，由于单项血清生化指标筛查的效能较弱，一般不单独使用。但国内仍有许多医院将单项指标的异常作为筛查的阳性标准，理论上这将增加原来既定的假阳性率。因而，如果需要将单项值作为异常的标准，应在筛查前制定好单项指标筛查阳性的后续处理方案。

传统唐氏筛查可能出现附加发现，即筛查阳性行侵入性产前诊断确定为其他遗传物质异常（非 21 三体、18 三体或 13 三体）。由于这种附加发现存在不确定性，除非有循证医学证据证实其存在关联，否则不应过分解读，因为可能会增加假阳性率、患者的焦虑、侵入性检查率和检查相关的妊娠丢失率。

对于 NIPT，除常见的染色体非整倍体（21 三体、18 三体或 13 三体）外，有时可发现胎儿其他染色体数目异常（如性染色体等）或染色体拷贝数变异，此时应建议孕妇进一步行侵入性产前诊断确诊，同时需要排除杂合性缺失（包括单亲二倍体）的可能。此外，NIPT 可能发现母体体质性的或后天获得的遗传异常信息，如染色体非整倍体（主要是性染色体）、染色体拷贝数变异、肿瘤、染色体嵌合体或因器官移植所致的嵌合体。

五、筛查策略的选择

筛查策略的选择与不同筛查方案的筛查效能、筛查费用、当地的医疗技术水平等相关，作为卫生决策的一个方面，也应参考成本-效益分析结果。

在无创产前检测（NIPT）进入临床应用以前，许多女性选择血清生化指标和超声联合的方法来筛查胎儿非整倍体的风险。这些传统的筛查对技术要求较低，筛查花费的成本不高，因而在国内外仍有广泛的应用（Badeau et al.，2017；Gil et al.，2017；Gil et al.，2014；Wright et al.，2004）。2008 年以来，由于高通量测序技术和生物数据分析的进步，测序成本不断降低，NIPT 应用日益广泛；加上 NIPT 高效的筛查效能，已成为国内外部分地区一线筛查方法。

桥接传统唐氏筛查和 NIPT 目前仍有争议（Bianchi et al.，2014），例如美国妇产科医师学会（American College of Obstetricians and Gynecologists，ACOG）把传统唐氏筛查高风险的孕妇纳入 NIPT 的适应人群（ACOG，2007），而国际妇产科超声学会（ISUOG）仍建议对传统唐氏筛查风险大于 1∶10 的孕妇进行侵入性产前诊断（Salomon et al.，2014）；基于国内的基本医疗情况，减少漏诊发生，国内指南将临界风险（1/1 000～1/250）的孕妇作为 NIPT 的适应人群，高风险孕妇则建议侵入性产前诊断。

目前限制 NIPT 广泛应用的主要因素还是价格，通过成本-效益分析，一旦 NIPT 的价格低于 850 元，则在卫生决策上具备合理性（林胜谋 等，2014）。可以预知随着测序成本的不断下降，NIPT 替代传统唐氏筛查是大势所趋，而在现阶段，更多考虑的是因地制宜地制定适宜的筛查策略。

六、多胎妊娠的筛查

传统唐氏筛查中，双胎妊娠计算唐氏综合征的患病风险要考虑母亲年龄相关风险和一个或两个胎儿患病的可能性。双胎妊娠的筛查中有不少复杂性：①唐氏综合征的发生率在双胎妊娠中比预期低，使得风险计算更具有挑战性。联合筛查同样可以在双胎妊娠中应用，但是假阳性率增加（9%），而检出率下降（75%）。②血清标记物浓度几乎是单胎妊娠的两倍。③一个单一的母体血清的数值用于提供多胎的信息在核型不一致的病例中，正常的胎儿会掩盖异常胎儿异常血清标记物的产生。④由于合子性质和绒毛膜性质存在难确定性，妊娠早期联合 NT 的联合筛查可能是双胎妊娠最有效的筛查方法（Boyle et al.，2014），不提倡单纯血清学筛查。而对于三胎以上的妊娠，NT 测量是唯一有效的方法。

越来越多的资料显示，对于双胎妊娠，NIPT 的筛查效能虽然低于单胎，但检出率仍明显高于传统唐氏筛查（Palomaki et al.，2020）。

（陈敏　林胜谋）

第二节　孕妇外周血中胎儿游离 DNA 的产前筛查

多年来，利用孕妇血浆中胎儿细胞或游离 DNA 进行无创产前检测（NIPT）一直是产前筛查和诊断领域的热点研究方向。目前，使用母体血浆中的胎儿游离 DNA（cffDNA）进行胎儿常见非整倍体疾病筛查的 NIPT 技术已经成为现实，并且正逐渐改变产前筛查和诊断发展方向。一直以来，胎儿存在某种染色体病或基因病风险时，需要对孕妇进行绒毛活检和羊膜腔穿刺等侵入性穿刺手术进行胎儿的诊断，而这些手术会导致一定的胎儿流产风险（0.5%左右）（Tabor et al.，2010）。而孕妇外周血循环中的来自胎儿部分游离 DNA 的发现（Lo et al.，1997）为科学家提供了研发 NIPT 方法学的重要前提。但同时基于 cffDNA 进行胎儿非整倍体异常的研究也具有挑战性，主要难点在于来自胎儿组分的游离 DNA 在孕妇外周血中含量较低，大量存在的是来源于母体自身的胎儿游离 DNA（cffDNA），且两者之间进行区分的难度较大（Ashoor et al.，2013）。目前 NIPT 所用的方法主要基于新一代测序（next generation sequencing，NGS）技术和表观遗传修饰的检测方法，例如胎儿-母体 DNA 甲基化的差异等。临床试验证明了 NIPT 对唐氏综合征（21 三体综合征）具有较好的预测能力，并对 18 三体综合征（又称“爱德华综合征”）、13 三体综合征（又称“帕托综合征”）和常见性染色体异常也有相对令人满意的检出效率（Gil et al.，2015）。此外，许多研究还尝试利用 NIPT 开展对于染色体小片段重复和缺失异常的检测效率，为进一步扩展临床应用开辟了道路。此外，该领域的发展还包括无创性产前检测胎儿甲基化和转录组谱等，这些工作使 NIPT 成为目前产前胎儿遗传筛查和诊断领域最快速发展的领域之一。

一、孕妇外周血中的胎儿游离 DNA

1997 年 Lo 等人的研究发现了孕期母体外周血中存在较多量的来自胎儿的游离 DNA（cffDNA）。它可能源自胎盘的凋亡细胞，并且在进行定量扩增后可用于多种产前检测应用。在该研究中，Lo 等使用 Y 特异性 DNA 序列的聚合酶链反应（polymerase chain reaction，PCR）和琼脂糖凝胶电泳的方法能够检测大多数带有男性胎儿的孕妇血浆样品中的胎儿 DNA。母体血浆中的胎儿 DNA 的比例较胎儿有核红细胞要高许多。妊娠早期平均为 3%～5%，妊娠中晚期平均为 10%～20%，远远高于母体血液中存在的胎儿有核细胞的数量。此外，对在妊娠期间多次采样的一组孕妇的系列研究表明（Lo et al.，1998a），早在妊娠第 7 周，胎儿的 DNA 就存在于母体外周血中。总而言之，这些数据表明，母体血浆中的胎儿 DNA 可能是非侵入性产前诊断的有价值的材料，比在母体血液中使用胎儿细胞更强大。此后，Lo 等（1998b）首先表明，产前母体血浆中胎儿 RhD 序列的产前检测是可行的。此项检测是基于胎儿 DNA 的非侵入性产前诊断的首次临床应用，此后在临床实践中得到广泛应用。

更多的应用是利用 cffDNA 进行唐氏综合征的检测。唐氏综合征是由 21 号染色体的三体异常造成相关 21 号染色体遗传物质剂量增加引起的。具有三倍 21 号染色体而不是两个拷贝的 21 三体胎儿会比整倍体胎儿成比例地向母体血浆中释放更多的 21 号染色体 DNA 片段。造成怀有唐氏综合征胎儿的孕妇血浆中的 cffDNA 浓度高于携带染色体正常胎儿的孕妇（Lo et al.，1998a；Lo et al.，1998b）。因此，母体血浆 DNA 分析可用作胎儿唐氏综合征的筛查测试。其中面临的挑战是唐氏综合征胎儿组和正常组的 21 号染色体片段浓度的变化范围之间存在一些重叠，NIPT 在成为有价值的筛查检测工具之前，还需要提高检测的诊断灵敏度和特异度。因此，唐氏综合征 NIPT 筛查的关键是开发方法的确立，使人们能够准确地测量这种游离染色体含量的微小增加。相关研究（Norton et al.，2012）认为，这种浓度增加的程度将取决于母体血浆中胎儿 DNA 的浓度。所以，cffDNA 在总体母体血浆中的浓度是检测准确性的重要因素。

二、胎儿游离 DNA 的来源及相关研究

健康成年人体内的循环游离 DNA 主要来自凋亡过程中的造血细胞，但 cffDNA 的确切来源仍然未知。目前认为它主要来自胎盘，这可以通过分娩后母体血液中胎儿 DNA 会被快速清除来得到证明，而大多数胎儿细胞可以在产后数周内存在（Hahn et al.，2005）。其他的证据还包括，即使在没有胚胎的情况下也可以检测到 cffDNA 的存在。Faas 等（2012）描述了一个病例，其母体血浆 NIPT 结果和羊膜腔穿刺术结果均为 45，X。而胎盘的细胞遗传学研究表明，绒毛间质细胞具有 46，XX 核型，而细胞滋养层核型为 45，X。这项研究被多次引用，作为 cffDNA 来源于细胞滋养细胞的事实基础。此外，在许多有关胎盘局限性嵌合的病例报道中，母血中不存在胎儿 DNA 片段而存在胎盘的染色体片段也证实了 cffDNA 的起源是胎盘而不是胎儿本身。其他研究表明，cffDNA 的主要来源是滋养细胞来源的细胞，以合胞体的形式从合体滋养细胞中释放出来。这些细胞发生凋亡时，细胞内部的核酸（包括 RNA 和 DNA）被释放到母体循环中。除了由于合体滋养层细胞正常衰老而发生的凋亡机制外，意外的细胞破坏或坏死也可能是释放游离细胞核酸的原因之一。

众所周知，cffDNA 水平的升高可以用作早期检测与妊娠有关的疾病的预测指标，例如先兆子痫、胎儿生长受限、早产等。有研究表明（Sifakis et al.，2015），在上述与妊娠相关的并发症临床症状出现之前，母血中 cffDNA 的水平会明显升高。其作用机制可能是在胎盘发育过程中表现出的细胞凋亡、坏死和炎症反应的共同作用的结果。综合目前的研究结果表明，应将 cffDNA 视为胎盘源性疾病非侵入性诊断领域的重要补充，但仍需要进行更深入的研究以阐明控制 cffDNA 释放和与妊娠相关的并发症的潜在病理的确切途径。

三、无创产前检测的方法学

目前针对 NIPT 应用于胎儿常见染色体非整倍体异常的筛查已经建立了多种不同的技术平台体系，其中最主要的有以下四种技术方法：针对全基因组的低深度测序、基于全基因组 SNP 位点的靶向测序、靶向捕获富集方法和基于微阵列

的靶向检测方法。上述所有方法均是通过分析从母体血浆中分离的总(包括母体来源和胎儿来源)游离DNA中来源于某条染色体的所有游离DNA含量的改变,来推测胎儿是否存在该条染色体的非整倍体异常可能。前三种方法均在高通量测序技术的基础上建立,而基于微阵列的靶向检测方法则结合了微阵列芯片方法和选定区域的数字分析方法(DANSRTM)。

目前国内临床应用最多的技术方法是针对全基因组的低深度测序,该方法针对母体外周血中所有的游离DNA,以全基因组的方式进行测序,虽然深度较低,但所需的测序量仍然较大。而在基于SNP或其他靶向方法中,只有那些设计为目标疾病相关的染色体区域(例如21、18和13号染色体)被选择性地扩增,然后评估是否存在根据该染色体子集的DNA片段计数的相对数量偏离整倍性的情况。此类靶向方法的优点是需要更少的测序量,从而降低了成本。而基于SNP位点的靶向测序能较简便地进行cffDNA浓度的精确测定,这对于NIPT的精确性至关重要。所有NIPT方法都需要待测标本的cffDNA浓度高于最低要求的胎儿比例,通常为4%。

由于所选用的检测平台不同,不同的检测实验室可能存在不同的专有算法来进行正常和异常结果的判定。一般来说风险结果以Z值来表示,大多数检测平台风险正常值为$-3<Z<3$,有些检测平台会将实验室测试的Z值结果与产妇年龄风险相结合,以计算并提供每个孕妇特定的胎儿唐氏综合征、18三体综合征和13三体综合征的风险。

四、关于无创产前检测的相关筛查效率研究

在2015年发表的一项关于NIPT用于筛查胎儿常见染色体非整倍体疾病的荟萃分析研究中,总共纳入37项相关研究,这些研究报告了NIPT筛查结果与侵入性产前诊断或临床结果相对应的胎儿核型的一致性。

在Gil等(2015)的荟萃分析中,纳入分析的胎儿为唐氏综合征的孕妇总数(n=1 051)和胎儿正常的孕妇总数(n=21 608)数量较大,且各个研究之间的异质性较低。尽管大多数研究都是在高危妊娠中进行的,但针对低龄普通孕妇人群,共有五项研究,包括了57例胎儿为唐氏综合征的孕妇和8 685例胎儿正常的孕妇,总体检出率为100%,假阳性率为0.08%。以上结果提示,无论高风险或低风险孕妇人群,NIPT对唐氏综合征筛查都有较满意的检出率和假阳性率。

根据上述研究,NIPT用于单胎妊娠女性的筛查,发现胎儿18三体综合征或13三体综合征的检出率分别为96%和91%,复合假阳性率为0.26%,比唐氏综合征筛查的效率要低一些。也就是说,将NIPT的目标疾病由唐氏综合征扩展到三种最常见的常染色体非整倍体疾病,其假阳性率会增加约4倍(从0.09%增加到0.35%)。值得注意的是,由于发病率较低,纳入研究的患病病例数(18三体综合征为389例,13三体综合征为139例)明显少于唐氏综合征。特别是13三体综合征,不同研究之间检出率和假阳性率的异质性比另外两种染色体病明显增高。

荟萃分析还纳入了部分少数研究,即177例X单体胎儿妊娠和56例胎儿其他性染色体非整倍体妊娠的研究。结果表明,NIPT筛查总体检测X单体妊娠的检出率为90%,其他染色体异常疾病的检出率为93%,复合假阳性率为0.37%。值得注意的是,在不少研究中,性染色体非整倍体筛查的失败率(即无法提供筛查结果的概率)要比唐氏综合征、18三体综合征及13三体综合征筛查明显升高。

在Taylor-Phillips等(2016)的另一项荟萃分析研究中,NIPT合并检出率为:唐氏综合征99.3%,18三体综合征97.4%,13三体综合征97.4%,三种非整倍体的合并特异度为99.9%(99.9%~100%)。

五、无创产前检测用于双胎妊娠的产前筛查

虽然通过检测孕妇外周血中cffDNA进行筛查在双胎妊娠中是可行的,但其筛查的性能可能比单胎妊娠差。同前所述,在双胎妊娠中cffDNA的检测更为复杂,如为单卵双胎,在基因层面上,两个胎儿是相同的;如为双卵双胎,每一个胎儿可能具有其特异性的染色体非整倍体异常风险。有证据表明,在单卵双胎中,每个胎儿可向母体循环中贡献不同量的cffDNA,其含量差异可能接近两倍。因此,在双卵双胎妊娠中,由于非整倍性不一致,异常胎儿所贡献的游离DNA含量可能低于可成功进行cffDNA检测的阈值(一般为4%)。而正常cffDNA含量贡献较大,导致双胎妊娠总体cffDNA含量超过检测阈值(大于4%)。这可能导致NIPT判读错误的结果,即得出双胎的非整倍性异常的风险均很低。为了避免这种潜在的错误,建议双胎妊娠检测胎儿cffDNA时,应在评估非整倍性风险时估算两个胎儿的较低游离DNA浓度,而不是总cffDNA浓度。能够实现双胎每一胎的特异性游离DNA含量分别测定是最佳的。但是,这种策略必然会带来双胎的NIPT筛查检测失败率(胎儿DNA浓度太低导致NIPT检测结果无法确定)比单胎妊娠要高。在Gil等(2015)的研究中,双胎妊娠唐氏综合征的检出率为93.7%,假阳性率为0.23%。而在Taylor-Phillips等(2016)的荟萃分析中,与单胎妊娠比较,双胎妊娠的检出率降低,其中唐氏综合征降低了9%,18三体综合征降低了28%,13三体综合征降低了22%。

在Gil等近期的一篇针对双胎妊娠NIPT筛查的多中心荟萃研究(Gil et al.,2019;Galeva et al.,2019)中,纳入了56例唐氏综合征和3 718例非唐氏综合征的双胎妊娠病例,合并加权检出率和假阳性率分别为98.2%和0.05%。在18例18三体综合征和3 143例非18三体综合征的双胎妊娠中,合并加权检出率和假阳性率分别为88.9%和0.03%。此外,对于13三体综合征,只有3例相关病例,其中NIPT筛查检测到其中2例(检出率66.7%),假阳性率为0.19%(5/2 569)。该研究的结论是双胎妊娠中针对唐氏综合征的NIPT筛查效率与单胎妊娠中报道的性能相似,并且优于妊娠早期联合筛查或妊娠中期血清学筛查。由于病例数过少,目前还无法准确评估NIPT预测18三体综合征及13三体综合征的筛查效率。同期研究也总结出妊娠早期NIPT筛查失败率,单胎妊娠为3.4%(798/23 495),双绒毛膜双羊膜囊妊娠为11.3%

(91/806),单绒毛膜双羊膜囊妊娠为 4.9%(6/122)。双胎总体的检测失败率均高于单胎妊娠。

六、无创产前检测的假阳性和假阴性问题

许多的研究表明,NIPT 对于胎儿常见染色体非整倍体异常的预测仅仅是筛查的定位,而不是诊断性的结果。NIPT 有一定水平的假阳性,以及罕见的假阴性病例。理论上,NIPT 的平均假阳性率为 0.1%~0.2%,复合假阴性率通常在 0.5‰以下甚至更低。但是,在实际临床实践中往往会有更高的假阳性和假阴性水平,且不同的染色体非整倍体异常也有各自不同的检出结果。在临床实践中,NIPT 高风险的病例需要进一步行侵入性产前诊断检查来明确诊断。

NIPT 结果和胎儿诊断结果之间的不一致情况主要由下列几方面的原因导致:

1. 局限性胎盘嵌合体(confined placental mosaicism, CPM)　局限性胎盘嵌合体指胎盘的染色体与胎儿不一致,造成胎盘-胎儿的染色体嵌合的情况。CPM 病例占妊娠早期胎盘的 1%~2%。由于 NIPT 的遗传物质来源于胎盘滋养层细胞,而不是来自胎儿细胞,局限在胎盘的染色体异常会被 NIPT 检测出,但胎儿染色体分析是正常的,这将导致 NIPT 假阳性的结果。反之,有研究提出,胎儿为 18 三体综合征或 13 三体综合征的孕妇在胎盘滋养层细胞中可能存在大量的整倍体细胞系。在这种情况下 NIPT 可能无法检测到仅在胎儿存在的异常染色体细胞,这将导致假阴性的结果。目前有较多的研究均支持上述发现。

2. 来自母体染色体异常的干扰　虽然往往表型不明显,但孕妇本人也常常存在多种染色体的异常类型,包括对生育能力影响不大的性染色体异常(如 47,XXX 等)、各种染色体异常的低比例嵌合,或者携带有染色体小片段的重复或缺失,甚至是致病性的缺失重复但表型基本正常的情况。上述情形下,胎儿可能受累也可能为正常。由于 NIPT 是在测序母血中所有游离 DNA 片段基础上得出结果,母体的染色体异常也会反应在 NIPT 结果中,但由于孕妇往往无异常表型,被默认为是正常的染色体状态,而将 NIPT 异常的原因归因于胎儿染色体的异常,造成假阳性的情况。在上述情况下,需要先对胎儿进行侵入性的遗传诊断,除外胎儿染色体异常后,再行孕妇的外周血遗传诊断才能有相应发现。

3. cffDNA 浓度的不足与双胎妊娠之间的干扰　cffDNA 浓度是影响 NIPT 准确性的重要因素,许多实验室将 4%作为 cffDNA 含量的检测阈值,若低于该水平将引起检测无结果或假阴性的可能。影响 cffDNA 浓度的因素有孕妇体重指数(BMI)过大、孕周过早(早于停经 12^{+0} 周)、辅助生殖妊娠、孕妇存在自身免疫性疾病或双胎妊娠等。双卵双胎的遗传物质构成互不相同,且两者各自的胎盘滋养层细胞释放 DNA 片段入母血中的含量和组分也不尽相同,可能会造成双胎之一的胎儿浓度过低,被另一胎的胎儿 DNA 片段所覆盖造成假阴性的可能。妊娠早期双胎之一胎儿停止发育也会造成停育胚胎在一定时间内继续释放胎盘滋养层细胞入母体,影响 NIPT 对于存活胎儿 cffDNA 检测的准确性,造成假阳性或假阴性。

4. 其他少见的原因　包括孕妇患有实体肿瘤、外周血中含有肿瘤来源的游离 DNA 片段产生了干扰,以及测序质量不满意、数据分析过程错误等原因。

综上所述,NIPT 的结果可存在假阳性和假阴性的情况,所以只能作为胎儿染色体疾病的筛查方法,而不是确诊性的诊断方法。当 NIPT 结果呈现高风险的时候,需要进一步侵入性遗传学诊断来加以明确。

七、无创产前检测的临床实践

NIPT 作为一项新发展起来的产前筛查方法,近年来已经广泛进入临床应用的领域。2016 年我国国家卫生健康委员会颁布实施了《孕妇外周血胎儿游离 DNA 产前筛查与诊断技术规范》(以下简称《规范》)(2016),针对 NIPT 技术的临床应用提出了具体的规范要求,包括:

(1) NIPT 产前筛查的目标疾病为 3 种常见胎儿染色体非整倍体异常,即唐氏综合征、18 三体综合征、13 三体综合征。

(2) 检测适宜孕周为 12^{+0}~22^{+6} 周。

(3) 对适用人群、慎用人群及不适用人群的界定进行了规范,具体参见本章第一节中的“三、无创产前检测”。

同时《规范》还对 NIPT 产前筛查的流程、咨询及质量控制均提出了具体的要求。目前该《规范》已经成为国内临床开展 NIPT 的最重要指导文件。

有确实的证据表明,在单胎妊娠中,通过 NIPT 的方法筛查唐氏综合征的检出率和假阳性率优于所有其他结合了产妇年龄、妊娠早期或中期超声检查结果以及妊娠早期或中期血清生化指标的筛查方法。此外,该项检查可以在妊娠早期 12 周后进行,使得孕妇可以更早地诊断出有异常的胎儿,从而选择更早、更安全地终止妊娠。

根据《规范》,18 三体综合征和 13 三体综合征也纳入 NIPT 产前筛查的目标疾病。尽管有关 NIPT 的临床研究表明,18 三体综合征和 13 三体综合征的筛查效率并没有比妊娠早、中期联合筛查的效果要高。一项关于妊娠早期联合筛查的大型研究报告显示,为达到唐氏综合征检出率 90%、18 三体综合征及 13 三体综合征检出率为 95%的水平,其对应的假阳性率为 4.1%(Wright et al.,2014)。从上述结果可以看出,妊娠早期联合筛查 18 三体综合征及 13 三体综合征的检出率与 NIPT 类似,但 NIPT 筛查在降低假阳性率方面要优于联合筛查。

至于 NIPT 是否可提供用于胎儿性染色体异常的筛查,目前仍然有争议。一方面,相对于唐氏综合征筛查,NIPT 筛

查性染色体异常假阳性率偏高，PPV 偏低，且母体中存在不少性染色体异常嵌合的情况会更进一步降低 NIPT 筛查的假阳性率。另一方面，常见的性染色体异常疾病通常导致的表型轻微，无严重的身体或智力残疾，而仅有生殖系统的发育异常。唯一的例外是致死性的特纳综合征（Turner syndrome），但其在妊娠早期超声检查就会表现出非常明显的颈后透明层增厚，或在妊娠早中期表现出胎儿颈后水囊瘤/胎儿水肿。在这种情况下，相应的临床建议是进行胎儿染色体核型分析及微阵列染色体芯片的侵入性诊断，而不是用 NIPT 筛查来评估胎儿为 45，X 的风险。

对于如何选择 NIPT 筛查与现有的筛查诊断技术体系，Cuckle 等（2013）发表了一项卫生经济学分析，分析了影响四种不同 NIPT 筛查策略总成本的因素。根据研究，NIPT 在临床的应用策略可以通过以下两种方式实施：作为全面取代联合筛查或血清学筛查的替代方法，或作为联合/血清学筛查高风险及临界风险的二次筛查。根据《规范》的表述，目前国内的主流意见还是偏向后者，即二次筛查的定位。如果作为第一种通用筛查的方法，NIPT 筛查的两个主要局限性在于检测成本高昂和检测失败的比例偏高，而与现有筛查方法联合使用，可较好地规避局限性。首先，并不是所有孕妇都选择 NIPT 作为一线筛查方案，现有筛查策略的社会总成本大大降低。其次，联合筛查存在较高的假阳性率问题可以通过 NIPT 的二次筛查得以有效降低，最终实现非常低的侵入性诊断率。如果 NIPT 筛查失败，孕妇依然可以根据联合筛查的结果决定是否进行侵入性诊断。同时，现有策略还将保留超声和生化筛查进行的早孕筛查的优势，包括准确的预产期评估、可早期诊断许多类型的胎儿结构缺陷以及预测可能的妊娠相关并发症（包括先兆子痫和早产、胎儿生长受限等）。

八、关于无创产前检测的遗传咨询和伦理挑战

近年来针对胎儿常见染色体异常的筛查和诊断技术有很大发展，孕妇往往面对多种不同筛查和诊断方法的选择，不同的技术应用也有各自的局限性和优势，产前能够诊断的染色体疾病也日益增加。在这种情况下，NIPT 的遗传咨询具有挑战性，须非常谨慎，尽量避免受检者误解 NIPT 的意义。如果受检者误将 NIPT 的定位理解为诊断方法的替代，或者将 NIPT 有限的目标疾病扩展到所有的染色体疾病，甚至所有的遗传性疾病，随之带来的临床诊疗风险将是不言而喻的。总体来说，NIPT 的遗传咨询包括检测前咨询和针对结果的检测后咨询两部分。已经有许多的国际和国内的专业团体就咨询意见给出了建议（Dondorp et al.，2015）。

1. NIPT 检测前咨询　NIPT 检测前咨询指的是受检者在决定接受 NIPT 筛查前应了解和充分理解的相关信息，应包括的内容如下：

（1）明确 NIPT 的检测目标疾病，提供目标疾病的名称及主要非整倍体异常疾病的描述性信息，提出咨询者的建议。

（2）针对有直接诊断指征的孕妇应建议产前诊断（方式、获益、风险、流程）。

（3）针对无直接诊断指征的孕妇，提供可选择的各种筛查手段以及相互比较。

（4）针对慎用或不适用人群的补充说明，即针对慎用人群应告知筛查的局限性，针对不适用人群应解释不适用的原因。

（5）强调 NIPT 是一种筛查，而不是诊断。

（6）解释 NIPT 高风险和低风险的准确含义以及后续处理原则，造成假阳性/假阴性的主要原因。

（7）告知本实验室开展 NIPT 所针对目标疾病的筛查效率，即提供检测实验室对于三种目标疾病的临床灵敏度和特异度。

（8）与受检者讨论 NIPT 意外发现的可能性以及后续的处理。

（9）与受检者讨论 NIPT 失败的可能性、发生率、发生原因以及后续对策。

（10）告知 NIPT 的检测流程，包括 NIPT 的检测费用、流程、结果反馈的周期与方式等。

2. NIPT 检测后咨询内容

（1）针对 NIPT 高风险（包括意外发现）的孕妇，解释所对应高风险疾病的名称、发生率、发生机制、主要表现，以及确诊后的相关处理选择，建议对所有 NIPT 高风险的孕妇进行侵入性的产前诊断。

（2）对于 NIPT 结果目标疾病均为低风险的孕妇，应告知胎儿唐氏综合征、18 三体综合征、13 三体综合征的残余风险很低（漏检率 1/1 000 以下甚至更低），提醒 NIPT 结果不能涵盖所有的染色体异常和基因疾病，建议后续常规产检，强调妊娠中期系统超声的重要性。

（3）对于 NIPT 检测失败的孕妇，告知失败的原因（若已知），讨论下一步可供选择的临床处理及其利弊，包括重新抽血复测 NIPT、直接进行侵入性产前诊断、接受其他筛查方案等。

围绕 NIPT 的道德和伦理挑战一直都在进行，主要包括：针对唐氏综合征的产前筛查往往以产前诊断及终止妊娠为目的，是否存在对唐氏综合征患者的歧视和侵犯可存活胎儿生命权的问题；作为普遍开展的唐氏筛查是否强制性违背了妊娠女性的选择权；作为一种全基因组的检测，NIPT 所带来其他意外发现是否会引起产前诊断的泛化和过度的妊娠终止问题等。此外，许多商业化实验室提供的 NIPT，其检测信息的保存、共享以及授权使用也存在许多伦理及法律相关问题。

九、无创产前检测的未来应用前景

基于孕妇外周血中胎儿游离 DNA（cffDNA）检测的技术

临床应用前景广阔，目前已经成为许多研究的热点方向。由于是通过高通量测序技术进行全基因组层面的检测，NIPT除了应用最为成熟的检测整个染色体的非整倍性异常外，还具有检测较小的染色体片段不平衡（重复或缺失）的潜力，从而可以实现染色体微缺失/微重复综合征的产前筛查。虽然目前一些商业化实验室已经可以用NIPT检测一定数量的微缺失/微重复综合征，但仍需要进一步的验证研究。此外，目前已经启动的利用cffDNA进行胎儿某些显性或隐性单基因遗传病产前检测的热点研究方向，同时需要开展临床验证研究。有理由相信，最终利用cffDNA检测技术将完整构建胎儿从染色体非整倍体异常到单基因病异常的筛查和诊断，即实现非侵入性的胎儿全基因组图谱构建。虽然距离这一远景还有很遥远的道路，但预计实现的速度会超出所有人预期。

十、结语

利用孕妇外周血中的cffDNA进行胎儿染色体疾病的产前筛查，是近年来迅速发展起来并进入临床应用的遗传检测方法。迄今为止的所有研究表明，NIPT比传统的血清学筛查具有更低的假阳性率和更高的检出率及PPV，从而在减少侵入性产前诊断操作的同时，提高了21三体、18三体和13三体及大部分的性染色体异常的产前识别。NIPT技术的应用对于临床技术体系和服务体系影响显著，带动了产科遗传咨询工作普及性和规范化发展。一项调查表明，许多临床医生相信NIPT终将全面取代传统产前筛查方案。随着技术的进一步发展和成本的不断降低，无创产前全基因组分析可能会在未来围产医学的实践中发挥越来越重要的作用。

（蒋宇林）

第三节　常用的细胞及分子遗传学诊断方法

随着遗传学的深入研究，人们对人类和其他生物遗传密码的了解已有了巨大进步，科研人员研发了多种方法，帮助去理解正常和异常的遗传过程。这些方法及其相关技术目前都已常规用于遗传病的诊断以及体细胞突变所致疾病的分子诊断（如血液系统恶性肿瘤等）。对于实验室检测和临床评估而言，分子遗传学和细胞遗传学诊断方法是极具价值的辅助手段，可以提供诊断、治疗和预后方面的信息。本节介绍最常见的几种传统遗传诊断技术和新的诊断技术，包括每种技术的概念、方法、优点和局限性，以及技术应用的一些范例。

针对遗传诊断发生的层面（染色体或基因）以及是否为靶向性的基因检测，目前临床应用的遗传学诊断方法可分为3大类：

1. 针对染色体数目以及结构性变异进行细胞遗传学检测。这类检测方法有助于分析染色体层面的数目及大片段染色体结构的改变，以及染色体微小片段的缺失与重复，以诊断各种明确的染色体异常综合征。

2. 针对已知的基因序列改变可以进行突变检测。这种检测方法具有靶向性，通常仅用于检测靶向性的特定序列改变。其位点的选择一般取决于与临床表型的关联。序列改变可能位于单基因之内，也可以跨越多个基因。根据所采用的检测方法，需检测的序列改变数量可以从单个突变到数千个突变不等。

3. 通用性基因分型方法可用于识别非靶向性的基因突变。这类方法的目的是更大范围地扫查基因组各个基因发现的突变，甚至在全外显子组或全基因组的层面，以识别已知或新发的改变。

一、检测细胞遗传学异常的技术方法

细胞遗传学异常是累及较大染色体区域的遗传缺陷（即易位、大片段缺失或非整倍体），而不是累及小的DNA片段。至少有3种方法可以检测这些缺陷，包括染色体（核型）分析、利用特异性DNA探针对有丝分裂中期染色体或间期细胞核进行荧光原位杂交（fluorescence in situ hybridization，FISH），以及微阵列比较基因组杂交（array comparative genomic hybridization，aCGH）。由于后两种方法可以检测到比染色体分析分辨率更高的异常，故被认为是分子细胞遗传学。

（一）染色体核型分析

染色体核型分析又称"染色体显带分析技术"，可用于检测染色体数目的改变或较大的染色体区域改变（易位、大片段缺失或非整倍体）。

进行染色体分析时，通常需从患者的外周血或胎儿羊水/脐血中获得淋巴细胞进行体外培养，并在有丝分裂原的作用下刺激其分裂。一旦细胞进入分裂，就加入秋水仙碱使其终止在有丝分裂中期。在细胞周期的这一阶段，染色体会极度浓缩，因此更容易识别其带型。然后，用染色体显带技术来鉴定每一条染色体，评估每种染色体的数目是否正常（即每对常染色体有2条，性染色体也共有2条），以及是否存在结构异常。染色体的显带技术可以采用不同的酶和染料来进行。通过胰蛋白酶和吉姆萨（Giemsa）染料的G显带（G-banding with trypsin and Giemsa-banding，GTG）是最常用的显带技术。Q显带技术使用荧光染料对染色体进行染色，并在紫外光照射下观察，可查见与G显带相同的条带模式。通常情况下，一套单倍型的23条染色体上可观察到约400个条带，单条染色体条带可含有600万个（6Mb）碱基对的DNA，约150个基因。如果需要更高的条带分辨率来检测相对较小的染色体重排，需将细胞周期进行同步化处理，使其固定于前中期（约550条带），甚至前期（约800条带）。后一种技术称为高分辨显带技术。

1. 染色体核型分析技术的优点

（1）与大多数分子遗传学分析方法相比，染色体显带技术可以通过显示所有的23对染色体的区带情况来实现对整个基因组的检查。

（2）对于平衡的染色体易位和插入的情况，核型分析技术能进行检出，而普遍意义上的分子遗传学诊断方法对上述情形无法检出。

（3）对于低比例（小于20%）的染色体异常嵌合体，具有较好的检出能力，这也是分子遗传学诊断方法有所局限的。

2. 染色体核型分析技术的缺点

（1）大多数染色体显带技术只能检测到大片段的结构异常，而不能检出小区域染色体片段的重复或缺失，更无法检测基因层面的插入缺失和点突变。

（2）结果的解读需耗费大量劳力，且解读的水平高低取决于操作者的经验和技术。无法实现高通量的检测。

（3）检测周期往往需要3~4周。

（二）荧光原位杂交

FISH技术可用于计数和定位染色体的较大片段的存在和位置。该技术大幅提高了染色体核型分析的灵敏度、特异度和分辨率。FISH可以用于有丝分裂中期的染色体和间期的细胞核；间期FISH可在石蜡包埋的组织上进行。中期FISH技术可以识别大的染色体异常，包括缺失、重复和易位，以及更小的染色体微缺失和重复。在进行中期FISH时，需进行与染色体显带分析类似的处理，将细胞终止于有丝分裂期，然后用乙酸和甲醇的混合液固定，并“滴”至显微镜载玻片上予以固定。试验使用的DNA探针长为数十万个（100~400kb）碱基对，可匹配含有待检DNA序列的染色体区域。这些探针在载玻片上直接与染色体杂交，故而称为“原位”杂交；通过荧光显微镜就有可能直接检测到荧光信号。目前，也可使用相对不常见的同位素标记和非同位素化学标记法。FISH探针会在与之杂交的染色体上产生荧光斑点，故每对染色体（或染色体区域）就会产生2个斑点。这些双点有时会融合形成一个信号。如果待检区域所在的染色体在细胞中为单体，则每个细胞核上将只有单个斑点；而染色体为三体时则会显示为3个斑点。FISH改进后也可用于分析间期细胞核。

1. 荧光原位杂交的优点

（1）FISH技术的分辨率远高于传统的染色体显带技术，因为FISH可分辨长度为1~2Mb甚至更低的序列，而染色体高分辨显带技术为5Mb以上，普通显带技术分辨率则在10Mb以上。

（2）可用于检测分裂期（中期）和非分裂期（间期）的细胞。

（3）该方案的技术操作较简单。

（4）可以使用多个探针一次性杂交，可以精确检测易位的具体形式。

（5）FISH可以识别多种染色体结构异常，包括缺失、重复、非整倍体及是否存在衍生（结构重排）染色体。

（6）FISH可识别极低比例的染色体嵌合体（可达10%以下）。

2. 荧光原位杂交的缺点

（1）能检测基因层面的突变，包括小的缺失和插入，以及点突变。

（2）由于探针只能检测到染色体的某位点或特定区域的存在与否，而不能检测其来源，故会漏检单亲二倍体（uniparental disomy，UPD），即患者的某对同源染色体遗传自同一亲代。

（3）因FISH不能检测探针区域之外的其他异常，为了作出准确诊断，临床医师必须选择正确的FISH探针。

（4）并非针对所有染色体区域的探针都有商业化产品提供。

（三）间期FISH

当不能获得分裂期细胞时（如细胞完全分化或组织已经固定并用石蜡包埋），则可采用间期FISH。该技术也提高了FISH探针的分辨率。对于间期FISH，采用FISH探针检测细胞时无须同步细胞周期。当使用完整的细胞核进行FISH时，采用低渗溶液收集细胞，固定后再“滴”至载玻片上。当使用FISH检测石蜡包埋的组织时，需要制成薄的病理标本切片并固定于载玻片上。

由于细胞间期的染色体几乎不浓缩，故这种改良的FISH分析方法为探针与染色体发生高分辨率的杂交提供了机会；相比于分辨率为2Mb的中期FISH，间期分析可达1Mb之下。在间期的细胞核中，染色体的结构无法分辨，只能显示出探针的信号。当用于杂交的两种探针颜色不同，并且匹配的DNA序列跨过了易位基因的断裂点区域时，将会产生来自正常染色体的预期信号，以及来自衍生染色体的融合信号（易位导致探针结合的基因被并置）。

1. 间期FISH的优点

（1）分辨率高于中期FISH。

（2）能够直接检测标本，无须培养细胞，因而操作更快捷。

（3）可用于石蜡包埋的切片。间期FISH对于各种非整倍体的产前诊断具有特殊价值，如18三体或21三体，并且能快速获得结果以便作出决策。对于较低比例的嵌合体有较好的检出率，且没有培养生长的偏倚。

2. 间期FISH的缺点　与中期FISH相比，间期FISH的主要缺点在于中期细胞不能观察到染色体本身的显示，所以不能提供有关整个染色体数目和结构的信息，以及相关探针对应的片段在染色体上的相应位置。

（四）微阵列比较基因组杂交

比较基因组杂交（comparative genomic hybridization，CGH）技术可以检测所有染色体上较小区域的DNA扩增和缺失情况，范围覆盖整条染色体。该技术的原理是，将患者（或目标）的基因组组成（或DNA）与一名或多名正常对照个体进行比较。“经典的”或中期的CGH分辨率相对较低（约15Mb的DNA）。微阵列比较基因组杂交（aCGH）是CGH的一种改良技术，将用于比较的DNA、RNA或组织排列于载玻片或玻璃珠上。目前有3种基本的芯片类型：细菌人工染色体（bacterial artificial chromosome，BAC）芯片、寡核苷酸芯片（长度通常为60个碱基对），或单核苷酸多态性（single nucleotide polymorphism，SNP）芯片（通常为数个核苷酸）。

1. 目前至少使用两种不同类型的芯片，即靶向芯片和全基因组芯片。

（1）靶向芯片的靶标是已知明确的微缺失/微重复综合征，以及其他单基因遗传病的已知基因位点（如结节性硬化症）。通常靶向芯片包含500~600个BAC。

（2）全基因组芯片能够在不同的分辨率水平覆盖整个基因组。第一代全基因组芯片是包含大约2 600个BAC的芯片，在整个基因组上的间隔约为1Mb（即分辨率约为1Mb）。目前寡核苷酸和SNP芯片已经取代了BAC。大多数实验室使用的都是寡核苷酸芯片或SNP芯片，这些芯片在整个基因组中的分辨率为20~35kb。

SNP和寡核苷酸芯片均可检测到拷贝数变异，但只有SNP芯片可用于基因组的不同区域，甚至在拷贝数正常的全部染色体中，确定是否存在杂合性缺失/丢失（absence/loss of heterozygosity，AOH/LOH）。AOH是指子代仅遗传了父母一方的等位基因。缺失双亲遗传可见于单亲二倍体（UPD）。这种情况下，两条不同的同源染色体都来自同一亲代（母方或父方），而不是正常的来自父母双方（一条来自父方，一条来自母方）。此外，当两条同源染色体均来自一条亲代染色体的相同拷贝时（单亲同二体型），也会发生UPD。SNP芯片只能检测继发于单亲同二体型的UPD。

当存在可能为良性、致病性或性质不明的拷贝数变异时，aCGH结果的解读也会变得较为困难。

2. 微阵列比较基因组杂交的优点

（1）通常情况下，该技术无须细胞分裂和组织培养，只需要良好且高质量的DNA。

（2）芯片的分辨率取决于所用芯片的类型和芯片上“探针”的平均间隔。是目前提供了最佳的染色体异常检测分辨率的遗传检测技术。

3. 微阵列比较基因组杂交的缺点

（1）由于没有不平衡的染色体拷贝数的改变，故不能检测到平衡的结构重排（即平衡易位、倒位和插入）。

（2）不能检测20%或以下水平的嵌合体（即拷贝数改变见于部分而不是全部细胞）。

（3）解读既往未曾报道过的拷贝数改变较为困难，尤其是当一名表型正常的亲代携带有相同的改变时。

（4）即使费用已降低，该技术仍然相对昂贵。

二、检测分子遗传学突变的技术方法

（一）检测已知突变

目前有许多不同的方法可用于检测特定的已知突变。通常情况下，这些方法的起始步骤都是PCR，之后再进行其他试验步骤。下文列出了部分常用遗传诊断技术及其优缺点。一般性的突变检测方法也可用于检测已知突变，如DNA测序。虽然扩增片段中的整个序列都会被测出，但通过这种更为全面的方法，扩增片段中的突变会很容易被发现。

1. 聚合酶链反应　PCR过程能够扩增可用于分析的DNA量，常作为绝大多数DNA分析方法的第一步，故不在本节详细说明。

2. 限制性酶切法　限制性酶切法可用于检测产生或破坏了限制性酶切位点的突变。有特异性是由于限制性酶通常分离自细菌，可识别DNA片段中的独特短序列，并能在特定的位点上切开DNA链。如果突变改变了DNA上的碱基序列而产生新的限制性酶切位点，或者使已经存在的限制性酶切位点消失，就可根据这个酶切位点的存在与否来检测突变。

（1）限制性酶切法的优点

1）操作技术简单，一般可以在1日内完成。

2）限制性酶切分析可检测出特定的突变，并可同时应用于多份样本。随后，这些样本可在同一块凝胶上并排进行电泳。

（2）限制性酶切法的缺点

1）对于由大量不同突变引起的疾病，以及当待测突变所在的核苷酸序列需要用到昂贵的限制性酶时，这种方法并不实用。

2）在现存的点突变中，实际上只有少部分的突变确实产生或去除了限制性酶切位点，所以应用的范围有一定的局限性。

3）不完全酶切会产生错误的结果，而使用充分的对照可克服此问题。

3. 等位基因特异性寡核苷酸杂交法　等位基因特异性寡核苷酸（allele-specific oligonucleotide，ASO）杂交法需将变性的PCR扩增DNA置于膜上（点膜，“spotting”），随后用带有标记的、等位基因特异性的短探针进行杂交。在理想的杂交和洗脱条件下，仅当探针序列与单链样本DNA完全互补时才会发生杂交。

通常，一名患者的PCR产物会被分别固定于2张相同的膜上（斑点-印迹，“dot-blot”），其中一张膜与正常序列的探针杂交，另一张膜则与突变序列的探针杂交。这两个探针应当仅有1个核苷酸位点的差异，对应于待检的点突变。杂交产物暴露于放射自显影胶片（探针经放射性标记）或经化学处理（探针为经生物素标记的寡聚核苷酸）之后，记录阳性信号，就可以判断正常序列或突变序列的纯合性或杂合性。

可以通过改进ASO杂交法来分析单个患者的一组突变。例如，在“逆向”ASO杂交技术中，将序列特异性的探针点于膜上，每名患者只使用1张膜，逆向ASO的性价比不如常规ASO，但可以缩短每个样本的处理时间。该方法常用于囊性纤维化、地中海贫血等疾病的分子检测。

（1）ASO杂交技术的优点

1）适合于分析多份样本的特定突变或多态性。

2）恰当优化后，该方法具有较高的灵敏度和特异度。

3）适用于多重PCR分析或自动化微阵列分析（DNA芯片）。

（2）ASO杂交技术的缺点

1）每种ASO探针只能检测一种特定序列。

2）ASO杂交法适合检测小的DNA突变。

3）如果杂交和/或洗脱的条件未充分优化，则结果可能没有特异性。

4. 基因分型微阵列　在多种不同的分子检测平台上均可进行基因分型微阵列检测。这类方法可同时检测多种突变，且突变的数量可灵活选择。因此，当需要同时对多名不同患者的单个或多个基因进行高通量分析时，这类方法就有较大的优势。这些检测通常自动化并且在高通量情况下进行分析，开始运行试验之后无须手动操作。

（1）基因分型微阵列的优点

1）适用于对多份样本的特定突变或多态性进行高通量分析。

2）每份样本所需的手动操作相对较少。

3）数据解读也可高度自动化地进行。

（2）基因分型微阵列的缺点

1）微阵列分析设备以及微阵列芯片均较昂贵。

2）无论待检样本数量多少，微阵列芯片都只能是一次性使用，所以该方法通常不适合对少量样本进行检测。标本量过少性价比不高。

（二）针对不特定突变类型的基因分型

在具有等位基因异质性的疾病中，要找出不特定序列的致病突变非常困难。对于这些疾病的诊断，在发现特定的致病突变前，需先对基因进行突变筛查。在发现并明确新的序列变异类型后，必须确定其致病性。通常通过对预计并未携带相同等位基因变异的大量正常对照个体进行筛查，来确定其致病性。此外，还应比较同一家族中受累个体和未受累个体的DNA序列中突变存在与否。

目前已有许多筛查突变的方法可供选择，本节仅介绍临床应用最为广泛的一些测序技术。

1. 靶向基因组的高通量测序　针对临床高度怀疑某一单基因遗传病或某一类多种单基因遗传病，但先证者突变类型尚不明确或不可知的情况下，可选择进行靶向基因组的高通量测序技术。该检测针对相对应的几个或数十个基因进行靶向扩增建库，利用二代测序的技术将测序集中在待检测的基因中，获得较深的测序深度，得到所检测基因上所有DNA序列，分析其中的突变信息进行致病性分析。这种方法的优点包括：可以准确识别目标序列上的所有DNA变异，可用于检测已知的突变，以及识别未知的突变。在大量的遗传病中，研究者们陆续发现了许多新的突变，并且这些突变增进了对疾病突变谱和基因型-表型相关性的理解。这种更全面且广泛的检查方法提高了临床检测工作的效果。该方法的缺点包括：测序仅局限在目标基因上，不能检测目标基因之外的DNA突变，相关的测序费用较高。

2. 全外显子组测序　在人类基因中大约有180 000个外显子，占人类全部基因组的1%，约30Mb。人类基因组的蛋白编码区大约包含85%的致病突变。全外显子组测序（whole exome sequencing，WES）是利用探针杂交富集外显子区域的DNA序列，然后通过高通量测序，主要识别和研究与疾病、种群进化相关的编码区及调控区域（untranslated regions，UTR）相关遗传突变的技术手段。结合大量公共数据库提供的外显子组数据，有利于更好地解释变异之间的关联和疾病的致病机制。目前该测序方法广泛应用于临床，寻找不特异的基因突变导致疾病的情形，其优点（针对全基因组测序）包括测序量相对较低、成本相对较、数据分析工作较便捷；缺点在于无法在未知基因或非编码区域发现与疾病诊断相关的突变信息。

3. 全基因组测序　全基因组测序可以检测整个基因组的突变，并且无须检查者特意去选择目标基因或染色体区域，测序范围包括目前所有基因组的编码区和非编码区。全基因组测序的主要优点在于基因测序的覆盖度最高，能够发现未知基因或非编码区与疾病诊断相关的基因突变，但存在测序量最大、成本高、数据分析较为困难等缺点。随着全基因组高通量测序技术的改进，还会继续降低该方法的成本，提高数据分析的通量。

随着全基因组测序的应用，预计可检测出越来越多意义未明的变异（variants of unknown significance，VOUS），对这些变异进行临床分类可能是一项巨大的挑战。在进行全基因组测序之前，临床医生必须告知患者，检测将会检出这些VOUS，并且部分VOUS有可能存在重要的临床意义（即有致病风险），但目前医学上对这些VOUS的理解仍相当局限，因此不能明确指出其与患者健康的相关性。应当注意的是，检测到既往未发现的点突变并不意味着这种突变具有临床意义。要确定所谓的VOUS与临床的相关性相当困难。

4. Southern和Northern印迹法　Southern印迹法可用于检测小的突变，以及大的缺失、重复和基因重排，这些改变都可改变限制性酶的酶切位点或酶切产生的DNA片段大小。应用此方法时，先用1种或多种限制性核酸内切酶消化基因组DNA，而后将酶切产物转至膜上。在有利于探针与凝胶上的DNA片段（包含互补序列）形成双链的条件下，将膜与放射性标记的单链探针进行杂交。当将膜暴露于放射自显影胶片并进行显影时，杂交序列将会表现为可见的条带。每一条带的位置都对应于与探针相结合的片段的大小。

当RNA为原始材料时，可以采用类似的技术。此方法被称为Northern印迹法，可以分析不同组织中基因转录产物的大小、丰度和表达模式。

此类方法的优点在于，可以检测大范围的突变和大的结构重排。Southern印迹法也可以用于检测基因甲基化状态的改变，而甲基化可影响DNA链对限制性核苷酸酶切的灵敏度。

此类方法的缺点包括试验所需的DNA量大于前文所述的其他方法，并且费时费力。通常完成此项检测需要1周以上的时间。所用的放射性物质不仅昂贵，而且还有危害。不过，目前也可以用无放射性的方法替代，如化学发光法等。

近年来，遗传学的诊断技术发展日新月异，带来了临床遗传性疾病诊断的迅猛发展，儿科及成人的遗传病诊断，以及产前诊断能力，都得到了有力的提升。目前产前诊断的目标疾病已经从染色体非整倍体到微缺失微重复综合征，以及常见或罕见的单基因疾病。在此形势下，临床医师和实验室技术人员都需要了解常用的遗传学诊断技术及其优缺点，加深对于不同技术应用于不同临床需求的理解，准确选择诊断技术，实现精准诊断。

（蒋宇林）

第四节　常见染色体病

女性和男性正常细胞染色体核型分别为46，XX和46，XY。核型由22对常染色体和一对性染色体构成的46条染色体称为二倍体。每对染色体分别来自双亲一方，称为同源染色体，大小及形态一致，如配子中染色体核型即为22，X

和22,Y,称为单倍体。如果出现染色体数目或结构异常改变则称为染色体病。

染色体数目异常包括整倍体和非整倍体。整倍体(euploid)包括三倍体(69,XXX/XXY/XYY),四倍体(92,XXYY)。非整倍体(aneuploidy)是指染色体的数目改变并非一个染色体组的整倍数,如少于二倍体称为亚二倍体(如45,X),反之为超二倍体,包括三体(trisomy)(如47,XY,+21)和多体(polysomy)(如48,XXXX)。

染色体结构异常通常源自染色体断裂后异常重接,常见类型包括缺失、倒位、易位、重复、环状染色体、双着丝粒染色体、插入等。

一、发生率

不同人群中,不同类型的染色体病发病率存在差异。

1. 常染色体数目异常 21三体综合征,又称"唐氏综合征(Down syndrome)",是最早发现的染色体病。在活产儿中发病率为1/(600~800),随着孕妇年龄增长,发生风险随之升高(图13-4-1)。13三体综合征,又称"帕托综合征(Patau syndrome)",在活产儿中发病率为1/10 000。18三体综合征,又称"爱德华综合征(Edwards syndrome)",在活产儿中为1/6 000。其他常染色体三体综合征的活产儿非常罕见,但如表现为嵌合体型,则可能存活且可产生严重智力发育影响,如9三体嵌合型综合征(Ma et al.,2015)。

2. 性染色体数目异常 特纳综合征染色体细胞核型为45,X,又称"先天性卵巢发育不全",多数在胚胎期发生流产,在女性新生儿中占1/5 000。克兰费尔特综合征(Klinefelter syndrome),染色体细胞核型为47,XXY,又称"先天性睾丸发育不全",在男性新生儿中占1/1 000。

3. 三倍体综合征(triploidy syndrome) 尽管最为常见,但由于多于妊娠早、中期流产,多不能出生,除非为嵌合体型。其中,69,XXY、69,XXX、69,XYY发生比例分别为60%、37%和3%。

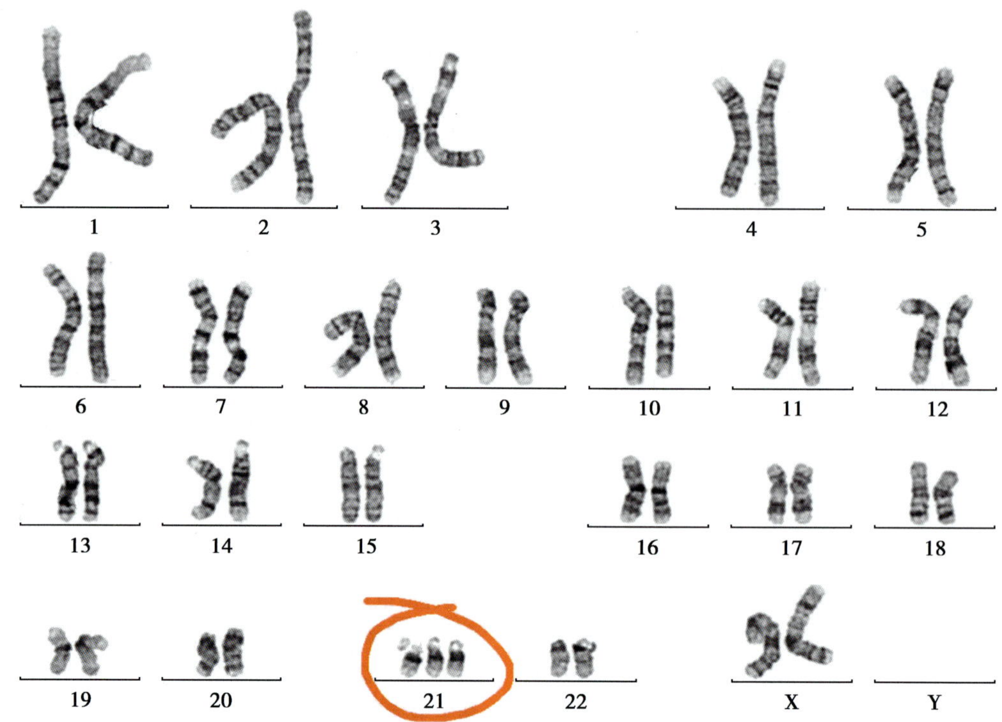

图13-4-1 21三体综合征细胞核型分析

二、病因和机制

1. 染色体数目异常 整倍体(euploid)即由于染色体组在减数分裂Ⅰ或Ⅱ期未分裂,造成染色体数目为正常单倍体染色体组的整倍数,包括三倍体(69,XXX/XXY/XYY),或由于异常受精、核内复制/有丝分裂异常而形成四倍体(92,XXYY)。

非整倍体(aneuploidy)是指染色体的数目改变并非一个染色体组的整倍数,如少于二倍体称为亚二倍体(如45,X),反之为超二倍体,包括三体(trisomy)(如47,XY,+21)和多体(polysomy)(如48,XXXX)。非整倍体的形成往往由于某一条染色体在有丝分裂或减数分裂时不分离造成,如果发生于合子形成后有丝分裂时姐妹染色单体不分离,则可能形成嵌合体。另一可能机制在于后期迟滞。

2. 染色体结构异常 染色体断裂及断裂后染色体断裂端的异常重接可能引起染色体结构异常,包括缺失、倒位、易位、重复、环状染色体、双着丝粒染色体、插入等。由于破坏基因正常顺序、剂量不平衡改变,临床表现为流产、死胎、畸形儿,或生后生长发育迟缓、智力低下、语言障碍、行为异常等临床表现。

在发生于两条染色体之间的易位结构异常中,如未破坏断裂点基因,携带者不产生临床异常表型,但形成的配子在减数分裂前期衍生染色体与同源染色体在联会时形成四价体，进而以不同的形式分离，造成正常、平衡携带及部分单体或三体。

三、诊断要点

主要依据外周血染色体核型分析作为诊断金指标，产前样本可依据胎儿来源的绒毛膜细胞、羊水细胞、脐血等体细胞。通过对显微镜下细胞分裂中后期典型的形态特征进行分析，诊断出染色体数目及结构异常。除此以外，产前诊断中往往能发现的异常还包括产前血清学筛查指标的异常、特异或非特异的超声影像学改变、胎儿发育异常、胎盘变化等。

1. 唐氏综合征　作为最常见的单病因引起的智力障碍，由于相对较高的发病率，成为产前筛查诊断的重点。临床症状与功能基因剂量改变密切相关。异常核型类型包括标准型、罗伯逊易位、嵌合型。生后表型典型，包括特殊面容（鼻梁低平、眼睑上斜、眼距过宽、内眦赘皮）、肌张力低下及发育迟缓。此外，还包括一些非特异性结构异常，如十二指肠狭窄、巨结肠、先天性心脏畸形（如室间隔缺损）等。产前超声多为非特异性结构变异，如妊娠早期颈部透明带增厚、妊娠中期颈部皮褶、肠管回声增强、长骨缩短、肾盂扩张等。通过不断改进的母体外周血筛查手段，唐氏综合征的检出率不断提高，同时筛查假阳性率不断减少。同时，筛查高危的检出孕周不断前移，产前诊断包括妊娠早期通过绒毛活检、妊娠中期羊膜腔穿刺术，对取出的胎儿来源样本也能通过细胞培养以外的多种方法进行有针对性的快速诊断，从而对后续进行有效指导管理。

2. 18 三体综合征　预后较差，产前筛查血清学筛查表现为特殊模式，即三联指标均低减。产前超声提示可发现某些特征性手、足姿势，手指屈曲、重叠且姿势固定、摇椅足；头颅形态常呈草莓头，后颅窝池增宽，小脑小，同时常伴有其他畸形，如消化道、肾脏、心脏畸形等。

3. 13 三体综合征　异常类型包括标准型、罗伯逊易位型、嵌合型三种，以标准型最为多见，预后差，常伴严重多发畸型，生后 1 个月内死亡居多。产前超声特征性表现包括中枢神经系统严重畸形（如前脑无裂畸形）、双侧完全型唇腭裂、轴后多指、脐膨出、多囊肾、心脏畸形等。

4. 其他常染色体三体综合征　除唐氏综合征、18 三体综合征、13 三体综合征以外的三体综合征，在妊娠早期常自然流产，个别嵌合型可存活至生后。常伴严重畸形或生长智力发育异常。

5. 特纳综合征　相关 X 染色体结构异常的核型分类包括：45，X；45，X/46，XX 嵌合型；45，X/46，X，i（Xq）嵌合型；45，X/其他嵌合型；46，X，i（Xq）；46，XX，q-或 46，XX，p-等多种形式。不同结构异常对应相应临床表现。其中，X 染色体短臂缺失者表型多为身材矮小及先天性畸形，而长臂缺失者多表现为生殖腺功能异常。此外，研究发现，临床表现还与 X 染色体亲本来源有关。典型临床表现包括身材矮小、发际低、颈璞，特别是条索状的性腺发育不良。产前筛查超声常常能发现特征性表现：颈部水囊瘤/囊状淋巴管瘤、胎儿全身水肿，伴胸腔积液或腹腔积液、心肾畸形等（图 13-4-2）。伴或不伴有血清学筛查结果异常。

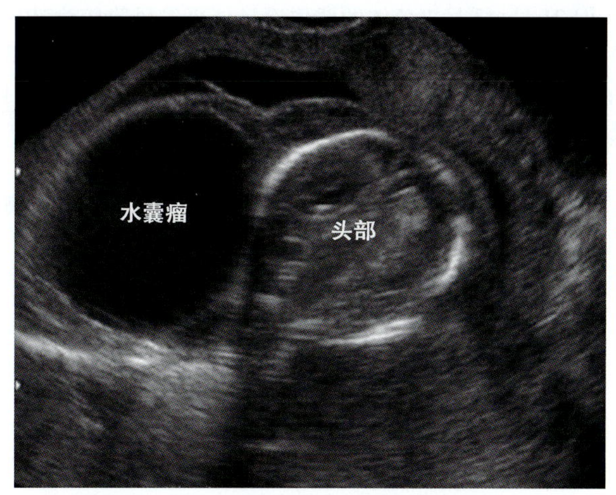

图 13-4-2　特纳综合征典型超声表现

6. 克兰费尔特综合征　是引起男性性功能低下最常见的原因，孕期可表现为流产，余无特异临床表现，常通过其他指征的侵入性产前诊断发现。

7. 三倍体综合征　临床表现包括胎儿生长受限、先天性心脏异常等胎儿畸形、胎盘形态异常等。实验室检查可发现较高水平的母体血清学 hCG 值。

四、自然病程

染色体异常是造成儿童严重畸形的常见原因之一，通过完备的产前筛查和影像学监测，越来越多的染色体异常得以在产前检出。其中唐氏综合征、18 三体综合征、13 三体综合征、三倍体综合征多在发现后终止妊娠。而对于部分性染色体异常胎儿，临床表型相对轻微，部分仅影响生殖功能，如早期诊断并对症干预，预后可能明显改善。

五、产前筛查诊断

采用孕妇血浆中胎儿游离 DNA（cell-free fetal DNA，cffDNA）进行二代测序，通过生物信息学分析，用于产前胎儿非整倍体风险评估，对于提高产前筛查效率具有巨大潜力，称无创产前检测（NIPT）。自 2011 年 NIPT 开始应用到临床，这一技术迅速得到推广（Ma et al.，2017），积累了大量经验，同时引发了一系列从基础理念到实际应用的争论和相关研究。国际上，各大学术组织也积极作出响应，对规范指南进行相应修正，在循证医学基础上，对某些关键问题给予解读和建议，例如 NIPT 适用范围能否扩大到“非整倍体低风险人群”及其相应利弊，检查范围能否进一步扩大到其他染色体非整倍体甚至微缺失/微重复等问题。国际上极具影响力的学术组织——国际产前诊断学会（International Society for Prenatal Diagnosis，ISPD）（Benn et al.，2015）和美国妇产科学医师学会（ACOG）于 2015 年发布最新的 NIPT 相关指南指导临床。

六、预后

尽管典型三体综合征多属新发变异，再发风险并不增高，但21号、13号染色体的罗伯逊易位再发风险较为特殊，如夫妻双方一方为罗伯逊易位，例如，45，X，der（13；13）（q10；q10）及45，X，der（21；21）（q10；q10），则只能形成三体或单体的合子，几乎全部流产。

有三体综合征生育史，再次妊娠需要进行产前诊断。

（马京梅）

第五节　常见遗传代谢病

一、概述

遗传代谢病（inherited metabolic diseases，IMD），又称“先天性代谢缺陷（inborn defects，IEM）”，是指维持机体正常代谢所必需的某些由多肽和/或蛋白质组成的酶、受体、运载蛋白及膜泵等的编码基因发生突变，导致某种或某些机体代谢（包括糖、脂肪酸、氨基酸）紊乱，引起中间或旁路代谢产物蓄积在完成代谢过程的细胞、组织、器官中，使其结构或功能受累，或对重要器官能量供给不足，而引起的一系列疾病。

（一）发生率

目前已经发现4 000多种遗传代谢病，总发病率为0.1%~0.2%。在活产儿中，累积发病率为0.3%。

（二）疾病分类

遗传代谢病种类繁多，根据累及的生化物质，可分为以下几类：

1. 碳水化合物代谢缺陷　半乳糖血症、果糖不耐受症、糖原贮积症、蔗糖和异麦芽糖不耐受症、乳酸及丙酮酸酸中毒等。

2. 氨基酸/蛋白质代谢缺陷　苯丙酮尿症、酪氨酸血症、尿黑酸尿症、白化病、枫糖尿症、异戊酸血症、同型胱氨酸尿症、先天性高氨血症、高甘氨酸血症等。

3. 脂肪酸氧化代谢缺陷　肾上腺脑白质营养不良、GM1神经节苷脂贮积病、GM2神经节苷脂贮积病、中链脂肪酸酰基辅酶A脱氢酶缺乏症、尼曼-皮克病和戈谢病等。

4. 有机酸血症。

5. 尿素循环障碍。

6. 过氧化物酶体病。

7. 溶酶体病　戈谢病、法布里（Fabry）病、异染性脑白质营养不良、球形细胞脑白质营养不良等。

8. 线粒体病　母系遗传利氏（Leigh）病、线粒体肌病、进行性眼外肌麻痹、Leber遗传性视神经病等。

（三）临床表现

遗传代谢病的临床表现各异，影响机体多个重要器官的发育和功能，尤其是脑、肝、心脏、肌肉、肾脏等。临床表现复杂，特异性不突出，如神经系统异常、代谢性酸中毒、酮症酸中毒、低血糖、严重呕吐、肝大或肝功能不全、特殊气味、容貌异常、皮肤和毛发色素改变、耳聋等，多数遗传代谢病伴有神经系统异常。

（四）诊断

依赖于各项实验室检查。根据临床特点和病史，由简到繁，由初筛到精确，选择相应的实验室检查。

1. 尿液检查

（1）颜色及气味：有些代谢产物从尿液中大量排出，使尿液呈现特殊的颜色和气味。如尿蓝母使尿呈蓝色，尿黑酸使尿呈蓝棕色。

（2）还原物试验：尿液中的半乳糖、果糖、葡萄糖、草酸、4-羟基苯丙酮酸等还原物质均可检出，为进一步选择检查提供帮助。

（3）尿液筛查试验：常用的有三氯化铁试验、二硝基苯肼（DNPH）试验、硝普盐试验、甲苯胺蓝试验。

2. 血液生化检测　如血糖、血电解质、肝肾功能、胆红素、血氨、血气分析等多项检查。

3. 氨基酸分析　可进行血、尿液氨基酸分析。检测指征如下：

（1）家族中已有确诊为遗传代谢病患者或类似症状疾病患者。

（2）高度怀疑为氨基酸、有机酸代谢缺陷者（有代谢性酸中毒、酮尿症、高氨血症、低血糖、血及尿肌酐含量降低、尿路结石等）。

（3）不明原因的脑病（昏睡、惊厥、智力障碍等）。

（4）疾病饮食治疗监测。

4. 有机酸分析　人体内等有机酸来源于碳水化合物、脂肪酸、氨基酸代谢及饮食、药物等，可通过尿液、血浆、脑脊液等进行有机酸分析，以尿液最为常用。其指征为：

（1）不明原因的代谢异常。

（2）疑诊为有机酸或氨基酸代谢病。

（3）疑为脂肪酸代谢及能量代谢障碍。

（4）不明原因的肝大、黄疸等。

（5）不明原因的神经肌肉疾病。

（6）多系统进行性损害等。

5. 基因诊断是金标准　遗传代谢病多数为单基因遗传病，再发风险高。临床表现及生化分析可临床诊断遗传代谢病，但需要基因突变分析确诊，为判断预后、遗传咨询提供依据。随着分子生物学技术的进步，越来越多的遗传代谢病基因诊断技术被应用到临床，如基因序列分析、多重连接探针扩增（multiplex ligation-dependent probe amplification，MLPA）、基因芯片、新一代测序（NGS）等。

（五）治疗

治疗原则是减少代谢缺陷造成的毒性物质蓄积，补充正常需要物质、酶或进行基因治疗。大多数遗传代谢病以饮食治疗为主，部分疾病可通过补充维生素、辅酶等进行治疗。

二、苯丙酮尿症

苯丙酮尿症（phenylketonuria，PKU）是由于肝脏内苯丙氨酸羟化酶（PAH）缺乏，无法将苯丙氨酸转化为酪氨酸，使苯丙氨酸在血液、脑脊液、各种组织中浓度异常增高；同时在转氨酶作用下，苯丙氨酸脱氨基产生大量苯丙酮酸、苯乳酸、苯乙酸等旁路代谢产物，自尿液中大量排出。PKU是一种常染色体隐性遗传性疾病。

（一）发病率

发病率具有种族和地域差异，我国总体为1/11 000，国外为 1/64 000（丹麦）~1/4 500（北爱尔兰）（Song et al.，2005）。

（二）病因

PAH 基因位于 12q22-12q24，全长 90kb，由 13 个外显子和 12 个内含子组成。PAH 基因突变类型多，位置多变，在中国人群中已发现 100 多种基因突变，其中最常见的突变为 R243Q（21.7%）、R413P（7.9%）、Ex6-96bp A>G（c.611A>G，p.Y204C）（6.7%）（Zhu et al.，2010）。

（三）临床表现

患儿出生时正常，通常 3~6 个月开始出现症状，1 岁时症状明显。由于我国大力推广 PKU 新生儿疾病筛查，大多患儿检出时无临床症状。

1. 神经系统　智力发育低下，伴行为异常，如多动、兴奋不安、孤僻等。可有癫痫小发作。

2. 皮肤　因黑色素合成不足，发色黄，皮肤白皙，常出现皮肤湿疹。

3. 体味　尿液和汗液中含有较多苯乙酸，有明显鼠臭味。

（四）临床诊断

1. 新生儿疾病筛查　新生儿出生 72 小时并充分哺乳后，取足跟血滴于滤纸片上，采用荧光测定法或串联质谱测定血苯丙氨酸浓度，正常浓度<120μmol/L（2mg/dl），经典型 PKU>1 200μmol/L。

2. 尿蝶呤谱分析　高苯丙氨酸血症中 10%~15% 是由辅酶四氢生物蝶呤（tetrabiopterin，BH_4）缺乏症引起的，BH_4 缺乏症与 PKU 的鉴别诊断依赖于尿蝶呤谱分析。

3. 干纸片法测定红细胞二氢蝶呤还原酶。

4. BH_4 负荷试验　主要鉴别患者是否对 BH_4 负荷有反应。服用 BH_4 后 24 小时内，血苯丙氨酸浓度下降 30% 以上为反应型，见于 BH_4 缺乏症和 BH_4 反应性 PAH 缺乏症。

5. DNA 分析　对 *PAH* 进行 DNA 序列分析是 PKU 基因诊断的金标准。

（五）治疗

一旦确诊即给予积极治疗。主要采用低苯丙氨酸奶粉治疗，儿童可加入牛奶、粥、蛋等，添加食物应以低蛋白、低苯丙氨酸食物为佳。饮食治疗至少坚持到 6 岁以上，需定期测定血苯丙氨酸浓度。成年女性 PKU 患者在妊娠前应重新开始饮食控制，控制血苯丙氨酸<300μmol/L，直至分娩。未治疗的 PKU 孕妇的胎儿在宫内由于高苯丙氨酸血症即可发生大脑损伤，大部分出现小头畸形和智力障碍，部分发生先天性心脏病。

（六）产前基因诊断

1. 首先必须明确先证者和其父母 *PAH* 基因的致病突变，然后通过绒毛、羊水的 DNA 分析，检测胎儿是否存在与先证者相同的基因突变。

2. 产前诊断时，应联合应用直接突变检测（NGS 或等位基因特异性 PCR）和短串联重复序列（STR）多态性分析，相互验证。

（七）产科处理

无须特殊的产科处理。

（八）遗传咨询

1. PKU 遗传方式为常染色体隐性遗传。

2. 先证者父母均为杂合突变，即携带有 PKU 致病突变，但无 PKU 临床表现。先证者同胞患病风险为 1/4，携带 PKU 致病突变风险为 1/2，不携带致病突变的正常概率为 1/4。

3. PKU 家庭再次生育时，需进行产前基因诊断。通过绒毛、羊水的 DNA 分析，检测胎儿是否存在与先证者相同的基因突变。胎儿患病风险为 1/4，携带 PKU 致病突变风险为 1/2，不携带致病突变的正常概率为 1/4。如胎儿为 PKU 患者，应告知疾病情况，由孕妇夫妇双方决定是否继续妊娠。

4. 先证者的后代肯定为致病突变携带者。

5. 在 PKU 高发地区，携带者频率高达 20%，可进行杂合子筛查，进行首次妊娠的产前诊断。

三、先天性肾上腺皮质增生症

先天性肾上腺皮质增生症（congenital adrenal hyperplasia，CAH）是由于皮质激素合成过程中酶的先天缺陷导致的。由于皮质醇合成不足，负反馈刺激垂体分泌过多促肾上腺皮质激素（ACTH），导致肾上腺皮质增生、分泌过多皮质醇前体物质，而出现一系列临床表现。CAH 是遗传性类固醇激素合成缺陷疾病，是常染色体隐性遗传疾病。

（一）发病率

发病率具有种族和地域差异，我国总体发病率与欧美国家相近，为 1/15 000~1/10 000，因纽特人发病率达 1/500。

（二）病因

临床上发现多种皮质激素合成过程中的酶发生缺陷，如 21-羟化酶、17-羟化酶、11-羟化酶、3β-羟类固醇脱氢酶和 18-羟化酶缺乏等，其中最常见的是 21-羟化酶缺乏，占 90% 以上。编码 21-羟化酶蛋白的基因 *CYP21* 位于 6p21.3，全长 3 463kb，由 10 个外显子和 9 个内含子组成。它与其无活性的假基因（*CYP21P*）串联排列，*CYP21* 基因突变包括错义/无义突变、缺失、插入、剪切突变等，95% 的突变是由于真假基因转化所引起的（Higashi et al.，1986）。

（三）临床表现

1. 单纯男性化　男孩表现为同性性早熟，出生时无明显异常，6 个月后出现体格和性早熟征象，如阴茎、阴囊增大，肌肉发达，骨龄提前等。女童出生时表现假两性畸形，阴蒂肥大、阴唇融合等。

2. 失盐伴男性化　因 21-羟化酶严重缺乏，患儿出生 1 周表现厌食、呕吐、腹泻、脱水、酸中毒等，多伴有阴囊、大阴唇和乳晕色素沉着。

3. 高血压　由于 11-羟化酶、17-羟化酶缺乏，导致脱氧皮质酮增加、钠潴留所致。

（四）临床诊断

1. 新生儿疾病筛查　新生儿出生 72 小时并充分哺乳后，取足跟血滴于筛查滤纸片上，采用酶联免疫法测定血 17-羟孕酮浓度，正常浓度<30μmol/L。

2. 血睾酮升高，ACTH 升高。

3. 血电解质紊乱　高钾、低钠、酸中毒。

4. 外周血染色体核型为正常男性或女性核型，而致病基因 DNA 分析为确诊 CAH 的金标准。

（五）治疗

一旦确诊即给予积极治疗。主要采用氢化可的松治疗，每日剂量按体表面积计算，10～20mg/m²，分 3 次口服，需终身服用。此外，还需补充盐皮质激素，给予 9α-氟氢可的松，0.05～0.15mg/d。如出现急性肾上腺皮质危象时，需立即扩容、快速大量静脉滴注氢化可的松。阴蒂肥大等外生殖器异常可考虑手术矫正。

（六）产前基因诊断

1. 首先必须明确先证者和其父母 *CAH* 基因的致病突变，然后通过绒毛、羊水的 DNA 分析，检测胎儿是否存在与先证者相同的基因突变。

2. 产前诊断时，应特异性扩增 *CYP21* 基因后进行巢氏 PCR 扩增，分别进行 DNA 序列分析（Owerbach et al.，1990）。

（七）产科处理

对于胎儿有 CAH 患病风险的孕妇给予地塞米松治疗，能够使 80%的病例减轻或不出现症状（Evans et al.，1985）。目前治疗方案为：妊娠早期第 3 个月开始口服地塞米松，20μg/（kg·d），每日 3 次，口服（Nimkarn et al.，2006）。

（八）遗传咨询

1. CAH 的遗传方式为常染色体隐性遗传。

2. 先证者父母均为杂合突变，即携带有 CAH 致病突变，但无 CAH 临床表现。先证者同胞患病风险为 1/4，携带 CAH 致病突变风险为 1/2，不携带致病突变的正常概率为 1/4。

3. CAH 家庭再次生育时，需进行产前基因诊断。通过绒毛、羊水的 DNA 分析，检测胎儿是否存在与先证者相同的基因突变。胎儿患病风险为 1/4，携带 CAH 致病突变风险为 1/2，不携带致病突变的正常概率为 1/4。如胎儿为 CAH 患者，应告知疾病情况，由孕妇夫妇双方决定是否继续妊娠。

4. 先证者的后代肯定为致病突变携带者。

（冯玲 吴媛媛）

第六节 常见遗传综合征

一、脆性 X 综合征

脆性 X 综合征（fragile X syndrome）[OMIM 309550]是由于脆性 X 智力低下基因 1（*FMR1*）突变导致的最常见的 X 连锁单基因性智力低下综合征。

（一）发病率

由于基因全突变及前突变携带的临床表现等不同，其群体发病率也存在一定差异。男性全突变发病率为 1/4 000～1/3 600，女性全突变为 1/6 000～1/4 000，而男性前突变携带者为 1/800，女性前突变携带者为 1/260。

（二）病因

定位于 Xq27.3 的 *FMR1* 基因 5'端第一外显子的非编码区存在$(CGG)_n$三核苷酸串联重复序列，$(CGG)_n$重复扩展的动态突变和异常甲基化而导致脆性 X 智力低下蛋白（FMRP）合成减少或缺失，导致 99%的脆性 X 综合征的发生（Brouwer et al.，2009）。FMRP 是一种调控蛋白质合成的翻译抑制剂，影响神经细胞突触功能。不超过 1%的脆性 X 综合征是由于 *FMR1* 基因的点突变或缺失突变引起 FMRP 功能异常而发病。

（三）诊断要点

1. 特征性表现　中到重度（全突变）/轻度或无（前突变携带）智力障碍、巨大睾丸、特殊面容（前额突出、厚唇、下颏突出、耳大、高腭弓等）、结缔组织异常（皮肤张力减弱、关节松弛脱位、二尖瓣脱垂等）、语言障碍和行为异常（焦虑烦躁、暴躁、好动或孤僻胆怯等）、神经内分泌功能障碍症状（巨头、身材过长等过度生长表现）等。

2. 前突变携带者可能具有的几种临床表现　轻度认知障碍或行为缺陷；脆性 X 原发性卵巢功能不全（FXPOI）；脆性 X 震颤/共济失调综合征（FXTAS）（Jacquemont et al.，2004a）。

3. 不伴有生长发育异常和其他组织器官的畸形。

4. 家族中存在 X 连锁不完全显性遗传方式，所有患者的母亲都是前突变或全突变。

5. 可能存在智力低下的家族史。

（四）鉴别诊断

1. 非遗传性因素导致的智力低下　如产伤、慢性胎儿窘迫、颅内感染等。

2. 染色体病　表现为多器官组织畸形，伴有智力低下，可通过染色体核型分析进行鉴别。

3. 普拉德-威利（Prader-Willi）综合征　75%患者 15q11-q13 微缺失，表现为身材矮小、肌张力减退、轻到中度智力低下、痛阈增高等，可通过甲基化分析、FISH 和 UPD 进行鉴别。

4. 成人迟发性神经系统疾病　如帕金森病、共济失调、卒中等。

（五）自然病程

出生时可能表现为全身肌张力降低、关节过度伸展、喂养困难等。幼儿时期很难从外观上发现，但可存在多动、注意力不集中、智力发育低下等表现。青春期后男性患者可出现巨大睾丸。20%患者可能出现癫痫。约 80%男性患者及 40%女性患者表现为智力低下。

（六）产前处理

确诊脆性 X 综合征全突变或前突变携带后，其父母再次生育或先证者生育时均需进行产前诊断。妊娠 10～12 周可进行绒毛活检、妊娠 15～18 周进行羊膜腔穿刺、妊娠 19～24 周可通过脐带穿刺进行采样。通过 PCR$(CGG)_n$直接扩增法、Southern 印迹法、染色体核型分析、甲基化分析等技术进行产前诊断。

（七）产科处理

无须特殊的产科处理。

（八）预后

针对脆性 X 综合征患者没有特异性治疗，仅可根据不同症状进行对症支持治疗。如采用结构化学习环境和行为管理措施改善患儿症状，对于斜视、癫痫、二尖瓣脱垂等给予相应专科治疗，结合激素水平及患者生育要求而给予 FXPOI 患者激素替代治疗或第三代试管婴儿技术辅助生殖。

影响疾病的严重程度；如先证者母亲携带异质性变异，无法确定再育胎儿的变异情况（Vento et al.，2013）。

随着辅助生殖技术的发展，携带 mtDNA 变异母亲的生育有了新的希望，将携带 mtDNA 变异的卵细胞的细胞核移植到去除细胞核的捐赠卵细胞内，从而保留了来自双亲的细胞核遗传物质，而变异的线粒体基因被去除。但是该方法还有伦理学上的限制，而且对于胎儿远期的健康问题还无相关研究。

（马祎楠）

第十节　产前超声筛查及诊断

随着现代医学科学的迅猛发展，超声诊断已成为影像诊断学中重要的组成部分，为国内外医学界所重视。超声因其诊断准确、无痛、无害及使用方便等优点，已成为临床各科不可缺少的现代医学检查及诊断方法之一。在母胎医学迅猛发展的今天，我国卫生行政部门及专业学术委员会都建议对胎儿进行结构性筛查，异常者进一步诊断，超声检查在此方面发挥着非常重要的作用。

一、原理及安全性

由于人体各种组织的声抗阻皆有所不同，故反射超声波回声亦不相同，因而构成众多界面，形成亮暗不等、疏密不等的多种多样排列光点，依次构成多种组织和脏器的剖面图，因此可利用超声波的物理特性来探查人体结构及诊断各种疾病。用于临床诊断的超声波频率甚高，常用范围在 2~10MHz，腹部扫描探头应用 3~3.5MHz。阴道探头应用 7.5MHz。此外，由于超声的生物学效应，1985 年美国食品药品监督管理局（FDA）制定针对胎儿超声检查的规定“ALARA（as low as reasonable achievable）原则”，即用尽可能小的功率，在尽可能少的时间内完成。同时也规定了多普勒用于胎儿检查时其发射功率的空间峰值和时间平均强度。目前，妇产科选用功率小于安全阈值的超声仪器，一般妊娠早期检查时间不超过 3 分钟，妊娠中晚期超声原则上不超过 30 分钟，而且是非定点的滑行检查，对胚胎及胎儿基本安全。但众多学者仍建议妊娠前 3 个月内尽量避免不必要的彩色多普勒超声检查。

二、产前筛查和诊断常用超声仪器的种类

1. 腹部超声　由于其视野广、图像清晰、直观性能好，故被广泛应用于各科腹部检查及妇产科盆腔检查。缺点：图像易受肠气干扰；宫颈及盆腔深处疾病显示不清；过度肥胖及有手术史者图像的清晰度亦受影响；此法必须充盈膀胱，患者有不适感。

2. 经阴道超声　由于探头频率高（6.5~10MHz），同时探头与盆腔脏器间距近，图像极清晰且无须充盈膀胱，方便易接受，故适用于宫颈、宫体、子宫内膜、子宫直肠凹及输卵管卵巢的疾病诊断，对体胖、盆腔粘连及排卵监测优于经腹超声。缺点：视野小、超出盆腔的肿物图像不清；未婚者不宜常规应用。

3. 超声多普勒诊断仪　利用多普勒效应原理用于探测运动器官的组织结构及血流动力学变化。

三、产前筛查和诊断的机构和人员资质

由于胎儿结构筛查及诊断的重要性和复杂性，从事产前超声筛查和诊断的人员应该接受专业性培训和考核，目前在国内很多地区已经开展了产前筛查和产前诊断机构及人员资质的认定。

四、产前超声筛查

（一）筛查时机

目前国内外推荐的胎儿畸形筛查时机为妊娠 18~24 周。此孕周期间胎儿结构基本发育完成，羊水量相对较多，胎儿活动度较大，呈现所需的超声切面的概率大，故一般选择此时期进行筛查。我国卫生行政部门也要求医务人员有义务向孕妇介绍胎儿筛查的必要性。随着胎儿医学的发展，妊娠 $11\sim13^{+6}$ 周的遗传学超声检查也逐渐成为在妊娠早期对胎儿结构进行初步筛查的趋势。

目前要求在妊娠期间应该诊断出的致命畸形为无脑儿、严重脑膨出、严重开放性脊柱裂、严重胸腹壁缺损内脏外翻、单腔心及致命性软骨发育不全。由于胎儿结构发育特点、胎儿位置、羊水量、孕妇腹壁厚度，以及仪器及目前医学认知水平的影响，产前胎儿畸形检出率受到限制，不可能 100% 检出。某些畸形可能在妊娠晚期才可检出，有些则在生后诊断。故应向孕妇及家属充分告知超声检查的局限性及胎儿动态超声的必要性。

（二）适用人群

所有孕妇都应该进行妊娠中期（妊娠 18~24 周）胎儿结构的筛查。有条件的机构，可以进行妊娠 $11\sim13^{+6}$ 周的遗传学超声检查。

（三）筛查内容

目前中华医学会超声医学分会尚无关于产前超声筛查的指南，临床上大多参考国际妇产科超声学会（ISOUG）的指南（2013a，2013b，2016）。中国医师协会超声医师分会（2019）也出版了《中国产科超声检查指南》；在部分地方区域，自定了相关的筛查标准。

1. 妊娠中期胎儿超声筛查的主要内容

（1）主要扫查内容：首先明确胎儿数目、胎心率、胎位等。

1）头颅：观察颅骨强回声环及颅内重要结构，包括大脑半球、脑中线、侧脑室、侧脑室、颅后窝池。

2）脊柱连续性。

3）心脏：四腔心平面，有条件建议扫查左右室流出道及三血管平面。

4）腹部：观察腹壁的连续性、肝脏、肾脏、胃泡、膀胱等。

5）四肢：观察四肢长骨，包括肱骨、尺骨、桡骨、股骨、胫骨、腓骨。

6）颜面：上唇是否连续，必要时观察鼻骨。

7）胎儿附属物：胎盘位置、羊水、脐带、胎膜等。

8）生物参数的测量：主要包括双顶径、头围、腹围、股骨

长度等。

尽管妊娠 18~24 周是最佳筛查胎儿结构的时机，但随着孕周的增加，胎儿逐渐长大，器官结构越发清晰，因此，应该动态评估胎儿结构性。除了上述原因，有些结构异常或畸形常在妊娠中晚期才出现或明显，如脑积水、肾积水、骨骼发育异常。因此，在妊娠中晚期超声检查时，在评估胎儿生长发育的同时，也要关注结构，以提高异常胎儿的检出率。

（2）在进行胎儿结构筛查的过程中，还会观察到一些超声软指标，可观察到软指标的病例占总病例数的 5%，它不是结构的异常，属于正常变异，具有不特异和一过性的特点。超声软指标包括侧脑室扩张、脉络丛囊肿、颈后皮肤皱褶增厚、心室内强回声、肾盂扩张、肠壁回声增强、长骨短、鼻骨缺失、单脐动脉等。此阶段关注超声软指标有可能提高染色体异常的检出率，如唐氏综合征、18 三体综合征（常见脉络丛囊肿）。只有当软指标合并结构畸形或多个软指标出现时，染色体异常的概率才增加。

2. 妊娠 $11\sim13^{+6}$ 周超声检查的主要内容　在此期间，主要是针对与唐氏综合征相关指标的测量与扫查，包括胎儿颈后透明层厚度（NT）、静脉导管血流波形、鼻骨、上颌骨长度及角度等。其中颈后透明层厚度与胎儿冠-臀长（CRL）有明显的相关性，如果明显增厚，与唐氏综合征等相关性增加。

由于妊娠早期的末期，胎儿结构发育已趋于完成，故此阶段超声检查对严重的开放性神经管畸形（如无脑儿、严重开放性脊柱裂）、脐膨出、严重肢体缺失、单腔心等有一定的检出率。

五、双胎妊娠的产前筛查和诊断的要点

随着胎儿医学的发展，目前对双胎妊娠的围产期管理主要是依据绒毛膜性来进行（中华医学会围产医学分会胎儿医学学组，2015）。

1. 绒毛膜性的判断可以在妊娠早期和妊娠 $11\sim13^{+6}$ 周超声来完成。妊娠早期如果只看到一个胎囊、其内见两个胚芽则为单绒毛膜双胎；如果可见两个胎囊，则为双绒毛膜双胎。在妊娠 $11\sim13^{+6}$ 周时，如果发现两个独立胎盘或两胎儿为不同性别则为双绒毛膜双胎；如果仅见一个胎盘，则可以根据胎膜分隔与胎盘之间的形态关系来判断，表现为“λ”征，多为双绒毛膜双胎，如为“T”征，多为单绒毛膜双胎。

2. 产前超声筛查时与单胎相同，为妊娠 18~24 周，如果一次能完成对两个胎儿的结构筛查，一般不建议增加针对双胎妊娠增加筛查超声的次数。双胎妊娠胎儿异常的概率比单胎胎儿多，特别是单绒毛膜双胎，由于胎儿间存在血管交通，从而除了常见的胎儿结构异常外，还会出现特有的异常，比如双胎输血综合征（TTTS）、双胎反向动脉灌注序列征（TRAPS）、双胎贫血多血质序列征（TAPS）等。无论单绒毛双胎还是双绒毛膜双胎，均可出现选择性胎儿生长受限（sIUGR）。

六、产前超声诊断的时机及适用人群

如果筛查超声发现或可疑胎儿结构异常及胎儿附属物异常，应建议转诊至产前诊断机构或上级医院进行产前诊断超声。产前诊断超声主要包括系统性超声检查，也包括针对性诊断，比如胎儿超声心动图、神经系统检查、颜面检查等。其作用是确认筛查超声结果的准确性，在一定程度上还能发现其他异常情况。目的是避免不必要的终止妊娠，以及过度的有创性产前诊断。

七、彩色多普勒超声在产前筛查和诊断中的作用

20 世纪 70 年代医学超声工作者将多普勒技术运用于医学。彩色超声检查是在单一的形象学诊断基础之上加入功能性的评价，扩大了超声多普勒技术在医学领域的应用。其原理是利用超声仪器探头发射出的声波进入人体血管后，血管内的主要成分红细胞接受声波并且再反射至探头，探头的发射频率和经红细胞反射接受回来的频率之间的频移。彩色多普勒属于显像技术。而频谱多普勒的曲线纵向表示血流的方向，朝向探头的血流曲线显示在基线之上，背离探头的血流曲线显示在基线之下。为了更好地获得良好的图像和准确的测量结果，还要适时调节仪器本身的各项功能，如探头的使用频率、量程、滤波、取样容积、叠加、前处理、彩色框、增益和发射功率等。将由多普勒提示的血流动力学的变化与超声图像相结合会提升对胎儿的评价。具体表现在以下方面：

1. 提高胎儿结构异常的检出率，尤其是心血管系统异常。彩色多普勒可以从胚胎时期原始心管一直监测到分娩前的胎儿心脏。在妊娠早期就可以利用彩色超声探测到胎儿心脏的发育异常，对心脏血流动力学的监测，还可以了解胎儿的心功能。一般认为妊娠 18~24 周是对胎儿进行超声心动图检查的最佳时期。

此外对器官营养血管的判断可以判断器官的存在与缺失，比如肾缺如；对异常回声的鉴别也有一定的辅助诊断作用，如肺内异常回声，根据血管来源可以区分肺囊腺瘤或肺隔离症。

2. 针对胎儿生长受限，测定母体血流（如子宫动脉）、胎儿血流（如脐动脉、大脑中动脉、静脉导管等），可以帮助判断原因和预后。

（陈　倩）

第十一节　胎儿磁共振成像

磁共振成像（magnetic resonance imaging，MRI）无放射性损害，具有良好的软组织对比及空间分辨率、视野广阔、成像不易受气体及骨骼干扰等特点。1983 年，在磁共振设备问世并应用于临床后不久，Smith 等（1983）就将 MRI 技术应用于孕期胎儿检查。但初期由于成像时间长，且容易受到胎动带来的运动伪影影响，胎儿 MRI 的图像效果不佳。近十几年来，MRI 设备及技术长足发展，快速成像技术能够在极短时间内无须孕妇屏气的情况下获取清晰的胎儿图像。继超声之后，MRI 已经成为产前胎儿影像检查的重要手段，可以用于评价胎儿正常解剖结构、先天性发育异常及变异，特别是在胎儿中枢神经系统及胸腹部疾病的产前诊断和鉴别诊断

中有着重要的作用(Prayer,2011)。

一、胎儿 MRI 检查的适应证

目前产前影像学检查方法依然以超声为主,胎儿 MRI 不应作为产前胎儿系统性筛查的首选方法。当超声怀疑胎儿异常但是不能充分确定,行胎儿 MRI 可以额外提供更多的信息,对于明确病变存在与否以及定性有重要的价值。超声发现了胎儿异常,但是因为胎儿体位、孕妇羊水过少或者超声视野较小,尤其是妊娠晚期胎头入盆后孕妇骨盆及胎儿颅骨钙化后导致超声穿透受限时,再加上某些疾病本身在超声上难以鉴别等原因,胎儿 MRI 也可以提供信息协助病变的定性诊断(Blondiaux et al. ,2013)。

美国放射学会(American College of Radiology,ACR)及儿科放射学会(Society of Pediatric Radiology,SPR)于 2013 年对胎儿 MRI 检查的适应证作出了详细说明,并于 2015 年进一步修订(表 13-11-1)。

表 13-11-1　胎儿磁共振成像检查适应证

部　　位	内　　容
颅脑和脊柱	(1) 颅脑先天性畸形:巨脑室、胼胝体发育不良、前脑无裂畸形、后颅窝结构异常、脑皮质发育畸形 (2) 有助于筛查具有家族遗传风险的大脑发育畸形:包括结节性硬化、胼胝体发育不全或无脑回畸形 (3) 颅脑血管发育异常:包括血管畸形、水脑畸形、脑梗死、单绒毛膜双胎妊娠的并发症 (4) 脊柱先天异常:包括神经管缺陷、骶尾部畸胎瘤、尾部退化/骶骨发育不良、并肢畸形、椎体异常
颅骨、颜面、颈部	(1) 颜面及颈部占位:静脉淋巴管畸形、血管瘤、甲状腺肿、畸胎瘤、面裂 (2) 评估气道梗阻情况
胸部	胸部占位病变:先天性肺气道畸形(先天性囊性腺瘤样畸形、肺隔离症、先天性肺叶性肺气肿)、先天性膈疝、胸腔积液 对羊水过少患者继发性肺发育不良、胸部占位、骨骼发育不良时进行肺容积的评估
腹部、腹膜后、盆腔	超声发现腹部或盆腔占位,但是因为胎儿宫内体位、孕妇的肥胖体型、羊水过少、视野太小的原因无法进一步确定病变性质时,磁共振成像可以提供更多的信息,包括:腹盆腔囊性病变的性质,血管瘤、神经母细胞瘤、肾上腺及肾脏肿瘤的大小和位置,泌尿生殖系统的复杂畸形,严重羊水过少时肾脏结构异常的评估,巨膀胱-细小结肠-肠蠕动不良综合征
单绒毛膜双胎妊娠	激光治疗前描述血管的结构、双胎中一个胎儿死亡之后对另外一个胎儿的评估、联体双胎的解剖划分
胎儿的手术评估	脊膜脊髓膨出、骶尾部畸胎瘤、进展性气道梗阻(如颈部占位或先天性高位气道梗阻)、双胎妊娠需要外科手术、胸部占位

需要说明的是,与超声全面筛查不同,一般情况下,胎儿 MRI 仅需对超声疑诊或发现异常需要进一步定性的特定单一区域或者器官进行检查和评估,不需要对胎儿进行全身性评估。

(一) 中枢神经系统

中枢神经系统畸形是最常见的先天性发育畸形之一,胎儿 MRI 在妊娠中晚期能够为系统性超声筛查过程中疑诊或不能确定诊断的中枢神经系统异常提供额外的诊断信息。与超声相比,MRI 对于胎儿中枢神经系统的显示有独到之处,妊娠晚期可以显示脑组织各个阶段髓鞘的过程,也可以通过大脑皮质的形态和白质结构的体积进一步量化大脑组织的发育程度(Oishi et al. ,2013)。一般情况下,胎儿脑 MRI 可以通过以下四个方面来判断发育正常与否、病变存在与否:

1. 大脑实质　大脑表面脑沟、脑回的发育可以作为胎脑发育是否成熟的衡量标准之一,不同孕周的胎脑会出现不同的标志性脑沟和脑裂(图 13-11-1)。如外侧裂一般在妊娠 16 周可以明确观察到,顶枕沟、海马沟在妊娠 22 周即可显示。到妊娠 34 周左右,大脑的脑沟、脑裂就基本发育完全,接近足月儿。

MRI 除了可以评价胎脑发育是否与孕周相符外,也可以直观地发现及评估大脑皮质的发育正常与否。对于一些常见的皮质发育畸形,如半侧巨脑畸形、巨脑回-多微小脑回畸形、灰质异位等,胎儿脑 MRI 都能较好地显示病变的存在(图 13-11-2、图 13-11-3)。

对于超声发现的脑内异常回声,MRI 可以进行多序列联合判断,协助进一步确定脑内结构正常与否;如异常,则对病变进行定性(图 13-11-4)。

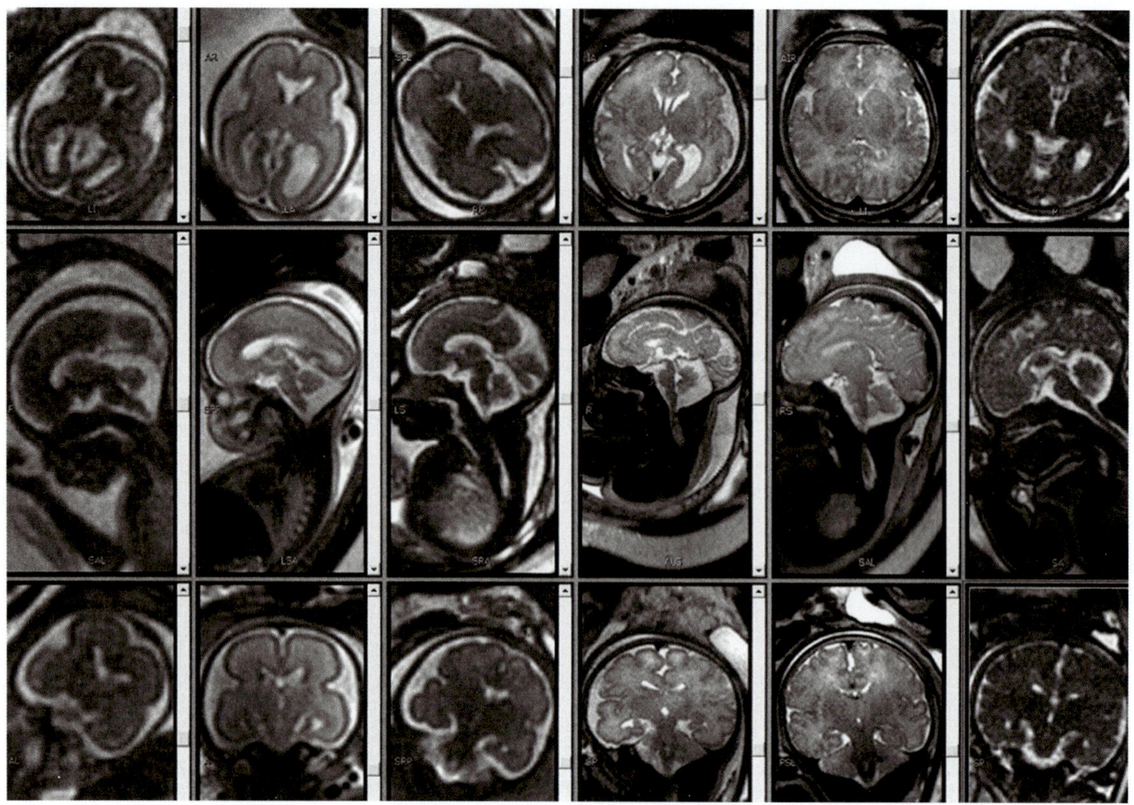

图 13-11-1　不同孕周胎脑形态

T_2 加权像，从左到右分别为妊娠 22 周、24 周、28 周、33 周、36 周及 38 周胎脑。

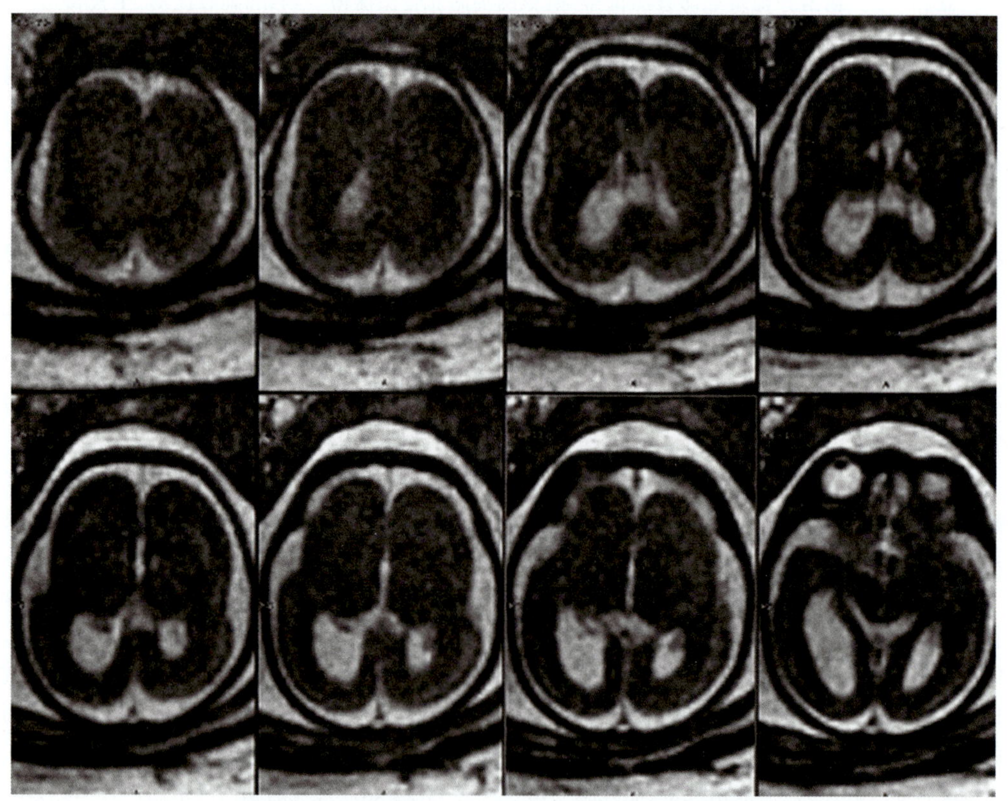

图 13-11-2　妊娠 34 周胎脑，皮质下带状灰质异位

T_2 加权像，可清楚看见“皮质-白质-异位灰质”的“黑-白-黑”三层结构。

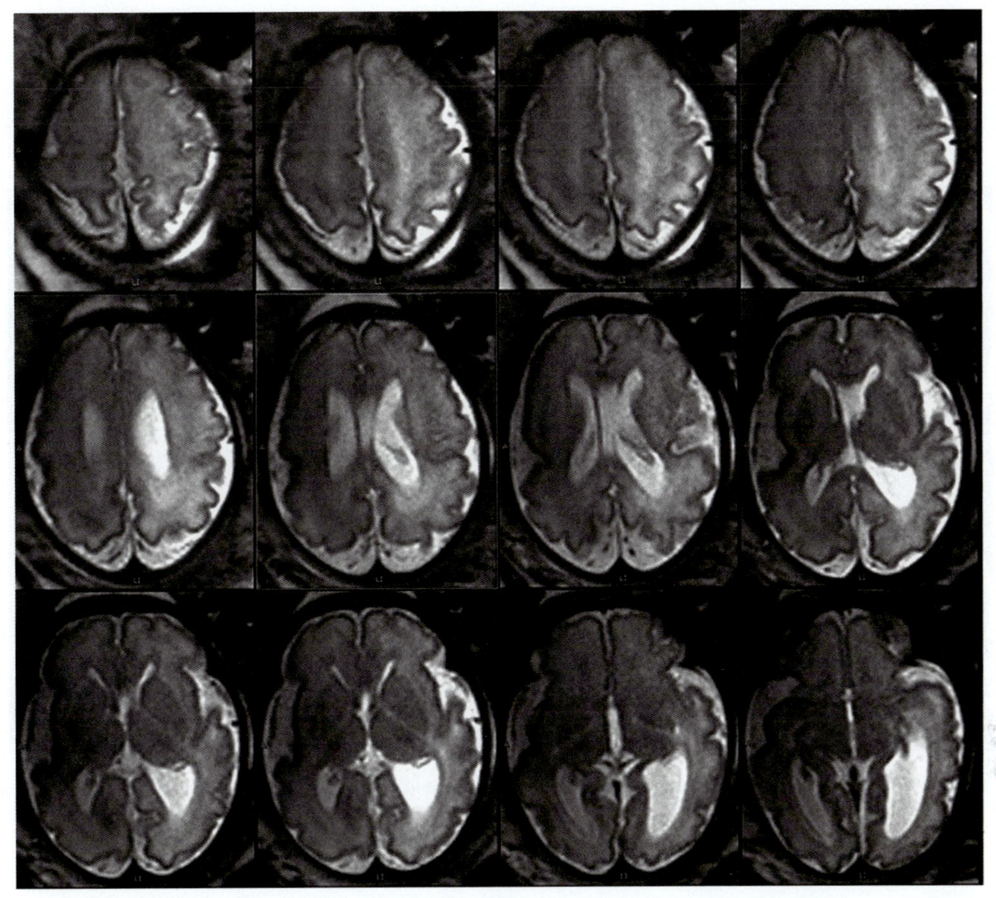

图 13-11-3 妊娠 34 周胎脑，右侧额叶、岛叶、颞叶多微小脑回畸形

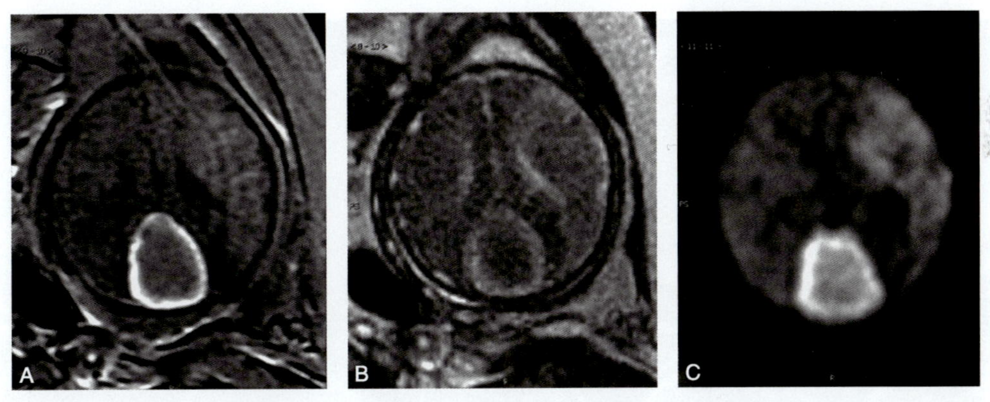

图 13-11-4 妊娠 37 周胎脑，超声小脑上方至颅顶囊区，无回声伴絮状回声

从左到右依次为 T_1 加权像（图 A）、T_2 加权像（图 B）和弥散加权成像（图 C），提示大脑后纵裂血肿外，还展示了左侧大脑半球大脑中动脉供血区的大面积新近发生的脑梗死。

2. 脑室系统 正常情况下，妊娠任何时期胎儿侧脑室的宽度都应小于 10mm，否则可视为异常。随着侧脑室扩张程度的增加及侧脑室周围脑实质受压变薄程度的增加，胎儿生后的预后转差。此外，侧脑室扩张往往还提示合并其他颅内畸形的潜在可能性。先天性侧脑室扩张的原因很多，包括遗传、感染、缺血或者脑内肿瘤等。超声检查可以发现胎儿侧脑室的异常扩张，但侧脑室扩张的原因及其他合并畸形存在与否，所提供的诊断信息不足。MRI 可以提供多层面、多方向的空间解剖信息，弥补超声检查的不足（图 13-11-5）。

3. 大脑中线结构 主要指胼胝体、透明隔等结构。某些特殊胎位的情况下，超声对胼胝体显示的效果欠佳，主要通过脑室形态的正常与否间接判断胼胝体发育是否正常，而在脑室形态无异常改变的情况下则容易漏诊。胎儿 MRI 的正中矢状位可以显示胼胝体的全貌，可以轻易判断胼胝体部分或完全发育不良。此外，对于视隔发育不良、前脑无裂畸形等中线结构异常，MRI 也能提供更多的影像信息，协助诊断（图 13-11-6、图 13-11-7）。

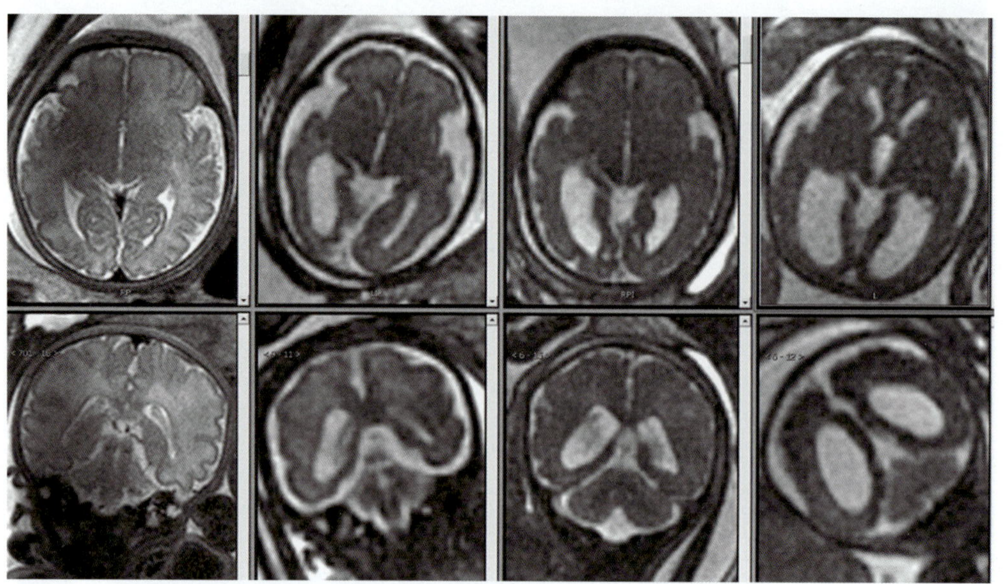

图 13-11-5　不同形态的侧脑室（侧脑室三角区，轴位和冠状位 T_2 加权像）

第一列为正常侧脑室形态，第二、三列为单侧侧脑室增宽，第四列为双侧侧脑室增宽。

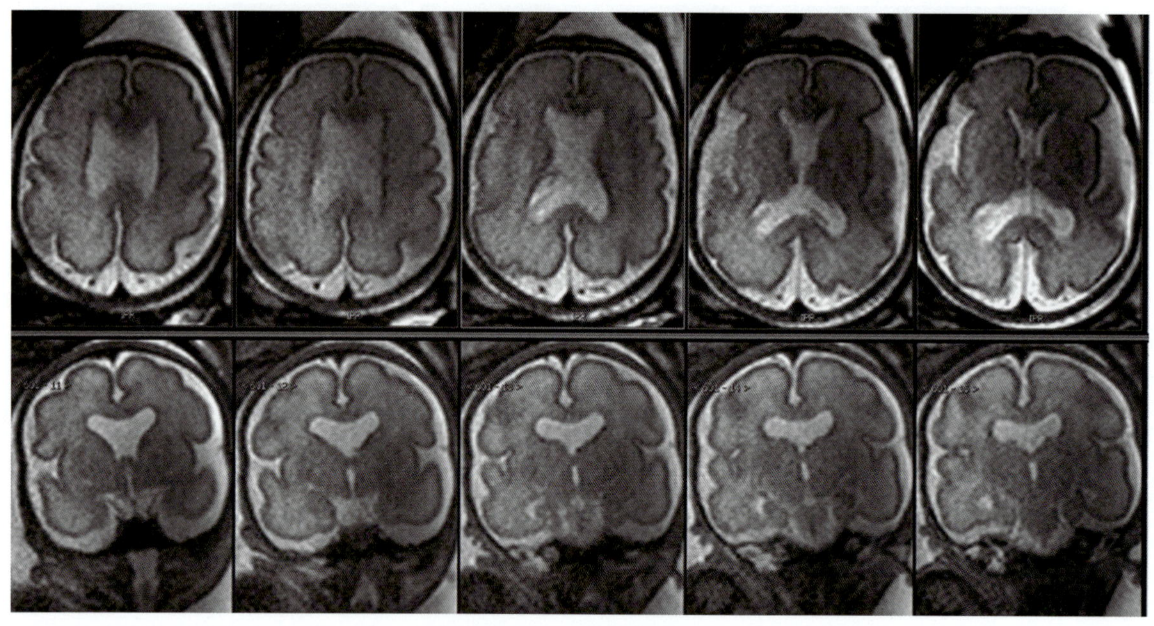

图 13-11-6　妊娠 29 周胎脑

轴位及冠状位 T_2 加权像均提示透明隔缺如，双侧侧脑室体部相通。

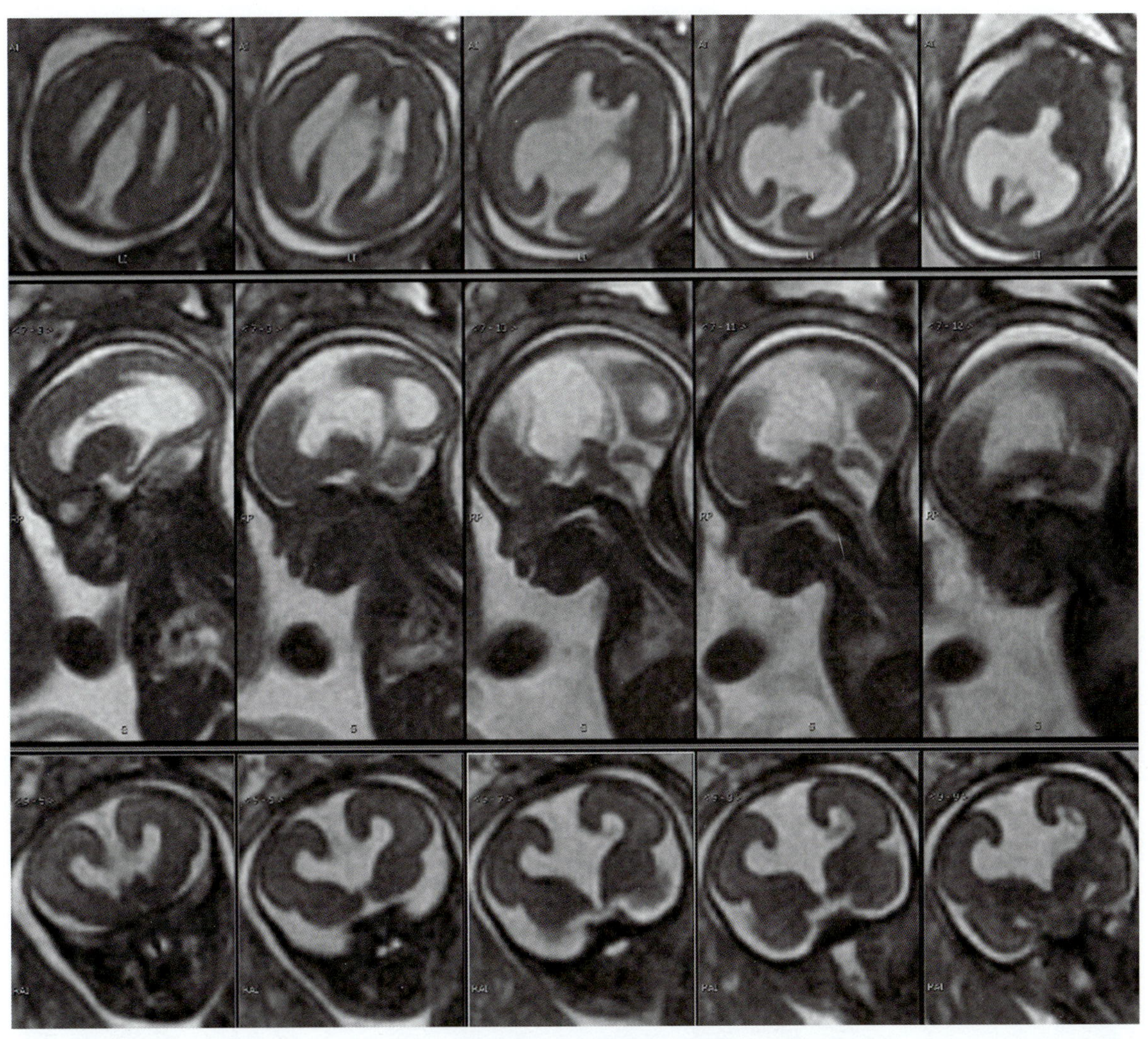

图 13-11-7　妊娠 26 周胎脑
胼胝体缺如，第三脑室位置上移。

4. 后颅窝结构　超声可发现后颅窝间隙增宽及部分小脑异常，但 MRI 还可以充分显示小脑半球、小脑蚓部及脑干的解剖结构，对于因为小脑蚓部发育不良造成的丹迪-沃克（Dandy-Walker）综合征、朱伯特（Joubert）综合征、小脑延髓池增宽及蛛网膜囊肿等病变的诊断和鉴别诊断有重要意义（图 13-11-8～图 13-11-10）。

（二）颜面部

大部分颜面部异常超声检查均能发现及诊断，因此 MRI 在颜面部异常方面的报道相对较少。部分超声发现或者怀疑发育异常而想获得更多的诊断信息时，可进一步行胎儿 MRI 检查，此类疾病包括眼球及眼眶发育异常、面裂及畸胎瘤等（图 13-11-11）。

（三）胸部

除中枢神经系统疾病外，胎儿肺部病变的鉴别诊断和评估是胎儿 MRI 的另一项常见应用。胎肺内充满液体，在 MRI 上与纵隔、腹部等组织具有良好的信号对比。MRI 对于先天性膈疝、先天性囊性腺瘤样畸形、先天性肺过度膨胀、支气管源性囊肿、支气管肺隔离症等疾病的诊断和鉴别诊断有重要的价值（O'Connor et al.，2012）。此外，MRI 还能通过多层面及多平面数据定量计算病变及胎肺组织的容积，能更加有效地量化评估胎儿出生后的存活率和预后情况（图 13-11-12、图 13-11-13）。

MRI 评价胎儿心脏病变的灵敏度不如超声检查，检查技术难度大而且诊断要求较高，目前尚无得到大范围的推广应用。但是近年来随着扫描技术的快速发展，MRI 在胎儿心血管疾病诊断中也发挥着越来越大的作用。胎儿 MRI 可显示心脏位置异常、先天性心脏病、心脏肿瘤、心包积液、心脏连接大血管异常等（Wielandner et al.，2013）。

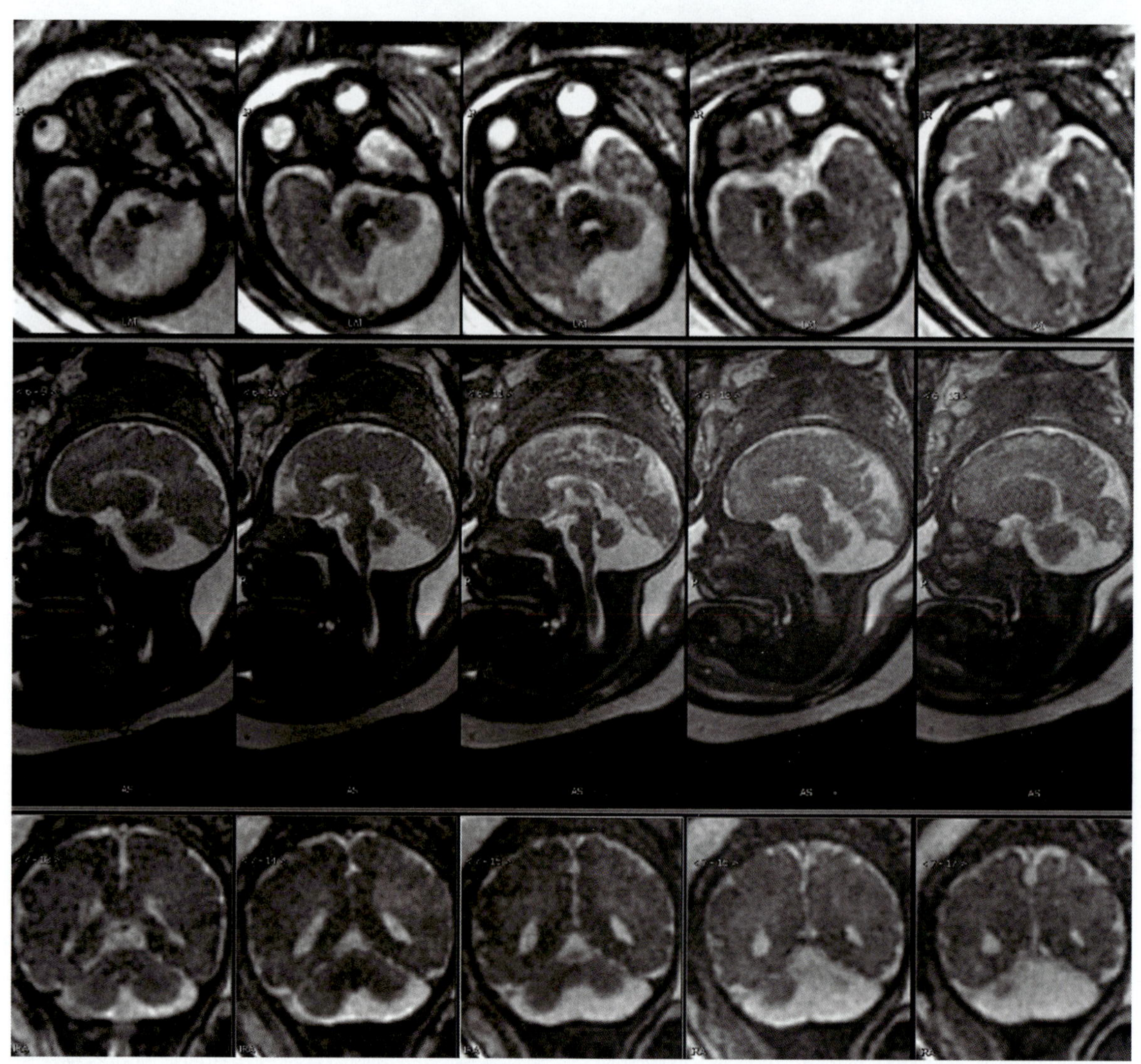

图 13-11-8　妊娠 33 周胎脑

小脑延髓池增宽，但小脑蚓部结构完整，小脑径线无异常，两者仅呈受压改变，小脑幕呈弧形上移，考虑蛛网膜囊肿。

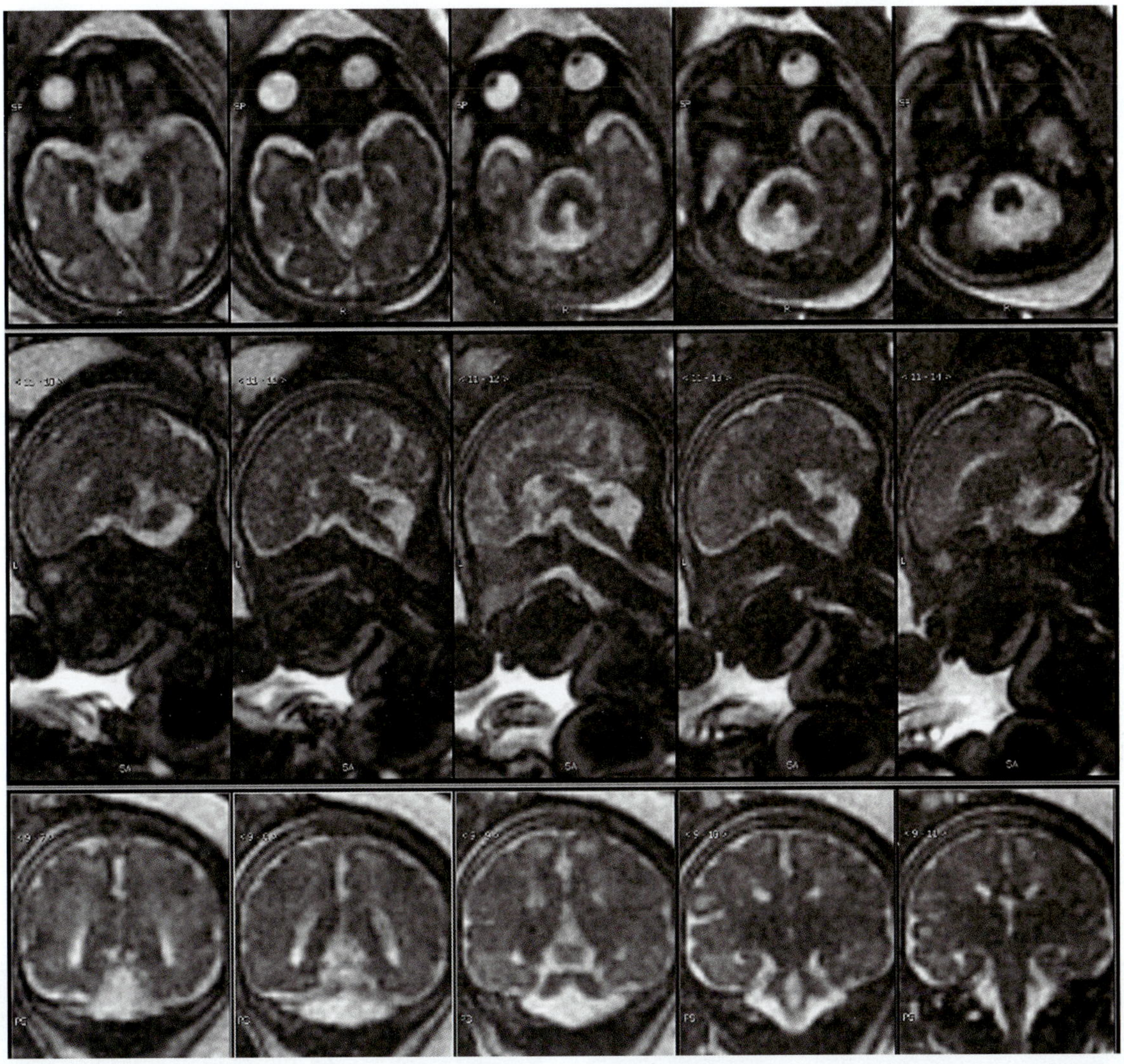

图 13-11-9　妊娠 34 周胎脑

小脑下蚓部未见显示，仅可见小脑上蚓部，位置略上移，小脑延髓池增宽，考虑 Dandy-Walker 综合征。

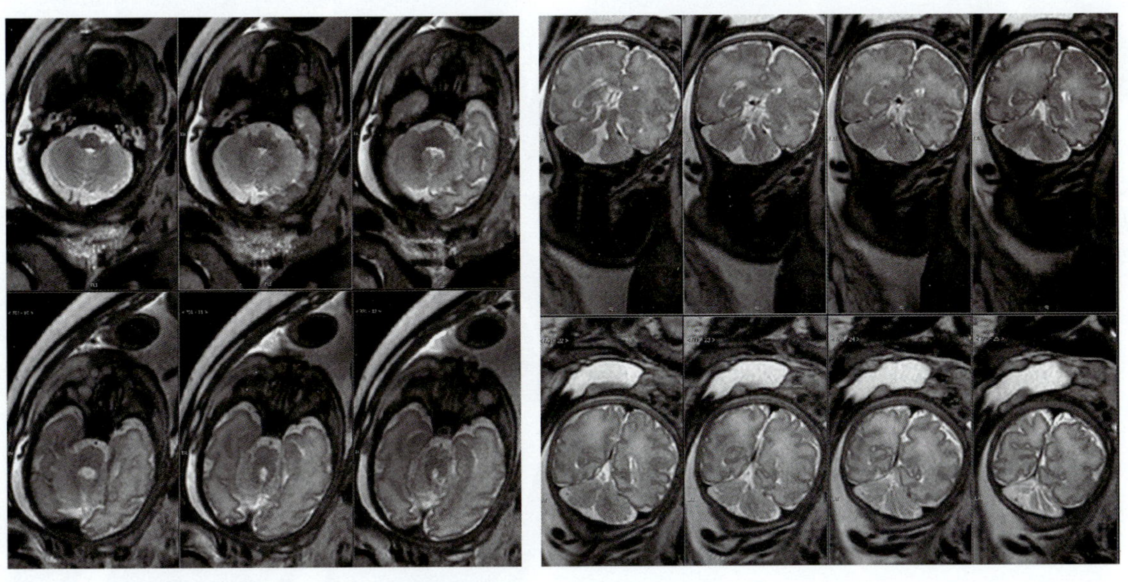

图 13-11-10　妊娠 32 周胎脑

小脑蚓部缺失，双侧小脑半球在中线汇合，小脑上脚增粗延长，第四脑室变形，考虑 Joubert 综合征。

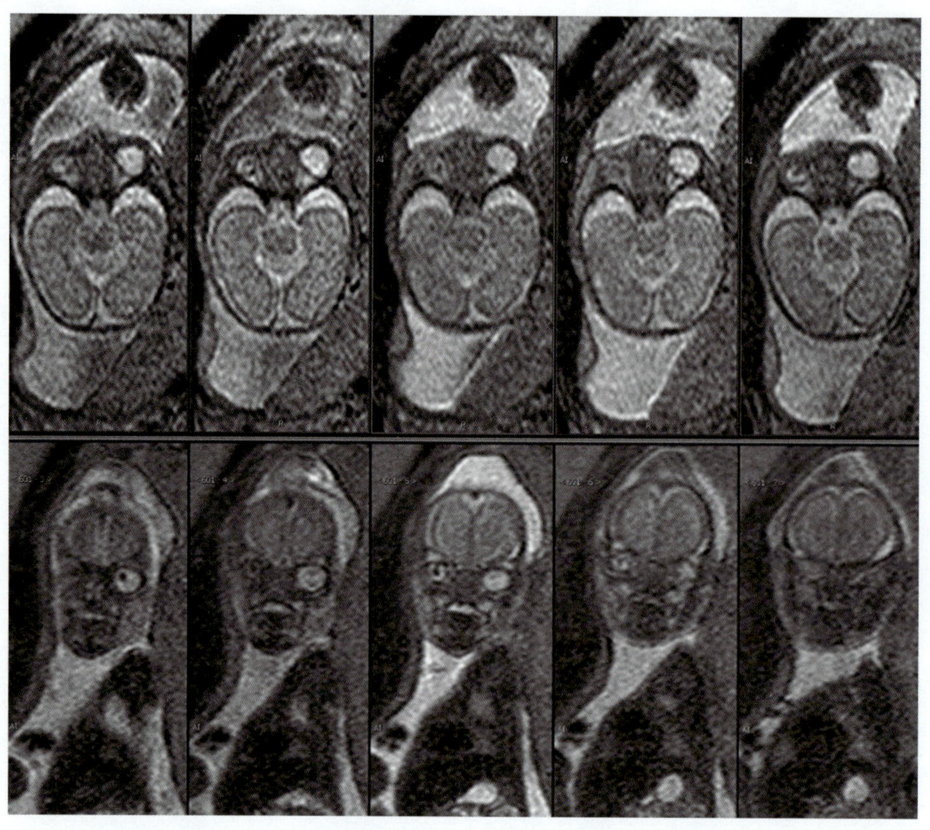

图 13-11-11　胎儿右侧眼球体积小，眼眶较左侧小，考虑发育异常

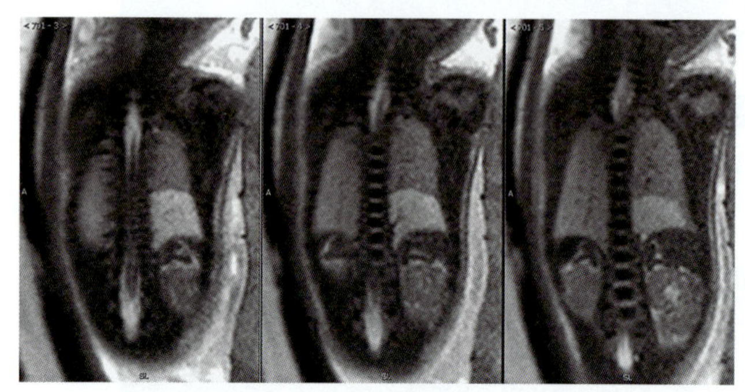

图 13-11-12　妊娠 29 周胎肺

冠状位 T_2 加权像示左下肺片状均匀高信号，并可见来源于胸主动脉的流空信号血管进入其内，考虑肺隔离症。

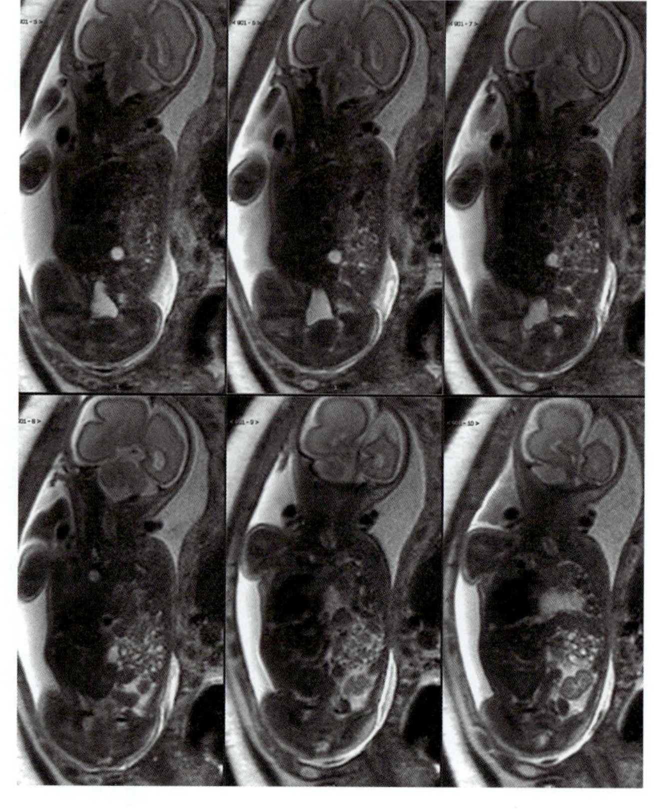

图 13-11-13　妊娠 23 周，左侧膈疝，可见腹部肠管、胃泡位置上移进入左侧胸腔，纵隔及心脏受压右移

（四）腹部

胎儿腹部病变包括腹壁及腹腔内脏器的病变。腹壁的病变主要为腹裂、脐膨出及泄殖腔外翻等，MRI 良好的空间分辨率及软组织对比、较大的视野能较容易地显示病变的全面，并加以鉴别诊断。腹腔内脏器较多，因此产生的先天性病变种类也较多。胎儿 MRI 有助于在超声的基础上进一步判断病变的存在与否、病变的定位及部分病变的诊断与鉴别诊断，为临床医师在考虑胎儿的进一步处理措施方面提供更多的参考信息，如肝母细胞瘤、海绵状血管瘤、肝转移瘤（神经母细胞瘤肝转移）的鉴别，常染色体隐性遗传性多囊肾疾病和多囊性发育不良肾的诊断等（图 13-11-14、图 13-11-15）。因为胎粪特殊信号的显示，胎儿 MRI 可以轻易区分肠管部位病变，特别是结肠扩张和腹部囊性占位（如胆总管囊肿和卵巢囊肿等病变）（图 13-11-16）。对于孕妇羊水过少导致超声检查灵敏度下降、胎儿体位不佳影响超声观察等情况，胎儿 MRI 多平面、大视野成像的优势则更加明显。

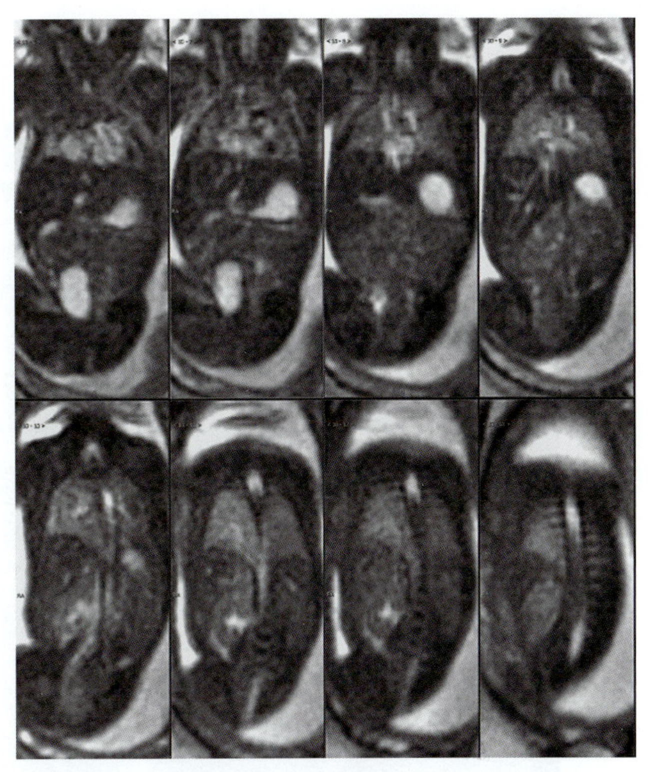

图 13-11-14　妊娠 25 周，冠状位 T_2 加权像，左侧肾区未见明确肾脏组织，考虑缺如

（五）脊柱、脊髓、骨骼肌肉及四肢

胎儿脊柱、脊髓、骨骼肌肉及四肢的畸形及病变的产前诊断依然以超声为主，MRI 作为辅助手段，可以提供额外的信息以供参考，如评价脊柱椎体及脊髓的形态及信号，脊髓脊膜膨出、骶尾部畸胎瘤等疾病的诊断等（图 13-11-17～图 13-11-19）（Huang et al.，2014）。

（六）双胎、多胎妊娠及其相关并发症

双胎或者多胎妊娠，因为胎儿体位重叠，超声难以很好地评价多个胎儿的整体情况。双胎妊娠，双胎之一宫内死亡

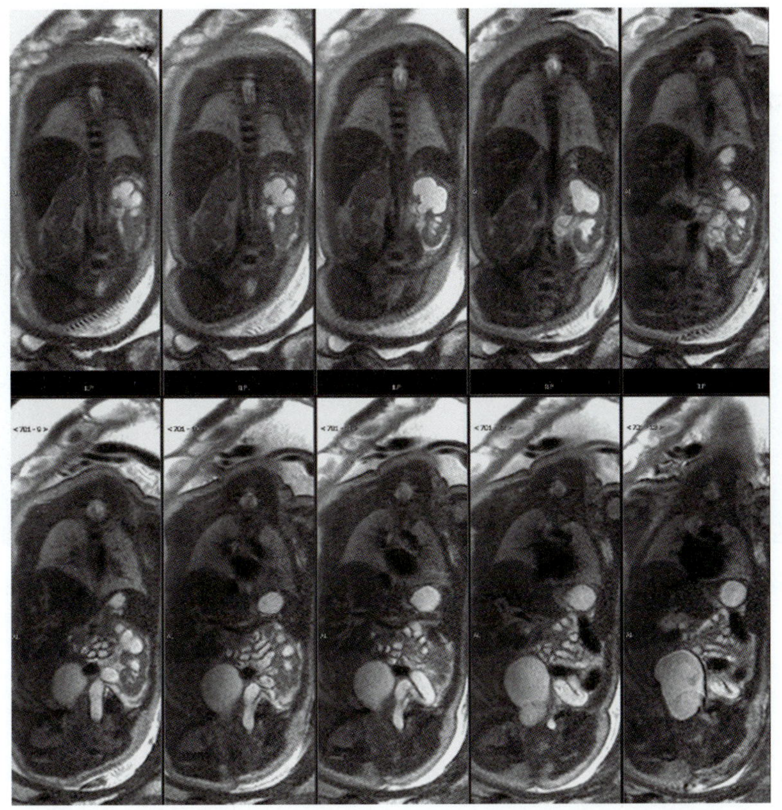

图 13-11-15　双侧重复肾，左侧输尿管囊肿，左侧输尿管及左肾积水

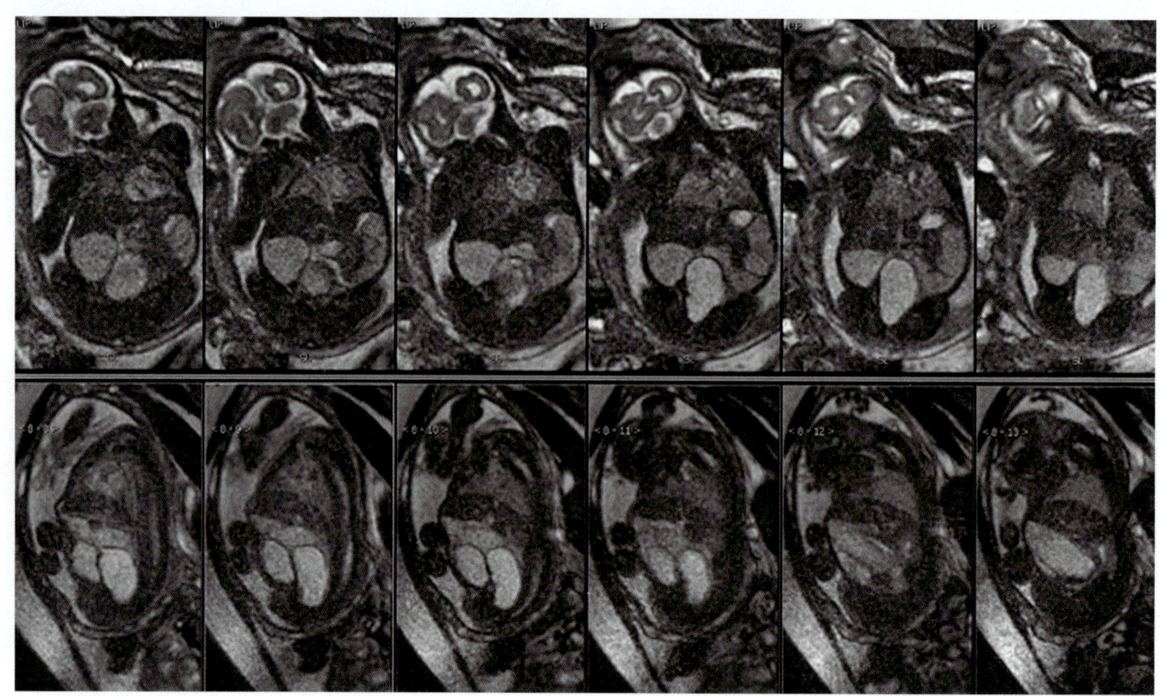

图 13-11-16 妊娠 27 周，冠状位及矢状位 T_2 加权像示结肠广泛扩张，生后手术证实短段型先天性巨结肠

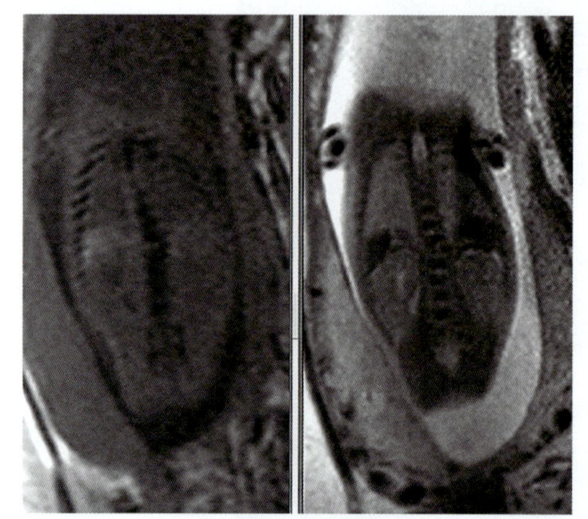

图 13-11-17 妊娠 27 周，冠状位 T_1 及 T_2 加权像示胸腰交界处蝴蝶椎

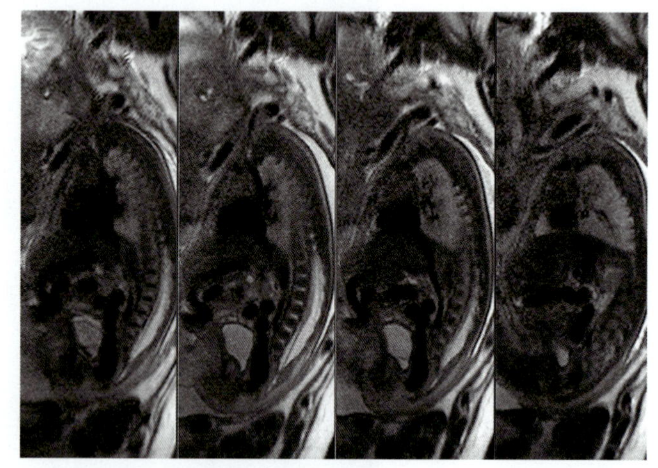

图 13-11-18 妊娠 31 周，矢状位 T_2 加权像示脊髓末端位于骶 3 椎体水平，考虑脊髓栓系

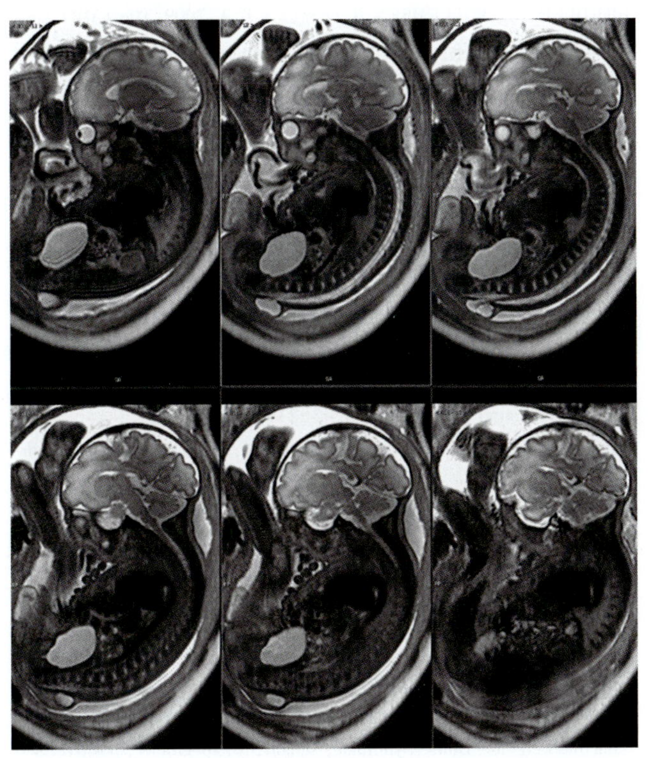

图 13-11-19　妊娠 33 周，矢状位 T_2 加权像示脊髓栓系，脊髓脊膜膨出

后，胎儿 MRI 可以用于评价另一胎儿是否伴发脑软化等异常改变。对于联体双胎等特殊异常，胎儿 MRI 可以了解连接部位的解剖及器官关系等（图 13-11-20、图 13-11-21）。

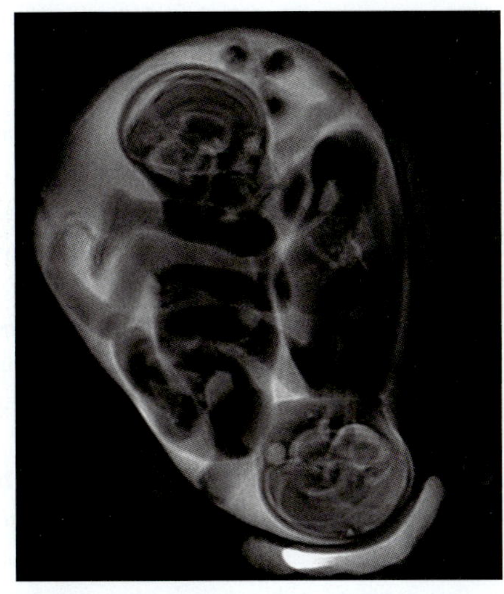

图 13-11-20　双胎妊娠，妊娠 28 周，磁共振水成像示双胎分别为头位及臀位

二、胎儿 MRI 的检查时机

在其他无放射性损害的影像学检查无法提供充分诊断信息的情况下，胎儿 MRI 可以在妊娠的任意时期进行。但妊娠 8~12 周胚胎处于各个重要组织器官分化形成期，容易受到外界各种理化因素的影响；同时在妊娠 18 周以前，胎儿的某些器官结构（如胼胝体、小脑蚓部）尚未完全发育成形，而且胎儿体积较小、胎动过多等均会影响成像质量，胎儿 MRI 提供的诊断信息可能有限，故一般建议在妊娠 20 周以后，特别是在超声怀疑异常但是不能充分诊断的时候再行胎儿 MRI 检查。MRI 对胎儿器官结构的显示效果与孕周有直接关系，孕周越大，各器官显示情况越好。所以，在检查时机的选择上需要权衡各方面的因素，既要考虑到在尽可能小的孕周对疾病进行早期诊断，又要兼顾在较大孕周时胎儿的器官组织分辨率高、病变显示良好、诊断信息充分等优势。

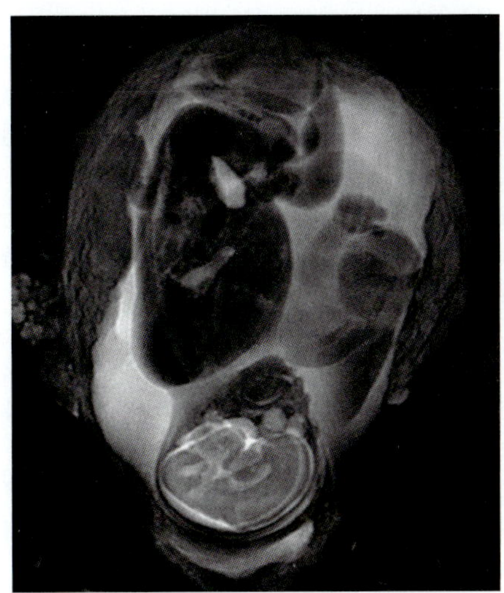

图 13-11-21　双胎妊娠，妊娠 28 周，臀位胎儿为宫内死亡之胎儿

三、胎儿 MRI 的安全性探讨

尽管胎儿 MRI 在检查过程中不产生任何放射性损害，但是胎儿暴露在强磁场中还是会存在一定的风险。影响胎儿 MRI 安全性、与强磁场相关的 3 个主要因素为磁共振设备静态磁场的强度、扫描过程中对人体组织信号进行编码的梯度和激发质子所发射的射频脉冲。到目前为止的所有研究中，均未发现使用 3.0T 及以下磁场强度的 MRI 设备进行检查会对母胎带来任何可复制的不良后果（Joel et al.，2016）。因此，可以认为 3.0T 及以下磁场强度的 MRI 检查对胎儿来说是安全的。但是在扫描过程中，从事磁共振检查的医师或技术人员需要将特殊吸收率（SAR）的数值控制在 3.0W/kg 以内。

鉴于部分镇静剂和对比剂可以通过胎盘进入胎儿体内，有可能存在影响中枢神经系统和肾脏的风险，虽然目前并没有不良后果的相关报道，仍不主张在胎儿 MRI 检查过程中使用镇静剂和对比剂。

总之，胎儿 MRI 能在超声检查之外提供额外的诊断信息，对于胎儿正常解剖的评价以及胎儿先天性发育疾病，尤其是产前超声疑似异常但是尚不能明确诊断的中枢神经系统和胸腹部疾病的针对性检查，具有极其重要的价值。

（叶锦棠）

参考文献

国家卫生计生委办公厅,2016. 关于规范有序开展孕妇外周血胎儿游离 DNA 产前筛查与诊断工作的通知:国卫办妇幼发[2016]45 号. [2020-11-1]. http://www.nhc.gov.cn/fys/s3581/201611/0e6fe5-bac1664ebda8bc28ad0ed68389.shtml.

林胜谋,陈敏,王晨虹,等,2014. 妊娠早期唐氏综合征筛查方案的功效、安全性及卫生经济学分析. 中华妇产科杂志,49(5):325-30.

陆国辉,徐湘民,2007. 临床遗传咨询. 北京:北京大学医学出版社:91.

中国医师协会超声医师分会,2019. 中国产科超声检查指南. 北京:人民卫生出版社.

中华医学会围产医学分会胎儿医学学组,中华医学会妇产科学分会产科学组,2015. 双胎妊娠临床处理指南(第一部分)双胎妊娠的孕期监护及处理. 中华围产医学杂志,8(18):561-657.

AGATHOKLEOUS M, CHAVEEVA P, POON L C, et al., 2013. Meta-analysis of second-trimester markers for trisomy 21. Ultrasound Obstet Gynecol,41(3):247-261.

ALLDRED S K, DEEKS J J, GUO B, et al., 2012. Second trimester serum tests for Down's Syndrome screening. Cochrane Database Syst Rev, 6:CD009925.

ALLDRED S K, TAKWOINGI Y, GUO B, et al., 2015. First trimester serum tests for Down's syndrome screening. Cochrane Database Syst Rev, 11:CD011975.

American College of Obstetricians and Gynecologists, 2007. ACOG Practice Bulletin No. 77: screening for fetal chromosomal abnormalities. Obstet Gynecol,109(1):217-227.

ASHOOR G, SYNGELAKI A, WANG E, et al., 2013. Trisomy 13 detection in the first trimester of pregnancy using a chromosome-selective cell-free DNA analysis method. Ultrasound Obstet. Gynecol, 41(1), 21-25.

BADEAU M, LINDSAY C, BLAIS J, et al., 2017. Genomics-based non-invasive prenatal testing for detection of fetal chromosomal aneuploidy in pregnant women. Cochrane Database Syst Rev,11(11):CD011767.

BENN P, BORRELL A, CHIU R W, et al., 2015. Position statement from the Chromosome Abnormality Screening Committee on behalf of the Board of the International Society for Prenatal Diagnosis. Prenat Diagn, 35(8):725-734.

BETA J, ZHANG W, GERIS S, et al., 2019. Procedure-related risk of miscarriage following chorionic villus sampling and amniocentesis. Ultrasound Obstet Gynecol,54(4):452-457.

BIANCHI D W, PARKER R L, WENTWORTH J, et al., 2014. DNA sequencing versus standard prenatal aneuploidy screening. N Engl J Med.,370(9):799-808.

BLONDIAUX E, GAREL C, 2013. Fetal cerebral imaging-ultrasound vs. MRI: an update. Acta Radiologica,54(9):1046-1054.

BOTTO L D, MAY K, FERNHOFF P M, et al., 2003. A population-based study of the 22q11.2 deletion: phenotype, incidence, and contribution to major birth defects in the population. Pediatrics, 112(1 Pt 1): 101-107.

BOYLE B, MORRIS J K, MCCONKEY R, et al., 2014. Prevalence and risk of Down syndrome in monozygotic and dizygotic multiple pregnancies in Europe: implications for prenatal screening. BJOG,121(7):809-820.

BROUWER J R, WILLEMSEN R, OOSTRA B A, 2009. The FMR1 gene and fragile X-associated tremor/ataxia syndrome. Am JMed Genet B Neuropsychiatr Genet,150B(6):782-798.

CHERRY A M, AKKARI Y M, BARR K M, et al., 2017. Diagnostic cytogenetic testing following positive noninvasive prenatal screening results: a clinical laboratory practice resource of the American College of Medical Genetics and Genomics (ACMG). Genet Med,19(8):845-850.

CUCKLE H, BENN P, PERGAMENT E, 2013. Maternal cfDNA screening for Down syndrome—a cost sensitivity analysis. Prenat Diagn,33(7): 636-642.

CUCKLE H, PLATT L D, THORNBURG L L, et al., 2015. Nuchal Translucency Quality Review (NTQR) program: first one and half million results. Ultrasound Obstet Gynecol,45(2):199-204.

DI RENZO G C, BARTHA J L, BILARDO C M, 2019. Expanding the indications for cell-free DNA in the maternal circulation: clinical considerations and implications. Am J Obstet Gynecol,220(6):537-542.

DONDORP W, DE WERT G, BOMBARD Y, et al., 2015. Non-invasive prenatal testing for aneuploidy and beyond: challenges of responsible innovation in prenatal screening. Eur J Hum Genet,23(11):1438-1450.

DRISCOLL D A, 2001. Prenatal diagnosis of the 22q11.2 deletion syndrome. Genet Med,3(1):14-18.

DURKOVIC J, UBAVIC M, DURKOVIC M, et al., 2018. Prenatal screening markers for Down Syndrome: sensitivity, specificity, positive and negative expected value method. J Med Biochem,37(1):62-66.

EVANS M I, CHROUSOS G P, MANN D W, et al., 1985. Pharmacologic suppression of the fetal adrenal gland in utero. Attempted prevention of abnormal external genital masculinization in suspected congenital adrenal hyperplasia. JAMA,253(7):1015-1020.

FAAS B H, DE LIGT J, JANSSEN I, et al., 2012. Non-invasive prenatal diagnosis of fetal aneuploidies using massively parallel sequencing-by-ligation and evidence that cell-free fetal DNA in the maternal plasma originates from cytotrophoblastic cells. Expert Opin Biol Ther,12 (Suppl 1):s19-26.

FAN H C, GU W, WANG J, et al., 2012. Non-invasive prenatal measurement of the fetal genome. Nature,487(7407):320-324.

FRIEDERIKE E, NASIM B S, LEOPOLD M G C, 2018. Current developments in the genetics of Rett and Rett-like syndrome. Curr Opin Psychiatry,31(2):103-108.

GALEVA S, GIL M M, KONSTANTINIDOU L, et al., 2019. First-trimester screening for trisomies by cfDNA testing of maternal blood in singleton and twin pregnancies: factors affecting test failure. Ultrasound Obstet Gynecol,53(6):804-809.

GHAFFARI S R, TAHMASEBPOUR A R, JAMAL A, et al., 2012. First-trimester screening for chromosomal abnormalities by integrated application of nuchal translucency, nasal bone, tricuspid regurgitation and ductus venosus flow combined with maternal serum free beta-hCG and PAPP-A: a 5-year prospective study. Ultrasound Obstet Gynecol, 39 (5):528-534.

GIL M M, ACCURTI V, SANTACRUZ B, et al., 2017. Analysis of cell-free DNA in maternal blood in screening for aneuploidies: updated meta-analysis. Ultrasound Obstet Gynecol,50(3):302-314.

GIL M M, AKOLEKAR R, QUEZADA M S, et al., 2014. Analysis of cell-free DNA in maternal blood in screening for aneuploidies: meta-analysis. Fetal Diagn Ther,35(3):156-173.

GIL M M, QUEZADA M S, REVELLO R, et al., 2015. Analysis of cell-free DNA in maternal blood in screening for fetal aneuploidies: updated meta-analysis. Ultrasound Obstet Gynecol, 45 (3): 249-266.

HAHN S, HUPPERTZ B, HOLZGREVE W, 2005. Fetal cells and cell free fetal nucleic acids in maternal blood: new tools to study abnormal placentation? Placenta, 26(7): 515-526.

HIGASHI Y, YOSHIOKA H, YAMANE M, et al., 1986. Complete nucleotide sequence of two steroid 21-hydroxylase genes tandemly arranged in human chromosome: A pseudogene and a genuine gene. Proc Natl Acad Sci U S A, 83(9): 5111-5115.

HUANG Y L, WONG A M, LIU H L, et al., 2014. Fetal magnetic resonance imaging of normal spinal cord: evaluating cord visualization and conus medullaris position by T_2-weighted sequences. Biomed J, 37(4): 232-236.

JACQUEMONT S, FARZIN F, HALL D, et al., 2004b. Aging in individuals with the FMR1 mutation. Am J Ment Retard, 109(2): 154-164.

JACQUEMONT S, HAGERMAN R J, LEEHEY M A, et al., 2004a. Penetrance of the fragile X-associated tremor/ataxia syndrome in a permutation carrier population. JAMA, 291(4): 460-469.

JOEL G R, MARIAN J V, ADITYA B, et al., 2016. Association between MRI exposure during pregnancy and fetal and childhood outcomes. JAMA, 316(9): 952-961.

JOSEPH K B, RASHMI K, ROBIN J P, 2016. Opening the window: the case for carrier and perinatal screening for spinal muscular atrophy. Neuromuscul Disord, 26(9): 551-559.

KAEWSUKSAI P, JITSURONG S, 2017. Prospective study of the feasibility and effectiveness of a second-trimester quadrupletest for Down syndrome in Thailand. Int J Gynaecol Obstet. 139(2): 217-221.

KAGAN K O, CICERO S, STABOULIDOU I, et al., 2009. Fetal nasal bone in screening for trisomies 21, 18 and 13 and Turner syndrome at 11-13 weeks of gestation. Ultrasound Obstet Gynecol, 33(3): 259-264.

KAGAN K O, WRIGHT D, BAKER A, et al., 2008. Screening for trisomy 21 by maternal age, fetal nuchal translucency thickness, free beta-human chorionic gonadotropin and pregnancy-associated plasma protein-A. Ultrasound Obstet Gynecol, 31(6): 618-624.

LO Y M, CORBETTA N, CHAMBERLAIN P F, et al., 1997. Presence of fetal DNA in maternal plasma and serum. Lancet, 350 (9076): 485-487.

LO Y M, HJELM N M, FIDLER C, et al., 1998b. Prenatal diagnosis of fetal RhD status by molecular analysis of maternal plasma. N Engl J Med, 339(24): 1734-1738.

LO Y M, TEIN M S, LAU T K, et al., 1998a. Quantitative analysis of fetal DNA in maternal plasma and serum: implications for noninvasive prenatal diagnosis. Am J Hum Genet, 62(4): 768-775.

MA J M, CRAM D S., ZHANG J G, et al., 2015. Birth of a child with trisomy 9 mosaicism syndrome associated with paternal isodisomy 9: case of a positive noninvasive prenatal test result unconfirmed by invasive prenatal diagnosis. Mol Cytogenet, 8: 44.

MA J M, WANG Y C, WANG W, et al., 2017. Validation of combinatorial probe-anchor ligation-based sequencing as non-invasive prenatal test for trisomy at a central laboratory. Ultrasound Obstet Gynecol, 50 (1): 49-57.

MALONE F D, CANICK J A, BALL R H, et al., 2005. First- and Second-Trimester Evaluation of Risk (FASTER) Research Consortium. First-trimester or second-trimester screening, or both, for Down's syndrome. N Engl J Med, 353(19): 2001-2011.

MCFARLAND R, TAYLOR R W, TURNBULL D M, 2010. A neurological perspective on mitochondrial disease. Lancet Neurol, 9(8): 829-840.

NIMKARN S, NEW M I, 2006. Prenatal diagnosis and treatment of congenital adrenal hyperplasia. Horm Res Paediatr, 67(2): 53-60.

NOLIN S L, BROWN W T, GLICKSMAN A, et al., 2003. Expansion of the fragile X CGG repeat in females with permutation or intermediate alleles. Am J Hum Genet, 72(2): 454-464.

NORTON M E, BRAR H, WEISS J, et al., 2012. Non-invasive chromosomal evaluation (NICE) study: results of a multi- center prospective cohort study for detection of fetal trisomy 21 and trisomy 18. Am J Obstet Gynecol, 207(2): 137. e1-8.

O'CONNOR S C, ROOKS V J, SMITH A B, 2012. Magnetic resonance imaging of the fetal central nervous system, head, neck, and chest. Semin Ultrasound CT MR, 33(1): 86-101.

OISHI K, FARIA A V, YOSHIDA S, et al., 2013. Quantitative evaluation of brain development using anatomical MRI and diffusion tensor imaging. Int J Devl Neurosience, 31(7): 512-524.

OWERBACH D, CRAWFORD Y M, DRAZNIN M B, 1990. Direct analysis of CYP21B genes in 21-hydroxylase deficiency using polymerase chain reaction amplification. Mol Endocrinol, 4(1): 125-131.

PALOMAKI G E, CHIU R W K, PERTILE M D, et al., 2020. International Society for Prenatal Diagnosis Position Statement: cell free (cf) DNA screening for Down syndrome in multiple pregnancies. Prenat Diagn: Epub ahead of print.

PRAYER D, 2011. Fetal MRI. New York: Springer, 50-51.

RICHARD M P, 2019. Achondroplasia: a comprehensive clinical review. Orphanet J Rare Dis, 14(1): 1.

ROBERTS A E, ALLANSON J E, TARTAGLIA M, et al., 2013. Noonan syndrome. Lancet, 381(9863): 333-342.

ROBINSON B, BROCK J A, MIDGEN C, et al., 2020. Molar and nonmolar triploidy: Recurrence or bad luck. Clin Case Rep, 8(5): 785-789.

SALOMON L J, ALFIREVIC Z, AUDIBERT F, et al., 2014. ISUOG consensus statement on the impact of non-invasive prenatal testing (NIPT) on prenatal ultrasound practice. Ultrasound Obstet Gynecol, 44 (1): 122-123.

SALOMON L J, SOTIRIADIS A, WULFF C B, et al., 2019. Risk of miscarriage following amniocentesis or chorionic villus sampling: systematic review of literature and updated meta-analysis. Ultrasound Obstet Gynecol, 54(4): 442-451.

SHAW AC, KALIDAS K, CROSBY A H, et al., 2007. The natural history of Noonan syndrome: a long-term follow-up study. Arch Dis Child, 92 (2): 128-132.

SIFAKIS S, KOUKOU Z, SPANDIDOS D A, 2015. Cell-free fetal DNA and pregnancy-related complications (review). Mol Med Rep, 11(4): 2367-2372.

SMITH F W, ADANI A H, PHILIPS W D P, 1983. NMR imaging in pregnancy. Lancet, 1(8314-8315): 61-62.

SNIJDERS R J, NOBLE P, SEBIRE N, et al., 1998. UK multicentre project on assessment of risk of trisomy 21 by maternal age and fetal nuchal-translucency thickness at 10-14 weeks of gestation. Fetal Medicine Foundation First Trimester Screening Group. Lancet, 352 (9125): 343-346.

SONG F, QU Y J, ZHANG T, et al., 2005. Phenylketonuria mutations in Northern China. Mol Genet Metab, 86(Suppl 1): s107-108.

SPAGGIARI E, CZERKIEWICZ I, SAULT C, et al., 2016. Impact of Including or Removing Nuchal Translucency Measurement on the Detection and False-Positive Rates of First-Trimester Down Syndrome Screening. Fetal Diagn Ther, 40(3): 214-218.

STEPHEN A, SYLVIE T G, EGBERT B, et al., 2010. Best practice guidelines on molecular diagnostics in Duchenne/Becker muscular dystrophies. Neuromuscul Disord, 20(6): 422-427.

TABOR A, ALFIREVIC Z, 2010. Update on procedure-related risks for prenatal diagnosis techniques. Fetal Diagn Ther, 27(1): 1-7.

TAYLOR-PHILLIPS S, FREEMAN K, GEPPERT J, et al., 2016. Accuracy of non-invasive prenatal testing using cell-free DNA for detection of Down, Edwards and Patau syndromes: a systematic review and meta-analysis. BMJ Open, 6 (1): e010002.

VENTO J M, PAPPA B, 2013. Genetic counseling in mitochondrial disease. Neurotherapeutics, 10(2): 243-250.

VERHAART I E C, ROBERTSON A, WILSON I J, et al., 2017. Prevalence, incidence and carrier frequency of 5q-linked spinal muscular atrophy-a literature review. Orphanet J Rare Dis, 12(1): 124.

WALD N J, RODECK C, HACKSHAW A K, 2005. SURUSS in perspective. Semin Perinatol, 29(4): 225-235.

WALD N J, RODECK C, HACKSHAW A K, et al., 2003. First and second trimester antenatal screening for Down's syndrome: the results of the Serum, Urine and Ultrasound Screening Study (SURUSS). Health Technol Assess, 7(11): 1-77.

WEISSMAN S M, 1995. Genetic bases for common polygenic diseases. Proc Natl Acad Sci U S A, 92(19): 8543-8544.

WIELANDNER A, MLCZOCH E, PRAYER D, et al., 2013. Potential of magnetic resonance for imaging the fetal heart. Semin Fetal Neonatal Med, 18(5): 286-297.

WIJNGAARDE C A, STAM M, OTTO L A M, et al., 2020. Population-based analysis of survival in spinal muscular atrophy. Neurology, 94 (15): e1634-1644.

WILSON G, LIITTI P, POLONEN T, et al., 2016. A technical and clinical evaluation of a new assay for inhibin A and its use in second trimester Down syndrome screening. Clin Chem Lab Med, 54(9): 1473-1479.

WRIGHT D, BRADBURY I, BENN P, et al., 2004. Contingent screening for Down syndrome is an efficient alternative to non-disclosure sequential screening. Prenat Diagn, 24(10): 762-766.

WRIGHT D, SYNGELAKI A, BRADBURY I, et al., 2014. First-trimester screening for trisomies 21, 18 and 13 by ultrasound and biochemical testing. Fetal Diagn Ther, 35(2): 118-126.

YAMAGISHI H, SRIVASTAVA D, 2003. Unraveling the genetic and developmental mysteries of 22q11 deletion syndrome. Trends Mol Med, 9 (9): 383-389.

ZHU T W, QIN S Y, YE J, et al., 2010. Mutational spectrum of phenylketonuria in the Chinese Han population: a novel insight into the geographic distribution of the common mutations. Pediatr Res, 67(3): 280-285.

第十四章

胎儿常见影像学异常

第一节 头 颈 部

一、侧脑室增宽

侧脑室增宽并不是一个疾病的名称，而只是一个现象的描述。宽度<10mm 为正常，10mm≤宽度<15mm 为轻度增宽，宽度≥15mm 为重度增宽。侧脑室增宽本身并不是一种结构畸形，但当发现胎儿侧脑室增宽时，一定要对胎儿颅内及全身进行详细检查，以明确是否合并其他畸形，同时要除外胎儿染色体异常及病毒感染的可能。侧脑室增宽的胎儿预后，更大程度上取决于其合并的疾病而不是侧脑室宽度本身。以下为较常见的导致胎儿侧脑室增宽的疾病。

（一）脊柱裂

脊柱裂是指脊柱后部骨性成分（椎板和棘突）的不完全闭合。

开放性脊柱裂是指椎管内成分部分或全部经过骨性缺损向后膨出，包括：①单纯脊膜膨出，硬膜和蛛网膜经过脊柱裂向后膨出，但不包括神经组织；②脊髓膨出，中线神经组织直接经脊柱裂膨出，暴露于皮下；③脊髓脊膜膨出，神经板腹侧蛛网膜下腔扩张，脊髓突出于皮肤表面。

隐性脊柱裂是指没有神经组织暴露于皮肤外的脊柱裂，疾病发生于表皮下，常出现皮下占位，包括小的脊膜膨出、绝大多数脊髓纵裂和脊索分裂综合征、背侧上皮窦、终丝牵拉综合征、脊柱脂肪瘤和脊髓囊状膨出。

由于引起胎儿颅内侧脑室增宽的主要是开放性脊柱裂，所以本文中主要阐述开放性脊柱裂的相关问题。

脊柱裂发病率约为 1.9/10 000（Boulet et al.，2009），较 20 世纪 70 年代报道的 0.3/1 000 的发病率有所下降。

1. 病因 开放性神经管畸形的病因涉及遗传、环境等多种因素。其中，在环境因素中最重要的是母体血清的叶酸水平。母体叶酸浓度<200μg/L 与胎儿开放性脊柱裂风险增加相关。毒物的暴露也会导致部分无脑儿及脊柱裂，如丙戊酸或卡马西平均会使开放性脊柱裂的发病率略有上升。

2. 超声诊断要点

（1）脊柱矢状切面：受累脊柱回声连续性中断，表面皮肤回声连续性中断，可见脊膜膨出于皮肤外，可伴有脊髓膨出（图 14-1-1）。单纯脊髓裂时，脊髓直接暴露于皮肤外，表面没有脊膜覆盖。在这个平面可通过两个方法明确脊柱裂的位置：其一为记数脊柱裂与骶椎的位置关系；其二为通过三维成像的方法判断第 12 胸椎与脊柱裂的位置关系。

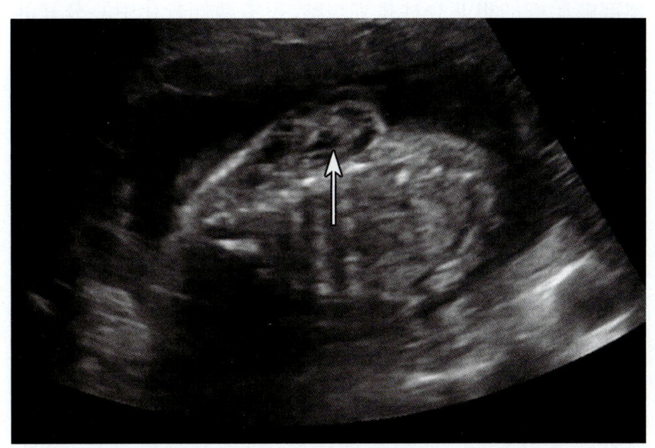

图 14-1-1 脊柱矢状切面表面皮肤回声连续性中断，脊膜膨出于皮肤外，内含高回声的脊髓神经（箭头所示）

（2）脊柱横切面：开裂部分的脊柱 3 个骨化中心呈“U”形排列，与矢状位同样可以观察到脊膜或脊髓的膨出。

（3）脊柱冠状切面：开裂部分的脊柱两侧骨化中心不再是平行排列，而是呈分离状。

（4）小脑扁桃体下疝畸形（Arnold-Chiari malformation）

Ⅱ型(简称"Chiari Ⅱ畸形"):特指在开放性脊柱裂时,小脑疝入枕骨大孔后所出现的一系列征象。产前超声表现为"柠檬"头(柠檬征)、"香蕉"小脑、后颅窝消失及侧脑室增宽,甚至脑积水(图 14-1-2)。

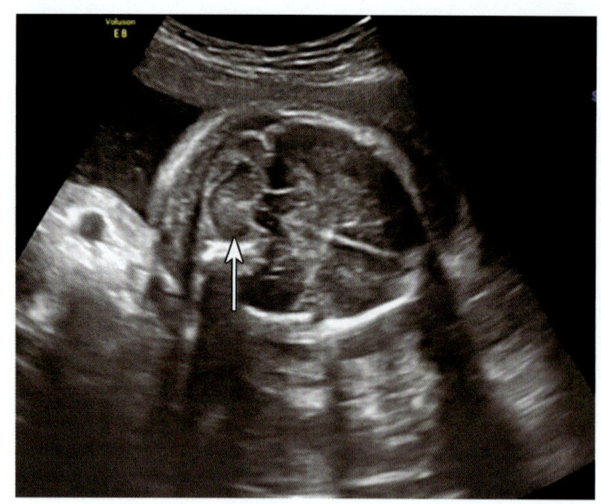

图 14-1-2　小脑呈香蕉征(箭头所示),轴切面小脑蚓部不明显,后颅窝消失

3. MRI 诊断要点　脊柱裂发生部位的椎体背侧两个椎弓未融合,局部骨质缺失,椎管开放,脊膜和/或神经组织膨出,磁共振成像(magnetic resonance imaging,MRI)显示脊柱后部缺损处囊状长 T_1 长 T_2 信号。MRI 矢状面显示小脑扁桃体呈舌状,位于枕骨大孔下方,延髓及第四脑室位置下移,颈髓受压。

4. 鉴别诊断

(1) 骶尾部畸胎瘤:主要是与脊髓脊膜膨出相鉴别。骶尾部畸胎瘤的患儿脊柱排列规整,没有两侧骨化中心分开的征象。在脊柱骶尾部的前下方出现不均质回声团,虽然紧邻脊柱,但是脊柱完整。

(2) 中脑导水管梗阻引起的脑积水:同样都是侧脑室重度增宽,脑积水也可能合并幕下结构的畸形,但是脊柱裂只有 Chiari Ⅱ畸形时才会有小脑蚓部疝入枕骨大孔,双侧小脑半球变小后移、后颅窝消失。

5. 伴随畸形　伴随畸形包括神经系统畸形及神经系统以外的畸形。

(1) 神经系统畸形:①颅骨的变形,柠檬征、后颅窝变小、枕骨大孔增大;②幕上结构异常,侧脑室增宽、多微小脑回、灰质异位、胼胝体发育不良;③幕下结构异常,小脑蚓部经枕骨大孔疝出、小脑半球后移、脑干及延髓后移、脑干扭曲。

(2) 神经系统以外的畸形:包括脊柱侧弯或后凸、髋部畸形、足内翻。

6. 产前处理　发现畸形的胎儿应首先接受遗传咨询及染色体核型分析。国际上已有多个中心开展了胎儿开放性脊柱裂合并 Chiari Ⅱ畸形的宫内治疗,普遍认为该治疗能够降低出生后放置侧脑室引流的概率,同时可逆转小脑疝,显著改善患儿预后,这一结果也被著名的 MOMS 研究所证实(Julie S,2017)。目前的手术方式以开放性手术技术更为成熟,胎儿镜手术是一种非常有前景的术式,但是技术尚需完善(Kabagambe et al.,2018)。

7. 产科处理　对于开放性脊柱裂的胎儿,如果孕妇希望继续妊娠,最好转至可以在新生儿期行手术的医院或中心分娩。37 周行择期剖宫产,出生后尽快手术。

8. 预后　出生后绝大部分婴儿会出现尿失禁,部分会大便失禁。根据脊柱裂累及的部位不同,对于运动的影响也不同,累及胸椎者中 90% 未来会依靠轮椅生活,累及腰椎和骶椎的比例分别为 45% 和 17%。合并 Chiari Ⅱ畸形的患儿出生后可出现吞咽困难、喘鸣、哭声微弱或上肢无力。80% 以上需要侧脑室-腹膜引流,17% 的脊髓脊膜膨出患儿易发生癫痫,除了 Chiari Ⅱ畸形之外,几乎都有中枢神经系统病变,如脑软化、卒中、室管膜下灰质异位或钙化。14% 的患儿出生后 5 年内死亡,合并有 Chiari Ⅱ畸形的患儿上升至 35%。还可能因反复泌尿系感染引起肾衰竭、因脑积水的压迫导致智力发育障碍(Julie et al.,2017)。

叶酸的补充有助于预防 50%~70% 的开放性神经管畸形。所以推荐孕妇于妊娠前 3 个月开始至妊娠 12 周每天口服 0.4~1mg 的小剂量叶酸。对于生育过开放性神经管畸形患儿的孕妇,推荐至少从妊娠前 1 个月开始至妊娠 12 周每天口服 4mg 的叶酸。

(二) 脑积水

侧脑室宽度≥15mm 即为重度增宽,不合并其他的中枢神经系统畸形,即称为脑积水。不同研究的发病率报道不一,为 0.3‰~1.5‰。但缺乏确切的胎儿脑积水的发病率报道。

1. 病因　多种原因都可以导致继发性先天性脑积水,如遗传性、感染性、致畸性,以及肿瘤性等因素。其中,X 连锁的脑积水占 5%,为 Xq28 编码的 *L1CAM* 基因突变所致,并可导致一系列神经系统发育异常的综合征(Schrander-Stumpel et al.,1998)。除外以上原因的脑积水与中脑导水管狭窄有关。

2. 超声诊断要点

(1) 轴切面:侧脑室宽度≥15mm(图 14-1-3)

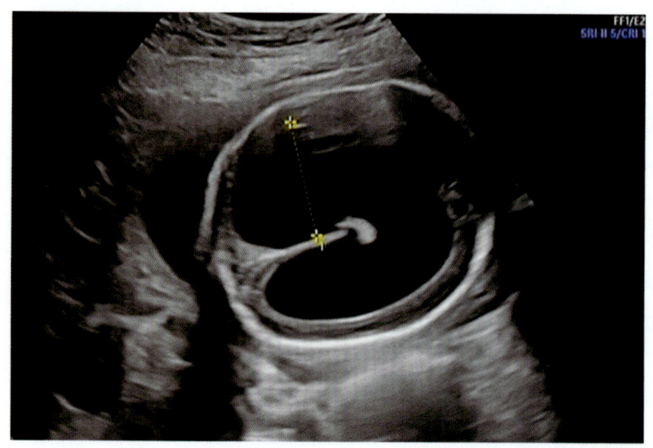

图 14-1-3　胎儿双侧侧脑室重度扩张,右侧宽 32mm,左侧宽 22mm,透明隔缺失

（2）中脑导水管狭窄所致的脑积水会同时伴有第三脑室的增宽（图 14-1-4）。

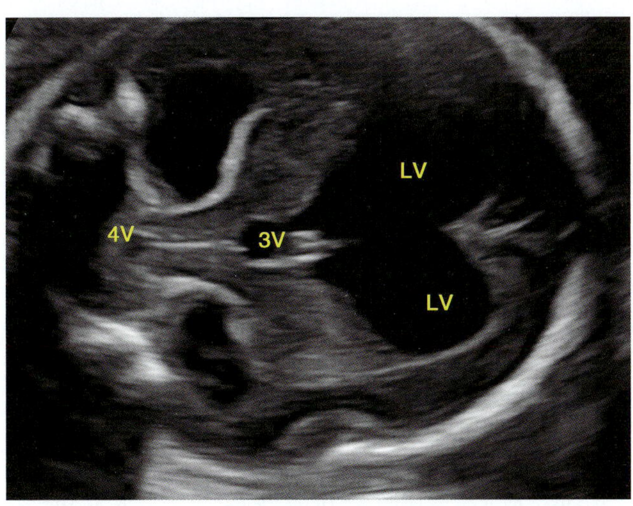

图 14-1-4　冠状切面显示双侧侧脑室增宽伴第三脑室增宽，第三脑室与第四脑室之间的中脑导水管呈闭合状

LV. 侧脑室；3V. 第三脑室；4V. 第四脑室。

（3）除脑室增宽外，没有发现其他的结构异常。

3. MRI 诊断要点　脑室系统扩大的程度与蛛网膜下腔不成比例，侧脑室额角或颞角膨出或呈圆形，第三脑室呈“气球状”，丘脑受压下移，胼胝体升高。

MRI 对于脑积水的诊断意义并不在于脑室宽度的测量，而是寻找相关的脑发育异常，如胼胝体异常、皮质发育不良、灰质异位、是否有肿瘤存在等。

4. 鉴别诊断　鉴别诊断的关键问题在于寻找脑室重度增宽的原因，是否伴有颅内出血、病毒感染、皮质发育畸形、Walker-Warburg 综合征、X 连锁的脑积水等。

（1）颅内出血：脑室内可见不规则的高回声或低回声斑块，随着时间的推移回声有所变化。

（2）病毒感染：病毒感染在超声中有很多特征性的征象，如脑室粘连带、脑室周边的中高回声晕、脑实质内钙化等，详见后述。

（3）皮质发育畸形：除侧脑室增宽外，还可以发现其他脑实质发育异常的征象。例如：脑沟回的发育明显落后于相应孕周，从而怀疑无脑回或巨脑回；或脑沟回的发育较相应孕周明显密集，如多微小脑回；或为脑灰质出现在脑白质的区域，为灰质异位等。对于脑皮质的发育，MRI 较超声有更大的优势，因为 MRI 对胎儿颅脑的观察不受胎儿颅骨钙化的影响，能轻松显示冠状、矢状及轴切面多个平面，所以观察更为全面。但是必须强调的是，皮质发育畸形非常复杂，即使超声联合 MRI，在妊娠期能够检出皮质发育畸形也是极为有限的，而且其对诊断医生的要求很高，必须熟知胎儿不同孕周脑沟回发育的状况，以及各种皮质发育畸形的诊断标准。

（4）Walker-Warburg 综合征：是一种罕见的先天性肌无力或萎缩，伴有脑部及眼部发育异常的常染色体隐性遗传病。产前超声除发现脑积水外，还常伴发其他征象，如Ⅱ型无脑回畸形、小脑蚓部或小脑或脑干发育不良等。还可能发现其他异常，如胼胝体发育不良、枕部脑膨出、丹迪-沃克畸形（Dandy-Walker 畸形）、阴茎短小等。可能伴有多种眼部畸形，但在产前多数诊断困难。部分 Walker-Warburg 综合征的患者可以查到基因突变，如 *POMT1/POMT2* 基因或 *FKRP* 基因，但是也有部分患者没有查到明确的基因突变（Vajsar et al.，2006）。

（5）X 连锁的脑积水：如超声仅提示脑积水而无其他机构异常，则需行基因检测，以除外 X 连锁脑积水。

5. 伴随畸形　单纯的脑积水不应伴有其他畸形。若伴有其他畸形，则应考虑相应原因引起的脑积水。

6. 产前处理　明确有无伴随畸形：应详细扫查胎儿全身结构，以及进行 MRI、胎儿超声心动图检查，明确有无颅内颅外伴随畸形。并行染色体、TORCH 及基因检测。

7. 产科处理　如孕妇希望继续妊娠，分娩时应注意评价胎儿头围与骨盆的相对关系，以决定分娩方式。

8. 预后　仅<1/3 的患儿可能有正常的未来，总体预后差，应建议终止妊娠。

出生后患儿需经手术治疗，根据情况采用不同的手术方式，可能需多次手术。62%的患儿可存活至 10 岁以上，50%存活的患儿发育商（developmental quotient，DQ）低（<60，仅 29%的患儿学龄期可达到正常的学习水平（Renier et al.，1988）。X 连锁的脑积水预后差，通常有严重的神经系统发育障碍，甚至早期死亡。

（三）胼胝体发育不全

胼胝体发育不全（agenesis of corpus callosum，ACC）是指胼胝体完全或部分缺失。

在普通人群中的发病率为 0.3%～0.7%（Grogono，1968），在发育障碍的人群中发病率为 2%～3%（Jeret et al.，1985）。但缺乏胎儿期准确的发病率。

1. 病因　很多原因都可能导致 ACC，如遗传性、病毒感染（TORCH 或寨卡病毒感染）、血管性因素、毒性因素（如胎儿酒精综合征），以及母亲的苯丙酮尿症等。其中遗传性因素最常见，有 200 多种遗传综合征会合并胼胝体等异常。17.8%的病例合并染色体异常，包括 18 三体、13 三体及 8 号染色体嵌合。在产后完全性 ACC 的人群中，运用染色体微阵列分析的方法，大约有 9%的人群可以检出有致病意义的拷贝数异常（Edwards et al.，2014）。

2. 超声诊断要点

（1）完全性胼胝体缺如

1）轴切面：①透明隔腔消失；②双侧侧脑室前角未向中线靠拢，侧脑室枕角扩张，前角尖锐，侧脑室呈“泪滴状”改变（图 14-1-5）；③第三脑室囊性上抬，在高于侧脑室的平面即可探及；④脑中线位置可能出现异常结构，如无回声的蛛网膜囊肿和高回声的脂肪瘤。

2）正中矢状切面和冠状切面：①无法显示胼胝体和透明隔复合体；②第三脑室囊性上抬；③妊娠晚期脑中线部位发育异常，正常扣带回旁的脑沟位置被放射状的脑沟所替代，直接位于第三脑室上方，呈“太阳花征”（图 14-1-6）；④胼周动脉缺如，大脑前动脉呈放射状上行（Pilu et al.，1993）。

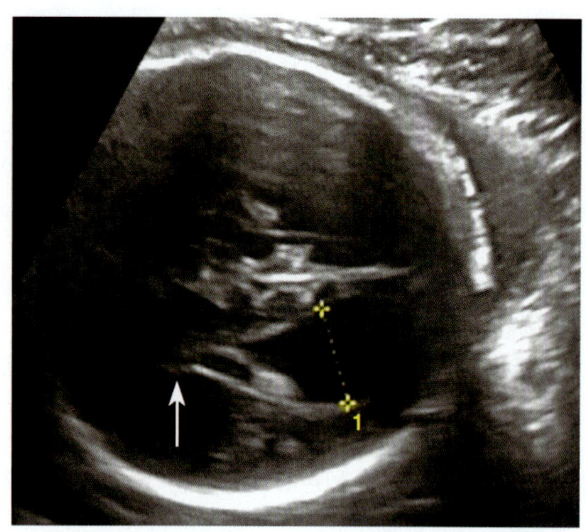

图 14-1-5　轴切面扫查显示侧脑室增宽呈"水滴状"改变，箭头所示为水滴状的侧脑室前角，测量键所示为扩张的侧脑室后角

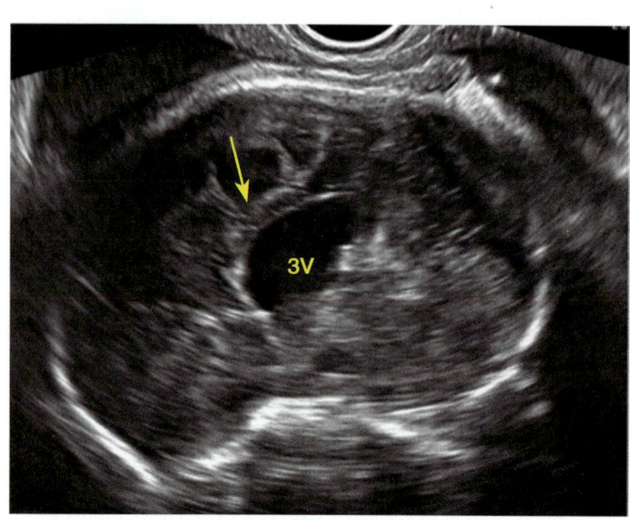

图 14-1-6　阴道超声提示颅脑正中矢状切面透明隔胼胝体复合体不存在，第三脑室（3V）囊性上抬，脑沟在第三脑室上方呈放射状排列，呈"太阳花征"（箭头所示）

（2）部分性胼胝体缺如：产前诊断难度大，侧脑室增宽和"泪滴状"改变通常不明显，透明隔腔存在，但较小。只有在正中矢状切面才可以显示胼胝体及透明隔较正常短小，胼周动脉不完整（Volpe et al.，2006）。

3. MRI 诊断要点

（1）轴切面：侧脑室额角变小外展、体部平行，三角区和后角不同程度的扩大，第三脑室上抬至脑室间裂，有时呈囊状。

（2）胼胝体缺如及发育不良的具体部位、严重程度在矢状位最容易观察。妊娠晚期，还可出现扣带回外翻、大脑内侧面脑沟在第三脑室上方呈放射状排列。

4. 鉴别诊断

（1）其他原因引起的侧脑室增宽：如脊柱裂、Dandy-Walker 畸形、颅内出血、脑发育异常、病毒感染等。

（2）当 ACC 合并蛛网膜囊肿时，需要与其他颅内囊性病变做鉴别：如单纯的蛛网膜囊肿、透明隔缺如、全前脑、Galen 静脉畸形等。

5. 伴随畸形

（1）可以伴随的颅内畸形：小头畸形、脑沟回发育异常、灰质异位、颅内脂肪瘤、颅内囊肿、神经管缺陷、Dandy-Walker 畸形等。

（2）可伴随的全身畸形：骨骼肌肉畸形、心血管畸形、泌尿生殖道畸形和消化道畸形。

ACC 经常与多种颅内、颅外畸形伴发，这说明 ACC 多为染色体异常及多种遗传综合征的一部分。20% 的病例为染色体异常，包括 18 三体、13 三体及 8 号染色体嵌合，并可能出现在 200 多种遗传综合征中。

6. 自然病程　胼胝体是联合左右大脑半球的纤维体。胎儿胼胝体在妊娠 11～12 周起始于胼胝体原基，向前后方向变长，依次形成胼胝体膝部、压部、嘴部，完全形成于 18～20 周，因此 20 周之前不能诊断胼胝体发育不全。

7. 产前处理

（1）明确有无伴随畸形：应详细扫查胎儿全身结构及 MRI、胎儿超声心动图检查，明确有无颅内、颅外伴随畸形。

（2）明确有无染色体异常、遗传综合征，以及 TORCH 病毒感染，行相关检查。

（3）当胎儿合并多发畸形或染色体异常、基因异常及与 ACC 相关的病毒感染时，预后差，建议终止妊娠。

对于产前孤立性 ACC 的咨询非常困难，主要原因有两点：①一部分伴随的畸形在产前诊断困难，如灰质异位、局灶性脑发育异常等，而这些伴发的畸形可能导致癫痫发作、智力障碍、精神障碍等严重的神经发育障碍；②出生后孤立性 ACC 的患者，可能没有明显的症状或会出现轻度的神经系统功能障碍。总体而言，孤立性完全性 ACC 的患儿有可能出现不同程度的运动、协调性、语言和认知功能障碍。大体运动及精细运动发育障碍的比例分别约为 4.4% 和 10.89%，约 6.8% 出现癫痫。异常认知能力的比例约为 15.16%。对于部分性 ACC 患儿，约 11.74% 精细运动受损、16.11% 出现癫痫、17.25% 认知功能障碍（D'Antonio et al.，2016a）。但是不同的研究，研究方法、随访时间、神经发育评价的工具等不同，所以没有统一等结论。

8. 产科处理　无须特殊的产科处理。

9. 预后

（1）伴发各种畸形的 ACC 患儿，可能伴有染色体异常或基因异常，预后差，预后取决于所罹患的疾病。

（2）如上所述，产前孤立性 ACC 的预后存在不确定性，其取决于产后新发现的合并疾病。

（3）出生后依然诊断为孤立性 ACC 的患者，可能没有明显的症状或会出现轻度的神经系统功能障碍。但也有报道称，随着年龄的增大智力受损程度加重，上学后会出现明显的学习困难问题。

（四）颅内出血

广义的胎儿颅内出血包括所有类型的颅内出血，如室管膜下-脑室内出血(subependymal germinal matrix hemorrhage-intraventricular hemorrhage,GMH-IVH)、硬膜下血肿、小脑出血等,其中最常见的是室管膜下-脑室内出血,即出血发生在脑室壁周围的室管膜下,并可能波及脑室内及脑室周围脑组织区域,也是出血后引起侧脑室增宽的主要原因。本文中讨论的即为GMH-IVH。

1. 发病率 GMH-IVH在早产儿中较常见,出生孕周越早,发病率越高,极低体重儿的发病率为15%~25%,而足月新生儿的发病率约为1%(Brouwer et al.,2010)。但是胎儿的发病率尚不明确。

2. 病因 生发基质是一个富含血管但缺乏支持间质的区域,尤其是妊娠24~32周。当血压波动或缺氧时,血管就可能会损伤或破裂。进而可能造成髓静脉的梗阻,继发静脉梗死后出血。

很多原因可能会导致胎儿颅内出血,如母体损伤、缺氧、感染(如巨细胞病毒或弓形虫)、先天性血管缺损、服用抗凝药、母体合并症(先兆子痫、胎盘早剥、癫痫发作)、双胎输血或母胎输血、胎儿血小板缺乏或凝血因子缺乏等。但实际上,临床上很多胎儿颅内出血找不到确切的病因。

3. 超声诊断要点 脑室内出血的超声表现,最突出的特点是随时间而变化。

新鲜的出血凝血块:超声表现为均质的高回声,后方无声影(图14-1-7)。此时可伴有侧脑室增宽。

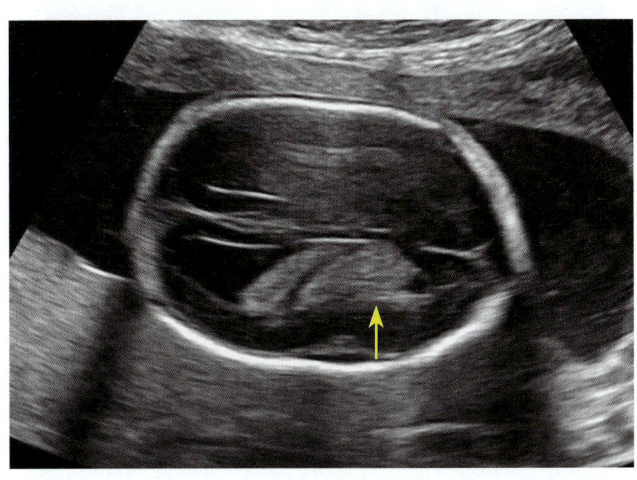

图14-1-7 脑室内出血早期,脑室壁内脉络丛旁可见不规则的高回声团块(箭头所示)

几天至两周后:血肿内部液化,呈不规则的低回声,周边仍为高回声,此团块与周边脑实质界限清晰。之后:斑块逐渐回缩变小,部分脑室内出血的病例可以完全消失,部分病例脑室宽度可较前变窄。如果出血在脑实质内,斑块回缩后,脑穿通性囊肿则变得明显。

脑室内斑块的缩小及侧脑室宽度的好转并不一定意味着胎儿的病情没有进展,在侧脑室旁的脑实质内仍可能因为髓静脉的缺血梗死导致脑白质软化或脑穿通性囊肿的形成(图14-1-8),因为常规轴切面扫查困难,所以经常会漏诊。因此,一定要运用神经学超声的方法多平面全面地观察胎儿颅内结构。

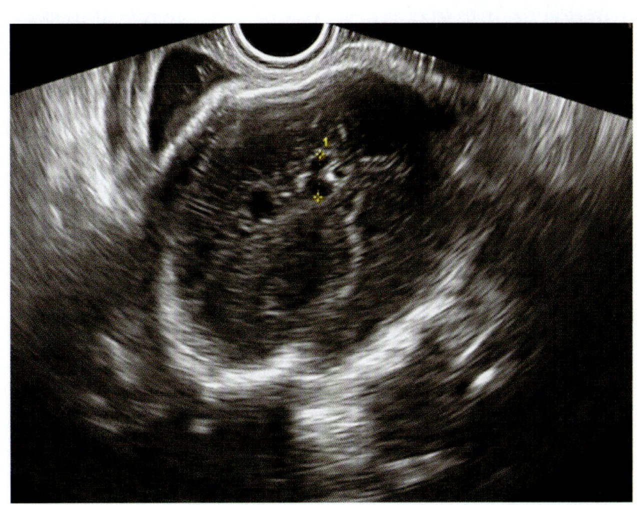

图14-1-8 脑室旁脑实质内形成多个虫蚀样的空洞(测量键所示),形成脑白质软化

4. MRI诊断要点

(1) 生发基质出血在T_2加权像表现为圆形或卵圆形低信号区。

(2) 出血3日内的急性期,脑实质内的血肿在T_1加权像上表现为稍低信号或等信号,在T_2及T_2加权像上表现为明显的低信号。并随着出血时相的不同,在T_1上表现为由低到高再转低的变化。出血3~7日,T_1加权像信号逐渐增高,T_2及T_2加权像上仍表现为低信号。出血7~14日,血肿在T_2加权像上的信号逐渐增高,并持续呈高信号,以后数月T_1加权像逐渐转变为与脑脊液相同的信号。

(3) 出血后可导致脑积水、脑室周围白质损伤、脑桥及小脑的损伤,MRI上应注意观察有无这些病变存在。

5. 鉴别诊断 应与颅内肿瘤相鉴别,其也可能为高回声或不均质回声,但一般会逐渐增大,彩色多普勒超声显示内部有血流信号,而出血导致的斑块内部没有血流信号。其中脉络丛乳头状瘤是最需要与脑室内出血相鉴别的肿瘤,其导致的脑室增宽也会随着肿瘤的增长而越来越宽。

6. 伴随畸形

(1) 脑室增宽:脑室内出血常伴发侧脑室增宽,当出血的斑块堵塞中脑导水管时可导致第三脑室增宽。

(2) 脑实质内囊性回声:当脑室内出血影响到脑室旁的髓静脉而导致静脉梗死时,可形成脑白质软化性囊肿或脑穿通性囊肿。当出血本身即在脑实质内时,最终会演变成为脑穿通性囊肿。

7. 产前处理

(1) 病因寻找:对母体进行全面检查,以发现其是否合并先兆子痫、胎盘早剥等合并症。可通过脐血穿刺,明确胎儿是否有缺氧酸中毒、是否存在贫血、是否存在血小板减少或凝血功能障碍等,但是脑室内出血会增加胎儿脐血穿刺后胎儿丢失的风险,而且相当一部分胎儿找不到原因,所以是否行脐血穿刺需要与孕妇充分交流、评估利弊后选择。

(2) 预后评估:由于GMH-IVH在新生儿尤其是早产儿

中较常见，有成熟的分期标准（Papile et al.，1978），并根据分期进行预后评估和处理。但是胎儿 GMH-IVH 的研究较少，多为个案报道或研究中包含 5~6 例病例，所以对其预后评估没有可借鉴的丰富经验及成熟的分期体系。目前多套用新生儿的分期标准，但是这样的预后评估是否准确仍需要进一步的探讨研究。

（3）新生儿脑室内出血分期：Ⅰ期，出血局限于室管膜下；Ⅱ期，出血不伴有脑室扩张；Ⅲ期，出血伴有脑室扩张；Ⅳ期，脑实质内出血伴脑室扩张。脑室内出血Ⅰ期及Ⅱ期的新生儿预后良好，Ⅲ期的新生儿 35% 预后不良，Ⅳ期预后不良者达 90%。

（4）产前咨询与处理：因没有成熟的胎儿脑室内出血分期标准，暂套用新生儿期脑室内出血标准进行分期。Ⅰ期及Ⅱ期：预后良好，但妊娠期需严密观察脑室内出血斑块的变化、侧脑室宽度的变化及侧脑室旁脑实质是否出现囊性病变，以确定脑室内出血是否加重。Ⅲ期：其远期预后存在不确定性，有患儿神经系统发育异常的风险。所以应向家长充分交代风险，并严密观察脑室内出血斑块的变化、侧脑室宽度的变化，以及侧脑室旁脑实质是否出现囊性病变，以确定脑室内出血是否加重。Ⅳ期：预后差，患儿神经系统发育异常的风险很高。

8. 产科处理　无特殊产科处理。

9. 预后　如前所述，胎儿脑室内出血的研究较少，对于预后的评估缺乏大样本胎儿的追踪随访，需要积累更多的经验，才能对各个期别的脑室内出血胎儿进行准确的预后评估。

（五）病毒感染

胎儿可通过胎盘或上行路径感染病毒，导致全身多个脏器受损。当累及中枢神经系统时，可导致不同部位、不同程度的多种表现，其中包括侧脑室增宽。巨细胞病毒（cytomegalovirus，CMV）和弓形虫是最常见的感染类型，故在此主要介绍巨细胞病毒及弓形虫的感染，其他病毒的感染简要说明。但总体而言，各种病毒感染的中枢神经系统超声征象非常类似，不能单纯通过影像学来确定病毒感染的类型，还需要羊水聚合酶链反应（polymerase chain reaction，PCR）的结果。

1. 巨细胞病毒感染　先天性巨细胞病毒感染的发病率约为 0.64%，但先天性 CMV 感染的婴儿中仅 11% 有症状（Kenneson et al.，2007）。

（1）病因：巨细胞病毒宫内感染。

（2）超声诊断要点：宫内感染 CMV 后，中枢神经系统是最常被侵犯的部位。根据感染的时间不同，以及孕妇及胎儿的免疫力不同，对胎儿的损伤程度差别很大，胎儿的超声表现会大相径庭。一般认为，感染时间越早，损伤程度越重、范围越广。而晚期的感染则表现轻微。

不同程度的侧脑室增宽、钙化、脑室内粘连带、脑实质萎缩和小头畸形是最常见的征象（图 14-1-9、图 14-1-10）。大部分 CMV 感染的胎儿会出现围绕侧脑室壁周边的中等回声晕，与周围脑实质界限清晰，其内伴或不伴囊性回声。这些异常的回声在阴道超声上表现较明显，在常规的腹部超声轴切面可能无法探及。所以当怀疑胎儿 CMV 感染时，务必进行有针对性的胎儿神经学超声检查，多平面详细观察评价胎儿颅脑的状况。小头畸形在妊娠中期或妊娠晚期的早期可能表现并不明显，多伴有脑实质的萎缩，可以是局灶的，也可以是弥漫的。

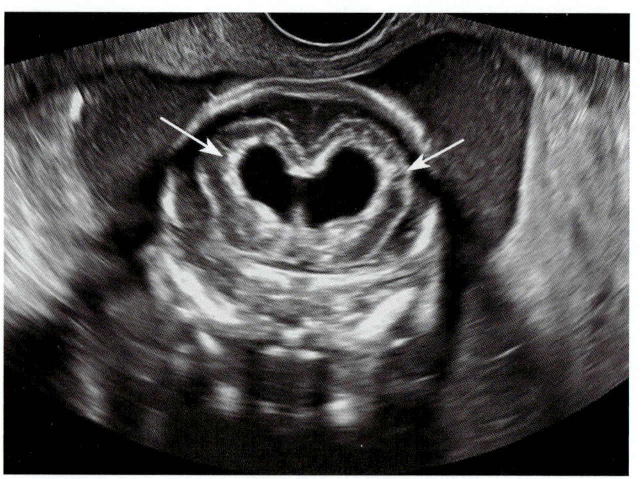

图 14-1-9　冠状切面显示双侧侧脑室增宽，侧脑室壁弥漫性钙化（箭头所示），透明隔缺失

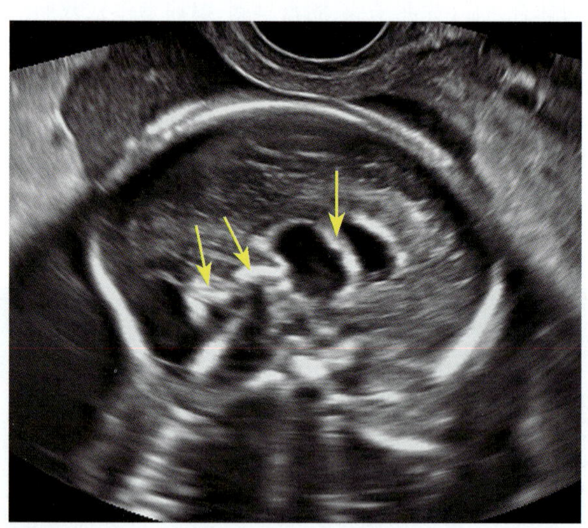

图 14-1-10　矢状切面显示第三脑室、中脑导水管及小脑蚓部处弥漫的钙化强回声（箭头所示）

随着感染时期、病变严重程度的不同，会有不同的表现。某些患儿（感染时间或许为受孕 4~6 周的前半期）可见无脑回畸形伴脑皮质变薄、小脑发育不全、脑室明显扩张及脑室旁钙化；感染发生于受孕 7~10 周的后半期者可能出现多微小脑回、轻度脑室扩张、罕见脑裂畸形；感染发生于妊娠晚期者脑回正常，可出现轻度脑室增宽和脑沟增宽，以及脑室旁和皮质下白质散在的钙化和出血。

（3）MRI 诊断要点：CMV 感染后在超声中的各种表现同样会出现在 MRI 中，不过 MRI 对于脑沟回发育异常会更加敏感，如无脑回畸形、多微小脑回、轻度脑沟增宽等。所以在怀疑胎儿 CMV 感染时，行 MRI 是很有必要的。

（4）鉴别诊断：应与颅内钙化相鉴别，多种病毒感染会导致颅内钙化，而且除病毒感染外，还有其他原因可引起颅内钙化，如脑白质软化的末期也可能为钙化。所以，明确诊断还是需依赖羊水的CMV检测。

（5）伴随畸形：CMV宫内感染的胎儿多脏器受累的概率约为42%，感染其他脏器的超声表现如下。

1）消化道：肠管强回声、肠管扩张、巨肝和/或巨脾、肝脏钙化、腹腔积液，其中肠管强回声最常见，可以是一过性的，一般不会单独出现。

2）心脏：罕见，表现为心脏增大、心内膜弹力纤维增生症伴左心发育不良，或心肌病。

3）其他：胎儿生长受限、羊水过少、水肿、胎盘增厚，这些表现较常见。但水肿和羊水过少可能是一过性的。

（6）产前处理

1）一旦母体CMV IgM阳性，则建议于妊娠22周后行羊膜腔穿刺，但是一定要在首次血清学阳性6~8周后。

2）预后评估：胎儿的预后取决于病毒感染的时间和病变累及的程度。产前咨询时最好能够尽量准确地评估胎儿病毒感染的孕周。妊娠早期的病毒感染会引起胎儿多发结构异常，中枢神经系统最多见。一旦胎儿出现小头畸形或者明显的胎儿颅内异常表现，则远期预后差，会出现多种神经系统发育异常，乃至全身各其他脏器受累的表现，建议终止妊娠。妊娠晚期母体血清IgM转阳，提示胎儿有感染的可能。此时期感染的胎儿出生后大部分没有症状。没有症状的新生儿中，85%~100%远期发育正常（Zhang et al.，2007）。

超声正常的胎儿无法除外出生后感音神经性听力丧失（sensorineural hearing loss SNHL）。妊娠早期感染听力丧失率达80%，妊娠晚期约1%（Foulon et al.，2008；Zhang et al.，2007）。

2. 弓形虫 不同国家地区报道的弓形虫感染率差别很大，0.07‰~5‰不等。中国人群不同地区感染率差异更为显著。

（1）病因：先天性弓形虫感染是刚地弓形虫经胎盘感染胎儿，人类主要的感染原是接触被感染的猫及进食或触摸被感染的肉类。

（2）超声诊断要点：胎儿先天性弓形虫感染可能的颅内超声表现包括颅内钙化、脑积水、小头畸形、脑萎缩、局部的脑发育不良、脑脓肿和水脑畸形。其中，脑积水为双侧对称性，进展迅速，但并没有引起双顶径的迅速增长。还有病例报道胎儿侧脑室增宽伴有脑实质内多发的高回声结节。

（3）MRI诊断要点：常见脑积水，若病变严重或发生于妊娠16~24周时，可出现脑穿通畸形或积水性无脑畸形。与CMV感染不同，皮质发育异常（如多微小脑回等）并不是弓形虫感染的典型表现。钙化也常见，多发部位为基底节区、脑室旁区和大脑皮质，严重者整个大脑皮质破坏，呈弥漫性钙化。

（4）伴随畸形：其他的超声表现包括胎盘增厚伴局部高回声、肝脏高回声、巨肝、腹腔积液、胸腔积液及心包积液。

（5）产前处理：确定母体原发感染后需进行羊水PCR检查，以明确是否有胎儿感染。羊膜腔穿刺应该在母体急性感染至少4周后进行。胎儿感染的风险取决于原发母体感染的时间。母体妊娠早期感染，仅10%~25%的胎儿被感染，但其中80%会有严重的病变。母体妊娠中期感染，30%~54%的胎儿被感染。妊娠晚期胎儿的感染率达65%，但严重病变的发病率为0。

一旦确定母体感染，应立即开始治疗，螺旋霉素1g，每日3次。当确定胎儿感染后，因为螺旋霉素不能通过胎盘，故将治疗改为乙胺嘧啶+磺胺嘧啶，同时加用甲酰四氢叶酸减少副作用。但是并没有足够的证据显示对于先天性弓形虫感染的胎儿进行产前治疗的有效性。而且，产前治疗不会降低患儿脉络膜视网膜炎的风险。

中枢神经系统病毒感染超声征象见表14-1-1（Timor-Tritsch et al.，2011）。

表14-1-1 中枢神经系统病毒感染超声征象一览表

病原	CNS受累	患儿种类	侧脑室增宽	异常PVWM	钙化	小头畸形	其他异常
CMV	常见	胎儿、婴儿	常见	常见	常见	常见	MCD，CC，小脑出血
弓形虫	常见	胎儿、婴儿	常见	罕见	常见	罕见	水脑畸形
风疹病毒	常见	胎儿	罕见	常见	常见	常见	—
水痘带状疱疹病毒	罕见	胎儿、婴儿	罕见	—	罕见	罕见	脑炎，MCD
单纯疱疹病毒	罕见	胎儿、婴儿	常见	常见	罕见	罕见	脑炎
微小病毒B19	罕见	胎儿、婴儿	罕见	—	—	—	出血、卒中，MCD

注：CNS. 中枢神经系统；PVWM. 脑室周围白质；CMV. 巨细胞病毒；MCD. 皮质发育畸形；CC. 胼胝体。

二、枕池增宽

小脑半球和小脑蚓部在胎儿期和新生儿期会经历显著的变化，很多疾病都会出现小脑半球、蚓部发育异常及枕池增宽，所以胎儿期必须在轴切面常规进行小脑半球及蚓部形态的观测，以及枕池宽度的测量。

枕池，也称后颅窝，其实质为小脑蚓部后方的蛛网膜下腔。枕池的增大可能是正常的变异，但也可能预示着胎儿有多种先天畸形及结构异常，是临床上非常常见的产前诊断的指征。

遗憾的是，一方面引起胎儿枕池增宽的疾病具有非常宽泛的疾病谱，包含从患者预后良好的单纯枕池增宽到有严重后遗症的 Dandy-Walker 畸形等多种疾病，特别需要准确的诊断，以帮助孕妇决定是否需要终止妊娠；另一方面，从超声常用的小脑轴切面诊断后颅窝疾病是不准确的，需要对胎儿进行矢状切面及冠状切面等多切面的扫查，尤其是胎儿正中矢状切面，从而明确诊断。但是要得到这个切面比较困难，多需要三维超声或阴道超声的辅助，而且必须充分地了解胎儿小脑、脑干及脑实质的发育规律，才能准确作出诊断。所以，准确诊断枕池增宽所涵盖的各种疾病，对于产前诊断的超声医生来说是一个较大的挑战。

MRI 对于显示颅脑正中矢状切面有优势，但是对于后颅窝疾病的诊断同样存在假阳性和假阴性问题（Limperopoulos et al.，2008；Tilea et al.，2007）。而且 MRI 无法清晰显示囊肿的囊壁，需要通过对周围组织的压迫效应来间接判断囊肿的存在。同样对 MRI 医生的要求较高，不了解胎儿脑发育规律及各种疾病的 MRI 医生不能准确作出诊断。总体而言，在后颅窝疾病的评价中，运用颅脑正中矢状切面评价后颅窝内各解剖结构的形态与位置，尤其是小脑蚓部的完整性，以及是否合并其他畸形是非常重要的。

下面将分别介绍引起胎儿枕池增宽的几种常见疾病。准确诊断这类疾病必须回答以下几个问题：①后颅窝是否正常，有无扩大或缩小；②小脑幕插入点是否正常，有无上抬；③小脑大小是否正常；④小脑与脑干的形态是否正常；⑤第四脑室形态是否正常；⑥小脑的回声或信号是否正常。

（一）枕池增宽

1. 定义 胎儿超声轴切面枕池的宽度>10mm 即为枕池增宽（mega cisterna magna，MCM）。

2. 发病率 无确切的发病率报道，在胎儿期约为 2%。

3. 病因 枕池增宽是一个影像学的描述性诊断，其病理基础的研究报道较罕见。不过有单纯枕池增宽的胎儿未见染色体异常的报道。

4. 超声诊断要点 轴切面的枕池宽度>10mm（图 14-1-11），小脑半球及蚓部正常（图 14-1-12），第四脑室封闭无囊性上抬，小脑幕及窦汇位置正常。

5. MRI 诊断要点 枕池宽度>10mm，小脑半球及蚓部正常，第四脑室封闭无囊性上抬，小脑幕及窦汇位置正常。

6. 鉴别诊断

（1）Blake 囊肿：除枕池宽度>10mm 外，还伴有第四脑室囊性上抬，小脑蚓部结构正常，小脑幕及窦汇正常（具体见本节 Blake 囊肿部分内容）。

（2）Dandy-Walker 畸形：除枕池宽度>10mm 外，还伴有第四脑室囊性上抬，小脑蚓部缺失或发育不良伴明显上旋，小脑幕及窦汇上抬（具体见本节 Dandy-Walker 畸形部分内容）。

（3）蛛网膜囊肿：大的蛛网膜囊肿除枕池宽度>10mm 外，囊肿周围组织如小脑半球、小脑蚓部、脑干、小脑幕等结构可因受蛛网膜囊肿的压迫而出现变形，有明显的占位效应。但是，如位于枕池内的囊肿较小，对周围组织无明显占位效应，则很容易在产前漏诊。

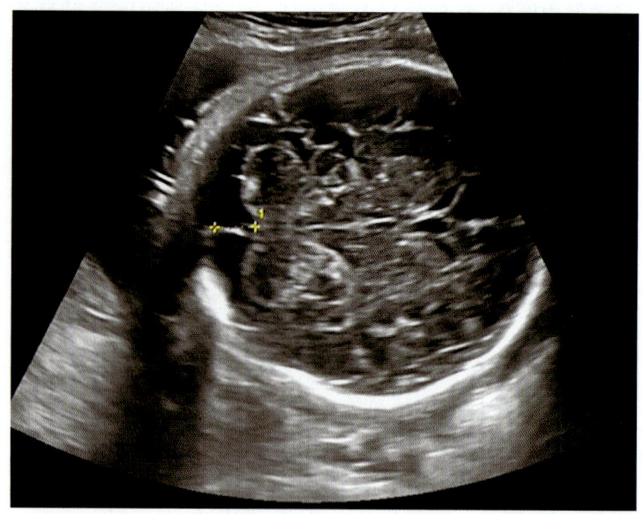

图 14-1-11 小脑轴切面测量枕池宽度 11.1mm（测量键所示）

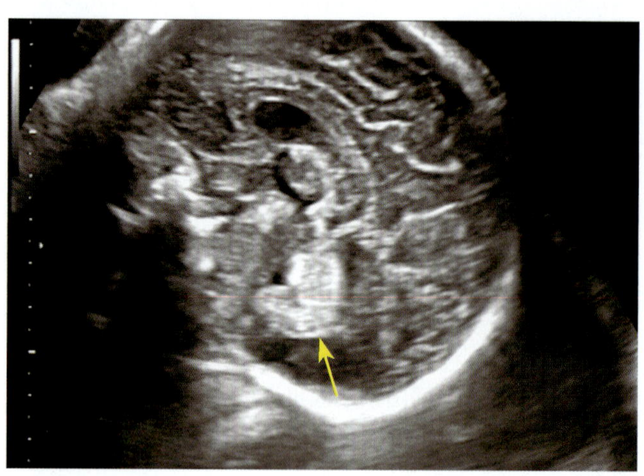

图 14-1-12 正中矢状切面显示小脑蚓部（箭头所示）结构正常

7. 伴随畸形 枕池增宽合并其他神经系统畸形的概率为 12.6%，合并神经系统以外畸形的概率为 16.6%，其中侧脑室增宽是最常合并的畸形。对于产前诊断单纯枕池增宽的患儿，没有发现明显的产前漏诊而产后诊断的病例。D'antonio 等（2016）在综述中提到 3 个产前诊断枕池增宽假阳性病例，两个为正常人，一个为蛛网膜囊肿（D'antonio et al.，2016a）。

8. 产前处理 一旦发现 MCM，应行胎儿神经学超声检查、胎儿颅脑 MRI 检查，以及详细的胎儿全身扫查，明确有无伴随畸形。如发现伴随畸形，预后取决于所伴随的畸形，并应行产前诊断明确有无染色体异常。如未发现伴随畸形，单纯的 MCM 不需胎儿染色体核型分析，预后良好。

9. 产科处理 无特殊产科处理。

10. 预后 产前诊断的孤立性 MCM 一般预后良好。

（二）Blake 囊肿

1. 定义 Blake 囊肿（Blake's pouch cyst，BPC）是第四

脑室在小脑蚓部后下方向后的一个指状突起，是胚胎发育的遗迹，在胎儿期常见，尤其是妊娠 18 周前。

2. 发病率　尚不明确确切的发病率。

3. 病因　Blake 囊肿的形成是发育过程中 Blake 小囊正中的 Magendie 孔及两旁的 Luschka 孔未破裂的结果。

当 Blake 囊肿合并其他畸形时，要警惕有无染色体异常。有限的数据表明，单纯 Blake 囊肿的胎儿染色体异常的风险约 5%，该病例染色体为 21 三体（D'antonio et al.，2016b）。

4. 超声诊断要点

（1）横切面：后颅窝内小脑蚓部后方可见到 Blake 囊肿的囊壁，第四脑室向后扩张。囊内的内容物回声低于周围的蛛网膜下腔。

（2）正中矢状切面：Blake 囊肿的上界为高回声，可以在小脑蚓部的下方及后方看到，有时囊壁显示困难，观察到的是第四脑室与后颅窝相通。小脑蚓部呈上旋状，通常角度<45°。下蚓部由于受压在形态上略有改变，略缩小，但是小脑蚓部的结构正常。小脑幕及窦汇位置正常。枕池可正常，也可略增宽。小脑蚓部结构正常及小脑幕、窦汇位置正常，这与 Dandy-Walker 畸形是不同的（图 14-1-13）。

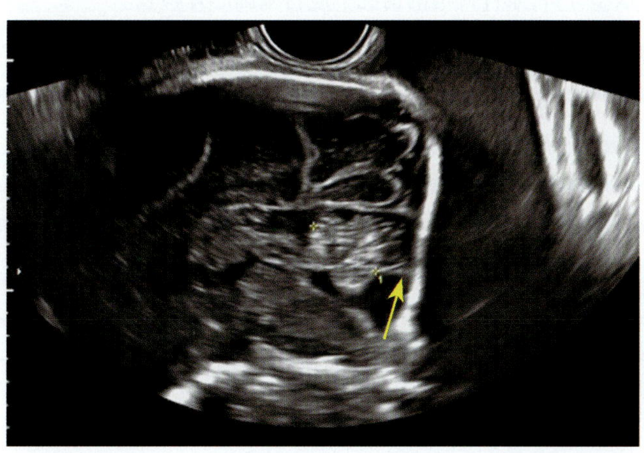

图 14-1-13　正中矢状切面显示胎儿小脑蚓部结构正常（测量键所示），略向上旋转，第四脑室（箭头所示）向后，呈囊性上抬，小脑幕及窦汇正常

5. MRI 诊断要点　小脑蚓部结构正常，呈上旋状，第四脑室呈囊性上抬，但胎儿期的 MRI 常对囊壁显示不清，所以很可能观察到的是第四脑室与后颅窝相通。小脑幕及窦汇正常。

6. 鉴别诊断

（1）Dandy-Walker 畸形：除枕池宽度>10mm 外，还伴有第四脑室囊性上抬，小脑蚓部缺失或发育不良伴明显上旋，小脑幕及窦汇上抬［具体见本节“（三）Dandy-Walker 畸形”］。

（2）枕池增宽：第四脑室闭合，小脑蚓部无上旋，结构正常。

7. 伴随畸形　Blake 囊肿合并其他神经系统畸形的概率为 11.5%，合并神经系统以外畸形的概率为 25.3%。对于产前诊断单纯 Blake 囊肿的患儿，没有发现明显的产前漏诊而产后诊断的畸形。

8. 自然病程　Blake 囊肿可以自行消退，即使没有消退，也一般预后良好。

9. 产前处理　有限的研究认为，Blake 囊肿与神经系统发育迟缓无关，没有运动发育障碍（D' Antonio et al.，2016c）。侧脑室增宽的发病率为 12.4%，但是出生后都不需要引流术。当 Blake 囊肿合并其他畸形时，要警惕胎儿染色体异常的发生，应行产前诊断。

所以，一旦发现 Blake 囊肿，应行胎儿神经学超声检查、胎儿颅脑 MRI，以及详细的胎儿全身扫查，明确有无伴随畸形。如发现伴随畸形，应行产前诊断明确有无染色体异常。

10. 产科处理　除非合并重度脑积水导致巨头需剖宫产，其余无特殊产科处理。

11. 预后　Blake 囊肿的预后取决于其合并的疾病及有无染色体异常。当 Blake 囊肿孤立存在时，通常认为是正常变异，预后良好。

（三）Dandy-Walker 畸形

1. 定义　Dandy-Walker 畸形是一组罕见的先天性脑部畸形，典型的 Dandy-Walker 畸形包括小脑蚓部的缺失或发育不良、第四脑室的囊性上抬、小脑幕上抬和枕池扩张。

2. 发病率　在出生儿中发病率约为 1/30 000，在各种原因导致的脑积水的婴幼儿中发病率约为 12%。

3. 病因　目前的理论认为 Dandy-Walker 畸形既影响到了幕前结构，也影响到了幕后结构。幕后结构的病变可引起 Magendie 孔的穿通失败，而导致第四脑室囊性上抬；幕前结构的病变导致小脑蚓部发育不良。

典型的 Dandy-Walker 畸形不合并其他神经系统或神经系统以外的畸形，染色体异常的发病率为 16.3%，其中最常见的为染色体缺失（D' Antonio et al.，2016b）。但是目前发表的研究中多数并没有运用基因检测的技术，细微的染色体异常如微缺失是无法检测到的，所以很有可能低估了染色体异常的概率。环境因素，如病毒感染、酗酒、糖尿病等也可能是致病的原因，但证据不充分。

4. 超声诊断要点　典型的 Dandy-Walker 畸形必须包括以下诊断要点：

（1）小脑蚓部缺失或发育不良：如果能辨别第四脑室的顶部、小脑蚓部的原裂及锥前裂，则可大致认定小脑蚓部的结构是完整的。在妊娠 18 周前锥前裂显示不清，则可采用半定量的方法来认定小脑蚓部的完整性，即小脑蚓部以原裂为中心基本上分为对称的上蚓部及下蚓部。小脑蚓部的测量中，上下径为主要径线。如小脑蚓部结构异常，顶或裂缺失，则称为小脑蚓部部分缺失。如结构正常但测量值小，则称为小脑蚓部发育不良。但在实际工作中，如果想区分胎儿的这两种疾病其实是很困难的。

（2）小脑幕及窦汇上抬：正常情况下，小脑幕约成 45°角向后下方倾斜，窦汇位于颅骨内侧，约为颈部肌肉附着的水平。因为超声无法观察到胎儿颈部的肌肉，而 MRI 可以，所以 MRI 对于诊断窦汇上抬的准确性更大。

（3）第四脑室囊性上抬和后颅窝扩大：这些诊断要点必须在颅脑正中矢状切面获得，常规的轴切面根本不足以诊断

Dandy-Walker 畸形。正中矢状切面上第四脑室囊性扩张的表现与 Blake 囊肿类似,在小脑蚓部的下方及后方可以看到囊壁的高回声,但是扩张的程度较 Blake 囊肿明显严重。可伴有不同程度的侧脑室扩张,但是侧脑室扩张并不是诊断的必备条件,不过妊娠期侧脑室不宽的患儿出生后可能进一步增宽(图 14-1-14、图 14-1-15)。

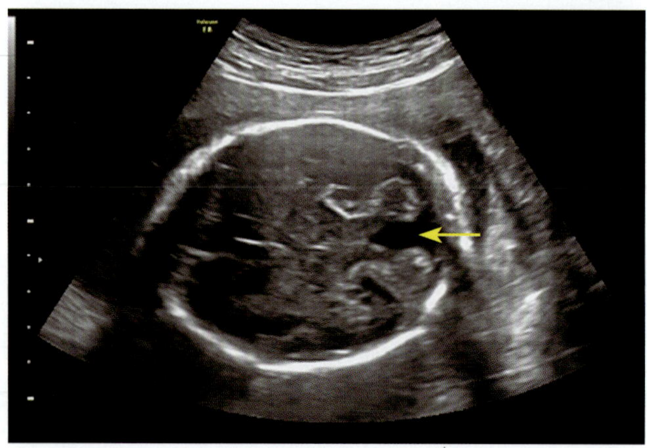

图 14-1-14 小脑轴切面显示小脑半球向两侧明显分开(箭头所示),小脑蚓部显示不清

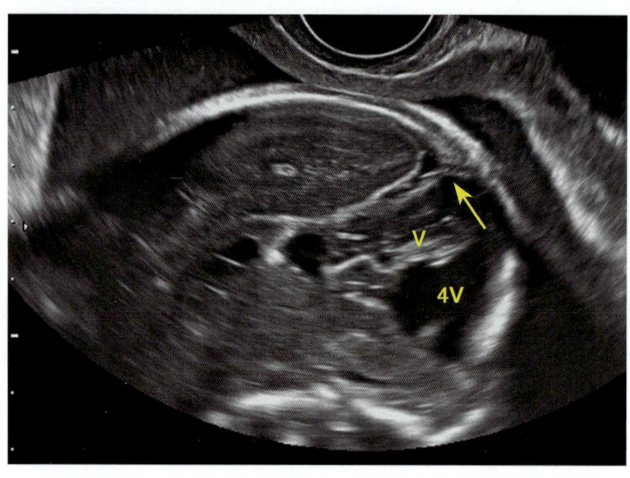

图 14-1-15 头颅正中矢状切面显示小脑蚓部(V)明显发育不良,结构不清,明显上抬,第四脑室(4V)向后呈囊性上抬,小脑幕及窦汇(箭头所示)均呈上抬

需要注意的是,在 20 周前,由于小脑蚓部的发育尚未成熟,下蚓部未完全覆盖第四脑室,第四脑室与后颅窝是相通的,这是正常的生理现象。所以在 20 周前最好不要诊断 Dandy-Walker 畸形,除非后颅窝有特别明显的囊性结构。

5. MRI 诊断要点 典型的 Dandy-Walker 畸形在超声及 MRI 的影像学上表现都是一样的,包括小脑蚓部缺失或发育不良、小脑幕及窦汇上抬、第四脑室囊性上抬和后颅窝扩大。MRI 对于诊断窦汇上抬的准确性更大。

6. 鉴别诊断

(1) Blake 囊肿:除枕池宽度>10mm 外,还伴有第四脑室囊性上抬,小脑蚓部结构正常,小脑幕及窦汇正常[具体见本节"(二)Blake 囊肿"]。

(2) 蛛网膜囊肿:大的蛛网膜囊肿除枕池宽度>10mm 外,囊肿周围组织如小脑半球、小脑蚓部、脑干、小脑幕等结构可因受蛛网膜囊肿的压迫而出现变形,有明显的占位效应,但小脑蚓部无上旋,小脑幕有可能受压上抬,但窦汇无上抬。

7. 伴随畸形 60.9%的患儿合并其他神经系统畸形,42.6%合并神经系统以外的畸形。其中,侧脑室增宽出现在 31.3%的产前诊断为 Dandy-Walker 畸形的病例中(D'Antonio et al.,2016b),产前及产后的染色体正常且不合并其他畸形的 Dandy-Walker 畸形整体发生侧脑室增宽的概率为 68%,其中 62.7%的病例需要做脑室-腹腔分流术。其他的合并畸形包括胼胝体缺如、全前脑、脑膨出、多囊肾、心血管畸形和面裂等。

即使综合运用超声及 MRI,仍会有 18.2%的其他神经系统畸形及 18.8%的神经系统以外的畸形会在产前被漏诊,而产后明确诊断。

8. 产前处理 建议有创性产前诊断,对胎儿进行染色体核型分析,条件许可的情况下应行基因芯片检查。

9. 产科处理 除非合并重度脑积水导致巨头需剖宫产,其余无特殊产科处理。

10. 预后 不同的研究,随访时间及方法不同,Dandy-Walker 畸形的新生儿远期出现神经系统发育异常的比例差别很大,综合数据神经系统发育障碍的概率约 58.2%,多为严重的运动功能障碍,也有病例报道有轻度的语言表达障碍而运动功能正常(D'Antonio et al.,2016c)。

当 Dandy-Walker 畸形不合并侧脑室增宽时,其临床预后似乎取决于小脑蚓部的发育。当小脑蚓部大小及形态正常时,远期神经系统发育正常的比例约为 85%。但是当小脑蚓部结构不正常,或者合并其他大脑结构异常时,则预后不良。

28.2%产前诊断的孤立性 Dandy-Walker 畸形产后未被证实(共 7 例),其中 2 例是正常的,1 例是 Blake 囊肿,1 例是小脑蚓部发育不良,1 例是 Joubert 综合征,1 例是后颅窝出血,1 例是 Dandy-Walker 畸形合并脑皮质发育异常(D'Antonio et al.,2016b)。

(四) 小脑蚓部发育不良

1. 定义 几乎没有书籍或文献对小脑蚓部发育不良给出明确的定义,多是模糊的定义小脑蚓部形态、结构及大小明显异常。

2. 发病率 不明确。

3. 病因 D'Antonio 等(2016a)的综述中报道 30 例患者中有 1 例染色体缺失。也经常是遗传综合征的一部分。

4. 超声诊断要点

(1) 认定小脑蚓部发育不良是最重要的诊断依据:无论是超声还是 MRI,在妊娠期都不能详细地评价小脑蚓部的 9 个小叶,因此不能评价小脑蚓部的完整性。原裂将小脑蚓部分为上蚓部及下蚓部,各占约 1/2,只能借助原裂粗略地评价小脑蚓部。如果能辨认清楚原裂与锥前裂,则小脑蚓部的结构基本正常。

小脑蚓部发育不良或缺失：小脑蚓部的形态与大小明显异常（图 14-1-16），后颅窝经常为正常。需要特别关注的是，小脑蚓部缺失或发育不良时，两侧的小脑半球经常会增大并于中线部位相连，无论在轴切面还是正中矢状切面都有可能将小脑半球与小脑蚓部的回声相混淆，而漏诊了小脑蚓部发育不良或缺失。所以，一定要有意识地去辨识回声较小、脑半球高的小脑蚓部，并注意由顶部呈放射状排列的蚓部裂隙，这样才不会误诊或漏诊。

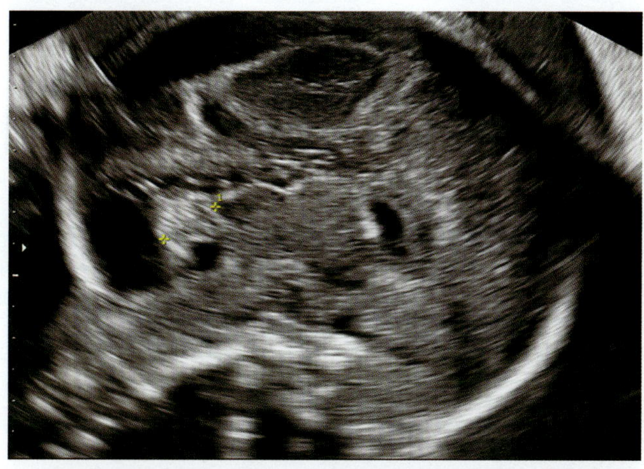

图 14-1-16　妊娠 27 周胎儿

正中矢状切面显示小脑蚓部的长径（测量键所示）明显小于孕周，结构欠清晰，考虑小脑蚓部发育不良。该胎儿同时合并胼胝体发育不良，且脑干呈扭曲状。

只有明确分辨小脑蚓部的原裂，且下蚓部的比例明显小于上蚓部，才能诊断下蚓部发育不良。事实上，真正的小脑下蚓部发育不良极为罕见。不同的致病原因可以导致小脑不同部位的发育不良。多数产前可以诊断的小脑蚓部发育不良都是蚓部整体的发育不良（Robinson，2014）。

（2）可伴有 Blake 囊肿，枕池宽度可以正常，也可以增宽，不伴有小脑幕上抬。

5. MRI 诊断要点　与超声相同，小脑蚓部形态明显小，结构不清，可伴有 Blake 囊肿，枕池宽度可以正常，也可以增宽，不伴有小脑幕上抬。

6. 鉴别诊断

（1）Dandy-Walker 畸形：除枕池宽度>10mm 外，还伴有第四脑室囊性上抬，小脑蚓部缺失或发育不良，伴明显上旋，小脑幕及窦汇上抬[具体见本节“（三）Dandy-Walker 畸形”]。

（2）枕池增宽：枕池宽度>10mm，但小脑蚓部结构正常，26 周以上可以清晰辨认原裂和锥前裂。

7. 伴随畸形　小脑蚓部发育不良合并其他神经系统畸形的概率为 56.1%，合并神经系统以外畸形的概率为 49.2%。对于产前诊断小脑蚓部发育不良的患儿，产前漏诊而产后诊断神经系统畸形为 14.2%，神经系统以外的畸形为 0。

8. 产前处理　对于小脑蚓部发育不良的患儿，应推荐染色体核型及微阵列比较基因组杂交（array comparative genomic hybridization，aCGH）技术检查。

9. 产科处理　无特殊产科处理。

10. 预后　从现有的资料来看（D'Antonio et al.，2016b），产前对 MCM 及 Blake 囊肿的诊断是准确的，对于 Dandy-Walker 畸形诊断的准确率欠佳，对于小脑蚓部发育不良诊断的准确性欠缺。32.4%（10 例）产前诊断的小脑蚓部发育不良产后未得到证实。这 10 例患者中，9 例为正常，1 例小脑蚓部发育不良伴其他脑皮质发育异常。现有的综述及研究病例数太少（18 例），尚不足以对这类胎儿得出结论性的咨询意见。因为对于后颅窝疾病的产前诊断具有局限性，所以产后务必要严密随访，要有严格的诊断标准。

胎儿常见后颅窝疾病的鉴别诊断总结见表 14-1-2，其中

表 14-1-2　胎儿常见后颅窝疾病的鉴别诊断

常见疾病	枕池宽度	小脑幕及窦汇	小脑蚓部及脑干的形态	第四脑室	小脑大小	小脑回声
枕池增宽	增宽	无上抬	正常	正常	正常	正常
Blake 囊肿	大部分增宽	无上抬	蚓部大小及形态正常，小脑下蚓部可能由于受压而使形态和大小略受影响，脑干正常	囊性上抬	正常	正常
蛛网膜囊肿	正常或增宽	正常或小脑幕上抬，窦汇正常	对蚓部、一侧或双侧小脑半球、脑干或颅骨可能会有受压的占位效应	正常	正常，或有受压的占位效应	正常
小脑蚓部发育不良	正常或增宽	正常	小脑蚓部体积明显缩小，结构不清，脑干可能扭曲萎缩	正常或囊性上抬	单侧或双侧半球体积小	正常或回声增强
Dandy-Walker 畸形	增宽	均上抬	小脑蚓部体积缩小，结构不清，明显上旋；脑干可能扭曲萎缩	囊性扩大上抬	小脑半球形态及回声可正常，也可发育不良	正常或回声增强

包括蛛网膜囊肿。蛛网膜囊肿将在本节"颅内囊性病变"部分介绍，但是因为后颅窝的蛛网膜囊肿也是枕池增宽的常见原因，所以在此一起讨论。当位于后颅窝的蛛网膜囊肿较小时，占位效应不明显，小脑半球、蚓部及小脑幕均未见受压改变，所以经常可能在产前被忽略。大的后颅窝蛛网膜囊肿对小脑蚓部、半球及小脑幕都可能有压迫作用，小脑半球及蚓部受压变形、体积缩小，小脑幕受压上抬，但起始位置正常，第四脑室形态正常。

三、颅内囊性病变

颅内囊性病变是胎儿颅内非常常见的一种结构异常。看似相同的颅内无回声液性暗区，由于位置不同，病变实质不同，预后会大相径庭。可能是预后相对良好的蛛网膜囊肿、脉络丛囊肿，但也可能是灾难性的脑穿通畸形、脑裂畸形等，涵盖了多种性质截然不同的颅内病变。所以对于颅内囊性病变，只有诊断正确，才能作出准确的判断，满足患者咨询。目前的产前影像学检查，尤其是胎儿神经学超声，可以明确显示囊性病变的位置、边界、内容物，以及与周围组织的关系，尤其是中线结构的关系、与血管的关系及动态的发展，同时可以观察颅内有无肿瘤、出血及其他伴发畸形，从而达到准确诊断囊性病变的目的。

（一）蛛网膜囊肿

1. 定义　蛛网膜囊肿位于脑组织表面、脑裂及脑池部位蛛网膜之间，是由透明的蛛网膜包绕、内含脑脊液的先天性良性囊性病变，多数不与蛛网膜下腔相通。

2. 发病率　蛛网膜囊肿是最常见的胎儿颅内囊性病变，具体胎儿的发病率不明确，约占儿童颅内占位性病变的1%左右（Timor-Tritsch et al.，2011）。但因为小的蛛网膜囊肿经常会被漏诊，或者患者因没有症状不会去就诊，所以真正的发病率并不明确。

3. 病因　蛛网膜囊肿分为原发性和继发性。原发性蛛网膜囊肿的形成是由于软脑膜异常发育所致；继发性蛛网膜囊肿是由于出血、感染、损伤等原因导致蛛网膜粘连，从而使脑脊液循环受阻所致。

4. 超声诊断要点

（1）无回声囊区，囊壁薄而光滑，不与侧脑室相通，较大者对周围组织有压迫效应（图14-1-17、图14-1-18）。

（2）个别病例可能由于囊肿的占位效应影响了脑脊液循环，而导致继发性脑积水。

（3）所有有蛛网膜的部位都可能形成蛛网膜囊肿。多数蛛网膜囊肿位于幕上，50%～65%位于中颅窝，5%～10%位于鞍上区，5%～10%位于四叠体池，5%位于脑表面，5%～10%位于后颅窝。

（4）一旦怀疑蛛网膜囊肿，应对颅脑行详细检查，明确囊肿的位置、大小、与周围脑组织的关系、与脑室的关系、是否合并其他颅内疾病及有无继发性损伤。

5. MRI诊断要点　颅内圆形或不规则长T_1、长T_2囊性占位性病变，囊壁薄而光滑，囊内信号均匀，周围脑实质呈受压状。多位于脑表面或脑裂缝隙间，与侧脑室不相通。

一旦超声怀疑蛛网膜囊肿，MRI是很有必要的，但是MRI对于囊壁的显示欠佳，所以很多时候需要通过对周围组织的压迫作用进行间接推断。但是对于蛛网膜囊肿可能合并的其他颅脑疾病如移行性病变、颅脑肿瘤等，MRI较超声更有优势。

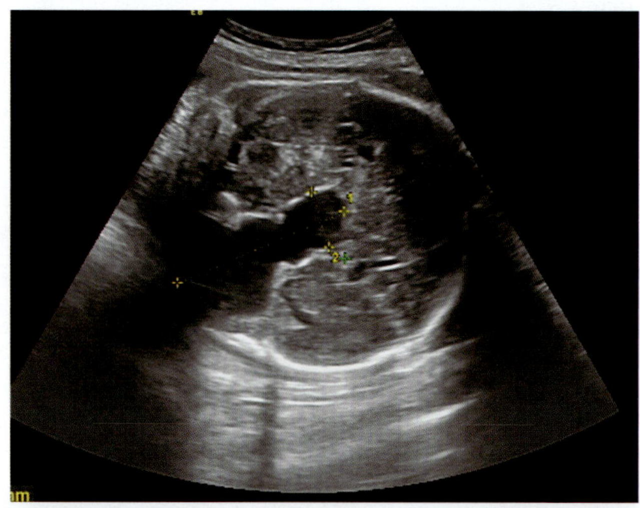

图14-1-17　轴切面显示巨大的颅底部蛛网膜囊肿（测量键所示），使鞍上池及右侧颞叶的位置成为巨大的无回声囊

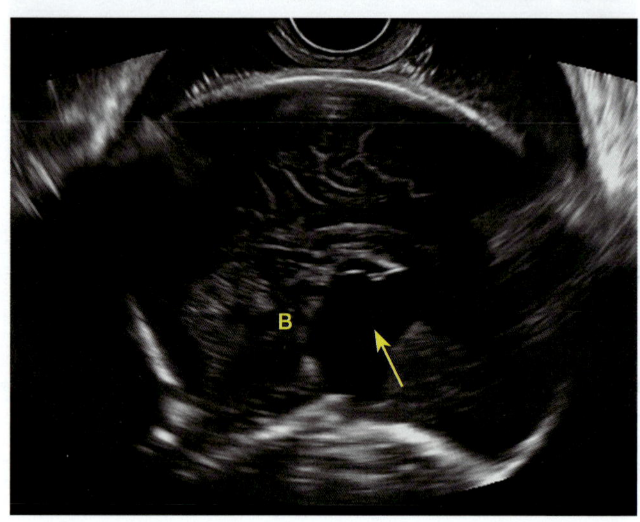

图14-1-18　同一个病例正中矢状切面显示鞍上池成为巨大的无回声囊区（箭头所示），后方脑干（B）呈明显受压改变

6. 鉴别诊断

（1）脑穿通畸形：脑实质内无回声囊区，形态不规则，无明显囊壁，可与蛛网膜下腔和侧脑室内相通。

（2）脑裂畸形：贯通脑实质内的裂隙样结构或楔形缺损，连接侧脑室和蛛网膜下腔，囊区表面覆盖灰质细胞。

（3）Galen静脉畸形：囊区位于四叠体池，不与侧脑室及蛛网膜下腔相通，运用彩色多普勒技术或能量多普勒技术可显示囊区内混杂的血流信号。可因中脑导水管的受压堵塞，导致脑积水。严重的病例可引起心力衰竭（简称"心衰"）和水肿。

（4）畸胎瘤：多数为以囊性为主的混合性回声团，完全为囊性者非常少见，无回声区为坏死组织。

（5）神经室管膜囊肿和内胚层囊肿：非常罕见，无法与蛛网膜囊肿鉴别。

（6）硬膜窦血栓或窦汇血栓：分离的硬膜下或窦汇位置出现囊性结构，内含混合性回声，可发现凝血块样回声，也可发现积血样流动的点状低回声。可出现继发性改变，如脑组织的缺血损伤性改变、脑实质发育的异常、心衰等。MRI对于出血诊断的准确性强。其病因可能为损伤、硬膜窦畸形或遗传性血栓形成倾向。

（7）各种后颅窝病变：后颅窝的蛛网膜囊肿一定要与各种后颅窝的病变，如Dandy-Walker畸形、小脑蚓部发育不良、Blake囊肿、枕池增宽相鉴别，因为不同的疾病预后大相径庭。小脑蚓部的位置与结构、小脑幕及窦汇的位置、第四脑室的位置、小脑及脑干的大小及回声在鉴别诊断中起到重要作用，详见表14-1-2。

7. 伴随畸形　蛛网膜囊肿多数是独立存在的，但是很多中枢神经系统疾病会伴发蛛网膜囊肿，这些伴发的疾病决定了胎儿的预后。所以当发现蛛网膜囊肿时，一定要用各种影像学方法去排除是否有伴发的疾病。常见的中枢神经系统疾病包括胼胝体缺如或发育不良、透明隔缺如、皮质发育异常、动静脉畸形等。与蛛网膜囊肿相关的非中枢神经系统疾病包括法洛四联症、骶尾部肿瘤、神经纤维瘤病Ⅰ型。

8. 产前处理　超声发现蛛网膜囊肿后，应行详细的神经学超声检查、四级超声检查、胎儿超声心动图检查、MRI，以明确有无合并的疾病。若发现合并疾病，应就合并疾病作出处理；若未发现合并疾病，则定期复查超声，观察囊肿的变化及有无继发性病变出现，如侧脑室增宽。

9. 产科处理　除非蛛网膜囊肿引起了严重的脑积水不能经阴道分娩，否则无特殊产科处理。

10. 预后　孤立性蛛网膜囊肿的预后取决于囊肿的大小及位置，总体预后是良好的。小囊肿的患儿往往不伴有症状，为偶然发现。大囊肿的患儿可因为位置不同出现癫痫发作、头痛、脑积水及局部的神经系统症状。但是，很大囊肿的患儿没有任何症状的情况也并不少见。严重脑积水的患儿可能导致头围增大和头型不对称。在一篇42例蛛网膜囊肿的2岁以下婴幼儿的回顾性研究中，作者推荐蛛网膜囊肿合并脑积水的患儿应该首先采取开窗术，之后约10%的患者需要再做引流术（Zada et al.，2007）。

非孤立性蛛网膜囊肿的患儿的预后取决于所合并的疾病。

对于孤立性的蛛网膜囊肿而言，下一胎发生蛛网膜囊肿的概率并不增加。若合并其他疾病，则再发风险取决于相应疾病。

（二）侧脑室旁假性囊肿

1. 定义　侧脑室旁假性囊肿（periventricular pseudocyst，PVPC）为侧脑室周围脑实质内小的囊性结构，囊壁并非真正的上皮细胞，而是巨噬细胞，所以没有真正的囊壁。

2. 发病率　以往认为侧脑室旁假性囊肿在胎儿中并不常见，发病率不详；新生儿的发病率约为1%，重症监护室（intensive care unit，ICU）中的新生儿的发病率约为3%。但是随着超声检查方法的改进、阴道超声应用越来越广泛、超声仪器图像的分辨率越来越高，侧脑室旁假性囊肿在胎儿中也不再是一个罕见现象。

3. 病因　目前认为PVPC是生发基质的出血或微梗死，导致基质退化或溶解引起的囊性变的结果。最常见的原因是巨细胞病毒感染。其他原因包括其他TORCH病毒的感染、心脏畸形、染色体微缺失、代谢性疾病或线粒体疾病。

4. 超声诊断要点

（1）侧脑室旁的囊性结构，形态较规则，透声性好。

（2）PVPC的常见位置：丘脑尾状核沟、尾状核头部、侧脑室前角的边缘。可以是单侧的，也可是双侧的。

（3）PVPC在常规的轴切面即可发现，但是需要通过阴道超声、运用高频阴道探头显示胎儿的冠状切面和矢状切面，才能明确显示囊肿的位置、与侧脑室及周围组织的关系，从而明确诊断，并与脑室旁脑白质软化做鉴别（图14-1-19～图14-1-21）。

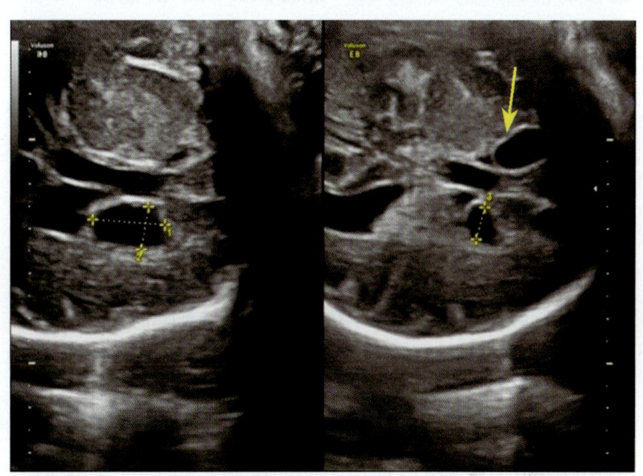

图14-1-19　轴切面显示双侧侧脑室前角旁囊性占位（左侧囊肿为测量键所示，右侧囊肿为箭头所示）

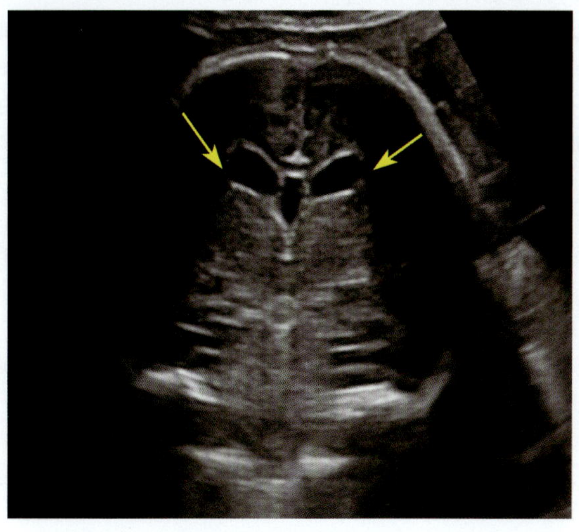

图14-1-20　冠状切面显示双侧侧脑室前角旁囊性回声（箭头所示），在此平面常会被误认为前角的扩张

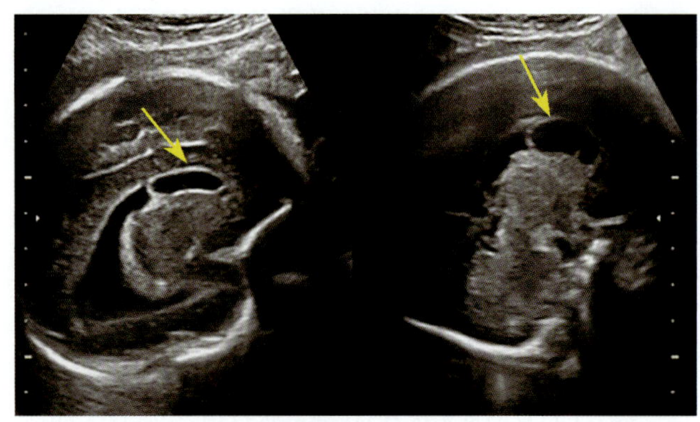

图 14-1-21 双侧矢状切面均可显示前角的囊性回声（箭头所示）

5. MRI 诊断要点 与超声诊断一样，也是侧脑室旁的囊性结构。但 MRI 在 PVPC 的诊断中的作用值得商榷。临床实践中高频阴道超声清晰显示的 PVPC 被 MRI 漏诊的情况时有发生，这一点也在文献中被证实（Malinger et al.，2003）。

6. 鉴别诊断

（1）侧脑室旁脑白质软化：多发生于早产儿，但是也见于足月儿的缺氧缺血性改变。病理基础是侧脑室旁脑白质的坏死。变现为"虫蚀样"的囊区，直径数毫米，形态不规则，可单发或多发，可单侧或双侧，多发于放射冠和半卵圆中心。特征性的位于侧脑室的上方，而不是像 PVPC 位于侧脑室的侧方。这样的新生儿易发生脑瘫及视力受损。

（2）脑穿通畸形：脑实质内形态不规则的无回声囊区，与侧脑室相通，导致侧脑室不规则扩张，可与蛛网膜下腔相通或不通。无占位效应。

7. 伴随畸形 患有 PVPC 时对于伴随畸形的认定非常重要，不同的伴随畸形提示不同的疾病。如 CMV 感染时伴随的征象包括脑实质内钙化、侧脑室增宽、脑室内粘连带、侧脑室旁囊肿、脑沟回发育异常、胼胝体发育不良及肝脏的强回声。染色体微缺失（4p-）时伴随胎儿生长受限。PVPC 合并其他脑实质病变、即使仅为实质内的小囊肿，仍有可能提示不良预后。当胎儿颅内伴有其他发育异常；如存在小脑发育不良、脑萎缩等情况时，要警惕遗传代谢病的可能；如存在侧脑室增宽、神经元移行异常、肾脏回声增强等情况时，要警惕有脑肝肾综合征的可能。

8. 产前处理

（1）详细的胎儿神经系统超声检查，尤其是经阴道的高频超声检查，能够显示胎儿的冠状切面和矢状切面，更全面地观察胎儿的颅脑发育。

（2）妊娠晚期应行 MRI，以发现有无合并其他颅脑畸形。

（3）除外 CMV 感染。

（4）当合并胎儿生长受限时，应行胎儿染色体核型检查。

9. 产科处理 无特殊产科处理。

10. 预后 孤立性的 PVPC 不合并其他畸形时，胎儿通常预后良好。当合并其他畸形尤其是颅内畸形时，可能是染色体微缺失、脑肝肾综合征或代谢性疾病，预后差，取决于疾病的本质。所以，关键的问题是是否可以确定为孤立性的 PVPC，因为有些疾病产前发现较困难，如脑神经元移行异常。

（三）脑穿通畸形

1. 定义 脑穿通畸形是脑实质内一系列的囊性病变的总称。可以与侧脑室相通，也可以与蛛网膜下腔相通，或与两者都相通。

2. 发病率 围产期动脉缺血性改变的发病率在足月新生儿中是 1/5 000～1/2 500。脑穿通畸形是动脉缺血性改变最终的结果。

3. 病因 多种原因可引起脑穿通畸形的发生。

（1）母体方面：凝血性、血栓性或出血性疾病，先兆子痫，自身免疫病，抗磷脂综合征，母体抗凝药的使用等。

（2）胎儿方面：凝血因子缺乏、血小板减少症、红细胞增多症、低血糖、双胎输血综合征（twin-twin transfusion syndrome，TTTS）、感染等。

4. 超声诊断要点

（1）脑实质内形态不规则的囊性病变，无囊壁，与侧脑室相通，无占位效应（图 14-1-22）。

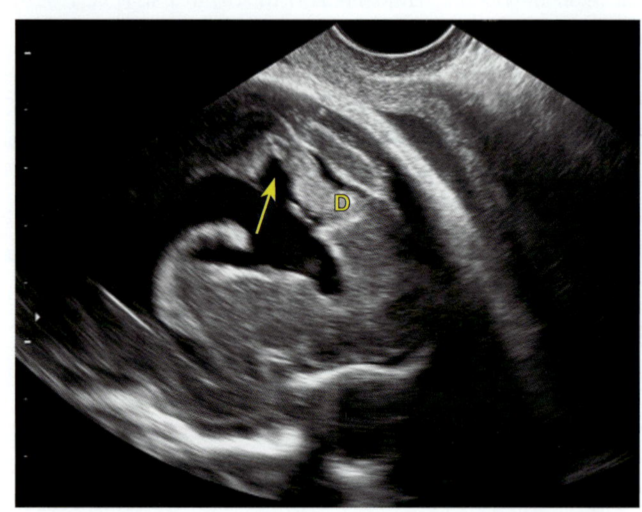

图 14-1-22 侧脑室顶部可见一不规则的囊区（箭头所示），与脑室相通，没有囊壁，囊区周围为坏死的脑组织（D）

（2）单侧侧脑室不规则扩张（图 14-1-23）。

（3）脑穿通性囊肿多数延大脑中动脉走行区域或其他动脉走行区域分布。

5. MRI 诊断要点

（1）脑实质内囊壁光滑的空腔，没有内在结构，囊液信号与脑脊液相同，与脑室或蛛网膜下腔相通，形态不规则，弥散不受限。周围组织为正常信号强度。

（2）邻近脑回变薄，病变多位于额后顶前叶。

（3）许多病灶与继发于脑组织完全液化、周围白质吸收的侧脑室扩大无法鉴别。

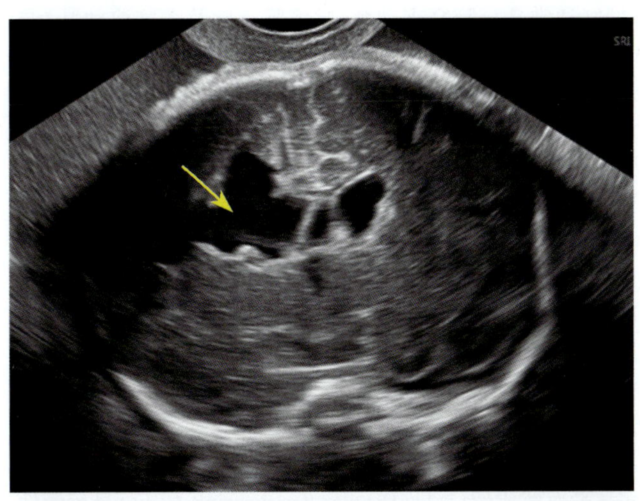

图 14-1-23　脑穿通的囊区与侧脑室前角相通，导致侧脑室前角不规则增大（箭头所示）

6. 鉴别诊断

（1）蛛网膜囊肿：先天性良性病变，内含脑脊液。位于蛛网膜下腔或大脑中裂，有占位效应，不与侧脑室相通，多数也不与蛛网膜囊肿相通。

（2）脑裂畸形：尤其是单侧的脑裂畸形，尤其需要与脑穿通畸形相鉴别。同样也是与蛛网膜下腔和/或侧脑室相通的囊状结构，但是其表面被脑灰质细胞所覆盖，这一点在MRI上尤为明显。

7. 伴随畸形　最常见的伴随异常是侧脑室增宽。但在脑穿通畸形损伤大脑中动脉时，可以在囊壁的周边形成多微小脑回。

8. 自然病程　动脉缺血性改变、静脉梗死性改变及脑实质内的出血都可以导致组织坏死、吸收，最终导致空洞化形成脑穿通畸形。小的病灶形成侧脑室旁脑白质软化，大的空洞化病灶破坏脑室壁，导致侧脑室不规则的扩大。当病灶进一步扩大后，则破坏脑实质，病灶与蛛网膜下腔相通，占据了整个梗死的区域。

9. 产前处理　一旦发现脑穿通畸形，应对夫妇双方行易栓症筛查，就胎儿问题进行咨询，考虑到脑穿通畸形预后差，应建议终止妊娠。希望继续妊娠的父母应向遗传学家、新生儿专家、小儿神经内科及小儿神经外科专家进行详细的咨询。

10. 产科处理　由于脑穿通畸形罕见，如孕妇希望继续妊娠，对于分娩时机来说经验不足，尚不能明确最佳的分娩时机。不需因胎儿脑穿通畸形而行剖宫产。

11. 预后　通常脑穿通畸形预后都很差。围产期缺血性损伤是脑瘫的首位原因。在围产期脑缺血的患儿中，>80%会导致偏瘫和运动障碍，50%～75%会有神经系统发育迟滞和癫痫，20%～60%会有视力、语言、认知和行为能力障碍（Raju et al.，2007）。

延大脑中动脉区域的缺血性病变、侧脑室旁静脉梗死性病变及基底节病变预后不良的可能性大，而单发的皮质下病变发生语言、认知行为障碍及癫痫的可能性较小。

（四）脑裂畸形

严格地来说，脑裂畸形属于神经元移行异常的病变，但是因为也经常表现为颅内无回声区，很容易与蛛网膜囊肿相混淆，所以在此介绍。

1. 定义　脑裂畸形是指大脑实质内的裂隙，连接蛛网膜下腔与侧脑室，表面覆盖异常的灰质细胞。分为开唇型（Ⅰ型）和闭唇型（Ⅱ型）。闭唇型是指裂隙的两侧壁是相连的，侧脑室与蛛网膜下腔并未相通，但是可以见到异常的灰质细胞柱穿行于脑白质内，连接侧脑室与脑实质表面。开唇型是指脑实质内裂隙很大，连接蛛网膜下腔与侧脑室，表面覆盖脑灰质细胞。

2. 发病率　在人群中的发病率为1.54/100 000，在脑皮质发育异常的儿童中发病率为5%（Timor-Tritsch et al.，2011），在胎儿中的发病率不详。

3. 病因　导致脑裂畸形的可能病因多种多样，目前还尚未明确。多数认为是神经元移行异常导致的脑皮质发育异常，可能为CMV感染、华法林暴露、酗酒、可卡因暴露、妊娠早期或中期时损伤；但是也见于动脉或静脉梗阻，如母体或胎儿易栓性疾病、血小板减少症引起的出血等。这些病变通常发生在妊娠24周前。

4. 超声诊断要点

（1）贯通脑实质内的裂隙样结构或楔形缺损，连接侧脑室和蛛网膜下腔（图 14-1-24、图 14-1-25）。

（2）表面覆盖脑灰质细胞。

（3）胼胝体和透明隔可缺如，可以有视-隔发育不良、丘脑没有融合、大脑动脉环（Willis 环）正常。

（4）可伴有侧脑室扩张。

5. MRI诊断要点　MRI能够清晰地区分白质和灰质，所以在确定裂隙表面覆盖灰质细胞有非常重要的意义。同时，可以发现脑裂畸形常伴发的多微小脑回和灰质异位。具体诊断要点如下。

（1）脑实质内从软膜表面延伸至侧脑室的缺损或裂隙。

（2）缺损表面覆盖灰质细胞。

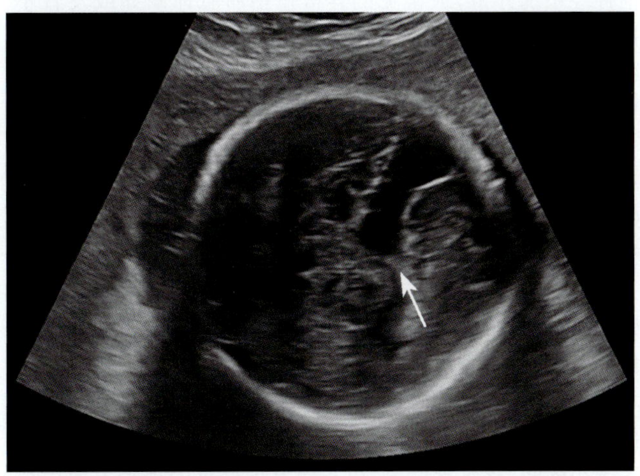

图 14-1-24　轴切面显示脑中线部位的裂隙，连接蛛网膜下腔及侧脑室（箭头所示位置为裂隙连接蛛网膜下腔及侧脑室的位置）

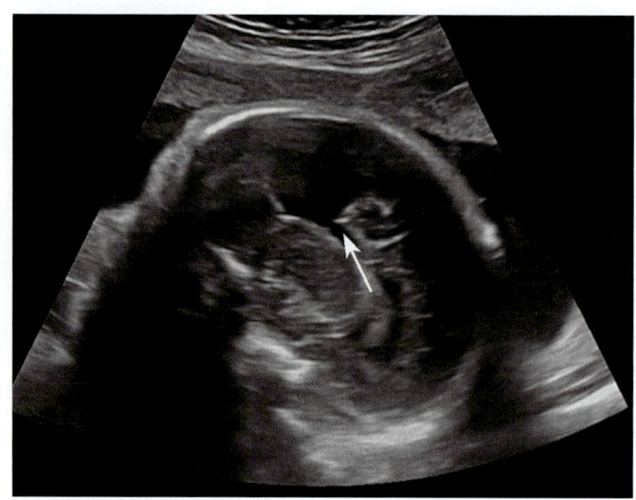

图 14-1-25 矢状切面显示大脑半球表面大面积凹陷（箭头所示），表面为多个微小的脑回，此病例合并多微小脑回

（3）侧脑室壁形态改变，尖端指向缺损。

（4）75%的脑裂畸形伴发透明隔缺如。

（5）胼胝体局部变薄或缺失。

（6）常伴发多微小脑回或灰质异位。

6. 鉴别诊断

（1）全前脑：脑裂畸形伴透明隔缺失时需要与全前脑相鉴别，尤其是叶状全前脑和中间型全前脑。全前脑的诊断关键是要确定脑实质的融合，不同类型融合不同部位，脑实质内没有裂隙。但脑裂畸形没有脑实质的融合，而是除透明隔缺如外，还伴有脑实质内连接侧脑室和蛛网膜下腔的裂隙。

（2）脑穿通畸形：同样，脑实质内连接侧脑室和蛛网膜下腔的不规则的无回声区，其表面未覆盖灰质细胞。

（3）蛛网膜囊肿：蛛网膜下腔部位的囊性肿物，不与蛛网膜下腔和侧脑室相通。

7. 伴随畸形　脑裂畸形依据病因不同可能合并多种中枢神经系统异常，最常见的异常包括胼胝体缺如或发育不良，透明隔缺如，其他的移行异常如灰质异位、多微小脑回、脑积水和视-隔发育不良。其他常合并的颅外异常包括VACTERAL综合征、脊膜膨出、颅缝早闭、白内障、肾积水等。

8. 产前处理　一旦诊断脑裂畸形，应对夫妇双方行易栓症筛查。因脑裂畸形预后差，应建议终止妊娠。希望继续妊娠的父母应向遗传学家、新生儿专家、小儿神经内科及小儿神经外科专家进行详细的咨询。

9. 产科处理　由于脑裂畸形罕见，如孕妇希望继续妊娠，对于分娩时机来说经验不足，尚不能明确最佳的分娩时机。不需因胎儿脑裂畸形而行剖宫产。

10. 预后　脑裂畸形的预后取决于脑裂的严重程度及所伴随的畸形。通常脑内伴有一系列的神经元移行性病变，如多微小脑回、灰质异位等，患儿会出现严重的神经系统后遗症，预后差。

（五）Galen 静脉瘤

1. 定义　Galen 静脉瘤（vein of Galen aneurysm）为颅内动脉（通常是丘脑穿支动脉、脉络膜动脉及大脑前动脉）与Galen静脉或其他位于中线的原始静脉间的先天通道，与下矢状窦交汇呈直窦。这种交通可以是巨大的直接瘘管，也可为许多小交通支或是二者的结合。包括两种亚型：Galen静脉动脉瘤样畸形（vein of Galen aneurysmal malformation，VGAM）和Galen静脉动脉瘤样扩张（vein of Galen aneurysmal dilatation，VGAD）。

2. 发病率　非常罕见，在新生儿中发病率为1/25 000~1/10 000，具体胎儿的发病率不详。但是胎儿及新生儿最常见的动静脉畸形。

3. 病因　不详。

4. 超声诊断要点

（1）位于幕上的脑中线四叠体池部位的囊性结构，彩色多普勒血流成像（color Doppler flow imaging，CDFI）显示囊性结构内可见血流信号（图 14-1-26、图 14-1-27）。

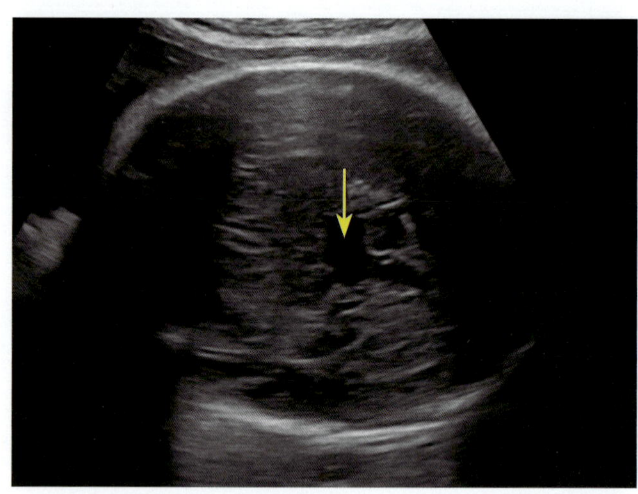

图 14-1-26 胎儿轴切面显示丘脑后下方无回声囊区（箭头所示），形态极不规则

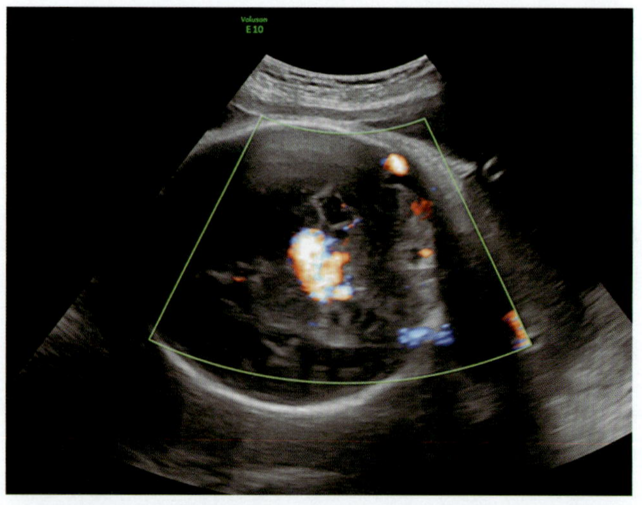

图 14-1-27 彩色多普勒血流成像显示囊区内为丰富的动静脉混杂血流

（2） 常在妊娠晚期才能在超声时发现。

（3） 90%的病例会出现高输出性心衰，进而水肿。

（4） 脑实质内可出现囊性脑软化病灶。

5. MRI 诊断要点　近中线区、三脑室后方、丘脑后下方椭圆形或囊袋状血管流空信号影，部分可见椎基底动脉、颈内动脉及多个分支血管明显扩张，血流直接注入 Galen 静脉，邻近静脉窦可见扩张。

MRI 还有利于发现伴发的脑损伤，如双侧脑室周围可见斑片状稍长 T_2 信号的缺血灶及长 T_1 长 T_2 信号的软化灶。

6. 鉴别诊断　Galen 静脉瘤位于脑中线位置，需要与其他脑中线部位的囊性结构做鉴别，如蛛网膜囊肿、脑裂畸形等，除各自解剖结构要点不同外，最重要的是运用彩色多普勒血流成像显示其内的血流信号。需要注意的是，静脉瘤内并不总是高速湍流的血流，低速血流的显示依赖于超声声束的方向及速度标尺的设置。

7. 伴随畸形　胎儿伴发染色体异常及基因异常的概率并没有明显增加，但会伴发心衰、胎儿水肿及脑积水。可出现继发性脑缺血或脑白质软化的表现。

8. 自然病程　这个动静脉畸形从胚胎形成 6~11 周开始扩张（Takashima et al.，1980），瘘管以多种形式存在，可以包含一条或多条血管，据此出生后分为五型。随着孕周增长，畸形逐渐增大。动静脉瘘的存在可导致窃血现象，从而导致心衰。畸形的扩大及血管分流、静脉的扩张和瘀滞使得一定区域的脑组织血流减少，导致脑白质及脑灰质的“溶解”现象，可能会出现进展性偏瘫。可由于血管的破裂导致脑实质内出血、缺血性改变，也可由于畸形的扩大对周围脑组织产生压迫效应。动静脉畸形对中脑导水管的压迫及静脉压增高导致的脑脊液吸收障碍会引起脑积水。

9. 产前处理　行胎儿神经学超声检查，以发现有无伴发的脑积水、脑缺血及脑白质软化。行胎儿超声心动图检查，以明确有无胎儿心衰的迹象。一旦明确诊断，应每周行超声检查，根据胎儿有无发生心衰决定分娩时机。

10. 产科处理　应在有新生儿监护病房及新生儿手术条件的医院分娩。建议在 38 周行剖宫产终止妊娠。

11. 预后　出生后 4%的病例会突发死亡，46%的病例需要急诊手术，1%的病例会自发血栓形成（Yan et al.，2017），约 50%的病例会在发病过程中伴发脑积水（Meila et al.，2016）。伴有这种畸形的病例会出现抽搐和心衰。超过 50%的病例会伴有无法纠正的畸形，77%的病例未经治疗会死亡。即使经过手术治疗，死亡率仍然高达 40%（Geibprasert et al.，2010）。其预后取决于有无心肺功能衰竭及脑软化的出现，如果存在则预后差；也取决于出生后的分型。

四、头颅大小异常

（一）小头畸形

1. 定义　在儿童和成人中，小头畸形定义为头围（head circumference，HC）<-2*SD* 或低于第 3 百分位数。但是对于胎儿，以-2*SD* 还是以-3*SD* 作为诊断标准，各研究标准不一。现在普遍采用的是 Chervenak 等（1987；1984）的诊断标准，HC<-3*SD* 诊断为小头畸形。

2. 发病率　由于 80%小头畸形的婴幼儿在出生时 HC 正常，90%在妊娠中期 HC 正常，所以除了非常典型的小头畸形，妊娠期小头畸形诊断困难。在不同的时间节点处，小头畸形报道的发病率也不同。根据日本及英国的研究报道，出生时小头畸形的发病率为 0.3/10 000~0.86/10 000（Seto et al.，2003；Trimble et al.，1978），中国的研究报道为 0.62/10 000（Xiao et al.，1990）。根据美国的研究报道，1 岁以内小头畸形的发病率约为 7/10 000（Krauss et al.，2003）。

3. 病因　小头畸形可以单独存在，也可以是患儿多种异常的一部分。多种染色体异常、单基因病、代谢性疾病、病毒感染及环境因素均可导致小头畸形。染色体异常较少见，异常者多为 13 三体、18 三体及 21 三体。但基因异常者多见，多数为常染色体隐性遗传或 X 连锁遗传。最常见的是梅克尔-格鲁贝尔综合征（Meckel-Gruber syndrome，Meckel-Gruber 综合征）、Walker-Walburg 综合征、Miller-Diecker 综合征、史-莱-奥综合征（Smith-Lemli-Opitz syndrome，Smith-Lemli-Opitz 综合征）、塞克尔综合征（Seckel syndrome，Seckel 综合征）。

4. 超声诊断要点

（1） 妊娠期可诊断的小头畸形通常最早在妊娠 24 周才可能作出诊断。

（2） 不同的研究采用不同的诊断标准。目前最常用的诊断标准是沿用 Chervenak 等[（1987；1984）]的研究，HC 小于相应孕周平均值 3 个标准差（图 14-1-28）。

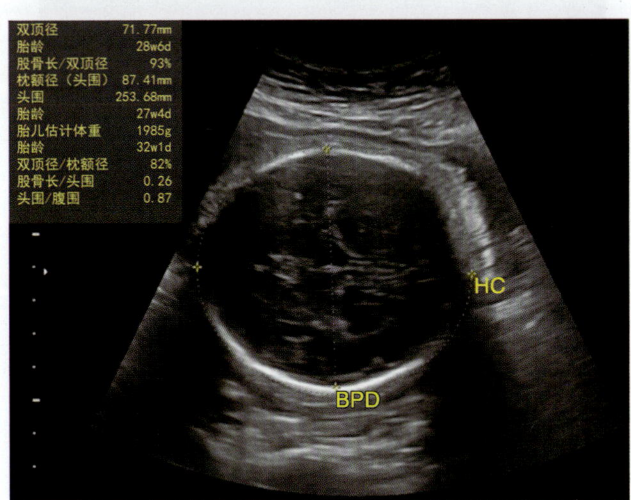

图 14-1-28　妊娠 33 周的胎儿，头围约为 253mm，<-3*SD*
HC. 头围；BPD. 双顶径。

（3） 在 Leibovitz 等（2016）的研究中，在头颅正中矢状切面测量枕骨大孔至颅骨的距离，将此数值与 HC 相结合诊断小头畸形，将阳性预测值由单纯运用 HC 的 56%提高至 78%。

（4） 其他提示小头畸形的征象包括：①额叶变薄（图 14-1-29）；②由于额叶萎缩、额叶与面部的比例失调，导致前额呈斜坡样向后倾斜（图 14-1-30）；③蛛网膜下腔增宽；④大脑中动脉的血流信号较大脑后动脉弱。但是这些征象的意义

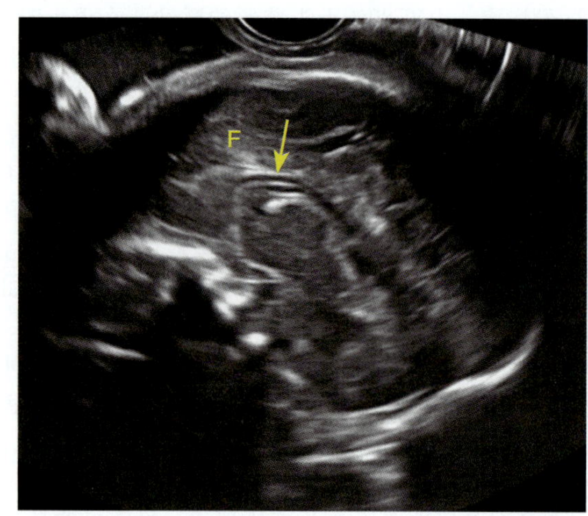

图 14-1-29　正中矢状切面显示胎儿额叶(F)明显变薄,胼胝体(箭头所示)变薄

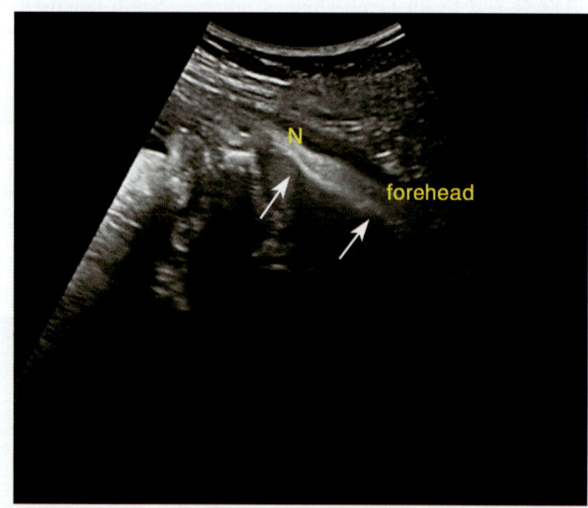

图 14-1-30　正中矢状切面显示胎儿前额明显扁平向后倾斜

N. 鼻;forehead. 前额。

尚不确定。

(5) 在妊娠中期有所表现的病例多数与全前脑或脑膨出相关,在妊娠晚期有所表现的病例多数是神经元增生或移行性病变。

(6) 一定要认识到妊娠期诊断小头畸形的局限性。一方面,即使对于再发风险高达 25%~50%的高危病例,妊娠期也可能不能作出明确的诊断。另一方面,即使按现有标准,也有高达 40%左右的假阳性率。所以孕周诊断小头畸形的准确性低。

5. MRI 诊断要点　MRI 同样可以发现额叶萎缩、颅面比例失调、前额向后倾斜,但其更重要的意义在于发现其他合并的颅内发育异常。

6. 鉴别诊断　详细检查,以判断有无伴随畸形。

7. 伴随畸形　伴随畸形分为 3 类:①直接与小头畸形相关的畸形,包括前额向后倾斜、大耳、蛛网膜下腔增宽、皮质发育异常如巨脑回、侧脑室旁灰质异位和胼胝体发育不良;②其他脑部发育异常,如小脑或脑干发育不良;③非中枢神经系统畸形,可以包括全身各个系统的畸形。

8. 产前处理　一旦发现胎儿 HC 位于 $-3SD$~$-2SD$ 之间,即需给予充分重视,要进行详细的超声检查,尤其是胎儿神经学超声检查,以发现有无伴随畸形。需要行有创性产前诊断,以明确胎儿有无染色体、基因异常及 TORCH 感染,对于判断病因及再发风险非常重要。≥32 周后需行 MRI 检查,以明确有无胎儿神经元移行性病变,如无脑回或多微小脑回。

对于 HC 介于 $-3SD$~$-2SD$ 之间的胎儿,Leibovitz 等(2018)提出了处理流程,对于产科医生的临床实践有很重要的参考价值。

9. 产科处理　无特殊产科处理。

10. 预后　妊娠期 HC 在 $-3SD$~$-2SD$ 之间的胎儿预后尚不明确,在 Stoler-Poria 等(2010)的研究中,19 例 HC 在 $-3SD$~$-2SD$ 的患儿智力在正常范围。在 Chervenak 等(1984)的研究中,以 $-3SD$ 为诊断标准时假阴性率为 0,以 $-4SD$ 为诊断标准时假阳性率为 0。

对于发现明确致病基因的小头畸形,可根据其遗传类型做明确的遗传咨询。但是对于原因不明的小头畸形,则咨询困难,再发风险不明确。

小头畸形的处理流程见图 14-1-31。

(二) 巨头畸形

1. 定义　儿童及成人的巨头畸形是指脑重增加,HC>$2SD$ 或>第 98 百分位数。需除外继发性巨头,如脑积水、硬膜下血肿、肿瘤等。但对于胎儿,并没有统一的诊断标准,多数套用儿童的诊断标准。

2. 发病率　巨头畸形的发病率约为 1%,男婴与女婴的比例约为 4:1。

3. 病因　巨头畸形可以是孤立性的,也可以是遗传综合征的一部分。孤立性的巨头畸形多数为家族性良性巨头畸形,是由于增大的蛛网膜下腔所致,预后良好。巨头畸形合并其他畸形时,可能为多种遗传综合征(Timor-Tritsch et al.,2011)。

巨头畸形是神经元和胶质细胞的增生异常,导致严重的神经系统发育迟缓。有研究报道过 100 多个产前或产后过度生长的综合征,其中最常见的是 Sotos 综合征(常染色体隐性遗传,但 95%的病例为新发突变,表现为巨头、前额突出、眼距过宽)。

4. 超声诊断要点

(1) HC>$2SD$ 即可诊断巨头畸形(图 14-1-32)。但由于巨头畸形常发生于妊娠晚期或产后,所以多数妊娠期不能得到诊断。而且即使妊娠晚期怀疑巨头畸形,评价颅内解剖结构也是困难的。

(2) 可出现巨头畸形相关的超声表现:蛛网膜下腔增宽、前额突出。

(3) 大多数巨头畸形为家族遗传性,不合并其他的颅内畸形,为良性,神经系统发育正常。

(4) 如为继发性巨头畸形,可表现巨头畸形起因的相应超声征象,如脑积水、脑肿瘤等。

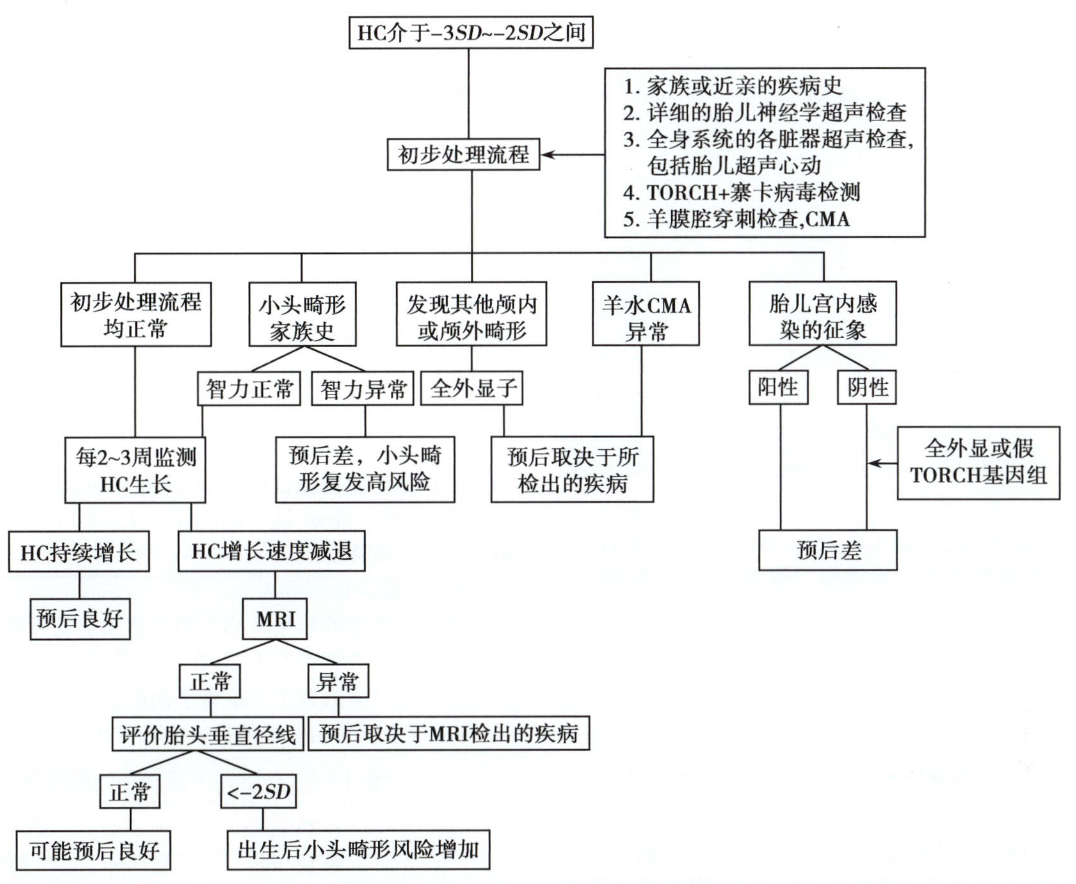

图 14-1-31 胎儿小头畸形处理流程图

HC. 头围；CMA. 染色体微阵列分析；TORCH. 弓形虫、风疹病毒、巨细胞病毒、单纯疱疹病毒及其他病原体；MRI. 磁共振成像。

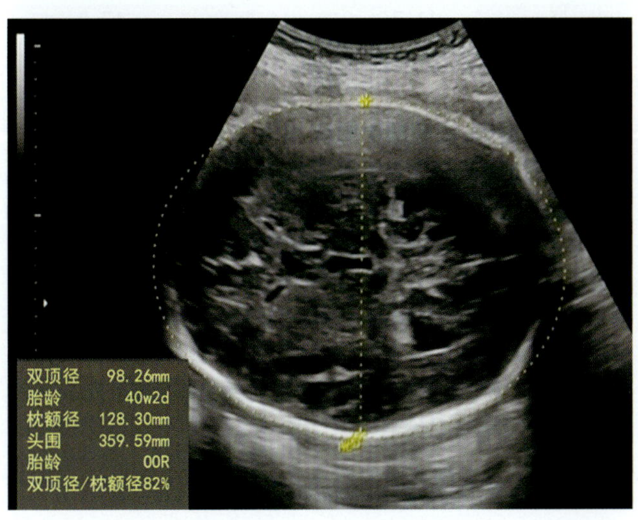

图 14-1-32 32 周的胎儿，头围约 360mm，>2*SD*

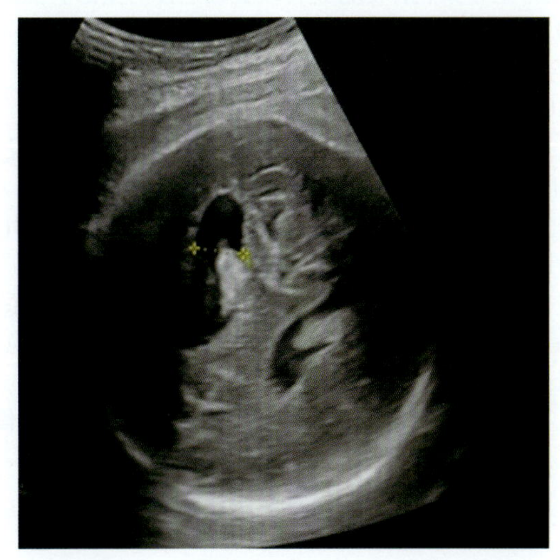

图 14-1-33 胎儿除头围增大外，还伴有双侧侧脑室增宽（测量键示右侧侧脑室增宽）

（5）当颅内发现脑沟回发育异常、胼胝体发育异常（图 14-1-33、图 14-1-34）等征象时，要警惕遗传综合征的可能。

5. MRI 诊断要点 MRI 可以发现与巨头畸形相伴随的前额突出和蛛网膜下腔增宽，但是最重要的是去寻找有无各种皮质发育异常。

6. 鉴别诊断 鉴别诊断最重要的就是区分是孤立性巨头畸形还是遗传综合征的一部分，所以必须仔细检查有无伴随畸形。

7. 伴随畸形 一部分是与巨头畸形本身相关的畸形，包

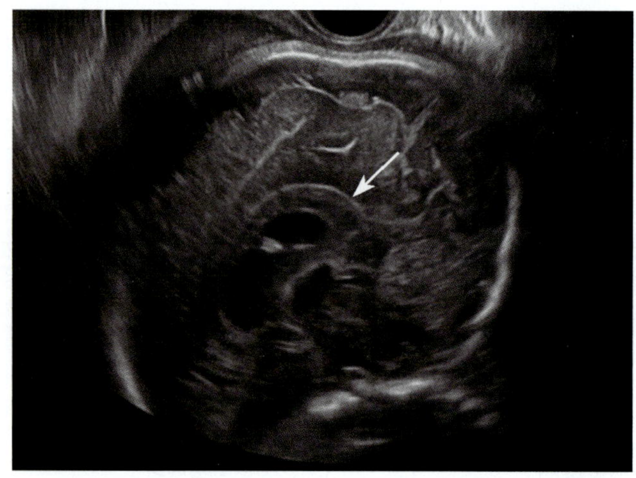

图 14-1-34　正中矢状切面显示胎儿胼胝体厚薄不均，最厚处位于压部（箭头所示）。蛛网膜下腔没有一般胎儿巨头时出现的蛛网膜下腔增宽，反而间隙变小

括前额突出、蛛网膜下腔增宽；第二部分是与巨头畸形相关的脑皮质发育异常，包括巨脑回、多微小脑回、侧脑室旁灰质异位、胼胝体发育不良；第三部分是相伴随的神经系统及非神经系统畸形，包括侧脑室增宽、小脑及脑干发育不良、骨发育异常等。

8. 产前处理　一旦怀疑巨头畸形的诊断，应对胎儿行详细的超声检查、神经学超声检查及 MRI 检查，以发现有无伴发的异常。必须行染色体核型及基因芯片检查。巨头畸形常伴有染色体大片段的缺失或多种微缺失，必须进行常规随访。有条件的中心可行全外显子检查，因为很多综合征性的巨头畸形是常染色体隐性遗传或显性遗传的基因病变。

9. 产科处理　通常无特殊产科处理，但当 HC>40cm 时，应综合孕妇骨盆状况，可酌情剖宫产。

10. 预后

（1）家族性巨头畸形：预后良好，神经系统功能发育正常。由于是常染色体显性遗传，再发风险为 50%。

（2）继发性巨头畸形：由于肿瘤或脑积水等原因引起的继发性巨头，其预后及再发风险均取决于病因。

（3）单侧或双侧的巨头畸形：会导致严重的神经系统发育落后及难治性癫痫。这些综合征多数为常染色体隐性遗传，但是 95%以上为新发突变。

（陈俊雅）

第二节　颜　面　部

一、小颌畸形

小颌畸形（micrognathia）是一种颜面部畸形，主要表现为下颌骨发育不全，或退化的较小的下颚，舌根无法固定在前位。

（一）发病率

一般人群中，轻中度小颌畸形的发病率尚不明确。在一个高危转诊中心，8 年多的时间里，在 2 086 名胎儿中，根据超声发现有 56 名胎儿诊断为小颌畸形，发病率约为 2.6%（Nicolaides et al.，1993）。另一个中心估计小颌畸形的发病率为 1/1 600（Vettraino et al.，2003）。

（二）病因

胎儿下颌骨的正常发育依赖于在宫内的下颌运动。Sherer 等（1995）研究发现，缺乏吞咽活动可能是小颌畸形发生的重要因素。在该研究中，胎儿缺乏吞咽运动的病因主要分为 4 类：①缺乏任何胎儿运动（胎儿运动功能减退/运动不能症）；②中枢神经系统的异常，即支配吞咽运动的神经系统损伤；③异常核型；④由莫比斯综合征（第Ⅵ对、第Ⅶ对脑神经麻痹）引起的吞咽运动缺失。

此外，小颌畸形的发生可能与遗传因素有关，通常被认为是皮埃尔·罗班综合征（Pierre Robin syndrome，Pierre Robin 综合征）的一部分，这一临床综合征包括小颌畸形、上气道阻塞和“U”形腭裂。

（三）超声诊断要点

胎儿下颌骨的测量从插入颞下颌关节的近端分支开始，至连接下颌联合软骨的末端，在可以直视下颌分支的平面进行测量。超声束放置于下颌骨平面的右侧，记录单次测量结果，各孕周下颌骨的标准值见表 14-2-1（Chitty et al.，1993）。

表 14-2-1　胎儿下颌骨平均测量值

孕周/周	第 25 百分位数/mm	第 50 百分位数/mm	第 97.5 百分位数/mm
12	6.3	8.0	9.7
13	8.2	10.2	12.3
14	10.0	12.4	14.7
15	11.7	14.4	17.2
16	13.4	16.4	19.5
17	15.0	18.4	21.8
18	16.5	20.2	24.0
19	18.0	22.1	26.2
20	19.4	23.9	28.3
21	20.8	25.6	30.4
22	22.2	27.3	32.4
23	23.5	28.9	34.4
24	24.8	30.6	36.4
25	26.0	32.2	38.3
26	27.3	33.7	40.2
27	28.4	35.2	42.1
28	29.6	36.7	43.9

妊娠 28 周后，由于胎儿位置的改变及周围骨质结构的遮挡，导致胎儿面部的标志难以辨认。因此研究认为，在妊

娠晚期无法保证下颌骨测量值的准确度和可信度。

Paladini 等(1999)也报道了下颌骨的生长与妊娠期双顶径的增长呈线性相关的结果,并提出用下颌指数(下颌骨前后径/双顶径×100)对下颌畸形进行客观诊断。通过比较 198 名畸形胎儿的下颌指数对下颌畸形进行客观评估,当截断值小于 23 时,下颌指数诊断小颌畸形的灵敏度为 100%,特异度为 98.1%。由于置管评估方法的灵敏度只有 73%,故推荐使用三维超声影像进行诊断,因为它提供了一个真实的胎儿面部矢状面中线(Lee et al.,2002)。

(四) 鉴别诊断

注意与小颌畸形有关的胎儿畸形的鉴别诊断,包括染色体异常(18 三体、三倍体、13 三体、9 三体、8 三体)、神经肌肉异常、单基因疾病、其他综合征和致畸剂暴露(异维 A 酸),尤其需与以下 4 种综合征相鉴别。

1. Pierre Robin 综合征　小颌畸形通常被认为是 Pierre Robin 综合征的一部分,该综合征于 1923 年由法国口腔学家 Pierre Robin 首次报道,包括小颌畸形、上气道阻塞和“U”形腭裂。导致该综合征相关症状发生的根本原因是下颌骨畸形。

2. Stickler 综合征　是一个常染色体显性遗传病,其表型包括下颌畸形、近视、骨骺发育不良、少年性关节炎、腭裂、感觉神经性听力受损和气道阻塞。

3. Treacher Collins 综合征　是一个常染色体显性遗传病,表型包括下颌畸形、小耳畸形、睑裂下斜、颧骨发育不全、下睑部缺失和异常毛发生长。产前可以根据下颌骨发育不全、耳朵缺失和严重的羊水过多作出诊断。

4. Nager 综合征(肢体面部发育不全)　也是一个常染色体显性遗传病,表型包括下颌面异常和上肢短小,产前超声影像表现为显著发育不全的下颌骨、外耳畸形、手臂长骨成骨不全和羊水过多。

(五) 伴随畸形

胎儿小颌畸形几乎均伴随其他结构异常,包括胎儿生长受限、骨骼发育不良、先天性心脏病、腭裂和羊水过多,对孤立的小颌畸形进行诊断几乎是不可能的。Vettraino 等(2003)回顾性分析了 15 名产前诊断为“孤立的”下颌畸形的胎儿,发现其中 14 例伴随有其他异常,包括 11 例腭裂和 3 例综合征或联合征。

(六) 产前自然史

胎儿小颌畸形往往与严重的基础疾病有关,会增加胎儿的死亡率。Bromley 和 Benacerraf(1994)的研究发现,80%(16/20)的小颌畸形胎儿在出生后无法存活,其中 6 例选择终止妊娠,10 例胎死宫内或出生后立即死亡。对 6 例选择终止妊娠的病例进行尸体解剖发现,有 4 例如果继续妊娠最终也会出现胎儿死亡。

(七) 产前处理

1. 在作出小颌畸形的诊断后,应对胎儿进行详细的解剖扫描,特别注意有无心脏、骨骼和耳朵缺陷。MRI 可以提供更多的胎儿面部信息。

2. 应进行侵入性产前诊断,行胎儿染色体核型分析和基因芯片检查。在已知有 Stickler 综合征家族史时,做 DNA 诊断可检测到 *COL2A1*、*COL11A1* 或 *COL11A2* 基因突变。如果胎儿面部有 Treacher Collins 综合征的表现,可检测到 *TCOF1* 基因突变。

3. 必须对父母双方进行检测,因为轻中度的小颌畸形有家族遗传性。通过家族史来寻找其他人患小颌畸形(特别是患有 Stickler 综合征的家族成员)或者服用异维 A 酸等药物的证据。

4. 如果诊断胎儿小颌畸形和其他并发症,应告知父母其胎儿有可预见的不良结局,如果是无颌畸形,那么胎儿出生后肯定会死亡。小于 24 周被诊断的胎儿,可以考虑终止妊娠。

5. 小颌畸形的胎儿需在三级医疗中心分娩,因为小颌畸形会导致严重的呼吸窘迫,而且由于下颌的解剖异常,气管插管十分困难,因此新生儿学专家和儿科麻醉医师应在场,以便对可能存在小颌畸形的胎儿进行复苏。对上下颌发育异常的胎儿需采用子宫外产时处理(ex-utero intrapartum treatment,EXIT)技术分娩。

(八) 产前干预

目前仍无产前干预的方法。

(九) 预后

小颌畸形胎儿的远期预后取决于相关畸形的严重程度。Bromley 和 Benacerraf(1994)对 65 例小颌畸形患儿进行回顾性分析,发现 78%(51/65)的患儿不能健康成长,56%的患儿有其他并发症,包括先天性心脏病(14 例)、耳朵畸形(7 例)、畸形足(4 例)、先天性髋脱位(3 例)和并指(3 例)。在存活的患儿中,1 例患有 Treacher Collins 综合征,1 例有 Pierre Robin 综合征,1 例曾有胎儿生长受限但出生后发育正常,1 例有多种先天性畸形但手术修复后存活。

二、眼距增宽

眼距增宽(hypertelorism)是指眼眶间的距离超过平均值,内眦与瞳孔间的距离也增加。

(一) 发病率

眼距增宽较少见,其准确的发病率尚不清楚。眼距增宽可以孤立的存在,也可合并其他异常。

(二) 病因

眼距增宽只是一种临床表现,可能与以下病因有关:①中面部或颅面中部原发性发育不良;②单侧颅面裂隙畸形;③颅面部正中裂或鼻裂;④额鼻部的鼻筛型脑膜脑膨出或者额窦肥大;⑤颅缝早闭症。

(三) 超声诊断要点

通常认为测定两眼眶外侧骨性边缘或内侧骨性边缘作为判断眼距增宽的标准,产前超声超过同孕周的平均值的 2 个标准差就可考虑眼距增宽(Brodsky et al.,1990)。

大多数医院或中心在做胎儿超声检查时都没有把胎儿眼眶检查和眼眶间距测定作为常规检查,无论是中国医师协会超声医师分会(中国医师协会超声医师分会,2012),还是美国超声医学学会(AIUM)和美国妇产科医师学会(ACOG),它们制定的产科超声指南均不包括胎儿眼眶间距的测定(Reddy et al.,2014)。如果孕妇以前的孩子有与眼距增宽的情况，如 Waardenburg 综合征、Opitz 综合征或努南综合征（Noonan syndrome，Noonan 综合征），那么应该做胎儿眼眶间距的测定。在任何结构检查中只要发现眼距增宽，超声医师就要警惕有无其他异常的可能。

（四）鉴别诊断

许多疾病与眼距增宽有关（Dollfus et al.，2004），包括染色体异常、单基因疾病、诸如颅缝早闭等的颅骨发育异常，以及诸如额鼻骨发育不全等的面中部异常，具体如下。

与眼距增宽有关的疾病：染色体异常；45，X 染色体；22q11.2 缺失；9p-三体综合征；1 号染色体中间缺失；13 号染色体中间缺失；17 号染色体中间缺失；单基因疾病；Aarskog 综合征；阿佩尔综合征（Apert syndrome）；Coffin-Lowry 综合征；克鲁宗综合征（Crouzon syndrome）；LEOPARD 综合征；努南综合征（Noonan syndrome）；Opitz 综合征；胎儿面容综合征（Robinow syndrome）；Waardenburg 综合征 1、2 型；发育异常；前部脑膨出；颅缝早闭；泪囊突出；额骨、筛骨、蝶骨脑膜脑膨出；额鼻部发育不全；面部中间裂；脑肿大。

（五）产前自然史

产前自然史取决于导致眼距增宽的基础病变，如各种综合征产生的身体多部位异常，可导致胎儿生长受限、胎儿宫内死亡等。

（六）产前处理

1. 胎儿一旦被证实为眼距增宽，应做详尽的解剖学检查，目的是发现与之相关的畸形，尤其是中枢神经系统方面的畸形。

2. 应进行侵入性产前诊断，行胎儿染色体核型分析和基因芯片检查。

3. 对患儿父母的内眦和外眦距离均进行测量，然后与正常成人的标准进行比较。

4. 如果是孤立的胎儿眼距增宽，妊娠期无须特殊处理；如果发现合并其他畸形，应对胎儿的不良预后进行咨询，妊娠 24 周前就发现异常者，可以考虑终止妊娠。

（七）产前干预

目前尚无针对胎儿眼距增宽的干预措施。

（八）预后

孤立的眼距增宽胎儿，远期预后良好。如果眼距增宽与严重的脑部异常有关，那么其预后取决于相关异常的严重程度，有智力缺陷和发育障碍可能。

三、小眼畸形

小眼畸形（microphthalmia）、无眼畸形（anophthalmia）和眼组织缺损（coloboma）统称为“MAC”，代表一类眼睛发育畸形。小眼畸形是眼睛发育异常的一种，眼组织缺损病情较轻，而无眼畸形最严重。

出生时眼睛的最大直径<15mm 即可诊断为小眼畸形。正常新生儿的眼睛直径通常是 16～19mm（Price et al.，1986）。

（一）发病率

据英国国家出生登记处的结果显示，小眼或无眼畸形的发病率为 1/10 000（Busby et al.，1998）。一瑞典健康登记处在 1965—2001 年进行的出生调查中发现，小眼畸形的发病率为 1.5/10 000，无眼畸形为 0.2/10 000。在该研究中确诊的 432 例病例中，约 10%有染色体异常（Kallen et al.，2005）。

（二）病因

Warburg 按照表型把小眼畸形分为 3 类：遗传相关型（单基因和染色体异常）、产前获得型（致畸因子和宫内异常）和两者共同作用（Warburg，1993）。

（三）超声诊断要点

运用高分辨率经阴道联合经腹部超声，经胎儿眼眶外侧的冠状面检测胎儿眼睛，测量玻璃体的上下径线和横径，以及以晶状体边缘作为孕龄的评估。但即使做了胎儿脸部检查，小眼畸形也不容易被发现。超声对于无眼畸形的检测也有挑战性，表现为图像衰减或者眼球凹陷。

（四）鉴别诊断

需鉴别眼部缺陷是孤立的，还是某综合征的一部分，以及是否合并其他异常。

1. 染色体异常　眼部畸形是许多染色体异常的结构畸形表现之一，如 21 三体、13 三体。

2. 先天性畸形综合征　与小眼畸形相关的综合征，包括 Walker-Warburg 综合征、Fraser 综合征、Meckel-Gruber 综合征等。

3. 前脑无裂畸形　任何一个诊断为小眼畸形的胎儿都必须排外前脑无裂畸形。

4. 脑肿瘤或脑膨出　脑部肿瘤或者脑膨出者，会在胚胎发育时期压迫眼睛导致眼部畸形。

（五）伴随畸形

胎儿小眼畸形常伴随其他结构异常，包括中枢神经系统畸形（小头畸形、脑膨出、巨脑回、小脑发育不全、脑积水等）、颜面其他畸形（唇裂、腭裂、小颌、鼻骨短小、额骨中线缺失）和骨骼发育异常（并指/趾、多指/趾）。

（六）产前自然史

孕期接触电离辐射常导致小眼畸形，妊娠 4～11 周是胎儿小眼畸形最敏感的阶段，妊娠 12 周后的大量放射线接触可能导致小头、严重的大脑畸形和生长受限，但眼睛相对不受影响。母体 TORCH 感染，如细小病毒 B19 和流感病毒感染与无眼畸形和小眼畸形有关（Busby et al.，2005）。任何影响前脑发育的因素，如母体糖尿病、酒精摄入，均有导致胎儿眼睛发育异常的风险。此外，治疗痤疮的药物异维 A 酸也能引起小眼畸形。

（七）产前处理

1. 胎儿被怀疑有小眼畸形，应转入有丰富先天性畸形筛查经验的产前诊断中心，进一步做详尽的解剖学检查，目的是发现与之相关的畸形。

2. 应进行侵入性产前诊断，行胎儿染色体核型分析和基因芯片检查。

3. 建议行 TORCH 检测。

4. 对患儿父母进行眼部检查，询问双亲既往有无眼部异常病史及眼部畸形患儿妊娠史，母亲有无射线暴露、酒精摄入、异维 A 酸服用史及糖耐量异常。

（八）产前干预

对于妊娠期小眼畸形无指征进行干预。

（九）预后

小眼畸形和无眼畸形胎儿的预后，在很大程度上取决于导致畸形的原因。合并染色体异常的胎儿预后较差。孤立的小眼畸形患者常伴有高度远视，需要屈光纠正，成年后患青光眼、视网膜、玻璃体和葡萄膜渗液的风险很高（Weiss et al.，1989）。

四、巨舌症

巨舌症（macroglossia）定义为静止的舌头突出在牙齿或牙槽嵴之外。

（一）发病率

巨舌症在活产儿中的发病率为 1/25 000~1/11 000。

（二）病因

巨舌症分为两种类型："真性"和"相对性"。

1. 真性巨舌症　是指出现舌组织学的异常，如血管畸形、肌肉发育不全、肿瘤浸润或舌内出现诸如水肿、炎症或物质潴留等异常情况。

2. 相对性巨舌症　是指有舌明显增大的表现，但舌没有组织学改变。相对性巨舌症的一个例子是 21 三体，舌是正常的，但由于下颌骨或上颌骨发育不良或一般性的口咽肌张力减退，使舌看上去增大。

（三）超声诊断要点

超声检查，通过胎儿面部的冠状面能成功获得舌的图像，如果发现舌突出在口腔之外，需怀疑巨舌症的可能。有时由于胎儿羊水过多而进行超声检查可间接发现胎儿吞咽功能异常，从而怀疑巨舌症。

巨舌症合并巨大胎儿，并有其他超声异常表现，如脐膨出、腹围增大、肾上腺囊肿、肾肥大和心血管异常时，应高度怀疑贝-维综合征（Beckwith-Wiedemann 综合征）。

超声评估胎儿巨舌症时，还需考虑是否存在胎儿甲状腺肿、舌淋巴管畸形或囊性淋巴瘤。此外，应关注与 21 三体相关的超声异常，如长骨缩短、颈后透明层增厚、心血管缺陷、第一和第二脚趾间距增宽和肾盂扩张等，因为 21 三体会合并巨舌症。

（四）鉴别诊断

需与 Beckwith-Wiedemann 综合征、胎儿过度生长综合征、唐氏综合征、先天性甲状腺功能减退症、舌淋巴管畸形、肿瘤/上颌寄生胎畸胎和血管瘤/颅内血管畸形相鉴别。

（五）产前自然史

巨舌症的产前自然史无特殊。如发病较早，由于吞咽功能受损，可导致羊水过多。

（六）产前处理

1. 如果宫内发现胎儿巨舌症，应对胎儿的解剖结构进行详细的超声评估，以寻找有关的异常，尤其要注意有无与 Beckwith-Wiedemann 综合征和唐氏综合征相关的超声异常。

2. 建议对巨舌症胎儿进行染色体检查，一是为了排除 21 三体或嵌合型 12p-三体导致的巨舌症，二是部分 Beckwith-Wiedemann 综合征患者有染色体 11p15 异常。

3. 如果怀疑胎儿有先天性甲状腺功能减退，尤其是超声发现合并甲状腺肿时，应建议行羊水促甲状腺激素（thyroid stimulating hormone，TSH）检测，以明确诊断。

4. 分娩时应有新生儿学专家在场，应对可能出现的气道梗阻。新生儿可能存在喂养和吞咽困难，应进行监测。

（七）产前干预

目前尚无指征对巨舌症胎儿进行干预。

（八）预后

预后取决于巨舌症所合并的综合征。有临床症状的巨舌症会导致呼吸时发出噪声、咀嚼和吞咽困难、垂涎、言语不清、喘鸣、气道梗阻、开放性牙咬合畸形、干燥舌上龟纹、舌溃疡和继发感染。

五、唇腭裂

唇裂（cleft lips）和腭裂（cleft palate）是颜面部最常见的畸形。尽管两者为不同的疾病，但常常呈现伴发状态。在所有的口面裂中，唇裂伴/不伴腭裂占 60%~75%，单纯腭裂占 25%~40%。80%唇腭裂是单侧的，其中左侧发病率是右侧的 2 倍（Bronshtein et al.，1991）。单纯腭裂则往往伴有其他畸形。

（一）发病率

唇裂伴/不伴腭裂在新生儿中的发病率约为 1/700（Murray，2002）。唇腭裂的发病具有明显的种族差异性。在黑人新生儿中，唇腭裂的发病率较低，约为 1/2 773；而在亚洲日本和美洲印第安人群中则相对较高，约为 1/584。单纯腭裂较少见，其发生无明显种族差异性。唇腭裂在女性中的发病率是男性的 2 倍（Bronshtein et al.，1991）。

（二）病因

唇裂伴/不伴腭裂的发生，是由胚胎时期上颌突、鼻突融合障碍，以及外侧腭突、正中腭突融合障碍所致。

病因与遗传或环境因素有关，也有相当一部分病例的病因不明。遗传因素所致的唇腭裂有家族发病倾向，遗传方式为多基因遗传，常见染色体异常包括 13 三体、18 三体、21 三体等。已证实环境污染可直接影响胚胎发育，一些药物也可诱发唇腭裂，如可的松、地塞米松、苯妥英钠、环磷酰胺、链霉素和沙利度胺等。

（三）超声诊断要点

1. 唇裂的诊断　通常取面部冠状切面，显示鼻和唇的结构，声像图可清晰显示一侧或双侧唇裂。一侧唇裂时，超声可见病变处上唇连续性回声中断，鼻歪向病侧，并可见鼻孔与唇裂处相通。双侧唇裂时，声像图上可见上唇左、右裂开。中央性唇裂是指上唇中线裂缺，较少见，往往合并鼻异常，如无鼻、喙鼻或鼻裂。

2. 腭裂的诊断　唇裂合并腭裂时，往往伴有上牙槽裂开，并继续向上向内延伸至上腭。在横切面上，超声显示上唇及上牙槽的裂口，裂口自唇裂处，向内上往上牙槽延伸直至上腭。单纯性腭裂不易诊断，三维超声的应用使腭裂的诊断又多了一种方法，三维口腔内冠状平面能显示有无腭裂。

此外，胎儿 MRI 的应用越来越广泛，用以弥补超声检查的不足。胎儿鼻部和唇部在 MRI 冠状面中成像清晰，而当胎儿口腔中充满羊水时，胎儿继发腭、舌、腭部可达到最好的成像效果（Smith et al.，2004）。而且，与二维超声相比，MRI 可准确检测继发腭（Kazan-Tannus et al.，2005）。

（四）鉴别诊断

正中唇裂首先应与正常人中相鉴别。其次，由于多数唇裂发生在左侧或者单侧，正中唇裂还应除外口面指综合征Ⅰ型、额鼻发育不良。另外，需注意是否存在颌骨前缺失，以排除前脑无叶无裂畸形。

双侧唇腭裂中出现的鼻窦部回声团，应鉴别血管瘤、脊膜前突出、畸胎瘤、增大的舌和鼻。其中，只有双侧唇腭裂中前颌骨前突，是由于前方上颌骨和咽骨迁移，团块呈骨性（Nyberg et al.，1992）。

一旦确定唇腭裂，应考虑是否存在其他畸形，以进一步明确诊断。400 多种疾病与口面裂相关，常见的有 Goldenhar 综合征（面、耳、脊柱发育不全）（Skarzyński et al.，2009）、Treacher Collins 综合征（下颌面骨成骨不全综合征）（Dixon et al.，2007）、Pierre Robin 综合征（Evans et al.，2011）、Stickler 综合征（Cervelli et al.，2008）、Shprintzen 综合征（腭、面、心综合征）（Jones，2006）和 van der Woude 综合征（Rorick et al.，2011）等（表 14-2-2）。

表 14-2-2　与口面裂相关的常见疾病

疾病类型	临床特点
Goldenhar 综合征（面、耳、脊柱发育不全）	不对称面部发育不全、先天性小耳畸形、耳前悬垂物、偏侧脊柱发育不全、心功能不全
Pierre Robin 综合征	先天性小耳畸形、"U"形软腭
Shprintzen 综合征（腭、面、心综合征）	心功能不全、肌张力减低、生长发育受限、染色体 22q 微缺失综合征、常染色显性遗传
Stickler 综合征（遗传性关节-眼病）	扁平面容、小颌畸形、肌张力减低、近视、脊柱侧弯、常染色体显性遗传
Treacher Collins 综合征（下颌面骨成骨不全综合征）	颧骨下颌发育不全、下斜眼皮裂痕、耳畸形、下睫毛缺失、常染色体显性遗传
13 三体综合征	多指、先天性心脏病、中枢神经系统畸形
18 三体综合征	胎儿生长受限、先天性心脏病
van der Woude 综合征（唇腭裂与先天性唇瘘综合征）	下唇瘘、牙齿缺失、常染色体显性遗传

（五）伴随畸形

唇腭裂可为单发畸形，也常为某些综合征的表现之一，故常伴随中枢神经系统、心血管系统、骨骼系统、消化泌尿道系统异常而改变。中央型唇腭裂合并染色体异常的概率高达 52%。Benacerraf 和 Mulliken（1993）检测了 32 例 16～40 周的唇腭裂胎儿，并进行 3.5 年以上随访发现，53%伴发其他畸形，其中 13 三体综合征 5 例，18 三体综合征 1 例，在多发畸形中约有 35%染色体核型异常；根据畸形发生部位分析，中枢神经系统 11 例，心脏 9 例，肾脏 9 例，骨骼 10 例，腹部 2 例；而在 15 例未发现伴发畸形的胎儿中，有 4 例选择性终止妊娠，1 例自然流产，1 例死于肺动脉狭窄和脊柱畸形，9 例存活并在产后成功进行手术矫正。

（六）产前自然史

与新生儿期相比，在妊娠早期流产中唇腭裂更常见，因为大部分唇腭裂胎儿存在其他畸形。

（七）产前处理

1. 口面裂疑似病例需由有经验的超声医师作全面产前结构筛查，排除其他畸形可能。

2. 一旦确诊口面裂，尤其是伴有其他畸形的，应进行侵入性产前诊断，行胎儿染色体核型分析和基因芯片检查，在分子细胞遗传学水平上检测有无 22 号染色体微缺失，排除 DiGeorge 和 Shprintzen 综合征。

3. 单侧唇腭裂的胎儿可选择社区医院分娩；而伴有多发畸形胎儿则应在设施完备的医疗机构进行分娩，有利于新生儿复苏和诊疗。

4. 妊娠期尽早就诊新生儿颅面外科，决定新生儿出生后的手术时机和方式。

（八）产前干预

由于在胎儿期皮肤伤口可完全修复，因此曾提倡宫内修复口面裂（Longaker et al.，1991）。一般认为，在唇腭裂宫内修复后，手术瘢痕形成可引起面中部后缩和下颌骨发育不全，进而影响胎儿面部和下颌生长。而在小鼠和实验羊中，现已证实可在产前完全修复唇裂。由此，有人提出，只要功能发育正常的胎儿，在孕妇妊娠期不影响面部发育的前提下，宫内修复可以达到完全修复唇裂的目的。

至今，多数仍集中在动物模型研究。有报道在先天性腭裂山羊中，可完成宫内完全修复腭裂（Weinzweig et al.，1999）。另外，Papadopulos 等（2005）报道，应用胶原冻干粉类骨再生埋植剂可以弥补腭裂引起的牙槽齿裂。

（九）预后

首先，影响唇腭裂患儿远期预后的关键问题，包括面中部发育不良、外形对心理产生的影响、牙齿畸形、语言听力障碍等。腭裂还可能与嗅觉缺失有关，并且在男性患儿中更常见。此外，矫正手术可能产生继发问题，如面中部发育不全，伴随上颌后缩和继发性下颌前突（NIH Consensus Panel，1993）。

其次，唇腭裂患儿存在多种口腔疾病，常见的有牙缺失、多牙、牙错位。一般其乳牙可以正常形成和萌出，但恒牙萌出往往延迟。大多数腭裂患儿需要牙齿矫正器，在其换牙期，矫正器有助于切牙的生长固定（Asher-McDade et al.，1990）。

六、颅面裂

颅面裂（facial cleft）是面部和/或颅骨的畸形，由线性解剖平面上组织相对过剩或不足所致。畸形累及的部位以面部为主，但也可累及颅前凹、额骨和眶骨。其中，面裂也称面横裂、巨口症、口角裂，是一种少见的颌面部畸形，通常将其与唇腭裂统称为面裂。

（一）发病率

虽然面裂确切的发病率未知，但每 100 000 例活产中估计会有 1.4~4.9 名新生儿受累（Kawamoto，1990）。

（二）病因

确切的病因未知，可能涉及多种遗传和环境因素。环境危险因素包括产前辐射暴露、病毒感染、代谢异常和致畸化合物（Bradley et al.，2006）。

（三）分类

Paul Tessier，现代颅面外科学之父，提出了一种在解剖层面对面裂进行分类的系统（Tessier，1976）。根据 Tessier 分类，从 0 到 14 号对面裂进行编号。裂口包括面部和/或颅部成分。每个成分的编号加起来等于 14（如面部 3 号和颅部 11 号）。有临床意义的裂口描述如下：

0 号裂：此裂的特点是前颌骨和鼻中隔完全缺失，伴随真性正中唇裂。

3 号裂（口鼻眼）：此裂位于胚胎上颌骨与鼻突起的联合部。唇裂表现为尖牙与侧切牙之间的缺损。此裂通常跨越鼻翼基部和内眦区。在严重病例中，此裂可进入眼眶，到达泪点内侧。

6~8 号裂：这些裂口最常发生于半侧颜面短小畸形和 Treacher Collins 综合征的患者。

10 号裂：此裂延伸至靠近眼眶和眼睑中部 1/3 的额骨。在严重病例中常见眼眶和眼球向外下方移位。潜在的额-眶部脑膨出（一种神经管凸入眼眶的缺陷）形成的包块，或许是眼眶畸形的原因。

14 号裂（额鼻发育不良）：此裂患者鼻子往往裂成两半。可能存在中线脑膨出，以及内眦距过宽。尽管眼距过宽可能是由于眦韧带的异常附着，但骨性眼眶本身并没有过度分离（眶距增宽）（Bersani et al.，2006）。

（四）超声诊断要点

典型的超声表现为胎儿口裂变大，口角至颊部呈水平裂开。MRI 可辅助诊断，明确口角、颅脑、眼和邻近腔窦的畸形情况。

（五）鉴别诊断

需与唇腭裂相鉴别。面裂主要是发生在颅面部不同部位的裂隙，可涉及额、鼻、眼、口、面颊等部位，层次可累及表面软组织和深层骨骼，而唇腭裂只是集中在口唇和口腔内部。

（六）伴随畸形

大部分的颅面裂合并有其他并发畸形。Turner 和 Twining 调查表明（Turner，1993），88%的面裂胎儿伴有其他畸形，其中部分（9 例）伴有成骨发育不全。Shprintzen 等对 1 000 例颅面门诊病例进行了全面遗传学畸形筛查，发现约 63.4%存在相关畸形，其中颅面畸形最常见，其次是小头畸形和智力发育迟缓（28%）（Shprintzen et al.，1985）。

（七）产前自然史

宫内自然流产的发病率较低，若合并多种其他畸形有发生胎死宫内可能。

（八）产前处理

1. 一旦怀疑颅面裂，需请有经验的超声医生进行详细的胎儿解剖学结构筛查，排除其他畸形可能。

2. 一旦确诊颅面裂，尤其是伴有其他畸形的，应进行侵入性产前诊断，行胎儿染色体核型分析和基因芯片检查。

3. 需要有专业的颌面整形专家和胎儿、儿童外科专家进行评估和咨询，提供明确的诊疗方案，建议选择三级医院自然分娩。

（九）产前干预

目前无特殊的产前干预方法。

（十）预后

由于颅面裂畸形的复杂性、多样性，外科手术治疗涉及软组织的修复和骨骼畸形的重建，手术往往非常困难，效果也不尽人意。此外，要尤其注意患儿的心理健康辅导。

（熊钰　李笑天）

第三节　颈　　部

一、甲状腺肿

胎儿甲状腺肿（fetal goiter）是指胎儿期甲状腺弥漫性肿大，大多伴有甲状腺功能减退（简称“甲减”）或甲状腺功能亢进（简称“甲亢”），极少数胎儿甲状腺功能正常。

（一）发病率

胎儿甲减性甲状腺肿发病率为 1/50 000～1/30 000（Fisher et al.，1981）。胎儿甲亢性甲状腺肿主要出现于妊娠期合并格雷夫斯病（Graves disease，Graves 病，又称“毒性弥漫性甲状腺肿”）的孕妇，0.2%的妇女在妊娠期合并 Graves 病，其分娩的新生儿 1.5%～12%发生甲亢，目前尚缺乏胎儿期即诊断甲亢或甲状腺肿的数据统计（Nachum et al.，2003；Cooper et al.，2013）。

（二）病因

1. 胎儿甲减性甲状腺肿　①胎盘来源的抗甲状腺药物：甲亢孕妇摄入的抗甲状腺药物可通过胎盘进入胎儿循环，引起胎儿甲状腺功能减退伴甲状腺肿，这是胎儿甲减性甲状腺肿的主要原因（Yanai et al.，2004）。②碘缺乏或碘中毒：碘富集于甲状腺并参与甲状腺激素的合成，地方性甲状腺肿流行区母体缺碘可致胎儿甲状腺肿，由于加碘盐的普及，缺碘已较少见；富含碘的药物（碘剂、祛痰剂、胺碘酮）、放射性碘治疗、碘营养补充剂等进入胎儿循环后抑制甲状腺激素的合成，可导致甲减性甲状腺肿（Glinoer，2007；Overcash et al.，2016）。③先天性甲状腺激素合成障碍，相对少见，由甲状腺激素合成相关基因缺陷所致（Fisher et al.，1981）。

2. 胎儿甲亢性甲状腺肿　由胎盘来源的母体甲状腺刺激性免疫球蛋白（thyroid-stimulating immunoglobulin，TSI）引起，主要发生于 Graves 病的病情较重或新发 Graves 病的孕妇（Donnelly et al.，2015；Cooper et al.，2013）。

（三）超声诊断要点

胎儿颈前皮肤轮廓隆起、颈前对称均匀性肿块，回声连续、呈分叶状，可伴随胎儿头部过度仰伸（图 14-3-1），三维超声成像可用于判断肿块位置及特征。彩色多普勒超声有助于胎儿甲状腺功能判断，甲减性甲状腺肿时表现为包块周围血管增多，而伴甲亢时血流信号多集中于包块内部（Luton et al.，1997；Neto et al.，2016）（图 14-3-2）。

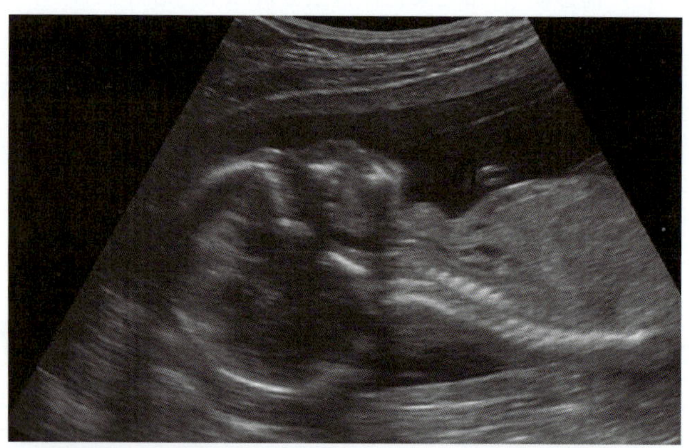

图 14-3-1 矢状面显示胎儿颈前包块

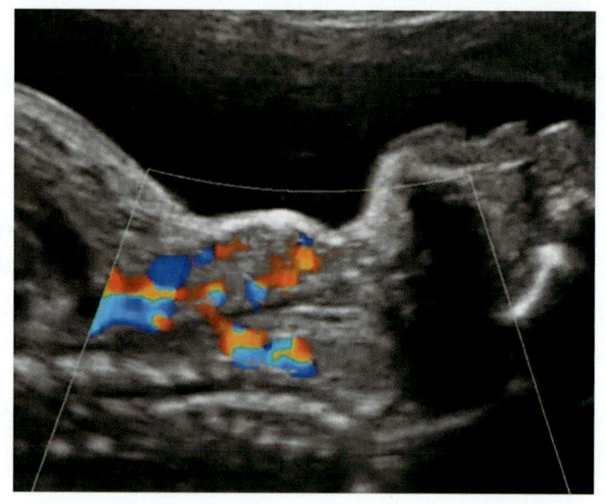

图 14-3-2 彩色多普勒超声显示甲状腺肿包块内部血流信号明显

（四）鉴别诊断

1. 应与颈部其他包块，如淋巴水囊瘤、畸胎瘤、血管瘤、颈脊膜膨出、神经母细胞瘤等相鉴别，超声检查大多表现为不对称肿块并超过甲状腺区范围，三维超声、彩色多普勒超声、胎儿 MRI 可以协助鉴别诊断。

2. 甲亢或甲减引起的胎心率改变或胎动异常需与胎儿窘迫鉴别，胎心变化是胎儿窘迫首先出现的体征，对持续胎心基线异常的病例，应详细了解是否存在胎儿甲状腺功能异常的高危因素、评估孕妇甲状腺功能，必要时脐血穿刺确定胎儿甲状腺功能。

（五）伴随异常

肿块生长压迫气管或食管，则出现羊水过多，而羊水过多可能是超声医生进一步检查胎儿甲状腺、提高甲状腺肿检出率的重要信号。此外，超声检查可以观察到胎儿甲亢或甲减引起的相关异常，甲亢胎儿可存在生长受限、心动过速、心脏肥厚、颅缝早闭、水肿。甲减胎儿可存在心动过缓、心脏扩大、生长受限，但大多数胎儿甲减病例除了甲状腺肿外没有其他的超声表现。

（六）自然病程

甲状腺肿对胎儿的影响主要取决于甲状腺肿大程度及甲状腺功能。甲状腺体积异常增大压迫气管或食管是与甲状腺肿大相关的主要问题，可导致羊水过多、胎膜早破、胎位异常、早产、难产、出生后气道阻塞等。胎儿甲亢可引起心动过速、胎动减少、心肌肥厚、胎儿生长受限、生后颅缝早闭、骨龄老化、水肿、死胎、智力障碍等，先天性甲亢死亡率为 15%~25%，最常见的死因是胎儿水肿（Bianchi et al.，2010）。未经及时治疗的胎儿及新生儿甲减可导致不可逆的体格、智能发育迟缓。

（七）产前处理

1. 评估及监测　确诊甲状腺肿的病例应每 2~4 周进行一次详细的超声检查，评估甲状腺肿大程度及甲状腺功能状态，监测胎儿生长、肿块大小、胎心率、羊水量和宫颈长度。大多数病例通过评估孕妇病情可以协助判断胎儿甲状腺肿的病因是甲亢或者甲减。对不确定的病例，应通过脐血穿刺检测胎儿血样中甲状腺激素及促甲状腺激素水平，甲减性甲状腺肿表现为甲状腺激素水平减低而促甲状腺激素水平升高，甲亢性甲状腺肿表现为甲状腺激素水平升高而促甲状腺激素水平降低。

2. 治疗　①胎儿甲减性甲状腺肿：减少甚至停止母体抗甲状腺药物的摄入，维持母体甲状腺激素水平在正常范围上限，必要时对胎儿行甲状腺激素替代治疗。目前胎儿甲状腺激素替代治疗并没有公认方案，仅见小样本报道，英国胎儿医学基金会推荐羊膜腔内注射左甲状腺素 100μg/kg，甲状腺肿可在初次给药后数天内开始消退，通过超声评估甲状腺大小或脐血检测甲状腺功能决定后续用药方案，必要时间隔 1~2 周重复给药直到足月分娩（Kobayashi et al.，2017；Ferianec et al.，2017）。②胎儿甲亢性甲状腺肿：孕妇摄入抗甲状腺药物，妊娠早期推荐服用丙硫氧嘧啶，妊娠中/晚期推荐改服甲巯咪唑。通常在服药几日内胎儿甲状腺体积缩小，若未观察到甲状腺体积的缩小则应检测脐血中甲状腺素水平，必要时调整孕妇抗甲状腺药物的剂量。

3. 产前咨询　甲状腺肿的胎儿染色体异常及遗传综合征发病率不增加（Romero et al.，1988）。多数胎儿经纠正甲状腺功能治疗后甲状腺体积缩小，然而出生后新生儿甲状腺功能不一定恢复正常（Ribault et al.，2009），需定期监测。患儿母亲患有甲状腺疾病时，随后的妊娠再发胎儿甲状腺肿概率显著增加，孕妇服用抗甲状腺药物时约 1%的胎儿存在甲减效应（Romero et al.，1988），而患 Graves 病的孕妇分娩的新生儿中 2%~12%存在甲亢或甲减，因此应严格监测母儿甲状腺功能（Nachum et al.，2003）。先天性甲状腺激素合成障碍导致的先天性甲减为常染色体隐性遗传，再发风险为 25%（Meideros-Neto，1994）。

（八）产科处理

1. 胎儿甲状腺肿本身不应作为提前终止妊娠的依据，但胎儿表现出显著甲减或甲亢症状时可考虑妊娠 38~39 周终止妊娠(Bianchi et al.,2013)。如出现胎头过度仰伸和羊水过多,则提示分娩时胎头俯屈受阻、产程异常风险增加,存在胎儿气道阻塞可能,可考虑选择剖宫产及子宫外产时处理(ex-utero intrapartum treatment,EXIT)。分娩应在拥有新生儿重症监护室及产时手术能力的转诊中心进行,产时应有儿童外科医生、麻醉科医生、耳鼻喉科医生、新生儿科医生参与诊治,建立有效通气后转新生儿监护室严密监护。

2. 新生儿处理　甲状腺肿胎儿出生后应首先确保气道通畅,随后通过详尽的体格检查联合血清甲状腺激素及促甲状腺激素水平评估新生儿甲状腺功能,确诊甲减后应立即给予左甲状腺素替代治疗。由于出生后不受母体 TSI 作用,新生儿甲亢常逐渐自行改善,可短期服用抗甲状腺药、复方碘剂,新生儿心率过快时可予 β 受体阻滞剂控制心率,通常用药周期不超过 12 周(Besançon et al.,2014)。若甲状腺持续肿大、严重影响吞咽或呼吸时需要行外科手术治疗。

(九) 预后

1. 甲减性甲状腺肿　多数及时纠正甲减的胎儿甲状腺体积缩小,但即使经及时、足量激素替代治疗的胎儿出生时或儿童期仍可能存在甲减,需密切监测(Hanono et al.,2009;Ferianec et al.,2017;Kobayashi et al.,2017)。未经及时、充分甲状腺素替代治疗的新生儿甲减将导致不可逆智能障碍及体格发育迟缓。

2. 甲亢性甲状腺肿　由于出生后不受母体 TSI 作用,故在出生后 1~3 个月多数新生儿甲状腺功能和体积可自行改善(Besançon et al.,2014)。

(李洁　郑明明)

二、颈淋巴水囊瘤

淋巴水囊瘤(cystic hygroma,CH)是一种先天性淋巴系统发育异常,常见于胎儿颈部,故称颈淋巴水囊瘤(nuchal cystic hygroma,NCH)。

(一) 发病率

新生儿发病率为 1/8 000,妊娠期胎儿发病率为 1/700(Marchese et al.,1985),其中妊娠早期胎儿发病率约为 1/285(Malone et al.,2005)。

(二) 病因

NCH 形成的病因尚未完全清楚,可能与淋巴系统发育过程中颈部淋巴液回流系统受损有关。在正常妊娠的第 5 周,颈内静脉和锁骨下静脉交接处膨大形成一囊腔,名为颈淋巴囊。在妊娠的第 10 周后,这些颈淋巴囊重组形成淋巴结。胸导管向内生长形成左侧淋巴囊,并与多条淋巴管连接。胸导管与颈内静脉之间的通道是淋巴液回流的主要通道。因此,由于遗传、解剖结构或是感染等各种原因导致淋巴管与颈内静脉的相通延迟,都可能引起淋巴回流障碍,从而导致淋巴管囊状扩张,形成淋巴水囊瘤,常合并全身水肿及浆膜腔积液(Bekker et al.,2005)。

(三) 超声诊断要点

NCH 通常在妊娠 12~14 周诊断。有学者(Bronshtrin et al.,1993)根据超声下有无分隔将水囊瘤分为无分隔 NCH 和有分隔 NCH,无分隔主要表现为:单房性,囊性占位常位于两侧颈前外侧区,而颈后透明层不一定增厚(图 14-3-3A);有分隔 NCH 超声下表现为:胎儿颈部横断面可见无回声的厚壁或薄壁囊腔,透声好,内见清晰的网状分隔(图 14-3-3B)(Kharrat et al.,2006)。胎儿颈后透明层明显增厚,矢状面可见增厚的透明层从胎儿头颈部延伸到背部(图 14-3-4)(Ville et al.,2001)。

胎儿 NCH 与多种结构异常相关,因此一旦诊断明确,超声医师需要进一步筛查胎儿结构,包括胎儿四肢骨骼、心脏大血管、头颅及腹壁完整性。

(四) 鉴别诊断

1. 单纯颈后透明层增厚　超声下仅见胎儿颈后透明层增厚且颈部横断面无分隔光带。

2. 枕部脑膨出　超声下可见颅骨连续中断,而颈淋巴水

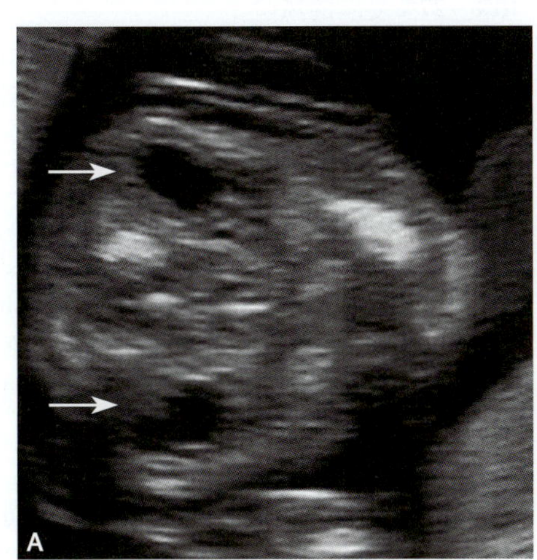

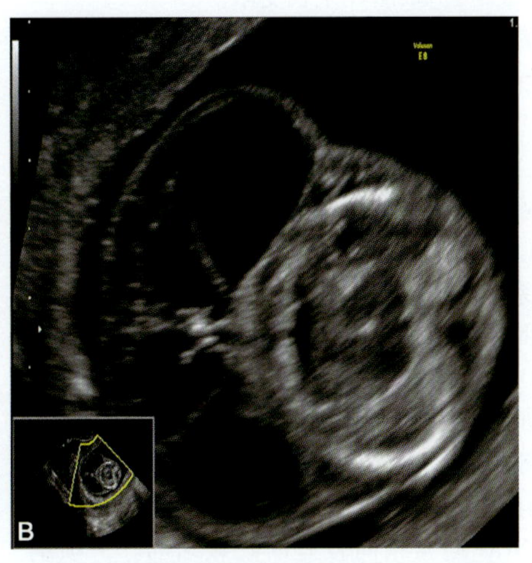

图 14-3-3　超声下颈淋巴水囊瘤

A. 胎儿颈淋巴水囊瘤(无分隔),超声下可见水囊瘤为单房性,囊性占位常位于两侧颈前外侧区(箭头);B. 胎儿颈淋巴水囊瘤(有分隔),胎儿横断面见水囊瘤薄壁无回声,透声好,内见清晰的网状分隔。

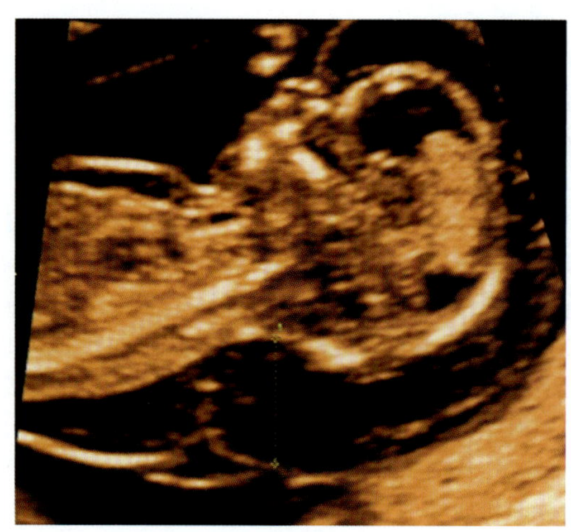

图 14-3-4　胎儿颈淋巴水囊瘤（有分隔），合并胎儿先天性心脏病（左心发育不良综合征），染色体微阵列分析示 18 三体综合征。矢状面可见胎儿颈后透明层明显增厚，增厚的透明层从胎儿头颈部延伸到胎儿背部（测量键所示）

囊瘤颅骨完整。

3. 颈部畸胎瘤　超声下可见囊实性混合性包块，内部回声杂乱，常见钙化回声且多见于胎儿颈前区。

（五）伴随畸形

1. 60%的 NCH 可伴有其他系统结构畸形，主要包括心脏畸形、骨骼发育不良、膈疝，以及中枢神经系统异常。

2. 35%～50%的 NCH 可伴有染色体异常。最常见的为特纳综合征（Turner syndrome，Turner 综合征），其次为 18 三体综合在、唐氏综合征。

3. 与 NCH 相关的遗传综合征（Stevenson et al.，1993）如下。

（1）努南综合征（Noonan 综合征）：最常见，为常染色体显性遗传，超声下表现为 NCH、先天性心脏异常（肺动脉狭窄及原发性心肌病）、眼距过宽、胎儿生长受限。

（2）多发性翼状胬肉综合征（multiple pterygium 综合征）：常染色体隐性遗传，超声下表现为 NCH、小颌畸形、关节挛缩、小头畸形。

（3）Fryns 综合征：常染色体隐性遗传，超声下表现为无眼畸形、颜面裂、小下颌、脑室增宽、膈疝。

4. Neu-Laxova 综合征　常染色体隐性遗传，超声下表现为 NCH、中枢神经系统异常、小头畸形、关节屈曲、小下颌畸形、胼胝体发育不良。

5. 60%～80% NCH 胎儿合并水肿（除了水囊瘤外还伴有其他系统水肿，如腹腔积液、胸腔积液、心包积液等）。

（六）自然病程

虽然 80%左右的妊娠早期诊断的 NCH 可在妊娠 18 周左右自然消失，但 NCH 通常指向较差的妊娠结局。一项纳入 132 例 NCH 患儿的研究显示（Malone et al.，2005），50%的胎儿发现染色体核型异常，其中 40%为唐氏综合征，30%为 Turner 综合征，20%为 18 三体综合征，10%为 13 三体综合征或三倍体。合并染色体异常的胎儿中，近 1/3 伴发结构畸形，主要为心脏异常，包括左心发育不良综合征、法洛四联症及室间隔缺损。排除染色体异常的胎儿中，有 25%的胎儿可能发生宫内死亡。因此，最终仅有 15%～20%的 NCH 胎儿能够正常分娩并且新生儿检查无异常。

（七）产前处理

NCH 的产前处理取决于胎儿是否合并染色体异常、其他结构畸形，以及水肿情况。NCH 诊断一旦明确，超声医师需要进一步详细检查是否合并其他相关结构畸形及是否有胎儿水肿，并且由于 NCH 合并染色体异常的风险很高，因此推荐所有 NCH 胎儿进行遗传学检查（妊娠早期行胎儿绒毛活检、妊娠中期行羊膜腔穿刺检查）。产科或遗传科医师需要向 NCH 胎儿父母提供充分的产前咨询：如果 NCH 合并严重结构畸形或染色体异常，则可在妊娠 28 周前选择终止妊娠；如果染色体检查结果未见异常，需在妊娠 20～24 周安排胎儿系统结构筛查及胎儿超声心动图检查，重点筛查胎儿心脏大血管及骨骼系统畸形。对于不合并染色体异常，并且超声下未发现其他伴随的结构畸形的单纯 NCH 胎儿，绝大多数预后良好。

（八）产科处理

不合并染色体异常或结构畸形的单纯 NCH 胎儿预后相对较好。但较大的水囊瘤可压迫胎儿呼吸道及咽喉部，可导致羊水过多，因此妊娠期应密切关注羊水量，必要时可行羊水减量术，以减轻孕妇的不适并降低早产风险。推荐至配备新生儿重症监护室及儿童外科的医院分娩。如果 NCH 不大，可选择阴道分娩；如果胎儿水肿或巨大的水囊瘤影响了胎头俯屈，建议剖宫产分娩。考虑到水囊瘤可能对胎儿呼吸道压迫的情况，可同时行 EXIT。

（九）预后

仅 10%的 NCH 胎儿可健康存活。NCH 通常与染色体异常、水肿、胎儿宫内死亡相关。一般认为不合并染色体异常或其他结构畸形的单纯 NCH 胎儿预后良好。对于单纯的淋巴水囊瘤可在生后半岁行淋巴瘤切除术，但完整切除后仍有 10%～27%复发的风险。

再次妊娠发生风险：若为 Turner 综合征，则不增加再发风险（Bianchi et al.，2010）；部分常染色体隐性的综合征，有 25%再发风险。

（郑明明）

三、先天性高位气道阻塞综合征

先天性高位气道阻塞综合征（congenital high airway obstruction syndrome，CHAOS）是指由于各种原因导致胎儿高位气道阻塞后出现的以双肺极度增大、气管支气管扩张为主要特征的临床综合征（Hedrick et al.，1994）。

（一）发病率

CHAOS 是十分罕见的胎儿先天性畸形，自从 1994 年 Hedrick 首次定义 CHAOS 至今，仅见散发个例报道。由于 CHAOS 患儿常胎死宫内或死产，所以具体发病率尚不明确。

（二）病因

可导致 CHAOS 的原因有很多，如喉闭锁、喉蹼、声门下狭窄、气管闭锁或狭窄以及包括巨大颈部肿物或血管环、双主动脉弓等外源性因素形成的高位气道阻塞，但在超声下往往难以辨别。最常见的原因为喉闭锁，可能为第六鳃弓未发育所致。根据闭锁部位的不同，喉闭锁可分为3种类型：声门上和声门下型（Ⅰ型）；声门下型（Ⅱ型）；声门型（Ⅲ型）。MRI可帮助诊断CHAOS，进一步明确梗阻部位（Recio et al.，2012）。

正常情况下胎儿肺内产生液体并通过气管排出，当出现高位气道梗阻如喉闭锁时，肺液排出受阻，在肺内积聚，导致气管支气管扩张、双肺体积增大，膈肌低平甚至反向。增大的双肺可挤压心脏和大血管，致使静脉回流不畅，进一步导致腹腔积液等非免疫性水肿等特征表现。

（三）超声诊断要点

CHAOS的超声表现往往在胎儿16周后出现，主要包括：①胎儿双肺体积增大，回声增强（图14-3-5）；②气管、支气管扩张（图14-3-5、图14-3-6）；③膈肌低平或反向；④心脏受增大的肺压迫而延长，心腔减小（图14-3-5）；⑤继发性食管受压还可导致羊水过多，引起孕妇腹胀不适，这常常可能是孕妇前来就诊的主诉；⑥严重病例中胎儿还可有非免疫性水肿的表现，如腹腔积液、全身性水肿等。

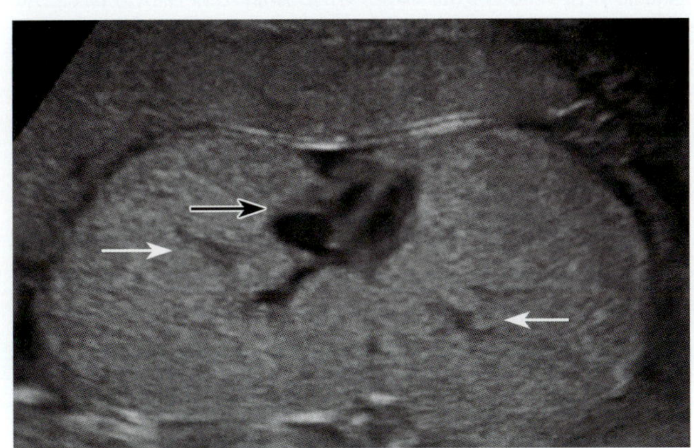

图14-3-5　极度增大的双肺，回声增强，可见支气管扩张，如白箭头所示；心脏受压，心腔变小，如黑箭头所示

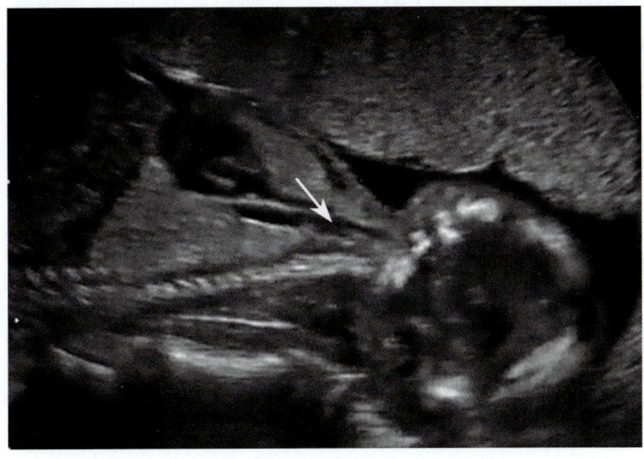

图14-3-6　阻塞水平以下气管扩张，如白箭头所示

（四）鉴别诊断

1. 双侧先天性肺囊腺瘤样畸形（congenital cystic adenomatoid malformation，CCAM）　肺囊腺瘤以胎儿末端支气管过度发育和肺泡数量减少为特点，常为单侧，且通常只累及一个肺叶。超声下常可看见与正常肺组织回声不同的占位，边界清楚，而CHAOS主要表现为双肺极度增大，回声均匀。另外，CCAM一般无气管支气管扩张、膈肌平坦或外翻等表现。

2. 双侧隔离肺（extralobar pulmonary sequestration，EPS）　隔离肺为无功能的肺组织团块，不与正常气管、动脉相连，其血供来自体循环。超声下隔离肺与正常肺组织边界清楚，常位于单侧肺基底部，彩色多普勒血流成像显示有来自体循环的血供，可与CHAOS鉴别。

（五）伴随畸形

最常见的CHAOS伴随畸形为泌尿生殖器畸形，其他可合并的畸形有无脑儿、并指/趾、肛门闭锁、心血管畸形及隐眼畸形等。需注意的是，CHAOS与一些遗传综合征有关，最常见的为Fraser综合征。Fraser综合征是常染色体隐性遗传病，常见畸形是隐眼、肾发育不全，并指/趾、外生殖器畸形、喉狭窄或闭锁、脐膨出等（Tessier et al.，2016）。CHAOS可以是Fraser综合征的表现之一，故发现CHAOS时，需仔细排查其他结构有无上述畸形。

（六）自然病程

CHAOS的预后与气管阻塞是否完全、是否合并其他畸形、是否已经出现非免疫性水肿有关。根据患儿CHAOS的严重程度，可出现下列3种不同自然病程：气道不完全阻塞或阻塞处发生自发性穿孔、气管食管瘘而病情缓解；水肿维持稳定至妊娠晚期；非免疫性水肿进展，甚至胎死宫内。有临床经验表明（Bianchi et al.，2010），上述3种可能的比例约为1∶1∶1，即1/3通过气管或喉狭窄处自发性穿孔或发生气管食管瘘而缓解；1/3非免疫性水肿进展并胎死宫内；1/3水肿维持稳定至30~32周，考虑EXIT。由于CHAOS罕见，目前对其自然病程的了解仍较局限。

（七）产前处理

疑为CHAOS的胎儿，首先需行详细的超声检查来明确其是否存在相关畸形，尤其是Fraser综合征，包括隐眼、并指/趾等畸形，必要时还需行染色体微阵列分析以排除胎儿染色体异常。由于可能存在心脏结构畸形，需行胎儿超声心动图检查。若孕妇考虑继续妊娠，需密切超声随访胎儿，以早期发现水肿征象，并建议其在能开展EXIT及具备新生儿救治能力的诊疗中心进行分娩。

（八）产科处理

1. 期待治疗　合并水肿的CHAOS患儿有很大胎死宫内的风险，因此不合并腹腔积液、皮下水肿等胎儿水肿征象，是考虑期待治疗的前提条件。期待治疗期间，密切超声监测以早期发现胎儿水肿征象。

2. EXIT手术　是指在剖宫产时不剪断脐带以维持子宫胎盘循环，为呼吸功能不全的新生儿提供氧合，从而有足够的时间对新生儿进行气管插管、气管切开等处理，以建立通畅安全的呼吸道，避免新生儿产后发生缺氧、窒息等。EXIT手术需在有专业的麻醉医师、产科医师、新生儿科医师团队下进行，且 EXIT 手术对 CHAOS 患儿预后的改善尚缺乏远期随访数据，故需谨慎考虑和开展此类手术。

3. 胎儿镜下喉镜解除梗阻　理论上，可以行胎儿镜下喉镜解除气管梗阻来治疗 CHAOS，但仅能解除因气管囊肿所致的阻塞，且该手术预后改善不明确，目前仅见个案报道（Martinez et al.，2013）。

（九）预后

由于 CHAOS 低发病率及高死亡率，关于 CHAOS 患儿长期预后的信息不多。有无水肿可以用来评估患儿预后，若合并腹腔积液、胎儿皮下水肿等非免疫性水肿表现则提示预后不佳。Roybal 等报道了 12 例 CHAOS 患儿，合并水肿的 8 例中，2 例宫内死亡，2 例 EXIT 手术时死亡，3 例终止妊娠，仅有 1 例经 EXIT 手术后存活；而不合并水肿的 4 例 CHAOS 胎儿在 EXIT 手术解除呼吸道梗阻后均存活（Roybal et al.，2010）。另外，大多数 CHAOS 病例为散发病例，不会增加染色体异常风险；但若合并遗传综合征，则最常见的为常染色体隐性遗传病——Fraser 综合征，下一胎有 25%的可能患病，建议孕前遗传咨询。

（郑明明）

第四节　胸　　部

一、先天性肺囊腺瘤

先天性肺囊腺瘤也称先天性囊性腺样畸形（congenital cystic adenomatoid malformation，CCAM）是一种罕见的肺气道组织错构瘤样病变，以肺组织多囊样增殖和终末支气管异常发育为特征，常引起一系列病理及生理变化。大部分 CCAM 病例可经产前超声及 MRI 确诊，存活胎儿可能在出生后即出现呼吸窘迫，也可能在较大年龄才出现症状。手术切除是该病首选的根治性方案。

（一）发病率

该病发病率极低，活产儿中发病率为 1/35 000～1/8 300，占先天性肺部畸形的 25%～30%。其中大囊肿型占 70%，每 100 000 活产儿中 2～8 例（Curran et al.，2010）。该病的发生没有肺叶、性别及种族差异。

（二）病因

CCAM 具体的病因尚不完全清楚。关于 CCAM 的发病机制目前主要有 3 个学说。

1. 支气管闭锁学说　Stocker 等学者（1977）认为 CCAM 可能与支气管闭锁相关。

2. 生长因子学说　Fromont-Hankard 等学者发现胶质细胞源性神经营养因子（glial cell derived neurotrophic factor，GDNF）的异常表达与肺发育停滞有关。此外，还有研究发现其他生长因子如 VEGF-VEGFR2、成纤维细胞生长因子（fibroblast growth factor，FGF）、血小板源性生长因子等也与该病有关，可通过单一或多因子联合作用。

3. 遗传学说　有研究发现 *HOXB5*、*Cyclin D1*、*PCNA*、*CC10* 等基因的过度表达及 *FABP-7* 基因的抑制性表达与肺组织过度增生相关，可能参与了 CCAM 的形成。

综上可以推测，由于胚胎发育过程中特定基因异常表达，加之某些特定生长因子作用，最终导致胎儿肺分支形态发生异常，支气管闭锁，而终末支气管多囊肿样增生，肺泡发育缺陷，产生错构瘤样病变。

CCAM 的病理形态并非普通囊肿与腺瘤的简单混合，其组织学检查显示囊壁内膜包含多种上皮成分，包括单层、假复层、复层立方或柱状纤毛上皮，排列无序，囊壁缺乏软骨组织。过度增生的终末支气管呈团块样结构，无肺泡分化，该团块组织与气管支气管树连接，但是其连接的支气管并不正常。较大的 CCAM 病灶可能压迫邻近正常肺脏组织，从而损害正常肺泡发育。CCAM 的动脉供血及静脉回流来自肺循环，但也有报道极少部分病例有血管与体循环相通。

（三）影像学诊断要点

产前超声是胎儿胸部成像及检测胎儿胸部肿块的主要手段。产前超声显示正常的胎儿胸部呈椭圆形或圆形，胎儿心脏位于左胸前半部分并与肺实质毗邻。胎儿胸部下方有圆顶状的横膈膜，呈低回声区。超声不能很好显现胎儿气道。超声显示肺实质为均质性，略高于胎儿肝脏回声，随着胎龄增加肺实质回声增强。胎儿肺容积随胎龄增加而增加，通常右肺占肺总容积的 56%。在估算胎儿肺容积方面，三维及四维超声成像比二维超声更有用。

通常妊娠中期，超声发现胎儿胸部存在囊性或实性包块即可提示存在 CCAM（图 14-4-1）。通过超声可以区分该包块的声像学特征，通常分为 3 种情况：①大囊型，呈现直径>5mm 的无回声肿块，常被强回声肺实质包围。②小囊型，呈现直径<5mm 的均一性实性肿块，与邻近正常肺实质相比为强回声。③混合型，随着胎龄增加，包块周围的正常肺组织回声会增强，因此小囊型病变更加难以显像。妊娠晚期由于病变周围肋骨的遮蔽也使评估更为困难。

产前超声拟诊 CCAM 时应注意其供血，绝大部分 CCAM 与气管支气管树关联，其动脉供应和静脉回流源于肺循环，但也少部分 CCAM 血管连接到体循环。胎儿左右肺受累的概率相等。85%～95%的患病胎儿仅有一个肺叶受累，下叶是最常受累的部位，但任意肺叶都有可能受累，而胎儿双肺受累的情况极为罕见。

产前超声拟诊 CCAM 时应注意病变是否对胎儿周围脏器造成不良影响。较大的 CCAM 病变可能对胎儿周围脏器造成压迫推挤，如可引起胎儿纵隔向对侧移位，甚至可能会引起胎儿心脏转位。胎儿食管也可受压阻塞，导致近端食管扩张、小胃及羊水过多。同侧横膈可变平。如果胎儿下腔静脉及心脏受压可导致胎儿出现继发水肿，即出现胸腔积液、心包积液、皮肤水肿变厚、腹腔积液、羊水过多。据报道多达 40%的病例可出现胎儿水肿。此外，超声还应仔细检查胎儿有无伴发其他畸形。

通常认为 CCAM 病变大小在妊娠 25 周左右时达到高峰，据报道，约 59%的病例随着妊娠进展其病变自然消退，少数病例中可在新生儿出生后自发性完全消退。首诊时 CCAM 的声像学特征及大小并不能完全用于预测胎儿结局，通常认为小囊型病变常伴有水肿和不良预后，而大囊型病变胎儿常不发生水肿且更可能存活。

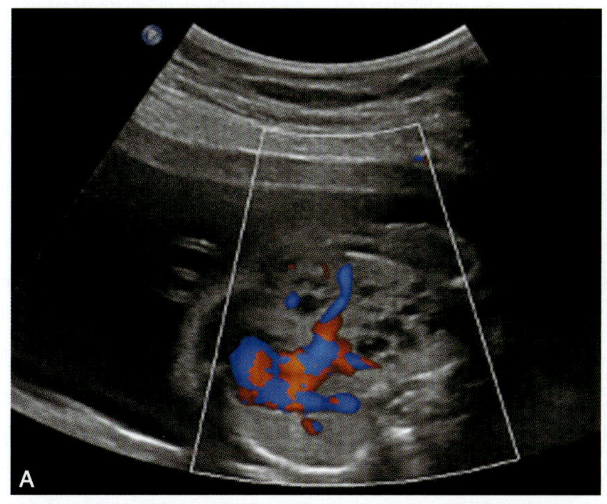

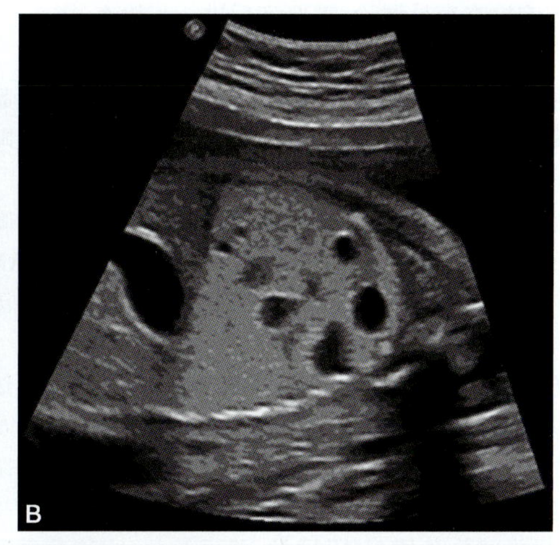

图 14-4-1 肺囊腺瘤

A. 彩图；B. 二位灰阶超声。

Crombleholme 等提出 CCAM 病变体积与胎儿头围比值（简称"肺头比"，congenital cystic adenomatoid malformation volume ratio，CVR）可用于预测胎儿水肿的发生，CVR 即 CCAM 肿块体积与胎儿头围的比值，CVR =（肿块的长×宽×高×0.523）/胎儿头围，单位为 cm。通常认为 CVR>1.6 的患儿发生水肿风险较大，而 CVR≤1.6 则水肿风险小于 3%。

因为 CCAM 自然病程多变，所以应该定期超声随访，目前尚没有确定超声随访频率，建议在首次发现 CCAM 后每 2~3 周复查一次全面的胎儿超声。如果病变缩小，则结局较好；如果病变增大、伴发胎儿水肿或者其他胎儿畸形，则结局较差。

胎儿 MRI 对于提高产前诊断的准确性有一定帮助。胎儿 MRI 可以进一步确定胎儿胸部正常及异常的解剖学特征，并帮助评估残余肺的容积。肺实质的超声评估常因孕妇肥胖、羊水过少、胎儿肋骨及胎姿势等因素受到限制，而胎儿 MRI 较少受到这些限制，诊断准确性更高。通常大囊型包块在 T_2 加权像中表现为高信号，被异常的高信号性肺实质所包围，而小囊型包块在 T_2 加权像中表现为均匀的高信号。胎儿 MRI 具有较高的软组织分辨能力，视野较大，同一切面能清晰显示病变范围、患侧剩余肺的体积、纵隔及心脏移位程度、对侧肺受压程度，以及是否合并胎儿水肿。建议有条件者将孕妇转诊至区域性胎儿医学中心进行胎儿 MRI 检查，以便进一步明确诊断并评估疾病严重程度。

（四）鉴别诊断

1. 支气管肺隔离症　支气管肺隔离症简称"胎儿隔离肺"，是与胎儿气管支气管树不相通的肺组织的单发肿块，其血液供应来源于胎儿体循环。病变常为单发，左侧较常见，其超声声像学特征是与肺实质回声均质的边界清楚的包块（详见本节"二、支气管肺隔离症"）。

2. 先天性膈疝　先天性膈疝是指胎儿腹腔内脏器突出至胸腔内，如果胎儿一侧胸腔内存在疝入的腹腔脏器，其表现可类似于多囊性、实性或异质性的肺部肿块。左侧膈疝较右侧膈疝更常见。产前超声诊断膈疝并不容易，右侧膈疝鉴别很困难，偶可见胃仍位于膈下的病例，纵隔及心脏偏移可能是存在先天性膈疝的唯一征象。当胃疝入单侧胸腔时，腹部未见胃泡有助于作出诊断。有时超声检查可见肠袢在胸腔内蠕动。门静脉脐带部分的偏移提示肝脏疝入胸腔。胎儿 MRI 可评估疝入肝脏的大小、显示位于胸腔内的充满胎粪的小肠和大肠（详见本节"三、先天性膈疝"）。

3. 胸部其他囊性病变　产前超声检查还可能发现胎儿存在其他胸部囊性病变，如先天性肺叶过度充气/先天性肺叶性气肿/支气管闭锁、支气管囊肿、先天性高位气道闭锁、纵隔囊性畸胎瘤，以及胎儿肿瘤如胸膜肺母细胞瘤、先天性支气管周围肌成纤维细胞瘤、胎儿肺间质肿瘤等，这类病变发病率低，超声确诊率低，需要结合胎儿 MRI 鉴别诊断，很多时候尚需引产后尸检或者产后新生儿进一步检查确定诊断。

（五）伴随畸形

目前认为，患有 CCAM 的胎儿伴发其他结构畸形的比率有所增加。据报道，10%~20%的 CCAM 胎儿伴随其他畸形，如合并气管食管瘘的食管闭锁、双侧肾缺如或发育不良、肠闭锁、其他肺畸形以及膈肌、心脏、中枢神经系统和骨骼异常。当产前超声诊断 CCAM 时，应注意排查胎儿有无其他器官系统畸形和发育异常。如果胎儿存在其他结构畸形，则应建议行产前诊断排除胎儿染色体异常。但是，仅存在 CCAM 的胎儿发生染色体异常的比率并不高，不必行羊膜腔穿刺。

（六）自然病程

CCAM 的自然病程取决于多方面因素，包括孕周、肿块大小、纵隔是否移位、是否出现胎儿水肿、有无其他结构异常及染色体异常等。仅凭首次超声检查很难预测病变是自然消退还是继续生长，并导致严重问题，包括水肿、需要手术干预或死亡。如果定期随诊胎儿没有出现水肿及其他异常，往往预后良好，据报道活产率超过 95%。

大多数胎儿存在的 CCAM 病变在妊娠 20~26 周时表现出快速生长，妊娠 25 周时达到高峰，然后生长进入平台期并且常常消退。约半数病例的 CCAM 肿块会持续存在直至分娩。CCAM 持续存在的病例中，超过 95%生后通过影像学检查确诊。分娩前消退的病例中有部分病例是因为妊娠晚期肺回声正常性增强，使得超声难以区分正常肺组织和异常肺组织,因此产前检查容易漏诊,需要产后进一步检查。

(七) 产前处理

1. 明确有无伴随畸形及发育异常 应通过胎儿系统超声、胎儿超声心动图等检查进一步明确胎儿有无其他结构畸形及发育异常。必要时行胎儿 MRI 明确诊断。

2. 明确有无染色体及基因异常 对于伴随其他结构畸形及发育异常,或者存在其他侵入性产前诊断指征的 CCAM 胎儿,建议行羊膜腔穿刺排除胎儿是否存在染色体或者基因异常。

3. 建议行多学科评估及讨论 当完成上述评估后,组织产科、产前诊断科、影像科、新生儿科、儿童外科等专业人员与孕妇及家属沟通,交代该病的自然病程、转归、新生儿随访、手术等相关问题。如果存在 CCAM 的胎儿合并其他结构畸形及发育异常或染色体/基因异常,预后较差,应该尊重孕妇终止妊娠的意愿,做好妥善处理。

4. 定期产前检查 如果孕妇选择继续妊娠,应该做好密切随访。建议定期超声评估胎儿肺部肿块大小的变化、CVR 的变化及是否出现羊水过多和胎儿水肿。目前超声检查频率尚无定论,常取决于孕周和 CVR。对于孕周<26 周或者 CVR≥1.6 的病例因为病变进展可能性大、胎儿发生水肿风险高,建议密切超声检查随访。如果 CCAM 较小或增长趋于稳定或逐渐消退,特别妊娠 30 周以后,超声检查间隔可以延长。

5. 产前干预措施 鉴于 CCAM 病程多变,有半数病例产前病变缩小或者消退,因此期待治疗及严密监测是首选措施,其次可以运用糖皮质激素,多个小样本的病例对照研究显示产前使用倍他米松治疗 CCAM 有一定效果,主要用于小囊型 CCAM,可以改善胎儿水肿、改善胎儿结局,其用法与早产者的倍他米松用法一致,即倍他米松 12mg,肌内注射,每日一次,共两剂。

目前国内外有学者尝试对于患有 CCAM 的胎儿采取胸腔穿刺术、囊肿抽吸术、胸腔羊膜腔分流、激光消融、硬化疗法及开放性手术切除等手段进行干预。通常胎儿出现水肿但是胎儿远未成熟可考虑上述干预措施,但是该类措施均为有创性操作,建议严格掌握适应证、充分沟通手术风险,选择在区域性胎儿医学中心由经验丰富的医生进行操作。如果孕周超过 32~34 周者,建议尽快终止妊娠后由儿童外科医生进一步诊治。

(八) 产科处理

对于已诊断胎儿 CCAM 的孕妇,其分娩方式应根据产科情况确定,建议在终止妊娠前尽快将其转至区域性胎儿医学中心,胎儿娩出前应该配备经验丰富的新生儿科及儿童外科团队,可以实施新生儿复苏、EXIT,以及体外膜氧合(extracorporeal membrane oxygenation,ECMO)等技术让新生儿平稳度过分娩期。

(九) 预后

1. 如果患有 CCAM 的胎儿合并其他结构畸形及发育异常或染色体/基因异常,则预后较差。

2. 如果产前超声随访中肿块增大、出现胎儿纵隔偏移、胎儿水肿、继发胎儿肺发育不良,则预后较差。

3. 如果产前超声随访中肿块逐渐缩小或者消失、没有出现胎儿纵隔偏移,没有胎儿水肿或者羊水过多,则预后较好,活产率高。

4. 产前诊断为 CCAM 的新生儿应该严密观察并定期随访。

二、支气管肺隔离症

支气管肺隔离症(bronchopulmonary sequestration,BPS),有时也简称为“肺隔离症”,是一种罕见的下呼吸道先天畸形。BPS 由与气管支气管树不相通的无功能的肺组织团块构成,该组织团块血供源自体循环。根据其解剖结构特点,BPS 分为 3 种类型:①叶内型肺隔离症(也称肺内型隔离症),病变位于正常肺叶内,缺乏属于自身的脏层胸膜;②叶外型肺隔离症(也称肺外型隔离症),团块位于正常肺组织外,具有属于自身的脏层胸膜;③支气管肺-前肠畸形,其病变组织与胃肠道相通。

(一) 发病率

BPS 发病极为罕见,在所有先天性肺畸形中 BPS 仅占 0.15%~6.4%,目前国内外多为个案报道及小样本的病例报道。相对而言,叶内型肺隔离症最常见,占所有 BPS 病例的 75%~90%,但是在胎儿及新生儿阶段,叶外型肺隔离症更常见。叶内型肺隔离症的男女发病率相同,叶外型肺隔离症男性更常见,男女比率为 3∶1,支气管肺-前肠畸形患者以女性为主。

(二) 病因

BPS 病因及发病机制尚不清楚。BPS 病变可能早于胚胎主动脉循环与肺循环分离之前发生。有学者提出机械分离假说,认为胎儿肺发育过程中一部分肺组织遭受其心血管结构的挤压、异常体循环血管的牵拉或不恰当的肺动脉血流的作用而与其余肺组织形成机械性分离。另有研究表明,某些叶内型肺隔离症可能是后天获得性,而不是先天发育性病变。叶内型肺隔离症通常在青少年中表现为反复肺部感染的症状和体征,提示感染因素可能导致叶外型肺隔离症病变。

(三) 产前影像学诊断要点

BPS 通常通过超声即可诊断,其超声特点是妊娠期偶然发现的胸腔团块回声,大小不一,可伴纵隔移位(图 14-4-2)。当产前超声发现胎儿胸腔团块回声时应该注意以下 3 个方面:①病变所处位置;②病变与肺部其他结构有无连接;③病变的血供。BPS 病变的特点如下:BPS 多为单侧病变,双侧罕见,病变常位于下叶。3 种类型发生的部位略有不同,大约 60%的叶内型肺隔离症位于左下叶,而几乎所有的叶外型肺隔离症位于左侧胸腔。此外,叶外型肺隔离症可能表现为膈下或腹膜后团块,支气管肺-前肠畸形多见于右侧。

大部分叶内型肺隔离症与近端气道不存在支气管连接。偶见叶内型肺隔离症与近端气道存在的异常连接,可能容许细菌进入病变组织引发感染。叶外型肺隔离症与正常近端气道之间同样缺乏支气管连接。它们可能与胃肠道相连,或在罕见情况下与肺内结构相连接。

BPS 病变接受来自体循环的动脉血供。其中叶内型肺

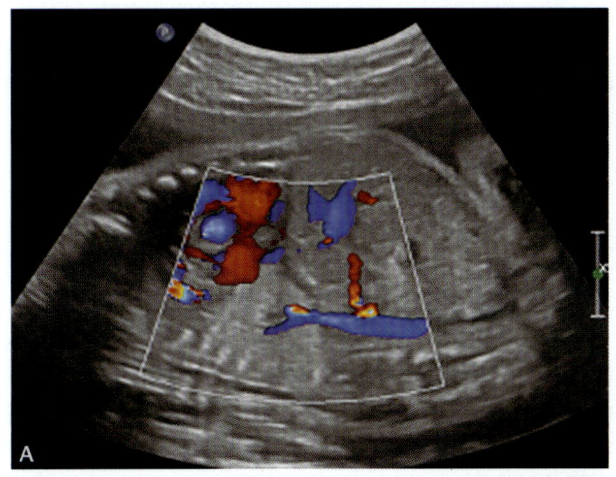

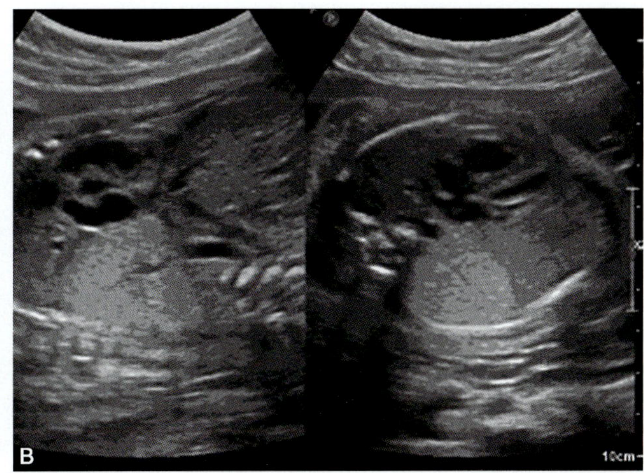

图 14-4-2　隔离肺

A. 彩图；B. 二位灰阶超声。

隔离症动脉血供通常源自胸主动脉下段或腹主动脉上段，静脉回流通常是正常返回左心房，也可能与腔静脉、奇静脉或右心房发生异常连接；叶外型肺隔离症动脉血供来源于胸主动脉的异常血管，血管小，血流少，静脉回流至右心房、腔静脉或奇静脉系统的异常静脉。

如果超声显示病变血供源于体循环即可确诊 BPS，如果确诊困难可考虑行胎儿 MRI，胎儿 MRI 有助于 BPS、CCAM、先天性膈疝，以及其他少见胎儿胸部疾病的鉴别诊断。

（四）鉴别诊断

1. 先天性肺囊腺瘤（详见本节“一、先天性肺囊腺瘤”）。
2. 先天性膈疝（详见本节“三、先天性膈疝”）。
3. 胸部其他囊性病变。

（五）伴随畸形

BPS 常伴发其他异常，如先天性膈疝、椎体异常、先天性心脏病、肺发育不全和结肠重复等异常，也有报道 BPS 可能伴发 CCAM。

（六）自然病程

BPS 通常在妊娠中期系统超声检查时发现，偶在妊娠晚期确诊，大多数随着孕周增加病变逐渐消退，偶可出现胸腔积液，目前尚无可靠指标预测病变是否进展。有研究发现产前 BPS 病变消退的新生儿多无症状，但是也有产前无胸腔积液的 BPS 新生儿出现呼吸窘迫，需要急诊手术。对于产前病变消退的新生儿应该密切随访，建议行影像学检查，因为 BPS 很少会在产后真正完全消失。

（七）产前处理

1. 明确有无伴随畸形及发育异常　应通过胎儿系统超声、胎儿超声心动过图等检查进一步明确胎儿有无其他结构畸形及发育异常。必要时行胎儿 MRI 明确诊断。

2. 明确有无染色体及基因异常　对于伴随其他结构畸形及发育异常或者存在其他侵入性产前诊断指征的 BPS 患者，可考虑行羊膜腔穿刺排除胎儿是否存在染色体或者基因异常。

3. 建议行多学科评估及讨论　当完成上述评估后应该组织产科、产前诊断、影像、新生儿科、儿童外科等专业人员与患者及家属沟通，交代该病的自然病程、转归、新生儿随访、手术等相关问题。如果存在 BPS 的胎儿合并其他结构畸形及发育异常或染色体/基因异常，预后较差，应该尊重患者终止妊娠的意愿，做好妥善处理。

4. 定期产前检查　如果患者选择继续妊娠，应该做好密切随访。超声检查频率尚无定论，建议每 2~3 周复查超声，重点关注胎儿有无水肿、有无纵隔移位。

5. 产前干预措施　鉴于 BPS 多可自然消退，因此期待治疗及严密监测是首选措施，极少需要行胎儿手术，只有在胎儿出现严重问题时才会需要干预。胎儿手术应在区域性胎儿医学中心实施。目前，国内外有报道尝试对于患 BPS 的胎儿出现严重胸腔积液但是胎儿尚未成熟时采取胎儿胸腔穿刺术、胸腔羊膜腔分流术等手段进行干预。如果胎儿孕周已达 32~34 周，建议尽快终止妊娠后交由儿童外科医生进一步诊治。

（八）产科处理

胎儿患有 BPS 的孕妇，其分娩方式应根据产科情况确定，建议在终止妊娠前尽快将患者转至区域性胎儿医学中心，胎儿娩出前应该配备经验丰富的新生儿科及儿童外科团队，让新生儿平稳度过分娩期。

（九）预后

在没有其他严重先天性异常的情况下，肺隔离症患儿的预后通常很好。如果 BPS 胎儿合并其他结构畸形及发育异常或染色体/基因异常，预后较差。

三、先天性膈疝

先天性膈疝（congenital diaphragmatic hernia，CDH）是由于胎儿膈肌发育缺陷导致其腹腔脏器脱出进入胸腔的疾病。进入胎儿胸腔的疝内容物包括胎儿胃肠道、脾脏及肝脏。因为先天性膈疝发生于胎儿肺发育的关键时期，所以突入胸腔的组织会压迫胎儿肺部，导致胎肺发育不良及肺动脉高压。胎肺发育不良通常发生在膈疝同侧，但如果膈疝引起了纵隔移位以及对侧肺组织受压，也会出现胎儿对侧肺发育不良。通常受累胎儿生后很快出现不同程度的呼吸窘迫，甚至发生死亡。

（一）发病率

CDH 发病率极低，通常每 2 200 名新生儿中发生 1 例 CDH。受累新生儿出生后很快出现呼吸窘迫，严重者死亡。随着产前诊断技术及新生儿管理技术的提高，CDH 新生儿生存率有了较大改善，但仍存在死亡及并发症风险。

（二）病因

CDH 的发病机制目前尚不完全明确。据推测，在受精后第 4～10 周胎儿膈肌形成期间，由于遗传因素或者环境因素破坏胎儿间充质细胞的分化，引起胎儿胸腹膜皱襞不能正常闭合，随后胎儿内脏进入胸腔，影响胎肺发育，导致细支气管分支及肺质量减少，也会导致肺动脉分支发生异常，出生后发生肺动脉高压。此外胎肺发育异常会导致妊娠后期及出生后围产儿肺泡表面活性物质减少。上述情况最终引起患 CDH 新生儿出现一系列呼吸系统问题。虽然已有涉及常染色体隐性遗传、常染色体显性遗传及 X 连锁遗传型的家族性 CDH 病例报道，但是绝大多数 CDH 为散发病例。在散发的 CDH 病例中，已识别出染色体缺失、重复、易位及基因突变等不同异常，提示 CDH 为多基因及多因素遗传疾病。

（三）产前影像学诊断要点

超声检查是产前诊断 CDH 的有效手段。早在妊娠 18 周即可通过超声检出 CDH，确诊 CDH 的平均孕周为 24 周。CDH 的超声声像学特征为胎儿胸腔内出现异常回声，即胎儿胃肠道、肝脏、脾脏、大网膜等腹腔脏器；胎儿心脏及纵隔发生移位；胎儿腹围小于相应孕周；正常胎儿膈肌弧形低回声中断或消失（图 14-4-3）。

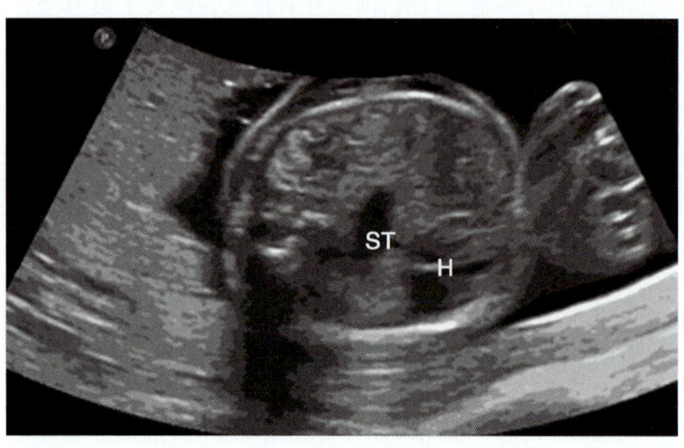

图 14-4-3 左侧膈疝

ST. 胃泡；H. 心脏。

当超声发现胎儿胸腔内异常回声时应该仔细甄别其结构，通常左侧 CDH 常累及胎胃，可能在胎儿胸腔内心脏旁或者心脏后探及充满液体的胎胃，但胎胃不一定进入胸腔，可能出现纵隔右移。胎儿胸腔内发现肠蠕动及肠内液体有助于鉴别 CDH 与 CCAM。右侧 CDH 常累及胎儿肝脏，常为胎儿右侧胸腔内回声均匀的团块，甚至发现该团块与胎儿腹腔内肝脏相连，常导致胎儿心脏及纵隔左移。常伴有胸腔积液，也可能有肠疝入。在胎儿胸腔内探查出胎儿胆囊也可诊断为右侧 CDH。CDH 胎儿可能因为其食管受压出现羊水过多。胎儿纵隔偏移及大血管受压可导致胎儿水肿。

胎儿 MRI 有助于诊断 CDH。胎儿 MRI 可以清楚显示 CDH 的位置及体积，判断进入胎儿胸腔的腹腔脏器，直接测量胎儿肺容积，进一步评估胎儿肺脏受累状况。

（四）鉴别诊断

1. 先天性肺囊腺瘤。
2. 支气管隔离肺。
3. 胸部其他囊性病变。

（五）伴随畸形

根据 CDH 胎儿是否伴发畸形，可以将 CDH 分为单纯性 CDH 及非单纯性 CDH。据报道，约 50% 的 CDH 为单纯性 CDH，其异常表现如肺发育不全、肠扭曲及心脏移位是疝入组织机械性推挤或血流动力学改变所致，是 CDH 序列征的一部分。另有 50%CDH 为非单纯性 CDH，这类 CDH 伴有重要器官结构畸形、染色体异常和/或单基因病。非单纯性 CDH 常见于双侧 CDH 和 CDH 死产胎儿，如神经管缺陷、心脏缺陷、食管闭锁、脐膨出及腭裂等。CDH 也可以是许多综合征的表现之一，因此产前诊断时应该注意鉴别。

据报道，CDH 病例中 10%～20% 存在染色体异常，最常见为 18 三体、13 三体及 21 三体，也有 X-单体、12p-四体、5 号染色体部分三体、20 号染色体部分三体及多倍体等异常。

（六）自然病程

CDH 胎儿的自然病程受多种因素影响，通常认为如果 CDH 胎儿存在染色体或者基因异常、伴有重要脏器严重畸形、右侧 CDH、肝脏疝入或胎儿肺容积较低，则预后较差。当然如果确诊 CDH 时孕周偏小、严重心脏及纵隔移位、羊水过多、胎儿心脏发育异常等因素也提示预后不佳。

在胎儿预后的评估中通过超声测量胎肺面积或者胎肺体积可以用于评估预后，评估时间在妊娠 32 周前，最佳时间为妊娠 24～28 周，在四腔心平面测量胎肺面积或肺容积，计算肺头比（lung area to head circumference ratio，LHR），LHR =（右肺长径×右肺短径）÷胎儿头围，单位为 mm。LHR 可协助评价胎儿肺发育不良程度及出生后发生呼吸障碍的危险程度。当妊娠 24～28 周时，如果 LHR>1.4，预后良好；LHR<1.0，预后较差；如果 LHR<0.6，新生儿死亡率为 100%。

（七）产前处理

1. 明确有无伴随畸形及发育异常　应通过胎儿系统超声、胎儿超声心动图、胎儿 MRI 等检查进一步明确 CDH 胎儿有无其他结构畸形及发育异常。

2. 明确有无染色体及基因异常　由于 CDH 胎儿发生染色体及基因异常的概率较高，建议对每一例 CDH 患者行产前咨询及产前诊断，以明确胎儿是否存在染色体或者基因异常。

3. 施行多学科评估及讨论　当完成上述评估后组织产科、产前诊断、影像、新生儿科、儿童外科等专业人员与患者及家属沟通，交代该病的自然病程、转归、新生儿随访、手术等相关问题。对于经过充分评估预后较差的 CDH 患者应该尊重终止妊娠的意愿，做好妥善处理。

4. 定期产前检查　如果经过评估预后较好，患者选择继续妊娠，应该做好密切随访。建议定期通过超声评估胎儿状况及有无其他异常。妊娠28周以后每2~3周做一次产科超声，评估胎儿生长发育情况及羊水情况。如果出现胎儿生长受限或羊水过少，可能需要尽快终止妊娠，妊娠34周前可考虑使用糖皮质激素促进胎肺成熟。

5. 产前干预措施　CDH的产前干预措施较少，国外有小样本病例报道，认为胎儿镜下气管封堵术可以用于单纯性严重CDH。该技术可以阻塞CDH胎儿肺内液体的正常出口，防止胎儿肺实质及肺血管系统发育不良，可以提高CDH胎儿出生后存活率。但是该项技术目前仅处于临床研究阶段，其病例选择及手术孕周等方面尚未形成共识。

（八）产科处理

如无特殊情况建议妊娠37~39周之间终止妊娠，分娩方式由患者综合情况确定，CDH并非剖宫产指征。建议在分娩前将CDH患者转运至区域性胎儿医学中心。新生儿科医生及新生儿转运团队应该参与分娩过程，新生儿出生后应该在建立自主呼吸前完成气管插管，施行EXIT，必要时采用ECMO。

（九）预后

CDH胎儿的预后受多种因素影响，如果CDH胎儿存在染色体或者基因异常、伴有重要脏器的异常、右侧CDH、肝脏疝入或胎儿肺容积较低，则往往预后较差。患CDH的新生儿预后受到孕周、出生体重、有无并发症、当地新生儿重症监护室（neonatal intensive care unit，NICU）及儿童外科水平等诸多因素影响。

（姚　强）

第五节　心血管系统

先天性心脏病（congenital heart disease，CHD）是最常见的先天性畸形，也是婴幼儿死亡的主要原因。一项流行病学调查显示，我国每年约出生15万CHD患儿，占全部活产婴儿的6‰~10‰，产前明确诊断可以减少严重复杂CHD胎儿的出生率，对于继续妊娠的胎儿，可通过产前咨询制订科学的围产期管理方案，争取手术机会，提高手术成功率，改善预后。本节胎儿超声心动图部分重点阐述了不同类型胎儿CHD的超声特征及预后，以满足读者的专业需求。鉴于CHD胎儿的产前诊断、产科处置和出生后治疗，涉及小儿心脏病学、母胎医学、胎儿影像学、医学遗传学、心胸外科学等多学科合作，而CHD胎儿发病原因则具有复杂、多样和不确定性，故二者在各论中均未能涉及。因此，作为胎儿超声心动图技术的补充内容，本节就CHD胎儿的产前多学科咨询、发病原因进行粗浅的概述；胎儿超声心动图指征及检查时机作为CHD胎儿产前诊断的共性内容，也在此一并陈述。

【产前多学科咨询】

通过准确的产前超声心动图诊断，孕妇可以了解胎儿心脏畸形的程度、出生后是否需要手术及手术时机、预后及所需费用等，以决定是否继续妊娠，尤其对某些CHD胎儿而言，即便细微的差别也可能改变手术方式和临床预后。例如：完全型大动脉转位患儿是否合并肺动脉瓣发育不良，右心室双出口患儿室间隔缺损是否远离两大动脉等。同时也应认识到，一些心脏病变会随着时间而进展，有些可能到妊娠晚期才明显，有些生后才能诊断，甚至是遗传来源的，如马方综合征和肥厚性主动脉瓣下狭窄，一般产前超声心动图难以诊断。这些专业性的信息远远超过了产前诊断专家的专业范围，而有些CHD又必须把胎儿作为一个整体去考虑。例如：室间隔缺损胎儿有可能为18三体综合征胎儿，胎儿多发瓣膜病变有可能是获得性自身免疫性病变。鉴于这些原因，建议给CHD胎儿常规进行染色体、基因检测，必要时行母血及胎儿血病毒及免疫指标检测。并建议CHD的父母进行多学科咨询，这可能包括小儿心脏病学、母胎医学，胎儿影像学、医学遗传学、心胸外科学、社会工作和心理学专家之间的协作。

【产科处置】

大部分CHD患儿可以在宫内正常发育并能耐受正常分娩，产科医生应综合多学科咨询信息，与孕妇充分沟通，根据胎儿病情及孕妇既往怀孕、生产史决定分娩时间及分娩方式。妊娠期定期复查胎儿超声心动图，密切观察胎儿发育情况。分娩时新生儿科医生到场协助进行Apgar评分、体格检查，必要时行气管插管等抢救处理。本节各论中的产科处置均在以上前提下进行，强调新生儿科医生需要熟练掌握不同类型CHD患儿的处理原则，对动脉导管依赖性的胎儿CHD，如完全型大动脉转位、室间隔完整的肺动脉瓣闭锁、严重主动脉弓缩窄等，出生后可以静脉持续泵入低剂量的前列腺素E_1［如3ng/（kg·min^{-1}）］以维持动脉导管开放，应避免吸氧并尽早转至心脏中心或心脏专科医院手术治疗（Khalil et al.，2019）；同样对于需要行急诊手术的CHD患儿，如完全性肺静脉畸形引流、合并呼吸困难呛咳的双主动脉弓等，也应尽早转至上述机构；对可以择期手术、分娩时并无明显症状的患儿，建议出院后到心脏中心或心脏专科医院进一步明确诊断，评估是否需要手术及手术时机。

【发病原因】

目前大多数研究认为，CHD是由遗传因素、环境因素共同作用或单独作用所致，其中共同作用所致的CHD占总数的75%~90%。

遗传因素主要包括染色体病和单基因病。前者包括染色体数目异常和染色体缺失，后者是指DNA分子中碱基对顺序发生改变，导致其携带的遗传信息改变，最终导致疾病的发生，分为常染色体显性遗传病、常染色体隐性遗传病、X连锁隐性遗传病、X连锁显性遗传病。目前为止已经发现多于50种与CHD发生有关的单基因病。遗传相关性CHD胎儿绝大部分伴有心外畸形，占50%~70%，呈现为不同类型的综合征，具体详见表14-5-1。

环境因素包括孕妇接触致畸物、感染、代谢性疾病、自身免疫性疾病及妊娠早期用药史等。原始心脏发育的关键时期是胚胎2~8周，在此期间胎儿心脏结构经历非常复杂的变化，此阶段，铝、烟酒暴露可以导致CHD，可能与香烟中的尼古丁有关；妊娠期大量饮酒可能发生胎儿酒精综合征，CHD的发病率为25%~30%，以室间隔缺损最为常见；其他有害环境因素包括砷、甲醛、噪声、苯、二硫化碳、农药、氨水、二甲苯、汽油、塑料、染色、油漆或印刷、辐射等。若孕妇患感染性

表 14-5-1　与 CHD 相关的常见遗传综合征

常见遗传综合征	异常染色体/基因	合并 CHD 比例	常合并 CHD 类型
染色体异常			
Down 综合征	21 三体	40%~50%	AVSD、VSD、ASD、TOF
Edwards 综合征	18 三体	90%~100%	VSD、TOF、DORV、CoA、BAV、BPV
Patau 综合征	13 三体	80%	ASD、VSD、HLHS、CoA
Turner 综合征	45XO	25%~35%	CoA、BAV、AVS、HLHS
染色体缺失			
DiGeorge 综合征	单倍染色体 22q11 缺失	85%	IAA、PA-VSD、PTA、VSD
Williams 综合征	7q11.23 微缺失	80%~90%	SVAS、SVPS、PPS
单基因病			
Noonan 综合征	半数以上存在染色体 12q24.1 片段上的 *PTPN11* 基因突变，少数存在 *SOS1* 和 *KRAS* 基因突变	80%~90%	PS(占 70%)、HCM(占 20%)
Alagille 综合征	20p11.2 片段上的 *JAG1* 基因突变或缺失	90%	绝大多数合并 PBS
Holt-Oram 综合征	12q24.1 片段上 *TBX5* 基因突变	85%~95%	绝大多数合并 muscular VSD，AVB(占 40%)

注：CHD，先天性心脏病；AVSD，房室间隔缺损；VSD，室间隔缺损；ASD，房间隔缺损；TOF，法洛四联症；DORV，右心室双出口；CoA，主动脉缩窄；BAV，主动脉瓣二叶畸形；BPV，肺动脉瓣二叶畸形；HLHS，左心室发育不良综合征；AVS，主动脉瓣狭窄；IAA，主动脉弓离断；PA-VSD，肺动脉闭锁型室间隔缺损；PTA，永存动脉干；SVAS，主动脉瓣上狭窄；SVPS，肺动脉瓣上狭窄；PPS，周围肺动脉狭窄；PS，肺动脉瓣狭窄；HCM，肥厚型心肌病；PBS，肺动脉分支狭窄；muscular VSD，肌部室间隔缺损；AVB，房室传导阻滞。

疾病，如 TORCH(弓形虫、风疹病毒、巨细胞病毒、单纯疱疹病毒及其他病原体)、麻疹、流行性感冒、流行性腮腺炎、水痘-带状疱疹、柯萨奇 B 组病毒、人细小病毒 B19、埃可病毒、梅毒密螺旋体和支原体等，胎儿发生 CHD 的风险升高，特别是孕妇感染风疹病毒，可通过垂直传播导致先天性风疹综合征(congenital rubella syndrome，CRS)，合并 CHD 以肺动脉或其分支狭窄多见，其他可有室间隔缺损、主动脉弓异常及更为复杂的畸形。妊娠早期总用药与发生 CHD 的比值比(odds ratio，*OR*)为 1.13，某些药物可明显增加 CHD 的发病率，如磺胺类药物、苯妥英钠、地屈孕酮、血管紧张素转化酶抑制剂、选择性 5-羟色胺再摄取抑制剂等。

糖尿病合并妊娠胎儿 CHD 风险约增加 5 倍，包括法洛四联症、大动脉转位、右心室双出口、房间隔缺损、房室间隔缺损等，高血糖是引起畸形的重要因素；苯丙酮尿症孕妇的胎儿 CHD 的发病率为 25%~50%，包括主动脉缩窄、大动脉转位、右心室双出口，左心发育不良、冠状动脉起源异常等，与高浓度苯丙氨酸暴露有关。母亲患系统性红斑狼疮、干燥综合征等自身免疫系统疾病也会增加胎儿 CHD 的风险，常见为房室传导阻滞。抗 SSA 抗体和/或抗 SSB 抗体为致病抗体，致病抗体阳性母亲所生育的新生儿发生Ⅲ度房室传导阻滞的概率在 2%左右。

【胎儿超声心动图的适应证和检查时机】

由于胎儿超声心动图难度较大，也受部分地区经济发展的影响，截至目前，胎儿超声心动图技术仍未普及应用，因此为了最大限度地利用有效资源，有必要明确胎儿超声心动图的适应证和检查时机，提高 CHD 的产前诊断率。上述已知 CHD 的发病因素，实际上构成了胎儿超声心动图检查的部分指征，如父亲或母亲有 CHD 家族史、孕妇有糖尿病史或自身免疫性疾病，以及致畸药物接触史的胎儿。CHD 的胎儿妊娠早期常合并颈后透明层增厚；当合并染色体异常时，还可伴有鼻骨缺如，妊娠中期可表现为颈背部皮肤增厚，前额扁平；异构畸形或自身免疫性 CHD 畸形常伴有心律失常；CHD 畸形胎儿也常合并其他系统畸形。这些特征是目前公认的胎儿超声心动图指征。不论是妊娠早期还是妊娠中期的畸形筛查，发现以上超声特征均应建议胎儿超声心动图检查，表 14-5-2 总结了胎儿超声心动图检查的常见适应证。

随着仪器分辨率的提高，超声心动图可以在妊娠中期的任何时候进行。例如：当孕妇有较高的 CHD 风险时，应于 18~22 周之间进行详细的心脏扫查。妊娠早期检查颈后透明层增厚、心律失常或发现心外异常的胎儿，可在 14 周前进行心脏结构检查，但确诊不小于妊娠 18 周。除此之外，任何产前超声怀疑胎儿患有 CHD，无论孕周多大，应尽早检查。

表 14-5-2　常见胎儿超声心动图检查的适应证

父母亲因素	胎儿因素
母亲或父亲为 CHD 患者	胎儿颈后透明层增厚
母亲或父亲曾经生育 CHD 患儿	静脉导管血流频谱异常
代谢性疾病	可疑心脏结构异常
1 型糖尿病	严重的心外异常
苯丙酮尿症	染色体核型异常
感染	水肿
人类微小病毒 B19	心律失常
风疹	持续心动过缓或过速
柯萨奇病毒	
自身免疫抗体	
抗 Ro(SSA)抗体或抗 La(SSB)抗体阳性	
致畸物接触史	
异维 A 酸	
苯妥英钠	
卡马西平	
锂碳酸盐	
丙戊酸	
帕罗西汀	

注:CHD,先天性心脏病。

（裴秋艳　王雁　张惠丽）

一、房室结构异常

（一）房室间隔缺损

房室间隔缺损(atrio-ventricular septal defect,AVSD)又称心内膜垫缺损或房室通道缺损,是主要累及原发房间隔、室间隔膜部和房室瓣的一组病变。

1. 发病率　AVSD 是常见的心脏畸形,占婴幼儿 CHD 的 4.0%~7.4%,最近报道其发病率占活产儿的 0.36%。

2. 超声诊断要点　根据病变累及范围不同,将 AVSD 分为完全型、部分型和过渡型(中间型)。

(1) 完全型 AVSD:四腔心切面可见心脏中央“十”字交叉结构消失,表现为房间隔下段与室间隔上段缺失;二尖瓣前叶的前半部与三尖瓣隔叶及部分前叶融合为一体称之为前共瓣,二尖瓣前叶的后半部与三尖瓣后叶融为一体称为后共瓣,前共瓣与后共瓣完全分开,形成一组共同房室瓣横跨左右心室,CDFI 仅见一组血流束。

完全型 AVSD 也可分为均衡型和非均衡型。均衡型房室瓣对称开口于两个心室(图 14-5-1),非均衡型房室瓣主要开口于一个心室,导致左右心室比例失调。非均衡型 AVSD 在内脏异位综合征中常见。

(2) 部分型 AVSD:又称原发孔房间隔缺损,四腔心切面表现为房间隔下段的原发房间隔缺损,二尖瓣瓣环下移与三尖瓣呈同一水平(图 14-5-2),可伴有二尖瓣裂,CDFI 可探及房水平双向分流或右向左为主双向分流。

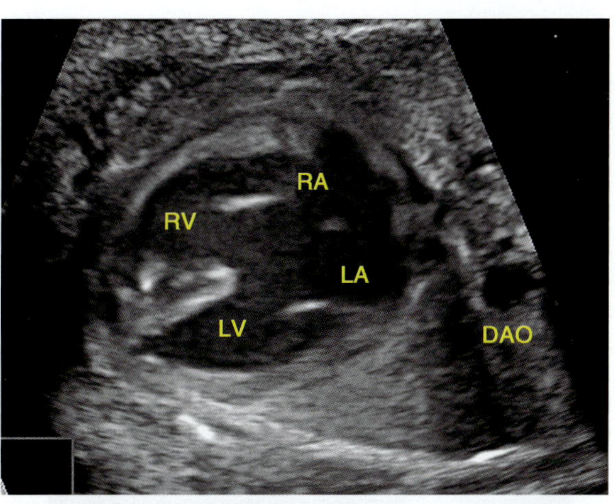

图 14-5-1　完全型房室间隔缺损四腔心切面

心脏中央十字交叉结构消失,仅见一组共同房室瓣横跨左右心室,房室瓣对称开口于两个心室,为均衡性房室间隔缺损。

RV. 右心室;RA. 右心房;LA. 左心房;LV. 左心室;DAO. 降主动脉。

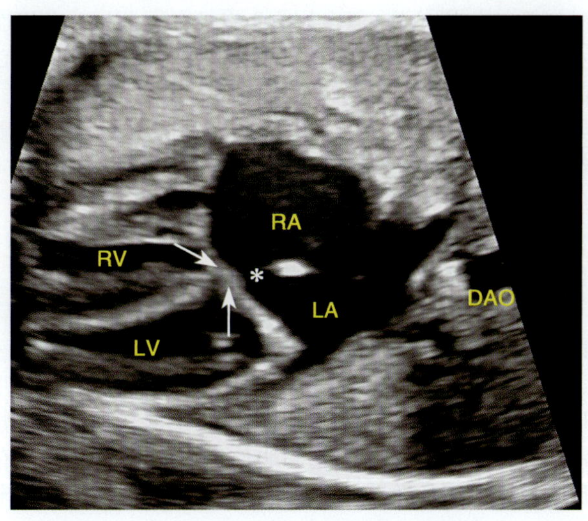

图 14-5-2　部分型房室间隔缺损四腔心切面

*示原发房间隔缺损,箭头示二尖瓣前瓣(向上箭头)与三尖瓣隔瓣(向下箭头)附着点在同一水平。

LV. 左心室;RV. 右心室;RA. 右心房;LA. 左心房;DAO. 降主动脉。

(3) 过渡型(中间型)AVSD:介于部分型和完全型之间,四腔心切面可见两组明确的房室瓣孔,两组房室瓣附着点在同一水平,可见瓣上原发孔房间隔缺损和瓣下室间隔缺损(图 14-5-3)。CDFI 可见两组血流束。

3. 鉴别诊断

(1) 永存左上腔静脉:冠状静脉窦是永存左上腔静脉最常见的引流途径,超声表现为冠状静脉窦及窦口增宽,增宽的窦口常常被误诊为部分型 AVSD。发现左上腔及正常的二尖瓣、三尖瓣附着点是除外部分型 AVSD 的关键所在。

(2) 单心房、单心室:缺损较大的完全型 AVSD,超声表

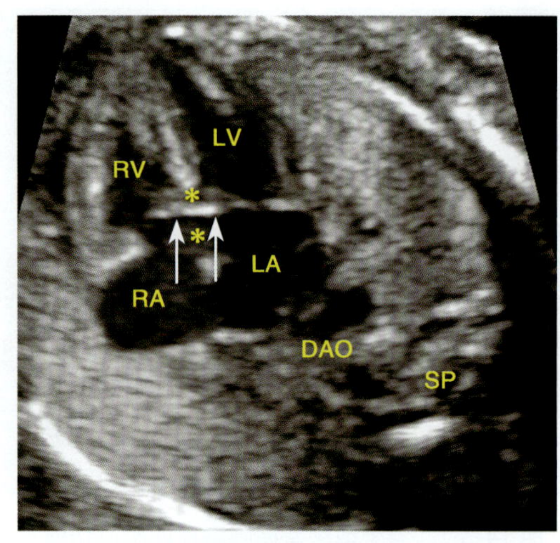

图 14-5-3　过渡型房室间隔缺损收缩期四腔心切面
箭头示二尖瓣前瓣与三尖瓣隔瓣附着点在同一水平，上＊示瓣下室间隔缺损，下＊示瓣上原发房间隔缺损。LV. 左心室；RV. 右心室；LA. 左心房；RA. 右心房；DAO. 降主动脉；SP. 脊柱。

现酷似单心房、单心室，但多数单心室具有一个与心房相连的主腔及一个与主腔相连的无功能残腔，而巨大 AVSD 两心室间可见残存、增厚的少许室间隔回声。

4. 伴随畸形　AVSD 与染色体异常高度相关，尤其是唐氏综合征，40%～45%的唐氏综合征患儿存在 CHD，其中 40%为 AVSD，以完全型常见，胎儿常伴鼻骨缺失。

AVSD 合并的心脏畸形包括法洛四联症、右心室双出口、右位主动脉弓及其他圆锥动脉干畸形。

5. 产科处置　一般不需要在新生儿期手术治疗，出生后可以到心脏专科医院进行病情评估并确定手术时机。

6. 预后　胎儿期 AVSD 通常是可耐受的，绝大多数胎儿可以活到足月并常规产科分娩。少数由于反流严重或传导阻滞，发展至充血性心力衰竭和非免疫性水肿，特别是伴有内脏异位综合征的胎儿，这些病例的胎儿或新生儿死亡率很高。

部分型 AVSD 一般在 2～4 岁间手术。如果有明显的二尖瓣反流或左侧心脏结构发育不良，如主动脉缩窄、二尖瓣畸形、主动脉瓣下狭窄，则应提早手术。

过渡型 AVSD 的手术时间根据室间隔缺损大小而定，缺损越大，手术时间越早。

完全型 AVSD 患儿血流动力学紊乱严重，肺毛细血管病变发生早，生后早期即可发生反复呼吸道感染、心力衰竭等临床症状，内科治疗效果不佳，病死率高，应尽早手术治疗。完全型 AVSD 最佳手术年龄尚无定论，现多推荐应该在 3～6 个月间手术。手术方法包括单片法、双片法和改良单片法。美国胸外科协会 CHD 外科数据库显示（Jacobs et al.，2018），2013—2016 年间，完全型 AVSD 的手术早期死亡率低于 4.4%。最常见的远期并发症包括残余或复发二尖瓣反流、因房室传导阻滞植入起搏器和左心室流出道梗阻。

（二）室间隔缺损

室间隔缺损（ventricular septal defect，VSD）是指在室间隔上存在开口，可位于室间隔的任何位置，大小不一，单发或多发，常合并其他心内或心外畸形。

1. 发病率　VSD 为最常见的 CHD，可单独存在，也可为其他复杂心脏畸形的组成部分，其中单发 VSD 占 CHD 的 20%～25%。

2. 室间隔缺损的分类及超声诊断要点　因为缺损部位的不同决定手术途径的不同，因此生后 VSD 根据部位分为以下 3 种类型。

（1）膜周部室间隔缺损：包括嵴下型、单纯膜部和隔瓣下型，为最常见类型，约占所有病例的 80%，缺损累及膜部及其周围的肌肉组织。

（2）肌部室间隔缺损：包括窦部和小梁部。

（3）漏斗部室间隔缺损：包括干下型和嵴内型，分别位于主、肺动脉瓣下和室上嵴上方，少数病例合并主、肺动脉瓣关闭不全。

室间隔缺损的类型不同，显示的切面也不同，超声表现为相应受累部位室间隔连续性中断。为提高诊断的准确性，建议至少从四腔心切面、五腔心切面、左心室流出道切面、右心室流出道切面中的两个不同切面显示缺损；同时 CDFI 显示过隔血流信号（图 14-5-4、图 14-5-5）。

3. 鉴别诊断

（1）室间隔膜周部回声失落伪像：膜周部回声纤细，当声束与室间隔平行时常容易产生回声失落，调整探头角度使声束与室间隔垂直，可消除伪像。

（2）法洛四联症：正常情况下主动脉起自左心室后向前倾斜，与室间隔形成一定的角度，当室间隔膜部连续中断时，颇似主动脉骑跨于室间隔之上，右向左的分流又可导致肺动脉轻度狭窄，但不合并漏斗部狭窄可除外法洛四联症。

4. 伴随畸形　大部分严重复杂 CHD 常常合并 VSD，如 AVSD、法洛四联症、永存动脉干、右心室双出口、主动脉弓离断等。部分大动脉转位、主动脉缩窄可伴发 VSD。

5. 产科处置　产科无须特殊处理，出生后向专业医生咨询治疗时机及方式。

6. 预后　VSD 胎儿的远期预后取决于缺损的大小、位置及心内和心外是否合并畸形。产前超声诊断 VSD 直径<3mm 的胎儿，在胎儿期或生后 1 岁以内自发变小或愈合的可能性较大。VSD 较大者，在出生后随着生理性肺阻力下降，会表现为充血性心力衰竭，有可能进展为艾森门格综合征（Eisenmenger 综合征）。

较大的 VSD 应择期采用手术或介入方法治疗。手术修补 VSD 的效果良好，总死亡率低于 0.9%（Jacobs et al.，2018）。除手术治疗外，部分 VSD 可以考虑经导管介入治疗，介入封堵的严重并发症之一为心脏传导阻滞（Predescu et al.，2008；Ghosh et al.，2018），发病率为 3%～18%。

（三）左心发育不良综合征

左心发育不良综合征（hypoplastic left heart syndrome，HLHS）是指一组左心流入道与流出道发育不良的 CHD，包括

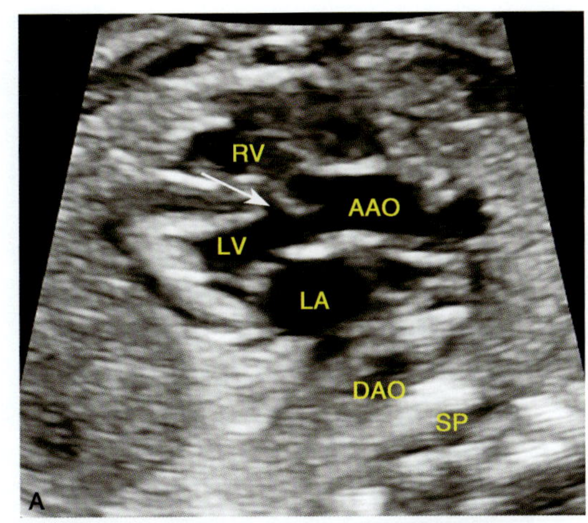

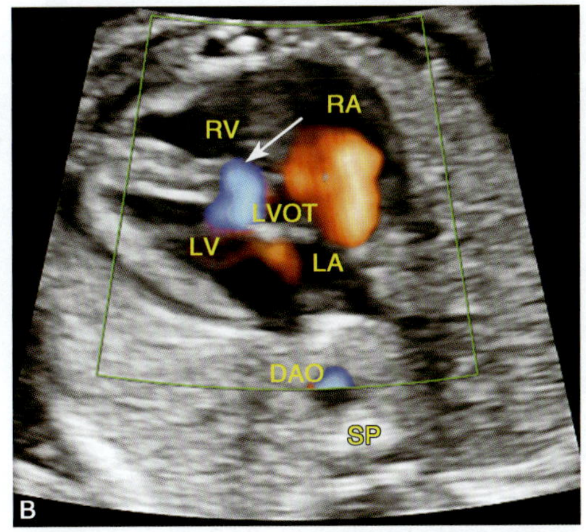

图 14-5-4 室间隔缺损五腔心切面

二维超声(图 A)及彩色多普勒血流成像(图 B)分别显示膜周部室间隔缺损及右向左血流信号(箭头所示为缺损部位)。

LA. 左心房;LV. 左心室;RV. 右心室;RA. 右心房;AAO. 升主动脉;DAO. 降主动脉;SP. 脊柱;LVOT. 左心室流出道。

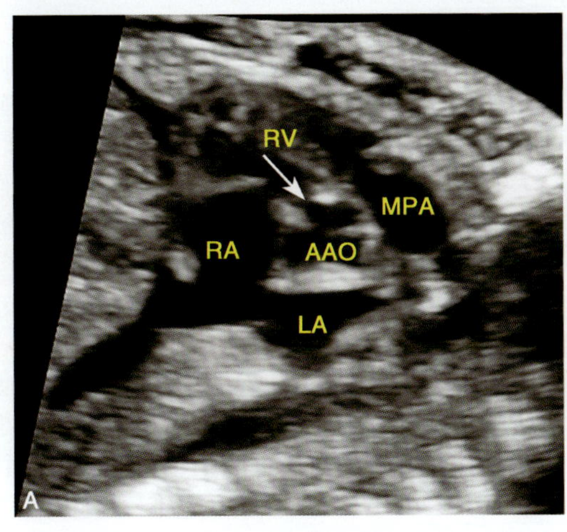

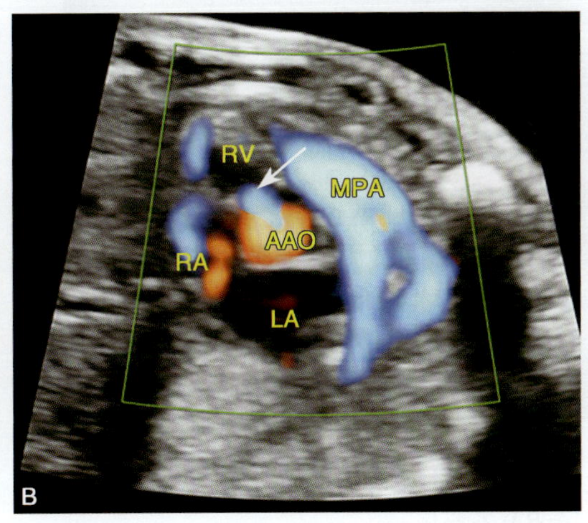

图 14-5-5 主动脉短轴切面(与图 14-5-4 为同一病例)

二维超声(图 A)及彩色多普勒血流成像彩色多普勒血流成像(图 B)分别显示膜周部室间隔缺损及右向左血流信号(箭头所示为缺损部位)。

RA. 右心房;RV. 右心室;MPA. 主肺动脉;AAO. 升主动脉;LA. 左心房。

不同程度的左房室腔窄小、二尖瓣狭窄或者闭锁、主动脉瓣及主动脉狭窄或闭锁、升主动脉发育不良等。

1. 发病率 据报道,HLHS 占活产新生儿的 0.1‰~0.25‰;占所有 CHD 的 3.8%;70%的病例发生于男性。

2. 超声诊断要点

(1) 四腔心切面可见左房室腔明显小于右房室腔(图 14-5-6),二尖瓣狭窄或闭锁。部分左心发育不良胎儿四腔心切面心内膜回声增强,呈"蛋壳样"改变(图 14-5-7),表现为心内膜弹力纤维增生。另有部分伴有卵圆孔瓣开放受限。个别情况下,当二尖瓣严重狭窄并伴有主动脉闭锁时,经二尖瓣流入左心室的血不能排出,可形成血凝块,左心室可增大,内充满不均低回声(图 14-5-8)。

(2) 左心室流出道切面及主动脉短轴切面可见主动脉瓣及主动脉狭窄或闭锁(图 14-5-9)。

(3) 三血管气管切面可见主动脉弓发育细小。

(4) 彩色多普勒于二尖瓣及升主动脉内探及细窄血流束,主动脉弓及卵圆孔内可探及逆向血流信号。

3. 鉴别诊断 容量性左房室腔小:由于胎儿期特殊的卵圆孔和动脉导管循环,容量性左房室腔减小在胎儿期最为常见,超声可见左房室腔小,主动脉及主动脉弓细,彩超于左心室及主动脉内探及细窄血流信号,严重时主动脉弓也可出现逆向血流信号,其与左心发育不良的鉴别在于容量性左房室腔小不合并器质性病变,如二尖瓣、主动脉瓣发育不良等。导致容量性左房室腔小的常见原因是卵圆孔瓣冗长、室间隔缺损、永存左上腔静脉。

4. 伴随畸形 4%~5%的 HLHS 合并染色体异常,如 Turner 综合征、13 三体综合征和 18 三体综合征等。10%~25%的婴幼儿 HLHS 合并心外畸形。

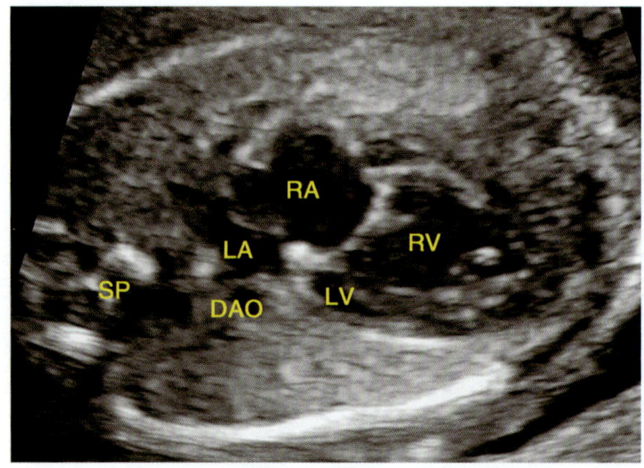

图 14-5-6　左心发育不良四腔心切面
RA. 右心房；SP. 脊柱；LA. 左心房；DAO. 降主动脉；LV. 左心室；RV. 右心室。

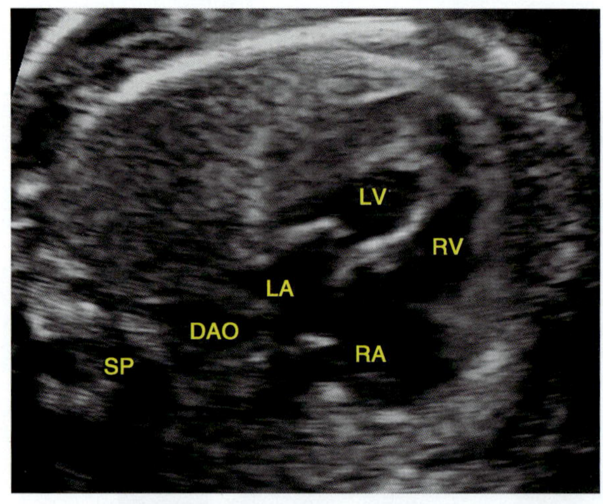

图 14-5-7　左心发育不良四腔心切面
LV. 左心室；RV. 右心室；SP. 脊柱；DAO. 降主动脉；LA. 左心房；RA. 右心房。

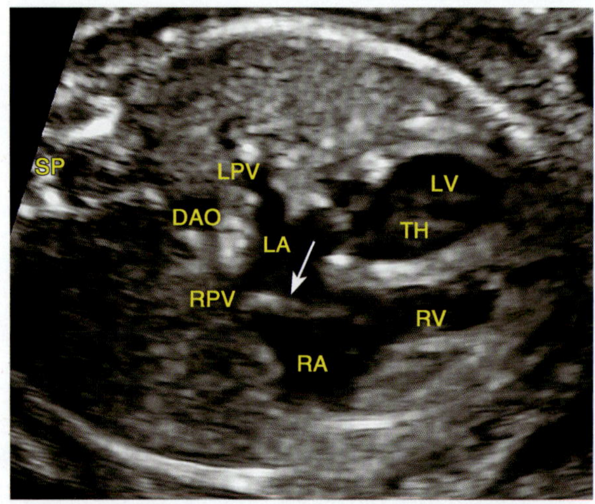

图 14-5-8　左心发育不良四腔心切面
箭头所示为卵圆瓣突入右心房。
SP. 脊柱；LPV. 左肺静脉；DAO. 降主动脉；LA. 左心房；RPV. 右肺静脉；RA. 右心房；LV. 左心室；TH. 血栓；RV. 右心室。

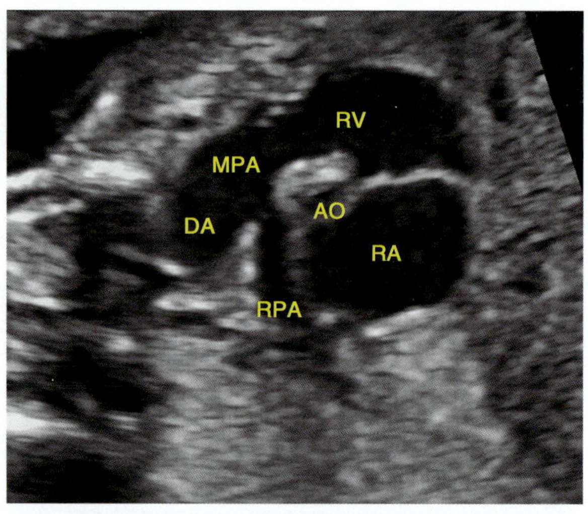

图 14-5-9　主动脉短轴切面（与图 14-5-6 为同一病例）
RV. 右心室；MPA. 主肺动脉；DA. 动脉导管；AO. 主动脉；RA. 右心房；RPA. 右肺动脉。

5. 产科处置

（1）分娩后尽可能避免吸入高浓度氧气，即使新生儿循环衰竭依靠呼吸机支持，也应该避免高浓度氧通气。出生后即刻需要给予前列腺素 E_1 静脉输注以维持动脉导管开放。

（2）若出现酸中毒、右心功能不全或肺充血明显时，应该进行纠酸、强心、利尿等治疗。另外，应同时给予静脉高营养药物，以避免术前发生坏死性小肠结肠炎。

（3）出生后立即转诊至具备诊治条件的心脏中心或心脏专科医院，进行进一步诊断及手术治疗。

6. 预后　HLHS 患儿生后即出现青紫、呼吸窘迫、心率快，一旦动脉导管闭合，体循环灌注减少，患儿出现苍白、昏睡、脉搏减弱，并出现严重酸中毒、肾衰竭和循环衰竭。因此，HLHS 患儿出生后就需要药物维持动脉导管开放。HLHS 在 CHD 生后 1 周内死亡中占 25%。理想的手术年龄是生后 3~5 日。

HLHS 手术方法有 Norwood 手术、杂交手术，以及心脏移植手术。Norwood 手术为分期单心室手术，第一期为肺动脉与升主动脉吻合+主动脉弓同种补片扩大+体肺分流术（1~14 日）；第二期手术为双向腔肺分流（双向 Glenn 分流术）或半 Fontan 手术（4~10 个月）；第三期手术为 Fontan 手术（18~24 个月）。Zakaria 等总结了 41 个中心 2004—2013 年间 5 721 例 HLHS 患儿（Norwood 一期/杂交手术/心脏移植手术），总院内手术死亡率为 15%；心脏移植手术死亡率相对较低，但有 25% 的新生儿在等待供体时死亡（Zakaria，2018）。另外，心脏移植必须面对终生免疫抑制治疗，存在排异和感染的危险。国内 HLHS 手术例数极少，尚无成功报道，可能与胎儿期诊断后即予以引产或新生儿早期即死亡有关。

（四）三尖瓣闭锁

三尖瓣闭锁（tricuspid atresia，TA）是指三尖瓣解剖型闭锁，多数情况下为肌性闭锁，少数情况下为膜性闭锁。

1. 发病率　本病占 CHD 的 1.1%~2.4%，在青紫型 CHD 中位居第三，仅次于法洛四联症和大动脉转位。

2. 超声诊断要点　四腔心切面可见三尖瓣呈条索样改变(图 14-5-10),无启闭运动;室间隔连续性中断;合并右心发育不良时可见右房室腔窄小、肺动脉狭窄。

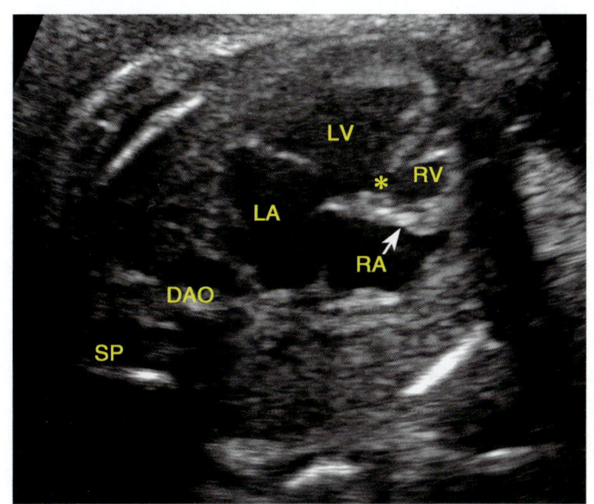

图 14-5-10　三尖瓣肌性闭锁四腔心切面

箭头示三尖瓣呈条索样回声,* 示室间隔连续性中断。

LV. 左心室;LA. 左心房;RA. 右心房;RV. 右心室;DAO. 降主动脉;SP. 脊柱。

3. 鉴别诊断　室间隔完整型肺动脉瓣闭锁:室间隔完整型肺动脉瓣闭锁常伴有三尖瓣发育不良、活动受限,但室间隔连续完整,同时伴有肺动脉瓣闭锁,室壁肥厚等典型特征有助于鉴别诊断。

4. 伴随畸形　常伴室间隔缺损、大动脉转位和肺动脉发育不良或闭锁。三尖瓣闭锁大动脉连接关系正常近 70%,完全型大动脉转位近 30%,矫正型大动脉转位少见。三尖瓣闭锁胎儿中染色体 22q11 微缺失的发病率高达 7%~8%。

5. 产科处置　TA 合并肺动脉瓣重度狭窄或闭锁时病情危重,出生后即需要静脉滴注前列腺素 E_1 维持动脉导管开放,并尽快转诊至心脏中心或心脏专科医院。TA 不合并肺动脉瓣狭窄或闭锁时一般不需要在新生儿期手术治疗。

6. 预后　胎儿发生 TA 时,自然病程不长,约半数死于生后 6 个月之内,仅 10%存活至 10 岁以上。

TA 伴心室大动脉连接关系正常的患儿常伴有不同程度的肺血流梗阻,90%以上的患儿会在 1 岁以内由于缺氧导致的并发症而死亡;患儿如果合并肺动脉瓣重度狭窄或闭锁,肺循环血流依赖于动脉导管开放,动脉导管一旦关闭,患儿很快死亡;TA 伴心室大动脉连接不一致的患儿,肺动脉血流没有梗阻会导致充血性心力衰竭,1 岁内死亡。

TA 手术治疗为单心室矫治,改良 Fontan 手术是目前最好的手术方法。单心室矫治手术方法的改进使得手术死亡率明显降低,但还是存在许多问题悬而未决(Hedlund et al.,2016;Mondesert et al.,2013)。

(五)三尖瓣下移畸形

三尖瓣下移畸形又称 Ebstein 畸形(Ebstein's anomaly, EA),是包括了三尖瓣、右心室及其附属结构(腱索及乳头肌)发育异常的综合性病变。其典型表现为三尖瓣瓣膜附着点下移及发育不良,腱索及乳头肌发育不良,严重者可缺如。

1. 发病率　EA 是一种少见畸形,占新生儿 CHD 的 0.5%~1%,无性别差异。

2. 超声诊断要点

(1)四腔心切面可见三尖瓣隔瓣短小,附着点下移(图 14-5-11),将右心室分为房化右心室和功能右心室,功能右心室明显减小,右心房明显增大。多数情况下前瓣附着点正常,瓣叶冗长,偶尔也可下移。CDFI 三尖瓣探及大量反流信号,反流起点低于正常三尖瓣环的位置(图 14-5-12)。

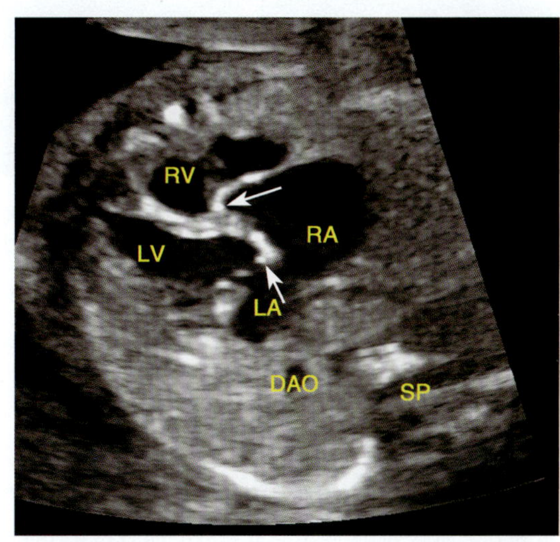

图 14-5-11　三尖瓣下移畸形四腔心切面

上箭头示三尖瓣隔瓣附着点,下箭头示二尖瓣前瓣附着点。

RV. 右心室;LV. 左心室;LA. 左心房;RA. 右心房;DAO. 降主动脉;SP. 脊柱。

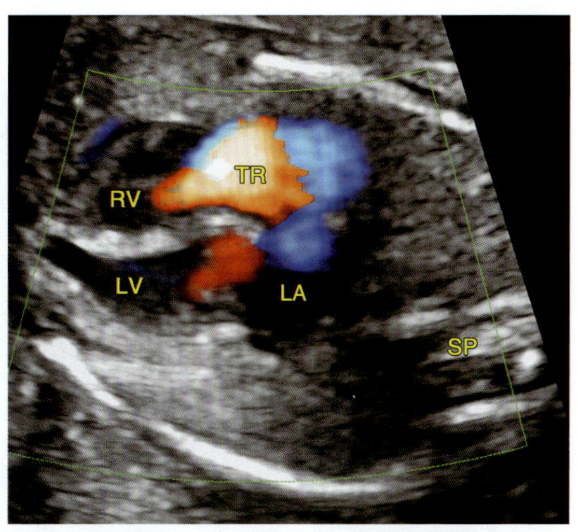

图 14-5-12　四腔心切面彩色多普勒血流成像(与图 14-5-11 为同一病例)

LA. 左心房;LV. 左心室;RV. 右心室;TR. 三尖瓣反流;SP. 脊柱。

(2) 右心两腔心切面可见三尖瓣后瓣短小,附着点下移(图 14-5-13)。

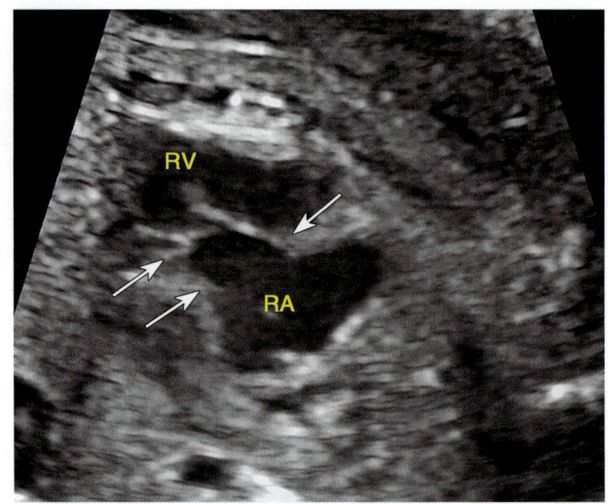

图 14-5-13　右心两腔心切面(与图 14-5-11 为同一病例)
左上箭头示三尖瓣后瓣附着点下移,左下箭头示正常三尖瓣瓣环所在位置,右箭头示三尖瓣前瓣附着点,未见明显下移。
RV. 右心室;RA. 右心房。

(3) 右心室流出道切面显示肺动脉发育不良,严重时 CDFI 动脉导管内可探及反流信号。

(4) EA 超声表现多样化,除典型表现外,罕见病例表现为腱索和乳头肌缺如、瓣膜增厚或合并心肌致密化不全。

3. 鉴别诊断　三尖瓣发育不良:三尖瓣发育不良的三尖瓣附着点正常,反流束起源于三尖瓣环水平;EA 的三尖瓣附着点下移,反流束起源位置近心尖部,远离三尖瓣瓣环。

4. 伴随畸形　EA 常可合并心脏其他畸形如室间隔缺损、肺动脉狭窄等,也可合并心外畸形及染色体异常。

5. 产科处置　严重 EA 患儿出生后病情危重、青紫明显,应采取各种措施降低肺动脉阻力,包括吸入一氧化氮(NO)、氧气或给予降低肺阻力药物等改善症状,并尽快转诊至心脏中心或心脏专科医院。

6. 预后　EA 的临床症状取决于三尖瓣反流的程度、是否有心房内交通、右心室功能损害程度和其他并发心脏畸形。死亡的主要原因有心力衰竭、缺氧、心律失常和猝死。

严重 EA 的新生儿自然死亡率接近 100%,近年来应用药物和手术干预可使得其早期生存率达 68%~76%(Freud et al.,2015;Goldberg et al.,2011),有些中心达 86%~91%(Luxford et al.,2017;Wertaschnigg et al.,2016)。早期干预后存活的新生儿 15 年生存率达 67%(Luxford et al.,2017)。

新生儿阶段 EA 患儿可以通过吸入 NO、氧气或静脉使用降低肺阻力药物而改善症状。患儿在婴儿期如果能够存活下来,一般可以维持较长时间。如果临床症状明显、发绀加重,胸片显示心脏扩大、右心室扩张,超声心动图显示心脏收缩功能退化、出现房性心律失常应该考虑心脏手术;另外,一旦患儿心功能到Ⅲ级或Ⅳ级,药物作用不大,也是外科手术指征。手术通常是双心室矫治,现常用手术方式为房化右心室折叠+三尖瓣成形术。

(裴秋艳　张惠丽)

二、圆锥动脉干畸形

(一) 大动脉转位

大动脉转位(transposition of great arteries,TGA)分为完全型大动脉转位(complete transposition of great arteries,c-TGA)和矫正型大动脉转位(corrected transposition of great arteries,cc-TGA)两种。

1. 完全型大动脉转位　c-TGA 是心房与心室连接一致,心室与大动脉连接不一致,主动脉位于肺动脉前,起源于右心室,肺动脉位于主动脉后,起源于左心室。可伴或不伴 VSD 及肺动脉狭窄。

(1) 发病率:c-TGA 占 CHD 的 5%~7%,在活产新生儿中的发病率是 0.02%,男孩多见。

(2) 超声特点

1) 四腔心切面:左、右房室腔基本对称,房室连接一致,伴或者不伴有 VSD(图 14-5-14A)。

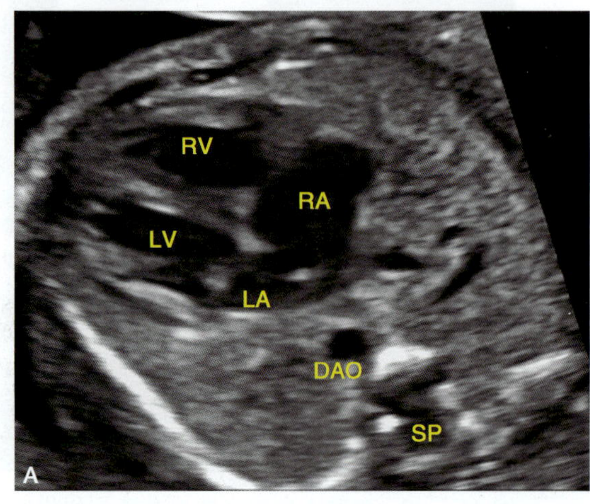

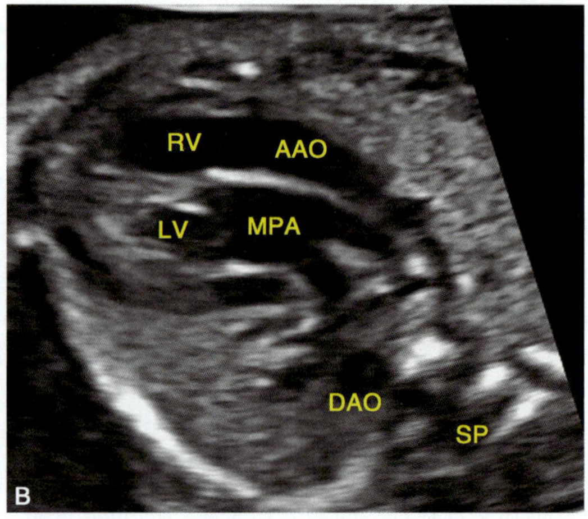

图 14-5-14　室间隔连续完整的完全型大动脉转位
A. 四腔心切面;B. 流出道切面。
RV. 右心室;RA. 右心房;LV. 左心室;LA. 左心房;DAO. 降主动脉;SP. 脊柱;AAO. 升主动脉;MPA. 主肺动脉。

2）流出道切面：心室大血管连接不一致，肺动脉完全或大部分起自左心室，主动脉完全或大部分起自右心室，两条大动脉平行走行，左右心室流出道交叉结构消失（图 14-5-14B）。

3）三血管气管切面：血管排列紊乱，仅能显示主动脉弓与上腔静脉，肺动脉与动脉导管不能显示（图 14-5-15）。

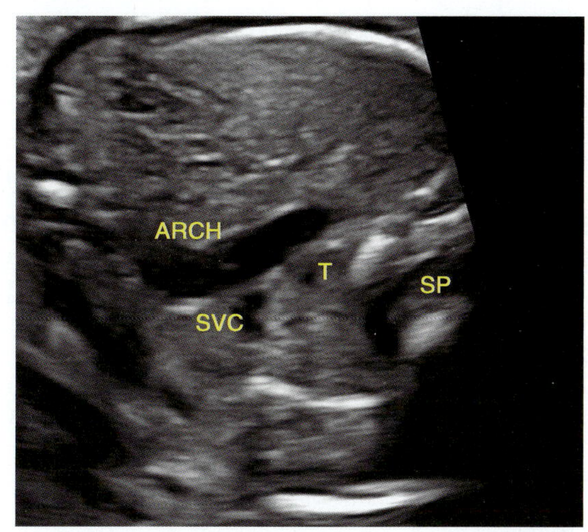

图 14-5-15　完全型大动脉转位三血管气管切面

ARCH. 主动脉弓；SVC. 上腔静脉；T. 气管；SP. 脊柱。

（3）鉴别诊断

1）陶西平型右心室双出口：详见本节右心室双出口的鉴别诊断内容。

2）矫正型大动脉转位：详见本节矫正型大动脉转位内容。

（4）伴发畸形：c-TGA 可伴发内脏异位及冠状动脉异常走行。

（5）产科处置：室间隔完整的 c-TGA 患儿出生后需要马上手术，术前不吸氧，药物维持动脉导管开放；合并室间隔缺损的 c-TGA 可能不需要在新生儿期手术，但是需要心脏专科评估病情、确定手术时机。

（6）预后：室间隔完整的 c-TGA，出生后即刻出现青紫并很快恶化，严重缺氧。其生存需依靠动脉导管和卵圆孔的开放，而这些体肺循环之间的交通仅能满足组织需求的低限，房间隔球囊扩张或手术产生的房间隔缺损能提高体循环氧饱和度，并为长期生存提供条件。术前处置的重点是维持导管开放或扩大房间隔缺损。药物治疗重点应纠正酸中毒、维持正常体温、预防低血糖及其他支持疗法。前列腺素 E_1 常用于扩张动脉导管及肺小动脉、增加肺血流。是否用球囊房间隔切开术取决于患儿病情稳定程度及是否考虑行大动脉调转术。一般而言，考虑行大动脉调转术的患儿不需要行房间隔切开术。伴有 VSD 者氧饱和度相对高，发绀较轻，临床表现可在出生后 2~4 周才出现，常见心衰。伴有 VSD 和严重肺动脉狭窄时，临床与法洛四联症相似。

室间隔完整 c-TGA 患儿的最佳治疗是在生后 2 周内动脉调转，错过最佳时机时就需要分期手术矫治。近期报道新生儿大动脉调转术的手术死亡率低于 2%（Anderson et al.，2014），手术结果是解剖和生理上同时纠正，并有很好的远期疗效（Fricker et al.，2012）。术后早期死亡的最常见原因是冠状动脉功能不全，远期并发症为右心室流出道梗阻（瓣上或瓣下）。c-TGA/VSD 患儿行大动脉调转术+VSD 修补术可以在新生儿期手术，近远期手术效果好。c-TGA/VSD/肺动脉狭窄（PS）患儿的治疗方法取决于肺动脉狭窄的严重程度、类型，以及 VSD 的大小和位置。肺动脉狭窄越严重，VSD 越小，则出生后发绀越早。治疗方案是一期选择姑息术，二期再行根治术。根治手术方式根据患儿的病情可选择 Rasteli 手术、REV 手术、Nikaidoh 手术或 DRT 等手术。

2. 矫正型大动脉转位　cc-TGA 是指心房与心室连接不一致，心室与大动脉连接不一致，心房可正位或反位的一种 CHD。

（1）发病率：cc-TGA 占 CHD 比例少于 1%，约为 0.5%。

（2）超声特点

1）四腔心切面：左、右房室腔基本对称，房室连接不一致，心房正位、心室左袢或心房反位、心室右袢（图 14-5-16），伴或者不伴有 VSD。

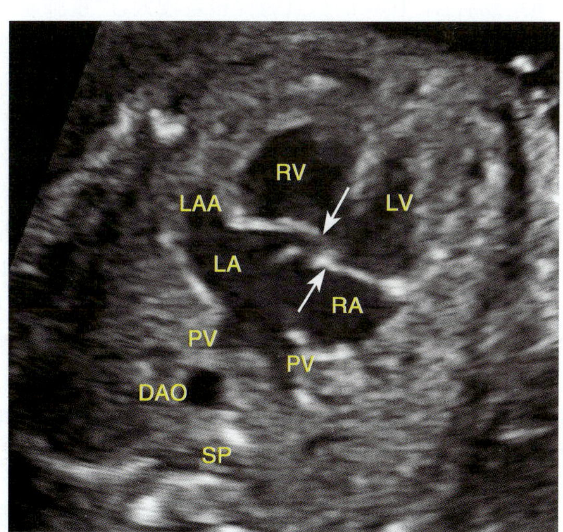

图 14-5-16　矫正型大动脉转位四腔心切面

箭头示分别为三尖瓣隔瓣（向下箭头）和二尖瓣前瓣的附着点（向上箭头）。

RV. 右心室；LAA. 左心耳；LV. 左心室；LA. 左心房；RA. 右心房；PV. 肺静脉；DAO. 降主动脉；SP. 脊柱。

2）流出道切面：肺动脉起自左心室，主动脉起自右心室，两条大动脉平行走行（图 14-5-17）。

（3）鉴别诊断：cc-TGA 应和 c-TGA 相鉴别，二者都表现为主动脉起自右心室，肺动脉起自左心室，前者房室连接不一致，后者房室连接一致。

（4）伴发畸形：cc-TGA 最常合并的畸形是 VSD、肺动脉瓣和肺动脉瓣下狭窄并导致左心室流出道狭窄（left ventricular outflow tract obstruction，LVOTO），50%~80%的 cc-TGA 合并 VSD，50%合并 LVOTO。三尖瓣常常是轻度或重度畸形和移位。冠状动脉解剖和传导系统通常异常。

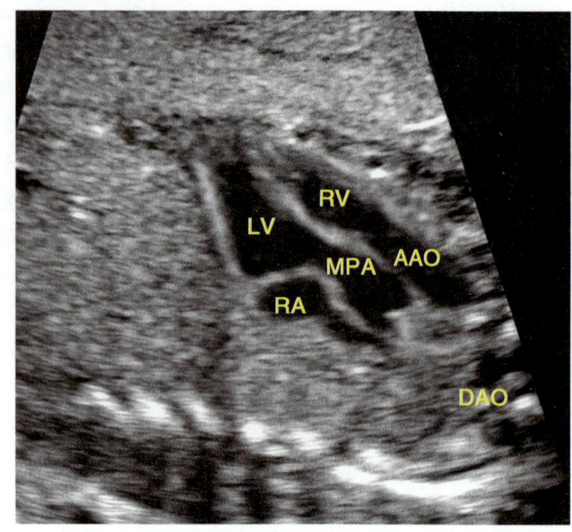

图 14-5-17 矫正型大动脉转位流出道切面

RV. 右心室;LV. 左心室;MPA. 主肺动脉;AAO. 升主动脉;RA. 右心房;DAO. 降主动脉。

(5) 产科处置:无特殊处置,一般不需要新生儿期手术。

(6) 预后:cc-TGA 的自然病程相差较大,严重肺动脉瓣狭窄或闭锁引起出生早期发绀,这类患儿往往需要前列腺素 E_1 静脉滴注和早期行体肺分流术。如果有严重三尖瓣反流或大 VSD,左心室流出道梗阻较轻,出生数周出现心力衰竭需要接受药物治疗。而有些病例(1%~2%)无合并畸形,临床表现出现较晚,如有报道单纯 cc-TGA,不经过手术治疗,可活到 80 岁。多数介于两者之间。约 10%为先天性或极早出现房室传导阻滞(atrioventricular block,AVB),多数出生时房室传导正常的患儿逐渐有 20%~30%出现Ⅰ度或Ⅱ度 AVB,其中每年约 2%进展为完全型 AVB,最终到成年人的 30%左右。Prieto 等研究发现三尖瓣反流是致死的独立高危因素,如果没有严重的三尖瓣反流,则 20 年生存率为 93%;如果出现三尖瓣反流,则 20 年生存率降至 49%(Prieto et al.,1998)。

一般说来,患儿接受根治手术或姑息手术,在婴儿期后,生存率仍然低于正常人群。cc-TGA 的姑息手术是体肺分流术和肺动脉环缩术。根治手术又分为经典修补手术和解剖修补手术。经典修补术是右心室承担体循环,三尖瓣用作体循环的房室瓣,有 LVOTO 时放置带瓣心外管道连接形态左心室-肺动脉。解剖修补术是心房调转+大动脉调转术。尤其是出现解剖三尖瓣反流或解剖右心室功能不全时,解剖修补术是最好的选择。cc-TGA 病例数少,手术方式选择多样化,争议较大,手术效果不一。

(二) 永存动脉干

永存动脉干(persistent truncus arteriosus,PTA)又称大动脉共干,其特点表现为仅一条大动脉起源于心脏,骑跨在室间隔上,供应体、肺、冠状动脉循环。

1. 发病率 PTA 相对少见,占 CHD 的 0.21%~0.34%,胎儿期的发病率高于婴幼儿期。

2. 超声特点

(1) 四腔心切面左、右房室腔基本对称(图 14-5-18A)。

(2) 根据肺动脉起源,超声可表现为以下几型

Ⅰ型:主肺动脉起自大动脉干近心端,然后分叉为左、右肺动脉。

Ⅱ型:左、右肺动脉分别起自大动脉干后方(图 14-5-18B)。

Ⅲ型:左右肺动脉分别起自大动脉干两侧。

Ⅳ型:左右肺动脉起源于降主动脉。部分学者把此型归为肺动脉闭锁。

3. 伴发畸形 PTA 伴有许多心内其他畸形,常见的畸形是 AVSD、单心室、冠状动脉畸形等。PTA 约 20%同时存在其他心外畸形,如脐膨出、无脾综合征、十二指肠闭锁等。

4. 鉴别诊断

(1) 肺动脉闭锁:肺动脉闭锁时,左右肺动脉的血供可来源于动脉导管逆灌,动脉导管被误认为是"主肺动脉","主

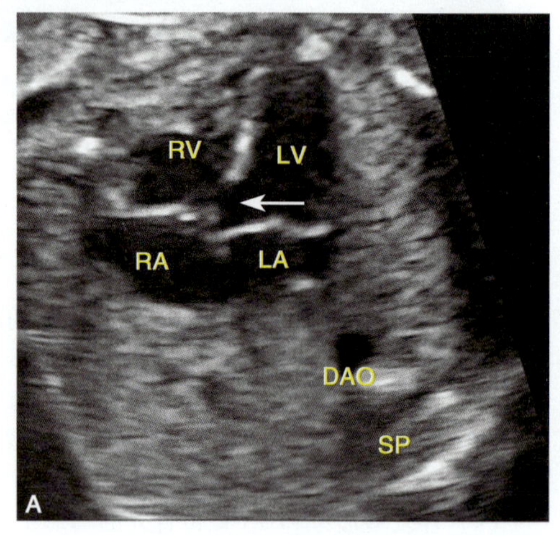

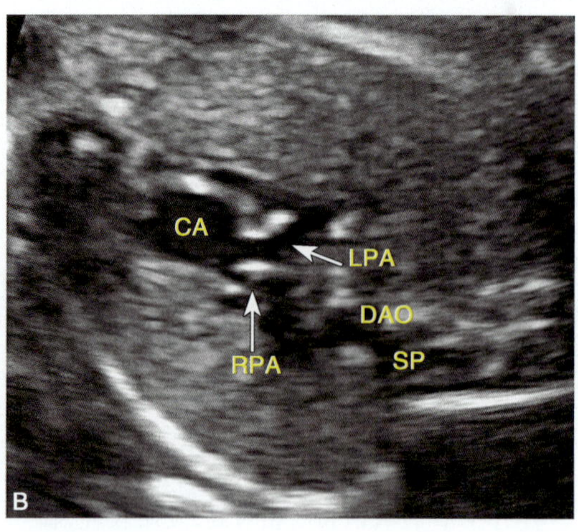

图 14-5-18 永存动脉干Ⅱ型超声

A. 四腔心切面;B. 共同动脉干切面。箭头示室间隔缺损。

RV. 右心室;LV. 左心室;RA. 右心房;LA. 左心房;DAO. 降主动脉;SP. 脊柱;CA. 共同动脉干;LPA. 左肺动脉;RPA. 右肺动脉。

肺动脉”的动脉导管样走行有助于鉴别诊断。

(2)主-肺动脉窗:PTA Ⅰ型时,肺动脉起源于永存动脉干根部,超声似表现为主动脉与肺动脉于根部相通,类似于主-肺动脉窗,但PTA仅见一组半月瓣位于“窗”的下方,而主-肺动脉窗于窗的下方分别探及肺动脉瓣和主动脉瓣。

5. 产科处置 无特殊处置,但是需要在新生儿期手术治疗。

6. 预后 PTA主要病理生理是新生儿后期随着肺血管阻力下降,大量左向右分流增加,肺血管阻塞性病变可在生后6个月发生,如果手术治疗较晚,预后不佳。PTA在生后最初几周内已经明显表现为心脏杂音、呼吸急促和吸气性肋间隙凹陷、发绀等,如果不加治疗,6个月内死亡率为65%,1年内死亡率为75%,进行性发绀预示肺血管阻塞性病变在加重。

大部分婴儿尽管给予强心、利尿治疗,仍表现为充血性心力衰竭。因此,应在PTA患儿出现失代偿性充血性心力衰竭、肺血管阻塞性病变、心源性恶病质前即给予早期手术干预。手术用带瓣管道连接右心室和肺动脉。PTA在生后2~6周手术预后较佳,6个月内手术矫治能取得很好地短期和长期效果。有些心脏中心手术死亡率已降至5%以下(张岩等,2012;Jacobs et al.,2011)。Naimo等总结了1979—2014年间171例手术治疗的PTA患儿,早期死亡率11.7%,30年生存率达73.6%,长期生存者心功能好,但是再手术率高(Naimo et ak.,2016)。术后早期生存率取决于肺血管阻力、共干瓣有无反流及并发畸形。术后中、远期生存率取决于共干瓣有无反流和肺动脉管道的置换率。

(三)右心室双出口

右心室双出口(double outlet of right ventricle,DORV)是指两条大动脉全部起自于右心室,或一条大动脉起自于右心室,另一条大动脉大部分起自于右心室。根据室间隔缺损位置与大动脉的关系,右心室双出口可分为四型:室间隔缺损型、大动脉转位型、法洛四联症型、远离大动脉型。

1. 发病率 DORV占CHD总数的1%~2%。

2. 超声特点

(1)四腔心切面:左、右房室腔基本对称,VSD可显示或不显示。

(2)流出道切面:根据DORV分型的不同,分述如下。

1)室间隔缺损型:室间隔缺损位于主动脉瓣下,主动脉骑跨于室间隔之上,骑跨率大于75%,有时主动脉瓣下可见圆锥,肺动脉起自右心室,不伴有肺动脉狭窄(图14-5-19);或室间隔缺损位于双动脉瓣环下,不伴有肺动脉狭窄(图14-5-20)。

2)法洛四联症型:室间隔缺损位于主动脉瓣下,主动脉增宽骑跨于室间隔之上,骑跨率大于75%,肺动脉起自右心室,肺动脉狭窄或闭锁(图14-5-21)。

3)大动脉转位型:室间隔缺损位于肺动脉瓣下,肺动脉骑跨于室间隔之上,骑跨率大于75%,合并或不合并肺动脉狭窄,主动脉完全起自右心室,无肺动脉狭窄的大动脉转位型右心室双出口又称“陶西平型右心室双出口”(图14-5-22)。

4)远离大动脉型:室间隔缺损上缘距主动脉瓣或肺动脉瓣中心的距离大于主动脉瓣环或肺动脉瓣环的内径,伴或不伴肺动脉瓣口狭窄,主动脉、肺动脉均起自右心室,位置关系正常或异常(图14-5-23)。其和其他类型的鉴别点在于,不能在同一切面显示室间隔缺损和主动脉或肺动脉瓣口。

3. 鉴别诊断 大动脉关系相对正常的法洛四联症型DORV,应与法洛四联症相鉴别,二者均表现为主动脉增宽前移、主动脉骑跨于室间隔之上、肺动脉狭窄;陶西平型右心室双出口应和合并室间隔缺损、不伴有肺动脉狭窄的完全型大动脉转位相鉴别,两者都可表现为主动脉起自右心室,肺动脉骑跨于室间隔之上;合并肺动脉口狭窄的右心室双出口应与合并室间隔缺损、伴有肺动脉狭窄的完全型大动脉转位相

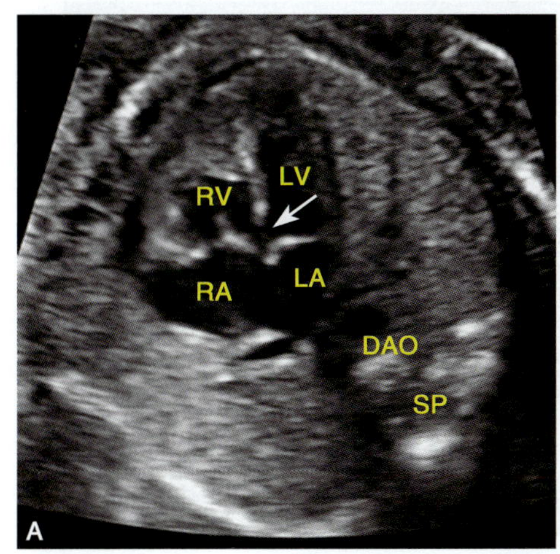

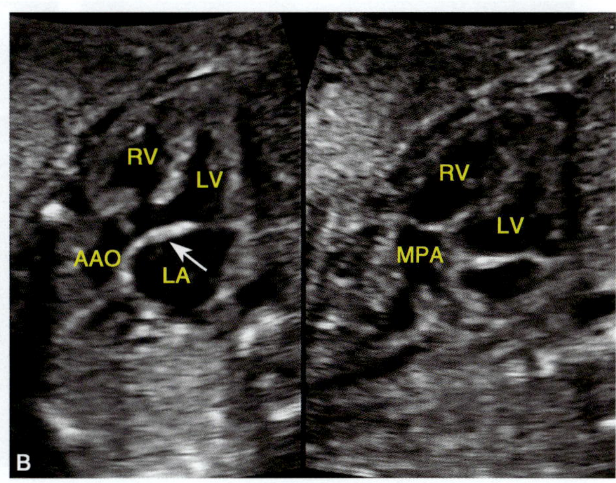

图14-5-19 室间隔缺损型右心室双出口(主动脉瓣下)

四腔心切面(图A)和流出道切面(图B):分别显示左、右房室腔基本对称,室间隔连续中断(图A箭头所示);主动脉骑跨于室间隔之上,主动脉瓣下可见圆锥(图B箭头所示),肺动脉起自右心室。

LV. 左心室;RV. 右心室;RA. 右心房;LA. 左心房;DAO. 降主动脉;SP. 脊柱;AAO. 升主动脉;MPA. 主肺动脉。

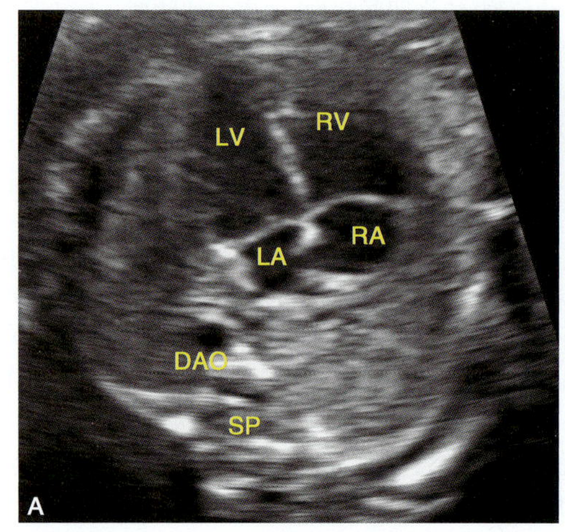

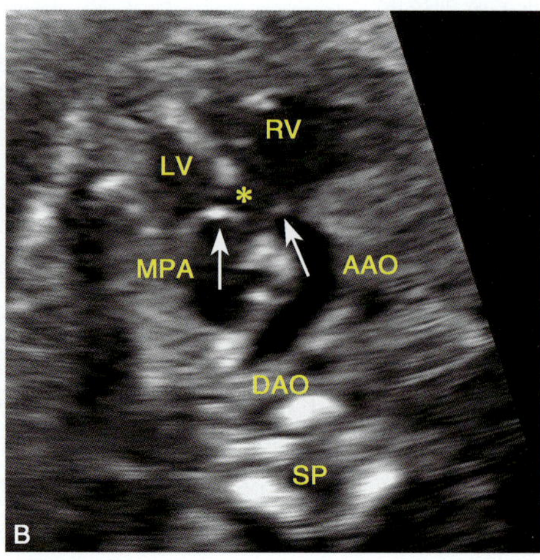

图 14-5-20　室间隔缺损型右心室双出口(双动脉瓣环下)

四腔心切面(图 A)和流出道切面(图 B)分别显示左、右房室腔基本对称;室间隔缺损(＊所示)位于主动脉与肺动脉瓣环下,图 A 箭头示肺动脉瓣,图 B 箭头示主动脉瓣。

RV. 右心室;LV. 左心室;RA. 右心房;LA. 左心房;DAO. 降主动脉;SP. 脊柱;MPA. 主肺动脉;AAO. 升主动脉

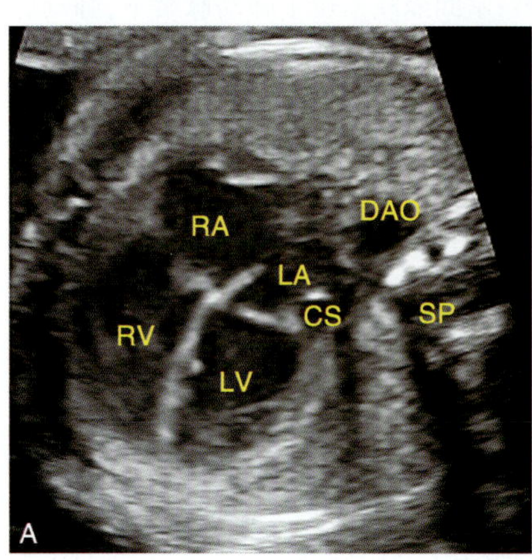

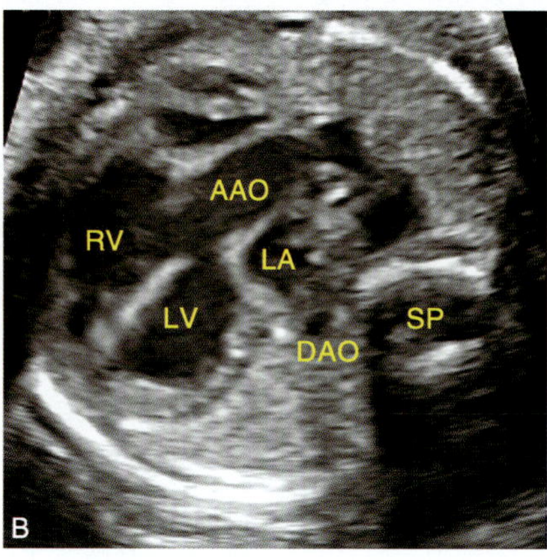

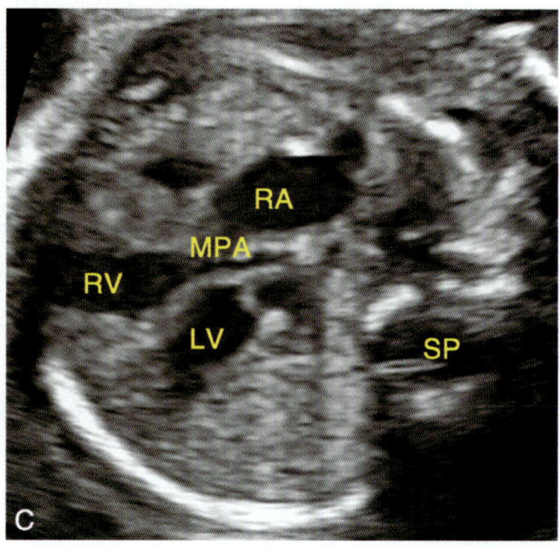

图 14-5-21　法洛四联症型右心室双出口合并永存左上腔静脉

四腔心切面(图 A)、左心室流出道切面(图 B)和右心室流出道切面(图 C)分别显示左、右房室腔基本对称,可见冠状静脉窦扩张;主动脉增宽骑跨于室间隔之上,骑跨率约 75%;肺动脉起自右心室,肺动脉狭窄。

RV. 右心室;RA. 右心房;LV. 左心室;LA. 左心房;CS. 冠状静脉窦;DAO. 降主动脉;SP. 脊柱;AAO. 升主动脉;MPA. 主肺动脉。

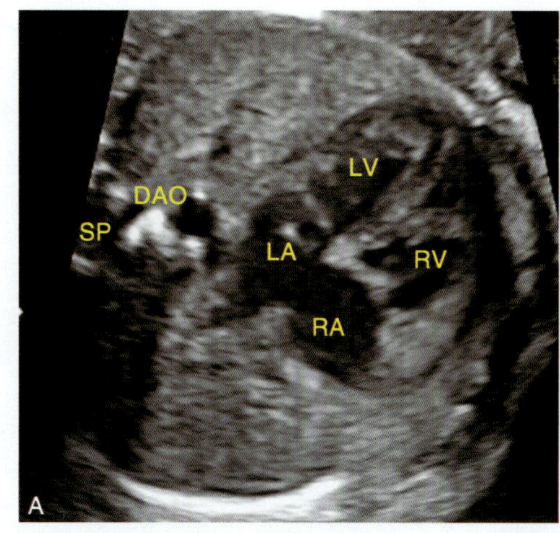

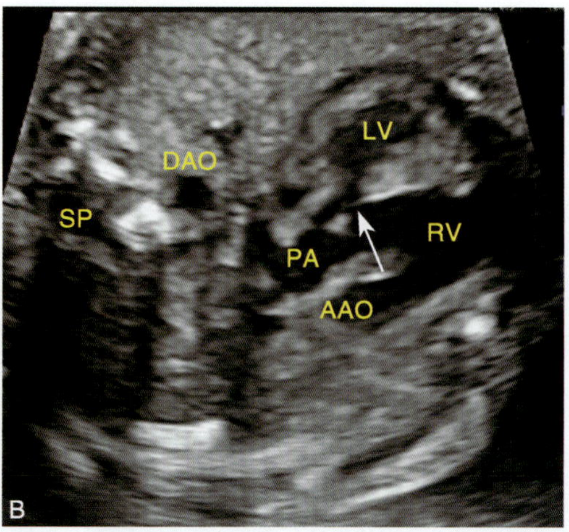

图 14-5-22　大动脉转位型右心室双出口

四腔心切面(图 A)和流出道切面(图 B)分别显示左、右房室腔基本对称;肺动脉无狭窄,骑跨于室间隔上。箭头所示为室间隔缺损,主动脉、肺动脉平行走行。

SP. 脊柱;DAO. 降主动脉;LA. 左心房;RA. 右心房;LV. 左心室;RV. 右心室;PA. 肺动脉;AAO. 升主动脉。

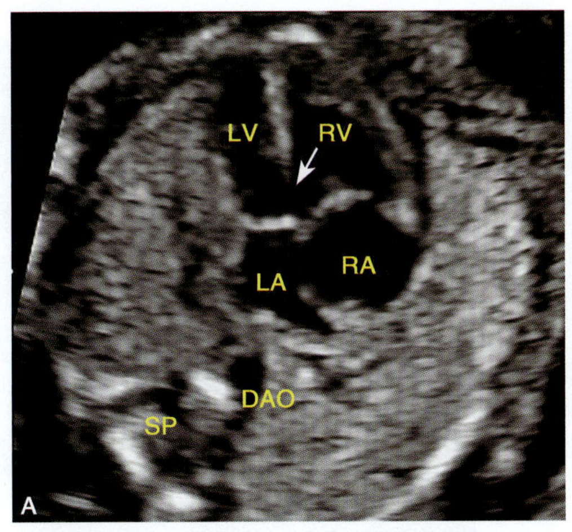

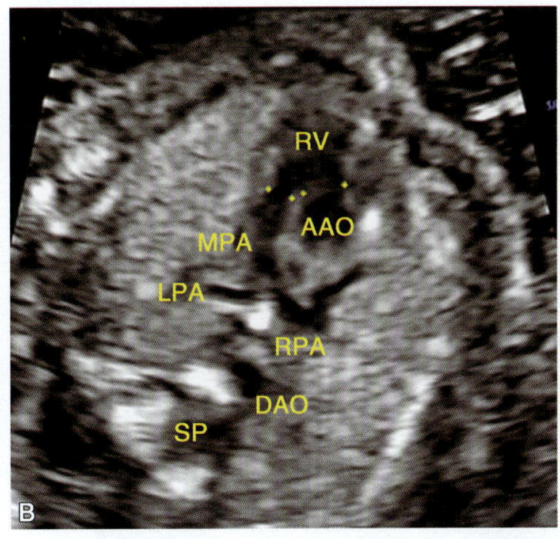

图 14-5-23　远离型右心室双出口

四腔心切面(图 A)和流出道切面(图 B)分别显示左、右房室腔基本对称,箭头所示为室间隔缺损;主动脉、肺动脉均起自右心室,肺动脉狭窄,测量键所示分别为肺动脉瓣环(图 B 左测量键所示)和主动脉瓣环(图 B 右测量键所示)内径。室间隔缺损和肺动脉瓣口或主动脉瓣口不在同一切面。

LV. 左心室;RV. 右心室;LA. 左心房;RA. 右心房;DAO. 降主动脉;SP. 脊柱;MPA. 主肺动脉;AAO. 升主动脉;LPA. 左肺动脉;RPA. 右肺动脉。

鉴别。虽然骑跨率及流经骑跨大动脉的主要血流来源,一直是上述右心室双出口和法洛四联症及大动脉转位的鉴别依据,但受主观因素影响较大,即便是出生后的超声心动图诊断,和术后诊断的一致性也较差。目前文献报道诊断右心室双出口的大血管骑跨率大部分超过 75%,但颇有争议。

4. 伴随畸形　DORV 常见的合并心内畸形包括房室瓣异常、主动脉弓离断、主动脉弓缩窄及房室间隔缺损。

5. 产科处置　大动脉转位型需要新生儿期手术治疗,其他类型不需要新生儿期手术治疗

6. 预后　DORV 患儿可在生后早期出现症状,其临床表现取决于 VSD 和大动脉之间的关系、是否合并肺动脉狭窄。VSD 较大而无肺动脉狭窄的患儿,其肺血流不受限制,可表现充血性心力衰竭,应在婴儿早期行根治手术。心内隧道修补后的并发症很少见,15 年生存率可达 96%。法洛四联症型临床表现同法洛四联症患儿,建议生后 6 个月实施手术。右心室和肺动脉之间放置异种带瓣管道,10 年后 50%患儿需要再次手术。大动脉转位型在患儿生后早期就表现为发绀和心力衰竭,最常用的手术方法是大动脉调转术和内隧道关闭 VSD 至肺动脉,对于新生儿和小婴儿,这是理想的一期手术方案。

如合并肺动脉狭窄,可选择 REV、Nikaidoh、DRT 等(Hu et al.,2010)。远离型右心室双出口可行双心室或单心室矫治。一些患儿可行心室内隧道修补,如果心室内隧道阻塞右心室流出道时,需要放置跨瓣补片或带瓣心外管道。当解剖条件上需要将 VSD 关闭到肺动脉、又无肺动脉狭窄时,可行内隧道修补+大动脉调转术。当三尖瓣腱索跨越 VSD、VSD 位于室间隔小梁部,或者有多发 VSD,无法实施心内隧道修补时,如果合并肺动脉狭窄且有显著的临床发绀,可以先实施体肺分流术,在 6 月龄时实施双向腔肺吻合术,随后到 1~2 岁时实施 Fontan 手术;对没有肺动脉狭窄的新生儿,可先行肺动脉环扎术以保护肺血管,再如上所诉行双向腔肺吻合术和全腔肺连接术。

(四) 法洛四联症

法洛四联症(tetralogy of Fallot,TOF)包括 VSD、右心室流出道梗阻、主动脉骑跨和右心室肥厚。但由于特殊的卵圆孔和动脉导管循环,胎儿期右心室壁增厚常不明显。右心室流出道梗阻主要表现为漏斗部、肺动脉瓣及肺动脉主干复合狭窄,其中漏斗部狭窄是法洛四联症最主要的病变。常伴有肺动脉瓣二瓣化畸形、肺动脉瓣缺如、肺动脉闭锁。

1. 发病率　TOF 是最常见的发绀型 CHD 之一,在活产儿中的发病率为 1/3 600,占 CHD 的 3%~7%。

2. 超声特点

(1) 四腔心切面:左、右房室腔基本对称,缺损较小时,四腔心切面常不显示室间隔缺损(图 14-5-24)。

(2) 左心室流出道切面:可见室间隔膜周部缺损,主动脉增宽并骑跨于室间隔之上,主动脉后壁和二尖瓣前瓣呈纤维性连续(图 14-5-25)。

(3) 右心室流出道切面:肺动脉起自右心室,漏斗部、肺动脉瓣及肺动脉主干狭窄(图 14-5-26),肺动脉瓣可闭锁或缺如,肺动脉瓣严重狭窄或闭锁时,于动脉导管内探及逆向血流信号,常伴有体肺侧支循环。肺动脉瓣缺如时,超声表现为瓣环狭窄伴狭窄后左右肺动脉明显扩张。

(4) 三血管及三血管气管切面:主动脉增宽前移,肺动脉狭窄(图 14-5-27)。

3. 超声鉴别诊断

(1) 法洛四联症型右心室双出口:详见本节右心室双出口内容。

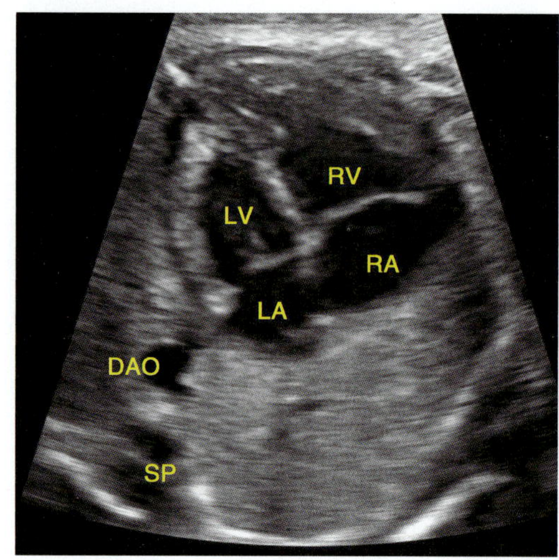

图 14-5-24 法洛四联症四腔心切面

左、右房室腔基本对称。

RV. 右心室；LV. 左心室；RA. 右心房；LA. 左心房；DAO. 降主动脉；SP. 脊柱。

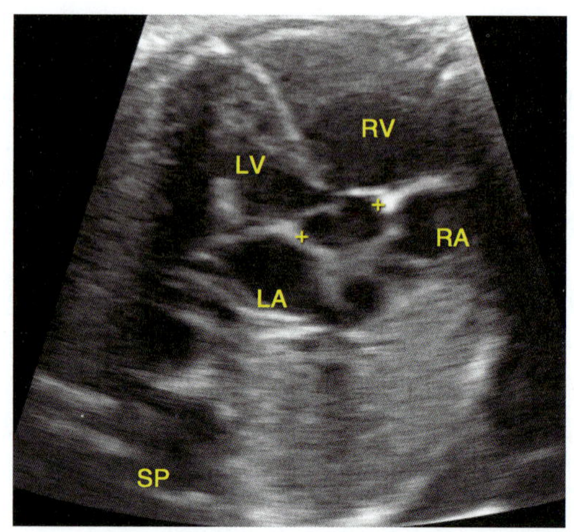

图 14-5-25 左心室流出道切面(与图 14-5-24 为同一病例)

主动脉增宽骑跨于室间隔上，测量键示增宽的主动脉。

RV. 右心室；LV. 左心室；RA. 右心房；LA. 左心房；SP. 脊柱。

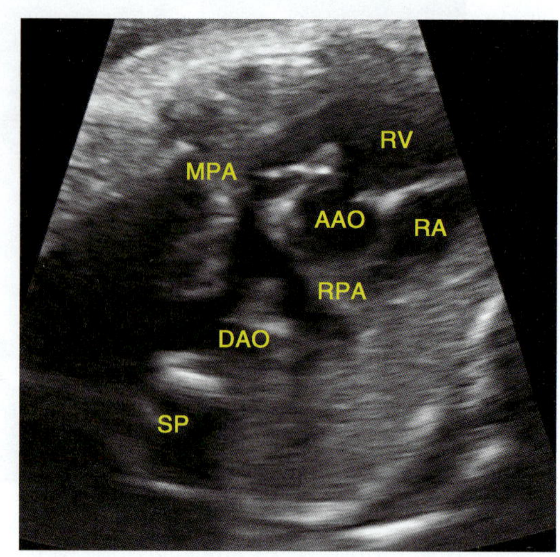

图 14-5-26 右心室流出道切面(与图 14-5-24 为同一病例)

漏斗部及肺动脉主干狭窄。

RV. 右心室；MPA. 主肺动脉；AAO. 升主动脉；RA. 右心房；RPA. 右肺动脉；DAO. 降主动脉；SP. 脊柱。

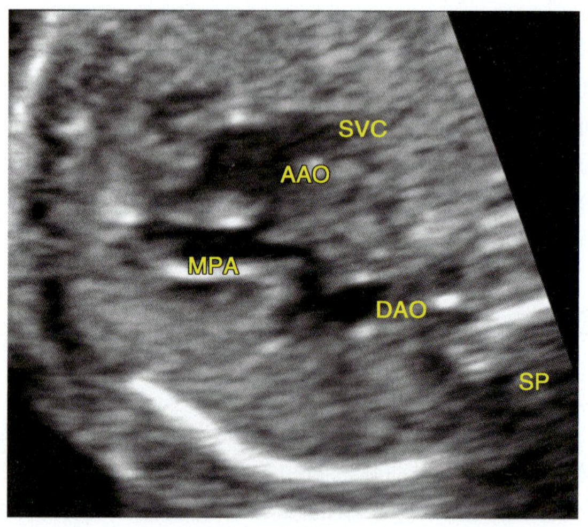

图 14-5-27 法洛四联症三血管切面

主动脉增宽前移，肺动脉狭窄。

SVC. 上腔静脉；AAO. 升主动脉；MPA. 主肺动脉；DAO. 降主动脉；SP. 脊柱。

(2) 室间隔缺损：法洛四联症的病变有渐进性的特点，在早中期可仅表现室间隔缺损，无明显的主动脉增宽和肺动脉狭窄，但妊娠晚期或出生后可进展为法洛四联症。另有部分室间隔缺损的胎儿，由于右向左分流胎儿期表现为肺动脉轻度狭窄，容易误诊为法洛四联症，但此类胎儿常无漏斗部狭窄，出生后肺动脉内径可正常。

4. 伴随畸形 常见的合并畸形为房间隔缺损、完全型房室间隔缺损和多发室间隔缺损。

5. 产科处置 一般不需要新生儿期手术治疗。

6. 预后 TOF 最初的临床表现取决于右心室流出道梗阻的程度。通常出生时仅轻度发绀，随年龄增长由于右心室漏斗部肥厚的进展，出生 6~12 个月内，发绀有逐渐明显趋向，并出现缺氧发作。小部分病例出生时或生后不久即出现严重发绀。伴肺动脉瓣或肺动脉干闭锁病例，肺动脉血流主要依赖于未闭动脉导管和体肺侧支血管。未经治疗的较年长 TOF 病例，因长期发绀，可有杵状指、气急、运动耐力差、脑脓肿，以及伴肺脑栓塞的红细胞增多症。

多数中心推荐 6 月龄以上一期根治。对于 6 月龄以内出现症状、肺动脉闭锁、明显肺动脉分支狭窄或伴严重的非心脏畸形患儿，可以先行分流减状手术。美国胸外科协会 CHD 外科数据库显示(Jacobs et al.，2018)，2013—2016 年间，TOF 早期死亡率低于 2%。TOF 术后 30 年生存率已达 90.5%(Chiu et al.，2012)。术前可药物治疗，目的是减轻缺氧和预防缺氧发作。最常见的再次手术指征为与右心室流出道相关的长期并发症，如严重肺动脉反流、残余流出道梗阻和管道失功等。

（五）肺动脉狭窄

肺动脉狭窄（pulmonary stenosis，PS）是指右心室流出道、肺动脉瓣、主肺动脉及其分支的先天性狭窄病变。其病变程度差异较大，轻者仅表现为肺动脉瓣或肺动脉轻度狭窄；重者可表现为肺动脉瓣严重狭窄或闭锁并伴有右心室腔小，右心室壁肥厚及三尖瓣发育不良，又被归为右心发育不良综合征，此类型若合并室间隔缺损，又被归为法洛四联症。

根据PS病变部位不同，可分为3种类型：漏斗部狭窄、肺动脉瓣狭窄（占70%～80%）和肺动脉干狭窄，肺动脉瓣狭窄的病例多伴狭窄后肺动脉干扩张，肺动脉分支狭窄罕见。

1. 发病率　PS占全部CHD的12%～18%，胎儿期肺动脉闭锁和严重狭窄发病率高于新生儿期，但缺乏确切的数据。

2. 超声特征

（1）四腔心切面：严重肺动脉狭窄或闭锁多伴有右心发育不良，表现为右心室腔变小，右心室壁肥厚（图14-5-28A），三尖瓣发育不良、右心房增大，CDFI于三尖瓣探及大量反流信号（图14-5-28B）。轻度肺动脉狭窄四腔心切面可无明显异常表现（图14-5-29A）

（2）左心室流出道切面：肺动脉严重狭窄或闭锁常伴有左心室流出道增宽。

（3）右心室流出道切面或三血管切面：严重肺动脉狭窄主要表现为肺动脉瓣回声增强增厚、开放受限（图14-5-28C），CDFI表现为瓣口及瓣上呈五彩花色血流信号，血流束细窄（图14-5-28D），血流速度>200cm/s，主肺动脉内探及源于动脉导管的逆向血流；肺动脉闭锁表现为肺动脉瓣膜状回声增强，未见启闭运动，CDFI无过瓣血流信号，主肺动脉内探及源于动脉导管的逆向血流；病变较轻者可仅表现为肺动脉瓣轻度狭窄（图14-5-29B）或肺动脉主干轻度狭窄；罕见左右肺动脉分支狭窄；多数肺动脉瓣狭窄病例伴有狭窄后扩张（图14-5-28C、图14-5-29B）。

（4）三血管气管切面：严重肺动脉狭窄或闭锁时，CDFI

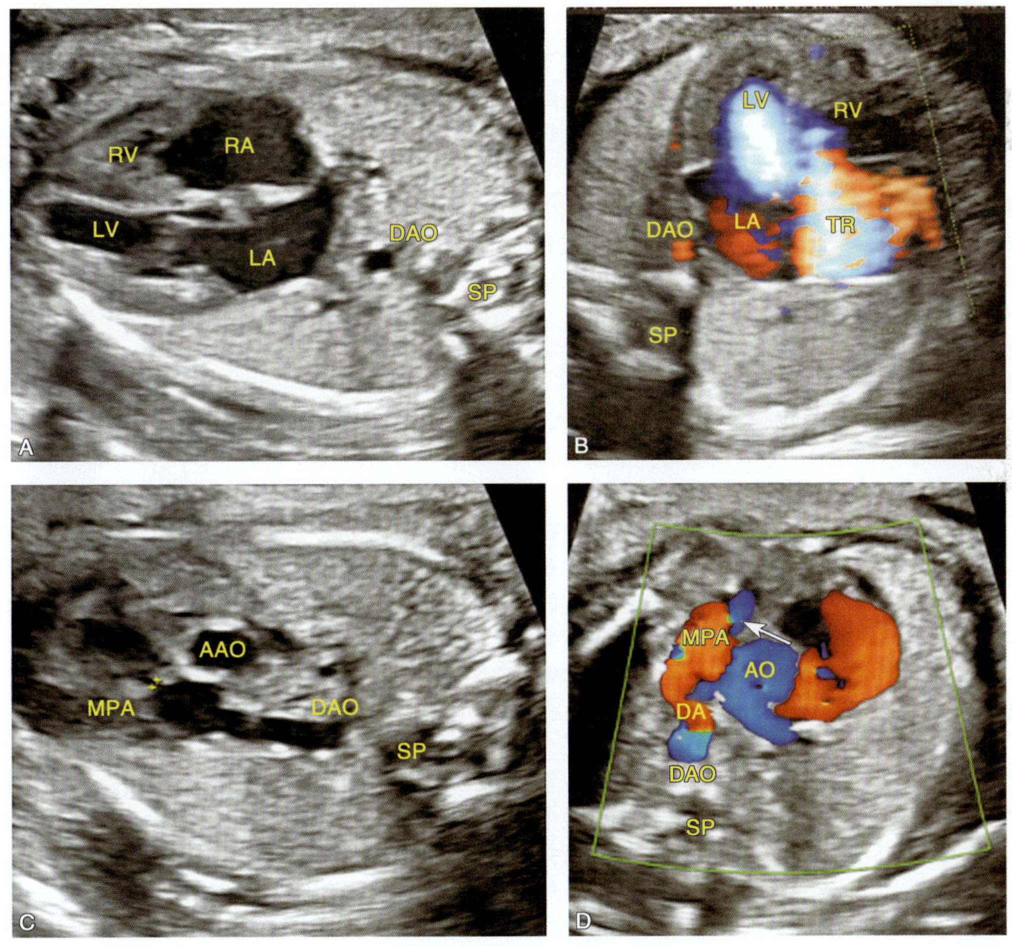

图14-5-28　肺动脉瓣重度狭窄

A. 四腔心切面；B. 四腔心切面彩色多普勒血流成像图；C. 三血管切面，测量键示肺动脉瓣开放幅度，注意瓣后的主肺动脉扩张；D. 三血管切面彩色多普勒血流成像图，箭头示过肺动脉瓣的细窄血流束。

RV. 右心室；LV. 左心室；RA. 右心房；LA. 左心房；AAO. 升主动脉；MPA. 主肺动脉；DAO. 降主动脉；DA. 动脉导管；SP. 脊柱；TR. 三尖瓣反流；AO. 主动脉。

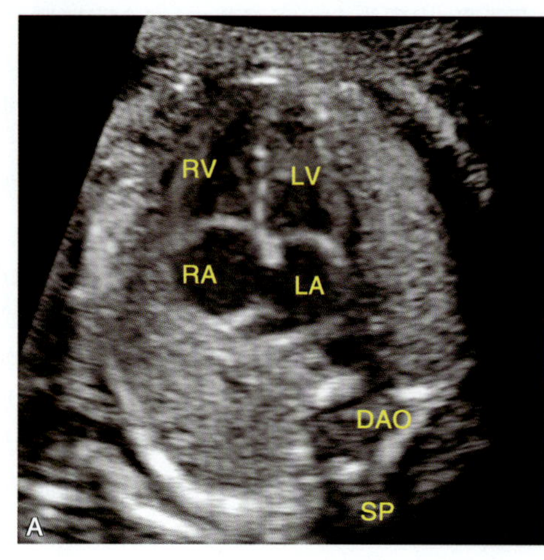

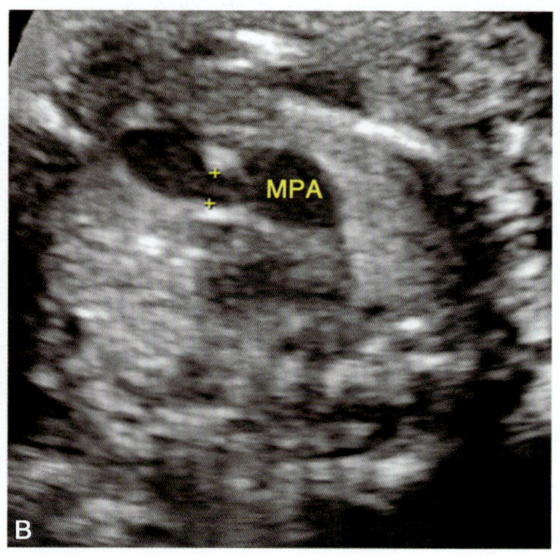

图 14-5-29　肺动脉瓣轻度狭窄

A. 四腔心切面；B. 右心室流出道切面，测量键示肺动脉瓣开放幅度。

RV. 右心室；LV. 左心室；RA. 右心房；LA. 左心房；DAO. 降主动脉；SP. 脊柱；MPA. 主肺动脉。

于动脉导管内探及逆向血流信号。

3. 合并畸形　常合并的心内畸形有右心室双出口、大动脉转位、内脏异位合并心脏畸形（右房异构），合并的心外畸形有 Noonan 综合征、Williams-Beuren 综合征和双胎输血综合征。

4. 鉴别诊断

（1）法洛四联症：肺动脉狭窄是法洛四联症的特征性表现之一，若肺动脉狭窄不合并室间隔缺损和主动脉增宽骑跨，则可除外法洛四联症。

（2）三尖瓣下移畸形：三尖瓣下移畸形常伴有继发性肺动脉狭窄，但不合并肺动脉瓣及漏斗部狭窄。

5. 产科处置　轻度或中度肺动脉瓣狭窄可以正常妊娠、分娩，不需要新生儿期手术治疗。严重肺动脉瓣狭窄需要新生儿期手术治疗。

6. 预后　轻度或中度肺动脉狭窄病例可无症状，中度以上狭窄早期症状为乏力和活动后气急。经皮球囊肺动脉瓣膜成形术几乎可以成为所有需要干预的肺动脉狭窄病例的选择。只要肺动脉跨瓣压差超过 50mmHg，均可行经皮球囊肺动脉瓣膜成形术。手术治疗的指征为经皮球囊肺动脉瓣膜成形术失败和解剖类型不适合经皮球囊肺动脉瓣膜成形术。

室间隔完整的重度肺动脉瓣狭窄，新生儿期表现为发绀，动脉导管的关闭导致肺血流下降，进行性低氧血症、酸中毒、循环衰竭，患儿往往生后几天到几周内死亡。室间隔完整的重度肺动脉瓣狭窄诊断即是手术指征。手术方式有球囊肺动脉瓣成形术、直视下肺动脉瓣切开、闭式肺动脉瓣成形术。新生儿期行球囊扩张术安全性高，早中期随访需要再次干预率低（Petrucci et al.，2011）。

肺动脉闭锁/室间隔完整（pulmonary atresia/intact ventricular septum，PAA/IVS）患儿肺动脉血供依赖于动脉导管，在新生儿期，如无药物治疗和手术干预，PAA/IVS 患儿难以生存。因此一旦确诊，立即开放静脉通路，第一时间静脉滴注前列腺素 E_1 以保持动脉导管开放；纠正代谢性酸中毒；如有灌注不足现象，须用正性肌力药物维持；对重症新生儿可给予机械通气和药物镇静、肌松。由于 PAA/IVS 有极为广泛的形态学改变，治疗也极为复杂。一期手术基本的治疗方案包括单独减压心室的肺动脉瓣球囊扩张、肺动脉瓣膜切开或右心室跨瓣补片，体肺分流术，或两者结合。PAA/IVS 手术死亡率为 5.2%～16%（李虹 等，2012；Petrucci et al.，2011；Moller et al.，2010）。所有 PAA/IVS 患儿一期手术后需定期随访。几乎所有存活病例至少需要一次二期手术干预，二期手术时机和方法视病情而定。

（裴秋艳　张惠丽）

三、血管环

（一）右位主动脉弓

右位主动脉弓是指主动脉弓走行于气管食管右侧，伴左位动脉导管或右位动脉导管，常见的分型为右位主动脉弓合并左锁骨下动脉迷走、右位主动脉弓合并镜像颈动脉分支。少见的特殊类型包括动脉导管异位、孤立性左头臂干和孤立性左锁骨下动脉，后两种情况常见于右位主动脉弓合并右位动脉导管。

1. 发病率　右位主动脉弓在人群中发病率约为 1/1 000，当合并其他心脏畸形时，其发病率增高。

2. 超声诊断要点　右位主动脉弓合并左位动脉导管或右位动脉导管。

（1）在三血管气管切面，主动脉弓位于气管食管右侧，动脉导管位于气管食管左侧，二者形成“U”形结构，气管食管位于其内，为右位主动脉弓合并左位动脉导管（图 14-5-30）；主动脉弓与动脉导管同时位于气管食管右侧（动脉导管位于主动脉弓左侧），二者形成“V”形结构，为右位主动脉弓合并右位动脉导管（图 14-5-31）。

（2）对表现为右位主动脉弓（动脉导管左位或右位）的胎儿，根据头颈部血管起源的不同，分为以下几个类型。

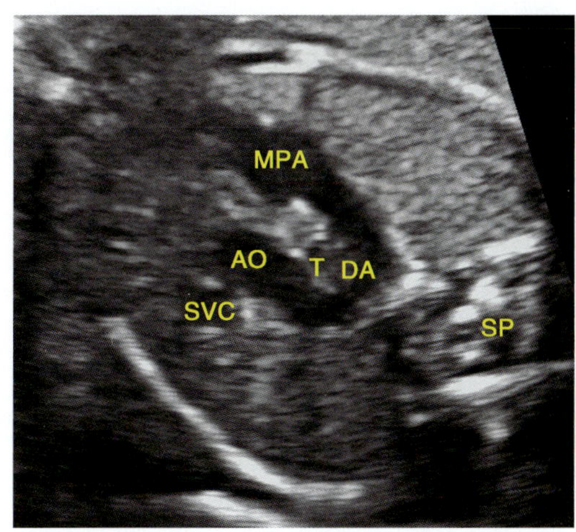

图 14-5-30　右位主动脉弓合并左位动脉导管三血管气管切面
MPA. 主肺动脉；AO. 主动脉；T. 气管；DA. 动脉导管；SVC. 上腔静脉；SP. 脊柱。

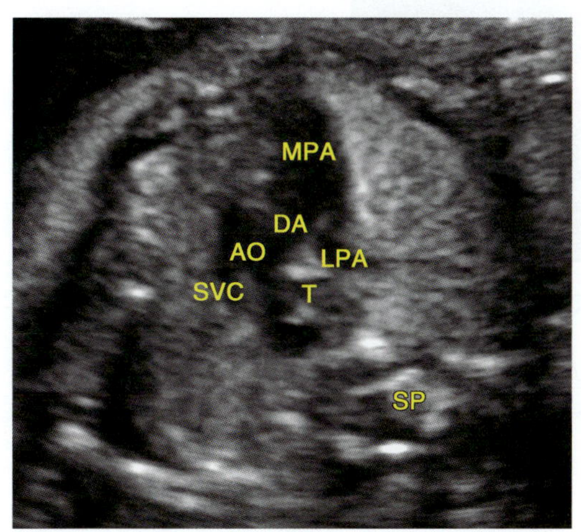

图 14-5-31　右位主动脉弓合并右位动脉导管三血管气管切面
MPA. 主肺动脉；DA. 动脉导管；AO. 主动脉；LPA. 左肺动脉；SVC. 上腔静脉；T. 气管；SP. 脊柱。

1）右位主动脉弓合并左锁骨下动脉迷走：探头沿三血管气管切面继续向头侧滑行，主动脉横弓从前向后依次发出左颈总动脉、右颈总动脉、右锁骨下动脉，左锁骨下动脉于动脉导管汇入降主动脉前发出。

时空关联成像（spatio temporal image correlation，STIC）血流成像能更直观地显示其起源及走行（图 14-5-32）。

2）右位主动脉弓合并镜像颈动脉分支：探头沿三血管气管切面继续向头侧滑行，主动脉横弓从前向后依次发出左头臂干、右颈总动脉、右锁骨下动脉，左头臂干再依次发出左颈总动脉和左锁骨下动脉（图 14-5-33）。

3）右位主动脉弓合并孤立性左头臂干（图 14-5-34）和孤立性左锁骨下动脉（图 14-5-35）：常见于右位主动脉弓合并右位动脉导管。孤立性左头臂干畸形的胎儿，于主动脉弓自前向后依次发出右颈总动脉和右锁骨下动脉，左头臂干起

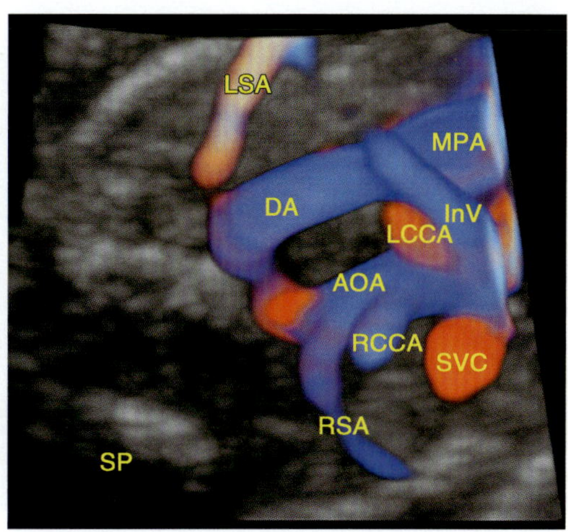

图 14-5-32　右位主动脉弓合并左锁骨下动脉迷走三血管气管切面时空关联成像血流图
LSA. 左锁骨下动脉；MPA. 主肺动脉；DA. 动脉导管；InV. 无名静脉；LCCA. 左颈总动脉；AOA. 主动脉弓；RCCA. 右颈总动脉；SVC. 上腔静脉；RSA. 右锁骨下动脉；SP. 脊柱。

源于主肺动脉，不与主动脉弓连接。右位主动脉弓合并孤立性左锁骨下动脉畸形的胎儿，主动脉弓自前向后依次发出左颈总动脉、右颈总动脉、右锁骨下动脉，左锁骨下动脉起自肺动脉，不与主动脉弓连接。经主动脉弓或导管弓矢状切面，更容易显示头颈部血管走行和起源。

孤立性左头臂干胎儿的左颈总动脉和左锁骨下动脉，以及孤立性左锁骨下动脉胎儿的左锁骨下动脉血流峰值加速时间较对侧延长，有助于进一步明确诊断。

4）右位主动脉弓合并动脉导管异位：连续横向扫查时，在三血管气管切面不能探及动脉导管结构，主动脉弓依次发出左头臂干、右颈总动脉（right common carotid artery，RCCA）、右锁骨下动脉（right subclavian artery，RSA），矢状切面可见导管弓连接肺动脉与左头臂干，未汇入降主动脉（图 14-5-36）。

3. 鉴别诊断　双主动脉弓：右位主动脉弓合并镜像颈动脉分支时，左头臂干发出左颈总动脉后，越过导管弓延续为左锁骨下动脉，但因胎儿血管结构细微，左头臂干和导管弓的远端容易被混淆为一完整的弓样结构，而被误诊为双主动脉弓中的左弓。同时，双主动脉弓中的左弓远端闭锁时，常表现为右位主动脉弓合并镜像分支，产前不易鉴别。

4. 伴随畸形　右位主动脉弓合并的典型心内畸形主要有：法洛四联症、室间隔缺损型肺动脉闭锁、共同动脉干、肺动脉瓣缺如、三尖瓣闭锁、右心室双出口等。当右位主动脉弓合并圆锥动脉干畸形时，会增加并发 22q11 染色体微缺失综合征的风险。

5. 产科处置　右位主动脉弓一般不影响胎儿宫内发育，可足月常规产科分娩，注意观察新生儿呼吸及吞咽情况，对有症状的新生儿，及时转诊至心脏中心或心脏专科医院确诊和评估。

6. 预后　出生后根据新生儿是否存在气管、食管压迫症

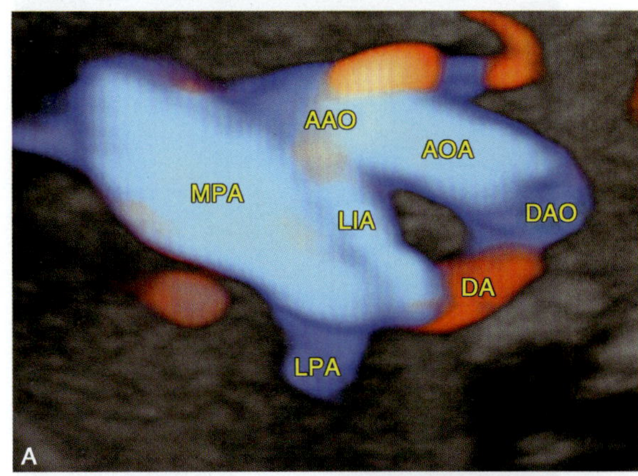

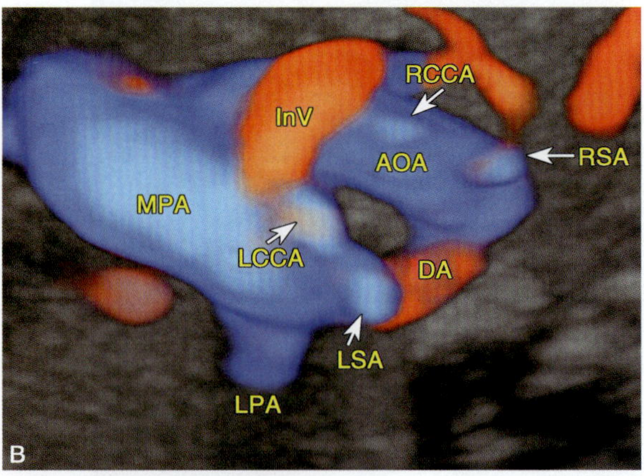

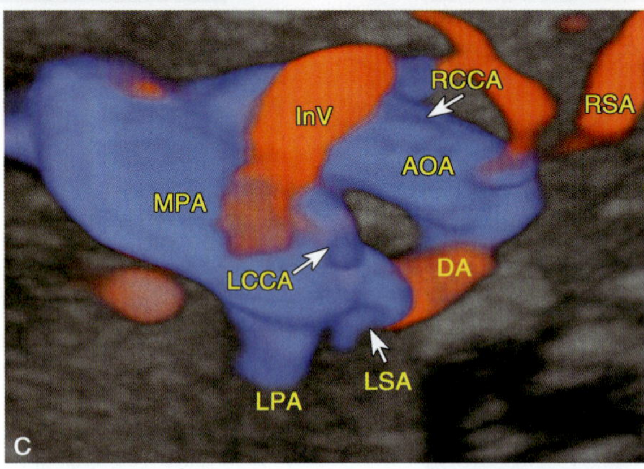

图 14-5-33　右位主动脉弓合并镜像颈动脉分支三血管气管切面时空关联成像血流图（A、B、C 分别代表不同层面）

AAO. 升主动脉；AOA. 主动脉弓；MPA. 主肺动脉；LIA. 左头臂干；DAO. 降主动脉；DA. 导管弓；LPA. 左肺动脉；RCCA. 右颈总动脉；InV. 无名静脉；RSA. 右锁骨下动脉；LCCA. 左颈总动脉；LSA. 左锁骨下动脉。箭头所示为对应的血管分支。

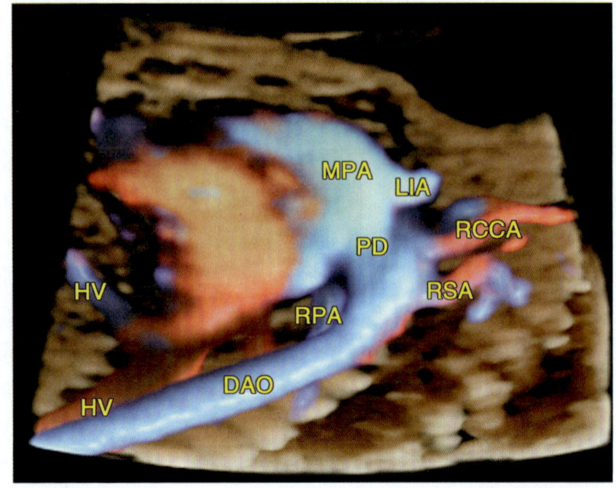

图 14-5-34　孤立性左头臂干畸形经动脉导管弓矢状切面时空关联成像血流图

MPA. 主肺动脉；LIA. 左头臂干；RCCA. 右颈总动脉；PD. 动脉导管；RSA. 右锁骨下动脉；RPA. 右肺动脉；DAO. 降主动脉；HV. 肝静脉。

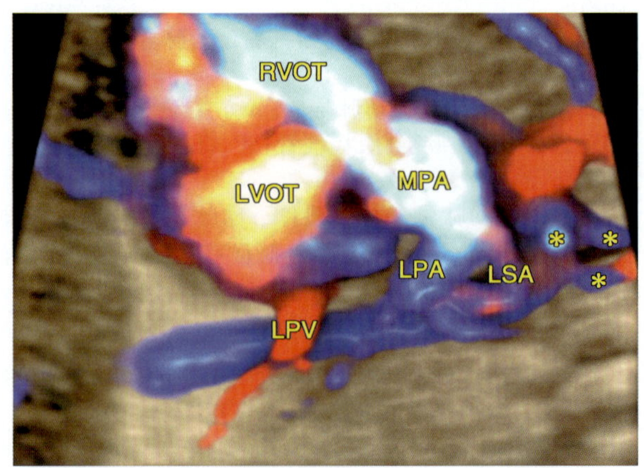

图 14-5-35　孤立性左锁骨下动脉畸形经主动脉弓矢状切面时空关联成像血流图

＊从左向右依次为左颈总、右颈总和右锁骨下动脉。RVOT. 右心室流出道；LVOT. 左心室流出道；MPA. 主肺动脉；LPA. 左肺动脉；LPV. 左肺静脉；LSA. 左锁骨下动脉。

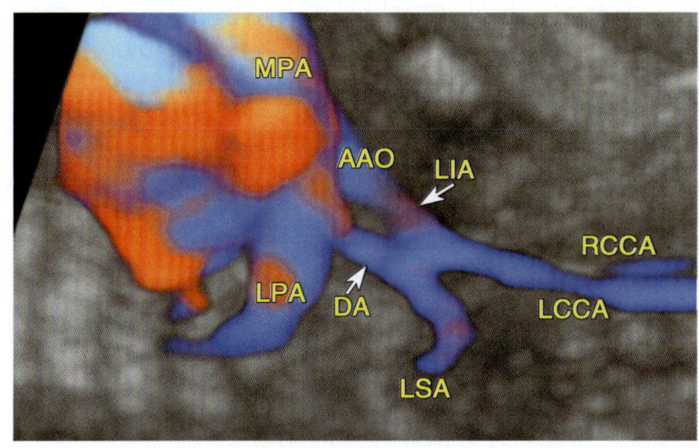

图 14-5-36　动脉导管异位型的右位主动脉弓合并镜像颈动脉分支矢状切面时空关联成像血流图

MPA. 主肺动脉；AAO. 升主动脉；LIA（向下箭头）. 左头臂干；RCCA. 右颈总动脉；LPA. 左肺动脉；DA（向上箭头）. 导管弓；LCCA. 左颈总动脉；LSA. 左锁骨下动脉。

状，决定是否手术治疗。大部分右位主动脉弓合并左锁骨下动脉迷走或镜像颈动脉分支患儿没有症状，不需要治疗。少数生后数周至数月出现症状，需要在生后 1 岁内手术。典型症状包括呼吸窘迫、喘鸣、“海豹咆哮”样咳嗽、呼吸暂停、吞咽困难和反复呼吸道感染（Chaoui et al.，2003；Yoo et al.，2003）。

孤立性左锁骨下动脉或左头臂干畸形生后常表现为左上肢无力、头疼，症状常隐匿，不易发现，产前明确诊断有利于及时治疗，减少合并症。

右位主动脉弓合并染色体异常时，或者严重复杂先天性心脏畸形时预后差。

（二）双主动脉弓

双主动脉弓（double aortic arch，DAA）是临床少见的血管环畸形，解剖表现为升主动脉发出两个主动脉弓，分别沿气管和食管两侧走行，并于食管后方汇合进入降主动脉，形成环状结构，包绕气管和食管。右弓发出右颈总动脉和右锁骨下动脉，左弓发出左颈总动脉和左锁骨下动脉。75%婴儿以右弓为主，20%婴儿以左弓为主，5%左右弓大小相等。常合并其他心内畸形。

1. 发病率　在先天性心血管畸形中，血管环占 1%～2%，但双主动脉弓的准确发病率不详。

2. 超声诊断要点　三血管气管切面或主动脉弓横弓切面可探及两条主动脉弓（图 14-5-37），两弓形成环状结构，包绕气管和食管，左、右主动脉弓分别发出左、右颈总动脉和左、右锁骨下动脉。通常右侧主动脉弓内径粗于左侧内径。经降主动脉冠状切面可见三支血管汇入降主动脉。从左向右依次是导管弓、左侧主动脉弓和右侧主动脉弓。彩色多普勒有助于明确诊断（图 14-5-38）。

3. 鉴别诊断　右位主动脉弓合并镜像分支，详见本节“（一）右位主动脉弓”。

4. 伴随畸形　约 22%的患者伴有先天性心脏畸形，主要为完全型大动脉转位和法洛四联症。双主动脉弓可伴随染色体异常，例如 13 三体、18 三体、21 三体、22q 微缺失。

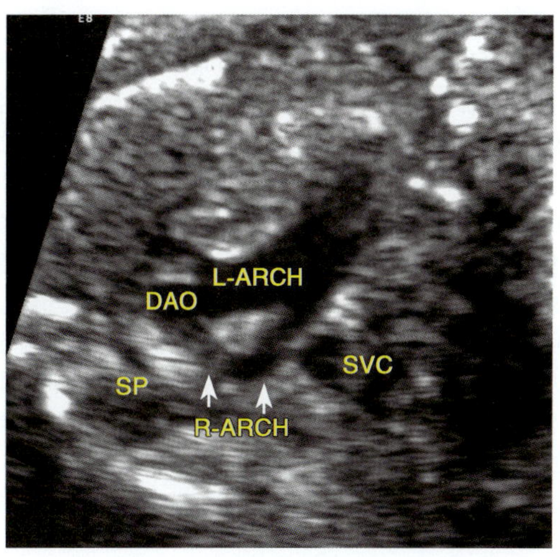

图 14-5-37　主动脉弓横弓切面

可见双主动脉弓形成环状结构（左弓优势型）。
L-ARCH. 左主动脉弓；DAO. 降主动脉；SVC. 上腔静脉；SP. 脊柱；R-ARCH. 右主动脉弓（箭头所示）。

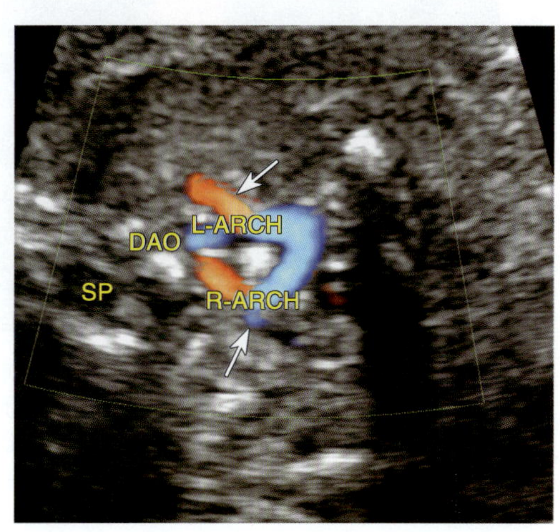

图 14-5-38　主动脉弓横弓切面（左弓优势型）彩色多普勒血流成像（与图 14-5-37 为同一病例）

箭头所示为头颈部的血管分支。
L-ARCH. 左主动脉弓；DAO. 降主动脉；SP. 脊柱；R-ARCH. 右主动脉弓。

5. 产科处置　DAA 胎儿可正常妊娠及分娩，出生后应严密监测，如有呼吸困难、呛咳等症状，及时转诊至心脏中心或心脏专科医院确诊和评估，由专科医生决定手术时机。

6. 预后　与右位主动脉弓相比，双主动脉弓的患儿症状出现较早且严重，应及时手术治疗（Valletta et al.，1997）。完整治疗方案包括血管环、心内畸形及气管狭窄的矫治。对于合并心内畸形和气管狭窄的患儿，是单纯行血管环矫治还是同期行心内畸形和/或气管狭窄矫治，目前尚无定论。外科治疗可以解除 95%以上患儿气管食管压迫。

双主动脉弓手术一般切断次弓，缝合两残端，动脉韧带结扎离断并小心分离食管和气管周围组织，以松解残余的粘连带。术后多数患者“海豹咆哮”样咳嗽需要数周至数月，有时需要 1 年才能消失。

（三）肺动脉吊带

肺动脉吊带（pulmonary artery sling，PAS）是一种罕见的心血管畸形，右肺动脉吊带极为罕见，因此肺动脉吊带常指左肺动脉吊带，又称迷走左肺动脉，是指左肺动脉起源于右肺动脉，在进入左肺门前环绕远端气管，走行于气管和食管之间，形成吊带压迫气管支气管树。气道也会被合并的完全性软骨气管环压迫，即所谓的“环-吊带”复合体，此处气管膜性部分缺如，气管软骨形成环状结构。导致出现严重的气急、喘鸣、呼吸困难等，往往合并心内结构的畸形。整个左肺动脉起源于右肺动脉称之为完全性左肺动脉吊带，较多见；左上肺动脉起源正常，左下肺动脉起源于右肺动脉，则称之为左下肺动脉吊带，也称之为部分性左肺动脉吊带，较为少见（Madry et al.，2013；Yorioka et al.，2011），部分性左肺动脉吊带产前诊断难度较大。

1. 发病率　罕见，肺动脉吊带发病率占先天性心脏病发病率的1%以下（Lee et al.，2016a），国内报道更为罕见。

2. 超声诊断要点（完全性左肺动脉吊带）

（1）四腔心切面左、右房室腔基本对称（图14-5-39A），三血管切面或右心室流出道切面仅见到导管弓及右肺动脉，未见左肺动脉是发现肺动脉吊带的重要线索，注意勿将左侧的动脉导管弓当作左肺动脉。

（2）三血管切面或右心室流出道切面可见左肺动脉自右肺动脉发出后，向右向后呈半环形跨过右主支气管，穿行于食管前和气管后到达左肺门（图14-5-39B），常合并气管下段、右主支气管和食管不同程度的压迫。

（3）CDFI有助于显示左肺动脉的异常起源和走行（图14-5-39B）。

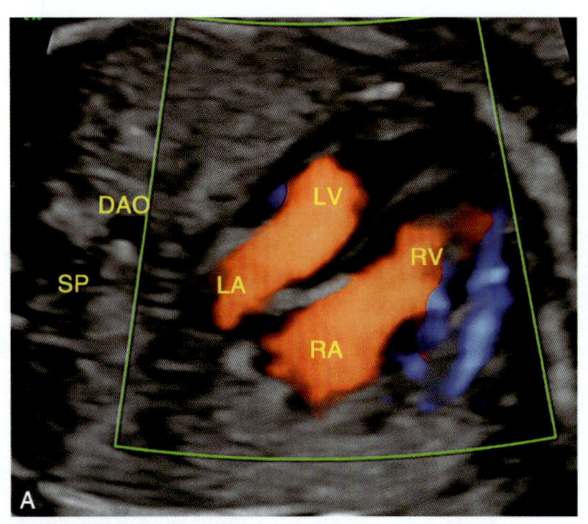

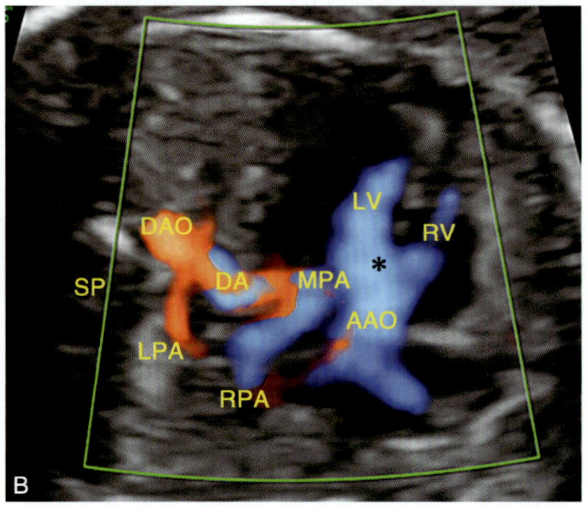

图14-5-39　完全性左肺动脉吊带合并法洛四联症、肺动脉闭锁

四腔心切面（图A）和流出道切面（图B）显示室间隔缺损（＊所示），主动脉增宽骑跨于室间隔之上，左肺动脉自右肺动脉发出后向右向后呈半环形、穿行于食管前和气管后到达左肺门。

DAO. 降主动脉；LV. 左心室；SP. 脊柱；LA. 左心房；RV. 右心室；RA. 右心房；DA. 动脉导管；MPA. 主肺动脉；AAO. 升主动脉；LPA. 左肺动脉；RPA. 右肺动脉。

3. 鉴别诊断　需要与左肺动脉狭窄或闭锁、左肺动脉缺如或肺动脉异位起源相鉴别。

4. 伴随畸形　文献报道约50%的肺动脉吊带合并其他心内结构的畸形。可以伴随肺发育异常，包括右肺发育不良、肺囊腺瘤等。

5. 产科处置　肺动脉吊带胎儿可以正常妊娠及分娩，出生后如有呼吸困难、呛咳等症状，及时转诊至心脏中心或心脏专科医院进一步诊断和评估，以决定手术时机。

6. 预后

（1）和双主动脉弓相比，肺动脉吊带更容易合并气管食管压迫症状，一经确诊，出生后应严密监测，如有症状应早期手术，以纠治左肺动脉异常及气道梗阻。

（2）气管狭窄和支气管畸形是肺动脉吊带死亡率高的主要原因。

（3）伴发多种畸形的肺动脉吊带患儿，可能伴有染色体异常或基因异常，预后差，预后取决于伴发畸形。

（裴秋艳　张惠丽）

四、静脉连接异常

静脉连接异常包括体静脉连接异常和肺静脉连接异常，异常类型较多。本章节仅阐述常见的体静脉和肺静脉连接异常，包括永存左上腔静脉、持续性右脐静脉和肺静脉异位连接。

（一）永存左上腔静脉

永存左上腔静脉（left superior vena cava，LSVC）：正常情况下，左颈总静脉与左锁骨下静脉经左无名静脉引流入右上腔静脉，回流入右心房。在胎儿的生长发育中，如果左前主静脉以及左静脉导管不闭合，就会导致永存左上腔静脉形成。多数情况下，永存左上腔静脉同时伴有左无名静脉缺如，胎儿左颈总静脉和左锁骨下静脉可经左上腔静脉引流入冠状静脉窦，汇入右心房。永存左上腔静脉也可伴有右上腔静脉缺如，右颈总静脉和右锁骨下静脉可经右无名静脉进入左上腔静脉，经冠状静脉窦引流入右心房。当冠状静脉窦发育不良如无顶冠状静脉窦畸形，左上腔静脉汇入冠状静脉窦的血流可进入左心房；或经左肺静脉直接进入左心房，产生右向左分流。另有少数永存左上腔静脉可经奇静脉回流入右心房。

1. 发病率　CHD 患者中合并永存左上腔静脉发病率为 3%~10%，在一般人群中发病率为 0.1%~0.5%。

2. 超声表现

（1）冠状静脉窦切面：冠状静脉窦增宽（图 14-5-40A）。

（2）四腔心切面：左房室沟交界处见扩张的冠状静脉窦（图 14-5-40B）。

（3）三血管（或三血管气管）切面：肺动脉（动脉导管弓）左侧出现一静脉血管，从左向右依次为左上腔静脉、肺动脉（动脉导管弓）、主动脉（主动脉弓）、右上腔静脉，呈“四血管”改变（图 14-5-40C）；当永存左上腔静脉合并右上腔静脉缺如时，从左向右依次为左上腔静脉、肺动脉（动脉导管弓）、主动脉（主动脉弓）。

（4）永存左上腔静脉长轴切面：左上腔静脉与冠状静脉窦相连汇入右心房。当合并无顶冠状窦综合征时，冠状静脉窦与左心房相通。永存左上腔静脉还可经奇静脉回流入右心房。

（5）右上腔静脉长轴切面：右上腔静脉与右心房相连。当永存左上腔静脉合并右上腔静脉缺如时，未见右上腔静脉与右心房相连。

3. 产科处置　无须特殊处置。

4. 鉴别诊断　部分型房室间隔缺损（AVSD）：永存左上腔静脉汇入冠状静脉窦，在冠状静脉窦切面冠状静脉窦口增宽，容易被误认为原发房间隔缺损。标准四腔心切面原发房间隔正常显示、房室瓣附着点正常及发现永存左上腔静脉时，有助于除外部分型房室间隔缺损。

5. 合并畸形　房间隔缺损、室间隔缺损、法洛四联症、房室间隔缺损、大动脉转位等心内畸形常伴有永存左上腔静脉，更多情况下永存左上腔静脉孤立存在。永存左上腔静脉也常见于染色体异常，主要为 18 三体、45XO、21 三体。

6. 预后　永存左上腔静脉多为孤立性，出生后能维持正常的生理循环，无症状。当合并严重心脏畸形时，生存率的高低主要取决于患儿术前条件和合并心脏畸形的严重性。

（二）持续性右脐静脉

持续性右脐静脉（persistent right umbilical vein，PRUV）又称胎儿永久性右脐静脉，是指正常应开放的左脐静脉闭

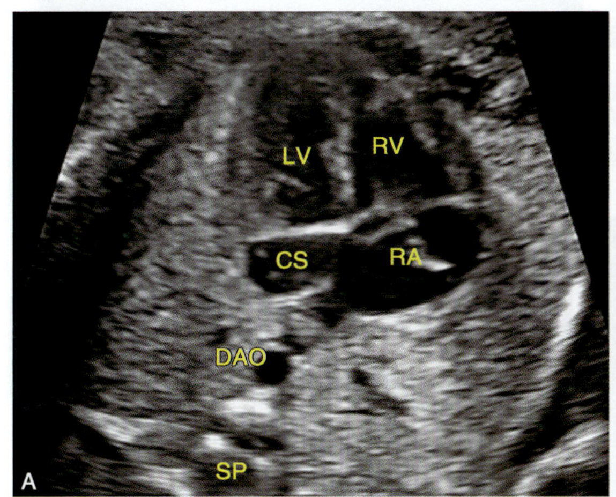

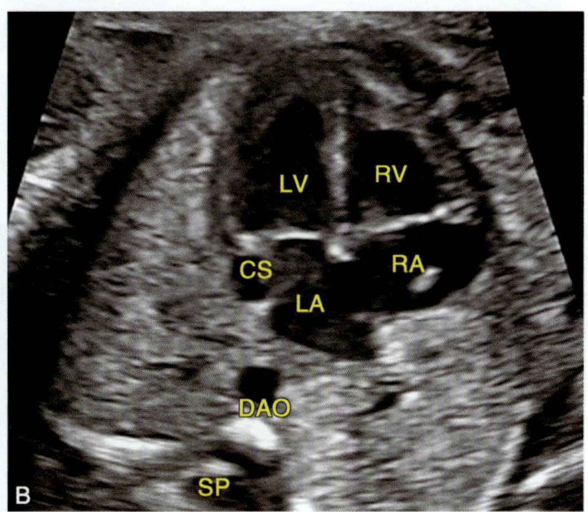

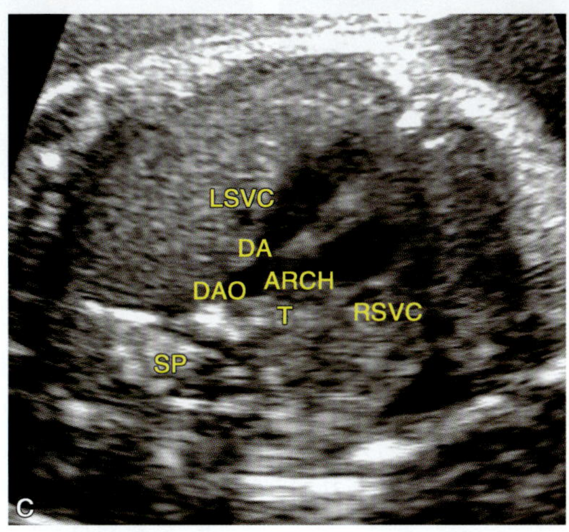

图 14-5-40　永存左上腔静脉

A. 冠状静脉窦切面；B. 四腔心切面；C. 三血管气管切面。

RV. 右心室；LV. 左心室；CS. 冠状静脉窦；RA. 右心房；DAO. 降主动脉；SP. 脊柱；LA. 左心房；LSVC. 左上腔静脉；DA. 动脉导管；ARCH. 主动脉弓；T. 气管；RSVC. 右上腔静脉。

锁，而本应闭锁的右脐静脉持续开放。

PRUV 胎儿有肝内型及肝外型两种类型，肝内型 PRUV 胎儿脐静脉血汇流至门静脉，而肝外型 PRUV 胎儿脐静脉不与门静脉连接，血液直接汇流至右心房或肝外血管，如下腔静脉、髂静脉、皮下静脉网等。肝内型 PRUV 占绝大多数，肝外型少见。

1. 发病率　胎儿期发病率为 0.2%～0.4%（Lide et al.，2016；Canavan et al.，2016；Martinez et al.，2013；Yang et al.，2007）。

2. 超声诊断要点

（1）肝内型 PRUV：胎儿腹部横切面，脐静脉入肝后，与门脉右支相连，门静脉窦呈管状弧形弯曲指向胃泡侧，胆囊位于脐静脉的左侧，即胆囊位于脐静脉与胃泡之间（图 14-5-41、图 14-5-42）。

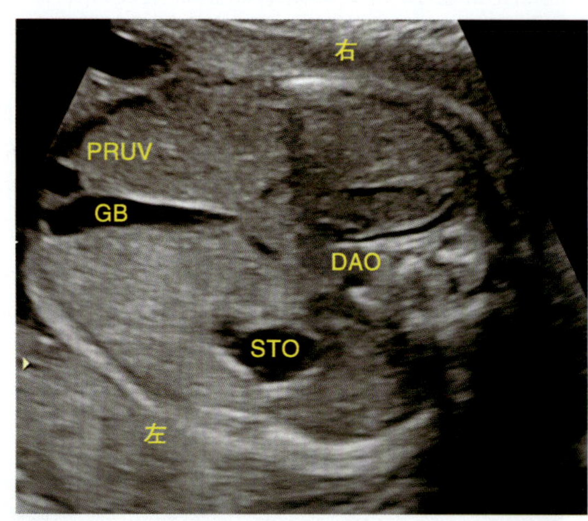

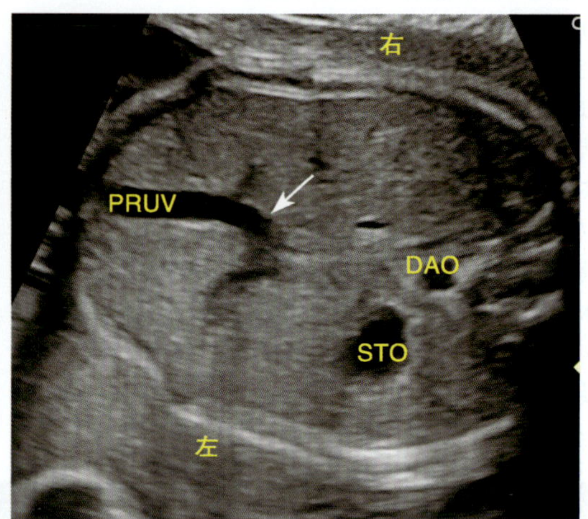

图 14-5-41　肝内型持续性右脐静脉腹腔横切面

箭头所示为门静脉窦。

PRUV. 持续性右脐静脉；GB. 胆囊；DAO. 降主动脉；STO. 胃泡。

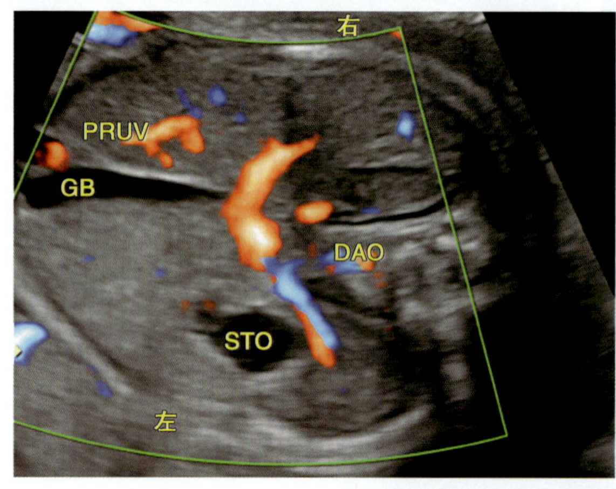

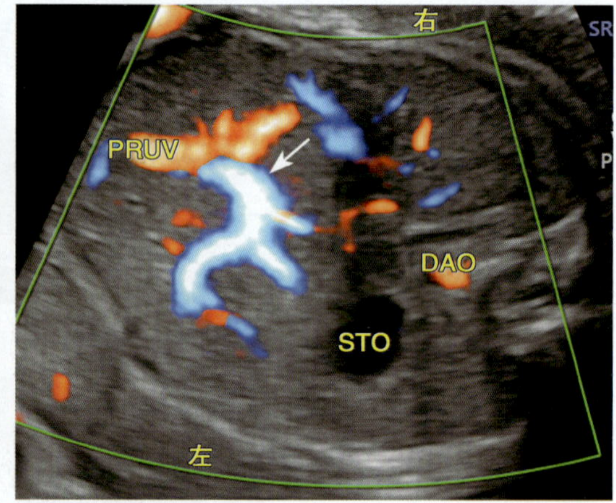

图 14-5-42　腹腔横切面彩色多普勒血流成像（与图 14-5-41 为同一病例）

箭头所示为门静脉窦。

PRUV. 持续性右脐静脉；GB. 胆囊；DAO. 降主动脉；STO. 胃泡。

（2）肝外型 PRUV：脐静脉不与门静脉连接，直接汇流至下腔静脉或右心房。

（3）PRUV 胎儿中大多数为孤立性，如合并畸形，则畸形种类繁多复杂，故对 PRUV 胎儿，应仔细检查有无合并其他结构异常。

3. 伴随畸形

（1）肝内型 PRUV 胎儿合并畸形的发病率不详，全身系统均可发生，以泌尿和心血管系统畸形、单脐动脉较常见（Martinez et al.，2013）。

（2）PRUV 胎儿中，2.1% 的病例为染色体异常［（Martinez et al.，2013）；（Sun et al.，2017）］，包括 18 三体、21 三体，其中大部分合并其他畸形；绝大多数单纯肝内型 PRUV 胎儿染色体核型表型正常。

4. 产科处置　产科无须特殊处置。

5. 预后　肝内型 PRUV 多为孤立性，较少合并其他畸形，预后良好；肝外型 PRUV 因静脉导管缺失，常伴有血流动力学改变；几乎均伴有严重胎儿结构异常，预后则与畸形的部位、种类有关，合并染色体异常预后差。

（三）肺静脉异位连接

肺静脉异位连接（anomalous pulmonary venous connection，APVC）指肺静脉全部或部分未与左心房连接，直接或间接引流入右心房。前者为完全型肺静脉异位连接（total anomalous pulmonary venous connection，TAPVC），后者为部分型肺静脉异位连接（partial anomalous pulmonary venous connection，PAPVC）。

1. 发病率　完全型肺静脉异位连接占 CHD 的 0.7%～1.5%，占活产新生儿的 1/10 000。

2. 分类

（1）完全型肺静脉异位连接：根据肺静脉异常连接部位的不同，分为心上型、心内型、心下型、混合型 4 种类型。又根据是否梗阻，分为梗阻型完全型肺静脉异位连接和非梗阻型完全型肺静脉异位连接。心上型是肺静脉异位连接到心上静脉系统，包括无名静脉、上腔静脉和残存的左上腔静脉，或者奇静脉，是最常见的类型，占患者总数的 40%～50%；心下型是肺静脉异位连接到心下体静脉系统，最常见的是门静脉或其分支，发病率仅次于心上型；心内型是肺静脉在心内水平连接到右心房或者冠状静脉窦；混合型是指包括至少以上两种不同类型肺静脉异位连接的混合病变。多数情况下，肺静脉通过共同静脉腔与体静脉产生异常连接，最终回流入右心房。

（2）部分型肺静脉异位连接：是指 4 支肺静脉中的 1～3 支未与左心房连接，而是直接或间接引流入右心房，其在产前难以诊断并且鲜有报道，有少数文献报道了部分型肺静脉异位连接伴发弯刀综合征（scimitar syndrome，又称肺发育不全综合征）的特殊病例，以右侧肺静脉异位连接至下腔静脉近心端为特征性改变。

3. 声像图表现　完全型肺静脉异位连接。

（1）四腔心切面：显示左右心不对称，表现为右心增大、左心偏小，但因卵圆孔和动脉导管特殊循环，四腔心切面也可无明显改变；左心房与降主动脉间距离增大，二者之间见共同静脉腔；左心房壁完整连续，二维超声及彩色多普勒血流成像不能显示正常进入左心房的肺静脉（图 14-5-43）。

（2）除四腔心切面共同表现外，根据共同静脉腔的引流途径不同，又有各自特征性改变。例如：心上型肺静脉异位连接，经无名静脉引流时，可表现为无名静脉及上腔静脉增宽；心内型以肺静脉引流入冠状静脉窦最为常见，超声表现为冠状静脉窦增宽（图 14-5-44）；心下型以引流入门脉系统最为常见，腹腔横切面显示降主动脉与下腔静脉之间的共同静脉腔（图 14-5-45），共同静脉腔汇入门脉，门脉及肝静脉增宽；混合型可见 4 支肺静脉分别通过不同的引流途径至右心房。

（3）STIC 血流成像能更好显示肺静脉异位连接的立体空间结构。

4. 鉴别诊断

（1）胎儿期，尤其是妊娠晚期常存在生理性右心优势，表现为右房室腔增大、左房室腔减小，仔细探查四支肺静脉均汇入左心房，可除外肺静脉异位连接。

（2）肺静脉异位连接在产前超声表现常不明显，尤其是部分型肺静脉异位连接，胎儿期更容易漏诊，一旦可疑应仔细检查左心房后方是否有肺静脉连接，可疑异常者应追踪共同静脉腔的走行，明确诊断类型。

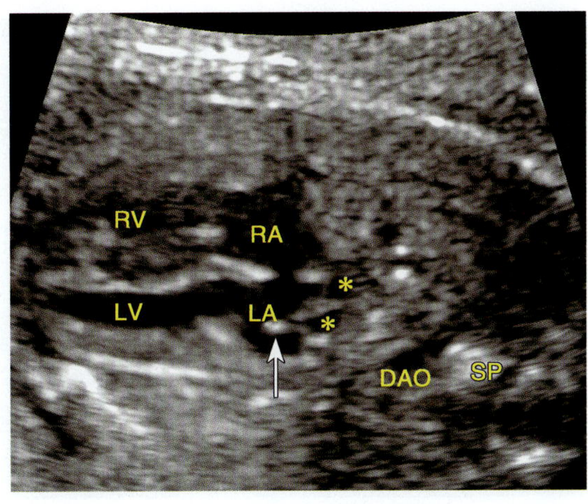

图 14-5-43　心下型肺静脉异位连接四腔心切面

＊示未进入左心房的肺静脉，箭头示膨入左心房的卵圆孔瓣。

RV. 右心室；RA. 右心房；LV. 左心室；LA. 左心房；DAO. 降主动脉；SP. 脊柱。

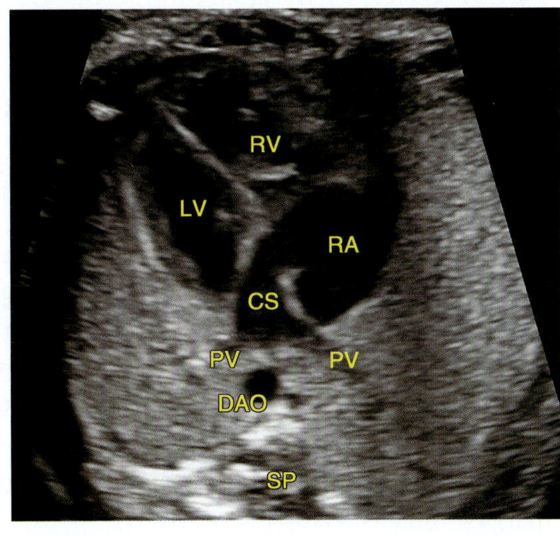

图 14-5-44　肺静脉异位连接冠状静脉窦的肺静脉及冠状静脉窦切面

RV. 右心室；LV. 左心室；RA. 右心房；CS. 冠状静脉窦；PV. 肺静脉；DAO. 降主动脉；SP. 脊柱。

5. 产科处置　完全型肺静脉异位连接患儿多可以正常妊娠、分娩，出生后需要急诊手术治疗。

6. 合并畸形　肺静脉异位连接常合并室间隔缺损、单心房、单心室等其他心内畸形。肺静脉异位连接合并无脾综合征的发病率可达 50%。

7. 预后　完全型肺静脉异位连接患儿可以因为在新生儿早期就出现循环衰竭，或在婴儿期由于轻度呼吸急促和发绀、生长迟缓而就诊。影响症状严重程度的因素为是否合并其他畸形及肺静脉回流梗阻，是少数需行急诊手术的儿科心脏外科疾病之一。

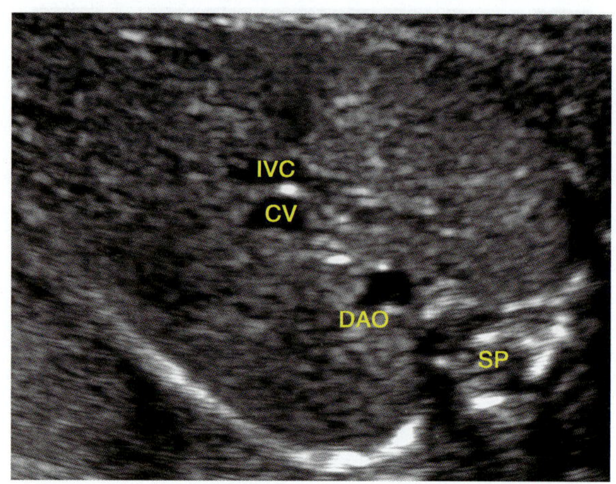

图 14-5-45　肺静脉异位连接门静脉的腹腔横切面

IVC. 下腔静脉；CV. 共同静脉腔；DAO. 降主动脉；SP. 脊柱。

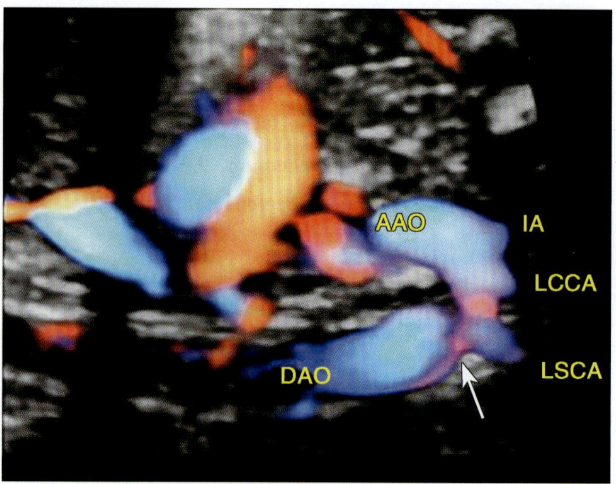

图 14-5-46　主动脉弓峡部缩窄时空关联成像血流图

箭头示峡部局限性缩窄。

AAO. 升主动脉；IA. 头臂干动脉；LCCA. 左侧颈总动脉；DAO. 降主动脉；LSCA. 左侧锁骨下动脉。

大多数完全型肺静脉异位连接婴儿或新生儿都可以进行手术治疗并效果良好，术后肺静脉狭窄的发病率约为 15%（Shi et al.，2017）。术后一旦发生肺静脉梗阻，尽管予以再次或多次手术治疗，其病死率仍高达 25%～49%。

（裴秋艳　张惠丽）

五、主动脉缩窄和主动脉弓离断

（一）主动脉缩窄

主动脉缩窄（coarctation of aorta，CoA）是指主动脉局部有狭窄性病变，在主动脉弓至肾动脉水平以上的降主动脉及腹主动脉均可出现，常发生在左锁骨下动脉远端和动脉导管汇合邻接处，即主动脉弓峡部；也可累及整个主动脉弓，表现为主动脉弓管状发育不良。常见的伴随畸形包括室间隔缺损、主动脉瓣二瓣化畸形、永存左上腔静脉等。

1. 发病率　CoA 在活产新生儿中发病率约为 4/10 000，占 CHD 的 4%～6%（Axt-Fliedner et al.，2009）。

2. 超声诊断要点

（1）四腔心切面：左房室腔窄小，右房室腔增大，也可对称，常伴有室间隔缺损、二尖瓣发育不良等声像图改变。

（2）三血管气管切面和主动脉弓长轴切面：主动脉弓局限性缩窄（图 14-5-46），多见于峡部或主动脉弓管状发育不良（14-5-47）。主动脉弓形态失常、僵直有助于产前诊断。CDFI 显示主动脉弓血流细窄，严重狭窄时可见源于降主动脉的逆向血流信号。

目前尚无 CoA 的量化指标，多数专家认为，若峡部的内径小于降主动脉内径的 1/3，则应考虑 CoA 的可能。

3. 鉴别诊断

（1）主动脉弓离断：见本节“（二）主动脉弓离断”鉴别诊断内容。

（2）容量型主动脉弓狭窄：由于左心容量减少引起主动脉弓容量性缩窄，超声表现主动脉弓内径细窄，CDFI 探及细窄血流信号，严重时主动脉弓内出现逆灌血流，常见原因为卵圆孔瓣冗长、室间隔缺损、永存左上腔静脉等。胎儿生后随着肺循环的建立，卵圆孔瓣关闭及室间隔修复，主动脉弓可恢复正常。

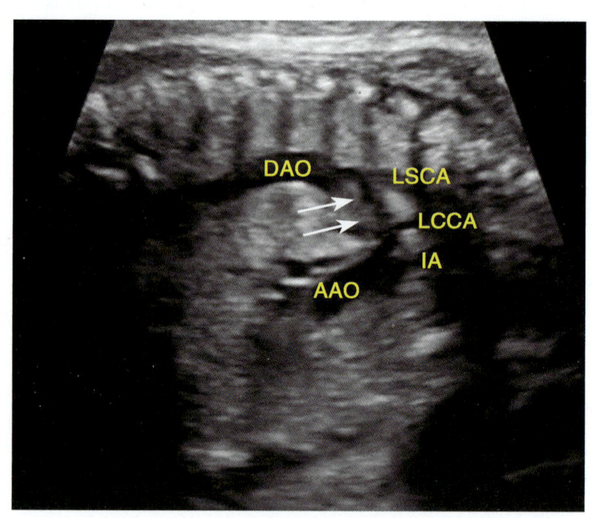

图 14-5-47　主动脉弓管状缩窄长轴切面

箭头示主动脉弓管状缩窄。

IA. 头臂干动脉；LCCA. 左侧颈总动脉；LSCA. 左侧锁骨下动脉；AAO. 升主动脉；DAO. 降主动脉。

4. 伴随畸形　常合并主动脉瓣二瓣化畸形、室间隔缺损、永存左上腔静脉。

5. 产科处置　CoA 胎儿多可正常妊娠和分娩，重度 CoA 为动脉导管依赖的危重 CHD，需要新生儿期手术治疗。

6. 预后　产前诊断的 CoA 多为重度 CoA，往往合并主动脉弓发育不良，生后即出现症状，导管一旦关闭，缩窄段远端器官缺血就会导致肾衰竭和酸中毒，同时左心负荷加重引起急性充血性心力衰竭，若不及时治疗则很快死亡。

为减少并发症及提高长期生存率，产前诊断 CoA 的婴儿应尽早手术（St Louis et al.，2015；Ungerieider et al.，2013）；CoA 合并主动脉弓发育不良畸形复杂，手术方式有争议，Ma

等报道采用缩窄段切除+自体肺动脉片重建主动脉弓方法术后早期无死亡，中期随访再发主动脉狭窄率低（Ma et al.，2017）。

（二）主动脉弓离断

主动脉弓离断（interruption of aortic arch，IAA）是指主动脉弓连续性中断，包括其一段缺如，或两个不相连部分之间通过韧带组织相连或隔膜样组织相隔，后两者又称主动脉弓闭锁。

1. 发病率　主动脉弓离断是 CHD 的一种少见类型，占所有 CHD 的 0.2%～1.4%。若不及时治疗，1 年生存率仅为 10%（Vogel et al.，2010）。

2. 分类及超声诊断要点

（1）根据离断部位，Celoria 等将主动脉弓离断分为以下 3 个类型（Celoria，1959）：

A 型：离断位于峡部，即左锁骨下动脉分支的远端。

B 型：离断位于左颈总动脉与左锁骨下动脉之间，左锁骨下动脉起自降主动脉。

C 型：离断位于无名动脉与左颈总动脉之间，左颈总动脉与左锁骨下动脉均起自降主动脉（Sato et al.，2011）。

（2）超声特征

1）四腔心切面：多数情况下左房室腔变小，少数情况下左、右房室腔可对称分布；若胎儿伴有室间隔缺损、单心室、房室瓣闭锁等心脏畸形时，可有相应异常声像图表现。

2）三血管气管切面和三血管切面：显示主动脉内径变窄，严重时可窄于上腔静脉；三血管气管切面可进一步显示主动脉弓不能汇入降主动脉（图 14-5-48），导管弓增宽。

3）主动脉弓长轴切面：不能显示完整的主动脉弓，二维超声结合彩色血流及 STIC 血流成像，可明确主动脉弓离断类型（图 14-5-49、图 14-5-50）。

3. 鉴别诊断　主动脉弓缩窄：主动脉弓严重缩窄时，二维超声酷似主动脉弓离断，仔细观察于“离断”处可见细窄血流信号通过。随着妊娠期进展，缩窄的主动脉弓也可闭合，

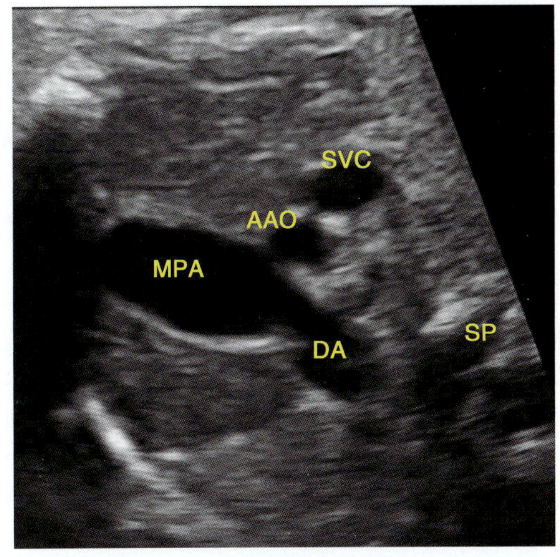

图 14-5-48　主动脉弓离断 A 型三血管气管切面

SVC. 上腔静脉；AAO. 升主动脉；MPA. 主肺动脉；DA. 动脉导管；SP. 脊柱。

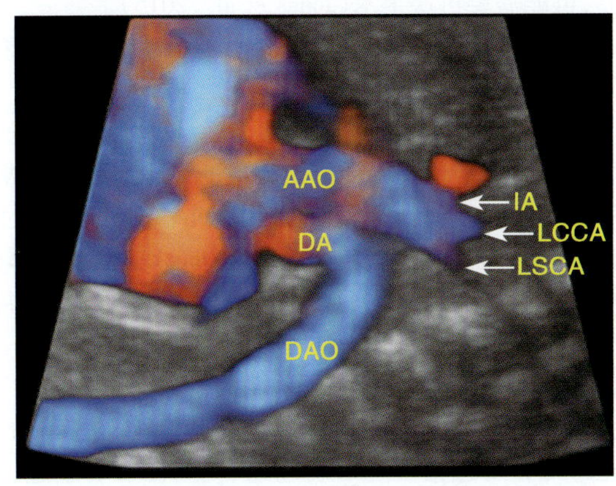

图 14-5-49　主动脉弓离断 A 型时空关联成像血流图（与图 14-5-48 为同一病例）

AAO. 升主动脉；IA. 头臂干动脉（箭头）；LCCA. 左侧颈总动脉（箭头）；LSCA. 左侧锁骨下动脉（箭头）；DA. 动脉导管；DAO. 降主动脉。

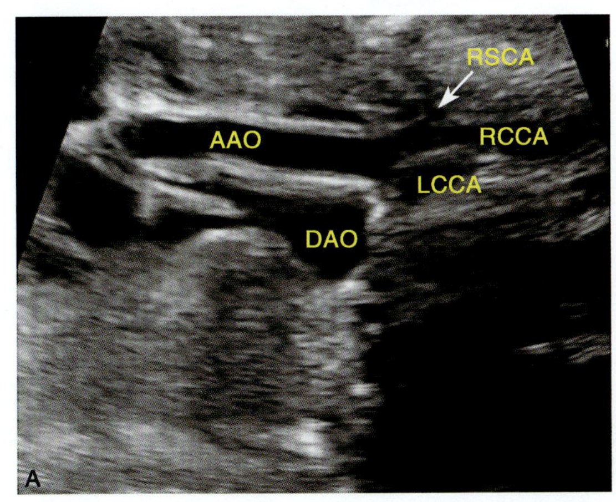

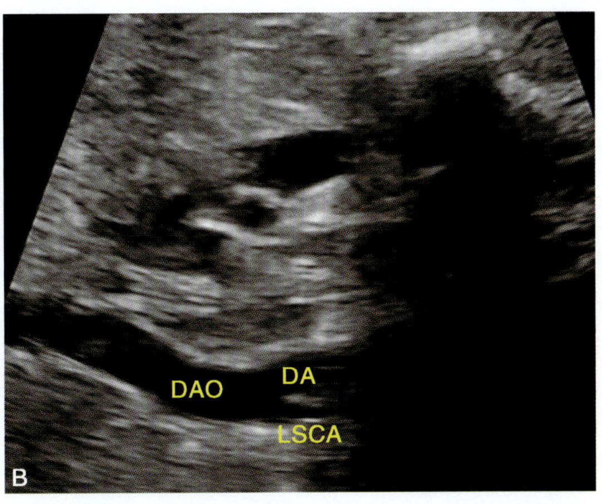

图 14-5-50　主动脉弓离断 B 型三血管气管切面

升主动脉（图 A）与降主动脉（图 B）长轴切面，示升主动脉发出头臂干和左颈总动脉后与降主动脉连续性中断。RSCA. 右锁骨下动脉（箭头）；AAO. 升主动脉；RCCA. 右颈总动脉；LCCA. 左颈总动脉；DAO. 降主动脉；DA. 动脉导管；LSCA. 左锁骨下动脉。

最终形成主动脉弓离断。

4. 伴随畸形 主动脉弓离断最常合并的畸形为室间隔缺损，其次为主动脉瓣下狭窄、完全型大动脉转位、右心室双出口、主-肺动脉窗、单心室、二尖瓣闭锁等（Vukomanovic et al.，2019）。

部分主动脉弓离断伴有迪格奥尔格综合征（DiGeorge syndrome）和染色体22q11微缺失（Vu et al.，2013）。

5. 产科处置 主动脉弓离断为动脉导管依赖的CHD，需要维持动脉导管开放、避免吸氧、新生儿期手术治疗。

6. 预后 主动脉弓离断新生儿期就出现症状，75%患儿于生后1个月内死亡，死因往往为动脉导管的闭合。即使动脉导管保持开放，90%患儿仍死于1岁以内。

主动脉弓离断需要在新生儿期行一期根治手术。多采用一期直接吻合修补的方法（McCrindle et al.，2005）。手术死亡率已经降至10%以下（Brown et al.，2006）。早期合并症为出血、左侧喉返神经和膈神经损伤，远期并发症为跨主动脉弓压差和左心室流出道梗阻。晚期左心室流出道梗阻发病率高，可能需要再次手术（Jonas et al.，2015）。

（裴秋艳 张惠丽）

六、胎儿心律失常

胎儿心律失常是指胎儿心脏节律的产生或传导异常，通常将胎儿心律失常分为不规则心律、胎儿心动过速（超过180次/min）和胎儿心动过缓（低于100次/min）三类。小部分胎儿心律失常出生前或出生后可自行缓解，大部分需要药物治疗。本节主要阐述胎儿心动过速和心动过缓。

（一）心动过速

胎儿心率超过180次/min，称为胎儿心动过速。胎儿心动过速常见类型包括窦性心动过速、室上性心动过速、心房扑动、室性心动过速和交界性心动过速。常见原因包括胎儿心脏结构性畸形及孕妇发热、感染、服用β受体激动剂、胎儿窘迫、胎儿甲状腺毒症等。

1. 发病率 胎儿时期室上性心动过速多见，心房扑动次之，分别占胎儿心动过速的70%~75%和25%~30%，室性心动过速和交界性心动过速极少见。

2. 超声诊断要点 胎儿心动过速的诊断大多是基于M型超声和多普勒频谱记录，正常状况下心房率和心室率规整，100~180次/min，1∶1房室传导。房室传导时间在妊娠15周时约为90毫秒，足月时延长至110毫秒。

（1）窦性心动过速：胎儿心率通常为180~200次/min，呈正常的1∶1房室传导，有正常的房室传导间期。

（2）室上性心动过速：发作时心率通常为220~240次/min，1∶1房室传导。

（3）心房扑动：心房率为300~600次/min，规律整齐，常伴有房室传导阻滞，导致心室率较慢，150~250次/min（图14-5-51）。多数病例房室传导阻滞是以2∶1传导，部分是以3∶1传导。

（4）室性心动过速：罕见，其特征是心房心室脱节，心室率和心房率没有时间关联，心室率超过180次/min，且通常快于心房率。

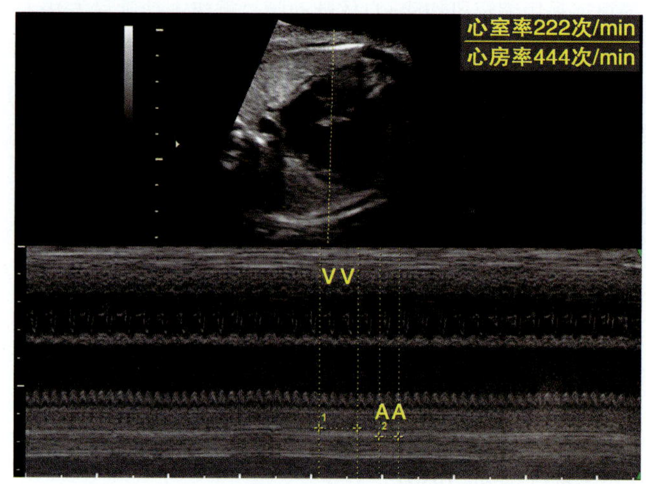

图14-5-51 M型超声记录胎儿心房扑动图，2∶1房室传导
V. 心室收缩；A. 心房收缩。

3. 伴随畸形 胎儿心动过速者常合并心脏结构异常，如内脏异位综合征、三尖瓣下移畸形等。

4. 产科处置 出生后需严密观察新生儿心律，部分宫内接受治疗的胎儿出生后常会再次出现心律失常，必要时药物治疗。

5. 预后 胎儿心律失常的预后与是否存在胎儿水肿、心律失常的持续时间、心律失常的类型、孕周大小、母亲健康状况有关。经胎盘药物干预控制胎儿心律并转复至窦性心律已经有近40年的历史，现已被广为接受并成为治疗胎儿快速性心律失常的有效方法。有许多报道（Ueda et al.，2017；Sridharan et al.，2016），地高辛、氟卡尼、索他洛尔、胺碘酮和其他抗心律失常药物已经成功用于治疗胎儿心动过速，但是究竟应该如何选择药物及其剂量，尚未建立起标准的治疗流程。药物治疗的主要目的是将异常胎儿心律转复为窦性心律或减慢心率，改善水肿和心脏功能，尽量延长孕周至接近足月。

（二）心动过缓

任何孕周胎儿心率持续小于100次/min，称为胎儿心动过缓。主要类型包括窦性心动过缓、房性期前收缩未下传、房室传导阻滞。常见原因为胎儿结构性心脏畸形及孕妇自身免疫系统疾病，尤其是抗Ro（抗SSA）抗体和抗La（抗SSB）抗体阳性的干燥综合征及系统性红斑狼疮。

1. 发病率 心动过缓在胎儿期少见，具体发病率不详。

2. 超声诊断要点

（1）窦性心动过缓：心房率规则、缓慢，1∶1房室传导（图14-5-52）。应注意与一过性心动过缓鉴别，后者常发生于母亲腹部受压时，解除压迫，胎儿心率可恢复正常，这是正常现象，如心动过缓持续存在，则应仔细分析其病因。

（2）房性期前收缩未下传：常见于房性期前收缩二联律或三联律，其第二个或第三个心房激动时间提前，恰好落在房室结不应期，因而被阻滞不能下传，导致心动过缓。

（3）房室传导阻滞：分为Ⅰ度、Ⅱ度和Ⅲ度房室传导阻滞。

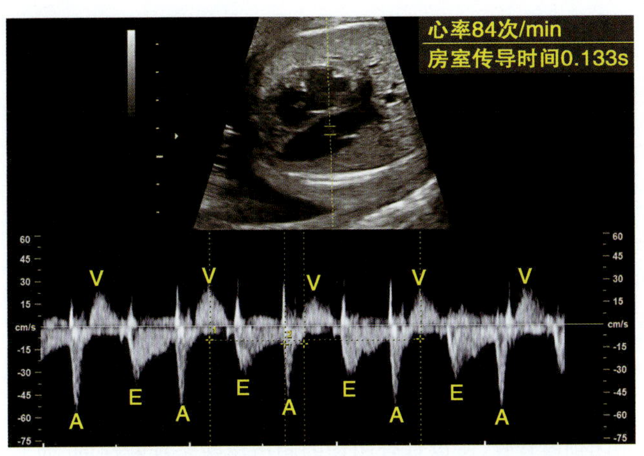

图 14-5-52 胎儿窦性心动过缓的频谱多普勒图
E. 心室舒张早期；A. 心房收缩；V. 心室收缩。

Ⅰ度房室传导阻滞：心率正常，心房率等于心室率，只表现为房室传导时间延长（房室传导时间大于 140 毫秒）（图 14-5-53）。

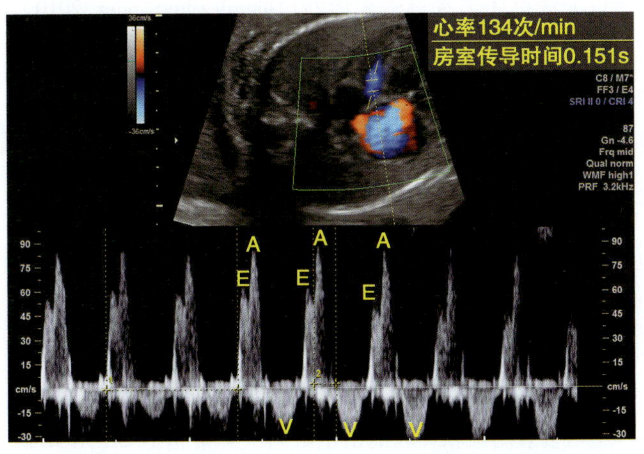

图 14-5-53 胎儿Ⅰ度房室传导阻滞的频谱多普勒图
E. 心室舒张早期；A. 心房收缩；V. 心室收缩。

Ⅱ度房室传导阻滞：分为莫氏Ⅰ型及莫氏Ⅱ型。前者 P-R 间期逐渐延长，R-R 间期可以缩短，然后心室搏动脱落一次致胎儿心律不齐。后者 P-R 间期一致，室性搏动以不同规律脱落，通常呈 2∶1传导。

Ⅲ度房室传导阻滞：心房率与心室率没有固定关系，且心房率高于心室率（图 14-5-54）。

3. 伴随畸形 胎儿房室传导阻滞常合并心脏结构异常，如单心室、左房异构、大动脉转位、完全型房室间隔缺损和胎儿免疫相关性心脏病等。

4. 产科处置 出生后仍应监测胎儿心律，必要时可给予起搏器治疗。

5. 预后 胎儿心动过缓，由于心室率缓慢导致心排血量降低，故持续性心动过缓可严重影响胎儿血流动力学。此外，与出生后相比，胎儿在宫内的心室顺应性偏低，心室充盈更依赖于心房收缩，若心房心室收缩顺序紊乱，如完全型房

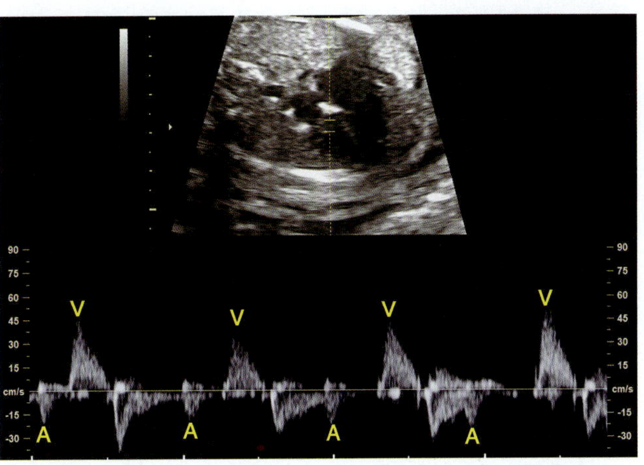

图 14-5-54 胎儿Ⅲ度房室传导阻滞的频谱多普勒图
V. 心室收缩；A. 心房收缩。心率 50 次/min，V 与 A 无相关。

室传导阻滞，则将进一步加重其血流动力学异常。通常认为Ⅲ度房室传导阻滞，且心室率低于 50 次/min，胎儿往往耐受不良而宫内死亡（Miyoshi et al.，2015）。

（裴秋艳 张惠丽）

第六节 消化系统

一、食管闭锁和气管食管瘘

食管闭锁（esophageal atresia，EA）是一种病因不明/复杂而罕见的先天性畸形，是最常见的先天性食管异常。包含一系列由食管发育异常导致的食管连续性中断和解剖结构异常的疾病，伴或不伴气管发育异常。大多数情况下，食管闭锁伴有食管-气管瘘。

（一）发病率

在活产婴儿中的发病率为 1/3 000～1/2 500（Spitz，2007），占消化道发育畸形的第 3 位，仅次于肛门直肠畸形和先天性巨结肠。绝大多数病例为散发病例，少数病例伴有染色体异常。家族遗传性的食管闭锁极为罕见，小于 1%。男婴发病率略高于女婴。在双胎妊娠中，发病率比单胎妊娠高 2～3 倍。患儿出生后难以喂养，如得不到早期诊断和有效治疗，多数患儿在 3～5 日内死亡。

（二）病因

一般情况而言，先天性食管闭锁是由于胎儿食管气管的空化分隔障碍所引起的。胚胎早期食管与气管均由原始前肠发生，二者同为一管，5～6 周时，中胚层发育成一纵嵴将气管食管分隔成前后两部分。由管内上皮细胞繁殖增生，使食管闭塞。以后管内出现空泡，互相融合，将食管再行贯通成空心管。若胚胎在前 8 周内发育不正常，或由于其他因素导致分化障碍，分隔、空化不全则可引起不同类型的畸形（李洁等，2014）。同时有超过 50% 的先天性食管闭锁伴发有一个或多个其他部位/系统的发育异常（表 14-6-1）（Chittmittrapap et al.，1989）。

表 14-6-1　胎儿食管闭锁合并其他发育异常

胎儿受累部位/系统	构成比/%
心血管系统	29
肛门直肠	14
泌尿生殖系统	14
胃肠道(除外肛门直肠)	13
脊柱和四肢	10
呼吸系统	6
遗传因素	4
其他	11

(三) 病理分型

Vogt 等(1929)对此疾病进行分类并沿用至今,Ladd、Gross 和 Kluth 等又对此疾病的分类进行细化(Ladd,1944;Gross,1953;Kluth,1976)。按照发病率的高低,可以将食管闭锁分为 5 型(Lambrecht et al.,1994)。

1. Gross C 型　食管上段闭锁为盲管,远端与气管相通,其相通点一般多在气管分叉处或其稍上处,形成食管-气管瘘。此型最多见,占 85%~90%或 90%以上。近端食管扩张,肌壁增厚,盲端与前纵隔融合。远端食管狭窄且肌壁菲薄,与气管融合形成瘘。本病可合并心血管和泌尿系及其他消化道的畸形(Stringer,1995)。

2. Gross A 型　食管闭锁,不合并食管-气管瘘。食管上下两段不连接,各成盲端,两段间的距离较远,无食管-气管瘘。可发生于食管的任何部位,一般食管上段常位于 T_3~T_4 水平,下段盲端多在膈上。此型较少见,占 4%~8%。

3. Gross E 型　无食管闭锁,但可见食管-气管瘘,又称 H 型,占 2%~5%。此分型食管位于颈区下部,食管狭窄,肌壁菲薄,直径可小至 3~5mm,通常与气管形成单瘘管,但也有两个甚至多个瘘管形成的报道。

4. Gross B 型　食管上段与气管相通,形成食管-气管瘘,下段呈盲端,两段距离较远。此型占 0.5%~1%。

5. Gross D 型　食管上下段均闭锁,且分别与气管相通,即两处食管-气管瘘形成,约占 1%。此型患儿多被误诊为 C 型,即近端食管闭锁远端食管-气管瘘。但随着纤维支气管镜、食管镜和胃镜的大量开展,此型诊断率不断增高。

常见的食管闭锁类型见图 14-6-1。

(四) 超声诊断要点

胎儿食管闭锁的产前超声检查诊断率并不高,在 24%~30%,因大多数食管闭锁胎儿超声下所见无明显异常。研究表明,单独的羊水过多与食管闭锁的相关性并不大(<1%)。若超声提示未见胃泡显示或小胃泡,并且伴有无诱因羊水过多的孕妇,胎儿出现食管闭锁的可能性会大大增加,需进行进一步检查以明确胎儿状况(Vijayaraghavan,1996;Stringer,1995)。同时,56%~83%的超声检查疑似食管闭锁的胎儿,出生后发现食管无异常(Sparey et al.,2000;Stringer,1995)。

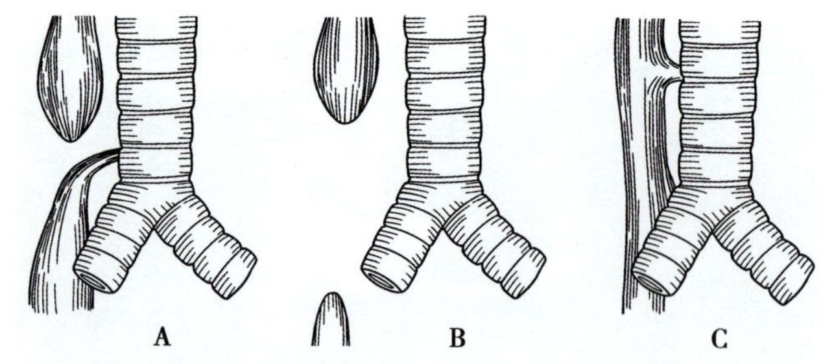

图 14-6-1　常见食管闭锁类型

A. Gross C 型;B. Gross A 型;C. Gross E 型。

产前超声诊断多不能确定其病理分型,因其不能直接显示闭锁段食管,所以食管闭锁的超声诊断是推断性的,而非直接征象。进一步检查可以通过超声检查胎儿颈部的食管盲端,或动态观察胎儿吞咽动作(Langer et al.,2001;Stringer,1995)。

(五) 鉴别诊断

其他原因引起的羊水过多有妊娠期糖尿病、幽门梗阻或闭锁,十二指肠闭锁等,但由于导致羊水过多的原因非常多,所以无法单凭羊水过多来诊断(González-hernández,2010)。食管闭锁的诊断率较低,新生儿出生后方可确诊。

在超声检查的基础上应用胎儿 MRI 检查,可使诊断率提高到 80%。胎儿 MRI 检查是一种较为准确且无创的检查方式(Shulman et al.,2002),其意义在于,可以最大限度地显示胎儿食管情况,若 MRI 检查提示异常,应告知产妇选择有能力进行新生儿出生后救治的医疗中心进行分娩。

MRI 的检查诊断要点:①有明确的超声检查诊断依据;②可清楚见到在胎儿胸前区,有明确的食管扩张的盲端;③可确定胎儿的羊水过多,使胎儿处于大量羊水的包裹中;④可见到胎儿胃区没有正常的胃泡影。

(六) 伴随畸形

与食管闭锁相关联的出生缺陷或异常包括 CHARGE 综合征(眼组织缺损、心脏病、胎儿生长受限、中枢神经系统异常、生殖器发育不全或性腺功能减退、外耳畸形或耳聋)、VACTERAL 综合征、唐氏综合征、18 三体综合征、Fryns 综合征、范科尼(Fanconi)综合征等(Rintala et al.,2009;Yang et al.,2006;Konkin et al.,2003;O'neill et al.,1998)。

(七) 产前处理

主要的产前诊断方式为超声检查和 MRI 检查。在产前检查中,对于无诱因羊水过多且超声提示小胃泡或无胃泡的孕妇需要着重检查。

建议孕妇选择有新生儿抢救能力的医学中心进行分娩;新生儿一旦确诊,需立刻转入有能力诊治此疾病的新生儿病房,根据病理分型积极准备手术治疗。

产前胎儿羊水过多是导致食管闭锁胎儿早产的重要因素,因此当羊水过多时需要及时治疗。可采取间断放羊水的方法,每次放羊水不能超过 1 500ml,尽可能让胎儿足月分娩或在出生时体重达 2kg 以上。

由于食管闭锁的胎儿出生时常有羊水吸入,所以尽可能在分娩时做好围产期的处理和出生时呼吸道的护理,减少或避免出现新生儿肺炎或羊水吸入综合征的发生。

鉴于食管闭锁常合并其他系统发育异常，所以应实行有效的产前咨询与产前诊断，进行宣教及必要的家庭遗传学咨询，从而最大限度地增加胎儿食管闭锁的诊断率，让孕妇家庭可以有选择地进行分娩。

（八）产科处理

无须特殊的产科处理。

（九）预后

目前，在伴有严重相关异常的食管闭锁患者中，存活率约为 90%，而单独患有食管闭锁的患者存活率甚至更高（Van lennep et al.，2019）。新生儿重症监护室（NICU）的发展、肠外营养的应用、良好的外科手术技巧、改良的抗生素和产前诊断的发展都对疾病的成功救治起了巨大的作用。

二、胃泡异常

胃泡异常是指胎儿胃泡不存在或胃泡大小与形状与相应孕周不符，或在超声检查 45 分钟内胃泡形状不变（Millener，1993）。

（一）发病率

在妊娠 14 周后胃泡不显影的概率为 0.02%～0.2%，在妊娠 14 周的超声检查中胃泡不显影合并其他畸形的发病率为 48%，妊娠 19 周胃泡不显影合并其他畸形的发病率为 43%，胃泡异常的发病率与胎儿性别无关（Millener，1993）。

（二）病因

很多原因都可能导致胃泡异常，例如母亲有妊娠相关疾病如妊娠期糖尿病、严重的先兆子痫等。胎儿胃泡消失的原因有食管闭锁，吞咽受损如中枢神经畸形、唇、腭裂，神经肌肉病变。先天膈疝、内脏转位会导致胎儿胃泡位置异常，如果肠道腔化过程发生障碍或肠管局部血循环中断，均可导致畸形的发生（张美喜 等，2010），部分胃泡异常与染色体核型异常等遗传因素有关。

（三）超声诊断要点

胎儿胃泡检查首选超声检查，不仅可以识别胎儿胃泡发育是否正常，还可以评估胎儿吞咽功能是否正常。正常的胃泡位于左上腹腔，呈“月牙形”，隐约可见 3 层胃壁结构。

1. 胃泡位于胸腔，腹腔未见胃泡可考虑膈疝；胸腹腔见相同胃泡，甚至胸腹腔均未见胃泡，却伴有羊水过多，脐血流阻力增高，也应高度警惕膈疝可能。

2. 胃泡呈双泡征可考虑十二指肠闭锁；超声显示十二指肠扩张有助于更早期发现十二指肠狭窄或闭锁。

3. 无胃泡则可考虑食管闭锁。

4. 小胃泡则考虑食管闭锁并食管-气管瘘。

5. 胃泡过大则考虑先天性幽门梗阻。

6. 腹部胎儿胃泡横切平面是判断胎儿体内脏器位置关系的很好的一个切面，正常时胃泡位于胎儿左侧，肝脏位于胎儿右侧。在胎儿腹腔经胃泡横切平面可以显示腹腔大血管的位置关系。胎儿四腔心平面及腹部经胃泡横切平面相互参照，对于辨认胎儿心脏位置、确定主动脉及下腔静脉的位置关系有非常重要的价值；而胃泡的形态及位置变化对于诊断膈疝、内脏反位、持续右脐静脉、十二指肠闭锁也具有非常重要的价值。

（四）鉴别诊断

1. 十二指肠闭锁　胎儿上腹部横切平面可见典型的呈“双泡征”，左侧为胃，右侧为扩张的十二指肠，侧动探头，两泡在幽门处相通，多合并羊水过多，一般出现在 24 周以后。

2. 先天膈疝　胃泡位置发生改变，横膈发育缺陷，导致腹腔内容物疝入胸腔，多见于胃泡与肠管。

3. 食管闭锁　当胎儿发生食管闭锁时，超声可能显示小胃泡或是胃泡不显示。80%可合并羊水过多。

4. 先天性幽门梗阻　幽门梗阻时，胃内容物排空受阻，胃泡无回声区增大，呈单泡状，肠管回声减少。

5. 持续性右脐静脉　不是胎儿发育畸形，而是一种解剖变异。胎儿右脐静脉在胎儿腹部经胃泡横切平面的显像特点是可见胆囊与胃泡同侧，脐静脉位于胆囊右侧，门静脉窦弧度指向胃泡，相对离胃泡较近。

（五）伴随畸形

可伴随的全身畸形，包括胎儿四腔心平面异常、内脏反位合并镜像右位心、心脾综合征，以及羊水过多导致的脑积水、脊柱裂、双侧唇裂、腭裂等。小胃泡胎儿，可能会导致发育为无脑儿、唐氏综合征，也可能发育正常。

（六）自然病程

胃于胚胎第 4 周开始发育，在前肠远端形成一个小的纺锤形膨大。在胚胎发育期，胃的前后轴逐渐转，通过这种方式，胃的尾部（幽门部）向右、向上移动，头部（贲门部）向左、向下移动。在 13 周后，胃长径的增长速度大于胃横径及前后径的增长速度，最终形成胃的最后形态，长轴从左上向右下延伸，且具有一定角度。14 周后胃的结构，包括胃大弯、胃小弯、胃底、胃体及幽门部，持续可见。16 周以后的胎儿开始有吞咽动作，胃中就充满了液体。

（七）产前处理

1. 明确有无伴随畸形。应详细扫查胎儿全身结构，以及行 MRI 检查、胎儿超声心动图检查，明确有无消化道外伴随畸形。

2. 当胎儿合并多发畸形时，预后差，建议及时终止妊娠。

3. 产前超声检查胎儿胃泡持续不显影，应明确有无染色体异常（Mckelvey et al.，2010），相关的遗传疾病，行羊膜腔穿刺等相关遗传学检查。

4. 胃泡显影正常，产妇也应该考虑胎儿早产或胎儿生长受限的风险，因此妊娠期进行相应的产科检查是必不可少的。

（八）产科处理

无须特殊的产科处理。

（九）预后

1. 在许多病例中，经超声检查，胃泡持续不显影的胎儿可能伴有更多的结构性缺陷和羊水异常（羊水增多或减少），预后较差（Brumfield et al.，1998）。

2. 产前胃泡异常预后存在不确定性，取决于胎儿产后合并的疾病，如先天性直肠肛门闭锁、脐膨出、肠梗阻等。妊娠 19 周前并不能说明胎儿预后不良，而其后即使胃泡显影，也不能说明胎儿预后良好。

3. 胃泡持续不显影，出生后伴随内脏反位合并镜像右位心患儿，不影响以后的生活质量。

三、肠道闭锁及狭窄

（一）幽门狭窄和闭锁

幽门狭窄（pyloric stenosis）和幽门闭锁（pyloric atresia）是指由于幽门管壁的肥厚增生导致幽门管腔狭窄，而引起的不完全性或完全性的机械性梗阻。其是一种常染色体隐性遗传病，常合并唐氏综合征。

1. 发病率　幽门梗阻非常少见，在新生儿中的发病率约为 1/100 000，在所有的消化道闭锁中占比 1%，男性明显高于女性，合并其他畸形的概率为 43.8%～54.5%（Ksia et al.，2013；Gupta et al.，2013），常并发大疱性表皮松解症（Nazzaro et al.，1990）。

2. 病因　幽门闭锁的病因不明，多数认为是幽门的肌间神经丛及神经节细胞发育不正常或退行性病变所致，妊娠 5～12 周宫内发育停滞导致幽门闭锁，也有报道显示与遗传因素有关，病理改变主要是幽门环形肌肥厚增生致使幽门管高度狭窄，局部呈肿块样改变（王雯 等，2016）。

3. 超声诊断要点

（1）由于幽门狭窄或闭锁时，胃内液体排出受限或者不能排出，液体积聚使胃腔扩大，因此超声显示胎儿上腹部见扩大的胃泡无回声区，呈单泡状，幽门部明显，可见逆蠕动，向下扫查肠管回声减少或者不显示，可伴有羊水过多。为了排除胃生理性扩张或者检查过程中胎儿吞咽羊水所致的胃扩张，应多次重复检查进行测量。超声测量过程中怀疑幽门狭窄或闭锁时，仍应进行全身检查，判断是否合并其他相关畸形。

（2）合并大疱性表皮松解症时，产前超声可以检查到胎儿皮肤剥脱形成的超声图像，显示为“雪花征”（Parelkar et al.，2014）。

（3）超声检查发现胃泡扩张同时合并羊水过多时，应该考虑幽门闭锁的可能。

（4）超声检查食管-胃连接部，出现胃-食管双向反流信号时，可以帮助诊断胃幽门闭锁（Rizzo et al.，1995）。

4. 鉴别诊断　在超声检查过程中需要与下列情况相鉴别：①生理性胃扩张；②幽门痉挛；③幽门前瓣膜；④先天性巨食管症；⑤十二指肠闭锁等。

5. 伴随畸形　文献报道显示伴随畸形可有大疱性表皮松解症，可伴随头鼻骨皮肤变薄、窄耳甲、窄鼻孔、第一脚趾异位、食管闭锁、气管食管瘘、心脏异常、骨骼和泌尿系统生殖道畸形、多发性肠闭锁、感觉性神经性耳聋、唐氏综合征等（Lépinard et al.，2 000）。

6. 自然病程　在妊娠 5～12 周宫内发育停滞时可导致幽门闭锁。

7. 产前处理

（1）明确有无伴随畸形：应详细扫查胎儿全身结构，明确有无其他伴随畸形。对疑有幽门狭窄或闭锁的情况，定期复查超声，进行随访，根据情况可行 MRI 或胎儿心脏彩超等相关检查。

（2）对于拟诊断消化道畸形的胎儿进行遗传咨询，明确有无家族性遗传倾向，明确有无染色体异常、遗传综合征；行相关检查。

（3）文献报道显示，胎儿出生后死亡率与是否合并其他相关畸形直接相关。当胎儿合并多发畸形或染色体异常、基因异常或大疱性表皮松解症，多发肠闭锁时，预后较差。

（4）有文献报道显示，合并大疱性表皮松解症时，产前超声显示胎儿剥脱的皮肤为“雪花征”时，建议终止妊娠。

8. 产科处理　疑似幽门闭锁时应定期复查产前超声，明确有无合并其他畸形，行相关遗传咨询、染色体及相关检查。

9. 预后

（1）孤立的幽门狭窄预后较好，合并其他严重致命的相关畸形时，产后整体死亡率大于 50%。伴发多种畸形的幽门狭窄或闭锁患儿，可能伴有染色体异常或基因异常，预后差，预后取决于所罹患的疾病。

（2）合并交界性大疱性表皮松解症，多发肠闭锁，以及家族性发病常提示预后不良。

（3）单纯的先天性肥厚性幽门梗阻早诊断，出生后早期行相关手术治疗，预后良。

（二）十二指肠闭锁

十二指肠闭锁（duodenal atresia，DA）是胚胎时期，十二指肠肠管空泡化不全所引致，属肠管发育障碍性疾病，可伴有其他发育畸形，如唐氏综合征。本病多见于早产儿。

1. 病因　多数学者认为十二指肠梗阻的主要原因，是在胚胎发育过程中十二指肠腔化过程障碍导致。十二指肠梗阻多合并其他器官畸形或染色体异常。妊娠 6 周后十二指肠将经历腔化阶段，若腔化过程完全受阻则将导致十二指肠闭锁，部分受阻则导致十二指肠狭窄。其他假说还有十二指肠发育时期内胚层的缺失、子宫动脉血供减少、腹壁裂造成的机械压迫等（Nichol et al.，2011）

2. 发病率　其在活产婴儿中的发病率为 1/10 000～1/5 000（Miscia et al.，2019）。闭锁可发生在十二指肠任何部位，但以十二指肠第二段多见，特别是壶腹部。

3. 病理分型

Ⅰ型：隔膜闭锁，肠腔为一隔膜阻塞，肠管及系膜保持连续性；隔膜中央可有针眼大小的孔隙，极少数小孔位于隔膜边缘，此类型最常见，占十二指肠闭锁的 92%。

Ⅱ型：盲端闭锁，闭锁两端的肠管均呈盲袋状，两端间有索带相连，肠系膜保持连续性，此型约占 DA 的 1%。

Ⅲ型：盲端闭锁，肠系膜分离；闭锁两端呈盲袋状，两盲端间肠系膜呈“V”形缺损，此型占 DA 的 7%（Chiarenza，2017）。

4. 超声诊断要点　产前超声检查，有误诊、漏诊可能，需追踪观察以提高诊断准确率，必要时行 MRI。超声检查在胎儿消化道畸形中十二指肠闭锁中的诊断准确率最高。“双泡征（胃与梗阻近端十二指肠扩张）”为十二指肠闭锁的特征表现，但需与胃和膀胱、胃和结肠形成的假性双泡征鉴别，鉴别方法为用探头追踪两者的连续性，若两无回声区不相通则为假双泡征。十二指肠闭锁超声下双泡征具有连续性，并可因胃肠蠕动而出现大小和形态变化。十二指肠闭锁常伴有羊水过多。虽然超声可提供早期诊断,为父母尽早咨询并转移至有条件的医院提供信息,但对妊娠结局是否能起到改变作用尚无定论。

5. 鉴别诊断 其他原因引起的双泡征:在正常胃部超声检查时胃与结肠等形成的假性"双泡征"、胆总管囊肿、肾囊肿、肠重复囊肿、脾囊肿、肠系膜囊肿。其他原因引起的十二指肠梗阻:小肠异常旋转导致肠管位置发生变异及肠系膜附着不全或变窄,并存在异常的索带压迫十二指肠,造成十二指肠完全或不完全性梗阻。

6. 伴随畸形 十二指肠闭锁可伴有其他器官畸形,如下:

(1) 心血管畸形:房室共道畸形、主动脉发育不良、室间隔缺损等。

(2) 泌尿系统畸形:肾缺如等。

(3) 骨骼畸形:四肢长骨偏短、脊柱侧弯等。

(4) 神经系统畸形:小脑下蚓部缺失等。

(5) 染色体异常:唐氏综合征等。

7. 自然病程 超声最早在妊娠12周即可分辨出小肠,在妊娠中期的早期小肠表现为均质中等强度的回声团块,随着妊娠的进展小肠出现不均质,表现为高回声的肠腔和低回声的肠壁。

8. 产前处理 十二指肠闭锁较空肠回肠闭锁更易合并其他畸形,因此超声下发现或怀疑十二指肠闭锁的孕妇应进行胎儿各器官系统筛查。

单纯十二指肠闭锁患儿出生后手术治疗多预后良好,因此胎儿期除十二指肠闭锁外未发现合并其他器官畸形并排除染色体异常者,可严密动态观察;已确诊合并其他严重畸形或发现染色体异常者应尽早行引产术终止妊娠,以降低出生缺陷率。

9. 产科处理 无须特殊的产科处理。

10. 预后 单纯十二指肠闭锁胎儿产后经手术治疗后多预后良好,合并严重畸形或染色体异常,或发生并发症如肠旋转不良甚至肠坏死者,大多预后不良。

此外,预后也与分娩孕周、诊断及治疗时间、术后并发症(肺炎、吻合口瘘、电解质紊乱、营养不良、硬肿症等)有关,早产儿预后较足月儿差。选择合理的手术方式,提高新生儿监护、营养等支持治疗水平是降低患儿死亡率的关键(Sigmon et al.,2020)。

(三) 空肠回肠闭锁

空肠回肠闭锁(jejunoileal atresia,JIA)是指胚胎期空肠、回肠肠管在管化过程中部分肠道终止发育造成的肠腔完全阻塞。

1. 发病率 据文献报道,空肠回肠闭锁在活产儿中的发病率为1/14 000~1/5 000(Osuchukwu et al.,2021)。

2. 病因 目前临床中未能完全解释消化道闭锁的发生原因,一些研究认为其可能跟*Shh*基因表达错误存在一定的关联性,由于*Shh*基因表达异常,胎儿气管、肺等器官与肠食管无法完全正常分割,从而导致消化道闭锁情况的出现(杨宝凌 等,2020)。亦有学者认为,机械因素如肠系膜血管发生闭塞是导致肠闭锁的原因。国外有学者发现胎儿肠道闭锁与胎盘血管内血栓形成及肠系膜血管闭塞有关。研究发现,男胎发病率高于女胎,原因不明。

3. 病理分型 临床多采用Grosfeld改良法(Grosfeld et al.,1979)分型。

Ⅰ型:隔膜闭锁,肠腔为一隔膜阻塞,肠管及系膜保持连续性;隔膜中央可有针眼大小的孔隙,极少数小孔位于隔膜边缘。

Ⅱ型:盲端闭锁,闭锁两端的肠管均呈盲袋状,两端间有索带相连,肠系膜保持连续性。

Ⅲa型:盲端闭锁,肠系膜分离;闭锁两端呈盲袋状,两盲端间肠系膜呈"V"形缺损。

Ⅲb型:苹果皮样闭锁(applc pecl闭锁),闭锁部位于空肠近端,闭锁两盲端分离;肠系膜上动脉发育异常,仅存留第一空肠支及右结肠动脉,或回结肠动脉成为闭锁远端小肠唯一的营养血管。

Ⅳ型:多发性闭锁,小肠多处闭锁,可呈Ⅰ、Ⅱ、Ⅲa型同时并存,闭锁部位及数目不等。小肠与结肠同时存在多发性闭锁者较罕见。

4. 产前表现 国内未见消化道闭锁产前表现相关研究。根据国外文献报道,多例小肠闭锁伴羊水过多的胎儿发生早产,临床表现为下腹痛伴少量阴道流血或胎膜早破,胎心监测示持续胎心过缓,紧急剖宫产后多能发现胎儿脐带溃疡,尸检发现脐带动脉肌层断裂形成动脉瘤。大多数学者认为小肠闭锁的胎儿胃肠内容物经胎儿呕吐至羊水中,其中的胆汁酸等作为化学物质刺激并损伤脐带造成脐带溃疡,脐动脉肌层受损形成动脉瘤破裂出血引起胎儿急性失血而突然出现持续胎心过缓。但是由于并非所有病例均接受尸检,也并非均能肉眼发现脐带溃疡或出血,所以此种脐带溃疡与小肠闭锁之间的关系只是专家猜测。

但这些小肠闭锁伴羊水过多的病例早产多发生在30周之后,因此30周可作为临床加强产检的一个警戒线,对小肠闭锁合并羊水过多发生早产或胎膜早破的病例进行持续胎心监测,以便能够尽早发现胎心变化,而采取干预措施及改善胎儿预后。此外,胎膜早破患者可进行羊水胆汁酸分析,以帮助判断胎儿病情程度及预后(Collett et al.,2017)。

5. 诊断 超声为产前诊断空肠回肠闭锁首选检查方法,但有误诊、漏诊可能,需追踪观察以提高诊断准确率,必要时行MRI检查。有研究发现妊娠期超声诊断胎儿消化道畸形准确率达90%以上,实践证明在妊娠20~27周期间诊断消化道闭锁准确率较高,妊娠中晚期可清楚观察到胎儿消化道。空肠回肠闭锁多表现为近端肠管扩张,远端肠管无内容物近似闭合,可有肠管回声增强,隔膜型可见强回声分隔,有的肠管内径增大不明显但可见肠管张力增大呈"小腊肠"样。高位小肠梗阻常伴羊水过多,低位小肠梗阻羊水可正常,因此合并羊水异常的孕妇应全方位扫查胎儿消化道以排除肠管畸形。当肠闭锁合并肠坏死或肠穿孔时,肠管蠕动减弱,肠管壁增厚,腹腔内可见透声差的积液。空肠回肠闭锁胎儿24周之前作出产前超声诊断的报道病例少,一般在妊娠晚期才能检出,尤其是那些没有合并联合畸形的单纯性肠闭锁,远端回肠及结肠的闭锁发现率更低,只有23%~31%的空肠回肠闭锁产前有异常超声征象(安晓霞 等,2016)。

MRI 表现:MRI 可根据直肠直径及直肠内的胎粪含量来判断小肠梗阻程度。单纯小肠闭锁胎儿直肠直径和直肠内胎粪充盈正常,而复杂性小肠梗阻(囊性纤维病变、小肠多处闭锁或小肠闭锁合并其他器官畸形等)往往表现为直肠内胎粪极少甚至缺如,因此可根据 MRI 提供的胎粪信息预测复杂性肠梗阻(Githu et al.,2014)。

6. 鉴别诊断 小肠闭锁合并肠神经发育不良时需与先天性巨结肠鉴别:先天性巨结肠患儿腹腔大量胀气,尤其以左半结肠及直肠扩张明显,肠管内常可见干结的粪块;小肠闭锁患儿除发生肠穿孔外,大多数不会出现很严重的腹腔胀气,因为闭锁下段的肠管基本无肠内容物及肠气充盈,肠管内气体少,能比较清晰地显示腹腔内肠管、肠系膜等结构,而先天性巨结肠患儿超声检查很难观察到细小的肠管。

此外,有为数不少发育正常的胎儿超声下表现为肠管回声增强。

7. 伴随畸形 小肠闭锁可单独存在,也可是某种综合征的组成部分,有时是囊性纤维病变的第一表现。

8. 自然病程 产前超声检查时小肠的图像是多种多样的,最早在妊娠 12 周就可以通过超声分辨出小肠。在妊娠中期的早期,超声图像上表现为在胎儿下腹部出现均质中等强度回声的团块(Phelps et al.,1997)。胎粪从妊娠中期的早期开始变得不均质,表现为有强回声的肠腔和低回声的肠壁组成。

9. 产科处理 超声发现胎儿消化道异常或羊水量异常而无法立即确诊的孕妇应行超声动态跟踪,防止盲目引产造成不良后果或继续妊娠错过引产最佳时机。已产前确诊的单纯小肠闭锁可在产后尽早行手术治疗,而已确定合并其他结构严重畸形者应及时选择终止妊娠以降低出生缺陷。

10. 治疗 治疗方式以手术为主,手术方式包括:①隔膜切除术;②肠切除+肠吻合术;③肠切除+肠造瘘术。术后成活率与患儿个体因素如出生体重、早产、器官发育成熟度,是否伴有其他器官畸形、闭锁病理类型、妊娠期并发症或术后并发症等有关。Ⅲ型及Ⅳ型肠闭锁患儿治愈率低于Ⅰ型和Ⅱ型。

11. 预后 小肠闭锁也分为单发和多发两类,单发型小肠闭锁较多发型预后好,其中遗传性多发性小肠闭锁与 TTC7A 蛋白基因的突变有关,多伴有肺、脾、肝等多器官形态学变化及功能异常,死亡率几乎 100%(Fernandez et al.,2014)。Ⅲ型和Ⅳ型患儿预后较Ⅰ型和Ⅱ型差,高位小肠闭锁预后较差。预后亦与相关并发症如肠坏死、肠穿孔、肠神经发育不良、中肠旋转不良、肠扭转等有关。其他相关因素还有合并其他系统畸形、呼吸道并发症、孕周及体重等(卫炜 等,2016)。近年来,随着新生儿疾病治疗水平的提高,肠道闭锁术后病死率明显下降。早诊断、早治疗亦能改善患儿预后。术后发生吻合口瘘、肠梗阻、短肠综合征等的患儿预后不良(Gupta et al.,2016)。综上所述,小肠闭锁患儿预后与闭锁部位数量、病理分型、合并症及并发症、出生孕周、体重、治疗时机、治疗水平等均有关。

(四) 结肠闭锁

结肠闭锁(colonic atresia,CA)是指结肠完全阻塞。

1. 发病率 结肠闭锁在活产儿中的发病率为 1/60 000~1/5 000(平均 1/20 000),占所有肠道闭锁病例的 1.8%~15%,其中 58.56%~75% 的病例为右侧(Patoulias et al.,2019)。大量文献报道显示,结肠闭锁常伴随其他先天性异常的概率约为 47%(Etensel et al.,2005)。

2. 病因 确切病因不明,主要有以下学说:

(1) 胚胎发育阶段实心期中肠空化不全而产生的狭窄或闭锁。

(2) 血管相关因素:Louw 和 Barnard 研究论证(Louw,1995),宫内缺血性损伤,如来源胎盘的栓子、自发性血栓及某些机械因素(肠扭转、肠套叠、腹裂导致的肠绞窄)等导致的肠血管异常,使局部血液供应及重吸收功能障碍,而发生狭窄或闭锁及肠系膜缺损等。以上血管因素被许多学者认可,并可以解释孕妇在妊娠期吸烟及服用缩血管药物会增加胎儿结肠闭锁的风险。

(3) 还有学者认为胎儿期炎症、病毒感染,如胎粪性腹膜炎导致的肠坏死、穿孔及诸如病毒感染等可导致结肠闭锁。

(4) 有文献报道可能与遗传因素有关。

3. 超声诊断要点 结肠闭锁的声像图主要表现为结肠扩张,大肠直径随着孕周的增大而增大,正常在妊娠 25 周时结肠管径不超过 7mm,妊娠足月时结肠直径不超过 18mm。因此在判断结肠是否扩张时,应根据检查时的孕周来判断,但若未检出肠管扩张,不能除外肛门闭锁可能。

4. 鉴别诊断 超声检查时需要与较大胎儿的正常肠管、多囊肝、多囊肾、肠系膜囊肿、胎粪性肠梗阻等相互鉴别。

5. 伴随畸形 可以伴随的畸形包括腹裂、多发小肠闭锁、先天性巨结肠、梅克尔憩室(Meckel diverticulum,Meckel 憩室)、肠扭转不良、肛门闭锁等(Subbarayan et al.,2015)。

可以伴随的腹外畸形:先天性心脏病,腹主动脉发育不全,面部异常,大脑缺陷,脑膨出,眼、肾、肌与骨骼的畸形等(Elisa et al.,2016;Saha,2016)。

6. 自然病程 胎儿体内各种器官发育与成形的过程极为复杂且有规律,一般在妊娠 7~10 周时胎儿大多数消化器官均已开始成形,妊娠 11~12 周胎儿胆汁分泌和吞咽羊水使其再通,主要分化为消化系统和呼吸系统的内胚层与主要分化为中枢系统和周围系统的外胚层分化转化不完全,可导致先天性消化系统畸形。

7. 产前处理

(1) 明确有无伴随畸形:应用超声顺序扫查胎儿全身结构,动态观察,定期复查及监测羊水变化,必要时行 MRI 检查、胎儿超声心动图检查,明确有无颅内颅外及其他伴随畸形。

(2) 明确有无染色体异常、遗传综合征:行相关检查。

(3) 当胎儿合并多发畸形或染色体异常、基因异常,预后差,建议终止妊娠。

8. 产科处理 由于妊娠 28 周后易受胎儿骨骼等的影响,诊断胎儿畸形的一个关键时期为妊娠中期,建议加强妊娠18~24周的检查,特别是一些高龄产妇,以及既往妊娠发生过畸形胎儿、有家族性遗传病史、超声检查显示羊水过多、存在显著致畸因素的孕妇,一旦发现,需要进行染色体检查,并根据超声结果综合评估,给予相应处理。

9. 预后

(1) 有文献报道,结肠闭锁患儿的总体死亡率为25.7%,当合并严重畸形时预后不良,结肠闭锁合并严重的畸形或术后吻合口瘘等严重并发症,死亡率可高达61%(Singh et al.,2016)。

(2) 另一个影响预后的重要因素为早期诊断并给予手术干预治疗,延误诊断和手术干预超过生后72小时,将使死亡率明显升高。

(五) 肛门闭锁

肛门闭锁(anal atresia,AA)是指由于原始肛发育障碍,未向内凹入形成肛管,致使直肠与外界不相通,又称锁肛或无肛门症。

1. 发病率　肛门闭锁为较为常见的肛门直肠畸形,其发病率为1/5 000~1/1 500[(高晓燕 等,2016);(Vijayaraghavan et al.,2011)],居消化道畸形之首,我国相关文献报道显示,肛门闭锁的发病率为2.81/10 000,其中男性胎儿的发病率明显高于女性胎儿(Lee et al.,2016b)。

2. 病因

(1) 肛门直肠畸形可能与妊娠期尤其是妊娠早期病毒感染(如风疹病毒、巨细胞病毒、弓形虫等)的感染相关,是先天性肛门闭锁的高危因素。某些化学物质、环境及营养因素也与肛门闭锁的发病相关(张海春 等,2017)。

(2) 单因素分析时,母亲年龄≥35岁,与先天肛门闭锁的发病相关,但通过多因素Logistic回归分析显示,母亲年龄与肛门闭锁的发生无明显相关,有待进一步扩大样本量。母体妊娠早期口服叶酸为肛门闭锁的保护性因素(高晓燕 等,2016)。

(3) 妊娠期糖尿病、被动吸烟、体重超重、发热、职业暴露、咖啡因、母亲吸烟、妊娠早期饮酒等是肛门闭锁的相关危险因素(Miller et al.,2009)

3. 超声诊断要点

(1) 正常肛门超声图像描述:正常肛门超声图像表现为"靶环征",其形状为类圆形,周边环绕较厚的低回声为肛门括约肌回声,中央圆点样强回声为肛门黏膜回声,肛门括约肌在妊娠23周后超声下可视率高达80%,在妊娠23~24周之间可视率高达90%~100%。

(2) 当正常超声扫查未能探及肛门时,则需要继续扫查,在胎儿会阴部横切面上旋转探头至矢状面及冠状切面探查肛门声像图,当所有切面均无法探及肛门特征性图像"靶环征"时,则可判定为肛门闭锁。

(3) 肛门闭锁间接声像图

1) 双叶征是肛门闭锁的特异性声像,表现为胎儿的下腹部或盆腔内可探及一液性暗区(为扩张的直肠或乙状结肠),双叶中隔可位于中央也可偏向一侧,中隔可呈现完全性或不完全性。

2) 胎儿肠管扩张充液,下腹部或盆腔呈"U"或"V"形扩张的肠管,少量腹腔积液将其与膀胱分开。

3) 结肠内钙化灶有可能是胎粪浓集,并钙化而形成。

4) 有文献报道,在妊娠13~16周观察到一过性的右侧乙状结肠扩张至妊娠19周扩张消失,且无其他合并畸形(Bronshtein et al.,2017)。

5) 文献报道中显示,经单因素分析,超声漏诊的肛门闭锁均伴有羊水过多,随着孕周的增加羊水量持续增加,认为羊水过多对于肛门闭锁有较好的提示作用。但多因素Logistic回归分析则显示羊水过多与肛门闭锁无明显相关,有待扩大样本量进一步研究。

4. 鉴别诊断

(1) 其他原因引起的肠管扩张。

(2) 妊娠中/晚期正常的肠管扩张。

(3) 先天性巨结肠。

(4) 腹腔囊肿。

5. 伴随畸形

(1) VACTERAL综合征:脊柱畸形、肛门闭锁、心脏畸形、气管食管瘘、肾脏畸形、肢体异常等。

(2) URSM序列征:外阴性别不清、尿直肠隔畸形、无尿道、阴道开口、膀胱阴道和直肠窦道形成、囊性肾或无肾、心脏畸形、气管食管瘘、单脐动脉。

(3) 泄殖腔外翻:脐膨出、内脏外翻、肛门闭锁、脊柱畸形,比较罕见。

(4) 羊水过少时可有呼吸系统发育不良。

(5) 合并唐氏综合征/18三体综合征。

6. 自然病程　在正常胚胎发育过程中,胚胎1个月时,泄殖腔开始发育,尿囊、中肾管、中肾旁管、后肠分别与泄殖腔连通,后肠沿着泄殖腔下降。胚胎2个月时下降至会阴部,泄殖腔膜穿破形成肛门。3个月时会阴及生殖器发育完成,在此过程中,任何阶段发育异常则可能导致肛门闭锁和瘘,形成"穴肛"。由于肛门闭锁发生部位低,妊娠早、中期胎儿肠管扩张不明显,伴瘘管形成,以及受胎儿体位、孕妇肥胖等因素的影响,从而易导致肛门闭锁的漏诊。

7. 产前处理

(1) 明确有无伴随畸形:肛门闭锁的超声诊断困难,漏诊率较高。因此应详细扫查胎儿全身结构,明确有无其他伴随畸形,怀疑肛门闭锁但不能确诊时,应间断定期复查超声并注意进行妊娠晚期胎儿超声复查,产前超声诊断过程中应尽量明确肛门闭锁的类型,必要时行MRI检查。

(2) 明确有无染色体异常、遗传综合征:行相关检查。

(3) 明确胎儿合并多发畸形或染色体异常,预后差,建议终止妊娠。

8. 产科处理　文献报道显示,妊娠早期应用叶酸可以降低先天肛门闭锁的发病率,为包括先天肛门闭锁在内的消化系统畸形的保护性因素,因此建议妊娠早期口服叶酸降低肛门闭锁的发病率,有条件的孕妇可以口服至整个妊娠期。

9. 预后

(1) 伴发各种畸形的先天性肛门闭锁患儿,可能伴有染色体异常或基因异常,预后差,预后取决于所罹患的疾病。

(2) 产前超声检查明确肛门闭锁位置及有无合并其他

相关畸形，有助于产后的早期诊断，早期手术明显降低了肛门闭锁患儿死亡率。

四、先天性巨结肠

先天性巨结肠又称希尔施普龙病（Hirschsprung disease，HD），先天性巨结肠为一"错误"的命名。其主要病因是结肠远端缺乏神经节细胞导致肠管持续痉挛，粪便瘀滞于近端结肠，导致近端结肠肥厚、扩张，是小儿常见的先天性肠道疾病之一。1886年丹麦医生Harald Hirschsprung首先提出并对其进行了全面的描述（Skabar，2007）。由于其认为病变部位在巨结肠，故先天性巨结肠这一病名沿用至今。目前有些文献已将该病称为无神经节细胞症（aganglionosis）或无神经节细胞性巨结肠（aganglionar megacolon，AM）。

（一）发病率

先天性巨结肠为小儿消化道常见畸形（Hanneman et al.，2001），居消化道畸形第2位，其发病率约为1/5 000（Hartman et al.，2011），男女比例4∶1，且有一定的遗传易感性，多呈常染色体显性或常染色体隐性。

（二）病因

本病的病因目前尚未完全清楚，多数学者认为与胚胎学因素、遗传因素及肠壁内微环境改变等有密切关系。目前较一致的观点是：先天性巨结肠是一种多种基因改变导致的先天性发育畸形，同时在胚胎发育过程中，病变肠管的微环境改变也在疾病的发育过程中起着重要作用。此外，如病毒感染、肠壁缺血、缺氧等因素在先天性巨结肠的发病过程中也起着重要作用（Furione et al.，2012；Best et al.，2012）。

（三）超声诊断要点

产前超声诊断较困难，很难与其他原因造成的肠管扩张相区别，但如果发现胎儿结肠内径超过20mm，要追踪观察，肠管扩张随孕周增加而越明显，尽量做到早发现、早诊断、早治疗，产后超声可确定病变部位，有助于手术切除无神经节的肠管。

（四）鉴别诊断

1. 食管闭锁产前超声表现的间接征象是羊水过多、胃泡过小。
2. 十二指肠闭锁或狭窄的表现为上腹部"双泡征"。
3. 空肠与回肠梗阻表现为中腹部肠管扩张、呈多个无回声区、羊水过多。
4. 结肠梗阻、肛门闭锁表现为结肠扩张、肠腔内有结肠皱襞。

（五）伴随畸形

先天性巨结肠可能是多基因遗传病（Lake et al.，2013；Borrego et al.，2013），5%～21%的先天性巨结肠患者合并其他先天畸形，如肛门直肠畸形、唐氏综合征、先天性心脏病等，其中5%的先天性巨结肠患者合并唐氏综合征（Heuckeroth，2018）。

（六）自然病程

胎儿胃肠道在胚胎期第3～6周发生，妊娠11周小肠已有蠕动，妊娠16周胃肠功能基本建立，妊娠中后期胎儿吞咽功能出现后，吞入的羊水、坏死脱离的组织碎片、腺体分泌物、胆汁可形成肠管内容物；与此同时，胎儿的肛门括约肌发育成熟，胎粪聚集，因而能够通过超声检测胎儿肠道。妊娠20周胎儿小肠的显示率可达到100%，妊娠25周胎儿大肠的显示率为100%，因此妊娠24～26周检查易发现肠管异常。但由于先天性巨结肠的病变部位在结肠远端，除部分肠管扩张外，往往在产前胎儿没有明显的异常。多在新生儿期发现该病变。

（七）产前处理

先天性巨结肠产前诊断较困难，很少合并其他畸形，胎儿期致死率较低，出生率较高；若妊娠期发现部分肠管扩张，应向孕妇说明情况，让其知情，同时定期进行产检，动态观察肠管扩张变化情况，择期终止妊娠。

（八）产科处理

无须特殊的产科处理。

（九）预后

先天性巨结肠诊断十分困难，多数文献报道，产后经过结肠灌洗及扩肛能自行排便。一般情况良好者，可采用保守治疗，部分短段型先天性巨结肠患儿可通过此法治愈。据统计，先天性巨结肠半年内病死率为50%～70%，1年达70%～90%，肠炎发病率为20%～30%，肠穿孔为3.4%～6.4%。手术是治疗先天性巨结肠最有效的方法，手术均需完整切除无神经节段及病变之扩张段，以减少复发，根据情况选择不同的手术方式。国内有文献报道新生儿保守治疗及肠造瘘术后总死亡率仍高达40%，新生儿根治手术死亡率为3.1%～12%，近年来也有少数病例报道根治术未发生死亡者。

五、先天性胆道闭锁

先天性胆道闭锁（congenital biliary atresia，CBA）是一种肝内外胆管出现阻塞，并可导致淤胆性肝硬化而最终发生肝衰竭（Wehrman et al.，2019；Muraji，2012）。

（一）发病率

在欧洲国家，CBA发病率为1/20 000～1/14 000，但地区和种族有较大差异；在太平洋地区，CBA发病率可高达1/2 400，（Wildhaber，2012）。

（二）病因

当前关于CBA病因发病机制，学者们提出了诸多假说，彼此之间又相互关联。CBA主要表现是肝内外胆道及肝脏进行性纤维化，可以假设此过程有多种触发因素，如病毒感染、微嵌合体、基因缺陷等，再加上自身免疫失调，从而导致胆道的免疫损伤扩大化。Landing在几十年前第一个假设胆道闭锁的病因是病毒感染，病毒感染-免疫失调机制逐渐成为CBA病因学研究的热点之一，病毒感染主要集中在呼吸肠道病毒、CMV、轮状病毒这3种病毒（Sochaczewski et al.，2014）。近年来，母源性微嵌合体理论逐渐应用到一些自身免疫性疾病的病因研究，如新生儿红斑狼疮、1型糖尿病等。在CBA患者中母源性微嵌合体的存在已被证实（Kobayashi et al.，2007）。基因缺陷主要包括基因突变、微小核糖核酸和DNA低甲基化等。一般认为胆道病变起于妊娠5～6周，而并非肝内胆管发育期（妊娠7～10周）。胚胎细胞的分化和形态发生是器官发育的关键部分（Keplinger，2014）。

（三）超声诊断要点

产前超声诊断胆道闭锁较困难。胆道闭锁产前超声可表现为胆囊不显示、胆囊增大，也可表现为胆囊正常（王银等，2012）。产前超声检查，胎儿胆囊显示或胆囊持续增大不能排除胆囊闭锁。因此，胆道闭锁不能根据胎儿胆囊超声表现作出诊断。产前诊断胆道闭锁较困难，尚待进一步研究。

（四）鉴别诊断

CBA需与先天性胆总管囊肿、新生儿肝炎、新生儿溶血症、新生儿哺乳性黄疸及肝外胆道附近的肿物或胆总管下端淋巴结肿大、先天性十二指肠闭锁、环状胰腺及先天性肥厚性幽门狭窄等鉴别。

（五）伴随畸形

随着病因学的深入研究，依据发病特点可将CBA分为4种类型，包括：胆道闭锁脾脏畸形综合征（biliary atresia splenic malformation syndrome，BASM）、猫眼综合征、囊肿型胆管闭锁、单发性胆道闭锁；其中，BASM因伴有脾脏畸形（多脾、无脾等）而得名。此外部分还可伴有内脏转位、心脏畸形等其他器官病变，并且有明显的人种及地域分布差异；猫眼综合征是一种有多种临床表型的染色体疾病（22号染色体），除胆道病变外，还可有虹膜发育异常、肛门闭锁等表型，此外该综合征患者多身材矮小、脑垂体结构异常。

（六）自然病程

胚胎发育到孕卵受精后第5周，胚胎肝憩室尾支发育为胆囊和胆囊管，起始部发育为胆总管，头支则发育为肝板和肝内胆管，最初肝外胆道系统上皮增生，管腔暂时闭塞，直到12周，胆囊才开始腔化，因此12周以前超声不能显示胎儿胆囊。超声最早显示胎儿胆囊在12~14周，15周能测量大小，16周时能分辨出胆囊底、体、颈部（Goldstein et al.，1994）。妊娠13周能观察到多数胎儿胆囊，16~34周胎儿胆囊显示率保持稳定，均为90%以上，35周以后显示率下降到90%以下（Moon et al.，2008）。

依据胆道病变发生的时间不同，可划分为胚胎型（20%）和围产期型（80%）两类。前者多被认为于妊娠5~6周，即胚胎器官分化形成时期内出现胆道病变，并常伴有其他脏器畸形；而后者，多数学者认为患儿起初具有发育良好的胆道系统，围产期受致病因素影响后胆道发生进行性纤维化闭锁（Makin et al.，2009）。

（七）产前处理

CBA产前难以确诊，孤立性胎儿胆囊增大和孤立性胎儿胆囊不显示，不增加染色体异常的风险。合并其他结构异常时应建议行胎儿染色体检查，其预后取决于合并畸形的严重程度，同时向孕妇说明预后可能，让其知情，定期进行产检，动态观察。

（八）产科处理

无须特殊的产科处理。

（九）预后

产后新生儿进行相关诊断及治疗。目前临床早期筛查CBA患者方法，一是出生后血清直接胆红素水平，二是粪便比色卡，三是超声检查。临床上其他用于诊断与鉴别诊断CBA的影像学检查有磁共振胰胆管成像（magnetic resonance cholangiopancreatography，MRCP）和肝胆闪烁扫描（hepatobiliary scintigraphy，HBS）（Yang et al.，2009）等方法，HBS诊断灵敏度接近100%，但特异度较差，MRCP则相反。

手术为胆道闭锁唯一且有效的治疗方法。按Kasai提出的胆道闭锁类型，可分为“可吻合”型或“可治”型，此类型有相对正常或扩张的肝外胆道，通过胆肠吻合术即可恢复胆汁引流，效果良好。另一种类型为“不可吻合”型或“不可治”型，对此类型胆道闭锁的治疗有两种方式：肝门肠吻合术（Kasai手术）或肝移植。

对早期诊断，尚未发生严重慢性肝损害和其他并发症的患儿可先行肝门空肠吻合术（hepato porto enterostomy，HPE）延缓疾病的进程。虽然60%~70%的患者最终需要接受肝移植治疗，但HPE可以明显延长患儿自身肝存活时间。对于最终发展为肝功能失代偿，或出现严重并发症及生长发育受限的患儿，则需要接受肝移植治疗。肝移植是目前唯一能从组织学上治愈CBA的方法，Kasai手术联合肝移植可使总体的5年生存率达到90%。

六、腹腔内钙化

（一）胎粪性腹膜炎

胎粪性腹膜炎（meconium peritonitis，MP）是在胎儿时期发生肠穿孔导致胎粪流入腹腔而引起的无菌性腹膜炎。在出生后短期内出现腹膜炎和/或肠梗阻症状，是新生儿及婴儿常见的急腹症之一，病死率较高。

1. 发病率　约占活产儿的1/35 000，病死率高达43.7%~59.6%。近年来，由于采取产前超声筛选及早期宫内干预，其病死率已显著下降（王莹 等，2016）。

2. 病因　肠扭转、宫内肠套叠、血管畸形等引起胎儿肠管血运障碍的疾病，可能导致肠穿孔，肠穿孔初期进入腹腔的胎粪刺激腹膜产生炎性腹腔积液，腹腔积液周围逐渐出现纤维素粘连，形成假性囊肿。纤维素性粘连和钙盐沉积可能封闭肠穿孔，使腹腔积液消失，而显现逐渐扩张的肠管、粘连团块及钙化灶。胎粪性腹膜炎患儿可于肠梗阻、腹腔积液或假性囊肿状态下出生，因而其病理状态和临床表现复杂多样（Nam et al.，2007）。

3. 超声诊断要点　胎粪性腹膜炎的超声表现多种多样。如果发现肝脏肉芽肿时，要高度怀疑是否存在胎粪性腹膜炎。①胎粪性假性囊肿，表现为或大或小的囊性包块，囊壁较厚，囊内为中、低回声，伴有粗细不等的强回声光点、团块状或线样钙化影；②肠闭锁，表现为程度不等的扩张肠袢或囊泡，盲端粗大，蠕动差；③胎儿腹腔积液，腹腔积液量常与孕周相关，发病初期最多见；④合并肠闭锁时可伴羊水过多。多样性和动态改变是胎粪性腹膜炎产前超声诊断的两大特点，当以上征象组合或序贯出现时高度提示本症（Tseng et al.，2003）。

4. 鉴别诊断　应根据临床分型及具体表现与相关疾病鉴别。包括肠梗阻、腹膜炎、各种原因导致的消化道穿孔、坏死性小肠结肠炎（necrotizing enterocolitis，NEC）等肠道炎症性疾病及其他原因导致的腹腔钙化。

本症腹腔钙化有其特点：高密度影多位于右下腹，常表现为或大或小的斑块、点状高密度影，特征性表现为沿假性囊肿壁走行的弧形或不完整环状的钙化影。应与伴有钙化的神经母细胞瘤、含骨组织的畸胎瘤等鉴别。

存在于腹腔内钙化的其他疾病，如胎粪性假囊肿、腹腔内胎粪钙化、新生儿先天性感染导致的肝内钙化灶、胎儿肾上腺钙化需要与胎粪性腹膜炎进行鉴别诊断。当发现腹腔内钙化灶时，必须与肠系膜结节进行鉴别诊断。

5. 自然病程　疾病开始时出现肠管囊性扩张，内含有颗粒状物质，两周后，扩张的肠壁不规则增厚，并含有胎粪。病程长短因肠管扩张程度与部位的不同而存在差异，病程中应动态监测肠管情况。大致病程如下归纳。

Ⅰ期：出现巨大的胎粪性腹腔积液。

Ⅱ期：出现巨大的假性囊肿。

Ⅲ期：出现腹腔内钙化病灶，小的多发的胎粪性腹腔积液和/或假性囊肿缩小。

6. 产前处理　由于病程长短因肠道扩张程度及部位的不同而异，因此病程中应该使用超声动态监测肠道情况，当胎儿出现肠梗阻和/或败血症的迹象时，必须终止妊娠。腹腔内钙化病灶不是手术的指征（Ionescu et al.，2015）。

7. 产科处理　无须特殊的产科处理。

8. 预后　随着产前筛查诊断的进步及小儿外科手术和新生儿重症监护的飞跃发展，患病新生儿的预后已有极大改善。外科手术治疗仍然是主要的治疗手段包括。1966 年文献报道本症病死率为 43.7%～59.6%，1986 年有报道病死率为 48%，近年文献报道，本症存活率可达 80%～84%。有文献报道，产前诊断胎粪性腹膜炎的病死率为 11%～14%，明显低于新生儿期诊断的 40%～50%，因而得出产前诊断病例的预后优于新生儿期诊断者的结论。有研究者对本症患儿进行平均 11 年的长期随访，认为新生儿期治愈者均能远期存活，且生长发育正常。虽腹腔存在粘连，一般无症状，钙化也可以在 3 年内完全消失（Zangheri et al.，2007）。

（二）胎儿肝脏钙化

胎儿肝脏钙化（fetal liver calcifications）是指钙盐沉着于胎儿肝脏部位。肝脏钙化灶可位于肝脏表面、肝实质内或肝脏血管内。肝表面钙化灶常与胎粪性腹膜炎及胆总管破裂引起的腹膜炎有关，肝实质钙化可由水痘和 TORCH 综合征（弓形虫、风疹、巨细胞病毒、单纯疱疹病毒及其他病原体）引起的宫内感染所致。肝内血管钙化则与门静脉血栓和供血不足导致的缺血性梗死病灶有关（Nguyen et al.，1986）。胎儿肝脏钙化既可独立存在，又可与其他染色体异常密切相关（Pata et al.，2012）。

1. 发病率　活检发现胎儿肝脏钙化的发病率为 2.2%～4.2%，产前超声检查发现胎儿肝脏钙化的发病率为 0.06%～0.38%，某些肝脏钙化合并染色体畸形的胎儿常发生自然流产，甚至稽留流产或死胎（Sahlin et al.，2015），而上述原因的胚胎丢失未行相关的超声检查和染色体核型分析，是导致胎儿肝脏钙化发病率与染色体异常相关性差别比较大的主要原因。

2. 病因　很多原因都可能导致胎儿肝脏钙化，如感染巨细胞病毒或细小病毒 B19、循环系统疾病（Kidron et al.，2012）和染色体异常，胎儿肝脏钙化尤其是与 18 三体及其他非整倍体染色体异常密切相关。在妊娠 13～15 周的胎儿中，组织钙化发生的比例最高。钙化灶主要位于肝脏（57%），但也存在于心脏（13%）、肠道（6%）及其他组织。有组织钙化灶的胎儿，染色体异常的比例显著增高。这个阶段的胎儿更容易发生组织钙化的原因可能与胎儿发育过程中的钙代谢有关。在妊娠期 8～12 周，骨骼发育从完全软骨化转变为初级骨化中心的形成，从而使骨钙化开始。骨钙化需要较高的钙浓度，这种钙代谢的变化可能导致此时妊娠期组织钙化的增加。

3. 超声诊断要点　胎儿肝脏钙化通常是在妊娠 15～26 周时，产前超声表现为肝内点状或团状强回声者为肝内钙化灶，钙化灶的回声强度与邻近骨骼的回声类似（Bronshtein et al.，1995a）。胎儿肝脏钙化灶主要是包膜下的结节性钙化，部分门静脉区和肝门区。经胎盘感染的钙化灶超声表现为随机分布的结节状强回声或钙化点，常伴有多种先天性畸形；此时的钙化一般是多脏器钙化（Shackelford et al.，1977；Rypens et al.，1995）。稽留流产或早于 23 周的流产，胎儿有明显皮下水肿和其他异常的证据。

4. 鉴别诊断　胎儿肝脏肿瘤：超声多为高回声或混合回声，极其罕见，包括肝母细胞瘤、血管瘤、血管内皮瘤、转移性神经母细胞瘤等。超声表现多样，可为低回声或高回声，约有一半病例有钙化。

胎儿肝胆系统异常囊性结构：超声多为无回声，包括胆总管囊肿、先天性弹道闭锁等，临床较少见。

5. 伴随畸形　肝脏钙化常伴随的染色体畸形有 X 单体、非整倍体、三倍体异常，以及胎儿结构畸变和多器官畸变等，但在胎儿肝脏钙化中，18 三体、13 三体的异常更多见。研究表明，如胎儿畸形伴有肝脏钙化，那么染色体畸形率增高 2 倍。

6. 产前处理　胎儿肝脏钙化的意义必须与其他临床和病理参数相结合，包括病变部位和数目、胎儿-胎盘循环障碍的迹象，胎盘、脐带异常和胎儿畸形。胎儿肝钙化通常与胎儿-胎盘循环障碍有关，包括脐带异常和皮下水肿。甚至有人认为，胎儿肝钙化可能预示着胎儿死亡前的胎儿-胎盘循环功能障碍，特别是如果存在皮下水肿，即使没有其他异常发现，也要提高警惕。密切监测胎动、胎心变化，以及胎儿脐动脉血流和大脑中动脉血流的变化。

（1）明确有无伴随畸形：应详细扫查胎儿全身结构，以及行 MRI 检查、胎儿超声心动图检查，明确有无颅内颅外伴随畸形。

（2）明确有无染色体异常、遗传综合征及 TORCH 病毒感染：行相关检查。

（3）当胎儿合并多发畸形或染色体异常、基因异常，以及与胎儿肝脏钙化相关的病毒感染时，预后差，建议终止妊娠。

（4）对于产前孤立性胎儿肝脏钙化的咨询，由于不合并有其他染色体异常和畸形，建议适当增加产前检查频率，做好胎儿-胎盘储备功能的检查。

7. 产科处理　无须特殊的产科处理。

8. 预后

（1）新生儿结局伴发各种畸形的胎儿肝脏钙化患儿，可能伴有染色体异常或基因异常，预后差，预后取决于所罹患的疾病（Maisonneuve et al.，2019）。

（2）如上所述，产前孤立性胎儿肝脏钙化的预后存在不确定性，取决于产后新发现的合并的疾病。

（3）出生后依然诊断为孤立性胎儿肝脏钙化的患者，多数可以在出生后消失或缩小，若不合并近期感染及染色体异常，往往预后较好。如果合并有神经系统后遗症，预后较差。

七、胎儿腹部囊性病变

胎儿腹部囊性病变（fetal abdominal cyst）是一种胎儿腹腔囊性改变的描述性定义。按照发病部位的不同，可主要分为胆道源性囊性包块、肝源性囊性包块、肠道源性囊性包块、肾源性囊性包块、生殖系统源性囊性包块。而腹部囊性包块首次检出时间主要在妊娠21~30周，胆道源性和肝源性主要集中在妊娠15~25周，而肠源性、肾源性等来源的囊性包块首次检出时间主要在妊娠20~30周。肾源性和生殖系统源性的囊性病变将在胎儿泌尿系统及胎儿肿瘤章节中详述。

（一）发病率

产前超声检查的胎儿异常中，胃肠道系统的异常占大约20%。产前超声检查的诊断准确性随胃肠道异常的类型不同而不同，准确率最高的为脐膨出和十二指肠闭锁（Jouppila et al.，1984）。肝囊肿、胆总管囊肿和胆道闭锁在新生儿期相当罕见，同样在胎儿期对上述疾病的产前诊断也很罕见（Sepulveda et al.，2019）。

（二）病因

1. 肝脏囊肿　肝脏肿瘤在儿童期是罕见的，约占胎儿期和新生儿期所有肿瘤的5%。最常见的良性肿瘤是血管瘤、间质错构瘤和肝母细胞瘤。肝脏囊肿是一种罕见的先天性疾病。发病机制尚不清楚。单纯性肝囊肿（simple liver cyst，SLC）由异位的胆管、微小错构瘤、胆管周围腺体或胎儿期血管破裂所致（Avni et al.，1994）。也可能与胚胎发育的过程中，肝内胆道发育不良所致。囊肿可分为单发或多发；后者常与多囊肾和先天性肝内胆管扩张（caroli disease）有关。大多数人在四五十岁时偶然被发现。SLC发病率为0.1%~2.5%，男女比例为1∶1.5。截至2015年，胎儿期SLC的病例报告不足10例。

2. 胆总管囊肿　也称先天性肝内胆管扩张、原发性胆管扩张或胆管囊状扩张。先天性胆总管囊肿临床罕见，新生儿发病率为1/150 000~1/100 000，亚洲人发病率较欧美人高，男女比例为1∶3。虽然该病的病因尚不清楚，可能与胰胆管合流异常、胰腺酶反流到胆管，导致胆管扩张相关（Jensen et al.，2015）。也可能与胆管壁远端的神经节细胞缺乏有关。当缺乏的神经细胞调节胆管节律性运动的功能障碍时，其远端肌肉的结构和功能异常，可能导致胆管阻塞和随后的胆管扩张（Tu，2017）。

3. 小肠重复畸形　是指小肠肠系膜内出现的管状中空结构。它可以发生在小肠的任何部分。具体病因不详，可能的病因如下：①原肠腔化障碍；②胚胎期憩室持续存在；③脊索-原肠分离障碍；④原肠缺血坏死。

4. 肠系膜囊肿　肠系膜淋巴肿胀和囊性改变引起的囊肿，有时被称为腹腔肠系膜囊肿。肠系膜囊肿的形成可能是由于淋巴组织的先天性发育不良，特征为淋巴管似恶性肿瘤样的扩张。也有人提出囊肿形成是由于淋巴管和静脉侧支循环障碍导致淋巴回流阻塞的结果。肠系膜囊肿主要发生在小肠系膜，靠近的小肠肠系膜边缘。但也文献报道发现囊肿发生在结肠系膜。

（三）超声诊断要点

每种类型的胎儿腹部囊肿都有其独特的超声影像学特征。

1. 肝脏囊肿　虽然通过超声和MRI扫描，在妊娠期可初步诊断肝脏肿瘤，但由于肿瘤来源的复杂性，确诊常常很困难（Makin et al.，2010）。通过彩色多普勒超声检查囊肿与门静脉及肝动脉的密切关系，可以初步诊断肝脏囊肿。在妊娠期几乎很难确诊孤立性肝囊肿。先天性肝囊肿，超声检查可显示为大的囊肿（>3cm），囊肿从肝右叶开始向周围蔓延，囊肿可从妊娠中期到新生儿期持续增大。

2. 胆总管囊肿　多见于右上腹，靠近肝门附近，门静脉后。均为单发囊肿，呈圆形或椭圆形。囊肿直径为2~5cm，均与胆管和胆囊相连。部分囊肿伴有肝回声增强或肝内胆管囊性扩张。

3. 小肠重复畸形　多见于下腹部，罕见于右腹部。囊肿可单发亦可多发。呈圆形、椭圆形、长椭圆形或管状形状。大多数囊肿有一定程度的运动性，可见肠蠕动。囊肿的直径为2~6cm。与其他类型的囊肿相比，其囊壁较厚，甚至可见肠壁样影像结构，与邻近的肠壁结构相似，可能与囊肿来源于消化道密切相关。此外，与它相连的肠管有相同的血供。有个别病例报道，囊肿压迫导致肠梗阻邻近肠。

4. 肠系膜囊肿　为腹腔内孤立的单房囊肿，多呈椭圆形。囊肿壁较薄，缺乏张力，活动度较大。多见于回肠，易受腹部压力的影响，囊肿或呈不规则形态。大多数囊肿透声良好，少部分囊肿透声较差。

（四）鉴别诊断

超声通过囊肿的位置与其邻近脏器的关系、囊肿形状和张力、囊壁的厚度、囊肿的活动度和其他动态变化的综合分析，可以为不同类型的胎儿腹腔囊肿提供鉴别诊断。

胎儿腹部异常的囊性结构主要来源于胃肠道或泌尿生殖道、胆总管囊肿、小肠重复囊肿和肠系膜囊肿。当胎儿诊断为腹部囊性病变时，应进行相应的鉴别诊断，包括肠重复畸形、肾积水、膀胱扩张、胎粪性腹膜炎形成的包裹性囊肿、继发于肠梗阻或闭锁扩张的肠管、淋巴管瘤和肾、肠系膜、网膜、脐尿管、胆总管，卵巢和肝囊肿。

（五）伴随畸形

腹腔孤立的单房囊肿，一般不伴随其他染色体畸形。多房囊肿可能伴随其他消化道畸形如多囊肾、消化道梗阻或闭锁。需要进行相应的鉴别诊断。

（六）自然病程

在产前影像学的定期检查中发现，随着孕周的增加，胆总管囊肿会逐渐变大而胆囊的大小是正常的。小肠重复畸形和肠系膜囊肿大小不会随着孕周的增加，发生相应的改变。肝脏囊肿通常在妊娠晚期发现，但Berg报告妊娠早期发现肝囊肿一例。肠源性囊肿产前确诊比较困难，三分之二的囊肿会逐渐消失、体积减小或稳定不变（Sanna et al.，2019）。直径<20mm的囊肿增长的可能性会超过直径>40mm的囊肿。在妊娠中期超声筛查中发现的大多数胎儿腹腔囊肿是良性的，不需要手术干预就能自行消失。在妊娠晚期超声检查发现的胎儿腹腔囊肿或囊肿已经影响到胎儿，导致胎儿的结构异常，新生儿期可能更需要手术干预。尽管妊娠早期的部分上腹部囊肿会在妊娠期自行消失，但新生儿期的胃肠道并发症不会因囊肿的消失而消失（Holschbach et al.，2012）。产前虽然能描述囊肿的形态，但囊肿的最终来源只能在新生儿期通过外科手术和病理学检查来确定。

（七）产前处理

1. 如果怀疑有肝囊肿，必须进行鉴别诊断。必须告知胎儿的父母在后期的产检过程中，囊肿可能发生的变化，以及产妇的分娩方式、可能的产后治疗方案。明确有无伴随畸形：应详细扫查胎儿全身结构，并行相应部位的MRI检查。

2. 明确有无染色体异常、遗传综合征及TORCH病毒感染，行相关检查。

3. 绝大多数的腹腔囊肿病例，不需要产前干预治疗。除非极端的情况下，出现明显邻近器官的压迫症状，可通过超声引导下，行囊肿穿刺抽吸囊液帮助减轻症状，同时查验囊液的性状和病理学检查（Ito et al.，1997）。但不建议超声引导下的囊肿内硬化剂的治疗，因为在妊娠期不能单纯从影像学上证实腹腔内囊肿的组织学来源。

4. 胎儿MRI检查对产前诊断具有重大的意义。不但能为产科医师、新生儿医师及外科医师提供额外的信息，而且有助于决定分娩方式并新生儿期的治疗。

（八）产科处理

无须特殊的产科处理。当存在产科指征需要剖宫产终止妊娠时，可选择手术方式终止妊娠。胎儿囊肿一旦被确诊时，应考虑胎儿的最佳分娩方式。胎儿腹腔内囊肿直径达10cm的胎儿可顺利经阴道分娩，没有并发症存在。因此，既然由于软组织因素导致的难产非常罕见，分娩方式应以产科因素为主。

（九）预后

手术是唯一的治疗方法，新生儿期多因急腹症施行手术。胎儿肝囊肿是良性的，伴有肝胆道异常、肝功能异常的可能性很低。先天性胆管囊肿的预后与出生后肝功能是否异常和是否伴发相应的临床症状有关（Leombroni，2017）。无症状的小肠重复畸形也应手术切除，以防并发症及成年后癌变的发生。尤其是妊娠早期发现的腹腔囊肿，胎儿分娩后应进行影像学检查，以除外肛门直肠畸形。

（王宇光　罗国阳）

第七节　泌尿系统

一、肾脏位置及数目异常

（一）肾缺如

肾缺如（renal agenesis，RA）是指一侧或双侧肾脏缺失。

1. 发病率　双侧肾缺如在活产儿中发病率约为1/3 000（Cardwell，1988）。单侧肾缺如在活产儿中发病率为1/1 300～1/500（Bronshtein et al.，1995b），由于单侧肾缺如可无症状存活，故实际发病率可能更高。产前超声检出率文献报道不一。

2. 病因　主要是由于胚胎后肾发育过程中一侧或双侧输尿管芽不发育，诱导后肾中胚层分化失败，导致一侧或双侧肾脏缺如。可能相关的染色体异常包括21三体、45，X、22q11微缺失等。近期研究还发现，有某些基因缺陷可能与肾缺如有关，如*HNF1B*、*PAX2*、*SALL1*、等（Westland et al.，2013）。

3. 超声诊断要点

（1）单侧肾缺如

1）轴切面及纵切面均显示一侧肾窝内空虚，左侧多见（图14-7-1、图14-7-2）。

2）约有90%的单侧肾缺如胎儿对侧肾脏出现代偿性增大，肾脏径线超过第95百分位数。

3）冠状切面患侧肾上腺成条状与脊柱平行，呈“肾上腺平卧征”（图14-7-3）。

4）患侧肾动脉不显示（图14-7-4）。

5）应排除异位肾可能。

（2）双侧肾缺如

1）轴切面及纵切面双侧肾窝及腹腔内均未探及肾脏组织回声（图14-7-5）。

2）冠状切面患侧肾上腺由于失去肾脏支撑而与脊柱平

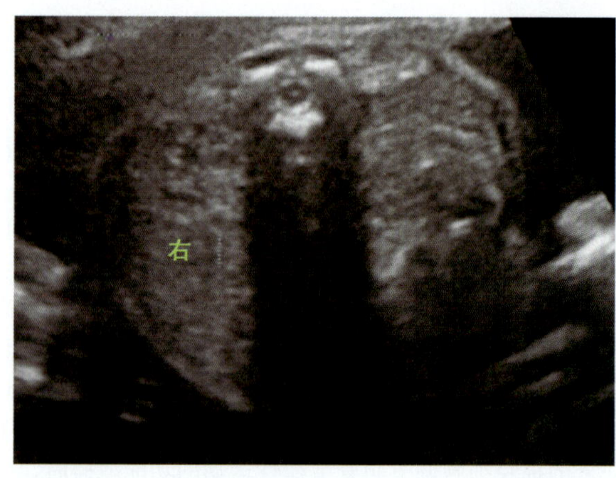

图14-7-1　胎儿腹部横切面显示脊柱侧可见肾脏回声，脊柱左侧肾窝内空虚

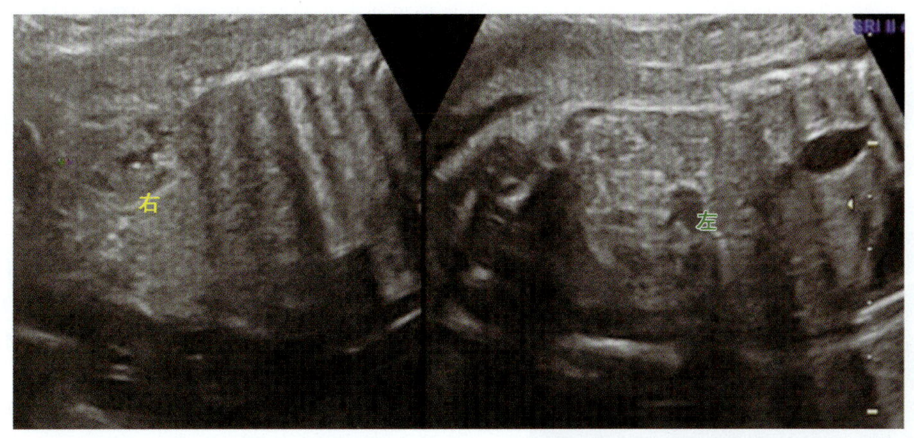

图 14-7-2　胎儿纵切面显示右侧肾脏，左侧肾窝内为回声偏高的肠管

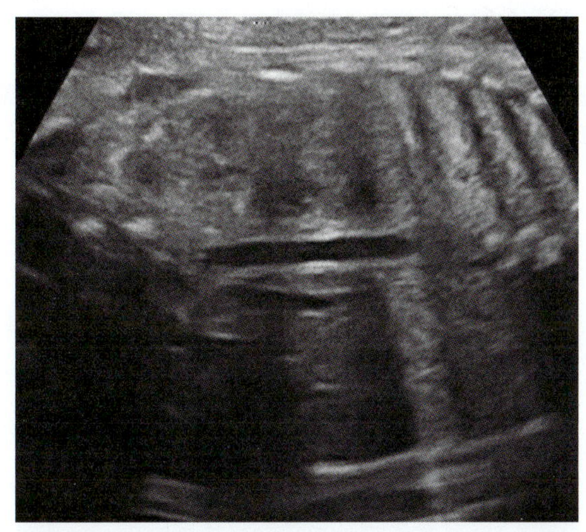

图 14-7-3　冠状切面肾缺如侧肾上腺成条状与脊柱平行，呈“肾上腺平卧征”

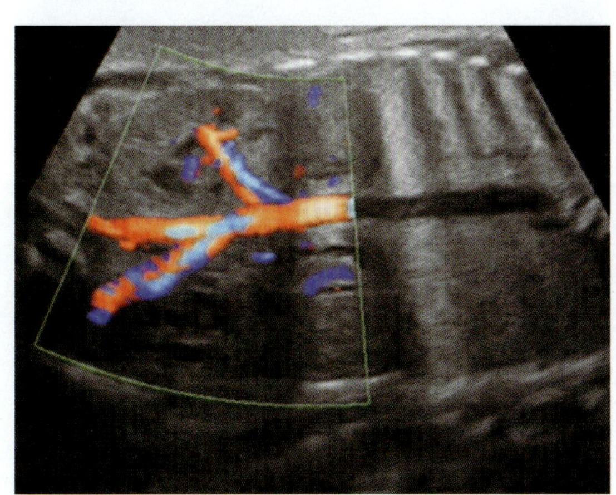

图 14-7-4　单侧肾缺如，一侧肾动脉不能显示

行，呈“肾上腺平卧征”，中央髓质呈线样高回声，皮质呈两条平行低回声带。肾上腺由于肾窝内空虚而相对增大，早期甚至与正常肾脏大小相似，因此容易误认为是肾脏组织。此外，肠管也常易误认为是肾组织。

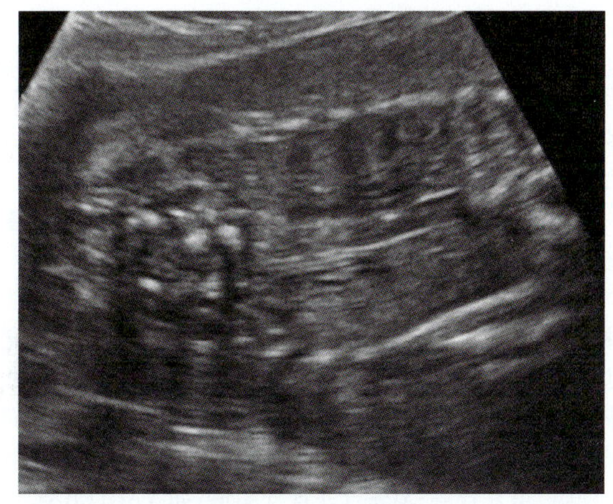

图 14-7-5　双侧肾缺如时，冠状切面脊柱两侧均未探及肾脏回声，两侧肾上腺呈“平卧征”

3）彩色多普勒表现：冠状切面腹主动脉约第 2 腰椎水平未见正常肾脏动脉发出（图 14-7-6）。应注意不要将肾上腺、腰动脉及肠系膜上动脉等误认为肾动脉。

4）间隔 1~2 小时反复检查膀胱始终不显示（图 14-7-7）。

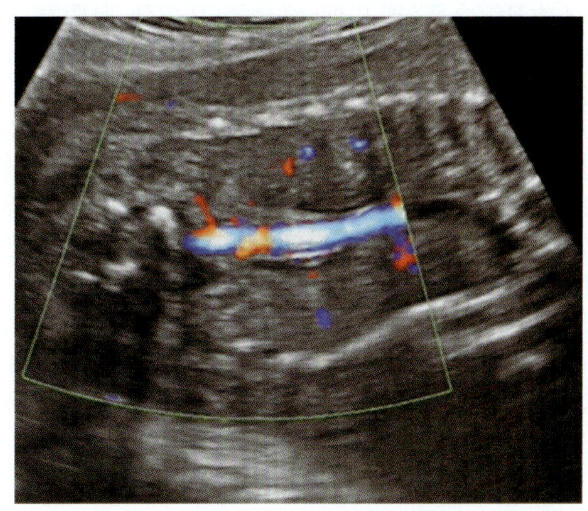

图 14-7-6　双侧肾缺如时，双侧肾动脉均未显示

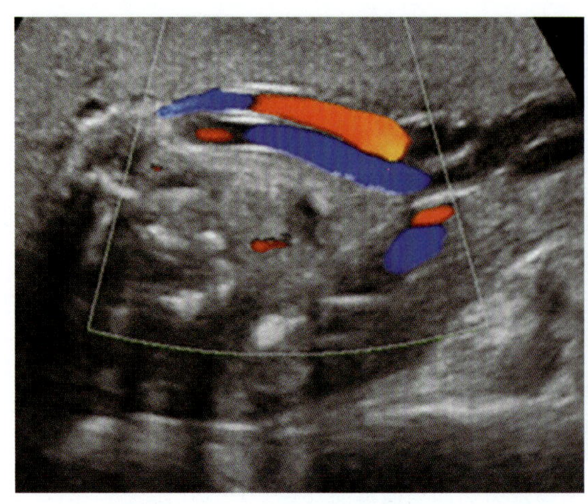

图 14-7-7　双侧肾缺如，反复检查膀胱不显示

5）严重羊水过少，常见于妊娠 17 周后。

4. 鉴别诊断　双肾缺如主要与其他可能引起羊水过少的胎儿异常相鉴别：①其他泌尿系统畸形，如下尿路梗阻、双肾多囊性发育不良、婴儿型多囊肾；②双胎输血综合征；③严重胎儿生长受限；④胎膜早破。

单侧肾缺如主要与肾发育不全、盆腔异位肾、交叉融合肾、多囊性肾发育不良鉴别。

5. 伴随畸形　双侧肾缺如常伴有肾外畸形，如心血管畸形、神经系统畸形、消化道闭锁、膈疝、骨骼异常，亦见于某些罕见的胎儿综合征，如人鱼序列征、常染色体显性遗传的腮-耳-肾综合征。单侧肾脏缺如中：32%可合并其他先天性肾脏及尿路畸形，包括膀胱输尿管反流、巨输尿管、肾盂输尿管连接处梗阻、重复肾等；31%合并肾外畸形，如 VACTERAL 综合征（脊柱畸形、肛门闭锁、心脏畸形、气管食管瘘、肾脏畸形、肢体异常）、单脐动脉（Westland et al.，2013）。此外单侧肾缺如常合并生殖道畸形。

6. 自然病程

（1）双侧肾缺如：妊娠 16 周后羊水主要是肾脏分泌的尿液，因此 16 周后双肾发育不良可由于羊水过少而产前发现，因合并严重肺发育不良和马蹄内翻足，可出现典型的双侧肾不发育综合征（即 Potter 综合征：耳位低、眼距宽、鼻扁平、皮肤皱褶、四肢挛缩、肺发育不良等），33% 胎儿生后死亡。

（2）单侧肾缺如：由于健侧肾脏代偿性增大，肾单位发生超滤过和肥大，可能导致肾小球硬化，导致对毒性代谢物及缺血敏感，出生后发生高血压、蛋白尿及肾功能损伤的风险增加，特别是合并其他先天性肾脏尿路畸形时，更易发生肾脏功能不全。

7. 产前处理

（1）产前超声发现肾缺如，应除外泌尿系统、肾外畸形，以及外相关的胎儿综合征。同时还应除外染色体异常及先天性肾脏及尿路畸形相关基因异常。

（2）胎儿双肾缺如为致死性，产前一旦明确诊断应建议终止妊娠。

（3）单侧肾缺如通常在妊娠中期发现，应除外异位肾，加强超声监测至妊娠晚期，注意羊水量。

8. 产科处理　无特殊产科处理。

9. 预后　双侧肾缺如致死性，预后差。孤立性单侧肾缺如出生后可无症状，但肾脏代偿性增大可能增加远期肾脏损伤风险，出现高血压、蛋白尿及肾功能不全，合并其他畸形较孤立性单侧肾缺如肾功能不全风险增加。

（二）盆腔异位肾

盆腔异位肾（pelvic kidney）指肾脏异位至盆腔内。

1. 发病率　活产儿发病率约为 1/713（Batukan et al.，2011）。在产前诊断的单侧肾缺如中，约有 37% 实际为盆腔异位肾。

2. 病因　肾脏实质发育正常而在胚胎肾迁移过程中未能上升至正常位置。

3. 超声诊断要点

（1）二维超声一侧肾窝内呈“肾缺如”表现。

（2）盆腔内异位的肾脏通常回声增强，形态较正常肾脏偏小，与肠管不易鉴别，故妊娠早期不易发现，妊娠中期仔细探查常发现低回声的肾锥体而明确诊断。常紧邻髂骨翼或膀胱周围（图 14-7-8、图 14-7-9）。

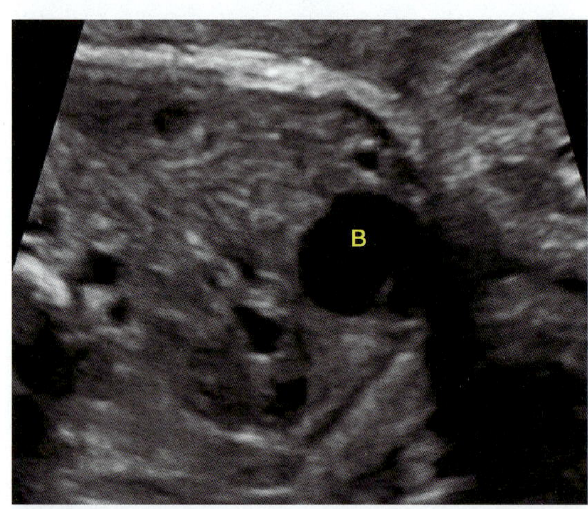

图 14-7-8　膀胱（B）右侧上方可探及肾脏样回声，为盆腔异位肾，皮髓质界限不清晰

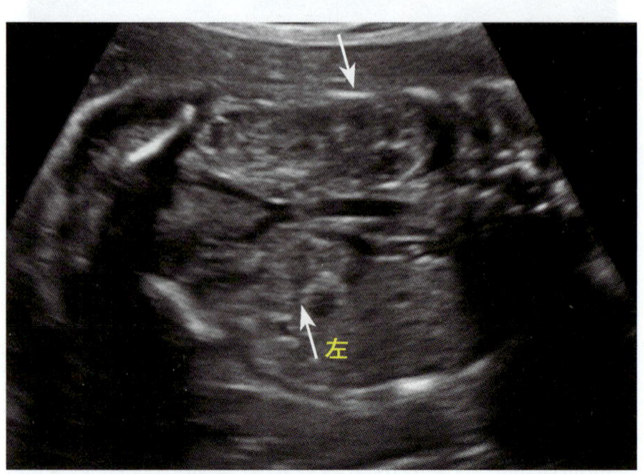

图 14-7-9　冠状切面显示左侧肾脏（左，箭头）较对侧明显小，位置低

（3）正常肾区水平未探及肾动脉分支，异位肾的供应动脉可来自一个多个发自主动脉或主动脉的分支。

（4）异位肾如果有肾功能，健侧肾往往无代偿性肥大。

4. 鉴别诊断

（1）单侧肾缺如。

（2）马蹄肾。

（3）盆腔内其他包块如：卵巢囊肿、梗阻部位的肠管、盆腔内的骶尾部畸胎瘤。

5. 伴随畸形　约50%的盆腔异位肾同时合并肾脏其他畸形，如膀胱输尿管反流、肾盂输尿管连接处梗阻、梗阻性囊性肾发育不良及多囊性肾发育不良。约27.8%合并肾外畸形，其中单脐动脉最多见（Batukan et al.，2011）。

6. 自然病程　胎儿期约50%于24周后发现，生后常常无症状。出生后可能由于膀胱输尿管反流而易发生泌尿系感染，肾结石和肾血管性高血压发病率增加。

7. 产前处理　当产前超声发现单侧肾缺如时，应在妊娠晚期复查超声以明确诊断盆腔异位肾。除外泌尿系统及肾外其他畸形，如无合并其他畸形，无染色体检查必要。

8. 产科处理　无特殊产科处理

9. 预后　出生后可无症状，如不合并严重肾外畸形，总体预后较好。生后需长期随访，除外泌尿系统并发症。单独比较异位盆腔的肾脏与正常肾脏，约47.8%有不同程度的肾功能受损，但个体总体肾功能无明显改变，远期发生严重肾功能损伤的概率较小。

（三）马蹄肾

马蹄肾（horseshoe kidney，HSK）指两侧肾的上极或下极相融合呈马蹄状。

1. 发病率　人群中发病率约为1/400。男性多见。

2. 病因　胚胎后肾发育过程中双肾融合于主动脉前方导致不能正常向上迁移及旋转，肾门朝向腹壁脐孔。

3. 超声诊断要点

（1）肾脏形态失常，呈马蹄状（图14-7-10），约90%双侧肾脏下极融合，上极融合少见（Natsis et al.，2014）。融合部分回声可以是肾脏实质或高回声的纤维束，融合部纤细时不易诊断。

（2）肾盂朝向腹壁前方，肾脏位置偏低（图14-7-11）。

（3）长轴切面肾脏形态弯曲，肾下极形态细长位于中线部位。

（4）供应血管多种变异，可来自主动脉及髂动脉，来自肠系膜下动脉、骶动脉及膈下动脉者少见。

4. 鉴别诊断　与交叉异位融合肾相鉴别。后者两侧肾位于同侧，其中一个肾脏的下极与另一肾的上极相融合。

5. 伴随畸形　常见伴有肾盂输尿管连接处梗阻。

6. 自然病程　胎儿期部分难于诊断而在成人期发现，大多数无症状，有21%～60%合并有泌尿系结石，此外还可伴有泌尿系感染。1/3伴有生殖道、心脏、骨骼及泌尿系统其他畸形（Boatman et al.，1972），如特纳综合征、18三体综合征、尿道下裂、隐睾、VACTERAL综合征。

7. 产前处理　产前怀疑马蹄肾，应全面检查除外其他系统畸形，如有合并畸形应进行染色体核型分析。

8. 产科处理　无特殊产科处理。

9. 预后　取决于是否合并其他畸形及染色体异常，单纯马蹄肾无临床症状，可正常存活。

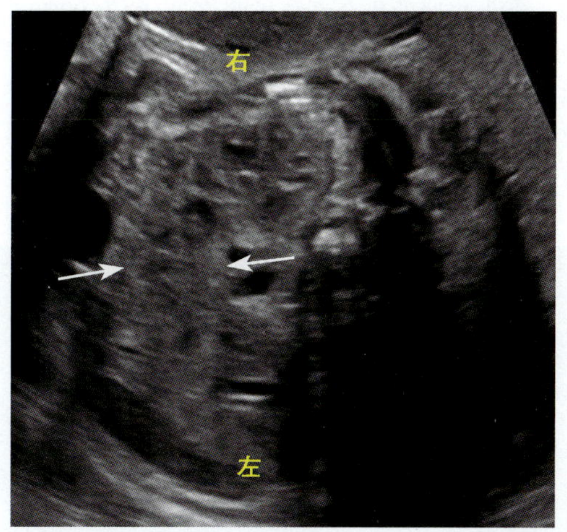

图14-7-10　横切面双侧肾脏下极肾实质于脊柱前方融合，箭头示融合部分的肾实质，符合马蹄肾典型超声表现

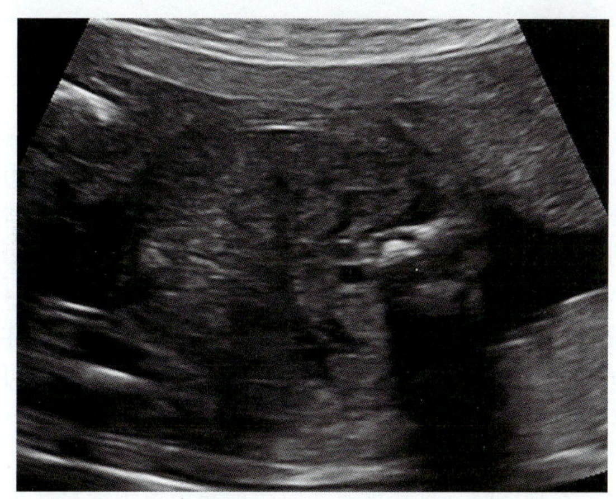

图14-7-11　马蹄肾双侧肾下极位于中线部位，肾盂朝向前方

（四）重复肾

重复肾（duplex renal）又称重复集合系统（duplicated collecting system），是指同侧肾脏有上下两个集合系统，可以是全部或部分重复。

1. 发病率　产前超声发现率约为0.06%（Vergani et al.，1999），男女比例约为3∶8。

2. 病因　胚胎肾发育过程中输尿管芽顶部分化完成前发生分裂，两个输尿管芽均与后肾中胚层发生相互诱导形成肾单位及集合系统。可形成部分或全部重复，部分重复畸形多见，左侧较右侧多见。多为散发，文献报道有家族遗传性。

3. 超声诊断要点

（1）肾脏：①双侧肾脏大小不一致，重复肾可以仅表现为一侧肾脏增大，超过相应孕周的第95百分位数；②可探及两个肾盂样回声，上下两极肾之间有界限，为肾脏实质（图

14-7-12)；③上极肾的集合系统扩张多见，约为90%，肾盏明显扩张时可以呈囊状，矢状切面及冠状切面扫查“囊区”与肾盂相通；④严重尿路梗阻可导致上极肾发育不良改变，皮质内出现囊肿，随肾功能受损时间延长，囊肿可逐渐变小，肾脏大小甚至可以接近正常。

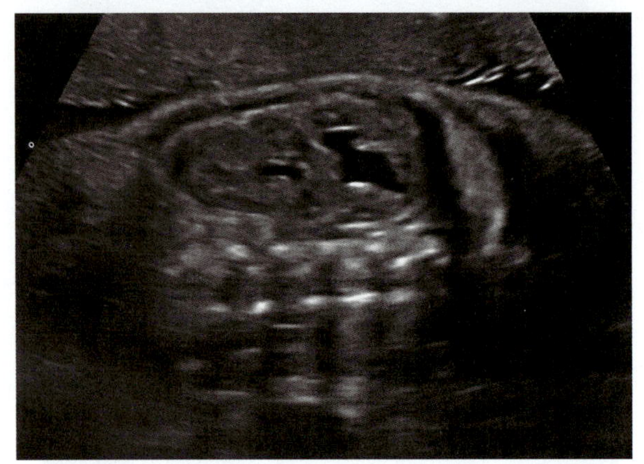

图 14-7-12　重复肾，冠状切面一侧肾脏可探及两个肾盂样回声，上肾盂扩张

(2) 输尿管：①上极输尿管常为异位输尿管，因梗阻而表现不同程度的扩张(图14-7-13)；下极输尿管也可因膀胱输尿管反流而出现扩张。异位输尿管多开口于膀胱，亦可开口于尿道、子宫、阴道、输精管等。②输尿管囊肿(图14-7-14、图14-7-15)，表现为膀胱内输尿管开口处薄壁气球样囊区，大小可规律性变化，较大囊肿可引起膀胱出口梗阻，可出现双肾积水表现。

(3) 严重膀胱出口梗阻可出现羊水过少。

4. 鉴别诊断　重复肾通常因产前超声发现尿路扩张而诊断，故主要与其他导致尿路扩张的泌尿系统异常鉴别，如肾盂输尿管连接处梗阻、膀胱输尿管反流、单纯输尿管囊肿、巨输尿管。此外，需要与其他可能引起肾脏增大的原因如多囊性肾发育不良、婴儿型多囊肾、肾脏肿瘤、Beckwith-Wiedemann 综合征等相鉴别。

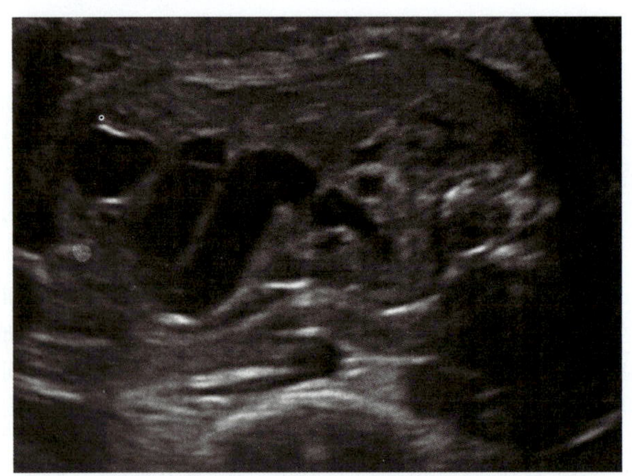

图 14-7-13　胎儿下腹部迂曲的无回声区为输尿管，上端与重复肾上级肾盂相通，输尿管全程扩张

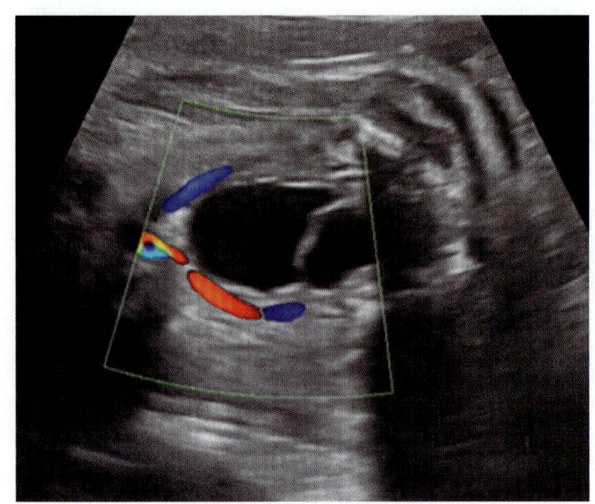

图 14-7-14　膀胱内输尿管囊肿

两条脐动脉之间为膀胱，内可探及一无回声囊区，为输尿管囊肿。

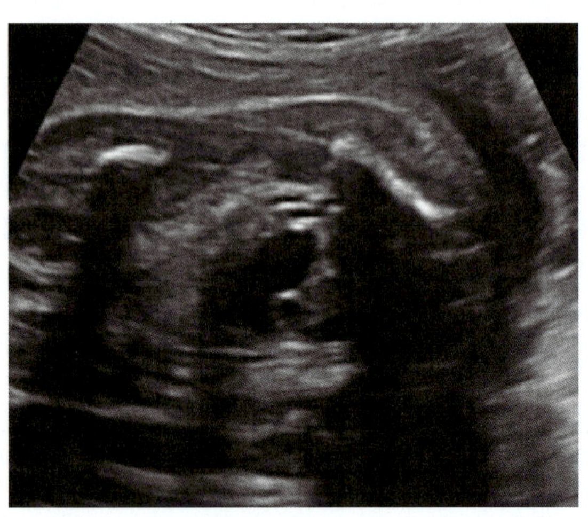

图 14-7-15　膀胱内输尿管囊肿，连续观察可见输尿管囊肿大小改变(与图14-7-14为同一胎儿)

5. 伴随畸形　女性胎儿中常见合并生殖道畸形，发病率约50%。

6. 自然病程　常见的先天性尿路畸形，如无集合系统扩张，产前往往易漏诊，生后可无症状。83%～90%为单侧，50%伴有输尿管囊肿。50%重复肾女性胎儿可伴有生殖道畸形。不增加染色体异常风险。

7. 产前处理　产前超声检查怀疑重复肾时，应除外肾内及肾外畸形，超声随访至出生后，注意监测尿路梗阻程度及羊水量改变。此外，应详细询问家族史。

8. 产科处理　无特殊产科处理。

9. 预后　总体预后良好，取决于反流及梗阻导致的肾脏受损程度。产前如能诊断有助于减少生后严重泌尿系感染和肾损伤的风险。如有上极肾尿路梗阻，生后应持续抗生素预防。生后对合并尿路梗阻早期手术干预能降低肾功能受损风险(Castagnetti et al.,2009)。

二、肾脏回声增强及囊性改变

（一）梗阻性囊性发育不良肾

梗阻性囊性发育不良肾（obstructive renal dysplasia，ORD）是指由于严重的尿路梗阻导致肾脏实质受损，实质内形成囊区。

1. 发病率　由于多见于严重尿路梗阻，特别是下尿路梗阻，故男性较女性多见。

2. 病因　由于严重尿路梗阻引起尿液压力增高，实质肾单位内尿液潴留，从而形成囊肿，囊区之间可见正常肾单位。膀胱出口梗阻是 ORD 最常见的原因，另见于肾盂输尿管连接处梗阻，特别是累及双侧者及膀胱输尿管连接处梗阻。

3. 超声诊断要点

（1）尿路扩张。

（2）肾脏实质回声增强，皮髓质界限不清。

（3）皮质内囊肿：早期在皮质外周呈串珠样，后期可表现为大小不等的囊肿，甚至充满整个肾实质。

（4）肾脏正常大小或增大，晚期肾脏缩小。

（5）双侧受累时羊水过少。

4. 鉴别诊断　多囊性肾发育不良，严重肾积水、非梗阻性肾发育不良、常染色体隐性遗传多囊肾。

5. 伴随畸形　尿路梗阻性疾病。

6. 自然病程　早期囊肿位于肾被膜下实质内，肾单位内的肾小球、肾小管及集合小管，继而肾单位受损导致数目减少，最终肾实质萎缩。如早期累及双肾，可导致羊水过少、肺发育不良。

7. 产前处理　减少严重的肺发育不良可以提高生存率。大多数研究认为分流术不能改善肾功能。下尿路梗阻产前分流术主要方式是膀胱羊膜腔分流。胎儿镜后尿道瓣膜切除术。产前干预的总体存活率为 40%～50%（Smith-Harrison et al.，2015），分流术的并发症发病率约为 45%，早产风险增加。

8. 产科处理　无特殊产科处理。

9. 预后　产前超声发现 ORD 提示肾功能受损，预后取决于是否累及双侧肾脏及残余正常肾单位数量，累及双侧时预后差，早期发现的后尿道瓣膜通常在妊娠 25 周前出现 ORD，存活率极低。胎儿尿液分析对于评价肾功能的价值不确定。

（二）多囊性肾发育不良

多囊性肾发育不良（multicystic dysplastic kidney，MCDK）是指发育不良的肾组织内充满大小不等互不相通的囊肿。

1. 发病率　文献报道显示，发病率为 1/4 300（James et al.，1998）～1/3 640（Feldenberg et al.，2 000），双侧发病率 1/10 000。男性与女性之比约为 2∶1。

2. 病因　发病机制不明确，有以下几种假说：①输尿管芽理论，胚胎肾输尿管芽闭锁或与后肾中胚层相互诱导异常形成囊肿，相关的调控基因有 *EYA1*、*SIX1* 和 *PAX2* 等。②胚胎早期（14～16 周）输尿管或膀胱出口梗阻导致包括 MCDK 在内的肾发育不良。③1%～3%巨细胞病毒宫内感染可能与 MCDK 发生相关。④孤立性 MCDK 与染色体异常无关。10%的 MCDK 有明确的泌尿生殖道畸形家族史。

3. 超声诊断要点

（1）单侧 MCDK：肾脏实质内充满大小形态不等的囊区，囊区之间肾实质回声增强，肾脏明显增大，对侧肾脏可以代偿性增大（图 14-7-16）。

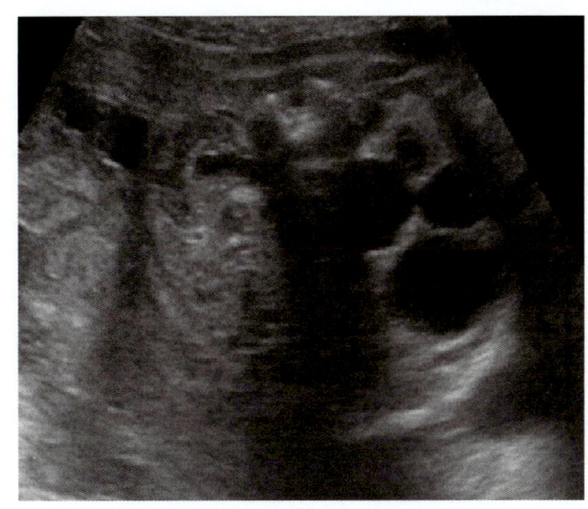

图 14-7-16　单侧多囊性肾发育不良

（2）双侧 MCDK，20%，双侧肾脏多囊性改变，膀胱不显示，羊水过少（图 14-7-17）。

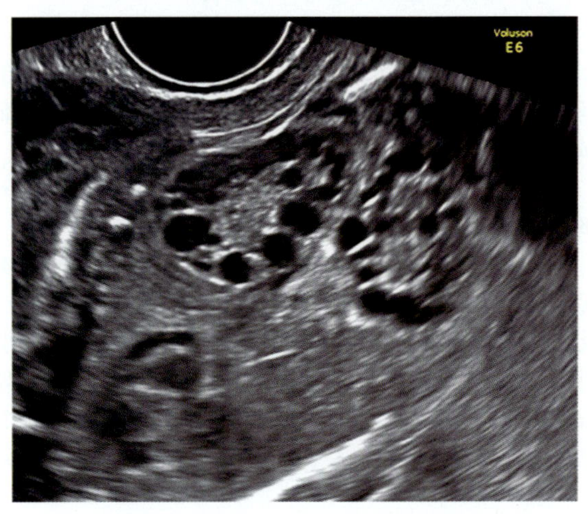

图 14-7-17　双侧多囊性肾发育不良

（3）4%～50%的对侧肾脏可合并其他泌尿系统畸形：肾盂输尿管连接处梗阻、肾缺如、对侧肾发育不全、膀胱输尿管反流。

（4）可合并盆腔异位肾、马蹄肾、重复肾。

（5）羊水量取决于是否累及双侧肾脏，以及对侧肾脏是否异常。

（6）某些胎儿综合征常合并有 MCDK，如 Meckel-Gruber 综合征，13-三体综合征和 18 三体-综合征。

4. 鉴别诊断　膀胱输尿管反流；梗阻性囊性肾发育不良；常染色体隐性遗传性多囊肾；输尿管扩张；Meckel-Gruber 综合征。

5. 伴随畸形

（1）泌尿系统：①膀胱输尿管反流，有研究提示 MCDK 患者可合并程度较轻的反流，其中 19%合并对侧反流，16%合并同侧反流（Aslam et al.，2006）；②尿路梗阻，最常见为肾盂输尿管连接处梗阻和输尿管膀胱连接处梗阻。

（2）生殖系统畸形。

（3）胎儿综合征：MCDK 可以是 Meckel-Gruber 综合征、短肋-多指综合征等的表现之一。

6. 自然病程　90%的 MCDK 无肾功能，因此在生后 9 个月～10 年内 19%～74%可能萎缩消失，多数发生于生后 18 个月内（Onal et al.，2006）。对侧肾脏代偿性增大，往往是肾功能正常的标志。双侧肾脏 MCDK 或合并对侧肾脏严重异常时为致死性，胎儿期可出现羊水过少，肺发育不良。

7. 产前处理　评价对侧肾脏是否合并畸形及严重程度，妊娠期监测患侧肾脏形态大小变化。除外肾外畸形，如合并多发畸形，需除外胎儿综合征，除外染色体异常的超声及生化指标。必要时进行相关遗传学检查。累及双侧肾脏或伴有其他异常预后不良，可选择终止妊娠。

8. 产科处理　无特殊产科处理。

9. 预后　孤立性单侧 MCDK，肾功能接近正常，预后良好，生后患侧肾脏多数逐渐缩小萎缩。MCDK 不增加高血压风险及肾脏恶性肿瘤风险。双侧 MCDK 或合并对侧肾脏及肾外严重异常时，预后不良。

（三）常染色体隐性遗传性多囊肾

常染色体隐性遗传性多囊肾（autosomal recessive polycystic kidney disease，ARPKD）属于肝肾纤维囊性疾病，是由于单个基因异常导致双侧肾脏对称性囊性病变及肝脏纤维化（Guay-Woodford，2014）。

1. 发病率　活产儿中发病率为 1/40 000（Zerres et al.，1988）。

2. 病因　属于纤毛病，初级纤毛在胚胎发育及遗传疾病中起关键作用，其遗传缺陷可以导致纤毛结构及功能受损，累及包括肝脏、肾脏等多器官。肾脏受累时髓质内远曲小管与集合管扩张，肾脏增大，超声波界面反射增加表现为肾回声增强。致病基因为 *PKHD1* 基因，已报道该基因 750 个突变位点，71.6%的患者有 2 个突变位点，24.3%有 1 个突变位点。

3. 超声诊断要点　双肾明显增大伴回声增强是典型的超声表现。①肾脏明显大于相应孕周均值 2 个标准差，多数于 24 周前发现；②肾脏可表现为弥漫性回声增强或髓质回声增强，皮质回声可以正常，囊区少见（图 14-7-18）；③膀胱不可见；④羊水过少；⑤胸廓横径或胸围明显小于正常提示肺发育不良可能。

4. 鉴别诊断

（1）13 三体：50%可见肾脏增大回声增强，但常可见肾囊肿

（2）Meckel-Gruber 综合征，肾脏多囊性改变是表现之一。

（3）Beckwith-Wiedemann 综合征：肾脏增大但形态及回声正常。

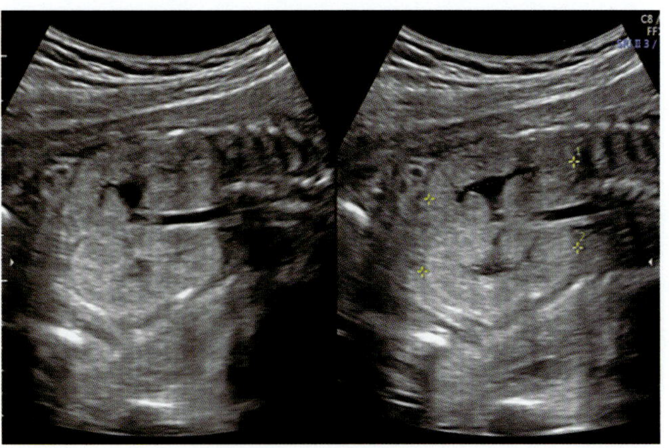

图 14-7-18　宫内妊娠 23 周，双侧肾脏明显增大，实质内回声增强，皮髓质界限不清

（4）双侧多囊性发育不良肾：肾实质内为肉眼可见的囊肿。

（5）常染色体显性遗传性多囊肾：妊娠晚期出现肾脏增大并可见囊肿，皮质回声增强，皮髓质界限清晰，羊水量正常。

5. 伴随畸形　少见。

6. 自然病程　本病于胎儿期、新生儿期、婴儿期及青少年期表型多样。

（1）婴儿型：30%～50%死亡率，羊水过少导致肺发育不良。新生儿期存活率：1 年 92%～95%，10 年 82%，发生慢性肾功能不全的平均年龄为 4 岁。约 75%发生高血压。50%患者在 20 岁前需要接受肾移植术。可伴有神经认知障碍。

（2）青少年型：肾脏病变轻，主要表现为肝脏纤维化（Hoyer，2015）。

7. 产前处理　产前超声怀疑 ARPKD 时，应进行遗传咨询。基因检测以明确诊断，同时检测父母及家族内先证者的基因。再次妊娠复发风险 25%。确诊后建议终止妊娠，引产胎儿建议进行尸检。

8. 产科处理　无特殊产科处理。

9. 预后　预后不良。

（四）常染色体显性遗传性多囊肾

常染色体显性遗传性多囊肾（autosomal dominant polycystic kidney disease，ADPKD）是由于 *PKD* 基因突变引起的常染色体显性遗传肾脏囊性病变，并可同时伴有肝脏、脾脏和胰腺囊性病变。

1. 发病率　活产儿中发病率为 1/1 000（McHugo et al.，1988）。

2. 病因　常染色体显性遗传，外显率 100%。致病基因主要有 *PKD1*、*PKD2*、*PKD3*。绝大多数 *PKD1* 基因位于 16 号染色体短臂，约有 10%患者为自发突变。由于多囊蛋白缺乏，影响肾小管上皮细胞成熟导致皮髓质内肾单位和集合小管囊肿形成（Wilson，2004）。

3. 超声诊断要点　尽管 ADPKD 患者多数于 50 岁后出现临床表现，但超声表现可以明显早于临床表现出现，胎儿期可发现肾脏回声异常。典型表现为肾脏中度增大，双侧可

不对称，肾皮质回声增强，髓质回声相对减低，羊水量正常（Brun et al.，2004）（图 14-7-19）。其他超声表现还包括肾实质内囊肿（图 14-7-20）、肾脏明显增大、皮髓质界限不清，部分病例胎儿期肾脏回声未见异常。同时检查胎儿父母双方腹部超声可表现为肾脏多囊样改变（图 14-7-21）。

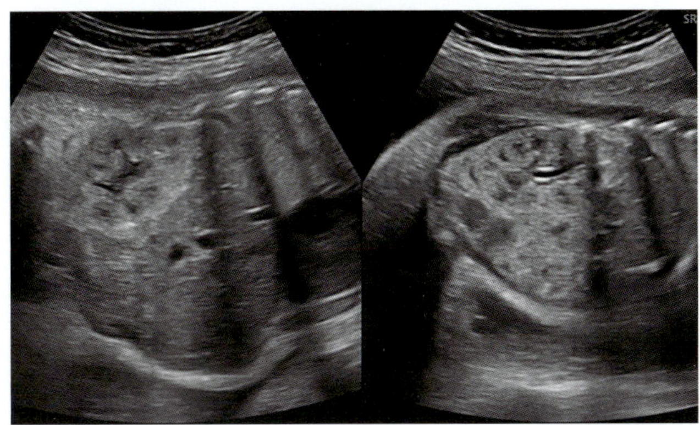

图 14-7-19　32 岁孕妇，多囊肾家族史，妊娠期胎儿双肾皮质回声增强，皮髓质界限清晰、羊水正常。绒毛活检结果：胎儿携带 *PKD1* 基因

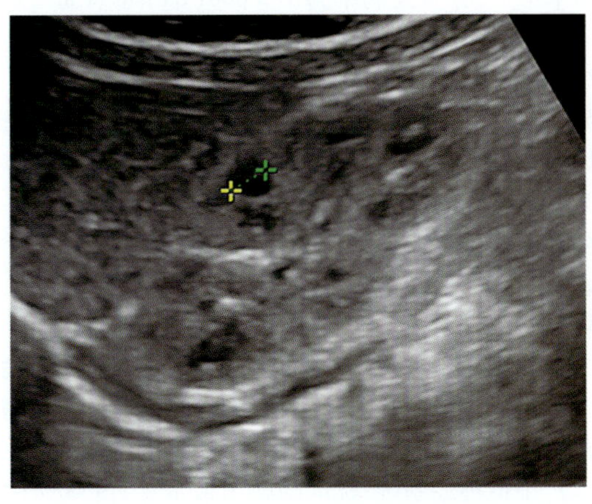

图 14-7-20　生后 2 个月婴儿肾脏超声发现肾实质内囊肿

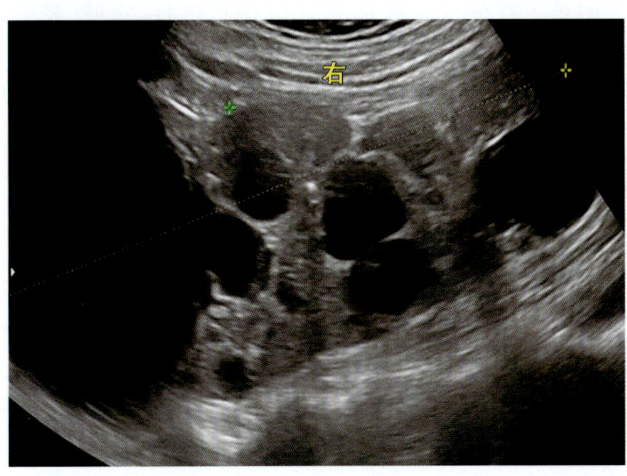

图 14-7-21　孕妇本人肾脏超声提示肾脏多囊样改变

4. 鉴别诊断　其他累及双侧肾脏表现为肾回声增强或肾脏增大的疾病如 ARPKD、MCDK、梗阻性囊性肾发育不良、Meckel-Gruber 综合征等。

5. 伴随畸形　肝囊肿、胰腺囊肿，其他少见畸形包括颅内动脉瘤、心脏瓣膜病变、结肠憩室、疝等。

6. 自然病程　通常于成年后出现肾囊肿，40~50 岁以后出现慢性肾功能不全、高血压等并发症。

7. 产前处理　产前超声可疑诊断时，应详细询问家族史并对胎儿父母及祖父母进行超声检查，如发现阳性家族史，诊断可靠。确诊需进行相关基因诊断，此外需排除其他系统畸形。妊娠期监测羊水量。

8. 产科处理　无特殊产科处理。

9. 预后　胎儿期无羊水量减少提示肾功能正常，预后较好。如羊水过少，预后不良。

（五）肾囊肿-糖尿病综合征

肾囊肿-糖尿病综合征（HNF1B-maturity-onset diabetes of the young syndrome，HNF1B-MODYS）的命名最早源于 1997 年报道的因 *HNFlB* 基因杂合突变致 25 岁前发病的常染色体显性遗传疾病，临床主要表现为糖尿病伴不同程度肾囊肿，其他临床表现包括胰腺发育不全、生殖道畸形、转氨酶升高、低镁血症、高尿酸血症和早发痛风等（Horikawa et al.，1997）。

1. 发病率　无明确发病率。约 10%先天性肾脏尿路畸形及 0.7%的儿童期慢性肾脏病有 *HNF1B* 基因突变。肾囊肿和肾发育不良患者中该基因突变率为 19%（Clissold et al.，2014）。

2. 病因　*HNF1B* 基因位突变导致的多系统受累的常染色体显性遗传疾病。目前已发现近 200 个突变位点，新发突变可达 50%。

3. 超声诊断要点　最常见胎儿期超声异常为双侧肾脏回声异常，可有多种不同的超声表现：肾脏正常大小或增大，肾实质回声增强（图 14-7-22、图 14-7-23）和/或肾脏多发囊肿（图 14-7-24、图 14-7-25），皮髓质界限不清，羊水正常或增多（Duval et al.，2016）。

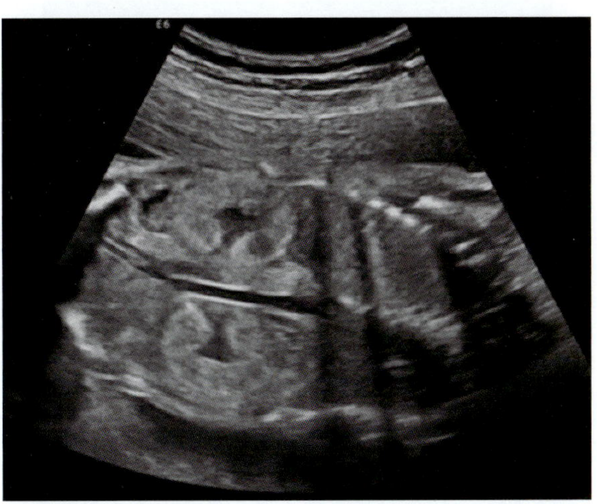

图 14-7-22　妊娠期胎儿双肾实质回声增强，肾脏大小正常。其母亲糖尿病，既往 1 次胎儿多囊肾引产史。染色体核型正常。遗传性肾病相关基因检测提示孕妇及胎儿均携带 *HNF1B* 基因

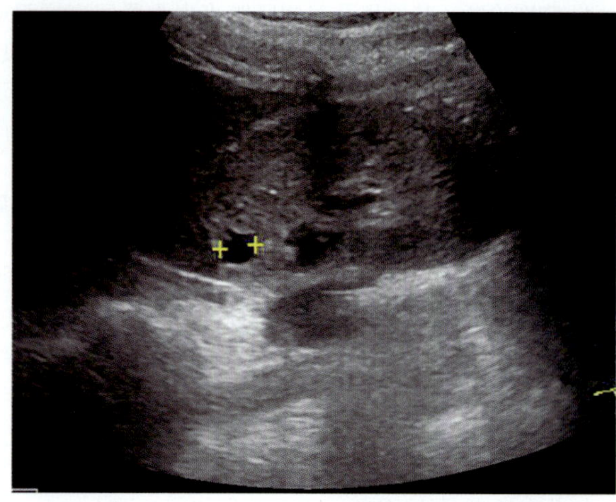

图 14-7-23 图 14-7-22 病例中孕妇腹部超声提示肾脏囊肿

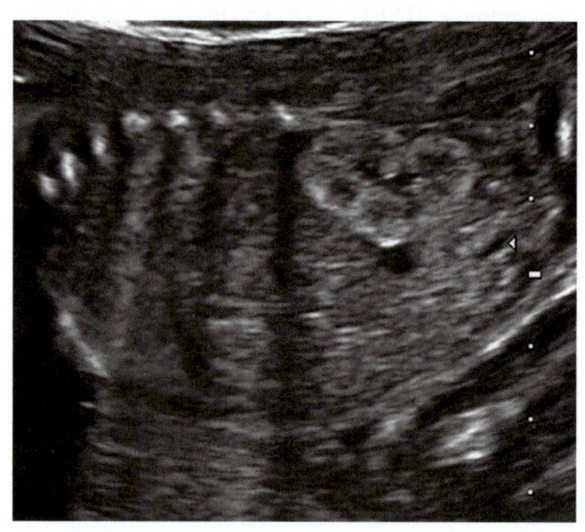

图 14-7-24 另一例 *HNF1B* 基因阳性胎儿肾脏超声：一侧肾脏小于孕周，回声增强

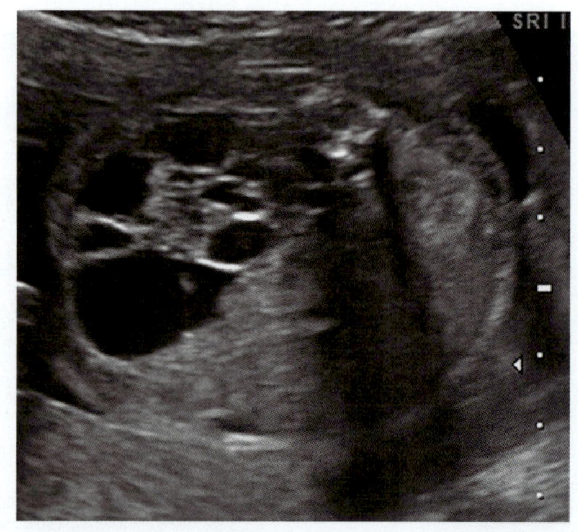

图 14-7-25 胎儿对侧肾脏表现为多个大小不等的囊区

4. 鉴别诊断

（1）其他引起肾脏实质回声增强的遗传性及非遗传性肾脏囊性疾病。

（2）引起羊水过多的异常，如妊娠期糖尿病、胎儿消化道梗阻等。

5. 伴随畸形 胰腺发育不全、生殖道畸形、甲状旁腺功能异常及神经系统异常。

6. 自然病程 胎儿期常仅表现为肾脏回声异常，生后临床表型多样，具有相同基因型的不同家系甚至同一家系不同成员临床表型差异甚大。可表现为不同程度不同年龄阶段的肾功能受损及糖尿病等内分泌功能异常。

7. 产前处理 产前超声发现双侧肾脏回声增强伴或不伴囊肿，特别是羊水量正常时应考虑到除外该病，应追溯家族史，完善父母肾脏超声检查，必要时进行基因检测明确诊断（张潇潇 等，2017）。

8. 产科处理 无特殊产科处理。

9. 预后 主要取决于生后肾功能情况及是否合并严重肾外畸形。

（六）Meckel-Gruber 综合征

Meckel-Gruber 综合征（Meckel-Gruber syndrome）为一组典型表现为多囊肾、枕部脑膨出及轴后性多指的致死性纤毛病，最早于 1822 年由 Johann Meckel 报道。

1. 发病率 每 10 万活产儿中发生 2 例，文献报道中各国发病率不一，芬兰发病率为 1/9 000（Barisic et al.，2015）。5%的枕部脑膨出胎儿合并该综合征。

2. 病因 是一种致死性常染色体显性遗传病，具有遗传异质性，目前发现 *MKS1*～*MKS11* 共十余个相关的致病基因，分别位于不同染色体（Eckmann-Scholz et al.，2012）。肾脏发生囊性发育不良，肾单位数目减少，皮髓质界限不清，肾脏增大。肝脏发生纤维化，肝内胆管发育异常，门静脉纤维化。

3. 超声诊断要点

（1）泌尿生殖系统：95%以上病例肾脏表现为囊性发育不良，肾脏明显增大，可达正常大小的 10～20 倍，回声增强伴较大囊肿，膀胱小或不显示。妊娠中期后可出现羊水过少。

（2）中枢神经系统：枕部脑膨出最常见，占 60%～80%，其他还可见 Dandy-Walker 畸形、小头畸形、胼胝体缺如、脑室扩张等。

（3）轴后性多指/趾畸形：常同时累及四肢，羊水过少时诊断困难。其他少见肢体异常包括马蹄肾、短肢、长骨弯曲等。

（4）面部异常：唇腭裂、小下颌畸形、小眼畸形、耳畸形等。

（5）心脏异常：室间隔缺损、主动脉缩窄（Barisic et al.，2015）。

4. 鉴别诊断

（1）与肾脏囊性疾病相鉴别：如 ARPKD、双侧 MCDK。

（2）临床表现相似的综合征：如 Joubert 综合征、Bardet-Biedl 综合征。

（3）13 三体综合征：同样可以表现为肾囊性发育不良、中枢神经系统畸形、轴后性多指，染色体核型分析可明确诊断。

5. 伴随畸形 相关畸形变异广泛。

6. 自然病程　致死性，羊水过少导致肺发育不良，故大多数宫内死亡或生后几小时内死亡。

7. 产前处理　产前超声怀疑诊断时应进行染色体核型分析除外13三体，建议行相关基因检测。确诊建议终止妊娠，引产胎儿建议尸检。

8. 产科处理　无特殊产科处理。

9. 预后　致死性，25%再发风险。

（七）Beckwith-Wiedemann 综合征

Beckwith-Wiedemann 综合征（Beckwith-Wiedemann syndrome，BWS）是分别在1963年、1964年由Beckwith、Wiedemann发现，特征是巨大胎、脐膨出和巨舌三联征。

1. 发病率　活产儿发病率为1/13 000。

2. 病因　位于染色体11p15上的结构异常及多基因异常导致不同表型。大部分为散发病例（Paganini et al.，2015）。

3. 超声诊断要点

（1）97%表现为"巨舌征"：多次扫查均可见胎儿舌持续伸出口外，上下唇不能闭合，因吞咽困难常伴羊水过多（图14-7-26、图14-7-27）。

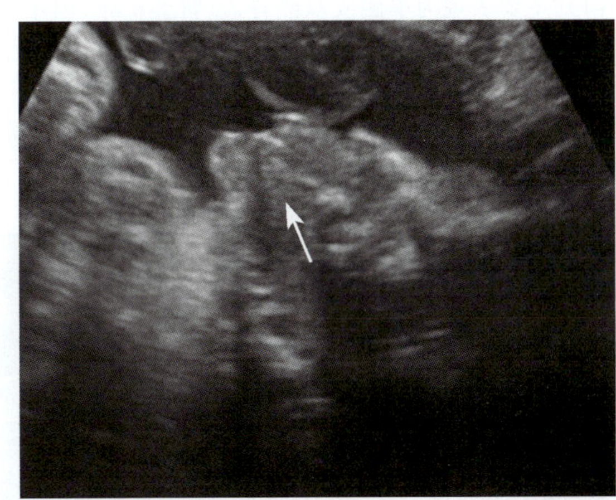

图14-7-26　胎儿颜面部正中矢状切面显示胎儿舌头持续外吐（箭头）

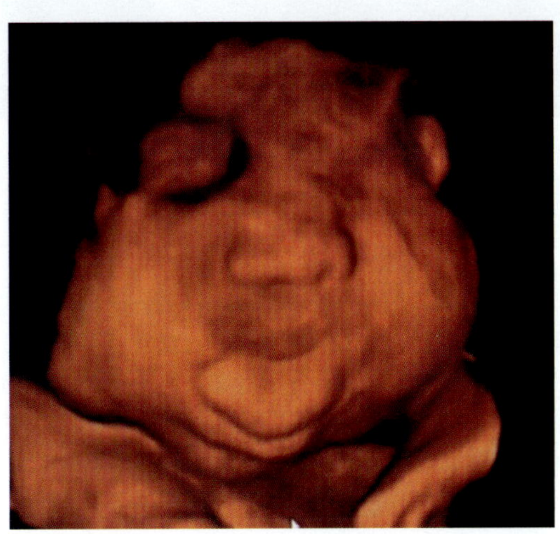

图14-7-27　三维成像可以清楚显示"巨舌"征

（2）肾脏增大，多数皮髓质界限清晰，肾脏回声可增强或正常。

（3）肝脏及肾脏体积增大导致腹围测量值增大，约88%超声提示巨大胎儿。

（4）脐膨出：通常较小。

（5）19%表现胎盘增厚，提示胎盘功能不良（Kagan et al.，2015）。

4. 鉴别诊断

（1）妊娠期糖尿病引起的巨大胎儿是最主要的鉴别诊断。

（2）同样可以表现为巨舌的Downs综合征。

（3）其他可能合并胎儿内脏肥大的遗传综合征：Perman综合征、Zellweger综合征等。

5. 伴随畸形　伴随多种畸形：巨肾、巨肝、膈疝、偏身性肥大、睾丸增大、单脐动脉、心脏畸形等。30%～50%合并胰岛细胞肥大。可以合并腹部肿瘤如Wilms瘤、肝母细胞瘤、神经母细胞瘤等。

6. 自然病程　妊娠22周后超声表现明显，妊娠期可出现羊水过多，早产风险增加。母体发生先兆子痫风险增加。分娩时因巨大胎儿难产发病率增加。生后新生儿因气道梗阻可发生呼吸及喂养困难，易发生严重低血糖，新生儿死亡主要原因是早产合并症及心力衰竭。儿童期仍可表现为肥胖，易患胚胎性肿瘤。

7. 产前处理　产前诊断建议终止妊娠。可进行遗传咨询及相关检查。

8. 产科处理　评价胎儿体重决定分娩方式。

9. 预后　新生儿死亡率达21%。儿童期患胚胎性肿瘤总体风险7.5%～10%，其中肾母细胞瘤（又称"Wilms肿瘤"）占60%。7～8岁后出现生长发育迟缓（Pappas，2015）。

三、尿路扩张

（一）尿路扩张概述

尿路扩张（urinary tract dilation，UTD）是指各种原因引起的胎儿肾脏集合系统扩张。

尿路扩张产前发病率为1%～2%。产前超声发现的尿路扩张中50%～70%为一过性或生理性，妊娠期或产后自然消失，肾盂输尿管连接处梗阻占10%～30%，膀胱输尿管反流占10%～40%，输尿管膀胱连接处梗阻/巨输尿管占5%～15%，多囊性肾发育不良占2%～5%，后尿道瓣膜占1%～5%，其他还有输尿管囊肿、异位肾、重复肾、梅干腹综合征等（Nguyen et al.，2014）。

尿路扩张的程度、扩张的起始部位、有无合并其他胎儿异常是区分病理性和生理性尿路扩张和咨询预后的关键。产前超声检查中单纯肾盂扩张常见，约3%的正常胎儿存在轻度肾盂扩张。双侧肾盂扩张的非整倍体风险似然比为1.5～1.9（Carbone et al.，2011），如不合并其他畸形或高危因素，染色体异常风险较低，无须特殊处理，生后复查超声。

尿路扩张的命名并不统一，既往常用命名有"肾盂扩张""肾积水"等。不同研究者采用不同的肾盂前后径宽度（anterior-posterior renal pelvis diameter，APRPD）作为尿路扩张诊断标准。多数学者采用妊娠中期肾盂前后径≥4mm，妊娠晚期肾盂前后径≥7mm作为诊断标准。此外，小儿泌尿外科常依据美国胎儿泌尿外科学会的上尿路扩张分级标准进行临床诊断及制订处理原则：Ⅰ级，肾盂轻度分离；Ⅱ级，肾盂及少部分肾盏分离；Ⅲ肾盂及全部肾盏明显分离；Ⅳ级，肾盂肾盏扩张伴肾实质变薄。

2014年提出最新的胎儿尿路扩张风险分层评价体系（Nguyen et al.，2014），该评价体系包括两个方面：①基于不同孕周产前产后超声表现的尿路扩张的风险分级（表14-7-1、表14-7-2）；②不同风险分级的产前及产后随访策略（表14-7-3）。研究表明，与既往胎儿泌尿学会的分级标准相比较，两种诊断标准对于风险和临床预后的评估效果无明显差异（Braga et al.，2017），新的评价体系兼顾了尿路扩张超声表现、测量值、生后结局，更为全面完善。

表14-7-1　尿路扩张产前超声诊断及分级

项目	低危	中高危
肾盂前后径宽度	16~27^{+6}周，4~<7mm；≥28周，7~10mm	16~27^{+6}周，7~<10mm；≥28周，≥10mm
肾盏扩张	无	扩张
实质厚度	正常	薄
实质回声	正常	异常；皮髓质分界不清；皮质囊肿
输尿管	正常	扩张
膀胱	正常	壁增厚；输尿管囊肿；后尿道扩张
羊水过少	无	有

表14-7-2　尿路扩张产后超声诊断及分级

项目	低危	中危	高危
肾盂前后径宽度	10~<15mm	≥15mm	≥15mm
肾盏扩张	中央/无	外周	外周
实质厚度	正常	正常	薄
实质回声	正常	正常	异常；皮髓质分界不清；皮质囊肿
输尿管	正常	扩张	扩张
膀胱	正常		壁增厚；输尿管囊肿；后尿道扩张

表14-7-3　不同风险分级的产前及产后随访

时间	低危	中高危
产前	至少32周后复查	最初4~6周复查
产后	首次超声：产后48h~1个月内；再次复查超声：1~6个月后	首次超声：产后48h~1个月，之后根据情况复查
其他	必要时评价染色体风险	专科就诊

（二）肾盂输尿管连接处梗阻

肾盂输尿管连接处梗阻（ureteropelvic junction obstruction，UPJ-O）是指由于肾盂输尿管连接处狭窄导致的上尿路梗阻，表现为不同程度肾积水。

1. 发病率　肾盂输尿管连接处梗阻占产前超声发现的胎儿尿路扩张的10%~30%。活产儿中发病率为1/2 000。男女比例2:1。

2. 病因　肾盂输尿管连接处肌纤维异常交叉排列、纤维组织增生导致狭窄。

3. 超声诊断要点

（1）主要表现为单侧或双侧肾盂、肾盏扩张，但不伴有输尿管及膀胱尿路扩张。超声可见横切面肾盂及肾盏呈不同程度分离，冠状切面扩张的肾盂下端形态圆钝呈“子弹头”样指向输尿管，扩张的肾盏与肾盂相通，严重扩张时，肾盏形态扁平，与肾盂分辨困难（图14-7-28、图14-7-29）。

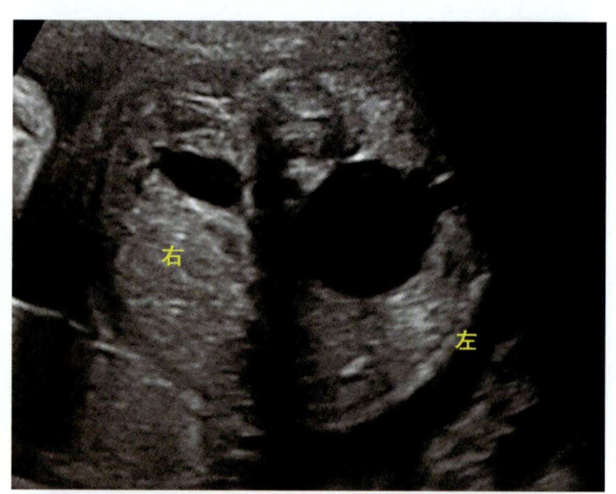

图14-7-28　双侧肾盂输尿管连接处梗阻：横切面双侧肾盂扩张

（2）肾脏增大，严重梗阻时肾皮质受压明显变薄。

（3）梗阻严重时，皮髓质界限不清，肾实质回声增强，继而可见实质内囊肿，提示继发的梗阻性肾发育不良。

（4）肾周围尿性囊肿：肾盂肾盏压力过大导致肾实质破裂，尿液聚集在肾周围，超声表现为肾脏周围的无回声囊区（图14-7-30）。

（5）对侧肾脏也可表现为多囊性发育不良肾、肾缺如等。

（6）双侧严重梗阻时伴羊水过少、肺发育不良。

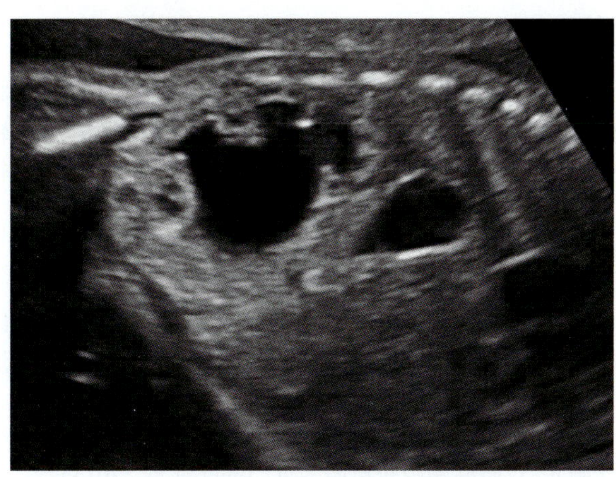

图 14-7-29　长轴切面显示肾盂肾盏均扩张，肾皮质受压

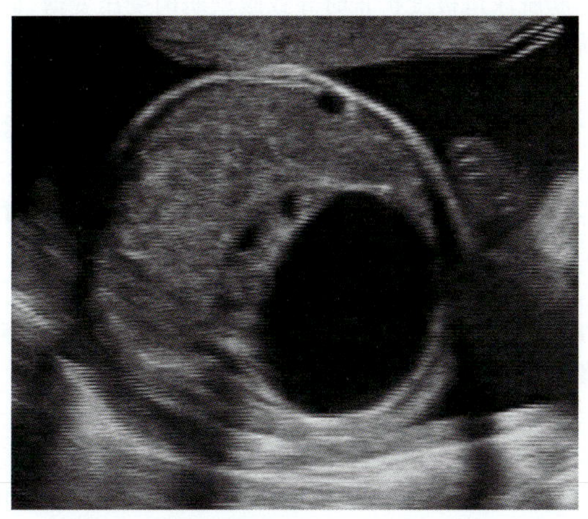

图 14-7-30　胎儿肾脏周围无回声区，考虑为尿性囊肿，其内侧为肾实质，受压呈月牙状，实质回声增高

4. 鉴别诊断

（1）多囊性发育不良肾，与严重梗阻继发的囊性发育不良相鉴别。

（2）下尿路梗阻引起的肾盂肾盏扩张，如后尿道瓣膜、梅干腹综合征、膀胱输尿管反流（产前难于诊断）：膀胱及输尿管扩张明显。

（3）正常肾锥体：呈低回声易与肾盏混淆，锥体位置较肾盏更表浅，呈三角形。

5. 伴随畸形　25%合并对侧肾脏畸形，10%为双侧肾盂输尿管梗阻，10%伴有泌尿生殖道以外的畸形（Rianthavorn et al.，2015）。

6. 自然病程　妊娠期肾盂肾盏扩张程度及进展表现不一。多数无进行性加重甚至自然消失。若梗阻进展可出现肾脏发育不良、尿性囊肿、羊水过少、肺发育不良等。生后可表现为腹部扪及包块、泌尿系感染、血尿等。

7. 产前处理　产前首次超声诊断后应根据尿路扩张诊断标准进行分级，并采取不同的超声随诊策略，监测至分娩。如无合并多发系统畸形，不建议常规进行染色体核型分析。

8. 产科处理　无特殊处理。

9. 预后　预后良好。产前肾盂宽度超过 10mm，肾功能受损风险增加。累及双侧肾脏的严重梗阻、孤立肾合并肾盂输尿管连接处梗阻，以及较早出现羊水过少、肺发育不良及合并其他系统畸形是不良预后的因素（Thomas，2008）。生后多数可自然消退，若肾功能受损可采取手术治疗，包括肾盂成形术，成功率达 95%，术后复发率 5%；内镜下行腔内肾盂切开术；经皮膀胱羊膜腔分流术，通常为暂时性措施以缓解梗阻并减少感染（Ross et al.，2011）。

（三）后尿道瓣膜

后尿道瓣膜（posterior urethral valves，PUV）是先天性下尿路梗阻的最常见原因，是由于男性胎儿后尿道内软组织瓣膜导致的尿道梗阻。

1. 发病率　仅见于男性胎儿，活产男婴中发病率为 1/25 000～1/8 000，宫内发病率缺乏具体报道，可能更高（Sarhan et al.，2013）。

2. 病因　后尿道内瓣膜样组织异常增厚、融合，形成褶皱导致尿道梗阻，镜下可见膀胱及输尿管壁的平滑肌细胞肥大，可伴有纤维化。少有遗传性，少数可发现 18 三体综合征。

3. 超声诊断要点　超声典型表现如下。

（1）胎儿外生殖器为男性，但往往由于羊水过少难以辨别。

（2）明显扩张的膀胱，可占据整个腹腔，膀胱壁增厚，回声粗糙（图 14-7-31）

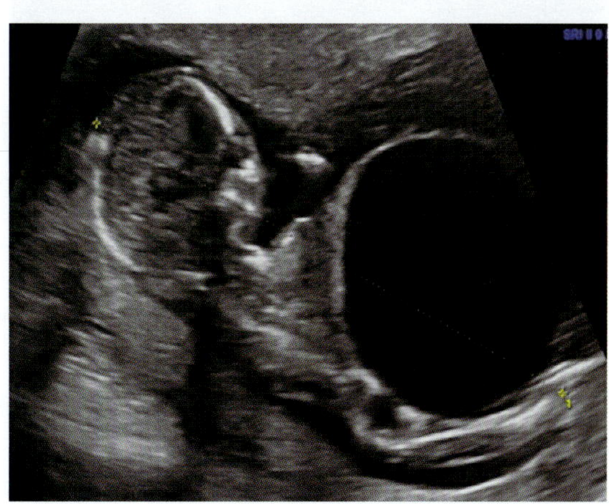

图 14-7-31　妊娠中期超声发现胎儿膀胱明显扩张，羊水过少

（3）后尿道呈“钥匙孔”样与膀胱相通，与膀胱扩张为后尿道瓣膜的典型表现（图 14-7-32）。

（4）可出现双侧输尿管扩张及肾盂肾盏，程度不一（图 14-7-33）。

（5）可出现梗阻性发育不良肾表现。

（6）羊水过少。

（7）梗阻严重时膀胱破裂，腹腔内可探及尿性腹腔积液，肠管钙化回声增强；肾集合系统破裂形成肾脏周围尿性囊肿。

4. 鉴别诊断

（1）其他表现为膀胱扩张的畸形，如尿道闭锁、梅干腹

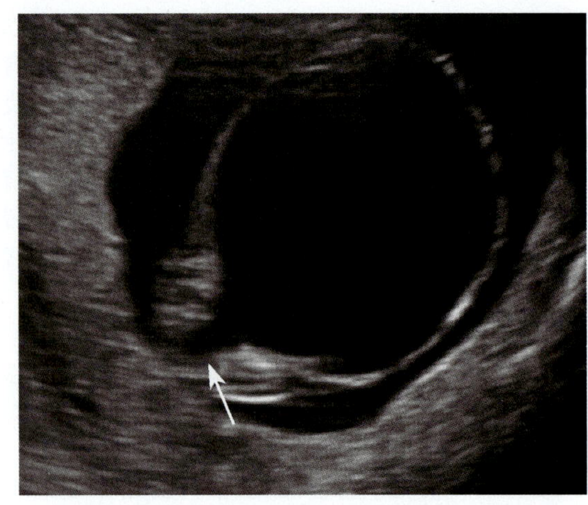

图 14-7-32 典型的"钥匙孔"征(箭头)

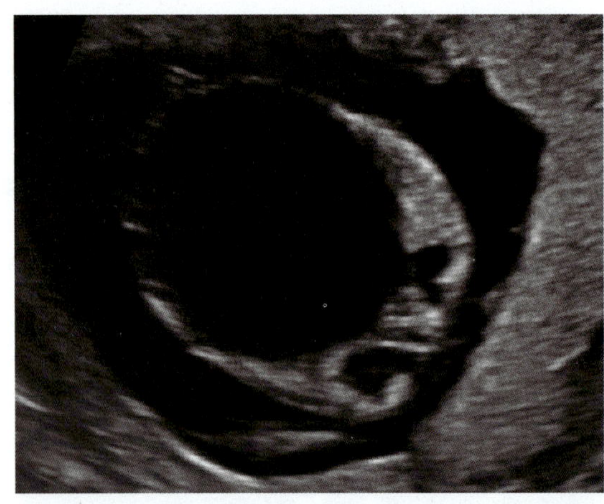

图 14-7-33 严重梗阻导致肾盂扩张

综合征,但两者均不出现"钥匙孔"征,而且无性别差异。

(2) 腹腔内其他囊性包块:如女性胎儿卵巢囊肿,严重的肠管扩张。

5. 伴随畸形 43%有伴发畸形。如心脏畸形、肠旋转不良、肛门闭锁等。

6. 自然病程 临床表现程度不一,梗阻程度轻微者妊娠期超声表现可不明显,生后检查方可诊断;胎儿期尿路扩张可不出现进行性加重;严重梗阻时,可出现梗阻性肾发育不良、羊水过少、肺发育不良,尿性腹腔积液可导致化学性腹膜炎及腹腔内肠管钙化。

7. 产前处理 产前诊断明确可建议终止妊娠。应除外染色体异常。对于羊水过少者,胎儿宫内手术可能改善预后,提高生存率(Smith-Harrison et al.,2015)。超声引导下经皮膀胱羊膜腔分流术可以缓解梗阻因素,但介入手术操作难度较大,并且不能改善肾功能的远期预后。选择时需严格掌握指征:妊娠中期和晚期胎儿合并羊水过少,除外染色体异常及其他畸形,膀胱穿刺尿液生化指标提示除外肾功能不全。手术并发症包括分流管梗阻、移位或滑脱至胎儿体外,发病率40%左右。胎儿膀胱镜后尿道瓣膜切除术能从根本上解决梗阻原因,但实际操作难度大,目前尚处于试验性治疗。

8. 产科处理 无特殊产科处理。

9. 预后 总体死亡率25%~50%,主要原因是严重梗阻导致的羊水过少和肺发育不良,其中90%合并羊水过少。轻至中度梗阻者如羊水正常,尿路扩张无进行性加重,预后较好。存活者中约有45%发生远期肾功能不全(Ansari et al.,2010)。

(四) 梅干腹综合征

梅干腹综合征(prune-belly syndrome)(腹肌发育缺陷综合征)是罕见的先天性异常,包括腹壁肌肉缺乏、隐睾、尿道明显扩张主要是膀胱扩张。

1. 发病率 发病率为1/50 000~1/30 000,几乎均见于男性胎儿,双胎妊娠中较单胎多见(Tonni et al.,2013)。

2. 病因 目前有多种可能的机制。①胚胎时期中胚层发育停滞导致腹壁肌肉缺损和泌尿系统发育异常;②尿路梗阻引起膀胱尿道极度扩张时导致腹壁肌肉受压变薄,同时巨大膀胱阻碍睾丸下降至阴囊。

3. 超声诊断要点

(1) 膀胱明显扩张,膀胱壁菲薄,伴有双侧输尿管扩张和肾积水,"钥匙孔"征少见。

(2) 肾实质回声增强伴囊肿,符合梗阻性肾发育不良表现。

(3) 腹壁薄,膀胱减压后可见腹壁松弛褶皱。

(4) 隐睾:30周后阴囊内不能探及卵圆形高回声组织提示睾丸下降受阻。

(5) 羊水过少。

4. 鉴别诊断 主要与后尿道瓣膜鉴别。

5. 伴随畸形 10%的胎儿合并心脏畸形,如房室间隔缺损、法洛四联症等。可合并染色体异常。

6. 自然病程 尿路梗阻可引起肾功能不全、羊水过少、肺发育不良及尿性腹腔积液。存活者中50%伴有慢性肾功能不全(Seidel et al.,2015)。

7. 产前处理 妊娠期需要动态监测膀胱扩张程度及羊水量。发现梗阻时可以选择经皮膀胱羊膜腔分流术缓解梗阻,防止肾功能受损,须严格掌握指征。

8. 产科处理 无特殊产科处理。

9. 预后 取决于肾功能受累程度及羊水量。约60%发生新生儿死亡。尿路扩张程度较轻者预后较好。

(张潇潇 时春艳)

第八节 四肢及骨骼肌肉系统

一、脊柱排列异常

(一) 脊柱裂

胎儿脊柱裂(fetal spina bifida)是一种常见的神经管闭合不全导致的先天性畸形,其主要特征是脊椎中线缺损,导致椎管敞开,脊髓或神经暴露。该病变可发生在脊柱的任意平面,如颈段、胸段、腰骶段、尾段,位置可在椎管前方或后方,以椎管后方病变多见。根据是否有神经组织(神经基板)暴露在外或病变部位是否有完整的皮肤覆盖，分为开放性脊柱裂和闭合性脊柱裂。开放性脊柱裂是指病变部位皮肤连续性中断，椎管内成分部分或全部经过脊柱缺损处向后膨出，常伴有背部包块，脑脊液通过缺损处漏出；好发于腰段或骶尾段水平，包括脊膜脊髓膨出（myelomeningocele，MMC）、脊髓膨出等，其中前者是常见的脊柱裂表现之一，脊髓神经组织暴露于羊水中，并可合并脊髓神经瘫痪。闭合性脊柱裂是指病变部位皮肤连续性完整，椎管内成分部分或全部经过脊柱缺损处向后膨出或不膨出，可伴或不伴背部包块，脑脊液不能通过缺损处漏出。

1. 发病率　胎儿脊柱裂是中枢神经系统异常中最常见的一种，其发病率存在明显的地域、种族差别。发病率较高的国家或地区是英国、爱尔兰、巴基斯坦、印度北方、埃及等，较低的是芬兰、日本及以色列（Diana et al.，2000）。在英国发病率为 1.54/1 000~4.13/1 000，爱尔兰约为 5.4/1 000，德国约为 1/1 000（顾莉莉 等，2012）；美国为 0.5/1 000~1/1 000，地域差异显示在美国东部和南部的发病率最高，而在西部发病率最低（Harmon et al.，1995）。在西班牙裔中，这种疾病的发生呈上升趋势，尤其母亲出生在墨西哥时（Shaw et al.，1994）。我国也有明显的南北方差异，南方地区约为 0.25/1 000，北方地区为 1.4/1 000~4.7/1 000（裴丽君 等，2003）。

2. 病因　母体的遗传多态性或同型半胱氨酸去甲基途径中，多种酶的突变能增加脊柱裂发生的风险。5，10-亚甲基四氢叶酸还原酶是人体叶酸代谢中的一个重要的酶。亚甲基四氢叶酸还原酶的基因变异多态性，如 *677T* 等位基因纯合性或 *C677T/A1298C* 等位基因的复合杂合性导致该酶活性降低，体内甲基生成障碍，致使同型半胱氨酸升高，都会增加本病风险（Kondo et al.，2009）。

除此之外，在多数病例中，脊柱裂的病因被认为是多因素的，具体发病机制尚不明确，也可能与染色体畸变有关，环境因素如某些药物、射线、致畸因子均可能引起此病。从胚胎发育的角度分析，神经管早在胚胎发育的第 19 日形成，上胚层沿着胚胎背侧中线转化成外胚层，生发成神经板，然后折叠形成神经沟，在胚胎第 4 周中期，神经沟两侧的神经脊开始融合，然后形成神经管（Rieder，1994）。与此同时，在体节的第五层，即脑与脊髓相会合的水平，正常的皱褶以一种“拉链模式”分别向头侧和尾侧融合，在 27~28 日完全关闭，形成中空的管道。上端较膨大，以后形成脑（Shaer et al.，2007）。若此过程中受到某种因素的作用或干扰，影响神经管闭合，神经组织则暴露于体表，并累及覆盖于表面的组织，如脊膜、肌肉和皮肤（O' Rahilly R et al.，2002）。

3. 超声诊断要点　开放性脊柱裂多发生于腰/骶椎，也可发生于脊柱的各个节段。其三大声像图特征包括头部改变、开放性椎骨缺损和软组织异常（姜玉新，2016；李胜利 等，2004）。

（1）头部改变：如后颅窝池消失、“香蕉小脑”征、“柠檬头”征、侧脑室扩张等，称为 Arnold-Chiari Ⅱ型畸形。在极少数病例中，表现可能不明显。

1）“香蕉小脑”征和后颅窝池消失：小脑蚓部疝入枕骨大孔，整个小脑也随之下移，紧贴颅后窝底，小脑横径缩小，形态弯曲呈“香蕉状”，后颅窝池也因此消失，该征象高度提示开放性脊柱裂存在。

2）“柠檬头”征：开放性脊柱裂时，额骨内陷，头型呈前方狭尖状，形似柠檬。“柠檬头”征的形成可能是由于脊柱开放后，脑脊液流失、颅内压力降低造成胎儿颅骨内陷。妊娠中期胎头具有一定可塑性，尤其额骨在压力改变时易内陷。妊娠晚期由于颅骨钙化至足够硬度，不易再受压力改变的影响，“柠檬头”征消失。同时应谨防扫描胎头的超声平面不标准所致的“柠檬头”征的假象。

3）侧脑室扩张：双侧脑室扩张也是脊柱裂的常见征象之一。发生机制可能是由于脑干尾部的下移拉伸，导致导水管狭窄，第四脑室和蛛网膜下腔闭塞，脑脊液异常回流。

（2）开放性椎骨缺损：可分别从矢状面、冠状面、横切面进行观察。

1）矢状面：背侧椎弓的骨化中心断裂、缺失，有时可显示脊柱异常弯曲，多见后凸，也可有侧凸，失去正常生理弧度。

2）冠状面：两条平行的椎弓骨外中心在裂开处异常增宽，梭形膨大。

3）横切面：关闭型骨化中心三角形变成开放型表现，背侧的椎弓骨化中心向两侧分开，呈“U”形或“V”形，这是诊断脊柱裂最重要的声像图表现（图 14-8-1、图 14-8-2）。

（3）软组织异常：表明软组织缺损，通常伴随椎骨的缺损，若完全缺损，皮肤延续线回声中断，椎管敞开，多数病例伴有脊髓脊膜膨出或脊膜膨出。缺损处见囊性包块，表面仅覆一壁薄的膜，无皮肤及皮下组织。若包块内可见不规则中低回声结构，为突出的脊髓，即为脊髓脊膜膨出；若包块内显示为无回声，多为脊膜膨出。少数病例脊膜膨出囊肿极小，或无脊膜膨出，产前超声易漏诊。

闭合性脊柱裂的脊柱缺陷处有完整皮肤覆盖，不存在脑脊液流失，因此胎儿脑部结构也正常，理论上认为声像图上闭合性脊柱裂包块的囊壁较厚且内壁不光整，而开放性

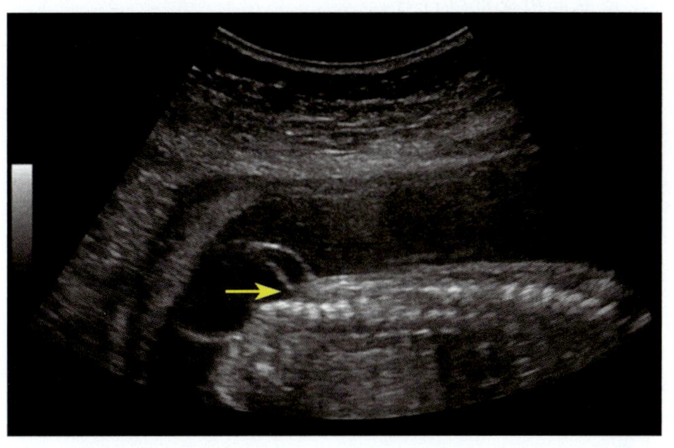

图 14-8-1　开放性脊柱裂

脊柱骶尾部排列紊乱，椎管开放，内可见马尾神经。箭头所指为椎管开放处。

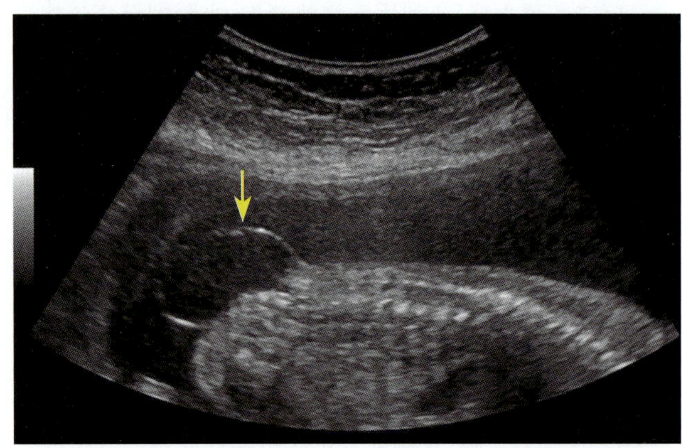

图 14-8-2　开放性脊柱裂

脊柱骶尾段排列紊乱，局部可见囊性结构，约 3.3cm×2.0cm×1.9cm。箭头所指处为突出的囊性结构。

脊柱裂的包块囊壁菲薄，可予以鉴别。但实际上超声难以辨别囊壁的厚薄，声束角度的不同会造成囊壁厚度有一定的误差，有时很难确定表面是否有皮肤覆盖（朱晨 等，2016）（图 14-8-3）。

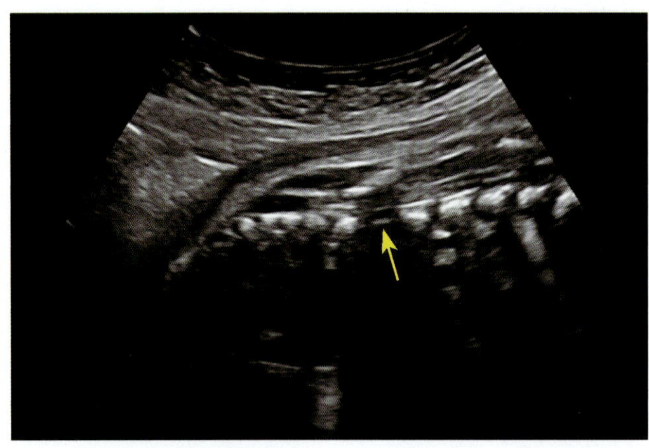

图 14-8-3　隐性脊柱裂

腰椎下段可见椎体排列紊乱（箭头所指处），骶尾部皮肤尚可见连续性好。

4. 鉴别诊断　脊柱裂的鉴别诊断包括单独的半椎体畸形、头部的“柠檬”征、骶尾部畸胎瘤、体蒂异常和羊膜带综合征等（Diana et al.，2000）。半椎体畸形是因某个或某几个椎骨一侧椎弓缺失或发育不良，导致脊柱侧凸。单纯半椎体的患处应被皮肤完整覆盖，无附属软组织异常。“柠檬”征也可出现在脑膨出、致死性脑发育不良、囊状水瘤及颅缝早闭胎儿中。在骶尾部出现的肿块也可能是骶尾部畸胎瘤。骶尾部畸胎瘤是从骶骨生长出来的大的囊性或者实性包块，而不会向背侧生长，声像图显示肿瘤的内容物大多为混合性或实质性肿块，表面有皮肤覆盖，囊壁可以较厚，脊椎骨发育正常。

5. 伴随畸形　脊柱裂常合并马蹄内翻足畸形，其原因可能是脊柱裂导致下肢的外周神经发育受阻，肢体肌肉发育功能障碍（俞钢，2016）。

6. 产前自然史　当胎儿存在开放性神经管畸形时，宫内死亡率明显升高。如在妊娠第 8 周，具有神经管畸形的胚胎仅 1/4 存活，余下停止发育或自然流产（Rab，2013）。超过 80%的神经管缺陷患儿可以通过产前母体血清甲胎蛋白（AFP）检测筛查出来（Krantz et al.，2016）。虽然羊水中乙酰胆碱酯酶的测定对于疾病的检查有帮助，但是超声检查仍是目前诊断神经管缺陷的首选方法。妊娠 16 周即可经超声观察到胎儿脊柱、脑部等的直接显像。有学者根据对妊娠早期的脊柱裂胚胎和胎儿的病理研究，提出“二次打击假说”，即第一次打击是妊娠早期神经胚胎形成失败，第二次打击是神经组织长期暴露在宫内环境中造成的脊髓损伤。据此，如果能在产前，即在不可逆的神经损伤出现之前，为暴露的神经管提供足够的覆盖保护，第二次打击就可以避免（Hutchins et al.，1996）。

有研究对比了 13 例脊柱裂患儿在产前和产后的腿部功能，结果表明，其中 11 例胎儿在出生之后出现腿部运动异常。推测其可能原因在于胎儿腿部运动可能继发于脊髓反射而不是大脑，因此不需要通过受损的脊髓组织传递电脉冲信号；或者是在妊娠早期，这种正常的腿部运动可能是由大脑信号通过还没有受损的暴露的脊髓组织来传导的（Sival et al.，1997）。由于出生后绝大多数脊柱裂患儿都表现出严重的下肢神经功能障碍，提示神经损伤可能发生于妊娠晚期或者分娩时。

闭合性脊柱裂预后与开放性脊柱裂不同，其最常见的为脊膜膨出，部分会合并脂肪瘤样畸形，由于其结构异常仅限于脊髓，通常不伴发颅脑改变。闭合性脊柱裂的胎儿通常可以正常出生，生后少有神经组织的暴露和脑脊液的泄漏，小儿智力发育与正常人群相同，很少出现下肢感觉、膀胱功能或直肠功能问题（McComb，1997）。此类闭合性神经管缺陷的临床症状经常在出生后数日或者数年仍不被察觉。

7. 产前咨询　当母体 AFP 筛查异常或者超声检测提示异常时，应怀疑有神经管发育不良的存在。一旦怀疑神经管发育不良，患者需要被介绍到有系统诊断能力的中心进一步明确诊断，至少需要 2 次以上的超声专业检查方可确诊。此外，应同时进行胎儿核型分析，并积极寻找其他可能合并的畸形。进行胎儿 MRI 检查可辅助诊断。

一旦确诊神经管缺陷，如果条件允许，患儿父母应与多学科合作的团队共同讨论患儿的长期预后，包括新生儿、遗传学、小儿神经科、小儿神经外科、小儿泌尿科、小儿矫形外科等学科的专家和医师。如果在妊娠 28 周前明确诊断，患儿父母有终止妊娠的机会，如果在妊娠 28 周之后诊断，需要根据多学科的专业评估意见，最终选择终止妊娠或继续妊娠，确定继续妊娠的应该纳入胎儿的孕期管理。

应该在产前讨论选择性剖宫产的利弊。是否选择剖宫产当前尚有争议，有研究显示，脊髓脊膜膨出胎儿的母亲在分娩发动前选择剖宫产，新生儿患严重瘫痪的风险显著降低（Luthy et al.，1991）。该研究给出了分娩方式的建议：当观察到胎儿的膝盖和脚踝运动，并且突出于背部的脊髓脊膜膨出囊超出患儿的背部平面时，应选择性剖宫产；当胎儿有已知的染色体异常，合并其他威胁生存的先天性畸形，或者胎儿的膝盖或者脚踝运动缺失时，不应该选择剖宫产。我国学者建议，在获得胎儿染色体信息并确诊后，尽可能自然分娩，自然分娩的风险小于剖宫产(俞钢，2016)。此外，与患儿家属充分沟通，详细解释可能的预后和风险是十分必要的，因为这与胎儿的预后，孕期管理原则、干预，以及疾病复发率都有关系。患儿出生后应尽早到小儿神经外科随诊，适时进行相应的手术，避免严重并发症的发生。

8. 产科处理　研究表明脊柱裂的临床病理特征继发于脊髓的损伤，其源于暴露于羊水而引起的慢性机械损伤和化学损伤。有学者提出在出生前修补缺损保护脊髓，下肢的神经功能可能受到保护(Hutchins et al.，1996)。国外学者已经积累了较多宫内修复脊髓脊膜膨出的经验，其早期策略是在妊娠晚期(约28周)行开放式手术，其原则是一旦发生术后早产，胎儿也能够存活。随访结果已证实下肢、膀胱或肠道宫内无明显改善，但出生后需要脑脊液分流的患儿比例有所降低，且影像检查显示 Arnold-Chiari Ⅱ型畸形得到改善(Myers et al.，2005)。

美国费城儿童医院(Children's Hospital of Philadelphia)进行了修补胎儿脊髓脊膜膨出的相关手术研究，此术式需行孕妇的经腹子宫切开，暴露胎儿患部，切除病灶的囊性包膜，在基板上关闭硬脑膜，拉伸并关闭筋膜层以覆盖缺损。羊水置换使用预温的乳酸林格液，修补之后，静脉注射硫酸镁、吲哚美辛肛门上药、皮下注射特布他林抑制宫缩(Diana et al.，2000)。Bruner 等(1997)首次尝试应用皮肤覆盖修补脊髓脊膜膨出，即使用内镜将切割成薄片的母体皮肤进行移植，但效果并不显著；随后其又报道了实施开放式胎儿修补术的4个病例，患儿在出生后脑疝均有所逆转。开放式胎儿修补术已经在美国费城儿童医院等多家医院开展，共积累病例近160例，其结果显示，开放式胎儿手术较之内镜手术而言，患儿预后更好(Diana et al.，2000)。然而，胎儿宫内修补脊髓脊膜膨出术是否优于标准的胎儿娩出及产后护理尚未明确。尽管我国存在较多脊柱裂病例，但目前宫内修补术尚未纳入胎儿治疗的主要方案，此类研究在我国尚属空白。

9. 预后　脊柱裂是一种严重的先天性畸形，死亡率约为25%，大部分活产婴儿也会相继在数月后夭折。新生儿期进行手术治疗的病例中能存活至7岁的不到半数。这种疾病导致的最严重终身残疾包括截瘫、脑积水、肺功能障碍、性功能障碍、骨骼变形、脊柱畸形、尿失禁和认知功能障碍等(Diana，2000)。近十多年来手术方法改进后，10年生存率可达80%，脊柱裂的预后与受累脊髓节段水平、病变严重程度、治疗方案及伴随畸形有关，颈椎胸椎裂患儿几乎都不能生存，病变平面越低，病变内含脑脊液及神经组织越少，其预后越好。

开放性脊柱裂常导致脊神经损伤，引起双下肢运动异常和尿失禁。有研究表明，脊柱裂患儿生存者中仅23%能正常行走，其余能行走者则需依靠支撑支具，约83%患儿出现尿便失禁情况(俞钢，2016)。另外 Arnold-Chiari Ⅱ型畸形导致脑室扩张或脑积水，影响运动、脑神经、认知功能等，如果存在继发于 Arnold-Chiari Ⅱ型畸形的脑干功能障碍，患儿死亡率甚至达到35%(Joyeux et al.，2016)。

闭合性脊柱裂的预后明显好于开放性脊柱裂，其受累段脊髓神经损伤常较轻，新生儿和婴幼儿期症状不明显。随着年龄增长椎管生长较脊髓快，而脊柱裂导致脊髓圆锥及马尾神经丛和椎管后壁的粘连，使脊髓圆锥位置不能随发育而向头侧位移，被粘连部位或者异常神经终丝牵拉缺血，导致脊髓拴系综合征，神经功能受损症状可能会越发明显。但随着近年来诊断水平的提高、诊断时间的提早及神经外科显微手术的发展，闭合性脊柱裂的治疗已取得较好的临床疗效。其中，解放军总医院神经外科尚爱加教授的研究团队(2012)在脊髓拴系综合征等神经系统疾病的显微手术治疗方面积累了丰富的临床经验，并根据多年的临床研究结果提出，脊髓拴系综合征患者应在早期行显微手术治疗，并根据不同类型脊髓拴系综合征的特点采用不同的手术方式。

(二) 脊柱异常弯曲

由于脊柱异常、畸形造成的脊柱异常弯曲，包括单纯性的脊柱异常弯曲，不合并其他异常，如脊柱侧凸(scoliosis)、脊柱后凸(kyphosis)、脊柱前凸(lordosis)等；也可以是某些综合征中的一个表现，如 Robinow 综合征(胎儿面容综合征)、Jarcho-Levin 综合征、VACTERAL 综合征、体蒂异常等。以下所述内容中不包括开放性神经管缺陷等造成的脊柱裂。

1. 发病率　单纯性脊柱异常弯曲在活产胎儿中的发病率为0.5/1 000~1/1 000，由先天性综合征所致的脊柱异常弯曲，其发病率尚无明确数据统计(Giampietro et al.，2003)。

2. 病因　脊柱异常弯曲病因尚未明确，近年研究表明可能与遗传因素、环境因素及发育异常密切相关(Mcmaster et al.，1982)。椎体形成和/或椎体分节障碍可导致半椎体的形成，表现为脊柱侧凸；前方的椎体发育不良称为蝶状椎，表现为脊柱后凸；后方的椎弓发育不良表现为脊柱前凸；而椎骨分节障碍则可造成大块状椎骨；还有一些椎骨发育异常如排列紊乱、部分椎骨缺损甚至肋骨缺损或异常等，有时脊椎间的关节、韧带异常、关节炎症也可造成脊柱异常弯曲；而体蒂异常则是因为腹腔脏器与胎盘粘连造成体位强直，导致脊柱异常扭曲(McGahan et al.，2003)。

3. 超声诊断要点　超声声像图可见脊柱失去正常的自然生理弯曲弧度，或是呈前后方向弯曲或侧位成角弯曲(边旭明 等，2008)。半椎体在脊柱的冠状面上可显示成角弯曲，仔细观察并计数配对每对椎弓的骨化中心，发现在成角弯曲部位一侧的骨化中心缺失。若有多处半椎体，就有多个骨化中心缺失。蝶状椎在脊柱矢状面上可见病变处椎体骨化中心缺失或骨化中心极小。其他椎骨异常有时也能见到相应的改变，如有些病例脊柱的部分椎骨排列紊乱，椎骨融合大小不一，脊柱异常弯曲，但多数病例仅从声像图较难明确诊断。有时，局部椎骨的异常较轻微、脊柱异常弯曲不明显，产前超声则较易漏诊。

对于某些综合征所致的脊柱异常弯曲，超声可见其他异常，如 Robinow 综合征的患儿面部及生殖器存在异常；Jarcho-Levin 综合征除了有多发性椎骨、肋骨畸形外，还有胸腔异常、单脐动脉、膈疝等；VACTERAL 综合征有心血管、肾脏及肢体畸形；体蒂异常可见腹壁巨大缺损等(Giampietro et al.，2013；边旭明 等，2008)。

4. 鉴别诊断　脊柱异常弯曲应与脊柱裂相鉴别，脊柱裂除了脊柱异常弯曲、成角弯曲外，横切面上还可见到椎骨成“V”形或“U”形开放，病变部位皮肤缺损，并常能见到囊性包块突出，为脊膜膨出或脊髓脊膜膨出。必要时建议行MRI检查进一步明确诊断。

5. 伴随畸形　临床上常见的先天性脊柱异常弯曲多是侧凸和前凸，或侧凸和后凸的结合，单纯的先天性脊柱前凸或后凸十分少见。单纯性的脊柱异常弯曲，如脊柱侧凸，常伴有椎管内畸形、肋骨及胸廓畸形。

6. 产前自然史　单纯脊柱异常弯曲一般不影响胎儿生存，胎儿期无特殊处理。

7. 产前咨询　发现胎儿脊柱异常弯曲，建议与脊柱外科医师共同为患病家庭提供充分咨询。根据受累椎体的多少和是否合并其他异常提出医学建议，如合并多系统异常建议终止妊娠，单纯脊柱弯曲出生后可能涉及矫形手术，建议充分沟通后作出慎重的决定。

8. 产科处理　无须特殊的产科处理。

9. 预后　单纯椎骨畸形，无脊髓神经受损的患儿通常预后良好，仅表现在外形上脊柱存在异常弯曲。如存在脊髓神经受损或某些综合征，预后根据脊髓受损的情况而定（Winter et al.，2009）。其中，体蒂异常预后最差（边旭明 等，2008）。

（三）半椎体

半椎体（hemivertebra）是一种椎体畸形，这种异常的椎体呈三角形，比正常的椎体小，像楔子一样，导致脊柱向半椎体楔形角侧弯曲，形成脊柱侧凸、前凸，导致驼背和脊柱短缩畸形。可通过妊娠中期的超声检查发现。根据半椎体的形态特征，可将其分为6种类型（Nasca et al.，1975）：①单纯额外半椎体；②单纯楔形半椎体；③多发性半椎体；④多发性半椎体合并一侧融合；⑤平衡性半椎体；⑥后位半椎体。

1. 发病率　半椎体畸形的发病率在活产新生儿中约为0.1/1 000～1/1 000，但是由于诊断标准不一，其实际发病率很可能超过1/1 000（Wynne-Davies，1975）。以色列的一项长达17年的回顾性研究指出，在1985—2001年内出生的78 500例活产新生儿中，26例为半椎体畸形，其中17例为单发半椎体畸形，9例为多发半椎体畸形。该病发病率是否具有男女比例差异尚存争议（Forrester et al.，2006；Goldstein et al.，2005）。

2. 病因　半椎体畸形发生在妊娠6周内，即为间叶细胞分化为脊柱的解剖构造时期。一旦胚胎内间叶组织的形态形成，软骨和骨组织就会随之分化。大约在妊娠6周时，每一块间叶组织椎体开始出现软骨中心，每一个椎体又都分别有背部和腹部原始骨化中心。组织学上最早在妊娠8周即形成三个原始的成骨中心，分别是椎体和左、右的椎弓，这三个中心逐渐融合，但是最早要在妊娠13周才能通过超声检查发现（Zelop et al.，1993）。脊柱成形障碍或者脊椎分节障碍会导致椎骨体异常，进而可能产生半椎体畸形（Abrams et al.，1985）。此外，半椎体的发病机制也可能是脊柱的节间动脉异常分布造成的（俞钢，2016）。

3. 超声诊断要点　胎儿脊柱的检查应该包括3个平面：矢状面、冠状面和横切面。半椎体的产前超声诊断需要详细的检查，通常在脊柱的冠状面和矢状面扫描时证实。产前超声可清晰显示半椎体畸形胎儿脊柱小于正常椎体，不规则形骨性强回声嵌入正常椎体间、脊柱侧凸或成角。脊柱矢状面能观察到脊柱成角畸形，但有时因矢状面扫描显示椎弓回声排列整齐，脊柱弯曲度表现正常而漏诊（王位，2015）；冠状面是诊断半椎体畸形必不可少的切面，该切面可见小于正常椎体的不规则形骨性强回声呈楔形嵌入正常椎体间，脊柱侧凸或成角畸形；横切面扫描可见椎体“品”字形态结构消失，失去正常闭合的等腰三角形态，椎体变小，形态不规则或边缘模糊（张韩珉，2014）（图14-8-4）。当脊柱弯曲畸形不明显，尤其单个椎体受累时，可能只有2/3能够获得产前超声诊断（李胜利 等，2004）。

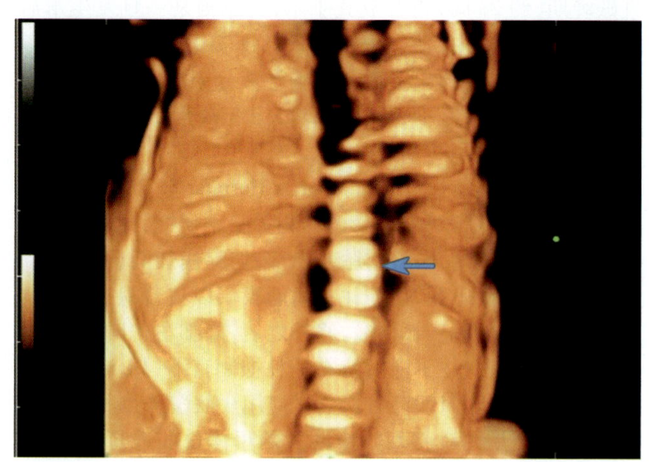

图14-8-4　半椎体脊柱三维重建图像

冠状面可见脊柱第一腰椎发育异常，局部略凸向右侧，呈半椎体样改变（箭头）。

4. 鉴别诊断　半椎体可与其他的椎体异常有类似的超声表现，如楔形椎体、蝶状椎等。另外，MRI检查是一个很重要的鉴别诊断手段，可以区分该种畸形是单发，还是作为某种综合征或者联合畸形的一个表现，如Jarcho-Levin综合征、克利佩尔-费尔（Klippel-Feil）综合征、VACTERAL综合征、泄殖腔外翻、Potter综合征和开放性脊柱裂。

5. 伴随畸形　多发的半椎体畸形常合并楔形椎体、蝶状椎、融合椎等其他畸形，此外神经管畸形以及肾脏畸形也是其常见的合并畸形（王位 等，2015；Zelop et al.，1993）。

6. 产前自然史　有研究报道，半椎体畸形的宫内死亡率并未见明显增加，但是其合并畸形将直接影响胎儿的整体预后情况。发现得越早，越可能合并严重的畸形，预后可能越差。Harrison等研究显示神经管畸形是最常见的合并畸形，另有研究证实半椎体与肾脏畸形有密切联系（Zelop et al.，1993）。一项研究指出，半椎体患儿围产期死亡率，合并其他畸形者可达48%，单发者约19%（Harrison，1992）。

7. 产前咨询　产前的咨询和管理取决于诊断时间、半椎体畸形的形态类型及合并畸形等情况。一旦诊断胎儿是半椎体，必须对胎儿进行详细的影像学检查，以排除其他可能合并的畸形。要特别注意是否合并羊水过多或过少；如果椎体缺陷是单发的，没有证据显示胎儿染色体异常的风险增高；如果椎体畸形合并其他解剖学异常，推荐行羊膜腔穿刺检查胎儿染色体。

如超声发现半椎体畸形，建议请脊柱外科医师就出生后可能面临的预后、手术等问题与孕妇及家属仔细沟通，以利于作出审慎的决定。一般来说单发性半椎体，无其他合并畸形，预后相对较好，但仍有部分病例可出现严重的脊柱侧凸等问题；对半椎体畸形合并其他畸形的胎儿需要持续密切的随访，注意畸形的性质、严重程度和进展。如为多发性半椎体或合并其他类型的严重畸形，可以建议终止妊娠。再发风险为2%～3%。同胞发生神经管畸形的风险约为4%。

单发半椎体的患者，没有必须在三级医院待产分娩或进行剖宫产的指征。多发性半椎体或伴发其他畸形的胎儿容易早产，新生儿死亡率较高。

8. 产科处理　无须特殊的产科处理。

9. 预后　半椎体的预后取决于半椎体的位置、数目和伴发畸形的情况，单发半椎体不合并其他畸形者预后良好，如果不治疗，1/4不会进展，1/2缓慢进展，1/4病情会迅速进展。多发半椎体可引起严重的脊柱侧凸及胸腹腔畸形，自然发展预后均不理想（Wax et al.，2008），脊柱畸形病程长，可引起脊髓神经受压等并发症，多数学者认为出生后应尽早手术治疗。但多数半椎体畸形发展较晚，难以获得最佳治疗时机，产前清晰的脊柱成像及正确诊断，对于了解病情、明确临床诊断、优生优育及产后早期治疗尤为重要。

（游艳琴　卢彦平）

二、长骨短小

（一）胎儿骨骼发育异常概述

正常骨发生及平衡极其复杂，需要不同类型的细胞在时间上和空间上相互作用，其中任何一个环节出现错误都可能导致骨骼发育异常。由于骨骼分布广泛，先天性骨骼发育异常导致的骨骼畸形种类繁多，分类复杂，是最常见的出生缺陷之一。造成骨骼系统异常的原因包括遗传因素和环境因素。某些先天性骨骼异常要在出生后逐渐显露出来，如软骨发育低下、假性软骨发育不全、成骨不全Ⅱ型以外的分型等。本节主要讨论胎儿期有表型，可以通过超声检查发现的骨骼发育异常。

1. 胎儿骨骼发育异常的病因

（1）染色体异常：染色体异常所致的骨骼畸形种类繁多，形式多样。18三体的胎儿可出现多指/趾、肢体短小或过长畸形、腕关节固定、手指交叠、马蹄内翻足及镰刀足；13三体的胎儿可出现多指/趾、马蹄内翻足；21三体的胎儿可有短头、枕骨扁平、长骨短小、手指弯斜、并指畸形、手指粗短、草鞋足等表现；9三体的婴儿有小头畸形、膝关节和肘关节错位；特纳（Turner）综合征也会有股骨短小等表现。此外染色体的微缺失、重复也是导致胎儿骨骼发育异常的原因（Reichert et al.，2015）。

（2）遗传性骨病：遗传性骨病是一大类具有广泛遗传异质性的软骨发育不良性疾病，大多数是罕见病。40余年来遗传性骨骼疾病的分类方法前后已经进行了10余次的修订，近年来随着二代测序技术的应用，遗传性骨病的致病基因研究取得了巨大进展，催生了新的分类。目前已知造成骨骼发育不良的突变基因涉及人体细胞代谢过程的各个方面，包括胞外蛋白质（如蛋白多糖、胶原蛋白等）、参与代谢的酶功能、转录因子、信号转导因子、细胞表面转运受体、抑癌基因、胞内锚定蛋白等。根据2015年最新修订的骨发育异常国际分类标准，456种骨骼发育不良按其分子遗传、影像及生化特点归纳为42组，致病基因从2010版的240个增加到了364个（表14-8-1）（Bonafe et al.，2015）。

（3）其他因素：如羊膜带综合征可引起各种浅表软组织或深部骨骼发生坏死，严重者可表现为宫内截肢或截指，某些药物和毒物可引起胎儿骨骼异常，如沙利度胺引起的海豹肢。

表14-8-1　国际骨骼发育不良学会2015年骨骼发育不良（SD）分类系统一览表

疾病大类及代表病种	遗传方式	相关突变基因举例	相关蛋白举例
1. *FGFR3*相关软骨发育异常类			
软骨发育不全	AD	*FGFR3*	FGFR3
季肋发育不良	AD	*FGFR3*	FGFR3
致死性骨发育不良	AD	*FGFR3*	FGFR3
2. Ⅱ型胶原蛋白类	AD		
脊椎干骺面发育不良，Struwick型	AD	*COL2AI*	Ⅱ型胶原蛋白
软骨成长不良Ⅱ型	AD	*COL2AI*	Ⅱ型胶原蛋白
Stickler综合征Ⅰ型	AD	*COL2AI*	Ⅱ型胶原蛋白
3. Ⅺ型胶原蛋白类			
Stickler综合征Ⅱ型	AD	*COL11A1*	Ⅺ型胶原蛋白α1链
Stickler综合征Ⅰ型	AD	*COL11A2*	Ⅺ型胶原蛋白α2链
Marshall综合征	AD	*COL11A1*	Ⅺ型胶原蛋白α1链
4. 硫化障碍类	AR	*DTDST/PAPSS2*	PAPS合成酶

续表

疾病大类及代表病种	遗传方式	相关突变基因举例	相关蛋白举例
5. 基底膜聚糖类			
分节不良性发育不良	AR	*PLC*	基底膜聚糖
Schwartz-Jampel 综合征	AR	*PLC*	基底膜聚糖
6. 聚集蛋白聚糖类			
SEMD 聚蛋白聚糖型	AR	*AGCI*	聚集蛋白聚糖
家族性剥脱性软骨炎	AD	*AGCI*	聚集蛋白聚糖
7. 丝蛋白类			
额骨骺发育不良	XLD	*FLNA*	丝蛋白 A
耳-颚-指综合征 1/2 型	XLD	*FLNA*	丝蛋白 A
骨发育不全Ⅰ型	AD	*FLNB*	丝蛋白 B
8. TRPV4 类			
间向性发育不良	AD	*TRPV4*	TRPV4
SEMD Maroteaux 型	AD	*TRPV4*	TRPV4
SEMD Kozlowski 型	AD	*TRPV4*	TRPV4
家族性指关节病伴指过短	AD	*TRPV4*	TRPV4
9. 纤毛病变类			
软骨外胚层发育不良	AR	*EVC1* *EVC2*	EvC1 蛋白 EvC2 蛋白
短肋-多指综合征(SRPS)	AR	*DYNC2H1*	EvC1 蛋白
窒息性胸廓发育不良	AR	*DYNC2H1*	EvC1 蛋白
10. 多发骨骺发育不良类			
多发骨骺发育不良Ⅰ~Ⅵ型	AD	*COL9A2/MATN3*	Ⅸ型胶原蛋白 α2 链
Stickler 综合征,隐性遗传型	AR	*COL9A1*	Ⅸ型胶原蛋白 α1 链
家族性髋关节发育不良	AD	*4q35*	
11. 干骺端发育不良			
各种类型的干骺端发育不良	AD/AR	*PTHR1*	PTH/PTHrP 受体 1
软骨-毛发发育不良	AR	*RMRP*	PNA 酶 H 组分
Eiken 发育不良	AR	*PTHR1*	PTH/PTHrP 受体 1
12. 脊柱干骺端面发育不良(SMD 类)	AD/AR	*ACP5/PCYT1A*	TRAP
13. 脊柱干骺面发育不良(SEMD)类	AR	*RAB33B*	Ras 相关蛋白 33b
14. 严重脊柱发育异常类			
软骨生成不全ⅠA 型	AR	*TRIP11*	高尔基-微管相关蛋白
严重脊柱干骺端发育不良,Segahatian 型	AR	*GPX4*	谷胱甘肽过氧化酶 4
骨成熟不良	AR	*INPPLI*	多磷酸肌醇磷酸化酶样-1
15. 肢端发育不良类			
毛发-鼻-指发育不良	AD	*TRPSI*	锌指转录因子
股骨头端发育不良	AR	*IHH*	印度豪猪蛋白
Weill-Marchesani 综合征	AD/AR	*BIN/ADAMTS10*	原纤蛋白、ADAMT
16. 肢中段远端发育不良类			
Grebe 发育不良	AR	*GDF5*	生长和分化因子 5
腓骨发育不良伴短指	AR	*GDF5*	生长和分化因子 5

续表

疾病大类及代表病种	遗传方式	相关突变基因举例	相关蛋白举例
17. 肢中段及肢中段近端发育不良类			
Robinow 综合征	AR	*ROR2*	孤核受体 2
18. 弯肢性发育不良类	AD	*SOX9*	SRY 盒 9
19. 细长骨发育不良类			
3-M 综合征	AR	*CUL7*	Cullin7 蛋白
Kenny-Caffey 发育不良	AR/AD	*TBCE/FAM111A*	微管蛋白分子伴侣 E
IMAGE 综合征	AD	*CDKNIC*	周期蛋白依赖性激酶抑制蛋白
20. 多关节错位伴发育不良类			
Desbuquois 发育不良	AR	*CANIC*	钙激活核酸酶 I
SEMD 伴关节松弛	AD/AR	*KIFF22/B3GALT6*	驱动蛋白家族 22
21. 点状软骨发育不良(CDP)类			
X 连锁隐性/显性 CDP	XLR/XLD	*ARSE/EBP*	依莫帕米锚定蛋白
Keutal 综合征	AR	*MGP*	基质羰基谷氨酸
22. 新生儿骨纤维化类			
Caffey 病	AD	*COLIA1*	Ⅰ型胶原蛋白 α1 链
Raine 发育不良	AR	*FAM20C*	牙本质基质蛋白 4
23. 骨硬化病类			
婴幼儿骨硬化病	AR	*TCIRG1/CLCN7*	氯离子通道 7
骨斑点病	AD	*LEMD3*	LEM 决定域蛋白 3
24. 其他骨硬化类			
颅骨骨干发育不良	AD	*SOST*	壳硬蛋白
颅骨干骺端发育不良	AD/AR	*ANKH/GJA1*	间隙连接蛋白 α1
25. 成骨不全及骨密度减少类			
成骨不全Ⅰ~Ⅴ型	AD/AR	*COLIA1*	Ⅰ型胶原蛋白
X 连锁骨质疏松	XLD	*PLS3*	网素 3
Bruck 综合征	AR	*FKBP10/PLOD2*	FK506 结合蛋白 *10*
26. 矿物质代谢异常类			
低磷酸酯酶症	AR	*ALPL*	非组织特异性碱性磷酸酶
低磷性佝偻病	AD/AR/LR	*FGFR23/DMPI/CICN5*	成纤维细胞生长因子 23
新生儿甲状旁腺亢进严重型	AR	*CASR*	钙离子感知受体
焦磷酸钙贮积证	AD	*ANKH*	鼠 ANK 同源基因蛋白
27. 溶酶体贮存障碍类			
黏多糖贮积症Ⅰ~Ⅶ型	AR/XLR	*IDA/IDS*	a1 艾杜糖醛酸酶
岩藻糖贮积症	AR	*FUCA*	a 岩藻糖酶
28. 溶骨类			
家族性膨胀性溶骨病	AD	*RANK*	
下颌骨端发育不良	AD/AR	*LMNA/ZMPSTE24*	核纤层蛋白
Torg-Winchester 综合征	AR	*MMP2*	基质金属蛋白酶 2
29. 骨骼组成发育紊乱类			
家族性巨颌症	AD	*SH3BP2*	SH3 决定域结合蛋白 2
多发性纤维瘤Ⅰ型	AD	*NF1*	神经纤维素

续表

疾病大类及代表病种	遗传方式	相关突变基因举例	相关蛋白举例
30. 骨骼生长过度类			
Marfan 综合征	AD	*FBN1*	原纤维蛋白 1
Loeys-Dielz 综合征	AD	*TGFBR1/2*	TGF-β 受体 1、2
先天性挛缩蜘蛛脚样趾	AD	*FBN2*	原纤维蛋白 2
31. 遗传性炎性/类风湿性骨关节病			
进行性假性类风湿性发育不良	AR	*WISP3*	WNT1 诱导信号通路蛋白
慢性婴儿神经-皮肤-关节综合征	AD	*CIAS1*	冷吡啉
玻璃样纤维瘤综合征	AR	*ANTXR2*	炭疽毒素受体 2
32. 颅骨锁骨发育不良类			
颅骨锁骨发育不良	AD	*RUNX2*	Runt 相关转录因子 2
CDAGS 综合征	AR		
顶骨裂孔	AD	*ALX4/MSX2*	肌肉节段同源异形盒 2
33. 颅骨融合综合征类			
Pfeiffer 综合征(*FGFR1* 相关)	AD	*FGFR1*	FGFR1
Apert 综合征	AD	*FGFR2*	FGFR2
Crouzon 综合征	AD	*FGFR2*	FGFR2
Beare-Stevenson 综合征	AD	*FGFR2*	FGFR2
34. 头面部骨骼发育障碍类			
口-面-指综合征 Ⅰ 型	XLR	*CXORF5*	X 染色体开放读码框 5
额-鼻骨发育不良 Ⅰ ~ Ⅲ 型	AR	*ALX3/1/4*	Arx 蛋白
35. 椎骨发育障碍伴或不伴肋骨发育障碍类			
椎骨肋骨发育障碍(SCDO) Ⅰ ~ Ⅳ 型	AR/AD	*MESP2/LFNG/TBX6*	T-box6
椎骨胸廓发育障碍	AR	*MESP2*	后中胚层蛋白 2
椎体分节障碍(先天性脊柱侧凸)	AD	*MESP2/HES7*	后中胚层蛋白 2
Klippel-Feil 综合征	AD	*GDF6*	生长分化因子 6
36. 髌骨发育障碍类			
小髌骨综合征	AD	*TBX4*	T-box4
生殖器-髌骨综合征	AR 可能	*KAT6B*	
耳-髌骨-身材矮小综合征	AR	*ORC1*	原始识别复合体
37. 短指畸形类,不伴其他系统症状			
短指畸形 A ~ E 型	AD	*IHH*	印度豪猪蛋白
短指伴无甲症(Cooks 综合征)	AD	*SOX9*	
38. 短指畸形类,伴其他系统症状			
短指-智力障碍综合征	AD	*HDAC4*	组蛋白乙酰基酶
短指-高血压综合征	AD	*PDF3A*	磷酸二酯酶 3A
手-足-生殖器综合征	AD	*HOXA13*	同源异形盒 A13
39. 肢体发育不良类			
范科尼贫血	AR	*FANCA*	
Cousin 综合征	AR	*TBX15*	T-box15
三肢缺失	AR	*WNT3*	WNT3 蛋白
40. 缺指类			
缺指-外胚层发育不良伴腭裂综合征	AD		

续表

疾病大类及代表病种	遗传方式	相关突变基因举例	相关蛋白举例
手足裂畸形	AD	*DLX5/P63*	肿瘤蛋白 p63
肢体-乳腺综合征	AD	*P63*	肿瘤蛋白 p63
41. 多指-并指-三指类			
轴前多指	AD	*SHH-ZRS*	音猬因子
多指、并指	AD	*FBLNI*	腓骨蛋白 1
Townes-Brocks 综合征	AD	*SALLI*	SAL 样蛋白 1
42. 关节形成障碍及骨融合类			
多发性骨融合 3 型	AD	*FGFR9*	FGFR9
近端指骨融合 1/2 型	AD	*NOG/GDF5*	Noggin 蛋白
Liebenberg 综合征	AD	*PTTX1*	成对样同源域转录因子
先天性畸形足	AD	*PTTX1*	成对样同源域转录因子

注：AD，常染色体显性；AR，常染色体隐性；XLD，X 连锁显性；XLR，X 连锁隐性。

2. 骨骼发育异常的超声检查

（1）超声对致死性疾病的评估：致死性骨发育不良主要表现为严重四肢均匀性短小及严重胸部发育不良等畸形，较常见的类型包括致死性发育不良、软骨生成不全、成骨不全Ⅱ型、先天性低磷酸酯酶症、肢体屈曲症、短肋-多指综合征，骨骺点状发育不良症等。非致死性骨发育不良主要有杂合子软骨发育不全、Ⅱ型成骨发育不全外的其他类型、软骨外胚层发育不良等。致死性的判断是非常重要的，它是产前咨询和处理的关键因素。妊娠中期如确定为致死性畸形，则应尽快终止妊娠，如进入围产期才发现为致死性畸形，则在决定分娩方式时以保护孕妇为主。下列指标可作为临床判断骨骼畸形致死性的参考（李胜利，2015；俞钢，2016）。

1）在四腔心切面水平测量，胸围低于同孕龄的第 5 百分位数。

2）胸腹围比<0. 89±0. 06。

3）短胸长。

4）矢状面胸廓前后直径明显缩小。

5）胸部冠状面呈钟形或凹形轮廓。

6）心胸比大于 60%。

7）胸廓直径与躯干长度比≤0. 32。

8）股骨长与腹围<0. 16。

9）某些超声特征如三叶草状头颅、多发性骨折等。

（2）长骨的测量及肢体短小的评价：肢体短小是很多胎儿骨骼发育异常的重要表型，妊娠 11～13 周开始，可以通过超声测量胎儿四肢的长度，其中骨化的股骨干长度（femur length，FL）最容易测量，可重复性好，与孕龄相关性好，有助于预测胎儿骨骼生长异常。当评估胎儿是否有骨骼发育不良时，应当与其他指标如双顶径、腹围、小脑直径结合参考，有时还需要注意不同指标与正常值之间的差距。很多胎儿骨骼畸形表现为头颅大、四肢短，同时还要对每一个可以测量的长骨及足长进行测量。

超声诊断胎儿股骨短小的标准是股骨长度低于相应孕周参考值第 5 百分位数，或小于相同孕周的 2 个标准差。但正常值的标准并不统一，绝大多数都是以超声仪器的软件数值而定。21 世纪国际胎儿与新生儿生长研究项目（International Fetal and Newborn Growth Consortium for the 21st Century，Intergrowth-21st）的完成，为产前超声测量胎儿股骨长度提供了通用的参考标准（Papageorghiou et al.，2014）。研究共纳入包括中国在内的 8 个国家，共 4 321 位孕妇，结果显示不同种族、地区之间 24 周前股骨长度无统计学差异，可作为国际通用参考标准（表 14-8-2）。

表 14-8-2　21 世纪国际胎儿与新生儿生长研究项目胎儿股骨长度参考标准

孕周	百分位数/mm						
	第 3	第 5	第 10	第 50	第 90	第 95	第 97
14	10. 26	10. 61	11. 17	13. 11	15. 05	15. 60	15. 96
15	13. 38	13. 75	14. 32	16. 33	18. 34	18. 91	19. 28
16	16. 44	16. 82	17. 41	19. 47	21. 54	22. 13	22. 51
17	19. 43	19. 82	20. 42	22. 54	24. 66	25. 27	25. 66
18	22. 34	22. 74	23. 36	25. 53	27. 71	28. 33	28. 73
19	25. 18	25. 59	26. 23	28. 45	30. 68	31. 31	31. 72

续表

孕周	百分位数/mm						
	第 3	第 5	第 10	第 50	第 90	第 95	第 97
20	27. 95	28. 37	29. 02	31. 29	33. 56	34. 21	34. 63
21	30. 65	31. 07	31. 73	34. 06	36. 38	37. 04	37. 47
22	33. 26	33. 70	34. 37	36. 74	39. 12	39. 79	40. 23
23	35. 80	36. 24	36. 93	39. 36	41. 78	42. 47	42. 92
24	38. 26	38. 71	39. 42	41. 89	44. 37	45. 08	45. 53
25	40. 63	41. 10	41. 82	44. 35	46. 88	47. 61	48. 07
26	42. 93	43. 41	44. 15	46. 74	49. 33	50. 07	50. 54
27	45. 15	45. 64	46. 39	49. 05	51. 70	52. 46	52. 94
28	47. 28	47. 78	48. 56	51. 28	54. 00	54. 77	55. 27
29	49. 33	49. 85	50. 64	53. 43	56. 23	57. 02	57. 53
30	51. 30	51. 83	52. 64	55. 51	58. 38	59. 20	59. 73
31	53. 18	53. 72	54. 57	57. 52	60. 47	61. 31	61. 85
32	54. 98	55. 54	56. 40	59. 45	62. 49	63. 36	63. 91
33	56. 69	57. 26	58. 16	61. 30	64. 44	65. 33	65. 91
34	58. 31	58. 90	59. 83	63. 07	66. 32	67. 24	67. 84
35	59. 84	60. 46	61. 41	64. 77	68. 13	69. 09	69. 71
36	61. 28	61. 92	62. 91	66. 40	69. 88	70. 88	71. 52
37	62. 63	63. 29	64. 32	67. 95	71. 57	72. 60	73. 26
38	63. 88	64. 57	65. 65	69. 42	73. 19	74. 26	74. 96
39	65. 04	65. 76	66. 88	70. 81	74. 75	75. 87	76. 59
40	66. 09	66. 85	68. 02	72. 13	76. 24	77. 42	78. 17

但香港中文大学对 10 527 例孕妇的研究显示，应用此标准会导致相当数量的胎儿被误诊为小于第 3 百分位数（Cheng et al. ,2016），因此这一标准的应用还值得探讨。

发现股骨短小时要进行详细的胎儿结构检查，要测量所有长骨长度，按肢体的短缩部位不同进行比较，肢体近端的短缩称为肢根型短肢（rhizomelia），肢中型短肢（mesomelia）指桡骨、尺骨、胫骨、腓骨缩短，肢端型短肢（acromelia）指手和足短缩，肢体所有部位均短缩称为短肢畸形（micromelia）。要注意长骨形态有无弯曲，是单侧弯曲还是双侧弯曲，观察长骨干骺端形态，注意长骨骨化程度如何，仔细观察头颅骨化情况及形状，下颌骨的大小和形态，肩胛骨的大小和形态，测量头围、腹围、胸围大小，有无胸廓狭窄，脊柱有无椎体变小、半椎体、骨质疏松情况、椎体结构的破坏、手和足的大小及形态等。胎儿面部轮廓对一些疾病的诊断也很有帮助，如额部隆起、鼻骨缺失、小下颌骨等，注意肢体末端姿势有无异常，其他器官有无先天异常；另外胎儿水肿、羊水量过多在一些骨骼畸形中也很常见（Krakow et al. ,2009）。

3. 胎儿骨骼发育异常的处理　前已述及多种染色体异常、基因突变、环境因素均可引起胎儿骨骼畸形。查找致病原因有助于判断预后、指导孕期处理及再次妊娠的产前诊断。发现胎儿骨骼异常后要仔细询问病史，了解服药及接触有害物质史。染色体检查是基础选择，妊娠早中期发现的致死性病例，单基因病可能性比较大，引产后的 X 线检查及尸检对诊断有一定的帮助，但因表型重叠，确切的疾病类型诊断很困难，可通过二代测序技术进行骨骼畸形基因包（panel）的检测，或行外显子测序查找致病基因（Cossu et al. ,2016；张蔓丽 等,2015）。非致死性的骨骼异常往往出现在妊娠中晚期，胎儿期病因学的诊断及处理很困难。可进行脐血的染色体检查，或行羊膜腔穿刺取羊水，利用基因芯片或二代测序技术检测胎儿染色体的拷贝数变异。如怀疑软骨发育不全，可进行 *FGFR3* 基因热点突变（1 138 位点）的一代测序（任远,2017）。提高二代测序的检测周期是目前努力的方向。但由于软骨发育异常为罕见病，且二代测序开展时间尚短，需要积累更多的表型与基因型的数据，测序结果要审慎地用于产前诊断。

（二）致死性发育不良

致死性发育不良（thanatophoric dysplasia，TD）［OMIM# 187600］，曾称致死性侏儒（thanatophoric dwarfism），是一种散发的先天性、致死性骨发育不良疾病，TD 为常染色体显性遗传，临床表现为四肢极短，肋骨短小伴胸廓严重狭窄，其他合并畸形包括股骨弯曲、头颅增大，前额突出，鼻梁塌陷，眼距较宽，脑部畸形，椎骨扁平等。

1967 年，Maroteaux 等将致死性侏儒从软骨发育不全中区分出来，首次将其作为单独疾病进行描述。1977 年，在第二届国际骨骼畸形命名会议上，将“致死性侏儒”更改为“致死性发育不良”。临床上根据股骨弯曲程度，将 TD 分为两型：TD-Ⅰ型和 TD-Ⅱ型。TD-Ⅰ型约占 85%，主要表现为四肢长骨明显短小，且股骨弯曲，呈“电话筒”状（图 14-8-5、图 14-8-6）；TD-Ⅱ型约占 15%，患儿颅缝早闭导致颅骨呈典型三叶草状，股骨弯曲通常不如 TD-Ⅰ型明显。但颅缝早闭所致的“三叶草”状颅骨也可见于 TD-Ⅰ型，只是其在 TD-Ⅱ型中更常见，且更严重。

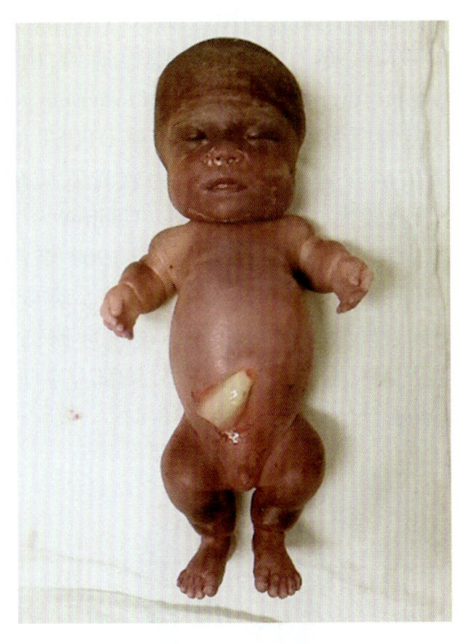

图 14-8-5　致死性发育不良Ⅰ型（图片由解放军总医院张鑫悦提供）

26 周引产胎儿外观表现：头颅增大，前额突出，鼻梁塌陷，眼距较宽，胸廓狭窄，四肢短小，股骨弯曲。全外显子组测序结果显示 *FGFR3* c. 742C>T（R248C）杂合突变，其父母均为野生型。

1. 发病率　TD 是最常见的胎儿致死性骨骼畸形之一，估计发病率约为 1/20 000。

2. 病因　TD 为常染色体显性遗传性病，目前已报道的均为位于 4p16. 3 的 *FGFR3* 基因新发突变所致的散发病例，尚无再发风险率的报道。FGFR3 蛋白为跨膜受体，由胞外区、跨膜区及胞内区三部分组成，*FGFR3* 基因存在众多突变的致病位点，目前发现 TD 的两亚型均为杂合突变所致。Young 等（1989）认为此病的发生与父亲生殖腺嵌合现象有关。

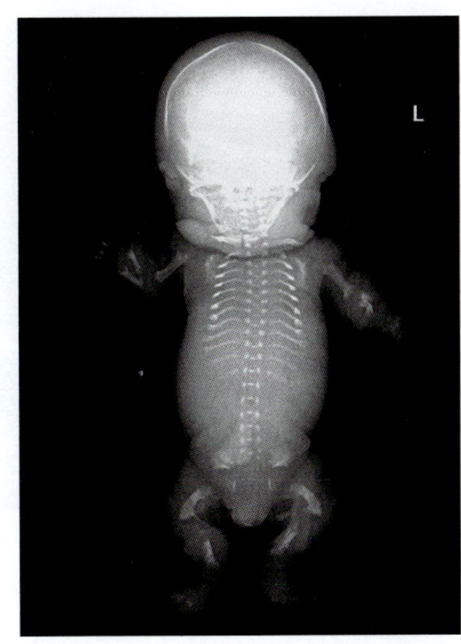

图 14-8-6　致死性发育不良Ⅰ型

26 周引产胎儿 X 线片：头颅增大，肋骨短小，四肢长骨均短小，股骨短小弯曲、两端膨大，呈“电话听筒”状。

目前文献报道有多个突变位点引起 TD-Ⅰ型，如 FGFR3 蛋白胞外域的第 248 位精氨酸（R）、第 249 位丝氨酸（S），近膜区的第 370 位甘氨酸（G）、371 位丝氨酸（S）、373 位酪氨酸（Y）均可被半胱氨酸（C）取代，造成 FGFR3 活性增强，导致 TD-Ⅰ型（Ornitz et al. ，2002）。其中，p. R248C 错义突变为 TD-Ⅰ型发生率最高的突变，占 55%以上。TD-Ⅱ型则是由位于 FGFR3 的酪氨酸激酶结构域的 650 赖氨酸变为谷氨酸（K650E）导致。检测 *FGFR3* 基因的突变位点有助于 TD 的分型。

TD 的发病具有明显的父龄效应，胎儿的父方年龄较大，50%的患儿父龄超过 35 岁，其年龄在 35～39 岁时，胎儿患 TD 的风险是父龄小于 35 岁者的 3 倍。

3. 超声诊断要点　孕期发现 TD 胎儿主要依靠超声检查，其特点如下（Bondioni et al. ，2017）。

（1）胎儿四肢长骨显著短小，TD-Ⅰ型干骺短粗大呈“电话筒”状（图 14-8-7），TD-Ⅱ型股骨弯曲不如 TD-Ⅰ型明显，无明显的电话筒状。

（2）胸廓极度狭窄，肋骨极短，呈“钟形”（图 14-8-7）。胸围低于同孕周胎儿平均值的第 5 百分位数，心胸比>60%，预示肺发育不良。

（3）头颅大，前额隆凸，TD-Ⅱ型头颅呈“三叶草”状。

（4）腹部明显膨隆，相较于狭窄的胸廓，腹部膨隆更明显，胸围/腹围<0. 89。

（5）可伴有脑室扩大、胼胝体发育不全、先天性心脏畸形、肾脏畸形（如马蹄肾、肾积水）等。

（6）其他畸形，如胎儿颈后透明层厚度（NT）增厚、胸腹腔积液、羊水过多等。

颞叶发育不全被认为是 TD 的典型表现之一，超声可见颞叶加深的横沟（Blaas et al. ，2012），一些 TD 病例并没描述该畸形。Vogt 等（2013）认为，一方面是由于超声医师对颞叶

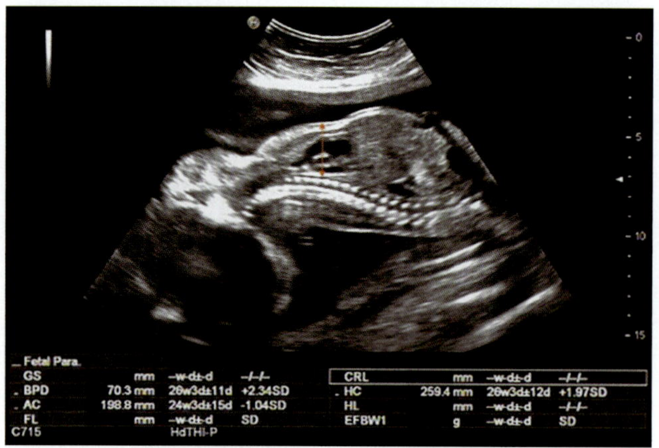

图 14-8-7　致死性发育不良Ⅰ型

26 周引产胎儿超声检查提示胸廓狭窄，肋骨短小，股骨长 2.3cm，胫骨长 2.2cm，股骨弯曲两端粗大，呈“电话听筒”样（箭头示狭窄胸廓）。

畸形的认识不足而被忽略；另一方面，在显微镜检时颞叶的次级结构可能被漏诊。

另外在妊娠早期，TD 胎儿超声测量双顶径与股骨长的比值高于相同孕周的正常胎儿，关注这一比值可能对早期筛查 TD 有帮助（Wang et al.，2017）。

4. 鉴别诊断　TD 常与其他引起严重四肢短小的疾病相混淆，如纯合子型软骨发育不全、成骨不全Ⅱ型、软骨生成不全、短肋-多指综合征、低磷酸酯酶症等，这些疾病均表现为严重的四肢短小。纯合子软骨发育不全一般有家族史，成骨不全Ⅱ型可有骨折，短肋-多指综合征合并多指，低磷酸酯酶症和软骨生长不全可有钙化差等，但各个类型之间表型多有重叠，而且因临床罕见，超声和临床医师很难通过超声检查及出生后尸检确诊。X 线检查有一定的意义，但缺乏有胎儿医学经验的放射学专家，因此目前基因检测对鉴别诊断意义重大。推荐所有病例进行骨骼畸形的基因 panel 或全外显子组测序进行分子诊断，以协助鉴别诊断，且有利于再生育指导。

5. 伴随畸形　除了骨骼畸形外尚可有颅脑畸形、心脏畸形、肾脏异常和胎儿水肿、NT 增厚、羊水过多等。

6. 自然病程　TD 胎儿多半胎死宫内或于出生后不久即因重症急性呼吸衰竭而夭折，但不同病例的病程进展有所差别，一年存活率几乎为 0。

7. 产前处理　产前无特殊处理，发现后及时引产。

8. 产科处理　孕期一旦诊断为胎儿 TD，应及时终止妊娠。引产后可行 X 线检查协助明确诊断。引产的同时查染色体，并建议取羊水或胎儿组织进行 *FGFR3* 基因检测，或直接进行二代测序检测骨骼畸形的基因 panel，有助于一次对多个基因进行检查，利于诊断和鉴别诊断。对于致病位点明确的夫妻，交代再次妊娠时可在妊娠早期行绒毛活检，进行 *FGFR3* 基因致病位点的产前诊断，并在孕期行超声监测，以便更早地发现 TD。目前尚无有效的干预手段。

9. 预后　胎儿为致死性畸形，预后极差，无生存能力。

（三）软骨生成不全

软骨生成不全（achondrogenesis，ACG）又称“软骨成长不全”，是致死性软骨营养障碍性疾病，因骨骺生长板内只有很少的软骨细胞分化，导致不能软骨内成骨。临床表现为四肢极度短小、短躯干及与躯体不相称的巨颅，胎儿多在宫内死亡，或出生后不久夭折。是人类目前已知的最严重的短肢异常。依据临床和组织病理学特点，将 ACG 分为 ACG Ⅰ型和 ACG Ⅱ型（Borochowitz et al.，1988），Ⅰ型占 20%，Ⅱ型占 80%。Ⅰ型又分为ⅠA 型、ⅠB 型。

1. 发病率　发病率很难统计，为活产婴儿的 0.3/100 000~2.3/100 000。

2. 病因　ACG 为遗传性疾病，不同分型的受累基因不同。Ⅰ型为常染色体隐性遗传，再发比例 25%，ACG ⅠA 型（又称 Houston-Harris 型）[OMIM 200600]，为最严重的致死性 ACG，致病基因为 *TRIP11* 基因，编码高尔基体微管相关蛋白 210（Golgi microtubule-associated protein，GMAP-210）。缺乏 GMAP-210 的小鼠，在多种组织包括软骨中高尔基体的结构被破坏，成纤维细胞和软骨细胞中高尔基体介导的糖基化被改变，导致本应在细胞外的基底膜聚糖在细胞内聚集，软骨内成骨功能被破坏（Smits et al.，2010）。ACG ⅠB 型（又称 Fraccaro 型）[OMIM 600972]，亦为常染色体隐性遗传，由编码硫酸盐转运体（diastrophic dysplasia sulphate transporter gene，DTDST）*SLC26A2* 基因突变所致。基因突变导致 DTDST 的功能缺失，蛋白聚糖不能被硫酸化。病理表现为软骨基质疏松，缺乏软骨纤维；软骨细胞较大，中央核呈圆形（Godfrey et al.，1988）。

ACG Ⅱ型为常染色体显性遗传，于 1969 年首次被报道，由编码Ⅱ型胶原的 *COL2A1* 基因突变所致。突变破坏了Ⅱ型胶原蛋白的结构，导致整个蛋白分子被过度修饰后滞留在细胞内。临床表现有短躯干、四肢短小、胸部呈钟形、椎体骨化不全、腹部显著膨隆、水肿等（图 14-8-8）。

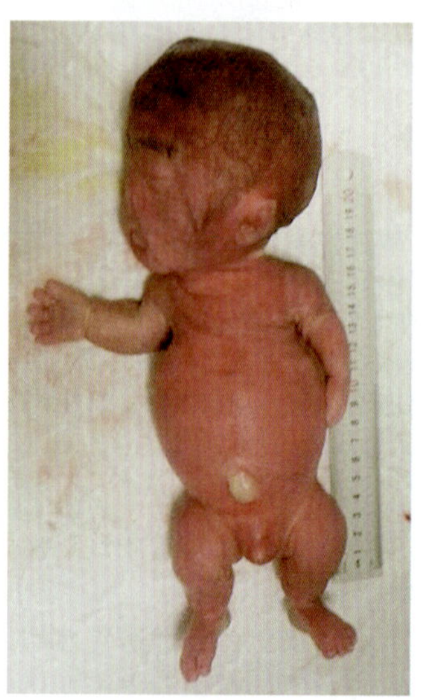

图 14-8-8　软骨生成不全Ⅱ型（图片由解放军总医院任远提供）

26 周引产胎儿，可见头大、胸廓明显小、腹部膨隆，四肢长骨明显短小弯曲。超声提示腰椎部分椎体骨化差，略后凸。

3. 超声诊断要点 本病超声特点是在妊娠中期开始，即可发现长骨短于正常值，随孕周的增长，长骨短小越来越明显。除了四肢极度短小、短躯干、与躯体不相称的巨颅外，可伴有颅骨骨化差、肋骨薄短、可合并多处骨折，椎体骨化差或几乎完全不骨化（腰椎为重），颈后透明层增厚及羊水过多。ⅠA型颅骨增大伴有额部隆起，颅骨骨化差，肋骨短薄，可合并多处骨折；ⅠB型没有肋骨骨折；Ⅱ型颅骨骨化正常，多数表现为椎骨骨化减少甚至消失。但依据超声进行具体分型很困难。

4. 鉴别诊断

（1）ACG各型之间的鉴别：ACG各型之间表型重叠，通过超声和临床鉴别很困难。准确的诊断依赖于引产后的X线检查、皮肤活检进行成纤维细胞培养、骨和软骨的组织病理学及生物化学检查，以及提取组织DNA进行相关基因检测等多种方法。

超声发现肋骨骨折及缺乏椎弓根骨化时ACGⅠA型可能性大；ACGⅠB型手指和脚趾明显短小；ACGⅡ型椎体的骨化不全更严重，另外坐骨和耻骨不骨化。组织学检查：ACGⅠA型软骨基质正常，软骨细胞胞内可见特征性包涵体；ACGⅠB型软骨基质异常，由于蛋白聚糖减少引起特征性的染色异常。ACGⅡ型软骨血管丰富，细胞较多，基质减少呈空泡状（“奶酪”状），但着色特征大致正常。

（2）成骨不全Ⅱ型和Ⅲ型：典型特征为颅骨软、矿化不全及蓝巩膜，股骨可弯曲短小，但短小的严重程度不如ACG，可以有多处骨折。

（3）致死性发育不良：肢体短小的严重程度较ACG轻，胸部窄长，致死性发育不良Ⅰ型股骨弯曲，呈“电话筒”状；致死性发育不良Ⅱ型“三叶草”状颅骨常见。

目前绝大多数胎儿期遗传性骨骼畸形致病基因已明确，而且随着二代测序技术的进步，基因诊断成为分型和确诊的有效措施，骨骼畸形的基因panel或全外显子检测应用日趋广泛。

5. 自然病程 ACG胎儿大多胎儿期死亡或死产，即便出生后存活，患儿因肺发育不良导致呼吸衰竭而死亡，患儿生后最长存活时间为3个月。

6. 产前处理 为致死性畸形，发现后引产为宜。

7. 产前咨询 致死性畸形引产后建议行常规尸检及X线检查，组织学检查可以帮助明确诊断，但很少有医院常规开展。取胎儿组织进行相关基因检测，或进行骨骼畸形基因panel或全外显子检测，以明确致病基因，指导再次妊娠。ACGⅠ型（ⅠA型和ⅠB型）为典型的常染色体隐性遗传的单基因病，再次妊娠胎儿患ACG的风险为25%。ACGⅡ型为常染色体显性遗传病，再次妊娠胎儿患病风险小于1%，但文献报道存在生殖腺嵌合现象，此时再发风险增高（Faivre et al.，2004）。

8. 产科处理 无须特殊的产科处理。孕期一旦确诊ACG胎儿，应及时终止妊娠。

9. 预后 为致死性畸形。

（四）成骨不全Ⅱ型及其他

成骨不全（osteogenesis imperfecta，OI）又称脆骨病，是一组临床表现和致病基因均异质性的遗传性结缔组织疾病，主要表现为骨骼脆性增加及骨骼畸形。病变部位可累及骨骼、皮肤、眼、耳等组织器官。临床表现主要包括骨质脆，易骨折，皮肤、韧带松弛，蓝巩膜，听力障碍，牙本质发育不全等。临床表型可以为轻微畸形，也可以为严重畸形，甚至导致胎儿围产期死亡（图14-8-9）。影像检查主要表现为全身骨质密度普遍减低；头颅骨变薄，枕部下垂，脊柱椎体变扁，肋骨变细，部分关节骨端粗大，骨骺内钙化，四肢长骨骨干变细、呈不同程度的弯曲变形，严重者呈“C”形（图14-8-10）。

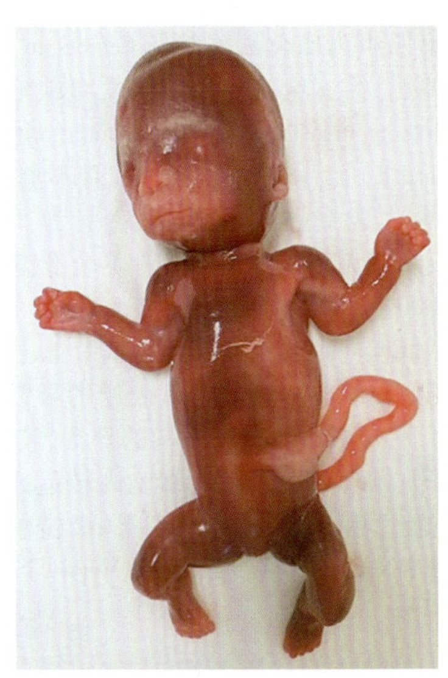

图14-8-9 成骨不全Ⅱ型（图片由解放军总医院张鑫悦提供）

21^{+3}周引产胎儿外观：双侧股骨、肱骨均发生骨折，肢体短小弯曲。骨骼畸形基因检测为*COL1A2*基因新发突变。

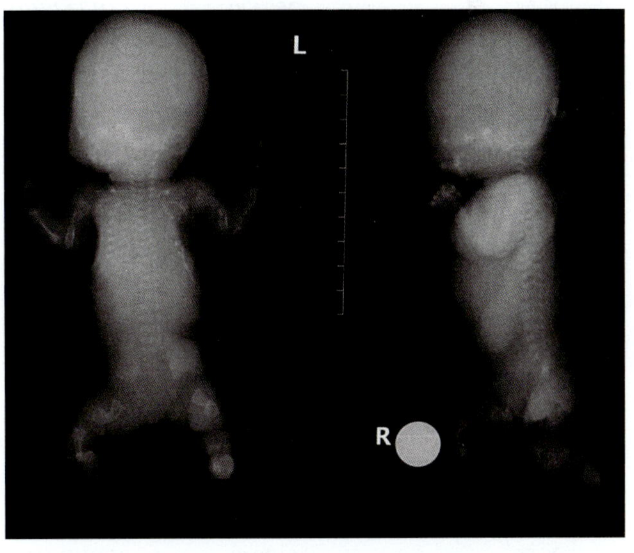

图14-8-10 成骨不全Ⅱ型

21^{+3}周引产胎儿正侧位X线片：可见全身骨质密度普遍减低，头颅骨变薄，双侧股骨、肱骨均存在骨折，双侧股骨与胫骨均呈“C”形。

1. 分类 成骨不全经典分型为Ⅰ～Ⅳ型，其中Ⅱ型为围产期致死型，在妊娠中期胎儿即可出现骨折、长骨发育变形、肢体变短变小等表型。Rauch 等(2004)根据遗传生化缺陷将另三种不典型类型归入成骨不全分型中。近年来随着研究的进展，更多的致病基因被发现。Forlino 等(2016)根据受累的代谢途径将成骨不全分为 5 组 16 型：第一组为胶原合成、结构或加工缺陷组[defects in collagen synthesis, structure, or processing (group A)]，第二组为胶原修饰缺陷组[(defects in collagen modification(group B)]，第三组为胶原折叠和交叉偶联缺陷组[(defects in collagen folding and cross-linking (group C)]，第四组为矿化缺陷组[(defects in bone mineralisation(group D)]，第五组为成骨细胞发育缺陷伴随胶原功能不全组[(defects in osteoblast development with collagen insufficiency(group E)]。本节重点阐述成骨不全Ⅱ型。

2. 发病率 成骨不全出生发病率为 1/20 000～1/15 000，男女发病率无明显差别。成骨不全Ⅱ型发病率在 1/62 000～1/42 000。

3. 病因 胚胎时期骨结构形式为编织骨，主要特点是胶原纤维呈无规则交织状排列。Ⅰ型胶原的异常是导致成骨不全的直接原因，包括胶原一级结构的异常，胶原数量不足，胶原翻译后修饰异常、折叠异常，细胞内转运或基质整合异常等。Ⅰ型前胶原由 2 条 α1 链和 1 条 α2 链组成的三股螺旋链构成，分别被 *COL1A1* (collagen type Ⅰ, alpha-1) 和 *COL1A2*(collagen type Ⅱ, alpha-2)基因编码。*COL1A1* 基因位于 17q21.33，长 18kb，有 51 个外显子；*COL1A2* 基因位于 17q21.3，长 38kb，有 52 个外显子。成骨不全Ⅱ型主要为 *COL1A1* 和 *COL1A2* 基因突变，导致Ⅰ型胶原蛋白合成障碍，骨脆性增加，引起全身结缔组织病变和骨折。绝大多数胎儿胎死宫内或死产，少数出生存活者在出生后不久即死亡。该型胎儿超声表现特异性高，超声检查发现的成骨不全胎儿多为此型。目前发现的 *COL1A1/COL1A2* 基因突变已有上千种，Malfait 等(2007)认为靠近羧基端的突变较靠近氨基端的突变可引起更为严重的表型。

既往认为成骨不全为常染色体显性遗传，近 10 余年陆续有常染色体隐性遗传的报道，隐性遗传的成骨不全症是由于与Ⅰ型胶原相互作用的蛋白对应的基因存在缺陷。大多数隐性遗传相关基因的突变会导致某些重要蛋白缺失，比如胶原脯氨酰 3-羟基化相关蛋白(CRTAP、LEPRE1 和 PPIB)，或胶原螺旋折叠相关蛋白(FKBP10 和 SERPINH1)等(Van et al.，2009；Morello et al.，2006)。这些基因突变也可以引起胎儿期严重短肢畸形、骨折等，因为是常染色体隐性遗传，再发率达 25%。目前成骨不全按基因分型达 18 种之多(表 14-8-3)(Marini et al.，2017；Forlino et al.，2016)。可以看出，除了传统的成骨不全Ⅱ型，尚有Ⅶ、Ⅷ、Ⅸ、Ⅹ、Ⅺ、Ⅻ等多型，可引起胎儿期严重短肢畸形、骨折等，甚至可致死。

表 14-8-3 成骨不全(OI)分型及致病基因

分型	OMIM	致病基因	骨骼畸形程度	特征性改变
显性遗传型				
传统 Sillence 分型				
Ⅰ型	166200	*COL1A1/COL1A2*	轻微，无畸形	
Ⅱ型	166210	*COL1A1/COL1A2*	围产期致死	
Ⅲ型	259420	*COL1A1/COL1A2*	渐进性畸形	
Ⅳ型	166220	*COL1A1/COL1A2*	中度畸形	
Ⅴ型(矿化缺陷)	610967	*IFITM5*	变化较大	尺骨、桡骨骨间膜钙化骨板呈现筛板状，巨大骨痂形成等
隐性遗传型				
矿化缺陷				
Ⅵ型	613982	*SERPINF1*	中到重度	类骨质沉积，骨板呈现鱼鳞状，儿童期起病
3-羟基化缺陷				
Ⅶ型	610682	*CRTAP*	严重短肢，可致死	
Ⅷ型	610915	*LEPRE1/P3H1*	严重短肢，可致死	
Ⅸ型	259440	*PPIB*	中度短肢，可致死	
分子伴侣缺陷				
Ⅹ型	613848	*SERPINH1*	重度，可致死	
Ⅺ型	610968	*FKBP10*	渐进性畸形	不同程度的先天性挛缩

续表

分型	OMIM	致病基因	骨骼畸形程度	特征性改变
C-肽裂解缺陷				
XII型	613849	*SP7*	重度，高骨密度	
锌指转录因子缺陷				
XIII型	614856	*BMP1*	中度	
阳离子通道缺陷			中到重度	
XIV型	615066	*TMEM38B*	中度，渐进性畸形	
WNT 信号通路缺陷				
XV型	615220	*WNT1*	重度	
XVI型	616229	*CREB3L1*	重度，可致死	
XVII型	616507	*SPARC*	渐进性严重骨脆性增加	
XVIII型		*MBTPS2*	中到重度	

4. 超声诊断要点　大多数成骨不全Ⅱ型胎儿可通过妊娠中期或妊娠晚期产前超声发现。其超声表现不完全相同，主要表现为一处或多处骨折。

(1) 胎儿颅骨菲薄，回声减低(回声强度低于脑中线回声)，近探头侧脑内结构显示清晰。因颅骨柔软，探头压迫可见胎头变形。

(2) 胸廓变形、窄小，心胸比变小，肋骨可有多处骨折，骨折愈合后形成串珠样肋骨。

(3) 椎骨可扁平。

(4) 四肢长骨常发生骨折，导致胎儿长骨发育变形，肢体变短变小(图 14-8-11)。

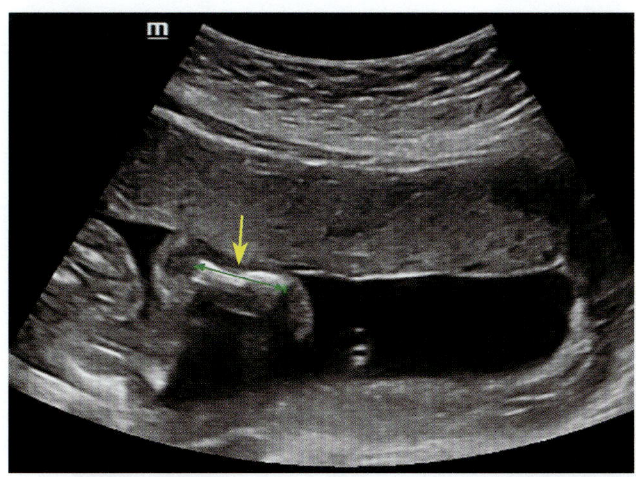

图 14-8-11　成骨不全Ⅱ型

19^{+3} 周胎儿超声检查显示，肱骨长 1.88cm，中段骨折、移位，箭头所示为骨折处。

(5) 少部分病例合并羊水过多。

5. 鉴别诊断　胎儿成骨不全Ⅱ型需要与导致严重骨骼发育不良和骨密度改变的胎儿骨发育性疾病相鉴别，如低磷酸酯酶症(hypophosphatasia，HPP)、软骨生成不全等，这些疾病同样可以有颅骨矿化缺陷、胸廓狭窄、四肢长骨短小等表现，可能在程度上有差异，如软骨生成不全四肢长骨短小更加严重，无骨折。但因为临床罕见，表型重叠，鉴别诊断困难。而对于致死性骨骼疾病而言，具体疾病种类的确定对临床处理的指导意义有限。随着二代测序技术的应用，从分子层面进行鉴别诊断成为可能，明确致病基因也成为进行遗传咨询的重要前提。成骨不全Ⅱ型致病基因为 *COL1A1* 和 *COL1A2*，低磷酸酯酶症致病基因为 *TNSALP*，而 ACG ⅠA 型致病基因为 *TRIP11*，ⅠB 型为 *SLC26A2*，Ⅱ型为 *COL2A1*。建议胎儿进行基因检测，明确致病基因，有助于确定疾病类型及判断再发风险，从而进行准确的遗传咨询。

6. 伴随畸形　成骨不全是一组全身结缔组织病，病变本身可累及颅骨、脊柱、肋骨、四肢长骨等，出生后可伴发耳聋、牙齿发育异常等。

7. 自然病程　成骨不全Ⅱ型在宫内或生后早期即因为并发症而死亡。成骨不全Ⅰ型是唯一蓝巩膜伴随终生的类型，可出现耳聋和额白发，与正常人生存率相同。Ⅲ～Ⅳ型预后也较差，呼吸道因素是主要的死因，其他死因包括脊柱畸形导致的呼吸功能不全或继发感染。颅骨骨折、基底内陷及致死性颅内出血等均可导致严重后果。近年来发现多个基因与成骨不全有关，并可引起胎儿期严重表型。

8. 产前处理　产前无须处理。

9. 产科处理　怀疑胎儿为成骨不全时，应转诊至产前诊断医院进行全面详细的产前诊断及遗传咨询。一旦确定为围产期致死性畸形，可及时终止妊娠。

10. 预后　成骨不全Ⅱ型为致死性畸形，绝大多数受累胎儿胎死宫内，即便存活，多因胸壁发育不良导致呼吸衰竭而死亡。妊娠晚期或出生后逐渐发病的其他类型成骨不全患者则需根据病情做相应的外科治疗或矫形治疗。

(五) 软骨发育不全

软骨发育不全(achondroplasia，ACH)又称胎儿软骨营养障碍(chondrodystrophia fetalis)、软骨营养障碍性侏儒(chondrodystrophic dwarfism)，是人类侏儒症中最常见的类型，是胎儿期最常见的肢体短小类型。主要表现为四肢肢根型短小，即躯干相对正常，肢体近端明显短缩，不成比例的身材矮小。

成年男性患者平均身高为(131.0±5.6)cm,成年女性患者平均身高为(124.0±5.9)cm。伴有巨颅、前额突出、面中部发育不良、关节过伸、手指呈现三叉状分离(常见为环指和小指为一组,示指和中指为一组,拇指为一组,称"三叉手")、腰椎前凸、椎弓间距减小等(图 14-8-12)。

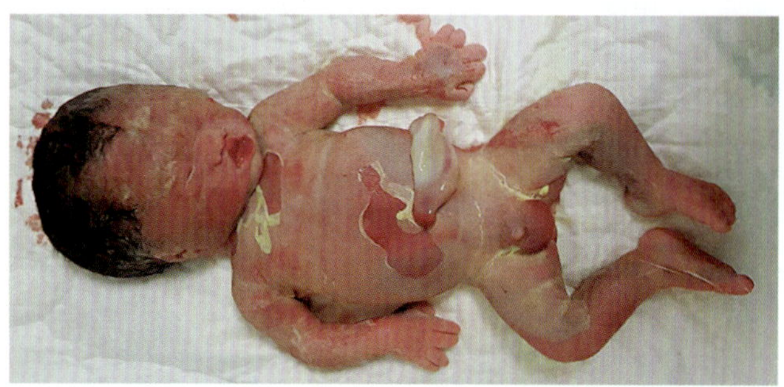

图 14-8-12　软骨发育不全(图片由解放军总医院任远提供)
26 周引产胎儿外观:头颅增大,面中部发育不良,四肢短,三叉手。

1. 发病率　据文献报道 ACH 发病率在 1/30 000～1/10 000,全球约有 250 000 人罹患该病,是最常见的非致死性软骨发育异常性疾病之一(Baujat et al.,2008)。80%～90%为新发突变所致的散发病例,再发风险低,无种族易患性。在致病基因发现之前,ACH 的诊断依靠影像学检查,易与其他软骨发育障碍性疾病相混淆,故文献报道的发病率可能偏高(Dakouane et al.,2008)。

2. 病因　ACH 是由 *FGFR3* 基因突变引起(Velinov et al.,1994)。99%的 ACH 患者基因突变位点是 *FGFR3* 基因跨膜区 1 138 位核苷酸,98%发生该位点 G>A 的转换,1%发生 G>C 的转换,两者均引起 *FGFR3* 第 380 位密码子由甘氨酸(G)突变成精氨酸(R)(G380R),使其抑制软骨细胞分化的功能增强,导致软骨细胞生长被过度抑制。ACH 呈常染色体显性遗传,其外显率达 100%。

随着父龄的增加,*FGFR3* 基因点突变的发生率增高。也有研究表明,发生 *FGFR3* 基因突变的精子较未突变精子更具有遗传选择优势。几乎所有新发致病突变均存在于父源染色体上,ACH 病例中检出 *FGFR3* 基因突变与父亲高龄相关。Waller 等(2008)的研究也证实散发型 ACH 的致病基因多遗传自父亲,且父亲年龄在 20～29 岁、30～34 岁、35～39 岁、≥40 岁、≥50 时,后代 ACH 发病风险分别升高 2.8、2.8、4.9、5.0、10 倍。罕见的纯合子 ACH 患者表现与致死性骨发育不良(TD)类似,大多数胎死宫内或在新生儿期夭折。

3. 超声诊断要点

(1) ACH 胎儿主要在妊娠 25 周后才出现四肢进行性短小,因此妊娠中期排畸超声往往没有异常发现或仅发现股骨稍短。

(2) 妊娠晚期复查超声时发现肢体短小(<第 3 百分位数)及双顶径增宽(>第 95 百分位数),要高度可疑胎儿为 ACH(图 14-8-13)。

(3) 其他表现:前额突出,面中部发育不良,腰椎前凸,弓形腿和三叉手等,但这些表现在妊娠期超声检查时不易发现。

(4) 股骨角:Khalil 等(2016)的研究显示,股骨近端骨干与干骺端夹角(femoral proximal diaphysis-metaphysis angle)[简称股骨角(femoral angle)]可能成为妊娠中期预测 ACH 较可靠的指标。Khalil 等测得 ACH 组此夹角为 119.8°～131.8°,健康对照组为 88°～99°,提示当胎儿此夹角大于 120°时应高度怀疑 ACH。妊娠中晚期 ACH 胎儿这一夹角明显大于正常胎儿,可能因为在股骨短出现之前的妊娠中期,ACH 胎儿这一夹角就已经比正常胎儿增大(图 14-8-14),故股骨角有望成为早期筛查的指标,但因目前研究的样本量较少,还需要积累更多的数据。

4. 鉴别诊断　多种疾病可引起妊娠晚期胎儿肢体短小,如胎儿生长受限、Pallister-Killian 综合征、软骨-外胚层发育不全等。

(1) 胎儿生长受限(fetal growth restriction,FGR):有些 FGR 的胎儿也可表现为四肢长骨的缩短,需要与 ACH 胎儿进行鉴别。FGR 胎儿除了股骨等长骨短小外,多伴有腹围、头围也小于相应孕周的胎儿,母亲有时合并妊娠期高血压疾病或自身免疫性疾病,*FGFR3* c.1138 位点的检测有助于排除 ACH。

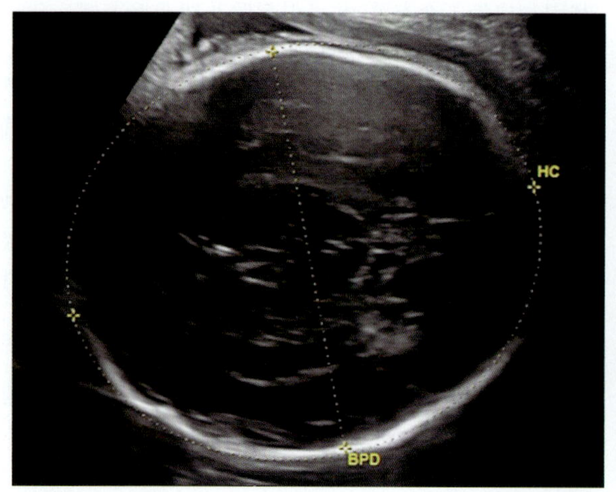

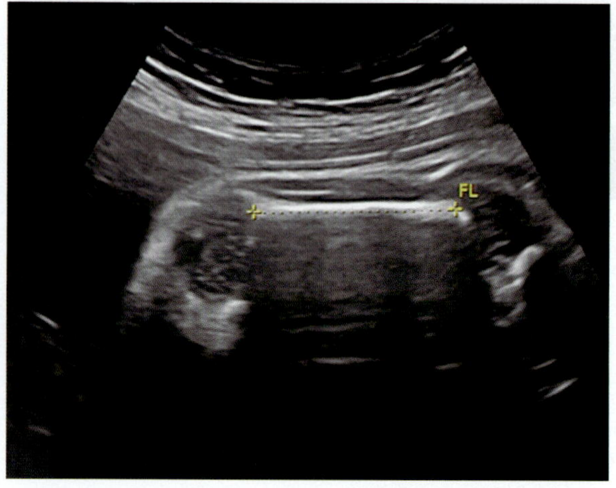

图 14-8-13　软骨发育不全
32 周胎儿双顶径(BPD)为 9.27cm(>第 99 百分位数),股骨长(FL)为 4.3cm(<第 1 百分位数)。HC. 头围。

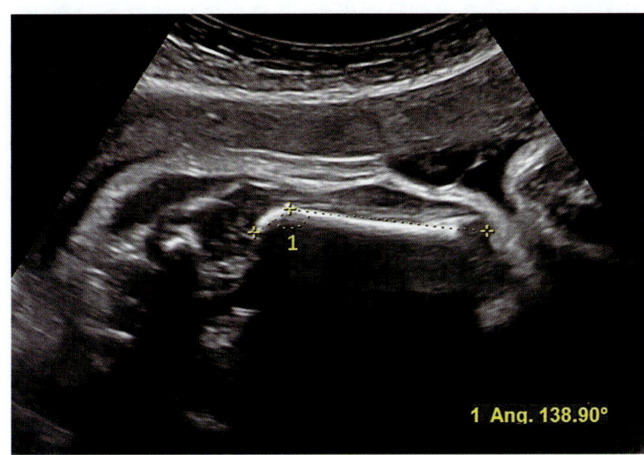

图 14-8-14 软骨发育不全胎儿股骨角

31 周软骨发育不全胎儿的股骨角为 138.90°。

(2) 软骨外胚层发育不全(Elli-Van Creveld 综合征):是由位于4p16.2 区域的 *EVC1* 基因(Ellis-Van Creveld syndrome 1 gene)和 *EVC2* 基因纯合或复合杂合突变引起。胎儿期可仅表现为妊娠晚期四肢长骨的短小,超声鉴别困难(任远 等,2017)。有时合并轴后性多指畸形,半数患者有先天性心脏病,基因检测有助于鉴别诊断(Peraita-Ezcurra et al.,2012)。

(3) Pallister-Killian 综合征(PKS):12 号染色体短臂四体,多为嵌合体。临床表现为智力发育迟滞、面容粗陋、前额突出、眼距过宽、肌张力低下、癫痫、全身皮肤色素沉着、膈疝、眼底病变、面中部畸形(包括腭裂、巨舌、凸颌)及听力受损等(Costa et al.,2015)。胎儿期可表现为短肢、NT 增厚、膈疝、鼻骨前组织增厚、多指、羊水过多等(图 14-8-15)。PKS 具有组织特异性,嵌合比例在不同的组织可以不同,外周血多倍体细胞少,有时需取成纤维细胞培养确诊,孕期可取羊水或脐血行基因芯片检测结合荧光原位杂交(fluorescence in situ hybridization,FISH)技术进行确诊。

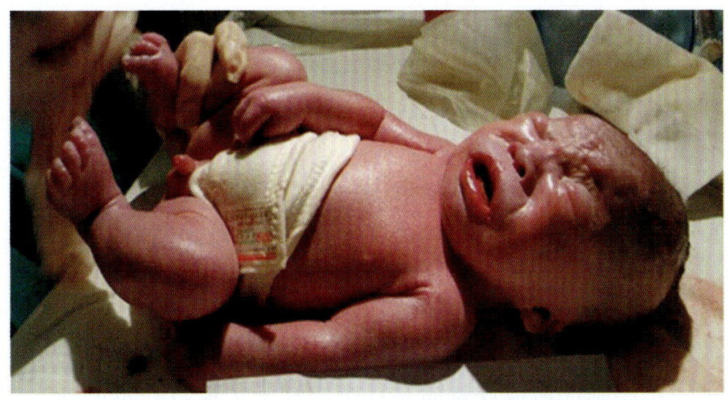

图 14-8-15 Pallister-Killian 综合征

36 周新生儿外观:面容粗陋、前额突出、眼距过宽、口角宽大、巨舌、肌张力尚可。

5. 伴随畸形 部分病例合并羊水过多,与躯干长度相比腹部相对较大。

6. 自然病程 随着孕期超声检查的普及和分子诊断技术在产前诊断中的广泛应用,大多数 ACH 患儿在妊娠晚期得到确诊。患儿出生后智力正常,可以正常生活、学习。有些患儿存在颈椎压迫、传导性耳聋、弓形腿、驼背等并发症,可采用外科手术或多学科综合康复方法来进行相应处理(Ornitz et al.,2017)。

7. 产前咨询

(1) 首次超声发现的胎儿四肢长骨短小伴头围增大,要警惕 ACH 的可能。确诊可采用介入性产前诊断方法,取羊水行 *FGFR3* 热点突变检测。发现 ACH 的 *FGFR3* c.1138 位点突变即可确诊。在产前咨询中,应与孕妇及家属充分交代该病患者主要的临床表现及可能的并发症。大部分 ACH 胎儿确诊后,已进入围产期,需要对分娩面临的问题及出生后的表现进行咨询,并进行心理疏导。

(2) 若夫妻一方为 ACH 患者,每次自然受孕的胎儿有50%罹患此病;若夫妻均为 ACH 患者,自然受孕胎儿 25%为非 ACH 患者,50%为 ACH 杂合子患者,25%为 ACH 纯合子患者(表型与致死性骨发育不全相似)。夫妇为 ACH 患者的,寻求产前诊断的愿望非常强烈。他们在成长过程中承受了相当大的心理压力,这使他们很少愿意再接受有同样问题的患儿出生。妊娠早期可以取绒毛、妊娠中期可以取羊水进行 *FGFR3* 热点突变检测,以尽早明确诊断,利于临床决策,缓解精神负担。

(3) 对曾孕育过 ACH 胎儿的夫妇(双方均为非 ACH 患者),再次妊娠 ACH 胎儿的发病率高于二次突变率,风险为0.02%。向患者及家属告知再发风险,可以产前诊断。

8. 产科处理 虽然 ACH 胎儿四肢长骨短小,但头颅巨大,易造成难产。充分的孕前评估对分娩方式的选择至关重要。可适当放宽剖宫产指征。ACH 胎儿及 ACH 新生儿目前尚无有效的治疗措施。

9. 预后 大多数患者的智力能力及认知能力正常,但运动功能发育通常延迟,可能面临一系列的骨骼畸形的矫正手术。ACH 患儿可因枕骨大孔狭小使脑干受压,引起中枢性呼吸暂停,甚至新生儿突然死亡,需要加强护理。

(六) 低磷酸酯酶症

低磷酸酯酶症(hypophosphatasia,HPP)[MIM 146300,241500,241510],是一种罕见的遗传性全身系统病,主要特征为骨骼和牙齿的矿化不全,血清及骨组织中非特异性碱性磷酸酶(tissue-nonspecific alkaline phosphatase,TNSALP/TNAP)活性减低(Whyte et al.,1995)。

1. 分型 根据起病年龄和临床表现的严重程度,将低磷酸酯酶症分为围产期致死型(perinatal lethal hypophosphatasia,PL-HPP)、出生前温和型、婴儿型、儿童型、成人型和牙异常型(Pauli et al.,1999)。各型之间临床表现可有交叉。围产期致死型通常在胎儿期就发病,由于严重的骨矿化不良,表现为颅骨菲薄和长骨短小并畸形,前臂或腿部有皮肤包裹的骨或软骨刺突出(Zankl et al.,2008)。这些骨或软骨突起可以作为诊断依据。出生前温和型可以在胎儿期长骨出现弓形,但出生后可好转。本节主要讨论围产期致死型低磷酸酯酶症。

2. 发病率 低磷酸酯酶症在活产新生儿中的发病率约为 1/100 000,目前国内尚无此病发病情况报道。

3. 病因 先天性低磷酸酯酶症为常染色体隐性遗传,致病基因为 *TNSALP/TNAP* 基因,以错义突变较常见(Henthorn et al.,1992)。*TNSALP* 基因定位于染色体 1p36.1-34,包括

12 个外显子，其 mRNA 长度为 2 580bp，编码 524 个氨基酸。

TNSALP 基因编码的 TNSALP/TNAP 是一种磷酸单酯酶，通过磷脂酰肌醇聚糖定位于细胞膜上。TNSALP 在二聚体形式时具有生物学活性，可以水解细胞外基质中的磷酸代谢底物，分离出无机磷，促进形成矿化结晶。TNSALP 在软骨细胞、成骨细胞、成牙本质细胞以及这些细胞分泌的基质小泡中均有表达，水解细胞外矿化抑制物无机焦磷酸盐，进而启动骨组织矿化（Mumm et al.，2001）。*TNSALP* 基因突变导致血清及骨组织中 TNSALP 活性下降而造成骨骼及牙齿发育缺陷及矿化异常。

OMIM 数据库检索已报道 332 个 *TNSALP* 基因突变类型可导致 HPP 疾病，其中以点突变为主，极少部分为大片段缺失致病。突变类型和突变位点的多样造成了 HPP 临床症状的复杂多样性。突变后的 TNSALP 酶活性的高低与 HPP 症状的严重程度有着密切的联系，通常突变后酶活性较低者临床表现较重，酶活性较高者临床表现较轻，重症 HPP 患者的酶活性几乎检不出。酶活性的检测和基因检测有助于明确诊断（Watanabe et al.，2007）。

4. 超声诊断要点　发现胎儿存在以下超声表现时，应疑诊围产期致死型低磷酸酯酶症。

（1）胎儿小于相应孕周，胎儿骨骼广泛性的骨化不良。

（2）颅骨菲薄、模糊。

（3）椎骨（胸椎）、手骨骨化缺乏。

（4）肋骨短小、畸形，胸廓窄小。

（5）四肢缩短、弯曲。

其他超声异常包括颈椎不连续、缺陷，NT 增厚，羊水过多等。

5. 鉴别诊断　产前诊断低磷酸酯酶症相对困难，须与其他低骨骼矿化的骨骼畸形相鉴别，如成骨不全Ⅱ型、软骨生成不全、软骨发育低下等。

先天性低磷酸酯酶症胎儿胸段脊椎骨化显著缺陷，肋骨与椎骨的骨化程度不相称。而软骨生成不全与软骨发育低下骨化严重缺陷往往在骶椎和颈椎段，椎体的骨化程度逐渐下降。成骨不全Ⅱ型的骨化程度则更趋于一致性减低，椎体的缺损并不常见。四肢长骨的弯曲也是低磷酸酯酶症重要表现之一，需与致死性发育不良Ⅰ/Ⅱ型等鉴别。分子遗传学检测有助于鉴别诊断，对骨骼畸形病例可进行骨骼畸形的 panel 致病基因检测，结合临床表现予以明确诊断。

6. 伴随畸形　可能伴有胎儿生长受限、羊水过多、NT 增厚、胎儿水肿等异常。

7. 自然病程　先天性低磷酸酯酶症患儿在围产期内死亡，少部分患儿出生后可存活数日，但终因肺组织发育不全或佝偻病造成的胸廓畸形所致呼吸衰竭而死亡。

8. 产前处理　产前无特殊处理。

9. 产科处理　超声提示严重胎儿骨骼异常，应考虑到围产期致死型低磷酸酯酶症的可能，一般采用引产终止妊娠。建议产前行基因诊断或引产后取胎儿组织进行相应的基因检测，但由于临床表征难以确诊，建议进行骨骼畸形相关的基因 panel 检测，从分子水平明确诊断。目前发现多种遗传方式，轻型可为常染色体显性遗传，也可为隐性遗传；重型多为常染色体隐性遗传。患儿个体间表型变异性大。一旦有确诊的患儿出生，夫妻双方应行 TNSALP 活性检测及骨骼系统 X 线检查，筛查表型轻微患者，并进行该病的家系分析，查找低磷酸酯酶症的致病突变位点及遗传机制。严重病例再次妊娠时可行产前诊断。

10. 预后　先天性低磷酸酯酶症是致死性的，出生前温和型的胎儿可见长骨弓形改变，但出生后可好转。2015 年 10 月 23 日美国 FDA 批准 Strensiq™（asfotase alfa）用于治疗围产儿、婴儿及儿童型低磷酸酯酶症，其药理作用是替换患者体内缺陷的碱性磷酸酶。以其治疗的围产期及婴儿期发作低磷酸酯酶症患者，总生存期及无呼吸机生存期得到了明显改善。97%的患者在 1 岁时仍存活，未经治疗的对照组患者 1 岁时存活率为 42%；治疗组患者 1 岁时无呼吸机生存率为 85%，对照组患者为 50%。

（七）短肋-多指综合征

短肋-多指综合征（short-rib polydactyly syndrome，SRPS）是一组罕见的产前致死性软骨发育不良疾病，为常染色体隐性遗传。该病以肋骨短小且水平、四肢长骨短小、多指/趾为特点，往往合并其他器官畸形，如心脏、肾脏、肝脏、胰腺、肠道、生殖器等。《国际遗传性骨病分类标准（2015 版）》将 SRPS 归为以骨骼异常为主要表型的纤毛类疾病。SRPS 分为 5 型：Ⅰ型（又称 Saldino-Noonan 综合征［MIM 613091］）、Ⅱ型（又称 Majewski 综合征［MIM 263520］）、Ⅲ型（又称 Verma-Naumoff 综合征［MIM 613091］）、Ⅳ型（又称 Beemer-Langer 综合征［MIM 269860］）、Ⅴ型［MIM 614091］。各亚型在临床表型及分子遗传学存在重叠，其中Ⅳ型目前尚未确定为纤毛类疾病。

1. 发病率　该病罕见，目前尚无人群发病情况报道。

2. 病因　目前已明确一些影响鞭毛内运输（intraflagellar transport，*IFT*）基因突变引起 SRPS，致病基因有 *DYNC2H1*、*IFT80*、*WDR34*、*NEK1*、*WDR35* 等。这些基因突变后导致纤毛的结构或功能出现异常，导致骨骼发育及其他脏器异常。

3. 超声诊断要点

（1）肋骨短小导致胸廓变窄。

（2）椎骨扁平，骨化不良及椎间盘间隙增宽。

（3）严重短肢合并轴后性多指/趾。

（4）指/趾骨缺乏骨化。

（5）可伴有其他各脏器的异常。

4. 鉴别诊断

（1）SRPS 各型间鉴别：Ⅰ型 SRPS 标志性表型为极短肢体导致的鳍状肢体；Ⅱ型 SRPS 胎儿的胫骨短于腓骨；Ⅲ型 SRPS 以颅底短缺、前额突出、鼻梁压低和枕部平坦为特征表型；Ⅳ型 SRPS 常不出现多指畸形；Ⅴ型 SRPS 表现为严重的肢体短小弯曲。但孕期通过超声检查很难区分 SRPS 各型。

（2）窒息性胸廓发育不良（asphyxiating thoracic dystrophy，ATD）：又称 Jeune 综合征［MIM 208500］，是一种罕见的常染色体隐性遗传性骨骼发育不良伴多个器官异常的疾病。于 1955 年由 Jeune 等首次发现，主要特征为胸小且狭窄，四肢短小伴轴后性多指，目前也被认为是以骨骼畸形为主的纤毛疾病，致病基因也是 *DYNC2H1*，因为临床罕见且与 SRPS 表型重叠很难区分。

（3）Ellis van Creveld 综合征（EVC）：又称软骨外胚层发育不良［MIM 225500］，是常染色体隐性遗传病，致病基因为 *EVC1* 和 *EVC2*。中胚层和外胚层均受累，表现为肢体短小、肋骨短小、多指、先天性心脏病等，外胚层发育不良主要影响头发、指甲和牙齿等。但这些表型在胎儿期难以发现，故胎儿期从表型上很难与 SRPS 相鉴别。

根据《国际遗传性骨病分类标准(2015 版)》，将 SRPS Ⅴ型、ATD 及 EVC 归类于骨骼畸形为主的纤毛类疾病。国外学者认为 Mainzer-Saldino 综合征[MIM 266920]、颅骨外胚层发育不良(cranio-ectodermal dysplasia，CED，又称 Sensenbrenner 综合征)[MIM 218330]、口-面-指综合征Ⅳ型(oral-facial-digital syndrome 4，OFD4)[MIM 258860]和 Weyers 颅面骨发育不全(Weyers acrodental dysostosis，WAD)[MIM 193530]同为编码纤毛结构及功能的基因突变所致，也应归入此类疾病中。其中，SRPS 及 OFD4 均是围产期致死性，其余为儿童期发病。但后者中的一部分病例在胎儿期会有表现，鉴别困难。

(4) 梅克尔综合征(Meckel syndrome，MKS)：为罕见的致死性常染色体隐性遗传病，目前认为是纤毛功能异常致病，以枕部脑膨出、多囊性肾发育不良、和轴后性多指/趾为典型表现，多个基因可引起本病。

5. 伴随畸形　除了短肋、多指外尚可伴发多种畸形，如小下颌、小鼻、唇腭裂，心脏大动脉转位、右位心、右室双流出道、左室双流出道、心内膜垫缺损、右心发育不良，多囊肾、多肾性肾发育不良、无膀胱、羊水过少、阴茎发育不良等。

6. 自然病程　胎死宫内或出生后不久死于肺发育不良。

7. 产前咨询　当临床怀疑 SRPS 胎儿时，在引产的同时建议取胎儿组织进行相关基因检测，或考虑全外显子组测序明确致病基因，以利于再生育指导。

8. 产科处理　发现后及时引产，建议引产后行 X 线检查和基因检测，以确定诊断并指导再次妊娠。

9. 预后　预后极差，为致死性。

(卢彦平　张鑫悦)

三、关节姿势异常

(一) 定义

关节姿势异常多由关节弯曲(arthrogryposis)引起，指多个关节的弯曲挛缩，又称先天性多发性挛缩症(multiple congenital contractures)。表现为多个关节的强直、肌紧张、关节囊挛缩和关节脱位，关节周围皮纹异常。

(二) 发病率

发病率占活产的 1/3 000(Hall，2005)。

(三) 病因

多发性关节挛缩是一个症状，其相关的疾病有 300 多种(Rink，2011)，包括肌肉组织疾病(如先天性肌发育不全)、神经系统疾病(如中枢神经系统畸形、先天性神经疾病等)、结缔组织疾病、宫内活动受限(如羊膜带、羊水过少等)、致畸原暴露等。重症肌无力母亲所怀胎儿受母体影响可出现多发性关节挛缩。

(四) 超声诊断要点

1. 肢体关节姿势异常，长时间观察肢体关节活动受限。四肢近端关节可表现为髋关节脱位、关节过伸/过屈，远端关节可表现为手紧握拳、钩形手等(图 14-8-16)。先天性肌发育不全的特征性表现为肩关节内旋内收，肘关节过伸，腕关节过屈。三维成像有助于诊断。

2. 检测各系统的伴随畸形及 NT 增厚、颈部水囊瘤、羊水过多(由于缺乏吞咽运动)等。

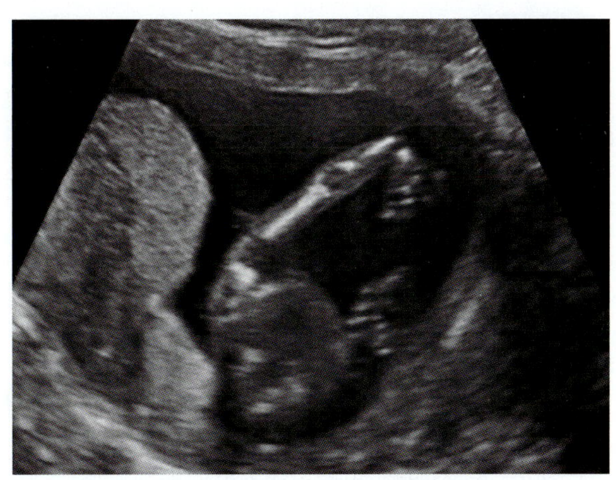

图 14-8-16　妊娠 16 周，胎儿双侧肘关节持续过伸，腕关节持续内收屈曲(观察 1 小时无变化)

(五) 鉴别诊断

病因纷繁复杂，超声鉴别困难。有研究表明，近半数关节弯曲的原因为先天性肌发育不良(43%)，其次为关节挛缩综合征(35%)、显性遗传型远端关节弯曲(7%)、多发先天性畸形(6%)、染色体畸形(2%)(Sarwark et al.，1990)。染色体异常中以 18 三体和嵌合型 8 三体最常见。

也有学者把病因分为 6 类，其中神经源性疾病占 70%~80%，其次为肌肉疾病(20%~30%)，其余为结缔组织及软骨异常、宫内压迫、宫内感染及致畸原暴露、血管发育异常(Hall，2005)。神经源性疾病中，要考虑脊肌萎缩症(spinal muscular atrophy，SMA)，应查运动神经元存活基因(survival motor neuron，*SMN*)。有结构病变者行 MRI。

应除外母体重症肌无力。

(六) 伴随畸形

神经系统畸形、NT 增厚、颈部水囊瘤、颜面异常(如小下颌)、脊柱异常弯曲、肺发育不良、消化道畸形等。

(七) 自然病程

妊娠 5~6 周胎儿关节开始形成，妊娠 8 周开始出现肢体运动，妊娠 8~14 周是脊髓前角细胞发育的关键时期。前角细胞功能损伤或缺失，会导致运动功能缺失和多发性关节挛缩。

(八) 产前处理

询问母亲接触毒物药物、发热感染及有无重症肌无力等相关病史，评估胎动情况。远端肢体关节挛缩应详细询问家族史，排除显性遗传病。

做胎儿染色体核型分析，以及染色体微缺失和微重复检查，必要时行相关基因检测。

多发性关节挛缩胎儿生后易合并呼吸困难而致死，尤其病因为肌肉疾病者，可建议终止妊娠。

(九) 产科处理

如发现孕周晚于 28 周或家属要求继续妊娠，阴道分娩时由于挛缩的关节易受损伤，应和患者及家属商讨分娩方式，并应做好新生儿机械通气的准备，下颌关节活动受限的患儿插管困难。

（十）预后

生后不能自主呼吸者预后差，死亡率高，生后可自主呼吸者预后较好。预后取决于疾病的严重程度、矫形和功能康复的情况，大部分患者智力正常。

（朱毓纯）

四、手足发育异常

（一）马蹄内翻足

1. 定义　马蹄内翻足（clubfoot）是指足内收固定，脚掌后旋内翻，伴软组织异常。

2. 发病率　约占活产儿的1/1 000。其中近半数为双侧受累。男婴多于女婴。

3. 病因　尚不明确，主要是踝关节的解剖畸形，是宫内发育畸形的结果，也可能由神经、肌肉发育异常引起。

4. 超声诊断要点　正常脚掌与胫腓骨长轴垂直，足内翻时两者在同一平面，胫腓骨长轴与足底在同一切面显示（图14-8-17）。三维成像亦有助诊断。

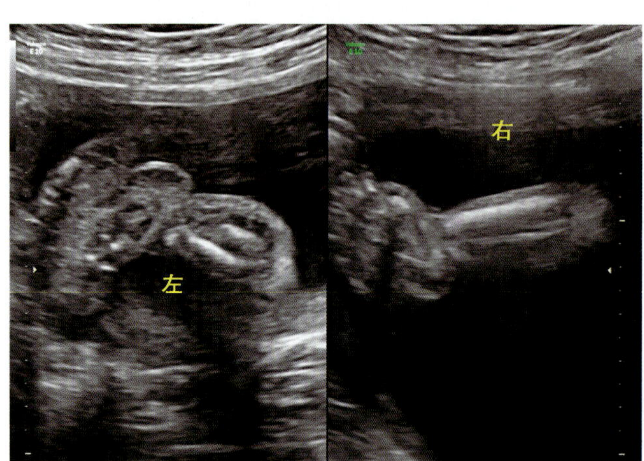

图14-8-17　妊娠23周，双侧足内翻，胫腓骨长轴与脚掌在同一切面显示

注意足内翻姿势是否受宫内压迫（如子宫壁、肿瘤）引起，观察其活动。足内翻诊断有一定的假阳性率，单胎可近1/3，而双胎更高（Razavi et al.，2016）。

扫查有无其他关节异常（如伴其他关节姿势异常，应归类为多发性挛缩症）及其他系统畸形。注意羊水量、有无羊膜带。

5. 鉴别诊断　大部分足内翻为特发性单一畸形，少部分为染色体异常或非染色体异常综合征的表现，应予以鉴别。足内翻常见染色体畸形为18三体。足内翻还应考虑神经肌肉疾病。

应鉴别双胎、羊水过少、子宫肌瘤等使胎儿足部受挤压固定的情况。

6. 伴随畸形　骨骼发育不良、神经系统畸形及其他系统畸形。

7. 自然病程　妊娠8~9周，胎儿双足呈足内翻姿势，如有发育障碍或神经肌肉发育异常，则停留于此姿势；妊娠12~16周胎足生长最迅速，对形成正常运动很重要，也是敏感期，此时行羊膜腔穿刺可能影响足功能。足内翻最终踝关节僵硬挛缩，下肢肌肉萎缩。

8. 产前处理　超声详细检查有无其他畸形。了解家族史，给予遗传咨询。

孤立性足内翻是否需要行胎儿染色体核型检查尚有争议（Malone et al.，2000），如合并其他畸形，应行羊膜腔穿刺等检查染色体核型。

9. 产科处理　无特殊。

10. 预后　生后可于矫形骨科行手法理疗或手术治疗，单纯足内翻及早治疗大部分预后好，可不影响足功能，生后9个月以后开始治疗预后相对较差。

（二）桡骨发育不全

1. 定义　桡骨发育不全或缺失（radial hypoplasia or aplasia）是指桡骨缺失或发育不良，伴有桡侧腕骨（舟状骨、大多角骨）的缺失或发育不良，伴或不伴第一掌骨和拇指指骨畸形。

2. 发病率　约占所有活产的1/30 000，其中一半为双侧受累。

3. 病因　可能与妊娠早期肢芽尖端外胚层受损有关，其原因可能为血管发育异常、母体感染、糖尿病和药物影响。桡骨畸形也和血液系统异常相关，如血小板减少-桡骨缺失综合征。桡骨发育不全可单发，也可为遗传综合征和染色体畸形的表现。

4. 超声诊断要点　前臂纵切及横切图均仅见一根长骨（尺骨）（图14-8-18），或桡骨极短。尺骨也可缩短弯曲。腕部弯曲，手内翻（向桡侧偏斜），经过长时间观察不能恢复正常姿势。常伴拇指缺失。三维成像有助于诊断（图14-8-19）。应仔细检查，排除伴发畸形。

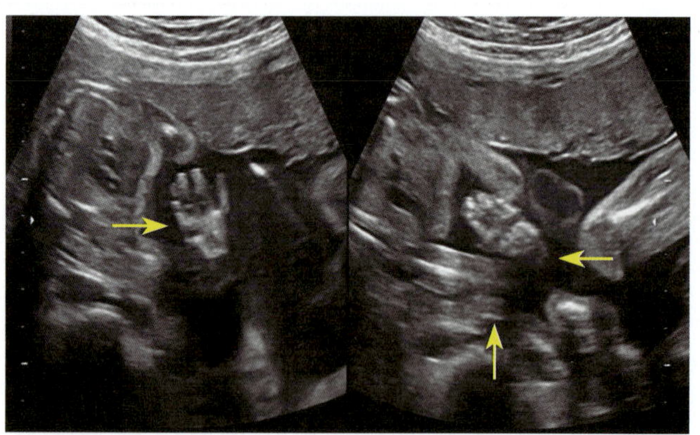

图14-8-18　妊娠27周，胎儿左桡骨缺如（向右箭头所示），纵切面胎儿左前臂仅见一根弯曲偏的长骨（向上箭头所示），腕关节屈曲、桡侧偏（向左箭头所示），手冠状面见大拇指未显示。

5. 鉴别诊断　桡骨发育不全病因的鉴别诊断包括单基因病、先天畸形综合征、染色体畸形、致畸原暴露。

6. 伴随畸形　可伴有中枢神经系统、脊柱、消化道、肾脏、心脏等畸形，以及羊水量异常和胎儿生长受限。常见的有心手综合征（Holt-Oram syndrome）、VACTERAL综合征、范

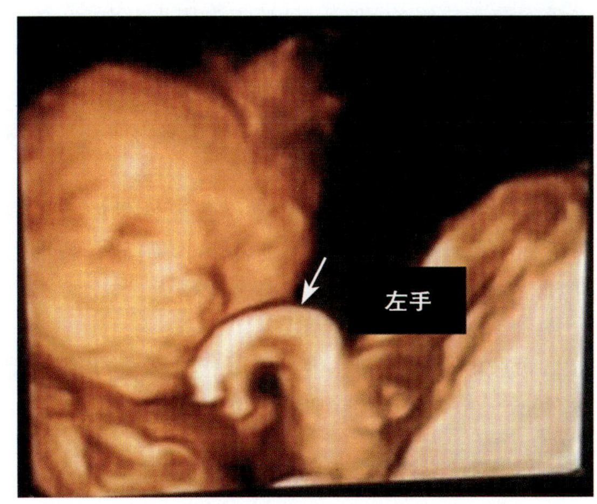

图 14-8-19　胎儿左手向桡侧偏斜，左腕关节屈曲

科尼综合征（Fanconi syndrome）、血小板减少症和桡骨缺失综合征等。VACTERAL 综合征包括肛门、食管闭锁，心脏、肾脏、脊椎和血管等畸形。桡骨缺失或发育不全也与染色体异常相关，尤其是 18 三体。

7. 自然病程　排卵后 26 日，上肢肢芽开始出现，肢芽有顶端外胚层嵴、极性活性区、无翅信号中心三个重要的信号中心，引导正常上肢形成（Maschke et al.，2007）。妊娠 6～12 周，胎儿肢体逐渐形成，此过程受到影响可出现上肢的畸形。

8. 产前处理　需检查伴发畸形，询问家族史，有无服用致畸药物（如丙戊酸）。行染色体核型检查，染色体微阵列芯片检测拷贝数变异，如染色体 1q21.1 微缺失（Klopocki et al.，2007）。经腹脐带血管穿刺取胎儿血可以了解有无血液系统异常，如血小板减少、贫血。

9. 产科处理　如伴有染色体三体综合征或致死性畸形，建议终止妊娠。双侧肘关节屈曲挛缩时可引起肩难产，可考虑剖宫产分娩。

10. 预后　桡骨发育不全或缺如可以引起手畸形和功能障碍，生后需手术，预后取决于严重程度、手术效果及伴发畸形。

（三）肢体缺如

1. 定义　肢体缺如（limb detect）分为横向缺如和纵向缺如。横向肢体缺如指某一肢体截断平面以远肢体完全缺失，如上臂水平截肢、前臂水平截肢等；纵向缺如指肢体部分或完全纵行缺失，缺失部分远端的肢体可显示，如桡骨缺失、腓骨缺失，而手足可显示。

2. 发病率　总的肢体缺如发病率约为 0.69/1 000（McGuirk et al.，2001）。

3. 病因　横向肢体缺如的原因有羊膜带、血管损伤、孕妇服用镇静剂、妊娠 10 周前绒毛活检取样等；纵向肢体缺如的原因有妊娠早期接触有毒有害物质、药物及遗传因素等，妊娠早期服用沙利度胺可致海豹肢畸形。肢体缺如可以为各种遗传综合征、染色体综合征的表现之一。

4. 超声诊断要点　检查胎儿上肢时应按照上臂、前臂、掌、指的顺序，下肢按照大腿、小腿、足、趾的顺序，结合纵切面和横切面，判断有无缺失、长短、形态、姿势、活动等，以提高检出率。孕周大、羊水少影响检出率。

横向缺如表现为从肩关节或髋关节以远的任何一个平面远端的肢体截断性缺失，指/趾的缺失诊断较困难（图 14-8-20、图 14-8-21）。羊膜带综合征引起的截肢断面常不规则。纵向缺如表现为肢体长骨部分或完全缺失，缺失以远肢体回声存在，如肱骨、股骨部分或完全缺失、尺桡骨缺失或发育不全（图 14-8-22）、胫腓骨缺失或部分缺失、手足纵行缺陷等。

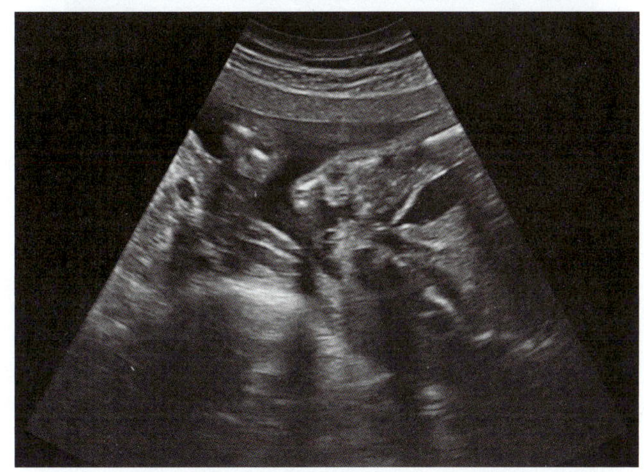

图 14-8-20　二维超声示胎儿左手 5 个手指远端缺失

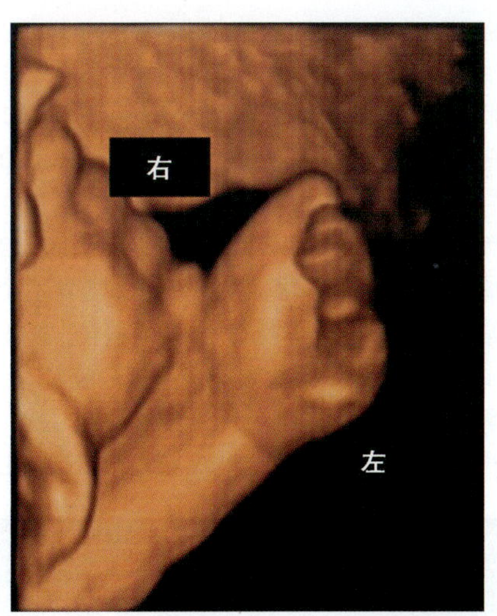

图 14-8-21　三维超声示胎儿左手 5 个手指远端缺失

应检查有无其他伴发畸形。

5. 鉴别诊断　单纯肢体缺如应和多发的畸形综合征、染色体综合征等相鉴别。横向缺如应和纵向缺如相鉴别。其中横向缺如应观察有无羊膜带。

6. 伴随畸形　心脏畸形、唇腭裂、泌尿系统畸形、神经系统畸形等。

7. 产前处理　建议行全面的超声检查、染色体核型及拷贝数变异的检查，如合并致死性多发畸形或染色体畸形，建议终止妊娠。

8. 产科处理　无特殊。

9. 预后　预后取决于有无合并畸形和肢体缺如的严重

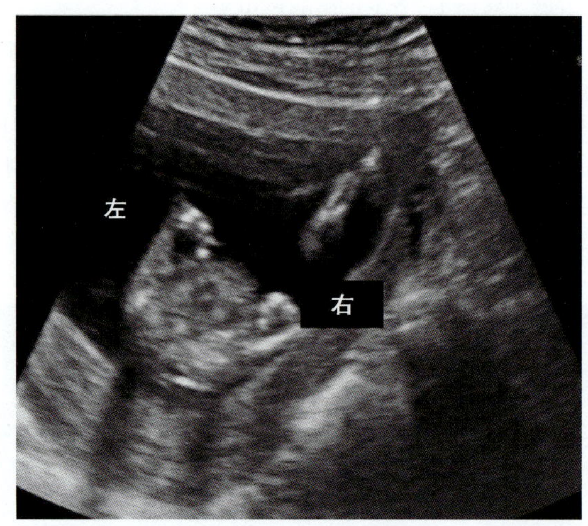

图 14-8-22　妊娠 14 周，胎儿双侧肱骨可及，尺桡骨极短小，双手可探及，腕关节过度屈曲

程度。

（四）短肢畸形

1. 定义　短肢畸形指肢体的长度明显短于相应孕周的正常值，主要分为四类：均匀型（micromelia），即肱骨与尺桡骨、股骨与胫腓骨相同程度短小；肢根型（rhizomelia），即肱骨和股骨缩短较尺桡骨、胫腓骨更明显；肢中型（mesomelia），即主要为尺桡骨、胫腓骨缩短；肢端型（acromelia），即主要为手、足骨骼缩短。

2. 发病率　短肢畸形多为骨骼发育不良的表现，新生儿中骨骼发育不良的发病率为 3/10 000～4/10 000（Cassart, 2010）。

3. 病因　短肢畸形多由骨骼发育不良引起，相关疾病有上百种，如软骨生成不全、软骨发育不全、成骨不全、短肋-多指综合征等。遗传方式有常染色体显性遗传、常染色体隐性遗传、X 连锁遗传等；涉及基因有 *FGFR3*、胶原蛋白基因等（卢彦平 等，2012）。

4. 超声诊断要点　除肢端型短肢畸形外，胎儿的足长一般不受骨发育不良影响，股骨/足长正常值为 1，如<0.9，应考虑骨骼发育异常（图 14-8-23）。应动态监测骨的生长发育，骨发育不良时骨生长速度明显减慢。

观察骨的形态、数目、关节姿势，观察胸廓形态、头颅形态，以及排查其他系统的畸形。

判断是否为致死性骨发育异常。致死性骨骼发育异常的超声指标主要有发病孕周早、显著短小、明显骨弯曲和骨折、小胸腔、头颅畸形、短肋，以及心胸比增大。

5. 鉴别诊断

（1）短肢畸形应与胎儿生长受限相鉴别，胎儿生长受限时股骨/足长一般>0.9，且除骨骼系统以外其余径线也小于孕周。

（2）通过超声鉴别短肢畸形的病因相对困难，但超声可有效鉴别致死性和非致死性短肢畸形。

6. 伴随畸形　包括神经系统畸形、心脏畸形、肾脏畸形、羊水量异常等。

7. 自然病程　依据病因不同而不同。如成骨不全Ⅱ型于妊娠 14～16 周超声即可发现肢体短小，随着孕周增长而缩短更明显，且可出现骨弯曲、骨折，生后无法存活。

8. 产前处理　了解家族史，给予遗传咨询，胎儿短肢畸形应行染色体核型分析和基因检测。如确定为致死性骨骼发育异常引起的短肢畸形或为染色体畸形，建议终止妊娠。

9. 产科处理　无特殊。

10. 预后　预后取决于引起短肢畸形的原因和严重程度。

（五）多指/趾畸形

多指/趾（polydactyly）指手指或足趾多于 5 个。

1. 发病率　为 1/698～1/100（Zimmer et al.，2000），不同的种族和人群发病率不同。多指是手最常见的畸形。

2. 病因　单纯性多指/趾常为家族遗传性，为常染色体显性遗传；伴有其他畸形者可能为染色体畸形或遗传综合征，如 13 三体综合征、Meckel-Gruber 综合征、Ellis-van Creveld 综合征、短肋-多指综合征等。多指/趾相关的疾病超过 100 种。

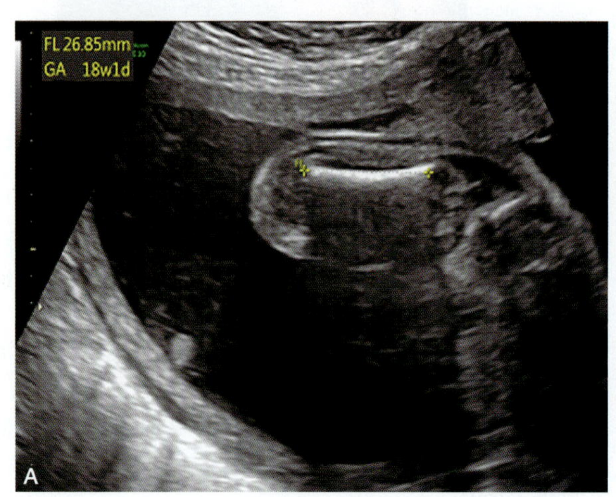

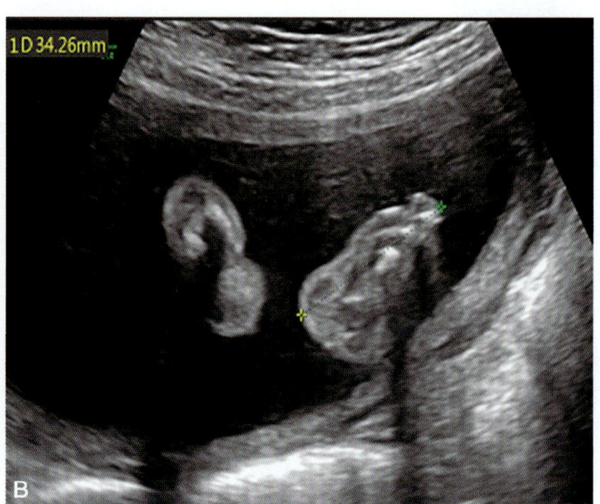

图 14-8-23　妊娠 23 周胎儿股骨/足长<0.9

A. 胎儿股骨长 26.9mm；B. 胎儿足长 34.3mm。

3. 超声诊断要点　经阴道超声最早在妊娠 11 周、经腹超声最早在妊娠 13 周可以显示胎儿指骨。手伸展时冠状面手指显示最清楚。妊娠 14 周手经常呈展开姿势，比较容易观察。

多指/趾时超声见指/趾数目大于 5 个，可分为桡侧/胫侧（轴前性）多指/趾（图 14-8-24）、尺侧/腓侧（轴后性）多指/趾（图 14-8-25）和中心性多指/趾（中间三指）。

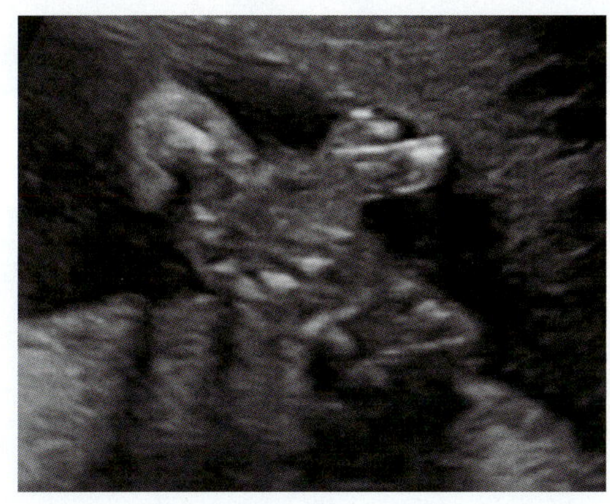

图 14-8-24　超声显示胎儿桡侧（轴前性）多指

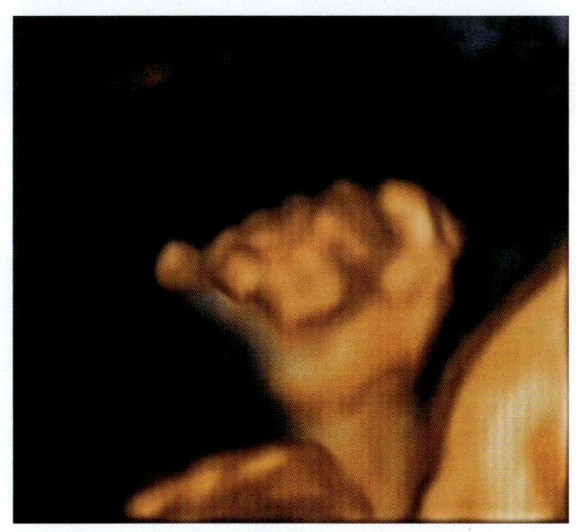

图 14-8-25　超声显示胎儿尺侧（轴后性）多指

仅表现为皮肤及软组织凸起的多指诊断较困难，有完整指骨的多指诊断相对容易。超声三维成像尤其是透明成像有助于诊断（Kos et al.，2002）。

应仔细扫查有无伴发畸形。

4. 鉴别诊断　单纯多指/趾畸形应与染色体综合征和遗传综合征相鉴别。75%的 13 三体有多指畸形，另可伴有心脏畸形、神经系统畸形等；Meckel-Gruber 综合征伴有神经系统畸形、多囊肾；短肋-多指综合征伴有胸腔发育异常、多发内脏畸形；Ellis-van Creveld 综合征伴有骨发育不良、心脏畸形；DiGeorge 综合征伴有心脏和肾脏畸形。

5. 伴随畸形　常见的伴随畸形有骨发育不良、多囊肾、中枢神经系统异常、心脏异常等。

6. 产前处理　应仔细超声检查有无其他畸形，并采集家族史。如考虑染色体畸形，行胎儿染色体核型分析。合并染色体异常畸形者建议终止妊娠。如伴随其他畸形，建议行遗传咨询和基因突变检测。

7. 产科处理　无特殊。

8. 预后　不伴其他畸形的单发多指/趾畸形可行手术，且预后好，但可能遗留功能障碍。再发风险依据病因而定。

（六）并指/趾畸形

并指/趾（syndactyly）是指指/趾间骨骼或皮肤相融合。可为单发，也可伴多发畸形。

1. 发病率　占所有活产的 1/3 000～1/1 650。

2. 病因　轻度并指常为家族遗传性，常为显性遗传，严重并指为病理性综合征的表现，如尖头并指综合征。*HOXD13* 基因突变导致并指畸形（Muragaki et al.，1996）。

3. 超声诊断要点　超声不能清楚显示各个手指（图 14-8-26），有骨性融合。许多病例诊断较困难，尤其仅有皮肤融合者（图 14-8-27），应仔细观察各个手指是否有分开的独立运动。如果手指能分开活动或能交叉，则可除外并指畸形。超声三维成像有助于确诊。

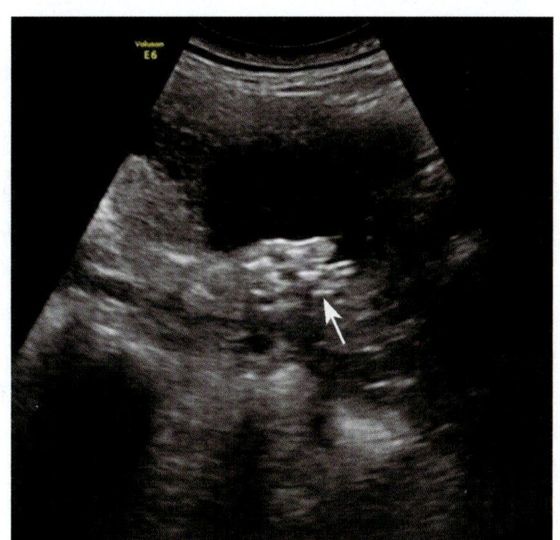

图 14-8-26　超声显示并指，观察 1 小时胎儿左手示指、中指和环指未见分离（箭头所示）

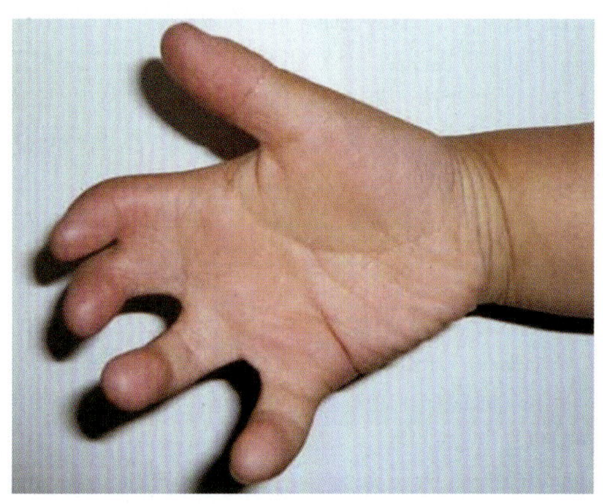

图 14-8-27　第 2、3 指并指

应仔细检查有无伴发其他畸形,尤其注意颅骨和颜面,如尖头畸形(因颅缝早闭)、宽额头、眼距过宽等。

4. 鉴别诊断 单纯并指/趾畸形应与染色体综合征和遗传综合征相鉴别。如伴发尖头畸形,应考虑尖头并指综合征,常见的为 Apert 综合征,其伴发畸形有脑室扩张、胼胝体部分发育不全、羊水过多。如伴发有脑室扩张、胎儿生长受限、心脏畸形等,还应考虑染色体三倍体。

5. 伴随畸形 尖头畸形,神经系统异常、心脏畸形、肾脏发育异常等。

6. 自然病程 许多综合征伴有颅缝早闭。

7. 产前处理

(1) 询问家族史,行遗传咨询,行胎儿染色体核型检查,必要时行基因检测。

(2) 回顾母体妊娠中期唐氏筛查的血清雌激素水平,低雌激素水平提示三体综合征或 Smith-Lemli-Opitz 综合征。

(3) 对于进入围产期前诊断的尖头并指综合征,建议终止妊娠。

8. 预后 单纯并指/趾者的预后取决于畸形程度和外科手术,多发畸形者取决于原发病。Apert 综合征婴儿期死亡率大于 10%。

(朱毓纯)

五、羊膜带综合征

羊膜带综合征(amniotic band syndrome, ABS)是由羊膜粘连带缠绕胎儿引起的一系列肢体、颅面、躯干等的畸形。

1. 发病率 ABS 在活产儿中的发病率为 1/15 000～1/1 200。也有文献报道 ABS 的发病率可能更高,达 1/226(Czichos et al. ,2005)。

2. 病因 由于羊膜破损,形成狭窄组织带和羊膜粘连,缠绕或粘连胎体不同部位导致缺血、发育不良而畸形,包括肢体及指/趾的狭窄环或截断、马蹄内翻足、颅骨缺损、面裂和唇裂、腹裂、内脏发育异常等。羊膜破损发生越早,所致畸形越严重。妊娠 45 日前胎膜破裂可致严重颅骨缺损和重大内脏缺损(Huang et al. ,1995)。

3. 超声诊断要点 ABS 的表现多种多样,可以是单一畸形,也可多发畸形。羊膜带如影响肢体,可表现为狭窄环(图 14-8-28、图 14-8-29)、肢体截断、指/趾远端部分缺失等,断端常不整齐,骨回声可突出于软组织。如影响面部,可表现为唇裂、腭裂、非对称性小眼畸形、鼻腔畸形、脑膨出;影响腹壁则为腹裂;影响脊柱可表现为脊柱侧凸、前凸、脊柱截断等。超声下看到片状或条状羊膜带附着在畸形处(图 14-8-30),则 ABS 诊断明确,但不是所有病例均可见到束带,有时往往要基于排除性诊断。畸形部位由于粘连固定可有活动受限。最早可于妊娠 12 周作出诊断。

4. 鉴别诊断 与非羊膜带综合征引起的颅脑畸形、脑膨出、肢体畸形、面裂、唇裂等相鉴别,超声下应注意畸形处有无羊膜带附着。

羊膜带应与宫腔内粘连带、纵隔子宫等鉴别,这些通常不与胎体相连。

5. 伴随畸形 ABS 为散发性,仅羊膜带束缚或粘连部位

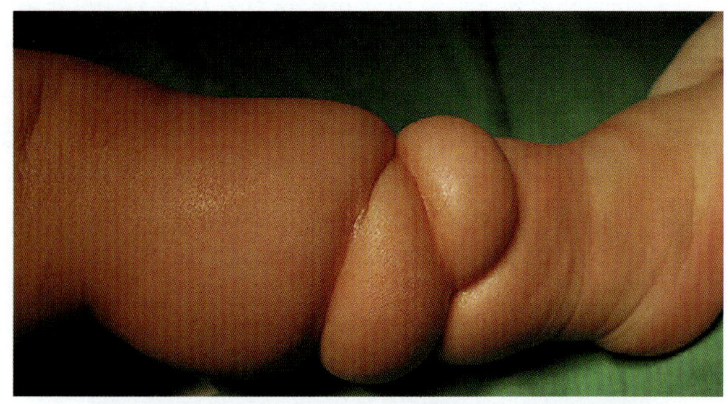

图 14-8-28 羊膜带综合征致下肢多发狭窄环

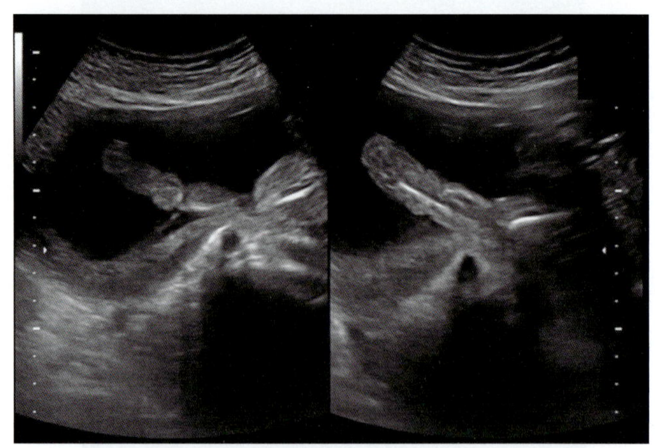

图 14-8-29 超声显示右小腿皮肤及皮下组织回声中断,胫腓骨回声连续,可见羊膜带附着

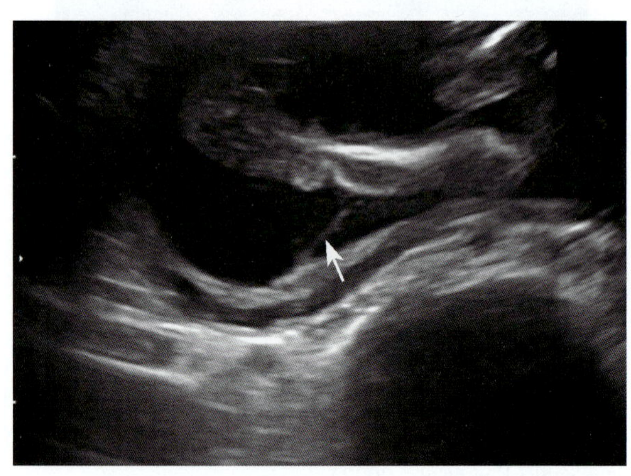

图 14-8-30 羊膜带(箭头)与肢体粘连

发生畸形,通常不伴有其他结构畸形和染色体畸形。也有报道 ABS 约 30%有伴发畸形,且提示有遗传缺陷及内源性病因(Koskimies et al. ,2015)。

6. 产前处理 无生机儿发现 ABS 所致多发严重畸形、有生机儿存在致死性畸形,可考虑终止妊娠。有报道表明,行胎儿镜手术能成功解除肢体狭窄环,避免截肢,但术后继发淋巴水肿。

7. 预后 ABS 致严重畸形者如颅骨缺失、严重腹裂,则

预后差；单纯肢体或指/趾的狭窄环截断者，可能影响局部肢体的功能及生活质量。肢体或指/趾缩窄、面裂、唇裂等可生后行手术治疗，改善预后。ABS 为散发性，再次妊娠再发率不增加。

（朱毓纯）

第九节　胸腹中线发育异常

一、脐膨出

脐膨出（omphalocele）是由于胚胎体腔关闭过程停顿致腹腔脏器未回纳入腹，进而被内层腹膜和外层羊膜形成的半透明囊膜覆盖所形成。

（一）发病率

其发病率在全球整体中保持稳定，为 0.01%～0.03%（Kong et al.，2016）。

（二）病因和发病机制

早年间有学者提出脐膨出发生的两种机制。其一为生理性肠疝回纳失败。在妊娠 8 周时，因腹腔太小无法容纳其内容物，导致中肠突出至脐带根部残留的胚外体腔，形成生理性中肠疝。这种暂时的疝出在妊娠第 12 周时，中肠围绕肠系膜上血管蒂在腹腔内进一步旋转，使肠疝还纳于腹腔之中，若这一过程失败，将形成单纯性中线脐膨出。其二为胚盘左右侧面折叠闭合异常。在妊娠 6～7 周，平坦的胚盘向 4 个侧面折叠，包括头侧、尾侧、左侧和右侧。所有折叠在脐部汇合，从而闭合胚外体腔，而当左、右侧面的折叠未能正常关闭，就会形成腹壁缺损，腹腔内容物可由此突出。

至今，关于脐膨出的发病机制仍未明确。有报道称其可能与母亲高龄（>30 岁）、吸烟、孕期使用血管收缩剂及环境等有关。脐膨出多发生于男性患儿，有家族聚集倾向。

（三）超声诊断要点

1. 前腹壁中线处胎儿皮肤强回声中断、缺损，可见一向外膨出的包块。

2. 包块的内容物因缺损的大小不同而不同。缺损小的脐膨出，包块内仅见肠管等内容物；缺损大的脐膨出，除含有肠管外，还含有肝脏、脾脏等内容物。

3. 膨出的包块表面有一层强回声膜覆盖，为腹膜或羊膜和腹膜，在两层膜之间可见网条状无回声，为脐带胶质。

4. 脐带入口大多位于包块表面，可以位于中间，也可以偏向一侧，彩色多普勒超声有助于判断脐带入口的位置（图 14-9-1）。

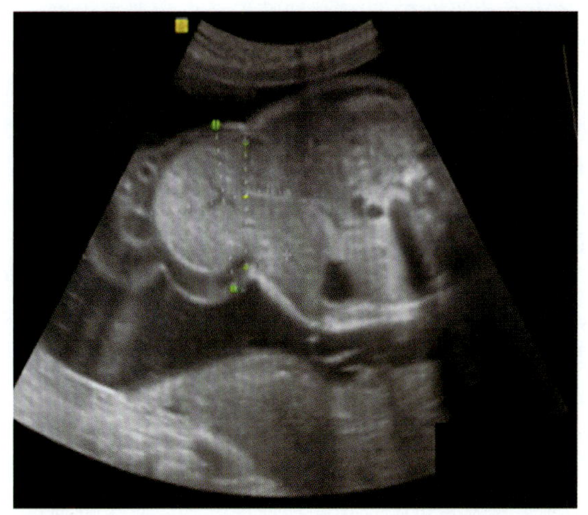

图 14-9-1　脐膨出超声图像

（四）鉴别诊断

1. 与腹裂相鉴别　先天性腹裂患儿脐外侧腹壁畸形，脐带正常，无囊膜及囊膜残留物。产前超声检查常可区分二者，其特异性较高（图 14-9-2）。

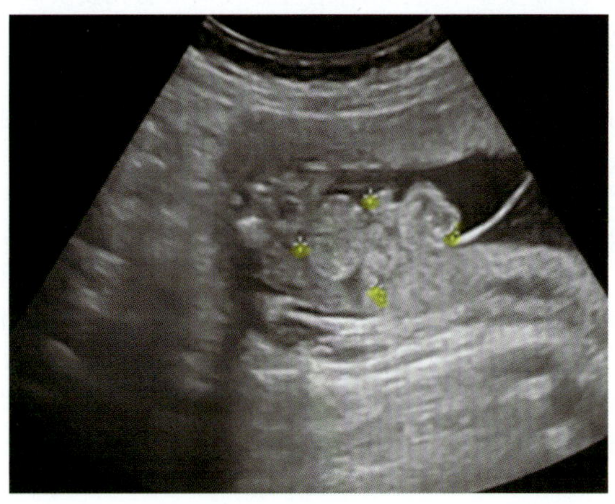

图 14-9-2　腹裂超声图像

2. 与脐疝相鉴别　脐疝缺损处外覆正常皮肤，常出现在出生后几周或数月内，产前超声无法发现。

（五）伴随畸形

脐膨出常合并其他非消化道及非腹壁畸形。据统计，67%～88%的先天性脐膨出患者合并其他器官严重缺陷，常见的有先天性心脏病（24%～47%）、胃肠道及泌尿生殖器（如肾缺如）、肌肉骨骼、神经管缺损、面部及单脐动脉等。其中 10%～60%的患者合并染色体异常（Chen et al.，1996），主要涉及 13、18 及 21 号染色体，其中以 18 号染色体异常多见。与单纯脐膨出相比，存在 1 种以上解剖结构异常的胎儿，其非整倍体频率更高。疝囊中包含肝脏者合并非整倍体风险低，约为 18%，但往往合并整倍体异常，且死亡率高达 52%（St-Vil et al.，1996）。脐膨出还与某些疾病相关，如 Beckwith-Wiedemann 综合征，发病率约 6%（Corey et al.，2014）。

（六）自然病程

腹壁在胚胎早期（3～4 周）由四个中胚层皱襞形成，妊娠第 3 周由胚胎扁平细胞盘发育为四个皱褶，即头褶、尾褶及两侧褶。四个褶共同发育，逐渐夹闭，最后在中央会合形成脐环。如头、尾褶已于中央处会合，而两侧褶之一如发育不全，则可出现中腹部的腹壁缺损及脐膨出。

（七）产前处理

1. 明确有无伴随畸形　妊娠中期可于系统超声检查时发现该疾病，先天性脐膨出最早可在妊娠 12 周通过超声检查进行诊断。应在超声检查发现后详细检查胎儿全身结构，完善胎儿腹部 MRI 检查（必要时需行其他部位 MRI 检查）、胎儿超声心动图检查,明确伴随畸形及疾病严重程度。需超声科、产科及新生儿科等多学科合作。

2. 明确有无染色体核型异常　必要时需行染色体微缺失及微重复检查或基因芯片筛查,如有家族史的患者应检测孕妇和/或丈夫染色体。详细了解患者家族史,询问夫妻双方是否有家族遗传倾向;针对结果异常的患者,建议行详尽的遗传咨询,充分沟通后决定是否继续妊娠。

3. 由于产前诊断技术尚未普遍开展,且部分地区医护相关人员对该疾病的认识不足,部分患儿未能得到及时诊断及处理。因而,加深各级医院对该疾病的认识对改善先天性脐膨出患儿的远期预后意义重大。

(八) 产科处理

1. 孕期管理　应按照高危妊娠孕产妇管理,定期监测胎动、胎儿生长发育情况及生物物理评分等。对于单纯性脐膨出建议每 2~4 周行 1 次超声检查,严密监测膨出物大小、膨出物内容物及羊水量。对于合并多发畸形患儿及疾病较重者应酌情增加检查次数,除检测腹壁缺损的进展情况外,还应严密检测胎儿其他器官的发育情况,及时发现,尽早处理。胎儿生长受限常见于伴发其他异常的脐膨出,并提示新生儿不良结局风险增加。在超声动态监测胎儿生长发育过程中,应全面检查胎儿生长参数,如双顶径、腹围和股骨长度等。如考虑胎儿生长受限,还应行脐动脉多普勒超声检查。

2. 分娩方式及时机的选择　目前对于脐膨出的分娩孕周尚无明确指南报道,但在监测胎儿及母体病情稳定的情况下,一般建议可期待至妊娠足月。临床中,无产科指征的脐膨出患者并不是剖宫产的绝对指征,而对于巨大脐膨出患者可适当放宽剖宫产终止妊娠。

3. 分娩后处理

(1) 胎儿娩出后,要避免钳夹脐带的近端部分,因为此处可能含有隐匿性疝出的肠道。脐膨出患儿出生后,要即刻以温暖的无菌生理盐水纱布敷料包裹肠管并覆盖缺损,再用透明塑料膜覆盖敷料,以保温并减少体液丢失;插入胃管以便胃肠减压;气管插管确保充足通气;建立外周静脉通路;如果出现肠道外观微暗或血压偏低、心动过速等,提示有肠道血管损害可能。

(2) 绝大部分患儿出生后需行手术治疗,临床上根据膨出物的大小、疝囊内容物种类等情况采取不同手术方案。

1) Ⅰ期修补术/直接手术修补/利用脐带及补片修补:膨出物直径<5cm,膨出物不多且为肠管,腹壁缝合后无腹压增高导致呼吸、循环障碍者。

2) 分期手术/Ⅱ期修补术/保守治疗后手术修补:膨出物直径>5cm 等巨型脐膨出,内脏膨出多,或有肝脏脱出,内脏还纳入腹腔困难。

(3) 产时手术:该疾病患者多建议转诊至有产前诊断中心及母胎治疗中心的医院行进一步治疗及分娩,分娩时可选择子宫外产时处理(EXIT)与产房外科联合进行(具体术式选择同上)。然而,早产低体重儿、合并其他严重畸形、膨出物溃破感染、肠管水肿扩张严重无法立即还纳或全身情况差的患者,不能立即行手术治疗,可给予硅胶袋(soli 袋)等保守治疗,待腹壁条件允许后,实施手术修补。

(4) 新生儿外科处理:部分医院因无法实施 EXIT,需转入新生儿科后再行治疗。

(5) 产时胎儿手术在该疾病治疗中具有特定优势,其缩短腹壁暴露时间,降低外来感染发生率,更加快速地去除疾病的诱因。

(九) 预后

综上所述,除合并染色体畸形患儿外,产前脐膨出胎儿的预后存在不确定性,取决于产后疾病程度的评估、是否合并其他畸形及分娩后的处理。而脐膨出伴 Cantrell 五联征、13 三体、18 三体或三倍体引起的肺发育不良,通常预后很差。

二、膀胱外翻

膀胱外翻(bladder extrophy)是胚胎期泄殖腔膜发育异常,阻碍间充质移行和下腹壁的正常发育。其主要表现为脐下腹壁与膀胱前壁缺损,膀胱后壁膨出,黏膜外露,其边缘与腹壁皮肤融合,可合并尿道上裂及骨盆发育异常等(黄橙如,1996)。

(一) 发病率

膀胱外翻为少见的先天性异常,发病率 0.03%~0.05%,男性为女性的 3~4 倍(John et al.,2007)。

(二) 病因

多由于在胚胎发育期多种因素影响导致,部分学者认为该疾病的发生与遗传因素相关。Boyadjiev 等(2005)研究发现,8 号或者 9 号染色体上某种基因改变可能与膀胱外翻疾病的发生相关。

(三) 超声诊断要点

1. 盆腔内未见正常膀胱的无回声区影像。
2. 下腹部团块状膀胱回声向外膨出。
3. 阴茎短小且阴囊移位。
4. 脐带腹壁入口位置较低。

(四) 鉴别诊断

1. 与脐膨出相鉴别　脐膨出表面有囊膜覆盖,表面是光滑的,而腹裂包块边缘不规则。产前超声检查常可区分二者。

2. 与脐疝相鉴别　脐疝缺损处外覆正常皮肤,常出现在出生后几周或数月内,产前超声无法发现。

3. 与腹裂相鉴别　先天性腹裂患儿脐外侧腹壁畸形,脐带正常,无囊膜及囊膜残留物。产前超声检查常可区分二者,其特异性较高。

(五) 伴随畸形

膀胱外翻根据有无尿道上裂可分为完全性膀胱外翻和不完全性膀胱外翻。完全性膀胱外翻合并尿道上裂,在临床上较为多见,常合并泌尿系统畸形、骨骼肌肉畸形、肛门畸形等;不完全性膀胱外翻无尿道上裂,临床较少见,常不合并骨骼、肛门等畸形(李正 等,2001)。

(六) 自然病程

腹壁在胚胎早期(3~4 周)由四个中胚层皱襞形成。妊娠第 3 周开始由胚胎扁平细胞盘发育为四个皱褶,即头褶、尾褶及两侧褶。如尾褶发育缺陷,则可导致下腹壁缺损,即膀胱外翻或泄殖腔外翻。在胚胎 4~10 周期间泄殖腔膜内、外胚层之间的间充质组织向内生长，发育为下腹部的肌肉与耻骨，构成脐以下的腹壁组织，泄殖腔膜发育异常将阻碍间充质的移行，影响原始间充质细胞进入原本的生长部位，导致下腹壁正中部位与膀胱前壁变薄而破裂，破裂后的下腹裂缘与膀胱壁裂缘相融合，即导致膀胱外翻。

（七）产前处理

1. 明确诊断　明确超声诊断，完善胎儿 MRI 检查。

2. 明确有无染色体核型异常　必要时需行基因芯片筛查；详细了解患者家族史，询问夫妻双方是否有家族遗传倾向如有家族史的患者应检测孕妇和/或丈夫染色体；针对结果异常的患者，建议行详尽的遗传咨询，充分沟通后决定是否继续妊娠。

（八）产科处理

早期诊断、早期治疗至关重要，孕期明确诊断后，完善染色体检查及遗传咨询，联合超声科、产科及新生儿科共同会诊，充分告知患者及家属后，决定是否继续妊娠。若选择继续妊娠，孕期应密切随访，出生后尽早行 CT、同位素肾扫描、骨盆 X 线片、胸部 X 线片及静脉肾盂造影等检测明确疾病程度，必要时尽早手术治疗。

近年来，有学者提出患儿娩出后及时给予膀胱黏膜正确保护。分娩后可以用软布脐带条或结扎丝来结扎脐带，避免用塑料夹，以减少对膀胱裸露黏膜的损伤。

同时可以用透明黏合敷料覆盖膀胱以避免尿布磨伤（Reinfeldt Engberg et al.，2016）。转入新生儿重症监护室护理。检查无其他畸形后，在新生儿期（出生 72 小时内）先行初期膀胱关闭（外翻膀胱内翻缝合修复术），以减少膀胱黏膜损伤和上行感染所致的肾损害，为二期功能性修复奠定基础。

（九）预后

膀胱外翻为较严重的先天性疾病，患者的生活质量受到较大影响。出生后多采用手术治疗，远期预后尚无明确统计。

三、腹裂

腹裂（gastroschisis）是腹部皮肤、肌肉、筋膜缺损，导致肠管及其他腹腔脏器突出腹壁，表面无膜性组织覆盖。

（一）发病率

腹裂发病率为 0.02%~0.03%（Kirby et al.，2013）。

（二）病因

该疾病发病病因尚不明确，多数学者认为该病的发病与遗传无关。腹裂通常是散发的，少有家族性发病报道。多数学者认为早育（<20 岁）、吸毒、吸烟、使用致畸剂、生活条件差及环境等因素均为该病发病的危险因素。多数腹裂发病为单发性，近期研究显示，5%~25%腹裂患者伴非胃肠道畸形、隐睾及继发性肠粘连、旋转不良、小肠结肠炎、肠穿孔、闭锁或狭窄等；部分伴胎儿生长受限。

（三）超声诊断要点

1. 超声可见脐带入口右侧强回声的腹壁皮肤连续性中断，可测量中断部的直径大小，通常为 2~3cm。

2. 胎儿胃、肠等腹腔内脏器外翻至腹腔外，表面无膜组织覆盖，在羊水内漂浮。胎儿腹围小于相应的孕周大小。

3. 脐带腹壁入口位置正常，大多数位于突出内容物的左侧前腹壁。

4. 外翻的肠管有时可见局部扩张，管壁增厚，蠕动差。

（四）鉴别诊断

与脐膨出及脐疝相鉴别，具体见本节“二、膀胱外翻”。

（五）伴随畸形

先天性腹裂多为孤立发生，其中约有 12%的病例伴发先天性畸形，如神经系统、心血管系统、肌肉骨骼及泌尿系统畸形等。另外，有 10%~20%的腹裂患者可伴随肠道并发症的发生，如先天性巨结肠、小肠闭锁、肠扭转、肠坏死及短肠综合征等。仅有少数先天性腹裂患者并发染色体异常。

（六）自然病程

妊娠早期，随着胎儿肠管的延长，胎儿体腔空间不足，肠管扩张多由脐右侧破裂露出体壁，这与右脐静脉在孕 4 周开始吸收，脐部右侧相对薄弱相关。

（七）产前处理

1. 明确诊断　应详细超声检查胎儿全身结构，完善胎儿腹部 MRI 检查（必要时需行其他部位 MRI 检查）、胎儿超声心动图检查，明确有无伴随畸形及疾病严重程度。

2. 明确有无染色体核型异常　必要时需行基因芯片筛查；详细了解患者家族史，询问夫妻双方是否有家族遗传倾向如有家族史的患者应检测孕妇和/或丈夫染色体；针对结果异常的患者，建议行详尽的遗传咨询，充分沟通后决定是否继续妊娠。

3. 实验室检查　羊水及母体血清中 AFP 及乙酰胆碱酯酶（AChE）的检测。

4. 由于产前诊断技术尚未普遍开展，且部分地区医护相关人员对本病的认识不足，部分患儿未能得到及时诊断及处理。因而，加深各级医院对该疾病的认识对改善先天性腹裂患儿的远期预后意义重大。

（八）产科处理

1. 孕期管理　应按照高危妊娠孕产妇进行管理，转入有诊疗经验的医院进行孕期监测。定期监测胎动、胎儿的生长发育情况及生物物理评分等同时，监测腹裂患儿的肠管状况，疝出物的大小、种类，以及羊水量。建议每 2~4 周行 1 次超声检查，对于复杂性腹壁缺损患儿应酌情增加检查次数，除监测腹壁缺损的进展情况外，还应严密监测胎儿其他器官的发育情况，及时发现，尽早处理。腹裂胎儿常合并生长受限，发病率为 1/3~2/3，这可能是由于肠管暴露于胎儿体外导致蛋白质和液体丢失引起的。如果怀疑胎儿生长受限或出现羊水过少，应测量脐动脉多普勒血流。

2. 分娩方式及时机的选择　目前对于腹裂患者的分娩孕周尚无明确指南报道，但在监测胎儿及母体病情稳定的情况下，一般建议可期待至妊娠足月。临床中，无产科指征的腹裂患者并不是剖宫产的绝对指征，而对于腹裂合并疝出物患者可适当放宽剖宫产指征，终止妊娠。

3. 分娩后处理　腹裂患儿的肠管状况与分娩至手术修补的间隔时间密切相关，因此尽早实施修补手术至关重要。

若条件许可，可安排小儿外科医师与产科医师在相同手术室行手术治疗。

在出生后最初的24小时内，腹裂新生儿的体液丢失量是正常新生儿的2.5倍。若无法立即手术，应及时将患儿放置于有塑料拉带的肠袋中以控制热量散发和液体丢失，尽早进行复位手术。插入胃肠减压管，建立外周静脉通道，予以补液并给予能覆盖母体阴道菌群的广谱抗生素。

（九）预后

综上所述，除合并染色体畸形患儿外，产前腹裂胎儿的预后存在不确定性，取决于产后疾病程度的评估、是否合并其他畸形及分娩后的处理。多数文献报道先天性腹裂患儿经手术治疗后生存率能达到90%以上，多数患者远期肠道功能正常、生长发育正常，亦报道少数患儿可出现情绪障碍、智力受损等情况。

四、泄殖腔外翻

泄殖腔外翻是一组包括脐膨出、膀胱外翻、肛门闭锁和脊柱及生殖器异常的罕见畸形，常合并肢体异常，其还包括外生殖器缺如和分辨不清，以及下肢异常（如足内翻、膝关节挛缩）（Carey et al.，1978）。

（一）发病率

现有文献无明确的发病率统计，在活产儿中为0.04/10 000~0.05/10 000，其中不包括妊娠期终止妊娠及胎死宫内病例。

（二）病因

其病因是胚胎时期下腹尾部包卷异常所致。

（三）超声诊断要点

主要超声表现为胎儿盆腔内不能显示正常充盈的膀胱，前腹壁缺损或一囊性包块突出于盆腔外。

（四）鉴别诊断

与脐膨出、脐疝及腹裂相鉴别，具体见本节“二、膀胱外翻”。

（五）伴随畸形

泄殖腔外翻伴发畸形较少。文献报道有罕见病例发现其可合并单脐动脉、永久性右位脐静脉及肾脏系统疾病（如肾脏缺如、异位肾等）等。

（六）自然病程

腹壁在胚胎早期（3~4周）由四个中胚层皱襞形成，妊娠第3周由胚胎扁平细胞盘发育为四个皱褶，即头褶、尾褶及两侧褶。如尾褶缺陷，则可出现下腹壁缺损，而泄殖腔膜在尿直肠隔分隔泄殖腔为肛直肠管和尿生殖窦之前消失，使膀胱和直肠均暴露在外，即泄殖腔外翻。

（七）产前处理

1. 明确诊断　行超声及MRI检查明确诊断。

2. 明确有无染色体核型异常　必要时需行染色体微缺失及微重复检查或基因芯片筛查，如有家族史的患者应检测孕妇和/或丈夫染色体，详细了解患者家族史，询问夫妻双方是否有家族遗传倾向；针对结果异常的患者，建议行详尽的遗传咨询。

（八）产科处理

泄殖腔外翻病变位主要于躯干下部，相当于“尿片区域”，其畸形复杂，出生后需要复杂的外科及泌尿科手术，而且手术效果无法预计。应在明确诊断后，完善染色体检查及遗传咨询，联合超声科、产科及新生儿科共同会诊，充分告知患者及家属，考虑是否继续妊娠。经产前诊断及多学科会诊，与患者及家属充分沟通后，若考虑继续妊娠，分娩时处理方式与其他腹壁缺损类疾病相同，可考虑剖宫产终止妊娠。结扎脐带时需避免损伤外露腹腔内组织器官。将生理盐水浸泡过的无菌敷料覆盖在裸露的膀胱和肠管上，并用保鲜膜覆盖敷料，以最大限度减少液体和热量的流失及外露器官组织的损伤。根据之前与新生儿科、儿外科和神经外科医师会诊时制订的手术计划来安排择期手术或急诊手术。

（九）预后

泄殖腔外翻为较严重的先天性疾病，患者的生活质量受到较大影响。出生后多采用手术治疗，远期预后尚无明确统计。

五、心脏外翻

心脏外翻（cardiac malformation）是指心脏部分或完全位于胸腔之外，胸前壁缺损，胸骨可部分或全部缺损，属于罕见且严重的发育畸形。依据解剖位置，心脏外翻可分为以下类型。①颈型：心脏位于颈区，含完整胸骨。②颈胸型：心脏部分位于颈区，胸骨上段分裂。③胸型：胸骨完全分裂或缺如，心脏部分或完全位于胸腔之外。④胸腹型。⑤腹型：心脏通过隔膜缺损进入腹腔（Gabriel et al.，2014）。

（一）发病率

现有文献无明确发病率统计。

（二）病因

心脏发育于胚胎发育第3周开始，至第8周完成，而胸腹壁发育通常至第9周完成，在此阶段期间如受到感染、理化、遗传、代谢等因素（病毒感染、接触X线或药物因素）影响，胸骨及心包发育受阻，未能于中线处融合，则导致心血管发育的畸形。

（三）超声诊断要点

主要超声表现为胎儿心脏位于胸腔外，相应位置的胸腔外探及心脏结构，与胸壁粘连，可见胎心在羊水中搏动，各房室、流出道内径均正常，大血管延长，大动脉与胸腔血管相连。

（四）鉴别诊断

与脐膨出、脐疝及腹裂相鉴别，见本节“二、膀胱外翻”。

（五）伴随畸形

心脏外翻多数合并其他先天性畸形，如腹壁缺损、中枢神经系统畸形（如无脑儿、脑积水、神经管畸形）、颅面部畸形、唇腭裂、肺部发育不全、生殖泌尿系畸形、胃肠道缺陷及染色体畸形等。且心脏外翻多合并心脏内部结构畸形，如房间隔缺损、室间隔缺损、心室憩室及法洛四联症等。

（六）自然病程

在胎儿期，胸骨在胚胎第6周开始由胚胎间充质细胞分化形成，如在此期间受到某些因素的影响，可导致胸骨发育缺陷，造成胸腔脏器外翻。

（七）产前处理

1. 明确诊断　明确超声及 MRI 诊断。

2. 明确有无染色体核型异常　需行基因芯片筛查；详细了解患者家族史，询问夫妻双方是否有家族遗传倾向，如有家族史的患者应检测孕妇和/或丈夫染色体；针对结果异常的患者，建议行详尽的遗传咨询，充分沟通后决定是否继续妊娠。

（八）产科处理

产科无特殊处理。

（九）预后

心脏外翻为较严重的先天性疾病，目前尚无远期预后统计。

六、Cantrell 五联征

Cantrell 五联征（pentalogy of Cantrell）是由 Cantrell 在 1958 年首次完整描述的罕见先天性发育异常，包括胸骨下裂或缺损、膈肌前部缺损、脐上中线腹壁缺如、心包壁层缺损使心包腔与腹腔相通，以及先天性心脏病（孙明利 等，2011）。

（一）发病率

Cantrell 五联征是世界上极其罕见的一种先天性发育畸形，发病率约为 5.5/1 000 000。

（二）病因

其发病原因尚不清楚。有部分学者认为遗传因素、环境因素及 X 染色体基因突变在胚胎早期发育过程中起到关键作用。

（三）超声诊断要点

1. 腹壁局部皮肤缺损　缺损可很小，表现为少量肠管向外突出，较大则表现为巨大脐膨出，肠管、肝、心脏均可向外，而且包块偏向头侧，表面覆盖一层强回声膜。

2. 心脏异位　心脏部分向胸腔外膨出，也可表现为整个心脏位于胸腔外。

3. 可有胸腔、心包积液的声像特征。

（四）鉴别诊断

1. 与脐膨出相鉴别　脐膨出表面有囊膜覆盖，表面光滑，而腹裂包块边缘不规则。产前超声检查常可区分二者。

2. 与羊膜带综合征相鉴别　如羊膜带与腹壁粘连，可引起腹壁缺损及腹裂，超声及 MRI 等可协助诊断。

3. 与体蒂异常相鉴别　体蒂异常可见前腹壁缺损，常合并肢体发育异常及脐带过短等典型特征。

（五）伴随畸形

该病常合并其他部位畸形。大部分合并心脏畸形（如房室间隔缺损、法洛四联症或心室憩室等），包括脐膨出、部分或完全性胸骨缺失、先天性无脑畸形、脑膨出、露脑畸形、脑积水、颅面畸形（如唇腭裂）、腹部器官畸形（如胆囊缺失或发育不全、肠旋转不良、多脾等）、脊柱异常（侧凸、后侧凸等）。少数 Cantrell 五联征可合并 18 三体综合征或 X 性染色体遗传病。

（六）自然病程

目前，多数学者认为在胚胎期第 14～18 日时，即胚胎早期因中胚层发育异常所致。胚胎期第 10 周，原始胚内中胚层分化为内脏和体壁时，左右中肠自腹腔外回到腹腔内进行旋转，腹壁由身体 5 个不同部位以脐部为中心聚拢形成，如合拢异常则导致该病的发生。

（七）产前处理

1. 明确诊断　产前超声为快捷且经济的检查方法，而 MRI 及 CT 可作为诊断的首选方法，胎儿镜亦可用于诊断胎儿复杂畸形的补充检查。

2. 明确有无染色体核型异常　需行染色体微缺失及微重复检查或基因芯片筛查，如有家族史的患者应检测孕妇和/或丈夫染色体；详细了解患者家族史，询问夫妻双方是否有家族遗传倾向；针对结果异常的患者，建议行详尽的遗传咨询，充分沟通后决定是否继续妊娠。

（八）产科处理

该病通常合并严重的心脏畸形，出生后呼吸衰竭及心脏衰竭发病率高，常需早期手术治疗，但手术成功率很低，其死亡率较高。因此，孕期明确诊断后，完善染色体检查及遗传咨询，联合超声科、产科及新生儿科共同会诊，充分告知患者及家属后，决定是否继续妊娠。如考虑继续妊娠，出生后可由新生儿外科进行手术治疗，手术治疗的重点在于心脏畸形矫治和胸腹壁缺损的修复。根据心脏多普勒超声检查结果确定矫治心脏畸形方式。可采用补片修补心包缺损，钛网修复胸骨及腹壁缺损（刁林云 等，2019）。

（九）预后

典型的 Cantrell 五联征患儿预后极差，存活率低。Cantrell 五联征胎儿预后（是否存活）主要取决于心脏病变的严重程度、腹壁缺损的大小及其他器官畸形的程度。

七、体蒂异常

胎儿体蒂异常（body stalk anomaly，BSA）是一种极其罕见的先天性畸形，是因胎儿前腹壁关闭异常导致的复杂畸形，其主要表现为广泛前腹壁缺损、严重脊柱侧凸、肢体畸形、脐带异常，并可伴发多种畸形。

（一）发病率

其发病率妊娠早期约为 1/7 500（Daskalakis et al.，1997），妊娠中期约为 1/14 000（Mann et al.，1984）。

（二）病因

体蒂异常发病的确切原因至今不明，目前多集中于 3 种假说：①在胚外体腔消失之前，羊膜早期发生破裂，导致绒毛膜表面纤维束形成，最后引起胎儿腹壁缺损；②在胚胎发育早期，血管受到广泛破坏，导致腹壁闭合障碍和胚外体腔永存，形成体蒂异常；③胚胎包卷异常，即在正常妊娠的第 5 周，扁平的胚胎三胚层通过 4 个相邻的机体皱褶包卷发育成柱状胎儿，在此过程中任何一个皱褶发生包卷异常都可能导致严重的畸形。

（三）超声诊断要点

1. 胎儿腹壁异常　胎儿腹部包块并突向羊膜腔，包块可有包膜，腹部失去正常形态，腹壁缺损，羊水内可见肠管、肝脏、合并胸壁缺损者可见心脏。

2. 脐带异常　超声下见脐带过短、无脐带或单脐动脉，腹壁缺损处包块直接与胎盘相连。

3. 脊柱异常　脊柱失去正常生理弯曲，成角、侧凸等。

（四）鉴别诊断

与羊膜带综合征相鉴别：如羊膜带与腹壁粘连，可引起腹壁缺损及腹裂，超声及MRI等可协助诊断。

（五）伴随畸形

体蒂异常患者约95%存在肢体畸形（如肢体缺失、并指少指、足内翻或骨关节弯曲等），伴颜面及颅脑畸形（主要有唇裂、神经管畸形、脑膨出等）、心脏畸形、泌尿系统畸形、膈肌缺如、肠道闭锁等；约40%患者伴羊膜带综合征。

（六）产前处理

1. 明确诊断　产前行超声检查及胎儿MRI检查等。

2. 明确有无染色体核型异常　需行染色体微缺失及微重复检查或基因芯片筛查，如有家族史的患者应检测孕妇和/或丈夫染色体；详细了解患者家族史，询问夫妻双方是否有家族遗传倾向；针对结果异常的患者，建议行详尽的遗传咨询，充分沟通后决定是否继续妊娠。

（七）产科处理

该病预后差，单胎妊娠一经确诊，应完善染色体检查及遗传咨询，联合超声科、产科及新生儿科共同会诊，充分告知患者及家属该疾病的风险及远期预后，决定是否继续妊娠。因其致死率高，虽然有病例报告胎儿出生后行修补手术，但通常建议终止妊娠（Heinke et al.，2020）。

双胎妊娠合并一胎体蒂异常者，可暂观察；可行染色体检查排除胎儿染色体异常（现有研究显示体蒂异常患儿多数无染色体核型异常，不建议常规应用），孕期严密监测，需每周监测胎儿羊水量及脐血流，每两周评估胎儿生长发育情况及生物物理评分。

（八）预后

体蒂异常患儿预后极差，通常是致死性的。

（刘彩霞　庄艳艳）

第十节　胎儿水肿

胎儿水肿是指胎儿软组织水肿及体腔积液。超声表现为2处及2处以上的胎儿体腔异常积液，包括胸腔积液、腹腔积液、心包积液及全身皮肤水肿（皮肤厚度>5mm），临床常用的其他辅助超声指标还有胎盘增厚（妊娠中期胎盘厚度≥4cm）及羊水过多。胎儿水肿分为免疫性水肿和非免疫性胎儿水肿2种，其中非免疫性胎儿水肿占90%以上，发病率为（1~3）/（1 700~3 000）。由于妊娠早、中期的很多水肿胎儿在未得到诊断前已胎死宫内，因此实际发病率可能更高。

一、非免疫性胎儿水肿

非免疫性胎儿水肿（nonimmune hydrops fetalis，NIHF）是指排除免疫性水肿之后，由其他原因引起的胎儿水肿。NIHF是由多种病因引起的一类疾病。总体而言预后较差，围产儿死亡率为52%~98%（Carlson et al.，1990）。由于胎儿水肿的治疗与预后由潜在的病因所决定，因而明确其病因至关重要，但往往在临床工作中明确病因又很困难。产前与产后的病因检测对于临床咨询时制订诊治方案与评估再发风险十分重要。目前对于几种特定病因引起的NIHF，可尝试宫内干预以改善围产儿结局。治疗方案及围产期管理方案的选择需综合考虑孕周、胎儿病情及家属意愿等。

（一）超声诊断要点

NIHF产前超声检出率接近100%。超声指标有很多种，1986年Watson和Campbell发现63%的NIHF可通过常规超声检查得到诊断。Graves和Baskett发现通过对特定指征行超声检查对NIHF的检出率高于常规超声筛查。这些指征中最常见的为羊水过多、胎儿偏大、胎儿心动过速、妊娠期高血压等。其他指征也包括血清指标异常、胎动减少、产前出血。超声下可见胎儿胸腔、腹腔、心包有液体积聚或皮肤水肿。在NIHF的基础上根据胎儿液体积聚量和分布的不同又提出了其他的定义，也有学者将其定义为皮肤水肿伴或不伴体腔积液。目前NIHF的常用定义为至少两处体腔积液，即至少要有以下表现中的两项：胸腔积液、腹腔积液、心包积液或皮肤水肿。

对NIHF严重程度的判断通常较主观。Hutchison等（1982）根据水肿体腔的数目制定了评分系统，这一评分系统对妊娠结局的预测并没有显著的临床意义，围产儿死亡率接近100%。Saltzman等（1989）描述了另一种评分系统，他们的系统将每一个体腔积液进行量化。根据这一系统，能够判断出哪类水肿是由胎儿贫血引起，哪类是由其他因素引起。胎儿某一个体腔出现积液往往是水肿的早期表现，但单一体腔积液时胎儿的预后通常比并发水肿的预后更好。

在超声上，腹腔积液表现为胎儿腹部大小不等的无回声区（图14-10-1、图14-10-2）。少量腹腔积液有时候会与正常胎儿腹部超声图像难以区分，二者的鉴别点为真正的腹腔积液应该在胎儿腹部横断面上进行诊断。在纵切面上可见胎儿肝脏、膀胱或横膈边缘轮廓清晰。当腹腔积液较多时，整个肝脏轮廓清晰可见，肠管受压。在大量腹腔积液的病例中，诊断相对容易。

胎儿胸腔积液可以为单侧或双侧。尽管在超声下可能表现为肺脏轮廓外的少量液体，但大多数情况下胸腔积液为中等量甚至大量，且常常压迫肺脏（图14-10-3、图14-10-4）而引起肺发育不良。单侧胸腔积液引起纵隔移位的病例不常

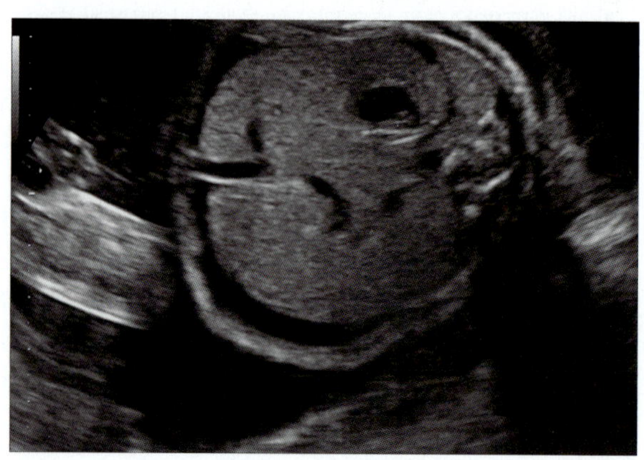

图14-10-1　胎儿胃泡平面的腹部横切面，腹壁下可见大量腹腔积液边缘

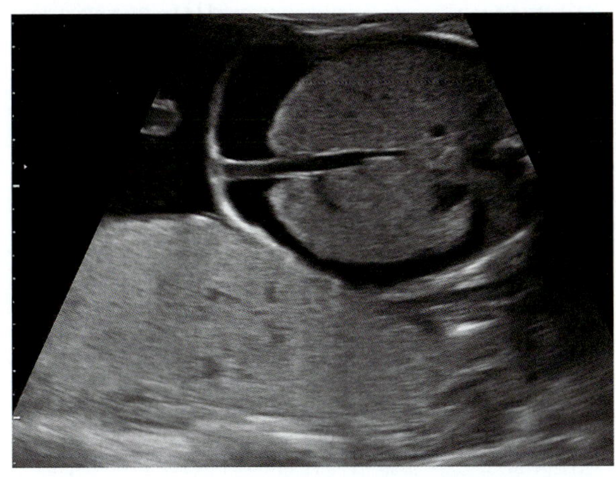

图 14-10-2　大量腹腔积液，肝脏轮廓清晰

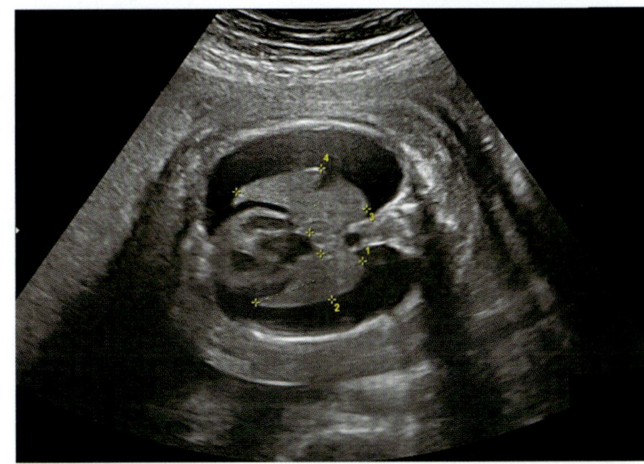

图 14-10-3　胎儿胸腔横切面，可见双侧胸腔积液，双侧胎肺受压明显

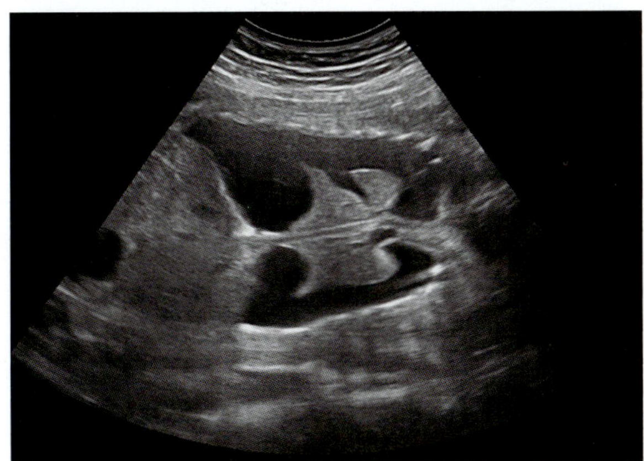

图 14-10-4　胎儿冠状切面见双侧大量胸腔积液，双侧肺轮廓清晰

见，但在这些病例中，超声下有时可见到外在的液体包块（如膈疝或其他占位性病变）。肺发育不良及肺动脉高压是 NIHF 新生儿死亡的常见原因，胸腔积液的多少可帮助预测胎肺发育情况。

心包积液的量通常较少，与腹腔及胸腔积液相比较，超声也较难诊断。超声可通过环绕两个心室的厚度至少 3mm 进行诊断。发现心包积液往往提示胎儿心脏功能处于失代偿期，是胎儿心脏损伤的最早期表现。一项包含 19 例由各种病因引起的 NIHF 研究发现可在 M 超声下检测双心室舒张末期维度（Carlson et al.，1990），这一指标对围产儿结局有较好的预测价值。

皮肤水肿是一个广义过程，胸壁或头皮水肿在超声检查下最容易发现，是由于这些部位的皮肤通常较薄，若出现水肿较容易测量（图 14-10-5）。皮肤水肿的定义为测量皮下组织厚度大于 5mm。但当胎儿有皮肤皱褶或巨大胎儿时，存在误诊的可能。胎盘增厚也是胎儿水肿的标志之一（图 14-10-6）。胎盘增厚的定义为妊娠中期胎盘厚度超过 4mm，也有学者认为胎盘增厚应该以胎盘厚度至少达到 6cm 作为诊断标准。并发羊水过多时胎盘受压后会相对变薄，当严重羊水过多的病例行羊水减量术后，胎盘会较治疗前增厚，这通常提示静水压与胎盘厚度相关。据报道，在 NIHF 的病例中，羊水过多的发生率为 40%～75%。虽然这些研究中对于羊水过多的定义不同，但当出现羊水过多时，病情往往更严重，也更容易被诊断。在一些 NIHF 病例中，也会表现出羊水过少，许多学者认为这是疾病恶化或晚期的表现，羊水过少会增加脐带事故的发生风险，导致不良围产结局。

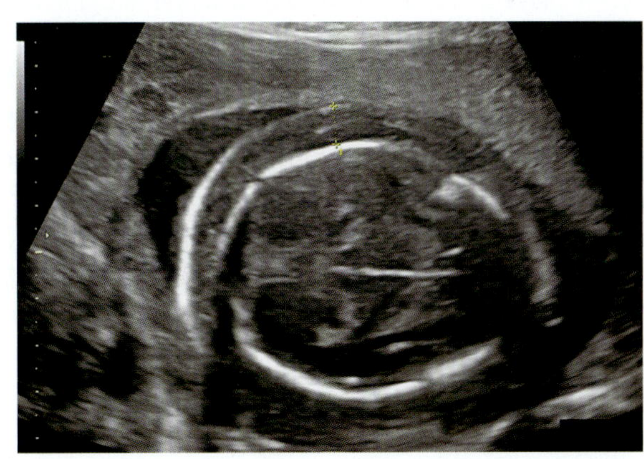

图 14-10-5　胎头横切面见头皮水肿，头皮厚度 8.2mm

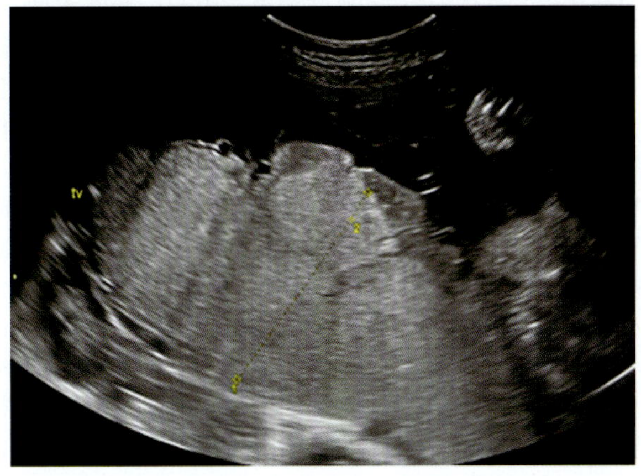

图 14-10-6　胎盘明显增厚，胎盘厚度 8.86cm（该病例为 α-地中海贫血纯合子，即巴氏胎儿水肿）

（二）病理生理学机制及预后

NIHF 的发生机制与水肿发生的病因密切相关，可能的机制包括：心脏结构异常时右心压力增加，导致中心静脉压增加；肺部占位引起动静脉血流受阻；胎儿心律失常引起心室舒张期充盈不足；肝静脉充血时引起肝功能异常及白蛋白合成减少；先天性感染导致毛细血管渗透性增加；贫血引起高排血量性心力衰竭、髓外造血及肝功能异常；淋巴管发育异常及淋巴管梗阻导致水囊瘤；先天性肾病导致渗透压降低。以上这些异常会引起血管与组织间隙之间体液分布的不平衡，组织间隙体液增加或淋巴回流减少。Machin 等（1985）尝试阐明其中的一些机制，认为 NIHF 是各种通路引起的疾病的终末期表现，引起胎儿水肿的 5 种疾病基本过程包括心力衰竭、染色体异常、胸腔压迫、双胎及胎儿贫血，且大多数引起水肿的因素都可划分到这 5 种发病机制当中。

NIHF 的预后取决于水肿的具体病因及发生孕周。在胎儿有存活能力之前，无论何种病因导致的水肿，预后多不良。妊娠 24 周前诊断为 NIHF 的病例中约 50%的病因是染色体非整倍体异常，预后极差。在不合并染色体异常的病例中，存活率也不足 50%。

（三）病因

最常见的病因包括胎儿心血管异常、染色体异常、血液系统异常、胎儿心血管系统以外的其他结构异常（特别是胸腔结构异常）、先天性感染、胎盘异常及代谢性疾病等（表 14-10-1）。产前病因的检出率为 51%～85%，结合产后检查其检出率可达到 95%，这在一定程度上取决于父母是否接受尸检和相关遗传学检测。通常，胎儿结构异常并不是孤立存在的，会同时伴有遗传学检测的异常。

1. 心血管异常　心脏异常是引起 NIHF 的最常见原因，占 20%。先天性心脏病是一类较常见且较复杂的疾病，在活产婴儿中的发病率为 8/1 000～9/1 000。心血管结构异常的复杂性和严重程度多种多样，一些心脏结构异常会导致胎儿水肿，而另一些心脏结构异常在胎儿期却能够得到很好的代偿，目前并不明确导致水肿的机制。心血管结构异常与心律失常引起水肿的共同机制是充血性心力衰竭、进行性全身液体超负荷。通常认为心脏结构异常的程度越是轻微，胎儿则越容易代偿。总体而言，心脏结构异常引起的胎儿水肿，通常预后非常差，死亡率接近 100%。胎儿心脏异常可通过超声得到诊断，它可以是胎儿遗传学异常的表现之一。一项包含 73 例胎儿先天性心脏病的研究中，15%的胎儿除心脏结构异常外还合并染色体异常，41% 于出生后 28 日内死亡（McBrien et al.，2009）。另一项包含 104 例胎儿心包积液的研究发现，37 例（36%）并发 NIHF 水肿，39 例（38%）伴有心脏结构异常（Slesnick et al.，2005）。因而对于 NIHF 同时合并心脏结构异常的病例，应提供胎儿遗传学检测。

心律失常也是 NIHF 的常见病因，有多种类型，包括心动过速、心动过缓及心脏节律障碍。与引起水肿的其他病因相比较，当心动过速不合并其他结构异常时通常预后较好，且可以进行宫内药物复律。若胎儿心律失常伴有心脏结构异常时，妊娠结局往往较差。心动过缓并发 NIHF 的预后通常较差。

表 14-10-1　非免疫性胎儿水肿的常见病因

病因	疾病
心血管系统	结构异常
	心律失常
	高排出量性心力衰竭
	骶尾部畸胎瘤
	大型胎儿血管瘤
	胎盘绒毛膜血管瘤/脐带血管瘤
	心脏横纹肌瘤
	心肌病
	其他
染色体异常	非整倍体异常（T21/T13/T18/45，X）
	致病性拷贝数变异
泌尿系统	尿道梗阻或闭锁/后尿道瓣膜
	先天性肾病（Finnish 型）
	梨状腹综合征（prune belly syndrome）
感染	巨细胞/弓形虫/疱疹/风疹病毒
	细小病毒 B19
	梅毒
双胎妊娠	双胎输血综合征
	双胎反向动脉灌注序列征
血液系统	α-地中海贫血
	胎母输血
	宫内出血
胸腔	先天性肺囊腺瘤病变/肺隔离症
	胸腔内肿块/肺部肿瘤/支气管源性囊肿
	膈疝
	乳糜胸/肺淋巴管扩张
	气道梗阻
结构异常遗传综合征	Saldino-Noonan 综合征
	多发性翼状胬肉
	Neu-Laxova 综合征
	Pena-Shokeir 综合征
代谢性疾病	戈谢病
	GM1 神经节苷脂贮积病
	唾液酸贮积症
	黏多糖贮积症
消化系统	中肠扭转/小肠旋转不良/肠道重叠
	胎粪性腹膜炎
	肝脏纤维化
	胆汁淤积/胆管闭锁
	肝脏血管畸形
其他	骨骼系统发育异常
	致死性侏儒
	短肋-多指综合征
	软骨发育不全

卵圆孔早闭通常为特发性，且可以发生在任何孕周，通过仔细的胎儿心脏二维超声以及多普勒彩色超声检查可得到诊断。动脉导管早闭或狭窄也与胎儿水肿相关。其他的一些心脏异常也会导致胎儿水肿，例如心脏横纹肌瘤、畸胎瘤等肿瘤。当细小病毒 B19、巨细胞病毒及弓形虫等病原体感染引起胎儿心肌炎时，会通过心力衰竭的机制导致 NIHF（Naides et al.，1989）。许多非心脏系统的病变会导致高排血量性心力衰竭，如胎儿骶尾部畸胎瘤、胎盘肿瘤（最常见的是绒毛膜血管瘤）等。多数情况下胎儿能够良好地耐受这些肿瘤而不出现水肿的表现，但当这些肿瘤形成了大的动静脉分流时，往往会引起胎儿高排血量性心力衰竭，从而导致水肿的发生。其他与高排血量性心力衰竭相关的病因包括胎儿肾上腺神经母细胞瘤，这一罕见的肿瘤主要通过释放儿茶酚胺引起胎儿水肿，它的发病机制与儿童期心力衰竭的发病机制相同。

2. 染色体异常　为较常见的病因，且致病机制多样。水囊瘤与水肿关系密切，特别是在妊娠 20 周前出现水肿的病例中，最常见的染色体异常为 45，X，称 Turner 综合征。45，X 核型的胎儿中，两种结构异常会导致水肿的发生：一种为水囊瘤，另一种为主动脉缩窄。这两种异常中哪一种与 NIHF 的出现更相关，目前研究结论不一致。其他相关的染色体异常有 21 三体、18 三体、13 三体和三倍体。唐氏综合征（又称 21 三体综合征）的新生儿容易出现骨髓及骨髓外增殖异常，其中报道有 4 例与 NIHF 相关（Smrcek et al.，2001）。水肿胎儿中染色体异常的总体发生率为 7%～45%，尤其在妊娠 24 周前出现水肿的病例中，染色体异常的比例更高。对于水肿的胎儿，进行遗传学检查是很必要的，当胎儿遗传学检测异常时预后较差，此时需要与夫妻双方进行遗传咨询，以帮助评估再次妊娠时的发生风险及产前诊断策略。

3. 胸腔结构异常　当存在胸腔占位性病变时，胸腔压力增加会引起静脉回流障碍及血流动力学的改变。肺囊腺瘤样病变（congenital cystic adenomatoid malformation，CCAM）是最常见的胸腔占位性病变，根据其大小及囊肿特点可分为几种亚型。若并发水肿则预后往往较差，如果不治疗，绝大多数胎儿难以存活。多数并发水肿的病例都伴有单发的较大的囊肿和纵隔移位。对这类囊肿进行胸腔羊膜腔分流术或囊肿抽液术可能有助于改善预后（Crombleholme et al.，2002）。当囊肿较小或不能进行分流手术且并发胎儿水肿时，也有中心尝试进行开放性胎儿手术，但手术结局较差、母体并发症较多。产前诊断为肺囊腺瘤样病变时（包括一些并发胎儿水肿的病例），也有部分病例囊肿会自行消失或吸收。

胸腔的其他占位或病变也与 NIHF 相关，如先天性膈疝、错构瘤或其他肿瘤、肺隔离症及支气管源性囊肿。这些病变中最常见的是先天性膈疝，但膈疝并发水肿的比例并不高。胎儿胸腔占位引起水肿的早期表现为单侧或双侧胸腔积液。原发性胎儿胸腔积液即先天性乳糜胸，在妊娠过程中可能消退，可能维持稳定，也可能进一步恶化。有学者认为原发性单侧或双侧胎儿胸腔积液与新生儿乳糜胸类似（Smith et al.，2005）。由于在胎儿期没有乳糜微粒，因而难以明确是否为乳糜胸，且在出生后对于淋巴系统异常来说难以实施手术。20%以上的原发性胸腔积液可自行消退，多见于单侧且不合并胎儿水肿或羊水过多的病例。其病情进展也可十分迅速，进一步发展为双侧及全身性的胎儿水肿。严重的胸腔积液可导致胎肺受压导致肺发育不良；可压迫食管影响胎儿吞咽，进而发生羊水过多；胸腔积液产生的胸部压力会影响胎儿血液循环，导致心室容积和心排血量下降、上腔静脉扩张而造成胎儿心力衰竭甚至水肿，引起胎儿娩出后肺动脉高压及心功能不全。此外，大量淋巴液的流失造成淋巴细胞、抗体、补体、凝血因子及营养和体液的丢失，增加了胎儿感染的风险。继发性胸腔积液通常为双侧对称性，多是全身性胎儿水肿的局部表现。

4. 双胎　当双胎之一发现水肿时，需要考虑的鉴别诊断较多。如果双胎为双绒毛膜双胎时，水肿的病因可能与双胎妊娠本身无关，此时对于水肿胎儿的产前诊治及管理方案与单胎妊娠相同。在单绒毛膜双胎妊娠中，双胎之一水肿可能为单绒毛膜双胎的特殊并发症，与共用的胎盘存在吻合血管相关。两胎儿间的吻合血管会导致双胎输血综合征（twin-to-twin transfusion syndrome，TTTS）的发生。在双胎输血综合征中，水肿胎儿可以是供血儿，也可以是受血儿。在经典模式中，供血儿存在生长受限及羊水过少，受血儿存在多血质、羊水过多甚至水肿。这与受血儿血容量超负荷和充血性心力衰竭有关。然而，少数情况下供血儿可也能出现水肿，病理生理学机制可能与贫血相关。若不经治疗，双胎输血综合征的预后较差，特别是发病孕周较早或出现水肿的病例。目前有多种治疗方法，包括羊水减量术、胎儿镜下胎盘吻合血管激光凝固术、减胎术等。在并发水肿的病例中，病情进展通常较快，此时更应考虑胎儿镜下胎盘吻合血管激光电凝手术以尽可能地保留两个胎儿（Senat et al.，2004）。

5. 胎儿贫血　贫血也是胎儿水肿的常见原因，病理生理机制与母儿血型不合导致的免疫性胎儿水肿相同，免疫性水肿的发生机制已得到广泛研究（Tongsong et al.，2010）。这类病因中最常见的是 α-地中海贫血。同时缺失四条 α 肽链（α-地中海贫血-1 纯合子）会导致异常的胎儿 γ 链四聚体，即 Bart 血红蛋白（γ4），这种血红蛋白的氧亲和力非常高，胎儿组织几乎没有氧供，导致组织缺氧，常在妊娠 20 周前发展为胎儿水肿。由于纯合型 α-地中海贫血胎儿难以长期存活，目前在治疗方面没有相关推荐，明确夫妻双方基因型的诊断有助于评估再次妊娠的风险和产前诊断策略。

胎母输血也是 NIHF 的病因之一，胎儿血液（通常≥30ml）在产前或产时通过胎盘屏障进入母体血循环引起胎儿向母体输血。原因可能为外伤、产科侵入性操作等造成胎盘屏障破后胎儿血进入母体体内，但多数情况下病因不明。症状多为非特异性，晚期表现为三联征：胎动减少或消失；胎心监护提示典型的正弦曲线图形，胎心基线变异减少，晚期减速；超声检查提示胎儿大脑中动脉血流峰速（MCA-PSV）加快、水肿、胎儿生长受限、死胎。Kleihauer-Betke（K-B）试验是最常用的实验室诊断方法，该试验的原理是在母体血液中找胎儿细胞。也可通过母体血清中 AFP 水平异常升高来诊断胎母输血。尽管这种出血可能是自限性的，但当胎儿出现水肿时，许多学者认为由于存在胎儿宫内死亡的风险，应当积极处理，通过多次胎儿宫内输血可以缓解水肿，以达到较好的妊娠结局。

若超声表现除了胎儿贫血或水肿之外，还表现出颅内出血时，应怀疑胎儿是否存在凝血功能缺陷，例如同种免疫性血小板减少症。葡萄糖-6-磷酸脱氢酶缺乏症（glucose-6-phosphate dehydrogenase deficiency，G6PD）是全球最常见的 X 连锁不完全显性遗传性酶缺陷综合征，俗称“蚕豆病”，发病率为 5%~25%，全球约 4 亿人受累。这种遗传病的特点为在受到一些外在因素刺激后（如磺胺类药物、阿司匹林、蚕豆等），血红蛋白氧化变性，红细胞破坏而导致溶血。女性携带者通常无临床症状，但孕期母体受以上因素刺激后男性胎儿可能会出现贫血或水肿。遗传性红细胞酶缺乏症可能导致胎儿贫血，甚至水肿。例如磷酸葡萄糖异构酶缺乏症和丙酮酸激酶缺乏症。这些疾病常在出生后引起慢性溶血性贫血，很少会在胎儿期导致严重贫血甚至水肿。先天性白血病可引起胎儿贫血和水肿及心肌的白细胞浸润。

6. 感染　大量文献报道了先天性感染引起的 NIHF。尽管许多不同的病毒、细菌、寄生虫都能引起先天性感染，但在胎儿期的表现多种多样，且没有哪种感染一定会导致 NIHF。感染引起 NIHF 的常见机制是引起胎儿贫血，其他机制也包括心肌炎、肝炎等。

先天性梅毒是导致胎儿水肿的常见原因，母体血清学检测阳性可有助于诊断梅毒，也可使用暗视野的羊水检查。胎儿感染梅毒并且出现水肿的预后往往较差。不论胎儿是否感染，孕期管理方案都是针对母体梅毒感染进行治疗。巨细胞病毒（cytomegalovirus，CMV）是较常见的围产期获得性感染。当母体感染 CMV 时，30%~40%会发生宫内感染。先天性 CMV 感染者中 10%~15%有症状。胎儿感染后可能的表现有胎儿生长受限、胎盘增大、羊水过多或羊水过少、水肿、小头畸形、肠回声增强或颅内钙化。胎儿出生后可能有感觉性听力丧失、视力损害及心理动作发育迟缓等后遗症。

细小病毒 B19 是唯一可以感染人类的细小病毒，常见的表现是传染性红斑。这种感染常在儿童期发生，但通过儿童可以传染给妊娠的女性。它的典型表现为皮疹、流感样症状、轻微的关节痛等。细小病毒 B19 对红系祖细胞具有特殊亲嗜性，红细胞膜上存在一种糖脂类物质 P 抗原，它是细小病毒 B19 的受体，在妊娠早、中期浓度很高，晚期时几乎不表达。细小病毒 B19 通过胎盘进入胎儿后，与胎儿细胞膜上的 P 抗原结合，导致胎儿红细胞寿命缩短。有研究表明，妊娠早期感染细小病毒 B19 后有 11.9%的胎儿会出现 NIHF，而其中 28.6%的胎儿水肿可以自然缓解。引起胎儿水肿的原因可能有以下几点：细小病毒 B19 感染缩短了红细胞的寿命，降低了血液的携氧能力。另外，慢性严重性贫血导致高排出量性心力衰竭，心肌炎和毛细血管床的缺氧损伤，使得毛细血管床渗透力增强；胎儿肝脏受损，产生白蛋白过少，导致胶体渗透压下降；由于胎盘炎症所致的静脉受阻。目前通过母体血中病毒基因组的聚合酶链反应（polymerase chain reaction，PCR），使得病毒检测得到大大改善。其他一些感染因素也与胎儿水肿相关，包括腺病毒、弓形虫、单纯疱疹病毒、风疹病毒、柯萨奇病毒、流感病毒、肠病毒和李斯特菌等。

7. 代谢性疾病　一些代谢性疾病，尤其是溶酶体贮积病会引起 NIHF。例如戈谢病（Gaucher disease）、神经节苷脂贮积病、唾液酸贮积症、黏多糖贮积症Ⅳ型及Ⅶ型、泰-萨克斯（Tay-Sachs）病。戈谢病是这类疾病中最常见、报道最多的一种。由于这类疾病为常染色体隐性遗传病，再次妊娠时有一定的再发风险，因而正确诊断十分重要。通过分析胎儿或新生儿尿液或血液中的寡糖，或进行酶谱分析、夫妻双方的携带者筛查、胎儿组织学检查等有助于作出诊断。

8. 其他结构异常　与 NIHF 相关的最常见的骨骼系统发育不良有短肋-多指综合征、致死性骨发育不良和软骨发育不全。这些病例易出现胸廓受压，新生儿死因多为呼吸功能不全。骨骼系统发育不良很容易通过超声测量四肢相长度、头围和腹围的大小来作出诊断，但在胎儿期对软骨发育异常的具体分型很难通过超声诊断。出生后的影像学检查和新生儿其他表型特征的获得能够用于判断软骨发育异常的具体类型。很多致死性异常均为隐性遗传，再发风险较高。已经发现一些基因与这些疾病相关，可通过胎儿或新生儿组织样本作出基因诊断。其他一些遗传综合征也与胎儿水肿相关，包括先天性肌强直性营养不良（表现为多发性关节挛缩和关节弯曲）、胎儿多发性翼状胬肉、Neu-Laxova 综合征、Pena-Shokeir 综合征Ⅰ型。也有研究表明，胎儿泌尿系统畸形与 NIHF 相关，但在临床中更为常见的是与孤立性腹腔积液相关，表现为尿性腹腔积液且多为自限性，很少进展为 NIHF。许多胃肠道的疾病也表现为腹腔积液，但也很少出现水肿，包括胎粪性腹膜炎及多种肠道闭锁。

9. 其他少见病因　母体糖尿病可能也是 NIHF 的病因。一些大型研究发现，有些病例进行病因学分析后仅能发现母体存在孕前糖尿病（Poeschmann et al.，1991）。有报道母体的用药史与 NIHF 相关，如吲哚美辛及其他抗炎药物可能引起胎儿动脉导管早闭或狭窄而导致 NIHF（Ishida et al.，2011）；麦考酚酯、丙硫氧嘧啶、依那普利可能引起胎儿水肿。随着相关研究的不断报道，NIHF 的病因学探讨仍处于不断更新的状态。

（四）产前诊断、鉴别诊断及评估流程

对于胎儿水肿的诊断主要是寻找引起胎儿水肿的可能病因。由于在超声下可对胎儿水肿作出诊断，因而超声是首选检查。在进行详细超声检查的过程中，应牢记引起 NIHF 的已知病因。许多胎儿疾病、脐带及胎盘疾病（如胎盘血管瘤）都是在最初的超声检查中作出诊断或予以排除。胎儿心脏异常（包括心脏结构异常和心律失常）和骨骼系统发育异常、胎儿胸腹腔占位等都很容易通过超声进行诊断。应评估胎儿大脑中动脉收缩期峰值流速（middle cerebral artery-peak systolic volume，MCA-PSV）以筛查胎儿严重宫内贫血，同时应监测静脉导管等其他多普勒血流指标，建议行胎儿心脏超声检查。MRI 检查对于排除一些胎儿肿瘤（如 Gallen 血管瘤、胸腔纵隔占位、骶尾部肿瘤）有一定价值。如果检查结果不满意，应随后再次重复检查以尽可能地描述胎儿解剖结构。水肿严重程度的评估对于选择期待观察还是尝试宫内治疗至关重要。纵向的超声参数可用于预测胎儿失代偿或对宫内治疗的反应。

一旦发现胎儿水肿，应详细收集病史，特别是种族背景和家族遗传性疾病史、有无近亲结婚、近期母体感染或药物治疗情况、不良产史等。对于母体的初步检查应包括引起免疫性水肿的相关因素的检查，包括血型和间接 Coombs 试验。此外还包括血红蛋白病筛查、母血中找胎儿红细胞的 K-B 试验、梅毒滴度检测、细小病毒和 TORCH 感染（弓形虫、风疹病毒、巨细胞病毒、单纯疱疹病毒）等检查。因胎儿水肿可能会引起母体的并发症，如镜像综合征、子痫前期等，应同时行母体生命体征检查及常规生化、尿蛋白的检测。

有些检查在目前的医疗水平下可能难以完成，因而实验室应留取血液样本。大多数病例都应进行胎儿遗传学检测。通过荧光原位杂交（fluorescence in situ hybridization，FISH）技

术能够快速诊断主要的染色体非整倍体异常（21，18，13 三体及 X 单体）。目前运用最多的是染色体微阵列（chromosomal microarray，CMA）技术，它包括比较基因组杂交微阵列（array CGH）和单核苷酸多态微阵列（SNP array）技术，除了常规的染色体数目异常，还可以在全基因组范围内高分辨地检测染色体的微缺失、微重复和嵌合体等，SNP array 芯片通过 SNP 分型还能检出基因组的杂合性缺失（loss of heterozygosity，LOH）与单亲二倍体（uniparental disomy，UPD）。与传统的细胞遗传学染色体核型分析相比，FISH 及 CMA 具有无须细胞培养、分析周期短和成功率高的特点，显示出高通量、快速、易于大规模开展的优势，对于解决当前以细胞遗传学核型分析为主流技术的产前诊断技术服务能力不足、诊断周期长等问题具有重要的现实意义。

随着分子生物学技术的发展，二代测序技术（如全外显子组测序、基因 panel 等）也被运用到胎儿水肿的病因学检测中，特别是不明原因的复发性水肿病例。对于反复发生胎儿水肿的患者，在排除免疫性贫血所致水肿后，要高度考虑单基因病所致水肿，由于父母双方均为隐性基因携带者，每次生育均有25%的概率再次妊娠水肿胎儿。当怀疑存在感染时，在侵入性产前诊断操作的同时可取羊水或脐血样本送 PCR 检测或病原体培养。如获得胎儿血液样本，可送检用于其他检查，如全血细胞计数和血小板计数，以排除胎儿贫血或血小板减少症。如行胎儿胸腔穿刺术或导管引流术，可同时行胸腔积液常规检查及淋巴细胞计数。胎儿血清和羊水可冻存或送其他检查，例如溶酶体贮积病的筛查。尽管在许多 NIHF 病例中 OD450 值表现为升高，但这一指标在临床上并不常用，因而通常不进行该检测。必要时羊水可用于检测胎儿肺成熟度。冻存的羊水标本有助于以后的病毒核苷酸或遗传学检查。

产后或死胎组织的检查易被忽略。胎儿分娩后应行胎盘脐带的病理检查及细菌培养。应仔细检查新生儿或死胎外观并拍照存档。应留取充分的胎儿组织保存至标本库以备进一步病因学检查。水肿胎儿分娩前应该联系好儿科医生，充分做好新生儿复苏准备。新生儿应送到 NICU 接受进一步的病因分析及治疗。NIHF 诊断流程见表 14-10-2。

表 14-10-2　非免疫性胎儿水肿的诊断流程

<table>
<tr><th>步骤</th><th colspan="2">诊断流程</th></tr>
<tr><td>第一步　病史采集</td><td colspan="2">母体病史的询问（包括家族史、孕期药物使用史、不良产史、感染疾病史等）</td></tr>
<tr><td rowspan="2">第二步　胎儿影像学检查及母体状况评估</td><td>1. 胎儿影像学检查</td><td>包括仔细的结构检查、胎儿心脏超声检查、胎儿多普勒血流检查（包括胎儿大脑中动脉血流、脐动脉血流、脐静脉有无脉冲波、静脉导管 A 波）、脐带及胎盘超声影像学。必要时行 MRI 及骨骼系统 X 线检查</td></tr>
<tr><td>2. 母体体征及实验室检查</td><td>• 母体血压、心率、水肿情况
• 血尿常规、生化功能、凝血功能
• 免疫性水肿的排除（母体血型，不规则抗体筛查）
• 胎儿宫内感染性疾病的排除（TORCH、梅毒、细小病毒 B19）
• K-B 试验（排除胎母输血综合征）
• 免疫性抗体检查，如抗 SSA、抗 SSB 抗体（特别是胎儿心脏超声提示房室传导阻滞时）
一些少见单基因病的筛查，血红蛋白电泳，地中海贫血的基因检测，G6PD 的筛查</td></tr>
<tr><td rowspan="2">第三步　侵入性产前诊断</td><td>1. 羊膜腔穿刺术</td><td>• FISH、染色体核型分析、染色体微阵列、留存羊水标本以备外显子测序或单基因检测
• 部分高度怀疑感染的病例，羊水标本做巨细胞病毒及细小病毒 B19 的病毒 DNA 检测
• 对于胎儿胸腔积液的病例可同时行胎儿胸腔积液抽吸术，抽取胸腔积液行淋巴计数、生化、病毒学检测</td></tr>
<tr><td>2. 胎儿脐静脉/肝静脉穿刺</td><td>（对于胎儿 MCA-PSV 增高的病例可在备胎儿宫内输血的情况下行胎儿血取样术）
• 胎儿血常规、血型及抗体、血液 TORCH、血液生化、血液电泳检查等</td></tr>
<tr><td>第四步　产后或胎死宫内引产后</td><td colspan="2">• 新生儿/死胎外观拍照
• 胎儿细胞或皮肤组织培养（必要时）
• 胎儿组织（血液、羊水、皮肤组织）DNA 保存
• 新生儿或死胎骨骼系统检查（必要时）
• 病理学检查（胎盘病理学检查，如死胎行胎儿尸体解剖）</td></tr>
</table>

注：MRI，磁共振成像；TORCH，弓形虫、风疹病毒、巨细胞病毒、单纯疱疹病毒及其他病原体；G6PD，葡萄糖-6-磷酸脱氢酶缺乏症；FISH，荧光原位杂交；DNA，脱氧核糖核酸；MCA-PSV，大脑中动脉收缩期峰值流速。

（五）孕期管理

1. 妊娠并发症的监测　由于病因、发病孕周、症状和体征等因素会导致胎儿水肿的不同预后，因而临床管理方案很难统一。在胎儿有存活能力之前，无论病因如何，胎儿水肿的预后不良。应向夫妻双方充分解释这些情况，以便作出终止妊娠的选择。如果胎儿水肿的潜在病因可治疗，应当与家庭进行坦率的讨论，但应告知夫妻双方存在诊断错误、NIHF 胎儿总体预后较差等可能。虽然 NIHF 指的是胎儿或新生儿的一种病理状态，但其有时会合并一些产科的并发症。其中最常见的并发症包括羊水过多、巨大胎儿、妊娠期高血压疾病、母体的严重贫血、产后出血、早产、产伤、妊娠期糖尿病、胎盘残留或胎盘娩出困难等。NIHF 合并羊水过多的发生率约为 29%，合并早产的发生率高达 66%。治疗羊水过多时，通常使用前列腺素抑制剂，且经常需要反复行羊水减量术，因此应注意医源性药物使用及侵入性操作可导致的胎儿宫内动脉导管早闭、胎膜早破、胎盘早剥、感染等并发症的风险。

镜像综合征是胎儿水肿特有的少见母体并发症，发病率不详。其特点是不同程度的母体水肿、伴或不伴高血压、蛋白尿等。镜像综合征通常不是一开始就存在，常常发生于胎儿水肿保守治疗的过程中，其典型的母体症状包括体重增加和水肿，母体水肿大多数局限在双下肢，但随着体重增加和血容量扩张也可能进展为全身性水肿。除此之外，还可表现为高血压、蛋白尿、进行性呼吸短促、羊水过多、皮肤瘙痒、少尿、头痛、视觉改变等。文献报道，镜像综合征母体高血压的发生率为 60%，蛋白尿的发生率为 42.9%，肺水肿的发生率为 21.6%，发病孕周为 19～34 周，平均(26.78±3.44)周。镜像综合征有时与子痫前期临床表现相似，鉴别要点为镜像综合征可发生在胎儿水肿出现的任何孕周（子痫前期的诊断需在妊娠 20 周后），前者主要与血液稀释有关，表现为非贫血性的血红蛋白及血细胞比容下降；而子痫前期主要起因于全身小动脉痉挛，与血液浓缩有关，表现为血细胞比容升高。在胎盘方面，子痫前期的胎盘较小，病理检查常提示呈栓塞性改变，而镜像综合征胎盘表现为水肿，胎盘病理可出现绒毛水肿。

镜像综合征的诊断前提为胎儿存在水肿，而子痫前期的胎儿多数表现为胎儿生长受限。除非存在有效的手段缓解胎儿水肿，多数学者认为出现镜像综合征后不建议继续妊娠。有关细小病毒引起胎儿水肿的一例病例报告提及母体镜像综合征可以是自限性的，当胎儿水肿缓解后，母体镜像综合征也能得到缓解，且该例水肿胎儿足月分娩。Stepan 和 Faber 报道了因严重的胎儿贫血导致胎儿水肿的病例，母体可溶性 Fsm 样酪氨酸激酶-1（soluble Fms like tyrosin kinase-1，sFlt-1）水平明显升高，胎儿宫内输血后，该指标显著下降，同时母体和胎儿的水肿表现也得到缓解。Espinoza 等发现镜像综合征母体的血清可溶性血管内皮生长因子受体-1（soluble vascular endothelial growth factor receptor 1，sVEGFR-1）水平升高，而这一因子与子痫前期的发生机制相关。

2. 宫内干预方案　一些病因引起的 NIHF 可行宫内干预，宫内干预的目的是防止胎儿病情在宫内进一步恶化，为出生后诊治赢得时机，同时也避免母体出现相关的并发症。水肿胎儿是否需要宫内干预与其病因有关，一些病因引起的胎儿水肿可以在宫内进行相应的治疗，包括胎儿贫血、严重的胎儿心律失常和胸腔积液等，见表 14-10-3。

表 14-10-3　非免疫性胎儿水肿胎儿的宫内干预

干预指征	干预手段	治疗目的及疗效
胎儿快速性心律失常（室上性心动过速、心房扑动、心房颤动）	母体口服经胎盘转运的抗心律失常药物	除出现与治疗有关的母体并发症需终止妊娠外，尽可能维持治疗到足月妊娠
继发性胎儿贫血（细小病毒 B19 感染、胎母输血综合征等）	宫内输血	除非宫内干预的风险大于分娩的风险，否则均应积极纠正胎儿贫血
胎儿大量胸腔积液（乳糜胸、隔离肺等）	单针穿刺抽液、胎儿胸腔羊膜腔分流术	若临近分娩，可于分娩前行胸腔穿刺抽液；穿刺抽液后胸腔积液反复快速增长的病例，推荐胸腔羊膜腔分流术
先天性肺囊腺瘤样病变（大囊泡型、小囊泡型）	大囊泡型：穿刺抽液 小囊泡型：糖皮质激素	方案与疾病的分型有关

胎儿严重贫血的结局通常是胎儿心力衰竭、水肿，甚至胎死宫内。20 世纪 60 年代 Liley 等在 X 线下将针刺入胎儿腹腔内输注血液可提高胎儿存活率，但此法并不能纠正胎儿贫血。现沿用的胎儿宫内血管内输血治疗法由 1981 年 Rodeck 等首次描述，随着超声分辨率的提高，胎儿宫内输血可在超声引导下直接输入脐静脉或脐静脉的肝内段。常用于由于红细胞免疫和孕期细小病毒 B19 感染等引起的胎儿贫血。

胎儿心律失常药物治疗常见方案包括经胎盘转运的药物治疗、经脐静脉药物注射治疗、经胎儿腹腔给药治疗、经羊膜腔给药治疗及胎儿肌内注射药物治疗。除经胎盘转运的药物治疗外，其他治疗方式均因有创性限制了其临床应用。因此，经胎盘转运药物是在非胎盘转运率极低时治疗胎儿心律失常的首选给药途径。对于胎儿快速性心律失常合并胎儿水肿，Strizek 在 2016 年的研究中指出，通过母体口服氟卡尼或地高辛，以及两者联合用药能够使室上性心动过速的胎儿成功复律，该研究 18 例心源性水肿胎儿中，13 例成功复律。

胸腔羊膜腔分流术(thoraco amniotic shunting,TAS)逐渐应用于临床,它主要用于治疗严重的胎儿胸腔积液,合并有胎儿水肿,或反复胸腔积液穿刺后体液快速复聚的病例。目前报道用于TAS的分流管包括double-pigtail分流管、double-basket分流管等。使用最广泛是double-pigtail分流管,其原理是用实心推棒把分流管的一端通过空心引导管塞入胎儿胸膜腔,另一端留于羊膜腔内,达到分流目的。利用其两端自然弯曲,可有效固定,且分流管质地柔软,对胎儿肺损伤相对较小,但穿刺过程中对胎儿的损伤可能较大。double-basket分流管是近年报道较多、设计巧妙的分流管,其特点是分流管两端呈篮子状,起固定作用,该分流管的优势是管径细,相比猪尾巴管对胎儿损伤小,但更容易堵塞。Schrey等(2012)的回顾性研究针对11例并发胎儿水肿的先天性肺囊腺瘤病例(大囊泡型)进行了宫内干预,胎儿均有较大的胸腔占位并伴有纵隔移位,宫内手术采用了放置胎儿胸腔羊膜腔分流管,有1例在放置引流管术后宫内死亡,其余10例均期待至足月分娩,平均分娩孕周38.2周。Wada等(2017)汇总287例原发性胎儿胸腔积液的治疗结局,发现合并水肿胎儿TAS术后生存率为63.3%,不合并水肿胎儿生存率为100%。TAS本身也有一定的并发症,包括早产、流产、胎膜早破、感染、出血、分流管移位、分流管堵塞等。

宫内干预可以改善某些胎儿水肿的预后,但在实施宫内干预前需要仔细评估是否存在相应的指征,平衡宫内干预对母体和胎儿可能带来的风险与益处,和患者进行充分的沟通。这些评估应当由专业的胎儿医学团队作出,并在有资质的胎儿医学中心进行宫内干预手术。

3. 产前监护　产前胎儿监护的目的是通过各种监测手段及时发现胎儿宫内健康情况的恶化,便于决定分娩时机。对于NIHF胎儿,产前胎儿监护并不能显著改善围产儿结局,相应监护的指征通常也是相对的,但目前并没有足够证据明确何时需要进行胎儿监护。建议按照每个病例的病因学特点、病理生理机制和产前产后拟定的诊疗计划,为水肿胎儿制定个性化监护措施,旨在使胎儿通过产前监护在宫内受益。

出现以下情况时,可考虑NIHF胎儿的产前监护:①NIHF的病因是非致死性的;②胎儿已经达到有足够生机的孕周;③监护的结果能够指导计划性分娩。在上述情况下,当产前监护提示胎儿病情恶化时,应尽快终止妊娠。表14-10-2所列的NIHF病因均是产前胎儿监护的指征。当针对NIHF胎儿进行宫内干预后,胎儿水肿无法消退,往往提示预后较差。如果胎儿水肿的病因不明,则针对预后的咨询应当谨慎,需要告知目前治疗方案的局限性。针对此类胎儿,产前监护并没有明确的禁忌证,仍然可以考虑进行相关的胎儿监护。新生儿科专家和神经外科专家参与的多学科咨询可以协助孕妇夫妻双方了解胎儿出生后的预后。目前尚没有研究支持产前使用糖皮质激素进行促胎肺成熟治疗能够改善NIHF胎儿的预后,亦无证据证实应用糖皮质激素会对水肿胎儿产生不利影响。在两项回顾性研究中,产前接受糖皮质激素治疗的胎儿生后的新生儿存活率没有得到明显改善(Simpson et al.,2006;Wy et al.,1999)。这可能是由于胎儿水肿是病理生理发展过程中的晚期阶段,且早产率高,本身就存在非常高的发病率与死亡率。目前的研究认为,如果在妊娠24~34周对水肿胎儿进行了宫内干预,需酌情考虑在适当时机使用糖皮质激素促胎肺成熟。

4. 娩出时机及分娩方式　NIHF胎儿娩出的时机需要从母体及胎儿两方面考虑。母体方面:胎儿水肿的整体预后不佳,当母体出现并发症需要终止妊娠时,则不需要过多考虑胎儿结局。尤其是在母体出现镜像综合征时,建议终止妊娠。胎儿方面:引起胎儿水肿的病因多样,预后存在不确定性。对于发生在妊娠晚期的胎儿水肿,若继续妊娠则尽可能延长妊娠孕周,以提高围产儿存活率。Huang等对28例NIHF的活产新生儿进行了回顾性分析,经多元回归分析发现,分娩孕周是与病死率相关的重要影响因素之一,分娩早于34周与不良预后相关(Huang et al.,2007)。

NIHF的胎儿应在具备新生儿复苏能力的三级诊疗机构分娩。NIHF分娩方式的选择基于对胎儿水肿病因的判断、是否有救治的可能、孕妇自身状况及家庭对胎儿的期望值等。除外产科因素,由于胎儿水肿的整体预后不良,当孕妇及家庭对胎儿的态度为顺其自然时,阴道分娩是最适宜的分娩方式。当评估NIHF有治愈可能,而产前胎儿监测(如胎心监护、多普勒血流评估等)提示胎儿宫内情况恶化,或胎儿过大可能增加分娩过程中难产的发生风险时,可适当放宽剖宫产指征。若经积极的宫内干预后水肿消退,胎儿宫内状况良好,可期待至足月分娩,分娩方式依据产科指征而定,若无阴道分娩禁忌证,可尝试阴道分娩。

胎儿娩出后需要进行详细体格检查和各项相关检查,包括遗传学诊断、胎儿心脏超声、X线检查、胎盘病理检查等,并保留胎儿血液或组织样本以备进一步分子生物学诊断。如发生新生儿死亡,则强烈建议尸检。对于复发性不明原因的胎儿水肿,可提供二代测序技术排查罕见的单基因病。胎儿水肿的病因学研究对于向孕妇及家属咨询再发风险有重要意义。胎儿水肿病因不明时,咨询再发风险十分困难。对于有胎儿水肿史的孕妇,再次妊娠时仍加强对胎儿的监测。

二、免疫性胎儿水肿

免疫性胎儿水肿(immune hydrops fetalis)通常指母胎血型不合引起的胎儿水肿,因母体对来自其配偶的抗原产生同种异体免疫反应产生抗体,该抗体通过胎盘传递给胎儿,使胎儿发生溶血、水肿甚至宫内死亡,其中Rh血型不合最为多见,本章节重点介绍抗RhD抗体引起的免疫性胎儿水肿。母体同种免疫最经常出现在输血、分娩相关胎母输血综合征、创伤、自然或人工流产、异位妊娠,或产科有创操作时。Rh(D)免疫球蛋白的应用已经大幅度降低Rh(D)免疫胎儿贫血的发生率。其他少见的会引起红细胞溶血的抗体包括Rh血型系统的其他抗原(c、C、e、E)抗体,以及导致严重胎儿贫血的其他非典型抗体,如抗Kell(K、k)抗体、抗M抗体、抗Duffy(Fya)抗体和抗Kidd抗体等。

Rh血型系统的5个抗原是D、C、c、E、e。D抗原存在即为Rh阳性,D抗原缺少即为Rh阴性。Rh阴性血型在不同种族之间的发生率存在差异,白色人种中占15%,巴斯克人群中占 30%，黑色人种中占 4%~8%。我国人群中 Rh 阴性血型仅占 0.2%~0.3%。由于首次妊娠抗原暴露量及致敏抗体较少，初发免疫反应发展较慢，且产生的 IgM 抗体性较弱、分子量较大，难以通过胎盘，因此首次妊娠的发病率极低。但当再次妊娠时，进入母体的极少量抗原也足以诱发免疫反应，暴发性增长的 IgG 抗体经胎盘进入胎儿体内导致溶血（Moise KJ，2013）。随着高通量测序技术的飞速发展，无创 DNA 技术检测 Rh（D）、Rh（c）、Rh（E）和 Kell 抗原以用于临床，灵敏度为 97.2%，特异度为 96.8%。

Rh 母儿血型不合引起胎儿水肿的发生机制较为复杂，确切的病理过程尚未被阐明。已知母体内 IgG 抗 D 抗体附着在胎儿红细胞表达的 Rh 抗原上，这引起了胎儿脾脏内巨噬细胞的趋化现象，导致胎儿红细胞的破坏。溶血反应发生后，胎儿体内会产生更多的促红细胞生成素，刺激胎儿骨髓造血。当胎儿骨髓造血能力达到饱和后，会启动肝、脾、肾、肾上腺和小肠等髓外造血、产生红细胞，因而超声下可见胎儿肝脾大，导致肝门和脐静脉扭曲变形、门静脉高压、胎盘水肿和灌注不足（Bowman，1999）。随着肝脏合成功能的减退，逐渐发生低蛋白血症，导致全身性水肿和胸膜、心包渗出。但即便是先天性无蛋白血症的胎儿，也很少会表现出宫内水肿，这在动物实验中也得到证实（Moise et al.，1991），因而低蛋白血症引起胎儿水肿这一病理机制仍有待进一步研究。也有假说认为贫血导致的组织缺氧增加了毛细血管渗透性，继发于溶血反应可能的铁超载可能会导致自由基形成与内皮细胞功能障碍（Berger et al.，1990），从而引起胎儿体腔积液。

同种免疫的孕妇，若未进行胎儿或父亲检测且无既往相关妊娠史，可以连续监测和随访抗体滴度直到其超过引起严重胎儿贫血和水肿风险的临界值。临界滴度由各实验室设定，不同红细胞抗原的临界滴度可能不同。滴度每 4 周复查一次，如果发现滴度上升或随孕周增加上升，应增加测量次数。一旦达到临界滴度，评估后可进行两种选择：胎儿抗原检测［无创 DNA 测 Rh（D）或羊膜腔穿刺测胎儿 Rh 基因型］或大脑中动脉多普勒超声评估。胎儿抗原检测的潜在优点是，可避免抗原阴性的胎儿进行连续多次超声评估大脑中动脉（MCA）（通常每周一次）。然而，胎儿游离 DNA 检测 Rh（D）的灵敏度并非 100%，特别是在妊娠早期，所以选择这种方法可能会使少数有风险胎儿漏诊。在少数情况下，胎儿抗原阴性的母亲抗体滴度也可能增加。不确定胎儿抗原状态时，仅用多普勒超声评估 MCA，检测严重贫血的假阳性率约为 12%，可能会增加不必要的操作甚至有创性检查，在评估时应意识到这些潜在问题。

（一）超声表现

血型不合引起的胎儿水肿最早期的超声表现是胎儿腹腔积液，继而出现胸腔积液及头皮水肿。胎儿血红蛋白水平与超声表现或胎儿水肿严重程度之间并无直接相关性。多

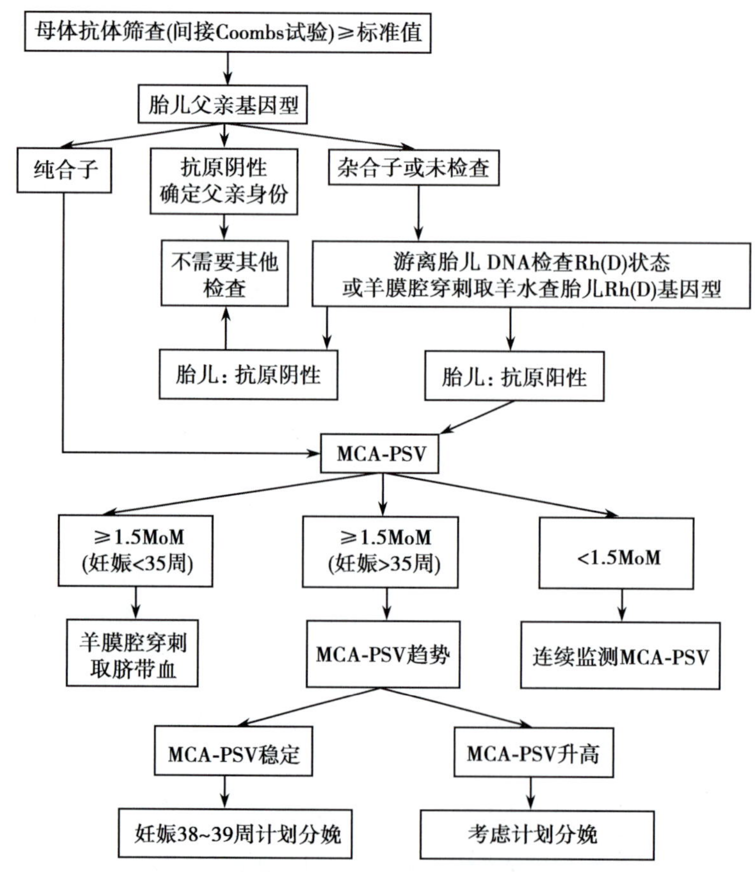

图 14-10-7　免疫性胎儿水肿的诊治流程

DNA. 脱氧核糖核酸；MCA-PSV. 大脑中动脉收缩期峰值流速；MoM. 中位数倍数。

普勒超声测胎儿大脑中动脉收缩期峰值流速（MCA-PSV）有助于胎儿严重贫血的诊断。MCA-PSV 增高用于预测胎儿中重度贫血的灵敏度为 100%，特异度为 88%，可作为胎儿宫内严重贫血的无创性筛查方法。MCA-PSV 还可用于免疫性胎儿水肿经宫内输血后的随访及评估，以帮助评估再次宫内输血的时间。

（二）孕期管理及评估流程

诊断免疫性胎儿水肿后，应转诊至三级诊疗机构，由受过培训的母胎医学专家评估胎儿宫内情况，必要时行宫内输血术，并由新生儿科专家帮助评估出生后的诊治。诊治流程见图 14-10-7。

应在积极备血的前提下，行胎儿脐静脉或肝静脉穿刺术明确胎儿血红蛋白及血细胞比容，行宫内输血术。输血途径主要包括经胎儿腹腔、心脏、肝静脉和脐静脉。胎儿输血技术期，早期主要经母体穿刺入胎儿腹腔输血，由于需要经过膈、腹膜表面淋巴管吸收，再经胸导管进入血液循环，对于水肿及腹腔积液的胎儿应用受到明显限制。随着超声技术的发展，经胎儿腹腔输血逐渐被淘汰。超声辅助下经脐静脉宫内输血可准确估计贫血程度和输血量，而且能明显纠正胎儿水肿及贫血，现已成为主要宫内输血方式。经肝内静脉输血虽然出血少，但难度大且可能使胎儿血管紧张素分泌增加。经胎儿心脏注射输血是最后的选择。

常用的血源为 O 型，Rh 阴性血，血细胞比容为 75%～85%，4 日内采集并经辐照、巨细胞抗体阴性，无可使母体产生免疫的抗原，Kell 抗原阴性。若胎儿血型明确，也可采用与胎儿 ABO 血型相同且经过上述处理的红细胞进行输血。确定输血量的公式有多种，可用表 14-10-4 所示方法计算。胎儿大于 24 孕周，输血量的简单计算方法是估计胎儿体重（g）乘具体增加胎儿血细胞比容对应的系数。例如，输血前血细胞比容为 20%，将血细胞比容提高到 40%时的系数为 0.04。因此，若胎儿体重为 1 000g，则输血量＝（1 000×0.04）ml＝40ml（此方法中假设输入血液的血细胞比容约为 75%）。

表 14-10-4　胎儿输血量的估算方法

期望的 HCT 增加量/%	输血系数
10	0.02
15	0.03
20	0.04
25	0.05
30	0.06

注：HCT，血细胞比容；输血量（ml）＝估计胎儿体重（g）×输血系数。

Giannina 等比较了几种计算输血量的方法，由术者于输血前选择其认为简单和熟悉的方法，经计算确定最佳输血量；术前确定输入血的血细胞比容、估计胎儿体重、胎儿血细胞比容目标值。采集胎儿血样的血细胞比容、胎儿情况（如出现水肿）和孕周都会影响最佳输血量。目标血细胞比容为 40%～50%。同种免疫的孕妇在宫内输血后，胎儿血红蛋白将每日下降 3～5g/L，血细胞比容每日下降约 1%。

（三）新生儿处理

水肿的胎儿应该在三级医院分娩，以方便出生后的抢救复苏。大多数免疫性水肿胎儿经积极的宫内输血后水肿能得到改善甚至治愈。新生儿期可能出现明显黄疸，光疗可减轻黄疸症状，且安全可靠，临床普遍采用。换血疗法是救治新生儿溶血症的重要措施，能迅速降低总胆红素水平，主要针对已出现胆红素脑病征象或血清胆红素水平达到换血标准者。一般采用双倍量换血法或 150～180ml/kg。过去主要通过脐静脉单一通路插管（Diamond 法）交替进行抽血、输血，因其效率低下、易感染、血压波动大等不良反应较多而被淘汰。近年来临床普遍采用的全自动外周动静脉同步换血方法因安全、有效而迅速推广，但换血后常见血液指标异常，且由于血源类型及保养液的稀释作用可能出现贫血，临床多在停止放血后输注 10～15ml/kg 的红细胞，并动态监测换血后电解质、血常规等指标以便及时纠正。由于使用成分血与全血降低胆红素的换血效果相同，不少学者主张红细胞与血浆之比为 2∶1，确保换血后血红蛋白保持在正常范围，一般重症患儿需重复进行。

（卫星　孙路明）

第十一节　胎 儿 贫 血

一、宫内输血

1963 年，Liley 首先报道在 X 线引导下进行胎儿腹腔内输血治疗胎儿贫血，开创了胎儿治疗的先河。宫内输血（intrauterine transfusion，IUT）是指在妊娠期将血液成分输入胎儿体内，达到治疗胎儿贫血或其他疾病的目的。宫内输血通过输注浓缩红细胞治疗胎儿贫血，常用于母胎同种免疫性溶血，也可通过输注血小板治疗母胎同种免疫性血小板减少症。1977 年，人们开始在超声引导下行胎儿腹腔内输血；1983 年，Rodeck 创立胎儿镜引导下胎儿脐血管内输血技术。20 世纪 80 年代中期以来，超声波仪器的分辨率有了较大提升，超声引导下行脐静脉穿刺进行宫内输血成为目前应用最广泛的宫内输血技术。

（一）宫内输血适应证与禁忌证

宫内输血的主要适应证为各种原因导致的胎儿贫血、胎儿血小板减少症。具体的适应证如下：

1. 胎儿同种免疫性溶血性贫血　同种免疫性溶血（isoimmune hemolysis）性贫血是指由于母胎之间红细胞表现的血型抗原不合，胎儿血型抗原进入母体使母亲致敏并产生特异性同种免疫性抗体，该抗体通过胎盘进入胎儿循环，与胎儿红细胞表面的抗原结合，形成免疫复合物，被胎儿巨噬细胞系统等识别和破坏，导致红细胞破裂、溶血、贫血，严重贫血者发生免疫性胎儿水肿（immune hydrops fetalis，IHF），甚至死胎。人类引起同种免疫性溶血的红细胞血型抗原多达 50 多种，包括 RhD、ABO、Kell、Duffy、MNS、Kidd 等。仅有少数几种红细胞抗原可导致胎儿严重贫血从而需要进行宫内干预，以 RhD 抗原最为常见，妊娠期需要严密监测和及时处理。

2. 胎母输血综合征。

3. 细小病毒 B19 感染(详见本章第十五节)。

4. 胎盘绒毛膜血管瘤。

5. 胎儿同种免疫性血小板减少　与胎儿同种免疫性溶血性贫血发生的机制类似,母亲产生的抗血小板抗体作用于胎儿血小板,造成胎儿血小板被破坏从而发生血小板减少,发病率为 1/2 000～1/1 000,白色人种多见,汉族人罕见。7%～26%血小板减少的胎儿出现颅内出血,需要引起重视。

6. 复杂性单绒毛膜双胎妊娠　复杂性单绒毛膜双胎一胎死亡后,由于胎盘血管吻合支的存在,另一胎容易继发宫内死亡或者脑损伤。有少数经验证实,在一胎死亡后短时间(24 小时)内对存活胎进行紧急宫内输血,可以挽救正常胎。笔者曾应用该法治疗 4 例患者,预后良好。双胎贫血多血质序列征(TAPS)是否需要宫内输血,尚有争议。

宫内输血的禁忌证主要包括:先兆早产或先兆流产且子宫收缩未能控制时;胎膜早破;明确的宫内感染;母亲感染性疾病尚未能控制者。前置胎盘虽不是宫内输血的禁忌证,权衡利弊需要宫内输血时,需要预防手术刺激诱发的宫缩,并做好紧急剖宫产的准备。

(二) 宫内输血术前评估

本节以宫内输血最常见适应证——Rh 同种免疫性溶血性贫血为例,介绍宫内输血术前评估方法与步骤。

1. 确定配偶血型　有条件时应检测 Rh 阳性配偶的基因型。阳性的父亲可能有杂合子或纯合子两种基因型,纯合子的父亲其后代均为阳性;杂合子的父亲其后代阴性或阳性的机会分别为 50%。因此,除了必须确定父亲的血型,对阳性的父亲最好能确定其 Rh 血型基因的合子性质。若不知父亲的合子性质,则按照胎儿为 Rh 阳性的方案进行处理。

2. 确定胎儿血型　若父亲为杂合子,最好能确定胎儿 Rh 血型,只有阳性的胎儿需要产前特殊的监护和处理。脐静脉穿刺可以确定胎儿血型,亦可利用母体外周血中胎儿游离 DNA 检测胎儿血型。在不明胎儿 Rh 血型的情况下,按胎儿为 Rh 阳性的方案进行处理。

3. 判断孕妇是否致敏　母胎 Rh 血型不合的病例中,仅有少数致敏孕妇的胎儿发生溶血。根据本次妊娠期是否检出抗体,分为致敏性和未致敏性:只有抗体阳性的母亲其胎儿可能发生溶血。此外,根据既往妊娠胎儿是否溶血,可分为首次致敏和再次致敏。大多数首次致敏的孕妇孕期只需要监测抗体水平,必要时系列监测 MCA-PSV;再次致敏者本次妊娠胎儿受累程度较前次妊娠有加重趋势,可能需要进行宫内干预。

4. 监测胎儿贫血程度

(1) 抗 D 抗体水平:抗体达到 1∶32 被认为危险值,提示胎儿可能会出现严重贫血。若短期内抗体升高 4 倍以上提示溶血加重。

(2) 超声检查 MCA-PSV 是预测贫血严重程度最可靠的指标,当测得值大于相应孕周的 1.5MoM 值提示胎儿中重度贫血,需要进行侵入性检查;超过 1.29MoM 值,提示胎儿可能轻度贫血。而水肿是胎儿严重贫血的标志。

(3) 介入性诊断:当超声提示胎儿中重度贫血或出现水肿胎儿,介入性诊断确定胎儿的贫血程度十分必要。目前采用超声引导下胎儿脐静脉穿刺直接获得胎儿血常规结果,而 ΔOD450 检测羊水胆红素已不作为评价胎儿贫血的指标。脐血血细胞比容低于 30%是进行宫内输血的指征。

(三) 宫内输血操作方法

1. 输血途径　宫内输血途径主要有腹腔内输血(intraperitoneal transfusion,IPT)和血管内输血(intravascular transfusion,IVT),后者又分为脐静脉输血(intra-umbilical vein transfusion)、肝静脉输血(intra-hepatic vein transfusion)、心内输血(intracardiac transfusion)。

在大多数中心,IPT 目前已被 IVT 取代。由于 20 周前脐带穿刺困难,IPT 仍被应用于小孕周(18～20 周前)的严重贫血。个别中心采取腹腔输血与血管输血两种途径联合应用,使胎儿血细胞比容维持较稳定的水平以延长输血间隔。

超声引导下脐静脉输血是应用最为广泛的宫内输血技术,妊娠 20～34 周均可进行。可以直接、快速地纠正贫血;输血前可获得胎儿血了解贫血程度,输血后检查血象了解贫血纠正情况,估计下次输血间隔。对水肿胎儿,血管内输血较腹腔内输血效果更好。多数人选择脐带插入胎盘处作为脐带穿刺部位。该处脐带固定,血管粗大,有利于操作。而肝静脉内输血可以避免穿刺点失血,漏出的血液经肝脏或腹腔重吸收;由于不容易穿刺到脐动脉而很少发生心动过缓。心内输血风险较高,近年已废除,偶尔用作其他输血途径失败后的最后手段。其手术相关并发症较高,包括心脏压塞、心脏积血、心律失常、心脏停搏等。

2. 手术准备　宫内输血最重要的是血源的准备。以 Rh 同种免疫性溶血性贫血为例,一般有如下要求:采用 Rh 阴性、O 型、血细胞比容 75%～85%的新鲜浓缩红细胞,采集时间一般不超过 3 日,经筛查未感染乙型肝炎和丙型肝炎病毒、人类免疫缺陷病毒及巨细胞病毒,经放射移除白细胞以避免移植物抗宿主反应。与母亲血配型无凝集反应。输血时过滤白细胞。

若母亲除了检出抗 D 抗体,同时测得其他抗体,如 Rh 血型抗原系统的其他抗体——抗 E 或抗 C 抗体,供血者除了为 RhD 阴性,还必须为 e 或 c,以免宫内输血后刺激这些抗体增高而加重溶血。

仅在寻找与胎儿相合的供血者极困难的情况下,可考虑采用母亲血作为血源,能减少被外源性红细胞致敏的风险;由于血液新鲜,红细胞有较长的半衰期。

准备肌肉松弛剂,术中备用,以防胎儿运动过度。一般根据超声估计的胎儿体重计算肌肉松弛剂用量,例如可以使用维库溴铵 0.1mg/kg。

3. 手术步骤　以最常用的脐静脉输血为例:

(1) 术前再次超声检查,测量胎儿各径线值,了解胎儿胎盘位置,选择脐带穿刺部位。

(2) 常规腹部皮肤消毒,按脐静脉穿刺术常规行穿刺,抽取需要量的血液,送血常规检查以了解血红蛋白(Hb)及血细胞比容(HCT)。必要时脐静脉注射肌肉松弛剂,即刻开始缓慢输血。

(3) 按照输血量计算公式进行输血

1）输血量（V）=（期望 HCT 值－输血前 HCT 值）/供血者 HCT 值×胎儿估测体重（kg）×150ml。

2）输血速度一般为 2～5ml/min，水肿胎儿输血速度宜减慢，且输血量不宜多，以防加重心脏负荷。

（4）输血结束后，复查血常规，评估输血效果，一般 HCT 达 40%～50%为理想结果。预估下次输血时间。

（5）术后观察脐带穿刺点出血情况、胎儿心率、MCA-PSV 等。

（四）宫内输血并发症及预后

宫内输血是较安全的胎儿治疗手术。根据较大样本量统计，手术相关并发症约为 3.1%，总的胎儿丢失率约为 4.8%。首次宫内输血前的缺血程度与预后关系密切。胎儿总的生存率达 84%～89%，非水肿胎儿为 92%～94%，水肿胎儿为 74%～78%，严重水肿者为 55%。

1. 术中并发症包括心动过速、脐带血肿、穿刺点出血，最为严重的脐带撕裂、死胎。一过性心动过缓最为常见，发生率约为 8%，穿刺脐动脉输血更容易出现血管痉挛至心动过缓，水肿胎心功能差者发生率更高，可转变为持续性心动过缓甚至死胎。

2. 术后并发症包括胎膜早破、胎膜剥离、绒毛膜羊膜炎、早产、宫内死亡等。此外，操作引起的母胎输血发生率为 2.3%～17%，可能加重母亲的致敏；反复输注外源性血液可能导致产生新的抗体。

94%的宫内输血存活儿无神经系统后遗症。预后与有无水肿及其严重程度有关。轻度或中度的慢性贫血不影响胎儿生长发育，无明显后遗症；严重贫血的胎儿可发育迟缓，宫内输血后多数预后良好。

（五）宫内输血后分娩时机

在开展宫内输血的早期，通常主张在 32 周分娩，由此引发早产并发症、高胆红素血症、换血。随着技术的成熟和经验的增加，目前主张宫内输血进行到 34～35 周，对无其他终止妊娠指征的病例，可维持妊娠至 37 周后，于 37～38 周分娩。以减少早产并发症，还可以增加肝脏、血-脑脊液屏障的成熟度，降低高胆红素血症及核黄疸的发生率，增加引产和阴道分娩的成功率，减少换血的机会。

经宫内输血治疗的胎儿出生后需要换血的机会减少，黄疸的程度较轻，光疗的时间缩短。宫内输血的次数越多，造血系统的抑制时间越长，生后输血的次数增加。在生后 1～2 个月内需要少量多次输血，40 日左右可能因为中重度贫血再次返院输血。生后 2 个月造血系统逐渐恢复，完全恢复需要 3～4 个月的时间。

（六）特殊情况处理

对于输血前 HCT≤15%的重度贫血胎儿，第一次输血后 HCT 一般不超过输血前的 4 倍或不超过 25%。输血速度不宜过快，以防止心血管系统的失代偿。建议 48～72 小时后行第二次宫内输血，将 HCT 提高至 40%～50%。也有主张严重贫血者一周后行第二次宫内输血，以达到预期的 HCT 值。

对于以往妊娠在 20 周前出现水肿的病例，本次妊娠的处理十分棘手。可以在密切监测下，给母亲大剂量静脉注射免疫球蛋白（intravenous immunoglobulin，IVIg）或血浆置换作为辅助治疗，帮助胎儿过渡到 20 周后进行宫内输血。两者可单独应用、联合应用，或与宫内输血联合应用。

（周祎　方群）

二、胎母输血综合征

（一）发病情况

胎母输血（fetomaternal hemorrhage，FMH）是指在妊娠期或分娩时胎儿血液通过绒毛间隙进入到母体血循环，作为一种生理现象存在于妊娠和分娩的任何一个时期（Singh et al.，2014；Yamada et al.，2013），通常认为 99%以上的妊娠胎儿失血量小于 15ml（Stefanovic，2016）。但当胎儿失血量达到一定水平，会引起胎儿贫血或母体溶血性输血反应的一组临床症候群，称为胎母输血综合征。大多数文献将胎儿失血量超过 30ml 定义为 FMH，发病率 1/3 000～1/1 000（Stefanovic，2016；Sueters et al.，2003）。胎儿失血量超过 80ml 或达胎儿血容量的 20%（按胎儿血容量约 100ml/kg 计算，即 20ml/kg）时，可导致明显的胎儿并发症，出现严重的围产期并发症或新生儿死亡（Wylie et al.，2010；Rubod et al.，2007），是导致非免疫性胎儿水肿的病因之一。约 3.4%的胎儿宫内死亡由 FMH 导致，而在新生儿死亡中 FMH 占 0.04%（Bakas et al.，2004）。国内多为病例个案报道，尚未见多中心大样本研究，故发病率等是否存在人种差异尚不明确。

（二）发病机制

1. 病因　FMH 的发病机制尚不明确，目前认为胎儿脐动脉与绒毛间隙之间存在压力差，当绒毛受损屏障被破坏时，胎儿血液少量缓慢或大量急速进入绒毛间隙，最终进入到母体血循环（Bakas et al.，2004）。可导致绒毛受损的疾病或创伤以及医源性操作都有可能是 FMH 的高危因素，如产科相关操作或手术（脐带穿刺、羊膜腔穿刺、绒毛活检、外转胎位术）（Meleti et al.，2013；Subirá et al.，2011）、产科并发症（胎盘早剥、前置胎盘、血管前置、绒毛膜血管瘤、绒毛膜癌）（O' Leary et al.，2015）、腹部创伤或缩宫素加强宫缩等（Stefanovic，2016）。最近一些病例报道显示：发生 FMH 时，胎儿 DNA 进入母血循环，可能与先兆子痫的发生有关（Faber et al.，2011；Farina et al.，2010）；放置宫腔压力导管（Mirza et al.，2015）、单绒毛膜单羊膜囊双胎也可能是 FMH 的高危因素。尽管如此，大多数 FMH 仍发生于正常妊娠（Wylie et al.，2010），82%的病例病因不明。

2. 病理生理　FMH 的本质是胎儿失血，失血速度和失血量决定了其临床表现（Singh et al.，2014）。胎儿红细胞占母体血循环 1%时，估计胎儿失血约 50ml。急性失血不超过胎儿血容量 40%时，血液进行重分布，流向心、脑等重要器官，肾、肠、肌肉、皮肤的血流量减少，同时骨髓增生活跃，有核红细胞和网织红细胞增加，表现为程度不同的贫血；失血过多时可造成胎儿低血容量休克甚至死亡，存活儿易发生神经损伤、脑瘫、持续性肺动脉高压等（Wylie et al.，2010；Giacoia，1997）。慢性失血时，除胎盘外胎儿所有组织血管阻力增加，流体静压升高导致组织水肿、胎儿水肿及胎儿生长受限（fetal growth retardation，FGR）。

（三）临床表现

1. 胎儿期表现　慢性失血时，胎儿可发生不同程度的贫血，表现为胎动减少或消失、胎心监护出现正弦曲线（sinusoidal heart rate pattern，SHR）、心律失常、心脏肥大、心脏收缩力减弱、FGR、胎儿窘迫及水肿等。由于血液重分布，贫血胎儿脑血流增加，超声多普勒见大脑中动脉峰值血流速（middle cerebral artery peak systolic volume，MCA-PSV）上升（Bellussi et al.，2017），且可见胎儿冠状动脉血流。造血系统被激活并进行代偿，脐带穿刺胎儿血液学检查发现胎儿血红蛋白低下，血细胞比容下降，部分胎儿出现骨髓刺激征，有核红细胞、网织红细胞升高（Giacoia，1997）。急性大量失血时，胎儿急性缺氧，出现胎动减少或消失、胎心监护异常曲线、胎儿窘迫或死胎。Giacoia（1997）总结了 134 例失血量超过 50ml FMH 的临床表现，以新生儿贫血（35.2%）最为常见，胎动减少或消失（26.8%）次之，随后依次为突发死产（12.5%）、胎儿水肿（7.5%）、胎儿窘迫（6.6%）、FGR（3.3%）、SHR、胎儿心房颤动。孕妇通常以胎动减少为主诉。

2. 新生儿期表现　患儿出生时常见贫血、皮肤苍白、反应低下，Christensen 等（2013）和 Stroustrup 等（2014）研究证实 FMH 是新生儿贫血的常见原因。新生儿期的表现除贫血以外，还有心力衰竭、休克、中枢神经系统病变（如血管周围囊肿、脑梗死等）、呼吸窘迫、持续性胎儿肺循环、水肿、肝脾大、弥散性血管内凝血、肺出血、心脏扩大、肾衰竭等表现（Giacoia，1997）。

3. 母体表现　发生 FMH 时，如失血量少，母体本身通常没有明显症状；当胎儿急性大量失血时，母体可出现溶血性输血反应，表现为恶心、呕吐、发热和寒战等，数小时后上述症状自行恢复，血常规示白细胞、血红蛋白和血小板计数降低（Suzuki et al.，2003）。如母胎 Rh 血型不合，可影响下次妊娠，导致胎儿发生溶血性贫血、水肿、黄疸等。

（四）诊断

1. 临床诊断　超声多普勒征象对胎儿贫血的早期诊断有重要价值。胎儿 MCA-PSV≥1.5MoM 时提示胎儿中重度贫血，灵敏度达 100%，是产前评估胎儿贫血程度的重要监测方法，但并不建议对所有孕妇进行常规筛查，因为有研究发现在 30 周左右有 2%的正常孕妇可出现 MCA-PSV≥1.5MoM（Umazume et al.，2015）。

胎动减少或消失、胎心监护出现 SHR 及水肿胎儿应怀疑本征，该三联征常是 FMH 晚期征象。Giacoia（1997）提出通过提高母体血循环中胎儿细胞的检测水平实现早期诊断。严重 FMH 常无特异性临床表现，病情隐匿，发展迅速，常表现为出生时严重贫血或突发死产，新生儿可出现皮肤苍白与窒息不成比例，常规复苏治疗效果差。因此，对原因不明的死胎或新生儿常规复苏效果差时应高度怀疑 FMH，并进行胎母输血相关检查。

2. 实验室诊断

（1）胎母输血量的估计：准确检测和评估胎儿失血量有助于明确诊断并了解胎儿宫内状态，评价新生儿预后，指导产科处理，还可指导计算 Rh 阴性母亲所需 RhD 免疫球蛋白的合适剂量（Kim et al.，2012）。目前主要采用 Kleihauer-Betke 酸洗脱染色试验和流式细胞仪计算胎儿血在母血中的比例，继而估算胎儿失血量。

1）Kleihauer-Betke 试验（K-B 试验）：Kleihauer 提出的酸洗脱染色试验仍是目前估计胎母输血量应用最广的技术。其原理是胎儿血红蛋白（HbF）的抗酸能力强于母体红细胞中的血红蛋白（HbA），母血涂片经酸性缓冲液洗脱后，只有含 HbF 的红细胞可被染色。该试验简单易行，灵敏度高，适用于样本筛查，但试验耗时（至少计数 2 000 个红细胞）、重现性低、结果较主观，且因无法分辨含有 HbF 的成人红细胞，故某些引起 HbF 升高的血红蛋白病（如镰状细胞贫血、β-地中海贫血、遗传性持续性胎儿血红蛋白增多症）可使 K-B 试验结果出现假阳性（Kim et al.，2012）。此外，本试验不适用于接受过宫内输血的病例（Solomonia et al.，2012）。研究发现产后 3 日母血中胎儿红细胞比例较产后第 1 日内的水平明显下降，因此一旦怀疑 FMH，建议产后数小时内及时检测（Maier et al.，2015）。

根据 K-B 试验估计胎儿失血量的公式为：胎儿失血量（ml）= 母体血容量×母体 HCT×胎儿红细胞比例（%）/正常新生儿 HCT。

母体血容量可以 5 000ml 或 5 800ml 计，也有研究以 70ml/kg 计，新生儿 HCT 设为 45%或 50%。美国血库协会（American Association of Blood Banks）提出一个简便的估算公式：胎儿失血量（ml）= 胎儿红细胞比例%×5 000（Kim et al.，2012）。

美国病理学会（CAP）在 www.cap.org 公布了 FMH 计算器，输入母亲体重及身高、胎儿红细胞比例，可估算出胎儿失血量。此外，还有学者通过先计算胎儿失红细胞量进而通过 HCT 估算失血量。

2）流式细胞仪技术（flow cytometry）：流式细胞仪是用荧光特异性抗体标记胎儿血红蛋白，通过自动化分析仪定量分析母血中胎儿红细胞，较 K-B 试验更准确、敏感、客观，且具有可重复性，可能代替传统 K-B 试验成为诊断 FMH 的重要方法。其优势在于可通过抗 HbF 信号的强弱区别真正胎儿红细胞和母体含 HbF 的红细胞，因此更适用于 HbF 升高的母体（Kim et al.，2012）。根据胎儿红细胞比例可估算胎儿失红细胞量（Urgessa et al.，2014）：

胎儿失红细胞量（ml）= 胎儿红细胞比例（%）/100×1 800×1.22 = 胎儿红细胞比例（%）×18×1.22。

公式中，1 800 是假定母体血容量为 5 000ml、HCT 为 36%时母体红细胞容量，1.22 是矫正系数（胎儿红细胞体积比成人红细胞大 22%）。

然而，发生 FMH 的时机很难确定，无论是 K-B 试验还是流式细胞仪技术，都无法确定胎儿细胞何时进入母体血循环，因此一旦怀疑 FMH，建议立即抽取母体血进行检测。且当同时合并母胎 ABO 或 Rh 血型不合时，进入母体的胎儿红细胞很快被抗体结合进而被清除，因此可能会低估胎儿失血量。

（2）母血甲胎蛋白（AFP）的测定：AFP 由胎儿肝脏产生并通过肾脏分泌入羊水，部分可通过胎盘或胎血进入母体血循环。母血 AFP 通常在妊娠 32 周达峰值，随后下降，胎盘屏障受破坏时母血 AFP 可明显升高，FMH 的母血 AFP 多高达 1 000μg/L 以上（Maier et al. ,2015）。血清 AFP 稳定性好，不受胎儿细胞聚集和血型不合的影响，但不同孕周正常值范围不同，且受到胎儿神经管缺陷、母体肝脏疾病或肿瘤等因素影响，对 FMH 的诊断价值还需进一步证实。

（3）母血胎儿血红蛋白（HbF）含量测定：母血中 HbF 较稳定，不受血液凝固的影响，FMH 时，母血中 HbF 含量可>3%（赵友平 等，2008），然而与 K-B 试验一样，同样受某些引起 HbF 升高的血红蛋白病（如 β-地中海贫血等）影响。

（五）治疗

FMH 明确诊断后应根据胎龄、病情严重程度制订个体化治疗方案，对出血量多的未足月胎儿可行宫内输血，延长妊娠至胎儿成熟；而近足月或足月宜终止妊娠；产后根据新生儿贫血程度行相应治疗。

1. 产前治疗

胎儿宫内输血：未足月胎儿出现 MCA-PSV≥1.5MoM 或胎儿水肿时建议行脐带穿刺，检测胎儿血常规的同时排除各种病毒感染。若胎儿 Hb<0.65MoM（中重度贫血）或 HCT<30%，建议宫内输血（intrauterine transfusion，IUT）。宫内输血选用 O 型，并与母血清交叉配型无凝集的浓缩红细胞，输血量需综合胎儿 HCT、体重、目标 HCT 及供血者 HCT 计算，Giannina 等（1998）推荐的简易估算公式：假定供血者 HCT 是 75%，胎儿 HCT 每增加 10%，需要输注的血液量（ml）为胎儿体重（g）×0.02，目标 HCT 一般定为 40%～50%。必要时可重复宫内输血治疗。输血后 HCT 达 40%或胎儿 Hb 达 150g/L 可作为输血结束的指标（Mari et al. ,2015）。当胎儿达到可存活胎龄，建议糖皮质激素促胎肺成熟；若分娩孕周<32 周，建议硫酸镁保护神经系统（Sueters et al. ,2003）。

宫内输血能快速改善胎儿贫血并延长孕周。Rubod 等（2006）回顾性分析了接受宫内输血治疗的 13 例妊娠晚期的 FMH，6 例表现为胎动减少，6 例合并水肿；估计胎儿失血量 20～300ml，输血前 Hb 18～88g/L，输血次数 1～5 次（平均 2 次），第 1 次平均输血量 65ml（26～185ml），2 例宫内输血当天分娩，2 例在治疗后 1 周内分娩，其余的 9 例孕周延长 2～17 周，但出现死胎 1 例，总存活率 92%（12/13）。由于成人红细胞的输入，血液的流速及 Hb 浓度均有改变，因此确定后续宫内输血时机非常困难，有学者提出以 MCA-PSV 超过 1.69MoM 为再次宫内输血阈值（Detti et al. ,2001）。

2. 终止妊娠　终止妊娠以阻断胎母输血是对 FMH 胎儿最好的治疗。终止妊娠的指征包括：①出现严重胎心异常，胎儿有存活能力，应立即终止妊娠做好新生儿抢救准备；②如已足月或近足月（≥32 周），失血量超过胎儿血容量的 20%或 MCA-PSV≥1.5MoM，建议立即剖宫产，并配血以备新生儿输血（Rubod et al. ,2006；Sueters et al. ,2003）。

3. 母亲的处理　如存在母胎 Rh 血型不合，可在 FMH 发生 72h 内预防性给予 RhD Ig，其特异性结合胎儿红细胞上的 D 抗原，进而阻断抗 D 的产生。关于所需 RhD Ig 的剂量在不同国家有所不同，清除母体血循环中的每 4～15ml RhD 阳性胎儿红细胞，所需剂量从 500～1 500IU 不等（Greiss et al. ,2002）。

4. 新生儿处理　患儿出生后根据贫血程度给予输血治疗是抢救大多数出血新生儿的关键。Naulaers 等（1999）提出新生儿出现严重的亚急性或慢性贫血以及心力衰竭时，进行血液成分置换较输血更可取。

（六）预后

失血量及失血速度是影响 FMH 胎儿预后的两项重要因素。Hb 值 45g/L 约为正常水平的 25%，低于该值足以引起严重贫血、胎儿氧合障碍和缺氧缺血性脑病（Stefanovic，2016）。人类胎儿可耐受 40%的急性失血，更大量的失血常常会引起胎儿死亡，目前报道的 FMH 的死亡率为 11%～13%（Sueters et al. ,2003）。Kadooka 等（2014）认为，初始胎儿 Hb 水平是预测胎儿预后最有价值的因素。关于 FMH 的长期预后最大样本量的研究来源于 Rubod（2007），该研究对 48 例 FMH 进行了长达 8 年的随访，6 例胎死宫内，其中 2 例胎儿失血量估计为 40～79.9ml/kg，4 例超过 80ml/kg，活产新生儿无神经系统后遗症，但该研究有 26%的失访率。加拿大有学者（de Almeida et al. ,1994）对 26 例超过 80ml 的 FMH 病例随访 7 年，研究发现，12 例（46%）出现不良结局：10 例围产期死亡，1 例在生后 6 个月死亡，1 例出现神经系统损害。Lindenburg 等（2013）经过 2～16 年的随访观察，发现接受宫内输血治疗的贫血儿童中总的神经系统损害约占 4.8%（14/291）。Kecskes（2003）也有类似发现：16 例 FMH，3 例死亡（19%），2 例（12%）出现脑室周围白质软化。

输血前新生儿的 Hb 水平能较好地评估预后，其值越低，患儿预后越差。有日本学者（Kadooka et al. ,2014）对 18 例 FMH 新生儿进行了研究，9 例（50%）预后不良（脑瘫、智力低下、注意力缺陷、多动障碍和癫痫），不良预后组平均 Hb 36g/L，显著低于预后良好组的平均水平（54g/L），提示新生儿 Hb 值是不良预后的重要预测因素。这一结论仅适用于急性失血病例，慢性失血者可通过代偿而获得改善。

（周祎　黄林环）

三、妊娠期细小病毒 B19 感染

（一）流行病学

细小病毒 B19（parvovirus B19，简称“B19 病毒”）是一种具有致病性、单链线性 DNA 病毒，是学龄儿童传染性红斑（又称“第五病”）的病原体，在 1975 年由 Cossart 首先发现（1975）。B19 病毒最常见的传播途径为呼吸道传播或手-口接触。其他的传播途径包括垂直传播、输血制品等。妊娠期 B19 病毒感染与孕妇接触人群有关，有明显的职业倾向，高危女性包括学龄前、学龄儿童的母亲，幼儿园员工，学校老师（Jensen et al. ,2000；Valeur-Jensen et al. ,1999）。妊娠期急性 B19 病毒感染的发生率为 1%～2%，感染暴发流行期该感染率可上升至 10%（Valeur-Jensen et al. ,1999）。

（二）特点

B19 病毒感染具有自限性，一次感染后即有终身免疫能力。妊娠本身并不增加 B19 病毒感染的风险，但 B19 病毒可通过胎盘，可在一定程度上影响妊娠结局，17%～33%孕妇感染 B19 病毒后可通过垂直传播途径引起胎儿宫内感染（Harger et al. ,1998；Gratacós et al. ,1995）。

由于不同地区 B19 病毒流行状态存在差异及试验方法不同，B19 病毒特异性抗体检出率不同。国外妊娠期女性 B19 病毒血清学阳性率为 50%～65%（ACOG，2015；Dijkmans et al.，2012），我国约为 47%（Zhou et al.，2015）。郑优荣等（2008）收集了广州地区 1 760 例无偿献血者血液标本，其中 B19-Ig G 阳性率为 38.6%，B19-Ig M 阳性率为 1.9%。陆小梅 等（2012）研究 2 256 例孕妇发现 B19-Ig M 阳性率为 1.42%。

（三）诊断

孕妇 B19 病毒感染的诊断方法为血清学方法。孕妇一旦确认接触或暴露于 B19 病毒传染源，应该立即行血清学筛查监测 B19 病毒血清指标：特异性 IgM 和 IgG 抗体。IgM 抗体在 B19 病毒感染 10～12 日后即可在血清中检测到，14～18 日后抗体滴度达到高峰，并可持续 1 至数个月；而 IgG 抗体多在感染后 14 日左右检出，之后缓慢上升，4 周后达峰值（De Jong et al.，2011）。IgG 抗体产生后感染者终身具有免疫力。若孕妇血清学检查 IgM 抗体（-），IgG 抗体（+），提示机体对 B19 病毒感染具有免疫力，B19 病毒感染不会对其妊娠结局造成影响。孕妇血清学检查 IgM 抗体（+）提示近期感染，此时无论 IgG 抗体是否阳性，均应检测胎儿是否存在潜在感染。对于怀疑 B19 病毒感染，而血清学检查 IgM 抗体（-）、IgG 抗体（-）的孕妇，应该在 4 周后复查，若复查结果显示 IgM 抗体（+）或 IgG 抗体（+），应检测胎儿是否存在潜在感染。另有文献认为，仅 IgM 抗体（+）而 IgG 抗体（-），提示极近期发生了感染或试验结果假阳性，此时推荐在 1～2 周后复查，若复查时 IgG 抗体（+）则提示为极近期感染（Morgan-Capner et al.，2002）。IgM 和 IgG 抗体均为阴性的孕妇对 B19 病毒易感，若孕妇有持续暴露于 B19 病毒的风险，血清学检查应每 2～4 周重复 1 次。

（四）诊断

目前诊断及治疗 B19 病毒感染主要依赖于普通 PCR 定性法。通过 PCR 检测羊水 B19 病毒 DNA 可诊断胎儿是否存在 B19 病毒，其检测灵敏度高达 100%（Miller et al.，1998）。定量 PCR 法能够检测胎儿血清及组织中 B19 病毒 DNA 滴度的高低，其结果对于处理有一定的指导意义，但这一技术尚未在临床广泛开展。而 B19 病毒不能在常规细胞系中生长，因此不适合采用体外分离培养病原体的方法。急性 B19 病毒宫内感染的胎儿组织及胎盘通过免疫组织化学染色法可表现出特异性改变，而绝大多数妊娠期急性 B19 病毒感染并无不良妊娠结局的发生，因此有创性检查仅适用于确诊的胎儿贫血或胎儿水肿。此外，当超声检查提示胎儿水肿时，也应明确胎儿是否存在 B19 病毒感染。

（五）对胎儿的影响

大多数情况下胎儿 B19 病毒宫内感染可自行缓解，对胎儿结局无明显影响。部分 B19 病毒感染病例可出现与胎儿水肿、死胎和自然流产等严重不良妊娠结局（张树琪 等，2017；肖长纪 等，2015）。胎儿宫内感染的风险及其对妊娠结局的影响与感染时的孕周相关。B19 病毒感染胎儿水肿发病率约为 2.9%，可能是病毒穿过胎盘导致的胎儿贫血及心力衰竭所致（张宁 等，2017）。超声图像可表现为皮肤水肿、腹腔积液、胸腔积液、心包积液及胎盘水肿。血清学检查确诊急性 B19 病毒感染者，常规胎儿超声检查应注意有无腔隙性水肿、胎盘增大、心肌肥大及生长受限。但心肌肥大及水肿也可存在于有肝炎或低蛋白血症等病理现象的胎儿。贫血胎儿可通过血流动力学代偿机制（如增加心肌收缩力、扩张心脑血管、增加回心血量等）来调节其自身对氧气的需求。母体急性感染 B19 病毒后数月均可发生胎死宫内，尤其是孕妇感染后 1～11 周。若孕妇在感染后 8 周超声未检测到胎儿水肿，则胎儿水肿将不会再出现（Yaegashi et al.，1994）。

值得注意的是，即使母体未出现任何症状或超声检查未提示胎儿水肿等异常，病毒感染的胎儿也可能发生胎死宫内。因此，一旦确定暴露于 B19 病毒，此后 8～12 周内，应每隔 1～2 周进行一次超声检查以评估胎儿生长发育情况。尤其是对妊娠 20 周前确诊的母体妊娠期急性 B19 病毒感染，应尽快监测胎儿宫内情况。若连续超声检查均未发现胎儿存在异常表现，妊娠期 B19 病毒感染导致胎儿不良妊娠结局的风险将大大降低。若妊娠 30 周以后超声检查未提示胎儿异常，则可认为 B19 病毒感染不会导致不良妊娠结局（Morgan-Capner et al.，2002）。妊娠 20 周前感染，胎儿丢失率为 8%～17%，而妊娠 20 周后急性感染者，胎儿丢失率下降至 2%～6%（Nagel et al.，2007）。导致这种差异的原因至今尚未明确。这可能与妊娠早期胎儿各组织器官正在形成和发育，B19 病毒感染对器官组织会造成不可逆的损害，导致胎儿死亡有关。此外，即使没有贫血或水肿，B19 病毒还可能导致多系统脏器损伤，如中枢神经系统、颌面部、肌肉骨骼和眼部等异常（Young，1988）。

（六）对新生儿长期的影响

有关妊娠期 B19 病毒感染长期影响的研究显示，大部分婴儿无远期不良后遗症，但需更深层次研究来证明（Dembinski et al.，2002）。另一项研究表明，108 例妊娠期 B19 病毒感染孕妇与 99 例既往有感染史的孕妇所生婴儿两组间，先天性畸形、神经系统障碍和整体学习障碍方面并无明显区别（Rodis et al.，1998）。另有研究发现 16 名宫内输血感染 B19 病毒的婴儿中有 5 名胎儿出现神经发育状态异常（Nagel et al.，2007）。胎儿合并贫血或水肿是长期神经系统后遗症的独立危险因素。伴有重度水肿或贫血的新生儿考虑行颅脑影像学检查。此外有研究报道，B19 病毒性心肌炎可导致扩张型心脏病，甚至可能需要心脏移植（Adler et al.，2010）。

（七）妊娠期 B19 病毒感染的管理和预防

孕期一旦确诊急性 B19 病毒感染后，应通过超声动态观察胎儿有无水肿或贫血。多普勒超声检测胎儿大脑中动脉收缩期峰值流速（MCA-PSV）是胎儿贫血的敏感预测指标，无论超声是否检测到胎儿水肿，多普勒超声检测方法对胎儿中到重度贫血的预测灵敏度为 100%，假阳性率为 12%（Dijkmans et al.，2012）。此外，若妊娠早期即感染 B19 病毒，可通过胎儿颈后透明层厚度（NT）测定和静脉导管多普勒血流频谱预测是否会出现严重的胎儿贫血（ACOG，2015）。B19 病毒感染胎儿出现水肿或怀疑存在严重贫血时，应采集胎儿血液样本，当胎儿出现严重贫血时应考虑行宫内输血。通常情况下，妊娠期急性 B19 病毒感染并不需要反复宫内输血。一次宫内输血即可缓解胎儿严重贫血。有研究显示，对于确诊B19病毒宫内感染同时合并胎儿水肿的患者，期待疗法组的死胎率约为30%，而宫内输血治疗组仅为6%(Zhou et al.，2015)。

在B19病毒感染暴发流行时，预防病毒传播的手段非常有限。B19病毒主要通过呼吸道分泌物及手-口接触传播，勤洗手能在一定程度上阻断病原体的传播。由于20%~25%的感染者没有临床症状，且感染者在出现症状前即具有传染性，因此识别和隔离急性B19病毒感染者并不能减少总体人群的暴露率。因此，目前ACOG并不推荐孕妇在B19病毒感染暴发时同高危人群密集的场所进行隔离，不建议孕妇在感染窗时间内离职以回避传染。但孕妇应将孕期B19病毒暴露的情况及时告知产科医生。应完善孕前和孕期B19病毒筛查，当胎儿或孕妇出现B19病毒感染的典型症状，或接触了疑似感染者或者确诊的急性期感染者，此时患者应及时进行检查。

(八) 是否应将B19病毒感染筛查列为孕前或孕期常规项目

B19病毒感染孕妇的血清转化率低，同时垂直传播率受孕周影响，不良胎儿结局的发生风险相对较低，因此，不推荐将B19病毒血清学作为常规筛查项目。血清学筛查仅应用于母体出现B19病毒感染临床症状、有可疑或确诊的B19病毒感染暴露史时。

(周 祎)

四、地中海贫血

(一) 概述及流行病学资料

地中海贫血(thalassemia)(以下简称“地贫”)，是一组珠蛋白基因缺陷(突变、缺失)疾病，导致珠蛋白肽链合成障碍而引起的溶血性贫血。根据珠蛋白链的缺陷，分为α-地贫、β-地贫、γ-地贫及δ-地贫等类型，其中以常见α-地贫、β-地贫最为常见。

地贫是人类最常见的单基因病，在世界范围内广泛流行，好发于地中海沿岸、中东、非洲地区、亚洲次大陆和东南亚(Modell et al.，2008)。地贫的区域分布可能与自然选择关系密切，与疟疾流行区域重叠，携带地贫基因变异可能增加人群对疟疾的抵抗能力。我国地贫基因携带者高达3 000万人，长江以南是高发区域，尤其在广东、广西、海南、湖南、江西、云南等省份(北京天使妈妈慈善基金会等，2016)。近年来，我国人口流动和不同地区通婚的增加使地贫流行区域不再局限于南方。增加对地贫发病机制、临床表型及遗传规律的认识，并及时进行产前诊断，是防控重型地贫患儿出生的重要手段。

(二) 病因及遗传学改变

遗传性珠蛋白基因缺陷，继而引起珠蛋白链缺如或合成不足，是不同类型地贫起病的共同原因。珠蛋白基因缺陷的多样性决定了地贫的临床表现复杂性。在人类血红蛋白的构成中，有一对α-类珠蛋白链和一对β-类珠蛋白链。α珠蛋白基因簇定位于16号染色体，包括ζ、α2、α1等基因，β珠蛋白基因簇定位于11号染色体，包括ε、Gγ、Aγ、β和δ等基因(Shang et al.，2016)。以上基因合成的肽链配对构成了生命不同阶段中各类型的血红蛋白(表14-11-1)。其中胎儿期以Hb F为主，而出生后逐渐转变为以Hb A为主。血红蛋白Hb F、Hb A2、Hb A含量的动态变化反映了肽链合成的消长过程。

表14-11-1 不同时期血红蛋白中珠蛋白链的组成

时期	珠蛋白链组成
胚胎期	$\zeta_2\varepsilon_2$(Hb Gower Ⅰ)、$\alpha_2\varepsilon_2$(Hb Gower Ⅱ)、$\zeta_2\gamma_2$(Hb Portland)
胎儿期	$\alpha_2\gamma_2$(Hb F)
出生后	$\alpha_2\beta_2$(Hb A)、$\alpha_2\delta_2$(Hb A2)、$\alpha_2\gamma_2$(Hb F)

绝大部分地贫的共同病理生理学机制在于不同类型的珠蛋白链之间的合成不平衡。正常情况下，类α链和类β链的合成速度大致相同。而在α-地贫中，类α链合成不足而类β链相对剩余；在β-地贫中则相反，类β链合成不足而类α链相对剩余。剩余的珠蛋白肽链在红细胞内聚集，引起无效造血、溶血等表现。

在α-地贫的发病机制中，α珠蛋白基因缺陷类型以基因片段缺失为主，少数为非缺失型突变。常见的缺陷类型见表14-11-2。其中，α2和α1基因的表达分别占整个α珠蛋白产量的2/3和1/3，因此α2基因缺陷的影响往往更为严重。某些非缺失型突变发生在功能较强的α2基因并影响α珠蛋白的稳定性，更容易产生不稳定血红蛋白而引起红细胞损伤，例如α-Constant Spring(α^{CS})及α-Quong Sze(α^{QS})变异。

表14-11-2 常见的α-地贫的基因变异及类型

基因变异	变异类型	α链合成量
--SEA	缺失	α^0
$\alpha^{-3.7}$	缺失	α^+
$\alpha^{-4.2}$	缺失	α^+
--THAI	缺失	α^0
α^{WS}(c. 369C>G)	错义突变	
α^{CS}(c. 427T>C)	核糖核酸(RNA)剪接突变	
α^{QS}(c. 377T>C)	错义突变	

不同类型的变异引起α链合成量下降的程度不一，按α链合成量受影响程度，可分类为α^0、α^+变异，α^0变异引起α链合成明显减少，而α^+变异中α链合成部分受抑制。

在β-地贫中，类β链的缺陷绝大多数为点突变、小缺失或插入，少数为大片段缺失。常见的缺陷类型见表14-11-3。根据按β链合成量受影响程度，可分类为β^0、β^+变异，前者主要β珠蛋白肽链的缺失，而后者则引起β珠蛋白肽链合成减少。

表 14-11-3　常见的 β-地贫的基因突变

变异类型	基因变异	β 链合成量
核糖核酸（RNA）翻译	cd14-15	β^0
	cd17	β^0
	cd27/28	β^0
	cd31	β^0
	cd41-42	β^0
	cd43	β^0
	cd71-72	β^0
	intM	β^0
转录突变	−32	β^+
	−30	β^+
	−29	β^+
	−28	β^+
	cap+1	β^+
RNA 加工	ivs-Ⅰ-1	β^0
	ivs-Ⅱ-654	β^0
	ivs-Ⅰ-5	β^+
	βE	β^+

（三）临床表型与基因型的关系

地贫主要表现为小细胞[平均红细胞体积（MCV）降低]低色素[平均红细胞血红蛋白含量（MCH）降低]性贫血，与缺铁性贫血的临床表现相似，但因其遗传病的特点，地贫患者往往自幼已存在贫血表现或血液学指标的改变，与营养摄入无明显关系，且身体铁储备多处于正常范围。地贫的临床表现轻重与基因型关系密切。

1. α-地贫　α-地贫的严重程度一般随着 α 珠蛋白基因缺陷数量增加而加重，可分为以下几类。

（1）静止型 α-地贫：大部分无临床表现及血液学指标改变，多数情况下 MCV>82fl，MCH>27pg，无须特殊治疗，基因型上以 α^+ 地贫基因变异携带者为主。

（2）轻型 α-地贫：部分人有轻微临床表现，表现为 Hb 正常或临界下限水平，实验室检查提示小细胞低色素性贫血，MCV<82fl，MCH<27pg，Hb A2<2.5%。基因型多数为缺失两个 α^- 基因的 α^0 地贫基因变异，少部分为 α^{CS}、α^{QS} 等非缺失型变异。

（3）中间型 α-地贫：也称 Hb H 病，其临床症状变异很大，但实验室检查均提示呈现小细胞低色素性贫血。多数人症状较轻，表现为轻-中度贫血，无须特殊治疗；而症状严重者贫血程度较重，慢性溶血引起肝脾大等症状，需定期系统输血治疗。感染及服用氧化剂类药物时 Hb H 病溶血可加重。Hb H 病的基因型为缺失 3 个 α 珠蛋白基因（缺失型）或缺失 2 个 α 珠蛋白基因合并非缺失型突变（非缺失型）。其中大部分缺失型 Hb H 病症状较轻，而一些特殊类型的非缺失型 Hb H 病，如 Hb H（α^{CS}）、Hb H（α^{QS}）症状较重。

（4）重型 α-地贫：即 Hb 巴氏（Bart）胎儿水肿综合征，4 个 α 珠蛋白基因均缺失，一般在胎儿期已经出现水肿而无法出生存活。

2. β-地贫　根据临床症状轻重，β-地贫可分为轻型、中间型及重型，与基因型关系密切。

（1）轻型 β-地贫：大部分患者有临床表现，呈小细胞低色素性贫血，主要为 1 个 β^0 或 β^+ 基因突变的携带者。

（2）中间型 β-地贫：这部分患者临床表现不一，介于重型与轻型贫血之间。除了小细胞低色素性贫血外，血红蛋白成分存在特征性变化，Hb A2 及 Hb F 代偿性合成增加。该型对应的分子变异复杂多样，除了常见的 β^+/β^+ 复合突变以外，某些 β^0/β^+ 复合杂合子，以及 β-地贫复合 α-地贫也表现为中间型 β-地贫，其临床症状轻重主要取决于 α 肽链的相对剩余量，α 肽链相对较少时其临床表现较轻。感染、氧化类药物等因素可使病情加重，长期的代偿性骨髓造血活跃可使患者出现骨骼及面容改变。

（3）重型 β-地贫：大部分基因型为 β^0/β^0 或 β^0/β^+，临床上表现为重度贫血。一方面，过剩的 α 肽链组成包涵体沉积在红细胞内造成红细胞破坏，导致进行性溶血性贫血。β 珠蛋白链合成明显抑制，γ 链代偿合成增加并与 α 链结合组成 Hb F，Hb F 因其对氧亲和力高使组织缺氧，促红细胞生成素的分泌增加刺激骨髓造血活跃，引起一系列的骨骼及面容改变。如不积极治疗，多数重型 β-地贫患者在儿童期死亡。

（四）筛查及诊断

1. 地贫筛查主要依靠两方面血液学指标的变化，即红细胞 MCV、MCH 的改变（小细胞低色素性贫血）以及 Hb 成分的变化。所以，目前主要使用血常规联合 Hb 电泳或高效液相色谱作为地贫的筛查试验。血常规是筛查中最为基础且首选的项目。地贫基因携带者 Hb 正常或不同程度下降，多数情况下 MCV<82fl、MCH<27pg；同时亦应注意，缺铁性贫血也可呈小细胞低色素性贫血（中华医学会血液学分会红细胞疾病学组，2018），必要时需结合血液中的铁储备情况综合判断。Hb 电泳或高效液相色谱分析可以了解 Hb 成分改变。α-地贫中，Hb 成分的特征性改变为 Hb A2 比例下降，常小于 2.5%；相反，在 β-地贫中，Hb A2 代偿性合成增加，比例常大于 3.5%。结合血常规和 Hb 成分的改变可初步辨认地贫携带者及其类型。至于筛查时机，建议应该在妊娠前或在妊娠早期进行，为产前咨询留有足够的时间。

2. 基因检测是地贫诊断和分型的金标准。对于地贫筛查阳性的病例（血常规、Hb 电泳任一项目异常者），应提供基因检测服务。有生育需要的夫妻，筛查中任一方为可疑地贫携带，建议夫妻双方均行基因诊断，以便后续进行产前遗传咨询工作。为避免漏诊，有条件者应同时行 α-地贫及 β-地贫基因检测（尤其是 Hb A2 升高者，不能排除 α-地贫合并 β-地贫的可能性）。目前使用地贫基因诊断试剂盒主要检测 6 种常见 α-地贫及 17 种常见 β-地贫基因变异。地贫筛查阳性的病例，如果使用试剂盒未检出常见地贫基因变异，在排除缺铁等非遗传因素后，应警惕是否存在罕见类型的地贫基因变异，可采用高通量测序及多重连接探针扩增（multiplex ligation-dependent probe amplification，MLPA）等方法进一步明确诊断。

（五）产前遗传咨询

确诊携带地贫基因变异的人群，其生育后代的时候，子代有一定的遗传风险，准备妊娠前应进行产前遗传咨询，以评估子代的患病风险。尤其对于双方为同型地贫基因携带者时，子代有发生重型或中间型地贫的可能，遗传咨询的重点是评估重型及中间型地贫的发生概率，避免预后不良地贫患儿的出生。

对于α-地贫，以夫妻双方都是α^0杂合子（$^{--}/^{\alpha\alpha}$）为例，子代为α^0杂合子的概率为1/2、重型α-地贫（Hb Bart胎儿水肿综合征）的概率为1/4，不携带α^0变异的概率为1/4；如夫妻一方为α^0杂合子，另一方为α^+杂合子（$^{-\alpha}/^{\alpha\alpha}$），则子代为$\alpha^0$杂合子、$\alpha^+$杂合子、Hb H病（$^{--}/^{-\alpha}$）和不携带α-地贫基因变异的概率均为1/4。在后代有Hb H病的患病风险时，应结合基因型信息或既往先证者临床表型进行咨询。多数情况下，缺失型Hb H病的预后较好，无须定期输血治疗，而部分类型的非缺失型Hb H病，如Hb H（α^{CS}）、Hb H（α^{QS}）则症状较重。通过遗传咨询，使夫妻获得更多Hb H病的预后变异的信息，将有助其作出妊娠选择。对于β-地贫，以夫妻双方均为β^0地贫杂合子（β^0/β）为例，子代为β^0地贫杂合子、β^0/β^0纯合子（重型β-地贫）和不携带β-地贫变异的概率分别为1/2、1/4、1/4。由于β^0/β^+复合杂合子以及β^+/β^+纯合子有可能表现为重型β-地贫或中间型地贫，且胎儿期重型β-地贫并无宫内表现，对于这两种情况，如缺乏家系先证者证据，产前遗传咨询中应充分说明临床表型变异的问题。

在经过产前遗传咨询后，夫妻双方可根据自身情况，选择行胚胎植入前遗传学诊断后辅助生育，或在自然妊娠后尽早行产前诊断。

（六）产前诊断

对于夫妻为同型地贫基因携带者的妊娠，子代患重型地贫或中间型地贫的风险增加，应根据产前遗传咨询后夫妻双方的选择而提供产前诊断服务。对于有罹患重型地贫风险的病例，建议于孕期行介入性产前诊断，如绒毛活检术（妊娠11~14周）、羊膜腔穿刺（妊娠16周以后）、脐带穿刺（妊娠20周以后）等手段，获取胎儿样本行分子诊断，明确胎儿地贫基因缺陷的类型。对于有罹患中间型地贫风险的病例，应做好充分知情告知，包括介入性产前诊断的手术风险及新生儿的可能预后，根据夫妻对中间型地贫胎儿的接受程度，决定是在孕期进行产前诊断还是在新生儿出生后再进行分子诊断。由于重型α-地贫的胎儿可因严重贫血而出现NT、心胸比、胎盘厚度（Ghosh et al.，1994）和MCA-PSV的变化，可作为孕期预测胎儿患重型α-地贫的依据，而新近研究提示无创筛查也可用于预测重型α-地贫，这些预测方法的联合使用有望减少有创操作及其相关的并发症（Yang et al.，2019）。

目前，通过介入性产前诊断手段获取胎儿样本进行分子诊断仍是产前诊断地贫的金标准。对于常见类型的地贫基因缺陷多采用Gap-PCR（检测片段缺失）、PCR结合反向杂交法检测（检测突变）等技术方法，而对于罕见型地贫，需结合高通量测序及MLPA等方法进行检测。

（七）地贫合并妊娠的母体管理

临床上不应将地贫基因携带者等同为贫血患者。多数轻型地贫症状轻微，Hb处于正常范围，通常不需要治疗。同时，由于妊娠期特殊的生理变化，可能引起造血的微量元素，如维生素B_{12}、叶酸或铁出现缺乏，这些情况可引起妊娠期贫血的发生。如孕妇孕前Hb水平处于正常范围，而妊娠期出现Hb水平明显下降，不应忽略以上微量元素缺乏引起的贫血可能。孕期应常规检查铁蛋白水平以明确地贫携带者的铁储备情况，既要防止铁过负荷，也需要及时补充铁剂。

对于重型β-地贫患者及部分贫血较严重的中间型地贫，由于妊娠使身体各器官负担增加，可能使病情恶化，妊娠前需谨慎考虑潜在风险。如计划妊娠，应在妊娠期完善超声心动图和心电图检查，了解心脏结构与功能、有无与铁沉积相关的心肌病和心律失常（Leung et al.，2010），同时评估肝脏、胆囊以及脾脏，排查有无肝硬化和胆石症。对于铁负荷过载的患者，孕前需要去铁治疗减轻铁负荷，否则心脏铁负荷、妊娠期输血铁负荷和铁过载相关并发症的风险将会增加。

脾切除术后的地贫患者血液处于高凝状态，建议给予低剂量阿司匹林预防血栓形成。当合并高血小板计数时，静脉血栓发生风险增加，因此脾切除术后的患者若血小板计数超过600×10^9/L，应同时给予低分子量肝素及低剂量阿司匹林预防血栓。

（何志明　周祎）

第十二节　胎儿肿瘤

一、胎儿卵巢囊肿

胎儿卵巢囊肿（fetal ovarian cysts）是女性胎儿常见的腹腔内良性肿物。胎儿卵巢囊肿的发病率为1/3 000~1/2 000，卵巢和生殖器来源的腹部占位占所有新生儿腹部肿块的20%，仅次于泌尿系统（Bryant et al.，2004）。

胎儿卵巢囊肿多为良性，其发生的确切原因目前尚不清楚，一般认为是由于胎儿卵泡刺激素（FSH）、母体雌二醇、胎盘人绒毛膜促性腺激素和不成熟的下丘脑-垂体卵巢轴联合作用的结果。并发妊娠期糖尿病、Rh血型不合和子痫前期的孕妇，胎儿卵巢囊肿的发病率升高；此外，有研究报道，先天性肾上腺皮质增生症可导致胎儿甲状腺功能减退，诱发胎儿卵巢囊肿。胎儿卵巢囊肿多以单侧为主，约占90%以上，双侧囊肿者少见。卵巢囊肿来源于卵巢卵泡，胎儿出生后体内的雌激素和hCG水平急剧下降，由于激素水平下降，发生于胎儿时期的卵巢囊肿往往可以自限性消退。然而，由于生后婴儿的FSH水平继续维持直到性腺机制的成熟，所以囊肿在出生后3个月可能继续扩大（Enríquez et al.，2005）。

（一）超声诊断要点

成熟卵泡也可以有小囊肿，病理性、生理性囊肿和成熟卵泡的区别仅基于其大小，胎儿卵巢囊肿>2cm考虑为病理性的，而<2cm通常认为是生理性的。若发现胎儿腹部囊肿，

能区别是女性，排除正常的腹部囊性器官如胃、膀胱等，就需要考虑卵巢囊肿，需要与诸多腹部囊性占位相鉴别。

临床分型：卵巢囊肿依据 Nussbaum 等（1988）的分型法分为两种，即单纯型和复杂型。单纯型即无并发症型，超声为腹部或盆腔内圆形、均一无回声的囊肿，囊肿壁薄、光滑，囊内透声好，后方有回声增强效应；复杂型或有并发症型，超声可见囊内呈高密度的沉渣结节、团块、索条分隔等混合性回声，此型多合并囊肿蒂扭转、囊内出血等（Shimada et al.，2008）。这种分类有助于临床医师对大体形态诊断和鉴别诊断，对预后的分析也有相应的依据。

病理分型：生殖细胞瘤和非生殖细胞瘤。生殖细胞瘤包括无性细胞瘤、内胚窦瘤、畸胎瘤；非生殖细胞瘤包括上皮性肿瘤和性索间质肿瘤。生殖细胞瘤约占 2/3。

MRI 与超声有互补作用，当超声检查无法判断囊肿来源时，可行 MRI 检查，依据囊肿的部位、大小、信号特点等判断囊肿来源。在 MRI 的多个序列中可以见到胎儿下腹部有一明确的高信号、边界清楚的囊性占位（Martin et al.，2012）。

（二）鉴别诊断

正常腹部囊性器官包括肾脏、膀胱和胃泡等，胎儿卵巢囊肿的产前诊断通常只能是临床诊断，因为肠系膜囊肿、脐尿管囊肿或肠重复畸形（肠囊肿）不能被绝对排除，需要比较分析，如诊断是女性胎儿，则首先需要考虑卵巢囊肿。其次，囊肿两侧是否对称、囊肿回声特点、囊肿分隔、边界等因素可用于鉴别是否为胎儿卵巢囊肿。绝大多数囊肿是良性的，因此需要鉴别诊断的主要是胎儿腹部的良性占位，见表 14-12-1。

表 14-12-1 胎儿卵巢囊肿影像学鉴别要点

类型	影像特点
卵巢囊肿	女性胎儿，部分可发现“子囊”征（大卵巢囊肿内的小囊肿）
肾脏囊肿	肾实质内的孤立无回声
多囊肾	肾脏的多发大囊肿
膀胱囊肿	膀胱内的薄壁囊肿

（三）自然病程

大多数囊肿在胎儿期不发生变化，但少数可在妊娠过程中出现囊肿增大或变小、消失等现象。对于囊肿较大者，18%会出现羊水过多，多见于直径>6cm 的囊肿，囊肿较小且出现羊水过多者少见，也不需要任何干预。出现羊水过多的可能原因是巨大囊肿压迫胎儿肠管引起部分肠梗阻，所以羊水过多的变化是有限的，很少直接对胎儿构成生命威胁。

卵巢囊肿中的无回声囊肿有转变为复杂囊肿的可能性，若出现复杂性囊肿，就提示囊肿有出现蒂扭转的风险。有文献报道卵巢囊肿蒂扭转率为 25%，甚至有高达 50%～78%的报道。所以建议新生儿生后进行随访及早期干预，理论上囊肿在母亲宫腔内时间越长，发展为复杂囊肿的风险越大。

（四）产前处理

应充分向孕妇及家属交代病情，进行产前咨询，儿外科医师对于胎儿卵巢囊肿的病理状态、出生后诊疗及转归可提供更客观的解释，供家长在决定妊娠与诊疗态度时作出更理性的判断，减少或避免盲目引产。通过产前多学科咨询，加强互通医学信息，共同决定分娩时间及方式，并提出有目的处理方案，有利于胎儿出生后的进一步诊断、随访及必要时手术治疗的准备。

卵巢囊肿不是产前诊断指征，胎儿卵巢囊肿只需定期产检观察，应在具有小儿外科诊疗能力的三级医疗机构分娩。卵巢囊肿不是早产的适应证，不需要剖宫产，但对于直径大于 4cm 的囊肿除了在产前穿刺外，临产时也需要重新评估。通常剖宫产仅限于有产科指征的病例。

胎儿卵巢囊肿产前干预是有争议的，采用超声宫内胎儿囊肿吸引术（in utero aspiration，IUA）预防并发症及以后的卵巢切除需要在有条件的医院进行，其安全性和治疗效果由于临床数据太少，尚无明确的诊疗标准。

IUA 目的是明确诊断，减少胎儿腹腔内压力，预防囊肿蒂扭转，保护正常卵巢组织。产前囊肿减压术的适应证包括囊肿>4cm、位于下腹部、边界清楚、游离包块、囊肿短时间内迅速增大。囊液一般为清亮的淡黄色液，需要做生化分析，判断是否有高水平的孕酮和睾酮，有助于明确诊断。目前文献报道认为 IUA 是安全的，手术引起的围产期并发症很少。对于复杂型的囊肿，超声“子囊”或内部有回声的囊肿不推荐行囊肿穿刺术，这种超声结果往往提示囊肿发生了蒂扭转，穿刺抽液多为暗红色，此时囊肿吸引术无益于预后。如果考虑行囊肿吸引术，MRI 将是有利的辅助诊断手段。

一项包含 34 项研究 954 个胎儿的荟萃分析显示卵巢囊肿增大，发生并发症的风险增高，直径≥40mm 的囊肿较<40mm 的病例发生卵巢扭转（OR＝30.8，95%CI 8.6～110.0）及生后需手术治疗（OR＝64.4，95%CI 23.6～175.0）的风险增高，复杂囊肿较单纯囊肿需手术治疗比例升高（OR＝14.6，95%CI 8.5～24.8）。产前囊肿抽吸的复发率为 37.9%（95% CI 14.8～64.3），产后发现卵巢扭转率为 10.8%（95% CI 4.4～19.7），囊内出血率为 12.8%（95%CI 3.8～26.0），生后需手术治疗率为 21.8%（95%CI 0.9～40.0）（Bascietto et al.，2017）。一项包含 61 例胎儿的随机对照研究报道，34 例进行 IUA，27 例期待治疗，两组新生儿手术率无明显差异（21% *vs.* 37%），但 IUA 组卵巢切除率明显降低（3.0% *vs.* 22.0%；RR＝0.13，95%CI 0.02～1.03）（Diguisto et al.，2018）。一项包含 365 例胎儿的回顾性研究显示，卵巢囊肿自然消退或减小率为 46%，卵巢扭转的发病率与囊肿大小有关，直径 3～6cm 高发（15%～34%），直径≥4cm 的单纯囊肿进行 IUA 后，发生卵巢扭转的风险较观察组明显减少（0 *vs.* 10%），宫内抽囊液降低了生后手术治疗率（7% *vs.* 49%）（Tyraskis et al.，2017）。但也有研究者认为囊肿蒂扭转与复杂囊肿及囊肿大小无关（Nakamura et al.，2015）。

（五）新生儿处理

胎儿出生后应该尽早检查，生后尽早完成超声检查，必要时行 CT 增强扫描。

因为新生儿期囊肿蒂扭转发病率高达 50%～78%，所以建议早期积极进行手术治疗。但即使在新生儿期手术，也很难保证卵巢组织不出现坏死,因为囊肿蒂扭转多在胎儿期就已发生。手术指征包括:囊肿体积巨大(≥4cm)、复杂型囊肿、囊肿持续存在(出生3个月后仍无消退迹象);出现腹痛、腹胀或有肠梗阻表现,有急腹症征象。

对于复杂型囊肿在新生儿期没有治疗,则可能发生严重并发症,需要引起重视。虽然坏死卵巢组织理论上可以被吸收,但是复杂囊肿可能是肿瘤和其他病变的潜在基础。坏死的卵巢组织可以导致肠管粘连,可导致一系列的并发症,如肠梗阻、肠扭转、肠出血等。鉴于生后3个月的FSH水平继续维持可使囊肿增大,而在3个月后则有可能下降,出现囊肿变小,因此,对于需要保守观察的,建议在有条件的医院可选择3个月后的密切观察保守治疗。对于胎儿单纯卵巢囊肿出生后自行消失的,也需要定期随访。

手术通常行患侧卵巢囊肿切除术,尽可能保留残余的正常卵巢组织。既往多为开腹手术,目前腹腔镜已成为首选方案。在全麻下通过脐部小切口置入5mm套管针(trocar)及腹腔镜,8mmHg气腹压力,参考术前影像学检查结果,于健侧下腹部置入另一直径5mm套管及操作钳,探查并确认病变。将卵巢囊肿壁提至脐部小切口直视下行囊肿穿刺或做小切口,用吸引器吸空囊内液体,逐渐将囊肿及连带的部分附件自脐部切口提出。进一步确认囊肿与卵巢界限及坏死与尚存血运组织的界限,切除囊肿及坏死组织,尽量保留有活性的卵巢及输卵管。腹腔镜与传统开腹手术相比,具有同样的安全性和有效性,手术操作较为简单,手术打击相对小,术后恢复更快,而且避免了腹部较长切口,更加美观。

(六)预后

卵巢单纯囊肿预后良好,对于单纯的囊肿未做手术者需要长期监测,直到2岁或囊肿变小、消失为止,如果复杂囊肿可能导致卵巢切除,对生育能力有不良影响。卵巢囊肿与遗传没有相关性,不需要做相关染色体检查。复发风险可以忽略不计。

(王　颖)

二、胎儿畸胎瘤

胎儿畸胎瘤(fetal teratoma)是最常见的胎儿肿瘤,是由包括内胚层、中胚层和外胚层3个胚层组织来源成分组成的肿瘤。

妊娠期胎儿畸胎瘤罕见(谢红宁,2005),女胎发病率高于男胎,活产儿发病率仅占1/40 000~1/35 000,一般好发于骶尾部(40%~50%),其他部位少见[颅内(13.3%)、颈部(13.1%)、口腔和鼻咽(8%)、心脏(7.5%)和腹部(2.6%)]。其围产儿死亡率为24%~37%,而影响生存的主要因素包括肿块大小、周围组织受累程度及胎儿心功能状况。

胎儿畸胎瘤起源于生殖细胞,发生于胎儿中轴线器官,发生的解剖位置包括颅内、口咽、骶尾部、纵隔、腹部和性腺。一般由包括内胚层、中胚层和外胚层3个胚层组织来源成分组成的肿瘤。

(一)超声诊断要点

根据回声特征可分为:①囊性型,肿块边缘清,内为液性暗区,暗区见强回声带或平行的短细带状回声;②实性型,肿块呈混合性或实性不均质性回声,内含少量液性暗区,可有强回声的团状、棒状骨骼样回声。胎儿畸胎瘤内常可显示丰富的血流信号。畸胎瘤根据发生的部位有不同的超声表现。

颅内畸胎瘤是最常见的胎儿颅脑肿瘤(黄帆,2008),主要位于松果体、丘脑、蝶鞍上区及双侧大脑半球,有时因解剖标志缺失而无法分辨其来源。颅内畸胎瘤产前超声表现为颅内囊实混合性、囊性为主肿块,伴有或不伴有钙化,脑组织受压变形。其组织学成分包括3个胚层及不成熟胶质成分。

面颈部畸胎瘤常起源于甲状腺区、上颚及鼻咽,常为巨大的囊实性肿块。一般为单侧,且有包膜,大小各异,由囊性和实性混合组成。通常是颈部的肿物并延伸到周围组织,肿物常较大,造成耳和颌部变形,畸胎瘤内常见有钙化。头部经常过度伸展。出现钙化时应该考虑畸胎瘤的诊断,但仅有一半的病例出现钙化,或者声像图上钙化表现不明显。

口腔畸胎瘤常被称为寄生胎,常起源于硬腭或软腭,典型表现为肿块充满口腔并突出于口外。

纵隔畸胎瘤通常位于前上纵隔,造成心脏和大血管受压,导致水肿,表现为皮肤水肿、腹腔积液、胸腔积液和巨胎盘,食管受压可以引起羊水过多。超声显示有钙化的实性和囊性混合的多分叶肿物,胎儿MRI可以分辨解剖结构,显示纵隔的血管和非血管结构,区分低信号钙化和高信号的脂肪组织,以辅助诊断。

骶尾部畸胎瘤是最常见的胎儿畸胎瘤,活产儿发病率为1/40 000,男女比例为1∶4。胎儿骶尾部畸胎瘤致死率约为50%,而婴幼儿骶尾部畸胎瘤致死率约为5%。骶尾部畸胎瘤分型:根据肿瘤的部位及肿瘤伸向腹腔内的程度,分为四型。Ⅰ型(显露型):肿瘤完全位于骶尾部,骶骨前没有肿瘤;Ⅱ型(混合Ⅰ型):肿瘤主要位于骶尾部,并有少部分肿瘤向内延伸至骶骨前。Ⅲ型(混合Ⅱ型):骶尾部有肿瘤,而且肿瘤向盆腔及腹部延伸。Ⅳ型(隐匿型):肿物完全位于盆腔和腹部,骶尾部没有肿瘤。

(二)鉴别诊断

根据肿瘤的发生部位,面颈部畸胎瘤需要进行鉴别诊断的疾病包括先天性甲状腺肿、实性甲状腺肿瘤、神经母细胞瘤、错构瘤、血管瘤和淋巴管瘤等;骶尾部畸胎瘤则需要与脊髓脊膜膨出和脊膜膨出进行鉴别;纵隔畸胎瘤罕见,鉴别诊断包括先天性囊性腺瘤样畸形、肺隔离症、心包内畸胎瘤、心脏横纹肌肉瘤、先天性膈疝和支气管源性囊肿。

(三)伴随畸形

10%~40%的胎儿合并其他畸形。最常见的骶尾部畸胎瘤(刘欣友 等,2014)往往合并肛门闭锁、直肠阴道瘘、远端骶骨发育不全等先天异常。

(四)产前处理

胎儿干预是指对于即将出现水肿或处于水肿早期的胎龄小于26周的胎儿进行的宫内治疗。胎儿干预的方法包括囊肿抽吸、羊水减量术、胎儿肿瘤切除术及经胎儿镜或超声引导经皮射频消融术等(Giancotti et al.,2012)。对于面颈部和纵隔畸胎瘤的处理,应根据胎儿胎龄、有无水肿和气道梗阻的危险而定。对于妊娠不足28周的纵隔畸胎瘤,出现水肿时需进行胎儿手术切除肿瘤。巨大或迅速生长的骶尾部畸胎瘤血管丰富，肿瘤内的动静脉分流可造成高输出性心力衰竭，导致胎儿水肿，需要进行严密监测，必要时进行手术干预。

（五）产科处理

分娩时需要警惕瘤体破裂，一般建议择期剖宫产手术为宜，分娩时机依据母胎情况进行个体化评估。部分病例则需要接受子宫外产时处理（ex utero intrapartum treatment，EXIT）（Agarwal et al.，2018），这往往是由于胎儿出生时颈部畸胎瘤对气道的压迫而无法通气，实施 EXIT，建立人工气道通气、解除气管梗阻后再处理肿物，可改善胎儿生存率及预后。

（六）预后

畸胎瘤的生长部位、回声特征和大小决定胎儿预后。表面生长，囊性为主、小的畸胎瘤在新生儿期切除畸胎瘤效果良好。实性为主的畸胎瘤恶性程度高；瘤体较大者瘤内容易出血或造成分娩障碍，可导致破裂性出血，预后差。有研究表明孕周大于 30 周的胎儿存活率为 75%，明显高于分娩孕周小于 30 周者（存活率约为 7%）。瘤体大于 10cm 及 24 周之前瘤体体积大于胎儿体重 12%也与不良预后有关。

颅内畸胎瘤预后不良（Arisoy et al.，2016），大多数产前诊断的病例胎死宫内或者出生后短时间内死亡。面颈部畸胎瘤常引起吞咽困难，造成羊水过多。口腔畸胎瘤预后与肿瘤大小有关，肿瘤较小及手术能完全切除者预后好；肿瘤较大，尤其压迫呼吸道者预后不良。纵隔畸胎瘤由于其可压迫重要的结构而引起胎儿死亡，如果胎儿存活，在分娩时可因气道受压而并发呼吸循环衰竭。骶尾部畸胎瘤最为常见，需要测定肿瘤的大小/容积，确定实性和囊性成分。胎儿心脏排血量和肿瘤内出血的危险性与不良预后密切相关，需要根据具体胎龄选择宫内胎儿干预或分娩。体积较大者需要定期进行胎儿超声心动监测，监测频率根据肿瘤大小和生长速度决定。

（魏瑗　赵扬玉）

三、肾上腺神经母细胞瘤

肾上腺神经母细胞瘤是肾上腺最常见的恶性肿瘤，起源于肾上腺髓质，多为单侧，以右侧好发，较大者可引起周围脏器受压，肿瘤亦可包绕大血管，但不侵犯血管腔，在活产儿中发生率约为 6/1 000（Schrauder et al.，2008）。

肾上腺髓质源自神经外胚层，系由胚胎时神经嵴的交感神经胚细胞演变而成。在生理情况下，胚胎时期的神经嵴细胞生长、分化为神经节细胞，在胚胎第 2 个月时，髓质逐渐进入皮质内，至出生时肾上腺髓质完成迁移，并位居肾上腺的中央区。在这种迁移过程中，由于遗传因素、基因的突变等，使得胚胎性的神经嵴细胞呈恶性分化，即为神经母细胞瘤（杨文萍 等，2005）。

（一）超声诊断要点

随着产前超声检查的普及和检查技术的提高，肾上腺母细胞瘤检出率大为提高，妊娠 20 周后超声检查即可发现。其声像图表现为圆形或分叶状实质性肿块，因易合并瘤内出血肿块内部回声不均匀，可见不规则无回声区，或散在钙化灶，后伴声影，彩色多普勒及能量多普勒显示肿瘤内部及周边丰富血流信号。肾上腺神经母细胞瘤可以在宫内发生广泛转移。最常见的转移部位为胎儿肝脏，其他较少见的部位为脐带、胎盘、脑部等，其中胎盘转移时常表现为胎盘增厚，形成瘤栓可导致胎盘血液回流障碍，可引起胎儿贫血或低蛋白血症所致的水肿（李鹏 等，2012）。

（二）鉴别诊断

胎儿肾上腺肿块以肾上腺出血、肾上腺神经母细胞瘤为主，此外还有畸胎瘤、单纯性肾上腺囊肿、血管瘤、嗜铬细胞瘤等，鉴别诊断主要依靠超声检查。

1. 肾上腺出血　肾上腺神经母细胞瘤容易合并瘤内出血，与之难以鉴别，肾上腺出血右侧多于左侧，超声表现多样，新鲜出血时可表现为囊性团块，随病情进展至血凝块形成可表现为囊实性团块，内部无血流，但周边可能探及血流信号。

2. 肾上腺畸胎瘤　超声表现为囊实混合性肿块，边界清，可有脂液分层及钙化强回声团。

3. 单纯肾上腺囊肿　超声表现为圆形或椭圆形囊性包块，边界清晰，囊内无回声，后方回声增强，若并发囊内出血，囊肿增大，囊内呈现细小点状回声，彩色多普勒及能量多普勒超声显示囊壁稀疏星点状血流信号，内部无血流信号，产前多能明确诊断。

（三）产前处理

肾上腺神经母细胞瘤占产前检出胎儿肾上腺肿块的 81%~85%，对于产前超声发现的肾上腺肿块，应首先考虑神经母细胞瘤的诊断。动态超声随访也有助于明确肾上腺肿块性质，一般建议每 2 周复查 1 次，以免延误肿瘤的诊断、治疗，同时也避免对肾上腺出血等良性肿块或自发缩小的神经母细胞瘤进行引产或外科手术。如可疑肿块几个月内增大或变化不明显，应怀疑恶性，生后应尽早手术探查。

此外，产前 MRI 也有一定指导意义。囊实性占位产前 MRI 表现为混杂 T_1、T_2 信号，壁厚薄不均，中心以 T_2 加权像高信号为主，考虑为坏死液化，可能间接说明病变生长速度较快，具有一定恶性征象。实性肾上腺占位，MRI 表现为 T_1 加权像稍低信号，T_2 加权像等、高信号，且信号均匀，灶内 SS-FSE 序列未见低信号血管影，边界较清晰。产前诊断的部分胎儿生后复查 MRI，病变消失，提示恶性度低（李旭 等，2015）。

（四）预后

肾上腺神经母细胞瘤是一种临床上具有生物学异质性的肿瘤，有两极分化的临床表现。德国小儿血液肿瘤专业组选择了年龄<1 岁，活检证实为肾上腺神经母细胞瘤的病例进行随访观察，发现 47%的患儿出现了一定程度的消退，其中 17%完全消退（Hero et al.，2008）。因此肾上腺神经母细胞瘤临床有 3 个转归：①自行消退；②分化成熟为良性神经节细胞瘤；③迅速进展成高度恶性的肿瘤。

（盛晴　赵扬玉）

四、血管瘤

胎儿血管瘤（fetal hemangioma，FH）是一种良性的血管内皮增生性改变，是一种先天性血管发育畸形，介于错构瘤和真实肿瘤之间。其病理改变多样，有毛细血管瘤、海绵状血管瘤、淋巴血管瘤、纤维血管瘤、毛细血管海绵状血管瘤等。大部分血管瘤为单发，多发不足 5%（Boull et al.，2016）。较大的血管瘤或多发性血管瘤可发生致死性的并发症（Maguiness et al.，2015；Schafer et al.，2014）。血管瘤可以生长于胎儿全身任何部位，但以皮肤及皮下组织居多，皮肤和内脏可以同时发生血管瘤。皮肤血管瘤主要发生于头颈部，其次是躯干和四肢，血管瘤多很小，可自然退化，但有 20% 可长到很大。本节重点阐述胎儿体表血管瘤。

胎儿血管瘤产前诊断率不高，国内外多为个案报道，尚无确切的发病率统计，婴幼儿中血管瘤发生率在 1%～2%，其中多见于 1 月龄以内新生儿。

（一）病因

血管瘤的形成有多种假说（Boull et al.，2016），包括：①血管内皮细胞发生了体细胞突变，从而导致与正常微血管不同的生物学行为。②血管瘤外周环境中的细胞如单核细胞、成纤维细胞、间充质细胞、脂肪细胞、肥大细胞引起正常的微血管内皮细胞异常增殖，从而形成血管瘤。③血管瘤细胞来源于胎盘，因为与胎盘内皮有同样的免疫组化表型，如葡萄糖转运蛋白 1、分层蛋白（merosin）、CD32（FcγR Ⅱ）、Lewis Y 抗原。胎盘内皮栓塞在某个部位，从而增殖形成血管瘤。④血管瘤起源于不成熟的内皮前体细胞。

胎儿血管瘤是由胚胎时期血管网增生所致。在胚胎发育早期，原始血管是一种内皮细胞组成的管状物，它们在间质中形成一个致密的网，随着胚胎发育原始血管网逐渐分化成为不同器官和组织之间联系的血管丛。一些血管网在分化过程中局部发生不规则增生，逐渐发展成为血管瘤。血管在胚胎发育过程中大致可以分为丛状期、网状期和管干期三个阶段。每一个阶段在发育过程中出现障碍，则表现出不同的血管瘤类型。在丛状期，如果有些毛细血管停止发育，可能产生毛细血管瘤和痣；在网状期，如果增粗的血管趋向于融合在一起，聚集成团，则可能表现出海绵状血管瘤和动脉瘤；在管干期，如果粗大的血管主干与胎儿体循环有广泛的交通，可能表现为蔓状血管瘤（Boull et al.，2016）。

（二）超声诊断要点

胎儿血管瘤在妊娠期超声检查中呈现多种表现。胎儿体表的血管瘤多在妊娠中晚期可见体表有一明确的肿物突出，多普勒超声可见丰富的血流，瘤体多局限于皮下，少有突破体壁，以头部和躯干常见（Bulas et al.，1992）。深部血管瘤皮下可见囊状或圆形质软肿块，表面线条光滑。毛细血管瘤多发生在皮肤表层，胎儿超声检查并不能探及，所以妊娠期超声检查所及的主要是海绵状血管瘤、蔓状血管瘤和血管内皮瘤。海绵状血管瘤通常肿块包膜完整，界限清楚，可与毛细血管瘤同时存在，称为混合性血管瘤（Chen et al.，2016；Salinas-Torres，2016；冯洁玲 等，2012）。蔓状血管瘤超声下表现为扩张的小动脉与小静脉互相交通成动静脉瘘，可看到扩张血管同时伴有搏动。当血管瘤瘤体巨大时要考虑血管内皮瘤，巨大血管内皮瘤可能消耗血小板及凝血因子，导致血小板减少及凝血功能异常，严重者可出现卡萨巴赫-梅里特（Kasabach-Merritt）综合征（以巨大血管瘤伴发血小板减少和全身出血倾向为特征的一种综合征）或羊水过多，发生非免疫性胎儿水肿等。

（三）鉴别诊断

孕期超声检查对血管瘤的判断相对准确，但仍需要与淋巴管瘤及纤维瘤等鉴别（Chen et al.，2016；冯洁玲 等，2012）。此外血管瘤体巨大，超出了正常结构范围时需要与相应部位肿瘤作鉴别。

淋巴管瘤多位于颈部或以胸导管等淋巴器官分布的区域为主的多个囊性结构为特征的占位，但若为淋巴管瘤合并血管瘤时，产前甚至生后的鉴别都有一定的难度。

纤维瘤多为软组织内圆形或椭圆形肿块回声，内部低回声，包膜完整，因其血流不丰富，产前可与血管瘤作区别。

（四）伴随畸形

目前并无确切报道血管瘤与其他胎儿畸形相伴发，但是对于巨大血管内皮瘤所引发的 Kasabach-Merritt 综合征甚至非免疫性胎儿水肿，需要重视（Salinas-Torres，2016）。

（五）自然病程

胎儿血管瘤自然病程包括两个方面：一方面可以平稳生长，直至生后自然消退；另一方面，则有可能生长迅速，瘤体具有侵犯性，波及较大范围，直至出现凝血因子消耗，出现 Kasabach-Merritt 综合征或 DIC，并可能导致羊水过多、胎儿水肿等（Ochiai et al.，2016）。

虽然胎儿血管瘤有自然消退的特点，但在产前尚未见报道消失的案例。血管瘤大多生后 1 岁左右会逐渐停止，开始出现消退表现，包括色泽减退、颜色变浅、张力减低，继之出现纵横交错的白色纹理，最后血管瘤完全消退，这一消退过程将延续 5～10 年。70%～85% 的毛细血管瘤及 5%～50% 的海绵状血管瘤在生后 1～3 年内可自行消退。但部分大面积血管瘤即使完全消退后，还遗留皮肤松软下垂、色素改变及浅表瘢痕等。

（六）产前处理

目前产前胎儿血管瘤的干预治疗报道较少，但是巨大的胎儿血管瘤所需血流丰富，导致胎儿心功能负荷增加甚至发生心力衰竭，产前必要的宫内干预（例如射频或微波消融阻断血供）可能会改善胎儿预后。此外，对于巨大血管内皮瘤所引发的 Kasabach-Merritt 综合征甚至非免疫性胎儿水肿，产前脐带穿刺有助于及时诊断。

（七）产科处理

产科分娩方式及分娩时机尚无大样本的文献报道，需根据血管瘤的自然病程及产前超声特点进行个体化处理。

要对胎儿血管瘤常规超声监测，评估其胎儿期可能的风险，尤其是对于瘤体直径超过 5cm 的巨大血管瘤需要考虑剖宫产，并要选择专业的具备小儿外科专业的三级医疗中心分娩；而瘤体直径小于 5cm 可选择至相应的医疗中心进行阴道分娩（Aboellail et al.，2015）。

（八）预后

生后的新生儿期血管瘤处理，主要是尽快明确诊断，制订治疗方案。毛细血管瘤一般生后没有太大变化，因其不影响新生儿器官功能和机体的发育，可选择期待观察或者简单的手术治疗。对于直径超过 5cm 的血管瘤，需要排除胎儿心脏高负荷所致的心力衰竭、凝血功能异常等并发症，必要时对症治疗。少部分海绵状血管瘤生后有迅速扩大趋势，生后要注意监测，必要时及早干预。血管瘤的总体治愈率在70%左右，如何完整的取出瘤体和保证器官的美观是今后小儿外科努力的方向。

（王学举　赵扬玉）

五、心脏肿瘤

胎儿心脏肿瘤是一种少见的心脏病变，占活产儿的0.001 7%～0.028%，占所有尸检病理标本的1/10 000（Niewiadomska-Jarosik et al.，2010）。

胎儿心脏肿瘤的病因不明。绝大多数胎儿原发性心脏肿瘤为良性，其中最常见的是横纹肌瘤，其次是畸胎瘤，少见的有纤维瘤、血管瘤、黏液瘤、原发性胎儿恶性心脏肿瘤等。

（一）横纹肌瘤

横纹肌瘤是最常见的原发性胎儿心脏肿瘤，占胎儿心脏肿瘤60%以上，常为多发，源于心室游离壁及室间隔，多累及心脏左侧房室。横纹肌瘤可以与遗传性疾病（如唐氏综合征等）及先天性心脏病（如房间隔缺损、法洛四联症、左心发育不良综合征等）并存，增加其诊断和治疗的复杂性。出生前后人群的研究资料显示，横纹肌瘤与血管瘤一样，都有自行退化的趋势。但是由于心脏横纹肌瘤易引发胎儿致命性心律失常且常伴有结节性硬化，后者所致胎儿神经系统损害是横纹肌瘤患儿出生后致残及死亡最主要的危险因素。因此无论产前还是产后，其预后均比血管瘤及良性畸胎瘤差。

（二）良性畸胎瘤

良性畸胎瘤是发病率占第二位的原发性胎儿心脏肿瘤，约占胎儿心脏肿瘤的15%。大多数心脏良性畸胎瘤起源于心包，少数则直接起源于心肌本身。几乎所有患儿均会发生心包积液，可能引起致命性心脏压塞。心脏良性畸胎瘤手术成功率及术后长期存活率均较高，仅次于血管瘤。无并发症状的患儿，出生治疗后预后良好。

（三）纤维瘤

原发性心脏纤维瘤的发病率与心脏畸胎瘤相似，多源于室间隔，常引起心脏传导阻滞和心律失常，患儿生后常因恶性心律失常而猝死，若不及时手术几乎无存活可能，其存活率明显低于上述两种类型的心脏肿瘤。胎儿心脏纤维瘤偶尔可合并其他畸形或综合征，如唇腭裂、痣样基底细胞癌综合征等，此类胎儿预后更差。

（四）黏液瘤

黏液瘤是成人期最常见的原发性心脏肿瘤，但在胎儿中非常少见，仅有少数个案报道。Isaacs等（2004）收集了6例生后诊断心脏黏液瘤的病例，只有1例进行手术治疗且存活。

（五）血管瘤

胎儿心脏血管瘤也非常少见，仅有少数个案报道。心包积液是血管瘤最常见的表现。与横纹肌瘤相似，血管瘤也有自行退化的趋势，且很少伴发其他综合征，因此是所有胎儿心脏肿瘤中存活率最高、预后最好的类型。

（六）原发性胎儿恶性心脏肿瘤

原发性胎儿恶性心脏肿瘤非常罕见。其临床症状与肿瘤的位置及累及范围有关，往往在诊断时已有肺、胸腺及局部淋巴结的广泛转移，预后极差。

（七）影像学特征及诊断

胎儿心脏肿瘤的分类主要依据临床表现与影像学特征，而不是基于组织病理学检查。

胎儿原发性心脏肿瘤的初次诊断时间在妊娠20～30周，平均22周。心腔内显示肿块回声是超声诊断心脏肿瘤的基础。大部分横纹肌瘤起源于室间隔，少数可起源于心室壁。其声像图特点是心室内均匀强回声结节，边界清楚、回声均匀、多发性，随着心脏的舒缩运动肿块可有一定的活动幅度。畸胎瘤可位于心包内或心包外，超声表现为心包内不均匀回声肿块，包膜清晰，几乎所有畸胎瘤都合并心包积液。纤维瘤多为单个孤立的肿瘤，好发于心室壁或室间隔，因有钙化与囊性变区域，所以回声不均匀。血管瘤超声表现为混合型回声包块，多位于心底部近右心房处，常合并心包积液。

肿瘤阻塞心脏流入道或流出道，或引起患儿心律失常，超声能检测到相应改变，如心脏增大、心脏收缩乏力、心包积液、胸腔积液、腹腔积液及胎儿水肿等。

胎儿超声心动图检查能早期、准确地发现心脏肿瘤，并能对肿瘤的部位、大小、血流动力学改变、心功能变化及心律失常等作出评估。影像学主要表现为心脏扩大、心室流出道梗阻、心包积液、心律失常及心脏功能减退等。

结节性硬化症（tuberous sclerosis complex，TSC）是一种常染色体显性遗传的多系统疾病，位于9号染色体的*TSC1*基因及位于16号染色体的*TSC2*基因是TSC的致病基因。超过50%的胎儿心脏横纹肌瘤是TSC的首发表现。胎儿超声心动图对心脏横纹肌瘤具有较高的检出率，但单纯心脏横纹肌瘤与合并TSC的心脏横纹肌瘤预后明显不同，而超声心动图检查难以对二者进行鉴别。对胎儿超声心动图检查疑似诊断心脏横纹肌瘤的患者进行联合基因测定，能在产前诊断TSC，有助于对孕妇及其家庭进行遗传咨询（谷孝艳 等，2016）。

（八）鉴别诊断

当心包内畸胎瘤向外生长时可与肺囊性腺瘤样病变、支气管囊肿、肺囊肿等肺内病变或纵隔内病变相混淆。肺内病变应完全出现在肺内、心包外，心包回声无异常改变，而心包内肿瘤声像图上可显示心包包于肿瘤外，且常有心包积液。

心室内强回声点是常见的一种心脏声像图表现，心室内存在单个或数个小的强回声结构，左心室更多见，但都位于腱索或乳头肌上，声像图上似悬空在心室中。强回声点面积很小，随孕周的增加可能消失或回声减弱。

其他原因引起的心包积液一般不易与心包内肿瘤引起的心包积液相混淆。但当肿瘤较小或位于心底部时，可能首先观察到的是心包积液。如经仔细超声检查确实未见心包内肿瘤，应考虑为非肿瘤性心包积液，如心脏畸形、心律失常和非免疫性胎儿水肿等。

（九）临床处理及预后

胎儿心脏肿瘤预后取决于肿瘤大小、所处部位、肿瘤类型。

原发性胎儿恶性心脏肿瘤预后极差，一旦发现应立即终止妊娠。对于原发性胎儿良性心脏肿瘤，应根据疾病种类、预后、肿瘤发生部位、疾病严重程度进行综合判断。随着影像学技术的发展、心脏外科技术的提高、产前干预措施及胎儿监护手段的进步、心脏肿瘤的产前诊断、干预与产后治疗水平的提高，患儿总体生存率呈上升趋势。

无症状且心功能正常的胎儿良性心脏肿瘤无须产前治疗，只需要定期对胎儿进行超声随访，如果没有严重并发症，应尽可能延长孕周。对于不伴严重压迫或梗阻症状，但有心功能不全和/或心律失常的胎儿，应及时给予经胎盘转运的药物，或行宫内心包穿刺术进行心脏减压（Bader et al.，2006）等综合治疗，延长孕周。对于伴有严重压迫或梗阻症状、药物难以控制的心律失常、心力衰竭的胎儿，如果胎肺已成熟，则考虑选择及时分娩，出生后予心脏外科手术治疗；如果诊断时伴有上述严重症状且胎儿胎龄小，分娩后不能生存者，则考虑终止妊娠。

横纹肌瘤有自发消退的趋势，因此大多采取保守治疗，如非必要不予提前分娩及手术治疗。畸胎瘤与大型血管瘤可产生心包积液引起心脏压塞导致胎儿死亡，通常需要进行产前干预，如心包穿刺减压或产前激光消融肿瘤滋养血管，以阻止肿瘤生长，待出生后行手术治疗等。血管瘤也有自然消退的可能，应动态观察。纤维瘤常处于静止状态，无自然消退的可能，产后还可能继续生长，出生后应及时手术，部分或全部切除肿瘤，或进行瓣膜置换。如手术切除不完全，肿瘤容易复发。胎儿原发性良性心脏肿瘤的外科手术治疗原则是最大限度恢复心肌功能，而不是完全切除肿瘤。对于部分巨大心脏肿瘤，手术切除不易实现，且容易出现心脏梗阻性血流动力学障碍时，唯一的治疗选择是心脏移植。

产前综合干预可以使部分原发性心脏肿瘤的胎儿在宫内顺利生长、发育、成熟直至分娩，且出生后经心脏外科手术治疗可获得相对良好的预后。随着心脏外科手术水平的成熟，手术成功率及术后生存率大幅度提高，患儿术后长期生活质量不断改善，胎儿心脏肿瘤的预后越来越好。

（郭晓玥　赵扬玉）

六、肾母细胞瘤

肾母细胞瘤是一种起源于肾胚基细胞的胚胎性恶性肿瘤，1899 年 Wilms 对此病做了详细病理描述，因此又被命名为 Wilms 瘤（Wilms tumor，WT）。

Wilms 瘤是儿童常见的腹部恶性肿瘤，占儿童恶性肿瘤的 6%，95% 以上的儿童肾脏肿瘤为 Wilms 瘤，约 75% 的 Wilms 瘤发生在 5 岁前，2~3 岁是其发病高峰年龄。在胎儿期非常罕见，仅占所有 Wilms 瘤的 0.16%（Vadeyar et al.，2000）。

Wilms 瘤的确切病因尚不清楚，可能与 11 号染色体上 *WT-1*、*WT-2* 基因的突变和缺失有关，也可能是由持续存在的后肾胚基未能分化为肾小球及肾小管并呈不正常的增殖所致（Pomerance，1997）。该病有一定的家族性发生倾向，因此，有学者认为该病也具有遗传性。

（一）影像学诊断要点

1. 超声　胎儿 Wilms 瘤的超声表现：妊娠中期后的胎儿腹部超声可见一侧肾脏区域实性肿块占位，边界清楚，可以有囊性结构，周围可见血流，而瘤体内无血流，可伴有羊水量增加或胎儿水肿。肿块的大小决定患侧肾脏结构的改变，当瘤体增大后，可破坏肾的结构，而在早期可有肾的全部或部分正常结构。

2. MRI　MRI 可用来强化肾肿物的解剖结构，为发现巨大的 Wilms 瘤对邻近结构的影响提供更好的视野。胎儿 Wilms 瘤在 MRI 中的表现主要是在多个平面可以见到肾脏一侧的实体肿块占位，可以见到囊性改变。瘤体不大时可见到部分肾脏结构，边界清楚，但也可模糊，与周边组织的关系可作为瘤体是否有浸润的判断指标。

（二）鉴别诊断

胎儿 Wilms 瘤的主要鉴别诊断是中胚叶肾瘤，两者的表现均为来源于肾脏或可能完全取代正常肾的肿块。与中胚叶肾瘤不同的是，胎儿 Wilms 瘤可能有边界不清的假包膜，瘤体通常较小，很少越过中线，进展较慢。此外，中胚叶肾瘤多存在羊水过多现象，Wilms 瘤相对少见。

需要与胎儿肾积水、多囊性肾发育不良、局灶性肾发育不良、肾上腺神经母细胞瘤、腹膜后畸胎瘤、异位肾、膈肌下隔离肺等进行鉴别。

（三）伴随畸形

大部分 Wilms 瘤是孤立病变，约 15% 的患儿并发其他先天畸形，如虹膜缺失、偏身肥大、内脏肥大、脐膨出、巨舌、重复肾、马蹄肾、多囊肾、异位肾、隐睾症和尿道下裂等（Geller et al.，2011）。此外，Wilms 瘤可能是公认的遗传病的一部分，这些遗传病包括 Perlman 综合征（常染色体隐性遗传病，以巨大胎儿、胰岛细胞肥大、肾肉芽肿及面部异常等为特征）、Beckwith-Wiedemann 综合征（常染色体显性遗传病，特征为巨舌、脐膨出、肾上腺囊肿、偏身肥大等）、Denys-Drash 综合征（常染色体显性遗传病，特征为男性假两性畸形、弥漫性血管硬化、性腺发育不良等）、WAGR 综合征（特征为 Wilms 瘤、虹膜缺失、泌尿生殖器畸形及智力发育迟缓）等（Vadeyar et al.，2000）。

（四）自然病程

由于胎儿 Wilms 瘤的产前确诊罕见，所以对肿瘤的发展和自然史仍不明确。Wilms 瘤的临床进展相对缓慢，胎儿期出现异常和变化不多，获取的相关胎儿信息也很少，选择上多以期待治疗为主。一般不建议选择引产处理。

（五）产前处理

超声及 MRI 检查详细了解肿物的特征、与肾脏的关系及对肾脏的影响，明确有无伴随异常。进行遗传学检查及咨询，明确有无染色体及相关基因异常、遗传综合征等。详细询问病史，明确有无 Wilms 瘤家族史。

（六）产科处理

胎儿 Wilms 瘤的体积很少能生长到影响阴道分娩的大小，因此常规应选择经阴道分娩，无特殊产科处理。

（七）预后

Wilms 瘤患儿的生存率的主要取决于分期及组织分化程

度。外科手术切除是 Wilms 瘤主要治疗方法，并根据分期及病理类型决定术后是否进行化疗和放疗辅助治疗。在胎儿或新生儿期确诊的 Wilms 瘤一般分期早且不良组织类型罕见，经过早期诊断和手术治疗，大多预后较好，通常不需要后续的进一步化疗和放疗。目前的治疗方案已使局灶性肿瘤的长期预期生存率达到95%以上，而转移性肿瘤也达到了约70%（Metzger et al.，2005）。

在妊娠期，Wilms 瘤患儿往往同时伴发羊水过多和胎儿水肿，导致早产或胎儿宫内死亡。

Wilms 瘤远期影响包括高血压、生育问题、低体重儿出生等。研究发现多达 70%的 Wilms 瘤患儿有高血压或高血压前期表现（Haddy et al.，2007）；Wilms 瘤存活者后代的围产期死亡率显著增加；Wilms 瘤存活者妊娠后，其妊娠风险增加，对于拟继续妊娠者，建议其进行产前咨询。

（孟新璐　赵扬玉）

七、胎儿肝脏肿瘤

胎儿肝脏肿瘤是为胎儿时期发生、发现的肝脏肿瘤，主要分为原发性和继发性两种。其中继发性（即转移性病变）通常多于原发性肝脏肿瘤，最常见的为神经母细胞瘤，其次为白血病、来自骶尾部畸胎瘤的卵黄囊瘤及肾脏横纹肌样瘤。而原发性病变主要为肝血管瘤、间叶性错构瘤和肝母细胞瘤。

围产期肝脏肿瘤是罕见的疾病，其患病率仅占胎儿和新生儿肿瘤的 5%（Broadbent，1992）。胎儿肝脏肿瘤确切的发病原因并不清楚，可能与先天发育异常、部分遗传代谢病有关。

（一）常见的胎儿肝脏肿瘤

1. 肝血管瘤　肝血管瘤根据纤维成分的多少可分为四型：海绵状血管瘤、硬化性血管瘤、血管内皮瘤及毛细血管瘤，是胎儿期和新生儿期最常见的肝脏肿瘤，其中最多见的是海绵状血管瘤。据 Isaacs（2007）的研究报道，通过回顾圣地亚哥儿童医院和洛杉矶儿童医院的病例，共报道 194 例胎儿及新生儿期肝脏肿瘤，117 例为肝血管瘤，约占总数的60%，其中 28%在产前发现。其产前表现通常为超声提示的胎儿肝脏肿块、继发的贫血、水肿、羊水过多、心力衰竭、血小板减少和弥散性血管内凝血等。

小的肝血管瘤通常没有症状，也无须特殊处理，但大的血管瘤（直径>4cm）则可引起血小板隔离导致的出血，即 Kasabach-Merritt 综合征，此病是由 Kasabach 和 Merritt 于 19 世纪 40 年代提出的，由于巨大海绵窦状血管瘤导致的血小板减少，因血管瘤使血小板聚集、循环中血小板减少，继而引起凝血功能异常，从而导致出血的综合征。大的血管瘤也可引起胎儿贫血、高输出型心力衰竭、甚至于分娩过程中发生破裂、腹腔内出血而危及胎儿生命。肝血管瘤可以是单发或者多发，单发者通常发生于肝右叶。约一半的新生儿肝血管瘤合并皮肤及其他器官的血管瘤，通常发生在皮肤、脑、胎盘、肺和眼睛等部位。肝血管瘤也可能与 Beckwith-Wiedemann 综合征（一种常染色体显性遗传的先天过度生长的疾病，患者一般在出生前就已有可能发生过度生长的情形，出生之后可能发生新生儿低血糖，并伴随有巨舌、内脏肿大、半边肥大等病症）、胎盘绒毛膜血管瘤、异型肾相关（Drut et al.，1992）。

2. 间叶性错构瘤　为来源于汇管区结缔组织的良性肿瘤，主要由肝细胞、胆管结构及纤维组织组成（Woodward et al.，2005），约占所有胎儿及新生儿期肝脏肿瘤的 23%（Isaacs，2007）。有学者认为，间叶性错构瘤源于肝小叶供血异常，导致缺血并继发局部组织的囊性变和纤维化（Lennington et al.，1993）。大多数间叶性错构瘤发生于肝右叶，但双侧患病的病例数也高达 10%（Isaacs，2007）。目前，无间叶性错构瘤完全切除后复发及恶性转移的报道。

3. 肝母细胞瘤　是 1 岁以内最主要的原发性肝脏恶性肿瘤，主要来源于肝脏胚胎组织，是由肝脏胚胎原基细胞发生的恶性肿瘤，可能是胚胎结缔组织的异常发育。根据肿瘤细胞的分化程度分为胎儿型肝母细胞瘤、胚胎型及混合型肝母细胞瘤，占胎儿期及新生儿期肝脏肿瘤的 16%（Isaacs，2007）。典型的肝母细胞瘤多为发生于上腹部单一区域的肿物，以肝右叶多见。超声表现为与肝实质等回声实性包块，局部可见钙化。肝母细胞瘤进展迅速，可于胎儿时期导致水肿，瘤内大出血导致消耗性凝血障碍及贫血，也可转移至胎儿的其他器官甚至胎盘，并引起胎儿死亡。肝母细胞瘤与先天性异常和畸形综合征发生相关，最常见的相关综合征为 Beckwith-Wiedemann 综合征和家族性腺瘤性息肉病（一种常染色体显性遗传病，表现为整个结直肠布满大小不一的腺瘤，并随着年龄增长逐步增多，并最终发生癌变）。

（二）超声诊断

肝血管瘤在超声下与周围组织分界清楚，可为单个或多个，依纤维化的程度和进展阶段而表现为低回声、高回声或混合性回声。肿瘤大小不等，偶有肝大表现。可见羊水过多，这是由于血管瘤引起的高动力状态或压迫胃肠道引起的，部分也可见胎儿水肿。间叶性错构瘤的典型超声表现为不规则的囊肿，也有部分为实性或囊实性的，可伴有羊水过多或羊水过少。肝母细胞瘤的超声表现多为与肝实质等回声实性包块，局部可见钙化，极少病例能够在产前发现。

（三）其他辅助检查

1. 甲胎蛋白　甲胎蛋白水平在肝母细胞瘤和间叶性错构瘤的新生儿病例中可明显升高，肝血管瘤患者的甲胎蛋白水平可在正常范围内，也可有升高（Kim et al.，2010）。

2. CT 和 MRI　血管瘤的 CT 平扫呈低密度，增强扫描可见肿瘤由周边向中心强化，在延迟扫描时可见全部强化；MRI 表现为 T_1 加权像低信号，T_2 加权像高信号。间叶性错构瘤的 CT 表现为多囊性低密度肿物，钙化少见；MRI 表现为 T_1 加权像上信号可变，T_2 加权像高信号。肝母细胞瘤 CT 平扫可见肝母细胞瘤密度不均，与周围正常组织界限清晰，增强扫描于动脉期可见占位强化，而在延迟期表现为等密度或低密度；MRI 表现为 T_1 加权像低信号，T_2 加权像等信号或轻度高信号，若肿瘤中心坏死，也可表现为高信号。

（四）鉴别诊断

胎儿肝大的鉴别诊断包括通常的脾大，以及水肿、胎儿感染、贫血、代谢异常（如甲状腺功能减退）和遗传综合征（如

Beckwith-Wiedemann 综合征等）。产前肝脏肿块的鉴别诊断包括单发非寄生性囊肿、与多囊肾相关的囊肿及转移性神经母细胞瘤等。

（五）自然病程

由于胎儿肝脏肿瘤罕见，所以对其自然病程知之甚少。目前有肝血管瘤引起的心力衰竭、水肿致胎死宫内，也有肝母细胞瘤多发转移致胎死宫内的报道。

（六）产科处理

目前缺乏对于孕期发现胎儿肝脏肿瘤患者的有效干预处理。对于孕期发现胎儿肝脏肿瘤的孕妇，应对其进行多方面的产前评估。包括：详细的超声检查以确定肿物的大小、数目、位置、血供等，寻找是否存在其他部位肿瘤的证据，并检查胎儿是否有先天性异常和畸形综合征。需要对患病胎儿进行超声心动图检查以明确是否存在高输出型心脏病并了解其生理进展情况。综合产科、儿科、影像科及小儿外科多学科专家意见，在权衡肿瘤进展及早产风险的基础上适时终止妊娠。胎儿合并肝脏肿瘤的孕妇应在有新生儿科、小儿外科和小儿肿瘤科的医院分娩，由于有肿瘤于分娩期破裂致腹腔内出血、胎儿死亡的报道，可能需要行剖宫产，以将肿瘤破裂的风险降至最低。

（七）新生儿处理

一旦肝脏肿瘤胎儿出生，应尽快明确诊断。对于肝血管瘤的患儿，可以通过手术切除、皮质类固醇及干扰素-γ 进行治疗。目前对于其治疗方式没有明确规范，可咨询小儿外科专科医师的意见。对于间叶性错构瘤，治疗方式主要为手术治疗，在 Isaacs 的回顾性研究中，获得手术治疗的患儿术后生存率为 76%，未治疗者仅有 1/3 存活。而肝母细胞瘤的治疗方式首选手术切除，对于失去手术机会的患儿，可在活检确诊基础上进行化疗，在化疗基础上寻找完全切除肿瘤的机会。

（八）预后

肝血管瘤患儿若无充血性心力衰竭、血小板减少等并发症，其预后良好。间叶性错构瘤完全切除后预后良好，该肿瘤切除后不会出现恶变及复发。肝母细胞瘤患儿的预后与其期别相关，Ⅰ期患儿无病生存率可达 100%，Ⅱ期为 75%，Ⅲ期为 67%，Ⅳ期为 0。

（九）遗传及再发

大部分胎儿肝脏肿瘤为偶发，对之后的妊娠无明显影响。但对于肝母细胞瘤的患儿，需除外 Beckwith-Wiedemann 综合征和家族性腺瘤性息肉病家系，此二者均为常染色体显性遗传病，可增加肝母细胞瘤的患病风险。

（顾珣可　赵扬玉）

第十三节　复杂性双胎

一、双胎定义

一次妊娠宫腔内同时有两个或两个以上胎儿时称为多胎妊娠（multiple pregnancy），以双胎妊娠（twin pregnancy）多见。近年来由于不孕症治疗技术的进展，双胎和多胎妊娠发生率不断增加。双胎妊娠易引起妊娠期高血压疾病、妊娠期肝内胆汁淤积症、贫血、胎膜早破及早产、产后出血、胎儿发育异常等并发症。复杂性双胎指双胎之一或两胎均出现异常，主要指单绒毛膜双胎，如单绒毛膜双胎可能合并双胎输血综合征、选择性胎儿生长受限、双胎贫血多血质序列征、双胎反向动脉灌注序列征等特殊并发症。此外，双绒毛膜双胎如出现胎儿异常亦为复杂性双胎。

（一）双胎发生率

单卵双胎的发生率在全球范围内相似，约每 250 名新生儿中有一对，与种族、遗传、年龄和孕产次无关。现有证据证实辅助生殖后受精卵分裂的发生率增加。单卵双胎约占双胎妊娠的 30%。双卵双胎的发生率明显受到种族、遗传、孕妇年龄、产次，特别是受孕方式的影响。双卵双胎约占双胎妊娠的 70%，与应用促排卵药物、多胚胎宫腔内移植及遗传因素有关。

妊娠早期双胎妊娠的比例要高于分娩时双胎占妊娠的比例。有 20%~60% 的经妊娠早期超声证实的自然受孕双胎，在妊娠中期出现一胎消失或死亡。单绒毛膜双胎流产的发生率远高于双绒毛膜双胎；除了人工流产的因素外，两胎均死亡的发生率约占双胎妊娠的 0.5%，这些胎儿的死亡原因多为单绒毛膜胎盘存在血管吻合而导致的并发症所致。一胎胎死宫内后，另一存活胎儿也死亡的风险在同性双胎中为异性双胎的 6 倍。

（二）双胎的合子性

1. 双卵双胎　两个卵子分别受精形成的双胎妊娠，称为双卵双胎（dizygotic twin）。双卵双胎并不是严格意义上的双胎，因为他们是在一个卵泡周期内由两个卵子成熟并受精后形成的双胎。两个卵子分别受精形成两个受精卵，各自的遗传基因不完全相同，故形成的两个胎儿有区别，如血型、性别不同或相同，指纹、外貌、性格类型等多种表型不同。胎盘多为两个，也可融合成一个，但血液循环各自独立。胎盘胎儿面有两个羊膜腔，中间隔有两层羊膜、两层绒毛膜。

异期复孕为通常由一个月经周期以上的间隙所干扰的受精过程，需要在子宫已受孕的基础上再次排卵后受精，从理论上来说，在子宫未被蜕膜填满前这种情况是可能发生的。尽管在母马中已经发现该现象，但在人类中尚未发生。多数权威专家认为，所谓的异期复孕实际上只是两相同孕龄的胎儿存在发育不平衡。

同期复孕（superfecundation）是两个卵子在短时间内的不同时间（但不是同一次性交）受精而形成的双卵双胎。精子也可来自不同的男性。同期复孕产生双卵双胎。

影响双卵双胎妊娠发生率的因素如下：

（1）种族：多胎的发生率在不同的种族和民族中有显著差异。在非洲的一些地区，双胎的发生率非常高。这些双胎发生率的显著差异可能由于不同种族卵泡刺激素水平的不同而导致多排卵的结果。

（2）遗传：在决定双胎上，母亲的家族史比父亲的家族史更为重要。母亲自身为双卵双胎的，其妊娠双胎的发生率为 1∶58。母亲自身不是双胎，其丈夫是双卵双胎，其妊娠双胎的发生率为 1∶116。科学家试图在寻找增加双卵双胎发生率的基因。

(3) 母亲年龄和胎次：双胎发生率最高的年龄段为37岁，此时卵泡刺激素水平达到最大值以增加双排卵的机会。37岁以后双胎发生率的下降可能反映出卵泡的耗竭。

(4) 营养因素：显示双胎发生率与由母亲体型反映的营养状况有明确相关倾向。高大壮硕的女性较矮小、营养缺乏者的双胎发生率增加25%~30%。叶酸摄入量增加或者血清叶酸浓度增加使得接受体外受精(IVF)的女性妊娠双胎的概率增加。

(5) 垂体促性腺激素：与多胎有关的种族、年龄、体重和多产相关的常见因素可能是卵泡刺激素水平。停止口服避孕药后一个月内女性生育力和双卵双胎的发生率较高，可能是由于在停用避孕药的第一个自然月经周期中垂体促性腺激素较平时突然大量释放。

(6) 不孕症治疗：应用促性腺激素诱发排卵(卵泡刺激素+人绒毛膜促性腺激素)或氯米芬会明显增加排卵个数。使用人类绝经后促性腺激素促排卵治疗后，多胎的危险因素包括在注射人绒毛膜促性腺激素当日雌二醇水平的上升及精子性质(例如浓度和活动性)上升。

(7) 辅助生殖技术(ART)：ART的初衷是增加妊娠的可能性，但它同时增加了多胎妊娠的机会。在IVF中，原则上移植的胚胎数越多，双胎或多胎妊娠的发生率越高。改进ART技术，将胚胎培养5日至囊胚期而不是3日，可以减少多胎妊娠的发生。

2. 单卵双胎　由一个受精卵分裂形成的双胎妊娠，称为单卵双胎(monozygotic twin)。一个受精卵分裂形成两个胎儿，具有相同的遗传基因，故两个胎儿性别、血型均相同，外貌相似。单卵双胎通常也并不完全一样。一个受精卵分裂为两个并不表示其原浆质分离均等。单卵双胎之间发生差异可能是由于受精后的变异或者可能患有同样的遗传疾病但表型差异很大。若单卵双胎发生过程处于一种致畸的环境中，其中一胎发生畸形的概率增高。同性别的双卵或异卵双胎出生时可能比单卵双胎相比外貌更为相似，并且单卵双胎的生长发育通常差异更大。因此，合子性的判别通常需要遗传学检查确认。

由于受精卵在早期发育阶段发生分裂的时间不同，形成以下4种类型。单卵双胎的结局取决于受精卵何时分裂。

(1) 双绒毛膜双羊膜囊单卵双胎：分裂发生在桑葚期(早期胚泡)，相当于受精后3日内，形成两个独立的胚胎、两个羊膜囊。两个羊膜囊之间隔有两层绒毛膜、两层羊膜，胎盘为两个独立胎盘或一个融合的胎盘。此种类型约占单卵双胎的30%。

(2) 单绒毛膜双羊膜囊单卵双胎：分裂发生在受精后第4~8日，胚胎发育处于胚泡期，即已分化出滋养细胞，羊膜囊尚未形成。胎盘为一个，两个羊膜囊之间仅隔有两层羊膜，此种类型约占单卵双胎的68%。

(3) 单绒毛膜单羊膜囊单卵双胎：受精卵在受精后第9~13日分裂，此时绒毛膜和羊膜囊已经分离，羊膜囊已形成，两个胎儿共存于一个羊膜腔内，共用一个胎盘。此类型占单卵双胎的1%~2%。

(4) 联体双胎：受精卵在受精第13日后分裂，此时原始胚盘已形成，机体不能完全分裂成两个，形成不同形式的联体儿，极罕见。如两个胎儿共有一个胸腔或共有一个头部等。寄生胎(fetus in fetus)也是联体双胎的一种形式，发育差的内细胞团被包入正常发育的胚胎体内，常位于胎儿的上腹部腹膜后，胎体的发育不完全。联体双胎发生率为单卵双胎的1/1 500。

性别不同的双胎儿乎总是双卵双胎。极少的情况下，单卵双胎也有可能表象性别不一致，发生在一个胎儿由于特纳综合征而表象为女性(45,X)，另一胎儿为46,XY。

(三) 双胎绒毛膜性

绝大多数双卵双胎为双绒毛膜双羊膜囊双胎；而单卵双胎则根据分裂发生时间的不同，分别演变成为双绒毛膜双羊膜囊及单绒毛膜双羊膜囊双胎；若分裂发生更晚，则形成单绒毛膜单羊膜囊，甚至联体双胎，故单绒毛膜双胎均为单卵双胎；而双绒毛膜双胎不一定是双卵双胎。由于单绒毛膜双胎可能会发生一系列并发症，如双胎输血综合征、双胎反向动脉灌注序列征及双胎选择性胎儿生长受限等，而且由于胎盘存在血管交通吻合的特点，如果其中之一发生胎死宫内，存活胎儿存在脑损伤的风险。因此诊断合子性和绒毛膜性对于双胎的风险评估及孕期管理至关重要，绒毛膜性决定了双胎妊娠的围产儿结局。单绒毛膜双胎妊娠胎死宫内的风险是双绒毛膜双胎的3.6倍，在妊娠24周之前发生流产的相对风险系数是后者的9.18倍。

对于大多数女性来说，超声能够准确确定绒毛膜性。妊娠早、中期(6~14周)超声发现为双胎妊娠时，应该进行绒毛膜性的诊断，保存相关的超声图像。如果诊断绒毛膜性有困难，需要及时转诊患者至区域性产前诊断中心或胎儿医学中心。

超声在妊娠早期对绒毛膜性判断的灵敏度和特异度要高于妊娠中期。妊娠早期(6~10周)的超声检查建议选择经阴道超声，并需要在报告中清晰描述宫内见到几个孕囊、几个卵黄囊。如"宫内见2个孕囊，每个孕囊都各见1个胚芽"为双绒毛膜双胎(图14-13-1)；"宫内见到1个孕囊，内见2个胚芽"为单绒毛膜双胎(图14-13-2)。描述所见卵黄囊的数目，如见到2个卵黄囊，则为双羊膜囊；见到1个卵黄囊，则怀疑为单羊膜囊，这一超声表现对于确定单羊膜囊双胎并无特异性，需要在10~14周随访以进一步明确。妊娠早、中期超声测定单绒毛膜性的灵敏度约为90%，特异度从妊娠早期的99%下降到妊娠中期的95%。

妊娠10~14周，需清楚精确地描述双胎间有无羊膜分隔及其与胎盘连接处的形态，可以通过双胎间的羊膜与胎盘交界的形态来判断绒毛膜性。单绒毛膜双胎两胎儿之间有一极薄的分隔胎膜，在妊娠中期前无法看到。膜的厚度一般小于2mm，经仪器放大后可发现其仅由两层组成。在胎膜与胎盘之间形成的直角关系如未见到胎盘明显的延伸，称为"T"字征(图14-13-2)。而双绒毛膜双胎胎膜融合处夹有胎盘组织，所以胎盘融合处可见三角形突起，即"双胎峰"("λ"征)(图14-13-1)，这是诊断双绒毛膜性的有效方法。超声检查是在妊娠前半期胎儿较小时评估胎膜是否分隔的最容易和

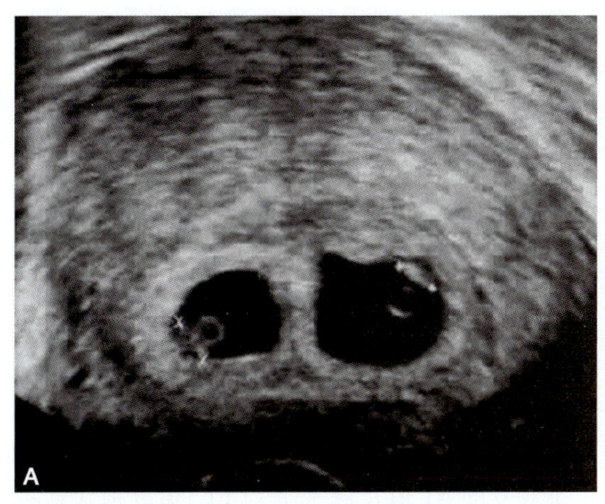

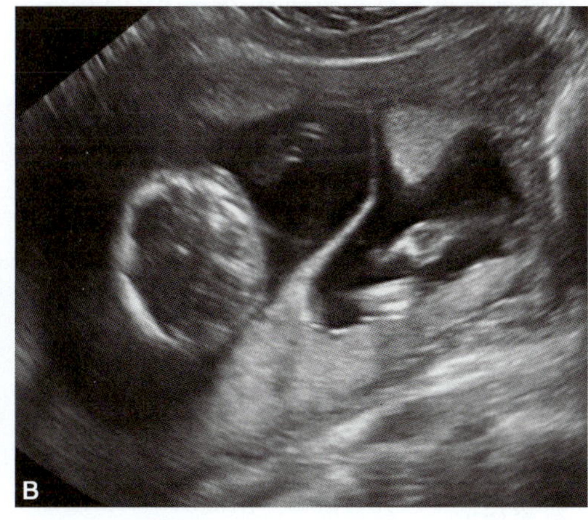

图 14-13-1 双绒毛膜双胎超声图像

A. 妊娠 10 周前宫腔内可见到两个孕囊；B. 妊娠 11~14 周“双胎峰”的超声图像（亦称“λ”征），即在绒毛膜-羊膜层之间有一个三角形胎盘组织伸入。

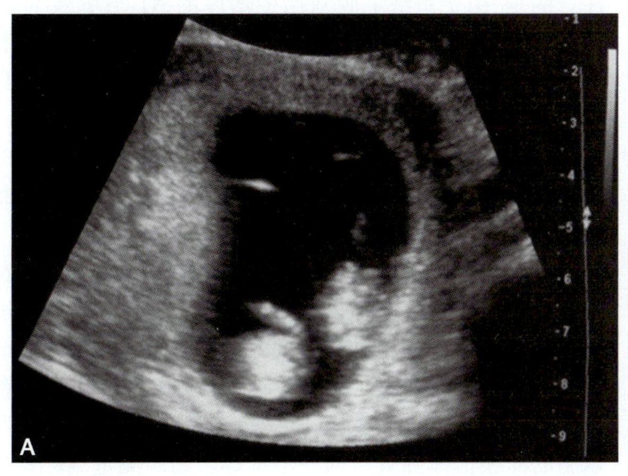

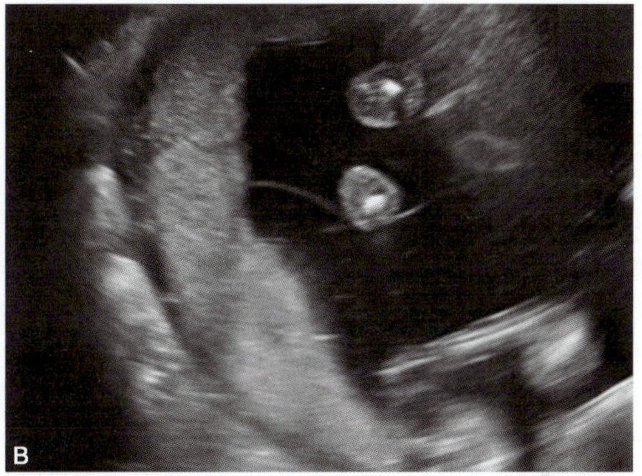

图 14-13-2 单绒毛膜双羊膜囊双胎超声图像

A. 妊娠 6~10 周提示一个孕囊内有两个胚芽；B. 妊娠中期单绒毛膜双胎“T”字征的超声图像。双胎仅有并行的羊膜分隔。羊膜和胎盘之间形成“T”形。

精确的方法。

妊娠中后期双胎峰或“T”字征不容易判断，只能通过分离的胎盘个数或胎儿性别对绒毛膜性进行判断，如为两个胎盘或性别不同，则为双绒毛膜双胎。在单个胎盘的妊娠中，区别是一个较大的胎盘还是两个并排或“融合”的胎盘可能比较困难。超声下看见只有一个独立胎盘对单绒毛膜双胎的阳性预测值为 42%。在这种状况下，重要的是检查胎盘表面胎膜的最初分隔点。如果在两层分隔的胎膜间有一个在绒毛膜表面伸展出去的三角形凸起的“双胎峰”征，即表明实际上是存在两个融合的胎盘。如两胎儿共用一个胎盘，相同性别，缺乏妊娠早期的超声资料，绒毛膜性判定会很困难。在胎膜分隔与胎盘的交界处计算膜的层数，对双绒毛膜性有 100% 预测性，但是对于单绒毛膜性却不适用。如果只有两层胎膜存在则作为可靠的依据推测为单绒毛膜性，三层或四层胎膜存在表明是双绒毛膜性。也有报道使用 2mm 的膜厚度截断值可正确分辨 90% 以上病例的绒毛膜性，但该测定的可重复性仍旧是个问题。虽然这些声像图特征独立运用对单绒毛膜性的判断阳性预测值不高，但联合使用超声征象（即一个胎盘，性别一致，细细的分界线膜，且没有双胎峰）可能会有高达 92% 的预测值。

对于没有妊娠早、中期超声检查或超声图像未被保留的双胎及多胎妊娠，妊娠中、晚期超声又无法判断绒毛膜性的病例（如胎盘只有 1 个且性别相同），建议其临床的监护、咨询和处理按单绒毛膜双胎处理。

单绒毛膜双胎和双绒毛膜双胎分娩时的处理不同。对分娩前不明确绒毛膜性者，分娩后肉眼对胎盘和胎膜进行分辨可迅速了解约 2/3 的合子性质和绒毛膜性。胎盘娩出时需注意保留附着的羊膜、绒毛膜和胎盘的连接，因为需要明确相互的关系来进行诊断。如果双胎共用一个羊膜囊或并列两个羊膜囊，囊间无绒毛膜将其分离，就是单绒毛膜双胎；如果相邻的羊膜囊被绒毛膜分开，则为双绒毛膜双胎，可以是单卵或双卵双胎，后者更常见。如果胎儿性别相同，对脐带血进行血型测定有助于明确合子性质。血型不同可确定为双卵双胎，但胎儿间血型一致并不足以确定为单卵双胎。

为明确诊断，还可采取更为复杂的技术，例如DNA“指纹识别”技术等，但除非有急需的医学指征，通常不会在出生时进行这些试验。

在妊娠早期使用阴道超声，联合使用以上这些超声征象的识别方法，对绒毛膜性和羊膜性诊断的准确率几乎100%。如果直到妊娠中期才初次执行超声检查，其分辨绒毛膜性的精度下降。虽然灵敏度不理想，但上述方法在妊娠早期对于确定单绒毛膜性的特异度几乎为100%，到妊娠中期下降到约95%（表14-13-1）。

表14-13-1　产前对单绒毛膜双胎预测准确率的统计

单位：%

时期	灵敏度	特异度	阳性预测值	阴性预测值
妊娠早期	89.8	99.5	97.8	97.5
妊娠中期	88.0	94.7	88.0	94.7
总体	88.9	97.7	92.6	96.5

资料来源：LEE Y M，CLEARY-GOLDMAN J，THAKER H M，et al.，2006. Antenatal sonographic prediction of twin chorionicity. Am J Obstet Gynecol，195（3）：863.

（四）双胎的产前筛查与产前诊断

由于双胎妊娠胎儿出生缺陷的发生率增加，产前诊断和遗传咨询对于双胎十分重要。

双胎的非整倍体异常的产前筛查策略包括：①单纯根据母亲年龄；②妊娠早期的超声胎儿颈后透明层厚度（NT）的筛查；③妊娠早期的超声血清联合筛查；④妊娠中期的血清筛查；⑤无创性胎儿游离DNA的筛查（姚静怡 等，2017）。

1. 单纯根据母亲年龄　在单卵双胎中，一胎发生染色体异常的风险与相同年龄母亲单胎的风险一致。而在双卵双胎中，理论上至少一胎发生染色体异常的风险高于相同年龄母亲的单胎妊娠。据研究表明，双卵双胎妊娠年龄32岁（也有研究采用31岁或33岁）时发生染色体异常的风险与单胎妊娠孕妇年龄35岁时相近。也就意味着需对≥32岁的双卵双胎孕妇提供侵入性产前诊断的选择。但由于临床上母亲年龄≥32岁的双胎妊娠并不少见，单纯根据母亲年龄这个单一指标来筛查双胎非整倍体异常的灵敏度低，且双胎的侵入性产前诊断的胎儿丢失率要高于单胎。因此有条件的产前诊断或胎儿医学中心可以与所有年龄≥32岁的双胎孕妇讨论基于母亲年龄的2个胎儿患有非整倍体异常的风险及双胎侵入性产前诊断的风险，由孕妇及家属决定是直接做侵入性诊断，还是先接受多个指标的联合筛查后依据结果再做决定。

2. NT　在妊娠早期（11～13^{+6}周）超声筛查胎儿NT，结合母亲年龄或联合母亲年龄、NT及妊娠早期血清学筛查，来分别评估2个胎儿发生染色体异常的风险。妊娠早期联合血清及超声指标对单胎进行非整倍体异常的筛查策略由于具有早期、灵敏度和特异度高的优势，已被许多国家采用并推荐，但在双胎中的应用价值却受到血清学指标的限制。双胎血清中β-hCG及PAPP-A水平几乎是相应孕周单胎的2倍，且受绒毛膜性及辅助生殖方式的影响，因此筛查效果不如单胎（在假阳性率为5%时，双胎胎儿染色体非整倍体异常的检出率仅为72%）。与采用母亲年龄联合超声指标的双胎筛查策略相比优势不明显。因此，国际上也有很多中心并不采用这种筛查方案。

根据研究，NT对于双胎的测量参考值可以参照单胎，两者没有显著差异。有条件的医院可以联合除NT以外的其他超声指标（如胎儿鼻骨、静脉导管、三尖瓣反流情况等）来提高对两个胎儿非整倍体异常的检出率，并可在早期发现部分严重的胎儿畸形，如无脑儿、颈部水囊瘤、严重的心脏异常等。

对于双绒毛膜双胎，因多数为双卵双胎，需根据每个胎儿独立的NT值及冠-臀长（CRL）值分别计算两个胎儿的风险。对于单绒毛膜双胎，由于都是单卵双胎，做风险评估时应该采用两个胎儿NT的平均值、最大的CRL值计算出一个风险值（即两个胎儿非整倍体异常的风险是相同的）。但需注意的是，由于单绒毛膜双胎中增厚的NT与单绒毛膜双胎的特殊并发症的发生有关，如双胎输血综合征、选择性胎儿生长受限等，其对胎儿染色体异常筛查的假阳性率高于双绒毛膜双胎。

3. 妊娠中期的血清学筛查　因为妊娠早期筛查的普及，现在单胎妊娠唐氏综合征筛查已不常用妊娠中期检测母体血清AFP、hCG、uE_3和inhibin-A水平结合孕妇年龄的方法。双胎妊娠唐氏筛查经验仍然有限，AFP、hCG、uE_3平均浓度分别是单胎妊娠者2.04倍、1.93倍和1.64倍。唐氏综合征在单胎与双胎妊娠妊娠中期血清学筛查检出率分别为60%～70%和45%，其假阳性率分别为5%和10%。由于双胎妊娠筛查检出率较低，而且假阳性率较高，单独使用血清学进行双胎的非整倍体筛查目前并不推荐。超声测量NT作为双胎妊娠非整倍体筛查是有效的替代方案。2020年更新的国内《双胎妊娠临床处理指南》不建议单独使用妊娠中期生化血清学检测的方法对双胎妊娠进行唐氏综合征发生风险的筛查。

4. 神经管畸形筛查　随着超声胎儿结构筛查方法的普及和准确性增加，既往用妊娠中期母体血清中AFP水平高于2.0或2.5MoM来筛查单胎妊娠神经管畸形的方法不再常规使用。血清筛查多胎妊娠神经管畸形不能分辨哪一个是患儿。由于超声的广泛使用，孕妇血清AFP筛查多胎妊娠神经管缺陷价值可忽略不计。可完全依赖超声检查胎儿小脑延髓池和脊柱来诊断或排除双胎妊娠神经管畸形。这些声像图特征在多胎妊娠也是有意义的，如“柠檬”征代表额骨扇形变，而“香蕉”征代表小脑向下向枕骨大孔移位。

5. 无创性DNA筛查　无创产前检测（NIPT）是利用大规模平台测序技术对母体静脉血中胎儿游离DNA（cell free fetal DNA，cff DNA）进行检测，该技术可以对胎儿罹患染色体非整倍体疾病风险进行评估。目前该技术在单胎妊娠中对于21三体和18三体的检出率高，假阳性率低，检测效果卓越。关于无创性胎儿游离DNA检测在双胎妊娠产前筛查中的应用，尽管临床已有开展，但由于其地位及价值还需要更多大样本多中心的临床研究来支持，准确性尚待评估。但若孕妇顾虑介入性产前诊断手术风险，排除禁忌证后亦可提供 NIPT，需告知 NIPT 只能提示风险，并非诊断。若 NIPT 提示高风险，仍需进行介入性产前诊断明确。现有文献报道其唐氏综合征的检出率和假阳性率分别为 93.7% 和 0.23%。这种检出率差异可能与样本量有关，尚需更大样本且区分绒毛膜状态的研究来进一步探讨。在排除母体染色体异常或母体患有恶性肿瘤的情况下，胎盘嵌合和胚胎停育会对 NIPT 结果造成影响。目前已经陆续出现了假阴性和假阳性病例。而双胎妊娠中的胚胎停育现象造成检测结果与胎儿真实情况不符。双胎妊娠的复杂性使筛查后的咨询变得困难。

6. 妊娠中期结构筛查　在双卵双胎妊娠中，胎儿结构异常的发生概率与单胎妊娠相似。而在单卵双胎，一胎胎儿结构异常的发生率增加。最常见的畸形通常为心脏畸形、神经管缺陷、面部发育异常、胃肠道发育异常、腹壁裂等。

建议在 18~24 周，最晚不要超过 26 周对双胎妊娠进行结构筛查。如发现可疑异常，应及时转诊至区域性产前诊断中心。双胎容易因胎儿体位的关系影响结构筛查的质量，有条件的医院可根据孕周分次进行包括胎儿心脏在内的结构筛查。

7. 双胎之一宫内死亡的产前筛查与产前诊断　死亡的胎儿还可影响母亲血清和羊水中 AFP 水平及乙酰胆碱酯酶的检查结果。因此，如果诊断为双胎一胎死亡，若行妊娠中期的唐氏综合征或神经管缺陷血清学筛查，需考虑假阳性可能。同样，也可能会因误采样到死亡胎儿的组织，干扰存活胎儿的基因检测。因此，对于双胎妊娠中一胎死亡，建议行羊膜腔穿刺用于染色体检查。

8. 介入性产前诊断　对于有指征进行细胞遗传学检查的孕妇要给予及时的产前诊断咨询。双胎妊娠产前诊断咨询须个性化，并由夫妻双方作出决定。双胎妊娠可以进行绒毛活检及羊膜腔穿刺。双胎妊娠有创性产前诊断操作带来的胎儿丢失率要高于单胎妊娠。由于涉及发现一胎异常后的后续处理（如选择性减胎），双胎的细胞遗传学检查应该在有进行胎儿宫内干预能力的产前诊断中心进行。

对于双绒毛膜双胎，应对两个胎儿进行取样。对于单绒毛膜双胎，通常只需对其中任一胎儿取样。但如出现一胎结构异常或大小发育严重不一致，应对两个胎儿分别进行取样。

（1）羊膜腔穿刺术：在做羊膜腔穿刺或绒毛活检前要对每个胎儿做好标记（如胎盘位置、胎儿性别、脐带插入点、胎儿大小、是否存在畸形特征等）。对于早期绒毛膜性不清或者单绒毛膜双胎其中一胎儿结构异常、两胎儿体重相差大均建议行两个羊膜腔的取样。

超声引导下双针羊膜腔穿刺术是双胎妊娠最常见的遗传学诊断方法。当进入第一个羊膜囊后，抽吸羊水。将一个新的针穿刺入第二个羊膜囊内，然后抽吸出羊水。这个方法可以被应用到三胎和四胎羊膜腔穿刺术中。抽吸出的羊水可根据需要进行相应遗传学检测（如核型分析）、快速诊断技术（如 PCR 或 FISH），以及基因芯片检查等。

有研究显示，羊膜腔穿刺所致 24 周前双胎胎儿丢失率为 1.6%~2.5%，无论是单胎还是多胎妊娠，均不建议在妊娠早期行羊膜腔穿刺术，其安全性较绒毛活检术低。

（2）绒毛活检术：绒毛活检术通常是双胎妊娠 10~14 周进行。必须一直在超声监测下，保证穿刺针分别在叶状绒毛膜位点取样。如果确定是单绒毛膜性，在一个胎盘取样即可。对于双绒毛膜双胎，用经腹和经宫颈结合的方法可以确保两个胎盘被分别取样。对双胎妊娠行绒毛活检术的优越性在于可以做到早诊断、早干预，但局限性在于，除了和单胎绒毛活检术一样存在局限性胎盘嵌合的风险（1%）外，对于共用一个胎盘的双绒毛膜双胎，尽管可对分界清楚的两部分胎盘分别取样，双胎间绒毛组织污染的风险也有 2%~4%。送样时须标注样本来自双胎。绒毛活检操作导致 22 周前双胎胎儿丢失率为 3.1%。和双胎羊膜腔穿刺术一样，必须用超声仔细定位胎盘和羊膜囊。

（五）双胎妊娠对母儿的影响

妊娠期高血压疾病：比单胎妊娠高 3~4 倍，且发病早、程度重，容易出现心肺并发症及子痫。

妊娠期肝内胆汁淤积症：发生率是单胎的 2 倍，胆酸常高出正常值 10 倍以上，易引起早产、胎儿窘迫、死胎、死产，围产儿死亡率增高。

贫血：是单胎的 2.4 倍，与铁及叶酸缺乏有关。

羊水过多：发生率约 12%，单卵双胎常在妊娠中期发生急性羊水过多，与双胎输血综合征及胎儿畸形有关。

胎膜早破：发生率约 14%，可能与宫腔内压力增高有关。

宫缩乏力：子宫肌纤维伸展过度，常发生原发性宫缩乏力，致产程延长。

胎盘早剥：是双胎妊娠产前出血的主要原因，可能与妊娠期高血压疾病发生率增加有关。第一胎儿娩出后，宫腔容积骤然缩小，是胎盘早剥另一常见原因。

产后出血：经阴道分娩的双胎妊娠平均产后出血量≥500ml，与子宫过度膨胀致产后宫缩乏力及胎盘附着面积增大有关。

流产及早产：流产发生率高于单胎 2~3 倍，与胚胎畸形、胎盘发育异常、胎盘血液循环障碍、宫腔内容积相对狭窄、宫腔压力过高有关。约 50% 双胎妊娠并发早产，其风险为单胎妊娠的 7~10 倍。单绒毛膜双胎和双绒毛膜双胎在 11~24 周发生流产的风险分别为 10% 和 2%，而在 32 周前早产发生率分别高达 10% 和 5%。

脐带异常：单羊膜囊双胎易发生脐带互相缠绕、扭转，可致胎儿死亡。脐带脱垂也是双胎常见并发症，多发生在双胎胎位异常或胎先露未衔接、出现胎膜早破时，以及第一胎儿娩出后、第二胎儿娩出前，是胎儿急性缺氧死亡的主要原因。

胎头交锁及胎头碰撞：前者多发生在第一胎儿为臀先露、第二胎儿为头先露者，分娩时第一胎儿头部尚未娩出，而第二胎儿头部已入盆，两个胎头颈部交锁，造成难产；后者两个胎儿均为头先露，同时入盆，引起胎头碰撞难产。

胎儿畸形：双卵双胎妊娠胎儿畸形的发生率与单胎妊娠相似；而在单卵双胎中，胎儿畸形的发生率增加 2~3 倍。最常见的畸形为心脏畸形、神经管缺陷、面部发育异常、胃肠道发育异常和腹壁裂等。有些畸形为单卵双胎所特有，如联体双胎、无心畸形等。

镜像综合征：又称 Ballantyne 综合征，为胎儿水肿造成母体水肿的一种临床综合表现。双胎之一水肿，如双胎输血综合征Ⅳ期，可伴发母体体重快速增加，水肿大多局限于身体下部，可逐步进展为全身性水肿。此时处理的方法为宫内治疗改善胎儿水肿或者终止妊娠。母体症状一般在妊娠终止后 4.8~13.5 日消失。

（六）双胎妊娠孕期管理

为减少双胎妊娠的围产期病死率和发病率，应尽力防止过早产，发现胎儿生长受限，及时识别胎儿宫内情况恶化并娩出；避免分娩相关胎儿损伤，提供专业新生儿监护。经母胎专家管理的双胎，其分娩孕周和出生体重增加，新生儿重症监护室住院天数和住院费用减少。常规超声检查能在早期诊断多胎妊娠，以帮助改善预后。

1. 母体管理　多胎妊娠的女性对热量、蛋白质、矿物质、维生素和必需脂肪酸的需求更大，较单胎妊娠女性能量消耗应额外增加 300kcal/d。建议双胎产前正常体重的孕妇增重 16.8~24.5kg，超重孕妇增重 14.1~22.7kg，肥胖孕妇 11.3~19.0kg。妊娠前 24 周每周体重增加不超过 0.68kg。较之单胎，多胎妊娠生理改变更明显：血清孕酮、雌二醇、雌三醇、人胎盘催乳素、人绒毛膜促性腺激素、甲胎蛋白显著增高；妊娠晚期心率和每搏输出量显著增加，心率增加 4%，每搏输出量增加 15%，心排血量增加 20%；子宫容量增大迅速，25 周的子宫容积与足月单胎相当；子宫血流显著增加，子宫动脉阻力下降；肾小球肾集合系统滤过率增高；妊娠中期舒张压变化范围增大，妊娠晚期平均血压升高；血浆量增加 50%~100%，易致稀释性贫血，铁和叶酸缺乏性贫血发生风险增加，推荐每日补充至少 60~120mg（双胎和三胎等要求不同）铁元素和 1mg 叶酸。

2. 并发症管理　对多胎妊娠的子痫前期早期症状和体征的识别至关重要。双胎的妊娠期高血压和子痫前期发病率为 10%~20%，三胎为 25%~60%，四胎为 90%。子痫前期发病率与双胎合子性无关，与胎儿数目强相关，胎儿数目越多，子痫前期出现更早、更重、更典型，导致早产、低出生体重和剖宫产率升高。妊娠中晚期其他潜在并发症的监测也很重要，如妊娠急性脂肪肝、妊娠期糖尿病、尿路感染等。建议妊娠 20~24 周监测血糖，必要时妊娠 28~32 周重复筛查。如发现肝功能不全，应仔细鉴别有无急性脂肪肝、肝内胆汁淤积症等。

3. 不同绒毛膜双胎管理的重点　双绒毛膜双胎较单胎需要进行更多次的产前检查和超声监测，需要有经验的医师对此种高危妊娠进行孕期管理。双胎妊娠应按照高危妊娠进行管理，建议在妊娠中期每月至少进行一次产前检查，由于双胎妊娠的妊娠期并发症发生率较单胎妊娠增高，建议在妊娠晚期适当增加产前检查的次数。至少每月进行一次胎儿生长发育的超声评估和脐血流多普勒检测，建议妊娠晚期酌情增加对胎儿的超声评估次数，便于进一步发现双胎生长发育可能存在的差异和准确评估胎儿的宫内健康状况。双胎妊娠孕期热量、蛋白质、微量元素和维生素的需求量增加，缺铁性贫血较为常见。

单绒毛膜双羊膜囊双胎的孕期监护需要产科和超声科医师的密切合作，如发现异常，建议及早转诊至有条件的产前诊断中心或胎儿医学中心。在充分知情告知的基础上，妊娠晚期加强对单绒毛膜单羊膜囊双胎的监护，酌情适时终止妊娠。由于存在较高的围产儿发病率和死亡率，建议自妊娠 16 周开始至少每 2 周进行一次超声检查，由有经验的超声医师进行检查，评估的内容包括双胎的生长发育、羊水分布和胎儿脐动脉血流等，并酌情对胎儿大脑中动脉血流和静脉导管血流进行检测。由于单绒毛膜双胎的特殊性，部分严重的单绒毛膜双胎并发症如双胎输血综合征、选择性胎儿生长受限、双胎之一畸形等，均可能产生不良妊娠结局，建议在有经验的胎儿医学中心综合评估母体及胎儿的风险，结合患者的意愿、文化背景及经济条件制订个体化的诊疗方案。

尽管最早在妊娠 7 周可经阴道超声通过卵黄囊数目来判断羊膜性，但对于单绒毛膜单羊膜囊双胎妊娠来说，目前认为最佳的诊断时机为妊娠 11~14 周。单绒毛膜单羊膜囊双胎在妊娠早、中期即可能存在双胎间的脐带缠绕导致胎儿死亡率较高。产前检查需要充分告知孕妇存在的不可预测胎儿死亡的风险。建议定期超声检查评估胎儿的生长发育和多普勒血流，在适当的孕周也可以通过胎心电子监护发现胎儿窘迫的早期征象。此类型的双胎建议在具备一定早产儿诊治能力的中心分娩，剖宫产为推荐的分娩方式，妊娠 32~34 周酌情终止妊娠以尽可能降低继续妊娠过程中胎儿面临的风险，终止妊娠前进行促胎肺成熟。

4. 胎儿管理

（1）生长监测：应予系列超声检查，依据单胎标准生长曲线作动态评估。30~32 周前，双胎发育和同孕周单胎相似，之后双胎腹围增长出现滞后。双胎生长不一致的分期分级尚有争议。ESPRIT（the European/Australasian Stroke Prevention in Reversible Ischaemia Trial）研究发现，当两胎儿生长不一致达 18%时，围产期死亡率增加；超过 20%时，可预测双胎不良结局；单绒毛膜的风险更大，因为小胎儿死胎，大胎儿风险增加。建议对合并生长迟缓或生长不一致（>20%）的病例每 2 周评估生长情况。鉴于单绒毛膜双胎的特殊性，建议妊娠 16 周开始每 2 周评估生长情况。详见本章第十三节

（2）宫内状况监测

1）羊水量监测：可超声测量每个羊水最大暗区垂直深度（amniotic fluid volume，AFV）估计羊水量，妊娠 20 周前 AFV≥8cm，妊娠 20 周后 AFV≥10cm 为羊水过多，应排除染色体异常等胎儿畸形可能；AFV≤2cm 为羊水过少，AFV≤1cm 为严重羊水过少，提示子宫胎盘病理改变可能，应及时评估胎儿健康状况。必须明确是哪个羊膜囊的羊水异常，并明确羊水分布情况。测量中常常需要医师的主观估计，但并不总是准确的。

2）无应激试验（non-stress test，NST）或生物物理评分

有下列指征的多胎妊娠可予 NST 或生物物理评分监测：一胎生长受限、生长不一致（>18%）、羊水过少、胎动减少、母体并发症。尽管临床上于 34 周开始每周使用 NST 或生物物理评分常规监测所有多胎妊娠，但其效果并未得到前瞻性研究证实。

3）彩色多普勒超声：多普勒超声血流监测血管阻力可反映胎儿宫内状况。血流阻力增加伴随舒张期血流速度下降常引起胎儿生长受限，血流监测结果不良可发生在超声发现胎儿生长受限之前。多胎的多普勒血流正常值同单胎。多胎出现生长受限或者不一致时，可行脐动脉多普勒血流测定。脐动脉舒张末期血流缺失和低出生体重及围产期死亡率有关。对单羊膜囊双胎、双胎输血综合征（TTTS）、一个胎儿死亡和异常双胎的胎儿监测参见相关章节。一旦确诊典型的生长不一致，胎儿监测频率应该增加。双胎严重宫内发育不一致是严密胎儿监测的指征，而非立即中止妊娠的指征。应结合胎儿宫内情况和孕周决定是否终止妊娠。

5. 分娩期管理

（1）分娩时机：常取决于临床问题，如早产、子痫前期或胎儿生长受限等。对于无并发症及合并症的多胎何时分娩仍有争议。基于目前的研究而言：①建议无并发症及合并症的双绒毛膜双胎可期待至38~39周时再考虑分娩，对于一些有意愿阴道分娩的双胎妊娠孕妇，可以在严密监护的情况下到39周之后再进行引产，以期待自然临产而尽量减少人为干预，从而可以提高阴道分娩的成功率。②无并发症及合并症的单绒毛膜双羊膜囊双胎可以在严密监护下至妊娠37周分娩。③建议单绒毛膜单羊膜囊双胎的分娩孕周为32~34周，也可根据母胎情况适当延迟分娩孕周。④复杂性双胎，如TTTS、选择性胎儿生长受限（sIUGR）及双胎贫血多血质序列征（TAPS）等，需要结合每个孕妇及胎儿的具体情况制订个体化的分娩方案，并尽可能转诊到专业的产前诊断中心或胎儿医学中心进行监护及分娩。

（2）分娩方式选择：多胎妊娠分娩须有特殊而谨慎的处理方案，需要产科、超声科、麻醉科、新生儿科的多学科合作。除了绒毛膜性，胎儿的胎方位、孕周、健康情况，复杂性双胎并发症，母体的妊娠合并症与并发症及宫颈成熟度等，均需要纳入考虑的范围。而从非医学指征的角度来说，当地的医疗水平（不仅是产科并发症的救治和阴道助产能力，还包括早产儿救治能力）、患者对早产儿是否积极救治的态度，甚至患者经济情况等均需要纳入统筹考虑的范围内。一般双胎妊娠剖宫产指征主要有：①第一胎儿为肩先露、臀先露等情况；②联体双胎孕周>26周；③单胎妊娠的所有剖宫产指征，如短期不能分娩的胎儿窘迫、严重妊娠并发症等；④单绒毛膜单羊膜囊双胎。依据循证医学证据，双胎特定的剖宫产绝对指征中只有单羊膜囊双胎和联体双胎。

选择分娩方式前应行超声检查，确定胎位和胎儿大小，胎位的任何组合均可出现。一胎娩出后，约20%二胎的胎位会变化，须做好阴道助产及剖宫产术的准备，并迅速明确第二胎胎先露、大小及与产道的关系。最常见的胎位包括头-头位、头-臀位和头-横位。

头-头先露：占双胎妊娠的40%~45%。可经阴道分娩，剖宫产不改善围产儿结局。

头-非头先露：占双胎妊娠的35%~40%。分娩方式取决于三方面。①第二胎儿大小；②是否存在生长不一致（第二胎儿估测体重大于第一胎儿25%）；③产科人员是否具备臀位助产术、内外倒转术等技能。如缺少熟练的产科医师，或第二胎儿明显大于第一胎儿时，建议剖宫产。

臀先露：占双胎妊娠的15%~20%。如阴道分娩，可能发生的问题包括：①宫颈不能得到充分扩张或胎头较胎体明显增大，而导致的胎儿后出头困难；②在臀位分娩过程中突然发生脐带脱垂；③试产过程中出现胎头交锁。故主张臀先露双胎行剖宫产分娩。

复合先露、面先露、额先露和足先露在双胎中相对常见，特别是在胎儿非常小、羊水多或母亲产次多的情况下更常见。在这些情况下脐带脱垂也较多见，主张剖宫产。

（3）分娩准备：如选择阴道分娩，需配备相应资源。①训练有素的产科医务人员（始终在场），连续胎心监护；②充分备血，建立静脉通路；③有经验的产科医师，能准确判断胎位并进行胎儿内倒转；④超声，用于确认一胎娩出后第二个胎儿的胎位和状态；⑤建议行腰椎硬膜外麻醉，以便必要时产科迅速干预；⑥每个胎儿对应两名医务人员，其中一人熟练掌握新生儿复苏技术；⑦分娩场地应具备必需的设备，以应对可能的紧急剖宫产手术及新生儿复苏。

（4）产时处理：产程中应注意以下方面。①产妇应有良好体力，保证足够摄入及睡眠。②严密观察胎心变化。③注意宫缩及产程进展，对胎头已衔接者，可在产程早期行人工破膜，加速产程进展。如宫缩乏力，可在严密监护下，给予低浓度缩宫素静脉滴注。④第二产程必要时行会阴后-侧切开，减轻胎头受压。第一胎儿娩出后，胎盘侧脐带须立即夹紧，以防第二胎儿失血；同时立即使用缩宫素并维持到产后2小时以预防产后出血。助手应在腹部固定第二胎儿为纵产式，并密切观察胎心、宫缩及阴道流血情况，及时阴道检查了解胎位并排除脐带脱垂，及早发现胎盘早剥。若无异常，等待自然分娩，通常在20分钟左右第二个胎儿娩出，若等待15分钟仍无宫缩，可行人工破膜并静脉滴注低浓度缩宫素，促进子宫收缩。由于分娩间隔过长可能发生胎儿酸中毒，且有发生宫口关闭的可能，导致第二胎的剖宫产率增加。因此，一胎娩出后应密切观察第二胎儿胎心，及时发现胎心基线异常，亦不建议分娩间隔过度延长。

（七）双胎早产的预防和处理

早产为多胎妊娠常见的并发症，是双胎新生儿死亡和发病率风险上升的主要原因。50%的双胎妊娠发生早产，而在三胎和四胎妊娠中，这一发生率分别为75%和90%。对于三胎及以上的妊娠，可提供多胎减胎，以降低早产的风险。

1. 早产的预测

（1）产科病史：既往早产史与双胎妊娠早产的发生密切相关。Michaluk在2013年对576例既往有单胎早产史的双胎孕妇进行回顾性分析，结果显示309例（53.6%）发生早产（<37周）。多因素研究表明既往早产史是双胎早产的独立危险因素，OR=3.23（95%CI 1.75~5.98），且与既往早产的时间无关。

（2）宫颈长度测量：经阴道宫颈长度测量可用于预测双胎妊娠早产的发生。多数学者认为妊娠18~24周双胎妊娠宫颈长度小于25mm是预测早产最好的指标。也有研究认为，胎儿纤维连接蛋白（fFN）阳性与无症状的双胎妊娠早产发生并无相关性，而对于有早产症状的双胎妊娠，fFN阴性的预测价值较高。也有学者提出对于无症状双胎孕妇不建议常规进行阴道超声监测宫颈长度、fFN 检测及宫缩监测来预测是否有发生早产的风险。国内多数学者在妊娠 18～24 周行超声结构筛查同时测量宫颈长度。

（3）fFN 检测：主要用于排除近期早产的发生。28 周 fFN 阳性的双胎妊娠，在 32 周以内发生自发性早产的概率达 29%，呈显著相关（OR=9.4）。

2. 早产的预防和处理

（1）卧床休息：没有证据表明卧床休息和住院观察可以改善双胎妊娠的结局。已有多个荟萃分析表明，卧床休息和宫缩监测对于无高危因素的双胎孕妇早产率以及新生儿 NICU 入住率并无影响。而当宫颈扩张>2cm 者，住院监测可以降低早产率，增加新生儿出生体重，但 NICU 入住率并无明显下降。Dyson 对 2 422 名有早产风险的孕妇（其中 844 名为双胎妊娠）进行研究，护士的每日照护与每周照护对其早产率无影响，前者增加了医师看诊的次数和早产药物的使用率。

（2）宫颈环扎：无证据表明宫颈环扎术能避免双胎妊娠早产的发生，仍需要更多的随机对照研究来支持。目前文献报道的宫颈环扎指征有 3 个：①有早产病史者需要预防性环扎；②超声提示宫颈短者进行挽救性环扎；③妇科检查发现宫颈扩张者紧急环扎。现有的研究多不支持对前两个指征的双胎妊娠进行宫颈环扎术，但是对于妊娠 24 周前因妇科检查发现宫颈扩张（包括羊膜囊凸出）的双胎妊娠，小样本的非随机对照研究提示紧急环扎可能会降低早产的发生率，提高新生儿存活率。但双胎妊娠超声监测显示宫颈缩短的孕妇，即使完成宫颈环扎术，其早产的风险依然是无宫颈缩短者的 2 倍。Miller 等观察 176 例双胎妊娠孕妇，其中 76 例行宫颈环扎手术，100 例为对照组，多因素回归分析显示宫颈环扎术与分娩孕周并无明显相关关系。而既往有早产史或者多产次孕妇进行选择性宫颈环扎术可能会改善妊娠结局。亦无证据表明，宫颈托这一无创性的宫颈加固方法能避免双胎妊娠早产的发生。现有越来越多的学者主张，可对羊膜囊外凸的双胎妊娠孕妇实行宫颈紧急环扎术。

（3）黄体酮：黄体酮制剂无论阴道给药或者肌内注射均不能改变早产结局。Senat 等（2013）对 24～31 周宫颈长度小于 25mm 的无症状双胎孕妇进行随机对照研究，研究组应用肌内注射黄体酮治疗 2 周，从用药至分娩时间为 51 日（36～66 日），对照组为 45 日（26～62 日），两组间无统计学差异。Lim 等（2012）对 671 名宫颈进行性缩短的双胎妊娠孕妇进行多中心研究，使用黄体酮组宫颈每周缩短 1.04mm，而对照组缩短 1.11mm，两组无统计学差异，表明宫颈缩短与黄体酮应用无显著关系。对于正常双胎人群，并不建议常规使用黄体酮制剂。对于宫颈长度≤25mm 的双胎人群，可以尝试阴道使用天然黄体酮，但需要大样本随机对照研究进一步证实。

（4）宫缩抑制剂：与单胎妊娠类似，双胎妊娠中宫缩抑制剂的应用可以在较短时期内延长孕周，以争取促胎肺成熟及宫内转运的时机。已有多个荟萃分析表明，无论单胎还是双胎，对小于 32 周早产的孕妇应用硫酸镁具有胎儿神经保护作用，可降低新生儿脑瘫的发生率。关于硫酸镁的应用时机、具体应用剂量，目前尚无定论，需要医师根据患者的宫缩情况、治疗目的及母胎监测情况制订个体化的方案。

3. 双胎的促胎肺成熟　对早产风险较高的双胎妊娠可按照单胎妊娠的处理方式进行糖皮质激素促胎肺成熟治疗。英国皇家妇产科医师学院（RCOG）在 2010 年的指南中指出，对 34^{+6} 周前早产高风险的单胎妊娠应用单次疗程的糖皮质激素，可以降低早产儿发生呼吸系统疾病、坏死性小肠结肠炎及脑室内出血的概率。虽然对于双胎妊娠尚无证据支持，但美国国立卫生研究院仍推荐用于 1 周内早产风险较高的双胎妊娠孕妇，如无禁忌，可以按照单胎妊娠的处理方式进行糖皮质激素促胎肺成熟治疗。

4. 延迟分娩　指多胎妊娠中先露胎儿娩出后，并不从宫内娩出其他胎儿，以期待减少严重早产儿并发症风险的方法。这种情况较为罕见。妊娠 23～26 周采取延迟分娩可能使患者受益。其禁忌证包括单绒毛膜妊娠、羊膜腔内感染、先天性畸形、胎盘早剥和母体合并子痫前期等。需完全告知孕妇风险，特别是关于严重甚至危及生命的感染风险。应密切监测孕妇绒毛膜羊膜炎或母体败血症的发生。建议仅在排除绒毛膜羊膜炎后谨慎使用宫颈环扎术和宫缩抑制剂。

二、特殊类型复杂性双胎的处理

复杂性双胎指双胎在胚胎分化及胎儿发育过程中出现一胎死亡、畸形、发育不一致等情况，严重影响围产儿的生命质量及预后，包括双绒毛膜双胎生长不一致、一胎结构异常、多胎减胎等，以及单绒毛膜双胎特殊并发症如双胎输血综合征、选择性胎儿生长受限、双胎反向动脉灌注序列征、双胎贫血多血质序列征等。由于双胎妊娠并发症，尤其是单绒毛膜双胎并发症整体发病率较低，缺少大样本的随机对照研究，很多相关的临床研究结论来自专家共识及经验性总结，对某些并发症的处理仍存在较大的争议。

（一）双绒毛膜双羊膜囊双胎

1. 双绒毛膜双胎生长不一致

（1）诊断：目前双胎生长不一致的诊断标准尚不统一，美国妇产科医师学会（ACOG）推荐两胎儿的出生体重相差 15%～25% 即为双胎生长不一致。加拿大妇产科医生协会（Society of Obstetrics and Gynecologists of Canada，SOGC）的观点是两胎儿腹围相差大于 20mm 或胎儿估测体重相差大于 20% 即为双胎生长不一致。英国皇家妇产科医师学院（RCOG）对双胎生长不一致的界定范围是两胎儿估测体重相差大于 25%。如果体重相差超过 25%，发生呼吸窘迫、脑室内出血、癫痫、脑室旁白质软化、败血症、坏死性小肠结肠炎的机会急剧上升。如双绒毛膜双胎间体重差异超过 30%，死胎的相对危险度明显上升到 5.6，而在超过 40% 的生长不一致双胎中，相对危险度上升至 18.9。因此，我国的多数胎儿医学中心推荐以双胎估测体重相差≥25% 为诊断标准。目前尚无能被广泛接受的正常双胎估测体重的生长曲线，SOGC 和 ACOG 认为可以使用正常单胎的生长曲线来代替双胎。

胎儿间大小的差异可通过一系列的方法来确定。最常见的方法是大胎儿的体重减去小胎儿的体重，再除以大胎儿的体重。

（2）原因：可能与两胎儿的遗传潜能不同、一胎结构异常、染色体异常或者小胎儿所占胎盘异常有关。胎盘因素中胎盘重量、胎盘面积比例、脐带异常插入（球拍或帆状附着）与双胎生长不一致明显相关。Kent 等（2012）多中心的回顾性研究纳入了 668 例生长不一致的双绒毛膜双胎，研究表明小胎儿的胎盘发生梗死、胎盘后出血、绒毛膜血肿的比例增加。前置胎盘也是胎儿生长受限的危险因素。

（3）预测：英国国家卫生与临床优化研究所（NICE）2011 年发布的双胎指南指出，双绒毛膜双胎妊娠早期 ΔCRL ≥10%是围产儿死亡的高危因素，其中小胎儿发生结构异常或染色体异常的风险增高。2014 年 D' Antonio 的荟萃分析显示，双绒毛膜双胎妊娠早期冠-臀长的不一致可预测双胎生长不一致发生的风险（$RR = 2.24$，$P < 0.001$）；2013 年 O' Connor 等的一项包含 960 例双胎妊娠的多中心连续前瞻性研究显示，妊娠 14～22 周胎儿腹围差异对双胎生长不一致的预测价值更优。

（4）妊娠中晚期管理：建议对双胎生长不一致的孕妇转运至有经验的产前诊断中心进行详细的胎儿结构筛查，并咨询决定是否需要胎儿遗传学检查。双绒毛膜双胎发生生长不一致对围产儿的预后无明显影响。2013 年 Harper 等进行了一项单中心回顾性研究，共 895 例双绒毛膜双胎入组，其中 63 例为生长不一致组，其余为对照组。两组孕妇 34 周以内的早产发生率（34.9% *vs.* 25.6%）及 NICU 入住率（26.9% 和 23.5%）无显著性差异。如发现双绒毛膜双胎生长不一致，妊娠晚期应加强监护，综合考虑胎儿估测体重、孕周、母体情况等，决定分娩时机。

2. 双绒毛膜双胎合并一胎结构异常　对于双绒毛膜双胎之一合并胎儿异常（包括结构异常和染色体异常），应综合考虑胎儿异常的严重程度、对母体和健康胎儿的影响、减胎手术的风险，结合患者意愿、伦理及社会因素，制订个体化的治疗方案。若期待治疗，早产的风险增加 20%。双胎妊娠早期行 NT 检查可发现一些严重的结构异常，如无脑儿、颈部水囊瘤、严重心脏畸形等。双胎结构发育异常以心血管畸形最常见，其次为神经系统畸形，再次为骨骼肢体畸形。对于严重的胎儿异常，可行选择性减胎术，常在妊娠中期施行。减胎前，应明确定位目标胎儿。如胎儿仅合并染色体异常而无结构异常、对目标胎儿难以确认时，须利用快速诊断技术（如 PCR、FISH、基因芯片技术等）在减胎前再次确认异常胎儿。选择性减胎的方法取决于绒毛膜性，术前必须确认绒毛膜性，如不能明确绒毛膜性则忌用氯化钾减胎。

（二）单绒毛膜双羊膜囊双胎

1. 双胎输血综合征

（1）诊断：双胎输血综合征（twin-to-twin transfusion syndrome，TTTS）是单绒毛膜双胎特有的并发症，占单绒毛膜双胎的 10%～15%。TTTS 的发病机制尚不完全清楚，但主要与单绒毛膜双胎共用一个胎盘，在胎盘层面有大量的血管吻合有关。24 周前未经治疗的 TTTS，胎儿死亡率可达 90%～100%，即使存活，存活胎儿中发生神经系统后遗症的比例高达 17%～33%。TTTS 的诊断标准是，单绒毛膜双胎超声随访中，如一胎儿羊水过多（妊娠 20 周前 AFV≥8cm，妊娠 20 周后 AFV≥10cm），同时另一胎儿出现羊水过少（AFV≤2cm）。既往采用“两胎儿体重相差 20%，血红蛋白相差 5g/L”的诊断标准现已被摈弃。TTTS 诊断的必要条件是两胎儿出现羊水过多/过少序列，而并非两胎儿体重是否有差异。对于单绒毛膜双胎孕妇，若出现短期内腹围明显增加或腹胀明显应警惕 TTTS 的发生。如超声发现羊水量的异常，建议转诊至有条件的区域性产前诊断或胎儿医学中心以明确诊断。

（2）分期：最常用的是 Quintero 分期（Quintero et al.，1999），由美国的 Quintero 医师于 1999 年首次提出（表 14-13-2）。Quintero 分期的主要依据是疾病的严重程度，与疾病的预后无明显的相关性，且 TTTS 的进展可以呈跳跃式发展。Dickinson 等报道了 71 例 TTTS 的孕妇，根据 Quintero 分期，有 28%的病例有好转，35%的病例发生恶化，37%的病例维持在原有的分期。该分期并没有针对与预后密切相关的患儿的心功能作出评估。

表 14-13-2　双胎输血综合征的 Quintero 分期

分期	标准
Ⅰ期	受血儿羊水过多（妊娠 20 周前羊水最大暗区垂直深度≥8cm，妊娠 20 周后羊水最大暗区垂直深度≥10cm），同时供血儿羊水最大暗区垂直深度≤2cm
Ⅱ期	观察 60min，供血儿的膀胱不显示
Ⅲ期	任何一个胎儿出现多普勒血流异常，如脐动脉舒张期血流缺失或倒置、静脉导管血流、大脑中动脉血流异常或脐静脉出现搏动
Ⅳ期	任何一个胎儿出现水肿
Ⅴ期	一胎儿或两胎儿宫内死亡

美国费城儿童医院（Children' s Hospital of Philadelphia，CHOP）提出了一个主要基于受血胎儿心功能的评分系统，即 CHOP 评分（Rychik et al.，2007）。CHOP 评分的主要评估指标有受血儿是否有心室壁肥厚、心脏扩张、右室流出道狭窄，彩色多普勒是否有三尖瓣反流、静脉导管反流等。该分期方法对于胎儿镜手术及预后评估价值尚需要进行大样本的研究。

（3）治疗：目前有很多方法可以用来治疗 TTTS，包括羊水减量术、激光凝固血管吻合、选择性减胎、羊膜造口术（在羊膜分隔上人为制造交通）。对于妊娠 16～26 周，Ⅱ期及以上的 TTTS，应首选胎儿镜激光治疗。TTTS 的治疗应该在有能力进行宫内干预的胎儿医学中心进行。对于 TTTS 的治疗，早期的方法是羊水减量术，旨在通过降低羊膜腔压力而延长妊娠孕周，术后至少一胎存活率为 50%～60%。激光凝固胎盘间吻合血管与羊水减量术比较，能明显改善 TTTS 患儿的预后。Senat 等（2004）对 142 例 TTTS 患者的随机对照研究发现，胎儿镜治疗后的 TTTS 患儿预后明显好于反复的羊水减量术，胎儿镜治疗后的一胎存活率在 76%左右，明显高于羊水减量术的 56%；同时，神经系统后遗症的发病率也有所降低，且术后平均分娩孕周（妊娠 33 周）也晚于羊水减量术后（妊娠 29 周）。

目前胎儿镜治疗 TTTS 的指征为 Quintero Ⅱ～Ⅳ期。对于 TTTS Ⅰ期，是采用期待治疗、羊水减量术或胎儿镜治疗，目前尚存争议。TTTS Ⅰ期的预后在一定程度上取决于疾病是否进展，10.0%～45.5%的病例会发生恶化，这种转归的不确定性正是 TTTS Ⅰ期患者是否需要接受胎儿镜激光治疗存在争议的原因所在。胎儿镜治疗的最佳孕周是 16～26 周。也有少数中心进行了妊娠 16 周前及 26 周后的 TTTS 的胎儿镜治疗，David 等报道了 325 例接受胎儿镜治疗的 TTTS 病例，283 例的手术时间是妊娠 17～26 周，一胎存活率为 86.9%，两胎存活率为 56.6%。另有 24 例的手术时间早于 17 周，18 例的手术时间晚于 26 例，手术成功率与妊娠 17～26 周者类似。2004 年至今，该手术在全世界范围内已开展 10 000 多例，胎儿镜治疗 TTTS 的效果已被广泛认可。近年来，国内已有多个中心开展胎儿镜激光手术治疗（孙路明等，2014），结果显示，接受手术的 TTTS 病例术后至少一胎存活率为 60%～87.9%，两胎存活率为 51.5%，平均分娩孕周为 33～34 周。

胎儿镜治疗 TTTS 的胎盘间吻合血管激光电凝术在术式上的发展历经三个阶段。最初期的手术方式主要是在胎儿镜直视下，沿两胎儿间的羊膜分隔阻断胎膜两侧的所有血管，也称为非选择性的吻合血管激光电凝术（non-selective laser photocoagulation of communicating vessels，NS-LPCV）。这种方法切断了所有穿过羊膜分隔的血管，包括一些并不参与 TTTS 病理生理机制的血管，尤其是一些对供血儿的生存有保护作用的吻合血管，所以术后往往加速了供血儿的死亡。19 世纪 90 年代后期，Quintero 改进了这一手术方法，在胎儿镜下识别两胎儿间的吻合血管，有选择地进行凝固而非"一刀切"，称为选择性的吻合血管激光电凝术（selective laser photocoagulation of communicating vessels，S-LPCV）。与 NS-LPCV 相比，术后一胎存活率由 63.1%提高至 83.1%，两胎儿死亡率由 22%下降至 5.3%。此后，Quintero 又将凝固吻合血管的顺序进行调整，先凝固两胎儿间的动脉-静脉吻合，而后再凝固动脉-动脉吻合及静脉-静脉吻合，称为序贯的选择性吻合血管电凝术（sequential selective laser photocoagulation of communicating vessels，SQ-LPCV）。通过这一改进，术后供血儿的死亡率明显下降（SQ-LPCV *vs.* S-LPCV：7.3% *vs.* 21.4%），两胎儿存活率也得到提高（SQ-LPCV *vs.* S-LPCV：73.7% *vs.* 57.1%）。但即使是最有经验的术者，激光术后仍有约 33%的吻合血管残留，从而导致术后双胎贫血多血质序列征的发生及 TTTS 的复发。目前，欧美的一些胎儿医学中心正在尝试一种新的手术方式，称为所罗门术式，它是在 SQ-LPCV 术式的基础上，最后再用激光将所有的凝固点连接起来。已有的研究数据显示，这种手术方式能大大减少术后残留的吻合血管，从而有效降低了双胎贫血多血质序列征的发生。

双胎输血综合征患者本身面临极高的流产和早产的风险，所以合并有宫颈过短的（尤其是<20mm）TTTS 患者，多数在接受咨询后放弃了激光治疗。关于宫颈长度与胎儿镜激光电凝术后早产的相关性的研究也并不多见，Robry 等开展的一项回顾性研究认为，术前宫颈长度<30mm 的病例，术后在妊娠 34 周前发生早产的风险高达 74%，TTTS 的分期、术前受血儿的 AFV 等与术后早产的发生没有相关性。但 Chavira 等报道，即使是宫颈长度<20mm（5～19mm）的患者，胎儿镜激光电凝术后的平均孕周仍可以达到 11 周。考虑胎儿镜激光电凝术能明显改善 TTTS 患儿的预后，所以在与宫颈过短的 TTTS 患者的咨询中，仍可将胎儿镜激光电凝术作为一种选择提供给孕妇。此外，许多中心也尝试在术前或术后对宫颈长度<15mm 的患者进行宫颈环扎术或放置宫颈托以期延长妊娠孕周，但两种方法哪种更为有效，需要进一步大样本的随机对照研究。

一些回顾性研究及荟萃分析发现，激光治疗术后的活产儿中发生严重脑损伤的风险远低于羊水减量术后，后者是前者的 7 倍。但存活儿中脑瘫的发病率仍有 6%，发生的原因主要与早产及 TTTS 本身的病理生理机制有关。Lopriore 等的研究表明，分娩的孕周及 TTTS 的分期是激光治疗后脑瘫发生率的两个独立预测因子，而且受血儿及供血儿发生脑瘫的风险是没有差异的。如何进一步的降低 TTTS 激光术后脑瘫的发生风险是今后的研究热点之一。

其他远期并发症还有心脏疾病、肾功能损伤、肠缺血性疾病等。在 TTTS 病例中，10%～15%的受血儿有先天性心脏病，主要是肺动脉缩窄或闭锁。约 70%的受血儿在被确诊为 TTTS 时就已出现不同程度的心功能障碍。所以，TTTS 患儿本身就是心脏疾病的高发人群。肾功能损伤主要发生在供血儿，这可能与供血儿的血容量过低导致的肾脏低灌注有关，但关于胎儿镜激光电凝术后患儿肾功能远期随访的相关报道仍较少。

2. 选择性胎儿生长受限

（1）定义：选择性胎儿生长受限（selective intrauterine growth restriction，sIUGR）是单绒毛膜双胎较常见的并发症，在单绒毛膜双胎中的发生率为 10%～15%，主要表现为两个胎儿间的体重差异较大。目前较为广泛使用的定义是由 Gratacos 提出：单绒毛膜双胎中，一胎儿超声估测体重小于相应孕周第 10 百分位数，即考虑为 sIUGR。在这个诊断标准中，两胎儿体重相差大于 25%并不是必要条件。然而在单绒毛膜双胎中，如果一胎儿体重小于第 10 百分位数，多数会同时伴有两胎儿体重间的不一致（大于 25%）。

Hack 等对 150 对单绒毛膜双胎的胎盘进行了研究，发现 sIUGR 的发生、自然进程及转归主要与以下因素有关：供应两胎儿的胎盘面积比例不均衡；不同类型的胎盘血管吻合的存在；脐带帆状附着或球拍状胎盘也可能与 sIUGR 的发生有关，插入位置异常可影响胎盘的功能。脐带插入位置异常是影响临床转归的关键因素，这些吻合血管既有代偿和保护作用，在小胎儿状况恶化时又有损害作用。单绒毛膜双胎 sIUGR 的自然病程及转归呈多样性，其处理远较 TTTS 棘手，临床咨询往往也更困难。

（2）诊断：单绒毛膜双胎，如出现两胎儿的体重差异，应怀疑 sIUGR，由于 sIUGR 的转归呈多样性，建议转诊到有经验的产前诊断中心或胎儿医学中心接受专业的评估及咨询。sIUGR 的诊断尚未形成共识。以往曾采用双胎之间体重差异[(大胎儿的估测体重-小胎儿的估测体重)/大胎儿估测体重]大于25%作为sIUGR的定义,但是体重差异很大的两个胎儿不一定伴有胎儿生长的受限,故该诊断方法已经不再使用。临床上经常会将sIUGR与TTTS混淆,特别是合并羊水分布不均的病例(其中一个胎儿出现羊水过多)。鉴别要点为TTTS必须同时符合一胎儿羊水过多和一胎儿羊水过少这个诊断标准。

(3)分期及预后咨询:比利时鲁汶大学团队对134例sIUGR病例的妊娠18~26周超声多普勒血流评估结果进行研究,提出了sIUGR的分型方法。sIUGR的分型主要依据超声多普勒对小胎儿脐动脉舒张期血流频谱的评估,可分为三型。Ⅰ型:小胎儿脐动脉舒张末期血流频谱正常。Ⅱ型:小胎儿脐动脉舒张末期血流持续性的缺失或倒置。Ⅲ型:小胎儿脐动脉舒张末期血流间歇性的缺失或倒置。sIUGR的预后与分型有关。Ⅰ型的临床预后最好,小胎儿虽有生长受限,病情出现恶化(如脐血流缺失或倒置)的情况较少见;Ⅱ型的小胎儿存在严重的胎盘灌注不良,多数胎儿会在妊娠28~32周出现病情恶化;Ⅲ型在多数情况下,小胎儿可期待到妊娠32~34周而不出现恶化,但由于较大的动脉-动脉吻合的存在,大胎儿向小胎儿的宫内输血的发生往往较为大量而突然,具有不可预测性。当两胎儿体重差异超过大胎儿体重的50%,或小胎儿并发羊水过少、脐血流出现舒张末期血流缺失时,小胎儿死亡的风险较高。

Gratacos等报道了134例sIUGR,39例sIUGR Ⅰ型的平均分娩孕周为35.5周,无神经系统后遗症发生。30例sIUGR Ⅱ型的平均分娩孕周为30周,小胎儿脑白质损伤的发病率为14.3%,大胎儿为3.3%。65例sIUGR Ⅲ型的平均分娩孕周为31.6周,大胎儿脑实质损伤的发病率为19.7%,小胎儿为2%;有15.4%的小胎儿发生了宫内死亡,大胎儿为6.2%。荷兰莱顿大学2014年系统回顾了11篇文献,发现在sIUGR胎儿中,脑损伤的发病率约为8%,该损伤的发生与异常的多普勒血流、大胎儿、一胎儿宫内死亡及低出生体重等有相关性。

(4)临床处理:sIUGR的临床转归和处理较复杂,尽可能在有经验的产前诊断中心或胎儿医学中心接受详细的评估,制订诊疗方案。sIUGR Ⅰ型多具有较好的妊娠结局,可在严密监护下期待治疗,脐血流并没有恶化者可期待妊娠至35周。对于sIUGR Ⅱ型,应充分告知孕妇及家属胎儿预后,在充分咨询的基础上根据病情的严重程度、家属的意愿以及医院是否具备宫内干预的条件制订个体化的治疗方案。治疗的选择包括期待治疗及宫内治疗。对于sIUGR而言,宫内治疗指征的确立是较困难的。作出这一决定由三个因素影响:①胎儿宫内死亡或脑损伤的风险;②家属的意愿;③技术层面的考虑。

目前常用的宫内治疗方案为选择性减胎。选择性减胎的目的是主动减去濒死的生长受限胎儿从而保护大胎儿,采取脐带双极电凝或经胎儿腹部脐血管射频消融术以及脐带结扎手术,手术方式的选择与孕周密切相关,需要制订个体化方案。胎儿镜激光电凝治疗sIUGR由于手术难度大,目前世界上仅有少数中心开展,疗效尚不肯定。如选择期待治疗,根据以往的文献报道,sIUGR Ⅱ型的小胎儿多数会在妊娠32周前发生恶化,期待妊娠过程中建议定期超声检查随访,根据目前已有的循征医学证据,终止妊娠的孕周一般不超过32周,在特殊情况下可严密加强监护,适当延长孕周,但需充分告知孕妇待产中的风险(Valsky et al.,2010)。sIUGR Ⅲ型中大多数生长受限胎儿的健康情况在妊娠34周之前仍然保持稳定,但存在生长受限胎儿突然死亡的风险和存活胎儿脑损伤的风险。当家属要求期待治疗时,随访频率与sIUGR Ⅱ型一致。建议不超过妊娠34周分娩。

3. 单绒毛膜双胎一胎死亡

(1)病因:引起单绒毛膜双胎一胎宫内死亡最主要的原因是胎儿染色体异常、结构发育异常、TTTS、双胎贫血多血质序列征、严重的sIUGR及单羊膜囊双胎脐带缠绕等。

(2)胎儿预后咨询:由于单绒毛膜双胎的特殊性,建议由有经验的专科医师负责存活胎儿的预后咨询。单绒毛膜双胎发生一胎死亡后,由于胎盘之间血管吻合导致存活胎儿的血液倒灌至死胎,从而导致急性的或长期的低血压、低灌注水平,可致另一胎儿同时死亡,也可能引起存活胎儿各脏器的缺血损伤,尤其是神经系统的损伤。Mark在2011年进行的一次荟萃分析中回顾性总结了22项研究报道的双胎一胎死亡后的围产儿结局,发现单绒毛膜双胎一胎死亡的风险高于双绒毛膜双胎(15% *vs.* 3%),在早产的发生率上和双绒毛膜双胎无明显差异(68% *vs.* 54%),产后异常的神经系统影像检出率上有一定的差异(34% *vs.* 16%),存活胎儿神经系统发育异常表现有明显的差异(26% *vs.* 2%)。

在理论上,妊娠晚期发生多胎妊娠中一个胎儿的死亡可能会引发母体的凝血功能障碍。有关双胎中一胎儿死亡后母体发生凝血功能异常的报道很少。

(3)妊娠管理:发现单绒毛膜双胎一胎宫内死亡后,建议转诊至区域性产前诊断中心或胎儿医学中心进行详细的评估,并制订个体化的诊疗方案。发现单绒毛膜双胎之一胎死宫内后,是否需要立即分娩另一存活胎儿目前尚存在争议,目前依据的是各中心的经验,尚无有力的指导性结论。有观点认为立即分娩并不改善该存活胎儿的预后,其理由是神经系统损伤的发生是在一胎死亡时,另一胎由于其发生一瞬间的宫内"急性输血"造成的,立即分娩并不能改善已经发生的对存活儿的损伤,反而可能增加了早产儿的发病率,除非发现了胎心监护的严重异常表现,或妊娠晚期存活胎儿表现出严重的贫血。

对于存活胎儿,可以通过超声检测其大脑中动脉的最大收缩期峰值流速(PSV),判断该胎儿是否存在严重贫血。如果存在严重贫血,是否可以通过对贫血胎儿进行宫内输血治疗以纠正贫血,延长孕周,降低存活儿发生神经系统损伤的风险,也存在争议。发生胎死宫内后3~4周进行存活胎儿头颅MRI,可能比超声更早地发现一些严重的胎儿颅脑损伤。如果影像学发现存活胎儿神经系统病变,需和家属详细讨论胎儿预后等。对母体的妊娠管理主要监测妊娠相关的并发症。部分循证医学证据显示双胎一胎死宫内后,母体妊娠期高血压疾病的发生率有所增高,需进行血压监测和尿蛋白检查。母体发生弥散性血管内凝血的风险在理论上存在,但在循证医学报道中罕见。单绒毛膜双胎一胎死亡后，母体也并未增加感染的风险。

4. 双胎贫血多血质序列征

（1）诊断：双胎贫血多血质序列征（twin anemia polycythemia sequence，TAPS）是发生于单绒毛膜双羊膜囊双胎的一种慢性的胎-胎输血，两胎儿出现严重的血红蛋白差异但并不存在羊水过多过少序列（twin oligopolyhydramnios sequence，TOPS）。TAPS 可能为原发，占单绒毛膜双胎的 3%～5%，亦可能为 TTTS 激光术后的胎盘上小的动脉-静脉血管吻合残留所致，占 TTTS 激光术后的 2%～13%。目前对 TAPS 的诊断主要通过大脑中动脉 PSV 的检测，同时需要排除 TTTS。TAPS 最新的产前诊断标准为受血儿大脑中动脉 PSV <1.0MoM，供血儿 PSV>1.5MoM。产后的诊断标准为两胎儿血红蛋白差异大于 80g/L，并且符合以下任一条件：供血儿与受血儿的网织红细胞计数比值大于 1.7，或胎盘灌注发现仅小于 1mm 的动脉-静脉血管吻合支（Slaghekke et al.，2010）。

（2）治疗与预后：关于 TAPS 的预后目前文献报道较少。对 TAPS 的处理包括期待治疗、终止妊娠、胎儿宫内输血、选择性减胎或胎儿镜激光电凝术治疗。目前尚无证据支持何种方法更有效。

5. 双胎反向动脉灌注序列征

（1）定义：双胎反向动脉灌注序列征（twin reversed arterial perfusion sequence，TRAPS），又称无心畸胎序列征（acardiac twins sequence），是单卵双胎的独特并发症。TRAPS 在单卵双胎妊娠中发病率为 1/100。正常胎儿被称为泵血胎儿，无心胎儿的循环需要依赖于正常胎儿，超声检查未见异常胎儿心脏显示，但胎体内可见血液流动，异常胎儿的脐带为单脐动脉，即入胎动脉血流。其血流频谱所显示的心率、心律与正常胎儿完全一致。本病的病因不明，已被广泛接受的假说是“血管反向灌注理论”。由于泵血胎儿通过胎盘中的动脉-动脉吻合持续向无心胎儿灌注血液，若不干预，泵血儿会出现心力衰竭，死亡率高。

（2）处理：应将 TRAPS 患者及时转诊到有经验的产前诊断中心或胎儿医学中心加强监测，给予相应的咨询和提供合理的治疗方案。部分 TRAPS 如不经治疗，泵血儿可出现心力衰竭、水肿、早产等，其围产儿死亡率为 50%～75%。泵血儿亦有较高的结构发生异常的概率，其染色体异常的概率约 9%。应对其进行细致的结构筛查及染色体检查。TRAPS 治疗方式与单绒毛膜双胎一胎儿异常的处理相似，多采用血管凝固技术减胎（射频消融术或脐带凝固术）。是否需要对于无心胎儿进行减胎取决于无心胎儿与泵血儿的相对大小，以及是否出现泵血儿心脏功能受损的表现（Weisz et al.，2004）。目前考虑对无心胎儿进行宫内干预的指征包括：①无心胎儿的腹围与泵血儿相等甚至大于泵血儿；②伴有羊水过多（AFV≥8cm）；③泵血儿出现严重的超声血流异常，包括脐动脉舒张期血液反流或者消失，脐静脉血流搏动或者静脉导管 A 波反向；④泵血儿水肿（胸腹腔积液等腔隙积水）；⑤单羊膜囊（易出现脐带缠绕）。

6. 单绒毛膜双胎之一结构异常　单绒毛膜双胎之一出现的结构畸形通常为中线结构异常，原因不明，包括无脑畸形、脑积水、脊柱裂、小头畸形、心脏畸形、面部畸形、肢体异常、腹裂、脐膨出等。单绒毛膜双胎中约 85% 为一胎异常。单绒毛膜双胎出现一胎结构异常或染色体异常的概率约为 10%，远高于双卵双胎和单胎妊娠（周祎 等，2015）。

（三）联体双胎

妊娠早期超声监测对于联体双胎的诊断具有重要的意义。联体双胎是单绒毛膜单羊膜双胎妊娠的一种罕见类型，发生率为 1/100 000～1/90 000，其发生与胚胎发育异常有关。80%～90%可在妊娠 12～14 周得到诊断而终止妊娠，部分出现胎死宫内。如未诊断或者在妊娠 24 周之后发现联体双胎，引产过程中会出现难产和子宫破裂，可能需要剖宫取胎，妊娠晚期分娩则需要进行剖宫产。

1. 不同绒毛膜双胎的减胎方案选择　不同绒毛膜双胎减胎方案不同。对于双绒毛膜双胎，可以使用简单的胎儿心脏内注射氯化钾的方法。但对单绒毛膜双胎进行选择性减胎时应该使用血管阻塞技术。一方面，由于单绒毛膜双胎存在不同类型的血管吻合，药物可能通过吻合血管流向保留胎儿，造成损伤；另一方面，一胎儿宫内死亡后，存活胎儿通过吻合血管向死亡胎儿急性输血，使得存活胎儿出现急性缺血，甚至死亡。血管阻断方法包括射频消融术、胎儿镜下激光凝固脐带、胎儿镜下结扎脐带、双极电凝和高频聚焦超声等，又以射频消融术更为常用（白云 等，2017；孟新璐，2017；孟新璐 等，2019）。

射频消融术前需检查宫颈长度。局部麻醉后，在持续超声监护下，将射频针经皮快速刺入胎儿腹壁内侧部脐带，确认射频针尖位置无误后，将锚状电极从鞘内针尖端伞状弹出，打开射频发生器，设定功率后行消融术。超声多普勒证实脐带血流完全阻断后即可停止射频。射频术后使用抗生素 1～2 日预防感染，并使用黄体酮保胎。术后 24 小时需超声检查胎心，以及脐血流和大脑中动脉 PSV。术后需每个月随访血常规及凝血功能。妊娠 20 周及以上的射频减胎，在妊娠 22～24 周随访胎儿头颅 MRI，关注有无脑损伤表现。

胎儿镜下结扎脐带可用于妊娠 26 周后单绒毛膜双胎妊娠的选择性减胎。由于妊娠 26 周后脐带较粗，结扎脐带可永久阻断脐带血流。高频聚焦超声是一种无创技术，与微创手术相比，能够降低流产和感染风险，但目前研究较少。双极电凝脐带是在超声引导下将 3mm 的套管插入被减胎儿的羊膜囊内，再放入双极电凝钳，夹住待减胎儿的脐带，利用双极能量凝固胎儿脐带血流。

选择性减胎术涉及法律和伦理问题。一般单绒毛膜双胎减胎宜在妊娠 26 周之前进行，而氯化钾减胎可在任何孕周进行，但妊娠 28 周以上的减胎需在伦理学会讨论通过方可执行。减胎术后，孕妇通常会非常沮丧，有些夫妻双方减胎意见不一，甚至引发家庭矛盾。因此减胎术前一定要进行充分沟通，详细告知减胎原因、减胎风险，并且夫妻双方共同签字确认，如一方不能到场签字，需有其他形式的减胎意见及委托书，避免不必要的医疗纠纷。减胎术后应对孕妇进行心理疏导，必要时由专业的心理医师进行干预。

2. 复杂性双胎分娩后胎盘灌注　双胎妊娠的预后取决于绒毛膜性，而并非合子性。双胎妊娠中单绒毛膜双胎可发生特有的并发症，这些并发症的发生与胎盘血管吻合的情况有关。研究单绒毛膜双胎胎盘血管分布有利于查明单绒毛膜双胎的发病机制，对提高胎儿存活率有重要意义。

（1）胎盘灌注方法：胎盘娩出过程中尽量不采取外力助产，尽可能保留完整的解剖关系，全面检查胎盘，明确绒毛膜性。将胎盘置于平整桌面，胎儿面向上，在胎膜上找到娩出胎儿的缺口，提起胎膜，仔细辨明绒毛膜和羊膜，羊膜通常透明、较薄。胎盘娩出 2 小时内及时处理，将新鲜胎盘置于托盘内，标记每条脐带对应的新生儿。擦净胎盘表面血迹后，按照血管走行自脐带远端轻轻挤压胎盘表面血管，将大部分血液或血栓自脐带断端挤出。剥离胎膜，修剪脐带至 4~5cm 长。分离出血管断端，将套管针分别沿动静脉断端插管。脐动脉采用 22G 套管针，所有脐静脉采用 16G 套管针。丝线固定套管针，再往套管针注射 0.9%的氯化钠溶液，清洗血管内积血，再选用白色、绿色、黄色和紫色 4 种水彩颜料与硫酸钡溶液按照 1∶10 混合配置。再将胎盘平铺于有刻度的平板上，用 20ml 注射器沿两侧插管的动脉、静脉分别注入不同颜色的灌注液 15~20ml。先灌注动脉，后灌注静脉，灌注结束后用血管钳钳夹两侧脐带，数码相机采集胎盘照片供研究使用。

（2）常见的单绒毛膜双胎并发症的胎盘灌注（图 14-13-3）：单绒毛膜双胎胎盘的血管分为 3 类。自两根脐带的根部发出的血管，其分布方向有 3/4 以上相同，属于平行型；分布方向有 3/4 以上相反，则属于交错型；若血管分布既有同向又有反向，但是任意一个方向血管数目均未达总数的 3/4，则属于混合型。根据吻合血管的类型，以胎盘表面可见的相应类型的吻合血管，为动脉-动脉和静脉-静脉吻合血管（王学举，2015；裴雄越，2014）。

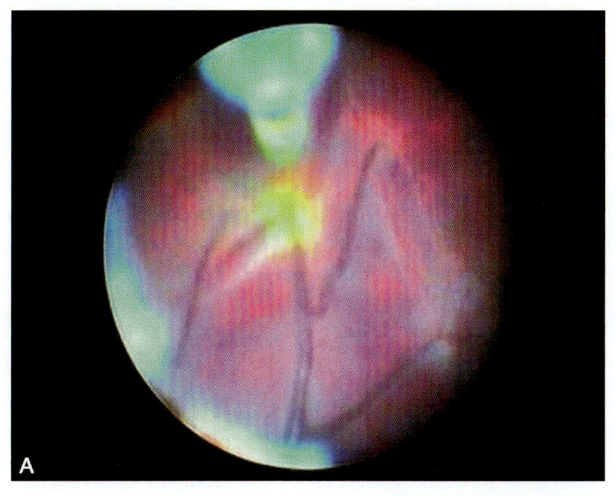

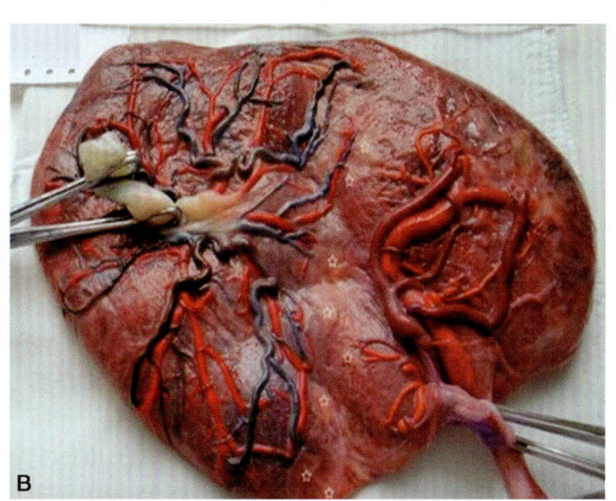

图 14-13-3　单绒毛膜双胎并发症的胎盘灌注

A. 胎儿镜激光电凝术吻合血管；B. 激光凝固术后胎盘灌注。

TTTS 胎盘中，胎盘浅表至少存在 1 条动脉-静脉血管吻合是发生 TTTS 的前提条件。而动脉-动脉吻合可能是免于发生 TTTS 的保护因素。因为动脉-动脉吻合使得血液可以双向流通，有利于两胎儿接受血液的平衡。目前对于静脉-静脉血管吻合在 TTTS 中影响的研究较少，但研究发现，TTTS 病例中静脉-静脉血管吻合的发生率要高于非 TTTS 组。通过胎儿镜激光电凝双胎间的大部分血管吻合支，可以阻断胎盘间异常的血管交通，可以有效治疗 TTTS。但由于胎儿镜术存在吻合血管位置较隐蔽，导致电凝难度过高，可导致部分吻合胎盘血管残留，影响围产儿结局。

sIUGR 中，胎盘份额、浅表血管吻合影响双胎最终的血流分配。吻合血管对于 sIUGR 小胎儿有代偿和保护作用，使得小胎儿的灌注不足得以补偿。但同时，对大胎儿来说，大的动脉-动脉吻合会受到小胎儿血流动力学的影响。一旦小胎儿胎死宫内，大胎儿可能向小胎儿急性输血，导致神经系统损伤。胎盘灌注发现，sIUGR Ⅲ型 98%存在直径超过 2mm 的动脉-动脉吻合血管，两胎儿发生难以预测的胎死宫内概率明显增加。

TAPS 的胎盘与 TTTS 比较，吻合血管较小、数目少，以小的动脉-静脉吻合为主。因为吻合血管细小，所以多发生慢性输血。相比而言，动脉-动脉吻合在 TAPS 中比较少见，动脉-动脉吻合是否能对 TAPS 的发病起保护作用仍不确定。

（邹刚　孙路明）

第十四节　胎儿生长受限

胎儿生长受限（fetal growth restriction，FGR）又称胎儿宫内生长受限（intrauterine growth restriction，IUGR），是产科常见的围产儿并发症之一，是导致死胎、早产、新生儿死亡、新生儿神经系统损伤等不良结局的主要疾病。此外，FGR 与儿童和成年期的远期不良结局，如认知障碍、肥胖、糖尿病、心血管系统疾病等发病有关（ACOG，2019）。FGR 发病率报道差异较大，主要是因为各地域有着不同的定义范围和诊断标准。在欧美等发达国家，发病率为 5%~15%，发展中国家为 10%~55%，我国报道的水平接近欧美地区，为 6.39%，是围产儿死亡的第 2 大原因。FGR 引起的围产儿发病率和死亡率较正常发育儿高 4~8 倍。在围产儿死亡总病例数中约 30%为 FGR，产时发生的宫内缺氧围产儿中 50%为 FGR

（罗晓芳 等，2016）。

在现行的各种教材和指南规范中，小于胎龄儿（small for gestational age，SGA）和胎儿生长受限（FGR）这两个术语往往同时出现。对于FGR的概念以及和SGA之间的关系，目前学界并不统一。FGR定义的核心问题之一是胎儿估测体重（estimated feta weight，EFW）不达标，小于相应胎龄体重的第10百分位数或2个标准差。从临床角度来看，大多数的围产儿不良结局都发生在体重严重偏小、低于标准第3百分位数的婴儿（Bakalis et al.，2015），被称为严重SGA和严重FGR。但临床上SGA的诊断，也是以胎儿体重偏小为依据，两者在临床表现、诊断中必然存在着一定的交叉和联系。除体重外，胎儿腹围测量值也是FGR筛查和诊断的重要参数，FGR发生时，腹部脂肪和肝糖原消耗导致腹围减小。多数研究结果显示，腹围小于同孕龄第10百分位数是FGR诊断最敏感的单一指标，与相关并发症和不良结局的发生密切相关（Caradeux et al.，2019）。

实践工作中由于超声测量估测胎儿体重误差，也确实有一部分FGR和SGA的诊断在孕期并不十分清楚，需要在胎儿出生后，甚至新生儿随访中才能回顾性地确诊。在目前国内外主流的规范和共识中，虽然对SGA和FGR概念的区别描述有一定差异，但是在FGR的高危因素、筛查管理、孕期和分娩期处理方面都基本一致。关于SGA和FGR概念的理论差异也只是从不同认识角度形成的，主要包括以下两类。

第一类是依照诊断的时间，产后的新生儿称为SGA，产前的胎儿称为FGR。以ACOG临床实践指南为代表，该指南于2019年再次更新。将FGR定义为胎儿估测体重低于相应孕周标准体重第10百分位数；而SGA是指新生儿出生体重小于相应胎龄应有体重第10百分位数。两个术语分别描述体重小于相应胎龄第10百分位数的胎儿和新生儿。该指南同时也指出，有部分因为遗传、人种等因素本身体重偏小的正常胎儿会被误诊为FGR。这个概念强调了对于所有孕期估测体重偏低的胎儿，都应当予以充分的重视，一旦出现胎儿病理性改变征象时，要积极查找原因和干预。2017年以哈佛大学医学院Tom McElrath教授牵头的FGR Brighton协作组在撰文中再次对相关定义作出解释，SGA为新生儿体重低于标准第10百分位数；FGR用于孕期胎儿的诊断，其中FGR特指病理原因导致的胎儿生长迟缓（Easter et al.，2017）。

第二类是以胎儿或新生儿体重偏小是否由病理性因素导致来区分FGR和SGA。所有出生体重或估测体重小于相应胎龄标准体重第10百分位数的称为SGA。SGA中有部分是因为母体、胎盘或胎儿本身病理性改变而生长停滞、生长速度减慢，不能达到胎儿应有的生长潜力者，称为FGR或IUGR。国内现行高等学校妇产科学教材中所用的分类概念与此类似（谢幸，2018）。生长潜力主要取决于人种和遗传因素，因此个性化的诊断标准非常关键，即便是同一地区的不同人种，如果用一样的诊断标准，也会有很大差异。以美国为例，利用白人胎儿群体得出的数据标准，约15%的非白人胎儿会被诊断为FGR（Buck Louis et al.，2015）。相对于SGA，FGR是胎儿的病理性改变，除体重偏小外，动态的体重生长也是其评估指标，建议至少测量头围、腹围、股骨长等胎儿生长指标2次，间隔3周，这样才能认为胎儿生长停滞（Vayssière et al.，2015）。在缺乏其他病理改变证据时，不能仅用该胎龄一个时间点的标准体重诊断FGR，要动态了解胎儿发育和胎儿生长曲线的关系，最理想的是建立该地区个性化的生长曲线，避免过度诊断FGR带来的医疗资源浪费和患者心理不良应激。另外值得注意的是，即使估测体重或出生体重超过标准第10百分位数，并不代表绝对排除FGR，利用动态生长曲线衡量胎儿生长状态，就能够尽量避免漏诊那些相对于胎龄体重正常，却未达到应有生长潜力水平的胎儿（Gaccioli et al.，2018）。

虽然FGR存在一定差别，但有一点完全相同，就是在临床上需要关注、筛查监测和积极干预的，都是因各种病理因素导致的胎儿生长不能达到其应有潜力的这部分患者。临床医师只有通过充分了解FGR的病因、临床表现、监测和治疗方法，才可以做到对孕妇特别是高危人群正确筛查、严密监测管理、适时干预，减少围产儿不良结局发生。

一、病因和高危因素

胎儿发育分3期。第一期（妊娠17周之前）：主要是细胞增殖、细胞数量增多；第二期（妊娠17~32周）：细胞增殖速率下降，但细胞体积开始增大；第三期（妊娠32周后）：细胞体积增大。有害因素作用的时期不同，对胎儿的生长影响亦不同，临床表现各异。胚胎染色体及基因异常、妊娠早期病毒感染等从细胞增殖阶段就发挥不利影响，对胎儿造成不可逆的严重损害；妊娠晚期母体贫血、低蛋白血症、胎盘物质交换障碍等主要影响胎儿细胞体积增大阶段，预后相对较好。

FGR的病因从大体上可以分为三类，即母体因素、胎儿因素、胎盘因素。在临床实际病例中，有时是多因素并存，不能完全区分属于哪一类别。

典型的母体疾病以子痫前期为例，全身性的血管病变会导致母体多器官损害，高血压、低蛋白血症；同时也会造成胎盘血管损伤、胎盘灌注不足，影响胎儿生长发育。

胎盘因素所致的FGR是最主要的原因，研究表明胎盘重量与胎儿出生体重呈正相关，且随着妊娠的进展，胎盘重量将不断增加；胎盘本身的大小比胎盘的营养代谢及转运功能对胎儿生长的影响更大。当胎盘轻度发育不良时，可通过增加营养交换表面积、促进胎盘血管生成及降低胎盘厚度等代偿性形态学改变，来适应增加营养转运功能的要求。但当胎盘发育严重不良时，胎盘代偿功能将不能满足胎儿进一步生长发育的需求，从而导致FGR。另外，胎盘的厚度对母儿间的物质交换也有重要影响。胎盘本身就是一个代谢功能极为活跃的高代谢器官，它可消耗从母体循环中获得的大部分氧气与营养物质，在妊娠中期可高达80%，在妊娠晚期也达40%~60%（Zhang et al.，2015），且过厚的胎盘由于其绒毛结构过于复杂或绒毛生长过密也会导致其绒毛间隙的灌注与物质交换的迟滞。因此，胎盘本身的大小或厚度不适也是导致FGR的重要原因。

胎盘血管形成及滋养细胞分化异常所致的FGR主要与子宫胎盘血流量及胎盘物质交换面积减少有关。研究表明

FGR 孕妇子宫胎盘血流量比正常孕妇降低超过 50%，且 FGR 胎盘中的绒毛血管密度、绒毛间隙体积、终末绒毛的数量、滋养细胞及滋养干细胞的分化均显著降低（罗晓芳，2016）。滋养细胞分化发育不良，终末绒毛的数量、体积及表面积均减少，对子宫螺旋动脉的侵蚀程度受限，从而导致子宫胎盘血管重铸不良，胎盘浅植入，胎盘交换面积及绒毛间隙减少，继而引起胎盘血流灌注不足。为改善胎盘的血氧供应，母体循环的血液将以更高的速度和压力进入胎盘，而高速冲击的血流又将损伤胎盘绒毛以及胎盘内分泌及转运功能，如此恶性循环，最终造成 FGR。

母体及胎盘疾病导致的 FGR 一定程度上可以是胎儿的一种“自救”行为，将有限的能量、供氧、营养物质优先保障大脑需要，形成胎儿头围/腹围比例增大的“不匀称型”FGR。以最大的腹部脏器肝脏为例，正常胎儿的大脑和肝脏质量比为 3∶1，而“不匀称型”FGR 胎儿可以达到 5∶1甚至更高。而由胎儿早期毒物暴露、病毒感染或者染色体非整倍体造成的细胞发育不正常，理论上会造成胎儿头和身体成比例减小的“匀称性”FGR（Cunningham et al.，2014）。但是要认识到，这绝不意味着“不匀称型”FGR 的预后就会好于“匀称型”。现有的研究数据表明，“不匀称型”FGR 产时和新生儿并发症的危险更高，因为“不匀称”可能意味着胎儿长期的营养不良、缺氧已经进展到失代偿期；而“匀称型”FGR 有一部分其实就是遗传因素导致的 SGA。常见的 FGR 病因或高危因素包括以下几项：

（一）母体因素

母亲自身患 FGR、孕前体重过低、前次妊娠 FGR 病史、妊娠时年龄小于 17 岁或大于 40 岁者，发生 FGR 的机会均增多。母亲曾经是 FGR，会增加其子代婴儿体重偏小的风险，但这究竟是遗传因素还是宫内环境问题所致？研究者通过分析捐卵分娩的婴儿和其生物学母亲、遗传学母亲对出生体重的影响，发现母体为胎儿提供的宫内环境比提供的遗传因素更重要（Brooks et al.，1995）。也就是说在胎儿期曾患 FGR 的母亲，其体内和宫内环境限制了胎儿生长达到其应有的潜力。母亲营养不良、26 周以前蛋白质摄入不足、妊娠中晚期过度地限制热量摄入，都和胎儿出生体重不足密切相关。1944 年发生在荷兰的“大饥荒”事件就是一个显著的例证，持续了 28 周的饥荒导致该阶段婴儿出生体重下降 250g，而且死亡率明显上升。这也是 Baker 假说和健康与疾病的发育起源（developmental origins of health and disease，DOHaD）学说的主要依据之一（de Boo et al.，2006）。现阶段，对于妊娠期糖尿病的科学管理是避免母亲营养不良导致 FGR 的一个重要环节，切不可简单粗暴地采取过度限制饮食来控制血糖。

（二）母体疾病

凡是能够引起多发性血管病变的母体疾病都是发生 FGR 的高危因素。孕期血管病变多为全身系统性改变，一旦子宫动脉、螺旋动脉受累，必然影响胎儿的营养物质和氧气交换，增加 FGR 的风险。如妊娠期糖尿病、妊娠期高血压疾病（慢性高血压、妊娠期高血压、子痫前期）、系统性红斑狼疮、抗磷脂综合征等。此外，母亲贫血、右向左分流型心脏病，母体动脉血氧含量降低，影响胎儿氧气供应，也会导致 FGR（SMFM，2020）。血栓形成，微循环障碍理论上也会引起胎儿生长物质供应不足，但研究发现只有获得性免疫介导的血栓症和 FGR 相关，而遗传性血栓症（如Ⅴ因子 Leiden 突变等）并不增加 FGR 的发病风险。

（三）多胎妊娠

多胎妊娠是胎儿体重偏低的显著高危因素。子宫本身的组织结构和胎盘血供特点，决定了以人类为代表的灵长类动物更适合单胎妊娠。以双胎妊娠为例，在美国虽然双胎妊娠只占活产儿的 2%~3%，但是在因为体重低于标准第 10 百分位数的早产儿导致新生儿不良结局中，双胎的比例达到 10%~15%。体重低于第 10 百分位数在双胎中发生率为 25%，三胎为 60%（ACOG，2019）。单绒毛膜双胎还可能发生更为严重的选择性 FGR 和双胎输血综合征。

（四）致畸原

吸烟和饮酒都会使 FGR 的发生率增加 2 倍以上，吸毒会使风险增高到 3 倍，酒精、尼古丁、可卡因这些成分都可能影响胎儿生长。此外，孕妇的致畸药物暴露除能导致胎儿畸形以外，也是引起胎儿体重偏低的因素，这决定于暴露的细胞毒性、胎龄、时限、剂量。例如细胞毒性药物环磷酰胺、抗癫痫药丙戊酸、抗凝药物华法林等，均能引起 FGR 发生。

（五）感染因素

胎儿宫内感染是目前比较明确的引起 FGR 的主要病因。临床中 5%~10% 的 FGR 和宫内感染有关，感染原包括病毒、细菌、原虫、螺旋体等（乔娟 等，2015）。最明确的感染是巨细胞病毒和风疹病毒，前者可以直接引起胚胎细胞破坏和功能丧失；后者不仅影响细胞分化，还会破坏血管内皮，导致循环障碍。此外如水痘病毒、弓形虫、李斯特菌、梅毒螺旋体、疟原虫等感染都能够引起 FGR。

（六）先天畸形和染色体异常

通过对有显著结构异常，如心血管发育畸形（圆锥动脉干畸形及间隔缺损等）的胎儿观察随访，发现约有超过 20% 的先天性畸形胎儿伴随生长受限。总体来看，畸形越严重，FGR 发生率越高，在伴有染色体异常的畸形胎儿中这个趋势尤为明显（Zhu et al.，2016）。多数染色体异常胚胎会自然流产，但是 21 三体、18 三体、13 三体几种可能活产的染色体拷贝数异常和正常胎儿比较，发生 FGR 的风险也相对增高。其中 18 三体最为明显，其生长迟滞最早在前 3 个月就有所体现，到妊娠中后期长骨长度小于相应胎龄第 3 百分位数以下，上肢更为明显，内脏生长和腹围也会受到影响（Cunningham et al.，2014）。

（七）胎盘和脐带异常

慢性胎盘不全剥离、胎盘局灶性梗死、绒毛膜血管瘤等病理变化严重时，足以引起胎盘功能不全，有可能导致 FGR。轮状胎盘、前置胎盘、脐带胎盘边缘附着、帆状胎盘以及单脐动脉等也更容易因为胎盘胎儿循环功能障碍伴随 FGR 的发生。

二、筛查和超声诊断要点

FGR 的首要临床表现就是胎儿生长速度减慢，体重偏小

(在标准体重第10百分位数以下);其次就是存在母体、胎儿、胎盘脐带等病理生理改变。因此对FGR的筛查与诊断也是从这两个方面着手,其一是胎儿生长状态监测,其二对母体疾病(子痫前期、贫血、糖尿病、自身免疫性疾病等)、胎儿状况(核型分析、结构畸形、多普勒血流信号等)和胎盘脐带的形态功能进行评估。

妊娠早期确定胎龄,是FGR筛查和监测的重要环节。一旦发现胎儿生长不达标,首先应当重新核对胎龄。因为排卵时间的不确定性,根据末次月经推算所得的胎龄和实际胎龄多数存在一定偏差,一般前后不超过1周者,对胎儿生长评估影响不大。但在少数孕妇,这个时间差可以达到3周以上,如果不进行矫正,就可能将正常的胎儿误诊为FGR;或者对体重明显小于标准第10百分位数者视而不见。目前对胎龄评估公认的最准确方法就是根据妊娠11~14周的超声测量头臀径,建议所有的孕妇均应在该时间段进行相应的超声检查。如果资料缺失,还可以根据妊娠早期超声下孕囊、胚芽,妊娠中期胎儿双顶径等测量数据和胎动出现时间等临床表现,进行胎龄的推算评估。

(一) 高危因素的识别

首次产检对孕妇病史,包括个人史、生育史的采集,是高危因素识别的基础,例如高龄、孕前体重过轻、高血压疾病、糖尿病、贫血、心脏病、前次妊娠FGR病史、酗酒、吸烟成瘾等。对具有FGR高危因素者给予专案随访管理,从妊娠早期和中期就积极监测相关指标,一旦考虑FGR可能,针对存在的病因尽早予以诊断和干预。

(二) 子宫底高度

在孕期常规产前检查时,对子宫底高度进行连续动态的准确测量,是一种简单、安全、廉价、检出率高的FGR筛查方法,适用于低危人群。研究显示,单用子宫底高度测量方法,可以检出妊娠32~34周中65%~85%的胎儿生长异常,特异度达96%(ACOG,2019)。目前推荐可以在妊娠24周开始进行测量,要准确触及子宫底在腹壁的位置,用厘米刻度的卷尺测量耻骨联合上缘到子宫底上缘的长度。妊娠24~38周,测量的子宫底高度应当与孕周一致,如果测量结果较正常值偏小3cm以上,要考虑胎儿异常偏小,需要进一步辅助检查确定。该方法只适用于头先露单胎妊娠,如果孕妇存在腹壁过厚、羊水过多、多胎妊娠、胎位异常、子宫肌瘤或盆腔巨大包块等情况,则不宜单纯采取该方法进行筛查,应当结合超声测量评估(Robert et al.,2012)。

(三) 超声测量

无论高危或低危人群,超声检查评估胎儿生长状况比子宫底高度测量更准确,推荐所有通过测量子宫底高度筛查FGR可疑的孕妇,应进行超声影像学检查进一步评估。

超声影像中有4项生理指标测量常被用来评估胎儿生长情况:双顶径(biparietal diameter,BPD)、头围(head circumference,HC)、腹围(abdominal circumference,AC)、股骨长(femur length,FL)。这几项指标测量所得的数据可以通过多种计算公式估算胎儿体重。从理论上分析,多项参数综合评估所得的估测体重应当更准确,但是由于多项参数带来的多个误差累积,在现有的计算公式里,无论哪一种所计算的胎儿体重结果和实际体重比较都存在一定误差。实际临床对比显示,其中约95%的超声估算胎儿体重误差在20%以内,剩余5%误差超过20%。在这4项生理测量指标中,腹围对胎儿体重的评估价值得到多数研究的证实。数据显示,利用腹围计算所估计的胎儿体重误差几乎均在±10%以内。HC/AC值低于正常妊娠同孕周均值的第10百分位数也应考虑FGR发生的可能。FGR不会影响小脑横径(transverse cerebellar diameter,TCD)的增长,因而TCD可作为孕龄的独立指标,用于对照其他可能的生长偏差(Resnik et al.,2020)。胎儿腹围偏小不仅只是一项生长测量指标,而且和胎儿脐静脉氧分压及pH降低存在相关性。实际上在新生儿中,腹围测量也是确定FGR的重要方法。孕期监测时,把估测体重和腹围同时小于标准胎龄的第10百分位数联合用于FGR诊断更可以提高准确性(中华医学会围产医学分会胎儿医学学组等,2019)。多参数评估和腹围测量都是针对胎儿体重进行评价,但任何一种方法发现估测体重小于标准体重第10百分位数,还不能贸然得出FGR的诊断结果。因为FGR是由于病理因素引起的胎儿达不到应有生长潜力,动态观察胎儿生长(2次检查间隔3周)、进一步查找相关病理生理改变是诊断FGR必需要素。其中所包含的超声检查有胎儿结构筛查、羊水测量、胎盘检查等。

(四) 胎儿及羊水异常

胎儿疾病,包括宫内感染、染色体异常等都是FGR发生的病因。除生长受限外,部分胎儿还会有一系列本身结构的器质性改变。如果胎儿经过超声测量评估已经考虑SGA,同时发现有心脏室间隔缺损等结构异常时要高度怀疑染色体异常可能,需要抽取羊水或脐带血进行核型分析。和胎盘及母体因素引起的FGR相比,胎儿自身异常和疾病导致的FGR发病更早,建议28周以前确诊的FGR都应当接受遗传咨询和产前诊断(中华医学会围产医学分会胎儿医学学组等,2019)。即使染色体与超声结构筛查均正常,当估测体重低于标准第3百分位数时需进行巨细胞、弓形虫等感染指标检测。如果超声提示颅内钙化灶、肝脏增大等,则更提示可能存在严重的宫内感染。

羊水量过多、过少均应进行产前诊断,对于怀疑FGR的病例也是如此。除胎儿结构畸形导致的羊水量异常外,FGR的胎儿往往合并有羊水减少的表现。羊水减少的原因可能主要因为胎儿慢性缺氧,自身代偿性地调节减少了肾脏血流,胎儿尿量产生随之减少。建议采用羊水最大暗区垂直深度(AFV)<2cm作为羊水过少的诊断标准,而不用羊水指数(AFI)(Audibert et al.,2017)。FGR胎儿的围产期死亡率与AFV测量值密切相关。当AFV<2cm时,死亡率显著升高。

(五) 多普勒血流检测

胎儿期存在三个独有的特殊血管通道。①卵圆孔及卵圆孔瓣:位于左、右心房之间的房间隔,它允许血液从右心房进入左心房而不允许倒流。②动脉导管:存在于主动脉和肺动脉之间,将肺动脉的血导入降主动脉。③静脉导管(ductus venosus,DV):将脐静脉内的富氧血流直接导入下腔静脉。这些特殊通道使胎儿能够适应相对缺氧的内环境。当宫内环境恶化,胎儿生长受到影响时也能发挥一定的调节作用,表现出胎儿特有的血流动力学改变。多数母体疾病和胎盘异常导致的FGR最终都会引起胎盘循环受损、营养和氧气交换功能障碍。在这种情况下，胎儿自适应性地通过调节外周循环血管阻力，达到血流重分配，保障大脑、心脏等生命重要脏器的目的。较典型的表现就是减少肝脏血供，出现腹围偏小；体循环血管阻力增加，脑循环阻力下降，出现大脑中动脉（middle cerebral artery，MCA）血流增加的表现。此外，部分胎儿异常引起的FGR也会有胎盘循环障碍表现，胎儿染色体非整倍体会减少胎盘三级绒毛干中的小动脉数量，出现低效和无效绒毛，影响胎盘功能，严重的可以引起胎儿胎盘多普勒血流改变。

1. 脐血流　脐血流是指脐动脉（umbilical artery，UA）的多普勒表现，是应用最广泛的胎儿胎盘循环灌注阻力评价指标。妊娠早期胎儿脐动脉的低阻力状态，保证了胎儿循环在整个心动周期均持续流动。妊娠中晚期阶段，当各种因素导致胎盘三级微绒毛干内小动脉平滑肌减少、绒毛破坏、胎盘局灶梗死，逐渐就会造成脐动脉舒张末期血流减少、消失，甚至反流。舒张末期脐动脉反流提示70%以上的三级绒毛小动脉破坏或失去功能，胎盘处于失代偿期（Maggio，2015），往往发生严重的FGR（估测体重小于标准第3百分位数），伴发羊水过少。

在脐动脉多普勒检查的参数中，临床医师最为熟悉的就是收缩期峰值血流速度和舒张期末期血流速度比值（ratio of peak-systolic to end-diastolic blood flow velocities，S/D），简单来说，脐血流S/D越高，提示胎盘循环阻力越大。当舒张末期血流消失，即“D值”为零时，无法获得S/D值，可以用搏动指数（pulsatility index，PI）评估血流阻力，PI超过相应胎龄第95百分位数，围产儿死亡率显著增加。对FGR的胎儿进行脐血流多普勒检查不仅能够辅助判断胎儿体重偏小究竟是生理性还是病理性，还有助于进行胎盘功能、胎儿宫内状况及预后的评估。正常近足月胎儿的脐带长约50cm，越靠近胎儿的部分血管阻力越低，为了更好地重复和动态观察，建议选择在脐带接近胎儿脐部入腹处进行多普勒测量。

2. 大脑中动脉　胎儿大脑循环正常情况下是高阻力循环，在心脏强有力的搏动下维持灌注。大脑中动脉承载着大脑80%以上的循环血量，也是超声在胎儿大脑中最容易获取的观测血管，可以直接反映胎儿脑循环的变化。胎儿缺血缺氧时血液会重新分布，更多的血流向脑、心脏、肾上腺，外周循环血量减少，大脑中动脉出现血管舒张及舒张期血流量增高等代偿性反应，这种血液再分布称为“脑保护效应”。在多普勒超声上会出现大脑中动脉搏动指数（middle cerebral artery-pulsatility index，MCA-PI）下降、阻力指数（resistance index，RI）下降，提示脑循环血流增加的状态。

在典型FGR病例中，与脑血流增加形成鲜明对比的是脐动脉血流阻力增高，脐动脉PI和RI均升高，利用大脑中动脉PI/脐动脉PI所得到的比值称为脑胎盘血流比率（cerebroplacental ratio，CPR）。CPR下降到相应胎龄的第5百分位数以下时，表示已经出现了脑保护效应，如果缺少参考值，CPR绝对值<1也可以作为胎儿严重缺氧的预警信号，这些变化可能发生在胎儿生物物理参数恶化前1~3周（DeVore，2015）。但是值得注意的是，对32周以前的胎儿，MCA-PI预测脑保护效力的意义有限，不适用于该类患者的监测和诊断（Vergani et al.，2010）。

MCA血流变化出现脑保护效应并不是FGR特有的，更典型的MCA血流增加出现在各种原因导致的胎儿贫血性疾病中，如母儿Rh血型不合引起的胎儿溶血、地中海贫血、胎母输血综合征等。

3. 静脉导管　静脉导管（DV）位于脐静脉与下腔静脉之间，是胎儿时期运输高含氧血流的重要通道。从静脉导管来的高速血流经下腔静脉达右心房，这股高流速的血液冲进右心房后方向正好对卵圆孔，直接进入左心房。在左心房，这股从脐静脉、静脉导管来的含氧较高的血液，经过二尖瓣流入左心室、升主动脉及主动脉弓上的三个分支供应给胎儿头部及上肢的需要。DV独特的结构和部位能反映脐静脉外周压力与中心静脉压力之间梯度的变化，因此静脉导管的血流频谱变化可反映胎儿右心和整体的发育状况。静脉导管多普勒波形有3个峰，分别对应心室收缩（D）、心室舒张早期（S）、心室舒张晚期和心房收缩（A）。正常情况下，在整个胎儿心动周期中静脉导管中为持续前向的血流。发生FGR时，静脉导管及其他大静脉舒张期血流减少，当胎儿缺氧或病理改变严重，心肌功能受损，右心后负荷增加，导致心室舒张末期压力增高，就会出现静脉导管A波缺失或反向。静脉导管A波缺失或反向提示心血管系统不稳定，且是即将发生酸血症和胎儿死亡的征象，FGR胎儿一旦出现静脉导管A波异常缺失或反向，提示1周内胎儿死亡的高风险，其预测胎儿酸中毒的特异度为95%；静脉导管A波反向连续发生7日预测胎儿死亡的灵敏度达100%（Resnik et al.，2020）。

4. 子宫动脉多普勒　随着妊娠子宫生理性的增大，胎儿对营养物质和养分的需求日益增多，这就要求母体循环供给子宫及胎盘的血容量较孕前有大幅度的提升。至妊娠足月，仅胎盘循环就达到约500ml/min。子宫的主要供血来源——子宫动脉也必须因生理需要发生顺应性的变化，管径增大、管腔增粗，同时由于滋养细胞侵袭螺旋小动脉，血管重铸使得子宫血流阻力减小。因此，子宫动脉血流伴着孕龄增加，阻力逐渐降低，血供日益丰富。在妊娠早期，由于高阻力依然存在，子宫动脉血流多普勒因为舒张期流速显著低于收缩期，出现舒张早期切迹，随着螺旋动脉重铸完成，子宫动脉远端阻力大幅降低，舒张期血流峰值和和收缩期差距减小，切迹随之消失。已有的研究结果显示，如果在妊娠18~23周后仍然能够在子宫动脉多普勒波形中观察到舒张期切迹，提示血流阻力大，胎盘功能异常，后期发生FGR的风险增高。而最多见的阻力增高原因就是胎盘浅着床、螺旋小动脉重铸异常，因此妊娠中期后子宫动脉舒张期切迹也是预测子痫前期发病的指标之一。依照该理论，已经在动物实验中成功建立了FGR模型（孙玲伟 等，2019）。

（六）其他

电子胎心监护（electronic fetal monitoring，EFM）是监测FGR宫内状态的必要手段，尤其是生长受限胎儿出现细变异的明显减少或消失、胎心记录呈平滑的曲线时，提示胎儿缺氧酸中毒的可能性很大。但是32周以前的胎儿由于中枢发育尚不成熟,交感和副交感神经张力还不足以产生能够清楚描记的胎心细变异,因此对于32周以前的胎儿,电子胎心监护是否有意义,尚不明确。

胎儿生物物理评分(biophysical profile,BPP)从胎动(fetal movement,FM)、胎儿呼吸运动(fetal breathing movements,FBM)、无应激试验(non-stress test,NST)、胎儿肌张力(feta tone,FT)、羊水最大暗区垂直深度(amniotic fluid volume,AFV)5个方面评价胎儿的生物变异和成熟度及胎儿酸碱平衡情况。BBP对实时判断胎儿状态有很好的参考意义,假阴性率小于0.1%(Mangesi et al.,2015);但在预测胎儿宫内情况恶化趋势上,除了AFV以外其余指标没有太大的参考价值。因此目前临床上多数应用NST和超声羊水测量来评估胎儿。

三、产前处理

业已发生的FGR还缺乏特效治疗手段和药物。FGR的应对重点只能着眼于高危人群的筛查和预防,对母体、胎盘、胎儿相应的原发疾病予以治疗和处理。已确诊FGR并且可以继续妊娠者应严密监测胎儿状况,在妊娠终止前积极予以改善胎儿预后的相关治疗。通过这一系列措施,尽量降低围产儿不良结局的发生。

(一)高危人群的预防

孕妇或者备孕女性高危因素的获得,源于详细的病史采集,包括内外科疾病史、生育史和生活中的习惯嗜好。对于存在高危因素者,除了进行饮食、运动、休息、戒烟酒等相关的健康生活指导,临床研究证实可能预防FGR发生的药物是阿司匹林。阿司匹林具有的抗凝和扩张血管、改善子宫胎盘循环的作用,对子痫前期的预防和缓解作用已经在临床上得到广泛证实。而多种因素导致的FGR都存在胎盘循环障碍的改变,对高危患者提前使用阿司匹林预防和减缓胎盘循环障碍的发生,也有一定的循证医学证据(Roberge et al.,2017)。加拿大妇产科医生协会(SOGC)在指南中以ⅠA类进行推荐:既往有胎盘血流灌注不足综合征病史(如FGR、子痫前期)的孕妇可以给予低剂量阿司匹林治疗,从妊娠12~16周开始服用至36周;存在两项及以上高危因素的孕妇,也推荐使用低剂量阿司匹林。高危因素包括但不限于以下情况:妊娠前高血压、肥胖、超过40岁、接受辅助生殖技术史、孕前糖尿病(1型或2型)、多胎妊娠、胎盘早剥病史、胎盘梗死病史者。以上高危因素也推荐从妊娠12~16周开始服阿司匹林至36周。

在国内,根据孕妇的平均身高和体重,阿司匹林的具体推荐用量为每日75~100mg,顿服。但对于停药时间,建议根据病情评估和监测酌情对待。阿司匹林抗凝作用是不可逆的,要恢复血小板正常的凝集功能需要依赖新生血小板进入外周循环中。尽管目前骨科、神经外科等均有报道表明在术前可以不停药,但是考虑到产后出血这个致命的问题,建议产科患者在分娩前,特别是剖宫产前停药,恢复血小板的促凝血功能。根据血小板在外周血的生理寿命,应当较预计的终止妊娠时间提前7~10日停药为宜。

(二)治疗原发病

原发疾病包括母体、胎盘和胎儿两方面。母体的部分疾病可以在孕前或者孕期予以积极干预治疗,减少高危因素,降低FGR发病率。如治疗孕妇的高血压、糖尿病、心脏病、贫血、系统性红斑狼疮、肾病等,有助于缓解胎儿宫内缺氧和营养缺乏状态,改善预后。除小剂量阿司匹林对胎盘灌注不足引起的FGR有一定效果外,其他疗法如营养补充、扩充血容量、肝素、卧床休息和β受体激动剂、钙通道阻滞剂或西地那非等(Groom et al.,2019),均未显示对FGR胎儿的生长具有促进作用;高血压孕妇的降压治疗也不会改善胎儿生长状况。

胎儿本身疾病导致的FGR治疗尚无有效的手段,如非整倍体、基因片段缺失和重复、宫内病毒及原虫感染等。反过来看,在发生FGR时一定要检查胎儿系统超声排除结构异常,并综合患者年龄、致畸原和药物接触史、不良孕产史等综合评估染色体和基因异常的风险。24周以前的FGR核型和微阵列异常发生率偏高,无论是否合并结构异常均建议行遗传学检查(Borrell et al.,2017)。临床医师一定要尽到告知义务,充分尊重患者的知情权,根据分析结果建议孕妇是否进行遗传咨询和产前诊断。

(三)胎儿宫内监测

FGR的胎儿要按照高危儿处理,严密监测宫内情况,并根据监测的结果决定终止妊娠的时机和方式。多普勒超声目前仍然是产前评估胎儿的最佳选择。宫内监测的内容包括:超声测量胎儿BPD、HC、AC、FL等生长情况,超声测量羊水量,多普勒监测脐血流,如果脐血流异常则增加检测大脑中动脉、静脉导管血流等指标,即EMF、NST、BPP。小于24周的无生机FGR胎儿,重点应放在积极查找病因,治疗原发病,尤其是利用超声胎儿结构筛查和核型分析排除可能存在的胎儿异常,不宜过于频繁地监测胎儿宫内状态,避免增加患者心理负担、浪费医疗资源。

针对高危患者,一般的超声监测胎儿生长的间隔时间建议为3~4周,最少不低于2周,考虑到超声测量的固有误差,太短的时间间隔缺乏显著的临床意义。结合法国妇产科医师学会(French College of Gynecologists and Obstetricians,CNGOF)(2105)、ACOG(2019)、SMFM(2020)等有关FGR的指南建议,26周以后超声和多普勒监测的间隔长短取决于胎儿生长与多普勒频谱异常的情况:①考虑诊断FGR的胎儿需要每2周常规超声测量估算体重、每周1次BPP。如果正常,可以适当延长每次检查之间的时间间隔。②若脐动脉舒张末期血流减少,但无其他异常,可以每周检查1次至足月。③当FGR并发羊水过少、子痫前期、胎儿生长减速、脐血流多普勒指数增加或其他并发症时,即使脐动脉舒张末期血流存在,也应在每周1次多普勒监测的基础上加用每周2次的BPP,或NST联合改良BPP进行补充,直到38周。④如果出现羊水进行性减少合并脐动脉舒张末期血流反向或者缺失、静脉频谱异常时,提示病情进展加速,应尽快住院终止妊娠。此时如果孕周太小,应该每日行BPP和多普勒超声监测。⑤MCA血流对未足月FGR的监测意义有限,但是对于足月且脐动脉血流正常的FGR,MCA异常对决定分娩时机有参考意义。

（四）早产儿的相关治疗

并不是所有的FGR都能维持到足月分娩，早产FGR胎儿的地塞米松和硫酸镁的使用原则和其他早产儿类似。妊娠小于32周分娩者建议予以硫酸镁保护胎儿及新生儿脑神经，小于36周分娩者予以地塞米松6mg肌内注射，每12小时一次，共4次。但值得注意的是，根据WHO（2015）改善早产儿预后的推荐，无论硫酸镁或地塞米松，最好是在距离胎儿娩出1周以内，这就需要临床医生对胎儿宫内状况的进展及母体疾病进程有一定的预判，而不能盲目地给所有未足月FGR都进行药物治疗。这样既得不到预期的胎儿保护效应，也增加了不必要的药物暴露。对于孕周适合的严重胎儿窘迫等特殊情况，急诊单次用药也是有效的，推荐使用。

四、产科处理

（一）终止妊娠的时机

FGR胎儿终止妊娠的时机把握直接决定新生儿预后。治疗性早产和胎儿宫内不可逆性损伤或死亡之间的利弊平衡点并不好权衡。因此未足月FGR是否终止妊娠，应该多方面评估，由临床经验丰富的高年资医师进行决断，并且要充分将终止妊娠和维持妊娠的风险和获益与孕妇及家属沟通，取得理解。

但从客观依据上讲，FGR终止妊娠的时机依赖于孕周、超声、血流多普勒和胎心监护几项，特别是脐动脉血流多普勒，是重要的基础指标。①脐动脉血流正常的FGR，监测至足月，不超过39周；已经足月的FGR如果出现MCA血流异常，PI或CPR小于第5百分位数，须及时终止妊娠。②脐动脉血流阻力升高，S/D、PI值增高，但舒张期血流存在，每周监测2次，37周终止妊娠；如果超声测量胎儿停滞生长3周，34周终止妊娠。③脐动脉舒张末期血流消失或反流，32周以前出现静脉导管A波消失或反流，伴有胎心监护NST变异消失、频发减速，如果有早产新生儿救治的条件时，建议地塞米松治疗1个疗程，期待至32周终止妊娠。确切的终止妊娠时机还需要根据医疗机构条件、资源、患者受教育程度、依从性等多方面因素影响，个性化实施。总的原则就是在不增加胎儿和新生儿近期及远期损害的前提下适当延长孕周，尽量避免早产对新生儿带来的伤害。

（二）终止妊娠的方式

单纯孤立的FGR不是剖宫产的指征，这个观点已经广为接受。脐动脉血流正常的足月FGR，或脐动脉阻力增高但舒张期血流依然存在时，可根据产程启动情况或孕周，予以阴道分娩及催产或引产。但如果出现以下情况之一时，考虑胎儿宫内状况差，甚至可能出现不可预知的胎死宫内，建议剖宫产终止妊娠：脐动脉消失或反流、静脉导管A波消失或反流、脑保护效应出现，以及胎心监护NST基线变异消失或频繁减速。

FGR阴道分娩尽量期待自然临产，应尽早入院，产程中持续胎心监护，若宫内状况及监测结果良好，可在持续监护下自然分娩或引产；但若出现监护异常，估计无法继续耐受阴道分娩，应改为剖宫产终止妊娠。如果需要催引产启动和维持分娩过程，尽量避免使用容易引起子宫激惹和强直性收缩的前列腺素类药物。推荐宫颈球囊机械法促宫颈成熟，人工破膜引产，既能防止过强的宫缩导致胎儿宫内急性缺氧甚至死亡，又可以随时观察羊水的性状。

但一定要认识到FGR胎儿胎盘贮备不足，对分娩过程中子宫收缩时的缺氧状态耐受能力差，故应高度重视每一个分娩的过程，严密监护。结合孕妇年龄、生育史、文化程度、家庭社会背景等进行充分的医患沟通，综合决定终止妊娠的方式。必要时可适当放宽剖宫产指征。此外，FGR胎儿属于高危新生儿，出生时应有训练有素的新生儿复苏抢救小组在场，以应对可能宫内已经存在的窒息、胎粪吸入，做好新生儿窒息复苏和新生儿科转运的物资和人员准备，有效地改善FGR新生儿预后。

五、预后

FGR和围产儿发病率及死亡率密切相关。死胎、新生儿严重窒息、胎粪吸入、新生儿低体温、新生儿低血糖、新生儿中枢神经系统损伤（如脑瘫）等发病率都显著升高。和相同孕周的普通早产儿相比，FGR的新生儿死亡率、儿童死亡率明显升高，并且在儿童期的认知能力也存在差异，更多地需要采取针对认知障碍儿童的特殊教育。

当然FGR胎儿的预后还与具体的病因以及出生后生长环境有关。染色体异常、宫内感染、母亲身体素质差等原因导致的FGR胎儿，终其一生都存在发育偏小；而胎盘功能障碍的FGR婴儿出生后经过正规有序的干预治疗，能够逐渐追赶正常儿童，并达到其生长潜力。神经系统和认知能力发育也与环境有关，相比较而言，出生在社会经济发达地区的婴儿较少出现神经系统异常及认知能力障碍。

（周玮　漆洪波）

第十五节　胎儿宫内感染

TORCH是弓形虫（TOX）、风疹病毒（RV）、巨细胞病毒（CMV）、单纯疱疹病毒（HSV），及其他（Others）如细小病毒B19（PVB19）、水痘-带状疱疹病毒（VZV）等病原体的统称。妊娠期女性感染上述病原体后自身症状轻微或无症状，但可引起胎儿先天感染，导致胎儿发育异常、死胎等严重后果。本节重点针对巨细胞病毒、细小病毒B19、水痘-带状疱疹病毒、弓形虫、风疹病毒、单纯疱疹病毒的妊娠期感染筛查和管理问题进行详细描述。

一、巨细胞病毒

（一）概论

1. 巨细胞病毒（cytomegalovirus，CMV）特性　属疱疹病毒科，其结构与其他疱疹病毒相似，内有双股DNA，是一种普遍存在的双链DNA疱疹病毒，由核衣壳蛋白包裹，外层为含有糖蛋白的脂双层膜。巨细胞病毒主要在成纤维细胞、上皮细胞和内皮细胞内复制，几乎存在于人体各种器官和组织，并可经尿液、唾液、血液、痰液、精液、乳汁、宫颈分泌物和大便排出。

2. 巨细胞病毒的传播　巨细胞病毒感染者和潜伏感染者是传染源。主要通过密切接触、消化道传播和垂直传播，传播方式是直接接触被感染的血液、尿液和唾液或者性接触。巨细胞病毒 IgG 阴性人群是易感者，目前我国育龄女性易感者占 5%～10%（北京地区母婴巨细胞病毒感染调查协作组，2012；崔京涛 等，2016）。巨细胞病毒感染无季节性，但与人种、社会经济发展程度、卫生状况等密切相关（Hughes et al.，2016）。

3. 成人巨细胞病毒感染特点　巨细胞病毒感染潜伏期为 28～60 日（平均 40 日），原发感染后 2～3 周可检测到病毒血症，多数人可产生抗体，但不能完全清除病毒，会发展为长期带毒或潜伏感染，免疫功能正常，通常无临床表现。机体免疫功能低下如器官移植、长期使用免疫抑制剂、合并人免疫缺陷病毒感染及妊娠等时，体内病毒复制可再度活跃，即再激活；也可再次感染外源病毒，即再感染。

（二）妊娠期巨细胞病毒的感染状况

不同国家巨细胞病毒感染率差异较大。欧美发达国家孕妇巨细胞病毒 IgG 阳性率 40%～83%，新生儿出生时感染率 0.5%～1.3%（Hughes et al.，2016）。我国北京地区正常孕妇巨细胞病毒 IgG 阳性率为 89.1%～94.9%，巨细胞病毒 IgM 阳性率为 0.7%～1.7%（北京地区母婴巨细胞病毒感染调查协作组，2012；崔京涛 等，2016）。通过巢式聚合酶链反应法检测北京地区新生儿脐血巨细胞病毒 DNA，并进一步检测新生儿尿液确定，先天性感染率为 0.23%。2010—2012 年江苏常州地区新生儿先天性感染率为 1.59%，其中 82% 为无症状感染，但未对感染婴儿进行随访（王淮燕 等，2013）。2007—2014 年南京及周边地区因胎儿严重畸形而终止妊娠的 436 例中，仅 1.6% 确诊巨细胞病毒感染（林晓倩 等，2015）。

妊娠期巨细胞病毒活动性感染分为以下 3 种类型：原发感染、再激活和再感染。原发感染为孕前不久或孕期初次感染巨细胞病毒，感染前孕妇体内不存在巨细胞病毒 IgG。再激活和再感染是指潜伏在体内的病原体被重新激活，或再次感染外源病毒。只有巨细胞病毒 IgG 阴性者才可能发生原发感染，IgG 阳性者只可能发生再激活或再感染。

（三）巨细胞病毒感染的类型及对子代的影响

巨细胞病毒通过胎盘、母体分泌物及乳汁传播给子代。孕期巨细胞病毒经胎盘垂直传播感染胎儿，称先天性感染或宫内感染，是胎儿最常见的病毒感染之一。胎儿感染后可表现为无症状、轻微或严重后遗症，甚至死亡。新生儿生后通过接触母体分泌物或母乳喂养感染巨细胞病毒常无症状，数月后转为潜伏感染状态（Schleiss，2006）。

早产儿更易通过母乳感染巨细胞病毒。孕期巨细胞病毒感染对子代的影响与母体感染类型有关，原发感染引起的胎儿感染病情较再激活或再感染者的病情重。

1. 原发感染　孕期原发感染孕妇的胎儿先天性感染的发生率为 30%～50%，且感染的严重程度差异大（Hughes et al.，2016）。其中 10%～15% 受累胎儿可出现后遗症。原发感染者随孕龄增长，胎儿先天性感染发生的可能性增加，在妊娠早、中、晚期宫内传播发生率分别为 30%、34%～38% 和 40%～72%，但妊娠中、晚期感染后致畸风险明显降低，而妊娠早期发生严重的胎儿先天性感染的可能性大（Pasquini et al.，2016）。妊娠前 3～8 周巨细胞病毒原发感染的宫内传播的发生率为 8.3%（Picone et al.，2013）。

巨细胞病毒宫内感染的胎儿超声检查可见肠管回声增强、侧脑室增宽、颅内出现钙化灶，也可表现为胎儿生长受限、肝脏钙化点、小头畸形和胎儿室管膜下囊肿等（Guerra et al.，2008；Picone et al.，2014）。对孕期原发感染母亲的子代平均随访 4.6 年发现，25% 可出现感觉神经性耳聋、智商<70 分、脉络膜视网膜炎、癫痫甚至死亡等（Fowler et al.，1992）。

2. 再激活和再感染　美国孕期巨细胞病毒再激活和再感染的发病率约高达 13.5%（Pasquini et al.，2016；肖长纪 等，2015）；而北京和江苏地区为 0.7%～2.1%（王淮燕 等，2013；北京地区母婴巨细胞病毒感染调查协作组，2012；崔京涛 等，2016），但缺乏全国性的统计资料。巨细胞病毒 IgG 阳性的女性，其中 0.2%～2.0% 孕期可能因再激活和再感染引起宫内感染，但胎儿出现严重后遗症少见。孕期再感染巨细胞病毒孕妇的子代中，不足 1% 出生时出现相应症状，约 8% 在 2 岁时可出现后遗症，如耳聋、脉络膜视网膜炎、轻微的神经系统后遗症（如小头畸形），14% 在 5 岁时出现上述后遗症，无子代在随访期死亡（Manicklal et al.，2013；Formica et al.，2012）。

3. 母体感染巨细胞病毒后对胎儿的影响程度　母体巨细胞病毒感染后的胎儿受累程度并不相同，胎儿可以不受感染，或受感染的胎儿没有症状，或胎儿感染后出现不同的病理表现。同时，准确诊断母体感染也不能预测是否会发生胎儿先天性感染，而是需要进行产前诊断。母体巨细胞病毒感染的多胎妊娠中胎儿结局的不同，提示相同的母体环境中胎儿受累程度存在个体差异（Schneeberger et al.，1994）。

（四）孕前及孕期巨细胞病毒筛查

1. 孕前筛查　建议有条件的育龄女性进行孕前筛查 IgG 抗体和 IgM 抗体，以明确孕前免疫状态，有助于区分孕期感染类型。对于孕前活动性感染的女性，可暂不受孕；间隔 6 个月后可受孕。巨细胞病毒 IgG 抗体筛查阴性的女性，可引起重视并采取一定的保护措施。

2. 孕期筛查　不建议对孕妇常规进行巨细胞病毒筛查，有以下原因：

（1）我国目前育龄女性巨细胞病毒 IgG 抗体阳性率>90%，孕期原发感染少见。已有的胎儿畸形研究中，因巨细胞病毒感染所致罕见，缺乏全面筛查的卫生经济效益分析。

（2）我国各地区巨细胞病毒 IgG 和 IgM 抗体检测方法不一致。对于定性检查，检测可靠性尚需进一步提高。

（3）巨细胞病毒 IgG 和 IgM 抗体均阳性，抗体亲和力处于高低亲和力之间时，有时也难以确定是原发感染还是再激活或再感染，况且许多机构不能检查亲和力。

（4）即使确定宫内感染，在缺乏胎儿影像学检测异常表现的情况下，也难以确定进一步的临床处理。

（5）筛查孕妇巨细胞病毒 IgM 抗体有局限性，可能与其他病毒有交叉反应，感染后长时间持续低水平阳性，需动态检测 IgG 抗体变化。

（五）妊娠期巨细胞病毒筛查的指征及方法

大多数成人巨细胞病毒感染无症状，使原发感染识别困难。成人巨细胞病毒感染的诊断通常是通过血清学检查确定，间隔3~4周收集的血清标本同时进行巨细胞病毒抗体检测，是诊断原发感染的基本检测。

1. 筛查对象　具有以下情况的高危孕妇需进行巨细胞病毒筛查。①胎儿超声检查提示以下异常：胎儿生长受限、脑钙化、小头畸形、室管膜囊肿、脑室增宽、肠管强回声、肝大或钙化、腹腔积液、心包积液，肾脏强回声、胎盘增厚或钙化、胎儿水肿等；②孕前曾进行病毒筛查，明确巨细胞病毒IgG抗体阴性者，妊娠20周前需要复查。

2. 筛查方法　同时检测外周血巨细胞病毒IgG和IgM抗体。因只检测IgM抗体时易出现假阳性，特别是低滴度阳性者，故不能只检测巨细胞病毒IgM抗体，且有条件地区应尽可能采用定量检测方法。必要时，间隔3~4周后复查，以动态监测巨细胞病毒IgG抗体。不能确定感染类型者，应行巨细胞病毒IgG抗体亲和力检查。IgG抗体亲和力结合IgM抗体滴度可以提高对原发感染的识别（灵敏度92%）。初始感染巨细胞病毒后的2~4个月产生的是不成熟的（即低亲和力的）IgG抗体，之后产生高亲和力的IgG抗体。IgM抗体阳性和低亲和力的IgG抗体的存在与过去2~4个月的原发感染相吻合。特异性巨细胞病毒IgM抗体是诊断原发性巨细胞病毒感染有用但不完全可靠的指标，因为只有10%~30%的原发性感染女性能检测到巨细胞病毒特异性IgM抗体，且巨细胞病毒特异性IgM抗体在急性感染时可能不是阳性，也可能原发性感染后持续几个月，可出现于复发或再感染，也可能出现在没有感染的情况下。IgM抗体检测的灵敏度是50%~90%。

（六）母体巨细胞病毒感染的诊断

1. 巨细胞病毒　根据抗体检查结果，可对IgG和IgM抗体进行初步诊断。巨细胞病毒IgM抗体阴性、IgG抗体阳性，提示潜伏感染；巨细胞病毒IgM和IgG抗体均阳性，提示活动性感染；巨细胞病毒IgM抗体阳性，但IgG抗体阴性，可能是感染早期或者IgM抗体假阳性，需间隔1~2周后复查。如果仍然为IgM抗体阳性、但IgG抗体阴性，说明IgM抗体为假阳性；如果IgG抗体转为阳性，不管IgM抗体是阳性还是阴性，说明为原发感染，而且为感染早期。需要指出的是巨细胞病毒抗体定性检查的准确性存在一定误差，临床诊断时应尽可能定量检测巨细胞病毒抗体，必要时检测IgG抗体亲和力。

有条件的医院应定量检测抗体滴度。同时检测间隔3~4周留取的前后2份母体血液样本的巨细胞病毒IgG抗体滴度，是诊断原发感染的关键。巨细胞病毒IgG抗体由阴性转为阳性，或者从低水平明显升高至4倍以上（如滴度从1∶4升至1∶16），是诊断活动性感染的证据。

对孕期巨细胞病毒IgM和IgG抗体均阳性的活动性感染，需要鉴别是原发感染还是再激活或再感染。如果有孕前筛查结果，则有助于诊断。孕前巨细胞病毒IgG抗体阳性，孕期的活动性感染即为再激活或再感染；如果孕前6个月内巨细胞病毒IgG抗体阴性，孕期的活动性感染为原发感染。如果孕前未筛查，通过检测巨细胞病毒IgG抗体亲和力指数，有助于鉴别诊断（Lazzarotto et al.，1997）（图14-15-1）。

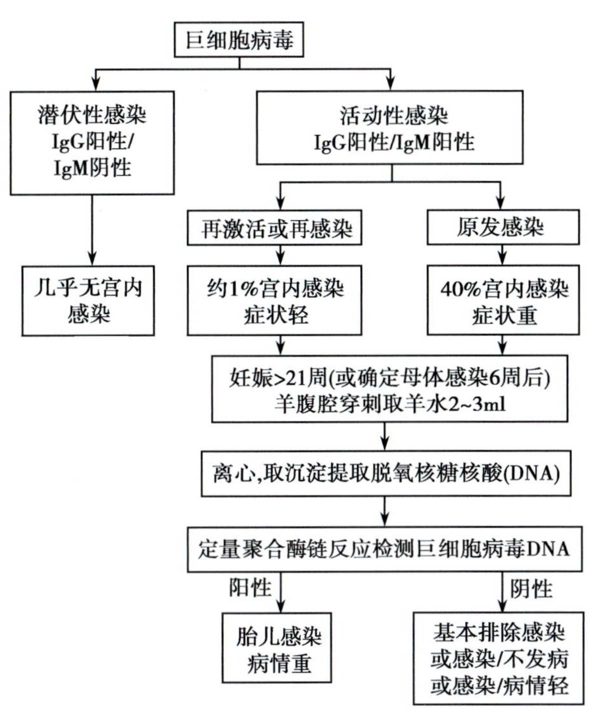

图14-15-1　母体不同感染类型宫内感染发生率及诊断流程

2. IgG抗体亲和力　是指所有特异性IgG抗体与抗原总的结合能力，即抗体与抗原结合的牢固程度。抗体亲和力指数（avidity index，AI）是指抗体与抗原结合力的相对值。原发感染时，产生的抗体与抗原的结合不够牢固，为低亲和力抗体；随着抗体发育的成熟，其亲和力逐渐增加，故既往感染、病毒再激活或再感染时，为高AI。在检测抗体亲和力时，当加入能够降低抗体与抗原结合的物质如尿素后，低亲和力的IgG抗体游离出来并被洗脱掉，此时仅能检测到结合力高的IgG抗体。低AI（<30%）提示感染发生在3~4个月之内，为原发感染；高AI（>50%）提示感染发生6个月以上，多数为再激活或再感染；如果30%<AI≤50%，需随访（Lazzarotto et al.，2008）。只有巨细胞病毒IgM和IgG抗体均为阳性时，才需要检测巨细胞病毒IgG抗体的AI。

3. 母体外周血巨细胞病毒DNA检测的意义　孕妇外周血巨细胞病毒DNA阳性是巨细胞病毒感染的直接指标。用定量PCR方法检测巨细胞病毒DNA，阳性时可诊断活动性巨细胞病毒感染，但不能区分感染类型；但因外周血巨细胞病毒DNA阳性率低，故通常不建议通过检测外周血巨细胞病毒DNA来诊断母体活动性感染。

（七）胎儿巨细胞病毒宫内感染的诊断

确定母体原发感染后应考虑胎儿先天性巨细胞病毒感染，由于不推荐全面筛查，胎儿感染的诊断更常见于超声提示的感染，如腹部和肝脏钙化、肝脾大、腹腔积液、肠管或肾脏回声、脑室扩张、颅内钙化、小头畸形，胎儿水肿和生长受限。胎儿超声检查出现前述表现，且母体抗体检测结果提示活动性感染，特别是怀疑母体原发感染时，必须确定胎儿是否感染。巨细胞病毒宫内感染具体筛查和诊断流程见图14-15-2。

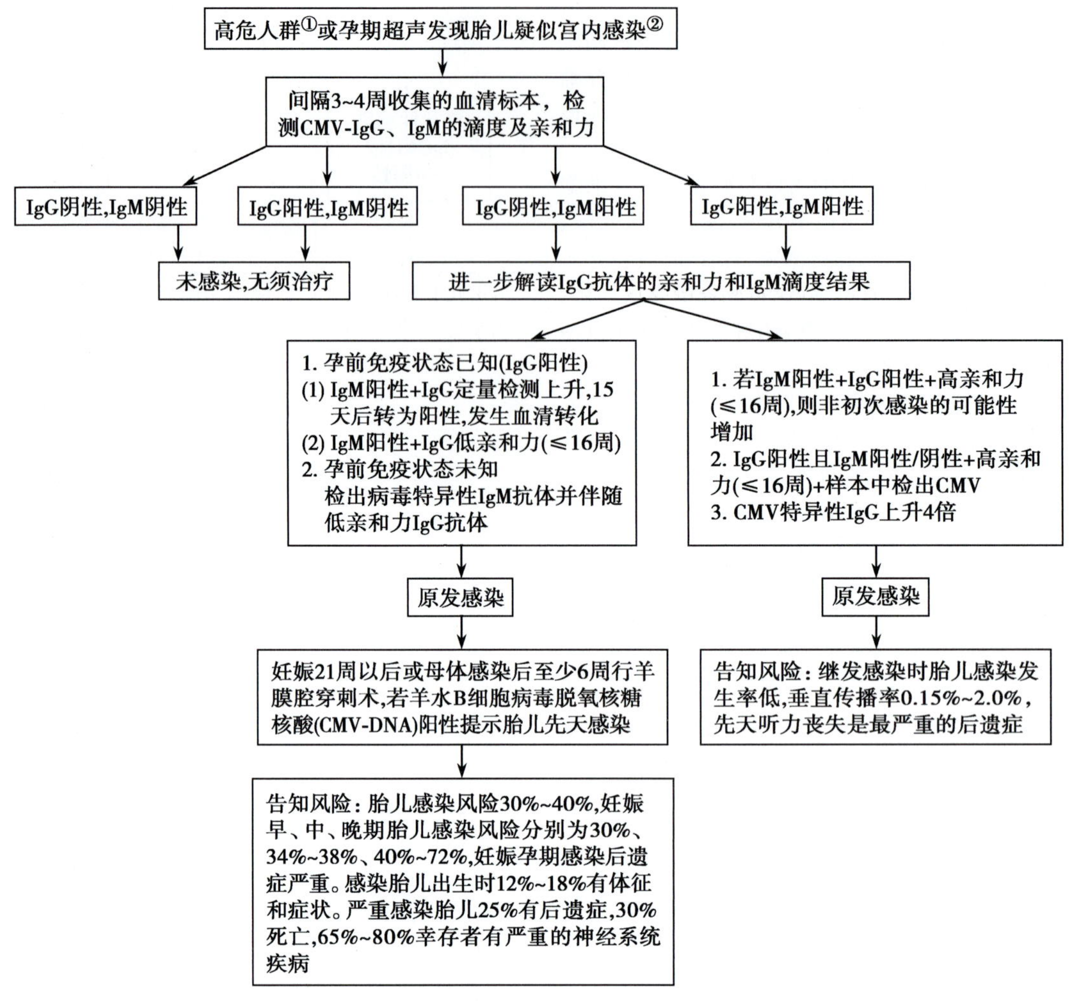
高危人群①或孕期超声发现胎儿疑似宫内感染②
间隔3~4周收集的血清标本，检测CMV-IgG、IgM的滴度及亲和力
IgG阴性,IgM阴性
IgG阳性,IgM阴性
IgG阴性,IgM阳性
IgG阳性,IgM阳性
未感染,无须治疗
进一步解读IgG抗体的亲和力和IgM滴度结果
1. 孕前免疫状态已知(IgG阳性)
(1) IgM阳性+IgG定量检测上升,15天后转为阳性,发生血清转化
(2) IgM阳性+IgG低亲和力(≤16周)
2. 孕前免疫状态未知
检出病毒特异性IgM抗体并伴随低亲和力IgG抗体
1. 若IgM阳性+IgG阳性+高亲和力(≤16周),则非初次感染的可能性增加
2. IgG阳性且IgM阳性/阴性+高亲和力(≤16周)+样本中检出CMV
3. CMV特异性IgG上升4倍
原发感染
原发感染
妊娠21周以后或母体感染后至少6周行羊膜腔穿刺术,若羊水B细胞病毒脱氧核糖核酸(CMV-DNA)阳性提示胎儿先天感染
告知风险：继发感染时胎儿感染发生率低,垂直传播率0.15%~2.0%,先天听力丧失是最严重的后遗症
告知风险：胎儿感染风险30%~40%,妊娠早、中、晚期胎儿感染风险分别为30%、34%~38%、40%~72%,妊娠孕期感染后遗症严重。感染胎儿出生时12%~18%有体征和症状。严重感染胎儿25%有后遗症,30%死亡,65%~80%幸存者有严重的神经系统疾病

图 14-15-2 巨细胞病毒(CMV)暴露孕妇或疑似感染孕妇的处理

①高危人群:血清阴性、儿保人员及家庭有幼儿者等。②孕期超声疑似胎儿宫内感染的表现:腹部和肝脏钙化、肝脾大、腹腔积液、肠管或肾脏回声异常、脑室扩张、颅内钙化、小头畸形,胎儿水肿和生长受限。

1. 宫内感染的诊断方法 常用羊膜腔穿刺抽取羊水 2~3ml,常规离心后取沉淀(包括羊水中的细胞),用定量 PCR 检测巨细胞病毒 DNA,灵敏度高,特异度为 97%~100%。由于巨细胞病毒在胎儿肾小管上皮复制最活跃,且随胎尿排入羊水,故羊水中病毒载量最高。需要注意的是,因胎儿感染后病毒复制并排到羊水的时间需要 6~7 周,故羊膜腔穿刺的最佳时机为孕周≥21 周或明确母体感染后≥6 周(Donner et al.,1994);而羊膜腔穿刺的孕周<21 周,因胎儿经肾脏排出的病毒量少,容易出现假阴性。

2. 羊水巨细胞病毒 DNA 结果判定 若羊水巨细胞病毒 DNA 阴性,基本可以排除宫内感染,特异度 97%~100%,或感染后不发病或症状极轻(Lazzarotto et al.,2011)。羊水病毒载量的高低是否与胎儿感染严重程度相关,目前尚存在争议。一般认为先天感染出生后,有症状比无症状者病毒载量更高,没有统一的胎儿先天感染的诊断阈值。羊水巨细胞病毒载量>10^3 拷贝/ml 提示胎儿先天感染,>10^5 拷贝/ml 提示有症状先天感染。但应该告知孕妇,羊膜腔穿刺进行羊水检查只能基本明确胎儿有无感染,而无法确定感染的严重程度。

3. 脐血巨细胞病毒 DNA 的检测 阳性率明显低于羊水,且脐带穿刺的技术要求高、易出现并发症,故不建议通过脐带穿刺诊断巨细胞病毒宫内感染(Berry et al.,2013)。

(八) 母胎巨细胞病毒感染的管理

1. 孕期监测 确定孕妇活动性巨细胞病毒感染后,应转至具有进一步侵入性产前诊断能力的医院诊治。如果存在宫内感染,且影像学检查确定胎儿存在结构异常,应告知孕妇及家属胎儿畸形或其他病变的发生风险,同时与其讨论是否继续妊娠。即使未发现胎儿结构异常,仍需告知孕妇及家属,少数胎儿可能有感觉神经性耳聋、视网膜病变或潜在智力发育受损等发生风险。监测超声以评估胎儿解剖结构(如脑室)及生长发育情况,必要时进行胎儿 MRI。

2. 抗病毒治疗 母体或胎儿巨细胞病毒感染没有治疗方法,抗病毒药物在常规临床治疗中不推荐使用,只为获得性免疫缺陷综合征患者的治疗和器官移植时使用。巨细胞

病毒特异性免疫球蛋白被动免疫预防胎儿巨细胞病毒感染正在研究之中，目前不建议应用于实验研究之外。对于明确为孕期活动性巨细胞病毒感染者，因抗病毒治疗对预防或减轻宫内感染均无效，故通常不建议使用。抗病毒药物仅对获得性免疫缺陷综合征或器官移植后的孕妇使用，目的不是防治宫内感染，而是为了减轻巨细胞病毒对孕妇的损害，保护孕妇自身。

（九）孕期巨细胞病毒感染的预防

长期与幼儿共处的女性是巨细胞病毒感染的高危人群，巨细胞病毒 IgG 抗体阴性者、家中有幼儿的孕妇、幼儿教师等易发生巨细胞病毒活动性感染。血清学阴性儿保人员从业 10 个月，11%发生血清转化；53%有幼儿的家庭中，其一个或多个家庭成员会发生血清转化。

主要预防策略：目前尚无有效疫苗。巨细胞病毒 IgG 抗体阴性者应减少与病毒接触的机会。我国的原发感染多数发生在婴幼儿（Chen et al.，2012），其唾液和尿液含有大量病毒，孕期避免或减少与婴幼儿接触，注意个人卫生、经常洗手或手消毒，可避免孕期原发感染或再感染。孕期合理休息、营养、放松心情，有利于维持正常的免疫力，可减少再激活（Adler et al.，1993）。

二、细小病毒 B19

细小病毒 B19（parvovirus，PVB19）是单链 DNA 病毒，引起儿童传染性红斑皮疹，又称“第五病”。细小病毒 B19 主要通过呼吸道分泌物及手-口途径传播，其他传染途径包括血制品传播及垂直传播。感染者在细小病毒 B19 感染后 5~10 日即具有传染性，当出现皮疹症状时不再具有传染性。细小病毒 B19 感染具有自限性，一次感染后即具有终身免疫能力，因此病毒血清学阳性率随年龄增长而上升（Markenson et al.，1998；Adler et al.，1993）。妊娠期急性细小病毒 B19 感染的发生率为 1%~2%，在感染暴发流行时妊娠期女性的感染率可上升至 10%。由于细小病毒 B19 可以通过胎盘，孕妇感染细小病毒 B19 后可通过垂直传播途径引起胎儿宫内感染。

（一）细小病毒 B19 感染对胎儿的影响

妊娠不影响感染进程，但是感染可以影响妊娠。尽管大多数情况下胎儿宫内感染可自发缓解，不影响胎儿结局，但部分患者细小病毒 B19 宫内感染可导致严重不良妊娠结局。妊娠期急性细小病毒 B19 感染后，垂直传播率为 17%~33%，大多数感染的胎儿无不良结局，但感染与自然流产、胎儿水肿和死胎相关（Watt et al.，2013）。血清学证实感染孕妇的胎儿丢失率妊娠 20 周前为 8%~17%，20 周后为 2%~6%。有 8%~10%的非免疫性胎儿水肿与细小病毒 B19 有关。病毒对红细胞前体具细胞毒性，常致再生障碍性贫血，心肌炎或胎儿慢性肝炎，也可导致水肿。胎儿红细胞半衰期相对较短，在病毒感染时易出现严重贫血、低氧血症及胎儿心力衰竭，从而导致胎儿非免疫性胎儿水肿。细小病毒 B19 宫内感染的其他并发症包括新生儿肝功能不良、心肌炎和神经系统发育异常。目前的研究认为，孕期急性细小病毒 B19 感染不增加胎儿畸形的风险。死胎多发生在母体感染后 1~11 周，如果感染后 8 周没有发生水肿，以后也不可能发生（Yaegashi et al.，1994）。细小病毒 B19 被认为胎儿水肿和胎死宫内的标准检查项目之一（Crane et al.，2014）。

（二）母体细小病毒 B19 感染诊断

孕妇一旦暴露于细小病毒 B19，应尽快行血清学筛查以确定是否需要动态监测血清学变化。细小病毒 B19 感染者体内可产生特异性 IgM 和 IgG 抗体。IgM 抗体在病毒感染 10~12d 后即可检测到，通常可持续 1 个月到数个月，IgG 抗体产生后感染者终身具有免疫力。对暴露于细小病毒 B19 的孕妇应尽快行血清学检测 IgM 和 IgG 抗体。若孕妇血清学检查 IgM 抗体阴性，IgG 抗体阳性，表明对细小病毒 B19 感染具有免疫力，细小病毒 B19 感染不会对其妊娠结局造成影响。孕妇血清学检查 IgM 抗体阳性，提示近期感染，此时无论 IgG 抗体是否阳性，均应检测胎儿是否存在潜在感染。对于怀疑细小病毒 B19 感染，而血清学检查 IgM 抗体阴性、IgG 抗体阴性的孕妇，应该在 4 周后复查；若复查结果显示 IgM 抗体阳性或 IgG 抗体阳性，应检测胎儿是否存在潜在感染。另有文献认为，仅 IgM 抗体阳性而 IgG 抗体阴性，提示极近期感染或假阳性，此时推荐在 1~2 周后复查，若为极近期感染则复查时 IgG 抗体检查结果应该为阳性。IgM 和 IgG 抗体均为阴性的孕妇对细小病毒 B19 易感，若孕妇有持续暴露于细小病毒 B19 的风险，血清学检查应每 2~4 周重复 1 次。母体急性感染后 8~12 周 IgM 阴性应当引起注意，因为 IgM 被快速清除可导致假阴性（de Jong et al.，2011）。偶尔会有母体的 IgM 在急性感染期低于检出水平，这时可以应用 PCR 检测母体血清来诊断是否急性感染，但是血清中低水平的细小病毒 B19 DNA 可以持续至急性感染后数月。如果抗体检测提示母体感染，进一步行 DNA 检测确诊。

（三）胎儿细小病毒 B19 感染诊断

PCR 检测羊水细小病毒 B19 DNA 可用于诊断胎儿是否存在细小病毒 B19 感染（Enders et al.，2006）。PCR 检测法对于胎儿细小病毒 B19 感染的灵敏度高达 100%。PCR 检测羊水或胎儿脐血中细小病毒 B19 DNA 或 RNA 的方法均能够反映胎儿是否存在宫内感染。定量 PCR 法能够检测胎儿血清及组织中细小病毒 B19 DNA 滴度的高低，其结果对于处理有一定的指导意义，但这一技术尚未在临床广泛开展，因此目前诊断及治疗主要还是依赖于普通 PCR 定性法。急性宫内感染的胎盘及胎儿组织通过免疫组织化学染色法能呈现出特异性的改变，考虑到绝大多数妊娠期急性细小病毒 B19 感染无不良妊娠结局的发生，有创性检查仅适合于确诊的胎儿贫血或胎儿水肿。此外，当超声检查发现胎儿水肿时，也应检测胎儿是否存在细小病毒 B19 感染。

（四）母胎细小病毒 B19 感染的管理

确诊孕妇急性细小病毒 B19 感染后，应连续行超声检查动态监测胎儿有无水肿或贫血。此外，建议行多普勒超声检测胎儿大脑中动脉收缩期峰值血流速度（MCA-PSV），以预测胎儿是否存在贫血。细小病毒 B19 感染伴胎儿水肿或怀疑存在严重胎儿贫血时，应采集胎儿血样，并做好输血准备。胎儿出现严重贫血时应考虑宫内输血。

细小病毒B19感染的胎儿出现水肿时，超声表现包括皮肤水肿、腹腔积液、胸腔积液、心包积液以及胎盘水肿。对血清学检查确诊急性细小病毒B19感染的孕妇，常规的胎儿超声检查项目应包括有无腔隙积液、胎盘增大、心肌肥大及生长受限。早期心力衰竭的胎儿超声检查可表现为心肌肥大及水肿，但这一征象不具有特异性。胎儿存在肝炎或低蛋白血症等病理情况时，超声检查也可发现心肌肥大和水肿。贫血的胎儿可通过增加心肌收缩力、扩张心脑血管、增加回心血量等血流动力学代偿机制，来调节其对氧气的需求。多普勒检测MCA-PSV是胎儿贫血的敏感预测指标。无论超声是否检测到胎儿水肿，利用多普勒检测胎儿MCA-PSV的方法对胎儿中到重度贫血的预测灵敏度为100%，假阳性率为12%。

此外，若孕妇在妊娠早期感染细小病毒B19，胎儿颈后透明层厚度（NT）测定和静脉导管血流频谱也有助于预测是否会出现严重的胎儿贫血。死胎的风险在母体急性感染细小病毒B19后的数月均可存在，尤其是孕妇感染后1~11周。若孕妇在感染后8周没有发生胎儿水肿，则胎儿水肿将不会再发生。值得注意的是，即使母体未出现任何症状或超声检查未提示胎儿水肿等异常，病毒感染的胎儿也可能发生胎死宫内。因此，一旦确定孕妇暴露于细小病毒B19，在接下来的8~12周内，应每1~2周进行一次超声检查评估胎儿情况（Rodis，1999）。尤其是对妊娠20周前确诊的母体妊娠期急性细小病毒B19感染，应尽快开始对胎儿宫内情况进行监测。若连续超声检查均未提示胎儿异常，妊娠期细小病毒B19感染导致胎儿不良妊娠结局的风险大大降低。若妊娠30周以后超声检查未提示胎儿异常，则可认为细小病毒B19感染不会对本次妊娠结局造成不良影响。

若胎儿存在严重贫血，应考虑行宫内输血治疗。通常情况下，妊娠期急性细小病毒B19感染并不需要反复宫内输血。一次宫内输血即可缓解胎儿严重贫血。有研究显示，对于确诊细小病毒B19宫内感染同时合并胎儿水肿的患者，期待疗法组死胎率约为30%，而宫内输血治疗组仅为6%。虽有手术相关风险，但严重胎儿贫血应考虑宫内输血。宫内输血是目前唯一有效的缓解胎儿贫血的治疗措施。宫内输血虽然能降低胎儿死亡率，但是最近有研究发现接受输血的水肿胎儿神经发育损害风险增加（de Jong et al.，2011）。如果胎儿近足月，应该考虑分娩。如果水肿或者贫血的胎儿是计划分娩，应当在有专业人员和资源的三级医院分娩，以便于对新生儿展开救治。应用激素促胎肺成熟不是本病的禁忌。

（五）细小病毒B19感染的预防

母体感染的危险因素包括家里有幼儿者、小学老师、托幼工作者。大多数母体感染是通过接触家中感染的孩子发生的。当细小病毒B19感染在学校、家庭或者托幼中心暴发时，预防传播的方法是有限的，勤洗手能在一定程度上阻断病原体的传播。识别和隔离急性细小病毒B19感染者并不能减少总体人群的暴露率，这是由于20%~25%的感染者没有临床症状，且感染者在出现症状之前即具有传染性。因此，目前ACOG并不推荐孕妇在细小病毒B19感染暴发时同高危人群密集的场所进行隔离（Enders et al.，2006），但孕妇应将孕期细小病毒B19暴露的情况及时告知产科医师。

（六）妊娠期细小病毒B19筛查

细小病毒B19感染孕妇的血清转化率低，同时垂直传播率受孕周影响，不良胎儿结局的发生风险相对较低，因此不推荐将细小病毒B19血清学作为常规筛查项目。血清学筛查仅应用于母体出现细小病毒B19感染临床症状、有可疑或确诊的细小病毒B19感染暴露史时（图14-15-3）。

三、水痘-带状疱疹病毒

水痘-带状疱疹病毒（varicella-zoster virus，VZV）是一种传染性极强的DNA疱疹病毒，经由呼吸道飞沫和密切接触传播，易感人群（血清学阴性）暴露后感染率为60%~90%。潜伏期为10~21日，在出疹前的48小时至水疱结痂期间具有传染性。原发感染称为水痘，在儿童中是良性自限性，主要症状是发热、不适、痒疹，慢慢发展为疱疹，最后结痂，成人患病严重，如脑炎和肺炎。初次感染之后，病毒潜伏在感觉神经节，可被重新激活，引起水疱、红斑，称为带状疱疹。感染后几天出现抗体，以后对原发性VZV终身免疫，大于90%的孕前人群为血清学阳性。

1995年水痘疫苗在美国临床应用以前，VZV感染是常见的，每年约有400万人感染。1.3万例以上的感染者需要住院治疗，超过150人死亡。儿童常规接种水痘疫苗后，发病率在2000—2010年下降了82%，水痘相关死亡从每年150人下降到2007年的14人，其中11例是50岁以上的成年人，2例在20~49岁，1例是儿童。在常规疫苗接种之前，因其较高的自然免疫力，水痘在妊娠女性中是罕见的，估计孕妇发生率是0.4/1 000~0.7/1 000。由于常规疫苗接种和总体患病率的减少，孕产妇水痘感染率可能会更低。妊娠并发水痘感染对孕产妇、胎儿和新生儿有影响。10%~20%的孕妇水痘感染将发展成肺炎，是导致孕产妇死亡的重要危险因素，估计高达40%。

（一）妊娠期水痘-带状疱疹病毒感染对母儿的影响

妊娠期VZV可通过胎盘传播，导致先天性或新生儿水痘。1947年Laforet和Lynch首次描述了先天性水痘综合征导致的先天性缺陷，但直到1987年，Alkalay才开始应用“胎儿水痘综合征”这一术语。先天性水痘综合征的发病风险较低（0.4%~2.0%），妊娠早期暴露概率为0.4%，中期为2%，晚期为0，特征是皮肤瘢痕、肢体发育不全、脉络膜视网膜炎和小头畸形。由于新生儿免疫系统的相对不成熟和缺乏母体抗体保护，产前5日到产后2日母体发病者，新生儿VZV感染与新生儿死亡率较高（Bapat et al.，2013）。理论上血清学阴性的易感孕妇暴露于感染VZV的患者后可以引起水痘感染，但由于是在易感孕妇的皮肤破损时才会感染，而且再发感染的病毒脱落较原发感染低，因此极其罕见。

上述0.4/1 000~0.7/1 000的孕产妇水痘患病率源于美国流行病学数据，我国尚未见正式报道。水痘患者是唯一传染源。病毒经呼吸道黏膜进入血液，发生第一次病毒血症，病毒在网状内皮系统的细胞中继续复制，暴露后7日发生第二次病毒血症，全身扩散并各器官病变，皮肤是主要靶器官，

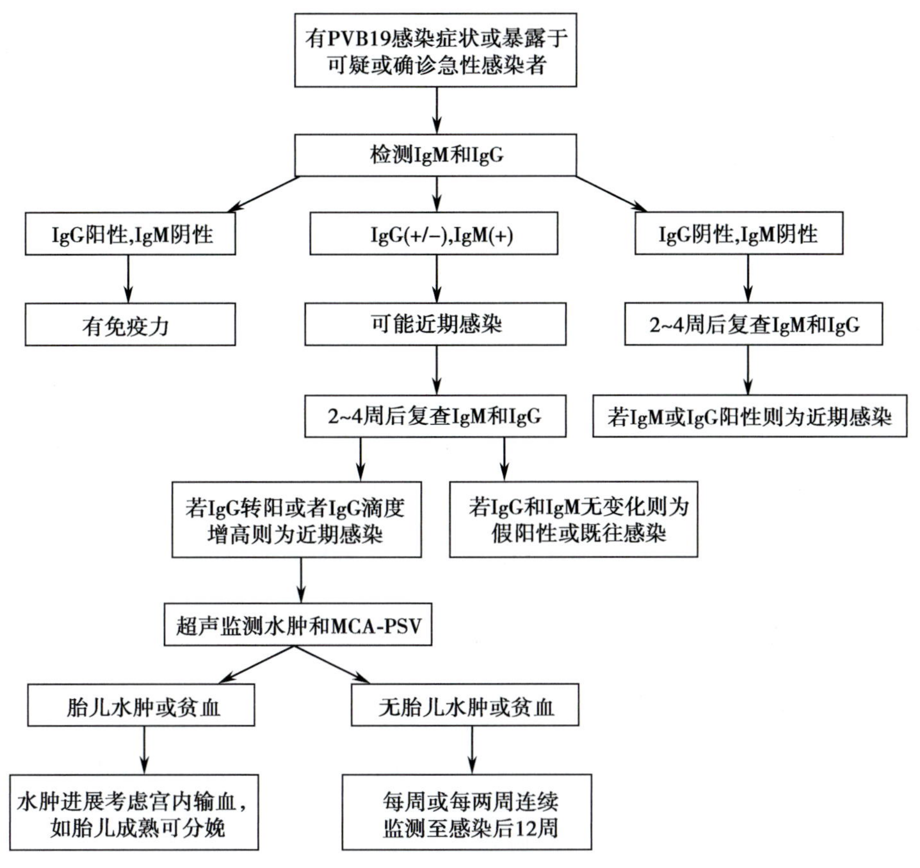
有PVB19感染症状或暴露于可疑或确诊急性感染者
检测IgM和IgG
IgG阳性,IgM阴性
IgG(+/−),IgM(+)
IgG阴性,IgM阴性
有免疫力
可能近期感染
2~4周后复查IgM和IgG
2~4周后复查IgM和IgG
若IgM或IgG阳性则为近期感染
若IgG转阳或者IgG滴度增高则为近期感染
若IgG和IgM无变化则为假阳性或既往感染
超声监测水肿和MCA-PSV
胎儿水肿或贫血
无胎儿水肿或贫血
水肿进展考虑宫内输血,如胎儿成熟可分娩
每周或每两周连续监测至感染后12周

图 14-15-3　细小病毒 B19 暴露或疑似感染孕妇的处理

PVB19. 细小病毒 B19；MCA-PSV. 大脑中动脉收缩期峰值血流速度。

偶尔累及内脏。皮疹分批出现与间歇性病毒血症相一致。皮疹出现 1~4 日后，产生特异性细胞免疫和抗体，病毒血症消失，症状随之缓解。死亡率从 15~19 岁的 2.7/10 万，到 30~39 岁的 25.2/10 万。孕妇水痘肺炎的发病率相较其他人群并没有增加，但病情严重、死亡率更高，且多死于呼吸衰竭。水痘肺炎的危险因素包括吸烟、皮疹数量大于 100 个和妊娠晚期。水痘肺炎多发生在感染 4 日以后。在一项研究中，21 例用阿昔洛韦治疗的水痘孕妇中 12 例进行插管及通气治疗。在这组研究中，死亡的孕妇都是妊娠晚期发病，妊娠中期没有孕妇死亡。

（二）母体水痘-带状疱疹病毒感染的诊断

通常是根据典型的瘙痒和疱疹临床表现诊断，不需要实验室检查。如果需要实验室诊断，无覆盖的皮肤破损或囊液取样后进行 PCR。

据估计，大于 90% 的孕前人群为 VZV-IgG 血清学阳性。孕妇存在既往感染或水痘疫苗接种史，在妊娠早期应该对水痘有免疫力，但并不能排除再发感染。加拿大 Martin 在 1994 年报道了因孕期水痘暴露进行咨询的 21 例孕妇，其中 4 例发生水痘，尽管开始的检查表明感染前 VZV 血清学阳性，采用的检测方法有荧光反膜（fluorescent anti-membrane）抗体、乳胶凝集实验、酶联免疫吸附试验（ELISA）、VZV 糖蛋白免疫印迹分析。进一步研究表明，4 例中的 2 例感染前血清 ELISA 检测呈低滴度（1/100）、低亲和力，出现 VZV-反应性 IgG_3 抗体。发生水痘后，这 2 例孕妇血清呈高滴度（1/1 600、1/3 200）、高亲和力和 IgG_1 抗体，说明是再感染后的记忆性血清学反应。VZV 免疫保护的标准仍然是不明确的。Hall 报道，在普通人群中 VZV 再发感染率是 4.5%~13.3%，其中 45% 有家族史，他认为水痘的再感染比既往研究结果更常见。笔者在临床也遇到 1 例 VZV-IgG 阳性、IgM 阴性，但 2 周后发生水痘，IgM 转阳性的病例。另有 1 例，孕妇父母证实其幼时曾患水痘，但此次妊娠中期发生了水痘感染，呈现典型的皮疹，没有其他并发症，但未能取得其感染前的免疫检测结果。

由于特异性抗体产生于出疹后的 2~5 日，因此出疹的前几日血清 IgG 和 IgM 阴性并不能排除水痘的诊断。

VZV 原发感染后，病毒可能潜伏在感觉神经根神经节，不能被体内的高效价抗体清除，当机体免疫力低下时，病毒重新激活而发生带状疱疹。因为妊娠期带状疱疹不会引起病毒血症，所以也不会引发宫内感染。

（三）胎儿水痘-带状疱疹病毒感染的诊断

在确定母体急性感染后，超声的异常发现可以提示胎儿感染，包括胎儿水肿、肝脏和肠管强回声、心脏畸形、肢体畸形、小头畸形及胎儿生长受限等。在一个病例系列研究中，5 例先天性水痘胎儿的超声所见与胎儿感染相一致，所有的新生儿在 4 个月死亡。然而，并非所有的先天性水痘且超声异常胎儿的胎儿都有不良结局。此外，一例先天性感染的儿童评估表明，没有解剖学异常的VZV感染者，神经发育正常。

在一项1980—1993年德国和英国联合进行的前瞻性研究中，对妊娠36周前患病的1 373例水痘和366例带状疱疹的孕妇进行随访。结果发现，9例先天性水痘综合征患儿都是来源于妊娠20周前患水痘的孕妇。妊娠13~20周感染水痘的351例孕妇中，发现7例先天性水痘综合征（2.0%，95%*CI* 0.8~4.1）；妊娠13周以前的472例孕妇中仅2例（0.4%，95%*CI* 0.05~1.5）。366名带状疱疹孕妇所生婴儿没有宫内感染的临床证据。有宫内感染表现的16例婴儿中，4例VZV特异性IgM抗体阳性（25%），7例表现较重的婴儿中5例特异性IgG持续阳性。母亲患水痘无症状的婴儿相应抗体阳性率分别是12%（76/615）和6.5%（22/335）。水痘暴露后预防性注射抗水痘-带状疱疹免疫球蛋白（VZIg）的97名孕妇，所生婴儿没有先天性水痘综合征或带状疱疹。

先天性水痘综合征影响多个器官，脑部和肢体的影响多于其他器官。Mandelbrot的文献综述表明先天水痘的超声所见是神经系统或眼部异常，尤其是侧脑室增宽和小眼畸形（48%）、肢体发育不良和其他骨骼畸形（37%）、钙化（肝脏、腹腔、胸腔，占37%）、胎儿生长受限（22%），以及一些肢端畸形。有些医疗团队对于20周前的母体水痘感染进行羊膜腔穿刺取羊水，其他医疗单位则是超声监测致死性异常，只对超声异常者进行羊膜腔穿刺。目前侵入性产前诊断的益处尚无指南推荐。先天性水痘发生率低（<2%），羊水中直接检测VZV检出率低。在妊娠24周前有水痘接触史的107例孕妇的羊膜腔穿刺中，经PCR检测，只有9例VZV阳性。羊水VZV DNA的PCR是检测胎儿感染的方法（Noce et al.，2013）。

（四）母胎水痘-带状疱疹病毒感染的管理

1. 抗病毒治疗　皮疹出现的24小时内口服阿昔洛韦可以减少新皮损形成的持续时间和数量，同时可以改善全身症状。鉴于口服阿昔洛韦是安全的，对于有严重VZV感染可能的孕妇，如果皮损发展应考虑用药。尽管在随机对照研究中还没有确定静脉应用阿昔洛韦的有效性，但可能减少孕妇水痘相关肺炎的发病率和死亡率。孕妇治疗并未显示对先天性水痘综合征的改善或预防作用。分娩前5日和产后2日出现感染症状的母体，其新生儿应给予VZIg，尽管这种治疗并不能普遍预防新生儿水痘。出生后2周内患有水痘的新生儿应静脉注射阿昔洛韦（Benoit et al.，2015）。

在抗病毒治疗之前，水痘肺炎的死亡率在非妊娠期是11.4%~15%，妊娠期是45%。随着抗病毒治疗的应用和更好的呼吸支持，妊娠期水痘肺炎的死亡率降至13%~14%。

分娩前5日和产后2日出现感染症状母体，其生成的IgG抗体不足以提供经胎盘对胎儿和新生儿产生被动免疫。母体应用VZIg，30%~40%的新生儿仍会感染，但并发症会减轻。

2. 宫缩抑制剂　孕妇产前5日内发病新生儿感染率高，所以如果在这期间内有临产的风险，可以使用宫缩抑制剂延长待产时间，使母体有足够时间来产生IgG经胎盘传播给胎儿，联合阿昔洛韦治疗来减少母体和胎儿的并发症（ACOG，2015；Mustafa et al.，2009）。

（五）预防水痘-带状疱疹病毒感染

疫苗接种可有效预防VZV。育龄女性若无水痘感染史、免疫接种史不详或血清学阴性，应免疫接种。没有感染或免疫接种史的孕妇应在产后立即接受第一剂量水痘疫苗，4~8周后给予第二剂量。最后一次接种后应推迟3个月受孕，因为接种活疫苗或减毒疫苗后有很小概率会感染水痘。但妊娠早期无意接种水痘疫苗后并不需要终止妊娠。1岁以上的任何人都应给予水痘疫苗的双剂量免疫方案。

无水痘感染史或无免疫记录的孕妇，应等到VZV感染者的疱疹结痂并且不再感染时才能接触，若无意接触后应尽早给予VZIg，理想接种时间是接触后的96小时内。根据CDC的建议，如果不能在理想的窗口期内给予VZIg，在暴露后的接种时间可长达10日（Bapat et al.，2013；Mandelbrot et al.，2012）。注射VZIg后应仔细随访其有无水痘感染的症状，如果未发展为水痘，则应在产后接种水痘疫苗，接种疫苗与注射VZIg的时间间隔至少为5个月（Bapat et al.，2013）。

VZV减毒活疫苗批准于1995年，双剂量疫苗免疫注射后的血清转化率可达97%。不推荐妊娠期进行疫苗接种，但362例妊娠期VZV疫苗暴露者无先天性水痘综合征或其他先天畸形发生。给VZV疑似和暴露的孕妇注射VZIg，是减少水痘感染母体并发症最有效的预防策略，注射VZIg后应仔细随访其有无水痘感染的症状，如果未发展为水痘，则应在产后接种水痘疫苗，接种疫苗与注射VZIg的时间间隔至少为5个月。

（六）妊娠期水痘-带状疱疹病毒的筛查

水痘感染史可预测97%~99%的既往感染与终身免疫相一致的血清学阳性。育龄女性妊娠前应咨询VZV免疫状态（既往感染或双剂量疫苗），必要时孕前接种疫苗。如果没有水痘感染病史，则通过检测水痘IgG抗体了解免疫状态。孕妇如果证实水痘非免疫状态，建议产后接种。

鉴于VZV的高终身免疫性，不需要进行筛查，只需要询问孕妇的免疫情况。必要时孕前或产后接种疫苗。见图14-15-4。

四、弓形虫

弓形虫病是由细胞内寄生的弓形虫（toxoplasmosis，TOX）引起，免疫功能正常的成人感染后呈良性和自限性。弓形虫有两种存在方式：滋养体，具有侵入性；包囊或称为假囊、卵囊，是潜伏形式。猫是弓形虫的唯一最终宿主。人类的感染途径：食用未煮熟的受感染肉类或者昆虫污染食品中的包囊，接触猫的粪便中的卵囊，接触污染的物品或者土壤中感染的昆虫。感染初期没有任何症状，在5~18日以后出现非特异性临床表现（Cong et al.，2015）。

（一）妊娠期弓形虫感染对胎儿的影响

孕妇感染后可通过胎盘导致胎儿感染，未经治疗的感染，先天性弓形虫病发生率为20%~50%，感染越晚的孕妇发生垂直传播的可能性越大，妊娠早期为10%~15%，中期为20%~50%，晚期则大于60%。胎儿感染的严重性取决于感染的孕周，越早发生则越严重。妊娠期原发感染可导致先天性弓形虫病，其典型表现包括皮疹、肝脾大、腹腔积液、发热、

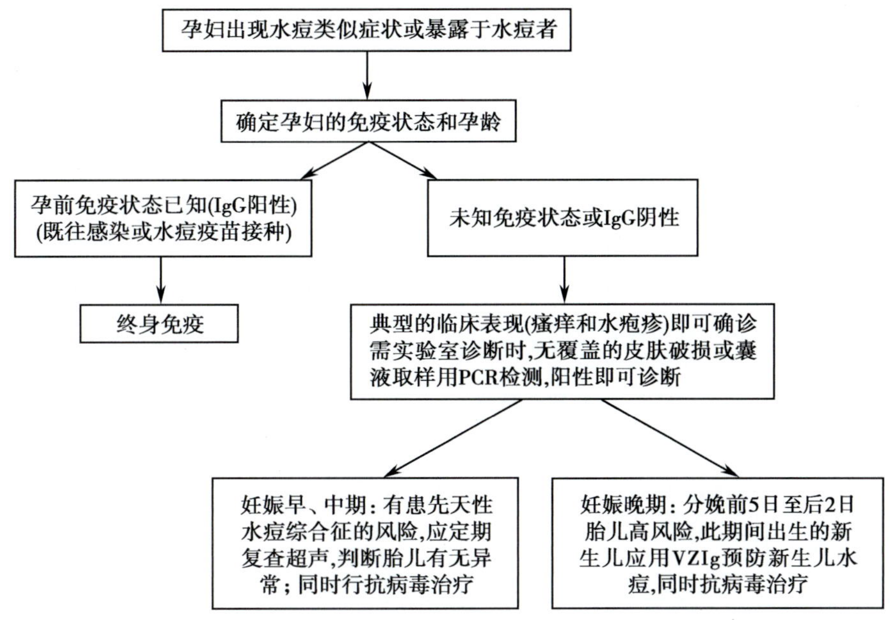

图 14-15-4　水痘-带状疱疹病毒暴露或疑似感染孕妇的处理

PCR. 聚合酶链反应;VZIg. 抗水痘-带状疱疹免疫球蛋白。

脑室周围组织的钙化、脑室扩大和癫痫发作(Cong et al., 2015)。多数婴儿在出生时并没有感染的症状,但高达90%的婴儿会产生后遗症,包括脉络膜视网膜炎、严重视力障碍、听力丧失和严重神经发育迟缓。

(二) 母体弓形虫感染的诊断

血清学检测弓形虫特异性抗体是临床诊断的主要方法,但假阳性、假阴性均较高。可疑感染的孕妇可以根据IgG和IgM进行初筛。IgM阴性和IgG阳性表明既往感染,免疫功能正常的女性无须担心垂直传播。IgM阴性和IgG阴性表示未感染或者急性感染尚无足够时间转为血清学阳性。IgM阳性和IgG阳性表示近期感染或假阳性,若2~3周后重复检测,IgG抗体升高则符合近期急性感染的诊断。若IgM阳性和IgG阴性可在1~3周后重新检测,若仍为此结果则没有临床意义,若IgM阳性且IgG阳性则发生了血清学转化(Belluco et al.,2017)。如果母体弓形虫病得到血清学证实,可通过IgG亲和力试验进一步推测感染发生的时间,低亲和力预示近5个月内的原发感染(Cong et al.,2015)。

(三) 胎儿弓形虫感染的诊断

超声能发现严重的先天感染,异常表现包括脑室扩大、颅内钙化、小头畸形、腹腔积液、肝脾大和胎儿生长受限。当怀疑胎儿感染时应进行羊膜腔穿刺取羊水,PCR具有较高的灵敏度和特异度,比脐带穿刺更为安全,故为首选诊断试验。18周以后进行穿刺可减少假阴性率(Cong et al.,2015)。

(四) 母胎弓形虫感染的管理

可疑感染的孕妇应在参考实验室进行确诊。母体治疗并不能减少或防止胎儿感染,但可以降低胎儿感染的严重程度。急性感染的孕妇应用螺旋霉素减少胎盘传播。胎儿感染应联合应用乙胺嘧啶、磺胺嘧啶和叶酸,比单用螺旋霉素更有效地杀灭胎盘和胎儿体内的弓形虫并能降低胎儿弓形虫病的严重程度。有症状的先天性弓形虫病新生儿应联合应用乙胺嘧啶、磺胺嘧啶和叶酸治疗1年(Cong et al., 2015)。妊娠期间可疑或确定感染弓形虫的孕妇用药见表14-15-1。

表 14-15-1　妊娠期间可疑或确定感染弓形虫的孕妇的用药

药物	剂量
乙酰螺旋霉素	1g(300万单位)/8h或3g(900万单位)/d
乙胺嘧啶	50mg/12h,2d后改为50mg/d
磺胺嘧啶	初始剂量75mg/(kg·12h),后50mg/(kg·12h),最大剂量4g/d
甲酰四氢叶酸	与乙胺嘧啶同时治疗或治疗1周后再用,10~20mg/d

注:需特别注意,乙酰螺旋霉素虽不能减少胎儿感染,但无致畸作用,故妊娠18周以前可以应用。乙胺嘧啶有致畸作用,故妊娠18周前不能应用。

(五) 妊娠期弓形虫的预防

针对弓形虫的感染途径进行健康教育指导,包括正确的洗手方法、宠物护理措施和饮食建议等(Cong et al.,2015)。

(六) 妊娠期弓形虫筛查

不推荐孕妇常规进行弓形虫的血清学筛查。在美国,弓形虫病产前筛查的对象为有免疫抑制或人类免疫缺陷病毒阳性的孕妇(Belluco et al.,2017;Paquet et al.,2013)(图14-15-5)。

五、风疹病毒

风疹病毒(rubella virus,RV)为单链RNA病毒,人类普遍易感,感染后终身免疫(Neu et al.,2015)。风疹病毒经呼

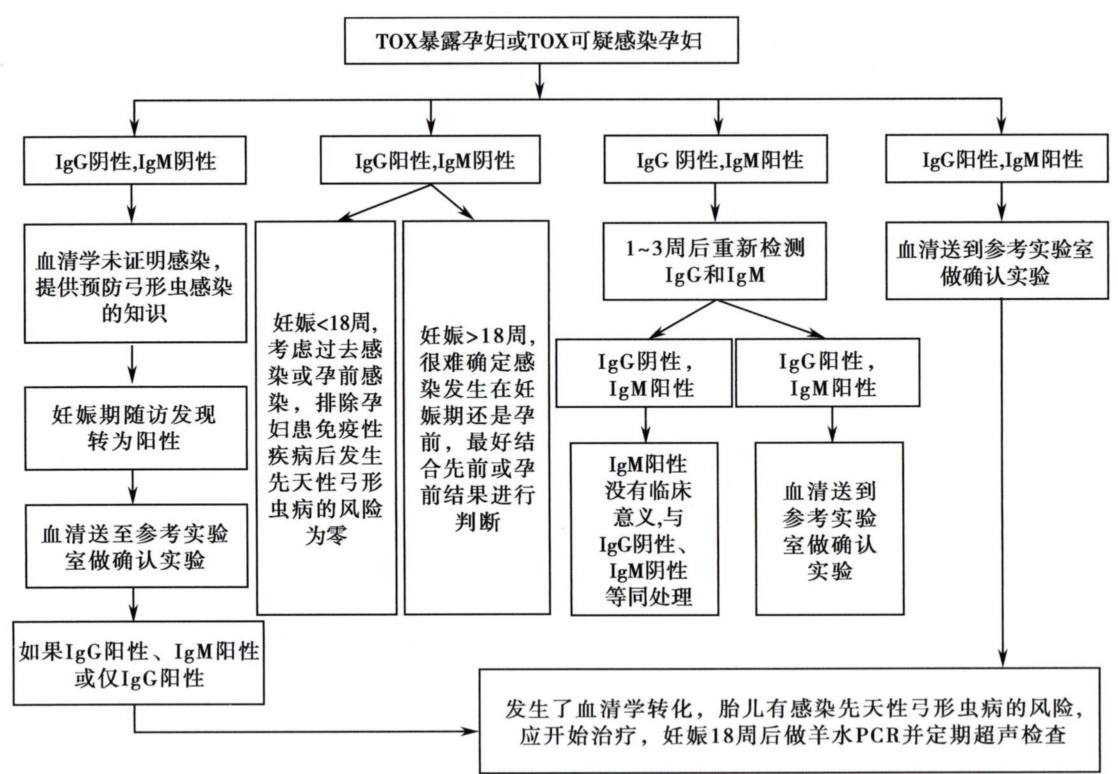

图 14-15-5　弓形虫暴露或疑似感染孕妇的处理

TOX. 弓形虫；PCR. 聚合酶链反应。

吸道传播，传染期约为出疹前后各 8 日，潜伏期为 13~20 日，一般 6~9 年流行一次。超过 50%的风疹感染者无症状。有症状者在发热、乏力和淋巴结炎等前驱症状后发生病毒血症，斑丘疹持续 1~3 日，大多数合并有多发性关节炎和多发性关节痛，持续 3~4 日（Bouthry et al.，2014）。

（一）妊娠期风疹病毒感染对胎儿的影响

先天性风疹综合征（congenital rubella syndrome，CRS）是妊娠期母体感染风疹病毒导致的胎儿畸形和脏器功能损害，典型表现为感觉神经性耳聋（60%~75%）、心脏结构异常（10%~25%，肺动脉狭窄、动脉导管未闭、先天性室间隔缺损）和白内障三联征（10%~25%），其他常见症状包括中枢神经系统畸形、血小板减少、肝脾大等（Dontigny et al.，2008；White et al.，2012）。

（二）母体风疹病毒感染的诊断

母体感染主要通过血清学检测和病毒检测进行确诊。血清学检测最好在出疹后 7~10 日内进行，并在 2~3 周后重复检测，IgG 抗体滴度升高 4 倍或者发生血清学转化、IgM 阳性为急性风疹感染。多种情况会造成 IgM 的假阳性结果，注意予以排除（全军计划生育优生优育专业委员会，2014；Tipples，2011；White et al.，2012）。最好在皮疹出现后 1~2 周内，从鼻腔、血液、咽部、尿或脑脊液中取样进行病毒培养或逆转录 PCR 检测风疹病毒，结果阳性也可诊断（Lambert et al.，2015）。

（三）胎儿风疹病毒感染的诊断

母体感染风疹病毒，建议产前诊断。应结合孕周和母体的免疫情况判断胎儿是否有发生 CRS 的风险（Dontigny et al.，2008）。妊娠 21 周后或母体感染 6~8 周后行羊膜腔穿刺术取羊水检测风疹病毒 RNA 进行产前诊断。超声诊断 CRS 极其困难，生物测量有助于辅助诊断胎儿生长受限，若超声显示胎儿生长受限时，应考虑是否存在风疹病毒感染的可能。

产后诊断对 CRS 也非常重要，婴儿出生后 3 个月内行风疹病毒 IgM 检测，灵敏度和特异度接近 100%。当血清检测阳性时，应通过分离培养或逆转录 PCR 检测咽拭子、尿液或唾液中的风疹病毒 RNA 确诊（Neu et al.，2015；Tipples，2011）。

（四）母胎风疹病毒感染的管理

孕期感染风疹病毒无有效的治疗方法。如果孕妇有风疹疑似症状或有近期风疹暴露，首先应确定孕龄及免疫状态（全军计划生育优生优育专业委员会，2014；Dontigny et al.，2008）。母体原发感染后胎儿发生异常的概率与感染的孕周密切相关。妊娠 11 周之前，母体感染后约 90%的胎儿发生先天异常；妊娠 11~12 周时，出生缺陷率约 33%；妊娠 13~14 周感染，出生缺陷率为 11%；妊娠 15~16 周感染，出生缺陷率为 24%；妊娠 16 周后胎儿异常几乎为 0；妊娠超过 20 周时，发生 CRS 几乎很少，胎儿生长受限是妊娠晚期感染风疹病毒的唯一后遗症。有免疫性的孕妇可发生再次感染，但在妊娠早期再次感染者仅有 5%发生 CRS。

（五）妊娠期风疹病毒感染的预防

接种麻疹、腮腺炎、风疹三联联合（MMR）疫苗是目前最有效的预防方式，风疹病毒 IgG 阴性的育龄女性应在孕前接种风疹疫苗。接种后 28 日内不建议妊娠，如果在此期间妊娠，不建议终止妊娠。对于孕期 IgG 阴性者，产后应接种 MMR 疫苗（Lambert et al.，2015；White et al.，2012）。风疹暴露或疑似感染孕妇的处理见图 14-15-6。

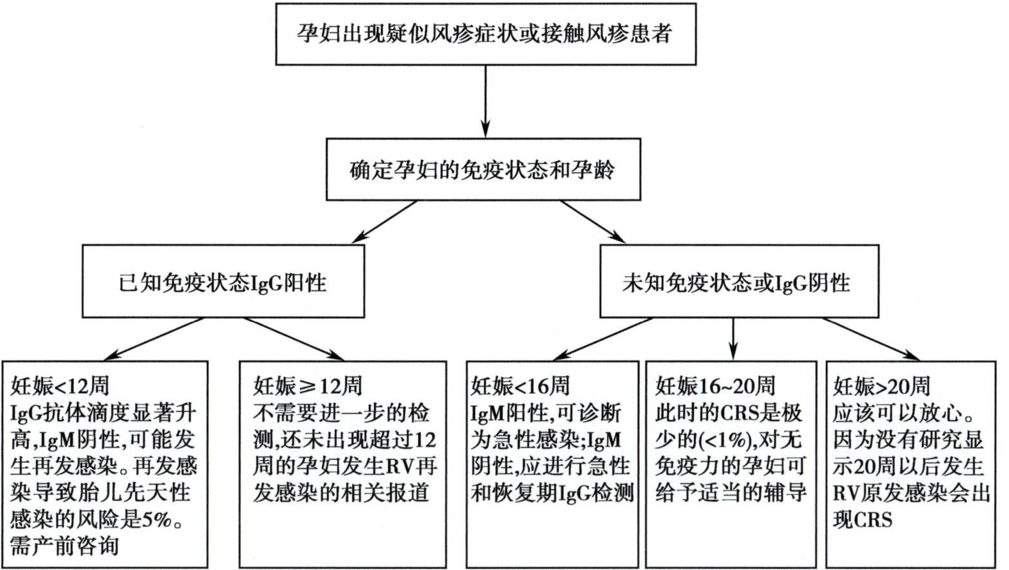
孕妇出现疑似风疹症状或接触风疹患者
确定孕妇的免疫状态和孕龄
已知免疫状态IgG阳性
未知免疫状态或IgG阴性
妊娠<12周
IgG抗体滴度显著升高，IgM阴性，可能发生再发感染。再发感染导致胎儿先天性感染的风险是5%。需产前咨询
妊娠≥12周
不需要进一步的检测，还未出现超过12周的孕妇发生RV再发感染的相关报道
妊娠<16周
IgM阳性，可诊断为急性感染；IgM阴性，应进行急性和恢复期IgG检测
妊娠16~20周
此时的CRS是极少的(<1%)，对无免疫力的孕妇可给予适当的辅导
妊娠>20周
应该可以放心。因为没有研究显示20周以后发生RV原发感染会出现CRS

图 14-15-6 风疹暴露或疑似感染孕妇的处理

RV. 风疹病毒；CRS. 先天性风疹综合征。

（六）妊娠期风疹病毒的筛查

不建议妊娠期筛查风疹病毒。

六、单纯疱疹病毒

单纯疱疹病毒（herpes simplex virus，HSV）是双链 DNA 病毒，分为单纯疱疹病毒Ⅰ型和单纯疱疹病毒Ⅱ型，单纯疱疹病毒Ⅰ型主要引起疱疹性唇炎、牙龈炎、角膜结膜炎；大多数生殖道感染是单纯疱疹病毒Ⅱ型引起的，表现为生殖器疱疹，但单纯疱疹病毒Ⅰ型引起的生殖道感染也有所增加，尤其在年轻的女性中（ACOG，2007）。生殖道单纯疱疹病毒感染主要是通过性传播，潜伏期为 2～12 日（Patel et al.，2015）。

（一）妊娠期单纯疱疹病毒感染对胎儿的影响

单纯疱疹病毒通过胎盘发生胎儿先天感染极为罕见，而较多的是新生儿在分娩过程中接触生殖道发生感染。妊娠早、中期原发感染造成胎儿感染的概率极低，妊娠晚期原发感染单纯疱疹病毒由于母体感染后尚未产生 IgG，新生儿在分娩时缺少 IgG 保护，感染风险为 30%～50%。单纯疱疹病毒复发感染的孕妇如在经阴分娩时有生殖道皮损，新生儿感染的风险为 2%～5%；无明显生殖道皮损，新生儿感染的风险为 0.02%～0.05%（Su et al.，2012；Money et al.，2009）。新生儿或先天性单纯疱疹病毒感染的主要表现有皮肤、眼睛、口腔的感染，中枢神经系统异常或严重的全身播散。若临床症状和单纯疱疹病毒检测阳性在分娩 48 小时后出现为新生儿感染，若 48 小时前出现则为先天感染（Money et al.，2009）。

（二）母体单纯疱疹病毒感染的诊断

临床表现诊断单纯疱疹病毒感染的灵敏度是 40%，假阳性率为 20%，仍需实验室检查确诊（ACOG，2007）。

1. 血清学检测　灵敏度是 93%～100%，特异度是 93%～98%（ACOG，2007）。主要用于下列情况：

（1）复发性生殖器疱疹（genital herpes，GH）或不典型 GH 的疱疹病毒 PCR 检测或培养阴性。

（2）临床诊断为 GH，但无实验室证据。

（3）性伴侣患有 GH（全军计划生育优生优育专业委员会，2014）。单纯疱疹病毒血清学检测时分别检测单纯疱疹病毒Ⅰ型、单纯疱疹病毒Ⅱ型抗体以明确分型（Patel et al.，2015；Patel et al.，2011）。

2. 病毒检测　病毒培养特异性高，可进行单纯疱疹病毒分型，但所需时间长，灵敏度较低，且要求严格，不适于临床常规检测（Paquet et al.，2013）。PCR 检测的灵敏度比病毒培养高 11%～71%（Patel et al.，2015），所需时间短且特异性高，建议作为血清学检测之后的临床确诊手段（Patel et al.，2011）。

（三）胎儿单纯疱疹病毒感染的诊断

妊娠期单纯疱疹病毒通过胎盘发生先天感染的情况很少，大多数是在分娩过程中，因接触生殖道的单纯疱疹病毒而发生的新生儿感染。故很少需要产前侵入性诊断。

（四）母胎单纯疱疹病毒感染的管理

1. 药物治疗　妊娠早、中期单纯疱疹病毒原发感染的孕妇应按照标准剂量进行抗病毒治疗（Patel et al.，2011），再发感染的孕妇在妊娠 36 周前不建议进行连续性或周期性的抗病毒治疗（Money et al.，2009），原发及再发感染孕妇均应自妊娠 36 周至分娩接受每日抗病毒疗法（Money et al.，2009；Su et al.，2012）。

2. 分娩期处理　妊娠晚期原发感染及分娩时存在生殖道皮损或前驱症状的再发感染，建议在破膜 4 小时内剖宫产；孕妇或配偶有单纯疱疹病毒感染史，分娩时无生殖道皮损，可经阴分娩；破膜时间延长及使用胎儿头皮电极等侵入性操作会增加新生儿感染风险。单纯疱疹病毒感染伴未足月胎膜早破，新生儿存活率较高时，可剖宫产终止妊娠，如胎儿出生存活率低，可抗病毒治疗并延期分娩（Patel et al.，2011）。见图 14-15-7。

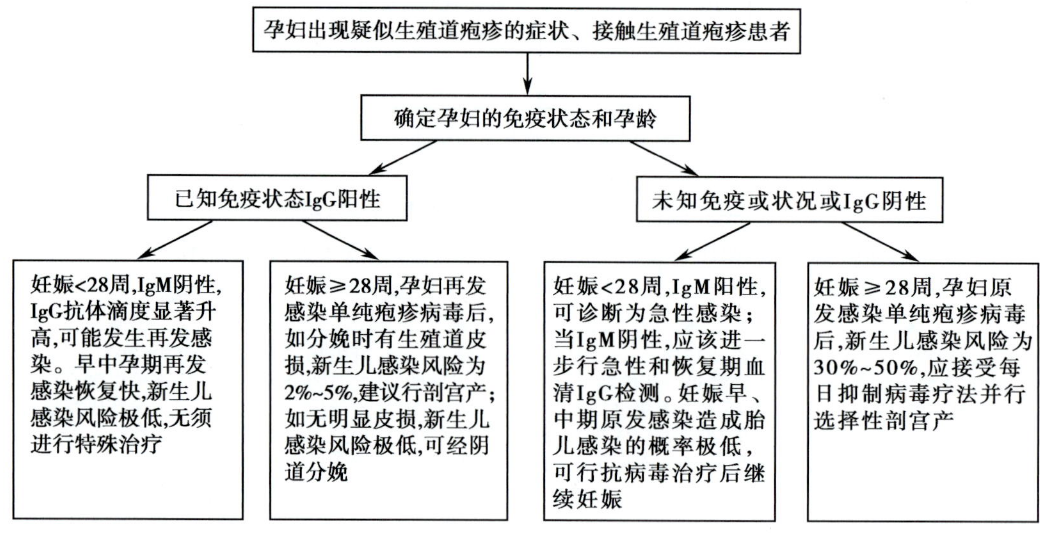

图 14-15-7　单纯疱疹病毒暴露或疑似感染孕妇的处理

（五）妊娠期单纯疱疹病毒的预防

在首次产前就诊时询问女性及其伴侣有无 GH（Patel et al.，2011）。孕妇抗体筛查结果阴性，伴侣有单纯疱疹病毒感染，预防单纯疱疹病毒感染最有效的方法是避免口腔-生殖道及生殖道-生殖道接触，伴侣接受抗病毒药物治疗（结合使用避孕套）也能降低性传播风险（Patel et al.，2015；Money et al.，2009）。建议对所有孕妇进行产前外阴检查确认有无单纯疱疹病毒感染的症状（Patel et al.，2011），母亲及其他亲属如有口腔或其他部位活动性单纯疱疹病毒皮损，应避免损伤部位与新生儿直接接触（Patel et al.，2011），孕妇乳房有单纯疱疹病毒皮损时禁忌哺乳。目前单纯疱疹病毒疫苗尚处于研究阶段（Patel et al.，2015；Johnston et al.，2011）。

（六）妊娠期单纯疱疹病毒感染的筛查

不建议对孕妇进行常规单纯疱疹病毒筛查。

（彭文　王谢桐）

参考文献

安晓霞，汪吉梅，戴家乐，等，2016. 消化道畸形的胎儿超声征象与临床特征的分析. 中国优生与遗传杂志，24(5)：110-113.

白云，马艳萍，2017. 多胎妊娠减胎术发展现状. 中华生殖与避孕杂志，(03)：245-249.

北京地区母婴巨细胞病毒感染调查协作组，2012. 北京地区母婴巨细胞病毒感染状况调查. 中华围产医学杂志，15(8)：459-461.

北京天使妈妈慈善基金会，中华思源工程扶贫基金会，北京师范大学中国公益研究院，等，2016. 中国地中海贫血蓝皮书：中国地中海贫血防治状况调查报告 2015. 北京：中国社会出版社：1-11.

边旭明，邬玲仟，姜玉新，2008. 实用产前诊断学. 北京：人民军医出版社.

BIANCHI D W，CROMBLEHOLME T M，D'ALTON M E，et al.，2013. 胎儿学. 2 版. 李笑天，杨慧霞，译. 北京：人民卫生出版社.

崔京涛，马良坤，倪安平，等. 2008 至 2015 年育龄妇女及新生儿 TORCH 血清学筛查及临床意义分析. 中华检验医学杂志，2016，39(4)：281-285.

冯洁玲，何花，谢红宁，等，2012. 胎儿头颈部血管瘤产前超声表现及临床结局的研究. 新医学，43(10)：718-721.

高晓燕，高平明，吴时光，等，2016. 先天性肛门闭锁的影响因素分析. 中国当代儿科杂志，18(6)：541-544.

顾莉莉，李胜利，2012. 胎儿脊柱裂的产前诊断进展. 中华医学超声杂志：电子版，9(3)：201-204.

谷孝艳，何怡华，韩玲，等，2016. 胎儿心脏横纹肌瘤的超声诊断及基因学检测. 中国循环杂志，31(z1)：123-123.

黄橙如，1996. 小儿泌尿外科学. 济南：山东科学技术出版社：140-148.

黄帆，2008. 胎儿肿瘤的产前超声诊断. 中国肿瘤临床，12：672-675.

姜玉新，2016. 中国胎儿产前超声检查规范. 北京：人民卫生出版社.

李虹，李渝芬，李俊杰，等，2012. 新生儿危重肺动脉瓣狭窄及室间隔完整型肺动脉瓣闭锁经导管介入治疗的短中期随访. 中华儿科杂志，50(12)：925-928.

李洁，栗河舟，张红彬，等，2014. 27 例胎儿食道闭锁病例分析. 中国妇幼保健，29(3)：380-382.

李鹏，刘国莉，戴林，等，2012. 胎儿肾上腺神经母细胞瘤胎盘转移而表现为镜像综合征的病例报道并文献复习. 2011 北京地区妇产科学术年会论文集：141-143.

李胜利，2015. 简明胎儿畸形产前诊断学. 北京：人民军医出版社.

李胜利，朱军，2004. 简明胎儿畸形产前超声诊断学. 北京：人民军医出版社.

李旭，胡克非，朱铭，等，2015. 胎儿肾上腺占位的 MRI 表现特征，中华放射学杂志，49(11)：863-867.

李正，王慧贞，吉士俊，2001. 实用小儿外科学. 北京：人民卫生出版社.

林晓倩，王景美，刘景丽，等，2015. 巨细胞病毒宫内感染与胎儿严重畸形的相关性. 中华围产医学杂志，18(11)：818-822.

刘欣友，胡丹旦，胡萌，2014. 超声对胎儿骶尾部畸胎瘤的诊断价值.

临床超声医学杂志,8):571-572.

卢彦平,程静,汪龙霞,等,2012. 胎儿短肢畸形的基因突变位点筛查. 中华围产医学杂志,15(8):490-493.

陆小梅,黎四平,龙健灵,等,2012. 人细小病毒B19感染与不良妊娠相关性分析. 重庆医学,41(6):597-598.

罗晓芳,漆洪波,2016. 胎儿生长受限的胎盘因素及其临床诊治. 中国实用妇科与产科杂志,32(04):298-302.

孟新璐,2017. 射频消融选择性减胎术在复杂性单绒毛膜多胎妊娠中的临床应用. 济南:山东大学.

孟新璐,王谢桐,王红梅,等,2019. 射频消融术选择性减胎在复杂性多胎妊娠中的应用分析. 中华妇产科杂志,54(11):730-735.

裴雄越,2014. 单绒毛膜双胎胎盘血管分布特点与临床结局的研究. 现代中西医结合杂志,(26):2916-2918.

裴丽君,李竹,李松,等,2003. 中国神经管畸形高低发地区季节及性别分布特征. 中华流行病学杂志,24(6):465-470.

乔娟,漆洪波,2015. 胎儿生长受限:更新的认识. 中华围产医学杂志,18(06):418-420.

全军计划生育优生优育专业委员会,2014. 妊娠期TORCH筛查指南. 解放军医药杂志,26(1):102-116.

任远,高雅,卢彦平,等,2017. 新一代测序技术无创产前检测胎儿FGFR3基因突变. 解放军医学院学报,38(1):14-18,21.

尚爱加,张远征,程东源,等,2012. 儿童脊髓拴系综合征的临床分型、手术治疗及疗效分析. 中华神经外科杂志,28(6):606-610.

孙玲伟,戴建军,梁菲,等,2019. 胎儿宫内生长受限动物模型的研究. 上海农业学报,35(2):133-136.

孙路明,邹刚,杨颖俊,等,2014. 选择性胎儿镜激光凝固术治疗双胎输血综合征的临床效果和围产儿结局. 中华妇产科杂志,49(6):404-409.

孙明利,吕滨,荆志成,等,2011. Cantrell综合征的诊断与治疗. 中华心血管病杂志,39(9):836-839.

王淮燕,张琳,王春婷,等,2013. 利用唾液标本筛查先天性巨细胞病毒感染. 中华围产医学杂志,16(8):485-488.

王位,葛静,张海春,等,2015. 胎儿半椎体畸形产前超声图像分析. 中华医学超声杂志:电子版,12(5):390-395.

王雯,孙庆举,2016. 高频超声在小儿先天性肥厚性幽门狭窄诊断中的应用. 实用医学影像杂志,17(1):68-70.

王银,李胜利,陈琮瑛,等,2012. 胎儿胆囊异常的产前超声诊断及意义. 中华医学超声杂志:电子版,09(5):433-438.

王莹,马丽霜,马继东等,2016. 胎粪性腹膜炎合并肠闭锁新生儿产前超声征象及其预后. 中国优生与遗传杂志,24(9):71-72,127.

王学举,赵扬玉,2015. 胎盘浅表血管灌注在单绒毛膜双胎复杂性并发症研究中的应用. 实用妇产科杂志,(09):656-658.

卫炜,王红,王建华,2016. 胎儿消化系统异常的产前超声诊断与妊娠结局. 中国临床医学影像杂志,27(3):191-193.

习林云,李洪波,吴春,等,2019. Cantrell五联症的外科治疗及胸骨缺损修复探讨. 中华小儿外科杂志,40(5):432-435.

肖长纪,杨慧霞,2015.《妊娠期微小病毒B19、水痘带状疱疹病毒及弓形虫感染的临床实践指南》解读. 中华围产医学杂志,18(12):885-888.

肖长纪,杨慧霞,2015.《妊娠期巨细胞病毒感染的临床实践指南》解读. 中华围产医学杂志,18(11):805-807.

谢红宁,2005. 妇产科超声诊断学. 北京:人民卫生出版社.

谢幸,2018. 妇产科学 第9版. 北京:人民卫生出版社:135.

杨宝凌,谢英连,2020. 胎儿消化道闭锁产前超声声像特征及漏诊分析. 现代医用影像学,29(05):949-951.

杨文萍,钟华生,邹音,等,2005. 胎儿肾上腺髓质、交感神经节细胞分化与神经母细胞瘤细胞增殖关系. 临床与实验病理学杂志,21(6):740-742.

俞钢,2016. 临床胎儿学. 北京:人民卫生出版社.

张海春,陈钟萍,黄苑铭,2017. 高频超声在先天性肛门闭锁中的诊断价值. 现代医院,17(3):450-451,455.

张韩珉,胡波,林霞,等,2014. 胎儿半椎体的产前超声表现及临床意义. 北京大学学报:医学版,46(2):319-322.

张蔓丽,卢彦平,李芮冰,等,2015. 目标外显子捕获技术在胎儿骨骼畸形基因检测中的应用. 中华围产医学杂志,18(5):334-338.

张美喜,严剑波,陶桂梅,等,2010. 胎儿胃泡产前超声形态学表现及其临床意义. 中国误诊学杂志,10(4):777-778.

张宁,崔鑫,于月新,2017. 妊娠期B19病毒感染研究进展. 中国优生与遗传杂志,25(3):124-134,108,封2.

张树琪,徐其萍,刘郁明,等,2017. 6 967例妇女人细小病毒B19血清学检测结果分析. 临床医学研究与实践,2(31):116-117.

张潇潇,王芳,陈俊雅,等,2017. 胎儿肾脏回声增强的产前诊断及预后:65例分析. 中华围产医学杂志,20(2):85-90.

张岩,李守军,闫军,等,2012. Ⅰ型和Ⅱ型永存动脉干的外科治疗结果及随访分析. 中国胸心血管外科临床杂志,19(1):19-21.

赵友平,黄醒华,2008. 胎母输血综合征对围产儿影响的研究进展. 中华妇产科杂志,43(8):632-634.

郑优荣,李仲平,梁浩坚,等,2008. 广州地区献血人群人类微小病毒B19感染情况调查. 现代医院,8(11):14-15.

中国医师协会超声医师分会,2012. 产前超声检查指南(2012),中华医学超声杂志,9 (7):574-580.

中华医学会围产医学分会胎儿医学学组,中华医学会妇产科学分会产科学组,2019. 胎儿生长受限专家共识(2019版). 中华围产医学杂志,22(6):361-380.

中华医学会血液学分会红细胞疾病学组,2018. 非输血依赖型地中海贫血诊断与治疗中国专家共识(2018年版). 中华血液学杂志,39(9):705-708.

朱晨,任芸芸,严英榴,等,2016. 胎儿开放性脊柱裂和闭合性脊柱裂的超声鉴别诊断. 复旦学报:医学版,43(2):195-200.

ABAGAMBE S K,JENSEN G W,CHEN Y J,et al.,2018. Fetal surgery for myelomeningocele:a systematic review and meta-analysis of outcomes in fetoscopic versus open repair. Fetal Diagn Ther,43(3):161-174.

ABOELLAIL M A,HANAOKA U,NUMOTO A,et al.,2015. HD live imaging of a giant fetal hemangioma. J Ultrasound Med,34(12):2315-2318.

ABRAMS S L,FILLY R A,1985. Congenital vertebral malformations:prenatal diagnosis using ultrasonography. Radiology,155(3):762.

ADLER S P,MANGANELLO A M,KOCH W C,et al.,1993. Risk of human parvovirus B19 infections among school and hospital employees during endemic periods. J Infect Dis,168(2):361-368.

ADLER S,KOCH W C,2010. Human parvovirus B19//REMINGTON J S,KLEIN J O. Infectious diseases of the fetus and newborn infant. 7th ed. Philadelphia:Saunders:845-855.

AGARWAL A,ROSENKRANZ E,YASIN S,et al.,2018. EXIT procedure for fetal mediastinal teratoma with large pericardial effusion:a case report with review of literature. J Matern Fetal Neonatal Med,31(8):1099-1103.

American College of Obstetricians and Gynecologists, 2015. Practice Bulletin No. 151: cytomegalovirus, parvovirus B19, varicella zoster, and toxoplasmosis in pregnancy. Obstet Gynecol, 125 (6): 1510-1525.

American College of Obstetricians and Gynecologists, 2019. Practice Bulletin No. 204: fetal growth restriction. Obstet Gynecol, 133(2): e97-109.

American College of Obstetricians and Gynecologists, 2007. Practice Bulletin No. 82: Clinical management guidelines for obstetrician-gynecologists. Management of herpes in pregnancy. Obstet Gynecol, 109 (6): 1489-1498.

ANDERSON B R, CIARLEGLIO A J, HAYES D A, et al., 2014. Earlier arterial switch operation improves outcomes and reduces costs for neonates with transposition of the great arteries. J Am Coll Cardiol, 63(5): 481-487.

ANSARI M S, GULIA A, SRIVASTAVA A, et al., 2010. Risk factors for progression to end-stage renal disease in children with posterior urethral valves. J Pediatr Urol, 6(3), 261-264.

ARISOY R, ERDOGDU E, KUMRU P, et al., 2016. Prenatal diagnosis and outcomes of fetal teratomas. J Clin Ultrasound, 44(2): 118-125.

ASHER-MCDADE C, SHAW W C, 1990. Current cleft lip and palate management in the United Kingdom. Br J Plast Surg, 43(3): 318-321.

ASLAM M, WATSON A R, 2006. Unilateral multicystic dysplastic kidney: long term outcomes. Arch Dis Child, 91(10): 820-823.

AUDIBERT F, DE BIE I, JOHNSON J A, et al., 2017. No. 348-joint SOGC-CCMG guideline: update on prenatal screening for fetal aneuploidy, fetal anomalies, and adverse pregnancy outcomes. J Obstet Gynaecol Can, 39(9): 805-817.

AVNI E F, RYPENS F, DONNER C, et al., 1994. Hepatic cysts and hyperechogenicities: perinatal assessment and unifying theory on their origin. Pediatr Radiol, 24(8): 569-572.

AXT-FLIEDNER R, HARTGE D, KRAPP M, et al., 2009. Course and outcome of fetuses suspected of having coarctation of the aorta during gestation. Ultraschall Med, 30(3): 269-276.

BADER R, HORNBERGER L K, NIJMEH L J, et al., 2006. Fetal pericardial teratoma: presentation of two cases and review of literature. Am J Perinatol, 23(1): 53-58.

BAKALIS S, STOILOV B, AKOLEKAR R, et al., 2015. Prediction of small-for-gestational-age neonates: screening by uterine artery Doppler and mean arterial pressure at 30-34 weeks. Ultrasound Obstet Gynecol, 45(6): 707-714.

BAKAS P, LIAPIS A, GINER M, et al., 2004. Massive fetomaternal hemorrhage and oxytocin contraction test: case report and review. Arch Gynecol Obstet, 269(2): 149-151.

BAPAT P, KOREN G, 2013. The role of VariZIG in pregnancy. Expert Rev Vaccines, 12(11): 1243-1248.

BARISIC I, BOBAN L, LOANE M, et al., 2015. Meckel-Gruber syndrome: a population-based study on prevalence, prenatal diagnosis, clinical features, and survival in Europe. Eur J Hum Genet, 23 (6): 746-752.

BASCIETTO F, LIBERATI M, MARRONE L, et al., 2017. Outcome of fetal ovarian cysts diagnosed on prenatal ultrasound examination: systematic review and meta-analysis. Ultrasound Obstet Gynecol, 50 (1): 20-31.

BATUKAN C, YUKSEL A, 2011. Prenatal diagnosis and postnatal outcome of pelvic kidneys. Prenat Diagn, 31(4): 356-359.

BAUJAT G, LEGEAI-MALLETL, FINIDORI G, et al., 2008. Achondroplasia. Best Pract Res Clin Rheumatol, 22(1): 3-18.

BEKKER M N, HAAK M C, REKOERT-HOLLANDER M, et al., 2005. Increased nuchal translucency and distended jugular lymphatic sacs on first-trimester ultrasound. Ultrasound Obstet Gynecol, 25(3): 239-245.

BELLUCO S, SIMONATO G, MANCIN M, et al., 2017. Toxoplasma gondii infection and food consumption: a systematic review and meta-analysis of case-controlled studies. Crit Rev Food Sci Nutr, 11: 1-12.

BELLUSSI F, PEROLO A, GHI T, et al., 2017. Diagnosis of Severe fetomaternal hemorrhage with fetal cerebral Doppler: case series and systematic review. Fetal Diagn Ther, 41(1): 1-7.

BENACERRAF B R, MULLIKEN J B, 1993. Fetal cleft lip and palate: sonographic diagnosis and postnatal outcome. Plast Reconstr Surg, 92 (6): 1045-1051.

BENOIT G, ETCHEMENDIGARAY C, NGUYEN-XUAN H T, et al., 2015. Management of varicella-zoster virus primary infection during pregnancy: a national survey of practice. J Clin Virol, 72: 4-10.

BERRY S M, STONE J, NORTON M E, et al., 2013. Fetalblood sampling. Am J Obstet Gynecol, 209(3): 170-180.

BERSANI T A, CECCHI L M, 2006. Resection of anterior orbital meningoencephalocele in a newborn infant. Ophthalmic Plast Reconstr Surg, 22 (5): 391-393.

BESANÇON A, BELTRAND J, LE GAC I, et al., 2014. Management of neonates born to women with Graves' disease: a cohort study. Eur J Endocrinol, 170(6): 855-862.

BEST K E, GLINIANAIA S V, BYTHELL M, et al., 2012. Hirschsprung's disease in the North of England: prevalence, associated anomalies, and survival. Birth Defects Res A Clin Mol Teratol, 94(6): 477-480.

BIANCHI D W, CROMBLEHOLME T M, D'ALTON M E, et al., 2010. Fetology: diagnosis and management of the fetal patient. 2nd ed. New York: McGraw-Hill.

BLAAS H G, VOGT C, EIK-NES S H, 2012. Abnormal gyration of the temporal lobe and megalencephaly are typical features of thanatophoric dysplasia and can be visualized prenatally by ultrasound. Ultrasound Obstet Gynecol, 40(2): 230-234.

BOATMAN D L, KÖLLN C P, FLOCKS R H, 1972. Congenital anomalies associated with horseshoe kidney. J Urol, 107(2): 205-207.

BONAFE L, CORMIER-DAIRE V, HALL C, et al., 2015. Nosology and classification of genetic skeletal disorders: 2015 revision. Am J Med Genet A, 167A(12): 2869-2892.

BONDIONI M P, PAZZAGLIA U E, IZZI C, et al., 2017. Comparative X-ray morphometry of prenatal osteogenesis imperfecta type 2 and thanatophoric dysplasia: a contribution to prenatal differential diagnosis. Radiol Med, 122(11): 880-891.

BOROCHOWITZ Z, LACHMAN R, ADOMIAN G E, et al., 1988. Achondrogenesis type Ⅰ: delineation of further heterogeneity and identification of two distinct subgroups. J Pediatr, 112(1): 23-31.

BORREGO S, RUIZ-FERRER M, FERNÁNDEZ R M, et al., 2013. Hirschsprung's disease as a model of complex genetic etiology. Histol Histopathol, 28(9): 1117-1136.

BORRELL A, GRANDE M, MELER E, et al., 2017. Genomic microarray in fetuses with early growth restriction: a multicenter study. Fetal Diagn Ther, 42(3): 174-180.

BOULET L S, GAMBRELL D, SHIN M., 2009. Racial/ethnic differences in the birth prevalence of spina bifida-United States, 1995-2005. MMWR Morb Mortal Wkly Rep, 57(53): 1409-1413.

BOULL C, MAGUINESS S M, 2016. Congenital hemangiomas. Semin Cutan Med Surg, 35(3): 124-127.

BOUTHRY E, PICONE O, HAMDI G, et al., 2014. Rubella and pregnancy: diagnosis, management and outcomes. Prenat Diagn, 34 (13): 1246-1253.

BOYADJIEV S A, SOUTH S T, RADFORD C L, et al., 2005. A reciprocal translocation 46, XY, t(8;9)(p11.2;q13) in a bladder exstrophy patient disrupts CNTNAP3 and presents evidence of a pericentromeric duplication on chromosome 9. Genomics, 85(5): 622-629.

BRADLEY J P, HURWITZ D J, CARSTENS M H, 2006. Embryology, classifications, and descriptions of craniofacial clefts//Mathes S J, Hentz V R, 2006. Plastic surgery. 2nd ed, Philadelphia: Saunders Elsevier.

BRAGA L H, MCGRATH M, FARROKHYAR F, et al., 2017. Associations of initial Society for Fetal Urology grades and urinary tract dilatation risk groups with clinical outcomes in patients with isolated prenatal hydronephrosis. J Urol, 197(3 Pt 2): 831-837.

BROADBENT V A, 1992. Malignant disease in the neonate//ROBERTSON N R S. Textbook of Neonatology. 2nd ed. Edinburgh: Churchill Livingstone: 879.

BRODSKY M C, KEPPEN L D, RICE C D, et al., 1990. Ocular and systemic findings in the Aarskog (facial-digital-genital) syndrome. Am J Ophthalmol, 109(4): 450-456.

BROMLEY B, BENACERRAF B R, 1994. Fetal micrognathia: associated anomalies and outcome. J Ultrasound Med, 13(7): 529-533.

BRONSHTEIN M, BAR-HAVA I, LIGHTMAN A, 1995b. The significance of early second-trimester sonographic detection of minor fetal renal anomalies. Prenat Diagn, 15(7): 627-632.

BRONSHTEIN M, BLAZER S, 1995a. Prenatal diagnosis of liver calcifications. Obstet Gynecol, 86(5): 739-743.

BRONSHTEIN M, GOVER A, BELOOSESKY R, et al., 2017. Transient distention of right posterior located sigma, a new sonographic sign for the prenatal diagnosis of anal atresia. J Clin Ultrasound, 45(3): 160-162.

BRONSHTEIN M, MASHIAH N, BLUMENFELD I, et al., 1991. Pseudoprognathism—an auxiliary ultrasonographic sign for transvaginal ultrasonographic diagnosis of cleft lip and palate in the early second trimester. Am J Obstet Gynecol, 165(5 Pt 1): 1314-1316.

BRONSHTRIN M, BAR-HAVA I, BLUMENFELD I, et al., 1993. The difference between septated and nonseptated nuchal cystic hygroma in the early second trimester. Obstet Gynecol, 81(5 Pt 1): 683-687.

BROOKS A A, JOHNSON M R, STEER P J, et al., 1995. Birth weight: nature or nurture. Early Hum Dev, 42(1): 29-35.

BROUWER M J, DE VRIES L S, PISTORIUS L, et al., 2010. Ultrasound measurements of the lateral ventricles in neonates: why, how and when? A systematic review. Acta Paediatr, 99(9): 1298-1306.

BROWN J W, RUZMETOV M, OKADA Y, et al., 2006. Outcomes in patients with interrupted aortic arch and associated anomalies: a 20-year experience. Eur J Cardiothorac Surg, 29 (5): 666-673, discussion 673-674.

BRUMFIELD CG, DAVIS R O, OWEN J, et al., 1998. Pregnancy outcomes following sonographic nonvisualization of the fetal stomach. Obstet Gynecol, 91(6): 905-908.

BRUN M, MAUGEY-LAULOM B, EURIN D, et al., 2004. Prenatal sonographic patterns in autosomal dominant polycystic kidney disease: a multicenter study. Ultrasound Obstet Gynecol, 24(1): 55-61.

BRUNER J P, TULIPAN N E, RICHARDS W O, 1997. Endoscopic coverage of fetal open myelomeningocele in utero. Am J Obstet Gynecol, 176 (1 Pt 1): 256-257.

BRYANT A E, LAUFER M R, 2004. Fetal ovarian cysts: incidence, diagnosis and management. J Reprod Med, 49(5): 329-337.

BUCKLOUIS G M, GREWAL J, ALBERT P S, et al., 2015. Racial/ethnic standards for fetal growth: the NICHD Fetal Growth Studies. Am J Obstet Gynecol, 213(4): 449. e1-449. e41.

BULAS D I, JOHNSON D, ALLEN J F, et al., 1992. Fetal hemangioma. Sonographic and color flow Doppler findings. J Ultrasound Med, 11(9): 499-501.

BUSBY A, DOLK H, ARMSTRONG B, 2005. Eye anomalies: seasonal variation and maternal viral infections. Epidemiology, 16(3): 317-322.

BUSBY A, DOLK H, COLLIN R, et al., 1998. Compiling a national register of babies born with anophthalmia/microphthalmia in England 1988-94. Arch Dis Child Fetal Neonatal Ed, 79(3): f168-173.

CANAVAN T P, HILL L M, 2016. Neonatal Outcomes in fetuses with a persistent intrahepatic right umbilical vein. J Ultrasound Med, 35(10): 2237-2241.

CARADEUX J, MARTINEZ-PORTILLA R J, PEGUERO A, et al., 2019. Diagnostic performance of third-trimester ultrasound for the prediction of late-onset fetal growth restriction: a systematic review and meta-analysis. Am J Obstet Gynecol, 220(5): 449-459; e19.

CARBONE J F, TUULI M G, DICKE J M, et al., 2011. Revisiting the risk for aneuploidy in fetuses with isolated pyelectasis. Prenat Diagn, 31 (6): 566-570.

CARDWELL M S, 1988. Bilateral renal agenesis: clinical implications. South Med J, 81(3): 327-328.

CAREY J C, GREENBAUM B, HALL B D, 1978. The OEIS complex (omphalocele, exstrophy, imperforate anus, spinal defects. Birth Defects Orig Artic Ser, 14(6B): 253-263.

CARLSON D E, PLATT L D, MEDEARIS A L, et al., 1990. Prognostic indicators of the resolution of nonimmune hydrops fetalis and survival of the fetus. Am J Obstet Gynecol, 163(6): 1785-1787.

CASSART M, 2010. Suspected fetal skeletal malformations or bone diseases: how to explore. Pediatr Radiol, 40(6): 1046-1051.

CASTAGNETTI M, EL-GHONEIMI A, 2009. Management of duplex system ureteroceles in neonates and infants. Nat Rev Urol, 6(6): 307-315.

CELORIA G C, PATTON R B, 1959. Congenital absence of the aortic arch. Am Heart J, 58: 407-413.

CERVELLI V, BOTTINI D J, GRIMALDI M, et al., 2008. The Stickler syndrome. A genetic disease with clinical implications for the plastic surgeon. J Plast Reconstr Aesthet Surg, 61(8): 987-988.

CHAOUI R, SCHNEIDER M B, KALACHE K D, 2003. Right aortic arch with vascular ring and aberrant left subclavian artery: prenatal diagnosis assisted by three-dimensional power Doppler ultrasound. Ultrasound Obstet Gynecol, 22(6): 661-663.

CHEN C P, CHEN C Y, CHANG T Y, et al., 2016. Prenatal imaging findings of a rapidly involuting congenital hemangioma (RICH) over right flank in a fetus with a favorable outcome. Taiwan J Obstet Gynecol, 55 (5): 745-747.

CHEN C P, LIU F F, JAN S W, et al., 1996. Prenatal diagnosis and perinatal aspects of abdominal wall defects. Am J Perinatol, 13 (6): 355-361.

CHEN J, HU L, WU M, et al., 2012. Kinetics of IgG antibody to cytomegalovirus (CMV) after birth and seroprevalence of antiCMV IgG in Chinese children. Virol J, 9: 304.

CHENG Y, LEUNG T Y, LAO T, et al., 2016. Impact of replacing Chinese ethnicity-specific fetal biometry charts with the INTERGROWTH-21 (st) standard. BJOG, 123 Suppl 3: 48-55.

CHERVENAK F A, JEANTY P, CANTRAINE F, et al., 1984. The diagnosis of fetal microcephaly. Am J Obstet Gynecol, 149(5): 512-517.

CHERVENAK F A, ROSENBERG J, BRIGHTMAN R C, et al., 1987. A prospective study of the accuracy of ultrasound in predicting fetal microcephaly. Obstet Gynecol, 69(6): 908-910.

CHIARENZA S F, BUCCI V, CONIGHI M L, et al., 2017. Duodenal atresia: open versus MIS repair-analysis of our experience over the last 12 years. Biomed Res Int, 2017: 4585360.

CHITTMITTRAPAP S, SPITZ L, KIELY E M, et al., 1989. Oesophageal atresia and associated anomalies. Arch Dis Child, 64(3): 364-368.

CHITTY L S, CAMPBELL S, ALTMAN D G, 1993. Measurement of the fetal mandible—feasibility and construction of a centile chart. Prenat Diagn, 13(8): 749-756.

CHIU S N, WANG J K, CHEN H C, et al., 2012. Long-term survival and unnatural deaths of patients with repaired tetralogy of Fallot in an Asian cohort. Circ Cardiovasc Qual Outcomes, 5(1): 120-125.

CLISSOLD R L, HAMILTON A J, HATTERSLEY A T, et al., 2014. HNF1B-associated renal and extra-renal disease-an expanding clinical spectrum. Nat Rev Nephrol, 11(2): 102-112.

COLLETT K, JOHNSEN S L, KESSLER J, et al., 2017. Pregnant woman with polyhydramnios and fetus with small intestinal atresia. Tidsskr Nor Laegeforen, 137(17).

CONG W, DONG X Y, MENG Q F, et al., 2015. Toxoplasma gondii infection in pregnant women: a seroprevalence and case-control study in Eastern China. Biomed Res Int, 2015: 170278.

COOPER D S, LAURBERG P, 2013. Hyperthyroidism in pregnancy. Lancet Diabetes Endocrinol, 1(3): 238-249.

COREY K M, HORNIK C P, LAUGHON M M, et al., 2014. Frequency of anomalies and hospital outcomes in infants with gastroschisis and omphalocele. Early Hum Dev, 90(8): 421-424.

COSSART Y E, FIELD A M, CANT B, 1975. Parvovirus-like particles in human sera. Lancet, 305(7898): 72-73.

COSSU C, INCANI F, SERRA M L, et al., 2016. New mutations in DYNC2H1 and WDR60 genesrevealed by whole-exome sequencing in two unrelated Sardinian families with Jeune asphyxiating thoracic dystrophy. Clin Chim Acta, 455: 172-180.

COSTA L S, ZANDONA-TEIXEIRA A C, MONTENEGRO M M, et al., 2015. Cytogenomic delineation and clinical follow-up of 10 Brazilian patients with Pallister-Killian syndrome. Mol Cytogenet, 8: 43.

CRANE J, MUNDLE W, BOUCOIRAN I, 2014. Parvovirus B19 infection in pregnancy. J Obstet Gynaecol Can, 36(12): 1107-1116.

CUNNINGHAM F G, LEVENO K J, BLOOM S L, et al., 2014. Williams obstetrics. 24th ed. New York: McGraw-Hill: 865.

CZICHOS E, LUKASZEK S, KREKORA M, et al., 2005. Early amnion rupture and fetal and newborn defects as an obstetrical and pathomorphological problem. Ginekol Pol, 76(6): 448-456.

D'ANTONIO F, KHALIL A, GAREL C, et al., 2016a. Systematic review and meta-analysis of isolated posterior fossa malformations on prenatal ultrasound imaging (part 1): nomenclature, diagnostic accuracy and associated anomalies. Ultrasound Obstet Gynecol, 47(6): 690-697.

D'ANTONIO F, KHALIL A, GAREL C, et al., 2016b. Systematic review and meta-analysis of isolated posterior fossa malformations on prenatal ultrasound imaging (part 2): neurodevelopmental outcome. Ultrasound Obstet Gynecol, 48(1): 28-37.

D'ANTONIO F, PAGANI G, FAMILIARI A, et al., 2016c. Outcomes associated with isolated agenesis of the corpus callosum: ameta-analysis. Pediatrics, 138(3): e20160445.

DAKOUANE GIUDICELLI M, SERAZIN V, LE SCIELLOUR C R, et al., 2008. Increased achondroplasia mutation frequency with advanced age and evidence for G1138A mosaicism in human testis biopsies. Fertil Steril, 89(6): 1651-1656.

DASKALAKIS G, SEBIRE N J, JURKOVIC D, et al., 1997. Body stalk anomaly at 10-14 weeks of gestation. Ultrasound Obstet Gynecol, 10 (6): 416-418.

DE ALMEIDA V, BOWMAN J M, 1994. Massive fetomaternal hemorrhage: Manitoba experience. Obstet Gynecol, 83(3): 323-328.

DE BOO H A, HARDING J E, 2006. The developmental origins of adult disease (Barker) hypothesis. Aust N Z J Obstet Gynaecol, 46 (1): 4-14.

DE JONG E P, WALTHER F J, KROES A C, et al., 2011. Parvovirus B19 infection in pregnancy: new insights and management. Prenat Diagn, 31 (5): 419-425.

DEMBINSKI J, HAVERKAMP F, MAARA H, et al., 2002. Neurodevelopmental outcome after intrauterine red cell transfusion for parvovirus B19-induced fetal hydrops. BJOG, 109(11): 1232-1234.

DETTI L, OZ U, GUNEY I, et al., 2001. Doppler ultrasound velocimetry for timing the second intrauterine transfusion in fetuses with anemia from red cell alloimmunization. Am J Obstet Gynecol, 185 (5): 1048-1051.

DEVORE G R, 2015. The importance of the cerebroplacental ratio in the evaluation of fetal well-being in SGA and AGA fetuses. Am J Obstet Gynecol, 213(1): 5-15.

DIANA W, TIMOTHY M, MARY E, et al., 2000. Fetology: diagnosis and management of the fetal patient. Norwalk: Appleton Lange: 140-152.

DIGUISTO C, WINER N, BENOIST G, et al., 2018. In utero aspiration versus expectant management for anechoic fetal ovarian cysts: an open randomized controlled trial. Ultrasound Obstet Gynecol, 52 (2): 159-164.

DIJKMANS A C, DE JONG E P, DIJKMANS B A, et al., 2012. Parvovirus B19 in pregnancy: prenatal diagnosis and management of fetal complications. Curr Opin Obstet Gynecol, 24(2): 95-101.

DIXON J, TRAINOR P, DIXON M J, 2007. Treacher Collins syndrome. Orthod Craniofac Res, 10: 88.

DOLLFUS H, VERLOES A, 2004. Dysmorphology and the orbital region: a practical clinical approach. Surv Ophthalmol, 49(6): 547-561.

DONNELLY M A, WOOD C, CASEY B, et al., 2015. Early severe fetal Graves disease in a mother after thyroid ablation and thyroidectomy. Obstet Gynecol, 125(5): 1059-1062.

DONNER C, LIESNARD C, BRANCART F, et al., 1994. Accuracy of amniotic fluid testing before 21 weeks' gestation in prenatal diagnosis of congenital cytomegalovirus infection. Prenat Diagn, 14 (11) : 1055-1059.

DONTIGNYL, ARSENAULT M Y, MARTEL M J, et al., 2008. Rubella in pregnancy. Obstet Gynaecol Can, 30(2): 152-158.

DRUT R, DRUT R M, TOULOUSE J C, 1992. Hepatic hemangioendotheliomas, placental chorioangiomas, and dysmorphic kidneys in Beckwith-Wiedemann syndrome. Pediatr Pathol, 12(2): 197-203.

DUVAL H, MICHEL-CALEMARD L, GONZALES M, et al., 2016. Fetal anomalies associated with HNF1B mutations: report of 20 autopsy cases. Prenat Diagn, 36(8): 744-751.

EASTER S R, ECKERT L O, BOGHOSSIAN N, et al., 2017. Fetal growth restriction: Case definition & guidelines for data collection, analysis, and presentation of immunization safety data. Vaccine, 35 (48 Pt A): 6546-6554.

ECKMANN-SCHOLZ C, JONAT W, ZERRES K, et al., 2012. Earliest ultrasound findings and description of splicing mutations in Meckel-Gruber syndrome. Arch Gynecol Obstet, 286(4): 917-921.

EDWARDS T J, SHERR E H, BARKOVICH A J, et al., 2014. Clinical, genetic and imaging findings identify new causes for corpus callosum development syndromes. Brain, 137(Pt 6): 1579-1613.

ELISA Z, CINZIA C, SERGIO S, et al., 2016. Multiple congenital colonic stenosis: a rare gastrointestinal malformation. Case Rep Pediatr, 2016: 6329793.

ENDERS M, SCHALASTA G, BAISCH C, et al., 2006. Human parvovirus B19 infection during pregnancy—value of modern molecular and serological diagnostics. J Clin Virol, 35(4): 400-406.

ENRÍQUEZ G, DURÁN C, TORÁN N, et al., 2005. Conservative versus surgical treatment for complex neonatal ovarian cysts: outcomes study. Am J Roentgenol, 185(2): 501-508.

ETENSEL B, TEMIR G, KARKINER A, et al., 2005. Atresia of the colon. J Pediatr Surg, 40(8): 1258-1268.

EVANS K N, SIE K C, HOPPER R A, et al., 2011. Robin sequence: from diagnosis to development of an effective management plan. Pediatrics, 127(5): 936-948.

FABER V J, KLUMPER F J, SCHERJON S, et al., 2011. Severe pre-eclampsia and HELLP syndrome after massive fetomaternal hemorrhage following blunt abdominal trauma. Pregnancy Hypertens, 1 (3-4): 197-199.

FAIVRE L, LE MERRER M, DOUVIER S, et al., 2004. Recurrence of achondrogenesis type Ⅱ within the same family: evidence for germline mosaicism. Am J Med Genet A, 126A(3): 308-312.

FARINA A, HASEGAWA J, RAFFAELLI S, et al., 2010. The association between preeclampsia and placental disruption induced by chorionic villous sampling. Prenat Diagn, 30(6): 571-574.

FELDENBERG L R, SIEGEL N J, 2000. Clinical course and outcome for children with multicystic dysplastic kidneys. Pediatr Nephrol, 14(12): 1098-1101.

FERIANEC V, PAPCUN P, GROCHAL F, et al., 2017. Prenatal diagnosis and successful intrauterine treatment of severe congenital hypothyroidism associated with fetal goiter. J Obstet Gynaecol Res, 43 (1): 232-237.

FERNANDEZ I, PATEY N, MARCHAND V, et al., 2014. Multiple intestinal atresia with combined immune deficiency related to TTC7A defect is a multiorgan pathology: study of a French-Canadian-based cohort. Medicine (Baltimore), 93(29): e327.

FISHER D A, KLEIN A H, 1981. Thyroid development and disorders of thyroid function in the newborn. N Engl J Med, 304(12): 702-712.

FORLINO A, MARINI J C, 2016. Osteogenesis imperfecta. Lancet, 387 (10028): 1657-1671.

FORMICA M, FURIONE M, ZAVATTONI M, et al., 2012. Lack of seasonality of primary human cytomegalovirus infection in pregnancy. J Clin Virol, 53(4): 370-371.

FORRESTER M B, MERZ R D, 2006. Descriptive epidemiology of hemivertebrae, Hawaii, 1986-2002. Congenit Anom (Kyoto), 46 (4): 172-176.

FOWLER K B, STAGNO S, PASS R F, et al., 1992. The outcome of congenital cytomegalovirus infection in relation to maternal antibody status. N Engl J Med, 326(10): 663-667.

FREUD L R, ESCOBAR-DIAZ M C, KALISH B T, et al., 2015. Outcomes and predictors of perinatal mortality in fetuses with Ebstein anomaly or tricuspid valve dysplysia in the current era: a multicenter study. Circulation, 132: 481-489.

FRICKE T A, D' UDEKEM Y, RICHARDSON M, et al., 2012. Outcomes of the arterial switch operation for transposition of the great arteries: 25 years of experience. Ann Thorac Surg, 94(1): 139-145.

FURIONE M, ROGNONI V, CABANO E, et al., 2012. Kinetics of human cytomegalovirus (HCMV) DNAemia in transplanted patients expressed in international units as determined with the Abbott Real Time CMV assay and an in-house assay. J Clin Virol, 55(4): 317-322.

GABRIEL A, DONNELLY J, KUC A, et al., 2014. Ectopia cordis: a rare congenital anomaly. Clin Anat, 27(8): 1193-1199.

GACCIOLI F, AYE I, SOVIO U, et al., 2018. Screening for fetal growth restriction using fetal biometry combined with maternal biomarkers. Am J Obstet Gynecol, 218(2S): s725-725; 737.

GEIBPRASERT S, KRINGS T, ARMSTRONG D, et al., 2010. Predicting factors for the follow-up outcome and management decisions in vein of Galen aneurysmal malformations. Childs Nerv Syst, 26(1): 35-46.

GELLER E, KOCHAN P S, 2011. Renal neoplasms of childhood. Radiol Clin North Am, 49(4): 689-709, vi.

GHOSH A, TANG M H, LAM Y H, et al., 1994. Ultrasound measurement of placental thickness to detect pregnancies affected by homozygous alpha-thalassaemia-1. Lancet, 344(8928): 988-989.

GHOSH S, SRIDHAR A, SIVAPRAKASAM M, 2018. Complete heart block following transcatheter closure of perimembranous VSD using amplatzer duct occluder Ⅱ. Catheter Cardiovasc Interv, 92(5): 921-924.

GIACOIA GP, 1997. Severe fetomaternal hemorrhage: a review. Obstet Gynecol Surv, 52(6): 372-380.

GIAMPIETRO P F, BLANK R D, RAGGIO C L, et al., 2003. Congenital and idiopathic scoliosis: clinical and genetic aspects. Clin Med Res, 1 (2): 125-136.

GIAMPIETRO P F, RAGGIO C L, BLANK R D, et al., 2013. Clinical, genetic and environmental factors associated with congenital vertebral malformations. Mol Syndromol, 4(1-2): 94-105.

GIANCOTTI A, LA TORRE R, BEVILACQUA E, et al., 2012. Mediastinal masses: a case of fetal teratoma and literature review. Clin Exp Obstet Gynecol, 39(3): 384-387.

GIANNINA G, MOISE K J Jr, DORMAN K, 1998. A simple method to estimate volume for fetal intravascular transfusions. Fetal Diagn Ther, 13

(2):94-97.

GITHUT, MERROW A C, LEE J K, et al., 2014. Fetal MRI of hereditary multiple intestinal atresia with postnatal correlation. Pediatr Radiol, 44 (3):349-354.

GLINOER D, 2007. The importance of iodine nutrition during pregnancy. Public Health Nutr, 10(12A):1542-1546.

GODFREY M, KEENE D R, BLANK E, et al., 1988. Type Ⅱ achondrogenesis-hypochondrogenesis: morphologic and immunohistopathologic studies. Am J Hum Genet, 43(6):894-903.

GOLDBERG S P, JONES R C, BOSTON U S, et al., 2011. Current trends in the management of neonates With Ebstein's anomaly. World J Pediatr Congenit Heart Surg, 2(4):554-557.

GOLDSTEIN I, MAKHOUL I R, WEISSMAN A, et al., 2005. Hemivertebra: prenatal diagnosis, incidence and characteristics. Fetal Diagn Ther, 20(2):121-126.

GOLDSTEIN I, TAMIR A, WEISMAN A, et al., 1994. Growth of the fetal gall bladder in normal pregnancies. Ultrasound Obstet Gynecol, 4(4): 289-293.

GONZÁLEZ-HERNÁNDEZ J, LUGO-VICENTE H, 2010. Esophageal atresia: new guidelines in management. Bol Asoc Med P R, 102(1):33-38.

GRATACÓS E, TORRES P J, VIDAL J, et al., 1995. The incidence of human parvovirus B19 infection during pregnancy and its impact on perinatal outcome. J Infect Dis, 171(5):1360-1363.

GREISS M A, ARMSTRONG-ISHER S S, PERERA W S, et al., 2002. Semiautomated data analysis of flow cytometric estimation of fetomaternal hemorrhage in D-women. Transfusion, 42(8):1067-1078.

GROGONO J L, 1968. Children with agenesis of the corpus callosum. Dev Med Child Neurol, 10(5):613-616.

GROOM K M, MCCOWAN L M, MACKAY L K, et al., 2019. STRIDER NZAus: a multicentre randomised controlled trial of sildenafil therapy in early-onset fetal growth restriction. BJOG, 126(8):997-1006.

GROSFELD J L, BALLANTINE T V, SHOEMAKERR, 1979. Operative mangement of intestinal atresia and stenosis based on pathologic findings. J Pediatr Surg, 14(3):368-375.

GROSS R E, 1953. The surgery of infancy and childhood: its principles and techniques. Philadelphia: Saunders.

GUAY-WOODFORD L M, 2014. Autosomal recessive polycystic kidney disease: the prototype of the hepato-renal fibrocystic diseases. J Pediatr Genet, 3(2):89-101.

GUERRAB, SIMONAZZI G, PUCCETTI C, et al., 2008. Ultrasound prediction of symptomatic congenital cytomegalovirus infection. Am J Obstet Gynecol, 198(4):380.

GUPTA R, SONI V, MATHUR P, et al., 2013. Congenital pyloric atresia and associated anomalies: a case series. J Neonatal Surg, 2(4):40.

GUPTA S, GUPTA R, GHOSH S, et al., 2016. Intestinal atresia: experience at a busy center of North-West India. J Neonatal Surg, 5(4):51.

HADDY T B, MOSHER R B, REAMAN G H, 2007. Hypertension and prehypertension in long-term survivors of childhood and adolescent cancer. Pediatr Blood Cancer, 49(1):79-83.

HALLJ G, 2005. Management of Genetic Syndromes. 2nd ed. Hoboken, NJ: John Wiley & Sons.

HANNEMAN M J, SPRANGERS M A, DE MIK E L, et al., 2001. Quality of life in patients with anorectal malformation or Hirschsprung's disease: development of a disease-specific questionnaire. Dis Colon Rectum, 44(11):1650-1660.

HANONO A, SHAH B, DAVID R, et al., 2009. Antenatal treatment of fetal goiter: a therapeutic challenge. J Matern Fetal Neonatal Med, 22 (1):76-80.

HARGER J H, ADLER S P, KOCH W C, et al., 1998. Prospective evaluation of 618 pregnant women exposed to parvovirus B19: risks and symptoms. Obstet Gynecol, 91(3):413-420.

HARMON J P, HIETT A K, PALMER C G, et al., 1995. Prenatal ultrasound detection of isolated neural tube defects: is cytogenetic evaluation warranted. Obstet Gynecol, 86(4 Pt 1):595-599.

HARRISON L A, PRETORIUS D H, BUDORICK N E, 1992. Abnormal spinal curvature in the fetus. J Ultrasound Med, 11(9):473-479.

HARTMAN E E, OORT F J, ARONSON D C, et al., 2011. Quality of life and disease-specific functioning of patients with anorectal malformations or Hirschsprung's disease: a review. Arch Dis Child, 96(4):398-406.

HEDLUND E R, LUNDELL B, VILLARD L, et al., 2016. Reduced physical exercise and health-related quality of life after Fontan palliation. Acta Paediatr, 105(11):1322-1328.

HEDRICK M H, FERRO M M, FILLY R A, et al., 1994. Congenital high airway obstruction syndrome (CHAOS): a potential for perinatal intervention. J Pediatr Surg, 29(2):271-274.

HEINKE D, NESTORIDI E, HERNANDEZ-DIAZ S, et al., 2020. Risk of stillbirth for fetuses with specific birth defects. Obstet Gynecol, 135 (1):133-140.

HENTHORN P S, WHYTE M P, 1992. Missense mutations of the tissue-nonspecific alkaline phosphatase gene in hypophosphatasia. Clin Chem, 38(12):2501-2505.

HERO B, SIMON T, SPITZ R, et al., 2008. Localized infant neuroblastomas often show spontaneous regression: results of the prospective trials NB95-S and NB97. J Clin Oncol, 26(9):1504-1510.

HEUCKEROTH R O, 2018. Hirschsprung disease-integrating basic science and clinical medicine to improve outcomes. Nat Rev Gastroenterol Hepatol, 15(3):152-167.

HOLSCHBACH V, LATTRICH C R, ORTMANN O, et al., 2012. Upper abdominal cysts in first trimester fetuses. Ultraschall Med, 33(7):e372-373.

HORIKAWA Y, IWASAKI N, HARA M, et al., 1997. Mutation in hepatocyte nuclear factor-1 beta gene (TCF2) associated with MODY. Nat Genet, 17(4):384-385.

HOYER P F, 2015. Clinical manifestations of autosomal recessive polycystic kidney disease. Curr Opin Pediatr, 27(2):186-192.

HU S, XIE Y, LI S, et al., 2010. Double-root translocation for double-outlet right ventricle with noncommitted ventricular septal defect or double-outlet right ventricle with subpulmonary ventricular septal defect associated withpulmonary stenosis: an optimized solution. Ann Thorac Surg, 89 (5):1360-1365.

HUANG C C, ENG H L, CHEN W J, 1995. Amniotic band syndrome: report of two autopsy cases. Chang Gung Med J, 18(4):371-377.

HUGHES B L, GYAMFI-BANNERMAN C, 2016. Diagnosis and antenatal management of congenital cytomegalovirus infection. Am J Obstet Gynecol, 214(6):b5-11.

HUTCHINS G M, MEULI M, MEULI-SIMMEN C, et al., 1996. Acquired spinal cord injury in human fetuses with myelomeningocele. Pediatr Pathol Lab Med, 16(5):701-712.

HUTCHISON A A, DREW J H, YU V Y, et al., 1982. Nonimmunologic hydrops fetalis: a review of 61 cases. Obstet Gynecol, 59(3): 347-352.

IONESCU S, ANDREI B, OANCEA M, et al., 2015. Postnatal treatment in antenatally diagnosed meconium peritonitis. Chirurgia (Bucur), 110(6): 538-544.

ISAACS H Jr., 2004. Fetal and neonatal cardiac tumors. Pediatr Cardiol, 25(3): 252-273.

ISAACS H Jr., 2007. Fetal and neonatal hepatic tumors. J Pediatr Surg, 42(11): 1797-1803.

ITO M, YOSHIMURA K, TOYODA N, et al., 1997. Aspiration of giant hepatic cyst in the fetus in utero. Fetal Diagn Ther, 12(4): 221-225.

JACOBS J P, MAYER Jr JE, PASQUALI S K, et al., 2018. The society of thoracic surgeons congenital heart surgery database: 2018 update on outcomes and quality. Ann Thorac Surg, 105(3): 680-689.

JACOBS J P, O'BRIEN S M, PASQUALI S K, et al., 2011. Variation in outcomes for benchmark operation: an analysis of the society of thoracic surgeons congenital heart surgery database. Ann Thorac Surg, 92: 2184-2192.

JAMES C A, WATSON A R, TWINING P, et al., 1998. Antenatally detected urinary tract abnormalities: changing incidence and management. Eur J Pediatr, 157(6): 508-511.

JENSEN I P, THORSEN P, JEUNE B, et al., 2000. An epidemic of parvovirus B19 in a population of 3,596 pregnant women: a study of sociodemographic and medical risk factors. BJOG, 107(5): 637-643.

JENSEN K K, SOHAEY R, 2015. Antenatal sonographic diagnosis of choledochal cyst: case report and imaging review. J Clin Ultrasound, 43(9): 581-583.

JERET J S, SERUR D, WISNIEWSKI K, et al., 1985. Frequency of agenesis of the corpus callosum in the developmentally disabled population as determined by computerized tomography. Pediatr Neurosci, 12(2): 101-103.

JOHN P, GEARHART R M, 2007. Campbells urology: exstrophy epipadias complex and bladder anomalities. 9th ed. Philadelphia: Saunders Elsevier.

JOHNSTON C, KOELLE D M, WALD A, 2011. HSV-2: in pursuit of a vaccine. J Clin Invest, 121(12): 4600-4609.

JONAS R A, 2015. Management of interrupted aortic arch. Semin Thorac Cardiovasc Surg, 27(2): 177-188.

JONES K L. Smith's recognizable patterns of human malformation. 6th ed. Philadelphia: Saunders Elsevier: 298.

JOUPPILA P, KIRKINEN P, 1984. Ultrasonic and clinical aspects in the diagnosis and prognosis of congenital gastrointestinal anomalies. Ultrasound Med Biol, 10(4): 465-472.

JOYEUX L, ENGELS A C, RUSSO F M, et al., 2016. Fetoscopic versus Open Repair for Spina Bifida Aperta: A Systematic Review of Outcomes. Fetal Diagn Ther, 39(3): 161-171.

JVAJSAR J, SCHACHTER H, 2006. Walker-Warburg syndrome. Orphanet J Rare Dis, 3(1): 29.

KADOOKA M, KATO H, KATO A, et al., 2014. Effect of neonatal hemoglobin concentration on long-term outcome of infants affected by fetomaternal hemorrhage. Early Hum Dev, 90(9): 431-434.

KAGAN K O, BERG C, DUFKE A, et al., 2015. Novel fetal and maternal sonographic findings in confirmed cases of Beckwith-Wiedemann syndrome. Prenat Diagn, 35(4): 394-399.

KALLEN B, TORNQUIST K, 2005. The epidemiology of anophthalmia and microphthalmia in Sweden. Eur J Epidemiol, 20(4): 345-350.

KAWAMOTO H K, 1990. Rare craniofacial clefts//MCCARTHY J G. Plastic surgery. Philadelphia: Saunders: 2922.

KAZAN-TANNUS J F, LEVINE D, MCKENZIE C, et al., 2005. Real-time magnetic resonance imaging aids prenatal diagnosis of isolated cleft palate. J Ultrasound Med, 24(11): 1533-1540.

KECSKES Z, 2003. Large fetomaternal hemorrhage: clinical presentation and outcome. J Matern Fetal Neonatal Med, 13(2): 128-132.

KENNESON A, CANNON M J, 2007. Review and meta-analysis of the epidemiology of congenital cytomegalovirus (CMV) infection. Rev Med Virol, 17(4): 253-276.

KEPLINGER K M, BLOOMSTON M, 2014. Anatomy and embryology of the biliary tract. Surg Clin North Am, 94(2): 203-217.

KHALIL A, CHAOUI R, LEBEK H, et al., 2016. Widening of the femoral diaphysis-metaphysis angle at 20-24 weeks: a marker for the detection of achondroplasia prior to the onset of skeletal shortening. Am J Obstet Gynecol, 214(2): 291-292.

KHALIL M, JUX C, RUEBLINGER L, et al., 2019. Acute therapy of newborns with critical congenital heart disease. Transl Pediatr, 8(2): 114-126.

KHARRAT R, YAMAMOTO M, ROUME J, et al., 2006. Karyotype and outcome of fetuses diagnosed with cystic hygroma in the first trimester in relation to nuchal translucency thickness. Prenat Diagn, 26(4): 369-372.

KIDRON D, SHARONY R, 2012. Fetal liver calcifications: an autopsy study. Virchows Arch, 460(4): 399-406.

KIM T J, LEE Y S, SONG Y S, et al., 2010. Infantile hemangioendothelioma with elevated serum alpha fetoprotein: report of 2 cases with immunohistochemical analysis. Hum Pathol, 41(5): 763-767.

KIM Y A, MAKAR R S, 2012. Detection of fetomaternal hemorrhage. Am J Hematol, 87(4): 417-423.

KIRBY R S, MARSHALL J, TANNER J P, et al., 2013. Prevalence and correlates of gastroschisis in 15 states, 1995 to 2005. Obstet Gynecol, 122(2 Pt 1): 275-281.

KLOPOCKI E, SCHULZE H, STRAUSS G, et al., 2007. Complex inheritance pattern resembling autosomal recessive inheritance involving a microdeletion in thrombocytopenia-absent radius syndrome. Am J Hum Genet, 80(2): 232-240.

KLUTH D, 1976. Atlas of esophageal atresia. J Pediatr Surg, 11(6): 901-919.

KOBAYASHI H, TAMATANI T, TAMURA T, et al., 2007. Maternal microchimerism in biliary atresia. J Pediatr Surg, 42(6): 987-991; discussion 991.

KOBAYASHI M, YAGASAKI H, SAITO T, et al., 2017. Fetal goitrous hypothyroidism treated by intra-amnioticlevothyroxine administration: case report and review of the literature. J Pediatr Endocrinol Metab, 30(9): 1001-1005.

KONDO A, KAMIHIRA O, OZAWA H, 2009. Neural tube defects: prevalence, etiology andprevention. Int J Urol, 16(1): 49-57.

KONG J Y, YEO K T, ABDEL-LATIF M E, et al., 2016. Outcomes of infants with abdominal wall defects over 18 years. J Pediatr Surg, 51(10): 1644-1649.

KONKIN D E, HALI W A, WEBBER E M, et al., 2003. Outcomes in

esophageal atresia and tracheoesophageal fistula. J Pediatr Surg, 38(12):1726-1729.

KOS M, HAFNER T, FUNDUK-KURJAK B, et al., 2002. Limb deformities and three-dimensional ultrasound. J Perinat Med, 30(1):40-47.

KOSKIMIES E, SYvänEN J, NIETOSVAARA Y, et al., 2015. Congenital constriction band syndrome with limb defects. J Pediatr Orthop, 35(1):100-103.

KRAKOW D, LACHMAN R S, RIMOIN D L, 2009. Guidelines for the prenatal diagnosis of fetal skeletal dysplasias. Genet Med, 11(2):127-133.

KRANTZ D A, HALLAHAN T W, CARMICHAEL J B, 2016. Screening for open neural tube defects. Clin Lab Med, 36(2):401-406.

KRAUSS M J, MORRISSEY A E, WINN H N, et al., 2003. Microcephaly: an epidemiologic analysis. Am J Obstet Gynecol, 188(6):1484-1489, discussion 1489-1490.

KSIA A, ZITOUNI H, ZRIG A, et al., 2013. Pyloric atresia: a report of ten patients. Afr J Paediatr Surg, 10(2):192-194.

LADD W E, 1944. The surgical treatment of esophageal atresia and tracheoesophageal fistulas. N Engl J Med, 230(21):625-637.

LAKE J I, HEUCKEROTH R O, 2013. Enteric nervous systemdevelopment: migration, differentiation, anddisease. Am J Physiol Gastrointest Liver Physiol, 305(1):G1-G24.

LAMBERT N, STREBEL P, ORENSTEIN W, et al., 2015. Rubella. Lancet, 385(9984):2297-2307.

LAMBRECHT W, KLUTH D, 1994. Esophageal atresia: a new anatomic variant with gasless abdomen. J Pediatr Surg, 29(4):564-565.

LANGERJ C, HUSSAIN H, KHAN A, et al., 2001. Prenatal diagnosis of esophageal atresia using sonography and magnetic resonance imaging. J Pediatr Surg, 36(5):804-807.

LAZZAROTTO T, GUERRA B, GABRIELLI L, et al., 2011. Update on the prevention, diagnosis and management of cytomegalovirus infection during pregnancy. Clin Microbiol Infect, 17(9):1285-1293.

LAZZAROTTO T, GUERRA B, LANARI M, et al., 2008. New advances in the diagnosis of congenital cytomegalovirus infection. J Clin Virol, 41(3):192-197.

LAZZAROTTO T, SPEZZACATENA P, PRADELLI P, et al., 1997. Avidity of immunoglobulin G directed against human cytomegalovirus during primary and secondary infections in immunocompetent and immunocompromised subjects. Clin Diagn Lab Immunol, 4(4):469-473.

LEE J W, PRINTZ B F, HEGDE S R, et al., 2016a. Double trouble: fetal diagnosis of a pulmonary artery sling and vascular ring. Clin Case Rep, 4(12):1187-1190.

LEE M Y, WON H S, SHIM J Y, et al., 2016b. Sonographic determination of type in a fetal imperforate anus. J Ultrasound Med, 35(6):1285-1291.

LEE W, MCNIE B, CHAIWORAPONGSA T, et al., 2002. Three-dimensional ultrasonographic presentation of micrognathia. J Ultrasound Med, 21(7):775-781.

LEIBOVITZ Z, LERMAN-SAGIE T, 2018. Diagnostic approach to fetal microcephaly. Eur J Paediatr Neurol, 22(6):935-943.

LEIBOVITZ Z, SHIRAN C, HARATZ K, et al., 2016. Application of a novel prenatal vertical cranial biometric measurement can improve accuracy of microcephaly diagnosis in utero. Ultrasound Obstet Gynecol, 47(5):593-599.

LENNINGTON W J, GRAY G F Jr, PAGE D L, 1993. Mesenchymal hamartoma of liver. A regional ischemic lesion of a sequestered lobe. Am J Dis Child, 147(2):193-196.

LEOMBRONI M, BUCA D, CELENTANO C, et al., 2017. Outcomes associated with fetal hepatobiliary cysts: systematic review and meta-analysis. Ultrasound Obstet Gynecol, 50(2):167-174.

LÉPINARD C, DESCAMPS P, MENEGUZZI G, et al., 2000. Prenatal diagnosis of pyloric atresia-junctional epidermolysis bullosa syndrome in a fetus not known to be at risk. Prenat Diagn, 20(1):70-75.

LEUNG K Y, CHEONG K B, LEE C P, et al., 2010. Ultrasonographic prediction of homozygous alpha0-thalassemia using placental thickness, fetal cardiothoracic ratio and middle cerebral artery Doppler: alone or in combination. Ultrasound Obstet Gynecol, 35(2):149-154.

LI S, CHEN W, ZHANG Y, et al., 2011. Hybrid therapy for pulmonary atresia with intact ventricular septum. Ann Thorac Surg. 2011, 91:1467-1471.

LIDE B, LINDSLEY W, FOSTER M J, et al., 2016. Intrahepatic persistent right umbilical vein and associated outcomes: a systematic review of the literature. J Ultrasound Med, 35(1):1-5.

LIM A C, SCHUIT E, PAPATSONIS D, et al., 2012. Effect of 17-alpha hydroxyprogesterone caproate on cervical length in twin pregnancies. Ultrasound Obstet Gynecol, 40(4):426-430.

LIMPEROPOULOS C, ROBERTSON R L Jr, KHWAJA O S, et al., 2008. How accurately does current fetal imaging identify posterior fossa anomalies. Am J Roentgenol, 190(6):1637-1643.

LINDENBURG I T, VAN KLINK J M, SMITS-WINTJENS V E, et al., 2013. Long-term neurodevelopmental and cardiovascular outcome after intrauterine transfusions for fetal anaemia: a review. Prenat Diagn, 33(9):815-822.

LONGAKER M T, WHITBY D J, ADZICK N S, et al., 1991. Fetal surgery for cleft lip: a plea for caution. Plast Reconstr Surg, 88(6):1087-1092.

LOUW J H, BARNARD C N, 1955. Congenital intestinal atresia; observations on its origin. Lancet, 269(6899):1065-1067.

LUTHY D A, WARDINSKY T, SHURTLEFF D B, et al., 1991. Cesarean section before the onset of labor and subsequent motor function in infants with meningomyelocele diagnosed antenatally. N Engl J Med, 324(10):662-666.

LUTON D, FRIED D, SIBONY O, et al., 1997. Assessment of fetal thyroid function by colored Doppler echography. Fetal Diagn Ther, 12(1):24-27.

LUXFORD J C, ARORA N, AYER J G, et al., 2017. Neonatal Ebstein anomaly: a 30-year institutional review. Semin Thorac Cardiovasc Surg, 29(2):206-212.

MA Z L, YAN J, LI S J, et al., 2017. Coarctation of the aorta with aortic arch hypoplasia: midterm outcomes of aortic arch reconstruction with autologous pulmonary artery patch. Chin Med J (Engl), 130(23):2802-2807.

MACHIN G A, 1985. Diseases causing fetal and neonatal ascites. Pediatr Pathol, 4(3-4):195-211.

MADRY W, KAROLCZAK M A, 2013. Ultrasound diagnosis of pulmonary sling with proximal stenosis of left pulmonary artery and patent arterial duct. J Ultrason, 13(52):104-110.

MAGGIO L, DAHLKE J D, MENDEZ-FIGUEROA H, et al., 2015. Perinatal outcomes with normal compared with elevated umbilical artery systolic-to-diastolic ratios in fetal growth restriction. Obstet Gynecol, 125 (4):863-869.

MAGUINESS S, UIHLEIN L C, LIANG M G, et al., 2015. Rapidly involuting congenital hemangioma with fetal involution. Pediatr Dermatol, 32 (3):321-326.

MAIER J T, SCHALINSKI E, SCHNEIDER W, et al., 2015. Fetomaternal hemorrhage (FMH), an update: review of literature and an illustrative case. Arch Gynecol Obstet, 292(3):595-602.

MAISONNEUVE E, DEBAIN L, GAREL C, et al., 2019. Prenatal diagnosis and postnatal outcome of isolated intra-abdominal calcifications: a 10-year experience from a referral fetal medicine center. Gynecol Obstet Fertil Senol, 47(9):643-649.

MAKIN E, DAVENPORT M, 2010. Fetal and neonatal liver tumours. Early Hum Dev, 86(10):637-642.

MAKIN E, QUAGLIA A, KVIST N, et al., 2009. Congenital biliary atresia: liver injury begins at birth. J Pediatr Surg, 44(3):630-633.

MALFAIT F, SYMOENS S, DE BACKER J, et al., 2007. Three arginine to cysteine substitutions in the pro-alpha (I)-collagen chain cause Ehlers-Danlos syndrome with a propensity to arterial rupture in early adulthood. Hum Mutat, 28(4):387-395.

MALINGER G, LEV D, BEN SIRA L, et al., 2002. Congenital periventricular pseudocysts: prenatal sonographic appearance and clinical implications. Ultrasound Obstet Gynecol, 20(5):447-451.

MALONE F D, BALL R H, NYBERG D A, et al., 2005. First-trimester septated cystic hygroma: prevalence, natural history, and pediatric outcome. Obstet Gynecol, 106(2):288-294.

MALONE F D, MARINO T, BIANCHI D W, et al., 2000. Isolated clubfoot diagnosed prenatally: is karyotypingindicated. Obstet Gynecol, 95(3): 437-440.

MANGESI L, HOFMEYR G J, SMITH V, et al., 2015. Fetal movement counting for assessment of fetal wellbeing. Cochrane Database Syst Rev (10):CD004909.

MANICKLAL S, EMERY V C, LAZZAROTTO T, et al., 2013. The "silent" global burden of congenital cytomegalovirus. Clin Microbiol Rev, 26(1):86-102.

MANN L, FERGUSON-SMITH M A, DESAI M, et al., 1984. Prenatal assessment of anterior abdominal wall defects and their prognosis. Prenat Diagn, 4(6):427-435.

MARCHESE C, SAVIN E, DRAGONE E, et al., 1985. Cystic hygroma: prenatal diagnosis and genetic counselling. Prenat Diagn, 5(3): 221-227.

MARI G, NORTON M E, STONE J, et al., 2015. Society for Maternal-Fetal Medicine (SMFM) Clinical Guideline #8: the fetus at risk for anemia—diagnosis and management. Am J Obstet Gynecol, 212(6): 697-710.

MARINI J C, FORLINO A, BÄCHINGER H P, et al., 2017. Osteogenesis imperfecta. Nat Rev Dis Primers, 3:17052.

MARKENSON G R, YANCEY M K, 1998. Parvovirus B19 infections in pregnancy. Semin Perinatol, 22(4):309-317.

MARTIN C, DARNELL A, ESCOFET C, et al., 2012. Fetal MR in the evaluation of pulmonary and digestive system pathology. Insights Imaging, 3(3):277-293.

MARTINEZ R, GAMEZ F, BRAVO C, et al., 2013. Perinatal outcome after ultrasound prenatal diagnosis of persistent right umbilical vein. Eur J Obstet Gynecol Reprod Biol, 168(1):36-39.

MASCHKE S D, SEITZ W, LAWTON J, 2007. Radial longitudinal deficiency. J Am Acad Orthop Surg, 15(1):41-52.

MCCOMB J G, 1997. Spinal and cranial neural tube defects. Semin Pediatr Neurol, 4(3):156-166.

MCCRINDLE B W, TCHERVENKOV C I, KONSTANTINOV I E, et al., 2005. Risk factors associated with mortality and interventions in 472 neonates with interrupted aortic arch: a Congenital Heart Surgeons Society study. J Thorac Cardiovasc Surg, 129(2):343-350.

MCGAHAN J P, PILU G, NYBERG D A, 2003. Neural tube defects and the spine. Diagnostic Imaging of Fetal Anomalies. Philadelphia: Lippincott Williams & Wilkins:291-334.

MCGUIRK C K, WESTGATE M N, HOLMES L B, 2001. Limb deficiencies in newborn infants. Pediatrics, 108(4):e64.

MCHUGO J M, SHAFI M I, ROWLANDS D, et al., 1988. Pre-natal diagnosis of adult polycystic kidney disease. Br J Radiol, 61(731): 1072-1074.

MCKELVEY A, STANWELLJ, SMEULDERS N, et al., 2010. Persistent non-visualisation of the fetal stomach: diagnostic and prognostic implications. Arch Dis Child Fetal Neonatal Ed, 95(6):F439-F442.

MCMASTER M J, OHTSUKA K, 1982. The natural history of congenital scoliosis. A study of two hundred and fifty-one patients. J Bone Joint Surg Am, 64(8):1128-1147.

MEIDEROS-NETO G A, STANBURY J B, 1994. Inherited disorders of the thyroid system. Boca Raton: CRC Press, 1-218.

MEILA D, GRIEB D, MELBER K, et al., 2016. Hydrocephalus in vein of Galen malformation: etiologies and therapeutic management implications. Acta Neurochir (Wien), 158(7):1279-1284.

MELETI D, DE OLIVEIRA L G, ARAUJO JúNIOR E, et al., 2013. Evaluation of passage of fetal erythrocytes into maternal circulation after invasive obstetric procedures. J Obstet Gynaecol Res, 39(9):1374-1382.

METZGER M L, DOME J S, 2005. Current therapy for Wilms' tumor. Oncologist, 10(10):815-826.

MILLENER P B, ANDERSON N G, CHISHOLM R J, 1993. Prognostic significance of nonvisualization of the fetal stomach by sonography. Am J Roentgenol, 160(4):827-830.

MILLER E A, MANNING S E, RASMUSSEN S A, et al., 2009. Maternal exposure to tobacco smoke, alcohol and caffeine, and risk of anorectal atresia: national birth defects prevention study 1997-2003. Paediatr Perinat Epidemiol, 23(1):9-17.

MILLER E, FAIRLEY C K, COHEN B J, et al., 1998. Immediate and long term outcome of human parvovirus B19 infection in pregnancy. Br J Obstet Gynaecol, 105(2):174-178.

MIRZA F G, THAKER H M, FLEJTER W L, et al., 2015. Fetomaternal Hemorrhage following Placement of an Intrauterine Pressure Catheter: Report of a New Association. Case Rep Obstet Gynecol, 2015:348279.

MISCIA M E, LAURITI G, LELLI C P, et al., 2019. Duodenal atresia and associated intestinal atresia: a cohort study and review of the literature. Pediatr Surg Int., 35(1):151-157.

MIYOSHI T, MAENO Y, SAGO H, et al., 2015. Fetal bradyarrhythmia associated with congenital heart defects-nationwide survey in Japan. Circ J, 79(4):854-861.

MODELL B, DARLISON M, 2008. Global epidemiology of haemoglobin disorders and derived service indicators. Bull World Health Organ, 86

(6):480-487.

MOLLERJ H,2010. Operative and interventional procedures in 1039 neonates with pulmonary valvular atresia and intact ventricular septum: A multi-institutional study. Progress in Pediatric Cardiology,29:15-18.

MONDESERT B, MARCOTTE F, MONEGAN F P, et al. ,2013. Fontan circulation: success of failure? Can J Cardiol,29(7):811-820.

MONEY D,STEBEN M,2009. SOGC clinical practice guidelines: Guidelines for the management of herpes simplex virus in pregnancy. Number 208,June 2008. Int J Gynaecol Obstet,104(2):167-171.

MOON M H,CHO J Y,KIM J H,et al. ,2008. In utero development of the fetal gall bladder in the Korean population. Korean J Radiol,9(1): 54-58.

MORELLO R,BERTIN T K,CHEN Y,et al. ,2006. CRTAP is required for prolyl 3-hydroxylation and mutations cause recessive osteogenesis imperfecta. Cell,127(2):291-304.

MORGAN-CAPNER P,CROWCROFT N S,Phls Joint Working Party of the Advisory Committees of Virology and Vaccines and Immunisation, 2002. Guidelines on the management of,and exposure to,rash illness in pregnancy (including consideration of relevant antibody screening programmes in pregnancy. Commun Dis Public Health,5(1):59-71.

MUMM S,JONES J,FINNEGAN P,et al. ,2001. Hypophosphatasia: molecular diagnosis of Rathbun's original case. J Bone Miner Res,16(9): 1724-1727.

MURAGAKI Y,MUNDLOS S,UPTON J,et al. ,1996. Altered growth and branching patterns in synpolydactyly caused by mutations in HOXD13. Science,272(5261):548-551.

MURAJI T,2012. Early detection of biliary atresia: past,present & future. Expert Rev Gastroenterol Hepatol,6(5):583-589.

MURRAY J C,2002. Gene/environment causes of cleft lip and/or palate. Clin Genet,61(4):248-256.

MYERS L B,BULICH L A,2005. Anesthesia for fetal intervention and surgery. North Carolina Cary: PMPH-USA.

NACHUM Z,RAKOVER Y,WEINER E,et al. ,2003. Graves' disease in pregnancy: prospective evaluation of a selective invasive treatment protocol. Am J Obstet Gynecol,189(1):159-165.

NAGEL H T,DE HAAN T R,VANDENBUSSCHE F P,et al. ,2007. Long-term outcome after fetal transfusion for hydrops associated with parvovirus B19 infection. Obstet Gynecol,109(1):42-47.

NAIMO P S,FRICKE T A,YONG M S,et al. ,2016. Outcomes of truncus arteriosus repair in children: 35 years of experience from a single institution. Semin Thorac Cardiovasc Surg,28(2):500-511.

NAKAMURA M,ISHII K,MURATA M,et al. ,2015. Postnatal outcome in cases of prenatally diagnosed fetal ovarian cysts under conservative prenatal management. Fetal Diagn Ther,37(2):129-134.

NAM S H,KIM S C,KIM D Y,et al. ,2007. Experience with meconium peritonitis. J Pediatr Surg,42(11):1822-1825.

NASCA R J,STILLING F H 3rd,STELL H H,1975. Progression of congenital scoliosis due to hemivertebrae and hemivertebrae with bars. J Bone Joint Surg Am,57(4):456-466.

NATSIS K,PIAGKOU M,SKOTSIMARA A,et al. ,2014. Horseshoe kidney: a review of anatomy and pathology. Surg Radiol Anat,36(6): 517-526.

NAULAERS G,BARTEN S,VANHOLE C,et al. ,1999. Management of severe neonatal anemia due to fetomaternal transfusion. Am J Perinatol, 16(4):193-196.

NAZZARO V,NICOLINI U,DE LUCA L,et al. ,1990. Prenatal diagnosis of junctional epidermolysis bullosa associated with pyloric atresia. J Med Genet,27(4):244-248.

NETO J F,ARAUJO J E,COSTA J I,et al. ,2016. Fetal goiter conservatively monitored during the prenatal period associated with maternal and neonatal euthyroid status. Obstet Gynecol Sci,59(1):54-57.

NEU N,DUCHON J,ZACHARIAH P,2015. TORCH infections. Clin Perinatol,42(1):77-103.

NGUYEN D L,LEONARD J C,1986. Ischemic hepatic necrosis: a causeof fetal liver calcification. Am J Roentgenol,147(3):596-597.

NGUYEN H T,BENSON C B,BROMLEY B,et al. ,2014. Multidisciplinary consensus on the classification of prenatal and postnatal urinary tract dilation (UTD) classification system. J Pediatr Urol,10(6): 982-998.

NICHOL P F,REEDER A,BOTHAM R,2011. Humans,mice,and mechanisms of intestinal atresias: a window into understanding early intestinal development. J Gastrointest Surg,15(4):694-700.

NICOLAIDES K H,SALVESEN D R,SNIJDERS R J,et al. ,1993. Fetal facial defects: associated malformations and chromosomal abnormalities. Fetal Diagn Ther,8(1):1-9.

NIEWIADOMSKA-JAROSIK K,STAŃCZYK J,JANIAK K,et al. ,2010. Prenatal diagnosis and follow-up of 23 cases of cardiac tumors. Prenat Diagn,30(9):882-887.

NIH C P,1993. Parameters for the evaluation and treatment of patients with cleft lip/palate or other craniofacial anomalies. Cleft Palate Craniofac J,30(suppl 1):4.

NOCE N,BERGER E M,POMERANZ M K,2013. Management and prevention of varicella-zoster virus infection in pregnancy: a case report and review of the literature. Cutis,92(2):88-90.

NUSSBAUM A R,SANDERS R C,HARTMAN D S,et al. ,1988. Neonatal ovarian cysts: sonographic-pathologic correlation. Radiology,168(3): 817-821.

NYBERG D A,MAHONY B S,KRAMER D,1992. Paranasal echogenic mass: sonographic sign of bilateral complete cleft lip and palate before 20 menstrual weeks. Radiology,184(3):757-759.

O'LEARY B D,WALSH C A,FITZGERALD J M,et al. ,2015. The contribution of massive fetomaternal hemorrhage to antepartum stillbirth: a 25-year cross-sectional study. Acta Obstet Gynecol Scand,94(12): 1354-1358.

OCHIAI D,MIYAKOSHI K,MIWA T,et al. ,2016. Prenatal diagnosis of thrombosed dural sinus malformation with periorbital hemangioma: a case report. Eur J Obstet Gynecol Reprod Biol,198:157-159.

ONAL B,KOGAN B A,2006. Natural history of patients with multicystic dysplastic kidney-what followup is needed. J Urol,176(4 Pt 1): 1607-1611.

O'NEILL J A,ROWE M J,GROSFELD J L,et al. ,1998. Pediatric surgery. St. Louis,MI: Mosby Inc.

O'RAHILLY R,MÜLLER F,2002. The two sites of fusion of the neural folds and the two neuropores in the human embryo. Teratology,65(4): 162-170.

ORNITZ D M,LEGEAI-MALLET L,2017. Achondroplasia: Development, pathogenesis,and therapy. Dev Dyn,246(4):291-309.

ORNITZ D M,MARIE P J,2002. FGF signaling pathways in endochondral and intramembranous bone development and human genetic disease. Genes Dev,16(12):1446-1465.

OSOCHACZEWSKI C O V,PINTELON I,BROUNS I,et al. ,2014. Rotavirus particles in the extrahepatic bile duct in experimental biliary atresia. J Pediatr Surg,49(4):520-524.

OSUCHUKWU O O,RENTEA R M,2021. Ileal atresia. Treasure Island (FL):Stat Pearls Publishing.

OVERCASH R T,MARC-AURELE K L,HULL A D,et al. ,2016. Maternal Iodine Exposure:A Case of Fetal Goiter and Neonatal Hearing Loss. Pediatrics,137(4):e20153722.

PAGANINI L,CARLESSI N,FONTANA L,et al. ,2015. Beckwith-Wiedemann syndrome prenatal diagnosis by methylation analysis in chorionic villi. Epigenetics,10(7):643-649.

PALADINI D,MORRA T,TEODORO A,et al. ,1999. Objective diagnosis of micrognathia in the fetus:the jaw index. Obstet Gynecol,93(3):382-386.

PAPADOPULOS N A,PAPADOPOULOS M A,KOVACS L,et al. ,2005. Foetal surgery and cleft lip and palate:current status and new perspectives. Br J Plast Surg,58(5):593-607.

PAPAGEORGHIOU A T,OHUMA E O,ALTMAN D G,et al. ,2014. International standards for fetal growth based on serial ultrasound measurements:the Fetal Growth Longitudinal Study of the INTERGROWTH-21st Project. Lancet,384(9946):869-879.

PAPILE L A, BURSTEIN J, BURSTEIN R, et al. , 1978. Incidence and evolution of subependymal and intraventricular hemorrhage: a study of infants with birth weights less than 1, 500 gm. J Pediatr, 92 (4): 529-534.

PAPPAS J G,2015. The clinical course of an overgrowth syndrome,from diagnosis in infancy through adulthood: the case of Beckwith-Wiedemann syndrome. Curr Probl Pediatr Adolesc Health Care, 45 (4): 112-117.

PAQUET C,YUDIN M H,2013. Toxoplasmosis in pregnancy:prevention, screening,and treatment. J Obstet Gynaecol Can,35(1):78-81.

PARELKAR S V,KAPADNIS S P,SANGHVI B V,et al. ,2014. Pyloric atresia—three cases and review of literature. Afr J Paediatr Surg, 11 (4):362-365.

PASQUINI L,SERAVALLI V,SISTI G,et al. ,2016. Prevalence of a positive TORCH and parvovirus B19 screening in pregnancies complicated by polyhydramnios. Prenat Diagn,36(3):290-293.

PASQUINI L,SERAVALLI V,SISTI G,et al. ,2016. Prevalence of a positive TORCH and parvovirus B19 screening in pregnancies complicated by polyhydramnios. Prenat Diagn,36(3):290-293.

PASTORE G, ZNAOR A, SPREAFICO F, et al. , 2006. Malignant renal tumours incidence and survival in European children (1978-1997):report from the Automated Childhood Cancer Information System project. Eur J Cancer,42(13):2103-2114.

PATA O, GÜNDÜZ N M, UNLÜ C, 2012. Isolated fetal liver calcifications. J Turk Ger Gynecol Assoc,13(1):67-69.

PATEL R,ALDERSON S,GERETTI A,et al. ,2011. European guideline for the management of genital herpes,2010. Int J STD AIDS,22(1):1-10.

PATEL R,GREEN J,CLARKE E,et al. ,2015. 2014 UK national guideline for the management of anogenital herpes. Int J STD AIDS,26(11): 763-776.

PATOULIAS I,FEIDANTSIS T,DOITSIDIS C,et al. ,2019. Early diagnosis and surgical intervention untie the Gordian knot in newborns with colonic atresia: report of two cases and review of the literature. Folia Med Cracov,59(3):67-79.

PAULI R M,MODAFF P,SIPES S L,et al. ,1999. Mild hypophosphatasia mimicking severe osteogenesis imperfecta in utero:bent but not broken. Am J Med Genet,86(5):434-438.

PERAITA-EZCURRA M,MARTÍNEZ-GARCÍA M,RUIZ-PÉREZ V L,et al. ,2012. Ellis-van Creveld syndrome in a fetus with rhizomelia and polydactyly. Report of a case diagnosed by genetic analysis,and correlation with pathological andradiologic findings. Gene,499(1):223-225.

PETRUCCI O,O' BRIEN S M,JACOB M L,et al. ,2011. Risk factors for mortality and morbidity after the neonatal Blalock-Taussig shunt procedure. Ann Thorac Surg,92(2):642-651;discussion 651-652.

PHELPS S, FISHER R, PARTINGTON A, et al. , 1997. Prenatal ultrasound diagnosis of gastrointestinal malformations. J Pediatr Surg, 32 (3):438-440.

PICONE O,TEISSIER N,CORDIER A G,et al. ,2014. Detailed in utero ultrasound description of 30 cases of congenital cytomegalovirus infection. Prenat Diagn,34(6):518-524.

PICONE O,VAULOUP-FELLOUS C,CORDIER A G,et al. ,2013. A series of 238 cytomegalovirus primary infections during pregnancy: description and outcome. Prenat Diagn,33(8):751-758.

PILU G,SANDRI F,PEROLO A,et al. ,1993. Sonography of fetal agenesis of the corpus callosum:a survey of 35 cases. Ultrasound Obstet Gynecol,3(5):318-329.

POMERANCE H H, 1997. Nelson Textbook of Pediatrics. Arch Pediatr Adolesc Med,151(3):324.

PREDESCU D, CHATURVEDI R R, FRIEDBERG M K, et al. , 2008. Complete heart block associated with device closure of perimembranous ventricular septal defects. J Thorac Cardiovasc Surg, 136 (5): 1223-1228.

PRICE E,SIMON J W,CALHOUN J H,1986. Prosthetic treatment of severe microphthalmos in infancy. J Pediatr Ophthalmol Strabismus, 23 (1):22-24.

PRIETO L R,HORDOF A J,SECIC M,et al. ,1998. Progressive tricuspid valve disease in patients with congenitally corrected transposition of the great arteries. Circulation,98(10):997-1005.

QUINTERO,RUBÉN A, MORALES W J, et al. , 1999. Staging of twin-twin transfusion syndrome. J Perinatol,19(8):550-555.

RAB A,2013. Prenatal diagnosis and further clinical characteristics of spina bifida. Asian Pacific J Reproduct,2(1):52-57.

RAJU T N,NELSON K B,FERRIERO D,et al. ,2007. Ischemic perinatal stroke: summary of a workshop sponsored by the National Institute of Child Health and Human Development and the National Institute of Neurological Disorders and Stroke. Pediatrics,120(3):609-616.

RAUCH F,GLORIEUX F H,2004. Osteogenesis imperfecta. Lancet,363 (9418):1377-1385.

RAZAVI A S,COOMBS S,KALISH R,2016. Accuracy of prenatal ultrasound diagnosis of isolated clubfoot in singletons compared to twins. Obstet Gynecol,127(Suppl 1):s99.

RECIO R M,MARTíNEZ DE V V,CANO A R,et al. ,2012. MR imaging of thoracic abnormalities in the fetus. Radiographics,32(7):E305-321.

REDDY U M,ABUHAMAD A Z,LEVINE D,et al. ,2014. Fetal imaging:

executive summary of a joint Eunice Kennedy Shriver National Institute of Child Health and Human Development, Society for Maternal-Fetal Medicine, American Institute of Ultrasound in Medicine, American College of Obstetricians and Gynecologists, American College of Radiology, Society for Pediatric Radiology, and Society of Radiologists in Ultrasound Fetal Imaging Workshop. J Ultrasound Med, 33(5):745-757.

REICHERT S C, ZELLEY K, NICHOLS K E, et al., 2015. Diagnosis of 9q22.3 microdeletion syndrome in utero following identification of craniosynostosis, overgrowth, and skeletal anomalies. Am J Med Genet A, 167A(4):862-865.

REINFELDT ENGBERG G, MANTEL Ä, FOSSUM M, et al., 2016. Maternal and fetal risk factors for bladder exstrophy: a nationwide Swedish case-control study. J Pediatr Urol, 12(5):304.e1-304.e7.

RENIER D, SAINTE-ROSE C, PIERRE-KAHN A, et al., 1988. Prenatal hydrocephalus: outcome and prognosis. Childs Nerv Syst, 4(4):213-222.

RESNIK R, MARI G, 2021. Fetal growth restriction: Evaluation and management. [2021-02-20]. https://www.uptodate.com/contents/zh-Hans/fetal-growth-restriction-evaluation-and-management? search = fetal-growth-restriction-evaluation-and-management. &source = search_result&selectedTitle = 1 ~ 150&usage_type = default&display_rank = 1.

RIANTHAVORN P, LIMWATTANA S, 2015. Diagnostic accuracy of neonatal kidney ultrasound in children having antenatal hydronephrosis without ureter and bladder abnormalities. World J Urol, 33(10):1645-1650.

RIBAULT V, CASTANET M, BERTRAND A M, et al., 2009. Experience with intraamniotic thyroxine treatment in nonimmune fetal goitrous hypothyroidism in 12 cases. J Clin Endocrinol Metab, 94(10):3731-3739.

RIEDER M J, 1994. Prevention of neural tube defects with periconceptional folic acid. Clin Perinatol, 21(3):483-503.

RINK B D, 2011. Arthrogryposis: a review and approach to prenatal diagnosis. Obstet Gynecol Surv, 66(6):369-377.

RINTALA R J, SISTONEN S, PAKARINEN M P, 2009. Outcome of esophageal atresia beyond childhood. Semin Pediatr Surg, 18(1):50-56.

RIZZO G, CAPPONI A, ARDUINI D, et al., 1995. Prenatal diagnosis of gastroesophageal reflux by color and pulsed Doppler ultrasonography in a case of congenital pyloric atresia. Ultrasound Obstet Gynecol, 6(4):290-292.

ROBERGE S, NICOLAIDES K, DEMERS S, et al., 2017. The role of aspirin dose on the prevention of preeclampsia and fetal growth restriction: systematic review and meta-analysis. Am J Obstet Gynecol, 216(2):110-120.e6.

ROBERT PETER J, HO J J, VALLIAPAN J, et al., 2012. Symphysial fundal height (SFH) measurement in pregnancy for detecting abnormal fetal growth. Cochrane Database Syst Rev, (7):CD008136.

ROBINSON A J, 2014. Inferior vermian hypoplasia—preconception, misconception. Ultrasound Obstet Gynecol, 43(2):123-136.

RODIS J F, 1999. Parvovirus infection. Clin Obstet Gynecol, 42(1):107-120.

RODIS J F, RODNER C, HANSEN A A, et al., 1998. Long-term outcome of children following maternal human parvovirus B19 infection. Obstet Gynecol, 91(1):125-128.

ROMERO R, PILU G, JEANTY P, et al., 1988. Prenatal diagnosis of congenital anomalies. Norwalk, CT: Appleton & Lange, 119-120.

RORICK N K, KINOSHITA A, WEIRATHER J L, et al., 2011. Genomic strategy identifies a missense mutation in WD-repeat domain 65 (WDR65) in an individual with Van der Woude syndrome. Am J Med Genet A, 155A(6):1314-1321.

ROSS S S, KARDOS S, KRILL A, et al., 2011. Observation of infants with SFU grades 3-4 hydronephrosis: worsening drainage with serial diuresis renography indicates surgical intervention and helps prevent loss of renal function. J Pediatr Urol, 7(3):266-271.

ROYBAL J L, LIECHTY K W, HEDRICK H L, et al., 2010. Predicting the severity of congenital high airway obstruction syndrome. J Pediatr Surg, 45(8):1633-1639.

RUBOD C, DERUELLE P, LE GOUEFF F, et al., 2007. Long-term prognosis for infants after massive fetomaternal hemorrhage. Obstet Gynecol, 110(2 Pt 1):256-260.

RUBOD C, HOUFFLIN V, BELOT F, et al., 2006. Successful in utero treatment of chronic and massive fetomaternal hemorrhage with fetal hydrops. Fetal Diagn Ther, 21(5):410-413.

RYCHIK J, TIAN Z, BEBBINGTON M, et al., 2007. The twin-twin transfusion syndrome: spectrum of cardiovascular abnormality and development of a cardiovascular score to assess severity of disease. Am J Obstet Gynecol, 197(4):392.e1-392.e8.

RYPENS F F, AVNI E F, ABEHSERA M M, et al., 1995. Areas of increased echogenicity in the fetal abdomen: diagnosis and significance. Radiographics, 15(6):1329-1344, discussion 1344-1345.

SAHA M, 2016. Alimentary tract atresias associated with anorectal malformations: 10 years' experience. J Neonatal Surg, 5(4):43.

SAHLIN E, SIROTKINA M, MARNERIDES A, et al., 2015. Fetal calcifications are associated with chromosomal abnormalities. PLoS One, 10(4):e0123343.

SALINAS-TORRES V M, 2016. Congenital hemangioma in spondylocostal dysostosis: a novel association. An Bras Dermatol, 91(5 suppl 1):23-25.

SALTZMAN D H, FRIGOLETTO F D, HARLOW B L, et al., 1989. Sonographic evaluation of hydrops fetalis. Obstet Gynecol, 74(1):106-111.

SANNA E, LOUKOGEORGAKIS S, PRIOR T, et al., 2019. Fetal abdominal cysts: antenatal course and postnatal outcomes. J Perinat Med, 47(4):418-421.

SARHAN O M, HELMY T E, ALOTAY A A, et al., 2013. Did antenatal diagnosis protect against chronic kidney disease in patients with posterior urethral valves? A multicenter study. Urology, 82(6):1405-1409.

SARWARK J F, MACEWEN G D, SCOTT C I, 1990. Current concepts review: amyoplasia (a common form of arthrogryposis. J Bone Joint Surg Am, 72(3):465-469.

SATO S, AKAGI N, UKA M, et al., 2011. Interruption of the aortic arch: diagnosis with multidetector computed tomography. Jpn J Radiol, 29(1):46-50.

SCHAFER F, TAPIA M, PINTO C, 2014. Rapidly involuting congenital haemangioma. Arch Dis Child Fetal Neonatal Ed, 99(5):f422.

SCHLEISS M R, 2006. Role of breast milk in acquisition of cytomegalovirus infection: recent advances. Curr Opin Pediatr, 18(1):48-52.

SCHNEEBERGER P M, GROENENDAAL F, DE VRIES L S, et al., 1994. Variable outcome of a congenital cytomegalovirus infection in a quadruplet after primary infection of the mother during pregnancy. Acta

Paediatr,83(9):986-989.

SCHRANDER-STUMPEL C, FRYNS J P, 1998. Congenital hydrocephalus: nosology and guidelines for clinical approach and genetic counselling. Eur J Pediatr, 157(5):355-362.

SCHRAUDER M G, HAMMERSEN G, SIEMER J, et al., 2008. Fetal adrenal haemorrhage—two-dimensional and three-dimensional imaging. Fetal Diagn Ther, 23(1):72-75.

SCHREY S, KELLY E N, LANGER J C, et al., 2012. Fetal thoracoamniotic shunting for large macrocystic congenital cystic adenomatoid malformations of the lung. Ultrasound Obstet Gynecol, 39(5):515-520.

SEIDEL N E, ARLEN A M, SMITH E A, et al., 2015. Clinical manifestations and management of prune-belly syndrome in a large contemporary pediatric population. Urology, 85(1):211-215.

SENAT M V, DEPREST J, BOULVAIN M, et al., 2004. Endoscopic laser surgery versus serial amnioreduction for severe twin-to-twin transfusion syndrome. N Engl J Med, 351(2):136-144.

SENAT M V, PORCHER R, WINER N, et al., 2013. Prevention of preterm delivery by 17 alpha-hydroxyprogesterone caproate in asymptomatic twin pregnancies with a short cervix: a randomized controlled trial. Am J Obstet Gynecol, 208(3):194. e1-8.

SEPULVEDA W, SEPULVEDA F, CORRAL E, et al., 2019. Giant hepatic hemangioma in the fetus: case reports and updated review of the literature. J Matern Fetal Neonatal Med, (3):1-13.

SETO T, NAKAGAWA H, MORIKAWA Y, et al., 2003. Trend of congenital anomalies over 20 years ascertained by population-based monitoring in Ishikawa Prefecture, Japan. Congenit Anom (Kyoto), 43(4): 286-293.

SHACKELFORD G D, KIRKS D R, 1977. Neonatal hepatic calcification secondary to transplacental infection. Radiology, 122(3):753-757.

SHAER C M, CHESCHEIR N, SCHULKIN J, 2007. Myelomeningocele: a review of the epidemiology, genetics, risk factors for conception, prenatal diagnosis, and prognosis for affected individuals. Obstet Gynecol Surv, 62(7):471-479.

SHANG X, XU X, 2017. Update in the genetics of thalassemia: What clinicians need to know. Best Pract Res Clin Obstet Gynaecol, 39:3-15.

SHAW G M, JENSVOLD N G, WASSERMAN C R, et al., 1994. Epidemiologic characteristics of phenotypically distinct neural tube defects among 0.7 million California births, 1983-1987. Teratology, 49(2): 143-149.

SHERER D M, METLAY L A, WOODS J R Jr, 1995. Lack of mandibular movement manifested by absent fetal swallowing: a possible factor in the pathogenesis of micrognathia. Am J Perinatol, 12(1):30-33.

SHI G, ZHU Z, CHEN J, et al., 2017. Total anomalous pulmonary venous connection: the current management strategies in a pediatric cohort of 768 patients. Circulation, 135(1):48-58.

SHIMADA T, MIURA K, GOTOH H, et al., 2008. Management of prenatal ovarian cysts. Early Hum Dev, 84(6):417-420.

SHPRINTZEN R J, SIEGEL-SADEWITZ V L, AMATO J, et al., 1985. Anomalies associated with cleft lip, cleft palate, or both. Am J Med Genet, 20(4):585-595.

SHULMAN A, MAZKERETH R, ZALEL Y, et al., 2002. Prenatal identification of esophageal atresia: the role of ultrasonography for evaluation of functional anatomy. Prenat Diagn, 22(8):669-674.

SIGMON D F, EOVALDI B J, COHEN H L, 2020. Duodenal atresia and stenosis. Treasure Island (FL): StatPearls Publishing.

SINGH P, SWANSON T, 2014. Acute and chronic fetal anemia as a result of fetomaternal hemorrhage. Case Rep Obstet Gynecol, 2014:296463.

SINGH V, PATHAK M, 2016. Congenital neonatal intestinal obstruction: retrospective analysis at tertiary care hospital. J Neonatal Surg, 5(4):49.

SIVAL D A, BEGEER J H, STAAL-SCHREINEMACHERS A L, et al., 1997. Perinatal motor behaviour and neurological outcome in spina bifida aperta. Early Hum Dev, 50(1):27-37.

SKABA R, 2007. Historic milestones of Hirschsprung's disease (commemorating the 90th anniversary of Professor Harald Hirschsprung's death. J Pediatr Surg, 42(1):249-251.

SKARZYŃSKI H, POROWSKI M, PODSKARBI-FAYETTE R, 2009. Treatment of otological features of the oculoauriculovertebral dysplasia (Goldenhar syndrome). Int J Pediatr Otorhinolaryngol, 73(7): 915-921.

SLAGHEKKE F, KIST W J, OEPKES D, et al., 2010. Twin anemia-polycythemia sequence: diagnostic criteria, classification, perinatal management and outcome. Fetal Diagn Ther, 27(4):181-190.

SMITH-HARRISON L I, HOUGEN H Y, TIMBERLAKE M D, et al., 2015. Current applications of in utero intervention for lower urinary tract obstruction. J Pediatr Urol, 11(6):341-347.

SMITS P, BOLTON A D, FUNARI V, et al., 2010. Lethal skeletal dysplasia in mice and humans lacking the golgin GMAP-210. N Engl J Med, 362(3):206-216.

Society for Maternal-Fetal Medicine, 2020. Society for Maternal-Fetal Medicine Consult Series #52: diagnosis and management of fetal growth restriction. Am J Obstet Gynecol, 223(4):b2-17.

SOLOMONIA N, PLAYFORTH K, REYNOLDS E W, 2012. Fetal-maternal hemorrhage: a case and literature review. AJP Rep, 2(1):7-14.

SPAREY C, JAWAHEER G, BARRETT A M, et al., 2000. Esophageal atresia in the northern region congenital anomaly survey, 1985-1997: prenatal diagnosis and outcome. Am J Obstet Gynecol, 182(2): 427-431.

SPITZ L, 2007. Oesophageal atresia. Orphanet J Rare Dis, 2:24.

SRIDHARAN S, SULLIVAN I, TOMEK V, et al., 2016. Flecainide versus digoxin for fetal supraventricular tachycardia: comparison of two drug treatment protocols. Heart Rhythm, 13(9):1913-1919.

SSMITH A S, ESTROFF J A, BARNEWOLT C E, et al., 2004. Prenatal diagnosis of cleft lip and cleft palate using MRI. Am J Roentgenol, 183(1):229-235.

ST LOUIS J D, HARVEY B A, MENK J S, et al., 2015. Mortality and operative management for patients undergoing repair of coarctation of the aorta: a retrospective review of the pediatric cardiac care consortium. World J Pediatr Congenit Heart Surg, 6(3):431-437.

STEFANOVIC V, 2016. Fetomaternal hemorrhage complicated pregnancy: risks, identification, and management. Curr Opin Obstet Gynecol, 28(2):86-94.

STEVENSON R E, HALL J C, GOODMAN R M, et al., 1993. Human malformations and related anomalies. Oxford: Oxford University Press.

STOCKER J T, MADEWELL J E, DRAKE R M, 1977. Congenital cystic adenomatoid malformation of the lung. Classification and morphologic spectrum. Hum Pathol, 8:155.

STOLER-PORIA S, LEV D, SCHWEIGER A, et al., 2010. Developmental outcome of isolated fetal microcephaly. Ultrasound Obstet Gynecol, 36(2):154-158.

STRINGER M D, MCKENNA K M, GOLDSTEIN R B, et al., 1995. Prenatal diagnosis of esophageal atresia. J Pediatr Surg, 30(9):1258-1263.

STROUSTRUP A, PLAFKIN C, SAVITZ D A, 2014. Impact of physician awareness on diagnosis of fetomaternal hemorrhage. Neonatology, 105(4):250-255.

ST-VIL D, SHAW K S, LALLIER M, et al., 1996. Chromosomal anomalies in newborns with omphalocele. J Pediatr Surg, 31(6):831-834.

SU C W, MCKAY B, 2012. Treatment of HSV infection in late pregnancy. Am Fam Physician, 85(4):390-393.

SUBBARAYAN D, SINGH M, KHURANA N, et al., 2015. Histomorphological features of intestinal atresia and its clinical correlation. J Clin Diagn Res, 9(11):ec26-29.

SUBIRÁ D, URIEL M, SERRANO C, et al., 2011. Significance of the volume of fetomaternal hemorrhage after performing prenatal invasive tests. Cytometry B Clin Cytom, 80(1):38-42.

SUETERS M, ARABIN B, OEPKES D, 2003. Doppler sonography for predicting fetal anemia caused by massive fetomaternal hemorrhage. Ultrasound Obstet Gynecol, 22(2):186-189.

SUN L, WANG Y, 2017. Demographic and perinatal outcome data of fetuses with SUA/PRUV. J Matern Fetal Neonatal Med, 31(9):1118-1123.

SUZUKI S, KUWAJIMA T, MURATA T, et al., 2003. A case of maternal reaction due to fetomaternal transfusion. J Nippon Med Sch, 70(5):447-448.

TAKASHIMA S, BECKER L E, 1980. Neuropathology of cerebral arteriovenous malformations in children. J Neurol Neurosurg Psychiatry, 43(5):380-385.

TESSIER A, SARREAU M, PELLUARD F, et al., 2016. Fraser syndrome: features suggestive of prenatal diagnosis in a review of 38 cases. Prenat Diagn, 36(13):1270-1275.

TESSIER P, 1976. Anatomical classification facial, cranio-facial and latero-facial clefts. J Maxillofac Surg, 4(2):69-92.

THOMAS D F, 2008. Prenatally diagnosed urinary tract abnormalities: long-term outcome. Semin Fetal Neonatal Med, 13(3):189-195.

TILEA B, DELEZOIDE A L, KHUNG-SAVATOVSKI S, et al., 2007. Comparison between magnetic resonance imaging and fetopathology in the evaluation of fetal posterior fossa non-cystic abnormalities. Ultrasound Obstet Gynecol, 29(6):651-659.

TIMOR-TRITSCH I E, MONTEAGUDO A, PILU G, et al., 2011. Ultrasonography of the prenatal brain. 3rd ed. New York: McGraw-Hill Medical.

TIPPLES G A, 2011. Rubella diagnostic issues in Canada. J Infect Dis, 204 Suppl 2:s659-663.

TONNI G, IDA V, ALESSANDRO V, et al., 2013. Prune-belly syndrome: case series and review of the literature regarding early prenatal diagnosis, epidemiology, genetic factors, treatment, and prognosis. Fetal Pediatr Pathol, 31(1):13-24.

TRIMBLE B K, BAIRD P A, 1978. Congenital anomalies of the central nervous system incidence in British Columbia, 1952-72. Teratology, 17(1):43-49.

TSENG J J, CHOU M M, HO E S, 2003. Meconium peritonitis in utero: prenatal sonographic findings and clinical implications. J Chin Med Assoc, 66(6):355-359.

TU C Y, 2017. Ultrasound and differential diagnosis of fetal abdominal cysts. Exp Ther Med, 13(1):302-306.

TURNER G M, TWINING P, 1993. The facial profile in the diagnosis of fetal abnormalities. Clin Radiol, 47(6):389-395.

TYRASKIS A, BAKALIS S, DAVID A L, et al., 2017. A systematic review and meta-analysis on fetal ovarian cysts: impact of size, appearance and prenatal aspiration. Prenat Diagn, 37(10):951-958.

UCHIDA K, KOIKE Y, MATSUSHITA K, et al., 2015. Meconium peritonitis: prenatal diagnosis of a rare entity and postnatal management. Intractable Rare Dis Res, 4(2):93-97.

UEDA K, MAENO Y, MIYOSHI T, et al., 2017. The impact of intrauterine treatment on fetal tachycardia: a nationwide survey in Japan. J Matern Fetal Neonatal Med, 31(19):2605-2610.

UMAZUME T, MORIKAWA M, YAMADA T, et al., 2015. Long-term persistent fetomaternal hemorrhage. Clin Case Rep, 3(11):916-919.

UNGERIEIDER R M, PASQUALI S K, WELKE K F, et al., 2013. Contemporary patterns of surgery and outcomes for aortic coarctation: an analysis of the Society of Thoracic Surgeons Congenital Heart Surgery Database. J Thorac Cardiovasc Surg, 145(1):150-157.

URGESSA F, TSEGAYE A, GEBREHIWOT Y, et al., 2014. Assessment of feto-maternal hemorrhage among rhesus D negative pregnant mothers using the kleihauer-betke test (KBT) and flow cytometry (FCM) in Addis Ababa, Ethiopia. BMC Pregnancy Childbirth, 14:358.

VADEYAR S, RAMSAY M, JAMES D, et al., 2000. Prenatal diagnosis of congenital Wilms' tumor (nephroblastoma) presenting as fetal hydrops. Ultrasound Obstet Gynecol, 16(1):80-83.

VALEUR-JENSEN A K, PEDERSEN C B, WESTERGAARD T, et al., 1999. Risk factors for parvovirus B19 infection in pregnancy. JAMA, 281(12):1099-1105.

VALLETTA E A, PREGARZ M, BERGAMO-ANDREIS I A, et al., 1997. Tracheoesophageal compression due to congenital vascular anomalies (vascular rings). Pediatr Pulmonol, 24(2):93-105.

VALSKY D V, EIXARCH E, MARTINEZ J M, et al., 2010. Selective intrauterine growth restriction in monochorionic twins: pathophysiology, diagnostic approach and management dilemmas. Semin Fetal Neonatal Med, 15(6):342-348.

VAN DIJK F S, NESBITT I M, NIKKELS P G, et al., 2009. CRTAP mutations in lethal and severe osteogenesis imperfecta: the importance of combining biochemical and molecular genetic analysis. Eur J Hum Genet, 17(12):1560-1569.

VAN LENNEP M, SINGENDONK M, DALL', et al., 2019. Oesophageal atresia. Nat Rev Dis Primers, 5(1):26.

VAYSSIÈRE C, SENTILHES L, EGO A, et al., 2015. Fetal growth restriction and intra-uterine growth restriction: guidelines for clinical practice from the French College of Gynaecologists and Obstetricians. Eur J Obstet Gynecol Reprod Biol, 193:10-18.

VELINOV M, SLAUGENHAUPT S A, STOILOV I, et al., 1994. The gene for achondroplasia maps to the telomeric region of chromosome 4p. Nat Genet, 6(3):314-317.

VERGANI P, CERUTI P, LOCATELLI A, et al., 1999. Accuracy of prenatal ultrasonographic diagnosis of duplex renal system. J Ultrasound Med, 18(7):463-467.

VERGANI P, RONCAGLIA N, GHIDINI A, et al., 2010. Can adverse neonatal outcome be predicted in late preterm or term fetal growth restriction. Ultrasound Obstet Gynecol, 36(2): 166-170.

VETTRAINO I M, LEE W, BRONSTEEN R A, et al., 2003. Clinical outcome of fetuses with sonographic diagnosis of isolated micrognathia. Obstet Gynecol, 102(4): 801-805.

VIJAYARAGHAVAN S B, 1996. Antenatal diagnosis of esophageal atresia with tracheoesophageal fistula. J Ultrasound Med, 15(5): 417-419.

VIJAYARAGHAVAN S B, PREMA A S, SUGANYADEVI P, 2011. Sonographic depiction of the fetal anus and its utility in the diagnosis of anorectal malformations. J Ultrasound Med, 30(1): 37-45.

VILLE Y, 2001. Nuchal translucency in the first trimester of pregnancy: ten years on and still a pain in the neck? Ultrasound Obstet Gynecol, 18: 5-8.

VOGEL M, VERNON M M, MCELHINNEY D B, et al., 2010. Fetal diagnosis of interrupted aortic arch. Am J Cardiol, 105(5): 727-734.

VOGT C, BLAAS H G, 2013. Thanatophoric dysplasia: autopsy findings over a 25-year period. Pediatr Dev Pathol, 16(3): 160-167.

VOGT E C, 1929. Congenital esophageal atresia. Am J Roentgenol, 22: 463-465.

VOLPE P, PALADINI D, RESTA M, et al., 2006. Characteristics, associations and outcome of partial agenesis of the corpus callosum in the fetus. Ultrasound Obstet Gynecol, 27(5): 509-516.

VU Q V, WADA T, TOMA T, et al., 2013. Clinical and immunophenotypic features of atypical complete DiGeorge syndrome. Pediatr Int, 55(1): 2-6.

VUKOMANOVIC V, PRIJIC S, KRASIC S, et al., 2019. Does colchicine substitute corticosteroids in treatment of idiopathic and viral pediatric pericarditis. Medicina (Kaunas), 55(10): 609.

WADA S, JWA S C, YUMOTO Y, et al., 2017. The prognostic factors and outcomes of primary fetal hydrothorax with the effects of fetal intervention. Prenat Diagn, 37(2): 184-192.

WALLER D K, CORREA A, VO T M, et al., 2008. The population-based prevalence of achondroplasia and thanatophoric dysplasia in selected regions of the US. Am J Med Genet A, 146A(18): 2385-2389.

WANG L, TAKAI Y, BABA K, et al., 2017. Can biparietal diameter-to-femur length ratio be a useful sonographic marker for screening thanatophoric dysplasia since the first trimester? A literature review of case reports and a retrospective study based on 10,293 routine fetal biometry measurements. Taiwan J Obstet Gynecol, 56(3): 374-378.

WARBURG M, 1993. Classification of microphthalmos and coloboma. J Med Genet, 30(8): 664-669.

WATANABE A, YAMAMASU S, SHINAGAWA T, et al., 2007. Prenatal genetic diagnosis of severe perinatal (lethal) hypophosphatasia. J Nippon Med Sch, 74(1): 65-69.

WATT A P, BROWN M, PATHIRAJA M, et al., 2013. The lack of routine surveillance of parvovirus B19 infection in pregnancy prevents an accurate understanding of this regular cause of fetal loss and the risks posed by occupational exposure. J Med Microbiol, 62(Pt 1): 86-92.

WAX J R, WATSON W J, MILLER R C, et al., 2008. Prenatal sonographic diagnosis of hemivertebrae: associations and outcomes. J Ultrasound Med, 27(7): 1023-1027.

WEHRMAN A, WAISBOURD-ZINMAN O, WELLS R G, 2019. Recent advances in understanding biliary atresia. F1000Res, 8.

WEINZWEIG J, PANTER K E, PANTALONI M, et al., 1999. The fetal cleft palate: Ⅱ. Scarless healing after in utero repair of a congenital model. Plast Reconstr Surg, 104(5): 1356-1364.

WEISS A H, KOUSSEFF B G, ROSS E A, et al., 1989. Complex microphthalmos. Arch Ophthalmol, 107(11): 1619-1624.

WERTASCHNIGG D, MANLHIOT C, JAEGGI M, et al., 2016. Contemporary outcomes and factors associated with mortality after a fetal or neonatal diagnosis of ebstein anomaly and tricuspid valve disease. Can J Cardiol, 32(12): 1500-1506.

WESTLAND R, SCHREUDER M F, KET J C, et al., 2013. Unilateral renal agenesis: a systematic review on associated anomalies and renal injury. Nephrol Dial Transplant, 28(7): 1844-1855.

WHITE S J, BOLDT K L, HOLDITCH S J, et al., 2012. Measles, Mumps, and Rubella. Clin Obstet Gynecol, 55(2): 550-559.

WHO, 2015. Recommendations on Interventions to Improve Preterm Birth Outcomes. Geneva: World Health Organization.

WHYTE M P, LANDT M, RYAN L M, et al., 1995. Alkaline phosphatase: placental and tissue-nonspecific isoenzymes hydrolyze phosphoethanolamine, inorganic pyrophosphate, and pyridoxal 5'-phosphate. Substrate accumulation in carriers of hypophosphatasia corrects during pregnancy. J Clin Invest, 95(4): 1440-1445.

WILDHABER B E, 2012. Biliary atresia: 50 years after the first kasai. ISRN Surg, 2012: 132089.

WILSON P D, 2004. Polycystic kidney disease. N Engl J Med, 350: 151.

WINTER R B, LONSTEIN J E, 2009. Ultra-long-term follow-up of pediatric spinal deformity problems: 23 patients with a mean follow-up of 51 years. J Orthop Sci, 14(2): 132-137.

WOODWARD P J, SOHAEY R, KENNEDY A, et al., 2005. From the archives of the AFIP: a comprehensive review of fetal tumors with pathologic correlation. Radiographics, 25(1): 215-242.

WYLIE B J, D'ALTON M E, 2010. Fetomaternal hemorrhage. Obstet Gynecol, 115(5): 1039-1051.

WYNNE-DAVIES R, 1975. Congenital vertebral anomalies: aetiology and relationship to spina bifida cystica. J Med Genet, 12(3): 280-288.

XIAO K Z, ZHANG Z Y, SU Y M, et al., 1990. Central nervous system congenital malformations, especially neural tubedefects in 29 provinces, metropolitan cities and autonomous regions of China: Chinese Birth Defects Monitoring Program. Int J Epidemiol, 19(4): 978-982.

YAEGASHI N, OKAMURA K, YAJIMA A, et al., 1994. The frequency of human parvovirus B19 infection in nonimmune hydrops fetalis. J Perinat Med, 22(2): 159-163.

YAMADA T, MORIKAWA M, YAMADA T, et al., 2013. Changes in hemoglobin F levels in pregnant women unaffected by clinical fetomaternal hemorrhage. Clin Chim Acta, 415: 124-127.

YAN J, GOPAUL R, WEN J, et al., 2017. The natural progression of VGAMs and the need for urgent medical attention: a systematic review and meta-analysis. J Neurointerv Surg, 9(6): 564-570.

YANAI N, SHVEIKY D, 2004. Fetal hydrops, associated with maternal propylthiouracil exposure, reversed by intrauterine therapy. Ultrasound Obstet Gynecol, 23(2): 198-201.

YANG C F, SOONG W J, JENG M J, et al., 2006. Esophageal atresia with tracheoesophageal fistula: ten years of experience in an institute. J Chin Med Assoc, 69(7): 317-321.

YANG J G, MA D Q, PENG Y, et al., 2009. Comparison of different diagnostic methods for differentiating biliary atresia from idiopathic neonatal hepatitis. Clin Imaging, 33(6): 439-446.

YANG J, PENG C F, QI Y, 2019. Noninvasive Prenatal Detection of Hemoglobin Bart hydrops fetalis via maternal plasma dispensed with parental haplotyping using the Semiconductor Sequencing Platform (SSP). Am J Obstet Gynecol, 5(pii): S0002-9378(19)30956-1.

YANG P Y, WU J L, YEH G P, et al., 2007. Prenatal diagnosis of persistent right umbilical vein using three-dimensional sonography with power Doppler. Taiwan J Obstet Gynecol, 46(1): 43-46.

YOO S J, MIN J Y, LEE Y H, et al., 2003. Fetal sonographic diagnosis of aortic arch anomalies. Ultrasound Obstet Gynecol, 22(5): 535-546.

YORIOKA H, KASAMATSU A, KANZAKI H, et al., 2011. Prenatal diagnosis of fetal left pulmonary artery sling. Ultrasound Obstet Gynecol, 37(2): 245-246.

YOUNG I D, PATEL I, LAMONT A C, 1989. Thanatophoric dysplasia in identical twins. J Med Genet, 26(4): 276-279.

YOUNG N, 1988. Hematologic and hematopoietic consequences of B19 parvovirus infection. Semin Hematol, 25(2): 159-172.

ZADA G, KRIEGER M D, MCNATT S A, et al., 2007. Pathogenesis and treatment of intracranial arachnoid cysts in pediatric patients younger than 2 years of age. Neurosurg Focus, 22(2): E1.

ZAKARIA D, TANG X, BHAKTA R, et al., 2018. Chromosomal abnormalities affect the surgical outcome in Infants with hypoplastic left heart syndrome: a large cohort analysis. Pediatr Cardiol, 39(1): 11-18.

ZANGHERI G, ANDREANI M, CIRIELLO E, et al., 2007. Fetal intra-abdominal calcifications from meconium peritonitis: sonographic predictors of postnatal surgery. Prenat Diagn, 27(10): 960-963.

ZANKL A, MORNET E, WONG S, 2008. Specific ultrasonographic features of perinatal lethal hypophosphatasia. Am J Med Genet A, 146A(9): 1200-1204.

ZELOP C M, PRETORIUS D H, BENACERRAF B R, 1993. Fetal hemivertebrae: associated anomalies, significance, and outcome. Obstet Gynecol, 81(3): 412-416.

ZERRES K, HANSMANN M, MALLMANN R, et al., 1988. Autosomal recessive polycystic kidney disease. Problems of prenatal diagnosis. Prenat Diagn, 8(3): 215-229.

ZHANG S, REGNAULT T R, BARKER P L, et al., 2015. Placental adaptations in growth restriction. Nutrients, 7(1): 360-389.

ZHANG X W, LI F, YUX W, et al., 2007. Physical and intellectual development in children with asymptomatic congenital cytomegalovirus infection: a longitudinal cohort study in Qinba mountain area, China. J Clin Virol, 40(3): 180-185.

ZHOU Y, BIAN G, ZHOU Q, et al., 2015. Detection of cytomegalovirus, human parvovirus B19, and herpes simplex virus-1/2in women with first-trimester spontaneous abortions. J Med Virol, 87(10): 1749-1753.

ZHU H, LIN S, HUANG L, et al., 2016. Application of chromosomal microarray analysis in prenatal diagnosis of fetal growth restriction. Prenat Diagn, 36(7): 686-692.

ZIMMER E Z, BRONSHTEIN M, 2000. Fetal polydactyly diagnosis during early pregnancy: clinical applications. Am J Obstet Gynecol, 183(3): 755-758.

第十五章

胎儿医学伦理

随着母胎医学,以及遗传学、基因检测技术、影像技术、手术器械的飞速发展,人们在产前筛查、产前诊断及胎儿宫内治疗方面取得了迅速的进步。但随之而来的是对胎儿的社会属性、胎儿的权利等一系列与胎儿相关的医学伦理方面的讨论。这也是胎儿医学在自身发展过程中尊重生命的体现。

胎儿是人类生命的初始阶段,其在母体中孕育了 280 日,完成了组织器官的分化、功能完善及重量的增加。一旦母体分娩,胎儿脱离母体的供养,伴随着脏器功能的进一步完善和成熟,就会从新生儿进一步发育长大成人。人类是地球上最高级的哺乳类动物,相对于其他物种,具有特有的和更为丰富的精神及心理活动。因此,在针对母胎的医学活动中,会涉及更为复杂和有争议的医学伦理问题。如今我国在医学教育、医学行为、医学科研方面越来越重视伦理问题。相比西方国家,我国在这一领域的研究起步较晚,尤其在母胎医学领域,在我国更是刚刚起步。

一、医学伦理学简介

伦理学(ethics)又称道德哲学,是对人类道德生活进行思考和研究的一门科学,是现代哲学的学科法制。伦理是属于针对社会的道德规范,更侧重于客观方面,是指社会人际的"应然"关系。而我们平时所说的道德更侧重于个体,更强调内在操守方面,指主体对道德规范的内化和实践,是主体的德性和德行。

医学伦理学归属于应用伦理学范畴,研究对象是人类,所探讨的问题涉及多方面,如健康和疾病的概念、医患关系、生殖技术、生殖控制、遗传与优生、死亡与安乐死、医疗资源分配与卫生政策等。医学伦理学的主要观点包含生命神圣论、生命质量观和价值观、人道观和权利观。

公元前 4 世纪《希波克拉底誓言》被认定为医学伦理学的最早文献,其中就提到医生应根据自己的"能力和判断"采取有利于患者的措施,保守患者的秘密。至今,最早的医学伦理相关的法典是世界医学联合会 1948 年的《日内瓦宣言》和 1949 年的《医学伦理学法典》。

生物医学伦理的原则非常重要,其包括尊重/自主原则、不伤害原则、有利原则和公正原则。尊重/自主原则是指尊重自主者,最低限度地承认个人有权持有自己的观点、作出选择,以及根据自己的个人价值和信念采取行动。被尊重的不仅仅是态度,更应该尊重过程。如当(也许仅当)一个人有行为能力,则可获得被充分告知的信息、理解所告知的信息、自愿行动,同意医疗干预时,这个人即作出了关于此医疗干预的知情同意。不伤害原则确立了不伤害他人的义务,不伤害义务有时比有利义务更严格;在某些情况下,不伤害义务可以压倒有利义务,即使有利行为会带来最大的效用后果。有利原则是不仅要求我们自主待人和避免伤害他人,而且要求我们增进他人的福利。公正原则是指所有人以应得到的有利特性为基础获取社会利益(因为没有人能为这些特性负责),同时也没有人因不应得到的不利特性而被拒绝给予社会利益(因为同样也没有人能为这些特性负责)。如功能性缺陷的残疾人需要医疗手段来帮助其拥有更强的功能,并在生活中拥有平等的机会。

二、生命及生命起始

对人的生命下定义可以说属于哲学范畴。依据不同的视角,目前存在不同的定义,如生理学定义、新陈代谢定义、生物化学定义、遗传学定义、热力学定义等。医学(生理学定义?)关于生命的定义,是指由核酸、蛋白质等生物大分子所组成的生物体进行的以物质、信息和能量三种要素为代表的综合运动形式,具有呼吸、消化、循环、排泄、新陈代谢、生长、繁衍及对内外环境选择性反应的功能属性。而医学伦理学则认为生命是自觉和理性的存在,是生物属性和社会属性的统一体。

对于生命标准的评价，包括生物学标准、意识标准和社会标准。在母胎医学中更需要明确的是对生命起始的定义。在此问题上有不同的定义方法，如“受孕开始”“合子植入时”“脑电波出现时”“母体感到胎动时”“胎儿在子宫外可存活时”等。从临床实践上讲，在不同的国家和地区，一般会建议从围产期开始算起，如我国通常是从妊娠 28 周开始进入围产期。但随着医学技术的进展，尤其是新生儿危重症救治技术的日趋成熟，不断出现更小胎龄的“极早”早产儿救治成功的案例。由此，简单的围产儿定义和有生机儿定义会存在冲突，在临床处理过程中就会面临伦理选择问题。

三、产前筛查和产前诊断中的医学伦理问题

产前筛查和产前诊断是围产保健中的重要项目。产前筛查主要是针对低危人群，如现行开展的唐氏综合征的血清学筛查；而产前诊断则是通过直接或间接的方法对胎儿发育及健康状况进行检测。目前产前诊断还处于有创性介入诊断阶段。获取胎儿细胞、组织、体液等的方法，包括绒毛活检、羊膜腔穿刺、脐血穿刺或胎儿镜等，可能会增加母、胎受到伤害的风险，如流产、早产、出血、感染、胎儿损伤、胎儿丢失等，也可能发生无法获得体外实验结果的风险。

（一）在产前筛查过程中涉及的主要医学伦理问题

1. 产前筛查前咨询　应完整、全面地告知被检测者不同种类筛查方法的原理、检出率、漏检率、可能失败的原因和筛查的局限性。例如：目前针对唐氏综合征的筛查有血清学筛查（妊娠早期、妊娠中期、妊娠早中期序贯筛查，以及妊娠 $11 \sim 13^{+6}$ 周与超声检测胎儿颈后透明层厚度的联合筛查）和无创性胎儿 DNA 检测等。在被检测者充分知情、理解完整信息的前提下，自主选择产前筛查的方法，并在知情同意书上签字；如果不选择，则告知其所存在的潜在风险。任何人无权对他人进行强制性筛查，即使是免费检测（国家卫生健康委员会，2019）。

2. 产前筛查后咨询　筛查主要是对所筛查疾病的风险性判断，医生应该完整地解释报告结果。对于“低风险”结果，要告知潜在的漏检风险；对于“高风险”者，建议其进一步进行产前诊断。主要原因为：①在进行产前筛查前，检测者已经认可如果出现“高风险”则进行有创性产前诊断，如果不同意后续诊断，就失去了产前筛查的意义；②我国法律对此有相关规定，如《中华人民共和国母婴保健法》第十七条赋予了医务人员一个法定义务：“经产前检查，医师发现或者怀疑胎儿异常的，应当对孕妇进行产前诊断。”

3. 在向孕妇介绍不同产前筛查方法时，不应具有任何倾向性，更不允许存在“利益性”推荐或指定。

（二）在产前诊断过程中涉及的主要医学伦理问题

1. 产前诊断必须有明确的诊断指征，禁止通过产前诊断来实施非道德目的的行为。

2. 必须采用自愿原则，一方面不能强制进行，另一方面也不能因其个人原因拒绝进行诊断。由于产前诊断的有创性，原则上应由夫妻双方共同商定。

3. 在无医学指征的前提下，禁止做胎儿性别鉴定。

4. 明确解释和告知产前诊断结果，是否终止妊娠不是由医生决定，而是由夫妻双方共同决定，尤其要尊重孕妇的意见。

5. 根据产前诊断结果，要进行遗传咨询。

6. 产前诊断要具有公平性，不应考虑其他的“利益”，只提供给具有产前诊断指征者（不论贫富）。

四、基因检测及基因诊断中的医学伦理问题

人类共有 23 对染色体，每一条染色体含有一个 DNA 分子，后者由 4 种核苷酸组成，并构成双螺旋结构，“遗传密码”正存在此结构中。目前，由于生物医学检测技术的发展，从 20 世纪 60 年代开始的人类染色体数目检测，到目前可以进行基因诊断。基因诊断是探测基因的存在、分析基因的类型和缺陷及表达功能是否正常，从而达到诊断疾病的一种方法。其结果更为特异、准确，具有检测范围广、取材量少的优势。如今，此项技术在产前诊断中已经逐渐开展起来（国家卫生健康委员会，2019）。在基因诊断的过程中，要非常关注医学伦理问题。

1. 基因检测的对象不能扩大化，通常针对家族史明确的病例，而且最好先证者与此胎儿在同一基因检测中心进行诊断，以便进行基因比对认证。

2. 基因检测结果具有保密性。

3. 检测过程不额外增加患者的伤害风险。

4. 对于有基因缺陷者进行权利保障，不会增加保险、就业或歧视的风险。

5. 基因缺陷异常可能有家族异常倾向时，应该告知被检测者有义务告知相关人员。但是否告知，应由被检测者最终决定。

6. 对于目前不可治疗或治愈的疾病的基因携带者进行基因检测，要评估是否符合检测者利益最大化的需求。

7. 由于人类基因表达研究尚未完成，故检测项目应该趋于“靶向化”，否则检测结果中出现的许多不确定的结果，会增加检测者的恐慌和不安。

五、遗传咨询中的医学伦理问题

遗传咨询是咨询医生与求咨者共同商讨求咨者提出的各种有关遗传学问题，并在医生指导和帮助下寻找解决问题的过程。遗传咨询是产前诊断过程中非常重要的步骤，因为遗传咨询关乎所检测胎儿的性命，也有可能影响到其家族，所以必须注重医学伦理问题（赵增福，2007）。

1. 尊重原则　求咨者相对处于弱势一方，尊重原则的关键是咨询医生对任何求咨者（无论其有何种心理、生理或知识方面的缺陷）予以尊重，以获取求咨者的信任。在遗传咨询中，由于多是针对胎儿疾病的咨询，所以需要夫妻双方同时参与，以保证信息的一致性，并能在沟通中达到最大的理解程度。如果是比较复杂的问题，可以分次分段进行咨询。咨询环境应该比较安静，注意保护隐私，为了便于理解，可以采用图片、模具、照片、视频等方式。

2. 知情同意原则　保证求咨者的知情同意权，签署书面

知情同意。咨询后，面对严重遗传性疾病、严重出生缺陷、非严重遗传性疾病或严重出生缺陷等，夫妻双方自主选择决定。如孕妇缺乏认知能力，则由其近亲亲属代为选择；涉及伦理问题，应提交医学伦理委员会。

3. 保密原则　主要体现在对求咨者隐私权的保护，包括为求咨者保密、对求咨者保密和保守咨询医生的秘密。

1）为求咨者保密分为几个层面：仅限求咨者知道的隐私、应与配偶共享的隐私、可以与家人共享的隐私、必须与相关亲属共享的隐私。

2）对求咨者保密为一种医疗保护性措施，目的是对一些特殊的咨询者实行医疗保护的措施。

3）保守咨询医生的秘密也很重要，因为医学有不确定性，尤其是一些罕见的病例，对其处理尚无医学指南或共识；在讨论的过程中，医生之间会有不同的建议，但讨论最终要形成共识性结论给咨询者。所以，不要无原则告知求咨者，否则有损同行的职业威信和自尊，违背最基本的同行间的信用原则。在一些西方国家，如德国，法律则明确规定诋毁同行属于不正当行为。

4. 负责原则　所作出的每一项医学建议必须是科学的、负责的。遇到不懂的情况，应该通过查阅文献、采取多学科会诊商讨等，获取全面信息后进行咨询。

六、人类生殖辅助技术中的医学伦理问题

人类生殖辅助技术包括人工授精、体外受精胚胎移植术（in vitro fertilization and embryo transfer，IVF-ET）、精子库、卵子库和胚胎库、代孕母亲和无性生殖等，其给人类，尤其是不能生育的家庭带来了福音。此类技术本身科学技术的价值，以及在解决不孕不育临床问题、胚胎移植前遗传诊断、生殖保险等方面都有非常积极的意义。但是，在人类生殖辅助技术研发、被认可，直到应用于临床，面临及克服了许多伦理问题，同时也只有不断解决了医学伦理问题，才能使其合法化。由人类生殖辅助技术引发的伦理问题包括代孕问题、多余胚胎的处置（废弃、捐赠等）、配子和合子的角色地位、有可能出现的人伦关系等问题。此外，由于将受孕"移出"体外，是否有损于人类"尊严"等也是重要的伦理问题。

因此，在人类生殖辅助技术开展的过程中，要有严格的伦理监督，要遵守相关的法律和法规，以避免有可能带来的损害，如母胎安全风险问题、"错用"问题、"滥用"问题等。同时，恪守伦理原则，包括患者的知情同意、对患者有利原则、保密原则、保护后代、对社会有积极利益、严格掌握适应证以严防商业化。

七、出生缺陷及严重缺陷新生儿处置过程中的伦理问题

出生缺陷包括躯体结构和功能的缺陷，应采用"生命质量标准"和"代价标准"相统一的原则来评判"严重缺陷"和"不严重缺陷"。前者一般无法存活，或生后无法生活自理，且已知的现代医学手段无法治愈和矫正。随着产前筛查和产前诊断的开展，二级预防措施（如超声影像、血清学筛查、介入性产前诊断等）可能发现某些严重缺陷和不严重缺陷，但是不可能在胎儿期全被发现，只能在新生儿出生后的体检（即三级预防）时诊断。面对"不完美"的胎儿和新生儿这一不可回避的现实，尤其是对于严重缺陷儿的处置，除了医学问题，还有伦理问题。

我国2017年11月4日颁布的《中华人民共和国母婴保健法》第十八条明确规定，胎儿的严重遗传性疾病、胎儿的严重缺陷等严重疾病目录由国务院卫生行政部门规定。2002年我国《产前诊断技术管理办法》第二十四条规定："在发现胎儿异常的情况下，经治医师必须将继续妊娠和终止妊娠可能出现的结果及进一步处理意见，以书面形式明确告知孕妇，由孕妇夫妻双方自行选择处理方案，并签署知情同意书。若孕妇缺乏认知能力，由其近亲属代为选择。涉及伦理问题的，应当交医学伦理委员会讨论。"近年来，我国新生儿外科及矫形外科技术有了很大的发展，故根据出生缺陷的类型和严重程度，会决定对非严重出生缺陷的治疗方案，包括是否手术干预、手术时机等。目前对于已进入围产期而非严重的出生缺陷的胎儿本着尊重生命的原则，无须终止妊娠；特殊情况须提请医学伦理委员会讨论决定。

在某些情况下，允许有严重缺陷的新生儿自然死亡，在道德允许范围，没有违背不伤害原则。当生命质量极为低下、侵入性医疗干预或重症监护给患者带来的伤害大于获益，对围产期胎儿、新生儿和婴儿不给予或撤除治疗是合理的，如死婴、出生窒息引起的严重脑损伤、家族性黑矇性痴呆症、无脑儿等。但是唐氏综合征胎儿或新生儿本身并不是终止妊娠及允许新生儿死亡的充分条件。

八、胎儿宫内治疗中的医学伦理问题

目前国内胎儿宫内治疗主要是借助胎儿镜完成减胎、双胎输血综合征（twin-twin transfusion syndrome，TTTS）吻合血管射频或激光阻断等，胎儿手术尚在探索阶段。从宫内治疗方案的决定、实施及术后治疗的过程中，要秉承母胎安全原则、知情同意原则、保密原则和伦理监督原则。

九、母胎医学相关科研工作中的伦理问题

医生本人有时是双重身份，既是临床医生，又是研究者。前者责任是要求根据患者的最佳利益行事，指向已知的、当前的患者；后者的行为是发现科学知识，造福于未来的患者，指向未知的、未来的患者。妊娠期间母胎"同体"，母亲是胎儿的载体，绝大多数对母体的研究或治疗会影响到胎儿，同时针对胎儿的治疗性或非治疗性研究，必须通过母体完成。因此从医学伦理的角度上讲，针对孕妇及胎儿的科学研究的风险性应该不大于最小风险。最小风险一般是指，研究中能预见的风险或不适发生的可能性和程度，不高于受试者日常生活、常规体检或心理学检查检验中的风险或不适。

任何关于人体的研究，在科研设计方案完成后，必须提交给相应级别的医学伦理委员会，审查对受试者的风险。最主要的是阐述风险、预防风险及发生风险后的对策。对胎儿的研究中，在兼顾胎儿风险的同时，也要兼顾母体的风险。如果是探索性研究，风险增加，应该送交至省级以上或国家

级伦理委员会审定。对人体的研究,不能只强调预期的结果,更应该关注对人体可能的损害或危险。在某种程度上讲,研究方案的不科学、不严谨,就是不讲医学伦理。

胎儿研究一般不存在伦理学的困难,但是胎儿不具有自卫能力、主动表达是否自愿参加研究的能力,所以在某些情况下是否剥夺了他们的生命权等权益,一直是争论的问题。尤其是对不可存活的活胎进行宫外研究,应该持非常慎重的态度,否则有可能导致"人工终止妊娠"指征的放宽,不当"刺激"胎儿成为受试者的行为。对于死胎及其组织的研究则一般异议不大。而针对宫内胎儿的研究必须要权衡治疗效果、预知经验、知识获取的可能、孕妇的安全及胎儿的安全等因素,必须在父母双方充分知情同意后进行。

近年来,人类基因组计划在某种程度上使人类有能力更有效地在出生前对胎儿进行基因改造,删除"不良"基因,增加"优秀"基因等,但同样面临非常严肃的基因选择的伦理问题,在计划研究及实施阶段都应该在充分解决伦理问题后才能使人类最大获益。

(陈 倩)

参考文献

国家卫生健康委员会,2019.国家卫生健康委关于印发开展产前筛查技术医疗机构基本标准和开展产前诊断技术医疗机构基本标准的通知:国卫妇幼函〔2019〕297 号.(2019-12-25)[2020-08-20].http://www.nhc.gov.cn/fys/s3589/202001/7db164d969474463bba34bebffcc8305.shtml.

赵增福,2007.医学伦理学.北京:高等教育出版社.

第四篇

手术及操作

第十六章

母体医学手术及相关技术

第一节　宫颈环扎术

宫颈功能不全是晚期流产的主要原因，也是早产的重要原因，占全部早产的8%～9%（ACOG，2014；RCOG，2015；Brown et al.，2019）。主要由于宫颈的先天性发育异常或后天的损伤性功能缺陷所致，临床特点为妊娠中期无痛性宫颈扩张，导致羊膜囊膨出和/或胎膜破裂，最终导致晚期流产和早产。发病率占所有妊娠妇女的0.5%～1%（ACOG，2014；RCOG，2015；Brown et al.，2019）。宫颈功能不全的诊断主要依据病史和临床表现，缺乏客观诊断的金标准。宫颈功能不全的治疗包括宫颈环扎术和宫颈托等，当前主要方法是宫颈环扎术。研究显示环扎术对于减少流产和早产有一定的疗效（ACOG，2014；RCOG，2015；Brown et al.，2019）。

一、宫颈功能不全的病因和高危因素

病因分为先天性和后天获得性。先天性主要为先天性宫颈发育不良和宫内雌激素暴露等，后天获得性主要为损伤和炎症。高危因素：多囊卵巢综合征、分娩损伤、引产所致宫颈损伤、宫颈手术史、多次扩宫等。

二、宫颈功能不全的诊断

宫颈功能不全是依据妊娠中期无痛性宫颈扩张这一典型临床表现而诊断的，排除感染等各种因素导致的晚期流产等。子宫输卵管造影、宫颈球囊牵引影像、宫颈阻力指数测定、8号宫颈扩张器无阻力通过等不作为诊断标准。

1. 临床症状　妊娠中期突然的宫颈黏液样分泌物排除伴或不伴少量阴道出血，可有下腹坠胀，盆腔压迫感，但无明显的规律腹痛。

2. 体征　阴道窥器检查见胎囊突出至宫颈外口（图16-1-1），甚至达阴道。

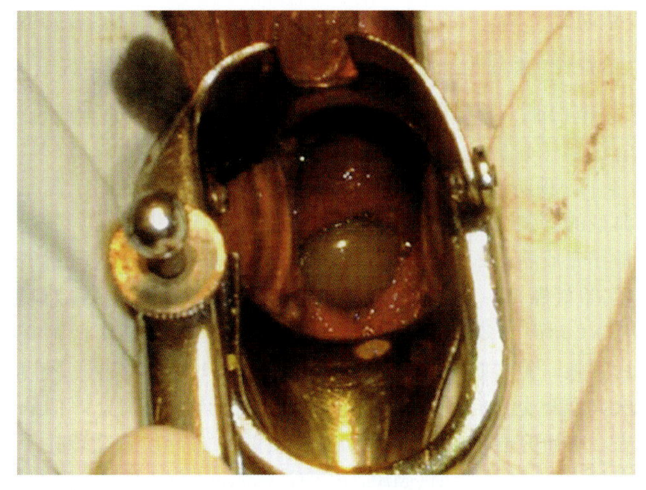

图16-1-1　阴道窥器检查见羊膜囊突出至宫颈外口

3. 辅助检查　主要是经阴道的宫颈超声检查，依据病程的不同阶段，超声的图像特点不一致。典型的宫颈超声图像显示为宫颈程桶装扩张，宫颈的内外口均扩大。在病程的早期可以显示为闭合段宫颈缩短，内口开大（图16-1-2、图16-1-3）。而教科书经典的8号宫颈扩张棒无阻力通过不是诊断的金标准，经产妇大多在非妊娠期能通过。

三、宫颈环扎术

1955年被首次报道在宫颈功能不全的人群中实施经阴道宫颈环扎术，由一位名为Shirodkar的产科医首次实施（Shirodkar，1955）。2年后在澳大利亚，McDonald发明了目前最常用的手术方式——McDonald术式（McDonald，1957）。

（一）宫颈环扎术的手术指征和分类

宫颈环扎术（简称"环扎"）的实施包括以下三个手术类型（表16-1-1）：①针对有明确典型病史的孕妇实施的预防性宫颈环扎术；②治疗性（紧急性、救援性）宫颈环扎术；③超声指征的宫颈环扎术。

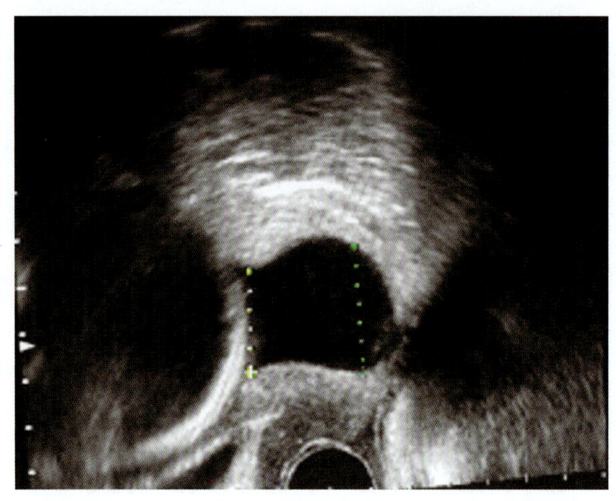

图 16-1-2　宫颈内外口均开大，呈桶装扩张

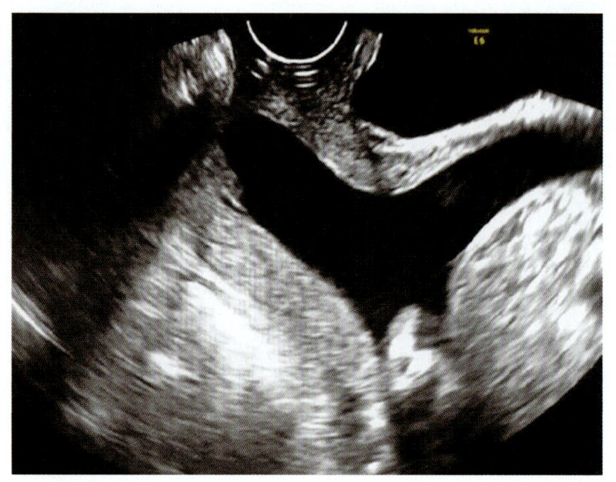

图 16-1-3　羊膜囊嵌入宫颈管内，宫颈管桶状扩张

表 16-1-1　各种宫颈环扎术的分类、指征和时机

宫颈环扎术分类	宫颈环扎术指征	手术时机
预防性	≥1 次典型病史者	13~16 周
治疗性（紧急性、救援性）	体格检查或超声检查中妊娠中期无痛性宫颈扩张、胎囊突出	≤26 周
超声指征	有早产史（≤34 周）或晚期流产病史患者妊娠 24 周前宫颈长度缩短≤25mm	≤26 周

1. 预防性宫颈环扎术　预防性宫颈环扎术多用于既往典型的宫颈功能不全症状而导致晚期流产病史的孕妇。通常在完成胎儿颈后透明层厚度（nuchal translucency，NT）超声后，于妊娠 12~16 周实施。鉴于当前已经可以行妊娠早期联合 NT 超声的多指标唐氏筛查，通常建议妊娠早期唐氏筛查后实施。美国妇产科医师学会（ACOG，2014）指南建议，有 1 次典型病史是行预防性环扎术的指征，但建议充分评估病史。有研究显示 1~2 次晚期流产史的孕妇行预防性环扎并未显著减少早产率（MRC/RCOG Working Party on Cervical Cerclage，1993）。因此要审慎评估，排除感染所致的晚期流产史，英国和加拿大指南明确建议：三次及以上晚期流产史是明确的环扎指征，其他情况应在妊娠期评估宫颈长度，若宫颈长度≤25mm 再考虑行环扎术（RCOG，2015；Brown et al.，2019）。

2. 治疗性（紧急性或救援性）宫颈环扎术　指在妊娠人群中通过查体（用窥器检查）或超声检查发现宫颈呈桶状扩张，内、外口均开大，阴道检查发现胎囊已经突出至宫颈外口而实施的宫颈环扎术，也称为紧急性环扎术或救援性环扎术（rescue cerclage）。前提是排除炎症或其他原因导致的宫颈改变，鉴别要点是有无阴道炎症、有无宫内感染的证据和/或有无规律宫缩。在排除感染的情况下可以实施救援性环扎术。救援性环扎应个体化，应考虑目前孕周、胎囊突出的情况、有无感染等。

在此类人群中实施环扎术的有效性缺乏严格的大样本随机对照研究，但是一些小样本的对照研究或观察性研究显示环扎较单纯卧床休息有益，显著延长了孕周，改善了妊娠结局（Althuisius et al.，2003；Pereira et al.，2007）。

Althuisius 等人在一项对妊娠 27 周前发现宫颈管扩张人群的研究中，将 23 例随机分为宫颈环扎术组和单纯卧床休息组，宫颈环扎术组<34 周的早产率显著低于对照组（53.8% *vs.* 100%，P=0.02）；新生儿死亡率较对照组显著减少（P=0.02）。实施宫颈环扎术后孕周较对照组延长 4 周（宫颈环扎术组平均分娩孕周为 29.9 周，对照组为 25.9 周）。另有超过 25 个回顾性观察研究，其中绝大多数没有对照组，也提示实施紧急环扎术有益。Pereira 等人在 2007 年发表的队列研究结果显示，在妊娠 14^{+0}~25^{+6} 周单胎人群中，经查体发现宫口扩张>1cm 并实施紧急宫颈环扎术的人群与未行环扎术的人群比较，减少了 92%的<28 周的早产率，新生儿存活率增加 10 倍以上，孕周延长 10 周。

国内的回顾性研究结果显示（孙笑 等，2016），实施治疗性环扎术的人群，其新生儿活产率为 89.7%，与预防性环扎组的活产率（89.6%）无显著性差异（P=0.69）；但在新生儿转儿科率方面，治疗性环扎组显著高于预防性环扎组（36.8% *vs.* 14.6%，P=0.007）。

3. 超声指征的宫颈环扎术　既往有早产史或晚期流产史（妊娠 16~34 周），本次在妊娠 24 周前经阴道超声测量宫颈管长度≤25mm 的单胎孕妇是实施宫颈环扎术的指征。无流产史或无 34 周的早产史单纯妊娠中期宫颈长度≤25mm 不是环扎指征，可以阴道应用黄体酮，预防晚期流产或早产（ACOG，2014；RCOG，2015；Brown et al.，2019）但应动态监测宫颈的变化。如果进展性缩短至<10mm 则建议行环扎术（Berghella，2011）。建议对于有早产史或不典型宫颈功能不

全病史的晚期流产史孕妇于妊娠 14 周开始经阴道超声监测宫颈长度，每 2 周监测一次，发现短宫颈者行环扎术。超声动态监测宫颈可以避免约 50%不必要的环扎术，减少不必要的手术干预。

5 项相关的随机对照研究结果显示，在有早产史或晚期流产史的孕妇中，环扎术可降低 30%的妊娠<35 周早产率，减少 36%的围产儿死亡率。但在没有早产史的本次妊娠超声提示宫颈管缩短人群中，环扎术并没有显著延长孕周或减少早产的证明（Berghella，2011），单纯宫颈管缩短不等同于宫颈功能不全。

超声经阴道测量宫颈管长度是目前评价宫颈管长度及预测早产的重要方法。这种方法安全且孕妇易接受，在早产高危孕妇中广泛应用。对宫颈管长度缩短的孕妇，经孕激素应用或宫颈管环扎术的实施可有效减少早产的发生并延长孕周。该过程中，由专业人员经阴道超声准确的测量宫颈管长度尤为重要。

4. 手术禁忌证　①已明确的胎儿异常，如致死性胎儿缺陷、死胎；②有早产症状，如规律的子宫收缩；③临床证据提示有绒毛膜羊膜炎；④持续阴道出血和未足月胎膜早破（PPROM）。

5. 手术并发症　手术时破膜、感染、周围脏器损伤、晚期流产或早产、宫颈裂伤等。

（二）围手术期的处理

1. 术前评估　包括手术指征是否明确，以及有无手术禁忌证，如胎儿异常、宫缩、生殖道炎症等。因此，在实施宫颈环扎术前了解孕妇的整体情况、确认孕妇的知情情况并签署知情同意书、明确阴道分泌物的情况，以及超声检查都是必要的。

（1）阴道窥器检查可以了解宫颈的形态、阴道分泌物的状态，根据检查结果建议进一步行阴道微生态的检查，宫颈分泌物的培养，宫颈分泌物支原体、衣原体的检测，中段尿培养。

（2）超声检查可以了解胎儿的发育情况、有无异常、胎盘羊水的情况、胎盘的位置等。

（3）有产前诊断指征者，建议在适当的时候行产前诊断，如绒毛活检可在预防性环扎术前实施，羊膜腔穿刺可在环扎术后进行。

（4）如果明确诊断有阴道炎，应在治疗后再进行手术。

（5）术前留取宫颈分泌物培养是否有益暂无循证研究的结论。

2. 手术步骤

（1）经阴道环扎术：通常选用腰麻，待麻醉充分后选择膀胱截石位。充分消毒会阴部、阴道，以及阴道穹窿，应用阴道上下叶充分暴露宫颈。

1）Shirodkar 手术方法（图 16-1-4）：横型切开阴道前壁，分离膀胱宫颈间隙，上推膀胱至宫颈内口水平以上，同法切开宫颈后方阴道后壁，上推直肠及道格拉斯窝腹膜至宫颈内口水平；在宫颈内口水平处做环形缝合（不可吸收线），于阴道前壁切口处一侧、子宫血管宫颈分支的内侧进针，穿过同侧宫颈基质的黏膜下层，于宫颈内口水平的后壁切口处出针，在对侧做重复操作，于宫颈后方或前方打结（U 形缝合）。缝线不可穿透宫颈管黏膜，阴道壁前后切口用可吸收缝线间断或连续缝合。

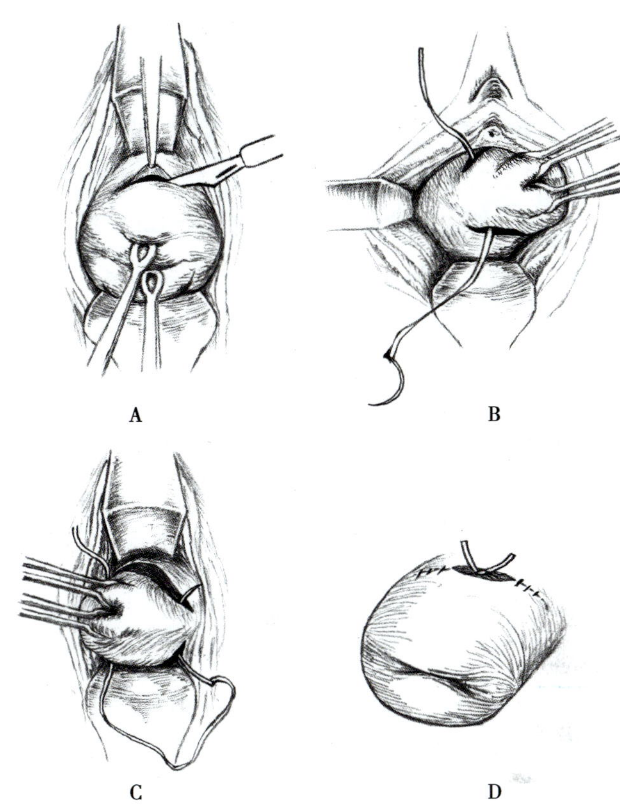

图 16-1-4　Shirodkar 术式（图片由詹瑞玺医师提供）

A. 横型切开阴道前壁，分离膀胱宫颈间隙；B. 阴道进针；C. U 形缝合；D. 宫颈后方或前方打结。

2）改良 Shirodkar 手术方法：该法简化了手术步骤，只需做宫颈前切口，分离上推膀胱至宫颈内口水平以上，不做宫颈后方切口，然后行环形缝合术。

3）McDonald 手术方法（图 16-1-5）：该术式不做切口，直接用不可吸收性缝合线在尽量靠近宫颈内口处水平逆时针（或顺时针）方向连续缝扎，缝线走行于宫颈组织中，深度达宫颈肌层 1/2，不可穿透宫颈管黏膜，且需避开 3 点钟方向与 9 点钟方向的血管丛，最后于前穹窿处打结（依据个人习惯，结可打在不同部位），打结的松紧度以保证宫颈口可通过 4 号宫颈扩张器为宜。

Shirodkar 手术方法缝扎宫颈的位置较高，缝扎后能保证有效的宫颈长度，但缝合前需分离、上推膀胱和直肠，术中易出血及损伤膀胱和直肠。

McDonald 手术相对简单，拆除缝线较为简单，副损伤相对较少。尤其适用于宫颈已扩张、羊膜囊膨出时的救援性宫颈环扎术，但缝扎宫颈的确切位置往往不易掌握，过高容易损伤膀胱及直肠，过低则不能保证有效的宫颈长度而影响手术效果。救援性环扎术一般选 McDonald 方法，手术时需抬

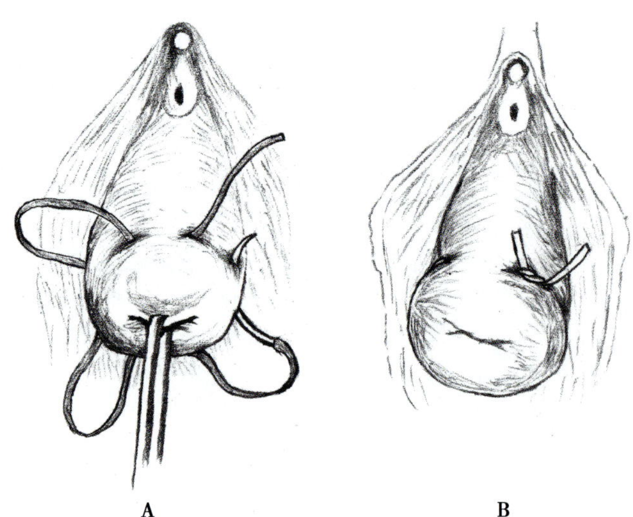

图 16-1-5　McDonald 术式(图片由詹瑞玺医师提供)

A. 用不可吸收性缝合线在靠近宫颈内口处水平逆时针(或顺时针)方向连续缝扎;B. 前穹窿处打结。

高臀部,以便于羊膜囊回纳;严重者需要先用注入生理盐水的福莱导尿管(Foley catheter,Foley 导尿管)球囊使羊膜囊回纳至宫颈管或内口处,再于接近内口处行环形缝合手术;若手术缝合高度难以达到,缝合处高度至少离宫颈外口 2cm。

Shirodkar 和 McDonald 手术是目前使用的标准式经阴道宫颈环扎术,两种宫颈环扎手术预防早产和流产的效果类似(ACOG,2014;RCOG,2015;Brown et al. ,2019)。北京大学第一医院资料(孙笑 等,2016)显示,单胎行 McDonald 手术,术后的活产率达到 90%,除宫颈阴道部过短者(如锥切术后),大多应用 McDonald 宫颈环扎术;宫颈阴道部过短者,则切开阴道前壁上推膀胱,做改良式 Shirodkar。

在羊膜囊凸出的患者中,有几种方法可减少羊膜囊的外凸以方便实施手术。例如,患者取头低脚高位,牵拉宫颈前后唇,再结合膀胱重新充盈(600ml);必要时应用 Foley 导尿管(或专门的宫颈环扎球囊),剪去顶部并保证光滑,充盈导尿管球囊 30ml,润湿球囊后小心轻推凸出的羊膜囊,使羊膜囊回缩,也有研究者采用碘伏纱布轻柔的上推胎囊至宫颈内口。另外,有文献报道还可以通过羊膜腔穿刺使羊水减量,从而减少羊膜囊的外凸,通常抽取 150~250ml 羊水。在宫口扩张人群中,宫颈环扎术在宫口扩张<4cm 人群中更有效,随着宫口进一步开大,若>4cm,则手术的有效性会进行性减低(ACOG,2014;RCOG,2015;Brown et al. ,2019)。

(2) 经腹环扎术:适用于已被诊断为宫颈功能不全但是由于解剖结构的异常(如宫颈过短、宫颈部分或全部切除术后等),不能行经阴道环扎术的患者;或者是已有经阴道宫颈环扎术失败而导致晚期流产或早产的患者。该术式分为开腹或经腹腔镜下施术,但是终止妊娠时需行剖宫产手术+拆除环线手术;因此除非有上述适用情况,否则均应首选经阴道的环扎术。经腹环扎术的特点:①环扎部位可以确保在宫颈峡部,于非妊娠期或妊娠早期进行,开腹或腹腔镜下均可;②相对于经阴道环扎术严重并发症增多,子宫破裂等风险约 1%;③妊娠中期需要引产者处理相对困难。

3. 术后处理　对于预防性环扎术,不需常规使用抗生素和宫缩抑制剂,需个体化处理。手术当日可以使用单次预防性抗生素,有规律宫缩可以使用吲哚美辛预防宫缩。在救援性环扎术和有超声指征的宫颈环扎术围手术期也可以考虑应用吲哚美辛预防宫缩。在治疗性环扎人群中,围手术期建议使用抗生素预防感染。有研究提示,在宫口开大>2cm 人群中,羊膜腔感染率可高达 50%,文献中对 33 例妊娠 14~24 周且宫口开大≥2cm 但胎膜完整的孕妇行羊膜腔穿刺留取羊水做细菌培养,结果显示微生物感染率达 51.5%;且在培养阳性孕妇中,宫颈环扎术后发生胎膜早破、绒毛膜羊膜炎、流产等事件的概率明显高于羊水培养阴性的孕妇(Romero et al. ,1992)。

4. 二次环扎术　部分患者环扎术后可能再次出现羊膜囊突出的现象,其与宫颈功能不全严重程度、亚临床宫内感染、缝合的松紧度等因素有关。研究显示,术后环扎线松动或脱落的发生率为 3%~13%(RCOG,2015)。若在妊娠 24 周前发生,可考虑再次手术或加固环扎线,但手术效果仍有待于研究。

5. 术后的管理　不推荐绝对卧床,但是要适当限制活动,特别是紧急环扎者(ACOG,2014;RCOG,2015;Brown et al. ,2019)。按产科规范进行孕期保健,但要注意监测感染情况。术后常规限制患者性生活,但没有数据支持这一说法。是否常规定期监测宫颈长度也是有争议的,建议个体化处理。有研究显示预防性环扎术后,妊娠 20~24 周的宫颈长度与早产是相关的。超声监测宫颈长度对环扎术后患者的意义有待于进一步的研究。环扎线在妊娠 36~37 周间拆除,拆除环扎线后可等待患者自然临产,平均动产时间为拆除环扎线后 2 周;仅有 10%患者在拆线后 48 小时内动产。若发生未足月胎膜早破,应根据患者的个体情况决定是否拆除环扎线。

6. 其他

(1) 宫颈环扎术与未足月胎膜早破:环扎术是未足月胎膜早破的高危因素。发生未足月胎膜早破后,环扎线应继续保留还是应即刻拆除,目前尚无定论。选择拆除环扎线的时机有 3 个:①胎膜早破发生<24 周;②应用激素促胎肺成熟之后;③期待至 32 周。环扎线的保留或者拆除的风险及益处应与患者充分沟通。有数据显示,在未足月胎膜早破人群中保留环扎线有利于延长孕周,但绒毛膜羊膜炎以及新生儿败血症的风险增加(Giraldo-Isaza et al. ,2011)。

(2) 宫颈环扎术与双胎妊娠:无宫颈功能不全证据者,双胎妊娠行预防性环扎无效(ACOG,2014;RCOG,2015;Brown et al. ,2019)。但回顾性研究显示,对于宫颈管长度≤15mm 的双胎孕妇,实施宫颈环扎术者较不行环扎术者,其 34 周前的早产率显著降低;但对于宫颈长度在 15~25mm 者,环扎术未显著延长孕周(Roman et al. ,2015)。对于通过阴道检查发现宫颈外口扩张 1~4cm 的孕妇,行环扎术亦显著降低了 34 周前的早产率,围手术期可应用抗生素和吲哚美辛抑制宫缩(Roman et al.,2016)。这些研究均是回顾性的,并且样本量小,需要大样本进一步行前瞻性研究。

(时春艳)

第二节　转胎位术

一、外倒转术

外倒转术(external cephalic version,ECV)是指对孕妇腹部加压,使胎儿以逆时针或顺时针方向转为头位先露的一种操作。ECV的短期益处是可以增加分娩时头位先露的比例,其最终目的是将分娩时的非头位先露转为头位先露,从而增加阴道分娩率,降低剖宫产率。足月或近足月臀位先露者行ECV和未行ECV者进行比较发现,ECV术后分娩时非头位先露比率显著下降、剖宫产率也明显下降,新生儿预后两组无显著性差异。但也有研究表明即使ECV成功了,与自然头位先露相比,剖宫产率仍会增加,梗阻性难产、胎儿窘迫、阴道助产的比率相较于自然头位先露也会增加。ECV术后与分娩的间隔时间越短,剖宫产的风险越高(ACOG's Committee on Practice Bulletins-Obstetrics,2016;RCOG,2017)。

(一)外倒转术的适应证

近足月或足月非头先露的胎儿转为头先露;偶尔用于双胎第二产程第二个胎儿非头先露转为头先露。如果第二个胎儿为臀位,我们不建议行ECV,可尝试臀位分娩,如果为横位,则建议行ECV转为头位,或者如果转为头位困难,建议可转为臀先露(孙笑 等,2017)。

(二)外倒转术的禁忌证

目前ECV的禁忌证尚无定论,但有绝对剖宫产指征、多胎妊娠、一周之内的阴道出血、子宫有明确的畸形、胎心监护异常或胎膜早破者不建议行ECV。术前已明确为脐带绕颈的患者,如果仅为一周,在明确告知其风险的前提下可以尝试;但是如果已经明确有两周或两周以上者,并不建议行ECV,如果患者有强烈意愿,建议每隔3~4日超声重新评价绕颈情况,来判断ECV的可行性和最佳时期。对于羊水过少或血压增高者,应该慎重考虑(刘兴会 等,2014)。前次剖宫产史者是否应该行ECV目前尚无结论(Burgos et al.,2014)。故英国皇家妇产科医师学院(RCOG)提出一次剖宫产史者行ECV并不增加风险。

(三)外倒转术的风险

ECV后总的母儿并发症发生率为6.1%,包括胎盘早剥、脐带脱垂、胎盘早破、胎死宫内、母胎输血、短暂的胎心变化、阴道出血和急诊行剖宫产终止妊娠。但严重并发症发生率非常低,为0.24%,包括胎死宫内和胎盘早剥,急诊剖宫产率的发生率为0.35%,并发症与操作是否成功无关(Beuckens et al.,2015)。

有研究发现,ECV术前Kleihauer-Betke实验检测阴性者,约2.4%孕妇在术后Kleihauer-Betke实验检测为阳性,0.8%孕妇估计母胎输血量超过1ml。RCOG建议在尝试ECV后应尽快行Kleihauer-Betke实验检测,如结果为强阳性,应该立即积极进行胎儿状态评估。

(四)外倒转术时机的选择

有研究对妊娠34~35^{+6}周和妊娠37周以后的孕妇进行ECV后比较,发现较小孕周者行ECV确实降低了分娩时非头位先露的比率,但对剖宫产率并无明显影响。另一个系统性综述证实了妊娠36周以前行ECV显著增加了早产的发生(Hutton et al.,2015),其明确益处尚不清楚。对于操作的时机,目前国际上已经达成共识,即建议妊娠36周之后明确胎先露,如为臀位或横位,ACOG建议妊娠37周及以后行ECV。而ROCG认为初产妇自然转位的概率低,通常36周以后仅有8%的初产妇会发生自然转位;此时孕周稍小,胎儿体重小,羊水量也相对充足,故可尝试36周以后即行ECV,经产妇建议妊娠37周以后行ECV(Kabiri et al.,2011)。

目前对产时行ECV的报道并不多,但也有成功的报道。在临产时胎膜未破、臀先露位置入盆不深的情况下,无ECV禁忌证的经产妇亦可尝试,但需和患者进行良好的沟通。

(五)术前评估

在某种程度上ECV的成功率可以预测,但RCOG并不建议应用模型去预测成功率来决定是否尝试ECV。ECV的成功率受到多因素的影响。一项2011年的国际性多中心随机研究提示经产妇(OR=2.5,95%CI 2.3~2.8)、未衔接的臀位(OR=9.4,95%CI 6.3~14)、应用保胎药物(OR=18,95%CI 12~29),胎头可以触及(OR=6.3,95%CI 4.3~9.2)和母亲的体重轻于65kg(OR=1.8,95%CI 1.2~2.6)均为预测ECV成功的指标(Hutton et al.,2011)。2009年的荟萃分析提示超声指标,包括胎盘后壁附着(OR=1.9,95%CI 1.5~2.4)、完全臀先露(OR=2.3,95%CI 1.9~2.8)和羊水指数大于10cm(OR=1.8,95%CI 1.5~2.1)是ECV成功的预测指标。目前尚无可信证据支持胎儿估计体重会影响ECV的成功率。关于预测ECV成功率的模型,也有文章总结了不同的策略,但由于ECV的益处和安全性较高,ACOG和RCOG均建议对这些近足月的臀位孕妇在没有禁忌证的前提下尝试ECV。

(六)术前准备

1. 复习手术禁忌证,签署手术同意书。
2. 禁食水6小时,完善剖宫产术前准备。
3. 超声明确胎儿先露为非头位。
4. 术前建议行胎心监护或生物物理评分,评价胎儿宫内状态。
5. 开放静脉通路。
6. 将患者推入可随时剖宫产的设施齐备的手术室内进行操作。

(七)手术操作

术前再次用超声评价明确是否为头先露,确认羊水量,明确胎盘位置;在操作之前若臀先露已经进入骨盆腔,应首先从耻骨上或阴道操作将先露上推为漂浮状态,并偏向一侧,旋转的方式通常首选前滚翻,可采用单人或双人的操作模式,一只手或一人扶住胎头,另一只手或一个人扶住胎儿臀部,将胎儿臀部轻轻划向宫底,胎儿头部划向骨盆侧(图16-2-1)。在实际操作中应利用速度惯性,如果前滚翻方向不成功,建议尝试后滚翻方向。如果孕妇觉得过于不适、持续性异常胎心或多次操作失败,可以中断 ECV 操作。操作后应该常规进行胎心监护直至胎心监护反应型。ACOG 实践公告并没有明确说明 ECV 最佳的尝试次数,而 RCOG 则建议旋转次数不超过 4 次,操作时间不超过 10 分钟。如 4 次尝试均以失败告终,可根据患者情况尝试二次 ECV。

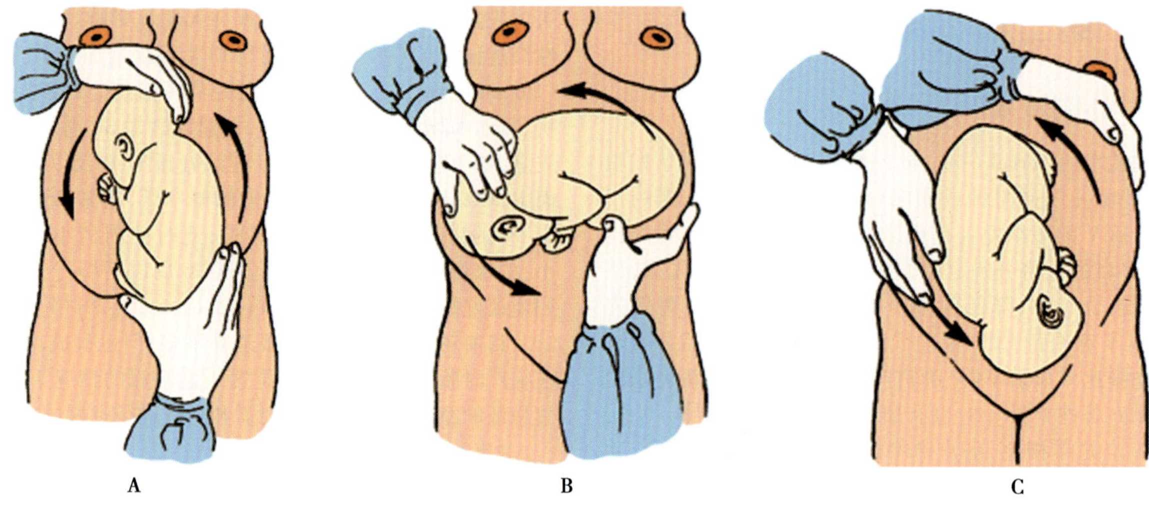

图 16-2-1 外倒转术

A. 一手扶持胎头呈俯屈状,另一手将臀部向上推;B. 上推臀部的力量应大于下推胎头的力量,双手配合倒转胎位;C. 多数情况下以"前滚翻"方式转动至头位。

在 ECV 过程中应使用超声实时监测,操作结束后也可以超声确认胎儿心率是否正常。短暂的(少于 3 分钟)胎心过缓很常见,但是应该建议患者左侧卧位并持续胎心监护,如果 6 分钟之后胎心仍无明显改善,建议立即行急诊剖宫产。如果出现阴道出血多、难以解释的腹痛或异常持续的胎心监护,也建议行急诊剖宫产术。ACOG 的实践公告和 RCOG 均建议 Rh(D)阴性血孕妇 ECV 术后尽早给予免疫球蛋白,除非明确新生儿血型为 Rh(D)阴性。

(八) 围手术期注意事项

ECV 是一种在腹部将胎儿转动达 180°的操作,要想成功首先要判断转动胎儿的方向,一般来说胎儿前滚翻较后滚翻易,但在选择旋转方向时需要参考胎盘的位置,因为胎儿的各径线中以头部为最大,选择旋转方向时,需要考虑尽量避免胎头自胎盘处跨过;另外,必须在操作前现松动已固定于盆腔的胎先露,困难时可以先抬高臀部以获得更加容易的松动效果。

术后是否需要腹带固定胎位应根据孕妇的产次和腹部松紧程度决定,如果患者是经产妇,腹壁张力小且非常松软,一般建议用腹带固定,尽量保持纵产式,当头部入盆后则不建议用腹带固定腹部。

为了尽早发现 ECV 造成的罕见的胎盘早剥情况,我们建议如果操作时间长,术后应告知孕妇密切关注自觉症状。到目前为止,胎盘位置与 ECV 后胎盘早剥的发生并无明确相关的定论;由于 ECV 对子宫的刺激,术后子宫不规律收缩非常常见,从而导致发现胎盘早剥难度较大,建议增加胎心监护的时长,密切关注胎心减速的发生。由于脐带绕身在术前超声难以明确,脐带因素导致的胎死宫内往往仅表现为胎动减少,所以建议术后密切关注胎动情况。

(九) 提高外倒转术成功率的措施

ECV 成功的定义:术后转为头先露,分娩时仍为头位。经产妇成功率为 60%,而初产妇成功率较低,约为 40%。一项来自英国的研究包含 2 546 例进行 ECV 的孕妇,47%尝试过 ECV 的孕妇在分娩时为头位,阴道分娩者占 42.8%。ECV 成功之后自然转位的情况非常罕见,发生率约为 3%。提高 ECV 成功率的因素包括以下两点。

1. 保胎类药物的使用 2015 年的 Cochrane 综述认为 ECV 应用 β 受体激动剂效果最佳,可以增加分娩时头先露的概率(*RR*=1.68,95%*CI* 1.14~2.48),降低剖宫产率(*RR*=0.77,95%*CI* 0.67~0.88),这个结论同时适用于初产妇和经产妇。不同种类的 β 受体激动剂对于 ECV 的影响目前证据并不充足;常规应用还是选择性应用保胎药物对 ECV 的影响尚需更多的研究证实;钙通道阻滞剂对于 ECV 的影响尚不明确。

β 受体激动剂的具体用法:250mg 的沙丁胺醇放入 25ml 正常生理盐水(10mg/ml)中缓慢静脉注射;或者 250mg 的特布他林皮下注射。

β 受体激动剂不能应用于严重心脏病或高血压的患者,且对于服用 β 受体阻滞剂的患者无效。其副作用包括母体心悸、心动过速、面部潮红、震颤和偶尔恶心。

由于国内药物的限制,目前我们并没有可用的静脉用沙丁胺醇,所以推荐应用椎管内麻醉。

2. 椎管内麻醉 2015 年的 Cochrane 综述发现,与单纯使用保胎药物相比,联合应用局部麻醉和保胎药物失败率较低(*RR*=0.61,95%*CI*,0.43~0.86),但两组对象在分娩时的头位比率、剖宫产率和胎儿心动过缓方面无明显差异。与脊椎麻醉相比，硬膜外麻醉并未发现对 ECV 成功率的影响。到目前为止，单纯局部麻醉对 ECV 的效果尚无充分证据，是应用硬膜外麻醉还是腰麻也无统一意见。也有研究建议，对于前次 ECV 失败者行椎管内麻醉尝试二次 ECV。

胎儿听觉的刺激、羊水灌注、腹部润滑剂及催眠对 ECV 的效果尚不明确。

（十）外倒转术流程图

ACOG 关于 ECV 的流程图见 16-2-2。

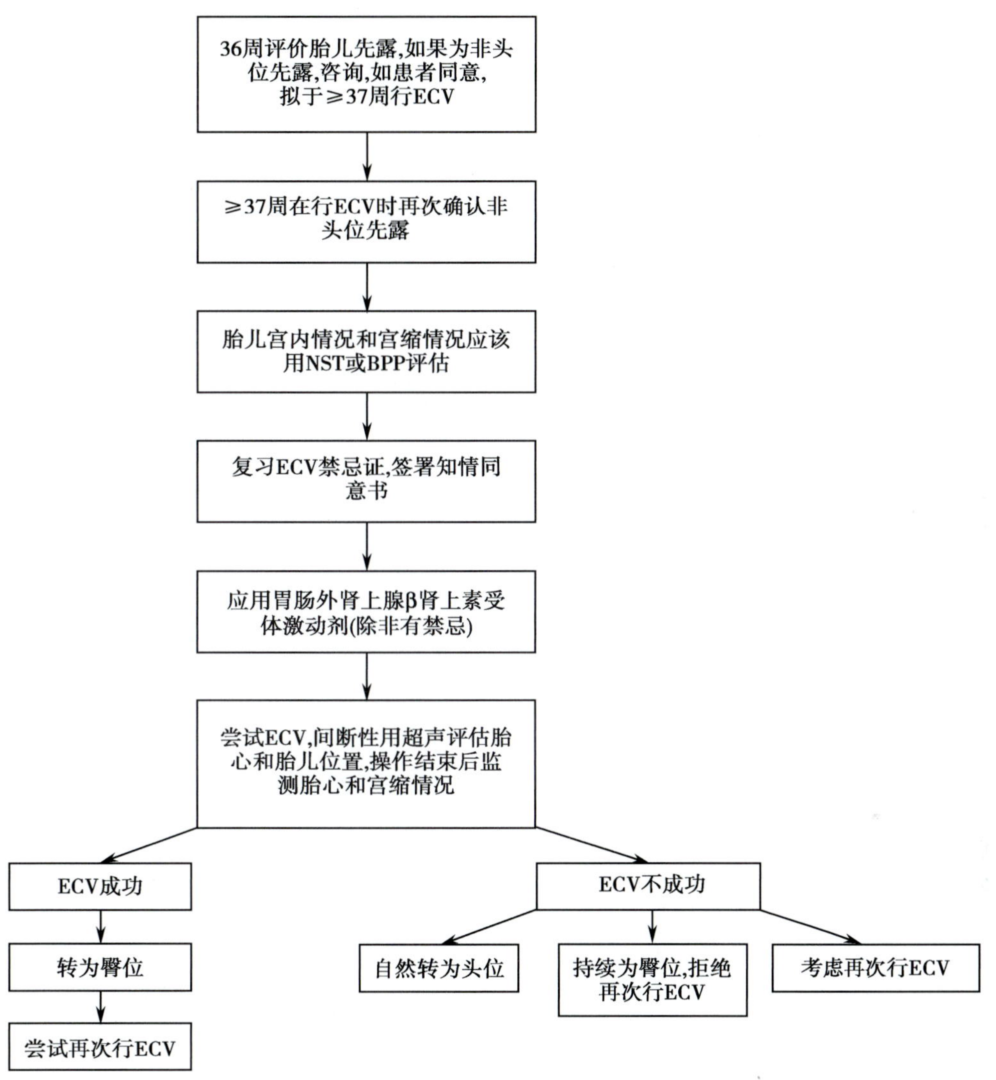

图 16-2-2　外倒转术流程图

ECV. 外倒转术；NST. 无应激试验；BPP. 生物物理评分。

（十一）总结

1. ECV 可以显著增加非头先露者分娩时头先露的比例，降低足月单胎臀先露的剖宫产率，且不增加新生儿不良结局。ECV 后总的母儿并发症发生率为 6.1%，但严重并发症发生率非常低，为 0.24%（包括胎死宫内和胎盘早剥），急诊剖宫产率为 0.35%，是一种较安全的操作。

2. ECV 应在妊娠 37 周后进行，初产妇可考虑在妊娠 36 周后进行，应在可随时剖宫产的设施齐备的手术室内进行，短暂的（少于 3 分钟）胎心过缓很常见，但应建议患者左侧卧位持续胎心监护，如果 6 分钟之后胎心仍无明显改善，建议立即行急诊剖宫产。

3. 应用 β 受体激动剂可以显著增加 ECV 的成功率，ECV 的成功率受到多因素的影响，未衔接的臀位、应用保胎药物、胎头可以触及，以及超声指标，包括胎盘后壁附着、完全臀先露、羊水指数大于 10cm 等，均为 ECV 的预测指标。

4. 由于 ECV 的益处和安全性较高，ACOG 和 RCOG 均建议对近足月的臀位孕妇在没有禁忌证的前提下尝试 ECV。

二、内倒转术

足位内倒转术（internal podalic version，IPV）是指用一手伸入宫腔牵引胎足，同时另一只手在孕妇腹部协助操作，将胎头向宫底上推，将横位、斜位或头位胎儿转成足先露的一种转胎位术，之后会采用臀位牵引术将胎儿娩出，本文中简称“内倒转术”。内倒转术应用的范围非常少，但往往突发情况时不得不使用这种方式，所以掌握这种技术非常必要。近数十年来，这种“古老”而面临消失的操作技术没有更多的更新。

（一）内倒转术的适应证

现代产科剖宫产术越来越普及，内倒转术已经逐渐被剖宫产取代，但仍有些紧急情况或特殊情况下可以考虑行内倒转术。

1. 双胎阴道分娩，第二胎为横位时，简称“状况①”。

2. 孕周较大的死胎，如为忽略性横位，宫口开全，胎手已经掉入阴道内，简称“状况②”。

3. 剖宫产术中横位或头位高浮时，简称“状况③”。

（二）内倒转术的禁忌证

内倒转术的禁忌证是相对的。

1. 状况①时，如果内倒转术不可行，可以选择外倒转术或第二胎行剖宫产术。

2. 状况②时，如果内倒转术不可行，则需行剖宫产术。

3. 状况③时，横位者亦可先选择外倒转术，如失败则必须行内倒转术；对于头位高浮者，可选择下推宫底使胎头下降或者选择产钳来协助胎头娩出。

（三）内倒转术的风险

1. 胎儿缺氧、窒息　由于内倒转术较为复杂，对于活产胎儿，目前仅用于状况①和状况③。需要将手伸入宫腔牵引胎足，同时另一只手在孕妇腹部协助操作，将胎头向宫底上推，将横位、斜位或头位胎儿转成足先露，然后采用臀位牵引术将胎儿娩出，故活产胎儿在操作过程中缺氧和窒息的风险明显增加。

2. 母体损伤　如果子宫缩窄环已经出现仍强行牵拉胎儿，可导致子宫下段破裂，术者可感到手术突然“容易”，这时要警惕已经发生子宫破裂。阴道操作者由于阴道没有充分的扩张即开始进行内倒转操作，可能会形成软产道裂伤，如果宫口没有开全即强行进行内倒转操作，有可能造成宫颈裂伤。

（四）内倒转术的条件

由于要进行宫腔内操作，需要一定的空间，建议胎膜破裂时间不宜过长。

1. 状况①者，由于刚刚分娩过一个胎儿，故宫腔内空间一般尚可，可以直接将手伸入宫腔内进行操作。

2. 状况②者，建议选择全麻以最大限度减轻患者痛苦，同时使子宫松弛效果满意，增加手术的成功率。

另外内倒转术后随即需要行臀位牵引术，故阴道分娩者必须是宫口开全或近开全，并且无阴道分娩的禁忌证。

（五）术前准备

1. 复习手术禁忌证，告知风险，签署手术同意书。

2. 有条件者超声明确胎儿的具体位置，包括先露、脊柱的位置和胎足的姿势。

3. 尝试阴道内倒转术者取膀胱结石位，排空膀胱，检查宫口是否已开全或近开全，是否能容一手完全进入宫腔。

4. 开放静脉通路。

5. 建议在可随时剖宫产的设施齐备的手术室内进行操作。

（六）手术操作

术者一只手伸入子宫腔，具体姿势参考图 16-2-3，沿胎儿腹侧找到胎足，一定要注意胎足和胎手的区别（手指长且能屈曲，足趾短且活动范围小；手指尖端连线呈弯形，足趾尖端连线呈斜线形，见图 16-2-4；胎足有足后跟，便于握持，而胎手没有，见图 16-2-5），切不可误拉胎手。

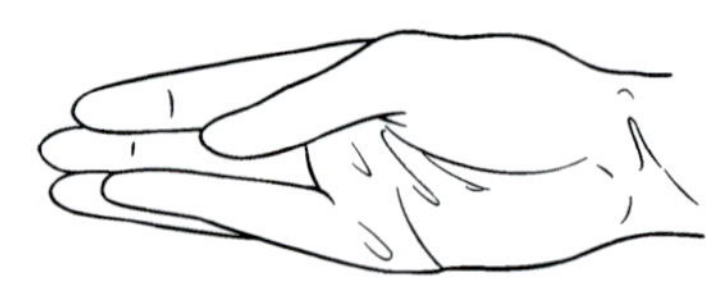

图 16-2-3　手入宫腔的姿势

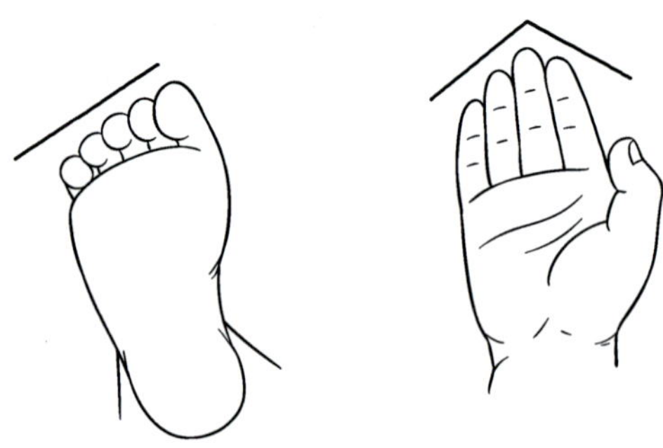

图 16-2-4　胎足和胎手的区别 1

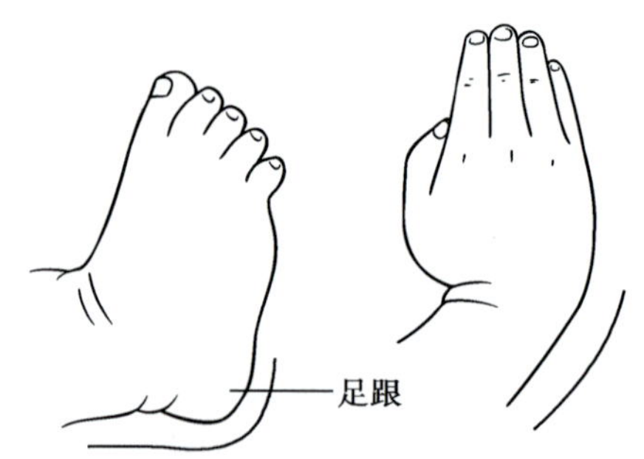

图 16-2-5　胎足和胎手的区别 2

手术操作原则：最好捉取双足，不成功时则取单足，如无法取得双足，则根据胎背的位置决定应该取哪一只足。横位时，胎背向前取下足，见图 16-2-6；胎背向后取上足，见图 16-2-7；胎背向上取前足，见图 16-2-8；胎背向下取后足，见图 16-2-9；如果操作时既不能捉取双足，又不能按上述胎背方向的原则选取单足时，只要能促取任何一足均可。

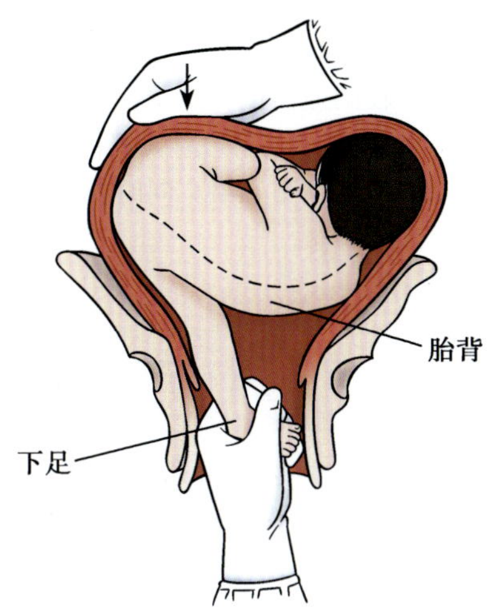

图 16-2-6　胎背向前取下足

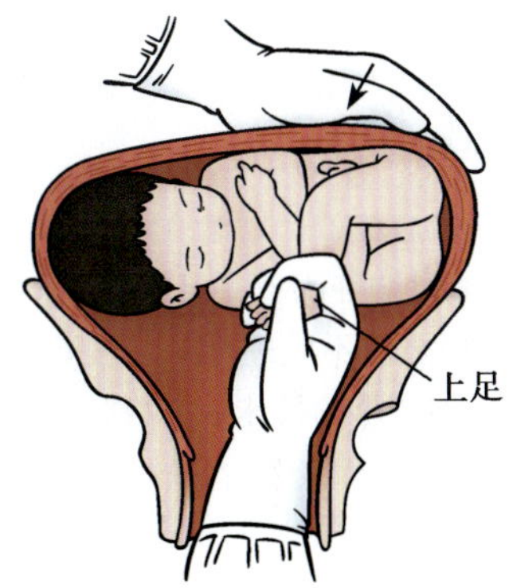

图 16-2-7　胎背向后取上足

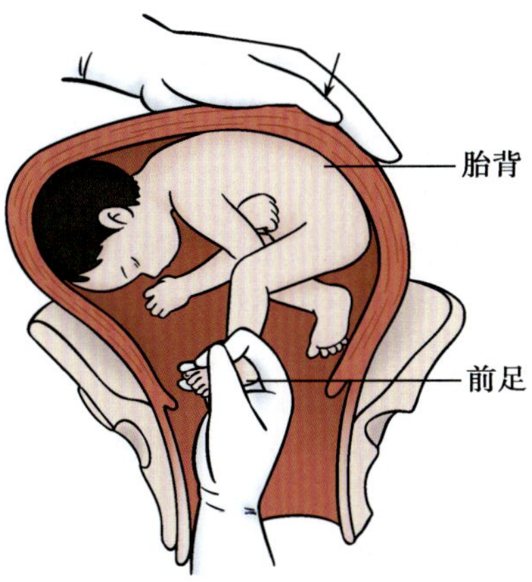

图 16-2-8　胎背向上取前足

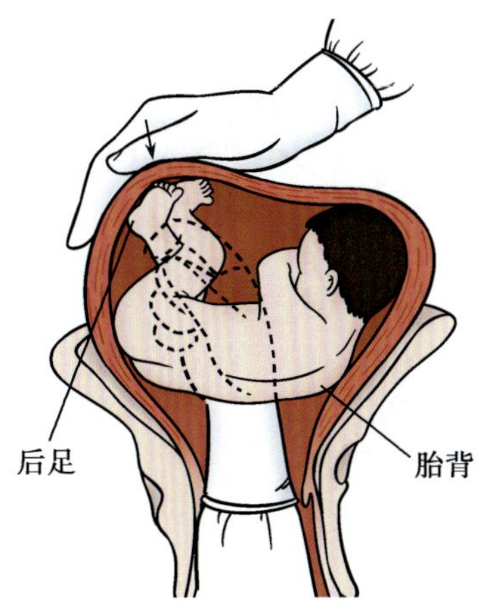

图 16-2-9　胎背向下取后足

在牵引中，必须随时注意将胎背转向前，使其成骶前位。否则胎背向后时，另一下肢可能阻挡在耻骨联合上方，造成牵引困难，见图 16-2-10。当将双足均握于手中时，建议拇指、示指之间与示指、中指之间各牵拉一足，慢慢向下牵引，见图 16-2-11；若仅能牵拉一足，建议用拇指、示指、中指三指为主抓住胎儿一足，见图 16-2-12。牵引的同时另一手在腹壁外协助，先向下压送胎臀，见图 16-2-13，待胎足拉至阴道时，再向上推胎头，见图 16-2-14；膝关节露出母体阴道口时，胎臀进入骨盆入口，胎儿成为纵产式，内倒转术即完成，随即可以进行臀位牵引术。

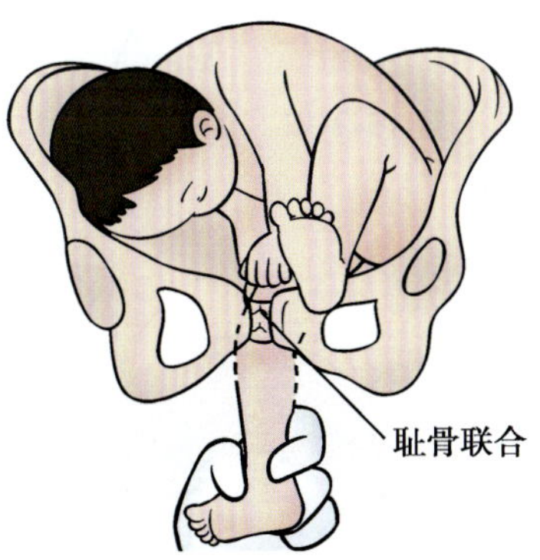

图 16-2-10　牵引困难

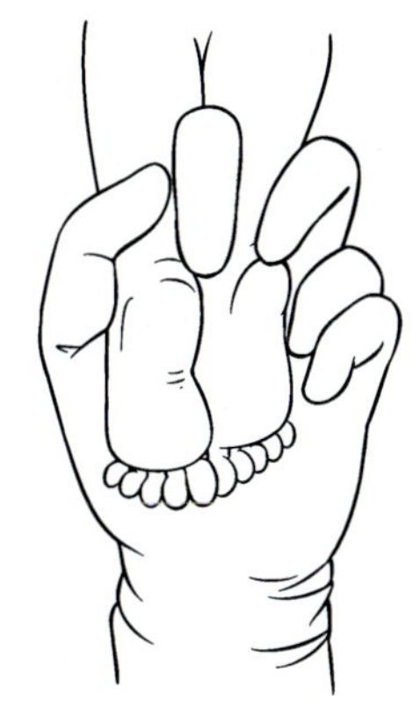

图 16-2-11　牵引双足方式

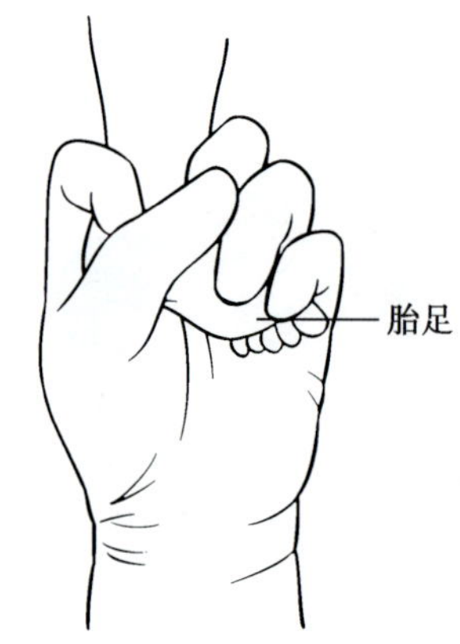

图 16-2-12　牵引单足方式

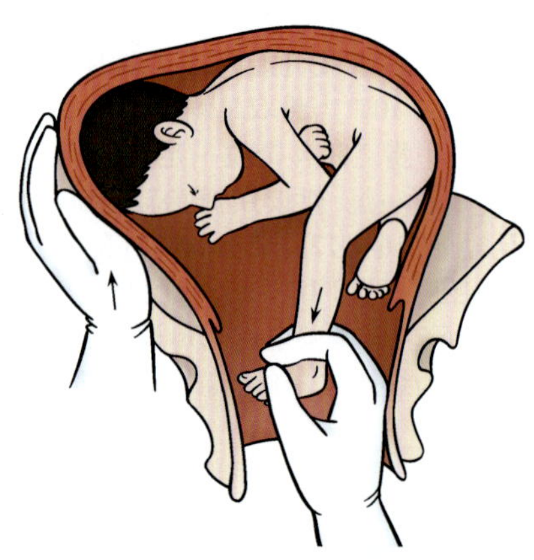

图 16-2-13　牵引方式 1

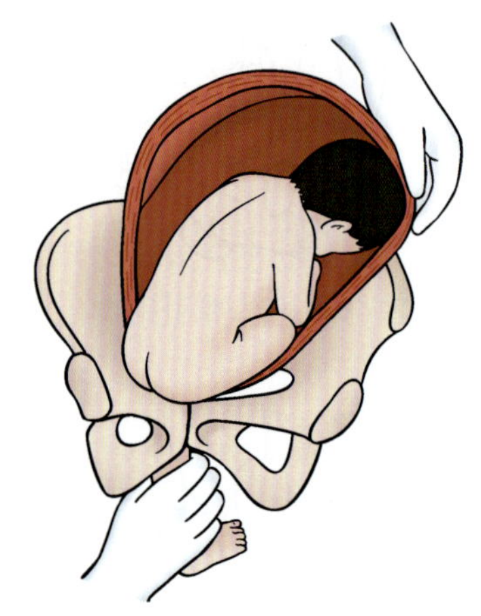

图 16-2-14　牵引方式 2

（七）围手术期注意事项

如果情况尚允许，建议在行内倒转前应用超声充分评价胎儿的位置，包括胎头的位置、胎背的朝向和胎足所处的位置，在操作前做到"有的放矢"。一定要在牵引前判断清楚是否是胎足，如果是胎手则不要向下牵引。在横位剖宫产术中如果已经牵引出胎手，尽量将胎手送回，但大多数情况下由于子宫的张力和空间问题很难再将胎手送回子宫内，可不考虑强行送回胎手，可再次入宫腔内寻找胎足。而在阴道分娩的情况下，由于阴道空间更有限，如果不把胎手送回至宫腔内，则会没有足够的空间将双足均自宫口内取出，所以需将胎手还纳入宫腔，再考虑继续行外倒转术。相对来说，剖宫产术中的内倒转术较阴道内倒转术更易达成。阴道内倒转术后应仔细检查宫腔、宫颈和阴道有无损伤或破裂。阴道操作者围术期予以抗生素预防感染。同时应做好新生儿抢救的准备。

（孙　笑）

第三节　引　产　术

引产（induction of labor）是指在自然临产前人为诱发出规律性宫缩而分娩的过程，伴或不伴有胎膜早破，根据引产孕周分为妊娠中期引产和妊娠晚期引产。妊娠中期引产是由于母体或胎儿方面原因，须用人工方法诱发子宫收缩而终止妊娠。妊娠晚期引产是在自然临产前通过机械性或药物等手段使产程发动，达到分娩的目的，是产科处理高危妊娠常用的手段之一（Queensland Health，2017）。

一、妊娠晚期引产

（一）引产的适应证

1. 延期妊娠或过期妊娠已达 41 周仍未临产者，必须核实预产期。在 39 周之前不应进行无医学指征的引产。

2. 母体疾病，如严重的糖尿病、高血压、肾病等。

3. 足月妊娠胎膜早破 2 小时以上未临产者。

4. 胎儿因素，如可疑胎儿窘迫、死胎及胎儿严重畸形等。

（二）引产的禁忌证

1. 引产的绝对禁忌证

（1）孕妇有严重合并症或并发症，如严重心脏病、宫颈癌及生殖道感染性疾病，估计不能耐受阴道分娩或不能阴道分娩者。

（2）子宫手术史，主要是指古典式剖宫产术、未知子宫切口的剖宫产术、穿透子宫内膜的肌瘤剔除术、子宫破裂史等。

（3）完全性及部分性前置胎盘和前置血管。

（4）明显头盆不称及胎位异常，如横位；估计经阴道分娩困难者或不能经阴道分娩者。

（5）对引产药物过敏者。

（6）生殖道畸形或有手术史、软产道异常、产道阻塞，估计经阴道分娩困难者。

（7）严重胎盘功能不良，胎儿不能耐受阴道分娩。

（8）脐带先露或脐带隐性脱垂。

2. 引产的相对禁忌证

（1）臀位（符合阴道分娩条件者）。

（2）羊水过多。

（3）双胎或多胎妊娠。

（4）经产妇，分娩次数≥5 次者。

（三）引产的常用方法

宫颈成熟是引产成功的必要条件，引产包括促宫颈成熟和诱发宫缩。促宫颈成熟主要包括机械性和药物促进宫颈成熟。机械性促宫颈成熟包括低位水囊、Foley 导尿管、海藻棒等，需要在阴道无感染及胎膜完整时使用；药物主要是应用前列腺素制剂。

宫颈状态是引产成功的重要预测因素之一。改良 Bishop 评分是一种预测引产成功率的计量方法（表 16-3-1）。

表 16-3-1　改良 Bishop 评分法

分数	因素				
	宫口开/cm	宫颈管长度/cm	先露位置（坐骨棘水平）	宫颈硬度	宫口位置
0	<1	>3	−3	硬	后
1	1~2	2	−2	中	中
2	3~4	1	−1/0	软	前
3	>4	<1	+1/+2	−	−

改良 Bishop 评分法通常用来评估宫颈的成熟度和决定引产方式。改良 Bishop 评分≥6 分提示宫颈成熟，评分越高，引产的成功率越高；改良 Bishop 评分<6 分提示宫颈不成熟，需要促宫颈成熟，通常有以下几种方法。

1. 水囊　通过对宫颈内部施加压力促使宫颈成熟，从而延长子宫下段，增加局部前列腺素的分泌。

水囊需要在阴道无感染及胎膜完整时才使用，通过机械刺激宫颈，促进宫颈局部内源性前列腺素合成与释放，从而促进宫颈软化成熟。晚期引产时水囊的剂量一般为 30~80ml。其优点是可以减少子宫过度刺激和收缩加速，缺点是有潜在感染、胎膜早破、宫颈裂伤的风险，使其应用受到限制。如果水囊促宫颈成熟无效或效果不明显，可接着应用前列腺素制剂。

2. 剥膜　剥离胎膜可刺激宫颈及子宫下段，促进前列腺素的分泌，同时机械扩张宫颈，以诱发宫缩而引产。胎膜剥离的禁忌证包括前置胎盘和其他阴道分娩的相关禁忌证。研究表明胎膜剥离不会增加母体及新生儿感染率，但不能降低剖宫产的风险。

3. 前列腺素制剂　常用的促宫颈成熟的药物主要是前列腺素制剂，目前在临床常使用的前列腺素制剂如下。

（1）米索前列醇：是一种人工合成的前列腺素 E_1（PGE_1）制剂，有 25μg、100μg 和 200μg 3 种片剂。近年来发现其与体内分泌的前列腺素一样，能使宫颈结缔组织释放多种蛋白酶，导致胶原纤维降解，使宫颈软化。米索前列醇用于妊娠晚期的剂量一般为 25μg，每 6~8 小时一次。其优点是价格低、性质稳定、易于保存、作用时间长，尤其适合基层医疗机构应用（Jessica et al.，2017）。

（2）可控释地诺前列酮栓：是一种可控释的前列腺素 E_2（PGE_2）栓剂。控释型，在出现宫缩过频时能方便取出。外阴消毒后将可控释地诺前列酮栓置于阴道后穹窿深处，并旋转 90°，使栓剂横置于阴道后穹窿，宜于保持原位。药物置入后，嘱孕妇平卧 20~30 分钟。出现以下情况时应及时取出：①子宫收缩过频（每 10 分钟 5 次及以上的宫缩）或规律宫缩（每 3 分钟 1 次的宫缩）并同时伴随有宫颈成熟度的改善，改良 Bishop 评分>6 分；②自然破膜；③置药 24 小时；④有胎儿不良状况的证据：胎动减少或消失、胎动过频、电子胎心监护结果分级为Ⅱ类或Ⅲ类；⑤出现不能用其他原因解释的母体不良反应，如恶心、呕吐腹泻、发热、低血压、心动过速或者阴道流血增多。取出至少 30 分钟后方可静脉滴注缩宫素。

注意前列腺素应用的禁忌证：①哮喘、青光眼、严重肝肾功能不全等；②有急产史或有 3 次以上足月产史的经产妇；③瘢痕子宫，有宫颈手术史或宫颈裂伤史；④已临产；⑤可疑胎儿窘迫；⑥对前列腺素制剂过敏者。

4. 缩宫素静脉滴注　小剂量静脉滴注缩宫素为安全、常用的引产方法，但在宫颈不成熟时，引产效果不好。其优点是可随时调整用药剂量，保持生理水平的有效宫缩，一旦发生异常可随时停药。静脉滴注缩宫素推荐使用低剂量，有条件者最好使用输液泵。应先用乳酸钠林格注射液 500ml，用 7 号针头行静脉滴注，首先调好滴速，然后再向输液瓶中加入 2.5IU 缩宫素，将其摇匀后继续滴入。切忌先将 2.5IU 缩宫素溶于乳酸钠林格注射液中直接穿刺行静脉滴注，因此法不易掌握滴速，可能在短时间内使过多的缩宫素进入体内，不够安全。

注意缩宫素个体敏感度差异极大，静脉滴注缩宫素应从小剂量开始循序增量，根据宫缩、胎心情况调整滴速，一般每隔 20 分钟调整 1 次，直至出现有效宫缩。

5. 人工破膜术　用人工方法使胎膜破裂，胎头下降刺激内源性前列腺素和缩宫素释放，诱发宫缩。

（1）适应证：①正常妊娠或有妊娠合并症需要终止妊娠者，头先露；②无头盆不称；③宫颈条件按改良 Bishop 评分 7 分以上者为好。

（2）禁忌证：头盆不称、产道梗阻、胎位不正、胎头未衔接等。

人工破膜术相关的潜在风险包括：脐带脱垂或受压、母儿感染、前置血管破裂和胎儿损伤。人工破膜术前要排除阴道感染。应在宫缩间歇期破膜，以避免羊水急速流出引起脐带脱垂或胎盘早剥。人工破膜术前、术后要听胎心率，有条件者人工破膜前后给予胎心监护，破膜后观察羊水性状和胎心率变化情况。

（四）引产中的注意事项

1. 引产时应严格遵循操作规程，严格掌握适应证及禁忌证，严禁无指征的引产。如果引产不成功，则引产的指征及引产方法需要重新评价。

2. 可疑巨大胎儿不应作为独立的引产指征。

3. 所有孕妇最好在妊娠早期进行超声检查，以确定孕周。

4. 密切观察产程，并仔细纪录。

5. 一旦进入产程，应常规行胎心监护，随时分析监护结果。

6. 若出现宫缩过频、胎儿窘迫、梗阻性分娩、先兆子宫破裂、羊水栓塞等情况，应按如下流程进行处理：①立即停止使用催引产药物；②立即左侧卧位、吸氧、静脉输液（不含缩宫素）；③静脉给予子宫松弛剂，如羟苄麻黄碱或硫酸镁等；④立即行阴道检查，了解产程进展。可疑胎儿窘迫未破膜者给予人工破膜，观察羊水有无胎粪污染及其程度。经上述综合处理，尚不能消除危险因素，短期内又无阴道分娩的可能或病情危重者，应迅速选用剖宫产术终止妊娠。

二、妊娠中期引产

（一）引产的适应证

1. 胎儿因素　如死胎、胎儿遗传病及胎儿严重畸形等。

2. 母体因素　如严重糖尿病、高血压、肾病及心功能不全等不能耐受妊娠者。

3. 社会因素　因个人或家庭等因素要求终止妊娠者。

（二）引产的禁忌证

1. 各种全身疾病的急性期。

2. 生殖器官急性炎症。

3. 生殖道畸形或有手术史，软产道异常，产道阻塞，估计经阴道分娩困难者。

4. 对引产药物过敏者。

（三）妊娠中期引产常用方法

1. 依沙吖啶引产术　适用于妊娠 14~27 周要求终止妊娠而无禁忌证者，以及妊娠 27 周后产前诊断发现胎儿具有致死性畸形者。

禁忌证：①有急慢性肝、肾疾病及肝肾功能不全者；②各种急性感染性疾病；③全身状态不佳，如严重贫血、心力衰竭或凝血功能障碍；④术前有两次体温在 37.5℃以上者。子宫壁有手术瘢痕、宫颈有陈旧性裂伤、子宫发育不良者慎用。

有效引产剂量：50~100mg，200mg 为中毒剂量。在引产过程中应密切观察患者有无副反应、体温及宫缩等情况，10%~20%的孕妇在应用依沙吖啶后 24~48 小时体温一过性上升达 37.5℃，1%超过 38℃，偶有达到 39℃以上者。大多数不需处理，胎儿娩出后即可恢复正常；超过 38℃可对症降温治疗。依沙吖啶易出现引产后胎膜残留，出血时间长，在分娩过程中易并发宫颈裂伤，甚至子宫后穹窿撕裂。引产后应仔细检查软产道情况。临床上可联合应用米非司酮，提前应用米非司酮软化宫颈，可提高引产成功率，相对比较安全。

2. 米非司酮+前列腺素制剂　米非司酮竞争性抑制孕酮，使子宫蜕膜和绒毛变性，引起滋养细胞凋亡，导致蜕膜与绒毛膜板分离，提高子宫肌层对前列腺素的敏感性，同时可以软化宫颈，促进宫缩（中华医学会计划生育学分会，2015）。前列腺素可使宫颈的胶原纤维降解，宫颈松弛、软化，进而变短，促进子宫内源性前列腺素分泌，促进子宫高频率、高幅度收缩，从而达到引产的目的。

禁忌证：①肾上腺疾病、糖尿病等内分泌疾病，肝肾功能异常；②血液系统疾病和血栓栓塞病史；③全身状态不佳，如严重贫血、心力衰竭或低血压、青光眼、哮喘、癫痫、严重胃肠功能紊乱；④性传播疾病。具体的使用方法为：米非司酮+米索前列醇。

（1）米非司酮：①顿服法，米非司酮 200mg，一次性口服；②分次服法，米非司酮 100mg，口服，每日一次，连续 2 日，总量 200mg。

（2）米索前列醇：首次服用米非司酮间隔 36~48 小时使用米索前列醇。米索前列醇的使用剂量：口服米索前列醇 400μg，或阴道给予米索前列醇 600μg，如无妊娠产物排出，间隔 3 小时（口服）或间隔 6 小时（阴道给药）以后重复给予米索前列醇 400μg，最多用药次数≤4 次。

3. 米索前列醇　用于妊娠中期促宫颈成熟和引产。米索前列醇具有良好促宫颈成熟及扩张宫颈的作用。根据 2017 年国际妇产科联盟（FIGO）米索前列醇单用推荐方案，将用药时间根据孕周划分为 13~26 周和>26 周。在临床实践中，对于孕周介于 13~26 周之间的孕妇，在确保不发生严重并发症的情况下，可以持续追加米索前列醇的剂量直至组织排出。

4. 水囊引产　是通过机械性压迫子宫下段及宫颈，反射性引起子宫收缩，对宫颈的软化和扩张作用效果显著，可减少子宫破裂或宫颈裂伤发生，是临床常用的引产方式，尤其是有肝肾功能异常时多选用。中期引产时，根据孕妇的孕周注入适量的生理盐水，最多不超过 500ml。水囊的放置属宫腔内操作，会增加感染概率。

三、特殊情况下的引产

特殊情况包括母体存在瘢痕子宫、前置胎盘、胎盘早剥等。引产前应充分了解病情及引产适应证，除外禁忌证，术前应保证对患者充分知情告知。

1. 瘢痕子宫引产　瘢痕子宫是指既往有剖宫产、子宫肌瘤剔除或子宫矫治等子宫手术史，经过组织修复形成瘢痕的子宫，其中剖宫产术居多。随着剖宫产率的增加及生育政策的调整，瘢痕子宫再次妊娠的孕妇随之增加，因一些医疗指征而需引产的瘢痕子宫妊娠者越来越多。

瘢痕子宫妊娠引产的主要风险是子宫破裂和产后出血。妊娠中期时胎盘已形成且胎儿较大，但此时宫颈不成熟。剖宫取胎相对安全，但对患者的损伤较大，除病理因素或无法耐受阴道分娩的患者选择剖宫取胎外，临床上多选择创伤较小的经阴道引产。任何一种引产方法都存在相对禁忌，目前来说经阴道引产终止妊娠仍然是临床上广泛应用的引产方法。

瘢痕子宫妊娠的引产方法各有利弊，临床上应根据患者的具体情况，个体化选择适宜的引产方法。孕周较小者可首选米非司酮+前列腺素药物引产；肝肾功能正常者，不要求行胎儿尸体检查者，可选择依沙吖啶羊膜腔内注射引产法；肝、肾功能异常或者有胎儿尸体检查要求者多选择水囊引产。为保证瘢痕子宫妊娠中、晚期引产的安全性，必须严格掌握引产适应证和禁忌证，术前进行详尽的超声检查和产科检查，了解子宫切口的愈合情况、胎儿大小、胎盘位置等情况；向患者及家属充分交代病情，做好充分的引产前准备；引产过程中严密观察，注意患者的生命体征、一般情况及产程进展，发现问题及时处理，必要时行剖腹探查术（中华医学会妇产科学分会，2014）。

2. 轻度胎盘早剥　在严密监测下可尝试阴道分娩。经产妇一般情况较好，出血以显性为主，宫口已开大，估计短时间内能迅速分娩者，可经阴道分娩，先行人工破膜术，使羊水缓慢流出，逐渐减低子宫压力，防止胎盘继续剥离，并可促进子宫收缩，必要时配合静脉滴注缩宫素缩短产程。分娩过程中，密切观察孕妇的血压、脉搏、宫底高度、宫缩及胎心率等的变化，有条件者可应用胎儿电子监测仪进行监护，能早期发现宫缩及胎心率的异常情况。

3. 前置胎盘　前置胎盘患者因死胎、严重胎儿畸形及社会因素要求终止妊娠者，主要引产方式包括药物引产、氯化钾胎儿心内注射联合药物引产、子宫动脉栓塞联合药物引产或依沙吖啶羊膜腔内注射。瘢痕子宫并前置胎盘患者引产前要排除胎盘植入。

引产前应检查孕妇的血常规、凝血功能、肝肾功能及心电图等，向孕妇及家属交代情况，告知经阴道分娩仍存在很大的风险，有可能为抢救患者生命行剖宫取胎，知情同意后签字；同时也要做好输血及抢救的准备，采取措施后应严密观察患者生命体征、宫缩及阴道流血情况。

（1）米非司酮联合米索前列醇或依沙吖啶：孕周较小者或死胎者且肝肾功能正常者，可首选米非司酮+米索前列醇引产，或选用米非司酮联合依沙吖啶的引产，其优点为有效、简便、经济，且患者痛苦小，可在各级医院推广。

（2）氯化钾胎儿心内注射联合药物引产：若孕周较大或胎儿畸形要求引产者，为避免大出血及剖宫取胎，可先用氯化钾胎儿心内注射后致死胎，3 日后待胎盘血流明显减少时再给予引产，可明显减少产后出血。其优点为有效且经济，患者创伤小，适合有条件的医院开展。

（3）子宫动脉栓塞联合药物引产：首先栓塞子宫动脉，动脉栓塞后胎盘血流阻断，胎儿缺血死亡，子宫动脉栓塞还可以导致妊娠子宫收缩，从而诱发和促进引产。其优点为子宫血液供应被阻断，减少胎盘血供，达到预防产时、产后出血目的；同时可保留子宫及生育功能。

缺点：①并发症比较多，主要是栓塞后综合征，表现为下腹部和下肢疼痛及术后低热等症状；②对技术要求高，基层医院不易推广；③价格昂贵，增加家庭负担。

前置胎盘特殊情况下选择经阴道引产的方式终止妊娠，对于患者来说既可以减轻精神和经济负担，也有利于产妇术后身体恢复，可尽早再次妊娠。但经阴道分娩仍存在较大风险，一定要在做好输血及抢救准备的条件下进行引产，必要时为挽救患者生命仍有可能进行剖宫取胎术。瘢痕子宫+前置胎盘+胎盘植入患者引产风险较大，应在有条件的医院根据患者情况选择合适的引产方式。

综上所述，引产时应严格遵循操作规程，严格掌握适应证及禁忌证，严禁无指征引产。根据患者具体情况选择适当的引产方法，个体化处理，以达到最佳的引产效果，保证患者安全。

（马玉燕　杨秋红）

第四节　产钳助产术/胎头负压吸引术

产钳助产术和胎头负压吸引术是解决困难分娩的重要产科助产手术。两者在临床中的应用广泛，但不能完全相互代替，应根据具体情况选择实施。在实施助产时，要充分考虑使用助产器械的先决条件，综合评价产妇的一般情况、骨盆情况，胎儿的一般情况、大小、胎位、颅骨重叠程度等，以及在实施过程中所能得到的设备及人员的支持、施术者使用助产器械的熟练度。使用时需严格掌握适应证，按操作规范进行，从而减少手术并发症的发生。

一、产钳助产术

（一）产钳结构及功能

1600 年左右 Chamberlen 家族首次发明并使用产钳。产钳由相互交叉的两部分（即左、右叶）组成，每部分包括钳的叶、胫、锁扣及柄四部分。钳叶具有两个弯曲，头弯与胎头的形状相一致，骨盆弯基本上与产道的轴相匹配。钳叶通过胫与钳柄相连。目前临床常用产钳有 Simpson 产钳、Kielland 产钳、Piper 产钳和剖宫产产钳。

1. Simpson 产钳　具有胎头弯曲和母体骨盆弯曲，左、右叶产钳的胫是平行的（图 16-4-1），钳叶交叉处为英式扣锁。最常用于出口产钳术及低位旋转产钳术。

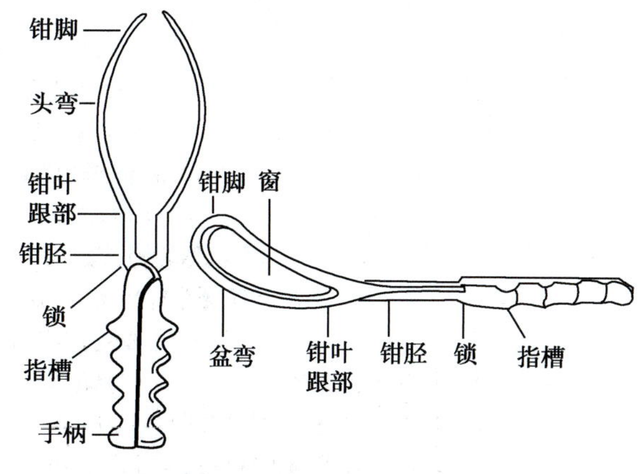

图 16-4-1　Simpson 产钳

2. Kielland 产钳　胎头的钳叶弯曲，无向上的骨盆轴弯曲，钳叶瘦长而薄，左、右产钳叶间的连接为滑动扣锁

(图 16-4-2),钳尖间距离可大可小,可以交叉,放置于骨盆任何径线均可以旋转,适用于枕横位、枕后位的牵引和旋转胎头。

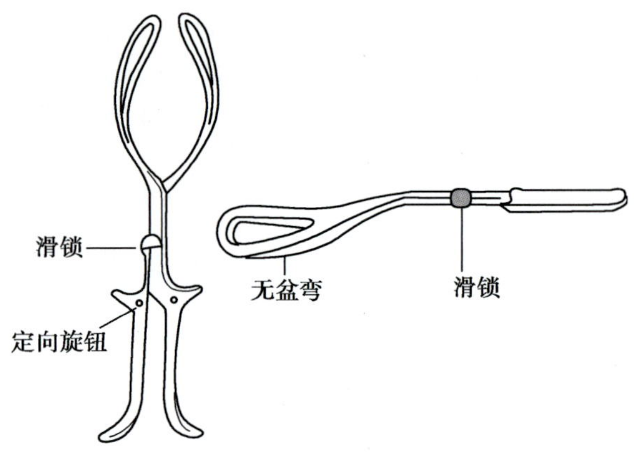

图 16-4-2 Kielland 产钳

3. Piper 产钳 产钳钳柄比较长,钳柄弯曲与骨盆弯曲方向相反(图 16-4-3)。适用于臀位分娩胎头娩出困难或手法娩出胎头失败者。使用前提条件是胎儿上肢已经娩出,胎头已经入盆并转正。

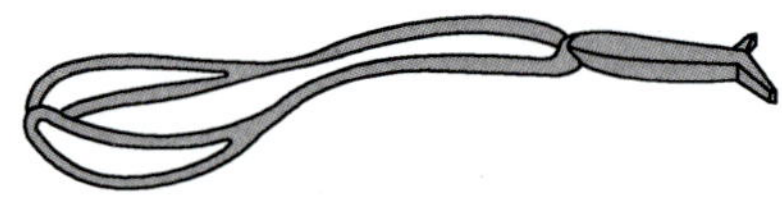

图 16-4-3 Piper 产钳

4. 剖宫产产钳 产钳柄短,钳叶仅有胎头弯曲(图 16-4-4),适用于剖宫产手术中胎头高浮、或胎头较深入盆腔时,用手娩出胎头困难者。

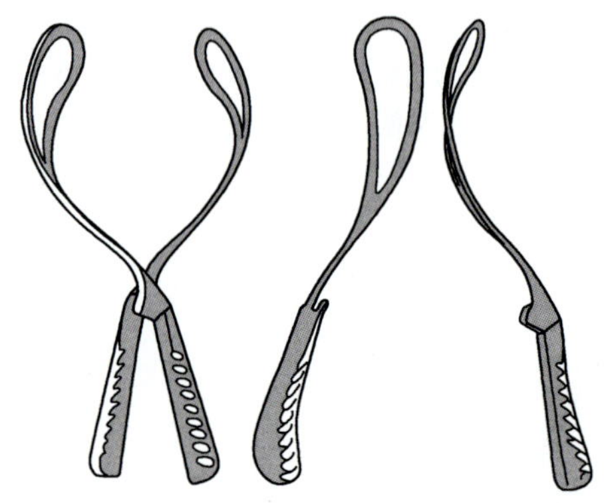

图 16-4-4 剖宫产产钳

(二)产钳助产术分类

《中华医学会阴道手术助产指南(2016)》作出的分类标准如下(中华医学会妇产科学分会产科学组,2016)。

1. 出口产钳 ①不需要分开阴唇即可见到胎儿头皮;②胎儿颅骨骨质部最低点已达到骨盆底;③胎头达到会阴体部;④矢状缝位于骨盆前后径上,或为枕左前、枕右前,或为枕左后、枕右后;⑤胎头旋转不超过 45°,旋转至枕前位或枕后位均可实施。

2. 低位产钳 ①胎头颅骨骨质部最低点位于+2cm 或以下,但未达骨盆底;②胎方位应旋转至枕前位,包括旋转≤45°至枕前位或枕后位,以及旋转≥45°至枕前位。

3. 中位产钳 ①胎儿颅骨骨质部最低点在+2cm 以上,但在坐骨棘以下;②胎方位应旋转至枕前位,包括旋转≤45°至枕前位或枕后位,以及旋转≥45°至枕前位;③中位产钳风险较大,只在紧急情况下使用。

4. 高位产钳 ①腹部可扪及 2/5 或以上的胎头,且颅骨骨质部最低点位于坐骨棘水平以上;②高位产钳已经废弃。

(三)产钳助产术手术适应证及禁忌证

1. 产钳助产术适应证

(1)孕妇患有各种合并症及并发症,需缩短第二产程,如心脏病、哮喘、急性慢性肺部疾病或其他引致肺功能减退的疾病等。

(2)第二产程延长。

(3)胎儿窘迫。

(4)剖宫产胎头娩出困难者、臀位后出头困难者。

(5)胎头吸引术失败,经检查可行产钳助产者。

(6)早产第二产程需要助产时。

确定使用产钳助产术时,术前与产妇及其委托人充分沟通,告知实施产钳术的原因及可能导致的母胎并发症,征得患方的知情同意选择及签字后方能实施。所在单位应具备新生儿复苏的人员及设备的支持。实施者应具备产钳助产的熟练技能。

2. 产钳助产术禁忌证

(1)骨盆狭窄或头盆不称。

(2)颏后位、额先露、高直位或前不均倾等其他异常胎位。

(3)严重胎儿窘迫,估计产钳术不能立即结束分娩者。

(4)宫口未开全者。

(四)产钳助产术手术操作步骤

以下介绍最常用的 Simpson 产钳使用方法(刘兴会 等,2015)。

(1)确认抢救新生儿人员、窒息药物、用品准备到位事宜。

(2)产妇取膀胱截石位。常规消毒外阴,铺消毒巾,导尿。

(3)阴道检查确定宫口已开全、囟门位置、产瘤大小、胎方位、先露下降平面,再次排除头盆不称。

(4)开放静脉通道,检查产钳,并涂以滑润剂。行会阴侧切。

(5)放置产钳左叶,左手以握毛笔方式握左叶钳柄,钳叶垂直向下,右手伸入胎头与阴道壁之间做引导,使左叶产钳沿右手掌慢慢进入胎头与阴道壁之间,直至到达胎头左侧顶颞部,钳叶与钳柄在同一水平位,钳柄内面正向产妇左侧,将左钳柄交助手握住并保持原位不变(图 16-4-5)。

(6)放置产钳右叶,右手垂直握右钳柄如前述,以左手中指、示指伸入阴道后壁与胎头之间引导右钳叶(在左产钳上面)缓慢滑向胎头右侧方到达与左侧对称位置(图 16-4-6)。

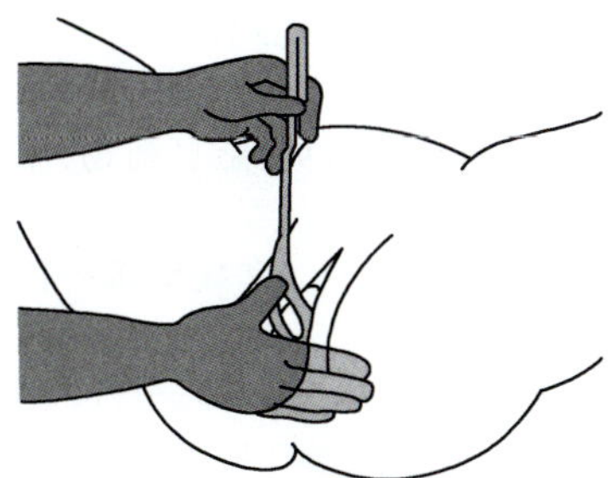

图 16-4-5　放置产钳左叶

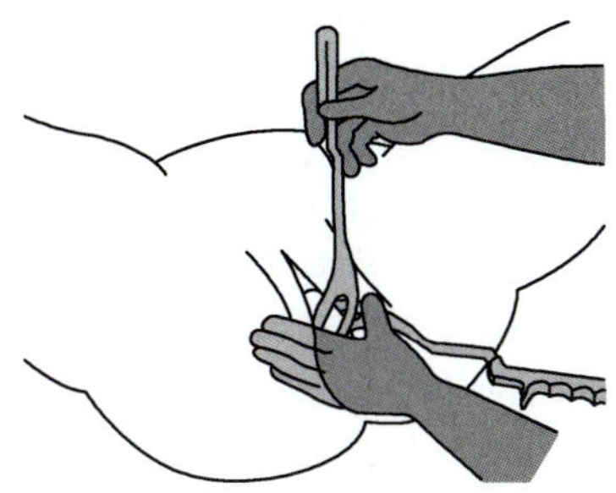

图 16-4-6　放置产钳右叶

（7）合拢钳柄，两个产钳放置在正确位置后，左右产钳锁扣恰好吻合，左右钳柄内面自然对合。

（8）检查钳叶位置，检查钳叶与胎头之间有无夹持宫颈组织。

（9）扣合锁扣，阵缩来临时指导产妇屏气，保护会阴，向外向下牵引胎头；先露部拨露时，逐渐将钳柄向上旋转，使胎头逐渐仰伸而娩出（图 16-4-7、图 16-4-8）。

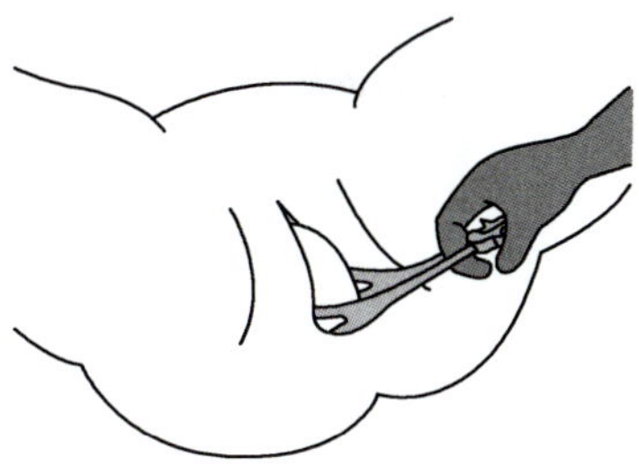

图 16-4-7　产钳试牵引

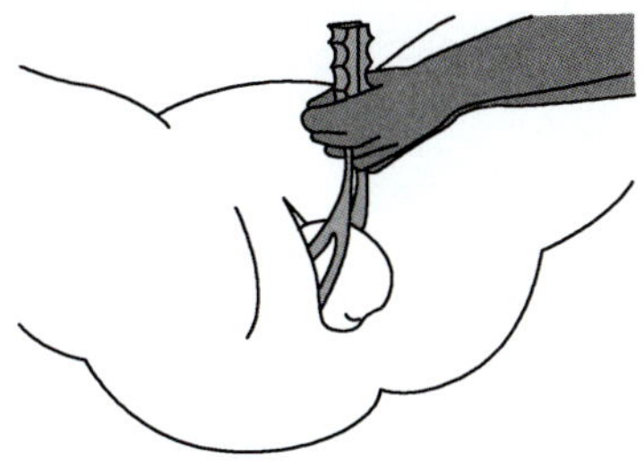

图 16-4-8　产钳牵引

（10）胎头双顶径露出会阴口时，按照放置产钳相反方向先取出右叶产钳，再取出左叶产钳，后娩出胎体。

（11）胎盘娩出后，查看宫颈、阴道有无撕裂伤及会阴切口，逐层缝合。

（五）并发症防治

1. 母体并发症

（1）产道损伤：主要是软产道的撕裂伤，如会阴裂伤、阴道壁裂伤、宫颈裂伤。会阴部裂伤除与保护会阴部技术有关外，也和助产时会阴切开口过小、产钳牵引时未按产道轴方向而行暴力牵引、产钳牵引速度过快有关。阴道壁裂伤多为沿会阴侧切口黏膜向上延伸，而在采用中位产钳时可深达穹窿部，术后常规的软产道检查和处理是十分重要的，特别是瘢痕子宫的产钳助产术，一定要检查子宫瘢痕的情况，防止瘢痕破裂导致产妇严重的并发症。Hagadorn-Freathy 等人报道，13% 的出口产钳发生Ⅲ～Ⅳ度的会阴撕伤，低位产钳旋转小于 45° 发生率为 22%，旋转大于 45° 发生率为 44%，而在中位产钳者中的发生率为 37%。

（2）阴道壁血肿：由裂伤出血所致，向上可达阔韧带及腹膜后，向下可达会阴深部。

（3）感染：由于阴道检查、会阴切开、产钳放置、牵引时损伤产道等，均可增加感染机会。

（4）产后出血：产道的损伤增加了产后的出血量。

（5）伤口裂开：多与术前多次阴道检查及切口裂伤较深、缝合时间过长等有关。

（6）远期后遗症：术时盆底软组织损伤，可后遗膀胱、直肠膨出或子宫脱垂等。严重的损伤还可以有生殖道瘘及骨产道的损伤。

目前已废弃高、中位产钳，这种损伤已少见。

2. 新生儿并发症

（1）头皮血肿：较常见，发生率可达 1%～12%。

（2）头面部皮肤擦伤：常见，发生率达 10%。

（3）新生儿窒息：文献报道发生率达 10.88%，低位产钳和出口产钳的新生儿窒息率与正常分娩比较差异无显著性，而中位产钳的新生儿窒息率与正常分娩相比，差异有显著性。

（4）颅内出血：胎头位置较高的中位产钳术或产钳旋转不当，均可造成颅内出血，严重者可致新生儿死亡，存活者可发生瘫痪、行为异常、智力低下、脑积水等后遗症。文献报道产钳术新生儿颅内出血率为 1∶664。

（5）其他：面瘫、臂丛神经损伤、颅骨骨折、锁骨骨折、新生儿死亡等。

二、胎头负压吸引术

（一）胎头吸引器构造

胎头吸引器由胎头端、牵引柄及吸引管三部分组成。吸引杯的材质包括金属、塑料、橡胶、硅胶等。常用的胎头吸引器有金属型及硅胶型（图 16-4-9）。吸引杯材质的不断改进有效降低了助产失败率、母体阴道损伤率、胎头皮肤和颅骨的损伤率。Kiwi Omni 胎头吸引器是最新研制的一次性使用胎头吸引器，由吸引杯及主干两个部分组成，其中主干部分包括牵引装置、手动真空泵手柄及牵引力指示器；吸引杯是由软硅胶材料制成，其背面有一凹槽，与主干部分相连接（图 16-4-10）。与传统胎头吸引器相比，Kiwi Omni 胎头吸引器具有更容易操作的主干部分，主干与杯体在同一水平面连接，接生者单人就可以完成操作。

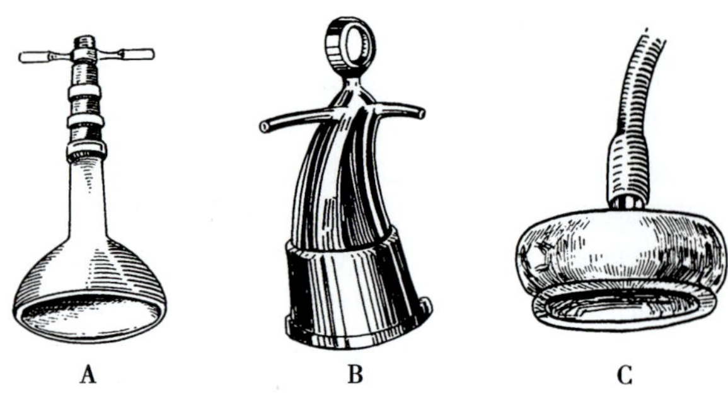

图 16-4-9　常用的胎头吸引器

A. 硅胶喇叭形胎头吸引器；B. 金属牛角形胎头吸引器；C. 金属杯状胎头吸引器。

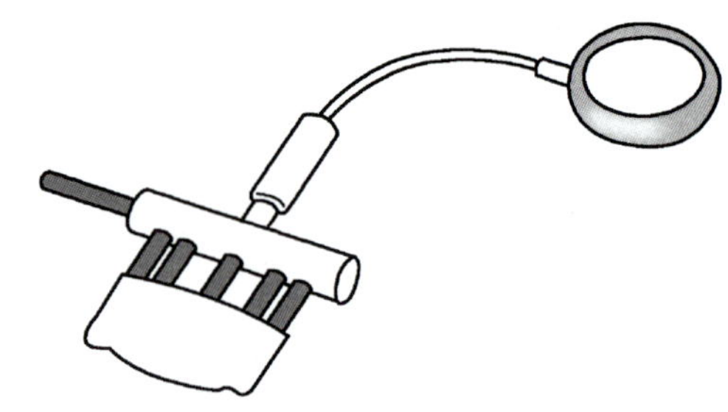

图 16-4-10　Kiwi Omni 胎头吸引器

（二）胎头吸引助产术手术的适应证及禁忌证

1. 适应证

（1）因持续性枕横位或枕后位、宫缩乏力致第二产程延长者。

（2）母体患有某些疾病，如心脏病、高血压、妊娠期高血压疾病、肺结核、严重贫血或哮喘等，需要缩短第二产程者。

（3）有剖宫产史或子宫手术史，不宜在分娩时增加腹压用力屏气者。

（4）轻度头盆不称，胎头内旋转受阻者。

（5）胎儿窘迫需要尽快结束分娩者。

确定使用胎头吸引助产术时，术前与产妇及其委托人充分沟通，告知实施胎头吸引助产术的原因及可能导致的母胎并发症，征得患方的知情同意选择及签字后方能实施。所在单位应具备新生儿复苏的人员及设备的支持。实施者应具备胎吸助产的熟练技能。

2. 禁忌证

（1）胎儿不宜从产道分娩者，如严重的头盆不称、产道畸形、产道阻塞、宫颈癌、子宫脱垂手术后、尿瘘修补术后等。

（2）异常胎位颜面位、额位、横位。

（3）臀位后出头。

（4）胎头未衔接。

（5）胎膜未破。

（6）确诊巨大胎儿。

（7）极早早产，疑胎儿凝血功能异常，最近进行过头皮采血者。

（三）胎头吸引助产术手术操作步骤

1. 常用胎头吸引器方法（刘兴会 等，2014）

（1）确认抢救新生儿人员、窒息药物、用品准备到位事宜。

（2）产妇取膀胱截石位。常规消毒外阴，铺消毒巾，导尿。

（3）阴道检查再次阴道检查，确定宫口情况，触摸囟门位置和产瘤大小、胎方位及先露下降平面，再次排除禁忌证。

（4）检查吸引器有否损坏、漏气，橡皮套有否松动，接橡皮接管至吸引器空心管柄上，并涂以滑润剂。

（5）开放静脉通道，行双侧阴部神经阻滞麻醉。可行会阴侧切。

（6）放置吸引器，吸引器大端外面涂以润滑油，用左手分开两侧小阴唇，暴露阴道口，以中示指掌侧向下，撑开阴道后壁，右手持吸引器将大端下缘向下压入阴道后壁前方。随后左手中指、示指掌侧向上，撑开阴道右侧壁，使吸引器大端右侧缘滑入阴道内，继而右手指转向上，提拉阴道前壁，将大端上缘滑入阴道内。最后以右手示指撑开阴道左侧壁，使大端完全滑入阴道内并与胎头顶部紧贴（图 16-4-11、图 16-4-12）。

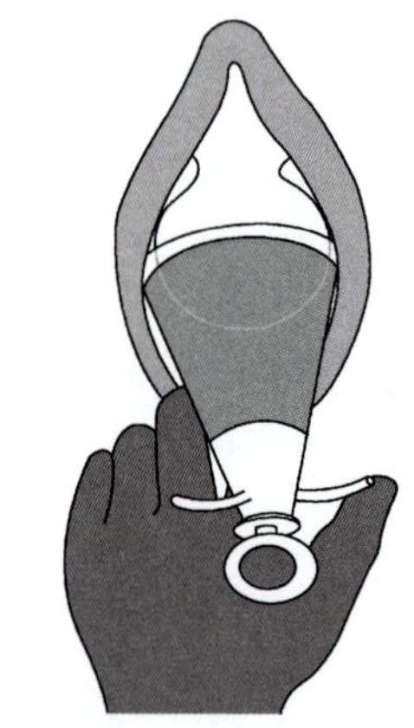

图 16-4-11　胎头吸引器放置（正面观）

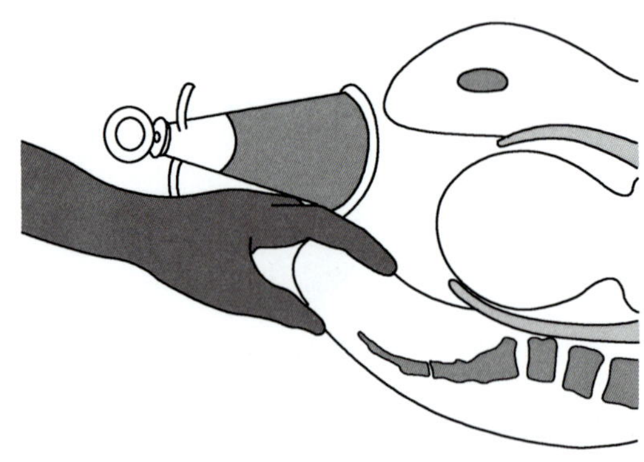

图 16-4-12　胎头吸引器放置（侧面观）

放置时胎头吸引器的中心应位于胎头的“俯屈点”。胎头俯屈点是指矢状缝上，后囟前方二横指（约 3cm）处。胎头吸引器的中心应位于这个俯屈点上，在牵引时才能让胎头更好地俯屈并沿骨盆轴方向娩出（图 16-4-13）。

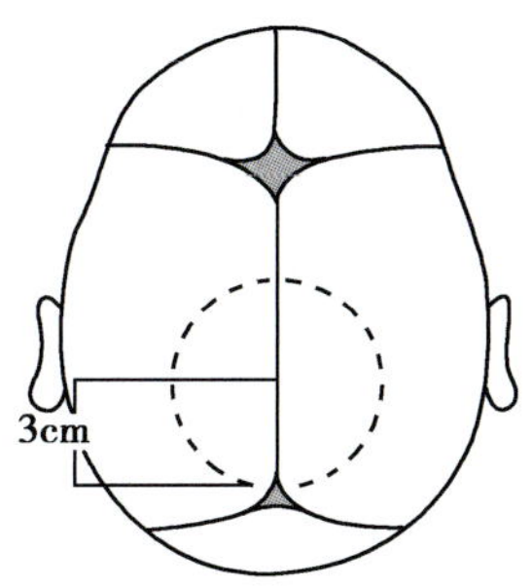

图 16-4-13　俯屈点

放置位置：大多数负压杯直径为 5~6cm，杯应放置在胎儿的俯屈点，这样在该点进行牵引胎头将以最短的枕下前囟径（9.5cm）娩出。前囟和俯屈点的距离估计为 6cm，俯屈点位于后囟前方 3cm 左右，故将放置杯后缘达到后囟，并超过了俯屈点，杯前缘和前囟之间应该有 3cm 的间隔。将吸引器放置在正确的俯屈正中点，头皮损伤的概率最小。

（7）检查吸引器，一手扶持吸引器并稍向内推压，另一手示中指伸入阴道沿吸引器大端口与胎头衔接处摸一周，以排除有阴道组织或宫颈组织嵌入。同时调整吸引器小端的两柄方向与矢状缝相一致，以作为旋转胎头的标记。

（8）在 2~3 分钟内逐渐缓慢形成所需负压，使胎头在由小到大的负压作用下，逐渐形成一个“产瘤”。如用电动吸引器抽气法，将吸引器牵引柄气管上的橡皮接管与吸引器的橡皮接管相接，然后开动吸引器抽气，所需负压为 40~66.7kPa（300~500mmHg）。若用注射器抽气法，则用 50 或 100ml 注射器逐渐缓慢抽吸，金属吸引器抽吸 150~180ml，硅胶吸引器抽吸 60~80ml 即可达所需负压。负压形成后以血管钳夹紧橡皮接管。

（9）牵引与旋转吸引器牵引前应轻轻地、缓慢适当地用力试牵，了解牵引器与胎头是否衔接或漏气。然后根据先露所在平面，以握式或拉式循产道轴方向在宫缩时进行牵引，宫缩间歇期停止牵引。以枕左横位胎头位于坐骨棘水平为例，先向下向外稍向逆时钟方向旋转牵引，先露部到达会阴部时则向外牵引，双顶着冠时则逐渐向上牵引，直至双顶径娩出（图 16-4-14）。用力不能太大，牵力不超过 3kg。持续性枕后位最好用手旋转至枕前位后施行吸引术。

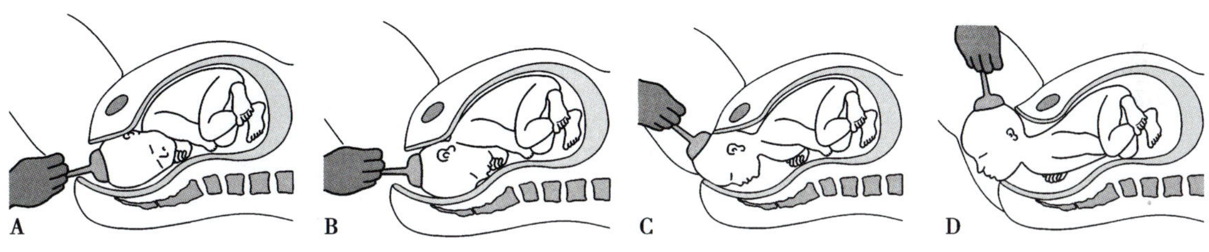

图 16-4-14　胎头吸引器牵引

A. 正确放置胎头吸引器；B. 形成负压，开始牵引；C. 沿产道轴方向向上、向外牵引；D. 胎头仰伸、双顶径娩出后停止牵引。

（10）取下胎头吸引器，胎头娩出后，应拔下橡皮管或放开夹橡皮管的血管钳，取下吸引器。按正常分娩机制分娩胎儿。

（11）胎儿、胎盘娩出后，依次检查宫颈、阴道有无裂伤及会阴切口，然后逐层缝合。

整个实施过程中负压形成不宜过快过大，吸引时间以不超过 10 分钟为佳，如滑脱则要仔细检查是否该产妇不适于经阴道分娩，经检查无明显禁忌证者，可第二次重新放置吸引器，一般不超过两次，否则应改用产钳或剖宫产结束妊娠。

2. Kiwi Omni 胎头吸引器使用方法　产妇取膀胱截石位，导尿排空膀胱，再次行阴道检查，排除头盆不称并确定宫颈口已开全，确定胎方位及胎先露的高低。消毒石蜡油润滑吸杯，将其放置于胎头俯屈点，并检查吸杯内有无嵌顿其他软组织，确定无其他软组织嵌顿后使用手动真空泵，将压力调至 39.9~66.5kPa，当孕妇子宫收缩时，主力手沿骨盆轴方向持续地、缓慢地牵拉真空泵手柄，另一只手轻轻固定吸引杯，直至胎头娩出。

（四）并发症防治

1. 新生儿并发症

（1）头皮下血肿：负压过大或牵引力过大，牵引时间过长所致。

（2）头皮擦伤：牵引时间过长可发生头皮水疱，吸引器粗糙会致使头皮擦伤。

（3）颅内出血：发生于吸引术多次滑脱失败或再改用产钳术者，文献报道抬头负压吸引术新生儿颅内出血率为 1∶860。

（4）头皮坏死：吸引时间过长，或多次牵引，或旋转过急过大所致。

（5）颅骨损伤：吸引负压过大或牵引力过大所致。

2. 母体并发症

（1）宫颈裂伤：宫口未开全牵引所致。

（2）外阴阴道裂伤。

（3）阴道血肿：由于阴道壁置入吸引器所致。

三、总结

胎头吸引术和产钳术是解决困难分娩的重要产科助产手术。两者在临床中的应用广泛，但不能完全相互代替，应根据具体情况选择实施（金镇 等，2005）。在实施助产时，要充分考虑使用助产器械的先决条件，综合评价产妇的一般情况、骨盆情况，胎儿的一般情况、大小、胎位、颅骨重叠程度等，以及在实施过程中所能得到的设备及人员的支持、施术者使用助产器械的熟练度。使用时需严格掌握适应证，按操作规范进行，从而减少手术并发症的发生。

胎头吸引器不占据骨盆侧壁空间位置，不易造成产道软组织损伤，实施时将杯体置放于胎头上，不会造成胎儿面部损伤。胎头吸引器的旋转不受限制，对于枕横位者尤其适用。该法操作简便，容易掌握。Kiwi Omni 胎头吸引器带有牵引力指示器，可以将牵引触感与可视刻度相互关联起来，有助于提高阴道助产的安全性。但是，胎头吸引器是将负压牵引力直接作用于胎儿头皮，故对于牵引困难、牵引时间长者，容易出现新生儿头皮下血肿、头皮擦伤等风险。与胎吸助产术相比，产钳术所引致的新生儿并发症如头皮血肿、视网膜出血等明显较少，助产成功率高，适用于早产分娩的助产，但产钳术操作手术技巧要求较高，对母体软产道的损伤明显高于胎吸助产。胎吸助产未成功再改用产钳术者，其新生儿头颅血肿、面神经损伤、颅内出血、出生后机械通气及视网膜出血发生率较自然分娩、仅产钳助产及仅胎吸助产均明显增加。胎儿存在某些病理情况时，选择助产应慎重，如胎儿存在骨折的潜在因素、患有成骨不全症等、已被诊断或疑患有出血性疾病（如血友病、免疫性血小板减少症）等。

（余海燕）

第五节　臀位助产术/臀位牵引术

臀位又称臀先露（breech presentation），根据胎儿双下肢所取的姿势将臀位分为完全臀先露（complete breech presentation）、单臀先露（frank breech presentation）、膝先露（knee presentation）、足先露（foot presentation）4 种。以骶骨为指示点又将其分为骶左前、骶左横、骶左后、骶右前、骶右横及骶右后 6 种胎方位（谢幸 等，2018）。

臀位经阴道分娩方式可分为臀位自然分娩法（spontaneous breech delivery）、臀位助产术（assisted breech delivery）和臀位牵引术（total breech extraction）三种方式。

一、臀位自然分娩法

臀位自然分娩机制是指胎儿臀部或足部随骨盆各平面的不同形态，被动地进行一连串适应性转动，以其最小径线通过产道的全过程。现以骶右前位的分娩机制进行说明（图 16-5-1～图 16-5-4）。

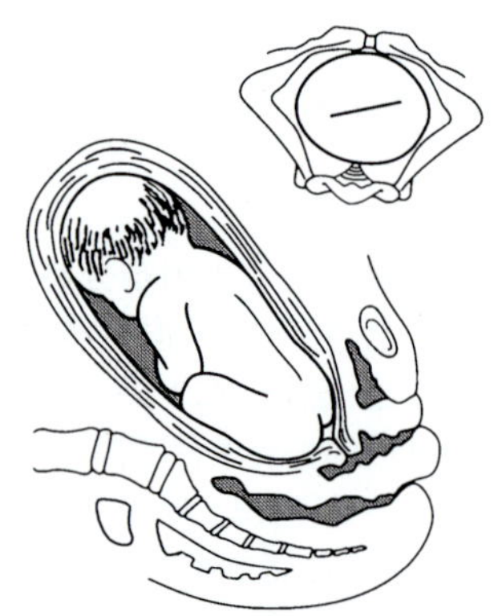

图 16-5-1　胎臀粗隆间径衔接于骨盆入口右斜径上

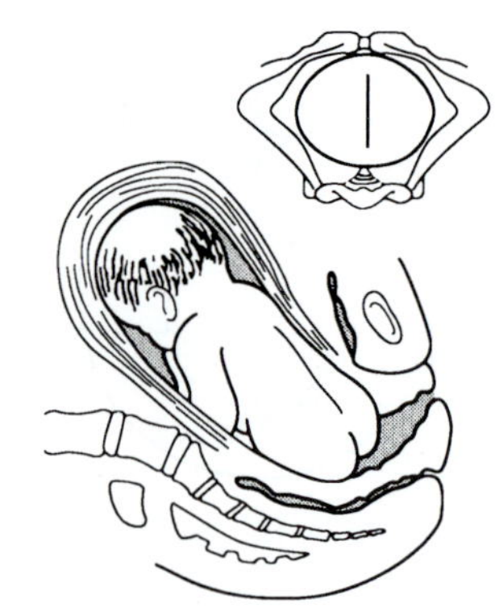

图 16-5-2　胎臀经内旋转后粗隆间径与骨盆出口前后径一致

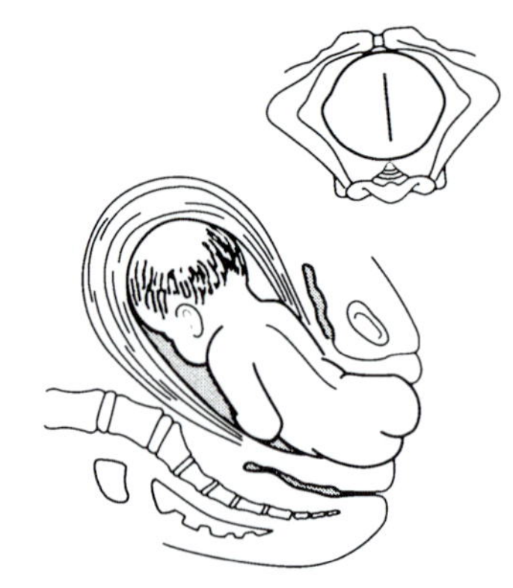

图 16-5-3　前髋自耻骨弓下娩出，臀部娩出时粗隆间径与骨盆出口前后径一致

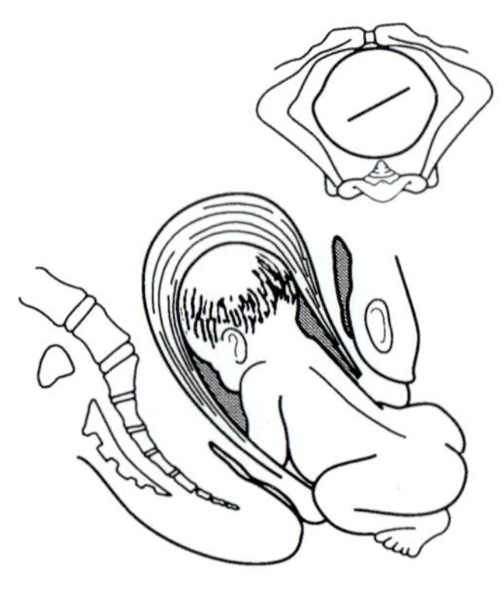

图 16-5-4　胎臀娩出后顺时针方向旋转，胎臀转向前方

（一）胎臀的娩出

临产后，胎臀以粗隆间径衔接于骨盆入口右斜径上。前臀下降较快，当遇到盆底阻力时向母体的右侧方向旋转 45°，使前臀转向耻骨联合后方，此时粗隆间径与母体骨盆出口前后径一致。胎臀继续下降，胎体适应产道侧屈，后臀先从会阴前缘娩出，胎体稍伸直，使前臀在耻骨弓下娩出，胎腿及足自然娩出或在医生的协助下娩出。

（二）胎肩的娩出

胎臀娩出后，轻度向左外旋转，随着胎背转向前方，胎儿双肩径衔接于骨盆入口右斜径上，胎肩快速下降，同时前肩向右旋转45°,使双肩径与骨盆出口前后径相一致,前肩则旋转至耻骨弓下,胎体顺产道侧屈,使后肩及后上肢先自会阴前缘娩出,继之胎体侧伸,使前肩及前上肢娩出(图16-5-5～图16-5-7)。

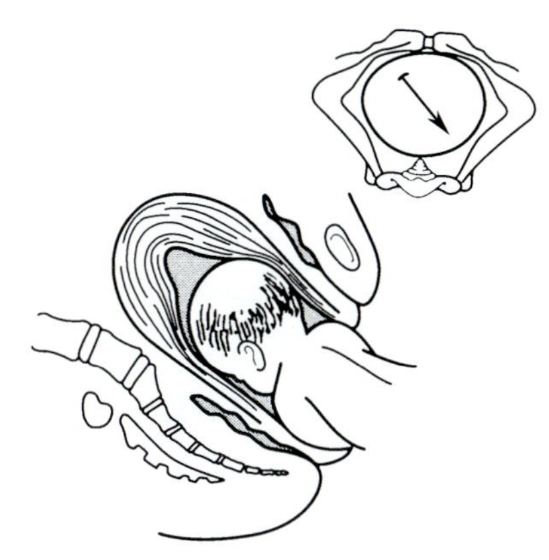

图16-5-5　胎头矢状缝衔接于骨盆出口的左斜径

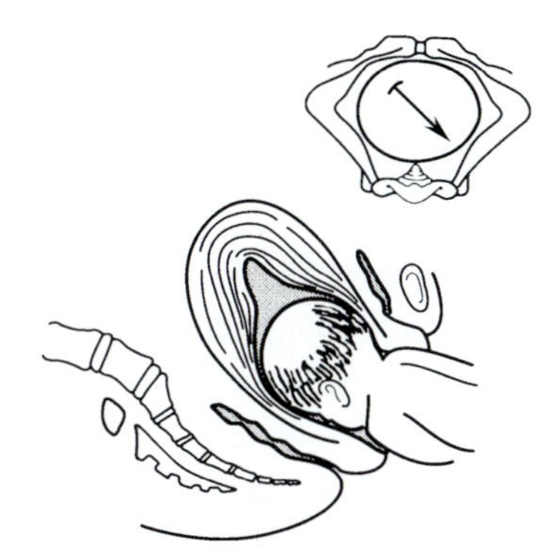

图16-5-6　胎头入盆后矢状缝沿骨盆出口左斜径下降

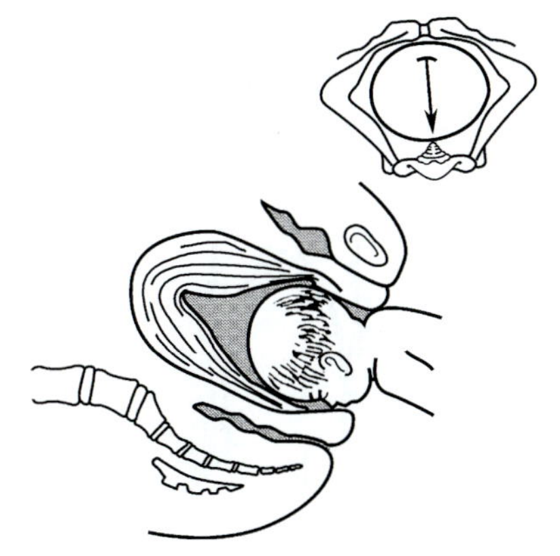

图16-5-7　枕骨经内旋转达耻骨联合下方时,矢状缝与骨盆出口前后径一致

(三)胎头的娩出

当胎肩通过会阴时,胎头矢状缝衔接于骨盆入口的左斜径或横径上,当胎头枕骨达到盆底时向左前方行内旋转,使枕骨朝向耻骨联合,当枕骨下凹抵达耻骨弓下时,以此为支点,胎头俯屈使颏、面及额部相继自会阴前缘娩出,随后枕骨自耻骨联合下娩出(图16-5-8)。

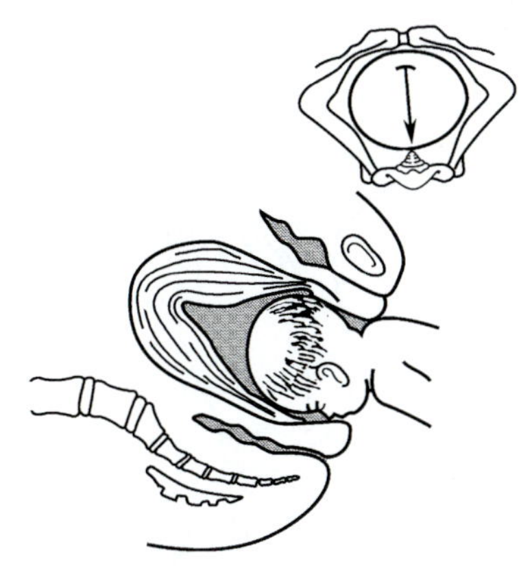

图16-5-8　枕骨下凹达耻骨联合下方时,胎头俯屈娩出,此时胎头矢状缝仍与骨盆出口前后径一致

胎头略呈肾形,其肾形轴为一弧线。后出头在枕部朝前并俯屈良好时,其肾形轴与骨盆轴方向一致,分娩得以顺利完成,如果胎头呈仰伸状态,则两条轴线相交,不利于通过;胎头枕部朝后,胎头轴线与骨盆轴线方向相反,也必然发生出头困难。因此,臀位助产或牵引时,必须因势利导,保持胎背朝前,使胎头以枕前位通过产道,并且要避免胎头仰伸。胎儿呈骶后位临产者,应施用手法引导,使其旋转135°～180°,以枕前位娩出儿头。

虽然臀位分娩的机制是分别介绍的,但在分娩过程中却是连续进行的,胎儿下降的过程始终贯穿于整个分娩过程中。

二、臀位助产术

(一)适应证

1. 骨盆无明显异常,估计胎儿体重≤3 500g。
2. 单臀或完全臀位,胎儿头部俯屈良好。
3. 双胎分娩中第二胎儿为臀位者。
4. 宫口已经开全,胎儿无缺氧现象。

(二)术前准备

1. 阴道检查明确骨产道是否有异常、宫口是否开全、臀位类型、胎方位及有无脐带脱垂。

2. 双侧会阴阻滞麻醉,初产妇或会阴较紧者须做会阴切开术。

3. 做好新生儿复苏的准备,并备好后出胎头产钳。

(三)手术方法

1. 胎儿臀部的娩出或牵引

(1)堵臀法:主要用于完全或不完全臀先露。其要点是适度用力阻止胎足娩出阴道,使宫缩反射性增强,迫使胎臀下降,胎臀与下肢共同下降至盆底,有助于宫口和软产道充分扩张。见胎儿下肢露于阴道口时,即用一消毒巾盖住阴道口,并用手堵住。每次宫缩时以手掌抵住,防止胎足早期脱出。这样反复宫缩可使胎臀下降，充分扩充阴道，直至产妇向下屏气强烈，手掌感到相当冲力时，即准备助产（图16-5-9）。

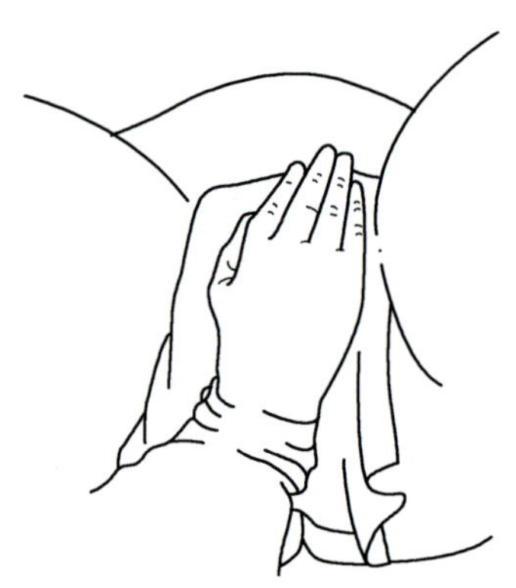

图 16-5-9　堵臀

（2）娩出臀部：待宫口开全，会阴膨起，胎儿粗隆间径已达坐骨棘以下，宫缩时逼近会阴时，做会阴切开。然后趁一次强宫缩时嘱产妇尽量用力（图 16-5-10）。在产力良好的情况下，胎儿后臀部可于会阴 6 点处自然娩出，然后前臀从耻骨联合下娩出。同时，胎儿躯体外旋转使骶骨转向前方，胎体继续下降。至此，胎体已下降至胎儿脐部，并暴露出脐带（刘兴会 等，2018）。

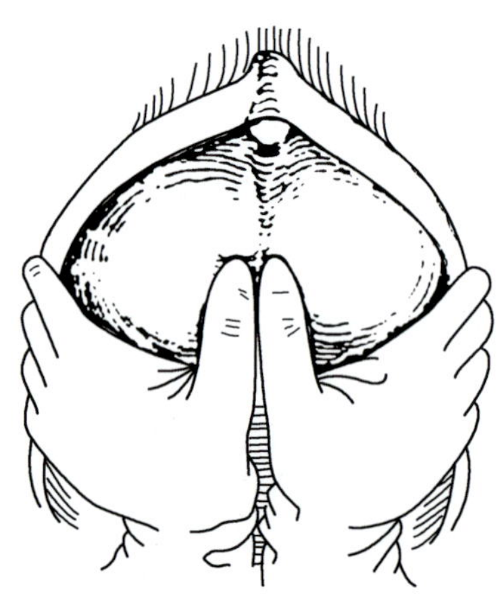

图 16-5-10　娩出臀部

2. 胎儿下肢和躯干的娩出　待胎儿臀部和躯干娩出后，应用手术巾包裹胎儿下肢和骨盆，以免因胎脂滑腻而滑脱。牵引方向应先向母体的下后方用力，随下肢逐渐外露时，握持点应逐渐上移至胎儿股部。当胎臀在阴道口显露时，则向上牵引胎体使胎臀娩出。再适当向前旋转胎体，使胎背转向耻骨联合下方。牵引胎体时双手拇指应置于胎儿骶部，另四指则应握持胎儿双侧髋部和骨盆，但不应用力挤压胎儿腹部以免损伤腹腔脏器（图 16-5-11）。当胎儿脐部娩出后，为防止脐带过度向上牵拉，可将脐带适当向下牵出 5~10cm。继续向下牵拉躯干，使胎儿肋缘和肩胛部相继显露。此时，由于胎体外露和寒冷刺激，胎儿可有呼吸或喘息运动，故应注意保暖并将手术巾上移覆盖胎体。

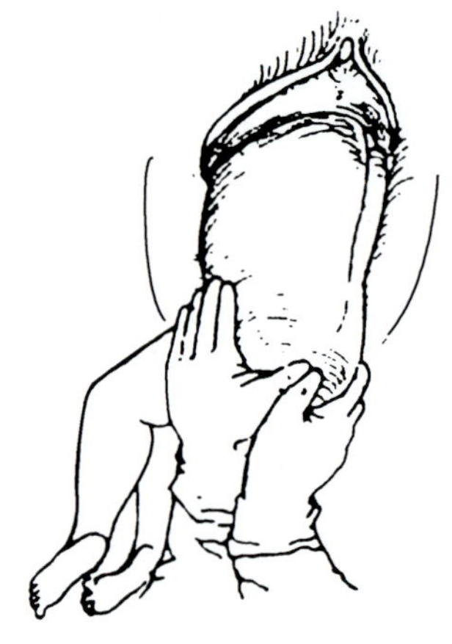

图 16-5-11　扶臀旋转

3. 胎儿肩部和上肢的娩出　在继续向下牵引胎儿躯干的同时，将胎体向上、向前旋转，使胎体侧曲以便于暴露和娩出胎儿肩部和腋窝，但必须指出在腋窝尚未下降和暴露于外阴部时忌过早娩出胎儿上肢。娩出胎儿肩部和上肢时可采取 2 种方式，助产时可根据具体情况选择使用。

（1）先娩出前肩法：术者双手握持胎体逆时针旋转并向下牵引，于耻骨联合下暴露并娩出前肩和前上肢（图 16-5-12）。然后，将胎体顺时针旋转，同样于耻骨联合下方暴露并娩出后肩和后上肢(图 16-5-13)。

（2）先娩出后肩法：术者双手握持胎儿双足向上方牵引，于会阴部暴露和娩出胎儿后肩和后上肢（图 16-5-14）。然后逆时针旋转并向下方牵引胎体，于耻骨联合下方暴露并娩出前肩和前上肢。

在娩出胎儿上肢时忌操之过急，如在胎儿胸部和肋缘刚刚娩出，而腋窝部尚未暴露时即试图强行牵拉娩出胎儿上肢，极易造成胎儿前臂骨骨折。另外，正常女性骨盆腔后部和两侧部的可利用空间较大，而利于胎体的旋转和娩出；因此在胎儿较大，肩部娩出困难时，充分利用后骨盆间隙娩出胎儿后肩是明智之举。为此，术者右手握持胎儿双足向上方提起，使胎儿后肩下降至会阴部，然后术者用左手示指和中指伸入阴道内，沿胎儿前臂骨滑入肘窝从胸前娩出上肢。同

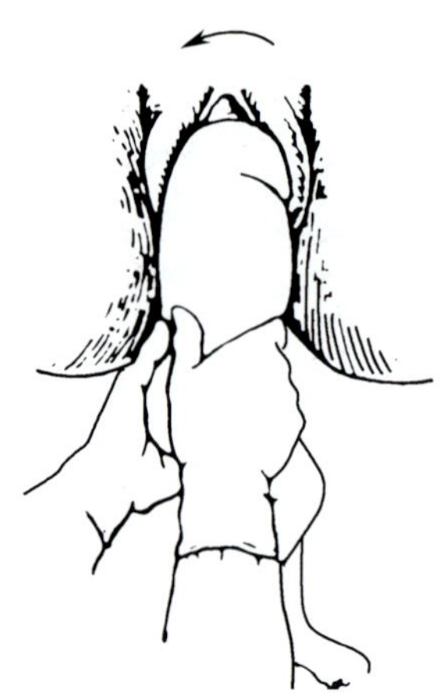

图 16-5-12　双手握胎髋逆时针旋转，娩出前肩和前臂

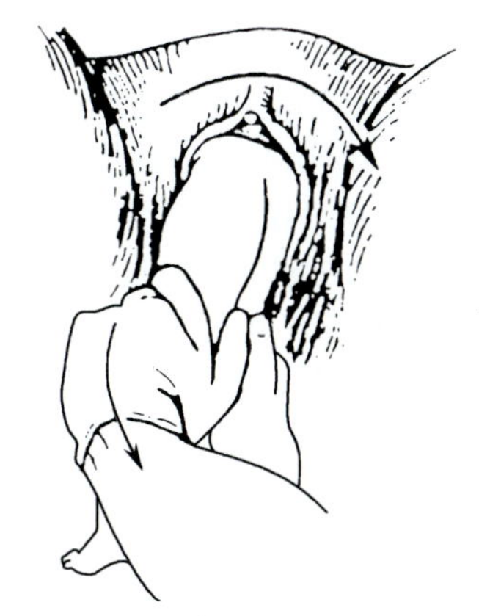

图 16-5-13　顺时针娩出另一胎肩及前臂

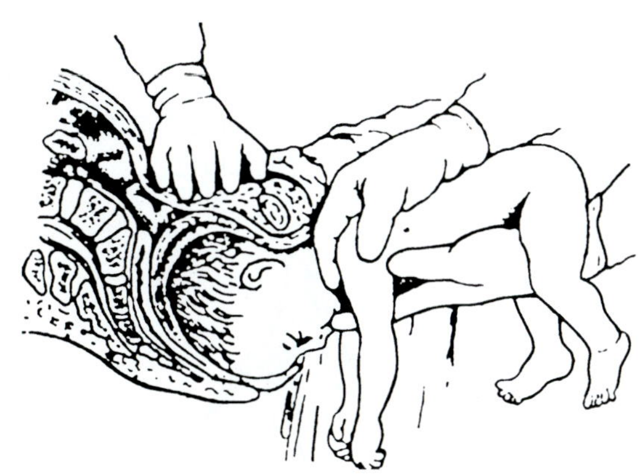

图 16-5-15　牵引胎头时助手在产妇耻骨联合上方加压协助

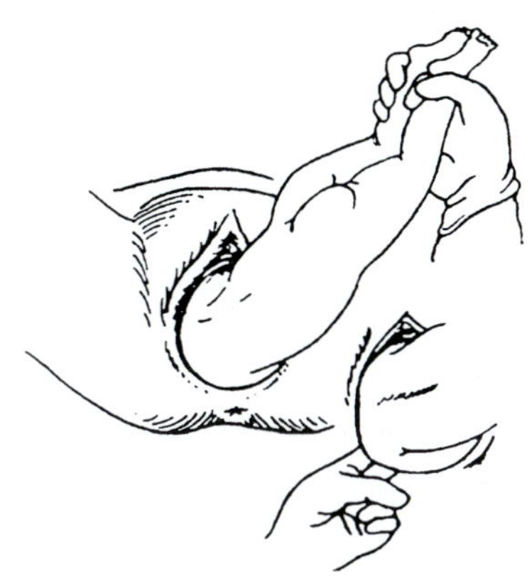

图 16-5-14　娩出后方上肢

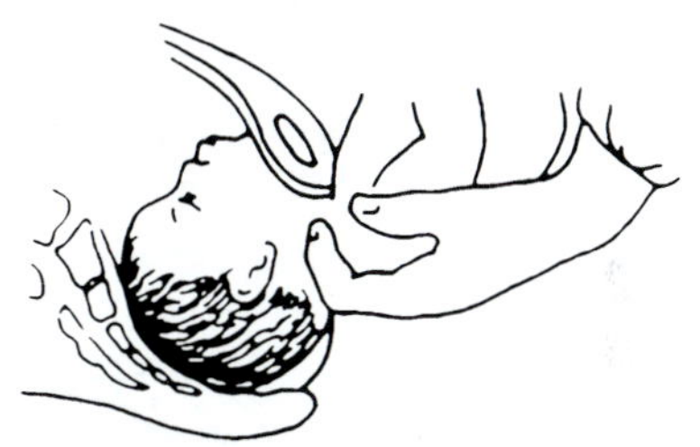

图 16-5-16　枕后位娩出胎头

样，当旋转胎体于耻骨联合下娩出胎儿前肩和上肢时，也应采取相同的操作手法。

4. 胎头的娩出　双肩和上肢娩出后将胎背转向前方，使胎头转正以便牵引娩出。臀位胎头的娩出可采取两种方式。

（1）Mauriceau 手法：其方法是将胎体骑跨于助产者左手臂上，术者左手中指伸入胎儿口腔抵于下颌部，示指和无名指分别抵于胎儿上颌部，术者右手中指抵于胎头枕部使胎头俯屈，示指和无名指分别置于胎儿颈部两侧和双肩部。牵引时，助手于耻骨上方协助推压胎头，助产者先协助胎头俯屈，然后仰伸娩出胎头（图 16-5-15）。该手法是臀位胎头娩出最常使用的方法（Cunningham，et al.，2010）。

（2）Prague 手法：当胎体娩出而胎背不能转向前方时，可加强牵引胎儿双下肢或骨盆，以期使胎背转向前方，然后依 Mauriceau 手法娩出胎头。如胎背仍然停留于后方而不能转向前方，则可参照改良的 Prague 手法，即助产者从胎体背部，以左手（或右手）中指置于胎头枕部，示指和无名指置于胎儿颈部两侧和双肩部，以枕后位方式牵引娩出胎头（图 16-5-16）。该手法较少使用。

5. 后进胎头产钳术　后进胎头产钳术，适用于臀位分娩后进胎头娩出困难或手法娩出胎头失败者。使用后进胎头产钳的前提条件是胎儿上肢已经娩出，胎头已经入盆并转正。此时为便于手术操作，助手一手握持胎儿双足，另一手使用手术巾包裹并提起胎体。术者先沿骨盆左侧上置产钳左叶，然后放置产钳右叶。如合拢无误则可循骨盆轴，俯屈牵引娩出胎头。

三、臀位牵引术

臀位牵引术是指胎儿的全部分娩均由术者牵引完成。

1. 适应证　本手术常在紧急情况下施行，产道多未充分扩张，对母子有较大的危险，因此指征明确才可施术。

（1）胎儿窘迫或脐带脱垂。

（2）产妇有严重合并症，如心力衰竭，须立即结束分娩又无剖宫产条件。

（3）双胎第二胎儿呈臀位娩出不顺利。

2. 手术条件　无头盆不称，宫口开全，术者具有臀位牵引术的经验。

3. 术前准备　同臀位助产术。

4. 手术方法

（1）胎足及下肢的娩出

1）如胎儿双足仍滞留于宫腔内，应伸手入宫腔，握持单足或双足牵出。

2）如胎儿单足或双足已脱露于外阴或阴道内，术者用治疗巾包裹胎儿膝部以下手握持牵引。

3）如胎儿为单臀先露，可用双手勾住胎儿腹股沟，边旋转边用力向下牵引娩出儿臀，以后则按堵臀法娩出胎足及躯干，按扶着分娩出胎肩和胎头（图 16-5-17）。如勾臀失败，可采用 Pinard 手法牵引胎足。即伸入宫腔之手沿一侧股部达腘窝，用手按压腘窝使下肢屈曲，握住胎足向下牵引，臀部及另一下肢便随之被牵出（图 16-5-18）。注意开始时应牵引位于前方的胎足，以保持胎位呈骶前位。如果位于前方的下肢屈曲困难，亦可先牵引后方的胎足，但随之即取另一足，然后牵双足向下，并在牵引过程中旋转成骶前位。

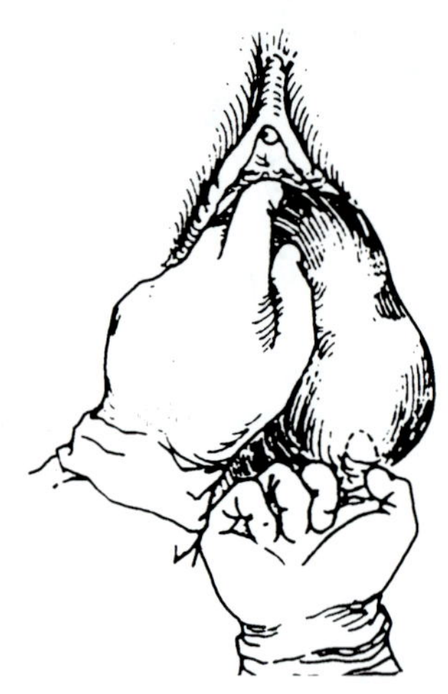

图 16-5-17 勾住胎儿腹股沟

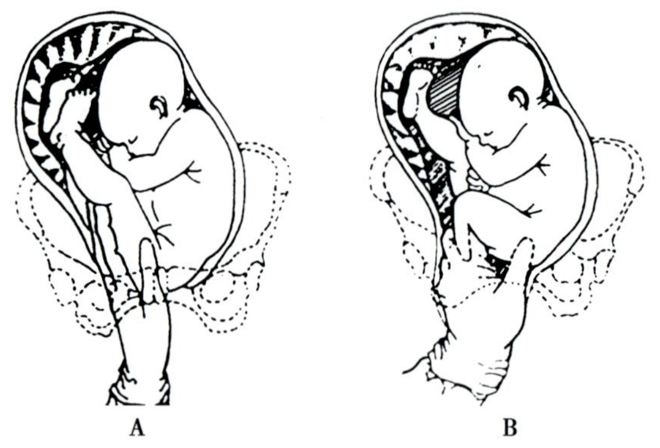

图 16-5-18 Pinard 法娩出胎儿下肢

A. 用手按压腘窝使下肢屈曲；B. 握住胎足向下牵引。

4）双手抱臀向前牵引，使胎体顺骨盆轴侧屈娩出。

（2）胎儿躯干、肩部、上肢和胎头的娩出同臀位助产术（刘新民，2003）。

四、臀位分娩相关并发症

（一）母体并发症

1. 产道损伤 多与以下因素有关：①子宫口未开全即行阴道助产、牵引或后出头产钳术；②堵臀时间不够或过长；③操作不规范，手法粗暴。胎儿胎盘娩出后，常规检查宫颈，疑有子宫破裂者应行宫腔探查，有先兆或完全破裂者，应立即剖腹探查，按破裂程度与部位决定手术方式。

2. 产后出血 与臀先露时不能均匀有力地压迫子宫下段，从而不能诱发良好的子宫收缩有关。加之手术操作多，产后子宫收缩无力及软产道损伤性出血的机会也增加。运用产程图指导产程进展，及时发现并积极处理难产，杜绝滞产，可有效预防产后出血。

3. 产褥感染 产后给予抗生素预防感染。

（二）围产儿并发症

1. 产伤 与分娩方式选择是否适当及助产者经验有关。骨折是最常见的并发症，胎臂上举最易造成锁骨或肱骨骨折，违反分娩机制的助产可导致下肢骨折。

2. 颅内出血 多为机械性损伤和窒息所致。后出头时胎头无法发生变形以适应产道，牵引胎头时可发生机械性损伤，尤其胎头仰伸者更易受损伤。

3. 脊柱损伤 臀牵引时易发生，损伤多发生在第七颈椎和第二胸椎之间，如伴脊髓损伤，可造成新生儿死亡，幸存者也会遗留永久性损害。

4. 臂丛神经损伤 与娩出胎头时过度侧牵有关。严重者可造成前臂瘫痪。

5. 新生儿窒息 新生儿缺氧窒息明显高于头位分娩（Kotaska et al.，2009）。

（彭 冰）

第六节 肩难产

肩难产是严重威胁母儿安全的难以准确预测和无法有效预防的产科急症，孕前、产前和产时高危因素的预测价值有限，所有的产科医生和助产士应该了解并能迅速而又沉着地进行必要的产科操作，系统掌握处理技能和进行模拟训练能改善围产结局。目前英国皇家妇产科医师学院（RCOG，2012）、法国国家妇产科医生协会（CNGOF，2016）和美国妇产科医师学会（ACOG，2017）先后推出了肩难产专项指南。

一、肩难产的定义及危害

肩难产（shoulder dystocia）是指头位阴道分娩时，胎头娩出后胎肩嵌顿（前肩嵌顿于耻骨联合上方或后肩嵌顿于骶骨岬），经轻柔的牵拉胎头或复位操作仍无法将胎儿娩出，需要额外的产科干预措施来完成分娩，其发生率占经阴道分娩的 0.5%～1%。肩难产时臂丛神经损伤、锁骨及肱骨骨折、新生儿窒息和缺血缺氧性脑病，以及围产儿死亡的风险均明显升高，是产科医疗诉讼和纠纷的常见原因（肩难产所致的臂丛神经麻痹占产科医疗诉讼的第三位）。所有产妇都应被视为有发生肩难产的潜在危险，所有从事分娩接生的医务人员都必须接受处理这种急症的培训。

二、肩难产的高危因素及预防措施

多种因素被认为与肩难产相关，但只有两个是肩难产的独立危险因素：既往有肩难产史（风险增加 10～20 倍）和巨大胎儿（风险增加 6～20 倍）；糖尿病和母亲肥胖也被认为会增加肩难产风险（增加 2～4 倍），但是从某种角度上可以用它们会增加巨大胎儿风险来解释。但是，上述因素均无法可靠地预测肩难产的发生，50%～70% 的肩难产病例都不存在这些因素，而同时大多数存在这些情况的产妇并未发生肩难产，所以肩难产仍然是产科无法预测的急症。

针对上述高危因素，对于超重和肥胖女性，建议合理膳食及体力活动以减少孕期体重增长和巨大胎儿的发生；对于患有妊娠期糖尿病的女性，需要规范管理（包括饮食疗法、运动疗法、血糖监测、必要时应用胰岛素等）以降低巨大胎儿和肩难产的风险。

当出生体重≥4 500g 时，肩难产发生率上升至 9%~14%，妊娠期糖尿病伴出生体重≥4 500g 时，肩难产发生率高达 20%~50%。为了避免肩难产及其并发症，尤其是不可逆的臂丛神经损伤，美国和法国关于肩难产的专项指南均指出：糖尿病孕妇的胎儿估计出生体重>4 500g 或无糖尿病孕妇的胎儿估计出生体重>5 000g 时，建议行剖宫产终止妊娠。而对于亚洲女性，有专家建议：糖尿病孕妇的胎儿估计出生体重>4 000g 或无糖尿病孕妇的胎儿估计出生体重>4 500g 时，建议行剖宫产终止妊娠。

疑为巨大胎儿者，是否需要提前引产终止妊娠，目前观点尚不统一。一个关于可疑巨大胎儿是否提前到 37~38 周引产的荟萃分析，纳入 1 190 例病例，与期待相比，引产减少肩难产（*RR*＝0.60，95%*CI* 0.37~0.98）和骨折（*RR*＝0.20，95%*CI* 0.05~0.79）的风险，两组剖宫产率和阴道助产率的比较均没有差异，两组臂丛神经损伤发生率均罕见且没有差异。

法国指南对于疑为巨大胎儿的孕妇，符合孕周≥39 周、宫颈成熟者，鼓励进行引产；但美国指南不推荐仅仅因为怀疑巨大胎儿而引产。对于既往肩难产史者，法国指南建议：既往有肩难产史并出现与之相关的严重母儿并发症者再次妊娠时可以考虑剖宫产；而美国指南认为鉴于大多数肩难产史者再次妊娠和分娩不会发生肩难产，因此不推荐所有肩难产史孕妇再次妊娠时常规选择性剖宫产。

三、肩难产的处理

分娩时一旦出现肩难产征象，即胎儿面部和下颌娩出困难、胎头娩出后紧贴产妇会阴部甚至回缩（“乌龟颈征”）、胎头不复位、胎肩不下降，轻轻牵拉不能娩出，应尽快呼叫产科医生、麻醉师和新生儿科医生。不要慌张，保持冷静；一定要避免向下或向两侧过度牵拉胎头，避免母体用腹压，避免宫底或腹部加压（腹部的压力使胎儿前肩不断撞击坚硬的耻骨而只会使问题更加严重，可导致胎儿和产妇的损伤风险增大，增加 Erb-Duchenne 麻痹、胸髓损伤，以及子宫破裂的风险），也不要匆忙旋转胎头，在肩难产解决之前避免剪断绕颈的脐带。

因为 McRoberts 法具有简单、合理、有效且并发症少的优点，推荐作为一线治疗方法，有无耻骨上加压均可使用。McRoberts 法结合耻骨上加压法后仍失败时，进行二线操作：如果后肩已嵌顿，应用 Woods 法；如果后肩未嵌顿，使用 Jacquemier 法。产妇情况良好的情况下多次尝试一线及二线操作失败后，才可将三线操作如 Zavanellis 法或耻骨联合断开、断锁骨或经腹剖宫产等作为最终的手段。

新生儿娩出后立即复苏，复苏成功后进行仔细全面的检查并做相应处理，产后需注意产后出血及产道撕伤的处理。

（一）一线手法

包括 McRoberts 法、耻骨上加压法（RCOG，2012）。

1. McRoberts 法（屈大腿法）　产妇平躺，将产妇双腿屈曲（可两名助手各抱一侧大腿），使大腿尽量贴近腹部。此法操作简单，最有效（有效率为 40%~90%），且并发症少，一旦诊断肩难产，此为首选方法，应及时使用。原理为可拉直腰椎及骶椎的突起，使骶椎和腰椎之间的弯曲弧度减少，耻骨联合上移，减少骨盆的倾斜度。

2. 耻骨上加压法（压前肩法）　排空膀胱，在屈大腿的基础上，在产妇耻骨联合上方触到胎儿前肩后，在胎肩处加压，手的放置方法同心肺复苏，手掌的作用力应能使前肩内收，一开始持续用力，但可以震动样进行 30~60 秒，该法可使胎儿双肩峰径轻度缩小，与 McRoberts 法联合使用可提高成功率。

（二）二线手法

一线手法失败时使用，包括娩后肩法、旋肩法（Woods 和 Rubin 手法）、四肢着地法。

1. 娩后肩法（Barnum 手法）　首先明确胎背方向，胎背在母体右侧用右手，在母体左侧用左手，术者手沿着骶凹进入阴道，顺着胎儿后臂往下达到肘部，示指和中指在肘前窝加压使前臂在胸前弯曲，然后握住胎手，洗面样动作轻柔拉出后臂；后臂娩出后，轻柔牵引胎头即可娩出胎儿。最近的研究表明娩后肩法成功率较高，计算机仿真模型显示其需要的牵引力量最小、臂丛神经损伤风险最低，在一线手法无效后操作熟练者考虑立即应用。

2. 旋肩法（包括 Woods 法和 Rubin 法）　术者手沿着骶凹进入阴道，示指和中指放在胎儿后肩的前面，向胎背侧用力，外展后肩（Woods 法）；或术者示指和中指放在胎儿后肩的后面，向胎儿胸侧用力，内收后肩，缩短肩径（Rubin 法）。上述两种方法都是试图解除胎肩嵌顿，尚可以联合应用，术者一手放在胎儿前肩后面向胸侧用力压内收前肩（Rubin），另一手放在胎儿后肩前面向背侧用力压外展后肩（Woods），两手协同作用使胎肩在耻骨联合下旋转，以解除嵌顿。

3. Gaskin 法（all-fours maneuver，即四肢着床法，又称手-膝位法）　让产妇翻转为双手双膝着床，趴在产床上，增加骨盆前后径，转动及重力作用有利于解除前肩嵌顿，轻轻向下牵拉，娩出靠近产妇骶尾骨处的后肩，或向上牵引，娩出前肩。在这一体位上先试娩后肩，如无法娩出，则可试行所有上述阴道内操作。该法安全、快速而有效，可以在一线手法失败后立即实施，尤其是缺乏熟练的阴道操作人员时。

（三）三线手法

很少使用，需慎重选择以避免不必要的母体发病率和死亡率。包括 Zavanelli 手法、耻骨联合切开术、锁骨切断术等。

1. Zavanelli 法（胎头回纳法）　给予松弛子宫药物和麻醉剂，令胎头俯屈，以枕前位或枕后位将胎头推入阴道，胎头复位后紧急剖宫产。

2. 耻骨联合切开术　在耻骨联合上注入局部麻醉

药，经皮切入，直达耻骨联合，经阴道将尿道推一边，用手术刀切断韧带，耻骨联合分离，胎儿前肩嵌顿消失，胎儿娩出。

3. 锁骨切断法　术者用手指在远离肺尖处折断胎儿锁骨（较困难），胎儿娩出后再缝合软组织，并包扎固定锁骨。

4. 经腹手术　有少量病例报告，全麻下开腹，可以切开或不切开子宫，类似 Woods 法，从耻骨上旋转胎儿前肩解脱嵌顿后从阴道分娩。

四、注意事项

1. 处理肩难产的手法口诀："HELPERR"。

H：help（call for additional assistance）寻求帮助；

E：evaluate for episiotomy 评估是否要做会阴切开；

L：legs（McRoberts maneuver）抬高双腿、尽可能使腿接近腹部；

P：pressure（suprapubic）耻骨上加压；

E：enter the vagina 手进入阴道，即 Wood 和/或 Rubin 法；

R：remove the posterior arm 取后臂；

R：roll the patient（two hands and knees）翻转患者。

2. 详细记录有利于应对医疗诉讼，以下记录很重要。

（1）胎头娩出的时间。

（2）胎头复位后，胎儿面部朝向（胎儿分娩时前、后肩的确定）。

（3）处理肩难产的手法、持续时间及顺序。

（4）胎儿躯体娩出的时间。

（5）参与肩难产处理的人员及到达时间。

（6）新生儿出生时的状况（Apgar 评分等）。

（张　力）

第七节　剖宫产术

孕龄达 28 周的妊娠，通过剖腹、切开子宫娩出胎儿的手术称为剖宫产术（caesarean section），以往也有定义为剖腹切开子宫取出胎儿及其附属物的手术称为剖宫产术。但不足 28 周妊娠时剖腹切开子宫取出胎儿及其附属物的手术称为剖宫取胎术更为确切。剖宫产术的目的应是为保证母婴安全，因此严格掌握手术指征、规范手术操作极为重要。

剖宫产术式较多，以往使用的有以下几种：

1. 古典式剖宫产术　主要是从子宫体部切开子宫娩出胎儿，因并发症多，现已极少采用。

2. 腹膜外剖宫产术　因操作复杂、并发症较多，也很少采用。

3. 经腹子宫下段剖宫产术　是目前临床应用最广泛的剖宫产术式，新式剖宫产术有以色列的 Stark 术，即是对传统经腹子宫下段剖宫产术的某些步骤进行了一定改变，近年发现仍有不少缺陷。周基杰术式是把子宫切口向上移一段距离，可以减少胎儿娩出后子宫切口的出血，以达到手术更快、更安全的目的。

一、术前评估及术前准备

了解胎儿宫内情况，如胎龄、胎儿大小、胎位、胎盘位置、先露高低及有无手术适应证和禁忌证，若有内科合并症及并发症，应请相关专业医生共同商定围手术期可能出现意外情况及其处理对策。详细询问孕妇生育及手术史，充分估计剖宫产术中可能出现的意外情况，如腹腔粘连、胎盘植入、前置胎盘等。

择期手术前禁食大于 6 小时，禁饮水大于 4 小时，皮肤清洁，备血，做好新生儿复苏及抢救准备。

术前常规检查：血、尿常规、血型鉴定及凝血功能检查是最基本的检查项目，必要时根据患者的具体情况行心电图、肝、肾功能等生化检查，了解重要脏器功能有无异常。

（一）手术适应证

1. 胎位不正、横位无法矫正、胎儿畸形、行毁胎术有困难者；初产妇臀位胎儿体重估计超过 3 500g 者。

2. 绝对骨盆狭窄、胎儿过大者或相对头盆不称者。

3. 极低体重儿（小于 1 500g），剖宫产较安全。

4. 因患其他疾病生命垂危，需抢救胎儿者。或母亲有其他严重疾病不宜继续妊娠而短期内又无法经阴道分娩者。

5. 胎儿窘迫需尽快娩出胎儿者。

6. 宫颈未开全而有脐带脱出时。

7. 两次以上胎、婴儿死亡和不良产史。

8. 孕妇血小板减少，担心胎儿的血小板也少，经阴道分娩受挤压可能引起新生儿脑内出血。

9. 前置胎盘、胎盘早剥。

10. 其他　如瘢痕子宫、软产道梗阻、软产道特殊感染等。

（二）手术禁忌证

1. 胎死宫内者不建议行剖宫产，但若胎儿过大或母亲有阴道流血，如前置胎盘、胎盘早剥等情况仍需行剖宫产术。

2. 胎儿畸形者不建议行剖宫产，但若胎儿畸形导致阴道分娩有困难者（如联体双胎等），也可行剖宫产术。

3. 孕妇全身情况不佳，不能耐受手术孕妇合并严重的内、外科疾病，暂时不能耐受手术者，应进行积极有效治疗，待病情好转后再行手术。

4. 严重胎儿窘迫，胎心持续下降到 70 次/min 以下，剖宫产应慎重，应知情告知胎儿可能在剖宫产手术过程中胎死宫内。麻醉起效后应常规听胎心。

二、经腹子宫下段剖宫产术手术操作要点

（一）切开腹壁打开腹腔

剖宫产腹壁切口主要采用下腹正中纵切口和下腹横切口。

1. 下腹正中纵切口操作要点

（1）切开皮肤和皮下脂肪：在脐与耻骨联合中点之间做纵切口，切口下端距耻骨联合上 1cm 为宜，顺次切开皮肤和皮下组织。

（2）切开腹直肌前鞘和分离腹直肌：钝性分离腹直肌时动作不宜粗暴，避免损伤腹直肌和其下血管。

（3）打开腹膜：先用手指钝性分离腹膜外脂肪，即可清楚看到腹膜和其下方的子宫，术者和助手用中弯止血钳（Kelly钳）轻轻提起腹膜，用刀切开，并用剪刀向上向下扩大切口。

2. 下腹横切口操作要点

（1）切口位置：一般采用普芬南施蒂尔（Pfannenstiel）切口，即耻骨联合上两横指（3cm）的浅弧形切口。切口的长度以12～13cm为宜（图16-7-1）。

（2）切开腹壁打开腹腔：切开皮肤层（表皮及真皮），于中线处切开脂肪5cm长，在中线两侧筋膜各切一小口，钝头弯剪沿皮肤切口的弧度向两侧稍剪开筋膜（注意剪刀尖应向上翘，勿损伤筋膜下方的肌肉组织）（图16-7-2）。

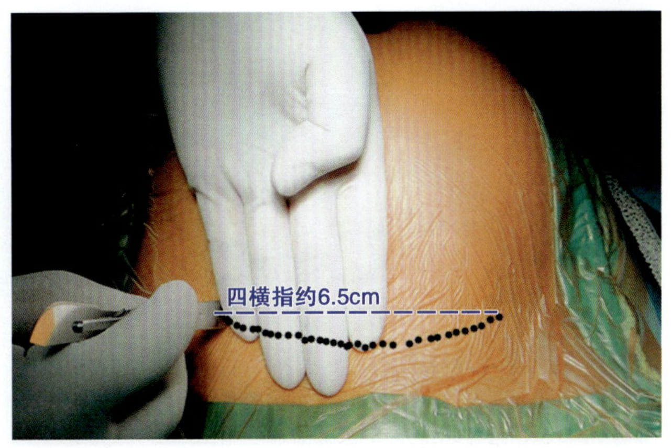

图16-7-1　下浮横切口位置

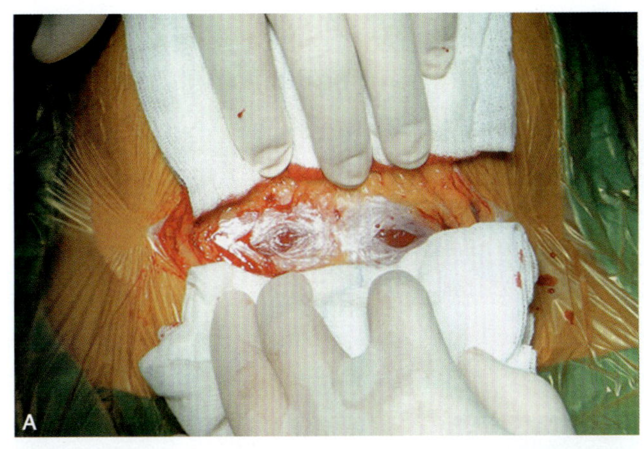

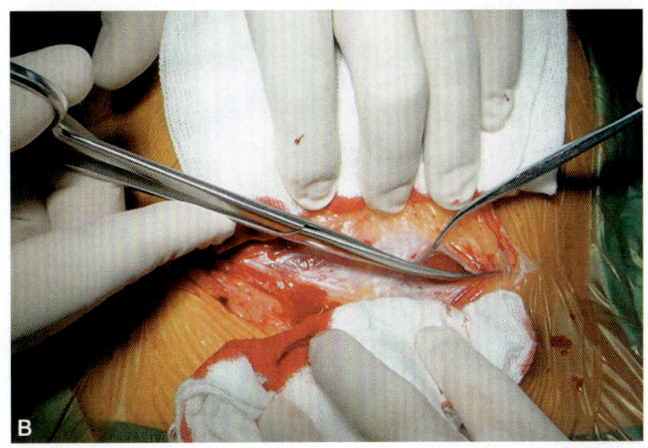

图16-7-2　切开腹壁
A. 在正中线两侧分别切一小口约2cm；B. 锐性剪开腹直肌前鞘。

术者和助手可分别用两示指从中线向两侧一并撕拉开脂肪及筋膜，至与皮肤切口等长；也可先撕开皮下脂肪层后再撕开筋膜层（图16-7-3A、图16-7-3B），皮肤及皮下出血用纱布压迫止血，一般不需结扎，少数较大的血管断裂出血者，可用蚊式止血钳钳夹至开腹，多可达到止血的目的。撕拉脂肪层对腹壁血管损伤较少（图16-7-3C）。

术者和助手分别用鼠齿钳（Allis）提起筋膜上切缘中线两侧，示指钝性向脐孔方向从筋膜下游离两侧腹直肌，并用钝头弯剪剪断筋膜与腹白线的粘连；同法用鼠齿钳提起筋膜下切缘中线两侧，将锥状肌从筋膜下游离（图16-7-4）。

用Kelly钳沿中线分离两侧腹直肌，并用手指上下钝分（注意手指应垂直，勿向腹直肌下方弯曲以免损伤其下的血管），如有锥状肌阻挡，应从中间剪开。向两侧钝性拉开腹直肌，暴露腹膜外脂肪，手指钝性分离腹膜外脂肪，暴露腹膜，（图16-7-5）。

用Kelly钳轻轻提起腹膜，先用刀切开一小孔或用Kelly钳打洞，再用剪刀向两侧各横向剪开1～2cm（横向剪开的目的是避免撕开时向下损伤到膀胱肌层），然后左右撕开腹膜（图16-7-6）。

术者和助手双手重叠放入腹腔，提起两侧腹壁和腹膜，向两侧牵拉以扩大腹壁和腹膜切口，用力应均匀、缓慢、逐渐增强，此时术者应评估腹壁切口各层大小是否能顺利娩出胎儿，必要时扩大切口（图16-7-7）。

（二）暴露和切开子宫下段

1. 暴露子宫下段　观察子宫旋转方向，子宫下段形成情况（宽度和高度），看清子宫膀胱腹膜返折（子宫下段上缘的标志）和膀胱的位置，必要时用右手进入腹腔探查。耻骨上放置腹腔拉钩，充分暴露子宫下段（图16-7-8）。

2. 切开子宫下段　将子宫扶正，于子宫下段腹膜返折下2cm之中线处，横弧形（弧形凹面向上）切开腹膜返折及子宫肌层长3～4cm，术者用左手示指和右手拇指分别放在子宫切口两端绷紧切口，减少羊水进入切口血窦的可能，待羊水基本吸净后，术者两手指均匀用力，缓慢地向两侧稍呈弧形撕开子宫切口至约10cm长（图16-7-9）。

（三）娩出胎儿和胎盘

1. 子宫切口扩大后，继续快速吸净羊水，移除耻骨上腹腔拉钩；术者以右手进入宫腔，四指从胎头侧方越过头顶到达胎头后方，托胎头于掌心，手掌要达到枕额周径平面；术者手指以盆底为支点，屈肘向上向孕妇足方用力，同时助手左手向上向孕妇头方提起子宫切缘上份，右手在宫底加压，利用杠杆原理缓慢将胎头娩出子宫切口。

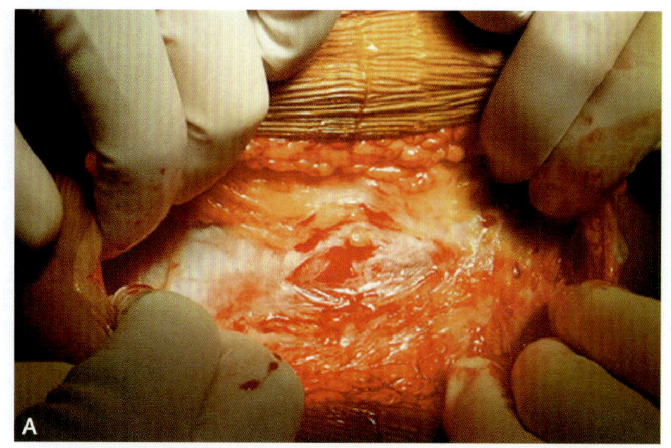

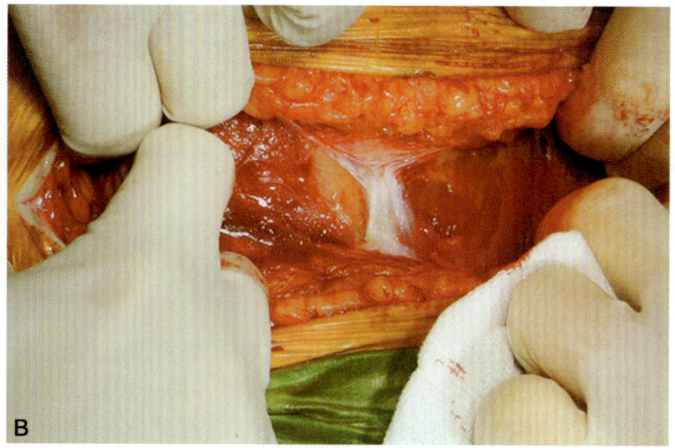

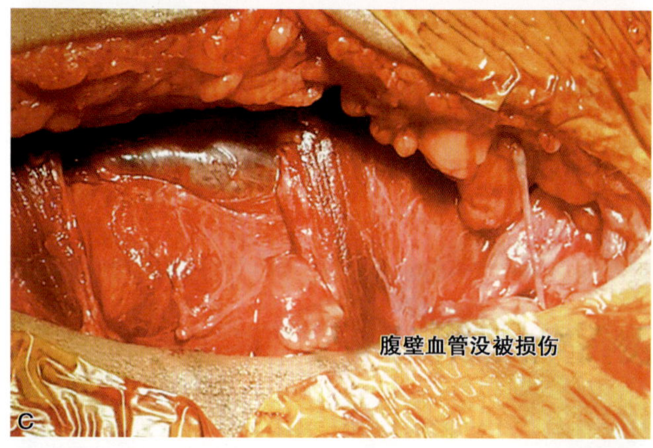

图 16-7-3 钝性撕开腹壁各层

A. 钝性撕开皮下脂肪；B. 钝性撕开腹直肌前鞘；C. 钝性撕开不易损伤腹壁切口下的血管。

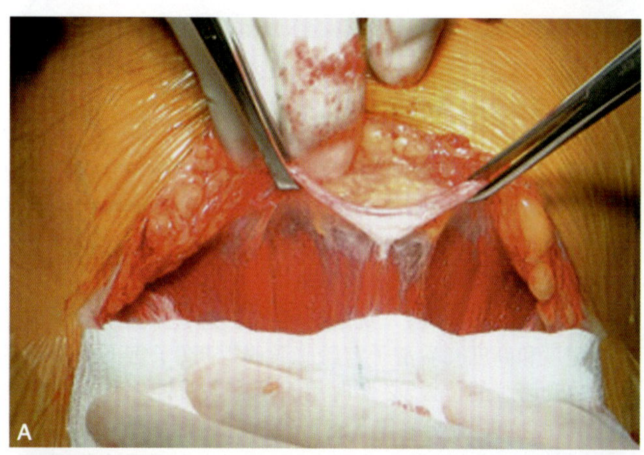

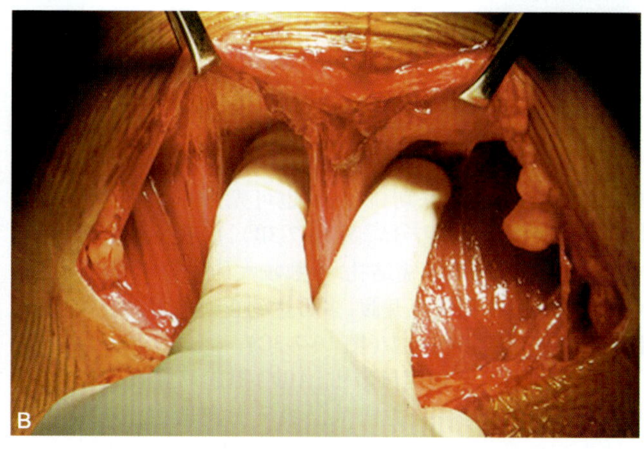

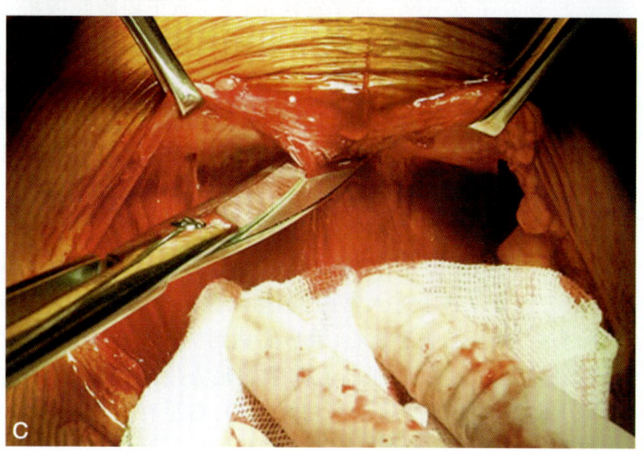

图 16-7-4 分离腹直肌与前鞘

A. 鼠齿钳提起腹直肌前鞘上缘；B. 钝性分离腹直肌与前鞘间隙；C. 锐性分离腹直肌附着处。

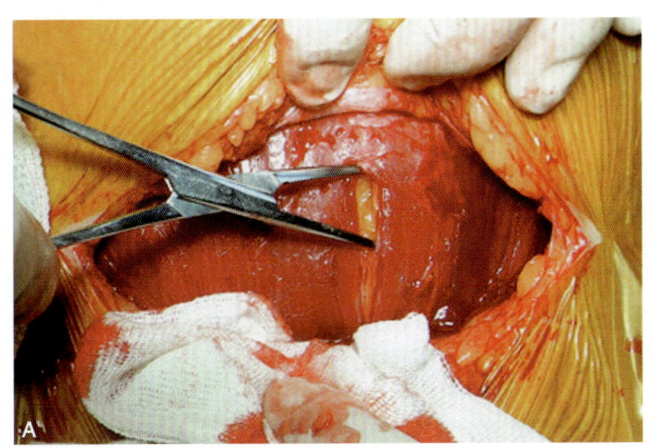

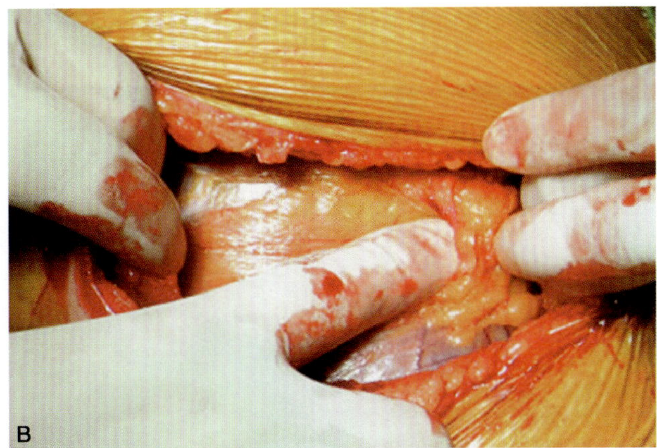

图 16-7-5　分离腹直肌间隙暴露腹膜

A. 钝性分离腹直肌间隙；B. 向两侧拉开腹直肌暴露腹膜外脂肪并用手指钝性推开腹膜外脂肪暴露腹膜。

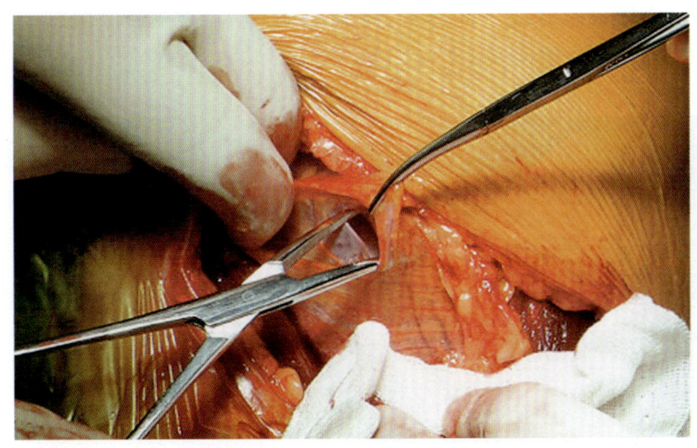

图 16-7-6　提起腹膜并打开进入腹腔

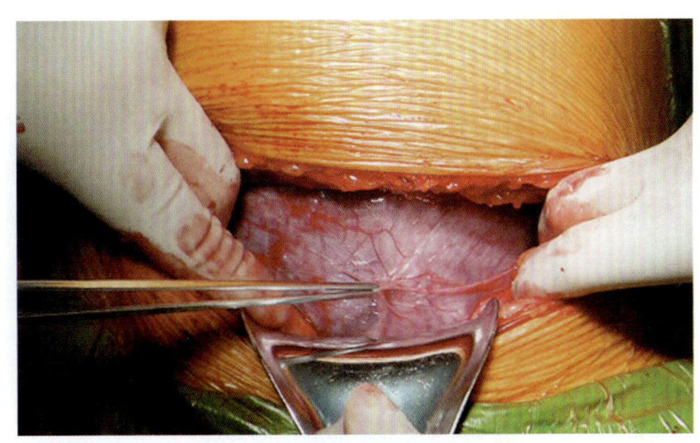

图 16-7-8　识别膀胱腹膜返折

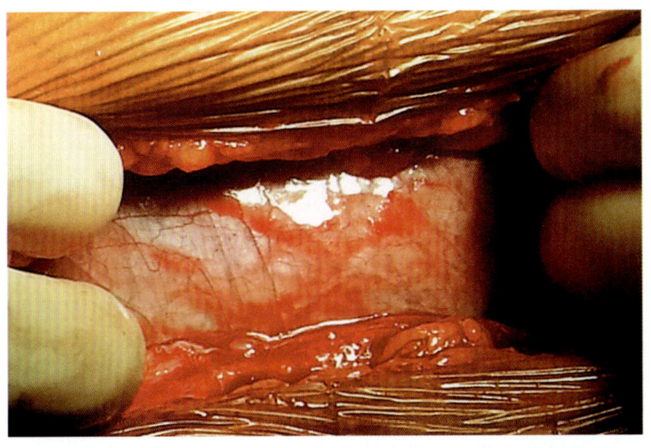

图 16-7-7　向两侧拉开腹壁全层暴露子宫下段

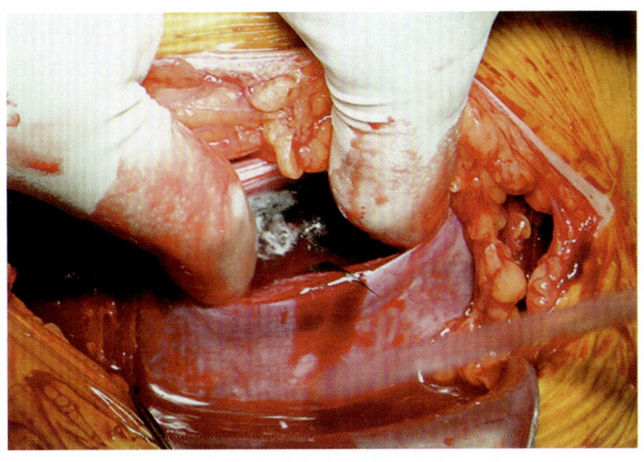

图 16-7-9　用两指向外支撑子宫切口吸除羊水及切口边缘血染

2. 胎头娩出后，术者立即用手挤出胎儿口、鼻腔中液体；继而助手继续向下推宫底，主刀顺势牵引，娩出前肩、后肩和躯干；主刀将胎儿置于头低位，再次用手挤出胎儿口鼻黏液和羊水，助手钳夹切断脐带，胎儿交台下人员处理（图 16-7-10）。

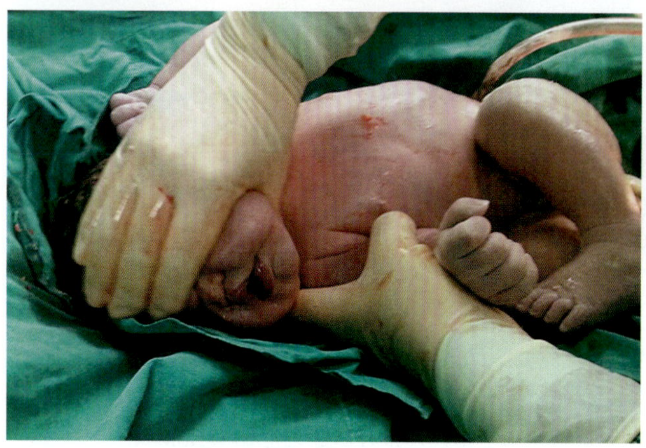

图 16-7-10　胎儿娩出后在台上挤出口咽部黏液及羊水

3. 胎儿娩出后，台下人员在静脉输液中加入缩宫素（常规是 500ml 晶体液加入缩宫素 10IU，给药速度根据患者反应调整，常规速度是 250ml/h）以预防产后出血，术者和助手迅速用卵圆钳钳夹子宫切口出血点，要特别注意钳夹好切口两端，以免形成血肿，卵圆钳钳夹困难时可换用鼠齿钳。钳夹切口完成后，子宫肌壁注射缩宫素 10IU（前置胎盘、多胎妊娠、羊水过多等产后出血高危产妇，可考虑直接宫壁注射卡前列素氨丁三醇 250μg）。

4. 给予宫缩素后，不要急于徒手剥离胎盘，应耐心等待胎盘自然剥离后牵引娩出，以减少出血量。娩胎盘时要注意完整娩出胎膜，特别注意子宫切口边缘及宫颈内口上方有无胎膜残留。

5. 胎盘娩出后，检查胎盘胎膜是否完整，并用卵圆钳钳夹纱布块擦拭宫腔 3 次，蜕膜组织过多者，可用有齿卵圆钳伸入宫腔悬空钳夹清除之。

（四）缝合子宫

用 1~0 可吸收线，分两层连续缝合。第一层从术者对侧开始，先用两把鼠齿钳钳夹好切口顶部，在其外侧 0.5~1cm 作“8”字缝合后，打结，不剪断缝线，然后全层连续缝合至术者侧，最后一针扣锁缝合，也要超出角部 0.5~1cm。第二层从主刀侧向对侧将浆肌层（包括腹膜返折）做连续包埋缝合，应在第一层缝线中间进针，缝到对侧后，与第一层保留的缝线打结（图 16-7-11）。

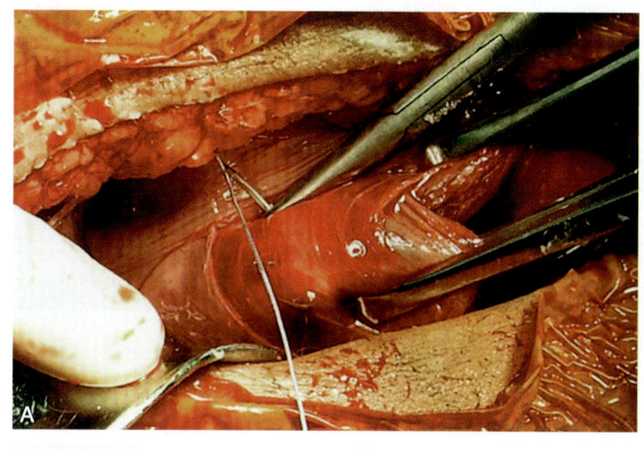

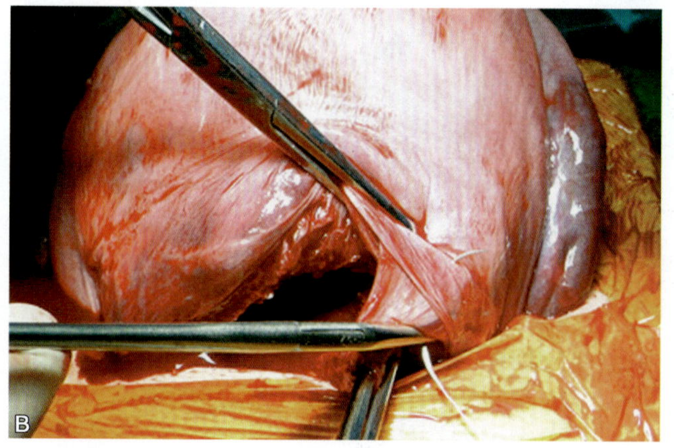

图 16-7-11　缝合子宫

A. 在切口外缘 0.5~1.5cm 处开始缝合子宫，图示为肌层缝合；B. 在切口外缘 0.5~1.5cm 处开始缝合子宫，图示为全层缝合。

（五）关腹

1. 关腹前先检查子宫及双附件有无异常，如发现异常则相应处理。彻底清除盆腹腔积液，仔细清点纱布器械无误。

2. 用 2~0 可吸收线或 1 号丝线连续缝合腹膜。

3. 检查、止血，用 2-0 可吸收线或 4 号丝线间断缝合腹直肌 2~3 针。

4. 用 2~0 可吸收线或 4 号丝线间断或连续缝合腹直肌前鞘或筋膜。

5. 用 0 号丝线间断缝合皮下脂肪。

6. 用 4~0 可吸收线皮内缝合或 1 号丝线间断缝合皮肤。

7. 切口覆盖纱布，按压宫底，挤出宫腔内积血。

三、并发症防治

1. 切口感染的预防　国内外大量研究表明，伤口感染多为患者自身皮肤表面的细菌所致，因而，手术前的皮肤消毒要严格规范。如按不同消毒剂要求进行，同时要保证足够的消毒范围，因为术中常有羊水外溢造成污染范围扩大。腹壁缝合时要注意对合整齐，不留无效腔，止血彻底。

2. 子宫切口血肿的预防　子宫切口血肿是剖宫产术中比较多见的并发症，若术中规范操作多可避免。首先，子宫切口第一针应缝合在切口顶端外侧 0.5~1cm，以防回缩的血管漏扎。其次，打结宜紧勿松。

3. 避免子宫切口愈合不良　在缝合子宫切口第时打结

应松紧适度以达到止血为度，针距一般以 1.5cm 为宜，子宫切口上下段对合整齐，尤其是对于子宫上下段厚薄不一时更应注意，因为子宫切口下段多较薄，缝合时可以切口下缘全层与上缘子宫肌层对合缝合。

4. 避免胎儿损伤　胎儿损伤多为切开子宫，先露部误伤、胎儿娩出时骨折等。前者可以小心切开子宫切口，切开方法采用“漂切法”，即用刀腹分次轻轻划开（切勿用刀尖做深切，以免损伤胎儿，对羊水过少及再次剖宫产时尤其应小心），边切边用左手示指触摸感觉，当感觉仅有极薄的肌纤维未切开时，改用 Kelly 钳划开肌纤维及胎膜，助手立即吸羊水。必要时适度上推胎先露以助形成小的羊膜囊，以避免胎儿损伤。胎儿娩出时动作应轻柔，不用暴力，按正确的分娩机转娩出胎儿。

5. 产后出血　出血的原因除常规子宫收缩乏力之外，多数与手术有关，如子宫切口撕裂、子宫切口两端缝合不完善。主要表现是切口两端出血、出现血肿、严重时血肿可以向两侧阔韧带甚至后腹膜内延伸。

四、手术中难点与技巧

剖宫产术使用得当对于减少母婴并发症，保证母婴健康可发挥重要作用，若使用不当也会导致严重的母婴并发症。这些并发症的发生多与手术中突发事件有关。因此要重视剖宫产手术中的一些突发事件的处理及防范对于减少母婴不良预后有重要意义。以下就常见的突发困难分别进行讨论。

胎儿娩出困难

胎儿娩出困难是剖宫产术中发生最易引起术者紧张的问题，除术者的经验及手术操作技巧影响比较重要外，麻醉效果不佳使得肌肉松弛不够、腹壁及子宫切口选择不当、胎儿过大、胎儿过小、胎头高浮、胎位异常、胎头深陷等都是常见的原因。通常子宫切开只要没有多量出血，且没对胎儿进行刺激，一般胎儿在宫内不会有太大危险；原有胎儿宫内缺氧另当别论。因此，在娩出胎儿前应吸尽羊水，预防羊水栓塞。娩出胎儿一定要沉着、稳健、宁慢勿快，避免急躁、粗暴，切忌一见胎头就急欲娩出而行暴力引起胎儿损伤和子宫切口的撕裂。一旦失败反而增加胎儿宫内缺氧的风险。

1. 胎头深陷的处理　何为胎头深陷，这对于不同经验的医生可能会有不同的定义，通常在剖宫产中娩出胎儿时，由于胎头过低致使术者无法或很难从胎头侧面顺利把手伸入到胎头的顶部（底部），导致胎儿娩出困难者即可考虑是胎头深陷。胎头深陷的原因多数是由于产程中宫口已经扩张到 5cm 以上，头先露时颅骨的最低点已下降到坐骨嵴水平以下。剖宫产率越低的地区或医院这种情况发生率越高，发生胎头深陷的多数产妇是在产程发动后进行剖宫产的。宫口扩张越大、先露越低发生这种情况的机会也就越大。

在经验不足时，多数术者的处理方法是强行或用暴力把手伸入胎头侧面再强力进入先露底部，有时勉强会成功，但这种做法有很大的风险，极易造成子宫下段切口的撕裂，这种撕裂可以是切口延长性撕裂，也可能是切口纵向性撕裂；前者可能会造成阔韧带撕裂而出现严重出血，甚至损伤输尿管；后者可致切口缝合困难，且影响子宫切口的愈合。

有时术者与助手轮流操作以求快速娩出胎儿，但这种做法有时也同样会发生上述错误。加上反复操作会加重对胎儿的刺激，使得胎儿的自主呼吸增加，从而增加胎儿羊水吸入及胎儿宫内缺氧的风险。

有时术者勉强把手插入胎头与骨盆之间，但用力方向不对也难以娩出胎儿，且会导致严重的子宫撕裂。正确的处理方法应该是术前应对胎头深陷有所预估，在阴道分娩试产过程中，如产程已进入活跃期，尤其是在进入第二产程先露较低时，产程进展不顺改行剖宫产者就应想到有胎头深陷的可能。这时手术应由技术比较熟练的医生进行，台下备用助产士或医生以备必要时协助。

（1）调整体位，使头低臀高：此法适用于深陷的胎头与骨盆壁之间可以容下术者四指时，术者上半身弯曲，右肩适当向术野靠近（术者立于产妇右侧为例），使右臂与子宫的长轴平行，以利右手四指插入胎头与骨盆之间，等待宫缩间隙期以持续缓慢斜向上的力量使胎头逐渐移动至子宫切口处，若无法判定子宫收缩与否，应把手置于胎头下方，向前上方用力需持续达 1 分钟以上，多数情况下会发现胎头突然松动，这与子宫收缩间隙期到来有关。一旦胎头上移，则按常规即可轻易娩出胎儿。本法的原则是使胎头缓慢水平地退出骨盆腔，若违背平行原则，一是胎头上移困难，二是因手臂紧压子宫切口的下缘，使其张力增加，导致娩出胎头过程中切口撕裂。

（2）上推胎肩法：若在子宫切开前预估到有可能胎头深陷，可以用手触摸胎头位置，再次证实胎头深陷，这时子宫下段切口应适当向上移到子宫体与子宫下段交界下 2cm，这里子宫肌层较厚，切开后扩张性较好在娩出胎儿时不易撕裂。子宫切开后，可发现切口下是胎儿的肩部，进一步确实胎头深陷。此法适用于深陷的胎头与骨盆壁之间难以容下术者四指时。术者先用双手示指和中指分置左右胎肩，以持续向斜上的力量上拉胎肩，使胎头从盆腔脱出至切口水平，再娩出胎头，同样持续用力时间也可以达到 1 分钟以上，胎儿多会在宫缩间隙期向上松动，接着以常规方法娩出胎儿。

（3）阴道内上推胎头法：估计出头困难者，术前外阴阴道消毒，在切开子宫前，台下助手应做好上推胎头的准备。若遇术中确实困难者，可让台下助手用手指持续向上用力推动胎头，胎头松动后再由于台上娩出胎儿。

（4）使用单叶产钳：若术者对产钳操作比较熟练也可用单叶产钳助产，用剖宫产出头产钳插入胎头下方，持续缓慢用力逐渐将胎头撬出切口。忌用大角度暴力上撬胎头，以避免子宫下段的严重撕裂。

2. 胎头高浮的处理　胎头高浮与胎头深陷相反，多见于择期剖宫产术，尤其是在未足月、胎儿偏小时更易发生。有时术者用力不当，把正常位置的胎头上移过多后也可造成胎头高浮。

通常的处理方法：需在切开子宫前有所预估，适当把子宫下段切口位置取高一些，这样可以减少多数胎头高浮。切开子宫后尽可能待羊水流净后，助手先在宫底施加一定的持续性推力，使胎头下降至切口下方后，主刀再进手取胎头，主刀和助手若能充分利用杠杆原理，多可顺利娩出胎头。若胎儿过大，胎头高浮用上述方法难以起效时，也可使用双叶产钳助产，但应注意用双叶产钳助产时应动作稍缓慢以免子宫切口撕裂。对于胎儿过小的胎头高浮，术者也可以用手进宫腔，抓取胎儿足部行内倒转后以臀位娩出胎儿，有时反而较头位更方便娩出胎儿。胎儿越小成功可能性越大，对于胎儿偏大者不宜用此法。

3. 出血多时手取胎盘的技巧　子宫收缩差，胎盘尚未剥离时，最好不要手剥胎盘，以免出血过多，这时首先应尽快使子宫收缩，待子宫收缩后再行手剥胎盘。若子宫收缩差，胎盘已有部分剥离且出血多时，术者可用左手（左立位者用右手）伸入腹腔置于子宫底部，按压子宫底部及体部，也可稍做按摩后分别用拇指和小指压迫左侧和右侧的子宫动脉，该方法可以明显减少因子宫收缩乏力引起的出血，且可促出子宫收缩。这时若子宫收缩仍不满意，可用宫缩剂，使子宫满意收缩后再行手剥胎盘。

五、手术相关问题的研究与探讨

（一）腹壁切口选择

腹壁切口无论是横切口还是纵切口，都可选择，一般纵切口肌肉损伤小，故术后膜壁粘连较横切口更少。但横切口美观、愈合快，尤其对腹壁脂肪厚的孕妇更为适用。因此，腹壁切口应依据患者的个体要求及患者的病情来选择。

对一些可能出现危重并发症孕妇，如凶险性前置胎盘、妊娠合并巨大卵巢囊肿、合并凝血功能障碍者等，建议选择下腹正中纵切口。

对于横切口有多种选择，通常可以选择耻骨联合上缘切口、耻骨联合上 2~3cm、下腹皮下脂肪横行自然皱褶处（骨盆线处也称 Pfannenstiel 切口）。也可用双侧髂前上棘连线下 2~3cm 的横切口，此为 Stark 术式的切口（Joel-Cohen 切口），但位置太高，不太美观。而周基杰术式的切口（耻骨联合上 1~2cm）位置太低，会增加手术困难，初学者操作较难；此处恰在阴毛线水平或稍下方，术后阴毛遮盖后美观，但个别患者因为此位置毛孔多，瘢痕有时反而可能较明显。因此，一般仍推荐骨盆线切口，切口的大小应根据胎头双顶径的大小来选择，对于异常胎位者如臀先露、横位等可以适当选择较大切口以避免出头困难。

（二）子宫下段切口的选择

子宫下段切口常采用子宫下段横切口，传统手术方法是适当下推膀胱，在膀胱后方的子宫下段切开子宫，这种术式对膀胱功能有一定的影响，增加膀胱子宫的粘连；同时，切口撕裂延长时可增加损伤膀胱、输尿管及血管的风险。近年来国内外学者均推荐不下推膀胱，在子宫体与子宫下段交界处下方 2cm 处选择切口，该做法可以减少上述损伤的风险，且切口愈合良好，减少子宫切口出血量（图 16-7-12）。

子宫下段纵切口现临床很少采用，由于子宫下段较短，手术切口不能延长，胎儿娩出困难，切口只能向上延至子宫体下部，会使子宫肌肉损伤，增加下次手术风险。因此这种切口只能用于孕周较小时，一般不建议在足月妊娠时采用此类切口。

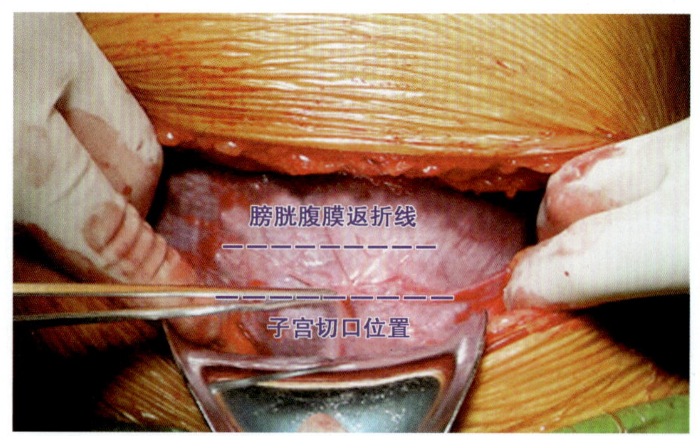

图 16-7-12　用镊子能轻松提起腹膜处即为子宫切口位置

（三）子宫切口缝合问题

目前大概有两种缝合方法，即单层缝合法与双层缝合法。目前，有大量循证医学证据表明，子宫切口双层缝合法有利于子宫切口愈合，国外曾有研究者进行的一项大样本回顾性研究显示，子宫切口单层缝合再次妊娠时子宫破裂的风险比双层缝合明显增加。目前尚无证据表明单纯连续缝合和连续扣锁缝合之间的近远期有何差异，但因单纯连续缝合更为简单易行，故推荐应用（Roberge et al.，2011）。

（四）腹膜缝合问题

缝合腹膜可能会增加部分腹膜牵拉痛，而不缝合腹膜这种疼痛会减少，但目前有更多的文献支持缝合腹膜后再次手术时腹腔内的粘连会比不缝合腹膜更少，因而建议应缝合腹膜，但不必过分收紧缝线。这更符合外科手术原则（Cheong et al.，2009）。

（徐先明）

第八节　产后出血的手术止血方法

一、B-lynch 缝合术

B-lynch 缝合术是 20 世纪 90 年代后期兴起的治疗产后出血的一系列新方法之一，近年来对缝合技术进行了很多改良，但使用最多的还是 B-Lynch 和改良 B-Lynch 缝合术

（一）手术方法及步骤

1. B-Lynch 缝合术　用于子宫下段剖宫产，主要用于对子宫收缩剂反应不佳的子宫收缩不良性产后出血（图 16-8-1）。

（1）首先行子宫压迫试验：将子宫自腹部切口取出，加压后出血基本停止，则止血的成功率大。

（2）暴露膀胱：进一步下推膀胱腹膜返折，以暴露子宫下段。

（3）缝合：首先从剖宫产横切口侧缘下方 3cm 处进针，经宫腔从剖宫产切口上方 3cm 处出针，缝线环绕宫底并向下达正对切口的子宫后壁，穿过后壁进入宫腔并自另一侧正对

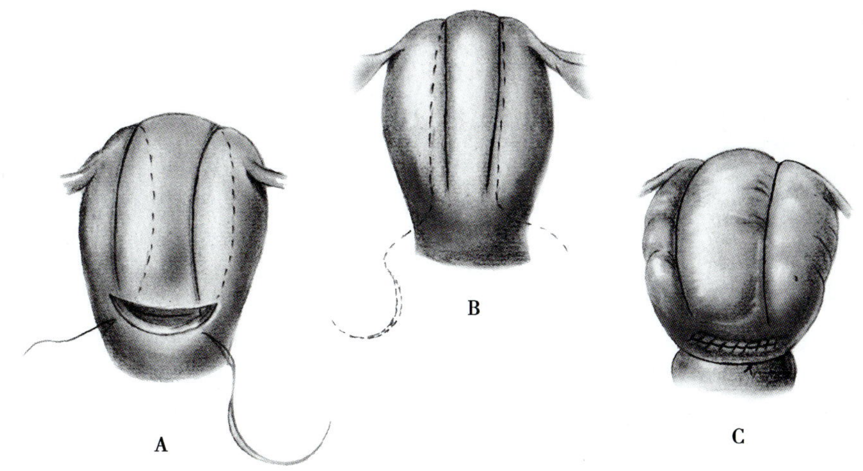

图 16-8-1　B-Lynch 缝合法

A. 正面观；B. 后面观 C. 侧面观。

切口侧缘的后壁出针。然后缝线环绕子宫后壁并向下至前壁，从子宫前壁剖宫产切口另一侧缘上方 3cm 穿入宫腔，再从切口侧缘下方 3cm 穿出。进针与出针点均距子宫侧缘大约 4cm。

（4）打结：助手用双手对子宫前后壁持续施加压力的同时，慢慢将两侧的线头收紧。环绕宫底的缝线环距每侧的子宫侧缘都是大约 4cm。用 1~2 分钟逐渐加压并收紧缝线十分关键，完成后缝针打结位于剖宫产横切口中线的下方。

（5）助手再次仔细检查阴道流血情况，以明确缝扎是否有效。若效果明显，按常规方法缝合子宫下端横切口并关腹。

2. 改良 B-Lynch 缝合　Bhal 等提出一种更为简单 B-Lynch 缝合方式，如图 16-8-2。

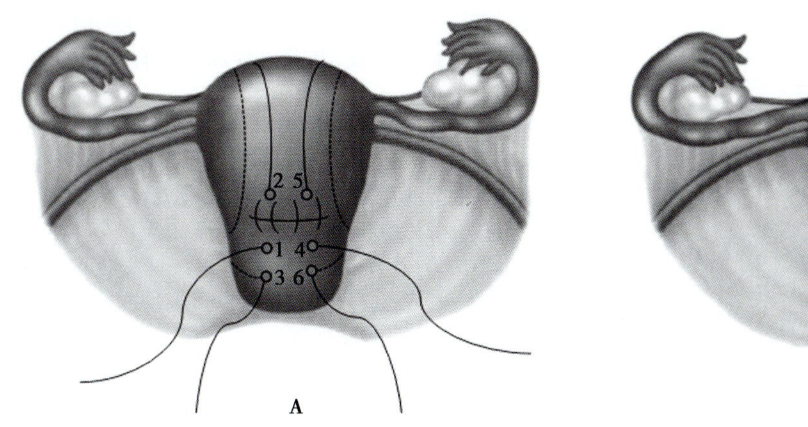

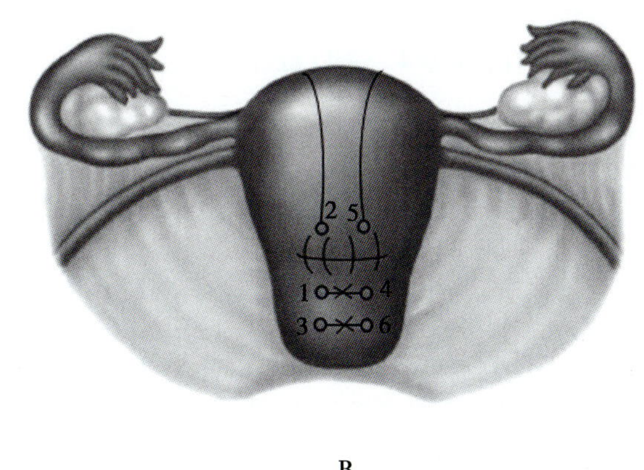

图 16-8-2　改良 B-Lynch 缝合术

A. 改良 B-Lynch 术正面观，进针方向：1→2→3；4→5→6；B. 改良 B-Lynch 术缝合后效果。

（1）首先子宫压迫试验：同 B-Lynch 缝合。

（2）暴露膀胱：进一步下推膀胱腹膜返折，以暴露子宫下段。

（3）缝合和打结：分别采用两根单独的缝线缝合子宫两侧。图 16-8-2 显示该方法双侧的进针和出针点。同 B-Lynch 缝合法一样，逐渐加压并收紧缝线至关重要，两根缝线水平交叉在中线处打结。这一方法的优点在于比较容易记忆且每侧用一根缝线，标准长度的多聚酯 910 缝线（70cm）对每侧均够用，而 B-Lynch 方法需要接合两根缝线的长度才能完成整个缝合。

（4）助手再次仔细检查阴道流血情况，以明确缝扎是否有效。若出血控制，按常规方法缝合子宫下端横切口并关腹。

3. Hayman 缝合术　主要适用于宫体收缩乏力，如图 16-8-3。

（1）首先子宫压迫试验。

（2）缝合和打结：从右侧子宫切口右侧下缘 2cm、子宫内侧 3cm，从前壁进针到后壁出针，然后绕到宫底打结；左侧同法操作。

（3）若出血控制，按常规方法缝合子宫下端横切口并关腹。

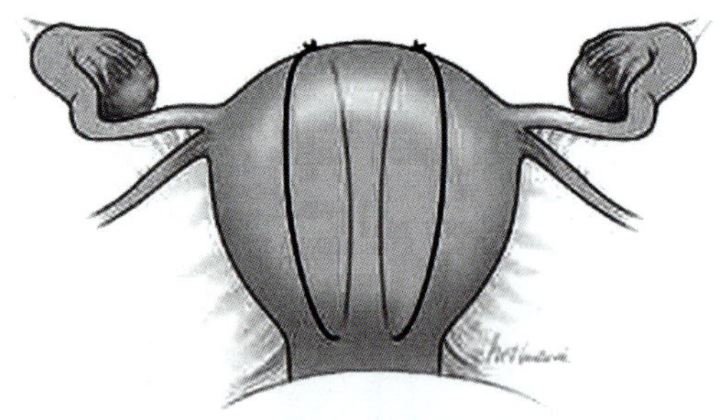

图 16-8-3　Hayman 缝合

4. CHO 缝合术

（1）如图 16-8-4，于子宫出血严重处任选第一个进针点，从子宫前壁到后壁贯穿缝合；第一个进针点一侧 2~3cm，从子宫后壁到前壁贯穿缝合；然后再第二进针点一侧 2~3cm，从子宫前壁到后壁贯穿缝合；第三进针点一侧 2~3cm，从子宫后壁到前壁贯穿缝合；组成一个方形，然后打结。

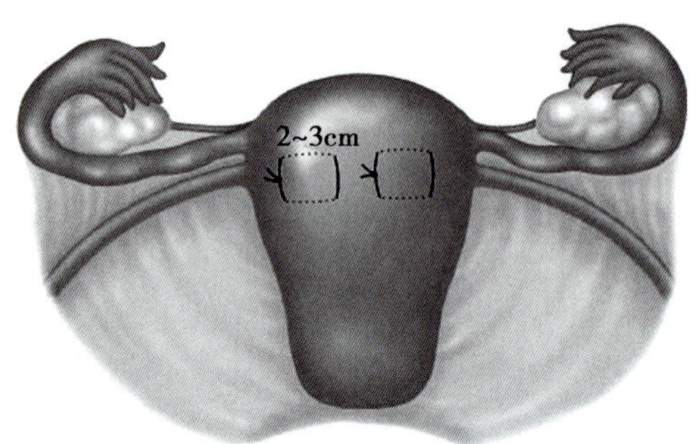

图 16-8-4　CHO 缝合术

（2）若宫缩乏力则从宫底到子宫下段行 4~5 个缝合；若胎盘粘连则需胎盘剥离面进行 2~3 个缝合；若系前置胎盘剥离面的出血，在缝合之前需下推膀胱。

（3）子宫放回腹腔观察，若正常即逐层关腹。

5. 子宫下段横行环状压迫缝合术　缝合步骤：①进行压迫试验；②先从右侧子宫切口下缘 2~4cm、子宫内侧 0.5~1cm 处进针从前壁到后壁，然后缝合线拉至左侧，在与右侧相对应处由后壁到前壁贯穿缝合；③助手双手加压子宫下段，同时收紧两根缝线，检查无出血即打结（图 16-8-5）。

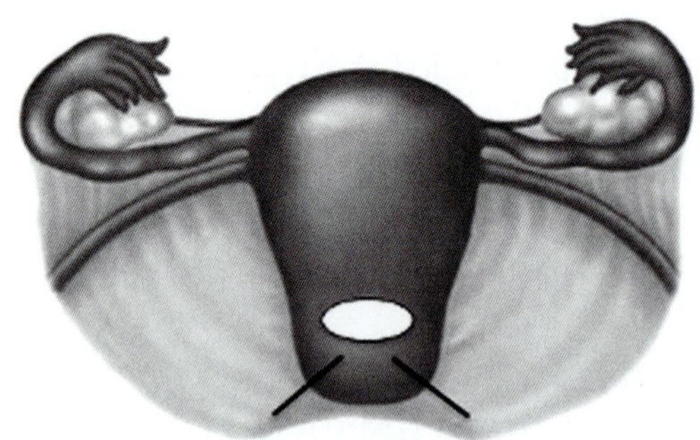

图 16-8-5　子宫下段横行环状压迫缝合术

（二）术前评估及术前准备

子宫压迫缝合术对操作者技术技巧要求低，对医疗器械无特殊要求，但要告知患者子宫压迫缝合术的有效性和近期、远期并发症。操作前要做以下准备：将子宫托出腹腔，行子宫压迫试验，加压后若出血基本停止，则成功可能性大。进行子宫压迫缝合后，可立即显现止血效果，即使止血失败也可迅速改行其他手术治疗，不延误抢救时机，所以十分便于在各级医院，尤其是基层医院进行推广。选用该方法掌握子宫压迫缝合术的适应证非常重要。

1. 手术适应证　子宫收缩乏力、胎盘因素（前置胎盘、胎盘粘连等）引起的产后出血，不同子宫压迫缝合术的适应证有所不同。

2. 手术禁忌证　产道损伤引起的产后出血。

（三）并发症的防治

1. 缝合线滑脱和肠管套叠　缝线滑脱及滑脱引起的肠管套叠是进行子宫压迫缝合术时经常担心的问题，但目前还没有缝线滑脱和肠管套叠的文献报道。有些学者对经典的子宫压迫缝合术（B-Lynch 缝合术）进行改良，当缝线绕行宫底过程中，分别在子宫前后壁垂直褥式缝合子宫浆肌层 3~4 针，将缝线固定于子宫浆肌层以防止缝线滑脱。

实际上子宫压迫的效果只需维持数小时，当子宫内膜处血管闭合、血栓形成后，即使子宫复旧缩小，缝线滑脱，也不会再增加出血机会。

2. 子宫坏死　1997—2010 年有 6 例子宫压迫缝合术后子宫坏死的报道，4 例发生在 B-Lynch 缝合术后、2 例发生在 CHO 缝合术后，诊断时间为术后 12 小时~6 个月，坏死部位多出现在子宫底部，4 例需切除子宫。子宫坏死可能与缝合太紧导致影响子宫血供有关，虽然 B-Lynch 缝合术自问世以来没有严重并发症或引起死亡的病例，但随 B-Lynch 缝合技术的广泛推广和普及，其并发症的发生有增加的趋势，需引起重视。

3. 盆腔粘连和宫腔粘连　Crtzias 报道 B-Lynch 缝合时用不可吸收线，术后 4 周腹腔镜检查发现大网膜有粘连、子宫前后壁有粘连，故应避免使用。新型的缝线对周围组织的炎性反应减少，应用单乔缝线后无相应的不良反应报道。Baskett 在 7 例 B-Lynch 缝合术后再次妊娠行选择性剖宫产的手术中，发现其中只有 3 例可见可能前次子宫压迫缝合的痕迹，例如宫底膜状粘连等。

B-Lynch 缝合术因不造成子宫前后壁的贴合故很少存在宫腔引流不畅的问题。Goojha 等报道 1 例 B-Lynch 缝合联合子宫动脉结扎治疗产后出血后发生严重子宫腔粘连综合征（Asherman syndrome）并导致继发不孕的病例。宫腔粘连主要见于 CHO 缝合术后，目前已经多例报道。

（四）技术难点及经验分享

1. 缝合线及缝合针的选择

（1）缝线选择对于子宫压迫缝合术十分重要，理想的缝线是可吸收、张力能维持 48~72 小时，且对组织刺激少的。

（2）缝合针应为无创和较大的钝圆针，大的钝针更易于持握也更安全；缝线应较长，线长更易于操作，可利于较大子宫的缝合打结，且不易滑脱断裂。

（3）目前使用的缝合线张力维持时间较短，缝合 7、14、21 日后的缝线张力分别降到最初张力的 60%、20%和 0%，完全吸收则需要 90~120 日。

2. 手术方式选择　针对不同原因引起的产后出血，选用合适压迫缝合技术非常重要(Ying et al.,2010a)。

(1) B-Lynch 缝合术和 Hayman 缝合术主要用于子宫收缩乏力性产后出血。

(2) CHO 缝合术用于子宫收缩乏力性产后出血、胎盘粘连和前置胎盘引起的产后出血。

(3) 前置胎盘子宫下段胎盘剥离面出血的止血方法:子宫下段水平峡部-宫颈压迫缝合法、子宫下段平行垂直压迫缝合法、子宫峡部-宫颈环状压迫缝合法、子宫下段横行环状压迫缝合法。

(4) 不管是针对子宫收缩乏力引起的产后出血,还是胎盘粘连或前置胎盘引起的产后出血,对其进行子宫压迫缝合术,核心是"在需要之处进行缝合(suture where need)"。

(5) 子宫压迫缝合术还可用于晚期产后出血经保守治疗无效者,妊娠早、中期流产或引产后的出血等。

3. 手术时机　B-Lynch 子宫压迫缝合术原本是作为在难治性产后出血、一般药物及保守手术治疗无效的情况下,考虑子宫切除前进行的一项尝试性操作。随着子宫压迫缝合技术的推广,其安全性得到更多的肯定,故选择缝合的时机越来越提前,目前大多数操作者认为在常用药物治疗无效、出血的危险有进一步扩大的可能时,即可行子宫压迫缝合。但对于出血量达到多少是合适的缝合时机,尚没有达成共识。

2011 年 Kayem 等利用 2007 年 9 月至 2009 年 3 月期间英国产科监测系统数据分析发现:如果"分娩-子宫压迫缝合术"间隔时间在 2 小时以上则子宫切除的风险较间隔时间在 2 小时以下的增加将近 4 倍(OR=4.60,95%CI 1.62~13.1)。对中央型前置胎盘剖宫产,何时进行子宫压迫缝合术,有研究进行探索,认为若出血达到 500ml 及以上并持续出血,可以考虑应用子宫压迫缝合术(RCOG,2017;Huang et al.,2012)。

二、盆腔血管结扎术

盆腔血管结扎术(Pelvic vascular ligation)适用于难治性产后出血,应用子宫收缩剂、按摩子宫等保守治疗无效,或子宫切口撕裂局部止血困难者。包括子宫动脉结扎术、子宫卵巢动脉吻合支结扎术、髂内动脉结扎术、子宫去血管化、盆腔去血管化等。

(一) 子宫动脉结扎术

目前常用的子宫动脉结扎术(uterinearteryligation,UAL)是双侧子宫动脉结扎(O' Leary 缝合法)(O' Leary et al.,1966;O' Leary,1995),结扎双侧子宫动脉上行支。

1. 适应证

(1) 子宫收缩乏力、前置胎盘、胎盘植入、重度胎盘早剥经保守治疗无效。

(2) 剖宫产子宫切口撕裂,局部止血困难。

2. 手术步骤

(1) 将子宫自腹部切口托出,手握子宫向一侧牵拉。

(2) 避开膀胱或下推膀胱腹膜返折。

(3) 用带有 0 号或 1 号可吸收缝线的大圆针于剖宫产切口下方 2~3cm、子宫血管内侧 2~3cm 将针从前向后穿过子宫肌层,再从子宫血管外侧方阔韧带无血管区穿回并打结。同法处理对侧(图 16-8-6)。

3. 手术要点　①不一定要打开膀胱腹膜返折,但一定要避开膀胱;②缝扎时跨过足够的子宫肌层,保证一定张力;

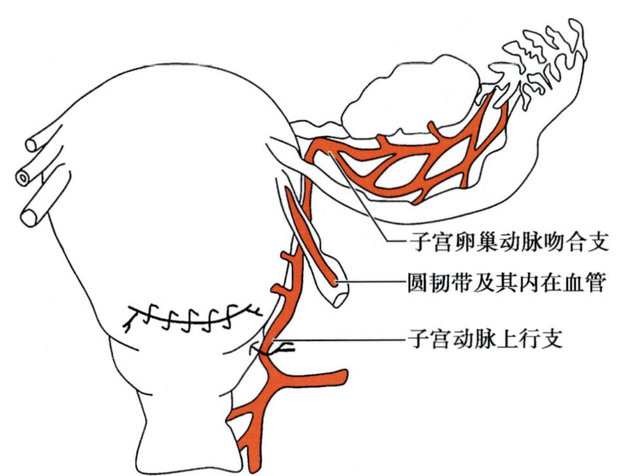

图 16-8-6　子宫动脉上行支结扎术

③从阔韧带无血管区出针,避免发生阔韧带血肿。

4. 手术探讨　该术式简单易掌握,大多数产科医生均可操作,尤其适用于子宫切口撕裂、子宫动脉分支撕裂伤出血者。对于子宫收缩乏力和胎盘因素引起的产后出血,可减少出血量,但有时不能达到完全的止血效果。对于子宫下段、宫颈和阴道旁的出血效果不佳。

(二) 子宫卵巢动脉吻合支(卵巢固有韧带)结扎术

因为卵巢动脉与子宫动脉上行支吻合,为减少子宫血流,在双侧子宫动脉上行支结扎基础上,可于卵巢固有韧带部位结扎子宫卵巢动脉吻合支(Cruikshank,1983),称为子宫卵巢动脉吻合支(卵巢固有韧带)结扎术(utero-ovarian ligament ligation)。

1. 手术步骤

(1) 自腹部切口提出子宫,手握子宫向一侧牵拉。

(2) 用带有 0 号或 1 号可吸收缝线的大圆针于卵巢固有韧带下方,将针从前向后穿过子宫肌层,边距 2~3cm,再从外侧方阔韧带无血管区穿回并打结。同法处理对侧(图 16-8-7)。

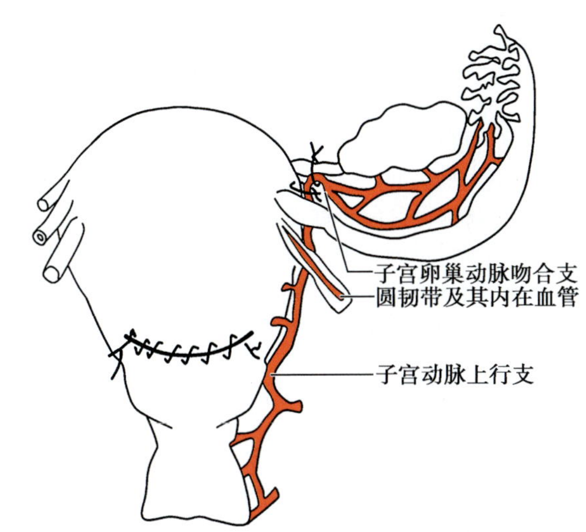

图 16-8-7　子宫卵巢动脉吻合支(卵巢固有韧带)结扎术

2. 手术探讨　于卵巢固有韧带部位结扎子宫卵巢动脉吻合支，可减少子宫出血，又不影响卵巢及输卵管血供。Sentilhes 在 2008 年观察产后出血患者施行盆腔血管结扎术对生育能力及再次妊娠结局的影响，发现结扎双侧子宫动脉伴或不伴有卵巢固有韧带血管结扎，未对患者生育能力或再次妊娠结局造成影响，而结扎骨盆漏斗韧带可能发生闭经、卵巢功能早衰、子宫宫腔粘连等并发症。

（三）Tsirulnikov 三联结扎术

Tsirulnikov 于 1979 年在 O'Leary 基础上提出通过结扎子宫-卵巢动脉吻合支和圆韧带来进一步完成子宫的去血管化，称 Tsirulnikov 三联结扎术（Tsirulnikov tripleligation），报道中 24 例产后出血病例的成功率为 100%，适用于难治性产后出血单纯结扎子宫动脉上行支效果不佳者（图 16-8-8）。

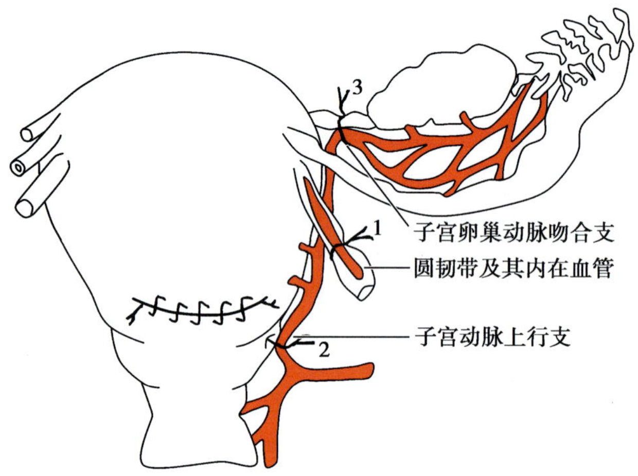

1—子宫动脉上行支结扎；2—圆韧带及其内在血管结扎；3—子宫卵巢动脉吻合支结扎。

图 16-8-8　Tsirulnikov 三联结扎术

手术步骤如下：

（1）结扎圆韧带血管并离断。

（2）按照 O'Leary 描述结扎子宫动脉上行支。

（3）结扎子宫卵巢动脉吻合支。

（四）逐步结扎术

Abdrabbo（1994）提出该项止血方法，通过逐步结扎血管来达到子宫去血管化，如果结扎上一步 10 分钟后仍有出血，则进行下一步的结扎，称为逐步结扎术（Stepwise sequential ligation）。结扎顺序：单侧子宫动脉上行支结扎，双侧子宫动脉上行支结扎，子宫动脉下行支结扎，单侧骨盆漏斗韧带及卵巢血管结扎，双侧骨盆漏斗韧带及卵巢血管结扎。Morel 等（2011）结合 Tsirulnikov 三联结扎术和 AbdRabbo 的方法提出改良式逐步结扎五步法，达到盆腔去血管化，该方法避免了结扎双侧骨盆漏斗韧带导致卵巢衰竭的高风险（图 16-8-9）。

1. 手术步骤

（1）运用 O'Leary 方法结扎子宫动脉上行支。

（2）结扎圆韧带血管并离断。

（3）结扎子宫-卵巢动脉吻合支（卵巢固有韧带）。

（4）结扎子宫动脉近端包括子宫动脉下行支，结扎过程中要注意游离子宫动脉，辨明输尿管。

（5）结扎髂内动脉。

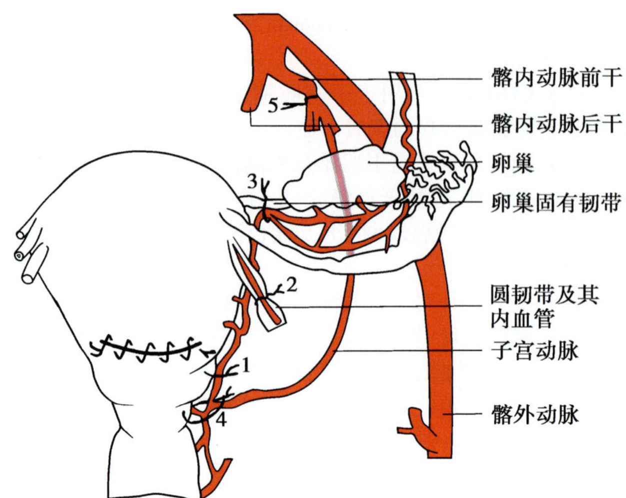

1—子宫动脉上行支结扎；2—圆韧带结扎；3—卵巢固有韧带结扎；4—子宫动脉近端结扎；5—髂内动脉结扎。

图 16-8-9　改良式逐步结扎法

2. 手术探讨　Abdrabbo 报道中对 103 例药物治疗无效的难治性产后出血患者应用逐步结扎法治疗，100% 止血成功，无相关并发症发生。RCOG 指南（2017）推荐该手术方式为控制产后出血的一线手术方案。但是，该方法结扎双侧骨盆漏斗韧带有导致卵巢衰竭的高风险（Sentilhes et al.，2009）因此，不建议结扎卵巢动脉，可以尝试其他改良式逐步结扎法（Doumouchtsis et al.，2007；Morel et al.，2011）。

（五）髂内动脉结扎术

髂内动脉结扎术（hypogastric arteries ligation or internal iliac artery ligation），1960 年被首次报道，是最早用于治疗产后出血的保守外科手术方式。该技术难度较高，较子宫动脉结扎术所需时间长，易损伤周围血管，增加并发症发生率，尤其是在妊娠子宫增大、腹部低位横切口、进行性盆腔出血等不利情况下，更增加了手术难度，且大多数产科医生缺乏相关经验，一般不推荐使用（Joshi et al.，2007；Ledee et al.，2001；刘新民，2003）。

1. 适应证

（1）子宫下段、宫颈撕裂伤和阴道、阴道旁出血难以控制者。

（2）阔韧带血肿不能找到明确出血点者。

2. 手术步骤

（1）靠近圆韧带中段打开阔韧带后叶，进入腹膜后间隙，暴露髂总动脉分叉处的髂内、髂外动脉及输尿管。

（2）将输尿管及相连的腹膜拉向内侧，打开髂内动脉鞘，向远端游离。

（3）距髂总动脉 3cm 处阑尾钳轻轻提起髂内动脉，直角钳分离髂内动静脉，从动脉下方穿过 2 根 1 号可吸收缝线，间距 0.5cm 双重结扎（图 16-8-10）。

3. 手术要点

（1）熟悉盆腔腹膜后间隙解剖，细心操作，避免误扎髂外静脉或损伤输尿管。

（2）距髂总动脉分叉 3cm 结扎血管，避免结扎臀上动脉，发生缺血性臀部疼痛。

（3）髂内静脉位于髂内动脉的正后方，壁薄、易损伤。

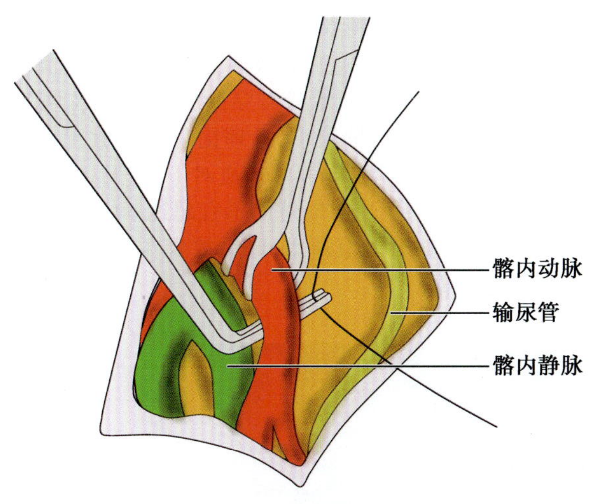

图 16-8-10　髂内动脉结扎术

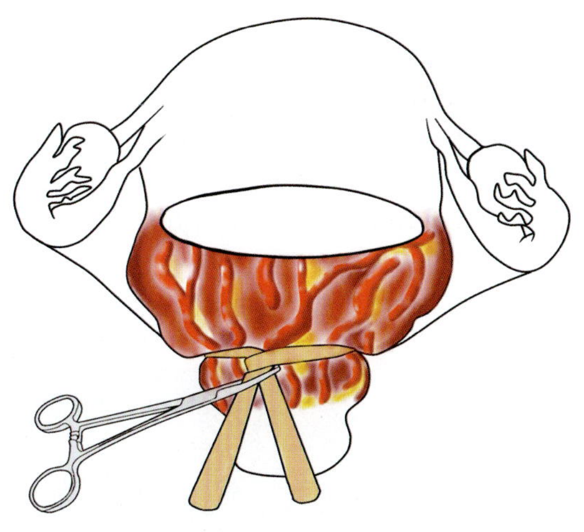

图 16-8-11　止血带捆绑

因此分离髂内动脉时直角钳需紧贴髂内动脉后壁，无阻力通过动脉后方，如有阻力，意味着动脉筋膜游离不充分，易损伤髂内静脉。另外，直角钳应从外侧朝向内侧，避免尖端损伤外侧的髂外静脉。

4. 手术探讨　双侧髂内动脉结扎的成功率在文献中差异很大，从 42%~93%，可作为子宫切除前减少汹涌出血的方式。但是，因为施术所需时间较久，不熟悉该项技术的医生不宜尝试，否则可能延误抢救时机，不推荐将髂内血管结扎术作为一线手术治疗方案。

三、胎盘植入手术止血方法

胎盘植入是产科严重的并发症，分为粘连性、植入性、穿透性 3 种类型。其中，植入性和穿透性胎盘植入极易导致围产期难以控制的大出血，危及孕产妇生命。目前国外处理胎盘植入仍以子宫切除术（hysterectomy）为重要方式，但胎盘植入患者盆腔血管增粗怒张、血供丰富，胎盘植入严重时可侵及周围脏器组织（如膀胱、阔韧带等），往往手术实施困难，且术中出血量大。探索合适的手术方式及围手术期处理以减少胎盘植入术中、术后出血，并降低子宫切除率已经成为近年来产科研究的热点和亟待解决的难题。总结国内外文献报道，一些保守性手术方法在胎盘植入的治疗中逐渐体现出更多的优势，下面具体介绍胎盘植入剖宫产术中一些止血方法和手术方式。

（一）阻断子宫血管的止血方式

胎盘植入的子宫供血丰富、血管怒张，短时间内可能出现汹涌出血，导致低血容量休克或凝血功能障碍，失去后续手术治疗时机。因此，胎儿娩出后，除给予子宫收缩剂、按摩子宫等保守治疗，还可采用一些临时措施或手术方式，通过阻断血管达到快速控制或减缓术中出血的目的。

1. 止血带捆绑

（1）手术步骤：胎儿娩出后，迅速将子宫娩出腹腔，止血带自后向前环绕子宫下段，两侧束入卵巢漏斗韧带及阔韧带，将输卵管伞部及卵巢置于止血带以外，向下尽量将胎盘组织束入止血带上方，牵拉束紧并固定（图 16-8-11）。

（2）手术探讨：止血带捆绑方法简单、高效，能够迅速达到临时子宫去血管化的目的，减少术中出血，为后续剥离胎盘及进一步的手术操作创造条件。弊端是如果胎盘主体位于子宫下段及宫颈管内、子宫下段膨大或膀胱重度粘连，止血带无法放置于胎盘附着处下方，则剥离胎盘后，止血带下方的胎盘剥离面会出血汹涌。因此，该方法不适用于盆腹腔重度粘连、胎盘侵及宫颈管内的胎盘植入患者。

2. 盆腔血管结扎术（pelvic vascular ligation）　2017 年 ACOG 指南推荐，双侧子宫动脉上行支结扎术为剖宫产术中难治性产后出血的首选血管结扎方法，因为其技术简单、风险低。但是，因为胎盘植入的出血威胁多来自子宫下段、宫颈处胎盘剥离面和膀胱血管，单纯结扎双侧子宫动脉上行支效果不佳，可试行子宫去血管化，必要时可行双侧髂内动脉结扎术。血管结扎术对医疗设备无特殊要求，可在基层医疗机构应用，但要求术者有丰富临床经验，尤其髂内动脉结扎术所需时间长，需要技术熟练的手术者完成；胎盘植入患者出血迅猛，髂内动脉结扎术有效性低，一般不推荐采用。

3. 腹主动脉压迫　胎盘植入常因汹涌出血导致低血容量休克，血流动力学不稳定，严重出血可能在数分钟内带来致命威胁。对于术前评估不足或术中发现的胎盘植入患者，为快速止血，稳定血压，争取手术时机，术者可在骶岬上方第四腰椎水平触诊并压迫腹主动脉下段近分叉处临时止血，可明显减慢出血速度，为寻找和控制出血部位提供机会（图 16-8-12）。

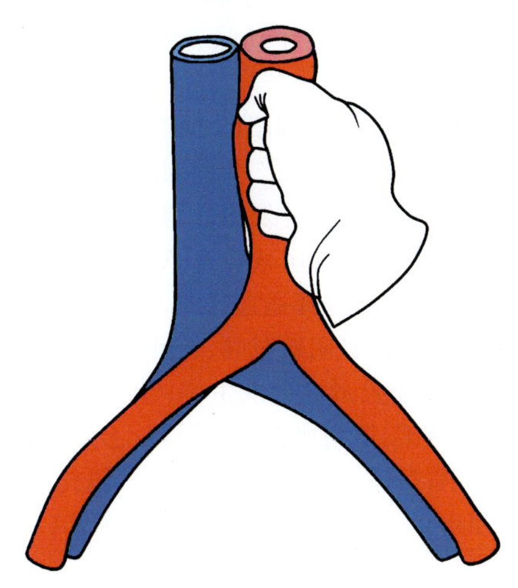

图 16-8-12　腹主动脉压迫

4. 动脉球囊阻断术　在具备血管介入设备、操作熟练的介入科医师及多学科团队的医疗中心，对大面积穿透性胎盘植入的患者，依据影像学检查结果可在术前预置动脉球囊导管图 16-8-13A，当胎儿娩出后或娩出的同时，立即充盈球囊（图 16-8-13B），阻断盆腔血流，减少术中出血，利于手术野暴露及后续手术操作。总结国内外研究报道，有关球囊放置部位包括髂内动脉、髂总动脉或腹主动脉，不同的放置部位存在各自的优缺点。髂内动脉阻断术不影响其他重要脏器血流，但需穿刺双侧股动脉，所需时间较长，且因盆腔血管吻合支丰富，在止血有效性方面，目前文献无统一定论。腹主动脉球囊阻断术只需穿刺一侧股动脉，相对时间短，胎儿接受的辐射量较小，且理论上球囊放置部位越高，止血有效性较高。但需考虑缺血对下肢、肠系膜、盆腹腔其余脏器的影响，单次阻断时间不宜超过 60 分钟。一般采用低位腹主动脉球囊阻断术，球囊放置在腹主动脉分叉以上，肾动脉平面以下。

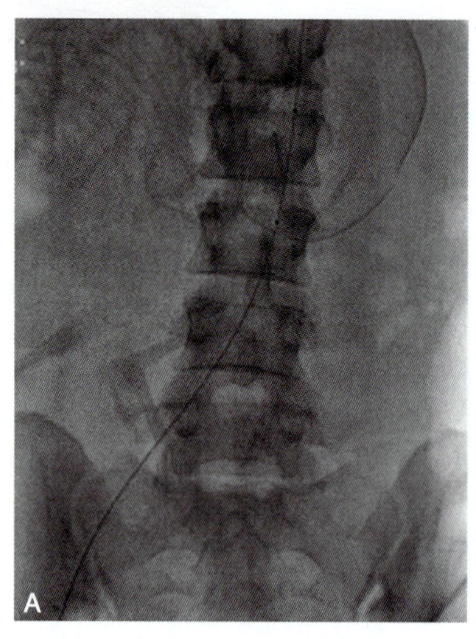

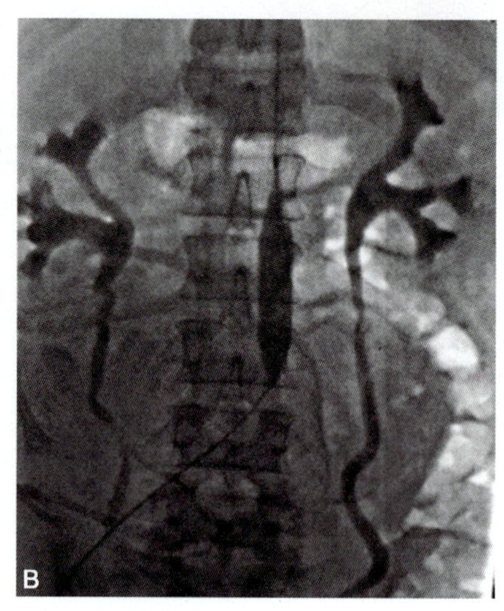

图 16-8-13　动脉球囊阻断术
A. 腹主动脉球囊充盈前；B. 腹主动脉球囊充盈后。

（1）手术步骤：①在数字减影血管造影（DSA）手术室（也称“复合手术室”）于剖宫产术前放置，由介入科医生操作；②一般行右侧股动脉穿刺，插入 5F 导管至肾动脉远端的腹主动脉，证实其球囊位置良好后，将导管固定避免移位；③术中胎儿娩出后或娩出的同时，由介入科医生立即向球囊内注入生理盐水，使球囊充盈阻断腹主动脉血流；④手术结束拔出球囊导管后，压迫穿刺点，加压包扎，穿刺下肢制动 24 小时。

（2）手术并发症：血栓形成、动静脉瘘、假性动脉瘤、下肢盆腔脏器缺血性损伤、局部穿刺点血肿、感染；罕见并发症，如主动脉破裂或医源性主动脉夹层导致大血管损伤，甚至危及生命。

（3）手术探讨：动脉球囊阻断术需要在具备介入手术设备及相关经验的医院施行，推广受到限制，因临床资料少，价格较贵，且存在对介入相关并发症的担忧，目前仍存争议，需要更多的临床探索。可试用减少介入并发症的可行措施：①术前依据影像学测量选择适宜球囊，避免球囊过度膨胀导致血管损伤；②控制球囊阻断时间，保证重要脏器血供，防止缺血性损伤，降低血栓形成的发生率；③球囊导管放置及取出过程中，操作轻柔，避免血管内膜损伤；④注意介入术后护理，拔出球囊导管后注意压迫穿刺点，加压包扎，复查盆腔及双下肢血管超声，了解有无动静脉血栓形成，24 小时后给予低分子量肝素预防下肢血栓。

5. 盆腔动脉栓塞术（PAE）　胎盘植入患者如采用胎盘原位保留或保守性手术方式，术后仍有活动性出血，血流动力学平稳前提下，术后可行双侧髂内动脉或双侧子宫动脉栓塞术减少出血，促使胎盘缺血坏死脱落。术中盆腔血管栓塞术需要在复合手术室进行，可于子宫动脉血管内提前预置导管，胎儿娩出后，立即行双侧子宫动脉栓塞术，阻断子宫血流后再行后续手术，可减少出血量，降低子宫切除率。没有相应条件的医疗机构针对难以控制的产后出血，如患者有强烈保留子宫愿望，可给予临时止血措施，在血流动力学稳定的情况下转运至有条件施术的医院。

（1）手术步骤：局麻后，行股动脉穿刺，在血管造影的指导下将导管插至主动脉分叉处，于此处行动脉造影照片，以明确血管解剖和从出血的血管外溢的造影剂（图 16-8-14）。血管造影术可以识别 1～2ml/min 的血流量。明确出血点后，使用可吸收的明胶海绵、线圈或微粒进行栓塞。

（2）手术并发症：①腹胀、疼痛、发热、恶心呕吐等栓塞后综合征；②穿刺点出血、血肿；③股动脉血栓、动静脉瘘；④假性动脉瘤；⑤神经损伤、下肢功能障碍；⑥子宫完全或部分缺血坏死；⑦继发感染；⑧远期闭经、月经量减少、宫腔粘连、卵巢功能障碍等。

（3）手术探讨：针对胎盘植入产后出血的患者，盆腔动脉栓塞术是有效的保守止血方式，但在血流动力学不稳定情况下，不适宜将患者转运至介入手术室。胎盘植入患者术前预置双侧子宫动脉导管，胎儿娩出后同时行盆腔血管栓塞术，可减少出血量，降低搬运过程风险。但其所需栓塞时间

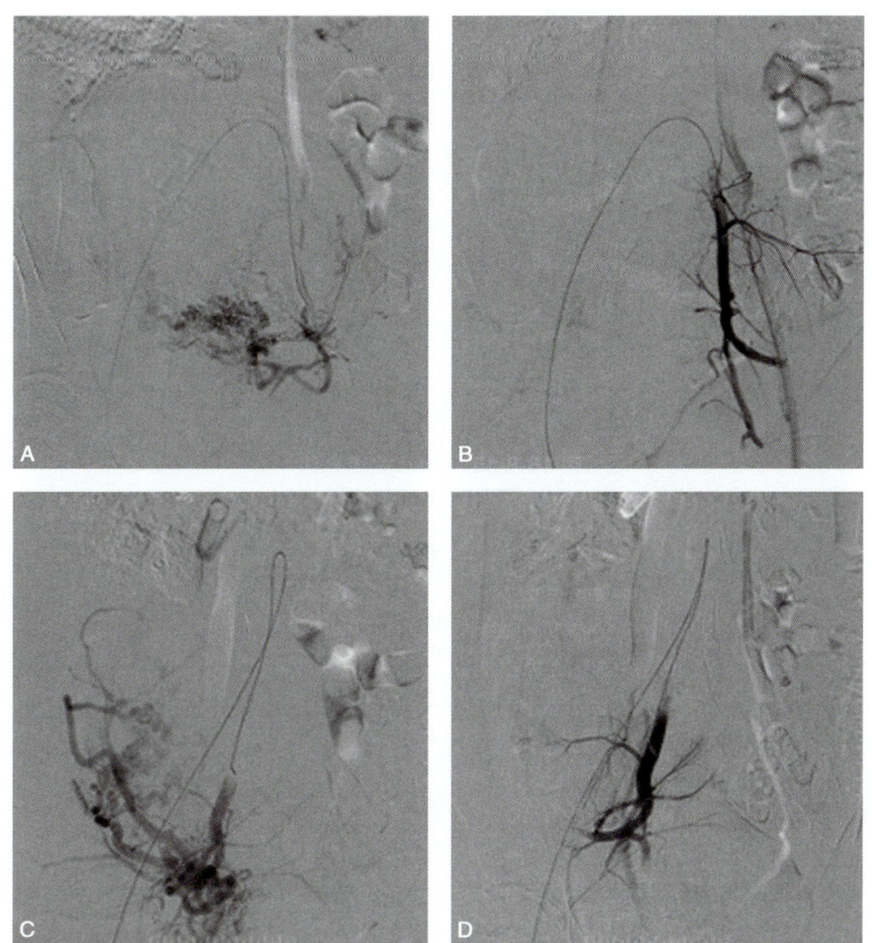

图 16-8-14　双侧子宫动脉栓塞术

A. 左侧子宫动脉栓塞前；B. 左侧子宫动脉栓塞后；C. 右侧子宫动脉栓塞前；D. 右侧子宫动脉栓塞后。

相对较长，胎盘植入患者术中出血迅猛，动脉球囊阻断术与之比较更利于快速止血，且短时间内阻断动脉血流，并发症相对较少。

（二）缝合止血方式

1. 局部缝扎止血　对于粘连性或部分植入性胎盘植入，剥离胎盘后，胎盘剥离面出现子宫肌层部分缺损，可行局部间断“8”字缝合、连续褥式缝合等多种缝合方法修补子宫胎盘剥离面，闭合血管，减少出血。

2. 子宫压迫缝合术（uterine compression sutures）　子宫压迫缝合术是应用外力压迫子宫肌层以达到止血目的。手术前通常先用双手压迫子宫以观察子宫出血是否停止。目前针对难治性产后出血常用的方式包括 B-Lynch 缝合术、Hayman 缝合术。前置胎盘患者往往以子宫下段出血为主，选择局部压迫缝合的方法更有利于减少术中出血。例如 CHO 式多重褥式缝合术。

手术探讨：Hwu（2005）提出子宫下段平行垂直压迫缝合法（图 16-8-15），Ying（2010b）提出子宫下段横行环状压迫缝合法，杨慧霞（2015）提出止血带捆绑下子宫下段环形蝶式缝合法，原理都是通过局部压迫达到止血效果，适用于粘连性或植入性胎盘植入患者胎盘剥离面的缝合止血。需要注意的问题是，缝合过程中要保证子宫下段没有完全闭塞，使血液和恶露可以顺利排出；相关并发症如子宫坏死、宫腔积脓、宫腔粘连也有报道，但较少见。

（三）宫腔填塞术

胎盘植入经其他保守手术方式治疗后，胎盘剥离面仍渗血者，可采用宫腔填塞术（uterine packing），选择包括宫腔纱布填塞或球囊填塞压迫止血。选择宫腔纱条填塞要警惕纱布可能吸收一部分血液，掩盖真实出血情况，缝合过程中还要注意避免纱布被缝合在子宫上；球囊填塞可避免这种情况，且利于宫腔内血液流出，常用球囊有 Bakri 球囊、Foley 导尿管等。剖宫产术中可将导管末端插入宫颈进入阴道，助手将导管末端从阴道口拉出，关闭子宫切口后，助手在台下用无菌液体填充球囊。宫腔填塞物一般放置 24 小时，最多不超过 48 小时取出，术后要给予广谱抗生素应用。

（四）胎盘-子宫肌层部分切除术

针对穿透性或植入性胎盘植入，可先采用阻断子宫血管的方式处理，再进行胎盘-子宫肌层部分切除术（placental-myometrial en bloc excision），切除部分胎盘植入的子宫肌层

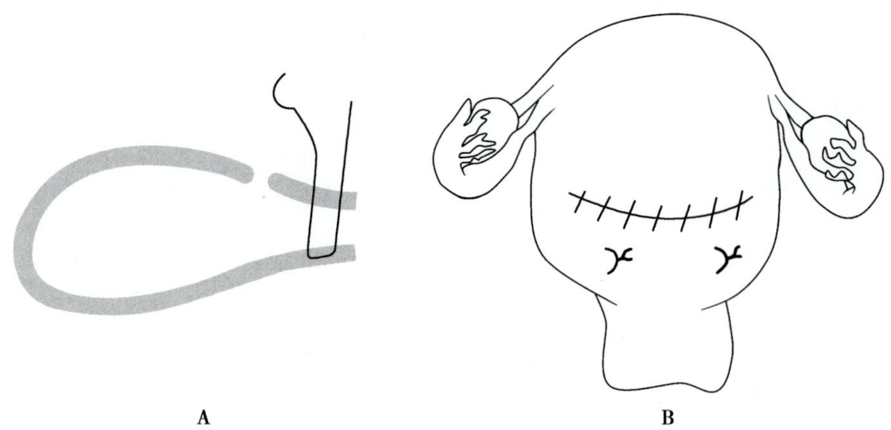

图 16-8-15　Hwu 式缝合法

A. 侧面图；B. 正面图。

并修补缝合子宫。Palacios 等（2004）首次描述了 68 例胎盘植入患者的胎盘-子宫肌层的部分切除术。68 名患者中有 50 例得以保留子宫（74%），其中 42 例随访 3 年，10 例再次妊娠并于 36 周行计划性剖宫产。Chandraharan 等（2012）提出 3P 手术（triple-P procedure），描述了 4 例完全性前置胎盘伴前壁穿透性植入患者，先行放置双侧髂内动脉球囊导管，胎儿娩出后充盈球囊，球囊止血失败时应用子宫动脉结扎术，不尝试剥离胎盘，行胎盘子宫肌层部分切除术及子宫修补术。术中输血量显著降低，每位患者的失血量为 800～1 500ml。赵先兰 等 2017 年总结了 272 例凶险性前置胎盘合并胎盘植入患者，其中 62 例大面积穿透性胎盘植入于剖宫产术中在腹主动脉球囊阻断基础上行子宫修复成形术，平均术中出血量为 1 377. 3ml±605. 2ml，其中仅一例患者因为并发羊水栓塞切除子宫。下面以子宫修复成形术为例介绍该类型手术的具体步骤。

1. 依据影像学结果，选择腹部切口及子宫切口。腹部切口可根据个体情况选择，腹部纵切口可避免腹腔粘连，充分暴露手术野，方便手术后续操作。但如患者前次剖宫产切口为腹部横行切口，可取原手术瘢痕切口，适度延长，必要时两侧弧形上延，也可达到暴露手术野目的。子宫切口可依据术前影像学结果，结合胎盘附着位置及子宫表面血管分布情况，原则上应避开胎盘或胎盘主体部分，选择子宫前壁胎盘附着部位上缘做长约 1cm 切口。迅速钳破羊膜囊，术者及助手指腹按压子宫切缘，吸净羊水，延长子宫切口，娩出胎儿（图 16-8-16）。

2. 胎儿娩出后，子宫娩出体外，采用止血带捆绑或动脉导管球囊阻断术等方式阻断子宫血流，组织钳钳夹子宫切口两侧角及上下缘（图 16-8-17）。

3. 打开膀胱腹膜返折，下推膀胱。

4. 子宫前壁下段肌层菲薄，甚至仅余浆膜层，胎盘大面积植入无法剥离，直接把胎盘连同部分子宫壁一并切除，子宫下端切缘至少保留 2cm 便于后续缝合（图 16-8-18）。

5. 切除部分胎盘-子宫肌层后，视野暴露清晰。如仍有胎盘，可手取剥离，少量植入胎盘组织应用纱垫轻柔擦除，胎盘剥离面子宫肌层缺损处行局部缝合止血。

6. 去除止血带或释放球囊，局部缝合胎盘剥离面至无活动性出血，将修剪后位置较低的（接近宫颈内口）子宫切口下缘提起，与子宫切口上缘对合缝合，恢复子宫的完整性（图 16-8-19、图 16-8-20）。

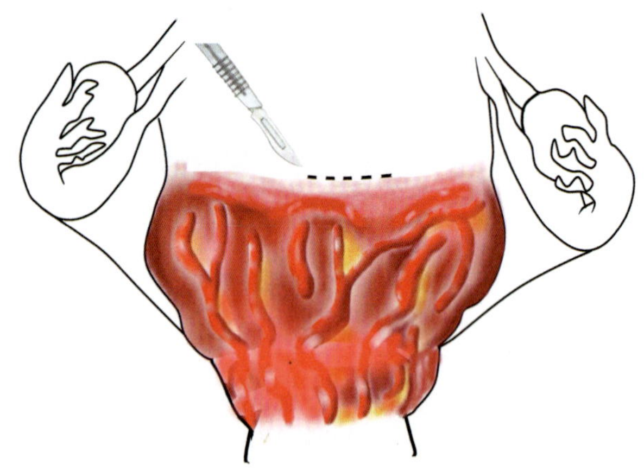

图 16-8-16　子宫高位切口

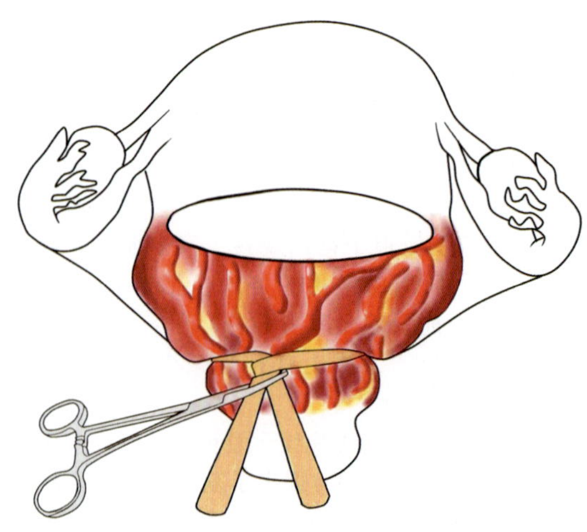

图 16-8-17　止血带捆绑

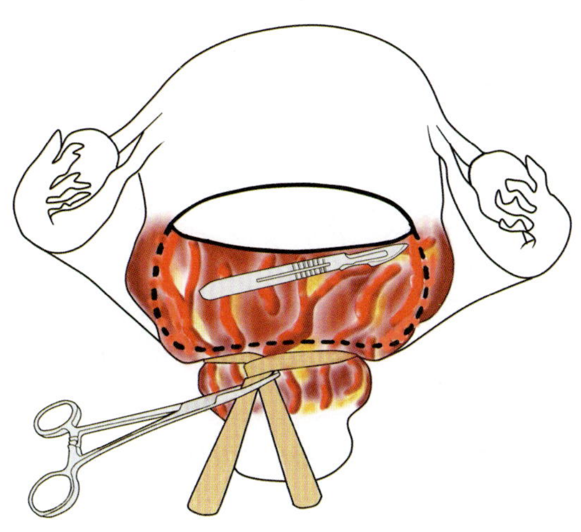

图 16-8-18　胎盘-子宫肌层部分切除

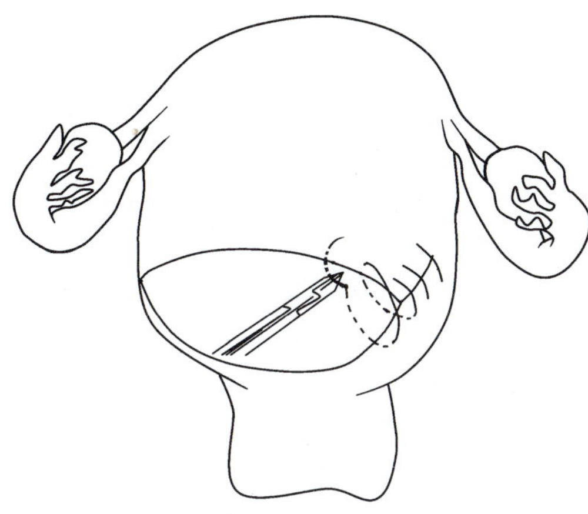

图 16-8-19　缝合修剪后子宫切口

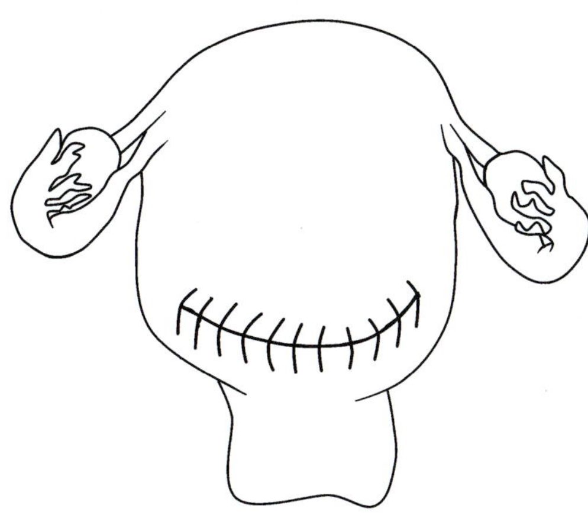

图 16-8-20　子宫成形

7. 若有胎盘植入膀胱，无法分离膀胱，未达黏膜层无血尿者，动脉球囊阻断子宫血流后，用止血钳钳夹切口边缘，外翻子宫下段，尽量把胎盘从膀胱壁剥除，附着在膀胱后壁上的破碎胎盘组织用纱布轻轻擦拭，注意避免膀胱壁损伤，局部压迫缝合止血。提拉宫颈管前壁上缘作为子宫切口下缘，与子宫切口上缘缝合恢复子宫完整性。如果胎盘已植入穿透膀胱黏膜层，取出胎盘后，由泌尿外科医生行膀胱修补术。

手术探讨：该类型手术的益处是简化了手术步骤，迅速去除大部分胎盘植入组织及菲薄子宫肌层，术野变浅，暴露清晰，减少了需要止血的面积，缩短止血时间，从而快速达到止血目的，减少出血量；且其最大限度保留了子宫完整，将修整后的子宫上下缘肌层缝合，类似于经典子宫下段横切口剖宫产，对子宫创伤小。但因胎盘植入类型、部位的不同，施术前需选择适用的子宫血管阻断方式。止血带捆绑简单易行，但不适用于一些特殊类型的胎盘植入；动脉球囊阻断术适用于大面积穿透性胎盘植入，需严格把控指征，且对于设备技术有一定依赖性，应用推广仍然存在限制，需要更多循证医学证据。

（五）子宫切除术

不同医疗机构选择胎盘植入的处理方式仍需结合实际情况灵活应用。对于不具备有效的子宫血管阻断技术条件、手术技巧有限的医院，子宫切除术仍是治疗穿透性胎盘植入患者的有效措施。手术应选择子宫高位切口，避开胎盘，娩出胎儿后，不剥离胎盘，缝合子宫切口，再行子宫切除术。对于术前评估可能进行子宫切除的胎盘植入患者是否放置输尿管支架降低输尿管损伤，目前观点仍不一致。对于保守治疗效果差或采用保守手术方式后续出血的患者，不应延迟切除子宫的决定，避免危及生命。

针对胎盘植入的类型，个体化选择手术方式，往往需要联合多种手术止血方式。具体方法选择不仅要考虑患者个人因素，还要结合医院设备、条件、相关科室配合及术者技巧等，选择术者最熟悉有把握的手术方式。如何降低损伤，减少出血，探索更安全有效的手术方式，是产科医生需要进一步思考总结的问题。

（应豪　包怡榕　赵先兰　周艳）

第九节　围产期子宫切除术

围产期子宫切除术是指产前、产时及产后因妊娠的各种异常情况或严重的合并症而需要切除子宫。围产期子宫切除的手术路径一般为经腹子宫切除（abdominal hysterectomy）。按手术切除的范围可分为子宫全切术（total hysterectomy）和子宫次全切除术（subtotal hysterectomy）。围产期子宫切除的手术指征：胎盘因素（包括胎盘植入和胎盘早剥等）、宫缩乏力、子宫破裂、产科因素所致严重凝血功能异常、产科感染等。虽然随着围产医学的发展和产科医护水平的提高，严重的产科合并症、并发症已经大大减少，但仍存在少数特殊情况，经过常规的保守治疗后无法控制出血、感染和损伤，此时为抢救孕产妇生命需当机立断施行子宫切除术（刘兴会等，2014）。

一、术前评估与准备

通过体格检查和辅助检查了解子宫出血的情况和患者全身各脏器的功能状态，明确有无手术适应证和禁忌证。围产期需行子宫切除的患者往往一般状况均较差，需酌情给予多种支持治疗，多数还需给予输血治疗。若有内、外科合并症，应请相关专科医师会诊，共同制订治疗方案，并对术中可能出现的意外情况准备预案。

（一）手术适应证

1. 子宫大量出血，经保守性止血方法无法控制出血。包括宫缩乏力、胎盘粘连或植入、胎盘早剥、各种原因引起的凝血功能异常等情况。

2. 子宫破裂、穿孔或宫颈裂伤无法修补者，或是修补术后仍很可能发生再出血者。

3. 无法控制的宫腔感染，包括绒毛膜羊膜炎、产后子宫部位感染等，经保守抗感染治疗无效，需切除感染灶者。

4. 妊娠合并早期子宫恶性肿瘤，如宫颈癌、子宫内膜癌、子宫肉瘤，以及附件恶性肿瘤等，需在剖宫产后切除子宫治疗。

（二）手术禁忌证

1. 孕产妇全身情况不能耐受手术者，应积极给予输血、扩容、补液、保温等支持治疗，待全身情况改善后施行手术。

2. 希望保留生育功能，且还有其他可以采用的有效保守治疗方案。

3. 妊娠合并晚期妇科恶性肿瘤，不宜行单纯的子宫切除，可待产后进行肿瘤治疗。

二、子宫切除手术操作要点

腹壁切口的选择一般有两种情况：剖宫产手术中临时决定需切除子宫，应在原腹壁切口基础上施行子宫切除术，必要时延长切缘；产后子宫感染行择期子宫切除术一般选择下腹部正中或旁正中切口，便于手术操作。

（一）进入腹腔、切开子宫、取出胎儿

详见本书第十六章第七节剖宫产章节操作要点。

（二）处理子宫切口和胎盘

若胎盘剥离迅速，可取出胎盘并用大纱布填塞宫腔，丝线连续缝合子宫切口止血。如果由于胎盘粘连、植入无法剥离，则不必强行剥离胎盘，留置于宫腔内，用丝线连续缝合子宫切口止血。

（三）剖宫产时子宫次全切除术

1. 以两把弯钳沿子宫角的两侧钳夹两侧输卵管根部及卵巢固有韧带，用力向上提拉子宫，可减少子宫血管出血。

2. 钳夹、提拉双侧圆韧带，切断并缝扎断端。分步处理有利于结扎卵巢血管。

3. 若剖宫产子宫切口为子宫下段横切口，剖宫产时已进行下推膀胱腹膜的处理，行子宫切除时则不需要再处理子宫膀胱腹膜返折。若需要下推膀胱，则可自圆韧带断端向内、向下方弧形剪开腹膜返折，适当下推膀胱。

4. 当胎盘穿透性植入子宫前壁下段或膀胱与子宫前壁下段，形成致密粘连而无法下推膀胱时，可以将子宫拉向耻骨联合、暴露子宫后壁下段。在靠近骶韧带出打开子宫后壁下段浆膜，在下段浆膜内用手指沿子宫侧壁包绕至子宫前壁，从而分离子宫前壁下段与膀胱（图 16-9-1、图 16-9-2）。

5. 无附件切除指征者，将子宫拉向对侧，用血管钳穿透阔韧带无血管区，钳夹输卵管峡部、卵巢固有韧带并切断之，丝线缝扎断端。

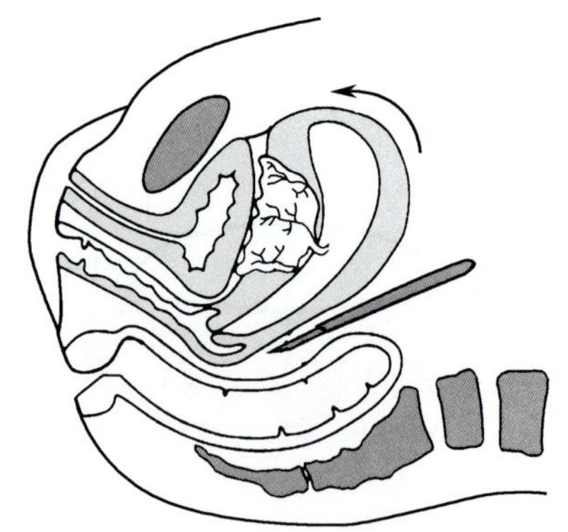

图 16-9-1　近骶韧带处打开子宫后壁下段浆膜

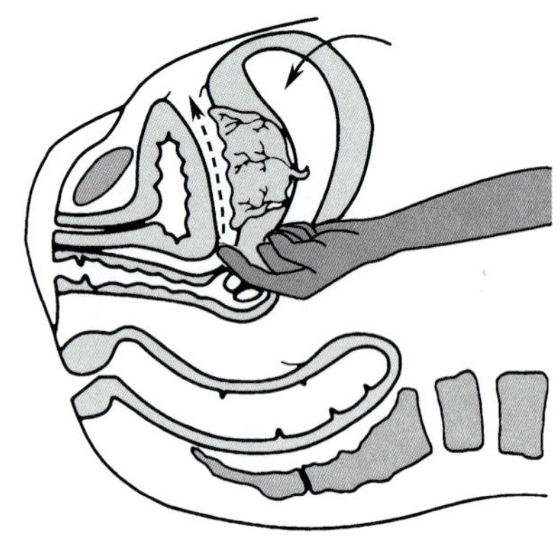

图 16-9-2　在子宫下段浆膜内用手指顺子宫侧壁绕向子宫前壁，分离膀胱与子宫前壁下段

6. 将子宫拉向前方，贴近子宫剪开阔韧带后叶，下推宫旁组织达到宫颈内口水平，暴露子宫血管，钳夹、切断并缝扎（图 16-9-3）。

7. 明确子宫动脉搏动位置，在宫颈内口水平钳夹并切断子宫动脉，丝线缝扎断端（图 16-9-4）。

8. 检查子宫已无出血，或感染灶已能完全清除，达到治疗目后，在宫颈内口水平或稍高处楔形切除子宫体，使宫颈残端切面与子宫血管断端处于同一水平，最后缝合子宫残端（图 16-9-5）。

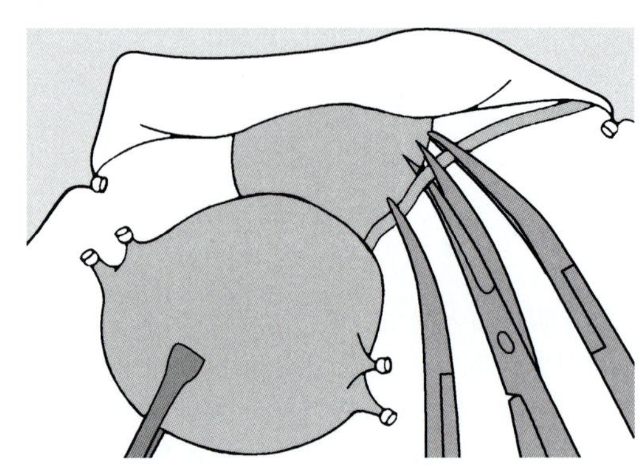

图 16-9-3　钳夹子宫血管

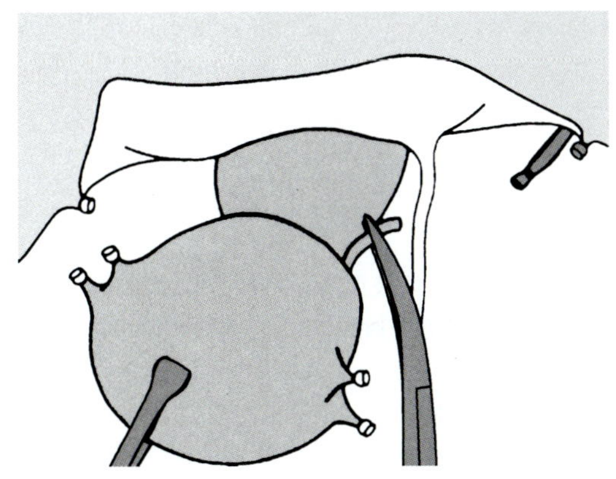

图 16-9-4　在宫颈内口水平或稍高处钳夹并切断子宫动脉(避开输尿管)

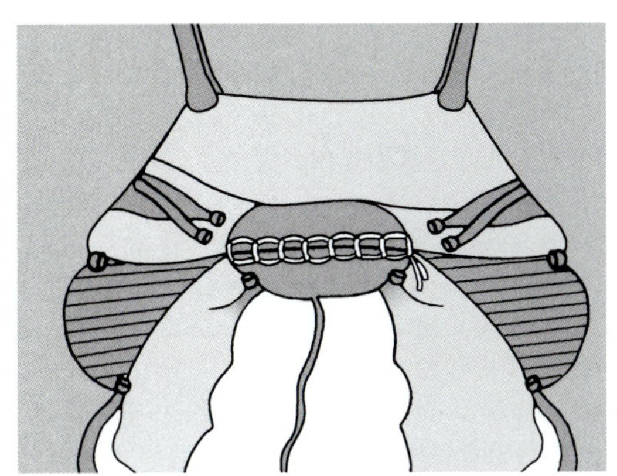

图 16-9-5　缝合后的子宫残端

(四) 剖宫产时子宫全切术

子宫全切术主要针对产科性出血,尤其是凶险性前置胎盘、胎盘植入子宫下段、出血不能控制者,宜行子宫全切术。子宫血管的处理及以前各步骤同前述。

1. 钳夹子宫骶骨韧带近宫颈一侧,切断并缝扎其远端(图 16-9-6)。

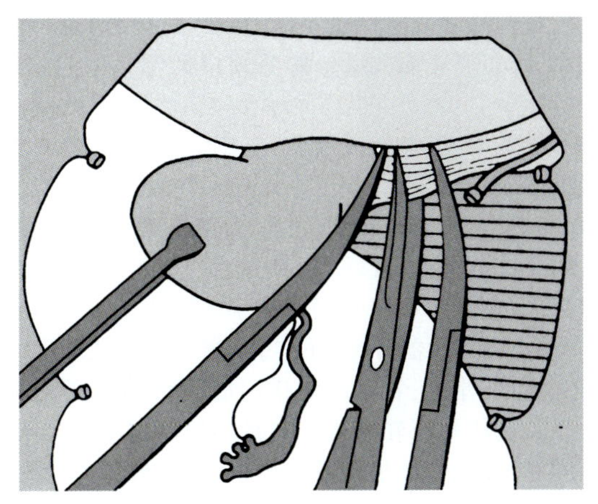

图 16-9-6　钳夹宫骶韧带的宫颈一侧,切断并缝扎其远端

2. 切开两侧骶韧带间的腹膜,下推直肠。钳夹子宫主韧带内侧,紧靠宫颈侧壁切断并缝扎主韧带直达阴道穹窿水平。若主韧带较宽,可分次切断缝扎(图 16-9-7)。

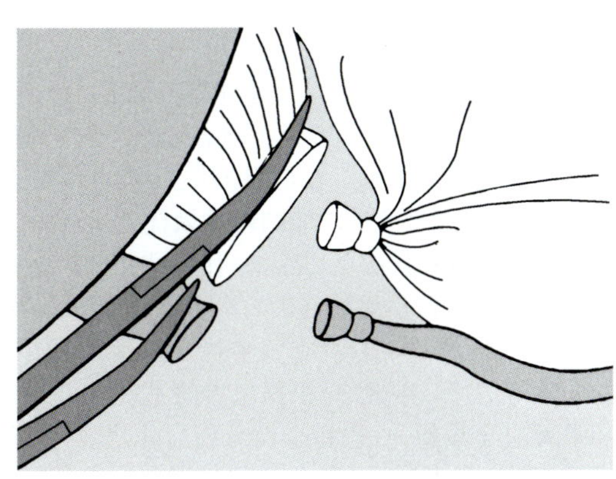

图 16-9-7　紧靠宫颈侧壁分次切断、缝扎主韧带

3. 由于妊娠期子宫、宫颈变软,或宫口开全后行剖宫产,用手指触摸前后穹窿有一定困难。可以在子宫下段稍低处纵向切开前壁,手指伸入切口内触摸宫颈与阴道交界处。辨明后横向切开前穹窿,钳夹阴道断端及宫颈,再环形剪开阴道侧壁及后壁,切除整个子宫。

4. 消毒阴道残端及阴道上段,用可吸收线缝合关闭阴道残端,充分止血。间断缝合关闭盆底腹膜并包埋圆韧带和附件残端。

5. 对于感染者,需留置引流管。

(五) 关腹

清点纱布、器械无误后缝合腹壁各层。

三、并发症的防治

(一) 减少术中出血

施行子宫切除术需要额外增加 40~60 分钟的手术时间,增加了血液的丢失量。处理子宫血管、骨盆漏斗韧带和下推膀胱时容易造成术中意外出血。切断、缝扎韧带时需留有足够的组织,以免滑脱。钳夹血管需把子宫拉向对侧,充分暴露,牢固结扎,并在子宫切除后再次检查断端是否出血,必要时可加强缝扎。

(二) 避免盆腔器官损伤

子宫毗邻膀胱、输尿管、直肠等重要器官,围产期子宫切除的手术难度加大,出血增多,时间急迫,更容易损伤上述器官。所以,每一步操作均应辨明解剖结构,避免盲目钳夹或剪开组织。下推膀胱时容易损伤膀胱,应当考虑到有穿透性胎盘植入、膀胱与子宫前壁下段粘连致密的情况,可用手指摸清输尿管走向,必要时打开骨盆漏斗韧带,直视下操作;也可经后路分离膀胱、切除子宫。直肠子宫陷凹粘连时容易损伤到直肠,分离时应注意避免钝性强行分离。

(三) 阴道残端血肿的预防

围产期子宫切除的患者可能存在不同程度的凝血功能障碍,当发现阴道残端血肿时,可用 1 号可吸收线"8"字间断缝合阴道断端,或者连续锁边缝合。手术过程中需要麻醉医生配合控制补液速度、纠正凝血功能和酸中毒。手术结束前可放置引流管，有利于排出渗液和早期发现出血等。

四、手术相关问题的探讨

（一）子宫次全切除术与子宫全切术

根据是否保留宫颈，子宫切除可分为子宫次全切除术和子宫全切术，在手术操作上，后者比前者复杂。但是随着医疗技术的提高，操作难度这一项已经不作为选择手术方式的依据了。两种术式对术后性功能的影响孰优孰劣尚有争议，还无定论。有文献报道，次全切除术的围术期出血和并发症发生率低于全切术，但是保留宫颈的患者日后发生宫颈病变的风险增加，如宫颈残端肌瘤、宫颈鳞状上皮内病变、宫颈癌等，还需要额外治疗。因此，应根据患者的心理需求、病情需要，以及术者的经验能力，进行全面分析后作出合适的术式选择（李华军 等，2009）。

（二）手术时机

一般而言，对于子宫收缩乏力、前置胎盘、胎盘植入等引起的产后出血，经过保守治疗仍无法控制者，应立即行子宫切除术。若错过此最佳手术时机，再次欲手术切除子宫时，手术难度将增加，会出现如组织水肿、创面渗血、结构不清等状况，导致延长手术时间，增加感染、弥散性血管内凝血、多器官功能障碍的发生率。但是，未经过充分的保守治疗措施就过早施行子宫切除术，虽然可减少风险，却过于草率地剥夺了患者的生育权利。因此，发生严重产后出血时，需要有经验的产科医生临场指导、决策，尽量作出预见性的判断，在保守治疗已经无法控制出血，患者一般情况尚可的情况下，即积极准备子宫切除术（贺晶 等，2009；Munro，2006）。

（三）胎盘植入

若为前置胎盘合并胎盘植入者，应切除病灶下方 1cm 处。若植入面积小，没有感染、穿孔等情况发生，可通过徒手剥离胎盘、加强宫缩、部分切除植入部位子宫组织、局部“8”字缝合、宫腔填塞及介入栓塞等方法来尽量保全子宫。若胎盘植入面积>1/2、出现穿透性植入、子宫穿孔、严重感染等情况，需要考虑切除子宫。当出现复杂性胎盘植入，子宫前壁胎盘植入累及膀胱，导致无法分离粘连者，可考虑经后路切除子宫，必要时还需修补膀胱。

（四）重视术后管理

此类患者经历了大出血、补液、输血、止血、麻醉、子宫切除等一系列过程，术后出现并发症的风险明显增加，因此应当重视术后管理。根据产妇生命体征、实验室检查结果、失血量等准确制订补液量。严密、动态观察病情，适时复查。采取措施预防感染、切口愈合不良、血栓栓塞等情况。产褥期加强医患沟通，给予患者心理辅导，减少患者产后抑郁的发生，也可减少医疗纠纷。

（马宏伟　王晓东）

第十节　毁　胎　术

毁胎术（destructive operation delivery）是经阴道将死胎或畸胎分解后娩出的一类手术。其目的在于缩减胎儿体积，防止对产妇的损伤，因手术所用器械皆为锐性，故操作时要做到准确、细致，要特别注意不能造成对母体的损伤。如施行得当，可减少对母体不必要的剖宫取胎，对于高危孕妇是更好的选择。较常用的有穿颅术、断头术与除脏术（刘兴会 等，2014）。

一、穿颅术

穿颅术指用器械穿破胎儿头颅，排出颅内组织，缩小胎头，以使其更易从阴道分娩。

1. 适应证

（1）胎儿脑积水。

（2）明确诊断的胎儿严重畸形。

（3）各种头位的死胎。

（4）臀先露或横位内倒转术后胎儿死亡，胎头娩出受阻。

2. 禁忌证

（1）骨盆入口前后径<5.5cm；虽经穿颅亦不能自然分娩者。

（2）有先兆子宫破裂征象者。

3. 手术步骤

（1）取截石位，消毒外阴，铺巾，导尿。

（2）阴道检查：确定胎头囟门级矢状缝的位置、先露部高低等情况，胎膜未破者应先行人工破膜；宫口开全或近开全；胎头先露部应达盆底。

（3）将穿颅器、碎颅器、长剪刀、长组织钳、长针头、单叶宽阴道拉钩等消毒备用。

（4）固定胎头：助手可于产妇耻骨联合向下推，压胎头并固定。

（5）切开头皮：用单叶宽阴道拉钩扩开阴道，以长组织钳钳夹囟门及颅缝处皮肤，向下牵引，再剪开钳夹处的头皮 2～3cm。

（6）穿颅：右手握闭合的穿颅器，在左手保护下送入阴道，放入头皮切口内，用压力钻使穿颅器尖端穿透囟门或颅缝，垂直刺入颅腔。顶先露时以囟门或颅缝作为穿刺点，颜面先露则由眼窝或由口腔经上腭刺入，臀位分娩后出头时由枕骨大孔或颈椎刺入囟门或颅缝“放水”。并用示指、中指两指将刃部固定于穿刺点上，避免刺进时滑脱损伤产道软组织。

（7）扩大穿孔：刺入颅内后，张开穿颅器，旋转并多次张开，以进一步扩大穿孔。

（8）破坏排出脑组织：打开进入穿颅器的轴锁，使穿颅器顶端张开，并向左右旋转以毁碎脑组织，可见脑组织或液体大量流出，亦可用负压吸引管吸引颅腔内脑组织或液体。胎头缩小后，将穿颅器合拢，在左手保护下由阴道取出。

（9）碎颅、牵引：若脑组织排出后，胎头未能迅速娩出，可用碎颅器夹住并压轧颅骨。先将碎颅器的内叶插入穿颅孔直入颅底，该叶凸面指向额骨内面，然后放入外叶凹面向着额骨外面，经阴道检查确认无宫颈、阴道壁夹在两叶之间，适当调整后将两叶扣合，拧紧柄部螺旋。然后持碎颅器沿产轴渐渐牵出胎头，左手应始终置于胎头周围，注意防止颅骨片伤及阴道壁。如无碎颅器，可用有齿长钳数把夹紧颅骨，另将手指伸入胎儿口内扣住上颚协同牵出胎儿。牵引时，应边牵边将胎儿面部向母体盆腔后方旋转，以利娩出。

4. 并发症防治　软产道损伤及膀胱、直肠损伤是穿颅术最常见的并发症。

（1）宫口未开全或骨盆极度狭窄而强行穿颅术等，所有器械活动受限均可伤及阴道及外阴。断骨、碎骨牵拉时划伤阴道及外阴。外阴、阴道有炎症、瘢痕，毁胎术时易受损。骨盆狭窄或宫颈未开全时行毁胎术，造成宫颈裂伤，并上延至宫体造成子宫破裂。

（2）器械进入阴道必须在手的保护下进行。穿颅前用剪刀或刀，剪割开准备穿刺的头皮，穿刺时遇头皮打滑、失控损伤母体。

（3）剪开头皮，置穿颅器时应在直视下进行，器械进出阴道时必须在手的护盖下。

（4）穿刺时一定固定好胎头。防止穿颅器滑脱损伤母体。

（5）穿颅器放入颅内应直达颅底，并将颅骨夹牢。穿颅器、长剪刀在穿颅时由于某种原因胎头不能固定而滑脱，伤及宫颈。钳颅器误钳住宫颈，牵拉时可引起宫颈撕脱伤。术后检查阴道宫颈是否损伤，排除子宫破裂，根据具体情况及时处理。

（6）使用子宫收缩剂预防产后出血。

（7）使用广谱抗生素预防感染。

5. 关键点

（1）根据不同胎位选择最佳穿刺部位，在离阴道口最近、最易穿透处实施。

（2）器械在阴道中必须用手保护，防止软产道损伤。

（3）碎颅器放入颅内一定要到达颅底，并加颅骨夹夹牢，以免滑脱。

二、断头术

断头术用于横位产、胎儿死亡，不适于进行内外联合倒转牵引术及骨盆无明显狭窄者。

（一）适应证

1. 横位死胎无法实施内倒转条件者。
2. 双头畸形者。
3. 双胎双头绞锁，第一胎已死者。

（二）禁忌证

1. 有先兆子宫破裂征象。
2. 骨盆明显狭窄或畸形。
3. 宫口未接近开全。

（三）手术条件或术前准备

1. 宫口开全或近开全，胎肩进入盆腔，胎颈接近宫口。
2. 无先兆子宫破裂。
3. 导尿排空膀胱。
4. 宫缩强者可用乙醚麻醉或静脉麻醉。

（四）手术步骤

1. 取截石位，消毒外阴，铺巾，导尿。

2. 阴道检查　探清宫颈扩张情况，胎胸嵌入程度，胎头及胎颈部位。宫口开全或近开全，胎肩进入盆腔，胎颈接近宫口。

3. 断头　将脱出的手臂适当用力向下牵拉，以利操作。手臂未脱出者，可先设法使其牵出。胎颈位置低者，安放线锯多无困难，位置较高放置有困难时，可将线锯系于一“顶针”上，套在手指上缓缓带入产道设法将环由颈后绕送到颈前取出，在线锯两头接上拉柄，抓住线锯两头来回拉锯，使颈椎离断，但不要离断胎颈下面的皮肤，以利于牵出胎头。

4. 娩出躯干　断头后，缓慢牵拉脱出的手臂，即可娩出躯干。牵拉前，可用组织钳夹住胎颈断端皮肤，以防骨骼断端刺伤阴道。

5. 娩出胎头　将手伸入产道，以中指或示、中两指插入胎儿口内，钩住下颌，使胎儿枕骨向上，按臀位后出头机转娩出胎头。

（五）并发症防治

1. 软产道损伤为常见并发症，切断胎颈后牵出胎头或胎体时要用手护住颈椎断端，以免损伤软产道。
2. 术后常规检查阴道、宫颈、宫腔，若发现损伤及时处理。术后密切观察产妇血压，脉搏及宫缩，给予子宫收缩剂。
3. 施全麻者应立即行人工剥离胎盘术，预防产后出血。
4. 应用抗生素预防感染。
5. 由于线锯较锋利，亦可用一块纱布包住线锯的一端，然后送入。
6. 保护颈椎残端，避免软产道损伤。
7. 全麻者立即人工剥离胎盘，预防产后出血。

三、除脏术与断臂术

除脏术包括移除胎儿腹部和胸部的内容物，目的是使胎儿体积缩小，从而可以经阴道取出。虽然此术式仅用于死胎，有时也需用于腹部或胸部由于积液或肿瘤而膨胀的胎儿。

（一）适应证

1. 忽略性横位、羊水流净、宫缩甚紧、胎头位置高、胸腹部挤入阴道、胎手脱垂于外阴部、行断头术困难者。
2. 胎儿有胸腹部畸形或肿瘤，胎儿胸腹部过大（胸腔积液、腹腔积液）等。
3. 胎儿联体畸形。

（二）禁忌证

1. 有先兆子宫破裂征象者。
2. 骨盆明显狭窄或畸形。
3. 宫口未接近开全。

（三）术前准备

将长剪刀、胎盘钳或卵圆钳及单叶宽阴道拉钩消毒备用。

（四）手术步骤

1. 取截石位，消毒外阴、阴道及脱出于外阴的胎儿上肢，消毒铺巾，导尿，排空膀胱。

2. 阴道检查，检查骨盆是否狭窄，先露部位高低。

3. 扩张阴道，外牵脱垂的胎手，暴露其胸腔、肋间隙或腹腔，选择距阴道口最近处、在直视之下做切口。

4. 术者左手入阴道，扶持切口点，右手持长剪刀在左手掩护下，垂直慎重地剪破死胎胸腹皮肤，扩张切口，避免歪斜损伤阴道。

5. 以卵圆钳刺入胎体切口，进入胎儿胸部或腹部，夹除其内脏器，使其胸腹腔塌陷，体积缩小，并用以下方法娩出胎体。

（1）牵拉胎儿上肢，胎体折叠娩出。伸手入宫腔寻找胎足，行内倒转以臀位牵引术牵出胎儿。

（2）脱出的手不能内回转时，可行断臂术。将此手上臂中段皮肤、肌肉切开，将肌肉向肩上推，从肩关节处扭断或用剪刀切断上肢，这样使骨断端有上臂肌肉遮掩，不至于损伤产道。在脱出的手失去牵拉情况下行内倒转术，牵出胎足，娩出胎儿。

（五）并发症防治

1. 操作过程中动作要轻柔，防止损伤产道或子宫破裂。剪刀操作以手指指导。

2. 术后检查阴道、宫颈是否裂伤，及时做相应处理，必要时缝合之。

3. 密切观察产妇的一般情况、血压、脉搏，并注意子宫收缩是否良好、有无产后出血等。使用子宫收缩剂，促进子宫收缩，防止产后出血。

4. 应用抗生素预防感染。

（六）关键点

1. 选择距阴道口最近的、可直视下操作的部位为切口。

2. 断臂选择关节处。

3. 剪刀不必张口过大，保护软产道。

四、脊柱切断术

脊柱切断术是将脊柱切断分离成两部分，再先后娩出的一种术式。

（一）适应证

忽略性横位死胎、无肢体脱出或胎头位置较高摸不到胎颈，而先露部为腰椎者。

（二）禁忌证

1. 有先兆子宫破裂征象者。

2. 骨盆明显狭窄或畸形。

3. 宫口未接近开全或未开全。

（三）术前准备

线锯及2根塑料管消毒备用。

（四）麻醉与体位

全身麻醉，取膀胱截石位。

（五）手术步骤

1. 严密消毒外阴，导尿，阴道检查证实为腰椎先露，用线锯在手指引导和护盖下，从宫腔后壁绕过胎儿的躯干送往宫腔前方，紧贴胎儿皮肤拉出，将2根消毒塑料管套在线锯两端，装好线锯拉柄，前后交叉，锯断脊柱，分别牵出胎儿的两个部分。

2. 如取出困难，可将胸、腹腔的内脏剜除，再牵出胎儿，亦可先施行内脏剜除术，再用剪刀进入胎儿腹腔切断脊柱。

（六）并发症防治

1. 放置器械或碎胎骨质断面可致阴道、宫颈、膀胱、直肠损伤；不规范或粗暴操作可使子宫破裂。术中注意操作过程中动作轻柔。牵拉线锯时，必须保护周围组织，术后仔细检查子宫及软产道有无损伤，并及时给予相应处理。

2. 术后感染术后要密切观察产妇的一般情况、血压、脉搏，应用抗生素，防治感染。

3. 注意子宫收缩是否良好、有无产后出血等，给予子宫收缩剂促进子宫收缩。

五、锁骨切断术

锁骨切断术是切断胎儿锁骨，缩短胎肩峰间径以利于胎儿娩出的手术。

（一）适应证

1. 穿颅术后胎肩娩出困难者。

2. 无脑儿畸形肩娩出困难者。

3. 正常活胎胎头娩出后娩肩困难者。

（二）手术条件及术前准备

1. 宫口开全或近开全。

2. 骨盆真结合径大于5.5cm，估计缩小肩径后能经阴道娩出。

3. 取膀胱截石位，会阴阻滞麻醉，紧急情况下无须麻醉。

（三）手术步骤

1. 若胎头娩出后其锁骨已暴露在外阴口，直接用剪刀切断锁骨。

2. 若锁骨在阴道内，需伸手在阴道内查清胎肩及锁骨的位置，另一只手持弯剪刀在前手的引导下剪断锁骨中部，使肩围缩小。

3. 如仍有娩出困难，可行另一侧锁骨切断。

（四）并发症防治

1. 非直视下操作，有误伤母体的可能，剪断的锁骨断端锐缘露于皮肤之外，也可能扎伤母体产道，操作过程中要注意保护阴道组织，并用手护盖锁骨断端，避免扎伤产道。

2. 如系正常活胎，不得已采用锁骨切断术，在娩出后行锁骨固定术，包括外科处理，皮肤切口进行缝合，两肩用绷带进行“8”字包扎。

六、头皮牵引术

（一）适应证

头皮牵引术适用于低置胎盘或边缘性前置胎盘、胎死宫内，且阴道出血不多、产妇一般情况好。

（二）术前准备

1. 必须在输液、配血、做好随时可剖宫产手术准备的情况下进行。

2. 向家属交代病情，征得明确同意后实施。

（三）手术步骤

1. 取膀胱截石位。

2. 消毒外阴，铺巾，导尿。

3. 阴道检查，术者以中指、示指进入阴道内，自穹窿部逐渐移行至宫颈口，轻轻探查是否触及胎头或羊膜囊。若确诊为边缘性前置胎盘，只要宫口开 2cm，即行人工破膜。同时还需确定胎头囟门、矢状缝的位置及先露部高低等情况。

4. 固定胎头，助手可于产妇耻骨联合下推、压胎头，固定。

5. 术者左手示指和中指抵住胎头作为指引，右手持头皮钳伸入宫颈直达胎儿头顶部的头皮，充分张开钳叶后夹住头皮。钳尾部系一绷带，悬吊一个 0.5kg 的沙袋或一支 500ml 生理盐水瓶，水平位挂于床尾进行持续牵引。

6. 当胎头下降达阴道口时，取下头皮钳。

（四）并发症防治

1. 前置胎盘应注意产时、产后出血　开放静脉，准确评估出血量，严密观察产程，一旦阴道出血增多，应立即停止牵引，取下头皮钳，改行剖宫产术，并采取相应措施预防产后大出血及 DIC。

2. 头皮钳的钳夹要准确，勿将软产道做头皮钳夹，避免软产道损伤。

（魏玉梅）

参考文献

贺晶，徐冬，2009. 急症子宫切除术在产后出血中的应用及评估. 中国实用妇科与产科杂志，25(2)：111-114.

金镇，吴彬，2005. 分娩助产技术选择. 中国实用妇科与产科杂志，21(5)：271-272.

李华军，冷金花，郎景和，2009. 子宫切除术的发展和手术途径的选择. 中国妇产科临床杂志，10(3)：166-168.

刘新民，2003. 妇产科手术学. 3 版. 北京：人民卫生出版社.

刘兴会，贺晶，漆洪波，2018. 助产. 北京：人民卫生出版社.

刘兴会，漆洪波，2015. 难产. 北京：人民卫生出版社.

刘兴会，徐先明，段涛，等，2014. 实用产科手术学. 北京：人民卫生出版社.

孙笑，丁秀萍，时春艳，等，2016. McDonald 子宫颈环扎术的临床疗效及其影响因素分析. 中华妇产科杂志，51(2)：87-91.

孙笑，赵雪艳，杨慧霞，2017. 外倒转手术操作及围手术期相关问题. 中华围产医学杂志，20(9)：636-669.

谢幸，孔北华，段涛等，2018. 妇产科学. 9 版. 北京：人民卫生出版社.

杨慧霞，余琳，时春艳，等，2015. 止血带捆绑下子宫下段环形蝶式缝扎术治疗凶险性前置胎盘伴胎盘植入的效果. 中华围产医学杂志，18(7)：497-501.

赵先兰，杜莹莹，赵磊，等，2017. 腹主动脉球囊阻断下子宫修复成形术在凶险性前置胎盘合并穿透性胎盘植入的治疗作用. 中华围产医学杂志，20(9)：644-648.

中华医学会妇产科学分会，2014. 妊娠晚期促子宫颈成熟与引产指南(2014). 中华妇产科杂志，49(12)：881-885.

中华医学会妇产科学分会产科学组，2016. 阴道手术助产指南(2016). 中华妇产科杂志，51(8)：565-567.

中华医学会计划生育学分会. 米非司酮配伍米索前列醇终止 8～16 周妊娠的应用指南. 中华妇产科杂志，2015，(5)：321-322.

ABDRABBO S A，1994. Stepwise uterine devascularization：a novel technique for management of uncontrolled postpartum hemorrhage with preservation of the uterus. Am J Obstet Gynecol，171(3)：694-700.

ACOG's Committee on Practice Bulletins-Obstetrics. Practice Bulletin No. 161 summary：external cephalic version. Obstet Gynecol，2016，127(2)：412-413.

ALTHUISIUS S M，DEKKER G A，HUMMEL P，et al.，2003. Cervical incompetence prevention randomized cerclage trial：emergency cerclage with bed rest versus bed rest alone. Am J Obstet Gynecol，189(4)：907-910.

American College of Obstetricians and Gynecologists，2017. Practice Bulletin No 178：shoulder dystocia. Obstet Gynecol，129(5)：e123-133.

American College of Obstetricians and Gynecologists，2014. Practice Bulletin No. 142：cerclage for the management of cervical insufficiency. Obstet Gynecol，123(2)：372-379.

BERGHELLA V，RAFAEL T，SZYCHOWSKI J，et al.，2011. Cerclage for short cervix on ultrasound in singleton gestations with prior preterm birth：meta-analysis of trials using individual patient-level data. Obstet Gynecol，117(3)：663-671.

BEUCKENS A，RIJNDERS M，VERBURGT-DOELEMAN G H，et al.，2015. An observational study of the success and complications of 2546 external cephalic versions in low-risk pregnant women performed by trained midwives. BJOG，123(3)：415-423.

BURGOS J，COBOS P，RODRÍGUEZ L，et al.，2014. Is external cephalic version at term contraindicated in previous caesarean section? A prospective comparative cohort study. BJOG，121(2)：230-235；discussion 235.

CHANDRAHARAN E，RAO S，BELLI A M，et al.，2012. The Triple-P procedure as a conservative surgical alternative to peripartum hysterectomy for placenta percreta. Int J Gynaecol Obstet，117(2)：191-194.

CHEONG Y C，PREMKUMAR G，METWALLY M，et al.，2009. To close or not to close? A systematic review and a meta-analysis of peritoneal non-closure and adhesion formation after caesarean section. Eur J Obstet Gynecol Reprod Biol，147(1)：3-8.

CRUIKSHANK S H，STOELK E M，1983. Surgical control of pelvic hemorrhage：method of bilateral ovarian artery ligation. Am J Obstet Gynecol，147(6)：724-725.

CUNNINGHAM F. GARY，LEVENO，et al.，2010. Williams Obstetrics. 23th ed. New York：McGRAW-HILL Publishing Company：527-544.

DOUMOUCHTSIS S K，PAPAGEORGHIOU A T，ARULKUMARAN S，2007. Systematic review of conservative management of postpartum hemorrhage：what to do when medical treatment fails. Obstet Gynecol Surv，62(8)：540-547.

GIRALDO-ISAZA M，BERGHELLA V，2011. Cervical cerclage and preterm PROM. Clin Obstet Gynecol，54(2)：313-320.

HUANG Y Y，ZHUANG J Y，BAO Y R，et al.，2012. Use of early transverse annular compression sutures leads to better maternal outcomes for complete placenta praevia during cesarean delivery. Int J Gynaecol Obstet，119(3)：221-223.

HUTTON E K，HANNAH M E，ROSS S J，et al.，2011. The Early External Cephalic Version(ECV)2 Trial：an international multicentre randomised controlled trial of timing of ECV for breech pregnancies. BJOG，118(5)：564-577.

HUTTON E K，HOFMEYR G J，DOWSWELL T，2015. External cephalic version for breech presentation before term. Cochrane Database Syst Rev，29(7). [2021-01-23]. https://doi.org/10.1002/14651858.CD000084.pub3.

HWU Y M，CHEN C P，CHEN H S，et al.，2005. Parallel vertical compression sutures：a technique to control bleeding from placenta praevia or accreta during caesarean section. BJOG，112(10)：1420-1423.

JESSICA L M，BEVERLY W，RASHA D，et al.，2017. FIGO's updated

recommendations for misoprostol used alone in gynecology and obstetrics. Int J Gynaecol Obstet, 138(2). [2021-01-22]. https://doi. org/10. 1002/ijgo. 12181.

JOSHI V M, OTIV S R, MAJUMDER R, et al. ,2007. Internal iliac artery ligation for arresting postpartum haemorrhage. BJOG, 114(3):356-361.

KABIRI D, ELRAM T, ABOO-DIA M, et al. ,2011. Timing of delivery after external cephalic version and the risk for cesarean delivery. Obstet Gynecol, 118(2):209-213.

KOTASKA A, MENTICOGLOU S, GAGNON R, et al. ,2009. SOGC clinical practice guideline: Vaginal delivery of breech presentation: no. 226, June 2009. Int J Gynaecol Obstet, 107(2):169-176.

LEDEE N, VILLE Y, MUSSET D, et al. ,2001. Management in intractable obstetric haemorrhage: an audit study on 61 cases. Eur J Obstet Gynecol Reprod Biol, 94(2):189-196.

MCDONALD I A, 1957. Suture of the cervix for inevitable miscarriage. J Obstet Gynaecol Br Emp, 64:346-350.

MOREL O, MALARTIC C, MUHLSTEIN J, et al. , 2011. Pelvic arterial ligations for severe post-partum hemorrhage. Indications and techniques. J Visc Surg, 148(2):e95-e102.

MRC/RCOG Working Party on Cervical Cerclage, 1993. Final report of the Medical Research Council/Royal College of Obstetricians and Gynaecologists multicentre randomized trial of cervical cerclage. Br J Obstet Gynecol, 100:516-523.

MUNRO M G, 2006. The evolution of uterine surgery. Clin Obstet Gynecol, 49(4):713-721.

O'LEARY J A, 1995. Uterine artery ligation in the control of post cesarean hemorrhage. J Reprod Med, 40(3):189-193.

O'LEARY J L, O'LEARY J A, 1966. Uterine artery ligation in the control of intractable postpartum hemorrhage. Am J Obstet Gynecol, 94(7):920-924.

PALACIOS JARAQUEMADA J M, PESARESI M, NASSIF J C, et al. , 2004. Anterior placenta percreta: surgical approach, hemostasis and uterine repair. Acta obstetricia et gynecologica Scandinavica, 83(8):738-744.

PEREIRA L, COTTER A, GOMEZ R, et al. ,2007. Expectant management compared with physical-examination indicated cerclage(EMPEC) in selected women with a dilated cervix at 14-25 weeks: results from the EMPEC international cohort study. Am J Obstet Gynecol, 197(5):483. e1-483. e8.

QUEENSLAND HEALTH, 2017. Queensland clinical guideline: induction of labor. maternity and neonatal clinical guideline. [2021-01-24]. https://www. health. qld. gov. au/_data/assets/pdf_file/0020/641423/g-iol. pdf.

ROBERGE S, CHAILLET N, BOUTIN A, et al. , 2011. Single-versus double-layer closure of the hysterotomy incision during cesarean delivery and risk of uterine rupture. Int J Gynaecol Obstet, 115(1):5-10.

ROMAN A, ROCHELSON B, FOX N S, et al. , 2015. Efficacy of ultrasound-indicated cerclage in twin pregnancies. Am J Obstet Gynecol, 212:788. e1-6.

ROMAN A, ROCHELSON B, MARTINELLI P, et al. ,2016. Cerclage in twin pregnancy with dilated cervix be-tween 16 to 24 weeks of gestation: retrospective cohort study. Am J Obstet Gynecol, 215(1):98. e1-e11.

ROMERO R, GONZALEZ R, SEPULVEDA W, et al. ,1992. Infection and labor VIII. Microbial invasion of the amniotic cavity in patients with suspected cervical incompetence: prevalence and clinical significance. Am J Obstet Gynecol, 167(4 pt 1):1086-1091.

Royal College of Obstetricians and Gynaecologists, 2012. Shoulder dystocia: Green-top Guideline No. 42. [2020-11-30]. https://www. rcog. org. uk/globalassets/documents/guidelines/gtg_42. pdf.

Royal College of Obstetricians and Gynaecologists, 2015. Cervical cerclage: Green-top Guideline No. 60. [2020-12-15]. https://www. rcog. org. uk/en/guidelines-research-services/guidelines/gtg60/.

Royal College of Obstetricians and Gynaecologists, 2017. Prevention and management of postpartum haemorrhage: Green-top Guideline No. 52. BJOG, 124(5):e106-149.

SENTILHES L, GROMEZ A, TRICHOT C, et al. ,2009. Fertility after B-Lynch suture and stepwise uterine devascularization. Fertil Steril, 91(3):934. e5-9.

SHIRODKAR V, 1955. A new method of operative treatment for habitual abortions in the second trimester of pregnancy. Antiseptic, 52:299-300.

YING H, DUAN T, BAO Y R, et al. ,2010a. Segment to control postpartum hemorrhage at cesarean delivery for complete placenta previa. Int J Gynaecol Obstet, 108(3):247-248.

YING H, DUAN T, BAO YR, et al. ,2010b. Transverse annular compression sutures in the lower uterine segment to control postpartum hemorrhage at cesarean delivery for complete placenta previa. Int J Gynaecol Obstet, 108(3):247-248.

第十七章

胎儿医学手术及技术

第一节 胎儿镜下胎盘血管交通支激光凝固术

一、定义

1. 胎儿镜(fetoscopy) 属于内镜技术的一种,主要应用于胎儿宫内检查和治疗,主要操作过程是将胎儿镜和/或相关设备经腹壁、子宫壁进入羊膜腔,以便直接观察胎儿体表、获取标本,是进行治疗操作的诊断与治疗手段。

2. 胎儿镜下胎盘血管交通支激光凝固术(fetoscopic laser occlusion of chorioangiopagous vessels,FLOC) FLOC 是双胎输血的首选治疗方式(Quintero et al. ,1999;Glennon et al. ,2016),并且目前胎儿镜激光凝固胎盘血管交通支治疗双胎输血是胎儿镜技术最为广泛应用的技术。虽然有学者将 FLOC 应用到严重的选择性胎儿生长受限、胎盘血管瘤等胎儿疾病中,但尚没有得到广泛的认可和使用。此外,我国根据国情及大数据调查研究也制定了相关的治疗技术规范(尹少尉 等,2017)。

二、设备及器械

FLOC 所需要的主要设备包括:影像系统、光源系统、穿刺套管、胎儿镜/鞘设备、激光导丝、激光生成装置、羊水灌注系统和彩色超声诊断仪等。

目前应用的胎儿镜设备包括硬性或半硬性光纤内镜,直形或弧形胎儿镜镜鞘。此外还包括 30°胎儿镜、侧向发射激光胎儿镜等特殊胎儿镜及相关设备,可根据胎盘位置等具体情况来选择不同的手术器械(尹少尉 等,2015)。

三、适应证

FLOC 的主要适应证为双胎输血综合征(twin-to-twin transfusion syndrome,TTTS),并且主要按照 TTTS 的 Quintero 分期来制订手术适应证,同时参考 TTTS 的补充评估系统,例如胎儿心功能费城儿童医院(CHOP)评分等(Rychik et al. ,2007)。

TTTS 的 Quintero 分期标准(Quintero et al. ,1999):

Ⅰ期:受血胎儿最大羊水池≥8cm(20 周以上,≥10cm),供血胎儿最大羊水池≤2cm。

Ⅱ期:供血胎儿膀胱不充盈。

Ⅲ期:多普勒超声检查结果改变(脐动脉舒张期血流缺失或反流,静脉导管血流 a 波反向,脐静脉血流搏动)。

Ⅳ期:一胎或双胎水肿。

Ⅴ期:至少一胎胎死宫内。

FLOC 手术适应证:①Quintero 分期Ⅱ~Ⅳ期;②Quintero 分期Ⅰ期,并出现病情进展,如孕妇腹胀症状进行性加重,以及羊水异常有加重趋势者,需要严密观察,酌情处理,可以参考胎儿心功能 CHOP 评分等 TTTS 补充评估系统(Rychik et al. ,2007)进行手术指征判断。

除此之外,FLOC 也被应用到单绒毛膜双胎选择性胎儿生长受限、双胎贫血多血质序列征的治疗中,但是目前其治疗效果尚存在争议,本文不详细阐述。

四、禁忌证

1. 存在或可疑宫内感染者。
2. 孕妇凝血功能异常。
3. 先兆流产。
4. 胎儿有严重的结构异常或者染色体异常。
5. 胎盘位置不理想者,如前壁胎盘面积过大或凶险性前置胎盘等。

其中先兆流产和胎盘位置不理想为相对禁忌证,如患者先兆流产是由羊水过多引起的,行激光治疗并同时行羊水减量术是从根本上解决先兆流产病因的基础。

五、技术分类

FLOC 目前主要有三种技术方法(Kilby et al.,2013)。

1. 非选择性血管交通支凝固术(NS-LCPY)　技术要点为使用激光凝固全部通过两胎儿之间隔膜的血管。

2. 选择性血管交通凝固术(S-LCPV)　技术要点为对经胎儿镜确定为双胎之间血管交通支的血管,根据其类型有序、依次进行激光凝固:首先是动脉-静脉交通支(供血儿动脉至受血儿静脉),然后是静脉-动脉交通支(供血儿静脉至受血儿动脉),最后是动脉-动脉交通支和静脉-静脉交通支。

3. Solomon 技术　在选择性血管交通支凝固术之上发展而来,在选择性血管凝固的基础上,对凝固点之间的胎盘区域进行连续线状激光凝固,并连接各个凝固点。三者的选择主要根据实施的习惯和患者病情的具体情况。

六、操作过程

1. 在超声下选择穿刺位置　首先确定胎盘位置,穿刺点应在条件允许情况下远离胎盘及子宫下段。然后确定胎儿脐带胎盘插入位置,穿刺位置尽量暴露两个脐带插入点及之间区域。在超声实时引导,尽可能避开胎盘及孕妇腹壁血管。

2. 麻醉选择　根据情况可以选择局部麻醉或椎管内麻醉。

3. 操作方法　麻醉完成后,在选定穿刺部位做皮肤切口,超声引导下在皮肤切口处置入穿刺套管;必要时羊水取样进行产前诊断;置入胎儿镜进入受血胎儿羊膜腔;胎儿镜下寻找两胎儿间的隔膜、双胎脐带胎盘插入部位、供血胎儿及血管交通支(动脉-动脉交通支、动脉-静脉交通支、静脉-静脉交通支)。

七、术后监测

术后监测的主要目的是观察治疗效果和预防术后并发症的发生。主要监测:①病情是否复发或进展;②胎儿血流多普勒超声情况;③胎儿是否存活;④宫颈长度及形态。

术后应每周复查超声,以了解胎儿生长发育、羊水情况、胎儿各种血流多普勒超声情况、胎儿心脏功能、宫颈长度等(尹少尉 等,2017)。

八、预后

1. 胎儿存活率　对于技术成熟的治疗中心而言,接受胎儿镜激光治疗的双胎输血中至少一胎存活率为 80%~90%,双胎均存活的概率为 60%~70%。具体情况视不同 TTTS 疾病分期而定。

2. 胎儿或新生儿神经系统预后　胎儿镜激光治疗后新生儿出现中枢神经系统发育异常的风险约为 15%(Behrendt et al.,2016),主要表现为神经发育迟缓等。

九、并发症

胎儿镜术后常见的并发症包括以下两类(Akkermans et al.,2015;Knijnenburg et al.,2020;Yoshimura et al.,2017)。

1. 胎儿并发症　一胎或双胎胎死宫内、双胎贫血多血质序列征(TAPS)和 TTTS 复发、羊膜束带。

2. 母体并发症　未足月胎膜早破、流产和早产、感染、出血、镜像、肺水肿。

(刘彩霞　尹少尉)

第二节　多胎妊娠减胎术

一、概述

多胎妊娠是人类妊娠的一种特殊现象,指一次妊娠同时有两个或两个以上胎儿。三胎及以上称为高序多胎妊娠。多胎妊娠会带来许多医学、伦理、社会和经济问题,且会使母体并发症和围产儿不良结局增加。选择性减胎术(简称“减胎术”)作为改善多胎妊娠结局的治疗措施在临床上应用较为广泛,随着高分辨率超声和临床经验增加,流产率显著降低,其安全性和有效性逐渐得到证实。减胎的目的是减去异常胎儿、减少高序多胎妊娠胎儿数目、降低妊娠期并发症及合并症,从而改善多胎妊娠结局。

减胎术可以在妊娠早期或妊娠中期进行;根据绒毛膜性采用抽吸、注药或血管阻断等不同的手术方式。减胎术前的初始胎儿数目越多,妊娠结局越差。对于减少胎儿数目者,一般主张保留至双胎,但要求保留至单胎者逐渐增加。减至单胎与双胎相比较,妊娠结局相似,但若保留至三胎或更多,妊娠结局不良。经腹减胎是在妊娠 11 周后,早期胎儿结构异常的筛查已成为可能,因此妊娠中期减胎术逐渐增加。

减胎术的指征:三胎以上要求减少胎儿数目、多胎妊娠中某胎儿异常、双胎妊娠子宫畸形或宫颈功能不全、双胎合并可以妊娠但可能加重的内外科疾病、部分复杂性双胎。要求减胎前一周无阴道流血、无生殖道炎症、无继续妊娠禁忌证、夫妇双方及家庭知情同意。对于妊娠中期一胎有胎膜早破,但无绒毛膜羊膜炎和阴道流血者,也可以考虑减去破膜胎,但流产率仍较高。

妊娠早期经阴道穿刺抽吸胚胎术和妊娠中期经腹胎儿心内注射氯化钾减胎术适用于独立胎盘或绒毛膜性的双胎或多胎妊娠;因 95% 单绒毛膜双胎胎盘存在胎儿间血管吻合,药物注射可导致另一胎儿死亡,需用血管阻断的方法(Rossi et al.,2009)。30%~40% 单绒毛膜双胎会出现并发症而成为复杂性双胎,并发症包括双胎输血综合征、选择性胎儿生长受限、双胎反向动脉灌注序列征、双胎贫血多血质序列征、一胎儿畸形,在不具备 FLOC 指征和条件时,可以采用血管阻断的方法进行减胎术,以保留一个胎儿。血管阻断包括射频、双极电凝、微波、激光消融或脐带结扎等方法。

胎儿镜激光脐带血管凝固术的缺点是仅适于 16 周以内脐带血管较细的情况(Lewi et al.,2005),且只能逐一凝固而不能同时阻断三条脐血管(Bebbington,2014)。脐带结扎在技术上难度较大,一个入口难以完成。当然,如需减单绒毛膜双胎,只需氯化钾注射入其中一胎的心脏使其停搏,同一绒毛膜内的另一胎儿通常 24 小时内胎心消失。

含有单绒毛膜双胎或三胎的高序多胎妊娠发生率明显增高。减胎前应根据绒毛膜性和患者及家属的要求，确定被减胎儿的数目和减胎方法。以双绒毛膜三羊膜囊三胎为例，可保留单独绒毛膜的一个胎儿最佳，但若要求保留两个胎儿，应采用血管阻断方法减去单绒双胎中的一个胎儿，最终保留两个单独绒毛膜性的胎儿（图 17-2-1）。

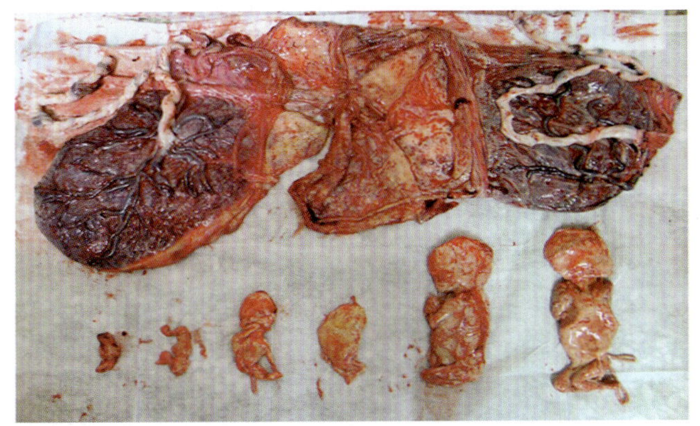

图 17-2-1　一例 8 胎妊娠分 3 次减胎，分娩后被减胎儿及其胎盘受压、萎缩

二、妊娠早期经阴道穿刺抽吸胚胎术

（一）适应证

妊娠 7~10 周，超声可见多个妊娠囊。一般为使用促排卵药物后。保留胚胎仍然有停育可能，且此时胚胎尚小，无法排除严重的畸形。可行经阴道穿刺抽吸胚胎术，也可期待至 11 周后行经腹氯化钾减胎术。

（二）术前准备被减妊娠囊的选择

确认绒毛膜数和羊膜囊数，结合绒毛膜性、妊娠囊位置、胚胎发育等因素选择目标胚胎，原则上应选择更利于操作的妊娠囊、选择含最小胚体的妊娠囊等。

（三）手术步骤

1. 排空膀胱，取膀胱截石位，碘伏消毒外阴、阴道、宫颈，生理盐水棉球擦净阴道残液，安放阴道超声探头及穿刺导架。

2. 采用 16~18G 穿刺针，在阴道超声引导下，沿穿刺引导线由阴道穹窿部进针，刺入孕囊内胎心搏动点，转动针尖见胚体联动说明已刺入胚体。

3. 加负压抽吸，穿刺针管内无吸出物，证实针尖位于胚胎内，迅速增加负压，抽吸见胚胎消失，且穿刺针管内有白色吸出物，提示胚胎已被吸出，注意尽量不吸出羊水。稍大的胚胎难以负压吸出，可穿刺并抽吸胚胎心脏至胎心停搏；或刺入胎心搏动区，注射 10% 氯化钾 0.6~2ml，至胎心停搏，5~10 分钟后再次观察确认无复跳，为减胎成功。

4. 术后超声检查所减妊娠囊是否从宫壁剥离、有无囊下及其他穿刺位置的活动性出血，并详细记录手术过程，以备复查时判定所减胚胎（胡琳莉 等，2017）。

三、妊娠中期经腹氯化钾注射减胎术

（一）适应证

1. 11 周以上要求减少胎儿数的多胎患者。

2. 合并一胎儿严重畸形要求减胎的多胎患者。

3. 不能耐受双胎妊娠，要求减胎的非单绒毛膜双胎患者。

如果上述多胎妊娠中含有单绒毛膜双胎，或者畸形的胎儿为单绒毛膜双胎之一，患者及家属要求减同一绒毛膜的双胎，也是经腹氯化钾注射减胎术的适应证。

（二）确定目标胎儿

1. 拟减少胎儿数目者，一般选距腹壁最近或宫底部的胎儿，避免减灭靠近宫颈内口位置的胎儿，以减少感染和流产的风险；如果某一胎儿颈后透明层厚度（nuchal translucency，NT）相对偏大甚至超过正常、胎儿头臀径明显偏小、羊水少，也应是被减目标。

2. 合并胎儿畸形者，应由两位超声医师仔细区别胎儿异常部位、正常胎儿相应部位，从而确认被减胎儿，并顺其异常部位寻找该胎儿心脏，确定穿刺点和方向。尤其当胎儿较大时。务必警惕避免减错胎儿（马红霞 等，2012）。

3. 怀疑胎儿染色体异常者，可于术前抽取绒毛、羊水或脐带血进行产前诊断，穿刺时注意根据胎盘、胎儿、脐带插入位置、胎儿性别、胎儿相对大小等特征做好标记。必要时应在产前诊断后再次行目标胎儿心脏穿刺取血快速分子遗传学检查，进一步确定后再行减胎术，防止减错胎儿。

（三）手术步骤

1. 排空膀胱，取平卧位，常规腹部手术野消毒、铺无菌巾。

2. 超声再次确认妊娠囊、胎儿位置及其相互关系，选择拟穿刺的妊娠囊及胎儿，确定穿刺点和方向。待被减胎儿安静时，采用 22~23G 穿刺针沿超声引导线快速穿刺入被减胎儿心脏，回抽见少许胎儿血后注入 10% 氯化钾 1.5~7.5ml（剂量因胎儿大小不同），超声可见胎心搏动消失、胎动停止、胎体张力消失，短时间观察未见胎心搏动恢复，提示减胎成功，拔针。如胎动频繁影响操作，可稍行等待，必要时给母体地西泮 10mg，肌内注射（图 17-2-2）。

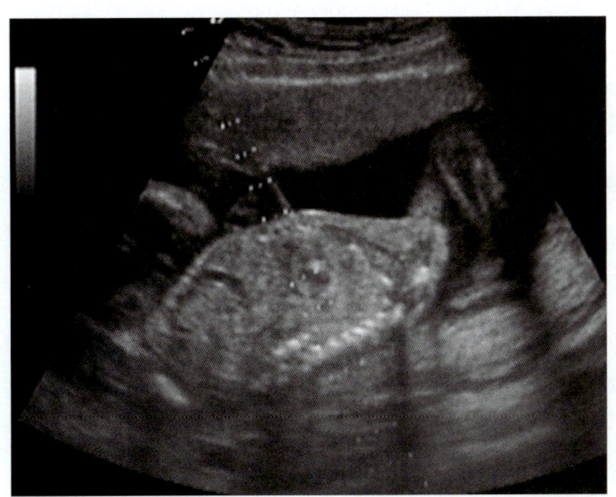

图 17-2-2　超声引导下穿刺达被减胎儿心脏，注射氯化钾

3. 如孕周较小，穿刺时进针又稍有偏移，针尖未进入心脏，而到达心包或相邻胸腔部位，注射氯化钾（量比正常相应孕周略多）亦可达到减胎效果，但所需时间略长，并且观察时间要长，防止胎心复跳。

4. 胎儿颅内氯化钾注射减胎术　妊娠 11～12 周，经腹胎儿心脏注射可能因以下情况而穿刺困难：胎儿较小，胎动频繁，胎儿数目过多导致遮挡、胎儿胸廓显示不佳等。胎儿头颅相对其心脏更容易定位，且氯化钾在颅内被胎儿组织迅速吸收，在短时间内造成胎心停搏。故 11～12 周如果胎儿心脏穿刺困难可将氯化钾注射入被减胎儿颅内，达到减胎目的（胡琳莉 等，2017；李红燕 等，2015）。

四、射频消融减胎术

（一）适应证

单绒毛膜双胎妊娠减胎术中，射频消融术操作相对简单，射频针直径小（17G），术后胎膜早破的风险较低，且术后保留胎儿存活率高，脑损伤率低（Wang et al.，2017），因此射频消融术逐渐成为国内各胎儿医学中心最常用的方法。适应证如下（国家卫生和计划生育委员会公益性行业科研专项《常见高危胎儿诊治技术标准及规范的建立与优化》项目组，2017）。

1. 双胎反向动脉灌注序列征（twin reversed arterial perfusion sequence，TRAPS）（无心胎儿体重/供血胎儿体重）>50%、供血胎儿心力衰竭，或出现脐血流、静脉导管血流异常，而孕周尚早，早产儿存活力低下；因诊断早期无法预测后续情况，也有主张及早在脐带较细时进行预防性干预（Lewi et al.，2005）。

2. 单绒毛膜双胎其中一胎合并严重畸形。

3. 选择性胎儿生长受限Ⅱ与Ⅲ型　出现静脉导管的搏动指数（PI）升高>2 个标准差或静脉导管血流 a 波反向等危及胎儿生命的多普勒信号，而孕周尚早，早产儿存活力低下。

4. 双胎输血Ⅱ～Ⅳ期　因两脐带插入部接近或胎盘广泛覆盖宫体前壁，以及条件所限，无法实施 FLOC 或胎儿镜激光消融失败者。

（二）设备

有穿刺架及多普勒功能的超声；射频消融发生器，射频消融电极，电极针（长 12～15cm，外径 17G，消融直径 2cm）（图 17-2-3）。

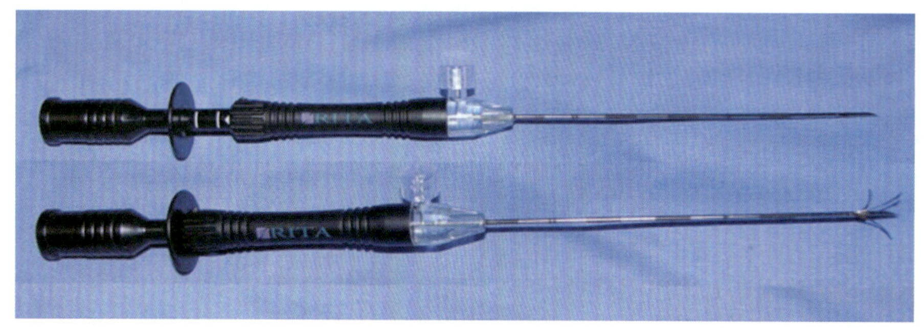

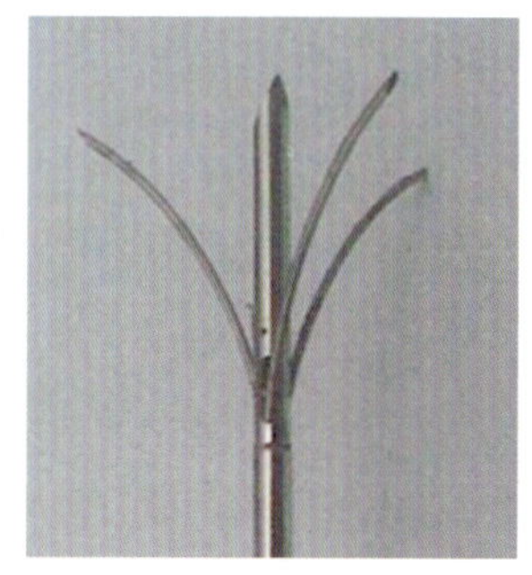

图 17-2-3　射频消融针（17G，12cm）

（三）手术步骤

1. 平卧，为防止仰卧位低血压可稍抬高床头，或根据胎儿位置、穿刺点和方向适当调整左倾或右倾。

2. 常规腹部手术野消毒、铺无菌巾。

3. 超声确定被减胎儿，确定穿刺点和穿刺方向；胎动频繁可母体注射地西泮或胎儿注射肌松剂。

4. 穿刺点 1%利多卡因局部麻醉。

5. 尽可能避开胎盘或选择胎盘较薄部位，超声引导下将射频针快速刺入胎儿腹壁内脐带插入部，超声多普勒血流确定针尖位于脐血管附近位置。

6. 打开电极爪，确定电极爪在脐血管周围且没有进入羊水中，设定功率 150W（通常实际功率 20～50W），设定温度 110℃，保持 3 分钟为一个循环，每个加热循环后冷却 1 分钟。通常 3 分钟左右到达设定温度。超声多普勒持续监测脐血流，至血流完全停止（一般 1～2 个循环）（图 17-2-4），手术结束，术后观察 10～30 分钟至心跳停止（一般 30 分钟内）

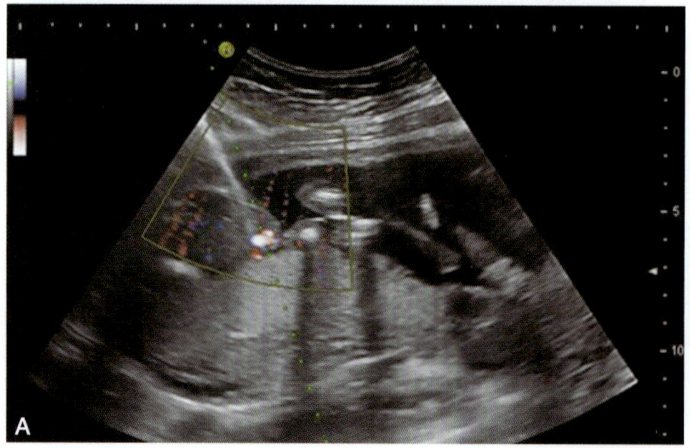

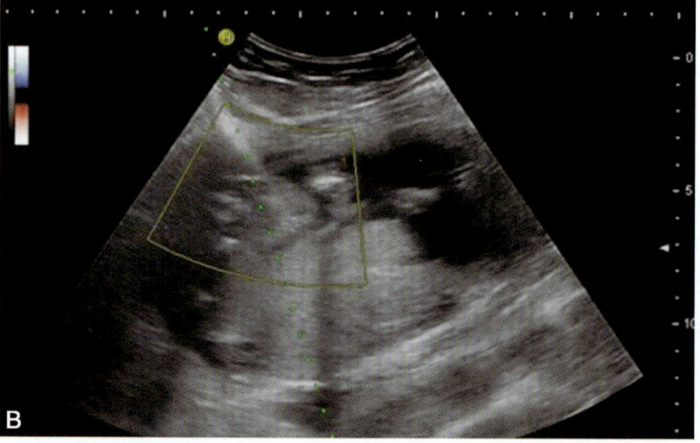

图 17-2-4　射频减胎术中脐血管血流逐渐减弱、消失

A. 脐带根部血流可见；B. 脐带根部血流消失。

(Wang et al.,2017;国家卫生和计划生育委员会公益性行业科研专项《常见高危胎儿诊治技术标准及规范的建立与优化》项目组,2017;李欢 等,2017)。

7. 如羊水过多可适当羊水减量。

五、脐带双极电凝减胎术

(一) 适应证

脐带双极电凝减胎术的优点是可以短时间阻断脐带内动、静脉血流。同一绒毛膜内保留胎儿存活率为76%~88%,且脑损伤率低(2.6%)。但因器械限制,无法钳夹较粗的脐带且18周前妊娠丢失率偏高,故用于18~25周复杂性单绒毛膜双胎减胎。单羊膜囊双胎因可能发生脐带缠绕,脐带双极电凝阻断脐带后可切断脐带(Rossi et al.,2009)。

(二) 设备

双极电凝钳直径一般在2.4~3.0mm。需在超声辅助引导下钳夹脐带;还有带有镜头可在直视下操作的双极电凝钳,但穿刺直径较大(电凝钳直径3mm)而展开径只有1cm(Klaritsch et al.,2009)。

(三) 手术步骤

1. 超声定位,确定被减胎儿,根据胎盘、被减胎儿羊膜囊和脐带的位置,确定穿刺点和方向,避开子宫壁大血管和胎盘;两胎儿位于同一羊膜腔时务必确认被减胎儿及其脐带。

2. 局部1%利多卡因局部麻醉。

3. 超声引导下穿刺套管针(trocar)穿刺进入被减胎儿羊膜腔,可选择进入胎儿腹壁前或插入胎盘的一段脐带,帮助识别被减胎儿,也有助于操作稳定性。

4. 如位置不合适,也可先进入保留胎儿羊膜腔。

5. 必要时可羊水减量或灌注温的乳酸钠林格注射液,便于操作。

6. 置入双极电凝钳,在超声引导或直视下钳夹被减胎儿脐带,电凝初始功率20W并递增至40~50W,超声可见两钳之间产生细小气泡,提示电凝充分。一般持续30~60秒,松开电凝钳检查脐带血流。由于脐带血流的消失也可由于脐血管痉挛导致,为确保脐带血管完全闭塞,距该凝固点2cm处再次重复钳夹、电凝(Deprest et al.,2000;Wimalasundera,2010)。

7. 对单绒毛膜单羊膜有脐带缠绕者,双极电凝完成后可于两处凝固点之间剪开并松解缠绕脐带,观察断端有无出血。

8. 如羊水过多可适当羊水减量。

六、脐带结扎术

最初脐带结扎术是通过超声引导,将线提前打结再推送入羊膜腔实现的(Quintero et al.,1996)。也可在胎儿镜下双入孔操作。脐带结扎术相对于其他脐带阻断技术,不受脐带直径的影响,且血流阻断完全而迅速。单孔操作缺点是手术难度大,双孔操作的缺点是对胎膜损伤较大。因此,逐渐被射频或双极电凝等技术取代。

(一) 适应证

同射频减胎和脐带双极电凝术。

(二) 手术步骤

1. 超声定位,务必确定被减胎儿及其脐带。

2. 用1%利多卡因局部麻醉,消毒,铺无菌巾。

3. 再次超声定位避开胎盘穿刺,将胎儿镜置入被减胎儿羊膜腔内。

4. 进行常规检查后,另选择操作孔穿刺。

5. 用1号可吸收线结扎被减胎儿脐带1~2次。

6. 多普勒超声证实脐带血流完全消失则为手术成功。

7. 对单绒毛膜单羊膜有脐带缠绕者,脐带结扎后剪短并松解缠绕脐带,观察断端有无出血。

8. 如羊水过多可适当羊水减量(魏瑗 等,2013)。

七、减胎术的注意事项

(一) 术前准备

1. 向患者及家属解释手术过程、手术风险、并发症,以及可能发生流产、早产、保留胎儿胎死宫内等不良妊娠结局,并签署知情同意及要求减胎协议书。

2. 高序多胎妊娠应向患者及家属告知多胎妊娠对母婴的危害、可能出现的不良妊娠结局;术前应确定胚胎数和绒毛膜性,与患者及家属共同确定保留胚胎数,并告知保留胎儿仍有停育及发育异常的可能性。

3. 术前再次超声检查,明确绒毛膜性,胎儿及胎盘位置、羊水、宫颈情况。11~14周检查每个胎儿NT和大体结构,选择NT偏大、头臀径较小的胎儿;18周以上完善胎儿系统超声、胎儿心脏超声。尽可能排除保留胎儿发育异常。

4. 合并一胎儿畸形或染色体异常者,应咨询辨别胎儿异常部位,并根据胎盘、胎儿、脐带插入位置、胎儿性别、胎儿相对大小等特征确认,避免减错胎儿。

5. 氯化钾心内注射减单绒毛膜的双胎,通常只需将氯化钾注入其中一胎的心脏使其停搏,同一绒毛膜内的另一胎儿24小时内也会胎心消失,但该胎儿也可能有5%的概率因单绒毛膜双胎的胎盘没有血管吻合而存活。术前应告知孕妇及家属这种可能性,一旦发生,在充分沟通的情况下再次决定是否保留该胎儿。

6. 常规检查血尿常规、凝血功能、肝肾功、心电图、阴道清洁度检查,排除泌尿生殖道急性炎症。有流产或早产迹象可先给予保胎,稳定后1~2周再减胎。

7. 单绒毛膜双胎或多胎减胎术后,次日超声检查并监测保留胎儿大脑中动脉收缩期峰值流速(MCA-PSV),妊娠26~28周或术后4周(手术时>20周)MRI评估保留胎儿有无脑损伤。

8. 任何减胎操作均应在确保母亲安全前提下进行。术前应充分评估手术难度,如操作时间长应警惕仰卧位低血压导致胎儿窘迫、母亲血管栓塞的发生。

(二) 术后管理

1. 术后当日卧床休息,孕激素保胎,抗生素预防感染,妊娠中期应用宫缩抑制剂,注意宫缩、阴道流液、流血、感染等情况。

2. 次日超声检查,确认被减胎儿是否死亡,以及保留胎儿情况。

3. 无异常情况术后第 2 日可出院，限制活动 2 周，注意休息、宫缩、阴道出血或异常分泌物、发热等，定期产前检查，及时随诊。

4. 术后一个月检查凝血功能及血常规，以后视情况而定。若发现宫缩、阴道流血流液，尽快到医院就诊。

5. 如妊娠 26～34 周有早产迹象，可促胎肺成熟，卧床休息，积极保胎、对症治疗，提高新生儿存活率。

6. 被减胎儿发生未足月胎膜早破，孕周尚小，没有感染迹象，无持续阴道流液，可在严密监测下继续妊娠；一旦有宫内感染迹象应尽快终止妊娠。

（三）并发症

1. 羊水渗漏　少量羊水渗漏见于脐带双极电凝、射频减胎术和胎儿镜操作后。

2. 感染　术中严格无菌操作，术后应用抗生素预防感染。

3. 胎盘早剥、羊水栓塞　罕见，一旦发生需要采取紧急措施抢救。

4. 胎膜早破、流产、早产　除操作时间长、穿刺对胎膜的损伤外，被减胎儿及胎盘在宫腔内释放炎症介质也是诱因。减胎术 4 周后发生的胎膜早破、流产、早产与减胎手术操作无关。

5. 凝血功能障碍　胎儿死亡后胎盘血管闭塞，减胎术后罕见凝血功能障碍。

6. 氯化钾误入母体　当氯化钾注入胎儿体内时，孕妇应无任何不适，若注药时孕妇突感明显的下腹疼痛，应考虑误注入孕妇体内的可能。为防止这一严重的并发症，首先应确定针尖的位置，回抽有血后注入氯化钾，注药时应缓慢，一般 1ml 之内心跳会有变化，否则应警惕误入母体，及时停止注药；一旦出现孕妇突然的疼痛也应立即停止。

7. 保留胎儿脑损伤　单绒毛膜双胎减胎时，被减胎儿心跳停止时如果脐带血流没有完全闭塞，保留胎儿可通过胎儿间动静脉吻合发生急性失血，导致急性胎儿脑损伤甚至死亡。保留胎儿的急性脑损伤术后可通过超声（术后 1～2 周）和磁共振检查早期发现。保留胎儿出生后神经发育情况需要进行生长发育量表评估。

8. 胎儿宫内死亡（intrauterine fetal death，IUFD）　术后 24 小时内发生的 IUFD 与手术有关。在绒毛膜性判断正确的情况下，双绒双胎保留胎儿死亡可能由手术时减胎困难所致；也不能完全排除极少见的情况，即双绒胎盘间存在血管吻合。射频减胎保留胎儿死亡见于脐血流完全阻断前被减胎儿心跳停止，保留胎儿因血管压力差通过血管吻合发生急性失血。

9. 热损伤　有研究报道射频减胎术后发现孕妇电极板部位皮肤灼伤，或保留胎儿热损伤。术中注意观察，注意使射频消融部位距离周围胎盘、保留胎儿一定距离，即可避免。

八、减胎术的研究争议与新进展

（一）减胎时机

1. 以减数为目的的减胎　理论上，随着孕周增加，若被减胎儿体积大、释放炎症介质多，术后流产率会增加。妊娠早期经阴道穿刺抽吸胚胎术操作简单，过去为生殖医学中心常用。缺点是保留胚胎仍有停止发育和发育异常的风险。近年因辅助生殖技术和理念的进步，越来越多进行双胚甚至单胚移植，妊娠早期减胎术的应用正明显减少，并逐渐被妊娠成功率近似自然妊娠的妊娠中期经腹氯化钾减胎术取代。

2. 以治疗为目的的减胎　包括合并一胎儿畸形和复杂性单绒毛膜双胎。因一胎儿畸形需要减胎，如果近 28 周，可考虑后延 2～3 周，避免围产儿早产的并发症。

（二）单绒毛膜双胎/多胎的减胎方法

单绒毛膜双胎选择性减胎的主要并发症是未足月胎膜早破。双极电凝和射频减胎能够获得近似的胎儿存活率（Gaerty et al.，2015）。射频消融较双极电凝的优势在于对胎膜的损伤较小，未足月胎膜早破（PPROM）的发生率低，也可能双极电凝打开直径限制，较粗的血管难以钳夹确切导致操作困难有关。

（三）其他减胎方法

有研究报道了微波消融术（microwave ablation）（Prefumo et al.，2013）和无创的高聚焦超声（high intensity focused ultrasound）（Okai et al.，2013）凝固脐带血管用于减胎。

（四）胎儿镇痛和伦理问题

一般认为妊娠中、晚期胎儿有痛觉。氯化钾和射频减胎术有时会出现位置不合适或胎动频繁需反复穿刺胎儿，必要时可给予肌松剂和镇痛剂。

胎儿也是生命，有些人士和宗教不同意减胎，医务人员此时可以明确告知继续妊娠的风险，并充分尊重其意愿，获得其书面知情同意。减胎术的伦理问题在无并发症的双胎或三胎，或胎儿轻微缺陷而孕妇及家属因为经济社会因素要求减胎时更为明显。

［王红梅（山东第一医科大学附属省立医院）　王谢桐］

第三节　胎儿体腔积液引流术

一、胎儿体腔积液引流概述

20 世纪 70 年代末，相关研究者开始尝试将胎儿体腔积液引流至羊膜腔。目前常用的胎儿体腔羊膜腔分流术包括胎儿胸腔羊膜腔分流术和膀胱羊膜腔分流术。脑室羊膜腔分流术因引流管容易脱落或阻塞，患儿出生后预后差很少使用（Bruner et al.，2006）。为防止脱落，胎儿体腔羊膜腔分流术需常使用双猪尾管（double-pigtail shape），如“Rodeck 引流管”，内径 2.1mm，外鞘直径 3mm，推进器长 12～22cm；“Harrison 引流管”直径只有 1.67mm。细的引流管对胎膜损伤小，但更易脱落和堵塞（Klaritsch et al.，2009）。

二、胎儿胸腔羊膜腔分流术

双侧大量胎儿胸腔积液（fetal pleural effusions，PEs）和先天性肺发育畸形（congenital pulmonary airway malformation，CPAM）囊肿较大时，受挤压致肺发育不良、心功能损害。伴发水肿者死亡率高达 36%～40%（Johnson et al.，2017）。胸腔羊膜腔分流术（thoraco amniotic shunting，TAS）的目的是将

胸腔积液或囊性病变内大量液体分流入羊膜腔，减轻对胎儿肺和心脏的压力，减轻肺发育不全，提高围产儿存活率。

（一）适应证

1. 孤立性的胎儿大量胸腔积液，排除其他因素（染色体异常、心力衰竭、贫血、感染）和其他畸形。

2. 先天性肺发育畸形囊肿较大（>5cm），出现水肿。

3. 观察 1~2 周胸腔积液或囊液无消退倾向，胸腔穿刺抽液后积液迅速复发。

4. 胸腔穿刺液检测弓形体、风疹、巨细胞病毒、单纯疱疹、细小病毒 B19 病毒阴性（图 17-3-1）。

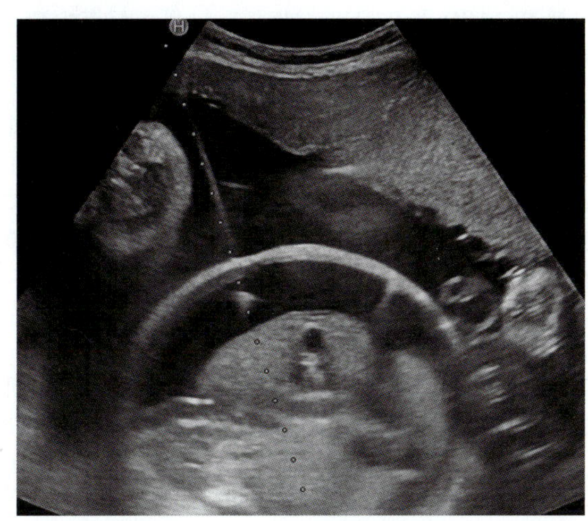

图 17-3-1　胸腔积液穿刺

5. 文献报道手术孕周一般在 16~34 周（Mallmann et al.，2017；Takahashi et al.，2012），37 周前为了改善出生后肺通气亦可放置（Johnson et al.，2017）。

（二）手术步骤

1. 患者平卧，超声定位，调整体位。

2. 确定引流位置，拟将引流管置入能获得最佳引流效果，使肺充分扩张并有利于心脏回复正常位置。右侧胸腔积液：胎儿胸部下 1/3，锁骨中线与腋中线之间。左侧胸腔积液：胸部上 1/3 腋中线。先天性肺囊腺瘤样则需要根据受累肺叶位置，引流后囊肿可能塌陷的方向，选择置入引流管的位置。避免引流管脱落（Johnson et al.，2017）。

3. 采用 1%利多卡因局部麻醉，辅以镇静剂。胎动频繁操作困难可给予胎儿肌松剂。

4. 消毒、铺无菌巾。再次超声确认位置。超声引导下套管针（trocar）穿刺入羊膜腔近胎儿胸壁，于肋间隙缓慢穿刺入胸膜腔积液内 5~10mm，取出穿刺针，抽出 5~10ml 积液，迅速将双猪尾管置入套管内，否则胸腔积液引流过多后肺扩张不利于猪尾管恢复其螺旋状。置入推进器并缓慢推进 8~9cm，超声可见 Rodeck 引流管末端进入胸膜腔，将套管撤到距离胸壁 1cm 处，固定推进器，回撤套管 2~3cm 进入羊膜腔，安放双猪尾管中间直的部分。此时猪尾管近端位于羊膜腔内。继续固定推进器并旋转回撤套管，使双猪尾管近端与置入点以一定角度并留在羊膜腔内；注意手法，否则猪尾管易脱落。伴羊水过多者可通过套管放羊水（Johnson et al.，2017）。

5. 术后注意复查胎儿肺扩张，肺发育情况，观察水肿消退情况，发现引流管脱落必要时可再次放置。定期产前检查，适时终止妊娠。

（三）并发症

1. 引流管脱入羊膜腔，罕见的情况会脱入胎儿胸腔（Adams et al.，2016）。

2. 引流管阻塞　为了减少引流管阻塞，初次胸腔穿刺时，如前 2~3ml 为陈旧血性，连续抽吸并以 10ml 温生理盐水冲洗直到抽出液清亮。

3. 肋间动脉损伤　超声引导注意避免损伤大血管，注意心脏的位置。

4. 胎膜早破和早产　术后注意观察宫缩并抑制宫缩剂。

（四）预后

术前出现水肿（皮肤厚度>5mm，其他体腔积液）而引流后水肿未减轻提示预后不佳。经过治疗后水肿或不伴水肿的胎儿存活率分别达到 67% 和 100%，而未治疗的病例存活率为 21%~23%（Johnson et al.，2017）。手术与分娩时间间隔<4 周，早产也与围产儿死亡显著相关（Mallmann et al.，2017）。

三、胎儿膀胱羊膜腔分流术

膀胱羊膜腔分流术用于胎儿下尿路梗阻和巨膀胱的治疗。可通过将潴留的尿液引流至羊膜腔，减轻膀胱、肾脏压力，减轻肾功能损害，避免羊水过少导致的肺发育不全。胎儿巨膀胱的原因包括神经源性、梗阻性（见于尿道闭锁和尿道后瓣膜）。膀胱平滑肌扩张、增生、容受性和弹力下降，内压力增高，致输尿管、肾盂扩张，膀胱输尿管反流。羊水过少导致肺发育不良、肌肉骨骼和面部异常。术前应充分评估肾脏功能：超声检查肾皮质，羊水量。抽取尿液分析钙、钠、β_2 微球蛋白。肾功能严重受损者因远期预后差无手术指征（吴婷 等，2008）。

（一）适应证

1. 妊娠 24 周前出现重度肾盂分离、膀胱壁厚度大于 2mm、膀胱壁回声增强等。

2. 排除肾脏发育不良及其他器官发育异常，排除染色体异常。

3. 术前行胎儿膀胱穿刺，抽尿液分析渗透压、电解质、β_2 微球蛋白，若数值异常提示肾脏功能严重受损，即使行膀胱羊膜腔分流术也预后不良。术前膀胱穿刺放液后 48 小时超声再次评估膀胱、肾盂扩张情况，也有助于评估肾脏功能和引流预后（Ruano et al.，2016）；

4. 神经源性巨膀胱或者膀胱过度膨胀功能受损甚至破裂，出生后可能需要进一步手术治疗或康复。

（二）手术步骤

1. 取平卧位，超声引导定位，羊水过少者最好输注羊水提供手术操作空间。一般选择膀胱中下部，有利于尽可能引流尿液，穿刺时超声多普勒引导，注意避开脐动静脉。

2. 局部麻醉，消毒，铺无菌巾。

3. 超声引导下套管针（trocar）穿刺胎儿腹部和膀胱，置入双猪尾管使其末端入膀胱，近端于羊膜腔。超声确认置入成功，尿液引流入羊膜腔（Jain et al.，2016）。

4. 术后预防性应用抗生素，注意观察宫缩并使用宫缩抑制剂。

5. 定期复查，如引流管脱落可能再次手术。

（三）并发症

1. 引流管脱入胎儿腹腔、羊膜腔，罕见的情况猪尾管外螺旋缠绕胎儿肢体（Akkurt et al.，2016）。

2. 胎儿腹壁损伤。

3. 胎膜早破和早产。

（四）预后

缓解羊水过少，促进肺发育，存活率增高，但远期肾功能未得到明显改善，部分仍然依赖透析或肾移植，因肾脏感染、膀胱功能差。出生后还需进一步治疗尿路梗阻、保留膀胱功能。胎儿血 β_2 微球蛋白>5.6mg/L、胎儿尿液渗透压、尿钠>100mmol/L，羊水量减少和拟诊后尿道瓣膜（PUV）时肾皮质变薄，尿液再次较快大量积聚提示预后不良。

四、胎儿体腔积液引流术的研究争议与新进展

胎儿体腔积液引流术成功的关键因素之一是引流管。双猪尾管的两端螺旋结构有助其在胎儿胸腹壁的固定，但安放技术难度大，容易脱落入体腔和羊膜腔，造成引流失败，有时需要二次手术。这增加了胎膜早破和流产、早产的发生率。几种猪尾管直径、硬度不同，需根据实际情况选择。设计更加有利于固定和引流的装置，有助于提高胎儿体腔引流术的治疗效果。更新的引流管也可能应用于胎儿中脑导水管阻塞所致的脑积水（Emery et al.，2015）。

目前有的胎儿医学中心开展胎儿膀胱镜治疗后尿道瓣膜，技术上难度较大，增加了胎膜早破、流产早产率，也可能导致尿瘘（Mallmann et al.，2017）。胎儿膀胱镜治疗后尿道瓣膜与 PASV 的效果比较，还有待临床验证。

（王红梅　山东第一医科大学附属省立医院）

第四节　宫 内 输 血

一、概述

宫内输血（intrauterine transfusion，IUT）是指通过脐静脉等途径将血液成分输入胎儿体内的产前治疗性手术。IUT 主要通过输注红细胞治疗胎儿贫血，最常用于母胎同种免疫性溶血性贫血，也可通过输注血小板治疗胎儿血小板减少症（多为母胎同种免疫性血小板减少症）。

IUT 技术的应用是临床胎儿医学治疗领域的重大突破。1963 年，Liley 首次报道在 X 线引导下进行胎儿腹腔内输血治疗胎儿贫血；1977 年，开始在 B 超引导下进行胎儿腹腔内输血。20 世纪 80 年代初，Rodeck 尝试在胎儿镜引导下经脐血管内输血。随后，超声引导下经脐静脉输血技术沿用至今，目前依然是应用最为广泛的 IUT 技术，也是治疗同种免疫性溶血最有效的方法（Altunyurt et al.，2012）。

二、术前评估及术前准备

（一）宫内输血的适应证

IUT 的主要适应证为各种原因导致的胎儿贫血（Oepkes et al.，2007）。通过输注血小板还可以治疗母胎同种免疫性血小板减少症（Argoti et al.，2013；黄越芳 等，2011）。

1. 母胎同种免疫性溶血性贫血　同种免疫性溶血性贫血（isoimmune hemolysis anemia）是指由于母胎之间红细胞表现的血型抗原不合，胎儿血型抗原进入母体使母亲致敏、产生特异性同种免疫性抗体，该抗体通过胎盘进入胎儿循环与胎儿红细胞表面的抗原结合，形成抗原抗体复合物，被胎儿巨噬细胞系统等识别和破坏，导致红细胞破裂、溶血、贫血，严重贫血者发生免疫性水肿（immune hydrops fetalis，IHF），甚至死胎。

人类引起同种免疫性溶血的红细胞血型抗原可达 50 多种，包括 Rh、ABO、Kell、Duffy、MNS、Kidd 等。仅有少数几种红细胞抗原可导致胎儿严重贫血从而需要进行宫内干预，以 RhD 抗原最为常见，妊娠期需要严密监测和及时处理。Rh 血型系统 5 种抗原的抗原性决定了溶血的严重程度。由于 D 抗原的抗原性最强，根据有无 D 抗原将红细胞分为 Rh 阳性和阴性。Rh 阴性血型指 RhD 血型抗原阴性。不同人群和种族中 Rh 阴性率不同，我国汉族为 0.34%，维吾尔族为 4.9%，北美洲的白色人种为 15%，黑色人种为 7%~8%。D 抗体阳性者，可合并其他抗体弱阳性或阳性。根据美国的报道，活产儿 Rh 同种免疫发病率为 6.8/1 000（Garabedian et al.，2015）。母胎 Rh 血型不合引起同种免疫是造成胎儿免疫性水肿最常见的原因，也是导致胎儿严重贫血最主要的疾病。在西方国家，它曾经是胎儿死亡的重要原因。自从 1968 年在临床预防性应用 RhD 免疫球蛋白后，西方国家该病的发生率从 2%降至 0.1%。对此病理生理认识的发展、可靠诊断方法的建立、有效预防措施的出现，以及 IUT 技术的应用，极大地改善了疾病的预后。有关此病 IUT 的评估等详见下文。

2. 胎-母输血　胎-母输血（feto maternal hemorrhage，FMH，简称胎母输血）是指由于分娩等原因，胎儿血液经过绒毛间隙进入母体循环，引起胎儿贫血或母体溶血性输血反应的一组。它是导致胎儿非免疫性胎儿水肿的重要原因之一。妊娠过程中胎母输血的发生率约为 8%，一般失血达 50ml 可出现临床症状，大量失血（失血超过 150ml）的发生率为 1/3 000~1/1 000，围产期死亡率高达 33%~50%（Mackie et al.，2019）。除分娩可以导致胎母输血外，胎盘和脐带病变，如胎盘早剥、胎盘植入、血管前置、绒毛膜血管瘤、脐静脉血栓形成、母体创伤、介入性操作或手术亦可造成胎母输血。根据失血的速度和失血量的多少而表现不同，急性失血不超过胎儿血容量的 40%时，表现为不同程度的贫血；失血过多可造成胎儿休克甚至死亡；慢性贫血可导致水肿胎及胎儿生长受限，表现为胎动减少、电子监护出现正弦曲线、基线变异减少、晚期减速。

临床上，超声检查可见胎儿大脑中动脉收缩期峰值流速（MCA-PSV）增高，脐带穿刺血常规检查显示胎儿血红蛋白降低、有核红细胞和网织红细胞增多。抽取母亲血进行 Kleihauer-Betke 试验（KB 试验），在母体循环发现胎儿细胞，目前仍然是评估胎母输血量的准确试验。流式细胞仪检测出母体循环中标记的胎儿红细胞可以协助诊断。对确诊为中重度贫血的未成熟儿，IUT 是唯一的治疗手段。由于胎儿血可以不断地进入母体循环，一些病例需要系列 IUT。

3. 微小病毒 B19 感染　微小病毒 B19 感染每 3~4 年暴

发一次,常于晚冬或春季流行,白色人种比黄色人种易感。妊娠期母胎垂直传播风险约为30%。胎儿感染可以无症状,严重者贫血、水肿乃至宫内死亡。病毒与造血干细胞前体的血型P抗原受体结合,抑制红细胞生成引起贫血和血小板减少,甚至出现非免疫性水肿,水肿多发于17~24周。此外,病毒作用于胎儿的心肌组织引起心肌炎,导致心力衰竭。病毒可以感染胎儿肝脏,即妊娠中期造血干细胞的主要产生器官,并与内皮细胞、肌细胞和胎盘滋养叶细胞的P抗原受体结合。从母亲感染到胎儿出现水肿的时间为2~6周。妊娠晚期胎儿P抗原的含量很少,因而很少出现严重贫血及水肿。

母亲感染主要根据抗体升高作出诊断。IgM在感染后10~14日可达高峰,2~3个月后下降;IgG高峰在感染后4周出现。当胎儿出现水肿时,IgM水平可能已经很低甚至测不到。由于胎儿的免疫系统未成熟,因而检测胎儿IgM无助于诊断,需要进行PCR检测病毒DNA确定胎儿是否感染。胎儿大脑中动脉收缩期峰值流速(MCA-PSV)≥1.29MoM可预测微小病毒B19感染引起的各种程度的贫血。随着胎儿免疫系统的逐渐建立,贫血有自然缓解的倾向。多数病例一次IUT往往可以缓解感染造成的水肿。少数持续感染的胎儿需要进行系列IUT。

4. 胎盘绒毛膜血管瘤　是一种胎盘的良性肿瘤,发生率为1%。大的绒毛膜血管瘤可因血管瘤内部的动静脉瘘,导致血流速度过快与胎儿心排血量过多,造成胎儿贫血、水肿甚至死胎。据报道有采用IUT成功治疗肿瘤引起的胎儿贫血。

5. 复杂性单绒毛膜双胎妊娠一胎胎死宫内　复杂性单绒毛膜双胎并发症包括双胎输血、双胎选择性胎儿生长受限、双胎贫血多血质序列征、双胎一胎死亡等。由于两个胎儿共用一个胎盘,通过胎盘的血管吻合,两个胎儿的循环相互交通。一个胎儿濒死前的低血压状态,会使另一胎儿的血液通过血管交通支大量转移至濒死胎,造成正常胎失血、贫血,严重者休克乃至死亡(Mackie et al.,2019),即使存活也可能留有神经系统后遗症(Potdar et al.,2019)。对这种病例,应在一胎死亡后短时间(24小时)内对存活胎进行紧急IUT,通常可以挽救正常胎(Senat et al.,2002)。有相关研究者应用该法治疗4例病例,预后良好。但对于双胎贫血多血质序列征的供血胎是否应进行IUT,存在争议。

6. 同种免疫性血小板减少症　由于母亲产生的抗血小板抗体作用于胎儿的血小板,造成胎儿血小板减少,发生率为1/2 000~1/10 000。7%~26%受累胎儿可能出现颅内出血(Oepkes et al.,2007)。临床诊断主要依靠生育史、母亲是否分娩过血小板减少伴有颅内出血的新生儿;确诊必须通过脐静脉穿刺行血小板计数。血小板计数$<50\times10^9$/L为宫内输注血小板的指征(Segal et al.,1991)。由于这些胎儿脐带穿刺点出血较多,故不主张通过系列脐带穿刺来监测胎儿血小板减少的程度(Rosenbloom et al.,2019)。有研究认为母亲应用高剂量免疫球蛋白或血浆置换,对预防胎儿颅内出血具有一定作用。

(二) 宫内输血的禁忌证

1. 先兆早产或先兆流产,子宫收缩未能控制。
2. 胎膜早破,宫内感染。
3. 母亲感染性疾病尚未能控制。

(三) 术前评估

每次IUT之前,都应认真进行风险-收益评估。多普勒超声监测MCA-PSV≥1.5MoM是临床疑诊胎儿中重度贫血较好的方法,尤其对慢性贫血,如同种免疫溶血性贫血、慢性胎母输血、微小病毒B19感染等。对高危患者而言,其灵敏度及特异度均较高;而对急性大量失血的病例,如单绒毛膜双胎一胎突然死亡,诊断会有误差。脐带穿刺取胎儿血检查,是确诊胎儿贫血的金标准。

本文以IUT最常见的疾病——母胎Rh同种免疫性溶血为例,介绍IUT术前的评估问题。

1. 确定配偶血型　有条件时对Rh阳性的配偶检测其基因型,Rh杂合子的父亲其后代阴性或阳性的机会分别为50%(Moise et al.,2012)。若不知父亲的合子性质,则按照胎儿为Rh阳性的方案进行处理。

2. 确定胎儿血型　若父亲为杂合子,最好能确定胎儿Rh血型,只有阳性的胎儿需要产前特殊的监测和处理。现在可以利用母亲外周血中胎儿的游离DNA检测胎儿血型。由于我国汉族人群中Rh阴性者不足0.5%,因此杂合子较少见。在不明胎儿Rh血型的情况下,按胎儿为Rh阳性的方案进行处理。

3. 判断孕妇是否致敏　母胎Rh血型不合的病例中,仅少数致敏孕妇的胎儿会发生溶血。根据本次妊娠期是否检出抗体,可将孕妇分为致敏型和未致敏型,只有抗体阳性的母亲其胎儿才可能发生溶血。此外,根据既往妊娠胎儿是否出现溶血,可分为首次致敏及再次致敏。大多数首次致敏的孕妇妊娠期只需要系列监测抗体水平,必要时系列监测MCA-PSV;而再次致敏者本次妊娠胎儿受累程度较前次妊娠有加重的趋势,可能需要进行宫内干预。

4. 监测胎儿贫血程度　发生溶血的胎儿中,仅少数需要IUT。监测的目的是预测中度或重度贫血,在出现水肿或死胎之前进行IUT。

(1) 抗D抗体水平:抗体达到1∶32被认为危险值,提示胎儿可能会出现严重溶血。若短期内抗体升高4倍以上提示溶血加重(Prefumo et al.,2019)。

(2) 超声检查:MCA-PSV是预测中重度贫血的可靠指标。当测量值>1.5MoM,提示胎儿中重度贫血,需要进行侵入性检查(Detti et al.,2001);测量值≥1.29MoM,提示胎儿轻度贫血。水肿的出现提示严重贫血,胎儿血红蛋白浓度往往低于50g/L。贫血可导致心脏增大、肝脾大、心包积液、腹腔积液。腹腔积液的出现往往提示严重贫血。妊娠34周后及多次IUT后,MCA-PSV预测贫血的准确性下降。

(3) 侵入性诊断:当超声提示胎儿中重度贫血或出现水肿胎时,侵入性诊断确定胎儿的贫血程度十分必要。羊膜腔穿刺ΔOD450检测羊水胆红素水平目前已经不被推荐使用。脐静脉穿刺检查胎儿血象,是IUT前必不可少的确诊步骤。检测内容包括血型、红细胞计数、血红蛋白(hemoglobin,Hb)浓度、血细胞比容(hematocrit,HCT)、血小板计数、有核红细胞比例、网织红细胞比例、直接抗人球蛋白试验(Coombs试验),Rh抗体游离试验和放散试验、总胆红素等。脐血HCT<0.3是施行IUT的指征(Moise et al.,2008)。

（四）宫内输血的途径

IUT途径的选择要考虑操作者的习惯、胎盘的位置、孕周等因素。

1. 腹腔内输血(intraperitoneal transfusion,IPT) 输入腹腔内的红细胞通过膈下淋巴管吸收,经胸导管回流至循环系统。其优点是红细胞缓慢吸收,可以延长输血间隔,且对胎儿心功能影响小;缺点是与血管内输血比较,血红蛋白恢复缓慢,有腹腔积液时血液不能很好吸收。在大多数的中心,IPT目前已被血管内输血取代。由于20周前脐带穿刺困难,IPT仍被应用于小孕周(18~20周前)的严重贫血。个别中心采取腹腔输血与血管输血两种途径联合应用,使胎儿HCT维持较稳定的水平以延长输血间隔(Papantoniou et al.,2013)。

2. 血管内输血(intravascular transfusion,IVT) 超声引导下脐静脉输血是应用最为广泛的IUT技术,妊娠20~34周均可进行。由于直接将血液输入血液循环,可以直接、快速地纠正贫血;输血前可先获得胎儿血以了解贫血程度,输血后检查血象以了解贫血纠正情况,估计下次输血间隔。对水肿胎,血管内输血较腹腔输血效果更好。多数人选择脐带插入胎盘处作为脐带穿刺部位。该处脐带固定,血管粗大,有利于操作。后壁胎盘由于胎儿遮挡可造成操作困难,也可选择脐带游离段,但由于脐带悬浮于羊水中易于脱落,且受胎动影响易导致穿刺针异位,并发症风险较高。此外,血管穿刺点可以出现难于估计的较多的出血;胎动偶尔可撕裂血管引起大量出血。若穿刺到脐动脉可引起血管痉挛,导致心动过缓。

3. 肝内静脉输血(intrahepatic vein transfusion) 可以避免穿刺点失血,漏出的血液经肝脏或腹腔重吸收;由于不容易穿刺到脐动脉而很少发生心动过缓。亦是较为常用的输血途径。

4. 心内输血(intracardiac transfusion) 风险较高,近年已极少使用。偶尔用作其他输血途径失败后的最后手段。手术相关并发症至少为5%,包括心脏压塞、心包积血、心律失常、心跳停止(Oepkes et al.,2007)。

三、术前准备

（一）供血者血液准备

对供血者的血型要求视胎儿贫血的原因而略有不同。

1. Rh同种免疫性贫血 采用Rh阴性、O型、HCT 0.75~0.85的新鲜浓缩红细胞,采集时间一般不超过3日,经筛查无乙型和丙型肝炎、HIV,以及巨细胞病毒,经放射移除白细胞以避免移植物抗宿主反应后可使用。与母亲血配型无凝集反应,输注时过滤白细胞(Van Kamp et al.,2004;Bleile et al.,2010)。若母亲除了检出抗D抗体,同时测得其他抗体,如Rh血型抗原系统的其他抗体(抗E或抗C抗体),供血者的血型除了为RhD阴性,还必须为E或C,以免IUT后刺激这些抗体增高而加重溶血。

2. 其他罕见的红细胞同种免疫性贫血 采用与母亲同型的稀有血型,其他要求同前。

3. 非同种免疫性贫血 如胎母输血、单绒毛膜双胎一胎死亡等,若母胎均为Rh阳性且A、B、O血型相同,在难于获得Rh阴性血源的情况下,可考虑应用Rh阳性且与母胎相同的A、B、O血型(或O型)进行IUT,但血源必须与母血配型无凝集反应。

4. 母亲血源 当寻找与胎儿相合的供血者极困难的情况下,可考虑采用母亲血作为血源,能减少被外源性红细胞致敏的风险;且由于血液新鲜,红细胞有较长的半衰期。

（二）药物准备

准备肌松剂及胎儿心动过缓抢救药品:50%葡萄糖、5%葡萄糖生理盐水、碳酸氢钠注射液。

（三）母亲准备

监测孕妇体温,必要时给予镇静剂和/或给予硝苯地平预防子宫收缩。

（四）计算肌松剂用量

根据超声估计的胎儿体重计算肌松剂用量。

四、手术步骤

以最常用的脐静脉输血为例。

1. 超声检查测量胎儿各径线得出胎儿的估计体重,彩色多普勒超声测量MCA-PSV、脐动脉、脐静脉、静脉导管血流,测量羊水平段、胎儿位置、胎盘及脐带插入体盘位置。选择脐带穿刺部位。

2. 穿刺脐静脉 使用超声穿刺探头(或穿刺架)引导,22G或20G穿刺针快速刺入脐静脉,确认针尖的强回声光点位于脐静脉内。或使用自由手穿刺法,腹部探头引导下,自由手法穿刺胎儿脐静脉。回抽见血,送检血常规(了解Hb及HCT)及其他必要的检查。静脉注射肌松剂后,可见胎动即刻停止。

3. 输血 根据血常规检查的胎儿HCT(Santiago et al.,2010)、IUT后拟达到的HCT、供血者浓缩红细胞的HCT,按以下公式计算输血量(Papantoniou et al.,2013):

$$\text{输血量}(V)(ml)=(\text{期望 HCT}-\text{输血前 HCT})\times EFW(kg)\times 150/\text{供血者 HCT}$$

EFW为估计胎儿体重(estimated fetal weight)。

输血速度一般采用2~5ml/min,也有5~10ml/min。若为水肿胎,输血速度应减慢,输血量不宜多,以防血容量过多加重心脏负荷。

$$\text{腹腔输血:输血量}(V)(ml)=(\text{孕周}-20)\times 10$$

20周之前的腹腔输血:15~18周5ml;18周后10ml。输血过程监测胎儿心率,注意出现心动过缓。

4. 输血结束后,抽取少许脐血检查血象,根据Hb和HCT,评估输血效果,预估下次输血间隔。一般HCT达到0.4~0.5为较理想结果。

5. 退出穿刺针,观察穿刺点出血情况。观察胎儿心率、MCA-PSV(一般IUT完毕后可能尚未马上恢复正常,可等待30~60分钟后再测定)。

五、并发症

IUT是非常安全、有效的宫内治疗手术。手术相关并发症约为3.1%,总的胎儿丢失率约为4.8%。首次IUT前的贫血程度与预后关系密切。胎儿总的生存率达84%~89%,非水肿胎为92%~94%,水肿胎为74%~78%,严重水肿者为

55%(Prefumo et al.,2019)。

1. 术中并发症　包括心动过缓、脐带血肿、穿刺点出血,最严重的为脐带撕裂、死胎(Zwiers et al.,2017)。一过性心动过缓最为常见,发生率约为8%,穿刺脐动脉输血更容易出现血管痉挛致心动过缓,水肿胎心功能差者发生率更高,可转变为持续性心动过缓甚至死胎(Oepkes et al.,2007)。

2. 术后并发症　包括胎膜早破、胎膜剥离、绒毛膜羊膜炎、早产、宫内死亡等。此外,操作引起的胎母输血发生率为2.3%~17%,可能加重母亲的致敏(Prefumo et al.,2019);反复输注外源性血液可能导致产生新的抗体。

3. 远期预后　94%的IUT存活儿无神经系统后遗症。预后与有无水肿及其严重程度有关。轻度或中度的慢性贫血不影响胎儿生长发育,无明显的后遗症;严重贫血的胎儿可发育迟缓,IUT后多数预后良好(Lindenburg et al.,2013)。

六、手术相关问题的探讨

对于一位具有熟练的脐带穿刺经验的产科医生而言,IUT的操作并不困难,难点在于准确评估胎儿贫血程度、掌握IUT的最佳时机,以及系列IUT的间隔时间。

(一) 输血的间隔

IUT的间隔基于HCT下降速度。很难准确预测红细胞破坏和死亡速率,尤其在第一次与第二次IUT之间。每次IUT的间隔因人而异,每个中心的方案亦有不同。第二次IUT的间隔取决于第一次输血前的贫血程度、贫血纠正的情况,可根据输血后的脐血HCT或Hb浓度推算下次输血的间隔(SMFM,2015)。

随着胎儿的长大,胎儿-胎盘血容量不断增加;随着输血次数的增加,供血者的红细胞逐渐取代胎儿的红细胞,胎儿自身的造血功能受抑制。第二次IUT后,由于胎儿自身的红细胞遭溶血破坏,供血者的红细胞几乎完全将其取代。输血后HCT下降幅度因人而异,据报道每日下降的平均值0.01~0.02,严重者可达0.03甚至更多;Hb每日平均下降速率为0.3g/dl,随IUT次数的增加Hb下降的速率逐渐减缓,第一、二、三次IUT后下降速率分别为0.4g/dl、0.3g/dl、0.2g/dl,故IUT的间隔应随输血的次数而相应延长。

根据作者的经验,对无水肿的胎儿,第二次IUT间隔一般为1周;若第二次IUT结果理想(HCT达到0.40以上),第三次IUT的间隔在2周之后,第四次则间隔3周或更长。若第一次IUT前胎儿的贫血程度较轻,此后输血的间隔可适当延长。

MCA-PSV对预测第三次以后的IUT时机的准确性下降,尤其是多次IUT后。原因为供血者的红细胞与胎儿红细胞的血液流变学不同,成人全血的黏滞性增高和携氧能力降低。有人建议:第一次IUT后,将MCA-PSV值调整为1.69MoM预测重度贫血(SMFM,2015)、1.32MoM预测中度以上贫血,MCA-PSV达到1.32MoM时考虑第二次IUT,而MCA-PSV对此后IUT时机的判断尚无定论(Dodd et al.,2018)。

IUT后Hb迅速下降可能的原因:①脐带穿刺点出血;②胎母输血;③母亲被新的红细胞抗原致敏。

(二) 水肿胎和极重度贫血胎的宫内输血

对于输血前HCT≤0.15的重度贫血者,第一次输血后HCT的提高幅度一般不超过输血前的4倍或不超过0.25(Radunovic et al.,1992)。输血速度不宜过快,以防止心血管系统的失代偿。建议48~72小时后行第二次IUT,将HCT提高至0.4~0.5。也有主张严重贫血者一周后行第二次IUT,以达到预期的HCT值(Papantoniou et al.,2013)。

(三) 其他治疗方法

对于以往妊娠在20周前出现水肿的病例,处理十分棘手。可以在密切监测下,给母亲大剂量静脉注射免疫球蛋白(intravenous immunoglobulin,IVIg)或血浆置换作为辅助治疗,帮助胎儿过渡到20周后进行IUT(Zwiers et al.,2017)。两者可单独应用、联合应用,或与IUT联合应用。

1. 血浆置换　可以去除有害抗体,延后IUT的时间,但价格昂贵。由于不能抑制抗原的进一步刺激,抗体浓度为暂时性下降,治疗后有反跳现象。目前血浆置换已经被IUT取代而很少单独应用。

血浆置换采用血浆制品、白蛋白、血浆代用品,每周进行2~3次,间隔2~3日一次,3次为一疗程,需要反复应用。血浆置换与IVIg联合应用:先行血浆置换去除抗体,而后用大剂量IVIg调节母体免疫系统,以抑制血浆置换后的抗体反跳现象。

2. 静脉注射免疫球蛋白　其疗效仍有争议(Van Klink et al.,2016),且价格昂贵。大剂量IVIg可以调节母亲的免疫系统,但不能降低抗体水平。对抗体水平高、小孕周的严重贫血、既往妊娠很早出现水肿胎或死胎的病例,可以考虑应用IVIg,以延后IUT的时间、减少IUT的次数,有助于改善妊娠结局(Zwiers et al.,2017)。

IVIg用量没有绝对定论不同,一般主张0.4~0.5g/(kg·d),连用4~5日,间隔2~4周重复应用;或1g/kg,每周一次。

3. 苯巴比妥　分娩前口服7日,能诱导胎儿肝细胞葡糖醛酸转移酶的活性,降低血清间接胆红素,还能增加Y蛋白,促进肝细胞对胆红素的摄取。用法:口服,0.03g,每日3次。

(四) 宫内输血后的分娩时机

在开展IUT的早期,通常主张在32周分娩,由此可能带来早产的并发症、高胆红素血症,经常需要换血。随着技术的成熟和经验的增加,现在主张IUT进行到34~35周,对无其他终止妊娠指征的病例,可维持妊娠至37周后,于37~38周分娩,以减少早产的问题,还可以增加肝脏、血-脑脊液屏障的成熟度,降低高胆红素血症及核黄疸的发生率,增加引产和阴道分娩的成功率,减少换血的机会(Garabedian et al.,2015)。

经IUT治疗的胎儿出生后需要换血的机会减少,黄疸的程度较轻,光疗的时间缩短。IUT的次数越多,造血系统的抑制时间越长,生后输血的次数越多。在出生后1~2个月内需要少量多次输血,40日左右可能因为中重度贫血再次返院输血。出生后2个月造血系统逐渐恢复,完全恢复需要3~4个月的时间。

(周祎　方群)

第五节　子宫外产时处理

一、定义

子宫外产时处理(ex utero intrapartum treatment,EXIT,也称作"operation on placental support"或"airway management on placental support"),指保持胎儿胎盘循环的同时,去除阻碍胎儿呼吸的诱因(Jayagobi et al.,2015)。这一概念在20世纪80年代提出,最初被用以救治一例颈前合并巨大肿瘤的早产儿。EXIT可分为两种形式:①对胎儿行气管插管,建立人工通气后再断脐行下一步处置;②通过胎盘循环对胎儿进行麻醉及手术,去除病患后再断脐,将患儿与母体分离。

二、适应证

EXIT最初广泛应用于重度先天性膈疝行胎儿镜下气道封堵术后,产时气道夹子或球囊的取出、建立气道通气,以及使用肺表面活性剂和复苏药物。此后,EXIT被广泛应用于多种导致胎儿气道梗阻的疾病,主要包括:①胎儿颈部肿瘤,如颈部畸胎瘤、淋巴管瘤、血管瘤等;②先天性高位气道梗阻综合征(congenital high airway obstruction syndrome,CHAOS),包括喉部瓣膜、喉闭锁、喉部囊肿、气管闭锁和狭窄等;③喉咽部或口腔部的肿瘤,包括舌下囊肿、牙龈瘤等;④颅面骨发育不全(Bence et al.,2019)。此外,EXIT的适应证逐渐扩大,逐渐应用到任何影响新生儿复苏的出生缺陷中,包括较大的胎儿胸部病变,如肺囊腺瘤,单侧肺发育不良,先天性膈疝,以及先天性心脏病等。近十年来,由于体外膜氧合(extracorporeal membrane oxygenation,ECMO)技术的发展,可选择EXIT与ECMO联合应用,救治一些危及新生儿生命的出生缺陷,主要包括重度先天性膈疝合并先天性心脏病、左心发育不良等。也有个例报道EXIT在分离联体婴儿方面的应用。另外,国内也有文献报道,EXIT在先天性腹壁缺损的治疗中也有一定的临床应用价值。

三、禁忌证

1. 母体方面　孕妇存在各器官系统严重合并症,导致无法耐受手术者,如妊娠合并先天性心脏病、妊娠合并血小板减少等;产科并发症,如胎盘早剥等。

2. 胎儿方面　染色体异常及预后不良的多发或严重结构异常。

另外,大面积的前壁胎盘、胎位不良、双胎妊娠等,会对EXIT的操作造成很大阻碍,实施者要从母儿安全出发,最大程度的规避风险。

四、术前评估及准备

(一)母体方面

对于实行EXIT的孕妇,术前需完善常规手术的体格检查,包括血尿常规、凝血功能、肝肾功能、心电图等;除此之外,还需重点排除心肺功能异常。手术前通常给予宫缩抑制剂以降低子宫敏感度,国外报道的常用药物有吲哚美辛(消炎痛)和硫酸镁;也可选用阿托西班,其副作用少,欧洲国家应用较多,但价格昂贵;还可选择钙通道阻滞剂,如硝苯地平,10mg,口服,每6~8小时1次,应用时需监测孕妇心率及血压。但无论选择哪种宫缩抑制剂,都有降低中心静脉压、协同肌松药及麻醉剂的作用,因此需严格控制用药量,避免联合用药。此外,中毒剂量的硫酸镁还可导致产妇肺水肿、呼吸肌麻痹及心律失常等。在应用β受体激动剂抑制宫缩时,更要警惕母体急性肺水肿、心力衰竭等危及母体生命并发症的发生。对于预计EXIT操作时间较长的病例,如行胎儿颈部肿瘤切除术,术前还应预防性使用抗生素,增加手术备血量等。

(二)胎儿方面

由于实施EXIT的病例,大多胎儿合并出生缺陷,因此在操作前必须完善产前诊断。主要包括胎儿系统超声、染色体核型分析检查,必要时还需进行MRI、染色体微缺失微重复及遗传代谢病等检查等,以排除胎儿染色体异常及是否合并其他结构异常。此外,最重要的是对胎儿主要病变的术前评估:①是否为可以治疗的结构异常;②术后可能遗留的并发症;③手术时间及风险评估;④实施EXIT的必要性;⑤EXIT操作的可行性,如胎盘位置、胎儿体位等。如妊娠<34周,需给予促胎肺成熟治疗。方法:地塞米松注射液6mg,肌内注射,每12小时1次,共4次。

(三)麻醉方式选择

对于EXIT过程时间较短,容易建立气道通气的出生缺陷病例,如胎儿舌下囊肿,可实施硬膜外麻醉。而对于胎儿情况复杂,手术操作时间长的病例,如颈部肿瘤切除术等,通常采用吸入性全身麻醉,可同时行腰椎硬膜外置管,以减轻术中和术后疼痛。另外,EXIT的麻醉除满足手术需要外,其主要旨在保持子宫平滑肌的松弛,以避免胎盘早剥的发生,维持胎盘血流灌注(Hoagland et al.,2017)。

五、操作

EXIT需要由一支多学科组成的团队来互相协作完成,主要包括产科、新生儿外科、新生儿内科、耳鼻喉科、口腔科、麻醉科、影像科,以及专业的护理人员(Bence et al.,2019;李欢 等,2017)。

1. 术前按下腹部手术常规备皮,通常采取左侧略倾斜的仰卧位,超声定位胎盘、胎位、脐带位置及胎儿病变部位。

2. 取下腹部低位横切口或下腹正中切口,逐层常规开腹,暴露子宫;子宫切口应选择在尽可能远离胎盘、便于暴露胎儿病变部位的位置;一般选择子宫前壁下段横切口,根据病情需要可选择宫体部横切口、纵切口,甚至可以选择子宫后壁的切口。

3. 切开子宫后,娩出距离病变部位最近的一侧胎儿肢体,建立胎儿指脉血氧监测及静脉通路;同时娩出胎头及病变部位,以温生理盐水纱布覆盖,减少胎儿热量及水分的损失;由麻醉师或儿科医生对胎儿实施气管插管术,特殊病例可能需要耳鼻喉科医生实施气管切开术,或相关科室的医生对病变部位直接进行手术治疗。此过程中,需注意羊水的流失，必要时可行温生理盐水进行羊膜腔灌注，以维持子宫的正常容积及压力，从而避免发生胎盘早剥（Moldenhauer，2013；Mohammad et al.，2020）。

4. 剪断脐带娩出胎儿后，尽量保留脐带血，可作为新生儿二次手术的备血及进一步的分子遗传学检查（梁润哲 等，2019）。

另外，针对部分阴道分娩孕妇，除需行常规阴道分娩准备外，胎儿娩出后处理参考手术后胎儿处理（第3、4点）。

六、术中监测

EXIT过程中需要加强对母体及胎儿的监测。

1. 母体方面　除一般手术的生命体征监测外，还需特别注意监测母体的平均动脉压，其数值还可间接的反映胎盘灌注的程度。此外，在EXIT的实施过程中，还需监测母体的失血量，包括失血量的计数及实时监测母体的血气变化。

2. 胎儿方面　主要包括采取超声与胎儿外周指脉血氧联合监测。通过实时的胎儿超声心动图，可监测胎儿心脏功能及胎儿术中的安危情况，还可观察脐带血流以及胎盘厚度，了解胎盘灌注情况以及是否发生了胎盘早剥；胎儿外周指脉血氧监测简单易行，但当胎儿末梢灌注不佳时，不能准确的反应胎儿当前的血氧浓度，并且存在读数延迟甚至不能获得读数的情况，因此仅配合超声监测使用。

七、母儿预后

多个中心的研究表明，EXIT术后母体并发症的发生率与普通剖宫产差异不大，虽切口感染率和术中出血量显著增加，但术后住院时间、母体HCT和是否需要输血无明显差异，无母体死亡病例报道（图17-5-1）。EXIT对母体以后生殖功能也无明显影响。新生儿的预后，与其原发疾病相关，但对于大多数适应证而言，EXIT明显改善了出生缺陷儿的预后及存活率。

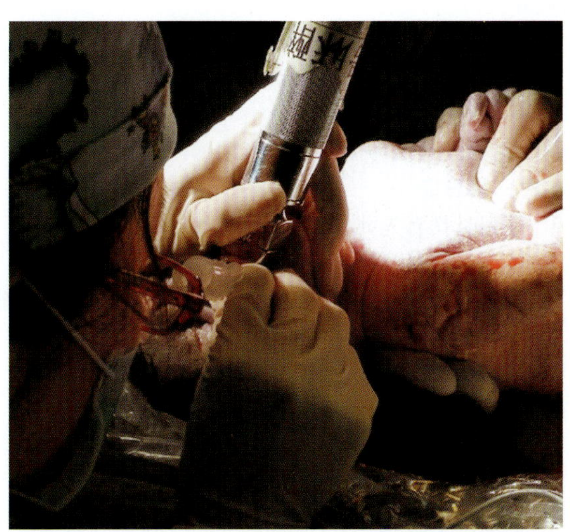

图17-5-1　EXIT过程

（刘彩霞　张志涛）

第六节　侵入性产前诊断技术

一、羊膜腔穿刺术

羊膜腔穿刺术（amniocentesis）是常用的侵入性产前诊断技术。

（一）目的

1. 主要用于有医学指征的产前诊断。
2. 其他，如促胎肺成熟。

（二）适应证

1. 35岁以上的高龄孕妇。
2. 产前筛查后的高危人群。
3. 生育过染色体病患儿的孕妇。
4. 夫妇一方为染色体异常携带者。
5. 孕妇可能为某种X连锁遗传病基因携带者。
6. 产前超声检查怀疑胎儿患染色体病的孕妇（超声提示胎儿结构异常，或有2个以上超声软指标）。
7. 有不明原因的反复流产或有死胎、死产等情况者。
8. 生育过不明原因智力低下或多发畸形儿的孕妇。
9. 有明确遗传病家族史。
10. 其他医师认为需要进行产前诊断者　。
11. 绒毛活检结果为嵌合体，需要进一步诊断者。

（三）操作时机

妊娠16～22^{+6}周（美国、加拿大标准为妊娠≥15周）。

（四）穿刺针

规格20～22G。

（五）穿刺途径

经腹。

（六）禁忌证

1. 穿刺时具有先兆流产症状者。
2. 体温≥37.5℃。
3. 有出血倾向（血小板计数≤70×10^9/L，凝血功能异常）。
4. 有急性盆腔炎或宫腔感染征象。
5. 无医学指征的性别鉴定。

（七）术前准备

1. 仔细核对适应证、禁忌证。
2. 检查知情同意签字。
3. 核对羊水检测项目（染色体、荧光原位杂交、全基因测序、遗传代谢病单基因检测，病毒检测等）。
4. 检查术前化验　①血型：若患者血型为Rh阴性，应告知羊膜腔穿刺增加致敏风险，Rh抗体阴性者，应在穿刺术后尽早接受抗D免疫球蛋白注射；②凝血功能；③肝肾功能；④感染筛查：感染筛查阳性者，应告知羊膜腔穿刺可能增加疾病宫内传播风险；⑤血常规；⑥尿常规。
5. 穿刺间消毒。

（八）操作步骤

1. 患者排空膀胱，取仰卧位。
2. 超声检查胎儿、胎盘位置，决定穿刺部位。

3. 常规消毒铺巾。

4. 超声引导下，穿刺针经皮穿刺进宫腔，超声确定针尖位置后，拔出针芯，见清凉淡黄色羊水溢出，注射器抽取 2ml 羊水弃取，更换注射器抽取羊水，取羊水总量不宜多于 30ml（图 17-6-1）。

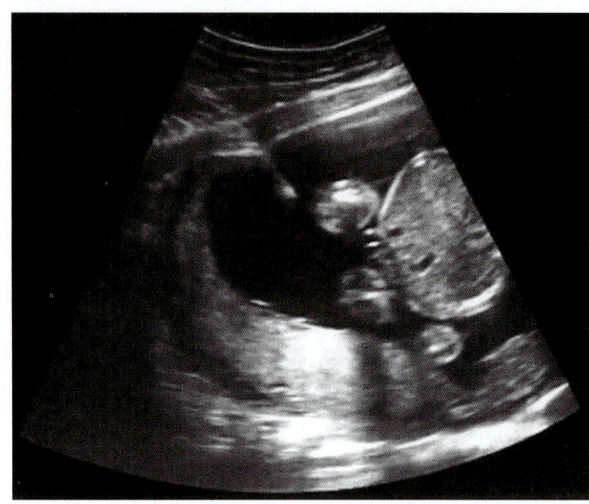

图 17-6-1　超声引导下羊膜腔穿刺术

5. 放入针芯，超声下拔出穿刺针。

6. 检查胎儿、胎盘情况。

7. 羊水经无菌注射器送至实验室。

8. 两次穿刺不成功，应停止穿刺，过 1~2 周再次穿刺。

（九）操作技巧

1. 超声全程监测。

2. 注意，抽取的前 2ml 羊水应弃去。

3. 尽量选取宫体，宫底部位穿刺点。

4. 首先避开胎儿，其次避开胎盘（尤其是 Rh 阴性患者），如果为不能避开的前壁胎盘，应避开脐带插入位置。

5. 尽量在胎儿肢体、臀部侧穿刺，避开头侧。

（十）双胎羊膜腔穿刺术

1. 严格掌握适应证。

2. 取样次数　若术前明确为单绒毛膜双胎妊娠，且未见胎儿结构异常，可行任意一个羊膜腔穿刺；若术前不明确双胎绒毛膜性，或明确为单绒毛膜双胎其中一个胎儿有结构异常，或术前明确为双绒毛膜双胎妊娠，均应从两个羊膜腔内分别取羊水检查。

3. 术前交代穿刺风险，应告知（并发症风险较单胎高，两次穿刺在同一羊膜腔内的风险约为 1.8%，若术后报告双胎之一染色体异常，不能判断存在异常胎儿的风险）。

4. 术前超声检查　双胎胎儿性别、位置、胎盘位置、羊水最大平面、双胎间胎膜位置等标记并详细记录。

5. 进针方法可选择　分 2 次进针法、2 针同时进针法、1 次进针法。

6. 注意，2 次进针法穿刺，其间需更换穿刺针。

（十一）合并症

熟练操作和穿刺经验能降低操作相关的胎儿丢失率；多次穿刺、胎儿异常、多胎等会增加胎儿丢失风险。

1. 胎儿丢失 0.1%~1%。

2. 胎膜早破 1%~2%。

3. 羊水渗漏<0.5%。

4. 绒毛膜羊膜炎<0.1%。

5. 胎儿损伤及严重母体并发症罕见。

（十二）术后注意事项

1. 适当休息。

2. 告知孕妇可能出现并发症。

3. 若出现发热、阴道出血、流水、腹痛等情形及时就诊。

4. 定期产检。

5. 禁止性生活 2 周。

二、绒毛活检术

绒毛活检术（chorionic villus sampling，CVS）是指妊娠早、中期，在超声引导下进行穿刺，取出胎盘内的绒毛组织，进行细胞培养、分子遗传学或生化遗传学检查、染色体诊断或基因诊断。

（一）目的

用于有医学指征的 $10\sim13^{+6}$ 周的产前诊断。

（二）途径

经腹或经宫颈（取决于胎盘位置，经验）。

（三）操作时机

妊娠 $10\sim13^{+6}$ 周。

（四）穿刺针

1. 单针　17~20G。

2. 双针　双针外 17/19G，双针内 19/20G。

（五）适应证

1. 35 岁以上的高龄孕妇。

2. 产前筛查后的高危人群。

3. 生育过染色体病患儿的孕妇。

4. 夫妇一方为染色体异常携带者。

5. 孕妇可能为某种 X 连锁遗传病基因携带者。

6. 超声检查怀疑胎儿患染色体病的孕妇（超声提示胎儿结构异常）。

7. 有不明原因的反复流产或有死胎、死产等情况者。

8. 生育过不明原因智力低下或多发畸形儿的孕妇。

9. 有明确遗传病家族史。

10. 其他医师认为需要进行产前诊断者。

（六）禁忌证

1. 穿刺时具有先兆流产症状者。

2. 体温≥37.5℃。

3. 有出血倾向（血小板计数 $\leqslant 70\times10^9/L$，凝血功能异常）。

4. 有急性盆腔炎或宫腔感染征象。

5. 无医学指征的性别鉴定。

（七）操作步骤

绒毛活检术-经腹双套管针。

1. 孕妇排空膀胱，取仰卧位。

2. 超声定位穿刺部位，消毒铺巾。

3. 超声引导下，套管针经腹穿刺入胎盘，确定针尖位置，拔出针芯，将活检针沿套管送入胎盘绒毛组织（图 17-6-2）。

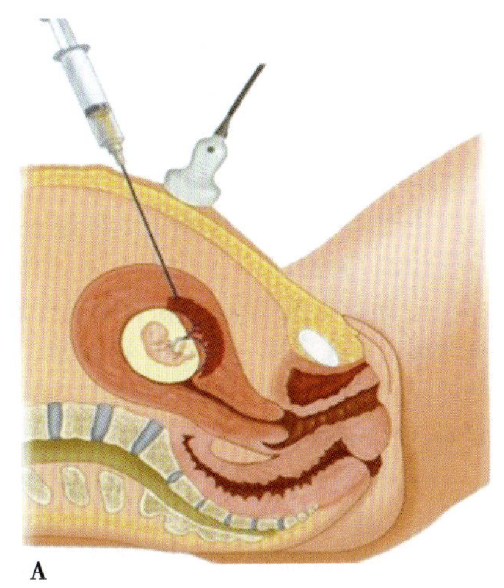

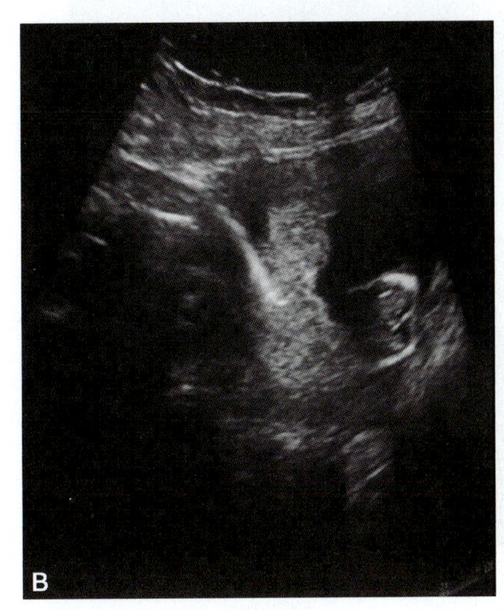

图 17-6-2　绒毛活检术

A. 绒毛活检术示意图；B. 绒毛活检术超声图像。

4. 将含 2~4ml 生理盐水的 20ml 注射器，在 5ml 左右负压下上下活动活检针以吸取绒毛组织。

5. 获取需要的绒毛量（一般不超过 25mg）还纳针芯，拔出套管针。

6. 超声观察胎儿、胎盘。

7. 套管针两次未刺入胎盘组织，则应停止操作。

（八）操作技巧

1. 自由手和手柄操作相比，无明显差别，选择取决于术者经验。

2. 胎盘前壁、侧壁、宫底胎盘可经腹操作。

3. 可先充盈或排空膀胱观察胎盘位置变化，以选择适合的穿刺位置。

4. 一旦活检针达到目标胎盘位置，助手前后移动带负压的活检针 1~10 次，以获取足够绒毛组织。

5. 最少 5mg 绒毛每份。

（九）合并症

1. 胎儿丢失率 0.2%~2%。

2. 阴道出血 10%（经宫颈 30%）。

3. 羊水渗漏<0.5%。

4. 绒毛膜羊膜炎、宫内感染（1~2）/3 000。

5. 孕产妇严重合并症罕见。

注：妊娠<10 周的绒毛活检术可能造成胎儿缺肢体、面裂畸形，应注意。

（十）注意事项

1. 术前充分知情同意，术后告知注意事项。

2. 超声全程引导。

3. 警惕穿刺针勿穿透胎盘进入宫腔。

三、经皮脐血管穿刺术

（一）目的

在超声引导下经腹穿刺入脐血管抽取脐血的操作。主要用于有医学指征的，妊娠 18 周以后的产前诊断；也可用于胎儿宫内输血。

（二）操作时机

妊娠 18 周以后。

（三）穿刺针

规格：22~24G。

（四）适应证

1. 胎儿核型分析。

2. 羊膜腔穿刺后结果为嵌合体，需要进一步诊断者。

3. 胎儿贫血的诊断。

4. 胎儿血型诊断。

5. 胎儿宫内输血

6. 胎儿血液系统疾病诊断及风险评估。

7. 胎儿宫内感染的诊断。

8. 遗传代谢疾病、单基因疾病诊断。

9. 其他指征获取胎儿脐血样本的检测。

（五）禁忌证

1. 穿刺时具有先兆流产症状者。

2. 体温≥37.5℃。

3. 有出血倾向（血小板计数≤$70×10^9$/L，凝血功能异常）。

4. 有急性盆腔炎或宫腔感染征象。

5. 无医学指征的性别鉴定。

（六）操作步骤

1. 孕妇排空膀胱，取仰卧位。

2. 超声定位穿刺部位，常规消毒铺巾。

3. 超声引导下，穿刺针经皮肤、子宫穿刺进入脐血管中（图 17-6-3）。

4. 超声定位准确，拔出针芯。

5. 连接无菌注射器，取适量血液，总量不宜超过 5ml。

6. 还纳针芯，超声引导下拔针。

7. 超声观察穿刺部位胎盘、脐带出血情况，胎儿心率有无减速。

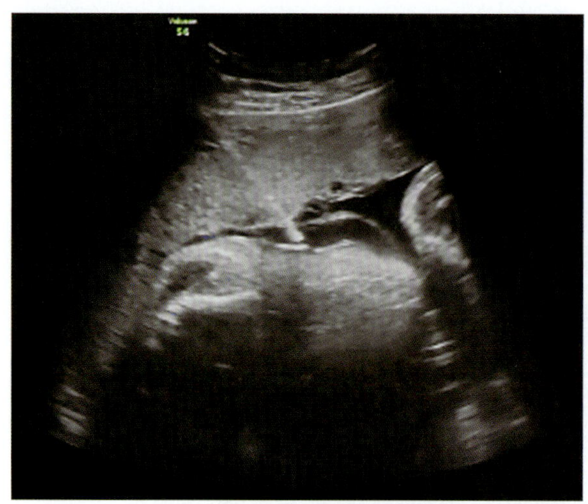

图 17-6-3　经皮脐血管穿刺术

8. 操作时间建议在 20 分钟以内。

9. 如两次经皮穿刺均未能传入脐带，建议停止操作，1~2 周后再行。

（七）并发症

1. 胎儿丢失率 1%~2%。

2. 增加胎儿丢失因素　胎儿畸形，妊娠<24 周的胎儿生长受限。

3. 胎膜早破。

4. 早产。

5. 宫内感染。

6. 血肿。

熟练操作能降低胎儿丢失风险。

（八）注意事项

1. 术前充分知情同意，术后告知注意事项。

2. 超声全程引导下以徒手技术（free hand technique）进行手术更为推荐，单人超声引导+穿刺技术提高了穿刺效率，助手协助拔出针芯及取脐血。

3. 穿刺部位选择　前壁胎盘选择脐带入口；后壁胎盘尽量选择脐带插入点；脐带游离段穿刺；脐静脉腹内段、肝静脉。

4. 尽量避开脐动脉。

5. 获取样品进行 Apt 试验或 KB 试验以鉴定抽出的是否为胎儿血。

四、胎儿镜检查术及组织活检术

（一）目的

主要应用于有医学指征的妊娠 18~26 周的产前诊断。

（二）适应证

1. 通过直接观察，诊断有明显外形异常及先天性胎儿外观畸形。如白化病、唇裂、多指畸形、骨软骨发育不良、开放性神经管畸形、内脏外翻、脐膨出、腹壁裂、联体双胎、皮肤血管瘤、外生殖器畸形等。

2. 通过胎儿活组织检查进行诊断的先天性疾病。

（1）胎儿皮肤活检：主要用于诊断严重的遗传学皮肤疾病，如大疱性皮肤松解症、鱼鳞样红皮病、斑状鳞癣或片状鳞癣等。

（2）胎儿肝脏组织活检：用于有胎儿肝脏疾病或与胎儿转氨酶代谢有关的疾病者。

（3）胎儿肌肉组织活检：用于胎儿假性肥大性肌营养不良症、进行性脊椎肌萎缩等。

（三）禁忌证

1. 手术时有先兆流产症状。

2. 体温≥37.5℃。

3. 有出血倾向（血小板计数≤$70×10^9$/L 凝血功能异常）。

4. 急性盆腔炎或宫内感染征象。

5. 单纯性别鉴定。

（四）操作步骤

1. 孕妇排空膀胱，呈仰卧位。

2. 超声检查胎儿胎盘，定位穿刺点，常规消毒铺巾。

3. 局部麻醉满意后，切皮刀切开皮肤及皮下并刺破筋膜，长 0.5cm。

4. 超声引导下，应用穿刺组鞘置入套管针（trocar）。

5. 连接好的胎儿镜沿 trocar 置入宫腔，观察胎儿外观，寻找胎儿头部观察毛发颜色；寻找腓肠肌部位，将活检钳经侧孔置入宫腔在胎儿镜检测下钳取皮肤或肌肉组织（图 17-6-4）。

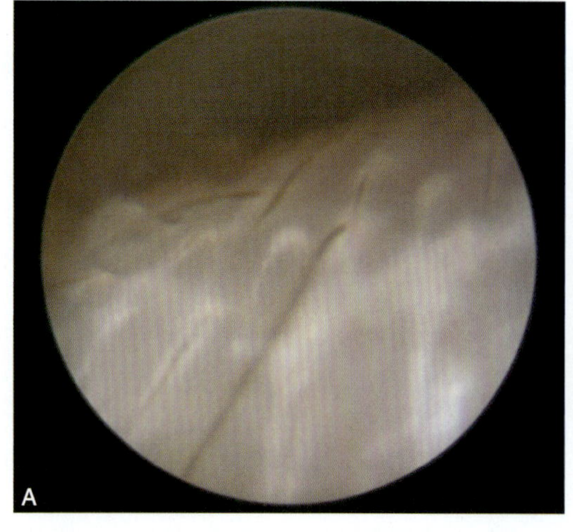

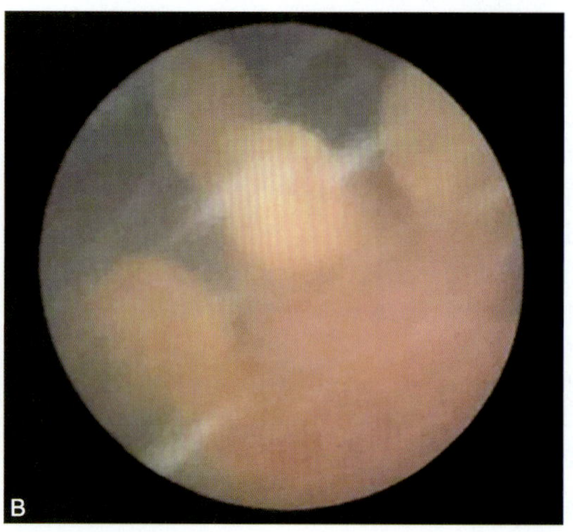

图 17-6-4　胎儿镜检查术及组织活检术
A. 胎儿镜下胎儿毛发；B. 胎儿镜下胎儿手指手掌。

6. 术毕，超声引导下取出胎儿镜及 trocar。

7. 超声检查胎儿、胎盘、穿刺部位。

（五）注意事项

1. 术前超声检查，胎盘及胎儿大小，确定胎位，胎盘位置。

2. 术前应用吲哚美辛栓肛置。

3. trocar 穿刺应尽量避开胎盘。

4. 观察胎儿毛发以胎儿枕部较易，切勿把胎儿皮肤表面毳毛当作胎儿毛发。

5. 取皮肤肌肉组织后，应观察出血情况，必要时止血。

6. 术前可予孕妇地西泮，10mg，肌内注射，可使孕妇镇静并减少胎儿活动。

（刘　喆）

参考文献

国家卫生和计划生育委员会公益性行业科研专项《常见高危胎儿诊治技术标准及规范的建立与优化》项目组. 射频消融选择性减胎术技术规范(2017). 中国实用妇科与产科杂志,33(7):699-701.

胡琳莉，黄国宁，孙海翔，等，2017。多胎妊娠减胎术操作规范(2016). 生殖医学杂志,26(3):193-198.

黄越芳，李易娟，方群，等，2011. 宫内输血和宫外换血治疗 Rh 血型不合重度溶血病并血小板减少症一例及文献复习. 中国优生与遗传杂志,19(05):119-121.

李红燕，李善玲，王谢桐，等，2015. 多胎妊娠中孕期选择性减胎术. 中国实用妇科与产科杂志,31(7):602-607.

李欢，刘彩霞，乔宠，等，2017. 子宫外产时处理技术规范(2017). 中国实用妇科与产科杂志,33(07):702-704.

梁润哲，张志涛，吕远，等，2019. 脐带血自体回输在产时手术及新生儿外科手术中应用的可行性探讨. 中国实用妇科与产科杂志,35(5):589-592.

马红霞，王谢桐，2012. 双胎妊娠合并一胎畸形的选择性减胎术. 中华围产医学杂志,15(10):584-587.

魏瑗，龚丽君，熊光武，等，2013. 胎儿镜下脐带结扎术在复杂性多胎妊娠减胎中的应用. 中华妇产科杂志,48(10):750-754.

吴婷，刘秀凤，乔宠，2008. 胎儿巨膀胱的产前诊断及预后. 国际妇产科学杂志,35(4):294-296.

尹少尉，刘彩霞，乔宠，等，2017. 胎儿镜激光治疗双胎输血技术规范(2017). 中国实用妇科与产科杂志,33(7):695-698.

尹少尉，张志涛，栗娜，等，2015. 胎儿镜选择性胎盘血管交通支凝结术治疗前壁胎盘双胎输血综合征患者的临床结局及其影响因素分析 中华妇产科杂志.(5):329-333.

ADAMS T M, KUNZIER N B, CHAVEZ M R, et al. , 2016. Ultrasound-guided retrieval and position replacement of a dislodged fetal pleuro-amniotic shunt: a novel approach for a known complication of feto-amniotic shunting. Fetal Diagn Ther, 39(1):78-80.

AKKERMANS J, PEETERS S H, KLUMPER F J, et al. , 2015. Twenty-five years of fetoscopic laser coagulation in twin-twin transfusion syndrome: a systematic review. Fetal Diagn Ther, 38(4):241-253.

AKKURT M O, YAVUZ A, SEZIK M, et al. , 2016. An unusual complication of vesicoamniotic shunt: coiling of the shunt around lower extremity associated with dislodgement. J Obstet Gynaecol, 36(2):261-262.

ALTUNYURT S, OKYAY E, SAATLI B, et al. , 2012. Neonatal outcome of fetuses receiving intrauterine transfusion for severe hydrops complicated by Rhesus hemolytic disease. Int J Gynecol Obstet, 117(2):153-156.

ARGOTI P S, BEBBINGTON M, ADLER M, et al. , 2013. Serial intrauterine transfusions for a hydropic fetus with severe anemia and thrombocytopenia caused by parvovirus: lessons learned. AJP Rep, 3(2):75-78.

BEBBINGTON M, 2014. Selective reduction in multiple gestations. Best Pract Res Clin Obstet Gynaecol, 28(2):239-247.

BEHRENDT N, GALAN H L, 2016. Twin-twin transfusion and laser therapy. Curr Opin Obstet Gynecol, 28(2):79-85.

BENCE C M, WAGNER A J, 2019. Ex utero intrapartum treatment (EXIT) procedures. Semin Pediatr Surg, 28(4):150820.

BLEILE M J, RIJHSINGHANI A, DWYRE D M, et al. , 2010. Successful use of maternal blood in the management of severe hemolytic disease of the fetus and newborn due to anti-Kp(b). Transfus Apher Sci, 43(3):281-283.

BRUNER J P, DAVIS G, TULIPAN N, 2006. Intrauterine shunt for obstructive hydrocephalus—still not ready. Fetal Diagn Ther, 21(6):532-539.

DEPREST J A, AUDIBERT F, VAN SCHOUBROECK D, et al. , 2000. Bipolar coagulation of the umbilical cord in complicated monochorionic twin pregnancy. Am J Obstet Gynecol, 182(2):240-245.

DETTI L, OZ U, GUNEY L, et al. , 2001. Doppler ultrasound velocimetry for timing the second intrauterine transfusion in fetuses with anemia from red cell alloimmunization. Am J Obstet Gynecol, 185(5):1048-1051.

DODD J M, ANDERSEN C, DICKINSON J E, et al. , 2018. Fetal middle cerebral artery Doppler to time intrauterine transfusion in red-cell alloimmunization: a randomized trial. Ultrasound Obstet Gynecol, 51(3):306-312.

EMERY S P, GREENE S, HOGGE W A, 2015. Fetal therapy for isolated aqueductal stenosis. Fetal Diagn Ther, 38(2):81-85.

GAERTY K, GREER R M, KUMAR S, 2015. Systematic review and meta analysis of perinatal outcomes after radiofrequency ablation and bipolar cord occlusion in monochorionic pregnancies. Am J Obstet Gynecol, 213(5):637-643.

GARABEDIAN C, RAKZA T, THOMAS D, et al. , 2015. Neonatal outcome after fetal anemia managed by intrauterine transfusion. Eur J Pediatr, 174(11):1535-1539.

GLENNON C L, SHEMER S A, PALMA-DIAS R, et al. , 2016. The historyof treatment of twin-to-twin transfusion syndrome. Twin Res Hum Genet, 19(3):168-174.

HOAGLAND M A, CHATTERJEE D, 2017. Anesthesia for fetal surgery. Paediatr Anaesth, 27(4):346-357.

JAIN V, CHANDRA S, KIDDOO D A, 2016. Therapeutic fetal vesicoamniotic shunt placement. J Obstet Gynaecol Can, 38(4):327-330.

JAYAGOBI P A, CHANDRAN S, SRIRAM B, et al. , 2015. Ex-utero intrapartum treatment (EXIT) procedure for giant fetal epignathus. Indian Pediatr, 52(10):893-895.

JOHNSON M P, WILSON R D, 2017. Shunt-based interventions: Why, how, and when to place a shunt. Semin Fetal Neonatal Med, 22(6):391-398.

KILBY M D, OEPKES D, JOHNSON A, 2013. Fetal therapy: scientific basis and critical appraisal of clinical benefits. New York: Cambridge University Press: 149-164.

KLARITSCH P, ALBERT K, VAN MIEGHEM T, et al. , 2009a. Instrumental requirements for minimal invasive fetal surgery. BJOG, 116(2):188-197.

KNIJNENBURG P J C, SLAGHEKKE F, TOLLENAAR L, et al. , 2020. Prevalence, risk factors and outcome of post-procedural amniotic band disruption sequence after fetoscopic laser surgery in twin-twin transfusion syndrome: a large single center case series. Am J Obstet Gyneco, 223(4):576. e1-e8.

LEWI L, JANI J, DEPREST J, 2005. Invasive antenatal interventions in complicated multiple pregnancies. Obstet Gynecol Clin North Am, 32(1):105-126.

LINDENBURG I T, VAN KLINK J M, SMITS-WINTJRNS V E, et al., 2013. Long-term neurodevelopmental and cardiovascular outcome after intrauterine transfusions for fetal anaemia: a review. Prenat Diagn, 33(9):815-822

MACKIE F L, RIGBY A, MORRIS R K, et al., 2019. Prognosis of the co-twin following spontaneous single intrauterine fetal death in twin pregnancies: a systematic review and meta-analysis. BJOG, 126(5):569-578.

MALLMANN M R, GRAHAM V, RÖAING B, et al., 2017. Thoracoamniotic shunting for fetal hydrothorax: predictors of intrauterine course and postnatal outcome. Fetal Diagn Ther, 41(1):58-65.

MOHAMMAD S, OLUTOYE O A, 2020. Airway management for neonates requiring ex utero intrapartum treatment (EXIT). Paediatr Anaesth, 30(3):248-256.

MOISE K J Jr, 2008. Management of rhesus alloimmunization in pregnancy. Obstet Gynecol, 112(1):164-176.

MOISE K J, ARGOTI P S, 2012. Management and prevention of redcell alloimmunization in pregnancy: a systematic review. Obstet Gynecol, 120(5):1132-1139.

MOLDENHAUER J S, 2013. Ex utero intrapartum therapy. Semin Pediatr Surg, 22(1):44-49.

OEPKES D, ADAMA V S P, 2007. Intrauterine fetal transfusions in the management of fetal anemia and fetal thrombocytopenia. Semin Fetal Neonatal Med, 12(6):432-438.

OKAI T, ICHIZUKA K, HASEGAWA J, et al., 2013. First successful case of non-invasive in-utero treatment of twin reversed arterial perfusion sequence by high-intensity focused ultrasound. Ultrasound Obstet Gynecol, 42(1):112-114.

PAPANTONIOU N S, SIFAKIS S, ANTSAKLIS A, 2013. Therapeutic management of fetal anemia: review of standard practice and alternative treatment options. J Perinat Med, 41(1):71-82.

POTDAR O, NARKHEDE H R, SATOSKAR P R, 2019. Perinatal outcome after intrauterine transfusion in rh isoimmunized mothers. J Obstet Gynaecol India, 69(2):123-128.

PREFUMO F, CABASSA P, FICHERA A, et al., 2013. Preliminary experience with microwave ablation for selective feticide in monochorionic twin pregnancies. Ultrasound Obstet Gynecol, 41(4):470-471.

PREFUMO F, FICHERA A, FRATELLI N, et al., 2019. Fetal anemia: diagnosis and management. Best Pract Res Clin Obstet Gynaecol, 58:2-14.

QUINTERO R A, MORALES W J, ALLEN M H, et al., 1999. Staging of twin-twin transfusion syndrome. J Perinatol, 19(8 Pt 1):550-555.

QUINTERO R A, ROMERO R, REICH H, et al., 1996. In utero percutaneous umbilical cord ligation in the management of complicated monochorionic multiple gestations. Ultrasound Obstet Gynecol, 8(1):16-22.

RADUNOVIC N, LOCKWOOD C J, ALVAREZ M, et al., 1992. The severely anemic and hydropic isoimmune fetus: changes in fetal hematocrit associated with intrauterine death. Obstet Gynecol, 79(3):390-393.

ROSENBLOOM J I, BRUNO A M, CONNER S N, et al., 2019. Fetal thrombocytopenia in pregnancies complicated by fetal anemia due to red-cell alloimmunization: cohort study and meta-analysis. J Perinatol, 39(7):920-926.

ROSSI A C, D'ADDARIO V, 2009. Umbilical cord occlusion for selective feticide in complicated monochorionic twins: a systematic review of literature. Am J Obstet Gynecol, 200(2):123-129.

RUANO R, SAFDAR A, AU J, et al., 2016. Defining and predicting' intrauterine fetal renal failure in congenital lower urinary tractobstruction. Pediatr Nephrol, 31(4):605-612.

RYCHIK J, TIAN Z, BEBBINGTON M, et al., 2007. The twin-twin transfusion syndrome: spectrum of cardiovascular abnormality and development of a cardiovascular score to assess severity of disease. Am J Obstet Gynecol, 97(4):392. e1-e8.

SAGO H, HAYASHI S, SAITO M, et al., 2010. The outcome and prognostic factors of twin-twin transfusion syndrome following fetoscopic laser surgery. Prenat Diagn, 30(12-13):1185-1191.

SANTIAGO M D, REZENDE C A, CABRAL A C, et al., 2010. Determining the volume of blood required for the correction of foetal anaemia by intrauterine transfusion during pregnancies of Rh isoimmunised women. Blood Transfus, 8(4):271-277.

SEGAL M, MANNING F A, HARMAN C R, et al., 1991. Bleeding after intravascular transfusion: experimental and clinical observations. Am J Obstet Gynecol. 165(5 Pt 1):1414-1418.

SENAT M V, BERNARD J P, LOIZEAU S, et al., 2002. Management of single fetal death in twin-to-twin transfusion syndrome: a role for fetal blood sampling. Ultrasound Obstet Gynecol, 20(4):360-363.

Society for Maternal-Fetal Medicine, MARI G, NORTON M E, et al., 2015. Society for Maternal-Fetal Medicine (SMFM) Clinical Guideline #8: the fetus at risk for anemia—diagnosis and management. Am J Obstet Gynecol, 212(6):697-710.

TAKAHASHI Y, KAWABATA I, SUMIE M, et al., 2012. Thoracoamniotic shunting for fetal pleural effusions using a double-basket shunt. Prenat Diagn, 32(13):1282-1287.

VAN KAMP I L, KLUMPER F J, MEERMAN R H, et al., 2004. Treatment of fetal anemia due to red-cell alloimmunization with intrauterine transfusions in the Netherlands, 1988-1999. Acta Obstet Gynecol Scand, 83(8):731-737.

VAN KLINK J M, VAN VEEN S J, SMITS-WINTJENS V E, et al., 2016. Immunoglobulins in Neonates with Rhesus Hemolytic Disease of the Fetus and Newborn: Long-Term Outcome in a Randomized Trial. Fetal Diagn Ther, 39(3):209-213.

WANG H M, LI H Y, WANG X T, et al., 2017. Radiofrequency ablation for selective reduction in complex monochorionic multiple pregnancies: A case series. Taiwan J Obstet Gynecol, 56(6):740-744.

WIMALASUNDERA R C, 2010. Selective reduction and termination of multiple pregnancies. Semin Fetal Neonatal Med, 15(6):327-335.

YOSHIMURA M, TORIUMI T, NAKATA M, 2017. A case report of mirror syndrome after fetoscopic laser photocoagulation for twin to twin transfusion syndrome. Masui, 66(3):313-315.

ZWIERS C, VAN KAMP I, OEPKES D, et al., 2017. Intrauterine transfusion and non-invasive treatment options for hemolytic disease of the fetus and newborn-review on current management and outcome. Expert Rev Hematol, 10(4):337-344.

第十八章

产 科 麻 醉

第一节　围产期安全管理

产科麻醉是现代产房的重要组成部分，通常用于分娩镇痛、剖宫产、清宫及其他围产期手术和操作。随着围产医学的发展和母胎医学的建立，产科麻醉的范畴随之扩展。产房医护人员需要管理孕妇和胎儿两条生命，所以产房一直以来都是高风险区域。分娩中随时可以发生急症，如子痫、大出血、胎盘早剥、胎儿窘迫、子宫破裂和脐带脱垂。这些急症均可在短时间内导致各种严重的母胎并发症，甚至死亡。现代产房要求急救设备齐全，多学科医护人员 24 小时在岗。产房、手术室、重症监护室（intensive care unit，ICU）和新生儿重症监护室（neonatal intensive care unit，NICU）的密切配合可以改善患者安全，减少母婴死亡率及并发症（ACOG，2015）。“预见-预防-预警-应急（proactive-prophylactic-prepared-rapid responses）”已成为现代产房的管理模式。

麻醉科医师是产房多学科团队中不可缺少的重要成员（Apfelbaum et al.，2016）。预见和预防是孕产妇管理的重要环节。患有内、外科疾病的孕产妇可能给椎管内麻醉/镇痛或全身麻醉带来困难，任何麻醉意外均可能危及母胎生命。有下列情况的孕妇应在产前请麻醉科医师进行会诊（ACOG，2019）。

1. 孕妇心脏病　先天性心脏病、法洛四联症或大血管错位修补术后、心肌病、主动脉瓣和二尖瓣狭窄、三尖瓣反流、肺动脉狭窄、肺动脉高压和艾森门格综合征、心律失常（如室上性心动过速），以及有起搏器或除颤装置的患者。

2. 血液病或出血风险　免疫性和妊娠期血小板减少、凝血功能异常（如血管性血友病）、使用抗凝血药物等。

3. 脊柱、肌肉和神经系统疾病　脊柱结构异常和脊柱手术史（如椎体融合和金属杆固定）、脊髓手术史及中枢神经系统疾病［如动静脉畸形、动脉瘤、小脑扁桃体下疝畸形（Arnold-Chiari malformation）或脑室腹膜引流］。

4. 严重肝肾疾病　慢性肾功能不全、肝炎或肝硬化伴严重肝功能异常或凝血障碍。

5. 有麻醉并发症病史和高危因素　气管插管困难、阻塞性睡眠呼吸暂停、既往椎管内麻醉失败、恶性高热及局部麻醉（以下简称“局麻”）药过敏。

6. 可能影响麻醉的产科情况　胎盘植入、妊娠期非产科手术或剖宫产与其他腹部手术同时进行。

7. 可能影响产科麻醉的其他疾病　体重指数≥50kg/m^2、器官移植病史、重症肌无力、生长激素缺乏性侏儒症、镰刀形红细胞贫血和神经纤维瘤病。

（胡灵群　郑勤田）

第二节　分 娩 镇 痛

一、分娩疼痛及不良影响

在第一产程的早期，疼痛主要来自子宫下段的拉伸和子宫颈的扩张，疼痛由交感神经传导，通过 T_{10} ~ L_1 脊神经传入脊髓。第一产程晚期和第二产程的疼痛源于盆底、阴道和会阴的膨胀和裂伤，疼痛由躯体神经传递，经 S_2 ~ S_4 脊神经传入脊髓。

剖宫产手术的皮肤横切口涉及 T_{11} ~ T_{12} 节段皮区，手术期间的腹壁牵拉可累及 T_2 ~ T_4 节段。而腹膜壁层神经并非以皮肤节段分布，椎管内麻醉平面需要达到 T_4 水平，以避免麻醉不全。

分娩疼痛的应激反应使促肾上腺皮质激素、皮质醇、儿茶酚胺和 β-内啡肽分泌增多。儿茶酚胺可增高血压、减少子宫血流量及增加母胎耗氧。很多孕妇可能对产痛和阴道分娩产生焦虑和恐惧，有些孕妇会因此要求剖宫产，这种现象已经成为严重的社会问题(Hu et al.,2015)。疼痛不利于休息,体能消耗很大,且影响产程进展。产痛还可能与产后抑郁症相关,椎管内镇痛可能降低产后抑郁的发生率(Ding et al.,2014)。

二、椎管内分娩镇痛

椎管内分娩镇痛俗称无痛分娩,是目前最有效的分娩镇痛方法。分娩虽是生理过程,但会带来剧烈疼痛,多数女性希望解除这种疼痛。镇痛是医务人员的职责,产妇的要求就是立即实施分娩镇痛的指征之一,不应寻求任何理由延误或拒绝分娩镇痛(ACOG,2019)。

需要强调的是,第二产程的疼痛涉及内脏神经和躯体神经,疼痛比第一产程更严重。医务人员不应因宫颈口接近开全或已开全而拒绝实施镇痛措施。阴部神经粗大,常会出现镇痛不全,需要及时调整药物剂量以改善镇痛效果。第二产程镇痛更益于母婴健康,亦可保证产科操作安全迅速地完成。如果需要进行即刻剖宫产、会阴侧切、产钳、肩难产手法分娩、会阴修补和清宫,可以通过硬膜外导管追加局麻药,以满足手术操作的要求。

椎管内分娩镇痛技术来源于产科手术麻醉。产科手术麻醉的方式主要有两种:硬膜外麻醉和蛛网膜下腔麻醉。目前较常用的是腰硬联合麻醉,其结合了两者的优点,起效快,又可控制持续时间。通过椎管内途径实施的麻醉方法统称为椎管内阻滞,这种技术用于分娩镇痛时称为椎管内分娩镇痛,用于手术则称为椎管内麻醉。椎管内阻滞的技术操作、给药方法及其优缺点见表 18-2-1。

表 18-2-1　椎管内分娩镇痛方法和优缺点

椎管内分娩镇痛	给药方法及分类	优缺点
给药区域	• 腰硬联合镇痛(推荐) • (连续)硬膜外镇痛 • 硬膜外硬膜穿刺镇痛 • 单纯蛛网膜下腔镇痛	腰硬联合镇痛和(连续)硬膜外镇痛最为常见。硬膜外硬膜穿刺镇痛是最新临床研究,起效快,副作用小。单纯蛛网膜下腔镇痛还在一些基层医院使用
给药种类	• 局麻药-阿片类药物混合镇痛(推荐) • 单纯局麻药镇痛 • 其他混合药物镇痛	局麻药-阿片类药物混合镇痛最常用,局麻药丁哌卡因(又称布比卡因)或罗哌卡因加阿片类药物芬太尼或舒芬太尼较为常用。单纯局麻药镇痛作为替代方法。其他混合药物配方多采用局麻药和 α_2 激动剂
局麻药浓度	• 超低浓度镇痛(推荐) • 低浓度镇痛 • 高浓度镇痛	以布比卡因为例,0.062 5%为超低浓度。低浓度为 0.125%。高于 0.125%为高浓度。低浓度和高浓度镇痛可能与产程延长有关,已较少使用
给药容量	• 大容量(推荐)(10~20ml/次,<40ml/h) • 小容量	大容量给药能够达到完全镇痛效果,常规 8~10ml/h,总容量<40ml/h。不提倡小容量低浓度、保留下肢肌力和感觉的“行走性”分娩镇痛,因其镇痛效果不全,且不改善母婴临床结局,现已很少使用
给药方式	• (推荐)脉冲微泵、患者自控 • 连续微泵、患者自控 • 连续微泵 • 定时(手工)推注	脉冲微泵、患者自控给药方式已经广泛使用,给药均匀,镇痛效果和患者满意度好,减少手工追加和工作强度,减少总用药量。定时手工推注依然有效,但增加工作负荷

椎管内分娩镇痛局麻药浓度远低于椎管内麻醉(如剖宫产的麻醉),其浓度约为椎管内麻醉的 1/10。椎管内分娩镇痛的并发症和副作用相对少而轻,其管理模式与手术麻醉也不相同。实施椎管内分娩镇痛时,产房 24 小时均需麻醉人员值班,一人兼管多个产妇的椎管内镇痛,定期每小时查房,随时准备处理突发事件。实施分娩镇痛的初始阶段可发生低血压,麻醉人员需要在床边严密观察,情况稳定后才可以离开。低血压多在腰硬联合镇痛 30 分钟后或硬膜外镇痛 45 分钟后发生。

三、超前硬膜外置管

瘢痕子宫、子痫前期、多胎妊娠、肥胖及气管插管困难的产妇在产程中可能发生意外。为预防意外,在临产或决定引产后,产妇即使尚未感到产痛或疼痛轻微时即可进行硬膜外置管(Apfelbaum et al.,2016)。子痫前期分娩镇痛应首选椎管内镇痛,且应尽早开始。镇痛后体内儿茶酚胺降低,血压可降低 15%~25%,产程中血压易于控制(ACOG,2019)。需要注意,严重子痫前期患者实施椎管内镇痛和麻醉后可能发生低血压和肺水肿。

超前硬膜外置管对很多产科突发事件有安全保障作用。如果产程中需要剖宫产,可以根据紧急情况,选择不同的药物将硬膜外镇痛转为硬膜外麻醉。脐带脱垂、子宫破裂或其他需要即刻剖宫产者,在产妇转运期间给予起效快的 3% 2-氯普鲁卡因 20~30ml 硬膜外推注。如果没有氯普鲁卡因,给予 2%利多卡因 20ml,使用前混合 8.4%碳酸氢钠 2ml 或 5%碳酸氢钠 3ml,并加 1∶20 万肾上腺素及阿片类药物(如芬太尼 2μg/ml)。对于非即刻剖宫产者(如产程停滞),硬膜外推注 2%利多卡因混合芬太尼是常用的麻醉方法。

四、阴道分娩的局麻

阴道分娩镇痛的区域神经阻滞包括宫颈旁阻滞、阴部神经阻滞或会阴浸润麻醉。区域麻醉效果不如椎管内镇痛。已经有硬膜外镇痛的产妇,不再提倡使用局麻。大剂量局麻药吸收可引起孕妇和胎儿神经系统毒性反应。局麻常使用利多卡因,因母婴血液 pH 不完全相同,会出现胎盘离子陷阱(ion trapping)的现象,导致胎儿体内利多卡因浓度过高。合用肾上腺素可以减缓利多卡因的吸收,延长局麻效果。孕妇合并心脏病时应避免合用肾上腺素。

1. 宫颈旁阻滞麻醉　通常在宫颈和子宫交界处做宫颈旁阻滞,宫颈旁阻滞不影响产程,但对第一产程晚期或第二产程的疼痛没有作用。少见的并发症有产妇晕厥、阴道血肿、脓肿及胎儿心动过缓,需进行胎心监护观察胎心率波形。

2. 阴部神经阻滞麻醉　可用于第二产程,适用于会阴侧切、会阴修复及低位产钳助产,对宫颈裂伤缝合或宫腔探查镇痛效果不佳。阴部神经阻滞的并发症不多,但可能引起局部血肿、脓肿或胎儿损伤。

3. 会阴浸润麻醉　用于会阴侧切及缝合。

五、静脉阿片类药物

静脉镇痛主要依赖阿片类药物,给药方便,但是缓解疼痛有限,产妇可有恶心、呕吐、嗜睡和呼吸抑制。药物可影响胎心率变异及阿普加(Apgar)评分。可根据疼痛程度及临床经验,选用下列制剂和方法:

1. 芬太尼(fentanyl)50~100μg,每小时静脉注射。

2. 吗啡(morphine)2~5mg 静脉注射;或 5~10mg,每 4 小时静脉注射或肌内注射。

3. 布托啡诺(butorphanol,stadol)1~2mg,每 4 小时静脉注射或肌内注射。

4. 纳布啡(nalbuphine)10~20mg,每 3 小时静脉注射、肌内注射或皮下注射。

5. 哌替啶(meperidine)25~50mg,每 1~2 小时静脉注射;或 50~100mg 每 2~4 小时肌内注射。哌替啶静脉注射后 2~3 小时在胎儿体内达高峰。哌替啶过去常用于产科镇痛,目前已少用。其活性代谢物去甲哌替啶半衰期可长达 72 小时,纳洛酮不能对抗去甲哌替啶的作用。

6. 患者自控镇痛(patient controlled analgesia,PCA)为常用给药方式,通过静脉输液泵给予短效和速效阿片类药物,包括芬太尼、舒芬太尼(sufentanyl)或瑞芬太尼(remifentanil)。芬太尼的首次剂量为 50μg,然后每 10 分钟静脉注射 10~25μg。瑞芬太尼给药剂量为每 2 分钟静脉注射 0.15~0.5μg/kg。

目前尚未发现理想的阿片类镇痛药物,美国产科多用芬太尼和布托啡诺。但须注意,布托啡诺和纳布啡是阿片受体激动-拮抗剂,不能与纯阿片类激动剂混合使用,因为混合使用不仅降低镇痛效果,还会诱发阿片戒断症状。

六、其他分娩镇痛方法

氧化亚氮(nitrous oxide)(笑气)在英国常用,美国用得不多。氧化亚氮吸入使用方便,操作相对简单,不需要特殊监护,但镇痛效果大约是椎管内镇痛的 50%。胎儿出生后随着呼吸可以很快排出体内的氧化亚氮。孕妇的不良反应包括恶心、呕吐、头晕和嗜睡。氧化亚氮有可能污染医疗环境。

镇静药物和抗组胺药物的镇痛效果不佳,一般不建议使用。

非药物分娩镇痛由来已久,催眠术、针灸、丈夫陪产、水中分娩和拉梅兹呼吸法等均可用于分娩镇痛,但至今尚无高质量随机临床试验证实非药物分娩镇痛的有效性(Jones et al.,2012)。在第二产程进行水中分娩存在感染和新生儿安全隐患,已不再提倡。在第一产程,低危产妇可以在水中待产(ACOG,2016)。

(胡灵群　郑勤田)

第三节　剖宫产麻醉

择期剖宫产多采用蛛网膜下腔麻醉,复杂病例可采用腰硬联合麻醉。在全身麻醉(简称"全麻")下实施剖宫产的母婴并发症较高,全麻多用于不能实施椎管内麻醉的即刻或急诊剖宫产。椎管内麻醉失败、困难或有禁忌证者,也需要实施全麻(Hawkins,2015)。局麻镇痛不全,患者在局麻下进行剖宫产仍会有剧烈疼痛,因而应尽力避免在局麻下实施剖宫产,目前已极少使用,只用于不能使用面罩辅助通气又不能气管插管全麻的危急情况。

一、椎管内麻醉

(一) 蛛网膜下腔麻醉

蛛网膜下腔麻醉亦称鞘内麻醉或腰麻,是择期剖宫产的首选麻醉方法。应选用 25G 或 27G 小号笔尖式腰穿针,以降低硬膜穿刺后头痛的风险。麻醉阻滞平面应达到 L_4 水平。药物配方为 0.75% 重比重布比卡因 1.6ml(12mg)、芬太尼 10~15μg 和无防腐剂吗啡 100~150μg。

(二) 硬膜外麻醉

硬膜外麻醉常用于产程中转剖宫产,是即刻剖宫产的首选方法。患者已经实施椎管内分娩镇痛,但因各种原因需要转为剖宫产。在硬膜外分娩镇痛过程中,硬膜外导管随着时间延长可能发生移位。如果转为剖宫产麻醉,给予的手术剂量局麻药不能达到麻醉效果,可使用腰硬联合麻醉作为替代。由于此时鞘内间隙变窄,使用同样剂量麻醉药物可以导致严重的高位或全脊髓麻醉,主张给予半量腰麻药物(6mg 布比卡因加 15~20μg 芬太尼)。如果麻醉平面不能达到要求,可以在硬膜外导管追加药物。

择期剖宫产一般不用单纯的硬膜外麻醉。硬膜外麻醉比腰麻起效慢,给药剂量大,肌松效果差。置管位置不确切时,单次给予大剂量高浓度局麻药为安全隐患。硬膜外导管使用前必须给予试验剂量麻醉药物测试,以避免致命性麻醉并发症，如全身性局麻药中毒或蛛网膜下腔置管导致全脊髓麻醉。

（三）腰硬联合麻醉

如果剖宫产手术复杂，可以选用腰硬联合麻醉。腰麻给药剂量如前所述，硬膜外导管给药可以长时间保持麻醉效果，避免使用全麻。

二、全身麻醉

剖宫产手术应尽量避免全麻。但有以下情况时需要考虑全麻：

1. 无硬膜外镇痛导管的产妇需要即刻剖宫产，如严重胎心过缓宫内复苏无效、子宫破裂、严重胎盘早剥或羊水栓塞。
2. 出凝血障碍、高颅压或心脏左心室流出道严重梗阻禁忌使用椎管内麻醉。
3. 椎管内麻醉困难或失败。
4. 严重产科或内科合并症。

实施全麻时，产科医师和麻醉科医师应密切配合，尽量减少全麻药物进入胎儿循环。无论择期、紧急，还是即刻剖宫产，主刀医师应持手术刀准备，一切准备完毕后再开始全麻诱导。麻醉诱导避免使用阿片类药物。插管完毕后，麻醉团队应立即通知手术医师尽快娩出胎儿。全麻的基本程序是先给产妇吸氧，然后使用麻醉诱导药物（如丙泊酚或氯胺酮）和肌松剂（首选琥珀胆碱），接着气管插管，用麻醉气体（七氟烷或异氟烷）维持麻醉。

孕妇的气道管理较为困难，气管插管失败率为 1/390～1/224，而非妊娠妇女仅为 1/2 230（D' Angelo et al.，2014）。如果剖宫产手术不紧急，气管插管失败者可暂停手术让患者苏醒。如果情况紧急不能中断手术，麻醉科医师可以与产科医师协商，予以面罩辅助通气或插入喉罩（laryngeal mask airway，LMA），在保证氧供的情况下继续手术，同时助手持续压迫环状软骨。胎儿娩出后短暂止血，然后停止手术，麻醉科医师在纤维支气管镜或其他设备下行气管插管，保证气道安全后再完成手术。

三、剖宫产术后镇痛

椎管内吗啡或氢吗啡酮联合静脉酮咯酸（ketorolac）是目前最常用的剖宫产术后镇痛方法。使用腰麻者，在局麻药中加入无防腐剂吗啡 100～150μg。使用硬膜外麻醉者，在导管内注射无防腐剂吗啡 3mg，40 分钟起效。两者持续作用都长达 24 小时。如果没有麻醉科医师许可，使用椎管内镇痛的产妇在 24 小时内不能静脉给予其他阿片药物，以防止呼吸抑制或呼吸暂停。其他副作用有瘙痒、恶心、呕吐、嗜睡等。

剖宫产手术结束时首次给予酮咯酸 30mg 静脉注射，以后每 8 小时静脉注射 15mg，24 小时后停药。酮咯酸是非甾类抗炎药，对子宫痉挛疼痛有效。血小板减少症、产后出血控制不良和肾功能不全者禁用。

腹横肌平面阻滞为剖宫产术后镇痛的新方法（Sharkey et al.，2013）。镇痛效果虽不如传统的鞘内吗啡注射，但可避免阿片类药物副作用。

尽快下床活动对预防产后深静脉血栓和肺栓塞极其重要。硬膜外患者自控镇痛影响下床活动，现已很少使用。全麻剖宫产术后患者可用自控静脉镇痛加酮咯酸。

（胡灵群　郑勤田）

第四节　产科麻醉相关问题

一、椎管内镇痛/麻醉的相关问题

（一）椎管内穿刺与置管的禁忌证

穿刺部位感染为椎管内穿刺禁忌证。全身性感染没有控制时是否使用椎管内镇痛有争议，避免使用椎管内镇痛的证据不足，只要患者血流动力学稳定，给予抗生素后可考虑使用椎管内镇痛。单纯白细胞增高或单纯体温增高不是禁忌。

出凝血功能障碍不但影响椎管内镇痛/麻醉的实施，还影响硬膜外置管的拔管安全。如果血小板计数≥70×10^9/L 且无其他凝血功能或血小板功能异常，一般都可以实施椎管内镇痛/麻醉（ACOG，2019）。小剂量阿司匹林和预防性普通肝素皮下注射 5 000IU，每日 2 次，都不是椎管内穿刺和拔管的禁忌。其他与抗凝剂及其出凝血有关的问题，需要由麻醉科医师根据临床指南确定。

高颅压是蛛网膜下腔穿刺的禁忌，因为有可能发生脑疝。大多数神经系统疾病包括慢性腰痛并不是禁忌证。高于 T_5 以上的截瘫伴有自主神经反射亢进的产妇进行阴道试产时，使用椎管内阻滞可以预防高血压危象。

（二）椎管内镇痛对产程的影响

很多临床试验和荟萃分析已经证实椎管内镇痛不增加剖宫产率，也不会导致母胎不良结局（Sharma et al.，2004；Wong et al.，2005；Sng 2014；Jones et al.，2012）。椎管内分娩镇痛包括产程早期镇痛，其并不延长第一产程。在宫口小于 3cm 时开始超低浓度腰硬联合镇痛，第一产程缩短 90 分钟，第二产程时限和产钳使用率均不变（Wong et al.，2005）。2018 年 Cochrane 分析显示，椎管内镇痛对第一产程、第二产程及产钳率均无明显影响（Anim-Somuah et al.，2018）。

（三）椎管内镇痛的相关并发症

最为常见的并发症为镇痛后低血压、恶心、呕吐、瘙痒、尿潴留和硬膜穿破后头痛；较为罕见的并发症包括全脊麻（1.9/1 万）、严重神经损伤（0.23/1 万）、硬膜外脓肿及脑膜炎（0.13/1 万）、局麻药中毒（0.03/1 万）及硬膜外血肿（0.03/1 万）（D' Angelo et al.，2014）。母乳喂养困难、慢性腰痛、慢性头痛、会阴裂伤及胎方位异常多与椎管内镇痛无关（Sun et al.，2014）。

椎管内镇痛不全是分娩镇痛中多见的问题。脊柱结构异常，如中重度脊柱侧弯、既往腰椎手术和硬膜外腔纵隔，可能增加椎管内操作难度，造成麻醉无效或不完全镇痛。采用腰硬联合阻滞或硬膜外硬膜穿刺阻滞可能提高椎管内镇痛的成功率。

椎管内镇痛后运动和感觉神经阻滞会导致下肢无力和感觉异常。这些症状是椎管内镇痛后的正常表现。为了防止摔倒，不建议产妇在椎管内分娩镇痛后下地行走。使用超低浓度局麻药时，运动神经阻滞不明显。有些产妇在椎管内镇痛后感觉不到宫缩，在第二产程娩出胎儿时不能合理用力。医护人员应给予指导，可通过腹壁触感宫缩或利用宫缩监护仪监测宫缩，帮助产妇协调用力。

一半产妇会出现一过性尿潴留或排尿障碍。椎管内镇痛起效后可常规留置尿管，也可定时导尿，或通过触摸膀胱和超声判断是否需要导尿。排尿障碍在停药后2~3小时会自行消失。

约10%的产妇可能出现瘙痒，单纯阿片类药物鞘内注射发生瘙痒的比例较高，与静脉镇痛引起的瘙痒发生率相同。多不需要特殊处理。

15%~20%的孕产妇使用椎管内镇痛后出现发抖。其机制尚不明确，也可能与分娩镇痛无关。即使不用任何药物，孕产妇也会出现发抖现象。

（四）椎管内镇痛后发热

椎管内镇痛后产妇发热的现象早有报道，发热的机制尚不清楚（Yancey et al.，2001；Goetzl，2014）。发热可能与非感染性炎症反应或体温调节异常有关。产妇捂盖被子保暖，可能增加椎管内镇痛后发热。降低室温（20℃）是减少发热的有效措施。如果体温高于38℃，应考虑宫内感染或其他感染可能。产程中排除绒毛膜羊膜炎非常困难，不能排除宫内感染时应按宫内感染处理，及时静脉给予广谱抗生素，不延误治疗。降低体温可给予对乙酰氨基酚口服和物理降温。

（五）低血压、宫缩过频及宫内复苏

在椎管内镇痛的启动阶段，孕妇可出现低血压，导致子宫动脉压和胎盘灌注下降，胎儿可出现宫内缺氧。椎管内镇痛操作前或操作中，应开放静脉输液扩容。实施腰硬联合镇痛30分钟内或硬膜外镇痛45分钟内，严密观察心率、血压（每2~3分钟一次）、血氧及持续胎心监测。取子宫左倾位以预防仰卧位低血压。去氧肾上腺素或麻黄素是一线升压药物，应在椎管内镇痛操作前稀释好备用。

椎管内镇痛后β_2受体部分阻滞，导致子宫张力升高，胎心率正常者不需任何处理。如果宫缩过频导致胎心率减速，可以使用硝酸甘油舌下含服或β_2受体激动剂特布他林静脉或皮下注射，以迅速缓解宫缩。

（六）硬脊膜穿刺后头痛

椎管内镇痛/麻醉都可能导致硬脊膜穿刺后疼痛（post-dural puncture headache，PDPH）。腰麻后PDPH发生率为1.5%~11.2%。硬膜外针误穿硬脊膜的概率约为1.5%，误穿破硬脊膜后发生PDPH的风险为52%~88%。PDPH的确切机制尚不清楚。

典型的PDPH在产后2日内出现症状，也有病例发生在长达12日后。保守疗法包括心理治疗、静脉或口服补液、咖啡因、对乙酰氨基酚和阿片类药物。95%的PDPH可以自愈，通常不超过1周，发展为慢性头痛者罕见。但是，PDPH会影响日常生活，偶可发生严重并发症，如硬膜下血肿、硬膜窦血栓形成、复视或听力丧失，对PDPH应采取积极的治疗措施。

硬膜外自体血补丁（epidural blood patch）是治疗PDPH的标准方法，有效剂量为20ml自体血，将自体血注射至硬膜外穿刺部位（Paech et al.，2011）。一般在产后24小时实施，头痛缓解率达73%。若头痛不能缓解或复发，24小时后可以重复注射，再次治疗后头痛缓解率可达95%。是否需要血补丁治疗取决于症状严重程度、保守治疗的效果及患者的意愿。

（七）神经系统并发症

产妇时常担心椎管内镇痛/麻醉导致慢性腰痛。研究发现，无论产妇是否使用椎管内分娩镇痛，产后2~6个月发生腰背疼痛的概率相同，为40%~50%（Howell et al.，2002，Loughnan et al.，2002）。与产科相关的神经系统并发症约为1%，与麻醉相关的神经系统并发症约为1/1万（Wong，2004），永久性神经系统损伤仅为1/32万~1/8万（Cook et al.，2009）。

二、产科麻醉相关的严重并发症

（一）误吸

产程中减少胃容物及增高pH可以减少误吸并降低孕产妇死亡率（Cook et al.，2009）。误吸以预防为主，发生后很难处理。误吸常导致急性支气管痉挛，患者出现咳嗽、发绀、呼吸急促、肺水肿、低血压和低氧血症。典型的吸入性肺炎于24小时后发病。临床处理主要是支持疗法、吸氧、支气管扩张剂或呼吸机支持。有感染迹象者给予广谱抗生素。

正常产妇临产后可以适量饮用透明液体，包括水、不含果肉的果汁、苏打饮料、清茶、不加奶制品的咖啡和运动饮料等。避免颗粒状物比限制摄入量更重要。对于误吸风险较高（严重肥胖、糖尿病或气道管理困难）或剖宫产可能较大的产妇，需要进一步限制口服液体。产程中应绝对避免固体食物。择期剖宫产者在麻醉诱导前2小时可适量饮用透明液体，但麻醉前应严格禁食6~8小时（ACOG，2009）。术前根据药物起效时间，给予非颗粒性制酸剂、H_2受体拮抗剂或甲氧氯普胺预防误吸。

（二）高位/全脊麻

在年分娩量1万的产房，高位/全脊麻每年至少发生2例（D'Angelo et al.，2014）。如果不及时发现和处理，可导致母胎死亡。高位/全脊麻的症状包括双臂麻木、呼吸困难、发声困难和挣扎呼救，可能出现低血压、意识丧失、气道反射障碍及误吸。高位/全脊麻有时难以与脑血管意外、严重肺栓塞、心脏停搏或羊水栓塞相鉴别。此时不论何种病因，都应立即进行气管插管，确保通气，规范地进行心肺复苏，维持血流动力学，同时明确诊断。

（三）局麻药中毒

局麻药中毒可表现为中枢神经系统兴奋（焦躁、精神错乱、抽搐）或抑制（嗜睡、反应迟钝、昏迷、呼吸暂停），非特异性表现有金属味觉、口周麻木、复视、耳鸣和眩晕。循环系统初期可表现为高血压、心动过速或室性心律失常，此后表现为进行性低血压、传导阻滞、心动过缓或心搏停止。一旦怀疑局麻药中毒，尤其是布比卡因，应及时实施气管插管，给予苯二氮䓬类药物控制抽搐，即刻启动脂肪乳剂治疗以纠正低氧血症和酸中毒。心律失常者需要基础及高级生命支持，避

免使用加压素、钙离子通道拮抗剂和 β 受体阻滞剂,肾上腺素剂量减至 1μg/kg 以下。

(胡灵群　郑勤田)

参考文献

American College of Obstetricians and Gynecologists,2009. Committee Opinion No. 441:oral intake during labor. Obstet Gynecol,114(3):714.

American College of Obstetricians and Gynecologists,2015. Obstetric Care Consensus No. 2: levels of maternal care. Obstet Gynecol, 125 (2): 502-515.

American College of Obstetricians and Gynecologists, 2016. Committee Opinion No. 679: immersion in water during labor and delivery. Obstet Gynecol,128(5):e231-236.

American College of Obstetricians and Gynecologists,2019. Practice Bulletin No. 209: obstetric analgesia and anesthesia. Obstet Gynecol, 133 (3):e208-225.

ANIM-SOMUAH M,SMYTH R M D,CYNA A M,et al. ,2018. Epidural versus non-epidural or no analgesia for pain management in labour. Cochrane Database Syst Rev,21(5):CD000331.

APFELBAUM J L,HAWKINS J L,AGARKAR M,et al. ,2016. Practice guidelines for obstetric anesthesia: an updated report by the American Society of Anesthesiologists Task Force on Obstetric Anesthesia and the Society for Obstetric Anesthesia and Perinatology. Anesthesiology, 124 (2):270-300.

COOK T M,COUNSELL D,WILDSMITH J A,2009. Major complications of central neuraxial block: report on the Third National Audit Project of the Royal College of Anaesthetists. Br J Anaesth,102(2):179-190.

D' ANGELO R,SMILEY R M,RILEY E,et al. ,2014. Serious complications related to obstetric anesthesia. The serious complication repository project of the Society for Obstetric Anesthesia and Perinatology. Anesthesiology,120(6):1505-512.

DING T,WANG D X,QU Y,et al. ,2014. Epidural labor analgesia is associated with a decreased risk of postpartum depression: a prospective cohort study. Anesth Analg,119(2):383-392.

GOETZL L,2014. Epidural fever in obstetric patients: it' s a hot topic. Anesth Analg,118(3):494-495.

HAWKINS J L,2015. Excess in moderation: general anesthesia for cesarean delivery. Anesth Analg,120(6):1175-1177.

HOWELL C J,DEAN T,LUCKING L,et al. ,2002. Randomised study of long term outcome after epidural versus non-epidural analgesia during labour. BMJ,325(7364):357.

HU L Q,ZHANG J,WONG C A,et al. ,2015. Impact of the introduction of neuraxial labor analgesia on mode of delivery at an urban maternity hospital in China. Int J Gynecol Obstet,129(1):17-21.

JONES L, OTHMAN L, DOWSWELL M, 2012. Pain management for women in labour: an overview of systematic reviews. Cochrane Database Syst Rev,14(3):CD009234.

LOUGHNAN B A,CARLI F,ROMNEY J,et al. ,2002. Epidural analgesia and backache: a randomized controlled comparison with intramuscular meperidine for analgesia during labour. Br J Anaesth,89(3):466-472.

PAECH M J,DOHERTY D A,CHRISTMAS T,et al. ,2011. The volume of blood for epidural blood patch in obstetrics: a randomized, blinded clinical trial. Anesth Analg,113(1):126-133.

SHARKEY A,FINNERTY O,MCDONNELL J G,2013. Role of transversus abdominis plane block after caesarean delivery. Curr Opin Anaesthesiol,26(3):268-272.

SHARMA S K,MCINTIRE D D,WILEY J,et al. ,2004. Labor analgesia and cesarean delivery an individual patient meta-analysis of nulliparous women. Anesthesiology,100(1):142-148.

SNG BL,LEONG W L,ZENG Y,et al. ,2014. Early versus late initiation of epidural analgesia for labour. Cochrane Database Syst Rev, 9 (10):CD007238.

SUN L,YUE H,SUN B,et al. ,2014. Estimation of high risk pregnancy contributing to perinatal morbidity and mortality from a birth population-based regional survey in 2010 in China. BMC Pregnancy Childbirth,14: 338.

WONG C,2004. Neurologic deficits and labor analgesia. Reg Anesth Pain Med,29(4):341-351.

WONG C A,SCAVONE B M,PEACEMAN A M,et al. ,2005. The risk of cesarean delivery with neuraxial analgesia given early versus late in labor. N Eng J Med,352(7):655-665.

YANCEY M K,ZHANGJ,SCHWARZ J,et al. ,2001. Labor epidural analgesia and intrapartum maternal hyperthermia. Obstet Gynecol,98(5): 763-770.

索 引